AF609848

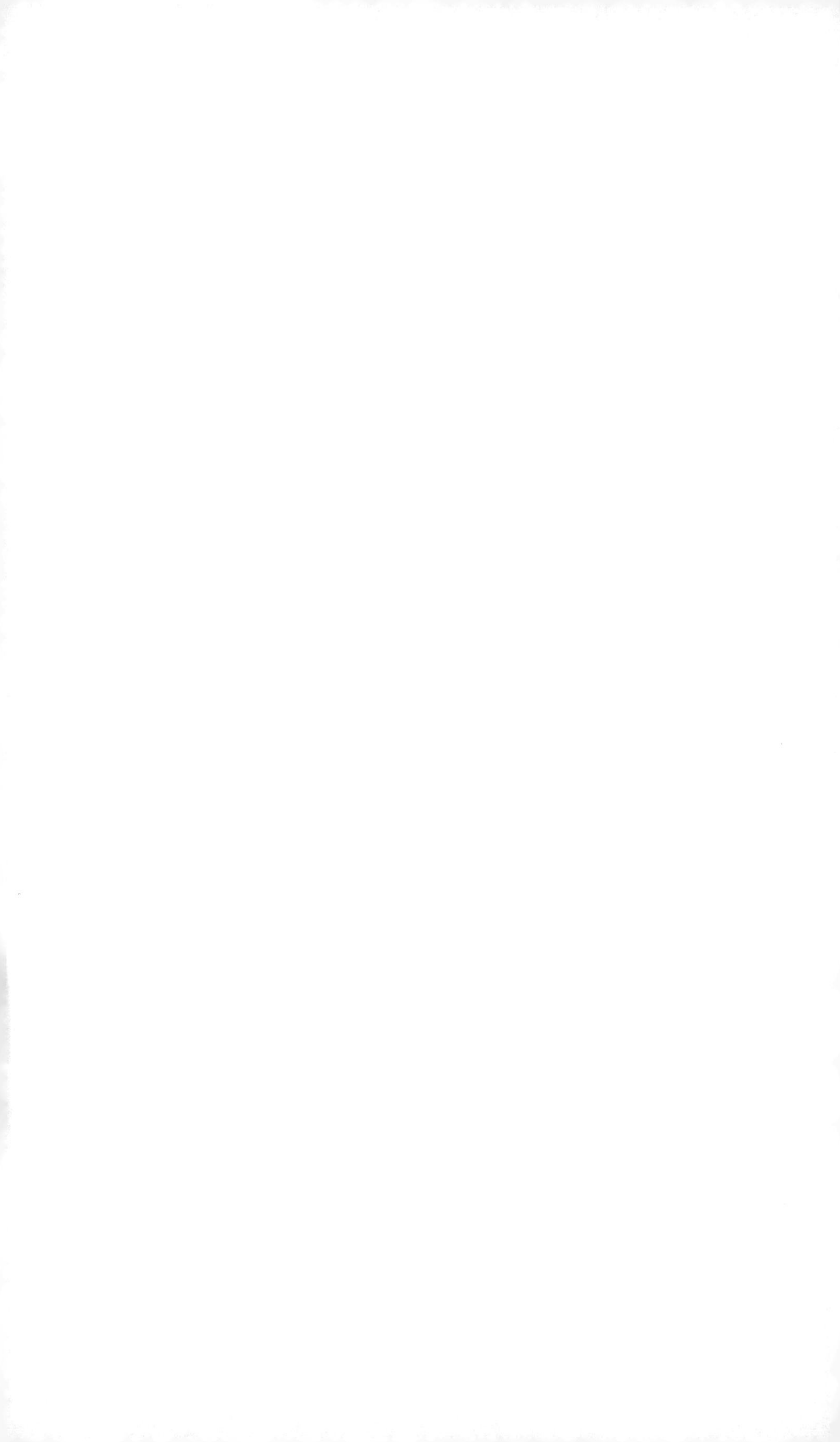

TRAITÉ

DE

CHIRURGIE D'URGENCE

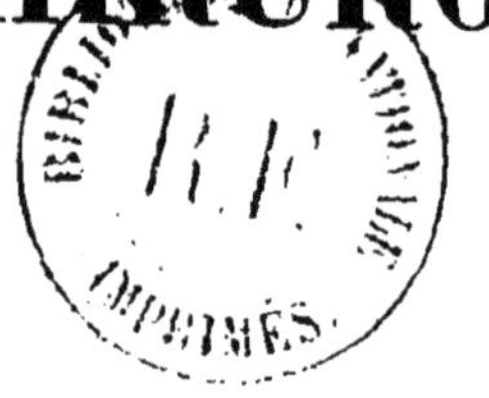

PAR

FÉLIX LEJARS

PROFESSEUR AGRÉGÉ A LA FACULTÉ DE MÉDECINE DE PARIS,
CHIRURGIEN DE L'HOPITAL TENON, MEMBRE DE LA SOCIÉTÉ DE CHIRURGIE

Quatrième édition, revue et augmentée

---

820 figures dont **478** dessinées d'après nature par le Dr **E. DALEINE**
et **167** photographies originales
16 planches hors texte en couleurs

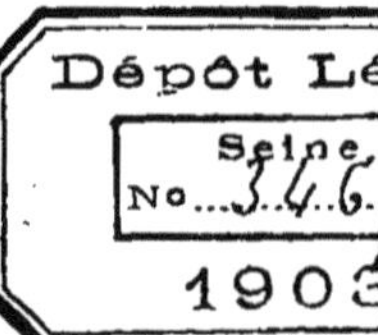

PARIS

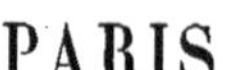

MASSON ET Cie, ÉDITEURS

LIBRAIRES DE L'ACADÉMIE DE MÉDECINE

120, BOULEVARD SAINT-GERMAIN

1904

AVERTISSEMENT DE LA PREMIÈRE ÉDITION

Chirurgie d'urgence ne veut pas dire seulement chirurgie des traumatismes, et le nombre est grand aujourd'hui des éventualités cliniques, où s'impose l'acte chirurgical immédiat. A mesure que les résultats opératoires devenaient plus positifs, les *indications d'urgence* se sont étendues et multipliées : nous sommes mieux armés, et, de ce fait même, notre responsabilité s'est singulièrement aggravée.

L'esprit chirurgical est de tous les temps : à toutes les époques, les hommes de conscience et d'énergie ont répugné à la théorie du laisser faire et du laisser mourir. Nos devanciers n'avaient-ils pas entrevu, projeté, tenté la plupart des opérations qui sont aujourd'hui de pratique journalière ?

Notre horizon s'est éclairci, nous voyons plus loin, et notre initiative opératoire est libre d'entraves. Cela ne suffit pas : il faut généraliser, il faut faire passer dans la pratique de tous, dans l'esprit public, dans les mœurs, les formules de vérité et les préceptes sauveurs : à ce prix seulement, la chirurgie moderne remplira toutes ses promesses et tout son rôle social.

Il est temps de faire tomber cette dualité néfaste, cette antithèse inexplicable de la doctrine et de la pratique : de la doctrine rajeunie, scientifique, positive, de la pratique livrée trop souvent encore aux errements et aux empirismes d'antan.

Et c'est là précisément que les difficultés surgissent et que les obstacles s'amassent, d'autant plus nombreux et plus déconcertants, en apparence, que les indications d'urgence se présentent dans tous les milieux, à toutes les heures, entre les mains de tous.

Le problème est complexe et nous ne voulons rappeler, ici, que l'un des facteurs de la solution, le plus important, à notre sens : la volonté du praticien, instruit et convaincu. *Savoir ce qu'il faut faire, savoir et vouloir le faire* : telles sont les conditions nécessaires d'une action bienfaisante.

A l'heure présente, les raisons d'agir se sont précisées et le devoir est nettement tracé, dans la plupart des situations d'urgence. Or, en pareille matière, ceux-là même qui ne sont pas ouvriers doivent être instruits des détails de l'ouvrage, et, dans l'esprit du médecin, qui n'opère pas, la conception vague d'une opération, évoquée de très loin et comme une tentative suprême et désespérée, doit faire place à une notion éclairée des ressources chirurgicales.

Enfin, il est une longue série d'interventions que tout praticien doit savoir faire, et auxquelles il ne saurait se dérober, sans faillir à sa mission. Certes, on ne fait pas de chirurgie avec des discours et l'on ne devient opérateur qu'en opérant : il n'en est que plus nécessaire pour tous d'être conscients des devoirs irrémissibles de la chirurgie d'urgence.

Telles sont les idées qui m'ont guidé dans la conception et l'exécution de cet ouvrage. J'ai voulu exposer, sous une forme et dans un esprit essentiellement pratiques, les indications et le manuel opératoire des principales opérations d'urgence. On ne trouvera donc, ici, ni discussions théoriques, ni bibliographie complexe, ni procédés d'auteurs : je me suis efforcé de donner des exemples, d'esquisser des « situations cliniques », de montrer ce qu'il faut faire et comment il faut le faire.

L'illustration devait tenir une grande place : nous avons cherché à représenter, par le dessin ou la photographie, la plupart des manœuvres et des temps opératoires et les instruments de première nécessité. Les dessins sont l'œuvre de mon ami, le docteur Dalcine ; nous les avons étudiés et préparés ensemble, et je n'oublierai jamais cette longue et étroite collaboration.

Ce livre m'a coûté beaucoup de temps et de peine ; je l'ai écrit lentement, et je puis dire que je l'ai vécu avant de l'écrire. Je crois et j'espère qu'il rendra service.

Je suis très reconnaissant à MM. Masson de l'avoir édité avec tant de soin et de m'avoir permis, en le publiant, de réaliser un vœu que j'avais formé depuis longtemps.

F. L.

Juin 1899.

AVERTISSEMENT DE LA DEUXIÈME ÉDITION

J'ai tenu à remanier la seconde édition de ce livre, à le compléter, à utiliser les remarques bienveillantes qui m'ont été faites, pour modifier, développer ou ajouter quelques chapitres.

Au nombre des additions, je signalerai les Corps étrangers des fosses nasales, les Plaies du crâne, de la face et de la langue, les Abcès de la bouche et de la gorge, les Phlegmons du cou, la Néphrotomie d'urgence, les Abcès de la prostate, le Paraphimosis, les Abcès de l'anus et du rectum, la Dilatation anale d'urgence, les Plaies articulaires, *et toute une série de questions de pratique journalière*, les Sutures, les Plaies des parties molles, les Abcès chauds, les Adéno-phlegmons et le Panaris, le Phlegmon et l'Anthrax diffus, etc. *Une large place a été faite à la* chirurgie des membres, *et le chapitre des* fractures *a été plus que doublé.*

Enfin l'illustration s'est enrichie de plus de 130 figures nouvelles ; un index alphabétique des figures m'a paru nécessaire et rendra, je pense, des services.

La méthode générale est restée la même ; j'ai voulu faire un livre pratique, je n'ai cherché, en le complétant, qu'à l'adapter mieux encore au but que je poursuis.

F. L

Mars 1900.

AVERTISSEMENT DE LA TROISIÈME ÉDITION

J'ai revisé longuement cette troisième édition ; plusieurs chapitres ont été transformés, ceux des Traumatismes de l'œil, des Phlegmons du cou, des Plaies du cœur, de l'Appendicite, du Curage utérin, *etc. ; plusieurs sont entièrement nouveaux, et j'ai fait une place à la* Gastrostomie d'urgence ; aux Abcès de l'abdomen, Abcès de la paroi abdominale antérieure, du foie, de la région sous-phrénique, Abcès périnéphrétiques, hypogastriques ; à la Périnéorraphie d'urgence ; aux Traumatismes des bourses ; au Prolapsus rectal irréductible ou étranglé ; à la Hernie diaphragmatique ; aux Luxations de la clavicule ; aux Fractures du maxillaire inférieur et de la colonne vertébrale ; à l'Arthrotomie d'urgence ; à l'Ostéomyélite aiguë ; aux Brûlures ; à la Pustule maligne.

Ces remaniements et ces additions nécessitaient encore de nouvelles figures : elles sont au nombre de 134 ; elles portent à 751 le chiffre des dessins et photographies de l'ouvrage.

F. L.

Mars 1901.

AVERTISSEMENT DE LA QUATRIÈME ÉDITION

Parmi les additions, je signalerai : les Fractures des os de la face ; les Abcès du sein ; les Plaies du rachis et de la moelle ; les Ruptures de l'utérus pendant le travail ; les Plaies de la vulve et du vagin et les Abcès vulvo-vaginaux ; les Traumatismes de la verge ; les Hernies inguino-interstitielles et les Étranglements rétrogrades ; les Hernies périnéales ; les Fractures de l'omoplate, du bassin, des os du carpe et du tarse, etc.

Du reste, tous les chapitres ont été repris et refondus avec le double souci de multiplier les détails pratiques et de ne pas trop grossir l'ouvrage.

Cette fois encore, j'ai mis à profit la réfection du livre pour étendre et améliorer l'illustration : un certain nombre de figures ont été supprimées ou refaites, 119 sont entièrement nouvelles ; des 836 figures et planches du volume, 169 seulement sont des figures d'emprunt.

Au chapitre des Luxations et des Fractures, il m'a semblé utile de faire précéder l'exposé du traitement d'un bref résumé de l'exploration nécessaire et de la représentation des types principaux. C'est dans le même but que plusieurs régions ont été dessinées dans l'attitude chirurgicale : *régions de* la joue, latérale du cou, sus et sous-claviculaire, inguino-crurale, du périnée, du poignet, de la face interne du pied, de l'aisselle.

Enfin seize planches hors texte, en couleurs, d'après des aquarelles d'A. Leuba, représentent les temps principaux de certaines opérations : trépanation du crâne et de l'apophyse mastoïde, entéro-anastomose; hystérectomie abdominale pour rupture de l'utérus; entérostomie; appendicite; rupture de grossesse tubaire; colpotomie; uréthrotomie externe; cystostomie; kélotomies inguinale, crurale, ombilicale; entérectomie pour gangrène herniaire; cerclage de la rotule; suture osseuse. — *C'était là, sous divers rapports, une tâche fort malaisée, et je tiens à remercier ici mes Éditeurs de leur large et précieux concours.*

F. L.

Septembre 1903.

TRAITÉ

DE

CHIRURGIE D'URGENCE

LE MATÉRIEL ET L'OPÉRATION D'URGENCE

La chirurgie d'urgence se fait et doit se faire partout, dans la salle d'opérations la mieux outillée, dans les grands centres et les milieux riches, à la campagne, dans la chaumière, sur le champ de bataille.

Je n'ai pas à insister ici sur l'installation et le fonctionnement de la salle d'opérations modèle, qui représente le complément indispensable du *service des prompts secours*. Hors de l'hôpital, la situation est toujours plus complexe et plus difficile, et, pour faire bien, vite et proprement une intervention brusquement urgente, il faut une somme de savoir pratique, d'initiative, de volonté, dont la chirurgie hospitalière ne fournit qu'une notion souvent incomplète. Cela est vrai surtout pour le praticien isolé, ou presque isolé, des petites villes ou de la campagne, et il n'est pas, en réalité, de chirurgien de profession qui ne devienne, à quelque moment, ce praticien isolé, réduit à ses seules forces, et quelquefois d'autant moins habile à se servir lui-même qu'il est accoutumé d'être mieux servi.

C'est dans ces conditions que je tiens à me placer ([1]), en esquissant les indications toutes pratiques qui vont suivre.

I

Matériel d'urgence du praticien. — Il y a un « matériel d'urgence » que chacun de nous, que tout médecin devrait avoir chez lui, à lui, conservé soigneusement et toujours prêt aux éventualités inattendues, un

([1]) Nous ne reprendrons pas ici, par conséquent, l'exposé des méthodes générales de stérilisation, qui nécessitent une installation et des appareils; nous renvoyons au travail de M. Terrier. De l'asepsie en chirurgie. *Revue de chirurgie*, 1894, p. 829 et p. 1037.

« matériel d'urgence » peu coûteux, peu volumineux, facile à transporter dans les poches d'une voiture, dans une sacoche, une serviette, etc. La chirurgie est, par certain côté, un métier d'art : comme telle, elle a son outillage de première nécessité.

Dresser une liste complète, *ne varietur*, serait de pure fantaisie ; et encore, il ne suffit pas de se procurer antiseptiques, chloroforme, récipients et le reste : il faut, je le répète, savoir les conserver et les tenir, à toute heure, sous la main, tout prêts. L'opération d'urgence n'est-elle pas toujours une surprise ?

Avec le matériel d'urgence que voici, la surprise ne sera jamais complète. Un praticien avisé devrait toujours avoir :

Des **récipients**, une marmite pour « faire de l'eau bouillie », une poissonnière (en fer émaillé) et trois plateaux (en faïence) (fig. 7 et 8) pour les instruments. La marmite et la poissonnière, moins transportables, serviront surtout *at home*; les plateaux s'emboîteront les uns dans les autres et tiendront peu de place.

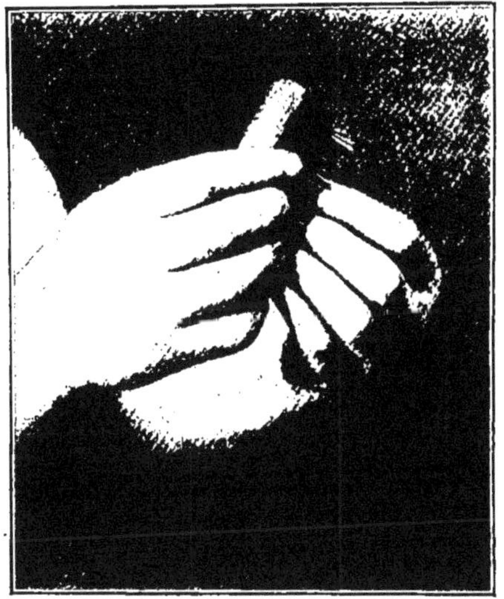

Fig. 1. — Le brossage des ongles.

Des **brosses**, du modèle ci-contre (fig. 1), pour le lavage des mains et de la région à opérer. Le plus simple sera de les conserver sèches, à l'abri de la poussière, et de les *faire bouillir* avant de s'en servir [1].

Un **laveur**, appareil indispensable, et l'un de ceux dont la stérilisation, en pratique, est le plus mal faite. Il se composera d'un bock de tôle émaillée, d'un tube de caoutchouc rouge, de bon caoutchouc, à paroi épaisse, et de canules de verre. Tube et canules, celles-ci enveloppées dans une compresse ou dans un peu d'ouate, seront laissés dans le bock, et le tout conservé à sec, à l'abri de la poussière.

Le bock sera flambé à l'alcool [2], le tube et les canules seront bouillis : je répète : le *tube de caoutchouc sera bouilli*, et ce n'est pas là une recommandation superflue. Le bon caoutchouc résiste parfaitement à l'ébullition, et, d'autre part, se servir d'un bock flambé, d'une canule bouillie et d'un tube sale est un non-sens grossier. Le tube sera donc bouilli dans l'eau ou dans une solution antiseptique pendant une demi-heure. Quant aux canules, elles

(1) La fibre de bois — qui sert aux emballages — dûment bouillie, est un excellent agent de détersion.

(2) Ou bouilli dans un récipient suffisamment large, où il puisse plonger tout entier.

ne casseront que si elles sont jetées dans l'eau déjà bouillante, ou encore si, au sortir du bain d'ébullition, on les plonge brusquement dans un liquide froid. — L'assemblage des trois parties, bock, tube et canule, est l'occasion de fautes extrêmement fréquentes : on peut toucher le bock et le tube (l'extérieur) avec des mains non lavées, la canule doit rester stérile *intus* et *extra* et ne sera retirée du bouillon, ajustée et maniée qu'avec des mains « préparées ». Pas de robinet ; le pincement « extérieur » du tube avec les doigts, avec une pince presse-tube, etc., le remplacera très avantageusement.

Quelques **liquides**, de nécessité primordiale :

De l'*alcool* à 90 degrés, facile à conserver en bouteilles bien bouchées, (avec un simple bouchon) et à l'abri du soleil;

De l'*éther* à 62 degrés, à conserver aussi à l'abri de la lumière et de la chaleur, en flacons de faible contenance (100 à 150 grammes), bien bouchés, avec un bouchon ou un bon émeri ;

Du *chloroforme*, un chloroforme bien rectifié, en flacons de capacité restreinte, de 100 grammes par exemple, jaunes et bouchés à l'émeri, se garde excellent pendant des années (voy. plus loin : *Anesthésie*);

Des *antiseptiques*, en paquets ou en solutions concentrées, de titrage simple, et qui serviront de solutions-mères : la composition peut en être fort variée, mais les produits suivants suffiront aux besoins les plus pressants :

Un ou deux flacons de solution-mère de *phénol* dans la glycérine : phénol absolu, 50 grammes ; glycérine, 50 grammes. En versant un de ces petits flacons dans 1 ou 2 litres d'eau bouillie, on fera un litre de solution forte (5 pour 100) ou 2 litres de solution faible (2, 50 pour 100).

Des paquets de *sublimé* ainsi composés :

Sublimé.	1 gramme.
Acide tartrique.	1 —
Carmin d'indigo	5 milligrammes.

Un paquet dans un litre d'eau bouillie donnera la liqueur de Van Swieten. Les paquets seront conservés dans une boîte en maillechort ou en fer-blanc, au sec.

On pourra utiliser encore une *solution concentrée de sublimé* dans l'alcool, conservée dans un flacon jaune à l'émeri :

Alcool à 90°.	150 centimètres cubes.
Sublimé	5 grammes.

Deux cuillerées à bouche de cette solution contiendront 1 gramme de sublimé, et, versées dans un litre d'eau bouillie, permettront de réaliser la solution au millième, couramment employée. Avec une cuillerée à bouche, on aura la solution à 1 pour 2000. Avec une cuillerée à bouche dans 2 litres d'eau bouillie, la solution à 1 pour 4000. Pour ces dosages, on se servira, autant que possible, d'une cuiller en fer flambée [1].

[1] On a souvent besoin, en pratique d'urgence, d'une cuiller flambée, pour prélever l'eau bouillie, etc. ; pour bien faire ce flambage, on versera de l'alcool dans une assiette ou une cuvette, d'une part, et, de l'autre, dans la cuiller elle-même, qui, de la sorte, sera « chauffée » sur ses deux faces ; on aura soin de « chauffer » aussi le manche sur une certaine longueur.

Avec le flacon de 150 grammes, on aura donc ce qu'il faut pour faire extemporanément 5 litres de liqueur de Van Swieten.

De la **gaze stérilisée**, pour servir de **tampons** et de **compresses** (fig. 2). Rien n'est plus indispensable, et l'on peut ajouter que rien ne figure moins souvent dans le matériel commun du praticien. Sans parler même du « vieux linge », ou de l'ouate ordinaire conservée dans un coin d'armoire, c'est une croyance fort répandue, parmi ceux qui s'attachent à bien faire, que le coton hydrophile, livré par le commerce et qualifié aseptique sur l'étiquette, l'est bien réellement : on ouvre un paquet, on roule le coton en boulettes plus ou moins grosses, on le débite en lamelles, et ce seront les tampons et les compresses. Encore faudrait-il que ce débit ne fût fait qu'avec des mains déjà stérilisées, sans frottement, sans contact avec les bords de l'enveloppe. Pratiquement, c'est déjà malaisé à obtenir; et puis, sans nier le moins du monde que les bonnes marques de ce coton soient réellement aseptisées,

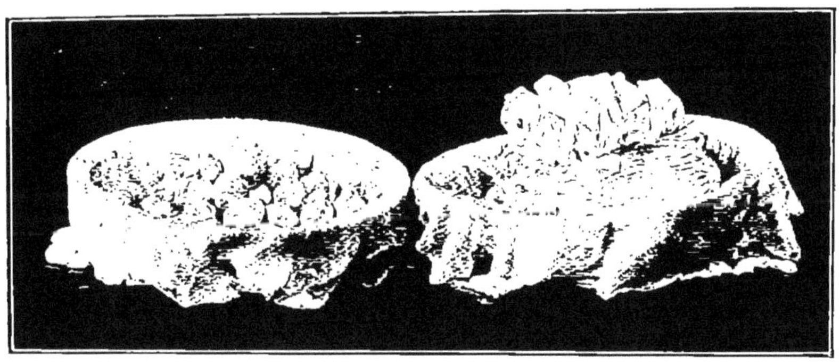

Fig. 2. — Tampons et compresses. — Ils ont été bouillis ou stérilisés à l'autoclave, empaquetés dans une compresse; ils sont déposés dans une cuvette flambée, que recouvre la compresse enveloppante dénouée et étalée.

quand elles viennent d'être préparées, il est impossible d'admettre qu'elles demeurent stériles, au bout d'un temps souvent très long, dans une enveloppe qui ne l'est pas et qui, de plus, n'est nullement imperméable.

Il serait utile d'avoir toujours deux ou trois boîtes de compresses de gaze stérilisées, boîtes en maillechort ou en fer-blanc, hermétiquement fermées, de transport facile, et dans lesquelles la stérilisation se maintient indéfiniment. Sinon, il est tout au moins nécessaire d'avoir un paquet de *gaze souple, sans apprêt,* roulé et bien enveloppé.

Avec cette gaze, vous ferez vous-même d'excellentes compresses, qui suffiront à tous les besoins de l'opération et du pansement ; vous les taillerez et les ferez bouillir séance tenante, mais il sera mieux d'en préparer une certaine quantité d'avance.

Il est commode de les tailler de deux grandeurs : les plus larges seront destinées à entourer le champ opératoire, les autres à protéger, éponger, etc. ; toutes seront à deux épaisseurs et ourlées sur leur bord. En les chiffonnant, on pourra faire des tampons, mais il sera mieux encore de fabriquer ceux-ci avec des pelotons d'ouate enveloppés de gaze.

Avec deux paquets de compresses et deux paquets de tampons, conservés à sec dans de simples boîtes bien fermées, le praticien aura sous la main tout ce qu'il lui faut pour parer à toute éventualité d'urgence. Il suffira, comme nous le dirons bientôt, de faire bouillir compresses et tampons, pendant une demi-heure, dans de l'eau pure ou mieux additionnée de carbonate de soude.

Des **fils à ligature et à suture.** — Ici encore, s'il est possible d'avoir une réserve de bons produits, de conservation sûre, la précaution sera excellente, à condition que, *dans cette réserve, les vides soient toujours comblés au fur et à mesure*. On aura, de la sorte, catgut, soie et crin de Florence, de grosseurs variées pour le catgut et la soie.

Autrement, si l'on n'a pas de flacons préparés d'avance, il faut renoncer au catgut, trop long et trop difficile à stériliser pour le praticien livré à lui-même. Mais la soie et le crin sont de préparation fort simple et accessible à tous.

Conservez donc, dans une petite boîte métallique, vos bobines de soie et vos écheveaux de crin : cela tiendra peu de place, et, avant chaque intervention, vous prendrez ce qui sera nécessaire et vous le ferez bouillir dans la solution phéniquée forte, dans la liqueur de Van Swieten ou tout simplement dans l'eau carbonatée, pendant une demi-heure. Dans la pratique privée, que nous avons en vue, et alors que les interventions ne se répètent parfois que de loin en loin, c'est le procédé le plus économique et le plus sûr. Ajoutons encore qu'on peut tout faire, ligatures et sutures, avec la soie et, au besoin, se servir d'un « fil de couturière » (1), qui, après ébullition soigneuse, sera parfaitement utilisable.

On n'oubliera pas d'avoir des soies moyennes, grosses et de très petites (0 et 00) : les derniers numéros manquent souvent dans le « matériel » privé, et pourtant ils sont indispensables pour faire une bonne suture de l'intestin, de la vessie, des muqueuses, etc. Or, ce sont là des éventualités qui sont loin d'être exceptionnelles en chirurgie d'urgence. On aura soin de se munir aussi de fil d'argent et de fil de bronze d'aluminium.

Des **drains**, que le plus simple sera aussi de conserver, à sec, à l'abri de la poussière, dans un tube ou mieux dans une boîte métallique, et que l'on fera bouillir — une demi-heure — dans une solution antiseptique ou dans l'eau carbonatée, avant de s'en servir.

Des **pièces de pansement**, de la gaze iodoformée en paquets, de l'ouate hydrophile et de l'ouate ordinaire, quelques bandes larges de tarlatane empesée et de gaze souple, des épingles anglaises.

Des **sondes** de Nélaton, en bon caoutchouc rouge, des bougies fines, des bougies à bout olivaire, des sondes en gomme : le tout conservé, à sec, dans une boîte métallique.

(1) Du fil blanc.

La stérilisation pratique des sondes — et pratique, dans le sens où nous l'entendons — est une question des plus épineuses. Pour les sondes de caoutchouc rouge, qui servent surtout en chirurgie d'urgence, l'ébullition représente la méthode la plus simple (voy. plus loin : *Cathétérisme d'urgence*).

Un paquet de **tarlatane empesée** pour faire des bandes et tailler des appareils plâtrés (voy. *Traitement des fractures*).

Du **plâtre à mouler**, à conserver dans les flacons bien bouchés et lutés, ou mieux (car les flacons sont cassants) dans une boîte en fer-blanc, bien fermée, et qu'on tiendra à l'abri de l'humidité.

A lire cette énumération, et les réflexions qu'elle suscite, on croirait volontiers qu'il s'agit là d'un matériel considérable. Il n'en est rien, et la simple récapitulation montrera que, réduit au strict nécessaire, il tiendra moins de place que tant de choses inutiles : deux marmites en fer émaillé et une poissonnière; trois plateaux en faïence; deux brosses; un laveur en tôle émaillée, avec tube de caoutchouc rouge et canules de verre; un flacon d'alcool, un d'éther, trois de chloroforme, deux petits flacons de phénol, une petite boîte contenant 15 à 20 paquets de sublimé; une boîte de compresses et une boîte de tampons; une petite boîte pour la soie et le crin; une boîte longuette pour les drains et les sondes de Nélaton; un paquet de tarlatane empesée; une boîte de plâtre. Bien entendu, ce matériel deviendra inutile dans certains milieux, mais il sera toujours précieux dans nombre de cas, où il faut faire *très vite*, pour faire *bien*, et il suffit, en somme, à la plupart des interventions d'urgence.

Instruments d'urgence. — Je ne veux parler ici que des « outils » de première nécessité; à propos de chaque opération, je signalerai les instruments utiles : ceux qui vont figurer sous ce titre sont indispensables à tout praticien qui est « exposé » à faire de la chirurgie d'urgence.

Ce n'est pas tout, d'ailleurs, que d'être outillé, encore faut-il que l'outillage soit toujours prêt à servir. Et tel est le gros écueil, telle est la grosse difficulté pratique, pour le médecin isolé : conserver intacts, propres, aptes à fonctionner séance tenante, des instruments qu'il n'utilisera souvent qu'à de longs intervalles. J'ai vu, entre les mains d'hommes instruits, consciencieux, des outillages dont aucun métier ne s'accommoderait; on fait si peu de chirurgie, dit-on, et pourtant, où que vous soyez, ne pouvez-vous être appelés demain, cette nuit, à faire une trachéotomie, une ponction, une incision d'abcès, de phlegmon diffus, d'infiltration d'urine, la suture d'une plaie, le rhabillage d'une fracture compliquée, une amputation peut-être?

Cette fois encore, je me garderai de dresser une liste immuable; je dirai simplement que, pourvus des instruments qui vont suivre, vous serez en mesure de faire face à presque toutes les interventions *d'urgence immédiate*.

L'*aspirateur Potain* et le *thermo-cautère* sont entre toutes les mains;

ajoutons tout de suite une *bande de caoutchouc* [1], une *pince à langue* (voy. fig. 26 et 27), trois *canules à trachéotomie* (canules de Krishaber, n°s 0, 1 et 4) et aussi le tube Faucher avec son entonnoir.

Instruments tranchants : plusieurs *bistouris*, à lame fixe [2], droits, trois au moins, un bistouri ordinaire, un bistouri étroit, un bistouri boutonné [3]. deux paires de *ciseaux* ordinaires, droits, courbes ; une paire de longs et forts ciseaux, un *couteau à amputation* de 12 centimètres, un de 18 centimètres [4], une *scie* large à dos mobile de Farabeuf, une *cisaille de Liston*, coudée sur le plat.

Les « tranchants » seront l'objet de soins spéciaux : on les nettoiera toujours le plus tôt possible, après les interventions ; l'alcool, le chloroforme ou encore l'essence de pétrole y seront employés avec avantage ; une fois complètement asséchés, on fera bien de les vaseliner légèrement [5].

Je poursuis mon énumération : deux *sondes cannelées*, une ordinaire, à bec cannelé, une de Nélaton, une *pince à disséquer* ordinaire, une autre à dents, deux *écarteurs* de Farabeuf, des *pinces à forcipressure*.

Ici je m'arrête : avec le bistouri et les ciseaux, la pince à forcipressure est l'instrument que rien ne supplée ; ne craignez donc pas d'en avoir trop : ayez-en 12 à 18, au minimum. S'il est possible, la série sera complétée avec six pinces de Kocher.

Bien maniée, la pince à forcipressure suffit à toutes les hémostases ; pourtant deux petits *clamps* courbes et un long clamp droit auront leur utilité.

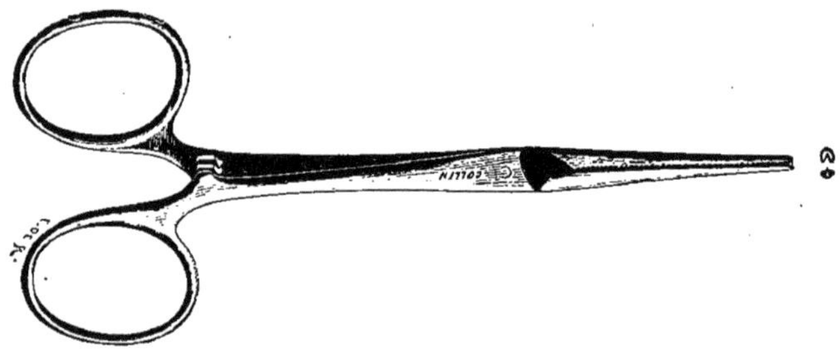

Fig. 3. — Pince de Kocher.

Inscrivons encore une *aiguille de Deschamps*, une ou deux *pinces de Museux*, une longue *curette* à double courbure et deux « outils » excel-

(1) Ou l'appareil d'Esmarch, bande et gros tube de caoutchouc, auquel la bande de Nicaise sera substituée avec avantage. Malheureusement, s'il reste assez longtemps sans servir, l'appareil risque de devenir inutilisable. Une longue et forte bande de caoutchouc rendra à peu près les mêmes services, en se prêtant à toute une série d'autres usages (compressions articulaires, réduction des luxations, etc.).

(2) Tout instrument pliant doit être rigoureusement banni : il est vraiment trop malaisé, surtout dans les conditions où nous nous plaçons, de tenir les instruments propres et de les désinfecter, pour compliquer encore le problème pratique, en multipliant les charnières et les articulations.

(3) C'est là, bien entendu, un strict minimum, surtout lorsqu'on ne sait pas repasser soi-même ses instruments. Pour le bistouri de Cooper, voyez *Hernies*.

(4) Les énormes couteaux à amputation qui figurent dans la plupart des vitrines ne sont nullement nécessaires ; sans dire qu'on puisse faire bien toutes les amputations avec un simple bistouri (Verneuil), les deux couteaux indiqués ci-dessus suffisent parfaitement.

(5) On se trouvera bien de conserver les bistouris dans un tube de verre, rempli de chloroforme, et bien bouché.

lents pour la chirurgie osseuse d'urgence : la *rugine courbe* et la *pince-gouge*.

J'arrive aux sutures de tout ordre, et à l'instrumentation qu'elles exigent. Cette instrumentation peut être des plus simples.

L'*aiguille de Reverdin* se prête à tous les types de réunion, et facilite la besogne aux mains peu exercées; maintes fois, elle reparaîtra dans nos figures. Mais elle exige un minutieux entretien : autrement, elle s'encrasse vite, s'immobilise, et trop souvent il arrive qu'elle ne serve qu'une fois. Il ne faut pas, après chaque intervention, se borner à la laver et à l'essuyer : il faut la démonter, déterger soigneusement à l'alcool ou au chloroforme les deux segments, les sécher, et vaseliner la tige flexible avant de la réenclaver : précautions simples, en somme, qui prennent peu de temps, mais qui sont, en pratique, presque toujours négligées.

D'autres aiguilles, à crochet, à chas fermé (voy. *Plaies des parties molles*), sont d'entretien plus facile. Enfin les *aiguilles à sutures ordinaires*, courbes, montées sur un porte-aiguille ou une simple pince hémostatique, rendront les meilleurs services et *pourront suffire*, avec quelque habitude, *à toutes les besognes* (voy. plus loin : *Sutures intestinales*).

Tel est, en raccourci, l'arsenal nécessaire; de ces instruments, il est utile de faire deux parts : les uns, d'usage courant, seront réunis dans la petite boîte métallique servant de trousse, bistouri ordinaire, ciseaux, sonde cannelée, pince à disséquer, quelques pinces à forcipressure; les autres seront conservés dans une ou deux boîtes métalliques plus grandes, ou, à la rigueur, étalés côte à côte dans un tiroir spécial, bien clos, et au sec.

Comment les nettoyer? Détails vulgaires, détails de première importance : on ne fait rien de bon avec un bistouri émoussé, des ciseaux qui ne coupent pas, des pinces à mors rouillés, et le temps que vous consacrerez au soin de votre outillage ne sera jamais du temps perdu.

Un procédé simple consiste à laver et brosser d'abord les instruments dans l'eau tiède savonneuse, puis à les frotter avec un linge imbibé d'alcool ou de pétrole, après avoir démonté pinces et ciseaux, et en poursuivant toutes les taches sur les mors cannelés, au pourtour des tenons, etc. On les essuie enfin avec un linge sec, en frottant encore.

S'ils sont très souillés et que le nettoyage ait été retardé, il devient utile de les immerger d'abord dans une lessive chaude de potasse; après ce décapage, on les brosse, comme tout à l'heure, dans l'eau chaude savonneuse, puis on les frotte à l'alcool et on les assèche. S'il persiste quelque tache, quelque point terni, on frotte avec une peau.

Ce n'est point là besogne si complexe : j'en connais de moins utiles et de plus minutieuses, auxquelles, sous couleur de sport, on s'astreint volontiers.

II

Cas d'extrême urgence et de dénûment complet. — Qu'il soit de pratique sage de remettre, si possible, l'opération à quelques heures pour se bien outiller, c'est un point que personne ne discutera ; mais il est des circonstances où l'intervention s'impose tout de suite, loin de toute ressource, la nuit. Il nous est arrivé, à nous aussi, de nous trouver seuls, avec un confrère qui se chargeait du chloroforme, à la campagne, la nuit, en face d'une opération d'urgence immédiate, et nous avons le souvenir de cystostomies, d'opérations de hernie étranglée, d'amputations, ainsi pratiquées. Que faire, du reste? Remettre au lendemain, c'est la mort ; renoncer à la propreté chirurgicale en la déclarant impossible à réaliser, c'est encore la mort. Eh bien ! même dans ce dénûment complet, avec quelque ténacité, on pourra faire heureusement la plupart des interventions d'urgence : kélotomies, anus contre nature, empyèmes, amputations, etc.

Partout vous trouverez de l'*eau*, du *feu*, du *linge*, j'ajoute encore du *sel*, et souvent du carbonate de soude. Avec cela, vous pouvez réaliser une stérilisation suffisante des instruments, des pièces de pansement, des mains, et de la peau de l'opéré. Mais il faut avoir la volonté robuste de faire toute la besogne et procéder *avec méthode, pour aller vite.*

Voici, à mon sens, quelle est la meilleure marche à suivre.

1er temps. — Faites allumer du *feu*.

Faites-vous présenter tous les *récipients* utilisables : marmites étamées, casseroles, bassines, qui serviront de bouilloires ; cuvettes, saladiers, assiettes creuses, qui, flambées ou bouillies, recevront les instruments, les compresses, les fils.

Qu'on vous montre le *linge* disponible, non pas les haillons chargés de poussière qui sont souvent décorés, dans les familles, du nom de « linge à pansement », mais les mouchoirs, les serviettes, déjà « éneuvés » et fraîchement lessivés et repassés ; les mouchoirs feront d'excellentes compresses, les serviettes seront coupées en deux ou en quatre ou conservées entières, pour entourer la région à opérer. Bien entendu, si vous trouvez de la tarlatane, vous lui donnerez la préférence.

Existe-t-il dans la maison de l'alcool ou de l'eau-de-vie ou quelque solution antiseptique, gardez l'alcool ou l'eau-de-vie qui vous serviront pour le flambage ; si les flacons des soi-disant antiseptiques sont déjà débouchés et en vidange, rejetez-les sans hésitation.

Faites donc placer sur le feu au moins *trois récipients* : l'un pour les instruments et les fils, un autre pour les compresses et tampons, un troisième pour l'eau bouillie. N'avez-vous ni alcool ni eau-de-vie, les cuvettes seront bouillies, de leur côté, dans une grande bassine. S'il le faut, les drains, la sonde et le tube du laveur seront aussi bouillis ensemble, dans un récipient à part.

Avec une ébullition d'une demi-heure à trois quarts d'heure, l'eau pure [1] peut, à la rigueur, suffire. Si vous avez du sel et du carbonate de soude, vous ferez une excellente stérilisation : les compresses seront bouillies dans la solution de sel à 10 grammes par litre, les instruments dans la solution de carbonate de soude [2] à 10 grammes par litre pendant une demi-heure. Pratiquement, cela se traduit de la façon suivante :

Dans l'un des récipients, rempli d'eau aux deux tiers, jetez du sel de cuisine, *une poignée par litre environ*, laissez-le fondre, et plongez alors vos compresses, empaquetées dans une pièce plus large, qui permettra de les retirer en bloc (voy. fig. 5). Dans l'autre, jetez une poignée de carbonate de soude par litre, mais attendez l'ébullition avant d'y plonger les instruments : à macérer dans l'eau qui s'échauffe peu à peu, ils se terniraient et se couvriraient de taches noires.

Je répète que l'*ébullition doit durer une demi-heure au moins*, et j'entends l'ébullition vraie. Pendant ce temps, vous aviserez aux autres préparatifs.

2e temps. — *Préparez la chambre où vous opérerez, le lit d'opération, le malade.* — Si vous avez le choix, prenez la pièce la mieux éclairée, la mieux chauffée, la moins garnie. Le soir, la nuit, faites allumer autant de lumières que vous pourrez; il n'y en a jamais de trop, si elles sont bien placées et hors d'atteinte; je me souviens d'une opération de hernie étranglée pratiquée, la nuit, dans une chambre fort modeste d'un quartier éloigné de Paris, au milieu d'une véritable illumination; on avait recruté toutes les lampes de la maison : je n'ai jamais été si bien éclairé dans la chirurgie d'urgence, nocturne, des hôpitaux.

Ne faites déplacer des meubles que juste ce qu'il faut pour installer un lit, deux petites tables, et pouvoir « tourner autour ». Rien de plus irrationnel que le branle-bas auquel on se livre parfois : on jette à terre les rideaux, on roule les meubles, on balaie, on remue et soulève les poussières accumulées depuis des mois; il est bien préférable de faire simplement arroser le plancher ou d'y faire passer un linge mouillé.

Un lit de fer, avec un sommier et un matelas dur; une table couverte d'un matelas, ou deux planches sur des tréteaux serviront à improviser la table d'opération. En règle, il ne faut jamais opérer le malade dans son lit. Le matelas sera couvert d'un drap et d'une toile cirée, et un seau de toilette, ou un récipient quelconque, mais toujours bien propre, disposé au pied du lit.

Deux petites tables (guéridon, table de nuit, etc.) supporteront : l'une, placée du côté de l'aide, les cuvettes aux compresses, aux tampons, aux fils; l'autre, du côté de l'opérateur, les plateaux d'instruments.

Revenez à votre malade : faites raser la région, s'il est nécessaire, et,

(1) L'eau de source.

(2) On peut employer aussi le carbonate de potasse ou le borate de soude, à la même dose, mais on les trouve plus difficilement.

pour une intervention longue et grave, enveloppez les membres inférieurs de bottes d'ouate ou de flanelle.

3e *temps*. — Attendez que tout ait bouilli suffisamment, faites retirer du feu vos récipients, faites-les refroidir et apporter dans la chambre où vous allez opérer.

C'est le moment de *flamber* cuvettes et plateaux, et ce flambage, qui rend tant de services, doit toujours être très complet. Versez donc deux ou trois cuillerées d'alcool ou d'eau-de-vie dans chaque récipient et allumez-les, puis, saisissant chaque cuvette, inclinez-la et tournez-la en tous sens, pour que le liquide et la flamme se répandent également sur toute la face interne.

Ceci fait, retirez des bouilloires instruments et compresses, et, pour cela, servez-vous d'une longue pince, flambée aux deux tiers de sa longueur, ou encore que vous avez fait bouillir avec le reste, en laissant au dehors les anneaux. Avec cette pince, « pêchez » les instruments bouillis (fig. 4), et mettez de côté sans hésitation ceux qui, d'aventure, frôleraient les bords du vase; dans les conditions où nous nous plaçons, il est bon d'ordinaire de placer les instruments dans un bain d'eau bouillie ou dans une solution antiseptique, pour éviter la souillure des poussières.

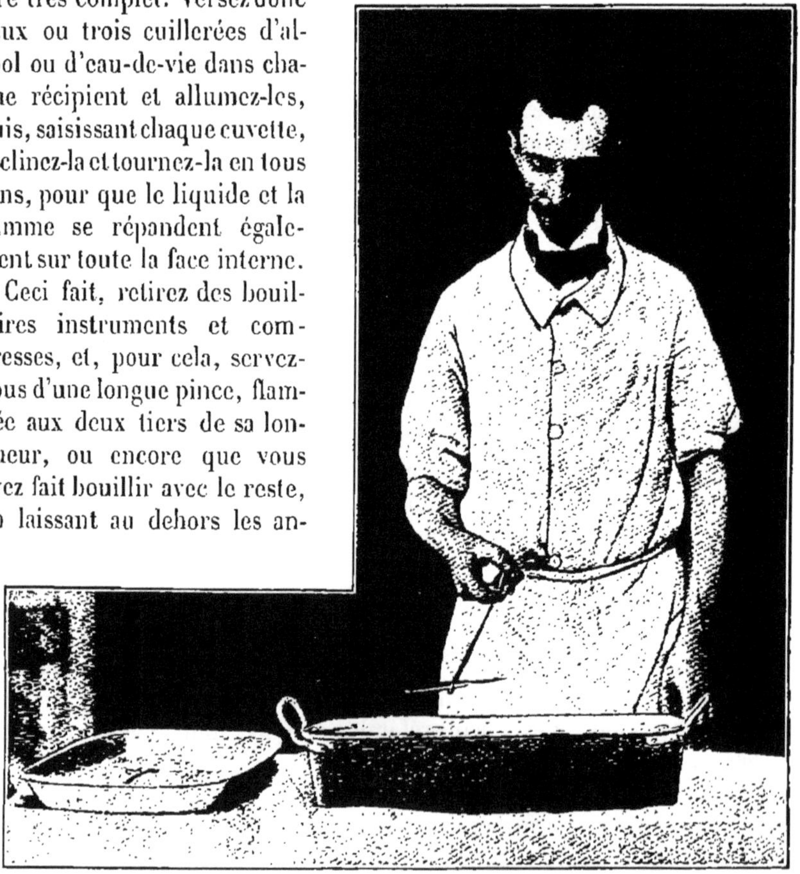

Fig. 4. — Les instruments, après l'ébullition, sont retirés de la poissonnière avec une pince bouillie ou flambée, et disposés dans le plateau flambé.

Avec la même pince, saisissez les nouets de compresses, retirez-les en bloc, et déposez-les dans les cuvettes (fig. 5) : ne les dépliez pas, n'y touchez pas; tout à l'heure, quand vous aurez les mains lavées, vous ouvrirez les enveloppes et les étalerez (voy. fig. 2).

Pour prélever l'eau bouillie, servez-vous d'une louche, d'une cuiller de fer flambée ou bouillie, comme la pince, et ne procédez jamais par versement direct, sous peine de souiller votre eau, qui lave le bord et la face externe du récipient.

En général, il sera nécessaire de tenir prêts : un plateau pour les instruments, un petit plateau pour les fils; deux cuvettes pour les compresses et tampons; deux cuvettes remplies de solution antiseptique ou d'eau bouillie salée pour le lavage des mains au cours de l'opération.

4e temps. — Pendant qu'on endort le malade, lavez-vous les mains. *Se laver les mains* est une science et un art; c'est, de plus, le premier devoir du chirurgien.

Or, il est tout aussi dénué de sens de se « passer » les doigts quelques secondes dans une solution antiseptique, que de se brûler la peau avec des solutions concentrées et caustiques. La *détersion mécanique*, c'est-à-dire le *lavage et le brossage au savon et à l'eau chaude*, est le premier temps, et le temps capital de la stérilisation des mains [1].

Retroussez donc vos manches jusqu'à mi-bras et fixez-les par deux épingles; si vous ne disposez pas d'un lavabo convenable, faites-vous préparer une grande cuvette, de l'eau chaude et de l'eau froide (bouillie, autant que possible), du savon, une brosse (bouillie aussi); coupez vos ongles ras.

Il est bon de commencer le lavage dans de l'eau très chaude, qui devient vite abondamment savonneuse; les deux mains y baignent tout entières, et le savonnage est mené énergiquement jusqu'au-dessus du coude : la peau est bientôt rosée, onctueuse. Prenez alors la brosse, et brossez sans crainte : brossez la paume et le dos de la main, les interstices digitaux, le pourtour des ongles, brossez les ongles dans tous les sens, en long et en travers (fig. 1) : avec quelque habitude, ce nettoyage un peu rude se poursuit sans le moindre dommage pour la peau. Je vois tous les ans les élèves, un peu étonnés, au début de l'année, de cette préparation prolongée, y prendre vite goût, et, à leur tour, s'y attarder volontiers. Le lavage dans l'eau chaude savonneuse, plusieurs fois renouvelé, doit durer au moins dix minutes.

Ceci fait, il suffirait, si vous étiez en mesure de faire de l'asepsie pure, d'immerger et de rincer vos mains, si bien lavées, dans de l'eau stérilisée, pendant quelques minutes. Mais la chirurgie d'urgence se fait partout, et par des mains qui, de nécessité professionnelle, s'infectent journellement au contact des suppurations. Il faut donc faire plus.

Deux autres récipients ont été flambés ou bouillis : l'un contient de l'alcool à 90 degrés, l'autre, du sublimé au millième. Au sortir du bain savonneux,

[1] Je tiens à dire ici qu'un praticien consciencieux, appelé à opérer de temps en temps, à faire souvent des accouchements, devrait toujours avoir une ou deux paires de gants de caoutchouc, qu'il ferait bouillir et dont il se servirait pour les « besognes sales », l'incision des phlegmons, le pansement des plaies infectées, etc. *Mettre des gants pour les opérations septiques, pour pouvoir faire, sans gants, les opérations aseptiques* : telle est, à mon sens, la formule la plus sage, en pratique courante.

vous lavez vos mains successivement dans l'alcool et dans le sublimé, sans vous contenter, là non plus, d'une ablution simple, mais en procédant par frictions prolongées. L'alcool est un élément nécessaire de cette désinfection des mains, et cela, moins par sa valeur antiseptique propre, qu'en dégraissant la peau et en la préparant à l'action du sublimé.

Ajoutons que dans ces cas, où la méthode mixte est de nécessité et lorsqu'on a le temps et la faculté de se procurer ce qu'il faut, il sera d'excellente pratique de recourir à la série des lavages suivants :

Quatre cuvettes, flambées, sont à demi remplies : la première, d'une solution de permanganate de potasse à 1 pour 100 ; la seconde, d'une solution de bisulfite de soude à 10 pour 100 ; la troisième, de liqueur de Van Swieten ; la quatrième, d'une solution de sublimé dans l'alcool à 3 pour 1000 (sublimé à l'alcool). On frotte successivement les mains, après le lavage au savon, dans le permanganate et le bisulfite, on les rince dans le sublimé au millième et l'on termine par le sublimé à l'alcool.

Avec de bons produits, du soin et quelque accoutumance, la peau ne souffre pas de cette stérilisation, même répétée plusieurs fois par jour, et l'opérateur, qui a si consciencieusement « préparé » ses mains, pourra en toute confiance aborder sa besogne opératoire — s'il sait ne pas les salir, et se garder ou se purifier de tout contact septique.

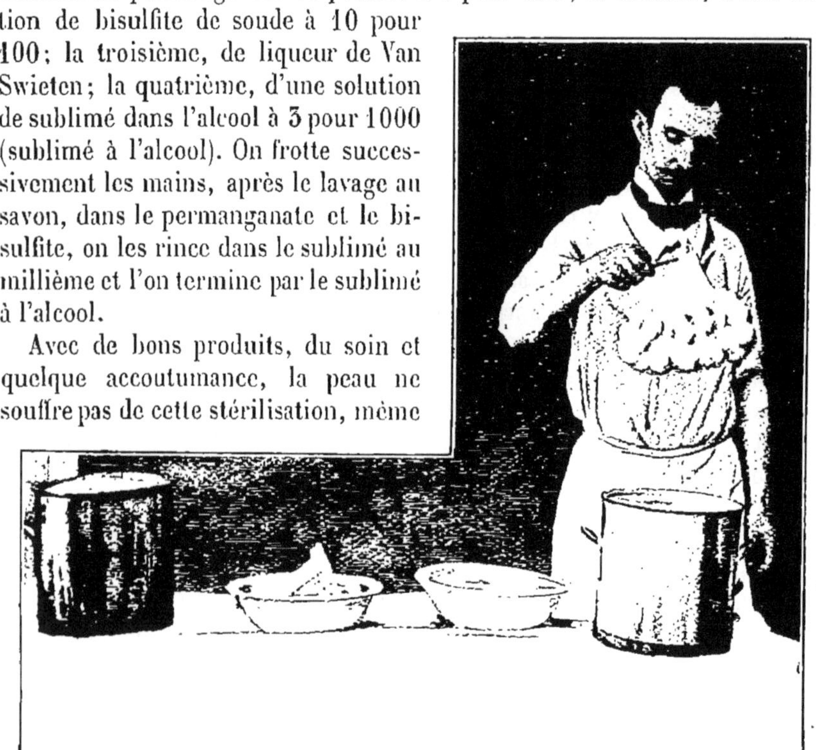

FIG. 5. — Les paquets de compresses et de tampons sont retirés de la marmite-bouilloire et déposés dans les cuvettes flambées.

Veillez à ce que le liquide destiné au « rinçage » de vos mains soit renouvelé de temps en temps pendant l'opération ; veillez aussi à ce que l'aide chargé de vous présenter les cuvettes les prenne et les transporte par leur face externe, entre ses deux mains étalées, sans souiller de ses deux pouces leur face interne et leur contenu (fig. 6).

5e **temps**. — Le malade est endormi : *préparez ou faites préparer la région à opérer*. — Si vous avez un aide, il se lavera les mains et procédera à la « toilette », comme nous allons le dire; si vous êtes seul, vous laverez vos mains, au moins dans le bain savonneux, vous laverez et brosserez le champ opératoire et, ceci fait, avant d'achever la stérilisation et de prendre le bistouri, vous laverez de nouveau vos mains au savon, puis à l'alcool et au sublimé.

Cette « préparation » de la peau du malade est soumise aux mêmes préceptes que celle de la peau du chirurgien. On rasera soigneusement tous les poils, puis on savonnera longuement à l'eau chaude, et l'on brossera sans rudesse, en se gardant d'écorcher, de faire saigner; les extrémités, l'ombilic,

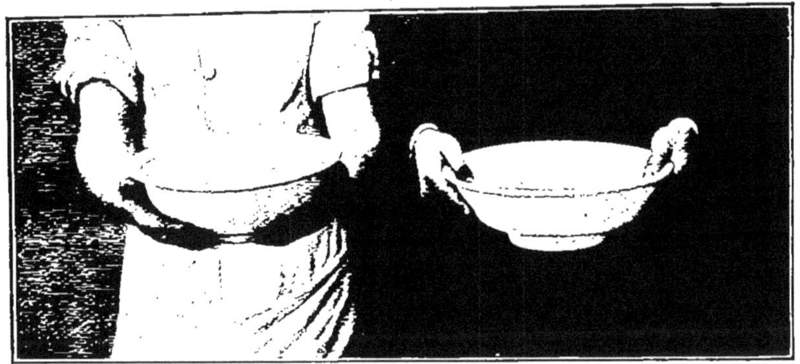

Fig. 6. — Comment on tient les cuvettes stérilisées. — Bien, à gauche. — Mal, à droite.

exigeront des soins spéciaux. De plus, lavage et brossage dépasseront toujours amplement le champ opératoire proprement dit : cela est surtout utile pour le ventre, qu'il faudra laver tout entier, fût-ce pour une appendicite. Autrement, s'il devient urgent, au cours de l'intervention, de prolonger l'incision ou d'en faire une autre à distance, on empiétera souvent sur une peau non aseptisée, ou qu'on lavera toujours mal à ce moment.

Après le savonnage et le brossage, la peau sera lavée à l'alcool ou à l'éther, puis à la solution de sublimé.

Tout est prêt. *Entourez le champ opératoire* de quatre grandes compresses bouillies, fixées aux angles par des pinces à forcipressure, étalez-en d'autres tout autour, ne les ménagez pas, couvrez tous les points où les mains et les instruments pourraient se poser, une fois l'opération commencée. Le temps qu'on croirait gagner en écourtant ces préliminaires est du temps perdu et irrémédiablement perdu. C'est l'acte opératoire qu'il faut mener vite.

Hémostase. — **Réunion**. — **Pansement**. — Aller vite est encore le meilleur moyen d'épargner le sang. Une fois achevé le gros œuvre de l'opération, donnez tous vos soins à l'hémostase, et ne craignez pas d'y consacrer tout le temps nécessaire.

Ne fermez jamais une plaie qui ne soit complètement asséchée; *a fortiori*, ne fermez jamais un ventre où quelque point saigne encore. Nous verrons plus loin quel est, dans le péritoine, le danger de ces « suintements » sanguins d'apparence insignifiante; dans les régions même où la compression trouve le mieux à s'exercer, ne comptez pas trop sur elle, et tenez le tamponnement pour une mesure exceptionnelle, de nécessité.

Au cours de l'acte opératoire, vous avez jeté des pinces sur les vaisseaux

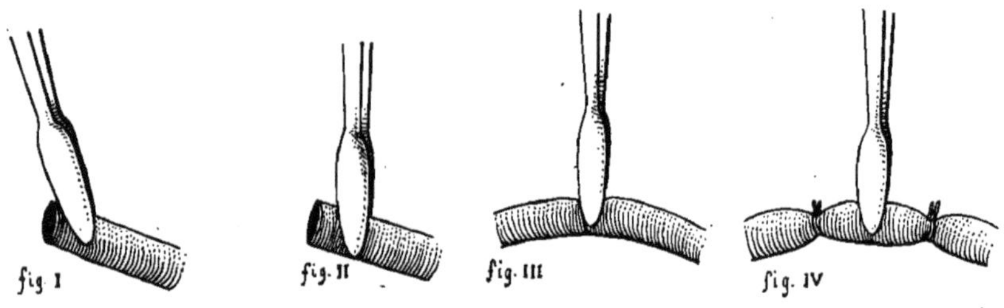

Fig. 7. — Modes de pincement des vaisseaux.

I, pince mal appliquée, étreignant incomplètement le vaisseau : *cela saigne encore*. — II, forcipressure *en travers*. — III, forcipressure *latérale*. — IV, ligature en amont et en aval, après forcipressure latérale.

qui donnaient (fig. 7), ou encore votre aide les aveugle sous des tampons : enlevez un à un ces tampons, pincez ce qui saigne dessous, inspectez tout le foyer, et procédez aux ligatures.

Vous n'aurez pas toujours besoin d'enserrer d'un fil tous les petits vaisseaux « forcipressés » : la pince retirée, une série de branchioles ne « donnent » plus. Ne vous y fiez pas trop pourtant, surtout dans les zones où la peau est lâche, et les vaisseaux très rétractiles, à la région périnéo-scrotale, par exemple : l'hémostase n'est qu'apparente, et, au bout de quelques heures, le sang reparaît, créant des hématomes et détruisant la réunion.

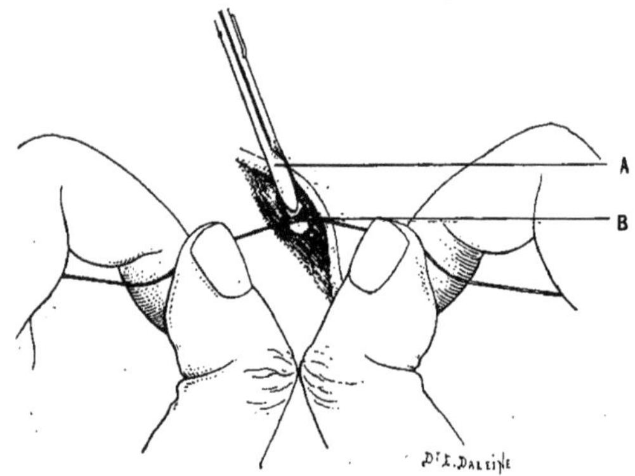

Fig. 8. — Ligature d'un vaisseau « pincé » dans une plaie.

A, pince à forcipressure étreignant et soulevant le bout du vaisseau. — B, striction du fil, au delà de la pince.

Liez donc les vaisseaux principaux, *tordez* les autres.

Vous liez, au delà de la pince (fig. 8), dont vous soulevez le bec, pour faire glisser l'anse de fil jusque sur le vaisseau et le plus loin possible : la manœuvre est simple, quand le vaisseau est pincé par le bout, isolément; elle est fort malaisée, lorsqu'il s'agit de branches intra-musculaires, profondes, saisies par le côté, et qui restent enchâssées dans les tissus : le fil se refuse à franchir les mors de la pince, et vous liez sur elle. Ne cherchez pas à lier directement, dans ces conditions : du bout de la sonde cannelée, libérez le petit vaisseau, c'est affaire de quelques instants, et du temps

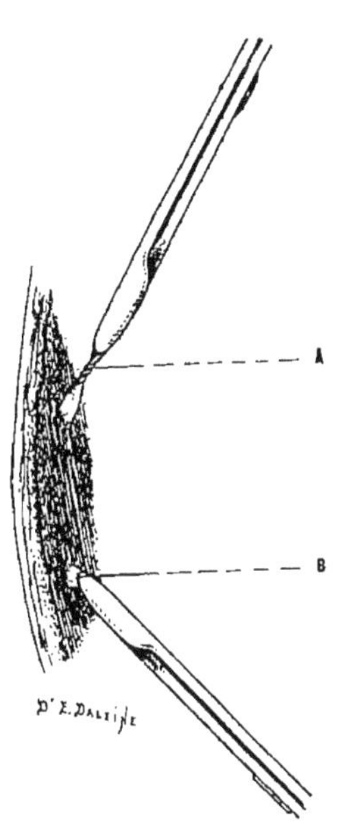

Fig. 9. — Torsion d'un vaisseau dans une plaie.

A, le vaisseau tordu. — B, autre vaisseau, saisi « du bout » par une pince à forcipressure.

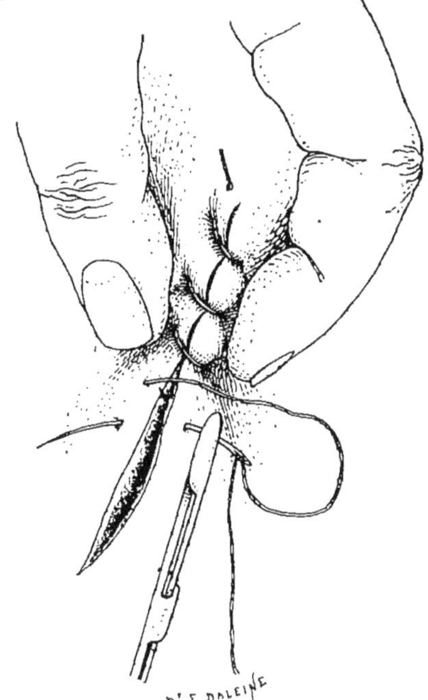

Fig. 10. — Surjet cutané.

gagné. Gardez-vous de multiplier les ligatures médiates, qui étreignent de gros bouchons de tissu.

Pour bien *tordre* (fig. 9), il faut aussi que le vaisseau soit pincé par le bout, isolément; tordez sur place, *sans tirer*, jusqu'à ce que la pince vous tombe dans la main.

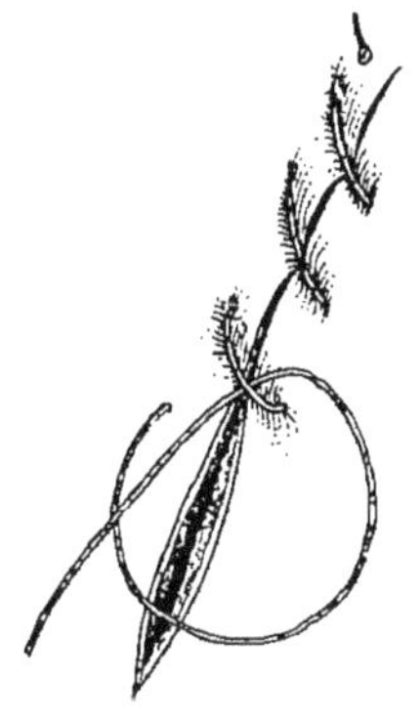

Fig. 11. — Première façon d'*arrêter* un surjet.

S'il persiste un suintement en nappe, abondant, remplissez la plaie de gros tampons et comprimez quelques instants; cela suffira souvent, et vous pourrez réunir. Dans certains foyers profonds, l'hémostase complète est impossible : il faut alors tamponner.

Le *tamponnement* doit être fait avec de la gaze stérilisée, en lamelles, ou disposée en sac, à la façon de Mickulicz. Pour faire un « Mickulicz », vous taillez une compresse simple, carrée, au milieu de laquelle vous fixez un catgut ou une soie, puis vous la rabattez autour d'une longue pince, « en parapluie fermé », et vous la portez, ainsi tenue, jusqu'au fond de la cavité à tamponner; il ne reste plus qu'à étaler les bords de cette enveloppe et à tasser, en dedans, une ou plusieurs lamelles.

N'oubliez pas que le tamponnement n'est jamais qu'un procédé de nécessité, qu'il doit être de brève durée, qu'*il n'est pas un drainage*. Ce dernier point, surtout, vaut la peine qu'on y insiste : avec une lamelle chiffonnée

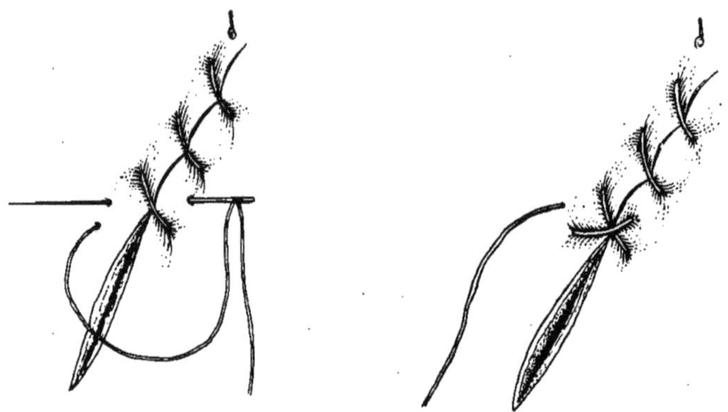

Fig. 12. — Deuxième façon d'*arrêter* un surjet, point oblique rétrograde.

ou un « Mickulicz », vous réaliserez bien quelque drainage capillaire, mais il sera toujours incomplet : *pour drainer, il faut un drain*.

Donc, si la plaie a été souillée, si le foyer opératoire est anfractueux,

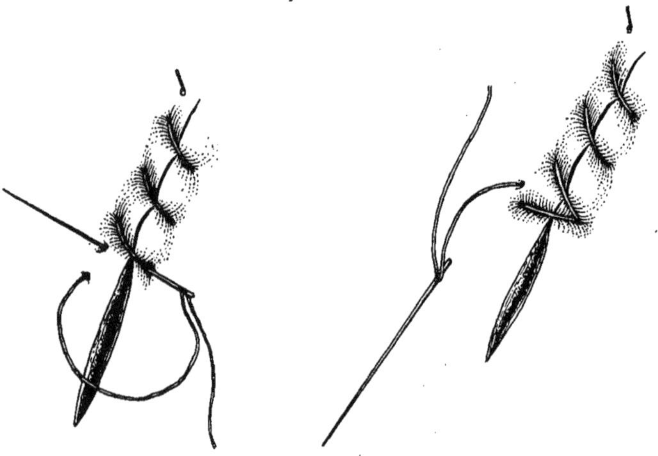

Fig. 13. — Troisième façon d'*arrêter* un surjet, point direct.

décollé, et d'assèchement difficile, laissez un drain à l'angle déclive [1], et fixez-le par une épingle en travers ou par un point de suture (fig. 16).

Nous retrouverons plus loin les indications et le mode d'utilisation du drainage, à propos des plaies infectées

Je suppose toujours une plaie opératoire nette, étanche, propre : **réunissez.**

[1] Coupez le drain à un demi-centimètre de la plaie, tout au plus.

Abstenez-vous de toute espèce de lavage; contentez-vous de déterger soigneusement le foyer avec des tampons secs.

Nous étudierons ailleurs les divers types de réunion des plaies profondes, en étages (voy. *Plaies des parties molles*). Hormis certaines indications spéciales (hernies), il est souvent plus simple de passer d'abord une série de *sutures profondes*, qui

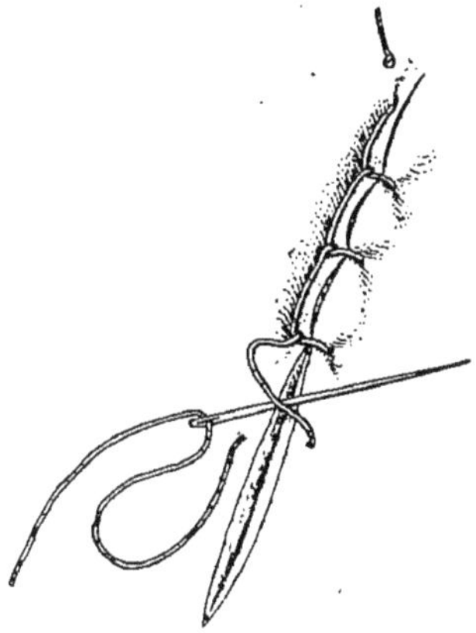

Fig. 14. — Suture de Reverdin.

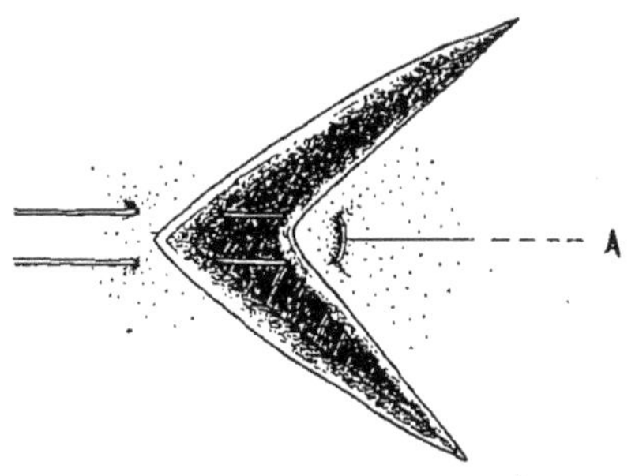

Fig. 15. — Point en anse pour l'affrontement angulaire.

comprennent dans leurs anses toute l'épaisseur des deux versants de la plaie, et d'affronter la peau par les *sutures superficielles*. Les fils seront bien perpendiculaires à la ligne d'incision, serrés doucement, suffisamment espacés; n'oubliez pas le nœud

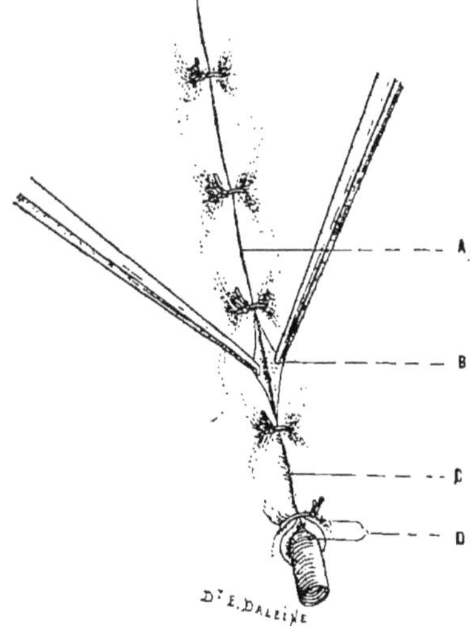

Fig. 16. — Suture de la peau : *coaptation des deux lèvres*. — Drain à l'angle inférieur, fixé par un fil.

A, lèvres cutanées régulièrement accolées. — B, deux pinces, relevant et coaptant les bords de l'incision. — C, peau recroquevillée. — D, drain fixé par un fil.

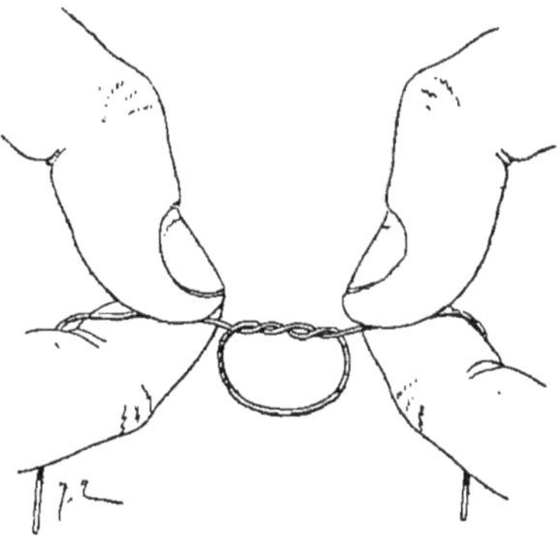

Fig. 17. — Le nœud du chirurgien : 1er *temps*. (Il sera fixé par une boucle simple.)

du chirurgien (fig. 17), si vous tenez à faire bien et vite.

Souvent il sera expéditif, pour la réunion de la peau, de substituer à la suture « à points séparés », que nous venons de décrire, *le surjet*, conduit avec une simple aiguille de couturière, au besoin (fig. 10). L'incision est-elle longue, on fera bien, tous les trois ou quatre points, d'arrêter le surjet, en utilisant l'un ou l'autre des artifices représentés ci-dessus (fig. 11, 12 et 13). Chez les enfants, la réunion cutanée par un surjet de catgut est d'excellente pratique.

Enfin la suture, représentée figure 14 et préconisée par M. Aug. Reverdin [1], sera aussi d'exécution rapide, avec quelque habitude, et permettra

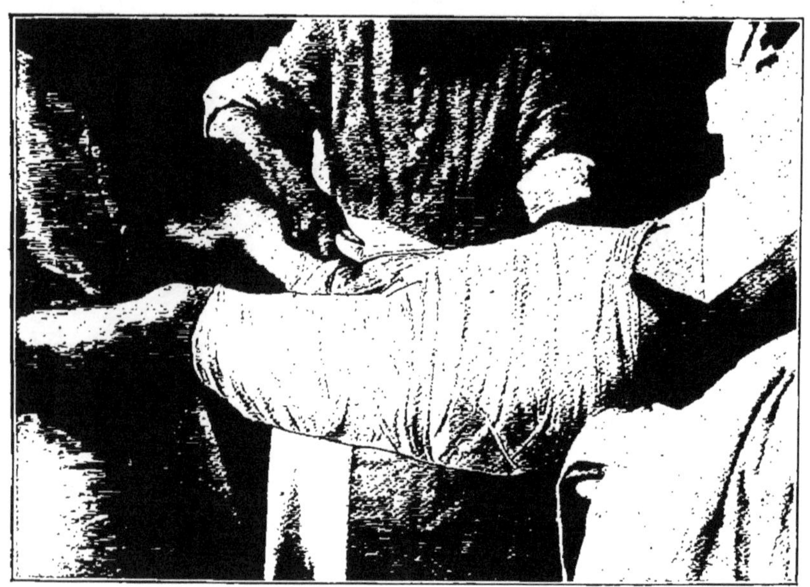

Fig. 18. — Double spica de l'aine. — Le bassin déborde largement la table, soutenu par un aide, pendant qu'un autre aide soutient et écarte les membres inférieurs.

l'adossement régulier des deux lèvres cutanées, surtout lorsqu'il existe une certaine tension.

Ailleurs, la plaie cutanée est irrégulière et présente, par places, des angles saillants et rentrants : le point en anse (fig. 15) réalise au mieux l'affrontement angulaire.

De fait, c'est l'*affrontement exact* qui crée avec l'asepsie, les bonnes cicatrices cutanées. Ne négligez donc pas, une fois les sutures achevées, d'aller, avec deux pinces, d'un bout à l'autre de la ligne de réunion, relever les ponts de peau recroquevillée, et adosser régulièrement, *derme à derme*, les deux tranches (fig. 16).

Au pansement. — Ici encore, tout sera simple pour remplir le but. Un bon pansement doit être *aseptique, absorbant, protecteur*, rien de plus ; mais il doit être cela.

Recouvrez la plaie réunie d'une ou plusieurs compresses de gaze stérilisée, sèche, autant que possible ; par-dessus, une couche d'ouate hydrophile, de

[1] *Soc. de chir.*, 2 mars 1898.

l'ouate ordinaire et une bande; *ne mettez jamais d'imperméable* (voy. plus

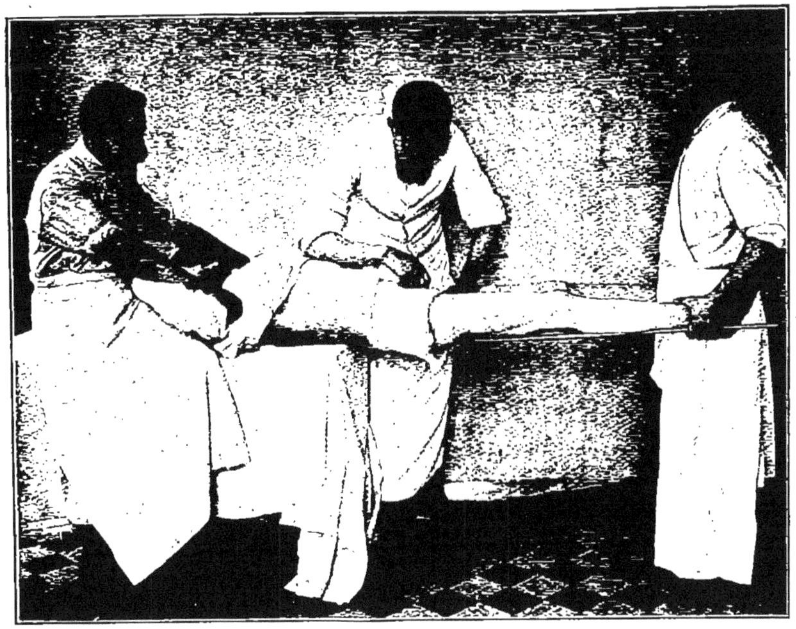

Fig. 19. — Application d'un double spica de l'aine, le malade étant soutenu par deux barres de fer.

loin : *Plaies des parties molles*). S'il est inutile d'entasser l'ouate avec une

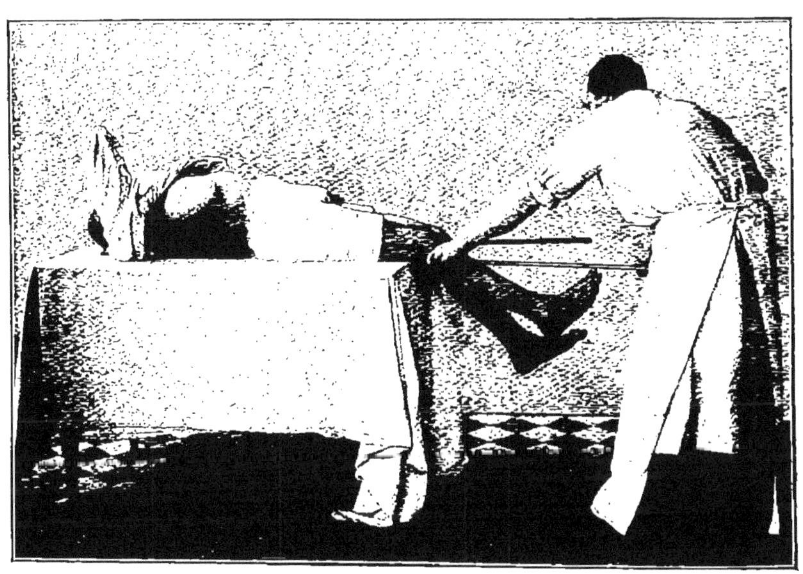

Fig. 20. — Les barres sont retirées, une fois le pansement achevé.

exagération, que d'ailleurs ne permettent guère le plus souvent les nécessités de la chirurgie improvisée, encore faut-il que l'enveloppe ouatée ait une épaisseur suffisante pour remplir son rôle d'*absorption* et de *protection*. Enfin, tout pansement doit être fermé, clos à ses deux extrémités, immobile et inaccessible.

Que de plaies s'infectent à la faveur de ces pansements mal faits qui, dès le lendemain, dès le soir, bâillent de tous les côtés, et bientôt flottent comme des haillons autour du tronc ou des membres! Vraiment il n'est pas superflu de rappeler ici quelques données générales.

Au ventre, à la poitrine, les grands bandages de flanelle, bien appliqués

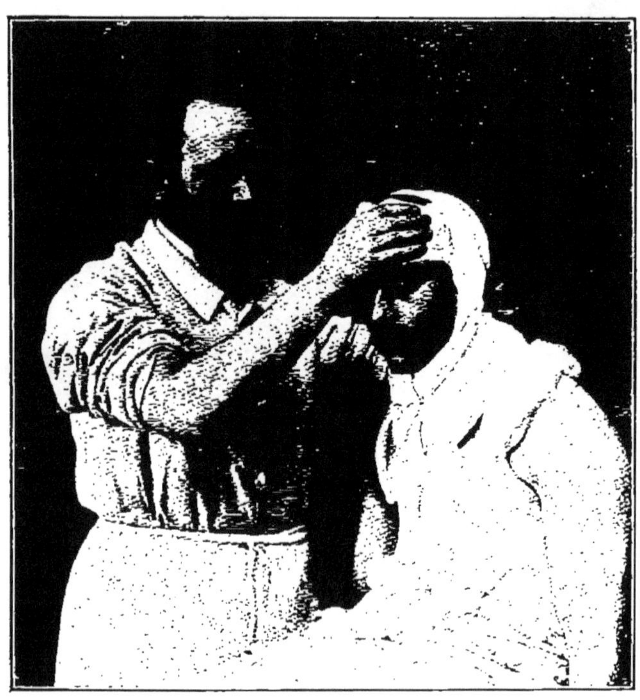

Fig. 21. — Pansement du cou, « prenant » la tête et fermé en bas par un double croisé de la poitrine. On aperçoit un coin de la plaque imperméable, qui protège le devant du pansement. Manière de tenir le malade à demi réveillé.

(voy. *Plaies de l'abdomen*) et maintenus par des sous-cuisses ou des bretelles, rendent les meilleurs services.

Au cou (fig. 21), un pansement ne « tiendra » et ne restera fermé, que si l'on a soin de « prendre » la tête ou les épaules; autrement il glisse et s'évase au niveau de son bord supérieur ou s'ouvre par en-dessous.

Aux membres (fig. 22), la bande enveloppante devra toujours déborder largement, en haut et en bas, le pansement, et toujours aussi passer *au-dessus de l'articulation supérieure* : au-dessus du genou, pour les pansements de la jambe, au-dessus du cou-de-pied, pour ceux du pied; c'est la condition nécessaire de leur occlusion et de leur stabilité.

A l'aine (fig. 18), un bon spica doit être *double*, descendre bas sur les cuisses, remonter haut sur le ventre, et rester bien fermé, à ce niveau, par plusieurs tours de bande largement et régulièrement appliqués ; une plaque imperméable, de taffetas gommé, par exemple, encadre la verge et préserve de l'urine. Pour ces pansements cruro-pelviens, les barres de Dittel, dont les figures 19 et 20 indiquent suffisamment l'usage, seront fort utiles, en

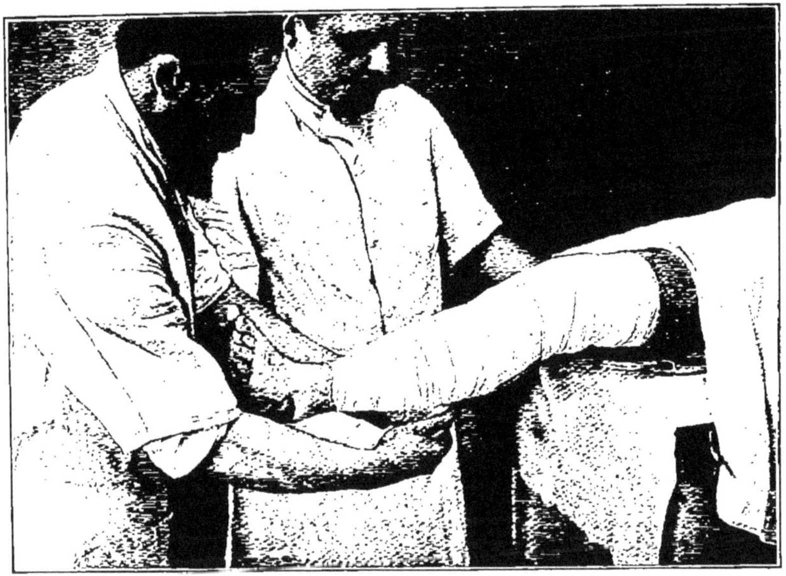

FIG. 22. — Pansement de la jambe (type d'un pansement des membres). — La bande remonte *au-dessus du genou* et le pansement est soigneusement *fermé en haut et en bas.*

permettant à une seule personne de maintenir aisément les membres inférieurs et le bassin hors de la table.

Ce sont là des précautions fort simples, en réalité, mais d'importance réelle, et, si le pansement n'est plus toute ou presque toute la chirurgie, il mérite toujours la sollicitude attentive du chirurgien.

III

Il nous reste à étudier ici l'**anesthésie**, et ce complément indispensable de la chirurgie d'urgence, la **sérothérapie artificielle** ; nous y ajouterons quelques détails sur la **saignée**.

L'anesthésie en chirurgie d'urgence. — L'anesthésie s'impose pour la plupart des interventions d'urgence : en dehors même de la question d'humanité, si profondément respectable, elle est le plus souvent la condition expresse d'une bonne opération, rapidement menée et proprement faite.

D'autre part, elle présente souvent, en pareille occurrence, des difficultés spéciales. Dans l'occlusion intestinale et l'étranglement herniaire à une période avancée, après les traumatismes graves de l'abdomen, au cours de l'anémie suraiguë qui suit les hémorragies, le chloroforme, administré sans précautions suffisantes et à haute dose, devient souvent la cause prochaine de la mort. L'anesthésie générale sera toujours économique, prudente, étroitement surveillée; enfin la cocaïne reste une précieuse ressource, pour le praticien isolé.

Une bonne pratique, chez les infectés, les anémiés, consiste à faire préalablement et à poursuivre, au besoin, *pendant toute la durée de l'intervention*, l'injection sous-cutanée de sérum.

Il faudra quelquefois passer outre à des lésions cardio-pulmonaires qui deviendraient, en d'autres situations, des contre-indications véritables; je n'ai jamais vu d'insuffisance aortique aussi considérable que chez un malade de la Pitié, que j'amputai de la cuisse pour un anévrysme diffus : le chloroforme fut donné goutte à goutte avec un soin extrême; il n'y eut pas le moindre incident. Enfin on sera forcé assez souvent d'endormir des blessés qui ont mangé depuis peu de temps : si l'estomac était distendu, le lavage préliminaire serait une excellente précaution (1).

On se servira donc du chloroforme, de l'éther ou de la cocaïne (2).

Chloroforme. — L'avantage du chloroforme (3), c'est qu'il n'exige pour son emploi aucun appareil spécial (4) : le mouchoir, la simple compresse suffisent parfaitement.

Pliez donc un mouchoir en carré (5), versez quelques gouttes sur l'une de ses faces et approchez-le du nez et de la bouche du patient (6) : le bord supérieur en est maintenu avec le pouce et l'index de la main gauche, sur les os propres du nez, pendant que les autres doigts restent libres de relever la paupière, de palper la temporale; le bord inférieur est à la hauteur du menton, soulevé en gouttière, de la main droite, pour laisser un large accès à l'air (fig. 23). Le début de la chloroformisation est essentiellement la période dan-

(1) Voy. plus loin (*Occlusion intestinale*) les indications du lavage préliminaire de l'estomac.

(2) Je me bornerai ici à l'étude succincte de ces trois anesthésiques, et je pense que, lorsqu'on sait bien s'en servir, ils suffisent à toutes les nécessités de la pratique d'urgence. Bien entendu, pour les petites interventions, incisions d'abcès, etc., les pulvérisations d'éther ou de chlorure d'éthyle, le mélange de glace et de sel, rendront des services.

(3) On ne se servira que d'un chloroforme de provenance sûre et de conservation régulière (voy. plus haut, p. 3); tout flacon en vidange ou débouché doit être rejeté. Le praticien isolé ne saurait guère apprécier la pureté de son chloroforme qu'à l'odeur, à la limpidité, à l'*évaporation complète, sans traces, sur une compresse.*

(4) Signalons ici qu'il est dangereux de donner le chloroforme dans une pièce close, éclairée au gaz, surtout par les becs à feu nu dits *papillons*, ou chauffée par un appareil à gaz : il se forme un chlorure de carbonyle ou gaz phosgène, très toxique et qui peut même devenir mortel pour le malade ou les assistants. (Voy. l'exposé des recherches sur ce sujet par G. MAURANGE, Du danger de l'administration du chloroforme en présence d'une flamme. *Gaz. hebd.*. 1895, p. 1249.)

(5) Pensez toujours aux pièces dentaires, pour les faire enlever.

(6) Ne manquez pas de vaseliner le nez, les lèvres et les paupières du patient, pour prévenir les érythèmes qui succèdent au contact prolongé de la compresse humectée de chloroforme. Ayez soin de verser le liquide sans brusquerie : j'ai vu par deux fois des conjonctivites très douloureuses et tenaces, dues à la chute malencontreuse de quelques gouttes de chloroforme dans l'œil.

gereuse [1] : commencez donc avec très peu de chloroforme et beaucoup d'air, et surtout n'approchez que doucement le mouchoir; laissez au malade le temps de s'accoutumer à cette odeur, recommandez-lui de respirer par la bouche, parlez-lui, détournez, si possible, son attention; dans certaines cliniques allemandes, on a l'habitude de faire compter le malade qu'on endort.

Il y a une autre méthode qui brusque les choses : la compresse, imprégnée de chloroforme, est appliquée sur la bouche et le nez et tout de suite hermé-

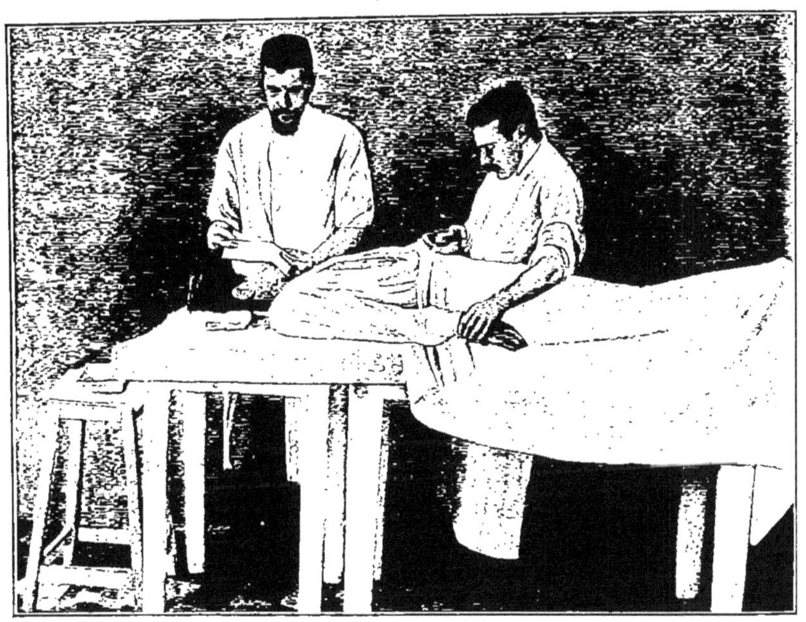

Fig. 25. — *Chloroformisation.* — Compresse en gouttière : disposition des doigts [2].

tiquement fermée. Cela réussit chez l'enfant, entre des mains exercées; chez l'adulte et en pratique générale, cette méthode de « l'étouffade » est singulièrement dangereuse, et je dirais volontiers que le premier temps de la chloroformisation doit être un temps de persuasion; il faut amadouer son malade, il faut aussi le tâter, l'étudier [3]. On regagnera vite les quelques minutes ainsi employées.

Versez le chloroforme à petites doses (5 ou 6 gouttes) et, à mesure que la respiration devient plus large et plus assurée, rabattez la compresse pour réduire au minimum le passage de l'air. Renouvelez la dose d'anesthésique toutes les demi-minutes : versez les gouttes sur la face *supérieure* de la compresse à la hauteur du nez, et retournez-la brusquement. S'il survient de

(1) Et « la peur » a une part indéniable dans la pathogénie des réflexes inhibitoires mortels.

(2) La pince à langue, bouillie ou flambée, est placée dans un petit plateau flambé, à la portée du chloroformisateur.

(3) « Chaque narcose est une expérience » : le mot de Mickulicz reste souverainement vrai.

l'agitation, augmentez un peu la dose, augmentez-la encore et *poursuivez hardiment la chloroformisation, si le malade fait des efforts de vomissement* : c'est le meilleur et le plus sûr moyen de les enrayer. En procédant de la sorte à petites doses continues, on perd beaucoup moins de temps et l'on fait absorber au malade moins de chloroforme ([1]).

Une fois l'anesthésie obtenue — et il est de très mauvaise pratique de commencer à « préparer » la région, avant que le sommeil ne soit bien complet, — il dépend du chloroformisateur de restreindre au minimum la dose d'anesthésique. S'il est tout entier à son rôle, s'il surveille à tout instant la *respiration* ([2]), la *face*, la pupille et le réflexe oculo-palpébral, il saisira la moindre tendance au réveil et la préviendra, en versant quelques gouttes sur la compresse : quelques gouttes seulement, car sa préoccupation constante doit être de réduire au minimum la dose totale d'anesthésique. Chez les sujets très déprimés, on cessera l'anesthésie le plus tôt possible, sans attendre que le pansement soit achevé. Nous verrons dans un instant ce qu'il convient de faire lors des accidents.

Éther. — L'éther présente un double inconvénient pour la chirurgie d'urgence : il est dangereux de l'employer la nuit, à la lumière, ou dans une pièce étroite, avec du feu ; il exige un masque ou, du moins, quelque appareil du même genre.

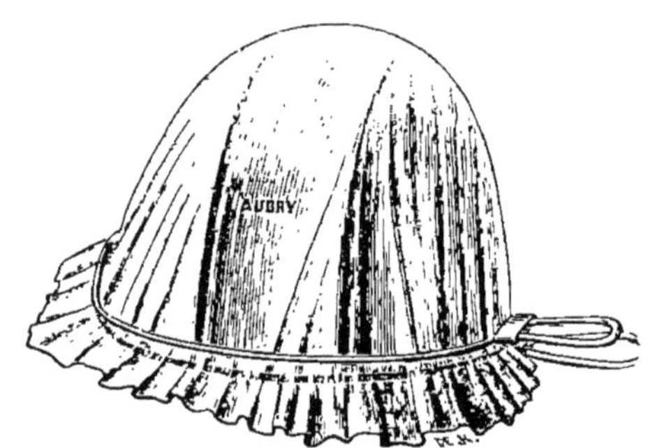

Fig. 24. — Masque de Julliard.

Ces réserves faites, on doit reconnaître, sans vouloir grossir le moins du monde la fréquence des accidents graves de la chloroformisation, qu'il expose à moins de périls immédiats que le chloroforme, et surtout qu'il n'expose pas à ces *alertes blanches* du début, à ces morts brusques des premières inhalations qui semblent procéder le plus souvent d'une effroyable fatalité ; de plus, et le fait est reconnu de tous, il entraîne, après les opérations longues et spécialement après les interventions abdominales, un shock moins prononcé. Il a toutefois présenté une sérieuse contre-indication : ce sont les affections de l'appareil respiratoire ; si votre malade a un peu de bronchite, s'il est tousseur, s'il a de l'emphysème, de la bronchite chronique, des lésions tuberculeuses étendues ([3]), l'éthérisation provoquera sou-

([1]) Voy., pour l'exposé détaillé de cette méthode, le travail de Marcel Beaudoin, De la chloroformisation à doses faibles et continues. *Gazette des hôp.*, 7 et 14 juin 1890, et 2e édit., 1892. — Il faut, en moyenne, 7 ou 8 grammes de chloroforme pour obtenir ainsi l'anesthésie en un quart d'heure, et, pour la maintenir, on dépense en moyenne 15 à 20 grammes par heure. Un certain entraînement est nécessaire pour en venir à de pareilles réductions de doses.

([2]) De fait, la respiration est autrement importante à suivre que le pouls : le chloroformisateur doit, à tout instant, *voir* et *entendre respirer* son malade.

([3]) Ajoutons encore : en temps de grippe ; nous avons observé, il y a quelques années, une véritable épidémie de grippe parmi nos malades éthérisés, grippes bénignes d'ailleurs, et sans influence sur les résultats opératoires. (Voy. Boutin, *La grippe chez les opérés*. Thèse, 1895.)

vent des désordres broncho-pulmonaires graves, pendant ou après l'anesthésie : il faut y renoncer.

Le masque ci-contre (fig. 24) est un des plus simples dont on puisse se

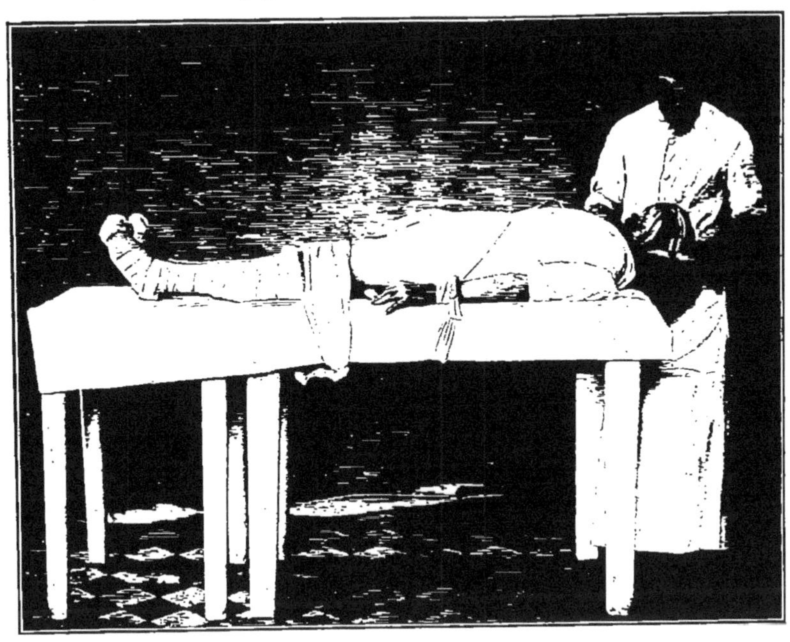

Fig. 25. — *Éthérisation.* — Immobilisation du malade sur la table d'opération ([1]).

Une alèze, pliée en cravate, croise la face antérieure des deux cuisses au-dessus du genou, passe sous la table et se noue sur le côté ; une bande est attachée au poignet, et, par-dessous la table, va rejoindre l'autre poignet.

servir ; il n'est pas, en somme, bien difficile à improviser avec du fil de laiton, un morceau de toile imperméable et une compresse. Au besoin, une

([1]) Une anesthésie complète et bien surveillée est encore le meilleur mode d'immobilisation ; toutefois il est important de bien s'assurer des quatre membres, et les « attaches » représentées ci-dessus suffisent, d'ordinaire, lorsque le malade doit être opéré dans le décubitus dorsal. (Voy. plus loin *Plaies et ruptures des gros vaisseaux*, *hémostase provisoire*, les deux bras fixés par le *garrot* d'A. Reverdin.) Quel que soit le procédé de fixation, on évitera soigneusement les compressions et les tiraillements et l'on se souviendra que, sur un sujet anesthésié, la suppression de la résistance musculaire « expose » singulièrement les troncs nerveux, en ne rendant que trop faciles les manœuvres exagérées.

Telle est l'origine ordinaire des *paralysies périphériques post-anesthésiques* : paralysie des muscles de l'épaule et du bras (deltoïde, brachial antérieur, biceps, long supinateur), paralysie radiale, paralysie du sciatique poplité externe, etc. Elles succèdent à l'abduction forcée du bras, qui distend le plexus brachial et le comprime entre la clavicule et la 1re côte ; à l'amarrage défectueux du bras, enserré au-dessus du coude par une bande fixatrice, et fortement appuyé, par sa face interne, sur le bord de la table d'opération, ou encore enroulé sous le tronc, dans le décubitus latéral ; — à la compression prolongée de la fesse sur le bord mal garni de la table, dans la position gynécologique, à celle du jarret sur l'angle du plan incliné, etc. J'ai vu deux paralysies radiales typiques, qui relevaient manifestement du mécanisme indiqué plus haut. Ces paralysies sont, en général, curables, mais leur gravité varie naturellement avec la durée de l'anesthésie, c'est-à-dire de la compression. Ce sont là des faits utiles à connaître en chirurgie d'urgence, où le manque d'aides oblige souvent à « ligotter » le malade. (Voy. Schwartz, Les paralysies post-anesthésiques. *Comptes rendus du Congrès de chirurgie*, 1897, p. 688, et Morat, Thèse de doct., 1898.)

lame de carton, un calendrier, roulé en cornet, ficelé, et au fond duquel on fixe une compresse chiffonnée ou un gros tampon, figure un excellent masque « de fortune ».

On dépense naturellement, par suite de sa grande volatilité, beaucoup plus d'éther que de chloroforme. Versez-en d'abord 10 à 15 grammes sur le tampon, approchez le masque ou le cornet lentement et avec prudence du nez et de la bouche du patient, et, dès qu'il commence à « s'y faire », versez une nouvelle rasade et hâtez les premiers temps de l'anesthésie (fig. 25); si l'on est trop parcimonieux et trop timide à cette période de début, le sommeil sera beaucoup plus long à obtenir, et, en réalité, on fera absorber au malade beaucoup plus d'anesthésique. Il y a là un tour de main à saisir ici encore, dès que le sommeil est dûment établi, on l'entretient avec des doses très minimes [1], sous la réserve d'une surveillance continue.

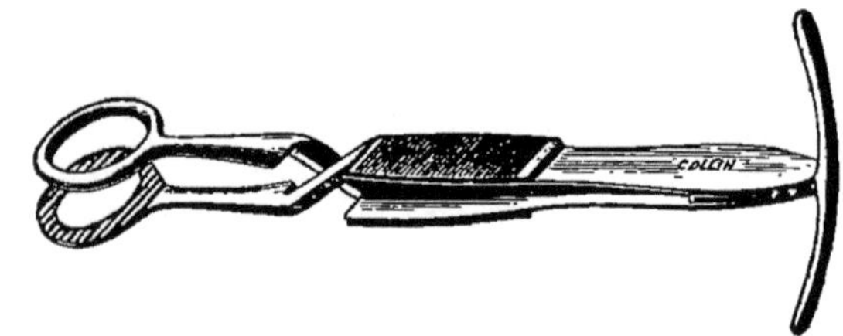

FIG. 26. — Pince à langue de Laborde.

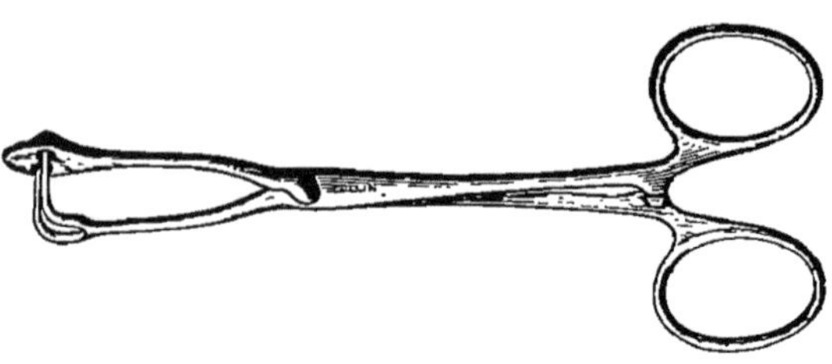

FIG. 27. — Pince à langue de Berger.

Ce qu'il faut avant tout surveiller dans l'éthérisation, c'est la *respiration* et l'*état de la face* : les principaux accidents à redouter, en effet, ce sont les accidents *asphyxiques* [2].

(1) 100 à 150 grammes d'éther suffisent pour une anesthésie d'une heure; du reste, et c'est encore un de ses avantages, la *dose maniable* de l'éther est beaucoup plus étendue que celle du chloroforme; j'ai vu certains malades supporter sans dommage 350, 400 grammes d'éther et même plus. Avec une bonne méthode, de pareilles doses, toujours dangereuses, en somme, ne seront jamais atteintes.

(2) Voy., pour les détails, le mémoire de CHALOT, L'éther comme anesthésique de choix. *Revue de chirurgie*, 1894, p. 353; la Discussion de 1895 à la Société de chirurgie et la thèse de H. THORP, *Des accidents observés pendant et après l'éthérisation*. Thèse, 1897, n° 506. — Enfin l'anesthésie peut être suivie d'autres accidents, sur lesquels nous n'avons aucune prise : je veux parler des *paralysies d'origine centrale*, hémiplégies, monoplégies, paralysies disséminées, fort différentes de ces paralysies périphériques par compression, que nous avons signalées plus haut. Exemple : j'opère à la Pitié un homme d'une soixantaine d'années, d'un cancer à la langue. L'opération est simple : dès le réveil, on constate une paralysie faciale; le soir, l'hémiplégie était complète; le malade succomba quelques jours après, et l'autopsie montra une abondante hémorragie de l'hémisphère droit. Des accidents de même ordre et de gravité diverse ont été observés à la suite d'interventions variées, parfois très courtes, telles que l'avulsion d'une dent de sagesse, sous le chloroforme. A part quelques faits inexpliqués, ces paralysies relèvent ou de l'hémorragie cérébrale ou de l'hystérie.

En pareille occurrence, l'anesthésie ne joue, en somme, que le rôle de cause occasionnelle; pourtant la durée de la séance, la quantité d'anesthésique absorbé, la longueur de la période d'excitation et les efforts auxquels se livre le patient doivent entrer en ligne de compte. Quand il vous

Si donc la respiration se ralentit — et celui qui est chargé du chloroforme ou de l'éther ne doit jamais quitter des yeux la poitrine et le ventre du malade — soulevez la compresse ou le masque; la face est-elle bleuâtre, laissez là l'anesthésique et donnez de l'air, relevez avec les doigts placés en dedans des angles de la mâchoire inférieure la base de la langue, ou encore, saisissez la langue avec la pince (fig. 26 et 27), et tirez-la doucement en avant: une inspiration sonore témoigne souvent que la gêne a disparu, les taches bleues s'effacent. Rapprochez tout de suite votre compresse ou rabattez le masque, mais en laissant encore passer de l'air.

La situation est autrement inquiétante, quand la respiration est presque arrêtée, que le pouls est très petit, la face plombée, la pupille dilatée (*alerte bleue*): tout de suite déposez l'appareil, renversez la tête, pincez la langue

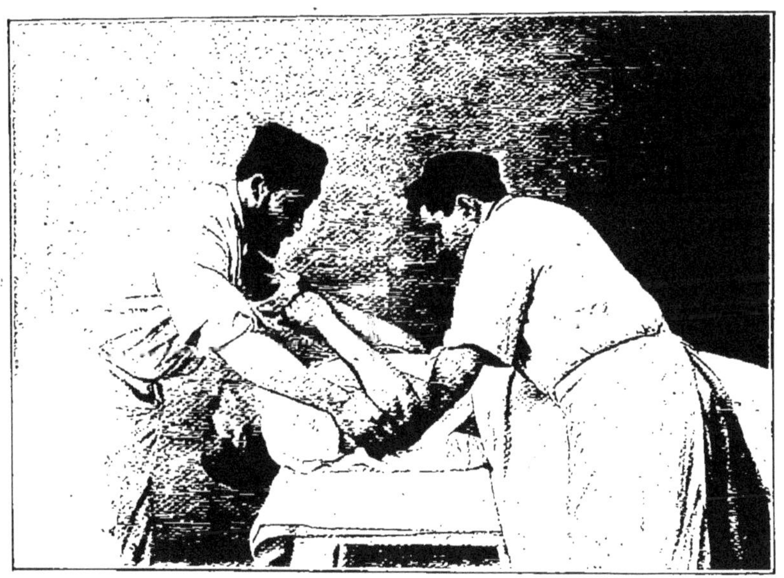

Fig. 28. — Respiration artificielle: *temps d'expiration.*

et faites, *sans précipitation*, *méthodiquement*, les *tractions rythmées*. Tirez la langue au dehors, faites-la rentrer, recommencez le tout régulièrement, posément, sans brusquerie, sans violence. J'ai vu plusieurs fois déchirer la langue et sectionner profondément le frein, sous la traction aveugle de mains fébriles, qui avaient oublié que le fondement de cette précieuse méthode, telle que Laborde nous l'a si bien enseignée, c'est précisément le rythme.

L'apnée se prolonge-t-elle, il faut joindre, sans tarder, aux tractions rythmées de la langue la *respiration artificielle* (fig. 28 et 29) pratiquée aussi

faudra endormir un « prédisposé », un vieillard, un artério-scléreux, vous ferez donc bien de redoubler de précautions, et aussi, en praticien avisé, d'émettre d'avance quelques réserves sur les dangers possibles et inévitables de l'anesthésie.

méthodiquement, et poursuivre avec ténacité l'une et l'autre manœuvre, en y joignant la flagellation avec une compresse mouillée.

La *respiration artificielle* s'exécute par la manœuvre des bras, — par la compression alternative de la base du thorax, — ou mieux par les deux manœuvres combinées.

Placez-vous derrière la tête pendante, saisissez les deux coudes, et ramenez-les en bas et en avant, sur la base de la poitrine, qu'ils compriment et affaissent (*temps d'expiration*, fig. 28); puis écartez-les du tronc et portez-les en haut en arrière, dans l'abduction maxima, en tirant et relevant les côtes par l'intermédiaire des pectoraux (*temps d'inspiration*, fig. 29).

Montez sur le lit, à genoux, dominant le malade; de vos deux mains étalées,

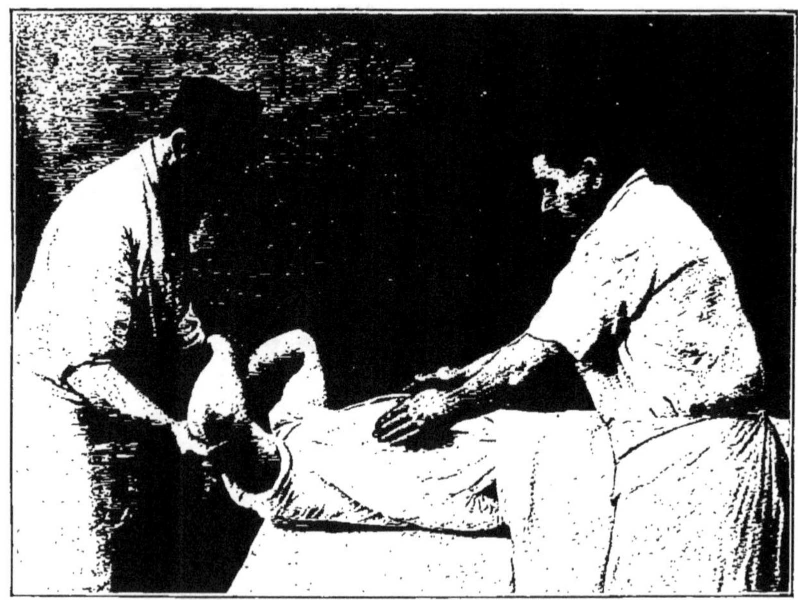

Fig. 29. — Respiration artificielle : *temps d'inspiration*.

embrassez aussi largement que possible la base du thorax et comprimez, à fond, sans brusquerie; puis relevez vos mains, et laissez agir l'élasticité des côtes.

A deux, on obtient, en combinant l'un et l'autre procédé, le maximum d'effet utile — sous la réserve « d'aller en mesure », comme l'indiquent les figures 28 et 29.

Si les accidents ne cèdent pas, *injectez dans les veines une forte dose de sérum* (2 litres); dans la syncope initiale, l'alerte blanche, cette injection intra-veineuse devrait être immédiatement pratiquée, avant tout autre essai, le plus souvent illusoire.

Quant aux autres procédés, l'électrisation du phrénique, la titillation des replis épiglottiques et même la *trachéotomie suivie d'insufflation d'oxy-*

gène dans la trachée (1), ils sont de très faible recours en général, quand les tractions rythmées et la respiration artificielle, bien faites, ont échoué.

C'est au chloroforme ou à l'éther qu'on devra toujours recourir, en somme, pour l'anesthésie générale d'urgence, et, du reste, bien maniés, ils suffisent à toutes les indications de la pratique et restent les anesthésiques de choix.

Pour les interventions de courte durée, le bromure d'éthyle ou le chlorure d'éthyle (le kélène) auraient de réels avantages : le sommeil est très rapide, et le réveil aussi; mais l'excitation souvent violente du début nécessite le concours d'un certain nombre d'aides; d'autre part, il n'est pas démontré qu'ils soient sans danger, et la manière brusque dont ils veulent être administrés rendrait fort imprudent d'y recourir, sans une suffisante expérience préalable (2).

Cocaïne en injections locales. — On n'emploiera que la solution de chlorhydrate de cocaïne à 1 gramme pour 100 (3), dont on injectera au maximum 15 ou 20 grammes (15 ou 20 seringues de Pravaz). Il est de toute importance de ne se servir que d'une solution aseptique (4) et d'une seringue stérilisée (5).

Servez-vous d'une solution chaude, à 48° ou 50° : non seulement elle est moins nocive pour les tissus vivants, mais le pouvoir analgésique en est notablement renforcé.

Ne chargez pas votre seringue directement « à la bouteille », mais faites flamber un godet, un petit verre, une tasse, et versez le liquide dans ce petit récipient où vous puiserez.

Les modèles de seringues sont nombreux; ce qui est indispensable, c'est que toutes les parties en puissent être soumises à l'ébullition sans dommage.

L'injection doit se faire *dans le derme*, suivant la ligne que suivra l'inci-

(1) Sans parler même du massage du cœur.

(2) On pourra encore recourir à l'*ivresse éthérée*, suivant la pratique de MM. P. Südeck et Küttner, pour certaines interventions très brèves, et qui se prêtent mal à l'anesthésie locale : réduction des fractures du radius ou des malléoles, incisions de phlegmons ou de panaris — en mettant à profit l'analgésie, qui suit, en général, les premières inhalations d'éther, et cet état, voisin de l'alcoolisme aigu, qui précède la période d'excitation. Bien entendu, il faut aller vite en besogne et que, d'avance, tout soit prêt : dites au patient de respirer largement, laissez-le faire un instant, puis versez sur le masque 20 à 30 grammes d'éther, et, sans brusquerie, approchez-le de la bouche et du nez, enfin appliquez-le, pendant que le malade, « entraîné » et quelque peu suggestionné, sans doute, continue de respirer à grands traits. Au bout de 10 à 15 inspirations, l'ivresse est obtenue : allez-y. — Malheureusement, cette ivresse n'est pas toujours calme et inerte, et souvent elle se traduit par des réactions violentes, qui nécessitent encore l'aide de bras nombreux.

(3) On fera bien de compléter la formule par l'addition de 0gr,80 à 0gr,90 pour 100 de chlorure de sodium, pour obtenir une solution isotonique avec les liquides de l'organisme.

(4) Les solutions doivent être fraîches et ne pas dater de plus de deux ou trois jours; plus anciennes, elles perdent une grande partie de leur pouvoir analgésique. On ne doit pas les faire bouillir, sous peine de les altérer; le meilleur procédé de stérilisation consiste à les porter, à plusieurs reprises, au bain-marie, à une température de 60°, ou encore à 120°, à l'autoclave, en ampoules de verre scellées (voy. p. 31).

(5) Détail important signalé par Tuffier : ne pas faire bouillir l'aiguille ou la seringue dans la solution de carbonate de soude, qui décompose le chlorhydrate de cocaïne.

sion : quand le liquide pénètre bien dans la couche dermique, une traînée blanchâtre, saillante, finement mamelonnée comme la peau d'orange, en marque la trace et jalonne la voie que suivra le bistouri (fig. 30).

Nous ne saurions mieux faire que de reproduire les termes de la technique formulée par M. Reclus : « Je fixe de l'œil la place exacte de ma future incision et son étendue ; à l'une de ses extrémités, j'enfonce d'un coup net la pointe de l'aiguille de Pravaz ; si j'ai pénétré du premier coup dans le tissu cellulaire, je la retire un peu pour rester en plein derme, et là, je pousse légèrement le piston : une petite boursouflure blanche se fait sur la peau, et,

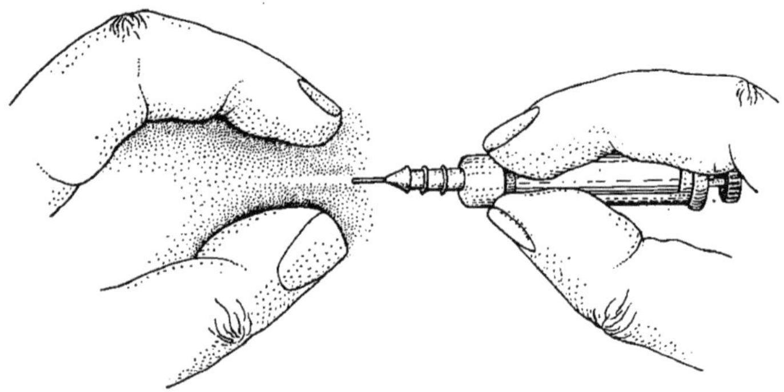

Fig. 30. — Injection intra-dermique, *traçante*, de cocaïne.

à partir de ce moment, toute douleur du fait de l'injection doit cesser : si le malade souffre, c'est la faute de l'opérateur.

« Il faut que celui-ci insinue lentement l'aiguille dans l'épaisseur de la peau ; et comme il pousse le piston à mesure que l'aiguille avance, la cocaïne anesthésie au préalable les tissus, de telle sorte que ceux-ci sont déjà insensibles, lorsque l'instrument les parcourt. Il faut rester dans la trame serrée du derme, ce que l'on reconnaît à la boursouflure légère, au bourrelet blanc que laisse derrière elle la traînée du liquide et à la résistance qu'éprouve l'aiguille.

« Parfois l'aiguille est trop courte pour parcourir d'un seul trait toute la ligne de la future incision : on la retire, et après avoir rechargé la seringue, si besoin est, on l'enfonce dans le derme un peu en amont du point où s'arrêtait l'injection, car cette région est déjà anesthésiée et la piqûre n'y est pas douloureuse[1]. »

Le nombre de seringues à injecter « dans la peau » variera naturellement, suivant la longueur de l'incision : on fera bien d'injecter tout de suite une ou deux seringues, plus profondément, dans le tissu cellulaire sous-cutané.

Avant d'inciser, on attendra cinq à six minutes, pour que l'analgésie soit complète ; et le bistouri devra s'astreindre à suivre exactement la traînée jalonnante. Une fois dans la profondeur, on poursuivra la besogne analgé-

[1] Grâce à cette injection « traçante » et continue, la première piqûre est seule ressentie, la « traînée analgésique » est ininterrompue ; et si l'aiguille rencontre une veine de calibre, elle la traverse vite, en n'y versant qu'une quantité infime de la solution.

sique, en répétant les mêmes injections dans l'épaisseur des plans successifs de tissus [1].

Ainsi pratiquée, si l'anesthésie cocaïnique s'applique mal aux opérations atypiques, de large foyer et de technique complexe, aux interventions abdominales en particulier, elle rendra en chirurgie d'urgence — à qui sait bien la manier — de signalés services ; et nous aurons fréquemment l'occasion de les rappeler (opération de l'empyème, hernie étranglée, anus contre nature, cystostomie, etc.).

Une autre méthode d'anesthésie cocaïnique, couramment employée en Allemagne et très peu en France, est la méthode de Schleich [2], l'anesthésie **par infiltration**.

On se sert de solutions très faibles, mais on injecte une quantité de liquide beaucoup plus grande, et l'on obtient, de la sorte, une analgésie moins complète, moins durable surtout, mais répartie sur une plus large zone, qui donne plus de champ aux manœuvres chirurgicales, et qui, d'autre part, grâce à la dose toujours réduite d'alcaloïde, est complètement inoffensive.

La solution d'usage ordinaire est à 1 pour 1000, suivant la formule ci-dessous :

Chlorhydrate de cocaïne	0gr,10
— de morphine	0gr,02
Chlorure de sodium	0gr,10
Eau distillée et stérilisée	100 grammes.

50 seringues de Pravaz de cette solution ne représentent que 5 centigrammes de chlorhydrate de cocaïne.

Voici la technique : l'aiguille est enfoncée, obliquement et lentement, jusque dans les couches profondes du derme, mais non sous la peau ; on pousse le piston : une sorte de papule blanchâtre se forme et s'étale ; retirez alors l'aiguille, et plongez de nouveau près du bord de cette première papule d'infiltration. Vous faites lever une seconde papule, puis une troisième, et ainsi de suite, sur toute la zone où portera le bistouri. Quelques seringues sont injectées tout de suite dans le tissu cellulaire sous-cutané, et leur contenu diffusé par un léger massage.

Au cours de l'opération les couches successives de tissus sont *infiltrées* tour à tour, muscles, aponévroses, périoste, troncs nerveux, etc. [3].

Signalons enfin l'injection de cocaïne le long des troncs nerveux, la *cocaï-*

(1) Le malade doit être *dans la position horizontale*, et il sera de précaution utile de lui faire prendre, pendant et après la cocaïnisation, un breuvage chaud et réconfortant (café, grog). Voy., pour les détails de la méthode, les nombreux travaux de M. RECLUS, résumés, au point de vue pratique, dans sa brochure : *La cocaïne en chirurgie*, 1896.

(2) SCHLEICH, *Schmerzlose Operationen*, 4. Aufl., 1899.

(3) Ces tissus profonds sont, d'ailleurs, de sensibilité très différente, qui diffère encore avec le degré d'hyperhémie inflammatoire. Avec la solution moyenne, indiquée plus haut, Schleich recommande l'emploi de deux autres solutions : l'une, forte, à 2 pour 1000 (25 seringues représentent 5 centigrammes de cocaïne), qui sert pour les tissus enflammés ou très sensibles ; l'autre, faible, à

nisation régionale, qui, tout au moins aux extrémités, aux doigts et aux

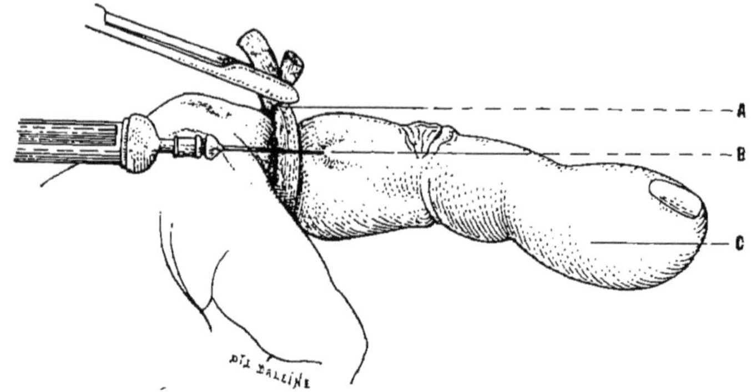

Fig. 31. — Cocaïnisation régionale d'un doigt. (Oberst.)

A. drain enserrant la base du doigt. — B, injection, d'arrière en avant, le long des nerfs collatéraux. C, panaris de la phalangette, à inciser.

orteils, à la verge, permet d'obtenir, avec très peu de cocaïne, une anesthésie complète, et qui rend de bons services, dans une série de petites interventions.

Je suppose un panaris à inciser (fig. 31) : le doigt est enserré à sa base, par un bout de drain, que fixe une pince ([1]); sur ses deux faces, et au niveau des quatre nerfs collatéraux, quatre injections sont pratiquées, sous la peau, d'arrière en avant; elles sont chacune d'une demi-seringue ou d'un quart de seringue de la solution au centième. Avec ces 2 centigrammes, au bout de cinq minutes, tout le doigt est devenu insensible. (Oberst.)

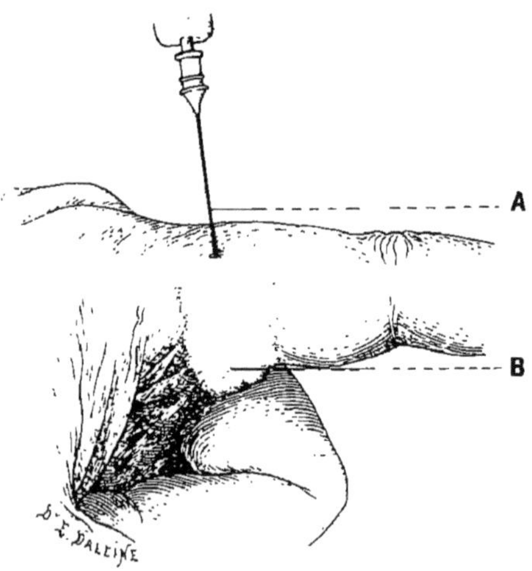

Fig. 32. — Cocaïnisation régionale, injections circonférentielles à la base du doigt : *bague anesthésique*. (Reclus.)

A, aiguille plongeant sous la peau, à la base du doigt. B. bague anesthésique.

Reclus supprime toute constriction préliminaire ([2]), et, par une série circonférentielle d'injections, il entoure la base du doigt d'une sorte de *bague anesthésique*

1 pour 10 000 (500 seringues représentent 5 centigrammes de cocaïne), destinée aux tissus profonds, de réaction douloureuse plus atténuée. Voici, du reste, la formule de ces deux solutions :

	Solution forte.	Solution faible.
Chlorhydrate de cocaïne	0gr,20	0gr,01
— de morphine	0gr,02	0gr,005
Chlorure de sodium	0gr,20	0gr,20
Eau distillée et stérilisée	100 grammes.	100 grammes.

([1]) Naturellement, dès qu'on retire le drain, l'alcaloïde se diffuse, et l'anesthésie tombe.
([2]) Très douloureuse, d'ailleurs.

(fig. 32) : à la racine du doigt, sur un point de la circonférence, « on pousse d'un coup sec la pointe de l'aiguille, non point dans la peau, mais sous la peau, dans le tissu cellulaire sous-cutané, on fait cheminer très lentement l'aiguille tout en poussant sur le piston, et le contenu [1] de la première seringue est ainsi versé dans un très court trajet. On ne craindra pas de laisser l'aiguille en place, mais de retirer la seringue, de la recharger, de l'ajuster de nouveau à l'aiguille et de verser son contenu dans le trajet déjà parcouru : il se forme ainsi une bosselure œdémateuse sur laquelle le tégument blanchit; on fait alors dans cette peau pâlie et analgésiée une piqûre qui ne provoque pas de douleur, et on y pousse lentement le contenu de une ou deux seringues. Et l'on continue ainsi, et quatre piqûres, et 5,7 ou 8 centigrammes de cocaïne suffisent pour faire, à la racine du doigt, « entre cuir et chair », une sorte de bague anesthésique complète, qui se traduit par un relief accentué et par la lividité de la peau. On n'a plus qu'à attendre quelques minutes, et le doigt, de la base à la pointe, est absolument insensible » [2].

Cocaïne en injection sous-arachnoïdienne. — Il faut reconnaître que la méthode de Bier, reprise et si chaudement défendue en France par Tuffier [3], n'a pas tenu toutes ses promesses, et que, malgré les résultats obtenus par quelques-uns, elle n'est pas devenue la technique anesthésique simple, rapide, bénigne [4], à laquelle tant d'applications étaient promises, en chirurgie d'urgence et aussi en chirurgie de guerre. Elle reste une pratique d'exception, appelée toutefois à rendre des services, dans certaines conditions où l'anesthésie locale serait insuffisante, et l'anesthésie générale contre-indiquée par l'état du cœur et de l'appareil respiratoire.

On a réduit beaucoup les accidents cocaïniques [5] en renonçant aux solutions aqueuses à 1 ou 2 pour 100, directement injectées dans l'espace sous-arachnoïdien [6], et en leur substituant des solutions concentrées, que l'on mélange, dans la seringue même, au liquide céphalo-rachidien.

[1] Il s'agit de la solution à 1/2 pour 100, que M. Reclus emploie maintenant de préférence à la solution au centième; elle fournit, en effet, pour une même dose d'alcaloïde, une « masse analgésiante » plus considérable et permet de couvrir un plus vaste champ opératoire. (Reclus, *L'anesthésie localisée par la cocaïne*, 1903.)

[2] Parmi les succédanés de la cocaïne en anesthésie locale, je ne signalerai que l'eucaïne β, moins toxique que la cocaïne (4 fois moins) et dont les solutions se conservent très longtemps et peuvent être bouillies sans altération. Elle s'emploie à 2 pour 100, et l'on en injecte sans danger de 25 à 30 centigrammes. Elle a un défaut : elle fait saigner; mais elle permet d'opérer dans la position assise, ce qui est un sérieux avantage pour les interventions sur la face, la bouche, le nez, les dents.

[3] Voy. sa brochure : *L'analgésie chirurgicale par voie rachidienne* (injections sous-arachnoïdiennes de cocaïne). Technique. Résultats. Indications. *Monographies cliniques*, janv. 1901, n° 24.

[4] Rappelons seulement les discussions de 1901, à l'Académie de médecine et à la Société de chirurgie. Dans une statistique récente, M. Zaradniczy, sur 4679 cas d'anesthésie médullaire, relève 12 morts, soit 1 sur 389. (*Wiener med. Woch.*, 8 nov. 1902.)

[5] Les principaux accidents sont les suivants : au cours de l'analgésie, un *malaise* qui peut aller jusqu'à l'*angoisse syncopale*; des *nausées*; des *vomissements*; à la suite, la *céphalée*, qui apparaît de la sixième à la huitième heure, dure, en général, jusqu'au lendemain et se prolonge parfois; enfin l'*élévation thermique*.

[6] Guinard et Ravaut ont démontré que le défaut d'isotonie du liquide céphalo-rachidien, d'une part ($\Delta = 0,60$) et de la solution aqueuse à 1 pour 100, d'autre part ($\Delta = 0,15$) était la cause

Ayez donc toutes prêtes :

1° Une **solution de chlorhydrate de cocaïne, bien titrée et stérilisée.** — On ne saurait trop insister sur la nécessité absolue de ne se servir que d'un *produit pur*, et d'une *solution stérile*. Or, il est démontré aujourd'hui que, chauffée à 120°, à l'autoclave, *en ampoules ou en tubes de verre scellés*, la solution de chlorhydrate de cocaïne ne perd aucune de ses propriétés. Tel est le mode de stérilisation le plus sûr et le plus simple, lorsqu'on possède une installation chirurgicale. Dans d'autres conditions il est préférable de se munir d'ampoules toutes préparées, de provenance éprouvée ; celles qu'emploie Tuffier contiennent 4 centigrammes de chlorhydrate de cocaïne dissous dans 7 gouttes d'eau distillée stérilisée (solution à 12 pour 100) ; celles de Guinard contiennent chacune 1 centimètre cube de la solution suivante :

Chlorhydrate de cocaïne	2 grammes.
Chlorure de sodium	0gr,15
Eau distillée	50 grammes.

soit aussi 4 centigrammes de cocaïne.

2° Une **seringue** de 2 à 3 centimètres cubes, à piston de caoutchouc ou d'amiante, et une **aiguille assez longue pour pénétrer dans le canal rachidien** [1]. La seringue et l'aiguille sont stérilisées à l'autoclave ou par l'ébullition [2].

En règle générale, on injecte de 2 à *4 centigrammes de chlorhydrate de cocaïne* (une demi-ampoule ou une ampoule).

Chargez d'abord la seringue, en brisant le bec de l'ampoule cocaïnique et en aspirant le contenu avec l'aiguille ; ayez grand soin qu'il ne pénètre pas d'air, au besoin, expulsez-le minutieusement.

Ceci fait, retirez l'aiguille et, avec elle, ponctionnez.

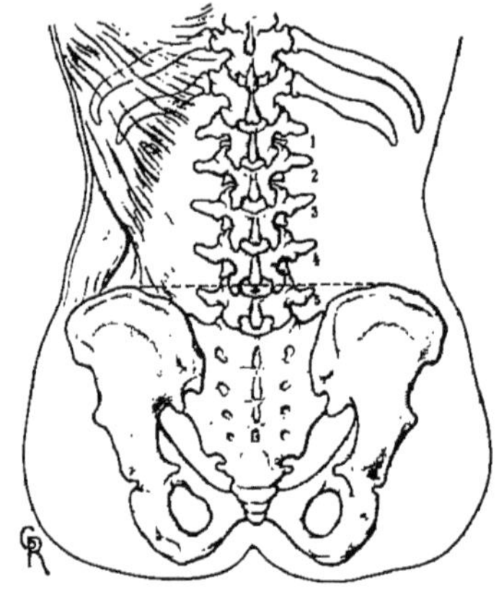

Fig. 33. — Ligne transversale reliant les deux crêtes iliaques et passant entre la 4e et la 5e vertèbre lombaire. (Tuffier.)

La **ponction** [3] sera pratiquée entre la 4e et la 5e vertèbre lombaire, dans l'espace interlamellaire, et l'aiguille devra traverser la peau, le tissu cellulo-graisseux sous-cutané, la masse sacro-lombaire, le ligament jaune, le fourreau dure-mérien. Or, *une ligne transversale, qui joint les deux crêtes iliaques, passe entre la 4e et la 5e lombaire* (fig. 33), *au niveau de l'espace interlamellaire qu'il faut ponctionner*.

Faites donc asseoir votre malade, les jambes pendantes, les bras en avant,

principale des réactions méningées consécutives à l'injection et des accidents qui en résultent. La solution aqueuse injectée agit comme un corps étranger irritant. (Voy. Guinard, *Soc. de chir.*, 1901, p. 777, et *Congrès de chir.*, 1901, p. 275.)

(1) L'aiguille recommandée par Tuffier est en platine iridié : elle a 8 centimètres de long, 10 dixièmes de millimètre de diamètre externe, 6 dixièmes de millimètre de diamètre interne.

(2) Voy. la note 5, p. 30.

(3) La technique ci-dessous est fort utile, la ponction rachidienne ayant aujourd'hui, en dehors même de la rachi-cocaïnisation, toute une série d'indications.

la tête inclinée, le dos rond. Vos mains lavées, savonnez, brossez et « préparez » toute la région lombaire, comme un champ opératoire. Ceci fait, repérez les deux crêtes iliaques (fig. 34); avec les doigts, suivez la ligne qui les réunit : sur cette ligne, ou un peu au-dessus, reconnaissez l'épine de la 4e vertèbre.

Prenez votre temps pour bien préciser cette épine : saisissez-la entre le

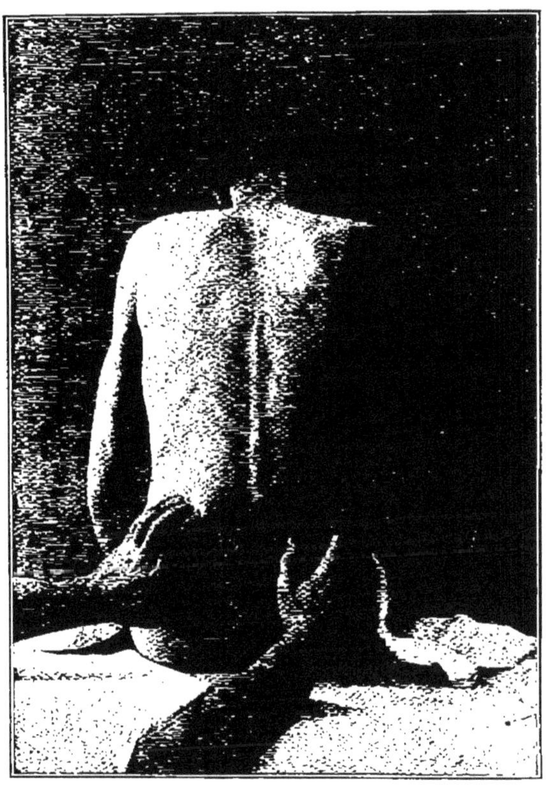

Fig. 34. — Les deux crêtes iliaques repérées avec les doigts; ligne transversale qui les réunit et passe entre la 4e et la 5e lombaire.

pouce et l'index gauches, et, prenant votre aiguille de la main droite, plongez-la doucement, à 1 centimètre de la ligne médiane, au niveau du bord externe de votre index gauche, d'arrière en avant (fig. 35).

L'*attitude du patient est un élément capital* : ayez soin qu'il soit bien assis, bien infléchi; méfiez-vous du redressement réflexe de la colonne vertébrale que provoque la piqûre; prévenez, avant de piquer, et surtout piquez sans brusquerie; traversez la peau, d'abord, c'est le temps douloureux, et, une fois passée la première et instinctive « défense », continuez la ponction.

Allez hardiment jusqu'à ce que le liquide céphalo-rachidien, un liquide clair, limpide, à peine jaunâtre, *coule en grosses gouttes* par le pavillon de l'aiguille; tant que vous ne verrez pas le liquide clair sourdre ainsi en grosses gouttes, tenez pour certain que vous n'êtes pas ou que vous n'êtes plus dans le fourreau dure-mérien (1).

Ne laissez pas couler le liquide : tout de suite adaptez la seringue « chargée », et laissez-la se remplir du liquide céphalo-rachidien, qui refoule le piston. Quand elle est bien pleine, réinjectez le contenu, lentement, régu-

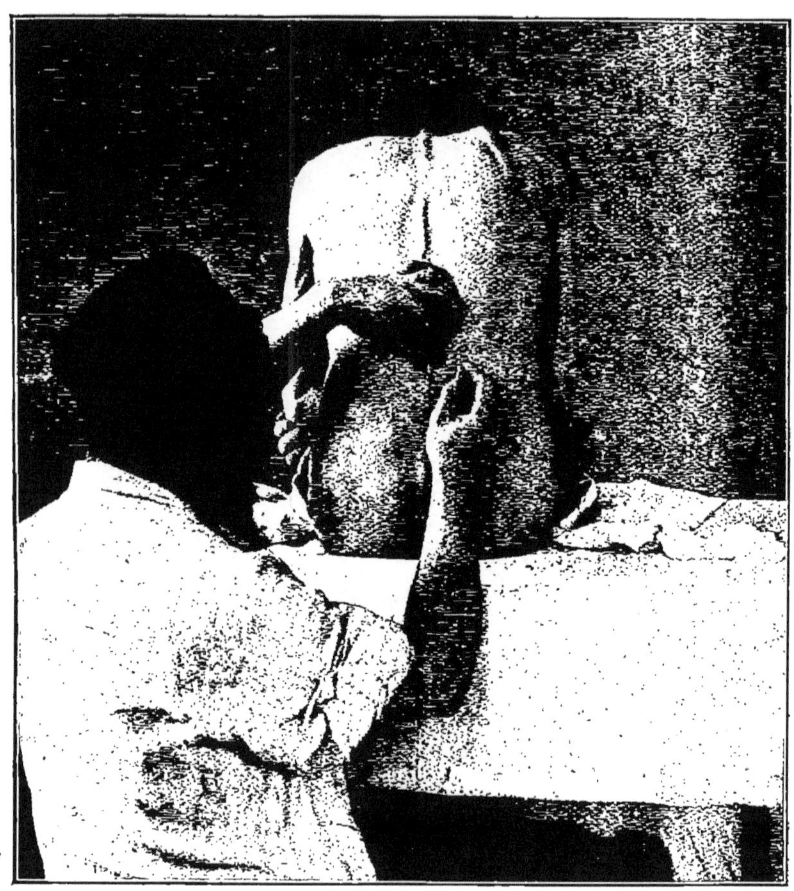

Fig. 35. — Ponction rachidienne, le sujet assis.

(1) Il arrive parfois que l'aiguille pénètre très profondément sans heurt, et que rien ne coule : il suffit de la retirer un peu pour que le liquide paraisse. Ailleurs, c'est du sang que l'on voit sourdre de l'aiguille : attendez; assez souvent, après quelques gouttes de sang, le liquide deviendra moins rouge, puis tout à fait clair : alors seulement, injectez. Ou bien, après le sang, l'écoulement s'arrête : il y a un caillot, adaptez la seringue et aspirez; vous réussirez parfois à déboucher l'aiguille et le liquide clair viendra. Enfin la ponction blanche est moins rare qu'on ne le dit; *a.* la pointe heurte une surface dure, une lamelle, cherchez à ramener l'aiguille en arrière et à la faire pénétrer plus bas ou plus haut : n'y comptez pas trop; mieux vaudra souvent recommencer; — *b.* l'aiguille pénètre librement, à fond, rien ne sort : retirez-la un peu, tournez-la, inclinez-la dans tel ou tel sens, pour la dégager, et, s'il le faut, cette fois encore, ponctionnez de nouveau. Je répète que l'attitude du sujet est d'importance majeure. (Pour les détails, voy. Tuffier, *loc. cit.*)

lièrement, sans à-coups. Retirez alors l'aiguille, et fermez la piqûre par un peu de collodion.

Il arrive qu'on soit obligé de faire l'injection dans la position horizontale. Faites coucher le malade sur le côté gauche, en « chien de fusil », le rachis courbé, les cuisses fléchies (fig. 36); comme tout à l'heure, repérez les crêtes iliaques et, sur leur ligne d'union, la 4e épine, et ponctionnez un peu obliquement en haut et en dedans.

L'injection faite, il faut attendre dix minutes [1], pour que l'analgésie soit complète; mais, pendant ce temps, on peut « préparer » le champ opératoire. Lors de succès complet, tout se passe avec un calme frappant : l'opéré conserve la sensation de contact, mais il n'éprouve aucune douleur, il reste dans une sorte d'indifférence, il répond aux questions, il s'aide pour le pansement.

L'analgésie dure, en général, de une heure à une heure et demie. Bien qu'elle puisse remonter jusqu'au thorax, parfois jusqu'aux aisselles, il nous

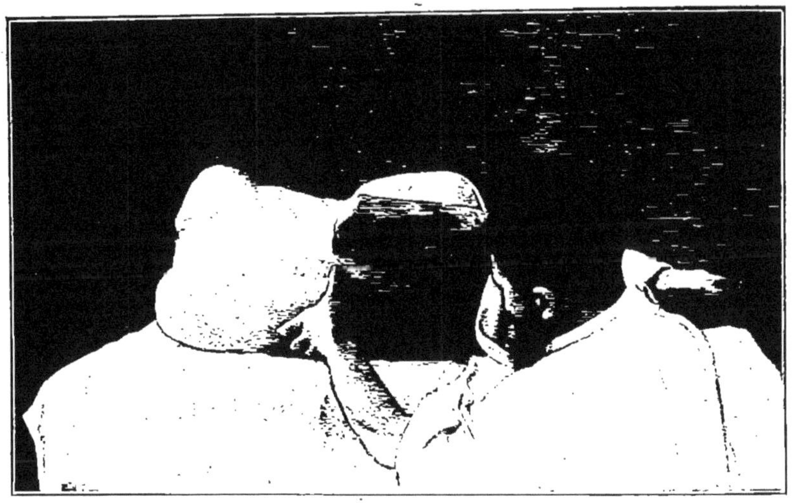

Fig. 36. — Ponction rachidienne, le sujet couché.

semble que la méthode est surtout applicable aux interventions sur les membres inférieurs, le périnée, les organes génito-urinaires, l'anus, la zone sous-ombilicale; la fréquence des vomissements ne permet guère d'y recourir pour la chirurgie abdominale proprement dite.

La sérothérapie en chirurgie d'urgence. — Nous aurons maintes fois à revenir sur les indications des injections de sérum artificiel. Les ser-

[1] Quelquefois plus longtemps; ces analgésies retardées s'expliquent, d'ailleurs, souvent par une irrégularité de technique ou un défaut de la solution. L'engourdissement, les fourmillements que le sujet accuse aux pieds, aux jambes, etc., sont toujours de bon augure et présagent une analgésie rapide. Enfin, chez les sujets nerveux, chez les enfants, chez beaucoup de femmes, on fera bien de ne pas recourir à la cocaïnisation médullaire; comme le dit fort sagement Tuffier, « il ne faut pas s'acharner à vouloir persuader l'opéré : on perdrait son temps et l'on n'aurait pas la quiétude parfaite, nécessaire à la bonne exécution d'une opération chirurgicale ».

vices que nous sommes en droit d'attendre de cette précieuse méthode — et la démonstration n'en est plus à faire — doivent nous faire espérer, comme un bienfait public, qu'elle ira en se vulgarisant de plus en plus.

Si elle n'est pas encore aussi répandue qu'elle vaudrait de l'être, et si, entre toutes les mains, elle ne donne pas toute sa mesure, cela tient surtout à deux notions erronées : on la croit parfois d'application malaisée et de technique complexe ; on ne l'utilise souvent que d'une façon trop timide, trop parcimonieuse, à des doses trop réduites pour être d'un effet réellement utile.

Or, l'*injection sous-cutanée*, qui représente le *procédé de choix*, la voie intra-veineuse étant réservée à certaines indications exceptionnelles, peut et doit s'improviser partout.

Le meilleur **liquide d'injection**, c'est l'*eau salée*, à 8 ou 10 grammes de chlorure de sodium par litre[1]. Une cuiller à café remplie de sel finement pulvérisé et fortement tassé en contient 7 grammes; si le sel fin est simplement versé dans la cuiller, il en faut deux pour faire 9 grammes (Fancy). Jetez donc deux cuillerées à café de sel de table dans 1 litre d'eau, que vous aurez choisie très limpide et, au besoin, filtrée sur une couche d'ouate, et faites-la bouillir pendant une demi-heure au moins[2]. Vous aurez un excellent sérum artificiel, même pour l'injection intra-veineuse.

L'**instrumentation** peut être elle-même très simple. On trouve dans le commerce toute une série d'appareils, dont quelques-uns, les plus simples,

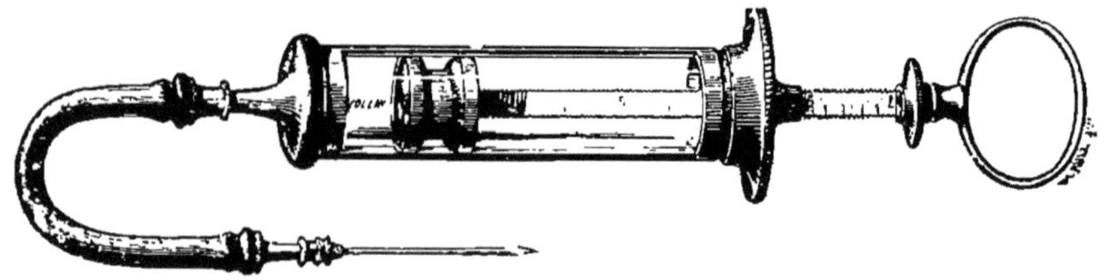

Fig. 37. — Seringue de Roux.

sont excellents : dans les conditions où nous nous plaçons, la seringue de Roux (fig. 37), l'appareil Potain, le bock-laveur suffisent parfaitement. A l'hôpital, toutes nos injections de sérum se pratiquent avec le « bock » ou la seringue de Roux.

Toutefois, la seringue n'est réellement utilisable que pour les faibles quan-

(1) La véritable « solution physiologique » de sel marin doit être, non à 0,7 pour 100, mais à 0,9 pour 100 (9 gr. de sel par litre) ; la solution à 0,9 pour 100 est seule « isotonique » au sérum sanguin (son point de congélation est à 0°,56, à peu près celui du sérum sanguin), par conséquent, inoffensive pour les globules et les éléments cellulaires. C'est surtout pour les injections intra-veineuses, et encore pour les lavages du péritoine, qu'il importe d'avoir une solution bien titrée, et au titre « physiologique ».

(2) C'est dire que le « sérum » devra toujours être préparé d'avance, avant l'opération, et qu'il figure au nombre de ces « liquides de première nécessité » que tout praticien doit tenir en réserve. — Même pour l'injection sous-cutanée, il est préférable de se servir d'un « sérum » chaud (38°-41°).

tités ; on laisse l'aiguille en place, on recharge l'instrument autant de fois qu'il est nécessaire et l'on arrive ainsi, sans trop de peine, à faire passer dans le tissu cellulaire 200 à 300 centimètres cubes; mais au delà, la manœuvre devient fatigante et longue.

L'appareil Potain, qui figure dans l'outillage de tous les praticiens, remplit, en somme, tous les desiderata, sous la réserve que toutes les parties en aient été dûment bouillies. Varnier s'est rendu compte qu'avec l'aiguille n° 2 on fait pénétrer 100 grammes de liquide en deux minutes, avec trois coups de piston.

Avec le bock-injecteur, stérilisé comme nous l'avons dit plus haut, on se

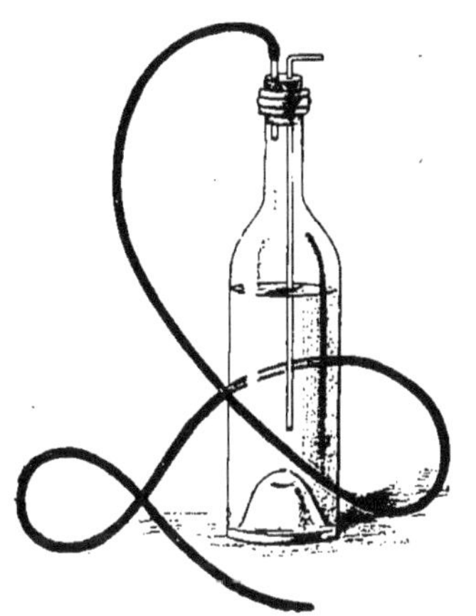

FIG. 38. — Bouteille disposée pour l'injection.

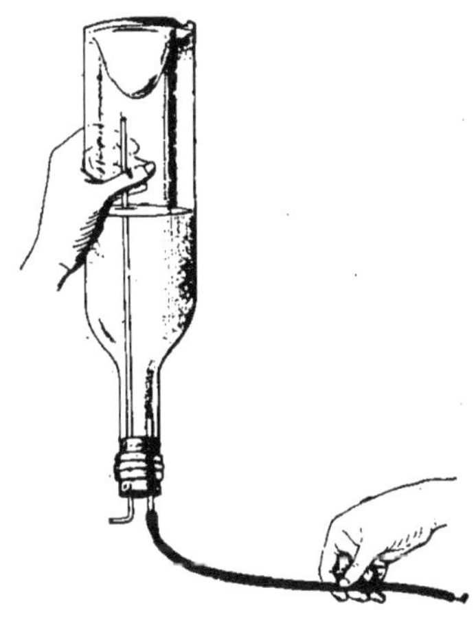

FIG. 39. — La bouteille renversée; fonctionnement.

servira d'une aiguille de l'appareil Potain, fixée et attachée à l'extrémité du tube, ou, pour l'injection intra-veineuse, d'une canule de trocart ou d'une canule en verre à pointe fine. La canule d'Ollivier, représentée ci-contre (fig. 40) et qui se termine par un léger renflement obliquement coupé, est excellente.

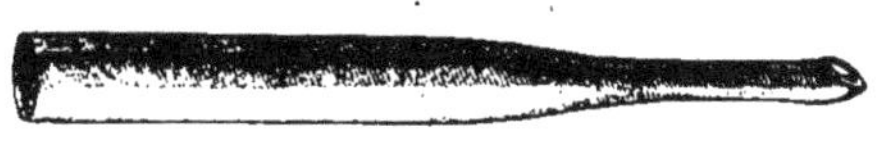

FIG. 40. — Canule d'Ollivier pour les injections intra-veineuses.

Enfin avec une bouteille quelconque, — toujours bouillie — un bouchon, deux tubes de verre et un tube de caoutchouc, ou encore avec le vide-bouteilles de Budin, on pourra improviser un appareil « de fortune », qui fonctionnera souvent mieux que les systèmes perfectionnés (fig. 38 et 39).

L'injection sous-cutanée peut se faire partout, mais on choisira de préférence la région trochantérienne, la paroi abdominale, l'aisselle (paroi interne). On n'oubliera jamais de savonner et de brosser la peau et de la laver avec un peu d'éther ou d'alcool et une solution antiseptique ; au besoin, un bon lavage à l'eau bouillie salée (avec le sérum lui-même) suffira. L'aiguille pénétrera toujours obliquement et à une profondeur de 3 ou 4 centimètres, et un léger massage aidera à la résorption de la boule d'œdème (fig. 41). Malgré tout, il est d'ordinaire difficile d'injecter au même point plus de 250 à 300 grammes de liquide, à cause de la tension et surtout de la douleur, qui devient alors assez vive. L'aiguille sera donc retirée d'un coup sec, et, si l'on n'a pas de collodion iodoformé, un peu d'ouate et une bande recouvriront la petite piqûre. S'il le faut, on recommencera, séance tenante, du côté opposé.

On arrive de la sorte à injecter tout autant de sérum que par la voie veineuse et certainement à moins de frais. Ajoutons que cette méthode sous-

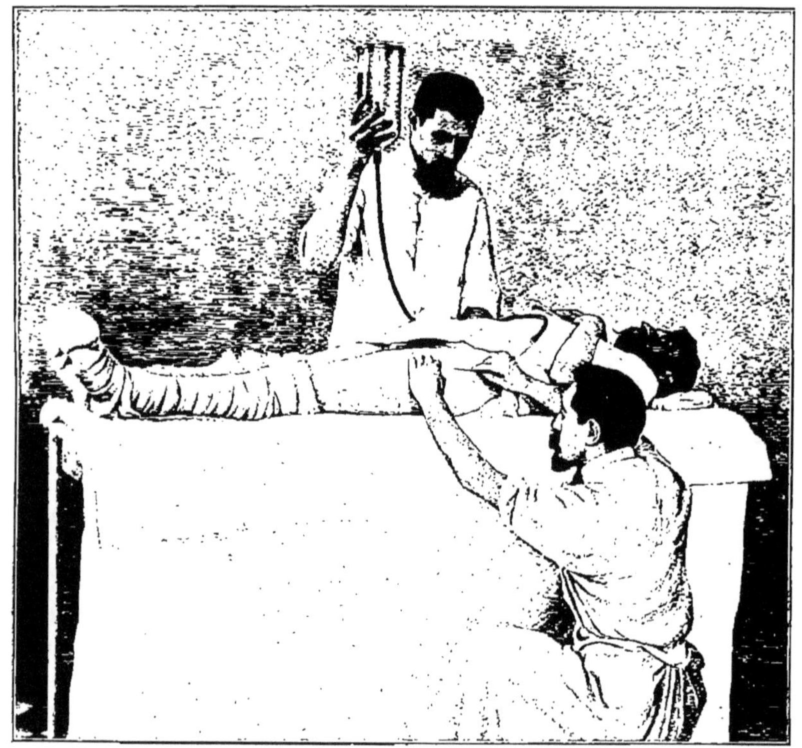

Fig. 41. — Injection sous-cutanée de sérum artificiel.

cutanée est absolument inoffensive, même à doses très élevées, qu'elle ne produit pas ce choc, cette brusque réplétion qu'on observe à la suite de l'afflux direct dans le système circulatoire, et que dès lors, à part l'existence de lésions rénales extrêmement avancées et bien avérées (et encore!), elle ne crée par elle-même aucune espèce de danger.

Lors d'extrême urgence, d'anémie suraiguë, de syncope, lorsque le temps presse et qu'il faut à tout prix relever brusquement la tension sanguine, l'**injection intra-veineuse** retrouve ses indications, et, en vérité, on aurait tort d'en grossir les difficultés et d'en faire un épouvantail.

Le liquide doit être très chaud, de 38 à 41 degrés, tout à fait limpide, longuement bouilli.

L'appareil Potain, le bock-injecteur, appareillé avec une canule de verre ou la canule d'un petit trocart, ou l'un des injecteurs improvisés plus haut cités, serviront parfaitement, s'ils sont bien stérilisés.

On choisit d'ordinaire une des veines du pli du coude (fig. 42), ou encore l'une des saphènes : si l'on ne voit pas la veine, affaissée et masquée par la graisse, on se souviendra qu'une incision verticale, en dedans ou en dehors du tendon du biceps, au coude, croise toujours la médiane céphalique ou la médiane basilique. Un double fil sera passé sous la veine découverte, le bout inférieur lié, et le second fil, glissé plus haut, sera réservé

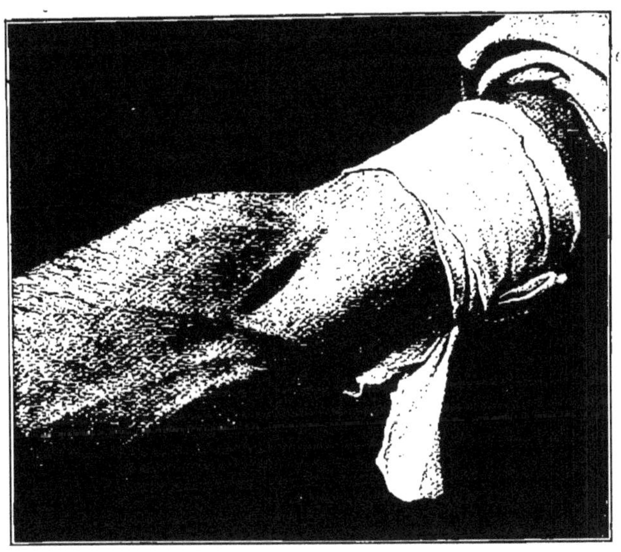

Fig. 42. — Les veines du pli du coude.

pour la ligature du bout supérieur, une fois l'opération terminée (fig. 43) [1].

Ceci fait, on ouvre le vaisseau en long, sur 4 à 6 millimètres, avec les ciseaux ou la pointe du bistouri, et, tenant avec une pince l'une des lèvres de la petite plaie veineuse, on introduit la canule qu'on pousse suffisamment pour qu'elle obture tout l'orifice, sans qu'on ait besoin d'employer le fil d'attente [2]. On aura le plus grand soin de purger l'appareil d'air avant l'introduction de la canule ; d'ailleurs, le passage de quelques bulles n'a aucun inconvénient.

[1] On pourra encore, pour aller vite, dès que la veine est découverte, la saisir avec une pince à forcipressure et, au-dessus, l'ouvrir et glisser la canule. L'injection terminée, il suffit de retirer la pince et de faire un pansement un peu compressif, comme après la saignée.

[2] Il sera souvent plus simple, si l'on découvre une veine suffisamment grosse, de la *ponctionner* obliquement avec une aiguille de l'appareil Potain : l'injection faite, on retire l'aiguille, purement et simplement, et l'on panse la petite plaie. La ponction pourra même être pratiquée à travers la peau (toujours désinfectée, bien entendu), si le vaisseau est assez saillant. Toutefois le procédé ne saurait être généralisé, et l'on ne trouve assez souvent qu'une veine aplatie, enfouie dans la graisse, et l'extrémité pointue de l'aiguille aurait les plus grandes chances de la traverser de part en part et d'aller se ficher dans la paroi opposée.

La pénétration du liquide se fera lentement, et l'on en réglera aisément la vitesse, avec le bock-laveur, en élevant le récipient plus ou moins haut : 75 centimètres à 1 mètre suffisent généralement. Cette vitesse de pénétration est de la plus grande importance, surtout si l'on doit injecter une notable quantité de liquide : une trop brusque introduction provoque de la dyspnée, de l'angoisse et peut même être suivie d'accidents cardio-pulmonaires graves. 1 litre à 1 litre et demi constitue la dose moyenne : ce n'est que dans des cas exceptionnels que l'on dépassera 2 litres.

L'injection faite, on retire la canule et on lie le bout supérieur de la veine ; puis la petite plaie est lavée avec une solution antiseptique ou avec l'eau

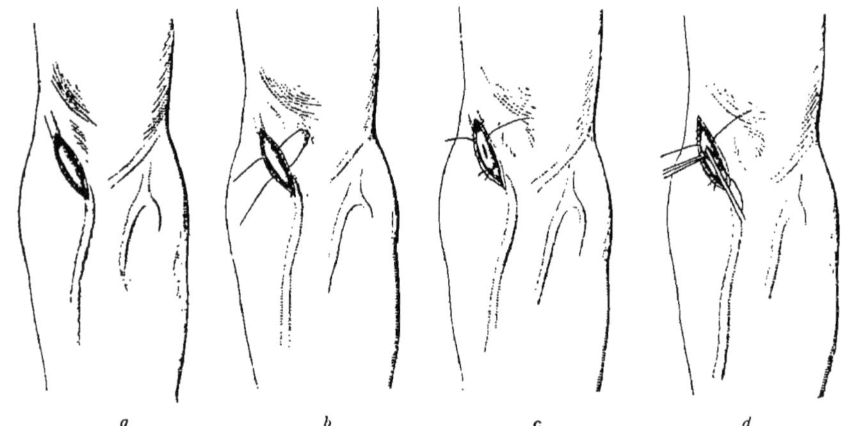

Fig. 43. — Les divers temps de l'injection intra-veineuse.

a, découverte de la veine. — *b*, passage du double fil. — *c*, ligature du bout inférieur, ouverture de la veine. — *d*, introduction de la canule.

bouillie salée et réunie par un ou deux points ; une compresse stérilisée, un peu d'ouate et une bande achèvent le pansement.

S'il faut répéter, au bout de quelques heures, l'injection, on pourra rouvrir la petite plaie et découvrir un segment un peu plus élevé de la veine.

Enfin, la méthode intra-veineuse — voie d'extrême urgence — sera toujours combinée aux injections sous-cutanées. Nous rappellerons plus loin que le *lavage du péritoine* réalise souvent une véritable transfusion séreuse ; que les grandes *injections rectales* peuvent être aussi utilisées dans le même but.

Les *injections rectales d'eau salée*, les lavements salés, deviennent une précieuse ressource dans certaines conditions, et n'exigent qu'une instrumentation rudimentaire (1). L'irrigateur vulgaire pourrait servir, à la rigueur ; mais, pour n'introduire le liquide que sous une pression faible et graduée et ne pas provoquer l'intolérance rectale (2), il vaut mieux employer le bock (ou un simple entonnoir), et le tube de caoutchouc, auquel on adapte une sonde

(1) Elles sont, de plus, indolentes.

(2) C'est là, en effet, la pierre d'achoppement du procédé et, dans certains cas, le rectum se refuse à conserver toute quantité notable de liquide.

de Nélaton, insinuée dans l'ampoule rectale, le plus haut possible. Le patient est couché sur le côté droit, le siège un peu élevé.

C'est la solution de sel marin à 9 pour 1000, bouillie, que l'on utilise [1], à une température de 37 degrés environ (variable de 34 à 39 degrés, suivant la susceptibilité du rectum). On fait passer, de la sorte, un quart à un demi-litre de liquide [2], et l'injection est répétée, à intervalles plus ou moins rapprochés, jusqu'à concurrence de deux ou trois litres dans la journée [3].

Grâce à ces voies multiples d'absorption — et l'hypodermoclyse est le procédé de choix, le plus pratique et le plus simple — la sérothérapie artificielle a remplacé, dans presque toutes ses indications, la transfusion sanguine, de technique autrement compliquée et d'efficacité douteuse [4].

[1] Il est de bonne précaution de débarrasser d'abord le rectum par un lavement ordinaire et aussi d'additionner la solution saline de quelques gouttes de laudanum. Enfin, on a souvent fait suivre l'injection d'eau salée d'un lavement alimentaire.

[2] Bien entendu, si le rectum est tolérant, on pourra forcer la dose injectée en une séance et faire pénétrer un litre, un litre et demi. C'est affaire de tâtonnement : toutefois on craindra, en élevant trop la tension, qu'une brusque contraction rectale n'expulse d'un coup tout le liquide.

[3] Dans les hémorragies obstétricales, dans le shock, etc., ou encore, à doses faibles et journalières, de 100 à 200 grammes, chez les enfants nouveau-nés débiles, l'injection rectale a fourni des résultats encourageants. (Voy. Louis Lépine, *thèse de Lyon*, 1899.)

[4] Voy., dans le livre de M. Landouzy, *La sérothérapie*, une magistrale étude de la sérothérapie artificielle, p. 380-440.

LA TÊTE

FRACTURES DU CRANE

I

FRACTURES DE LA VOUTE DU CRANE AVEC PLAIE

Un homme tombe sur la tête, il est relevé sans connaissance; vous êtes appelé, vous le trouvez encore inerte ou dans cet état de demi-réveil qui suit la période initiale de choc : les cheveux sont imprégnés de sang, et, en un point du crâne, vous découvrez une plaie mâchonnée, simple fente ou lambeau.

Avant toute exploration, rasez largement la région, brossez et savonnez-la, lavez-la à l'éther ou à l'alcool et avec la solution antiseptique dont vous disposez. *Alors seulement, et vos mains bien lavées, examinez la plaie.*

Avec des tampons imbibés de sublimé chaud ou d'eau bouillie, enlevez les caillots, les souillures de tout ordre, les cheveux, excisez tout de suite, d'un coup de ciseaux, les bords déchiquetés et salis du cuir chevelu : une légère compression, quelques pinces arrêtent le sang qui se reprend à suinter. Détergez bien le fond de la plaie, le crâne, et regardez-le.

Fissure. — Une fente linéaire le sillonne, droite le plus souvent, parfois bifurquée, et se perd sous l'un des bords de la plaie. Touchez du doigt le sillon, à peine le sentez-vous, la voûte résiste sur ses deux lèvres : simple fissure peut-être; pourtant ne craignez pas d'élargir la plaie du côté où la fente osseuse se prolonge; il arrive qu'elle change d'aspect un peu plus loin, et, si vous constatez ainsi qu'elle *se poursuit vers la base,* la notion acquise vaudra certes un débridement.

Je suppose que la fente soit étroite, qu'elle ne saigne plus ou à peine, qu'il n'existe pas — ou pas encore — de phénomènes cérébraux caractérisés : achevez la besogne de détersion et réunissez la plaie par quelques points, en laissant toutefois au centre une mèche de gaze aseptique. C'est la pratique sage; mais réservez toujours l'avenir, surtout si le blessé est encore en puissance de commotion.

Et, de fait, **les fissures de la table externe doivent toujours faire craindre la présence de fissures autrement étendues et nocives de la table interne.**

Donc, si le choc a été très violent, si la fente osseuse est un peu plus large et de niveau inégal sur ses deux berges, si du sang continue de suinter entre ses bords, ou que des cheveux, de la terre, etc., y restent interposés, n'hésitez pas à recourir, séance tenante, à l'intervention simple et rationnelle que voici.

Ne faites jamais d'exploration au stylet, pratique illusoire et périlleuse : **ouvrez le foyer de fracture pour l'explorer et le nettoyer.** C'est le traitement de toute fracture compliquée; il est, au crâne, plus formellement indiqué que partout ailleurs.

Un ciseau et un maillet suffisent. Le tranchant du ciseau est appliqué sur l'un des bords de la fente, très oblique, presque parallèle à la surface crânienne (fig. 44), et, d'un coup sec, une écaille d'exocrâne compact est détachée, puis une autre, et ainsi tout le long du sillon; la manœuvre

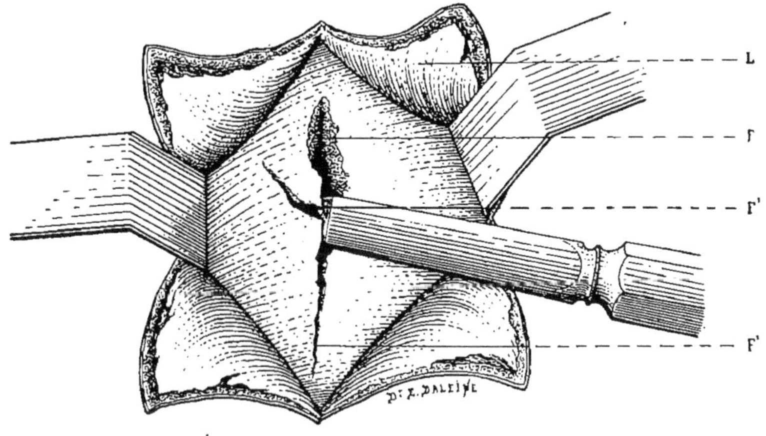

Fig. 44. —Évidement, au ciseau, d'une fissure de la table externe.

L, les quatre lambeaux de l'incision cruciale, réclinés. — FF'F'', fissure de la table externe : le ciseau appliqué sur l'une des lèvres, l'*écaille* d'avant en arrière.

est répétée sur l'autre bord. Élargissez et creusez la rigole qui vient d'être ouverte, par une série d'entailles, toujours très obliques, du ciseau, agissant cette fois de dehors en dedans. Du sang noir s'écoule, vous arrivez dans le foyer; il est occupé par des débris irréguliers, rougeâtres, de la table interne. Avant de chercher à les extraire, complétez la brèche, au ciseau ou à la pince-gouge, et ne craignez pas de la faire large; retirez alors, un à un, ces fragments et ces esquilles, en prenant les précautions que nous indiquerons plus loin, et n'oubliez pas, quand l'évacuation semble complète, d'inspecter encore soigneusement, tout autour, la face profonde de l'endocrâne. Ces fissures de la lame vitrée s'irradient parfois à longue distance, en créant de larges « éclats ».

Si la dure-mère est intacte et d'aspect normal, réunissez, en laissant une lamelle de gaze aseptique.

Ailleurs, sous les esquilles, la dure-mère apparaîtra déchirée, et le cerveau à nu, ou même contus et lacéré lui-même, et de la bouillie cérébrale mêlée de caillots et de débris osseux s'échappera du foyer : détergez-le doucement, aux tampons, et, cette fois encore, laissez une lamelle ou un petit drain.

Faute de ces soins immédiats, le blessé restera exposé à la méningo-encéphalite, d'explosion plus ou moins retardée, ou à des accidents lointains fort graves, dont l'épilepsie jacksonienne est le type.

Deux exemples. — Un garçon de seize ans se tient debout sur l'impériale d'un train de banlieue; il heurte violemment du front un pont de chemin de fer, et tombe sur la voie. Je le vois trois heures après. Il a repris toute sa connaissance, il ne présente aucun accident de localisation. Petite plaie contuse au-dessus de la bosse frontale droite; on l'élargit : sur le frontal, simple fissure verticale sans enfoncement; un mince filet de sang rouge continue à suinter entre ses lèvres. La fissure est agrandie au ciseau, et je tombe *dans une vaste cavité remplie d'esquilles, de caillots, de bouillie cérébrale, qui se prolonge dans l'épaisseur du lobe frontal* : extraction des esquilles, détersion soignée avec de petits tampons montés, drainage, réunion incomplète. Le petit blessé guérit sans incident.

Un homme d'une trentaine d'années tombe sur la tempe droite. Étroite plaie contuse, pas d'enfoncement apparent : on se contente d'une désinfection « extérieure ». Quinze jours après, accidents fébriles, délire nocturne, léger degré d'aphasie : on ouvre la plaie, et l'on constate sur le crâne une simple fissure, mais le ciseau et le maillet permettent de découvrir un *éclatement de la table interne*, et de nombreuses esquilles baignant dans un peu de pus. La dure-mère est intacte. Après détersion correcte du foyer, la complication ébauchée disparaît.

Fracture comminutive avec ou sans enfoncement. — Siège-t-elle au niveau de la zone rolandique ou de l'un des centres corticaux, on pourra relever tel ou tel des accidents dits de localisation : paralysies ou contractures, aphasie, etc. Si le blessé est encore en pleine commotion ou que le traumatisme ait porté sur les zones latentes de l'écorce, toute indication de ce genre manquera naturellement.

Du reste, nous n'avons que faire, pour agir, de la constatation de ces phénomènes *en foyer*; jamais nous ne devons les attendre. ***Il faut intervenir tout de suite, pour enlever les esquilles et désinfecter la fracture compliquée du crâne*** : telle est la formule, très simple, qui ne souffre ni exception ni atermoiements.

La plaie est élargie, — après la « préparation » d'usage — la fracture bien exposée.

Assez souvent — et ce que nous allons dire servira pour les autres variétés — les fragments, triangulaires et groupés en étoile, restent accolés, figurant, à la face externe du crâne, un « cône de dépression » plus ou moins profond, un cône saillant à la face interne.

Cherchez à soulever par un de ses bords celle des pièces qui paraît la mieux détachée, la plus mobile : il est rare que la lame d'un élévateur, d'une rugine, d'un ciseau, ne puisse s'insinuer au-dessous d'elle, la relever peu à peu sur tout son pourtour, et l'*écailler*. S'il le faut, un petit coup de maillet fera glisser de force le ciseau dans la scissure interfragmentaire; ou bien encore, si elle est trop serrée, on attaquera le fragment, de dehors en dedans, par sa base qui sera libérée au ciseau et permettra de le faire basculer.

Le premier copeau enlevé, vous avez barre sur le reste du système. Vous pouvez saisir chacune des lamelles par son bord avec une pince, et les

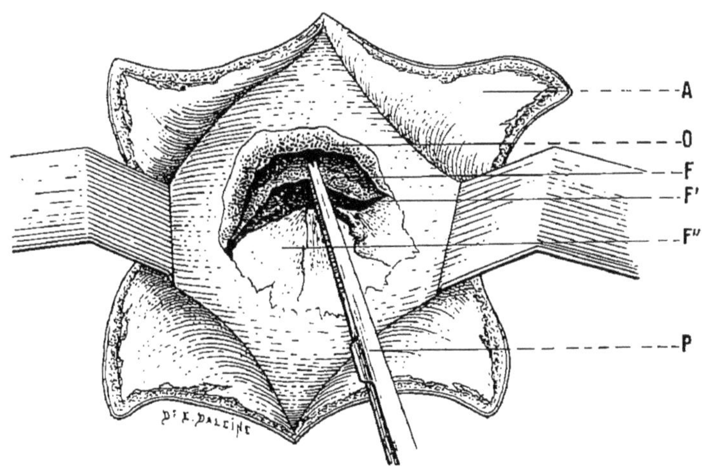

Fig. 45. — Extraction à la pince des *esquilles profondes* de la table interne.

A, lambeaux réclinés. — O, bord de la perte de substance crânienne dans la zone où les esquilles superficielles ont été enlevées. — F'F'', *esquilles superficielles*, triangulaires et déprimées par leur pointe. — F, *esquille profonde*, large éclat de la table interne. — P, pince de Kocher, qui a saisi l'esquille profonde en *son milieu* et cherche à la dégager et à l'extraire, par une traction *horizontale, sans bascule.*

extraire par une traction toujours horizontale, ou les soulever avec la rugine, en bloc, ou encore avec le ciseau conduit à plat et qui rompt leurs dernières adhérences. C'est la couche des **esquilles superficielles**.

Au-dessous, vous trouvez la couche des **esquilles profondes**, celles de la table interne, plus nombreuses, irradiées plus loin, adhérentes à la dure-mère et d'extraction toujours plus difficile (fig. 45).

Prend-on une de ces esquilles profondes, un peu large, par une de ses extrémités en cherchant à la soulever, elle *bascule*, et l'autre extrémité s'enfonce, comprime ou lacère le cerveau. Prenez-les donc en travers, par le milieu, et, tout en les soulevant légèrement, décollez peu à peu la dure-mère au-dessous d'elles, avec la rugine courbe ou la sonde cannelée; ne cherchez jamais à les *arracher*. Sous le bord de l'orifice crânien, d'autres écailles de la table interne se montrent : **par une traction bien horizontale**, essayez de les mobiliser, de les attirer et de les dégager (fig. 45); pour peu que la manœuvre soit gênée, faites-vous de la place avec la pince-gouge (fig. 48). Cette extraction des esquilles endocrâniennes est d'une importance capitale pour l'avenir; il faut s'efforcer de les enlever toutes et d'en libérer complètement le foyer.

J'ajoute que, dans ces fractures à éclats multiples, on ne songera pas à relever simplement et à laisser en place les fragments.

Lors d'enfoncement considérable, l'imbrication est quelquefois si serrée, qu'il devient impossible d'amorcer l'attaque : n'insistez pas, dégagez au ciseau le pourtour de la zone enfoncée, ou forez un ou deux orifices, par lesquels le relèvement se fera aisément (fig. 47).

Enfoncement d'un large fragment; embarrure. — C'est ici surtout que cette dernière manœuvre trouve ses applications. Vous avez devant vous un large fragment de la voûte, souvent quadrangulaire, détaché sur tout son pourtour et *enfoncé* en totalité (fig. 47).

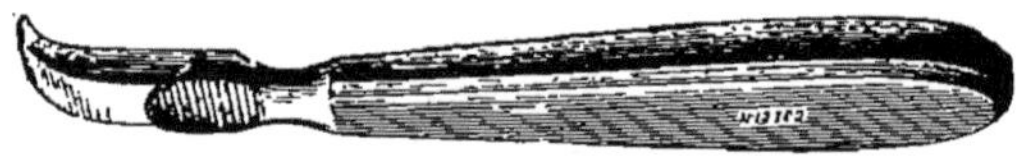

Fig. 46. — Rugine courbe.

Il paraît simple, tout d'abord, d'introduire une lame mince, le bout d'une rugine courbe (fig. 46), d'une sonde cannelée recourbée, entre la brèche et la plaque déprimée, et de s'en servir comme d'un levier; mais vous réussirez rarement, et la bascule est à craindre.

Si le fragment est bien détaché et le sillon large, vous pourrez, à la pince-gouge, élargir un des bords de la brèche, et chercher à faire, par là, l'**extraction horizontale**.

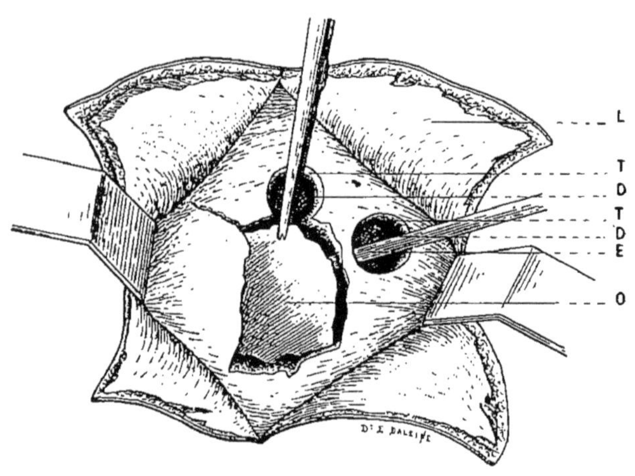

Fig. 47. — Relèvement d'un fragment *embarré*.

L, lambeaux cutanéo-périostiques. — O, fragment *embarré*. — TT, deux orifices forés sur le bord de la brèche. — DD, dure-mère apparaissant au fond des orifices. — E, élévateur soutenant et soulevant le fragment, qu'une pince maintient par un de ses bords.

Plus souvent, et si la place manque pour le jeu de la pince-gouge, il sera plus sûr et très simple d'employer le procédé figuré ci-contre (fig. 47) (¹). Vers le milieu d'un des bords et à quelques millimètres de la brèche, on fraise un premier orifice; en face, ou sur le côté adjacent, on fraise un second trou, qui empiète un peu sur la brèche : il devient alors aisé de **relever en soutenant**; le fragment est saisi d'un côté par une pince, qui le maintient, pendant qu'un élévateur glisse au-dessous de lui, le libère et le

(¹) Voy. plus loin la technique du *fraisage*; les orifices peuvent être pratiqués, d'ailleurs, avec une petite tréphine ou avec la gouge et le maillet.

soulève. Rien n'empêche, si on les fait assez petites, de multiplier ces « voies d'approche ».

Faudra-t-il nous borner à *relever* le fragment? Oui, s'il est très large, qu'il tienne encore à la voûte par un de ses bords, et qu'on puisse l'arc-bouter suffisamment et le rendre stable; au besoin, nous échancrerons un de ses bords, pour déterger à l'aise le foyer sous-jacent et faire le drainage. Est-il détaché entièrement sur tout son pourtour, le relèvement pur et simple sera souvent bien illusoire : le fragment retombera, il reproduira les accidents de compression; plus tard, il se nécrosera. *Relevez-le donc, mais pour l'enlever*, et souvenez-vous que, hormis les cas de perte de substance considérable, la hernie cérébrale est presque toujours de cause inflammatoire : l'asepsie du foyer sera le meilleur moyen de la prévenir.

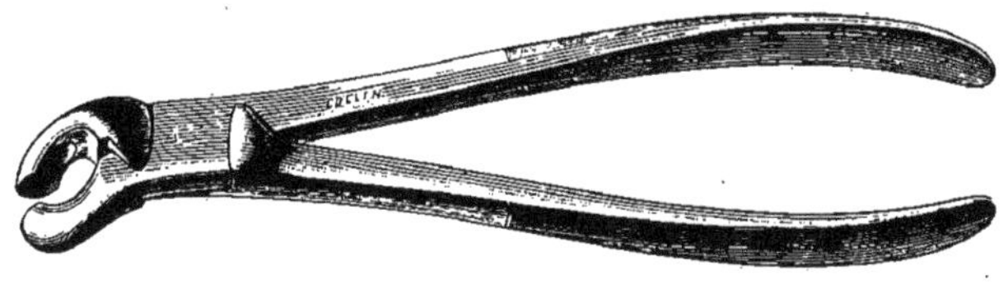
Fig. 48. — Pince-gouge courbe.

Une fois les esquilles enlevées et le foyer osseux évacué, si la dure-mère est intacte ou simplement éraillée, si rien, dans son aspect, ne laisse soupçonner l'existence d'une nappe sanguine sous-jacente, l'opération sera vite achevée, comme nous l'avons indiqué plus haut.

Mais il est possible qu'à l'extraction des fragments, du sang reparaisse et suinte abondamment : cette hémorragie peut venir du *diploé*, de l'*artère méningée*, d'un *sinus*, des *vaisseaux pie-mériens*, si la dure-mère est déchirée et le cerveau lésé [1].

Sans précipitation, tamponnez le foyer avec une compresse aseptique, *soulevez-la doucement et progressivement sur son bord*, et cherchez à voir d'où le sang coule.

Une courte compression suffit d'ordinaire à arrêter l'hémorragie diploïque : si quelque point de la brèche osseuse continuait à donner, une morsure du davier ou de la pince-gouge y mettrait aisément bon ordre. Cela saigne-t-il dans la profondeur, portez le doigt de ce côté, cherchez à comprimer, de dedans en dehors, sur l'endocrâne. Nous verrons plus loin comment on peut saisir et même lier l'artère méningée ou ses branches.

La paroi friable des *sinus* se prête mal à la forcipressure à demeure, qui n'est jamais qu'un pis aller; lorsqu'un sinus est intéressé [2] et que vous avez aperçu sa lumière béante, aveuglez-le avec le doigt, épongez bien la plaie, et cherchez si, avec l'aiguille de Reverdin, un fil ne pourrait être passé dans la dure-mère, tout autour de lui : vous feriez de la sorte une ligature médiate, qu'il faudrait serrer très lentement et très prudemment. — Lorsque les dimensions et le siège de la brèche sinusienne permettent d'y recourir,

[1] Le siège de la fracture fournit par avance quelque présomption.
[2] C'est, le plus souvent, le sinus longitudinal supérieur.

la *suture latérale*, au catgut ou à la soie, avec une fine aiguille et un fil fin, sera d'excellente pratique [1], surtout pour les gros sinus, qu'elle n'oblitère pas. — Mais le *bourrage* reste encore souvent la méthode la plus sûre ou la seule réalisable : vous prenez du gros catgut, vous l'introduisez, avec une pince, aussi loin que possible, dans la cavité du sinus, et vous le tassez fortement, en faisant pénétrer *des mètres de fil*, jusqu'à ce que tout suintement soit arrêté [2].

Enfin, il arrive que l'on ne puisse découvrir la source de l'hémorragie et le vaisseau qui donne, que l'on ne puisse rien pincer, ni lier, ni bourrer (et le fait est fréquent dans les hémorragies d'origine corticale, les vaisseaux pie-mériens se rompant sous la moindre pression) : le tamponnement reste alors une précieuse ressource — s'il est bien fait, avec de longues lanières de gaze aseptique, que vous porterez avec une pince jusque dans le foyer intra-cérébral.

D'autres fois, sous les fragments relevés, vous trouverez un gros caillot extra-dural ou sous-dural, que vous traiterez comme nous allons le voir.

Fractures à grands fracas. — Un segment énorme, une moitié de la voûte sont brisés en fragments multiples : des fissures s'irradient vers la base. Cas très graves, désespérés presque toujours.

Exemple. — Un homme (c'est un blessé de la Pitié) vient de tomber d'un troisième étage : il est dans le coma, les quatre membres inertes. Une large plaie décollée occupe le vertex et la tempe droite : fragments multiples et chevauchés, grosse crépitation de toute la voûte ; par une large fissure, au vertex, du sang rouge coule en nappe profuse, inonde le premier pansement, l'oreiller, les draps, traverse en quelques instants un gros tampon compresseur. Par l'extraction des fragments voisins, une voie est rapidement faite : elle conduit sur le *sinus longitudinal supérieur, qui saigne en jet comme une grosse artère* ; on le bourre de catgut, on déterge le foyer, on tamponne à la gaze iodoformée. L'hémorragie s'arrête, mais le blessé succombe au bout de quelques heures.

Quelle que soit la vraisemblance d'une issue fatale, on ne devra jamais se refuser à ces besognes pénibles, et l'on fera tout le nécessaire pour arrêter **l'hémorragie, désinfecter le foyer et parer aux enfoncements les plus considérables.** Mais il faudra se garder de trop extraire des fragments qui ne tiennent plus et cèdent sous la moindre traction de la pince, et de trop largement « désosser » la tête, d'ailleurs, sans nul bénéfice.

(1) Schwartz, De la suture des veines, et, en particulier, d'un cas de suture du sinus latéral déchiré pendant une trépanation pour un enfoncement du crâne. *Congrès français de chirurgie*, 1896, p. 263 : la plaie du sinus, qui mesurait environ un centimètre, fut réunie par deux points à la soie n° 0, et, le sang continuant à couler par les orifices des fils, on appliqua un tampon de gaze à ce niveau et l'on fit un pansement compressif. Guérison. Voy. la thèse de Georges Luys, *Des blessures des sinus de la dure-mère (sinus longitudinal supérieur et sinus latéral)*. Paris, 1900, et, plus loin, à l'article *Plaies et ruptures des gros vaisseaux*, la technique de la *suture veineuse*.

(2) Ce bourrage est définitif : vous n'y toucherez plus ; il se résorbe. On peut aussi réaliser l'hémostase par un tamponnement serré à la gaze aseptique : on aura soin de le laisser en place le plus longtemps possible, 10-12 jours.

II

FRACTURES DE LA VOUTE DU CRANE SANS PLAIE

Les éventualités cliniques peuvent se répartir comme il suit : 1° Il y a un ***signe local***, à la surface du crâne, et ***pas d'accidents cérébraux localisés;*** 2° il y a un ***signe local*** et des ***accidents cérébraux localisés;*** 3° il y a des ***accidents cérébraux localisés*** et ***pas de signe local.***

1° **Signe local; pas d'accidents cérébraux localisés.** — Le blessé est encore sans connaissance, inerte, en « état de commotion »; recherchez l'écoulement sanguin par le nez et l'oreille, et, les cheveux coupés, explorez la voûte du crâne et voyez s'il n'existe pas quelque écorchure, quelque sugillation, marque du traumatisme direct, ou encore, au doigt, un point déprimé, une fissure appréciable. Quel que soit le résultat de cet examen immédiat, et hormis l'hypothèse d'une dépression considérable, occupant la zone rolandique, il n'y a pas, à cette heure, d'indication à remplir, et l'on attendra que les accidents se caractérisent, si toutefois ils doivent survenir.

La commotion s'est dissipée, faisant place à une sorte d'hébétude; les quatre membres se déplacent, au commandement, la face est régulière, la parole est lente, mais normale et correcte. En somme, il n'y a pas de phénomènes localisés. Si vous n'avez trouvé sur la voûte ou la partie latérale du crâne qu'un point douloureux ou une fissure, vous n'avez rien à faire.

Avez-vous constaté un *enfoncement* bien net, la question devient discutable. En pratique, la conclusion suivante est, en somme, celle du bon sens : **pas de plaie, pas d'accidents, pas d'intervention**; on ne saurait imposer au praticien une responsabilité, que, d'ailleurs, il ne prendra pas et *qu'on ne lui laissera pas prendre* (1).

2° **Signe local; accidents cérébraux localisés.** — Toute hésitation doit tomber, lorsqu'il existe simultanément des *accidents de compression cérébrale* et un *signe local crânien.*

Vous constatez une hémiplégie *droite*, une monoplégie du membre supérieur ou du membre inférieur droits, une paralysie du facial inférieur, de l'aphasie, et l'examen du crâne vous a montré, *à gauche*, dans la région rolandique, une dépression, une fracture crépitante, etc.; rien ne saurait être plus net : ***il faut ouvrir le crâne,*** à gauche, ***au niveau de la fracture, du signe local,*** quitte à modifier le reste de l'intervention, suivant les lésions que l'on aura découvertes.

(1) Il n'en reste pas moins que, si l'on est « en état » de le faire bien, et sous cette réserve expresse, l'ouverture immédiate du foyer de fracture, le relèvement ou l'extraction des fragments enfoncés représenteront la méthode rationnelle, qui seule préviendra les accidents tardifs et la nécessité éventuelle de trépanations ultérieures.

De fait, la compression est due alors à l'une ou à l'autre de ces deux causes : **l'action mécanique des fragments, la compression exercée par le sang épanché.** Nous avons vu comment on fait l'extraction ou le relèvement des fragments; nous allons voir tout à l'heure quelle conduite tenir en présence d'un épanchement sanguin.

A côté de ces cas, simples en somme, où les accidents paralytiques, d'intensité variable, du reste, et souvent croissante, cadrent bien avec le siège du traumatisme de la voûte, il est utile de signaler certaines anomalies apparentes, bien faites pour dérouter, mais qui s'expliquent par l'analyse :

A. Il n'y a **pas de corrélation entre le siège de la fracture et les accidents observés** : la fracture est *à droite*, sur la voûte; c'est aussi *à droite* qu'on constate une hémiplégie.

Le mécanisme du *contre-coup* rend compte de ces faits : il existe, du côté opposé au choc, un épanchement sanguin ou un foyer de contusion cérébrale. Que faire? Aller tout d'abord au signe local, à la fracture; l'ouvrir, extraire ou relever les fragments, déterger le foyer sous-crânien, et ce premier travail fournira souvent des données importantes, qui dispenseront de pousser plus loin l'intervention. Sinon, il faudra trépaner dans la zone indiquée par la localisation des phénomènes paralytiques ou convulsifs.

B. Fracture de la voûte à gauche, hémiplégie droite, paralysie faciale à gauche, ou la formule inverse : en somme, **paralysie faciale occupant le même côté que la fracture de la voûte.** Ceci témoigne de la présence d'une fissure, *irradiée jusqu'à la base, jusqu'au rocher.*

L'intervention n'en reste pas moins indiquée au niveau de l'enfoncement, mais le pronostic est toujours singulièrement aggravé par ce témoignage indéniable de l'irradiation basilaire.

C. Les **accidents** peuvent être **associés de façon encore plus complexe, et sans aucun rapport avec la lésion crânienne constatée.** Or, ces phénomènes disséminés, diffus, hors cadre (paralysies, contractures, convulsions épileptiformes localisées), relèvent de la *contusion cérébrale,* de ses foyers multiples, qui ne se prêtent à aucune systématisation. Le pronostic dépend alors de la multiplicité et de l'intensité des lésions et aussi de leur évolution ultérieure, qui reste toujours obscure. Quant à l'intervention, elle n'a plus de raison d'être.

3° **Pas de signe local; accidents cérébraux localisés.** — Nous étudierons d'abord la ***compression cérébrale typique***, due à l'***épanchement sanguin*** par rupture de la méningée moyenne : puis certaines compressions plus localisées.

A. ***Grands épanchements sanguins extra ou sous-dure-mériens.*** — Vous avez vu le blessé peu de temps après le traumatisme, à peine sorti de la période de stupeur initiale, il n'y avait pas trace de paralysie des membres : à quelques heures de là, vous constatez une hémiplégie qui s'est établie lentement et *progressivement confirmée*; de nouveau, la perte de connaisance est complète, la respiration est *stertoreuse*, la pupille dilatée et immobile du côté opposé à l'hémiplégie. De ce côté encore, le crâne est occupé par une *infiltration séro-sanguine* plus ou moins épaisse, étendue *à la région temporo-pariétale*. Vous devez conclure à un épanchement sanguin et à la nécessité urgente de décomprimer le cerveau et d'arrêter l'hémorragie extra ou sous-dure-mérienne.

Le plus souvent, un examen rigoureux de la zone temporo-pariétale vous révélera pourtant quelque signe local, une fissure, un point qui cède sous le doigt ou dont la pression réveille encore des réactions de défense. Ce sera toujours un indice de la plus grande valeur, et *c'est là qu'il faudra trépaner*. Mais je suppose que vous ne trouviez rien de semblable pour vous servir de repère.

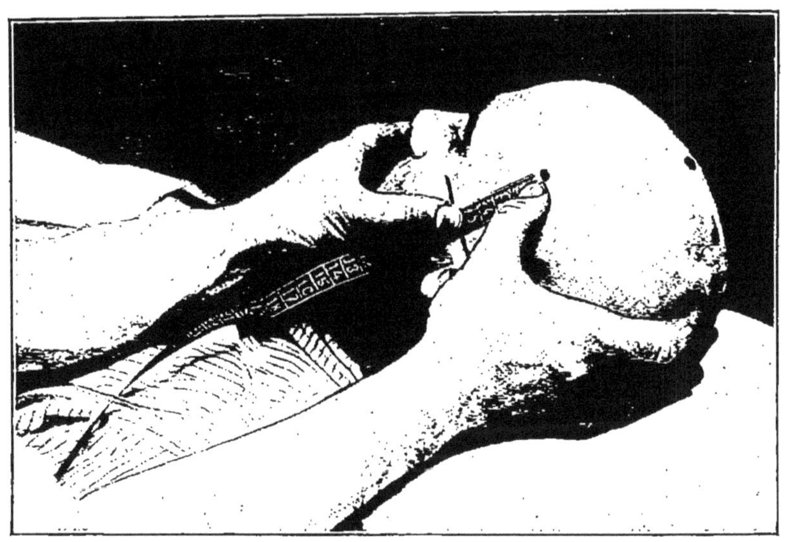

Fig. 49. — Foyer de la méningée moyenne.

Une ligne horizontale est tracée *le long de l'apophyse zygomatique*, elle aboutit au *méat auditif*, en arrière, *au rebord inférieur de l'orbite*, en avant. *Sur le milieu* de l'apophyse zygomatique, on mène, à cette ligne, une *perpendiculaire de 5 centimètres*, qui donne le point cherché.
Sur la ligne sagittale, le point bregmatique, en avant, le point rolandique supérieur, en arrière.

Rappelez-vous toujours, avant d'opérer, la **topographie des deux branches de l'artère méningée moyenne**.

Toute la moitié du crâne est rasée. Touchez du doigt l'*apophyse zygomatique, le rebord inférieur de l'orbite*, toujours reconnaissable malgré l'œdème de la paupière, *le méat auditif*; réunissez par une ligne ces trois points, au crayon dermographique, à la teinture d'iode, ou simplement en déprimant la peau avec l'ongle ou avec une pointe mousse : c'est l'**horizontale inférieure du crâne**.

Par *le bord supérieur de l'orbite*, tracez une seconde ligne, parallèle à la première, et que vous prolongerez en arrière, au delà de l'oreille : c'est l'**horizontale supérieure**.

Avec une carte de visite, une règle, un écarteur, dressez sur l'horizontale inférieure une perpendiculaire, *au milieu de l'arcade zygomatique*; **comptez 5 centimètres** (fig. 49) **sur cette perpendiculaire** (la longueur des deux premières phalanges de l'index, en général) : vous êtes sur le trajet de la méningée moyenne (Poirier). Vous pourrez reconnaître, du reste, que ce point est sensiblement celui où la perpendiculaire vient rencontrer l'horizontale

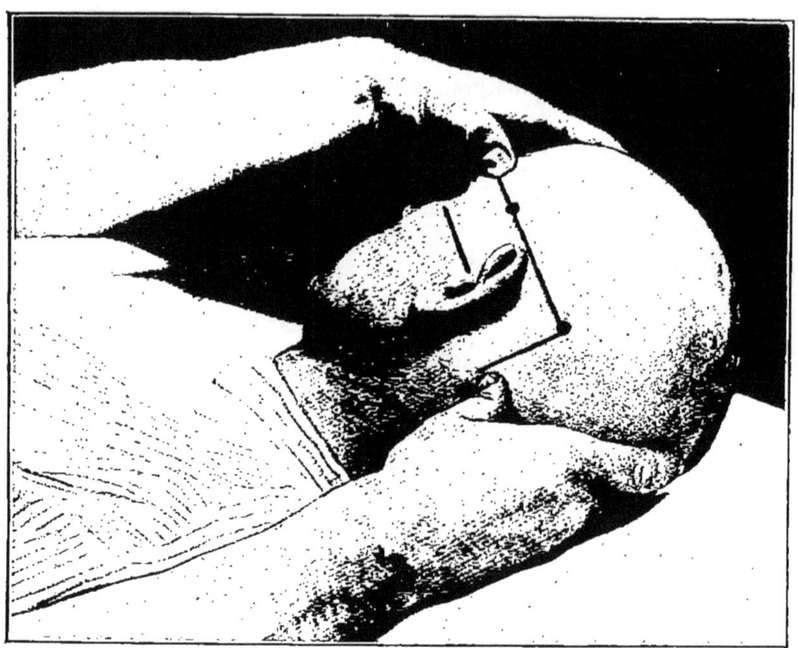

Fig. 50. — Foyers de la méningée moyenne et de sa branche postérieure.

En bas, la *ligne horizontale inférieure*, longeant l'arcade zygomatique. En haut, parallèle à la précédente, la *ligne horizontale supérieure*. Sur cette ligne, le *point antérieur* marque le *foyer de la méningée moyenne* (à 5 centimètres au-dessus de l'arcade zygomatique); le *point postérieur*, celui de *la branche postérieure de la méningée*.

supérieure. Enfin, *ce même point correspond à l'angle antéro-inférieur du pariétal*, qui, tout à l'heure, deviendra reconnaissable au fond de la plaie.

Tout de suite, dressez **une seconde perpendiculaire qui longe le bord postérieur de l'apophyse mastoïde** : le point où elle rencontre l'horizontale supérieure marque le passage de la *branche postérieure de la méningée* (Krönlein) (fig. 50).

Bien entendu, la trépanation n'est pas une opération mathématique : elle doit être large et découvrir des *zones endo-crâniennes* et non des points précis; mais on fera toujours bien de se « repérer » d'avance exactement.

Donc, le blessé est chloroformé [1] (ce qui sera inutile, s'il est dans le coma), la tête bien maintenue et bien exposée. Tracez un *lambeau, convexe en haut*, de 5 centimètres de large, passez à un doigt en arrière de la branche montante du maxillaire, coupez d'abord le cuir chevelu, et, par un second

[1] Le chloroforme est préférable à l'éther, qui dilate les vaisseaux encéphaliques.

trait, sur le bord de la peau rétractée, incisez le périoste jusqu'à l'os. Ne vous attardez pas aux artérioles qui donnent du sang, et, rapidement, amorcez, avec la rugine courbe, le décollement périostique et poursuivez-le jusqu'en bas, en rabattant d'une pièce le lambeau; quelques pinces de Kocher, un peu de compression, ou quelques fils passés à l'aiguille de Reverdin courbe, arrêtent vite l'hémorragie et font la place nette.

On peut, à la rigueur, ouvrir le crâne avec une *gouge* (fig. 51) et un *maillet*, et nous l'avons fait maintes fois[1] : faute de trépan, faute d'outillage spécial, on ne sera jamais autorisé à renoncer à une intervention urgente ou à la retarder. Sur la région temporo-pariétale bien exposée, vous découvrirez assez souvent une fissure, un léger enfoncement, qui avaient échappé au palper. Ne négligez jamais ce *signe local* : trépanez à ce niveau ou tout près, et, si la divergence est trop grande avec le point anatomique préalablement marqué, ouvrez d'abord le crâne, au

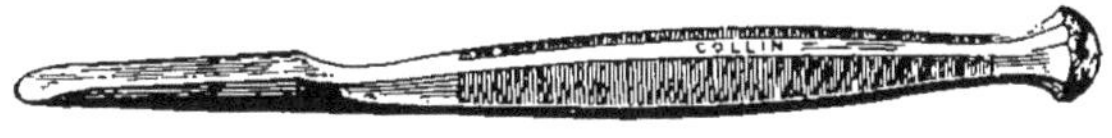

Fig. 51. — Gouge étroite de Trélat.

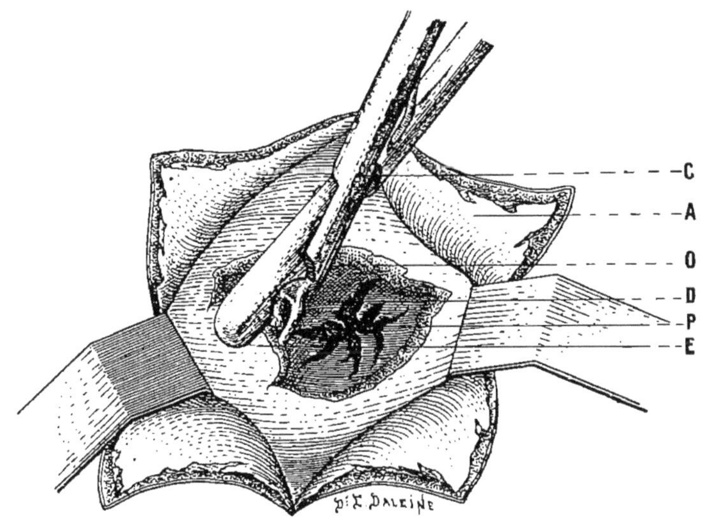

Fig. 52. — Élargissement, à la pince-gouge, de la perte de substance crânienne.

C, pince-gouge. — A, lambeau récliné. — O, bord de la brèche osseuse. — D, dure-mère. — P, déchirure de la dure-mère. — E, pince-gouge *mordant* le pourtour de la brèche.

voisinage de l'indice matériel et visible : s'il le faut, vous pourrez toujours vous rapprocher ensuite du siège connu de la méningée.

N'existe-t-il aucun stigmate à la surface du crâne, vous utiliserez les repères indiqués plus haut, et vous trépanerez sur l'angle antéro-inférieur du pariétal, *à deux bons travers de doigt au-dessus du milieu de l'apophyse zygomatique*.

(1) Pourtant le martelage du crâne n'est pas indifférent, quoi qu'on en ait dit, surtout lorsqu'il s'exerce sur un crâne fracturé.

De dehors en dedans, en dédolant, et en faisant mordre très obliquement la gouge, évidez une rondelle crânienne de 3 à 4 centimètres de diamètre ; une fois traversé le diploé, un petit coup sec, toujours oblique, enlève un copeau de la lame vitrée, et, la brèche faite, il devient assez simple d'élargir l'orifice à la gouge et surtout à la pince-gouge (fig. 52). Cette entamure de la table interne est le temps périlleux, mais il faut reconnaître qu'il l'est beaucoup moins, quand la face profonde du crâne est doublée d'une épaisse nappe de caillots.

Ce ne sera jamais là qu'une technique de nécessité. La méthode normale consiste à forer, à la *fraise* ou au *trépan*, un pourtour du segment osseux à exciser, un certain nombre de trous, qu'on réunit ensuite par la section des ponts intermédiaires.

Trépanation avec les fraises de Doyen. — Servez-vous des fraises (fig. 54 et 55) montées sur un arbre de trépan : la manœuvre en est autrement aisée que celle du trépan à couronne, et un peu d'exercice vous permettra de faire ainsi bonne et rapide besogne.

Armez d'abord votre instrument du perforateur (fig. 53), appliquez-en la pointe bien **normalement** à la surface du crâne, tenez et appuyez la poignée de la main gauche

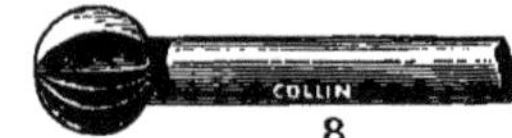

Fig. 54. — Fraise de 8 millimètres. (Doyen.)

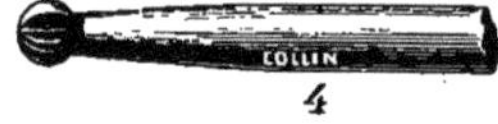

Fig. 55. — Fraise de 4 millimètres. (Doyen.)

(bien entendu, sans l'adosser au menton ou à la poitrine) et commencez, de la main droite, à vriller.

Vous ne savez rien de l'épaisseur du crâne : arrêtez-vous

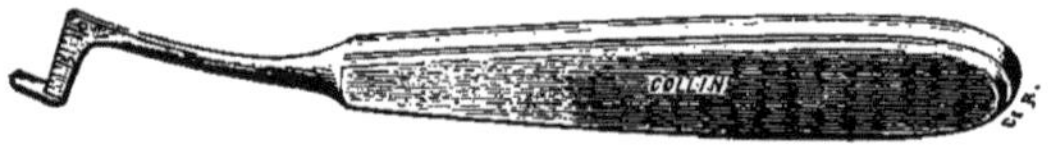

Fig. 56. — Mensurateur de la paroi crânienne. (Doyen.)

Fig. 53. — Trépan à cliquet avec perforateur. (Doyen.)

donc après avoir creusé une cupule de 2 ou 3 millimètres. Remplacez le perforateur par une fraise de 16 millimètres et recommencez la même manœuvre, après avoir engagé le sommet de la fraise dans la voie que vous venez de forer : de la sorte, elle ne dérape pas et mord tout de suite. Ayez soin : 1° de tenir constamment l'arbre de l'instrument *perpendiculaire au crâne* ; 2° d'exercer une certaine pression sur la poignée.

Au moment où elle pénètre dans le diploé, la fraise expulse une bouillie sanglante, et, si le travail se prolonge, il devient utile de la retirer et de la nettoyer. Quand la traversée est près de s'achever et que la table interne commence à être entamée, on sent l'instrument mordre davantage et les copeaux osseux deviennent plus abondants. Ne pressez plus alors que très légèrement sur la poignée, retirez l'instrument et, avec une sonde cannelée, explorez le fond du puits. Du reste, le bout mousse de la fraise refoule la dure-mère et, avec quelque soin, on évite toute surprise.

Le trou est foré : du sang noir s'échappe parfois en jet et, profondément,

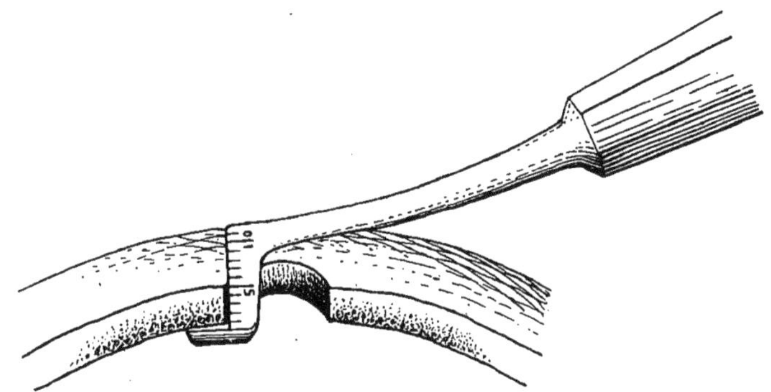

Fig. 57. — Mensuration de l'épaisseur du crâne au niveau d'un premier trou fraisé.

vous apercevez une nappe noirâtre. Vous êtes tombé sur l'*épanchement sanguin* : il ne vous reste plus qu'à poursuivre hardiment une opération qui s'annonce très bonne.

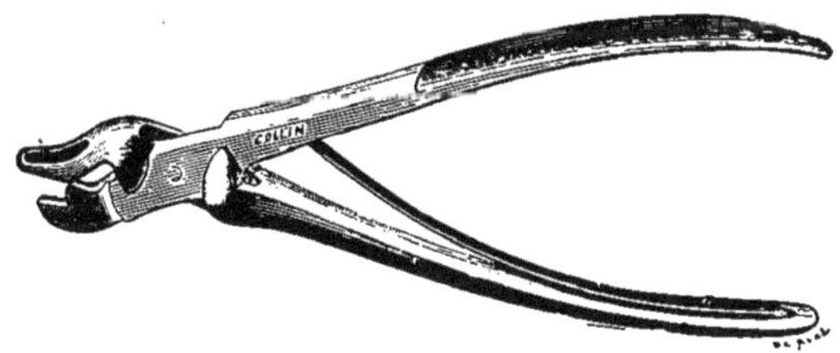

Fig. 58. — Craniotome de Doyen.

Au-dessus et en arrière du premier trou fraisé, à 1 centimètre, appliquez de nouveau le perforateur, puis la fraise : vous irez, cette fois, beaucoup plus vite, si vous avez pris soin de relever l'épaisseur du crâne, au *mensurateur*, par le premier orifice (fig. 56 et 57). Je suppose que vous trouviez encore le caillot noir. Faites donc un troisième et un quatrième trou, qui figurent, avec les deux premiers, les trois angles d'un triangle ou les quatre coins d'un quadrilatère.

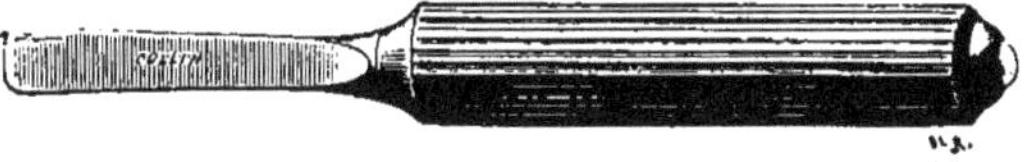

Fig. 59. — Ciseau à épaulement. (Doyen.)

En les réunissant, vous ferez sauter le segment crânien intermédiaire.

Si le crâne est mince, le craniotome (fig. 58) a vite fait de relier les trous fraisés; s'il est épais, le ciseau à épaulement (fig. 59) sectionnera les travées intermédiaires (fig. 60). Remarquez surtout que, pour cette besogne, aucun instrument spécial n'est indispensable : la gouge ou le ciseau ordinaires suffisent, s'ils sont bien conduits, presque parallèlement au crâne.

Enfin, si la brèche est encore trop petite, la pince-gouge interviendra pour l'agrandir.

A mon sens, cette instrumentation est celle qui convient le mieux à la chirurgie d'urgence. Si toutefois vous n'avez entre les mains qu'un trépan à couronne, procédez comme il suit :

Trépanation avec le trépan à couronne. — Faites déborder le perforatif de 3 ou 4 millimètres; appliquez-en la pointe au centre de la zone à

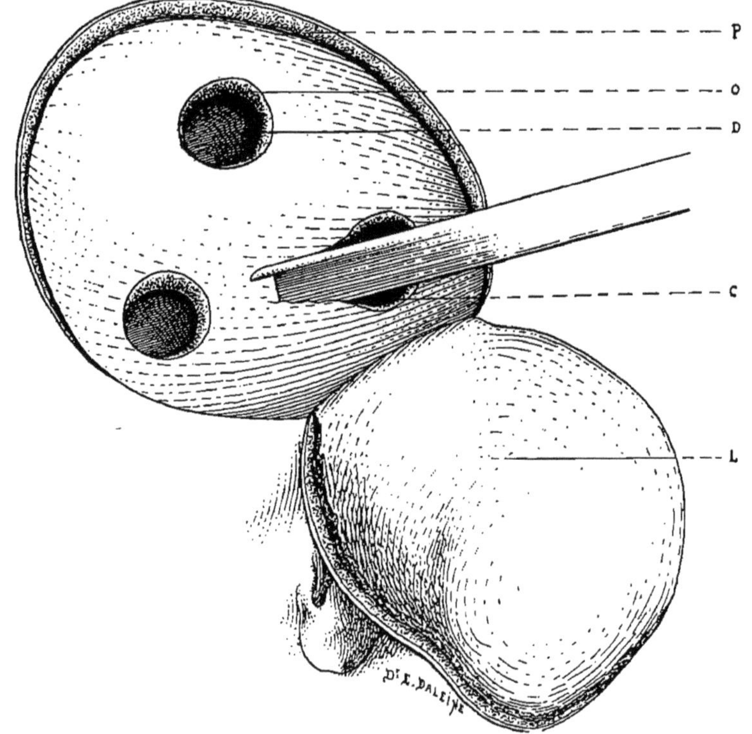

Fig. 60. — Réunion des trous fraisés, au ciseau.

P, peau. — O, bord de l'un des trous fraisés. — D, dure-mère. — C, ciseau entaillant le crâne d'un trou à l'autre. — L, lambeau rabattu.

trépaner et vrillez comme tout à l'heure; continuez jusqu'à ce que la couronne [1] ait ébauché son sillon circulaire.

Retirez alors l'instrument, faites remonter très haut le perforatif et descendre le curseur, que vous fixez à 6 ou 7 millimètres des dents, l'épaisseur du crâne vous étant inconnue.

La couronne est remise dans son sillon et reprend son mouvement de rotation, toujours bien vertical (fig. 61) : s'il en est autrement, si elle mord davantage sur un côté, la section devient oblique et la manœuvre est bientôt entravée.

De temps en temps, on retire la couronne, on déterge les dents, et, avec un stylet, on explore le fond du sillon et l'on cherche à mobiliser la rondelle.

C'est là le temps difficile : il le sera d'autant moins que la section circu-

[1] Une couronne de 2 centimètres.

laire aura été plus régulière, plus égale sur tout son pourtour. Pour faire sauter la rondelle, un élévatoire ou une rugine courbe, glissés dans les rainures, serviront de levier.

Une fois la première rondelle enlevée, la couronne est réappliquée, à

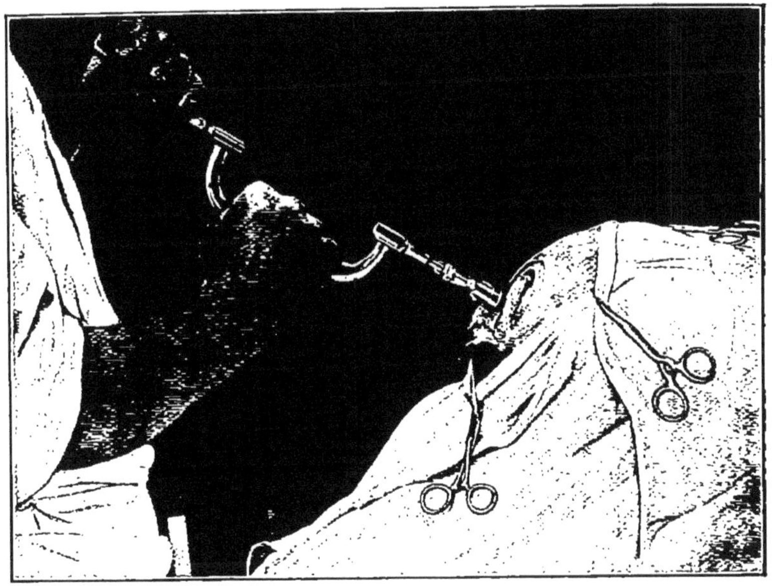

Fig. 61. — Manœuvre du trépan à couronne.

quelque distance, et ainsi de suite, et les ponts intermédiaires coupés au ciseau ou à la scie de Gigli.

Enfin, si l'os est intact — et que l'opérateur ait une suffisante expérience — la *craniectomie ostéoplastique* sera la méthode de choix : la taille d'un large lambeau ostéo-cutané, qui est rabattu et ensuite réappliqué, ouvre un accès très étendu, sans créer de perte de substance définitive. On circonscrit d'abord le lambeau, convexe en haut, en incisant jusqu'à l'os, et en réservant, à la hauteur de l'apophyse zygomatique, un pédicule large d'au moins 4 centimètres : des trous sont forés à la fraise ou à la couronne (3, 4 ou 5 suivant les dimensions du lambeau) dont le premier et le dernier *marquent* les deux extrémités, antérieure et postérieure, du pédicule; on sectionne les ponts intermédiaires[1], sauf celui-là : il servira de charnière,

[1] La section doit se faire, autant que possible, en biseau, pour que le volet réappliqué s'adosse à l'autre bord de la brèche, et ne s'enfonce pas; le mieux, à l'exemple de Doyen, est de réserver, en avant et en arrière, deux ponts intermédiaires, qu'on ne sectionne pas, comme les autres, mais qu'on brise, après les avoir fissurés, comme le pédicule.

Planche I. — **Trépanation pour épanchement sanguin intra-crânien.** — Craniectomie ostéoplastique : Le volet est rabattu, après rupture de son pédicule; hématome extradural que les doigts soulèvent et détachent; en avant, une pince est appliquée sur le vaisseau rompu (méningée moyenne).

ouronne est réappliqu

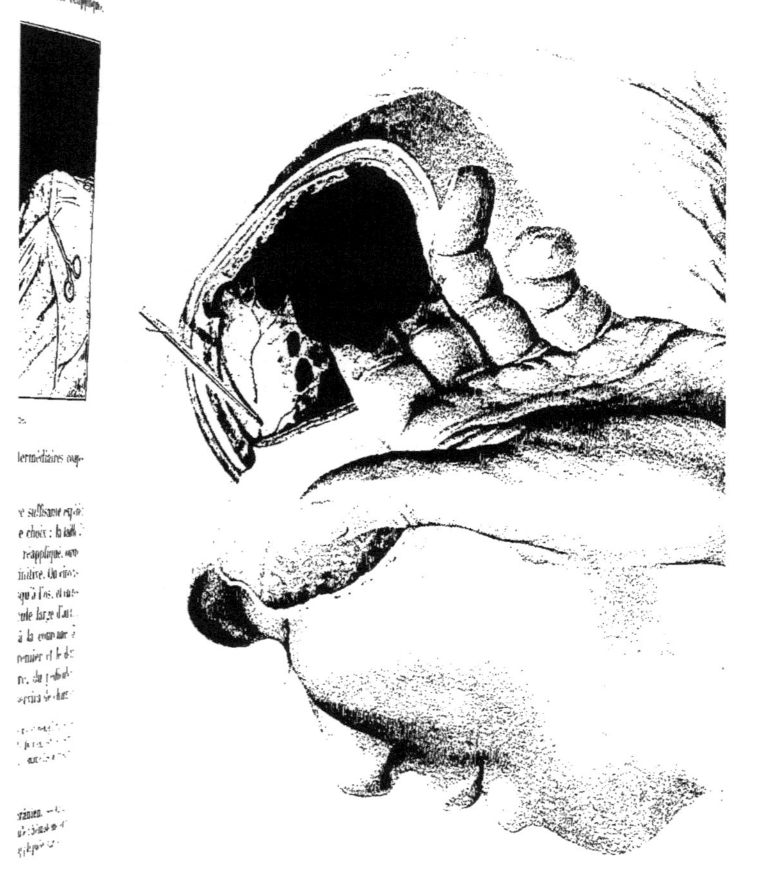

termédiaires coup-

e suffisante
e choix : la
réappliqué,
initive. On
qu'à l'os, et
ule large d'
à la couronne
remier et le
re, du
ervira

rânien. —

on le brise horizontalement. Un coup de ciseau d'avant en arrière, un autre, d'arrière en avant, amorcent la fissure; on l'achève, en soulevant le volet par son bord convexe, avec une rugine courbe (Voy. Planche I). L'opération terminée, on relève le volet comme un opercule et les bords de la section demi-circonférentielle sont ajustés et engrenés du mieux possible : l'un des trous fraisés inférieurs, agrandi, s'il le faut, peut servir au passage d'un drain.

L'*hématome extra-dural est découvert.*

Avec le doigt, enlevez les plus gros caillots et dissociez la masse parfois compacte déjà; une curette mousse ramène doucement les blocs sanguins qui occupent les extrémités de la poche, de petits tampons montés font le reste. Regardez bien *en arrière et en dessous*, où l'épanchement se prolonge assez souvent.

La cavité semble évacuée, la dure-mère et le cerveau reprennent en partie

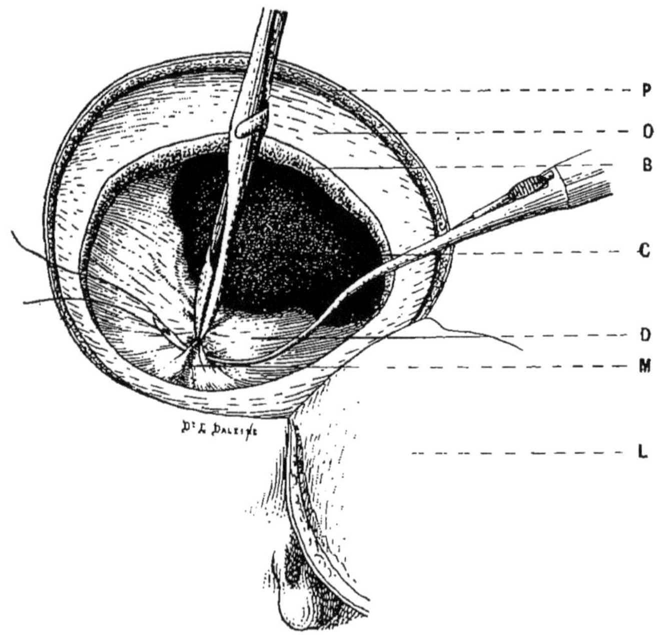

FIG. 62. — Hématome extra-dural; *ligature de la méningée moyenne rompue.*

P, incision cutanée. — O, crâne dénudé. — B, bord de la perte de la substance osseuse. — C, hématome extra-dural. — D, dure-mère déprimée par l'hématome. — M, tronc de la méningée; une pince la saisit et la soulève, une aiguille de Reverdin courbe passe *dans la dure-mère, autour et au-dessous d'elle.* — L, lambeau rabattu.

leur place sous vos yeux; rien ne saigne : tout est fini. Laissez pourtant une lamelle de gaze aseptique, mollement chiffonnée, à l'entrée de la cavité sous-durale et faites-la sortir au niveau d'un des angles inférieurs de l'incision, dont vous avez relevé et suturé le lambeau.

Plus souvent, il faudra vous attendre à voir le sang paraître, dès que la grosse masse du caillot aura été extraite. C'est d'ordinaire *en bas et en avant* que l'hémorragie se montre en nappe abondante : épongez rapidement et portez le doigt sur le point qui saigne ; quelquefois, vous verrez un jet et vous réussirez à pincer le vaisseau avec la dure-mère ; n'essayez pas de glisser une ligature le long de la pince, suivant le mode ordinaire ; à la profondeur où vous devez agir, le fil ne se dégagera pas des mors de la pince, et, en tirant sur elle, vous déchirerez tout.

Le plus sûr est de passer un fil au delà de la pince, avec l'aiguille de Reverdin courbe, et, comme l'indique la figure 62, d'étreindre le vaisseau d'une ligature médiate, doucement serrée. Si cette manœuvre est impossible, il ne reste plus qu'à recourir à la forcipressure à demeure, combinée au tamponnement. Sur un blessé que j'opérai quelques heures après son accident, j'enlevai une masse énorme de caillots mous, extra et sous-duraux et je me trouvai aux prises avec une hémorragie profuse. La dure-mère était très irrégulièrement déchirée et comme mâchonnée : tous les fils coupèrent ; je fis un tamponnement, qui parut d'abord suffire, mais le sang ne tarda pas à transsuder à grosses gouttes ; je retirai les lamelles, je pinçai de nouveau un point qui saignait et je laissai la pince à demeure. L'hémorragie s'arrêta.

Dans ces conditions, il faut procéder sans hâte et méthodiquement, tamponner une partie de la cavité, pour bien examiner l'autre, s'efforcer de pincer *tout ce qui saigne*, sans trop s'inquiéter de savoir exactement *ce qui saigne*. De fait, même dans les cas les plus nets d'hématomes extra-duraux, ce n'est pas toujours l'artère méningée moyenne qui donne : c'est parfois une des veines qui l'accompagnent, ou encore une veine dure-mérienne, une veine ou une artère de l'écorce. Le tamponnement reste une précieuse ressource, s'il est bien fait.

Telle est l'opération typique, dans les épanchements sanguins intra-crâniens et cette intervention simple, en somme, fournit des résultats excellents, dont la manifestation est parfois immédiate : dès que la collection est vidée et le cerveau « remis à l'aise », le stertor cesse, la connaissance revient, la paralysie des membres s'atténue, et cela souvent, avec la netteté d'une expérience [1].

Mais d'autres éventualités peuvent se présenter, qu'il convient de prévoir, pour n'être pas pris de court.

Hématome extra-dural postérieur. — Vous avez fraisé un orifice au point d'élection antérieur : vous trouvez une dure-mère intacte, pas de sang, pas de caillot. Faites un second trou un peu en arrière : rien encore ou à peine un peu de sang.

N'abandonnez pas la partie, si votre diagnostic est bien établi : reportez-vous tout à fait en arrière, *au point d'élection postérieur*, à la jonction de

[1] N'est-ce pas une véritable expérience que le fait suivant : Fracture comminutive de la fosse temporale, accidents progressifs de compression ; stertor bruyant ; j'opère le blessé, je mets à découvert un volumineux caillot extra-dural, je l'enlève aux doigts et à la curette ; le cerveau déprimé reprend sa forme, le stertor disparaît. — Quelque suintement sanguin persistant encore, on serre un peu le pansement ; tout de suite, le stertor recommence. On relâche la bande : il cesse définitivement. — La conclusion pratique est, d'ailleurs, aisée à tirer.

l'horizontale supérieure et de la perpendiculaire qui longe le bord postérieur de la mastoïde, et, là, trépanez de nouveau. Vous tomberez parfois sur un *hématome extra-dural* postérieur, que vous traiterez comme ci-dessus.

Hématome sous-dural. — Autre chose, et de pronostic plus grave. Vous avez ouvert le crâne au lieu d'élection, il n'y a pas d'hématome extra-dural, mais vous voyez *la dure-mère tendue, immobile, noirâtre ou verdâtre, qui fait relief* à travers l'orifice. A ce triple indice, vous devez penser que du sang est collecté au-dessous d'elle, et, s'il le faut, un petit coup de bistouri achève de vous renseigner. L'hématome est *sous-dural.*

Ouvrez-le donc en traçant un lambeau à base supérieure, dont le bord est distant de 1/2 à 1 centimètre du pourtour de la section osseuse (fig. 63). Mettez-vous en devoir d'évacuer la collection sanguine, en n'oubliant pas : 1° que ces hématomes sous-duraux sont rarement circonscrits et que d'ordinaire du sang est diffusé en nappe tout autour de la masse principale; 2° que le cerveau est très souvent blessé, et que, par suite, les manœuvres devront être très prudentes, dans la profondeur, si l'on veut éviter des hémorragies corticales graves.

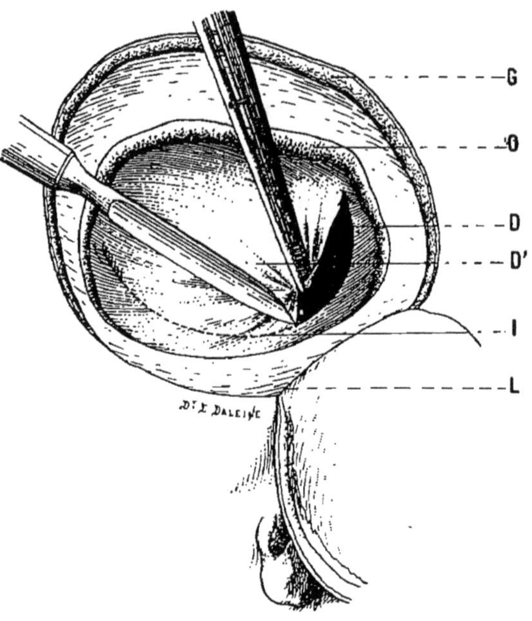

Fig. 63. — Hématome sous-dural; *incision de la dure-mère.*

G, incision circonscrivant le lambeau. — O, bord de la perte de substance osseuse. — D, incision dure-mérienne, à travers laquelle on aperçoit l'hématome noirâtre. — D', lèvre supérieure de la dure-mère qu'une pince tend et soulève au-devant du bistouri. — I, tracé de l'incision demi-circulaire. — L, lambeau rabattu.

Il arrive enfin que, la dure-mère une fois incisée, on découvre, sous une mince nappe de sang, le cerveau lui-même tendu, proéminent, noirâtre : **l'hématome est intra-cérébral**, et quelle que soit la gravité évidente de ces lésions, qui ne vont pas sans une dilacération étendue des deux substances, il faut inciser la couche corticale, ouvrir la collection hématique, la vider et la tamponner.

B. ***Compressions localisées.*** — Les accidents de compression ne revêtent pas le type si caractérisé du grand hématome extra ou sous-dural, par rupture de la méningée moyenne : ils sont plus localisés (monoplégies, aphasie) quoique tout aussi nets, et, s'ils nécessitent moins souvent une intervention d'urgence, leur étude succincte ne doit pas moins trouver place ici.

De fait, en l'absence d'un signe local, la trépanation n'est plus guidée que par les enseignements de la *topographie crânio-cérébrale*. Quelques notions, précises et simples, sont indispensables.

En somme, c'est la **ligne rolandique** que nous avons surtout besoin de savoir repérer et découvrir. Nous n'avons que faire d'une détermination mathématique, assez illusoire, d'ailleurs, malgré le nombre des méthodes : il faut nous munir d'un procédé simple, apte à fournir des données approximatives suffisantes, des **lignes de direction**, basées non sur des chiffres abstraits, mais sur des *repères osseux* faciles à retrouver.

Il n'en reste pas moins vrai qu'une bonne étude préalable du crâne, des repères et des lignes principales est une préparation indispensable à une

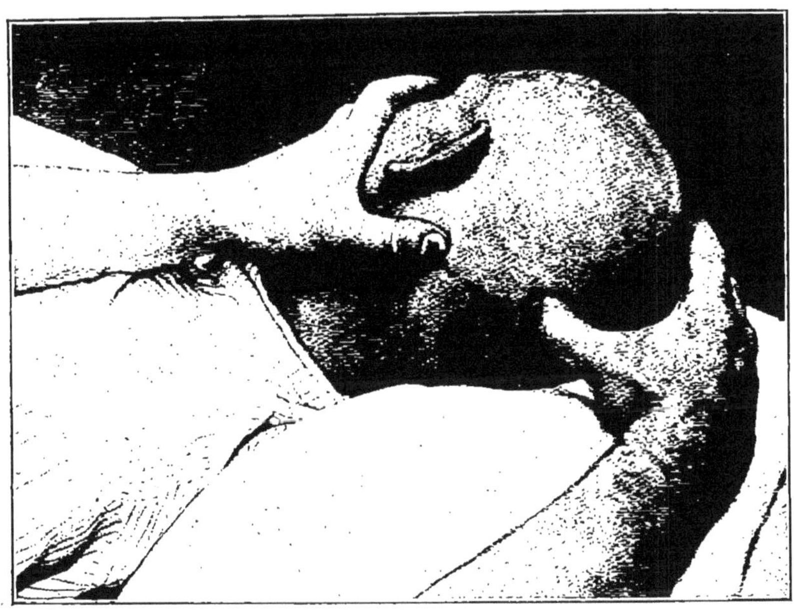

Fig. 64. — Recherche de l'inion.

Le pouce droit suit la *ligne courbe occipitale supérieure*, à partir du bord postérieur de l'apophyse mastoïde, que marque le pouce gauche.

bonne trépanation. C'est dans ce but que nous présenterons et commenterons les photographies qui vont suivre.

Cherchez donc et déterminez soigneusement les quelques lignes de repère que voici :

1° ***La ligne sagittale***, ou ligne médiane antéro-postérieure du crâne.

Suivez du doigt le dos du nez, de bas en haut : à sa racine, votre doigt tombe dans un sillon toujours net, que surmonte une voussure médiane (la *glabelle*). Dans ce sillon, **sillon fronto-nasal** ou sous-glabellaire, fixez l'*extrémité antérieure* de votre ruban.

A l'arrière du crâne, cherchez de bas en haut la **protubérance occipitale externe**, l'inion (fig. 64), marquez-la, en y appliquant l'*autre bout* de votre ruban qui, tendu entre ces deux points, jalonne la ligne sagittale (fig. 65).

Sur cette ligne, vous allez indiquer le **point rolandique supérieur** et le **point bregmatique**.

2° ***Le point rolandique supérieur***, l'extrémité supérieure (sagittale) de la ligne de Rolando.

A. Cherchez le **bregma**. — Si vous disposez de l'équerre flexible de Broca, placez le tourillon dans le méat auditif, infléchissez l'une des branches sous la sous-cloison, appliquez l'autre à la surface convexe du crâne jusqu'à l'autre oreille : le point où elle croise la ligne sagittale vous donne le bregma. Marquez toujours le point sur le *bord postérieur* de la lame (fig. 66).

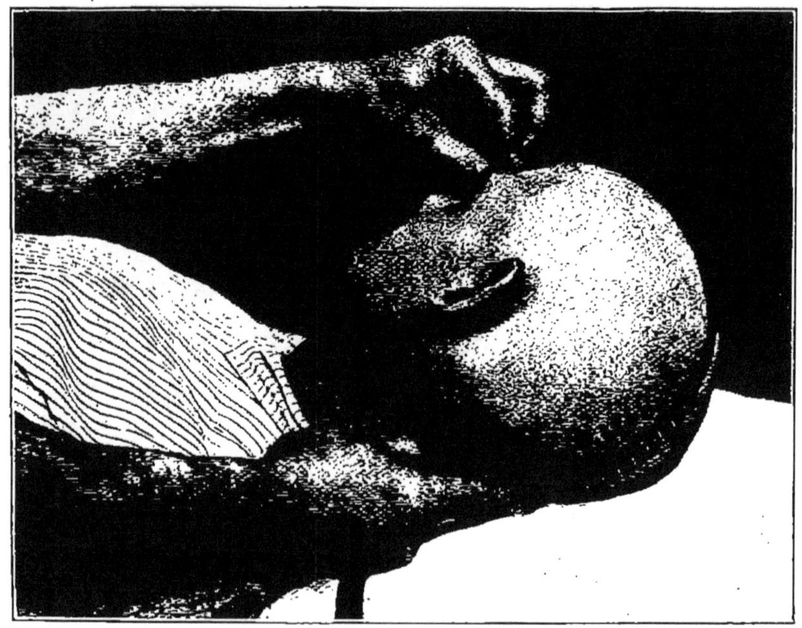

Fig. 65. — La ligne sagittale.

Un ruban métrique, bien médian, jalonne la ligne ; l'index droit en marque l'extrémité postérieure : *à l'inion* ; le pouce gauche en marque l'extrémité antérieure, *dans le sillon sous-glabellaire* (l'index gauche est appliqué sur la glabelle).

Dans la station assise, la tête droite, la petite opération est plus aisée ; il faut s'habituer à la faire sur la tête couchée. Si vous n'avez pas d'équerre, prenez une feuille de carton, un calendrier. Échancrez-la suffisamment pour qu'elle puisse se mettre à cheval sur la tête, et correspondre exactement, sur les côtés, aux conduits auditifs. Une tige quelconque, un crayon y est fixé perpendiculairement à la hauteur de l'œil : il ne reste plus qu'à le disposer de telle sorte qu'il soit parallèle au regard horizontal. Sur la ligne sagittale, le carton cintré marque le bregma (Lucas-Championnière).

Autre moyen : tracez une ligne du rebord inférieur de l'orbite au méat auditif, en suivant l'apophyse zygomatique, ligne sensiblement horizontale sur toutes les têtes. C'est *la ligne horizontale inférieure du crâne*. Menez, d'un conduit auditif à l'autre, un ruban qui soit perpendiculaire à cette ligne fixe.

Vous avez le bregma : en arrière de ce point, sur la ligne sagittale, comptez

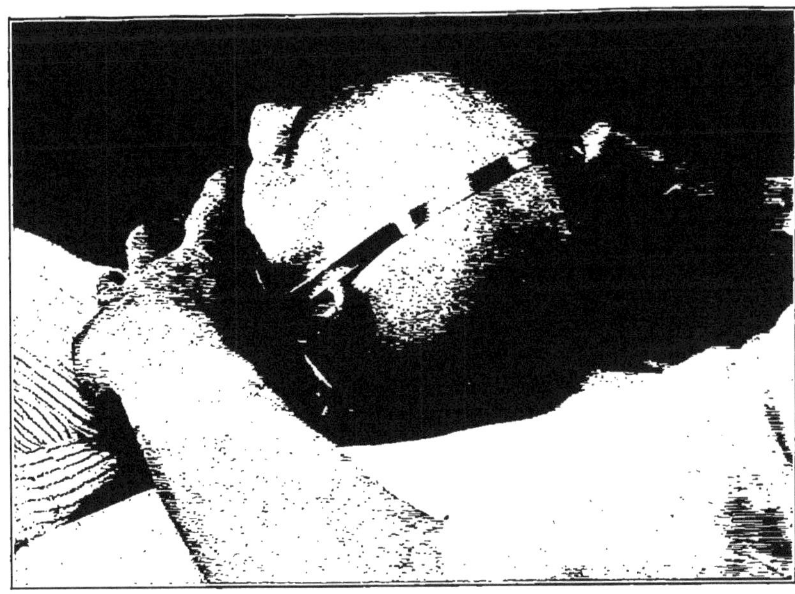

FIG. 66. — Recherche du bregma. — Equerre flexible de Broca : la main gauche en applique la branche horizontale sous la sous-cloison ; le pouce droit marque le bregma sur le *bord postérieur* de la lamelle verticale, au point où elle croise la ligne sagittale.

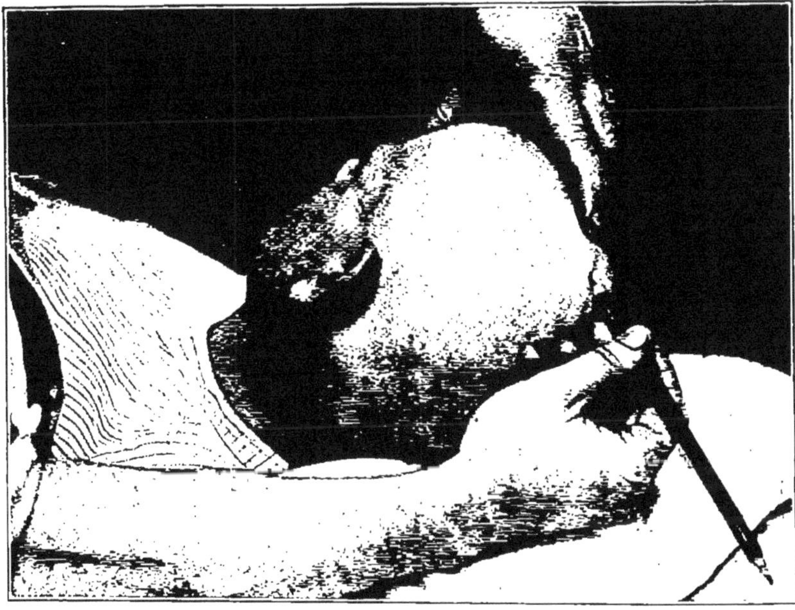

FIG. 67. — Recherche du point rolandique supérieur. — Le ruban qui a mesuré la ligne sagittale est lié en deux : appliquez-le, doublé, d'avant en arrière, à partir du sillon sous-glabellaire (pouce gauche); à 2 *centimètres en arrière du point où il finit* (index gauche), marquez le *point rolandique supérieur*.

5 centimètres 1/2 chez l'homme, 5 centimètres chez la femme, vous aurez le point rolandique supérieur (Broca, Lucas-Championnière).

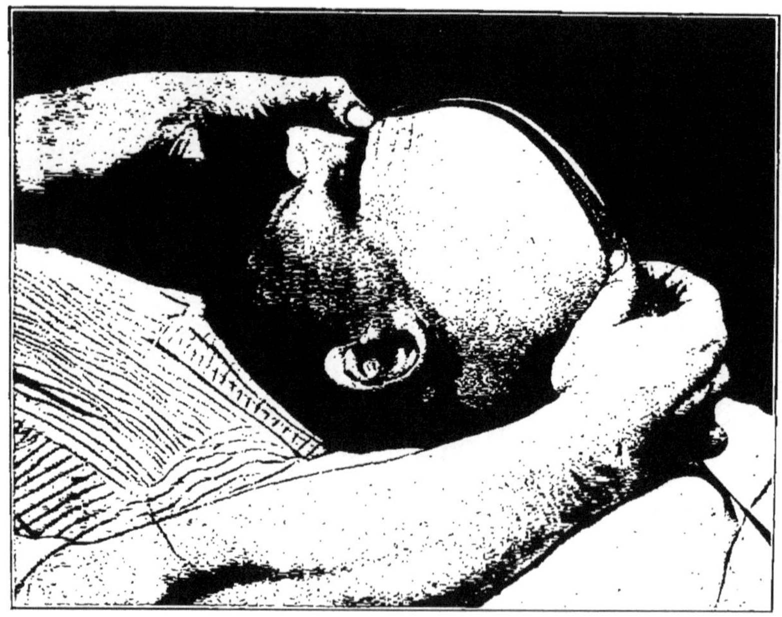

Fig. 68. — Recherche du point rolandique supérieur.
A partir du sillon sous-glabellaire, mesurez 18 centimètres sur la ligne sagittale.

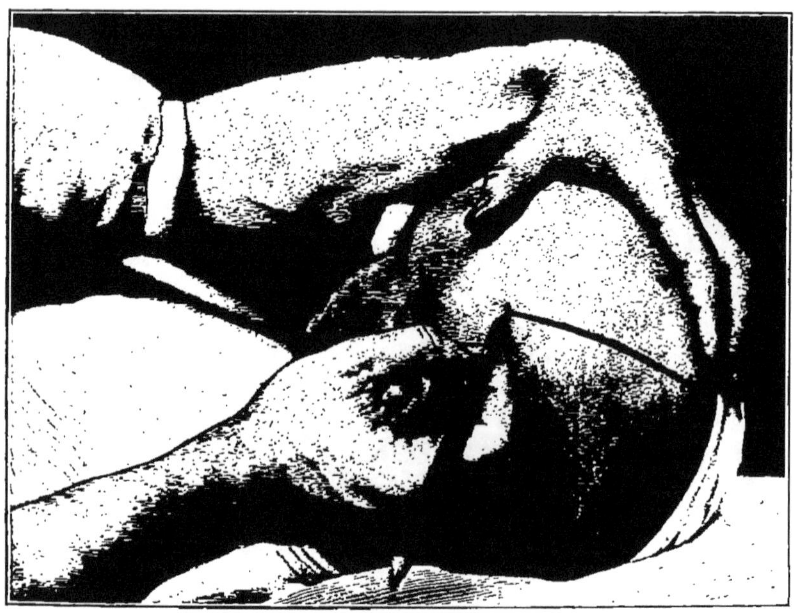

Fig. 69. — Direction de la ligne de Rolando.
Sur la ligne sagittale, en avant le point bregmatique, en arrière le point rolandique supérieur. Du point rolandique supérieur, on trace une ligne *vers le milieu de l'arcade zygomatique* : c'est la ligne de Rolando. Le crayon est arrêté approximativement au point rolandique inférieur

B. Mesurez la ligne sagittale, pliez en deux votre ruban, fixez l'une de ses

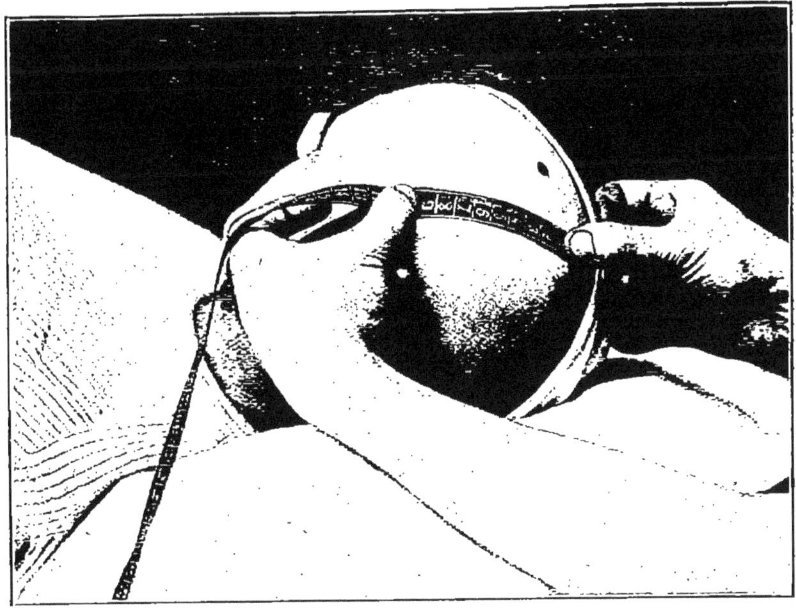

FIG. 70. — Direction et longueur de la ligne rolandique.

Le pouce droit fixe le ruban métrique au point rolandique supérieur; le ruban est dirigé vers le milieu de l'arcade zygomatique, et le pouce gauche marque, à 9 centimètres, le point rolandique inférieur.

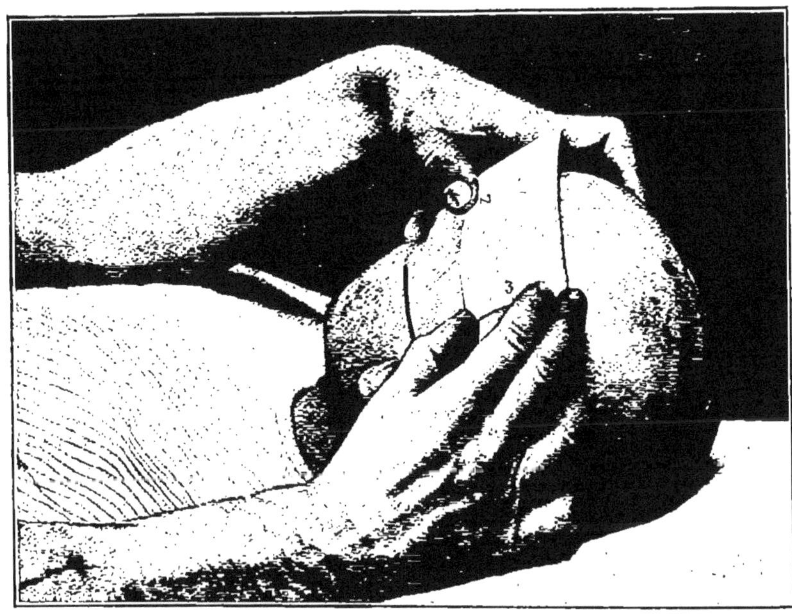

FIG. 71. — Point rolandique inférieur. — Procédé de la carte de visite.

Sur la ligne sagittale, le point bregmatique et le point rolandique supérieur.

extrémités dans le sillon naso-frontal, appliquez-le, doublé, sur la ligne médiane du crâne, d'avant en arrière : **au delà du point où il finit, comptez**

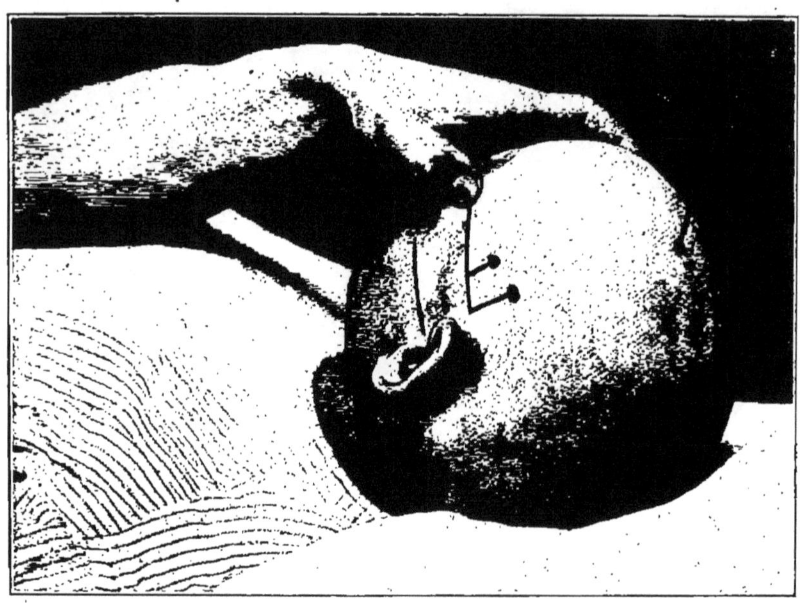

Fig. 72. — Détermination du point rolandique inférieur et de la circonvolution de Broca.

Ligne horizontale menée d'avant en arrière par l'angle orbito-temporal, que marque le pouce gauche sur cette ligne, *à 7 centimètres en arrière, perpendiculaire de 3 centimètres* : point rolandique inférieur; *à 5 centimètres en arrière, perpendiculaire de 2 centimètres* : circonvolution de Broca.

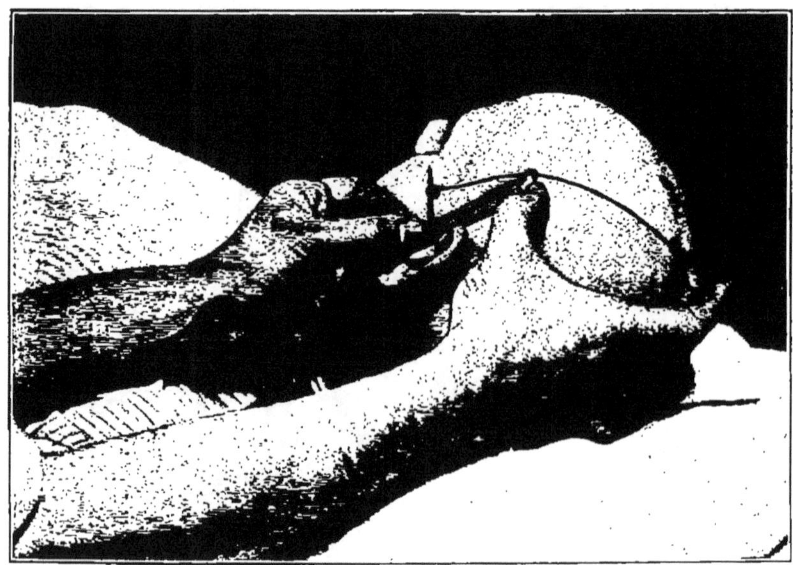

Fig. 73. — Point rolandique inférieur à 7 centimètres sur une perpendiculaire pré-auriculaire.

Le pouce et le médius gauches délimitent la ligne rolandique qui est prolongée jusqu'au milieu de l'arcade zygomatique.

2 centimètres : vous êtes sur le point rolandique supérieur (fig. 67).

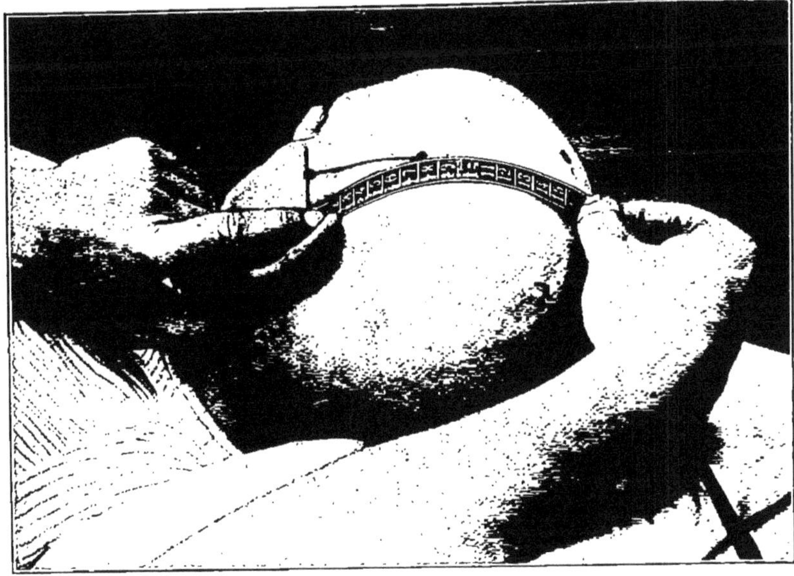

Fig. 74. — Point rolandique inférieur, à un doigt au-dessous du milieu de la *ligne auri-sagittale* (jalonnée par le ruban métrique).

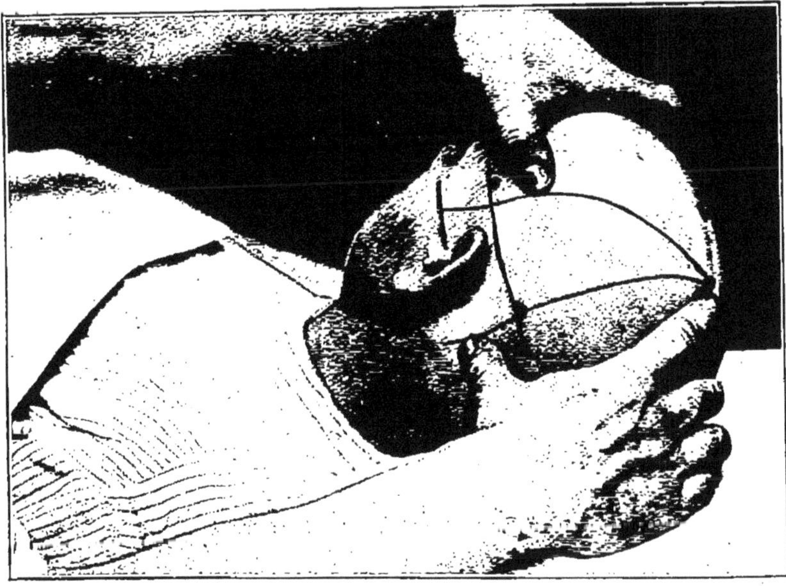

Fig. 75. — Suivez successivement sur cette figure : La *ligne horizontale inférieure* qui jalonne l'apophyse zygomatique : la *ligne horizontale supérieure*, partant du rebord supérieur de l'orbite et parallèle à la précédente ; la *ligne verticale rétro-mastoïdienne*, qui monte jusqu'au point rolandique supérieur (entre le pouce et l'index droits). — A la jonction de la verticale rétro-mastoïdienne et de l'horizontale supérieure, le *foyer de la méningée postérieure* (marqué par un point) ; sur la même horizontale supérieure, le *foyer de la méningée antérieure* (le second point). — Entre l'index droit et le pouce gauche, la *ligne de Rolando*, qui, prolongée, va rejoindre le milieu de l'arcade zygomatique.

C. Autre contre-épreuve : **A partir du sillon naso-frontal, mesurez, sur la ligne sagittale, 18 centimètres 1/2** (Poirier); vous êtes au point rolandique supérieur (fig. 68).

3° ***Le point rolandique inférieur. — La ligne de Rolando.*** — A. Vous avez le point rolandique supérieur : de ce point, menez votre ruban métrique **vers le milieu de l'arcade zygomatique, comptez 9 centimètres** : vous aurez la direction et le trajet de la ligne rolandique, et son point inférieur (fig. 69, 70 et 75).

B. Explorez de bas en haut le bord postérieur de l'apophyse orbitaire externe, et repérez l'angle qu'il forme en se continuant avec la crête tem-

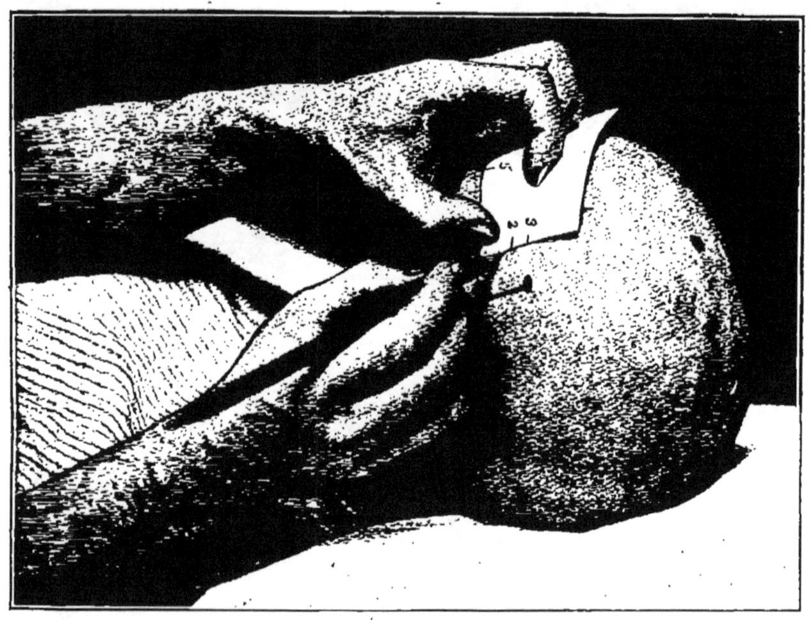

Fig. 76. — Détermination de la circonvolution de Broca. — Procédé de la carte de visite.

5 centimètres sont marqués sur le bord inférieur de la carte, 2 centimètres sur son bord vertical. Le bord inférieur est appliqué parallèlement à l'arcade zygomatique, à partir de l'angle orbito-temporal ; le crayon trace la perpendiculaire de 2 centimètres. En arrière, le point rolandique inférieur (perpendiculaire de 3 centimètres). Sur la ligne sagittale le point bregmatique et le point rolandique supérieur.

porale : c'est **l'angle orbito-temporal**. A partir de cet angle, tracez une ligne parallèle à l'horizontale inférieure et, sur cette ligne, d'avant en arrière, *comptez 7 centimètres*; à ce niveau, dressez une *perpendiculaire de 3 centimètres* : elle aboutit au point rolandique inférieur (Broca, Lucas-Championnière).

C. Le procédé de la carte de visite (fig. 71) facilite beaucoup cette recherche. Sur l'un des grands côtés de la carte, *mesurez 7 centimètres*, sur l'un des petits côtés, 3 *centimètres* ; disposez-la, comme l'indique la figure 70, parallèlement à l'horizontale inférieure; vous n'avez plus qu'à tracer ses deux côtés perpendiculaires : au point 3 répond le point rolandique inférieur.

Le tracé effectué est représenté figure 72.

D. Contre-épreuve : **Au-devant du tragus**, menez sur l'horizontale inférieure une *perpendiculaire de 7 centimètres* (Poirier) : vous êtes au point rolandique inférieur (fig. 73).

Prolongez cette perpendiculaire jusqu'à la ligne médiane : vous aurez la **ligne auri-sagittale**. Le point rolandique inférieur est à *un travers de doigt au-dessous du milieu de cette ligne* (fig. 74).

4° **La circonvolution de Broca.** — Par le procédé du ruban ou de la carte de visite, tracez, à partir de l'angle orbito-temporal, une horizontale de 5 centimètres, et, à son extrémité, une perpendiculaire de 2 centimètres : elle aboutit au pied de la circonvolution de Broca (fig. 76).

Enfin le procédé de Krönlein, basé, d'ailleurs, sur les données précédentes, est très pratique, ne suppose aucun chiffre, et fournit une suffisante approximation. Tracez (fig. 77) l'horizontale inférieure du crâne (bord inférieur de l'orbite, conduit auditif), et l'horizontale supérieure, parallèle à la première et passant par le bord supérieur de l'orbite; de l'une à l'autre, trois lignes verticales, *l'antérieure* émergeant du milieu de l'arcade zygomatique, *la moyenne* de l'articulation temporo-maxillaire, *la postérieure*, du bord postérieur de l'apophyse mastoïde. Prolongez la verticale rétro-mastoïdienne jusqu'à la ligne sagittale : vous avez le *point rolandique supérieur*; reliez-le au point où la verticale antérieure croise l'horizontale supérieure : vous avez la direction de la *ligne de Rolando*; prolongez la verticale moyenne jusqu'à la rencontre de cette ligne oblique : vous avez le *point rolandique inférieur*. Enfin, la bissectrice de l'angle jalonne la *ligne de Sylvius*.

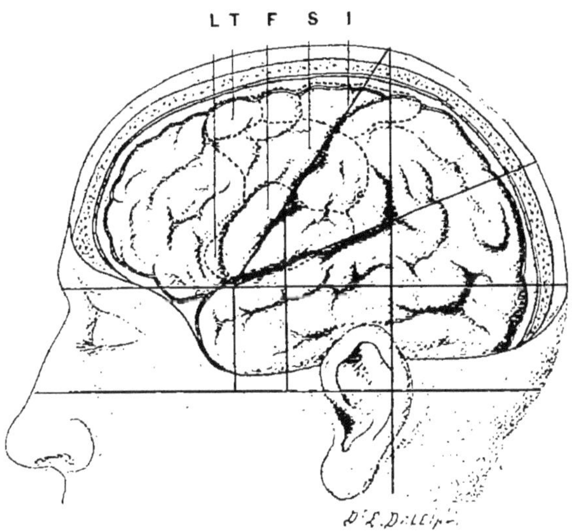

Fig. 77. — Schéma de Krönlein.

F, mouvements de la face. — I, mouvements du membre inférieur. L, langage articulé. — S, membre supérieur. — T, tronc.

Une fois en possession de la ligne rolandique[1] et de la ligne de Sylvius, il vous deviendra aisé de déterminer la topographie des principaux centres corticaux : ceux du membre inférieur, du membre supérieur, de la face, échelonnés, de haut en bas, sur la ligne; le premier au niveau *du tiers*

[1] Une fois sur l'os, on est toujours porté à chercher *trop en avant* la ligne rolandique : on se souviendra qu'elle est toujours *notablement en arrière de la suture fronto-pariétale.*

supérieur, le second au *tiers moyen et un peu en avant*, le troisième *au tiers inférieur*. Quant au centre du langage, il se trouve *en avant et un peu en dessous* du point rolandique inférieur, et nous avons vu comment on pouvait en marquer la place, sur le crâne.

Bien que, dans un fait de compression localisée, traumatique, les lésions soient toujours assez étendues, bien que la trépanation doive toujours être large, et que le « volet ostéoplastique » soit le procédé de choix, on fera bien de ne jamais passer outre à une bonne étude préalable du terrain.

Fractures infectées. — Il est trop fréquent que les fractures de la voûte, surtout les fissures, soient d'abord méconnues ou mal soignées : la plaie reste souillée, et vous n'êtes appelé, je suppose, qu'au moment où déjà elle suppure.

A. Même en l'absence de tout accident, le devoir du chirurgien est alors tout aussi pressant, et plus encore peut-être, que lors d'un traumatisme récent : il faut, et tout de suite, *agrandir la plaie, la laver, la désinfecter, extraire les esquilles*, en se créant une voie, au besoin, avec la pince ou la pince-gouge, *déterger le foyer*, inspecter de près la dure-mère et *terminer par le drainage*, sans réunion ou avec réunion incomplète de la peau.

B. D'autres fois, la *suppuration extra ou intra-dure-mérienne* s'accuse par des accidents graves. Le blessé, soumis d'abord à ce qu'on érige encore en méthode sous l'étiquette d'expectation, est pris, au bout de quelques jours, quelquefois assez tard, de fièvre, de frissons, d'une céphalée intense, de délire, de convulsions, d'accidents diffus. — Ailleurs, vous serez en présence de **phénomènes en foyer** : épilepsie jacksonienne, paralysies, aphasie, et vous serez en droit de soupçonner une suppuration collectée, un abcès.

Dans l'une et l'autre hypothèse, vous ouvrirez le foyer de fracture, en élargissant autant qu'il sera nécessaire l'orifice crânien : si vous trouvez une **nappe de pus extra-dure-mérienne**, elle sera évacuée et la cavité sous-crânienne, détergée et drainée : quand la dure-mère est intacte et d'apparence normale, on s'en tiendra là, et le pronostic sera d'ordinaire loin d'être mauvais.

Il en est autrement, dès que **la dure-mère est déchirée**, le cerveau blessé, et le pus diffusé dans un foyer anfractueux et profond, entouré de substance cérébrale ramollie : détergez soigneusement, avec de petits tampons montés, curettez doucement les parois, faites un bon drainage, vous ne pouvez rien de plus.

Il arrive encore qu'on trouve, sous la dure-mère, le **cerveau saillant, tendu, sans battements**, et souvent alors les sillons corticaux encombrés d'une sorte d'œdème glutineux : n'hésitez pas à plonger un bistouri étroit en pleine circonvolution, au centre de l'élevure immobile, ne vous contentez pas d'une simple ponction, mais incisez suffisamment l'écorce pour que l'abcès se vide bien et qu'il puisse être bien drainé.

Rappelons ici que, dans toutes ces suppurations traumatiques en foyer, le drainage doit être continué *très longtemps*, le drain fréquemment renouvelé et la détersion répétée; si l'on se fie à l'atténuation des accidents, qui suit d'ordinaire l'évacuation du pus, qu'on laisse les choses en l'état, ou que, devant la chute thermique, on s'empresse de retirer le drain, on s'expose à des surprises cruelles, et la stagnation du pus, dans un foyer si bien fait pour servir de milieu de culture, se révèle, à une date plus ou moins proche, par le retour et l'aggravation des complications.

Reste une dernière éventualité, terrible entre toutes, et qui ne s'annonce que trop clairement par les grandes oscillations fébriles, le ralentissement du pouls, les vomissements, les convulsions, le délire, le coma : je veux parler de la **méningo-encéphalite diffuse.** Si nous guérissons quelquefois la péritonite généralisée, ou du moins certaines formes de péritonite généralisée, nous ne guérissons jamais — il faut l'avouer — la méningo-encéphalite diffuse; et toutes les tentatives de lavage de la dure-mère n'ont été suivies jusqu'ici que des résultats les plus décourageants.

Pourtant nous sommes tout prêt, pour notre part, à y recourir encore, comme nous l'avons fait deux fois : l'orifice de la trépanation primitive fut agrandi, une autre ouverture forée plus loin et plusieurs litres d'eau bouillie tiède injectés lentement sous la dure-mère. Qui donc condamnerait ces interventions de suprême recours, qui, plus tôt et plus largement faites, deviendront peut-être, à quelque jour, des opérations de salut?

Fractures de la base du crâne. — Après les fractures de la base du crâne, on meurt de méningo-encéphalite, c'est-à-dire d'**infection**; or, l'infection a pour voie de pénétration dans la cavité crânienne le trait de fracture, qui la fait communiquer avec le nez, le pharynx ou l'oreille.

La conclusion est aisée à tirer : il faut, et cela tout de suite, **faire un lavage antiseptique très soigné de l'oreille, et fermer le conduit auditif externe** avec un tampon de gaze aseptique, puis faire et répéter de **larges injections dans le nez, la bouche, le pharynx** avec une solution chloralée ou simplement avec l'eau bouillie. J'ai vu guérir ainsi des fractures de la base des mieux caractérisées. J'ajoute que, dans les cas douteux, lorsqu'il n'y a eu d'écoulement sanguin ni par le nez ni par l'oreille, qu'il n'y a pas de paralysie faciale et qu'on a des raisons de croire à une simple commotion, il est toujours de bonne et sage pratique de recourir à cette désinfection préventive.

Devant la méningo-encéphalite, nous sommes désarmés. Aussi, pratiquée de bonne heure, la trépanation et le drainage de la dure-mère représentent-ils, comme nous le disions plus haut, une intervention fort rationnelle, qui a réussi entre les mains de P. Poirier [1].

[1] Il s'agissait d'une fracture de l'étage antérieur du crâne, au sixième jour, compliquée d'accidents méningitiques; on fit sauter, de chaque côté du crâne, au-dessus du conduit auditif, une plaque large de 6 centimètres, haute de 5 centimètres, et l'on incisa la dure-mère; il s'écoula « une notable quantité d'un liquide rougeâtre, légèrement poisseux, analogue à du cassis; le lobe temporal fut soulevé avec l'index, et la manœuvre donna issue à quelques cuillerées du même liquide. Deux drains furent placés de chaque côté, l'un à une profondeur de 12 centimètres entre le lobe sphénoïdal et la tente du cervelet, l'autre, plus court, sous le lobe temporal ». Trente-six jours après l'accident, le malade était complètement guéri. (P. Poirier, Fracture de l'étage antérieur du crâne, méningite consécutive, trépanation double, guérison. *Bulletin de la Soc. de chir.*, 13 janvier 1901, p. 17.)

TRAUMATISMES DU CRANE PAR ARMES A FEU

Il est exceptionnel d'observer dans la pratique civile des traumatismes du crâne par le fusil de guerre ou le revolver d'ordonnance. Ce qui distingue d'ailleurs les plaies de guerre, c'est leur extrême gravité : animé d'une force de pénétration considérable, préservé de toute déformation par son enveloppe, le projectile traverse d'ordinaire la boîte crânienne de part en part, *en la faisant éclater* : ce n'est que dans des conditions très rares que des balles perdues, à la fin de leur course, peuvent déterminer des lésions comparables à celles que nous observons avec les balles « civiles ».

Ici, en effet, nous avons affaire à des projectiles de plomb mou, déformables, doués d'une force de pénétration très médiocre et le plus souvent tirés de très près. Les armes qui ont servi sont d'ordinaire les suivantes : le revolver, les diverses variétés de pistolets, les carabines (Flobert, etc.), le fusil de chasse, chargé à balles, à chevrotines ou à plomb.

Suivant la région atteinte, il y a lieu de distinguer et d'étudier séparément : 1° les coups de feu de la **voûte du crâne**; 2° les coups de feu de l'**orbite**; 3° les coups de feu de la **bouche**; 4° les coups de feu de l'**oreille**.

I

COUPS DE FEU DE LA VOUTE DU CRANE

Dans les tentatives de suicide, c'est *à la tempe* le plus souvent, et à la tempe droite, que le coup de feu a été tiré, ou encore *au front*. Au vertex, à la région latérale postérieure, à l'occiput, les coups de feu sont plus rares, et résultent habituellement d'un accident ou d'une tentative criminelle.

Un jeune homme de vingt-deux ans se tire, à la tempe droite, un coup de revolver calibre 7. On accourt au bruit : on le trouve étendu sur le parquet, mais en pleine connaissance. Il se relève lui-même; il est en proie à une violente excitation, mais ne présente aucun accident localisé. A trois doigts en arrière de l'apophyse orbitaire externe, on constate une perforation arrondie, noire, par laquelle sourd un peu de sang.

C'est là le type du traumatisme le plus trompeur et souvent le plus dangereux pour l'avenir, et voici pourquoi : il n'y a pas d'accidents, pas d'hémorragie, pas d'indication pressante : aussi, que fait-on trop souvent? On se borne à une désinfection *extérieure*, plus ou moins sommaire, on applique un pansement et l'on attend; ou bien encore, avec un stylet, une sonde cannelée, on *explore* la plaie, sans autre précaution, et l'on cherche à s'assurer si elle est pénétrante et si, d'aventure, on ne rencontrerait pas la balle.

L'une et l'autre pratique sont également funestes et procèdent d'une doctrine également fausse.

La vraie doctrine, la voici : au moment où nous voyons le blessé, il y a une part de désordres *irréparables*, si la balle est pénétrante : ce sont les lésions mécaniques des centres nerveux; mais il y a des accidents sur lesquels nous pouvons agir : l'hémorragie, l'infection.

Or, c'est à l'infection, à la méningo-encéphalite que les blessés succombent le plus souvent, et c'est encore l'origine de la plupart des accidents tardifs.

Aussi la désinfection de la plaie et du trajet, aussi loin que possible, représente-t-elle l'indication fondamentale : **nous n'intervenons pas pour extraire la balle**, non; si nous la trouvons aisément, ce sera tout bénéfice; mais le but que nous devons poursuivre, c'est de **désinfecter le trajet** qu'elle a suivi.

Revenons donc à notre blessé de tout à l'heure. Vous êtes appelé aussitôt après l'accident.

Faites-vous présenter l'arme, informez-vous de la nature du projectile, de la charge, de l'attitude du blessé, de la direction du canon : n'attachez d'ailleurs à ces derniers renseignements qu'une valeur médiocre. Voyez s'il n'y a pas de sang dans l'oreille, si votre homme n'a pas perdu de sang par le nez, s'il n'en a pas craché : assurez-vous de l'absence de trouble oculaire.

Enfin, examinez, à l'œil et au doigt, la surface du crâne et cherchez s'il n'existe pas d'autre plaie, pas d'autre relief, de point soulevé; faites ouvrir la bouche et inspectez aussi le fond de la gorge et le voile. N'oubliez pas non plus que les *coups de feu à blanc*, tirés à bout portant ou très près du crâne, sont susceptibles de créer une plaie contuse, dont le premier aspect peut tromper.

Jusqu'ici, ne touchez pas à la plaie, n'y mettez pas le doigt, n'y introduisez pas de stylet, pas de sonde cannelée, pas de sonde. Rasez le cuir chevelu autour du trou noir, sur une zone de 8 à 10 centimètres; brossez-le, savonnez-le, lavez-le à l'éther et au sublimé. Profitez du coma ou de la stupeur qui suit parfois l'accident, ou bien faites donner le chloroforme, très prudemment.

La tête est bien exposée, solidement maintenue. Élargissez la plaie de deux coups de ciseaux, en croix, coupez, s'il le faut, les fibres du temporal, relevez et écartez les lambeaux, et lavez consciencieusement tout le foyer avec des tampons imbibés d'eau bouillie; extrayez les corps étrangers, cheveux, poussières, etc., et frottez la face profonde de la peau ambiante, décollée. — **Alors seulement examinez le crâne.**

1. ***Il n'y a pas de trou, mais une simple dépression***, plus ou moins fendillée, et, au fond, ou tout près, une masse noirâtre, aplatie, collée sur l'os, encastrée dans son épaisseur, à demi voilée par une membrane blanchâtre : la plaie n'est pas pénétrante, et cette masse déformée, c'est *le projectile*. Rappelez-vous qu'il n'est pas brillant, qu'il est souvent masqué par le péricrâne, sous lequel il a glissé, ou par les bords soulevés de la dépression osseuse, qu'il est déformé, parfois fragmenté. Mettez-le bien à nu et

enlevez-le avec une pince, s'il est tout superficiel; avec le bout de la rugine courbe ou de la curette, s'il tient un peu; ou, s'il est fortement enclavé, servez-vous de la gouge et du marteau. Recherchez et enlevez les fragments parcellaires perdus dans le péricrâne, et assurez-vous qu'il n'existe pas, *sous la balle, une fracture esquilleuse ou un enfoncement.*

Il arrive qu'on ne découvre pas tout d'abord le projectile, et, de fait, il peut être « ressorti » : n'y croyez pas trop et continuez à chercher plus loin, du côté où la peau est décollée, avec l'œil et le doigt.

Ces *coups de feu non pénétrants* sont d'ordinaire très bénins; on déterge le foyer, on excise les lamelles fibreuses imprégnées de poudre, on réunit partiellement les débridements et l'on chiffonne une lamelle dans la plaie.

II. Plus souvent vous découvrirez sur le crâne un ***trou rond, à l'emporte-pièce***, quelquefois à demi obturé par le projectile, d'ordinaire libre et laissant voir seulement, dans la profondeur, des esquilles enfoncées, des caillots. Ses dimensions sont en rapport avec la force de pénétration de la balle : *s'il est large, le coup a été tiré de près*, et, vous pouvez ajouter, *la balle est profonde.*

Commencez par élargir la perforation à la pince-gouge, pour explorer et traiter tout à votre aise le foyer profond, endocrânien. Pour cela, décollez la peau à la rugine courbe tout autour du trou noirci, et regardez si des fissures ne s'en détachent pas, si elles sont larges, si elles s'irradient vers la base. De fait, les fractures irradiées de la base sont une complication assez rare, mais grave, de ces coups de feu de la voûte, et qui en assombrissent singulièrement le pronostic (fig. 78).

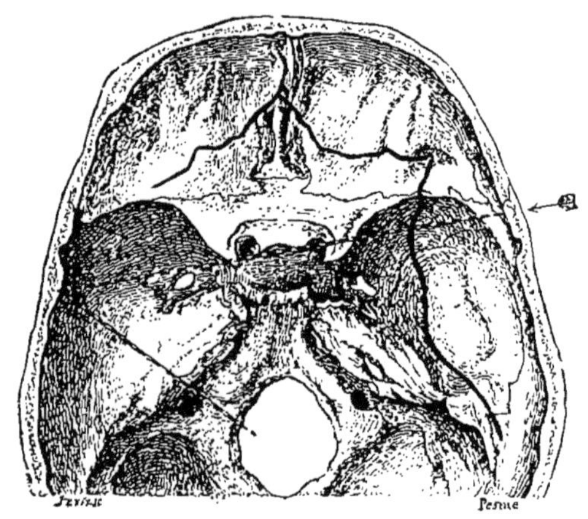

Fig. 78. — Fracture indirecte de la base du crâne par coup de feu (O. Messerer). — La ligne ponctuée indique le trajet du projectile dans le crâne, avant et après sa réflexion contre la paroi opposée au trou d'entrée.

L'orifice crânien est agrandi : au-dessous, vous allez chercher : 1° les *esquilles*, souvent nombreuses, libres ou implantées dans la dure-mère et le cerveau; 2° le *projectile*, déformé ou fragmenté.

Les esquilles étant extraites avec les précautions ordinaires, la **dure-mère est intacte : elle bat.** Ne vous hâtez pas trop de conclure à sa complète intégrité et à celle du cerveau; la balle glisse parfois sous le crâne et pénètre un peu plus loin. Avec le bout mousse d'une sonde cannelée recourbée, cherchez si la dure-mère adhère bien sur tout le pourtour de l'orifice osseux; est-elle décollée d'un côté, poussez doucement l'instrument, en le tenant toujours accolé à l'endocrâne; s'il ramène du sang, des détritus noirâtres, vous êtes dans la voie suivie par le projectile, et vous parviendrez à le sentir entre la dure-mère et l'os, et distant parfois de plusieurs centimètres du trou d'entrée. En vous faisant du jour avec la pince-gouge, vous réussirez à l'extraire, et vous aurez le champ libre pour désinfecter le trajet.

Cette fois encore, le pronostic est heureux et l'intervention assez simple.

L'ère des difficultés commence quand, une fois la perforation agrandie, vous vous trouvez en présence d'une **dure-mère irrégulièrement trouée et qui donne issue à de la bouillie cérébrale.** Avant tout, détergez et exposez bien le foyer : excisez les débris effilochés de la dure-mère; avec de petits tampons montés, enlevez le sang, les caillots, la bouillie rougeâtre, retirez une à une les esquilles : alors seulement, si vous n'avez rencontré encore ni le projectile, ni les fragments du projectile, vous pourrez faire l'exploration permise.

Dites-vous bien — et dites-le autour de vous — que, *presque jamais*, vous ne trouverez la balle dans le cerveau; contentez-vous de vous assurer, par une recherche courte et prudente, qu'elle n'est pas restée — par un hasard dont il serait malheureux de ne pas profiter — dans les couches périphériques, à votre portée.

Regardez donc attentivement le fond en cratère du trajet cérébral que vos tampons ont détergé; engagez très doucement le bout de la sonde cannelée à un 1/2, 1 centimètre, 2 centimètres tout au plus; si vous ne heurtez pas de corps dur, arrêtez-vous, ne cherchez pas plus loin, ne cherchez pas ailleurs : la balle n'est pas tout près, *vous ne savez pas, vous n'avez aucun indice pour savoir où elle est.* — Laissez un drain à l'entrée de la plaie cérébrale, rapprochez, s'il y a lieu, les lambeaux de dure-mère, et tamponnez mollement la cavité.

Une chance heureuse — et sur laquelle, je le répète, il ne faut jamais compter — vous montre-t-elle, au fond du foyer cérébral, un corps noirâtre, ou l'avez-vous senti tout près, à fleur de cerveau, procédez à l'**extraction** (1), et, pour cela, rappelez-vous que vous êtes en plein tissu mou, presque diffluent, et qu'une manœuvre un peu brusque refoulera aisément le projectile, qui, dès lors, sera perdu.

Donc, conduisez une pince à mors plats jusqu'à son contact; ouvrez-la prudemment et tâchez de saisir *en travers, par le plein*, le corps étranger; avant de faire la moindre traction, assurez-vous qu'il est bien tenu, qu'il ne glisse pas.

Autre remarque : ce que l'on sent de *dur*, ce n'est pas toujours la balle, c'est encore parfois *une esquille* projetée dans l'épaisseur de la substance

(1) Comme le fit Morestin, avec plein succès, dans l'observation que voici. Il s'agissait d'un homme de trente-huit ans, qui s'était tiré, quelques heures avant, trois coups de revolver à la tempe droite : il y avait trois orifices; aucun symptôme cérébral. Un lambeau convexe en haut fut taillé et rabattu, et l'on découvrit un projectile sous la peau, un autre enchâssé dans l'os; la perforation crânienne fut agrandie, pour extraire les esquilles, et la dure-mère apparut noirâtre et sous-tendue par du sang. Elle fut incisée et donna issue à des caillots et de la bouillie cérébrale : au fond de ce foyer, le doigt sentit, vers la base du crâne, dans le lobe sphénoïdal, une balle, qui fut extraite aisément avec une pince. Tamponnement à la gaze stérilisée. Guérison. (*Soc. de chir.*, 7 nov. 1900.)

cérébrale : retirez-la avec les précautions qui viennent d'être indiquées.

Hors de ces « présentations » favorables, **la recherche du projectile dans le cerveau est inutile ou dangereuse, au moins en règle commune et avec les moyens ordinaires de la chirurgie d'urgence** ([1]). — En effet, cette recherche n'est guidée par aucune donnée précise : la direction du trajet intra-cérébral est le plus souvent fort douteuse et bien malaisée à déterminer; alors même que le projectile occuperait un point de ce trajet, nous ne savons rien de la profondeur à laquelle il s'est arrêté; il a pu s'aplatir, s'incruster dans la faux du cerveau, à la face profonde du crâne; de plus, il se réfléchit très souvent (voy. fig. 78) et vient s'enfouir au fond d'un trajet *rétrograde*, absolument inaccessible à toute exploration (Delbet et Dagron).

Nous ne sommes donc jamais sûrs de le rencontrer dans le trajet, et, de plus, ce trajet, les instruments explorateurs, quels qu'ils soient, ne le suivent presque jamais sans « fausses routes ». Même lorsque la trouée cérébrale est profonde et qu'elle reste nette jusqu'à plusieurs centimètres de profondeur, plus loin, on ne sait pas ce qu'on fait, et nous avons pu nous en convaincre sur deux blessés.

Qu'on ait trouvé et extrait des balles ainsi perdues dans le cerveau, les faits sont là pour le démontrer ; mais ils sont bien rares, et plus rares encore les cas où ces recherches ont été suivies de guérison.

Avec un explorateur mou, flexible, une sonde de caoutchouc rouge stérilisée (Terrier), le chirurgien pourra donc procéder, s'il veut en prendre la responsabilité, à une exploration profonde, peut-être sans trop de danger; mais il doit être bien prévenu qu'il se livre à une besogne sans règles fixes et qu'il doit attendre du hasard seul — ou à peu près — un résultat positif.

Ajoutons que la radiographie rend aujourd'hui plus inutiles encore ces tentatives. Sans doute, la radiographie simple ne nous fournit qu'une seule donnée, précieuse elle-même, il faut le reconnaître : celle de la présence du projectile dans le cerveau; pour obtenir une localisation utilisable, des manœuvres spéciales, des instruments qu'on ne trouve que dans les grands centres restent indispensables ([2]). Peut-être est-il permis d'espérer que des simplifications ultérieures faciliteront la vulgarisation de la méthode ([3]).

([1]) Ce n'est pas là, du reste, une conclusion définitive et sans appel; et la grande mortalité qui suit les coups de feu pénétrants est bien de nature à nous faire espérer mieux. Sur 197 plaies du crâne par balles de revolver, Tillmanns compte 83 morts (42,1 pour 100) et 114 guérisons (57,8 pour 100); or, 72 de ces plaies n'étaient pas pénétrantes : elles ont toutes guéri, un seul cas excepté; 125 étaient pénétrantes : elles ont donné 43 guérisons (34,4 pour 100) et 82 morts (65,6 pour 100); le traitement ayant toujours été essentiellement expectatif, et la trépanation n'ayant eu lieu que lors d'hémorragies primitives abondantes ou en présence de paralysies ou de contractures du côté opposé. (TILLMANNS, Zur Behandlung der Schädelschusswunden. *Deutsche milit. Zeitschrift*, 1896, t. I, p. 22.)

([2]) Je ne puis que rappeler ici l'excellente méthode de Contremoullins, et les indications très précises qu'elle fournit.

([3]) Toujours est-il qu'elle exige des manœuvres trop complexes, pour qu'on puisse l'appliquer dans les premières heures et compter sur elle dans l'intervention primitive, d'urgence; Tuffier l'a fait remarquer fort justement. (*Soc. de chir.*, *loc. cit.*)

En attendant, si vous avez **soigneusement évacué et désinfecté le foyer de fracture et la plaie cérébrale**, et si, n'ayant pas rencontré la balle, vous vous arrêtez prudemment **en faisant un bon drainage**, vous pourrez vous dire ceci : « J'ai fait tout le nécessaire; mon blessé reste exposé à deux dangers sur lesquels je ne puis rien : *l'infection de la partie profonde du trajet, les accidents tardifs dus au projectile* ». S'il échappe au premier, il sera toujours loisible de faire faire plus tard l'examen radiographique et de tenter l'extraction, si des accidents surviennent.

Quelques mots d'une éventualité très rare : celle où l'on a constaté, **sur une autre région du crâne, une déformation, un soulèvement indiquant peut-être le niveau de sortie de la balle** (fig. 79).

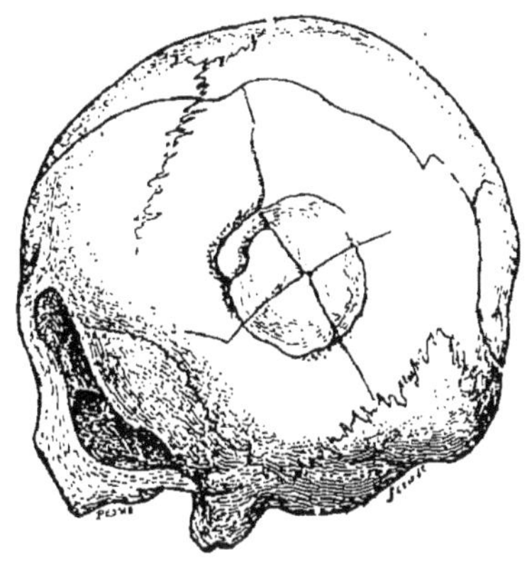

Fig. 79. — Coup de feu du crâne avec revolver d'ordonnance à 2 mètres. — Soulèvement extérieur en forme de cône au point d'arrêt de la balle après pénétration. (Chauvel et Nimier, *Traité pratique de chirurgie d'armée*, fig. 45).

Il est alors tout indiqué — une fois faite la « toilette » du foyer d'entrée — d'inciser en ce point, de trépaner, s'il le faut, et de chercher le projectile. On ne le trouvera pas toujours (s'il s'est simplement réfléchi).

Enfin, je rappelle seulement que la balle ou les esquilles qu'elle chasse devant elle créent parfois tous les désordres vasculaires que nous avons signalés plus haut, à propos des fractures : il arrive que vous trouviez le blessé couvert de sang et que le trou d'entrée soit le siège d'une abondante hémorragie. Hâtez-vous de « préparer » la région, mais que le souci d'une hémostase rapide ne vous fasse jamais négliger la désinfection préalable : *on supporte bien une large perte de sang, on meurt toujours de méningo-encéphalite*; au besoin, la carotide primitive pourrait être comprimée. Là encore, il sera nécessaire de se faire du jour, de bien nettoyer le foyer, de chercher le point qui donne, méningée, sinus, cerveau, etc., de faire la ligature médiate, le bourrage au catgut ou le tamponnement.

II

COUPS DE FEU DE L'ORBITE

Il faut, en pratique, distinguer les coups de feu **tirés directement dans l'œil ou qui atteignent le globe obliquement** par un de ses côtés, et ceux qui **n'intéressent que la zone rétro-bulbaire de l'orbite**.

En effet, les balles qui pénètrent par *la joue*, par *la racine du nez*, par *la tempe*, par *le front*, peuvent traverser l'orbite ou s'y arrêter, sectionner ou comprimer le nerf optique et les vaisseaux, et créer des désordres oculaires de la plus haute, et quelquefois de la plus irrémédiable gravité [1].

Mais les indications immédiates diffèrent, suivant qu'il existe ou non des lésions matérielles graves du globe.

1° **L'œil est blessé et perdu d'emblée.** — En nettoyant un revolver qu'il ne croyait pas chargé, un de nos malades fait partir l'arme et reçoit une balle à la racine du nez. Perte de connaissance, hémorragie abondante par la plaie. Deux heures après, je constate ce qui suit : le trou d'entrée, noir et déchiqueté, est à un doigt en dedans de l'angle interne des paupières, le trajet est oblique en haut et en dehors. Gonflement énorme des paupières, qu'on peut à peine écarter. Sous le chloroforme, on trouve le globe oculaire affaissé, la cornée rompue, le corps vitré presque entièrement évacué : *l'œil a été traversé de part en part par le projectile, il est perdu.*

En pareil cas, l'**énucléation immédiate**, suivie le plus souvent de l'évidement de l'orbite, permet seule de remplir les deux indications fondamentales : désinfection, drainage: elle prévient les graves complications, phlegmon de l'orbite, ophtalmie sympathique, méningo-encéphalite, dont il est irrationnel d'attendre le signal.

Si la tuméfaction palpébrale est extrême, on se fera du jour, *en incisant l'angle palpébral externe*, sur une longueur de 2 à 3 centimètres. Les deux paupières largement écartées, la conjonctive sera incisée circonférentiellement, à 1 centimètre du limbe cornéal, et le globe prestement isolé, avec les ciseaux courbes ou la sonde cannelée. Comme ce n'est là, d'ordinaire, que le premier temps de l'évidement de l'orbite, il est inutile de prendre les précautions d'usage pour ménager la capsule de Ténon, elle-même souvent lacérée. Le mieux sera d'amarrer le globe ou le moignon de globe, avec une pince à griffe, et, en le faisant basculer successivement en bas, en haut et de chaque côté, de couper avec les ciseaux courbes les attaches des quatre droits et des deux obliques, et enfin, tout au fond, le nerf optique.

En général, le foyer sanguin qui occupe le fond de l'orbite est ouvert, à ce moment : avec la pince à disséquer et les ciseaux courbes, on excise rapidement les débris de la capsule, la graisse, les muscles, tout le contenu. Le suintement sanguin est alors très abondant ; on tamponne et l'on attend un peu; il s'arrête sans trop de peine par la forcipressure et le tamponnement.

On cherche alors le trou de sortie, ou mieux *le trou d'entrée de la balle dans le crâne*, et il arrive que de la bouillie cérébrale, s'échappant au moment de l'énucléation de l'œil ou du curage de l'orbite, ait déjà témoigné de la gravité des lésions profondes.

C'est le plus souvent *sur la voûte de l'orbite ou sur sa paroi interne* que la balle a marqué son passage ; l'orifice est agrandi, les esquilles extraites, le foyer sous-dure-mérien ou intra-cérébral détergé (voy. plus

[1] On peut observer, d'ailleurs, des lésions de gravité fort diverse ; la plus bénigne est représentée par la section isolée d'un muscle et la diplopie consécutive.

haut, p. 78), sans que, là encore, la découverte de la balle soit tenue pour l'objet principal de l'intervention. On termine par une toilette minutieuse, un drain « en bonne place », et le tamponnement de l'orbite ([1]).

2° **Il n'existe pas de lésions matérielles du globe de l'œil.** — Nous voulons parler des balles qui traversent la partie postérieure de l'orbite, ou même la région rétro-orbitaire, en créant directement ou indirectement des **lésions du nerf optique**, qui se traduisent par la perte ou l'affaiblissement considérable de la vision.

Un jeune homme se tire un coup de revolver à la tempe gauche : perte de connaissance assez courte, pas d'hémorragie par la plaie, pas d'accidents cérébraux, mais *abolition immédiate et complète de la vue, à gauche, et diminution assez notable, à droite*. On trouve, à la tempe, à un doigt et demi en arrière de l'apophyse orbitaire externe et à deux doigts au-dessus de l'apophyse zygomatique, un trou noirâtre, large comme une pièce de 20 centimes. L'œil gauche est, du reste, de tonus normal, la pupille est dilatée et immobile, la cornée insensible, il n'y a pas d'exophtalmie.

La suppression de la vision peut être due : à la *section du nerf optique par la balle* ou à son attrition complète ; à *sa section ou à sa compression par un fragment d'os* ; à *sa compression par un hématome intra-orbitaire*. Cette dernière hypothèse ne cadre guère avec l'absence d'exophtalmie. Quoi qu'il en soit, il y a un grand intérêt à intervenir tout de suite, et pour libérer le nerf, s'il est intact, et **pour désinfecter le trajet**, qui peut fort bien finir dans le cerveau.

Incision cruciale au niveau de l'orifice d'entrée, section du muscle temporal jusqu'à l'os, et relèvement, à la rugine, des quatre lambeaux cutanéo-musculo-périostiques. On découvre un orifice rond, un peu dentelé, occupant la partie inférieure de la grande aile du sphénoïde : on l'agrandit à la pince-gouge, on extrait plusieurs esquilles sous-craniennes et quelques caillots ; on tombe sur la dure-mère intacte, et qui bat : aucun trajet ne paraît mener

([1]) L'observation suivante de Bayer pourra servir d'exemple : « Homme de vingt-neuf ans, coup de revolver à l'orbite droite. Les deux paupières sont tuméfiées par un épanchement sanguin qui se prolonge dans l'orbite et se diffuse à la région fronto-pariétale ; elles se laissent à peine entr'ouvrir. A 1 centimètre 1/2 ou 2 centimètres de l'angle palpébral interne, à la racine du nez, on trouve l'orifice d'entrée, irrégulier, déchiqueté, noirci, de 4 à 5 millimètres de large : il conduit dans un trajet oblique de bas en haut et de dedans en dehors. Sous le chloroforme, on constate que la cornée est rompue, le globe troué, le corps vitré presque totalement évacué.

L'énucléation du globe est immédiatement pratiquée en laissant d'abord un moignon scléro-tical large comme une pièce de cinq pfennigs autour du nerf optique. *De la matière cérébrale* s'échappe de la voûte orbitaire. On vide alors l'orbite de son contenu en excisant le moignon optique : l'hémorragie de l'artère ophtalmique s'arrête sous le tamponnement, mais du sang coule en abondance par un trou à bords irréguliers qui siège à 2 centimètres 1/2 en arrière du rebord orbitaire, un peu en dehors de la ligne médiane. L'orifice est élargi avec le ciseau et le maillet, quelques esquilles sont extraites sans difficulté et l'on aperçoit *un trajet intra-cérébral*, dans lequel une exploration très prudente à la sonde ne révèle aucun projectile. Une demi-cuillerée à café de bouillie cérébrale s'en écoule et, après une désinfection soigneuse à la solution de sublimé, on tamponne à la gaze iodoformée. Le débridement de l'angle palpébral externe — d'environ 3 centimètres — est réuni ; le pourtour de l'orifice d'entrée excisé. Après des accidents d'hémiplégie transitoire, le blessé put quitter la clinique de Czerny cinq semaines après. (Bayer, Zur primären Trepanation bei Schussverletzungen des Schädels. *Beitr. zur klin. Chir.*, 1897, Bd. XVII, III, p. 743, obs. 5.)

dans l'orbite; en dessous, la sonde cannelée, prudemment conduite, glisse vers la base du crâne. Tamponnement peu serré, sans réunion.

Il n'y eut pas d'accidents cérébraux, le blessé guérit, mais la vision de l'œil gauche resta abolie, celle de l'œil droit se rétablit très lentement. L'examen radiographique démontra que la balle était logée au niveau du chiasma.

Ici la situation du projectile le rendait inaccessible. Ailleurs et plus souvent, **en se créant une voie suffisante au niveau de l'orifice d'entrée**, on sera conduit dans l'orbite : avec beaucoup de soin, le sang sera évacué, les caillots, les esquilles, les débris de balle enlevés peu à peu; si l'œil peut être sauvé, il ne le sera que par cette intervention; s'il est perdu, la désinfection et le drainage du foyer orbitaire préviendront, dans la limite du possible, les complications.

III

COUPS DE FEU DANS LA BOUCHE

Lorsque la balle a pénétré dans le crâne, ces traumatismes sont d'autant plus graves que nous sommes moins armés contre eux. En effet, toute intervention directe est d'ordinaire impraticable, la désinfection des cavités naso-bucco-pharyngiennes est fort difficile et toujours incomplète, quoi qu'on fasse, et une part trop grande du résultat définitif se trouve fatalement réservée au hasard.

Avec le revolver d'ordonnance, un coup de feu dans la bouche crée des désordres terribles : la force explosive fait éclater le maxillaire, la voûte, la base du crâne, et la mort immédiate est la conséquence ordinaire de pareilles lésions.

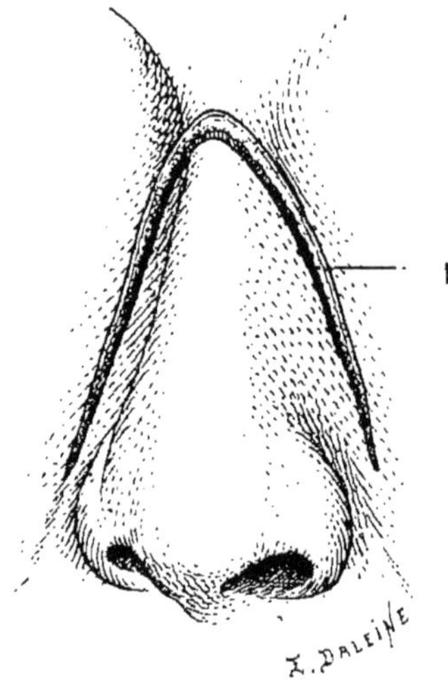

Fig. 80. — Rabattement du nez par la méthode d'Ollier.
1, tracé de l'incision.

Avec les armes « civiles », ce dénouement subit est plus rare. Le blessé a perdu, en général, une abondante quantité de sang par le nez et par la bouche; parfois — et il est utile de s'en enquérir — des débris osseux, de la bouillie cérébrale, ont été, avec le sang, crachés ou mouchés. A l'examen de la bouche et du pharynx, on trouve la langue tuméfiée, la voûte palatine ou le voile perforés, fendus, fissurés; la muqueuse est le plus souvent maculée de noir et boursouflée tout autour de l'orifice, qu'il faut savoir chercher et reconnaître.

Si l'on ne voit rien au premier examen, le doigt, introduit dans la profondeur, explore la surface du voile, ses attaches, la face postérieure du pharynx. De fait, en l'absence de signes nets de pénétration endocranienne, il ne faut pas trop se hâter de conclure à pareil accident, tout en prenant avec la plus grande rigueur les précautions que nous allons dire. Dans un cas, qui date déjà de bien loin et dont nous avons été témoin, un maître éminent avait cru pouvoir conclure à la pénétration et déterminer même le siège de la balle dans l'encéphale, d'après la simple attitude et l'aspect du blessé : *l'examen direct montra que la balle était logée derrière la paroi postérieure du pharynx.*

Quoi qu'il en soit, conduisons-nous toujours — et d'emblée — **comme si la pénétration endocranienne était démontrée.**

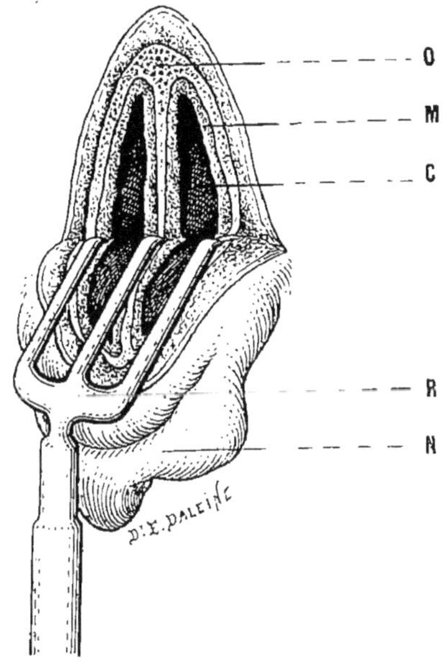

Fig. 81. — L'auvent nasal rabattu.

O, squelette du nez. — M, muqueuse. — C, cavité des fosses nasales. — R, grand rétracteur. — N, nez rabattu.

La bouche, le pharynx et les fosses nasales seront largement irrigués, toutes les trois heures, avec une solution antiseptique chaude (chloral, eau oxygénée étendue, etc.).

Si l'hémorragie était très abondante et tenace, et qu'il y eût lieu de soupçonner la blessure d'un gros vaisseau, on pourrait, comme Schwartz l'a fait avec succès [1], *en rabattant le nez par la méthode d'Ollier*, se créer un large accès et *réaliser un tamponnement élevé et profond.*

Faites jusqu'à l'os une incision transversale qui croise la racine du nez, et deux autres qui descendent de chaque côté dans le pli nasogénien jusqu'à l'aile correspondante (fig. 80) ; avec le ciseau et le maillet, à petits coups, détachez les os propres du nez et sectionnez en long les apophyses montantes : l'auvent nasal se laisse alors abaisser (fig. 81), et il devient possible de tamponner le haut du pharynx, les sinus sphénoïdaux, le plafond des fosses nasales. On se

(1) Il s'agissait d'un malade qui avait reçu deux balles de revolver (calibre 7) dans la région temporale droite. Au bout de six mois, il revenait anémié par des épistaxis répétées. Une nouvelle hémorragie, formidable, fut arrêtée par le tamponnement des fosses nasales. On pensait à une lésion nécrotique du plafond nasal et à une ulcération consécutive de la maxillaire interne ou d'une de ses branches. Ligature des deux carotides externes ; incision en fer à cheval encadrant le nez ; section, au ciseau et au maillet, des os propres à ras de la peau, section verticale de la cloison et des cartilages latéraux ; le nez est rabattu en masse. L'index droit, conduit alors dans la fosse nasale droite, pénètre, tout au fond, dans une cavité, d'où l'on retire du sang coagulé : cette cavité est immédiatement tamponnée par une mèche de gaze iodoformée, qui ressort par la narine ; à gauche, même manœuvre. Le nez est relevé et la peau suturée. Tampon enlevé au bout de quinze jours. Guérison. (*Archives de laryngologie*, 1894, p. 229.)

sert, pour tamponner, de longues lamelles, dont on ramène par les narines le bout antérieur, puis la charpente nasale est remise en place, et une bonne suture des parties molles suffit à la maintenir et à permettre la consolidation ultérieure.

Ajoutons que la même pratique, simple, en somme, serait d'un précieux secours, à la suite d'un coup de feu pénétrant de la région fronto-ethmoïdale, pour mettre bien à découvert, évacuer et désinfecter le foyer.

Enfin, on n'oubliera jamais de rechercher s'il n'existe pas *un orifice de sortie*, ou le signe local, qui dénonce, en certains cas exceptionnels, la présence de la balle en quelque point de la surface du crâne.

Un sous-officier belge se tire un coup de revolver d'ordonnance dans la bouche : abondante hémorragie, perforation médiane de la voûte palatine ; au vertex, un peu en avant de la ligne bi-auriculaire, à 1 centimètre à droite de la ligne sagittale, petite plaie de 1 centimètre. La peau seule est intéressée, l'aponévrose est intacte, en dessous on reconnaît une fracture comminutive de la voûte : incision cruciale, extraction des esquilles, élargissement de l'orifice : *on sent un corps dur dans la substance cérébrale, et l'on ramène la balle déformée*, une balle de 14 grammes. Le blessé guérit et de sa fracture de la voûte et de sa perforation palatine [1].

Les COUPS DE FEU DE LA FACE sont de gravité variable suivant la direction du projectile et sa force de pénétration : il arrive que la balle se perde dans les parties molles de la joue ou s'aplatisse sur le devant des maxillaires ; plus souvent, elle pénètre dans les cavités voisines, en créant les divers types de lésions que nous venons d'indiquer. Un accident fréquent, c'est la fracture des maxillaires, inférieur ou supérieur, fracture partielle, limitée au trajet du projectile, ou compliquée d'éclatements. Enfin la balle se loge parfois dans l'antre d'Highmore : chez un de nos blessés, l'orifice d'entrée (c'était un coup de revolver) siégeait à droite, sur le bord supérieur de l'os malaire ; le trajet se dirigeait obliquement en bas et en avant ; la paupière inférieure et la joue étaient fortement tuméfiées ; on ne trouvait, dans la bouche, aucun orifice de sortie. La radiographie montra que la balle était dans le *sinus maxillaire*, mais elle restait inaccessible par le trajet, même élargi : j'ouvris le sinus par la fosse canine, et je pratiquai aisément l'extraction. La guérison fut rapide.

IV

COUPS DE FEU DANS L'OREILLE

Ici encore, il s'agit presque toujours de tentatives de suicide, et avec les armes « civiles » ; quant aux armes de guerre, elles créent des lésions le plus souvent irrémédiables d'emblée.

(1) DUPONT, Fracture de la base et de la voûte du crâne par coup de feu ; recherche du projectile dans le cerveau ; guérison. *Acad. de méd. de Belgique*, 1896, p. 878.

Le canon de l'arme est parfois ajusté directement à l'entrée du conduit, que la balle suit naturellement ; ailleurs, le coup est tiré à quelques centimètres de distance, et l'orifice d'entrée occupe tel ou tel point : le devant du conduit, la conque, la région mastoïdienne. Il existe alors un trajet, qui aboutit plus ou moins loin à la partie profonde du conduit ou à la caisse.

D'après le degré de pénétration, le siège du projectile et la gravité des lésions, on peut, en pratique, grouper les faits comme il suit.

I. — **Cas simples. — La balle est peu profonde, elle est visible, accessible.**

Voici comment les choses se passent d'ordinaire : le blessé s'est tiré un coup de revolver dans l'oreille, il est tombé sans connaissance ou simplement « étourdi », il a perdu une quantité assez abondante de sang. Quand vous arrivez près de lui, un filet rouge coule encore de l'oreille, ou bien le conduit est bouché par un caillot.

Se borner à faire un pansement superficiel, sous prétexte de ne pas rompre ce caillot et de respecter l'hémostase, constitue une pratique assez courante, mais irrationnelle et périlleuse. Ces plaies de l'oreille sont toujours infectées et, si quelque vaisseau important était intéressé, cette infection rendrait bientôt fort précaire la protection du caillot primitif ; de plus, on remet ainsi à plus tard l'extraction de projectiles, quelquefois très accessibles ; chez un blessé, on respecta le caillot trois jours et l'on s'aperçut alors que, derrière lui, deux balles étaient libres dans le conduit auditif externe : le coup de feu *à bout portant* n'avait même pas intéressé la membrane du tympan.

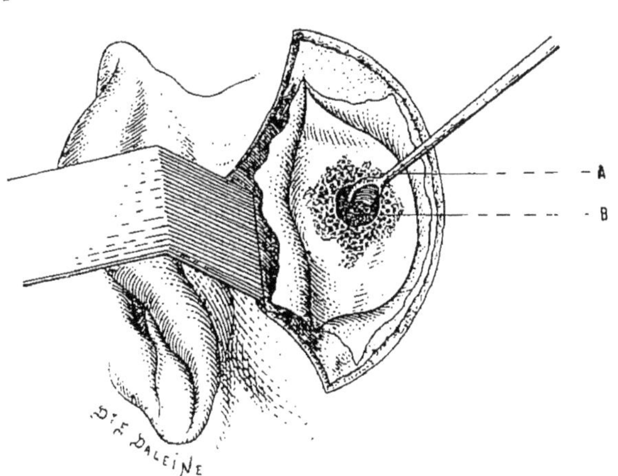

Fig. 82. — *Évidement, à la curette, d'une balle* enclavée profondément dans l'apophyse mastoïde.

A, curette. — B, la balle.

Commençons toujours par déterger la région ambiante, le conduit auditif, le trajet : une injection d'eau bouillie très chaude, bien dirigée jusqu'au fond du conduit avec le bock-laveur et peu de pression, donne alors les meilleurs résultats ; elle contribue à enrayer le suintement sanguin ; du reste, en pareil cas, les *otorragies primitives* sont, en général, peu inquiétantes et cèdent sans peine.

Ceci fait, examinons le conduit.

Il arrive que **la balle soit encastrée dans l'une de ses parois,** faisant heurt, bien visible, **ou qu'on la découvre tout au fond, près de la membrane du tympan.** Une pince tire-balle, une pince de Kocher suffisent alors pour l'extraire ; tient-elle plus solidement, une curette, qui passe en arrière d'elle et cherche à s'insinuer en dessous, servira souvent à la « cueillir ».

Au fond du conduit, la découverte et l'extraction sont d'ordinaire plus malaisées : avec le stylet et la sonde cannelée, assurez-vous que c'est bien la balle, cette petite masse noirâtre, informe le plus souvent, que vous entrevoyez au-dessous et en avant de la membrane; au besoin, grattez-en la surface avec la curette, pour vous rendre compte qu'elle redevient brillante. C'est bien elle : prenez garde, en cherchant à l'extraire, de l'enfoncer dans la caisse ou de crever la membrane avec le bout de votre pince; ici encore, une petite curette, bien maniée, est fort utile et, si le projectile était « indéracinable », elle permettrait au moins de l'évider (fig. 82), à l'exemple de Berger (¹).

Au niveau de l'apophyse mastoïde, si la balle est restée superficielle, elle se voit et se sent aisément avec la sonde cannelée; mais, pour peu que les pinces manœuvrent mal dans un trajet où le projectile est « à plein »,

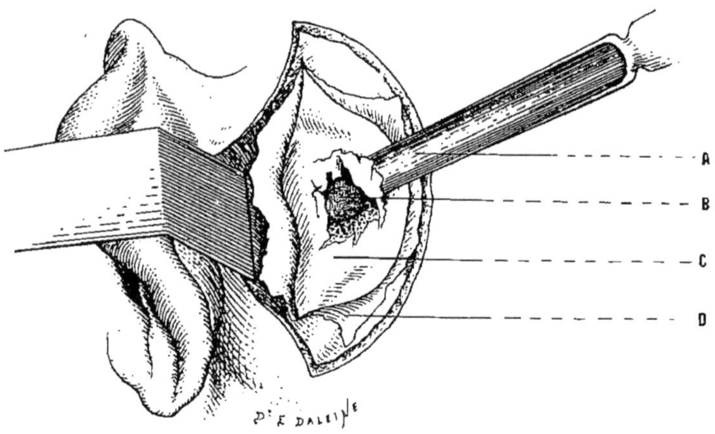

Fig. 83. — Libération, à la gouge, d'une balle enclavée dans l'apophyse mastoïde.

A, gouge dégageant les approches de la balle. — B, la balle enclavée. — C, apophyse mastoïde. D, périoste décollé.

nous ferons plus rapide et meilleure besogne en élargissant l'orifice d'entrée, avec une petite gouge (fig. 83), pour mettre bien à découvert le pourtour de la balle aplatie et glisser au-dessous d'elle un instrument (curette, gouge, élévateur, ciseaux courbes) qui la soulève.

(¹) Berger, *Bull. de la Soc. de chir.*, 1888, p. 697.

II. — Cas très graves. — Pénétration intra-cranienne.

Le coup de feu a été tiré de près, avec une forte charge et une arme puissante. La perte de connaissance se prolonge : c'est le coma. Avec la paralysie faciale du côté blessé, qui ne manque guère dans les traumatismes graves de l'oreille, vous relevez parfois d'autres accidents de paralysie ou de contracture : il y a des vomissements, de l'inégalité pupillaire, un pouls ralenti. Le trajet, qui a donné d'abord beaucoup de sang, laisse sourdre un liquide clair, séreux, abondant, et le suintement persiste; quelquefois, il est mêlé de matière cérébrale.

Que faire? Après un pansement sommaire, livrer le blessé « à son sort »? Non, pour la double raison que voici : 1° Il arrive que, malgré toutes les apparences, *la balle n'ait pas pénétré* et qu'elle ait déterminé, *au-dessous d'elle et à son contact, un enfoncement, une fracture esquilleuse*, naturellement ouverte et infectée, et qui deviendra le point de départ de la méningo-encéphalite ; 2° si *la balle est dans le crâne*, nous avons, certes, bien peu de chances de la rencontrer, mais, en élargissant, désinfectant et drainant le trajet, nous ferons tout le possible pour prévenir les accidents septiques ultérieurs.

Donc — en laissant à part les faits désespérés où vous vous trouvez en présence d'un agonisant — **la vraisemblance ou la certitude de la pénétration endocranienne ne rendent que plus pressante la nécessité d'une intervention immédiate** : « préparation » de la région, lavage abondant avec une solution antiseptique chaude du trajet et du conduit, en général fusionnés, extraction soigneuse des esquilles, des débris de tout ordre.... Si le sang reparaît et entrave les recherches plus profondes, tamponnez et remettez à un peu plus tard le reste de la besogne. Sinon, poursuivez dans la profondeur, comme nous allons le dire dans un instant.

III. — Cas ordinaires. — La balle est profondément implantée dans le rocher.

Vous êtes appelés tout de suite : du sang noir coule en bavant par l'oreille, parfois agité de saccades, la paralysie faciale existe déjà. Il faut *désinfecter* et *tamponner*, rien de plus.

Commencez donc par un abondant lavage, très chaud, et tamponnez : taillez une bandelette étroite, épaisse, à plusieurs doubles, de gaze aseptique : portez-en l'extrémité le plus loin possible, au fond du trajet, et poursuivez le remplissage, en ayant soin de « tasser » sur les parois, plutôt que sur l'axe profond du conduit.

Cela suffit provisoirement; mais, bien que les projectiles soient assez souvent « tolérés » dans le rocher, n'attendez pas l'explosion des accidents graves pour en tenter l'extraction, et, **si vous êtes en mesure de la bien**

faire, faites-la le plus tôt possible. J'ajoute que nous ne sommes pas toujours appelés dans les premières heures, et que parfois nous nous trouvons en présence d'un accident datant de plusieurs jours, d'un foyer infecté, suppurant, de complications menaçantes; l'urgence opératoire n'est plus discutable.

Vous retirez le tamponnement, vous détergez de nouveau le conduit, et je suppose, naturellement, que la balle ne s'est pas présentée à votre premier examen. Où est-elle donc? Au fond de la caisse, enchâssée dans une des parties de l'oreille interne, qu'elle a fait éclater, au contact de la carotide interne ou de la jugulaire? Est-elle même dans le rocher? N'a-t-elle pas filé jusque dans la base du crâne, ou même hors du crâne, derrière le pharynx?

Il faut, pour s'en rendre compte, pratiquer une **exploration**, toujours délicate. Au fond d'un canal anfractueux, noirâtre, on ne comptera ni sur l'otoscope, ni sur le stylet : mal dirigés, le stylet ou la sonde cannelée peuvent créer de graves lésions profondes et, du reste, le heurt d'une esquille, tout aussi bien que le contact de la balle, donne lieu à la « sensation de corps dur »; le stylet de Nélaton, à bout de porcelaine, est de manœuvre malaisée dans un trajet étroit. L'*explorateur électrique* de Trouvé est, en pareil cas, l'instrument par excellence.

On pourra y suppléer, jusqu'à un certain point, avec une machine faradique ordinaire, en utilisant le trembleur, comme l'a fait ingénieusement Leriche. La pile est reliée à la boîte par deux fils métalliques : l'un de ces fils, très long, est coupé en son milieu et appareillé avec un explorateur improvisé de la façon suivante : petite canule de trousse de 2 millimètres 1/2, autour de laquelle est enroulé l'un des bouts, fin stylet d'acier chaussé d'un petit tube de caoutchouc introduit dans la canule, dont le sépare cette gaine isolante : on y adapte l'autre bout du fil. Si les extrémités de la canule et du stylet, disposés de la sorte, rencontrent un corps métallique au fond du foyer, le circuit s'établit et le trembleur s'agite[1].

Ajoutons que, si l'exploration électrique dénonce la présence du « métal » au fond du trajet, elle est loin de fournir toujours des renseignements complets : est-ce la balle? est-ce seulement un fragment de la balle? le plus souvent nous n'en savons rien.

Qu'il soit vu, senti ou révélé par l'électricité, il est inutile de chercher à extraire un projectile profond *par le conduit*; l'expérience montre qu'on n'a jamais réussi, et le tire-fond, utilisé dans ce but, doit être tenu pour un instrument dangereux, au premier chef.

Faites l'extraction à ciel ouvert, faites-vous du jour **en rabattant le pavillon et en évidant la paroi mastoïdienne du conduit osseux** (voy. plus loin, fig. 119). Une fois l'extraction faite de la balle et des esquilles, on tamponne et l'on suture le pavillon.

Le **désenclavement du projectile** est un temps souvent difficile; on s'abstiendra de toute traction violente, et l'on aura soin de *libérer d'abord*,

(1) LERICHE, Trépanation du rocher par balle de revolver. *Comptes rendus du Congrès de chirurgie*, 1894, p. 321. — Bien entendu, canule, stylet et tube de caoutchouc seront préalablement bouillis.

aussi largement que possible, avec la gouge et le maillet, *le bord aplati et irrégulier de la balle,* souvent très déformée et fusionnée avec l'os ambiant par une sorte d'engrènement, pour que pince ou davier puissent avoir « bonne prise » sur elle (¹).

Le danger de ces extractions, c'est *la lésion d'un gros vaisseau dans la profondeur, au cours des manœuvres de désenclavement* : le meilleur moyen de s'en garder, c'est encore de faire large la voie d'accès. Terrier(²) a ouvert le sinus latéral : un tamponnement serré eut raison de l'hémorragie. Reverdin ouvrit la carotide interne, mais c'était pendant une tentative d'extraction par le conduit, avec le tire-fond : un jet de sang inonda le blessé; un doigt introduit dans l'oreille ralentit l'hémorragie et tout de suite on lia la carotide primitive.

De fait, les dangers de l'extraction des projectiles « frais » sont beaucoup moindres que ceux qui résultent de la suppuration profonde de l'oreille et des ulcérations consécutives des gros vaisseaux.

Les **hémorragies secondaires,** répétées, parfois considérables, créent, pour leur compte, des indications d'urgence souvent « vitales ».

A la suite du coup de feu, l'hémorragie primitive a été abondante, mais elle a cédé au tamponnement; le lendemain, le surlendemain, au bout de quelques jours, l'hémorragie reparaît : c'est du sang rouge, il imprègne rapidement le tampon et coule en grosse nappe sur le cou.

Retirer les lamelles extérieures et tamponner de nouveau, avec force, réussit quelquefois, mais c'est un pis aller, une ressource précaire : le retour de l'accident est presque certain, et tout sera prêt, dès ce moment, pour la ligature nécessaire. On s'assurera, en outre, que le blessé n'avale pas son sang, qui sourd dans le pharynx par la trompe d'Eustache. Dès que le suintement sanguin se montre de nouveau, il faut, sans retard, *lier la carotide primitive.*

PLAIES DU CRANE, DE LA FACE, DU PALAIS, DE LA LANGUE

Un homme roule sous une voiture, on vous l'amène inondé de sang; le cuir chevelu, fendu sur toute la longueur du vertex, retombe en lambeau sur l'œil et l'oreille : on voit l'os à nu, sur la moitié du crâne, et l'hémorragie continue, abondante. De nombreux vaisseaux donnent, de tous les côtés, la plaie est encombrée de cheveux, de poussière, de débris de toutes sortes,

(¹) Sous la balle, la paroi cranienne est quelquefois le siège d'une fracture esquilleuse, la dure-mère et le cerveau blessés, comme dans l'observation de Leriche, qui sentit, une fois la balle enlevée, une esquille lamelleuse « relevée de champ vers la cavité cranienne » ; il la retira à son tour et « son extraction fut immédiatement suivie d'une issue de bouillie cérébrale ». Le malade guérit.

(²) Terrier, *Bull. de la Soc. de chir.*, 1889, p. 62.

salie encore trop souvent par la charpie et le perchlorure de fer : vous êtes seul, mal outillé, mal éclairé.

Prenez une bande, — une bande de caoutchouc, une bande de toile ordinaire, une serviette roulée en cravate, — encerclez la tête au-dessus des oreilles et serrez fortement. Vous avez fait l'*hémostase provisoire du cuir chevelu* (fig. 84), cela ne saigne plus ou presque plus, et, dès lors, vous avez le temps de préparer correctement votre intervention.

Rasez donc le cuir chevelu, premier temps, temps nécessaire, savonnez et

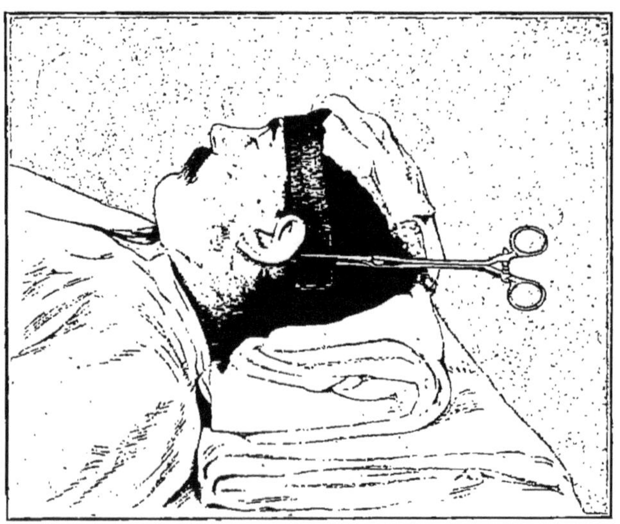

FIG. 84. — Hémostase provisoire du cuir chevelu.

brossez-le, lavez-le à l'alcool ou à l'éther, puis détergez la plaie, sur toute sa large surface, crâne et lambeau, inondez-la d'eau bouillie très chaude, enlevez les caillots, les cheveux, et tout le reste, et n'épargnez pas le temps nécessaire à cette « mise au net ».

Vous avez le champ libre pour faire l'hémostase : sur la tranche cutanée, vous apercevez les artérioles, encastrées dans le feutrage dermique ; elles se laisseront prendre à la rigueur, avec la pince de Kocher, mais ne comptez pas les lier sur la pince : elles sont trop adhérentes, votre fil n'étreindra rien. Il en sera de même, *a fortiori*, des vaisseaux qui rampent à la face profonde du lambeau.

Donc vous lierez les principaux vaisseaux en suivant la technique que nous allons dire, vous en lierez le plus possible, et vous compterez sur la suture pour aveugler les autres.

Vous *lierez dans la continuité*, un peu au delà du point qui saigne, vers la base du lambeau : autrement dit, avec l'aiguille courbe de Reverdin ou une aiguille ordinaire, vous conduirez un fil tout autour du vaisseau, dans le derme (fig. 85), et vous l'étreindrez par une striction progressive, sans brusquerie. La réunion fera le reste, si toutefois les grosses branches temporales sont bien et dûment liées.

La *réunion* aura surtout pour but de réappliquer exactement la demi-calotte cranienne, de bien recouvrir la voûte, sans qu'une coaptation parfaite des lèvres soit nécessaire, ni même prudente; quelques points de suture, aux bons endroits, aux angles, suffiront à soutenir et à étaler le lambeau. Lors de décollements considérables, on fera toujours bien de laisser un drainage déclive, et, lorsqu'un vaste lambeau est rabattu sur l'oreille, de haut en bas, après l'avoir remis en place, on ménage *un trou à sa base pour placer le drain.*

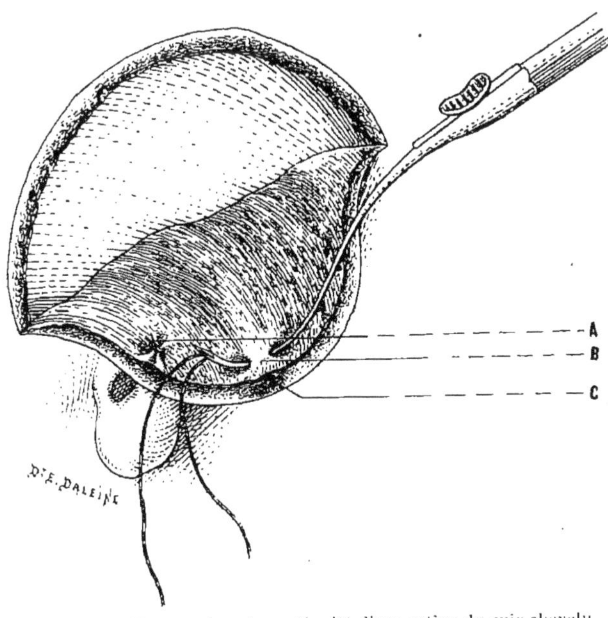

Fig. 85. — Ligature *dans la continuité* d'une artère du cuir chevelu (*filo-pressure*).

A, ligature faite. — B, pont de tissus chargé par l'aiguille de Reverdin, avec l'artère. — C, section béante de l'artère *incluse* dans le cuir chevelu.

De cette intervention première, d'une bonne hémostase, d'une bonne désinfection, d'une réunion bien faite, d'un pansement enveloppant et fermé, il dépendra de prévenir les complications jadis classiques: l'érysipèle, le phlegmon par diffusion, les hémorragies secondaires.

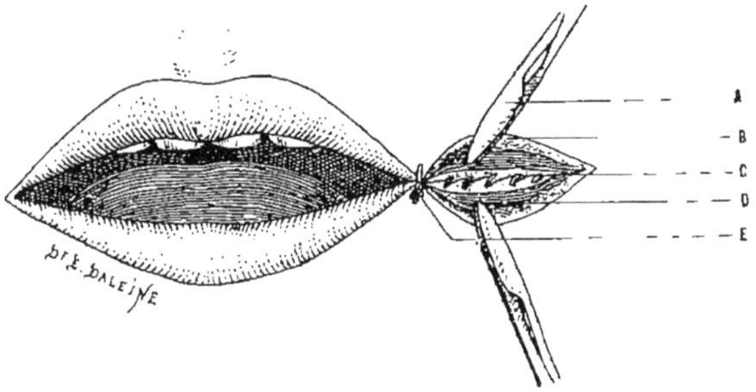

Fig. 86. — Suture d'une plaie de la commissure labiale : plan profond.

A, pinces appliquées provisoirement sur les deux bouts artériels. — B, tranche cutanée. — C, *surjet muqueux*. — D, couche musculaire. — E, *point commissural*.

La vitalité intense de la peau du crâne dicte encore la conduite à suivre dans le « décalottement » complet du crâne, dans le *scalp par arrachement*, observé de temps en temps dans les usines. Le mécanisme est bien connu.

S'agit-il d'un accident récent, et peut-on retrouver la calotte arrachée, il faut la *réappliquer*. Coupez les cheveux rapidement, savonnez et détergez les deux faces du vaste lambeau, et la surface dénudée de la voûte crânienne; puis « recoiffez » le crâne de sa peau, étirez-la soigneusement, étalez-la, et fixez-la par quelques points sur son pourtour, en laissant des drains intermédiaires. A plusieurs reprises, cette réimplantation a réussi; alors même qu'elle échoue et que le cuir chevelu ne reprend pas vie et s'élimine secondairement, la réapplication de la calotte sert toujours, elle protège et active la cicatrisation ([1]).

A la face, l'hémorragie en nappe est toujours considérable, mais elle s'arrête sans trop de peine; pincez et liez les vaisseaux qui donnent en jet, puis tamponnez pendant quelques minutes : la suture achèvera l'hémostase. N'oubliez pas, en présence d'un traumatisme de la région faciale postérieure et parotidienne de vous enquérir tout de suite de l'état de la motilité, de faire fermer les paupières, de faire souffler le blessé : la blessure du nerf facial (fig. 90) et la paralysie consécutive, même limitée à la branche supérieure, sont toujours une complication fort sérieuse — et durable — dont il faut tenir immédiatement compte ([2]). Hormis certaines plaies contuses, larges et décollées, où l'on doit se borner à rattacher la peau par quelques points, la réunion sera toujours complète ([3]). En certains points, elle exige des soins spéciaux : je veux parler des *paupières*, du *nez*, de la *bouche*.

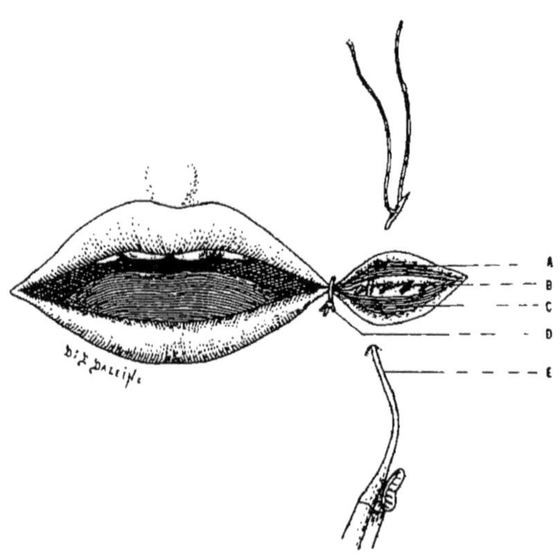

Fig. 87. — Suture d'une plaie de la commissure labiale : plan superficiel.

A, couche musculaire. — B, surjet muqueux. — C, section de la coronaire. D, point commissural. — E, aiguille chargeant la peau et la couche musculaire : *points hémostatiques*.

Ourler soigneusement de muqueuse le contour des orifices et les commissures : tel est le principe général, qui préviendra les difformités de tout ordre.

([1]) Un cas d'A. Malherbe en témoigne : la calotte, qui comprenait tous les téguments du crâne, de la nuque aux sourcils (inclusivement), était restée fixée, par les cheveux, à un arbre de couche, dans un lavoir où l'accident avait eu lieu deux heures avant. On l'envoya chercher, et, après désinfection soigneuse (cheveux rasés, brossage au savon et à la solution de sublimé), elle fut réadaptée et suturée : contre-ouvertures sur le sommet du crâne, drains. La peau se parchemina, « sans cesser d'être adhérente au crâne » et, sous cette enveloppe, la réparation se fit sans accident. (A. Malherbe, Un cas de scalp complet traité par la réapplication du cuir chevelu. *Bulletin méd.*, 1898, n° 97, p. 1121.) En pareil cas, la réimplantation n'est, en somme, qu'un *pansement à la peau.*

([2]) N'oubliez pas non plus les névralgies, les tics convulsifs, qui peuvent survenir dans la suite. Enfin certaines plaies, celles de la paupière inférieure, celles du nez, peuvent entraîner, par leur cicatrisation vicieuse, des troubles spéciaux : épiphora, atrésie des narines, etc.

([3]) La suture intra-dermique pourra rendre alors des services. (Voy. *Plaies des parties molles.*)

Aux *paupières*, quand la division est complète, réunissez d'abord, par un surjet de catgut fin, les deux lèvres muqueuses (fig. 88), puis affrontez

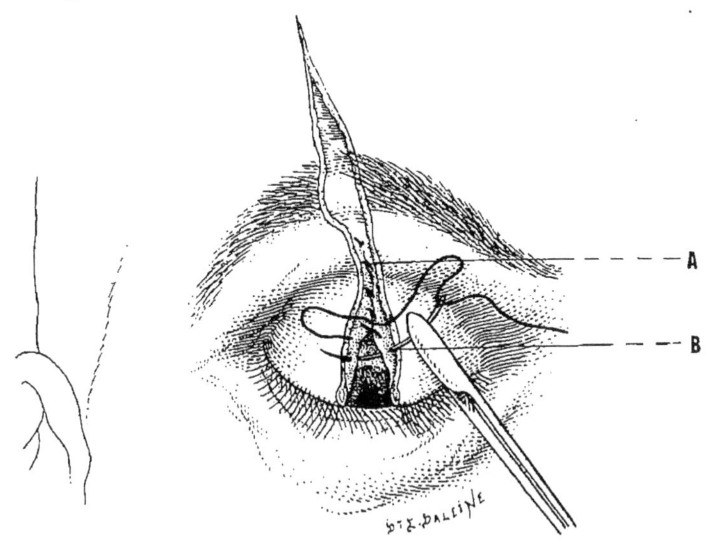

Fig. 88. — Plaie du front, du sourcil et de la paupière. — Réunion : surjet muqueux, A B.

exactement le bord libre, par un *point marginal* qui traverse le cartilage tarse (fig. 89), et poursuivez de bas en haut sur la peau.

Voici une large plaie de la *joue*, intéressant la *commissure labiale*, une

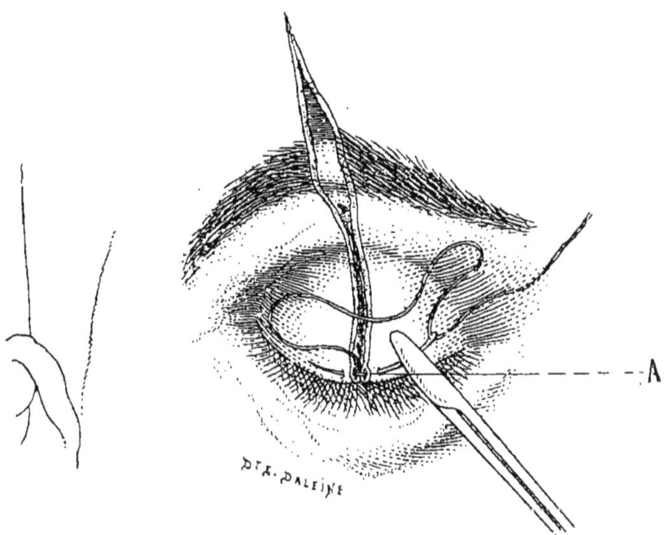

Fig. 89. — Plaie du front, du sourcil et de la paupière. — Réunion cutanée : A, *point du cartilage tarse*.

grande estafilade qui coupe la face en deux : comprimez les deux bords, jetez un surjet de catgut sur la muqueuse, jusqu'à la commissure ; à ce niveau, faites encore un ou deux points muco-muqueux, très réguliers (fig. 86) ; dès lors, la bouche est fermée et vous n'aurez plus qu'à réunir la peau et les parties molles par des points profonds, qui, passant sous les vaisseaux, les étreindront (fig. 87).

Autre accident, qui n'est pas rare, chez l'enfant et chez l'adulte : chute violente sur le menton, *la lèvre est fendue sur toute sa hauteur*, cela saigne

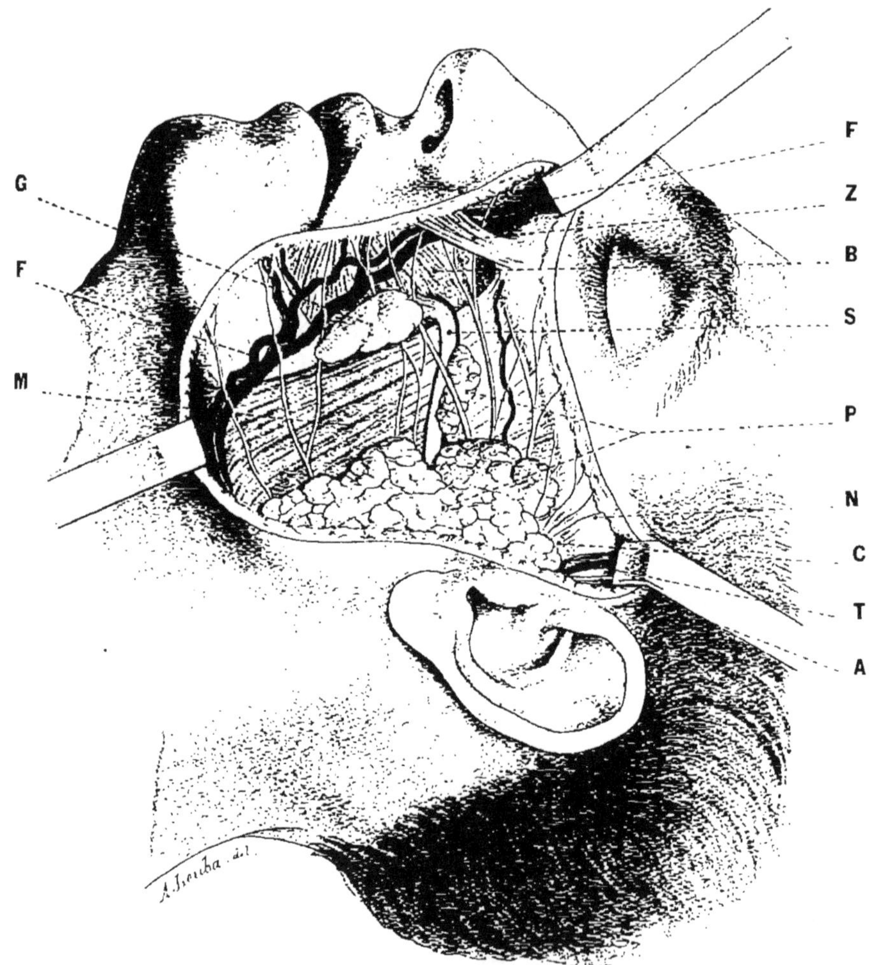

Fig. 90. — Région de la joue.

A, nerf auriculo-temporal. — B, muscle buccinateur. — C, condyle du maxillaire. — F, artère et veine faciales croisant le maxillaire inférieur. — F', artère et veine faciales, terminaison dans l'angle naso-génien. — G, boule graisseuse. — M, muscle masséter. — N, premier filet du facial supérieur. — P, glande parotide et parotide accessoire. — S, canal de sténon. — T, artère et veine temporales superficielles. — Z, muscle zygomatique.

abondamment. Ne cherchez ni à tamponner ni à jeter une pince : saisissez les deux moitiés de la lèvre (fig. 91) et le sang s'arrête. — Pour bien réunir, vous rapprocherez d'abord la muqueuse, de bas en haut, vous ourlerez le bord libre, et quelques points — hémostatiques — passés comme figure 87, suffiront à compléter la besogne.

Quelques mots seulement des plaies de la *langue*, morsures le plus souvent, et que l'hémorragie peut rendre très graves. — Tout de suite tirez la

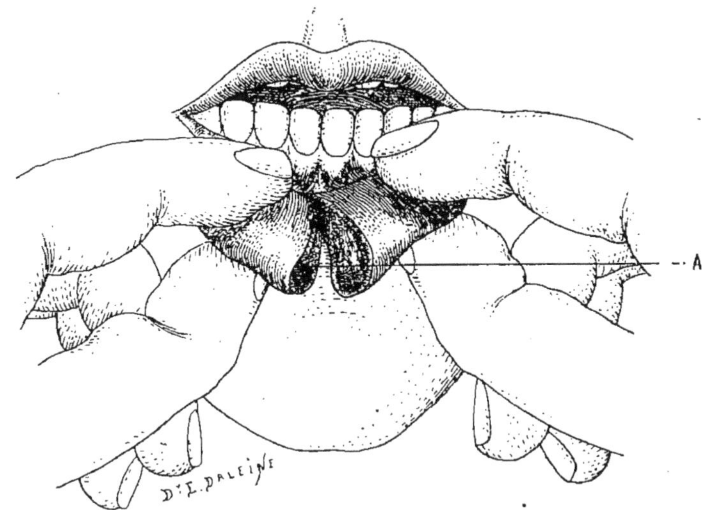

Fig. 91. — Plaie profonde de la lèvre : hémostase. — Les deux moitiés de la lèvre fendue saisies entre les doigts.

A, section de la coronaire.

langue en avant, avec une pince, un fil, saisissez entre les doigts l'un des bords de la plaie, jetez une pince sur l'autre (fig. 92), puis débarrassez la bouche et la gorge du sang ou des caillots — pour voir clair et faire une bonne suture.

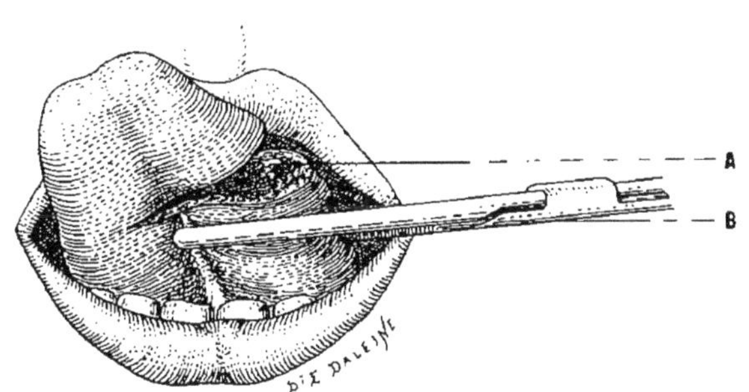

Fig. 92. — Section de la langue; pincement hémostatique.

A, plaie béante. — B, clamp étreignant le bord postérieur de la plaie.

La suture sera hémostatique, le plus souvent ; pour cela, les fils devront *traverser toute l'épaisseur de la langue* : ils seront disposés en anses transversales, du sommet de la plaie au bord libre, et serrés successivement (fig. 93).

Les *plaies du palais*, dur ou mou, s'observent surtout chez les enfants, qui, tenant dans la bouche un jouet pointu ou un bâton, tombent dessus, la tête en avant.

Elles se bornent souvent à une déchirure plus ou moins irrégulière de la muqueuse du palais ou du voile, mais elles peuvent être pénétrantes, en ce sens que la voûte palatine est trouée par le corps étranger, qui pénètre dans les fosses nasales et même jusqu'à la base du crâne.

Cela saigne toujours beaucoup, et la première indication à remplir, c'est d'aller « reconnaître » exactement la plaie. Le mieux sera, en général, de mettre tout de suite le petit blessé dans la position inclinée, tête pendante, et, s'il le faut, de donner du chloroforme : alors seulement, la bouche grande ouverte, on pourra explorer tout le palais. Si la blessure ne porte que sur la muqueuse, il sera bon (lorsqu'on est outillé) de faire quelques sutures, au moins hémostatiques; s'il y a une fracture comminutive ou une perforation du palais, le foyer sera détergé, et une lamelle aseptique tassée dans l'orifice, la fosse nasale étant elle-même tamponnée. On aura soin d'enlever, d'ailleurs, ce tamponnement hémostatique au bout de trente-six à quarante-huit heures, et les lavages fréquents seront institués[1].

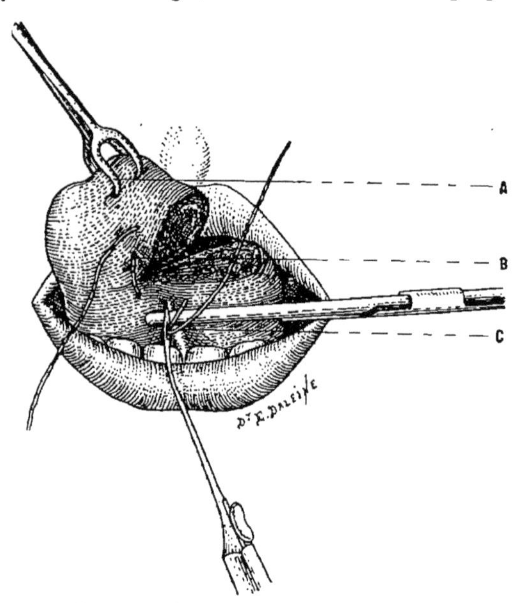

Fig. 93. — Section de la langue : réunion.

A, pince à traction. — B, première anse de réunion, à l'angle profond de la plaie. — C, deuxième anse, traversant toute l'épaisseur de la langue.

Enfin rappelons ici les *hémorragies graves qui suivent parfois l'amygdalotomie.* Il ne faut pas compter sur la forcipressure directe[2], encore moins sur les soi-disant hémostatiques; si vous avez de la gélatine à 50 pour 1000 (voy. plus loin *Epistaxis*) ou que vous puissiez vous en procurer vite, ne manquez pas de l'utiliser en larges badigeonnages; sinon, ou s'il faut attendre, comprimez la coupe amygdalienne avec un gros tampon monté sur une pince. Le doigt rendra souvent de meilleurs services : l'index, droit ou gauche, est appliqué fortement sur le point qui saigne, pendant que les doigts de l'autre main, encadrant l'angle de la mâchoire, exercent une contre-pression extérieure; la faction devra, en général, durer longtemps.

Si l'hémorragie ne cède pas, on aura recours à la pratique de M. Escat[3] :

[1] Méfiez-vous toujours, chez les enfants — et aussi chez les adultes déprimés — après les traumatismes ou les opérations de la zone naso-buccale, des hémorragies lentes et continues, qui se font par le pharynx et l'œsophage, et s'accumulent dans l'estomac; *inquiétez-vous de la pâleur persistante et regardez le fond de la gorge.*

[2] On n'a pas, d'ordinaire, sous la main de compresseur amygdalien; quant à se servir d'un long et solide clamp, dont l'un des mors est introduit par la bouche et l'autre porte sur la joue, c'est une manœuvre brutale, qui ne serait de mise que pour maîtriser une hémorragie profuse, résultant de la blessure d'un gros vaisseau.

[3] Escat, Arrêt d'une hémorragie tonsillaire par suture des piliers et tampon sous-jacent. *Revue hebd. de laryngol., d'otol. et de rhinol.*, sept. 1902. — Voy. aussi Neumann, Zur Blutstillung nach Tonsillotomie. *Arch. f. Laryng. u. Rhin.*, 1902, Bd. XII, p. 467.

une lamelle étant fortement tassée dans la loge amygdalienne, les piliers antérieur et postérieur seront suturés par-dessus et compléteront le tamponnement.

FRACTURES DES OS DE LA FACE

Leur habituelle communication avec les cavités naso-buccales, et les complications qui peuvent en résulter, d'une part; de l'autre, les déformations qu'elles créent et les difficultés particulières de la contention impriment à ce groupe de fractures une physionomie spéciale.

Fractures des os du nez. — Les reconnaître, d'abord — y penser, et les rechercher dans tous les traumatismes de la face.

Et, en effet, si la déformation parfois saute aux yeux, si l'on trouve l'auvent nasal affaissé, effondré ou déprimé en une rigole profonde à sa racine, et déjà « en lorgnette », ou aplati et creusé sur une de ses faces, il arrive aussi que rien ne tranche sur la tuméfaction diffuse et la boursouflure de la face. L'hémorragie nasale est constante, mais, nous le savons bien, de signification multiple. Suivez du doigt, de bas en haut, l'un et l'autre versant du nez : une douleur aiguë, un point qui cède, de la crépitation vous révéleront la fracture, sous l'épaisse nappe d'œdème; ou encore pincez la racine du nez entre le pouce et les doigts gauches, et, de la main droite, cherchez à l'ébranler latéralement.

Souvent il n'y aura rien à faire, — si la déformation est minime — des douches nasales journalières et des massages suffiront. Lors d'effondrement, partiel ou total, il faudra s'efforcer de relever les fragments, et de rendre tant bien que mal à l'organe sa forme et la perméabilité normale de ses cavités. Aidez-vous d'une pince fermée, d'une sonde cannelée, d'une sonde, introduite dans la fosse nasale, et qui soulève les fragments que vous cherchez, du dehors, à coapter; si vous réussissez à peu près, et que cela tienne, ne vous acharnez pas trop à la perfection primitive; un peu plus tard, quand la charpente brisée aura repris quelque cohésion, vous pourrez compléter la restauration, en courant moins de risques de ruiner l'échafaudage.

Quand le fracas est très étendu, que la cloison cartilagineuse est brisée, et que « rien ne tient », il sera utile, après un abondant lavage, de faire un tamponnement des fosses nasales, qui servira de support, et qu'on retirera vite. Là encore, le massage fera le reste.

Fractures du massif maxillaire supérieur. — *Partielles*, elles intéressent un segment plus ou moins large du bord alvéolaire, qu'il faut remettre en place, et surtout maintenir — par l'un des artifices que nous allons indiquer pour le maxillaire inférieur. — Elles peuvent porter, d'ailleurs, sur tel autre point : lorsque la paroi du sinus (la paroi antérieure, surtout) est intéressée, un signe caractéristique le démontre, l'*emphysème* *de la joue et de la paupière inférieure*, qui peut se diffuser, mais, d'ordinaire, reste sans gravité et disparaît seul.

Les fractures *totales* sont de types variés, mais donnent lieu à des indications pratiques communes. Il arrive qu'elles ne puissent être reconnues qu'à un examen très minutieux : ne manquez donc pas d'explorer au doigt toute la face vestibulaire de l'os, la voûte palatine, et tout en arrière, la face interne de l'apophyse ptérygoïde : en ce dernier point, la pression révélera souvent une douleur caractéristique, dans la fracture transversale, sous-malaire (et, d'ordinaire, bilatérale), d'Alphonse Guérin. Appliquez fortement sur les deux os malaires, le pouce et les doigts de la main gauche, et, de la droite, par la bouche, saisissez le maxillaire, les doigts sur le palais, le pouce dans la fosse canine, et cherchez la mobilité.

Plus souvent les fragments sont largement déhiscents, et le massif osseux, enfoncé ou éclaté, figure un vaste foyer de fracture comminutive, ouvert dans la bouche et les fosses nasales, ouvert parfois aussi à l'extérieur, la peau ayant été sectionnée au niveau des arêtes osseuses. On ne saurait compter, en pareil cas, sur une « remise en état » immédiate, ni formuler d'avance les manœuvres de réduction qui peuvent convenir à chaque cas particulier. Quelques principes généraux doivent être seulement posés :

Gardez-vous de trop faire, d'emblée, pour « régulariser » le foyer ; n'enlevez pas de fragments, pas d'esquilles, ou le moins possible ; seraient-ils presque détachés, ils peuvent encore « reprendre » ; à les extraire tout de suite, on court le risque de trop « désosser » et d'aggraver les déformations futures ;

Suturez les plaies cutanées, s'il y en a ; l'*hémorragie*, primitivement, l'*infection* ensuite, sont les deux principaux accidents à craindre et à combattre : l'hémorragie nécessitera parfois le tamponnement, par la bouche, du foyer ou de tel de ses points, du sinus. Vous ne laisserez ce tamponnement que le temps strictement nécessaire (deux à trois jours, en général), et, vous souvenant que l'infection (1) est la grande cause des hémorragies secondaires, vous continuerez les injections naso-buccales, répétées maintes fois dans la journée, avec la solution de chloral, l'eau oxygénée dédoublée ou simplement l'eau bouillie chaude. Ce sera aussi le meilleur, le seul moyen de prévenir ou d'atténuer les suppurations secondaires, compliquées de nécroses et d'infection générale, qui succèdent si souvent à ces traumatismes étendus des maxillaires (2).

Enfin certains appareils improvisés, du genre de ceux que nous allons voir au chapitre suivant, pourront ultérieurement être appliqués et faciliter la réparation fonctionnelle : on n'y comptera pas trop.

(1) Tampon, phlegmon, disait Verneuil. Que de fois la formule ne se vérifie-t-elle pas ?

(2) Et dont il faut toujours tenir compte dans le pronostic immédiat. On n'oubliera pas non plus que certaines fractures, même partielles, peuvent être suivies de névralgie persistante du sous-orbitaire ou du rétrécissement du canal lacrymo-nasal.

FRACTURES DE LA MACHOIRE INFÉRIEURE

Elles sont souvent graves, et toujours de cure difficile. Ici encore, la libre communication du foyer de fracture avec la bouche expose à des accidents septiques bien connus : accidents locaux, périostites suppurées, phlegmon diffus sous-maxillaire, nécrose étendue; accidents généraux de **septicémie buccale**, qui peuvent devenir mortels. D'autre part, s'il est fort malaisé, dans presque tous les cas, de maintenir les fragments en contact, il ne suffit pas d'obtenir une consolidation pure et simple, une coaptation relative : **le résultat fonctionnel n'est complet que sous la réserve d'une restauration intégrale du bord dentaire, permettant aux dents inférieures de reprendre leurs contacts normaux, leur articulation normale avec les dents supérieures.**

Ajoutons que certains appareils, pour excellents qu'ils soient, n'en restent pas moins de confection toute « spéciale » et d'application peu courante, et l'on comprendra que la fracture du maxillaire inférieur soit souvent mal soignée, et qu'elle devienne, pour le praticien isolé, une source de difficultés et d'ennuis.

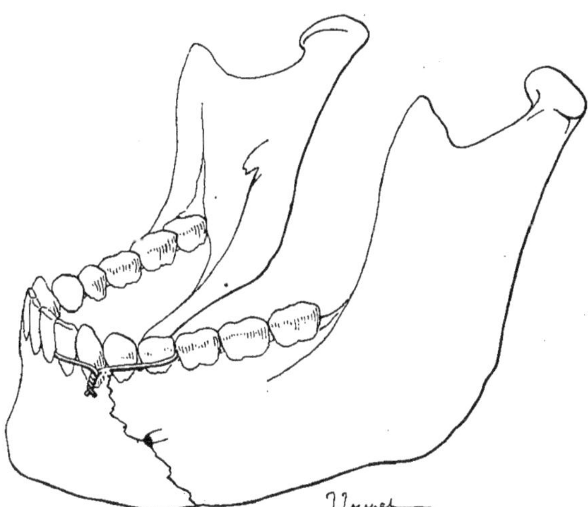

Fig. 94. — Fracture du maxillaire inférieur. *Ligature des quatre dents adjacentes.*

Plaçons-nous d'abord dans les conditions particulières de la chirurgie rurale ou de la chirurgie de guerre. — Voilà une fracture de la branche horizontale gauche, je suppose, de la mâchoire, fracture oblique de haut en bas et d'avant en arrière, et dont le trait se montre, sur le bord alvéolaire, entre la canine et l'incisive latérale; le fragment postérieur remonte plus ou moins, et la ligne dentaire subit un brusque ressaut. Qu'allons-nous faire?

Tout d'abord, ne pensez plus aux frondes compliquées et à tous ces appareils de torture, laborieusement échafaudés et de solidité toujours précaire, qui tiennent la bouche fermée et qui entravent, de façon si malencontreuse, l'alimentation et les lavages intra-buccaux. Rappelez-vous que l'indication qui prime tout, dans les fractures de la mâchoire, c'est la **désinfection journalière et continue de la bouche.**

Examinez donc les dents qui avoisinent le trait de fracture; sont-elles solides, saines et bien plantées, vous pourrez vous en servir pour improviser un appareil, au moins temporaire, par *la ligature*, ou encore, si vous avez ce qu'il faut, par *le moulage à la gutta-percha.*

La **ligature** la plus simple consiste à enlacer, de chaque côté du trait, les deux dents adjacentes, par un fil d'argent, qu'on tord suffisamment, pour maintenir en contact les deux fragments aussi exactement coaptés que possible (fig. 94). Ce n'est point là, certes, un procédé de tout point recommandable; il est parfois irréalisable, lorsque les dents, trop serrées ou chevauchantes, ne laissent pas pénétrer entre elles de fil assez fort; il est souvent douloureux; trop souvent aussi le fil glisse, comprime et ulcère la gencive, « déchausse » les dents, et, tout en cessant d'exercer une striction utile, devient le point de départ de complications nouvelles.

On fera mieux, en disposant une sorte de treillis autour de l'arcade dentaire inférieure. Un gros fil métallique, bien malléable, encadre toutes les dents en avant et en arrière, et contourne les deux grosses molaires; une série de ponts, antéro-postérieurs, en relient les deux moitiés; enfin, il est fixé aux dents limitrophes de la fracture, et à d'autres dents, de place en place, par des fils en anse, des ligatures proprement dites, qui enlacent les couronnes (fig. 95). On obtient, de la sorte, un appareillage complet, d'ailleurs assez difficile à installer.

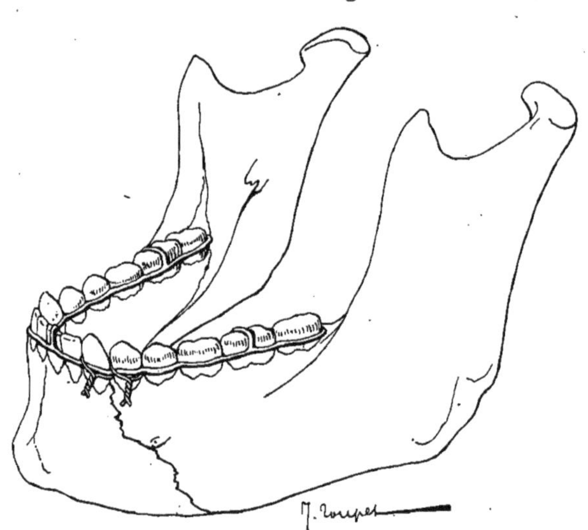

Fig. 95. — Fracture du maxillaire inférieur. Immobilisation de l'arcade dentaire par un *treillis métallique.*

Avec de la **gutta-percha**, vous pourrez encore improviser, séance tenante, une **gouttière moulée**, qui rendra des services, au moins provisoires. Découpez une lanière de gutta-percha assez longue pour couvrir toute la moitié correspondante de l'arcade, assez large pour enchâsser les dents; faites-la ramollir dans l'eau chaude, juste assez pour qu'elle soit parfaitement souple et malléable; la fracture étant réduite, appliquez votre lamelle, rabattez-la en gouttière, moulez-la aussi intimement que possible sur la rangée dentaire, et attendez qu'elle durcisse par le refroidissement. Ce n'est pas une simple gouttière qu'il faut faire, mais, encore une fois, un moule qui épouse le contour des dents et se déprime dans leurs interstices; à cette condition seule, votre appareil sera contentif. J'ajoute qu'il sera toujours gênant, trop gros, qu'il provoquera une salivation abondante, et que, trop souvent, il se déformera sous la pression des dents supérieures, et n'aura qu'une utilité toute passagère. Pourtant, s'il est bien fait, il donnera, comme j'ai pu m'en assurer à deux reprises, dans certaines conditions, des résultats qui ne seront pas à dédaigner.

Du reste, on aurait tort de faire de l'immobilisation à outrance — si rarement réalisée en fait — la condition nécessaire d'une bonne restauration fonctionnelle, et Claude Martin y a insisté (1). Il recommandait le simple appareil que voici, et qui, du moins, a le mérite de pouvoir s'improviser partout. Il est basé sur cette donnée d'observation, que, en présence d'une fracture à deux fragments du maxillaire inférieur, si l'on fait ouvrir la bouche, « le fragment postérieur s'abaisse de lui-même et vient se placer à peu près au niveau du fragment antérieur. La fracture sera, pour ainsi dire, réduite spontanément ». *Placez donc un coin de bois ou de liège entre le fragment postérieur et l'arcade correspondante du maxillaire supérieur, puis une mentonnière en caoutchouc de 5 centimètres de large, qui déborde un peu le menton en avant.* Ce sera l'attitude « bouche ouverte », un peu gênante, sans doute, mais tolérable, et, par ce mécanisme fort simple, la coaptation sera maintenue. Au moment des repas, les coins seront temporairement enlevés; ils seront retirés encore de temps en temps, s'il est nécessaire, pour laisser reposer le malade, mais le moins souvent possible. Quant à la mentonnière, elle devra rester constamment en place. Enfin, l'on commencera tout de suite le massage.

On peut encore supprimer le coin inter-dentaire, et, après réduction, se contenter d'une bande élastique, décrivant des tours verticaux, sous-mento-bregmatiques, et des tours horizontaux, sous-occipito-mentonniers (2).

Avec une fracture de réduction peu difficile, et un malade docile, ce simple appareil pourra suffire. Au moins ces « improvisations » permettront-elles de gagner du temps, et de préparer, s'il est nécessaire, le recours à d'autres méthodes, plus sûres mais plus complexes, d'immobilisation.

Les **appareils prothétiques** sont évidemment bien faits pour assurer un résultat fonctionnel complet et la réparation intégrale de la surface triturante; ils n'ont qu'un défaut, au point de vue où nous nous plaçons, la nécessité d'une technique spéciale et l'intervention indispensable d'un dentiste expérimenté.

De fait, ils supposent la série des manœuvres suivantes : prendre l'empreinte des deux mâchoires : — sur le modèle ainsi obtenu, pratiquer la réduction idéale de la fracture, « en repérant les fragments du modèle inférieur avec les dents du modèle supérieur » — fabriquer, d'après ce modèle reconstitué, l'appareil définitif, la gouttière, — appliquer cette gouttière sur l'arcade dentaire et l'y fixer.

(1) Claude Martin, De la simplification des méthodes de traitement des fractures du maxillaire inférieur. *Revue de stomatologie*, mai 1900, n° 5, p. 193.

(2) M. Ponroy, *Traitement des fractures du maxillaire inférieur par la bande élastique*. Thèse de Paris, 1903.

On devra recourir suivant le type de fracture à la gouttière simple — ou à l'appareil de Kingsley ou à celui de Claude Martin.

La *gouttière simple* (fig. 96) est applicable aux fractures de réduction et de maintien peu complexes, à un seul trait ou à deux traits. Elle a l'avantage d'être légère, peu gênante, de nettoyage facile, et de ne pas nécessiter de pièce extérieure.

Les fig. 97 et 98 donneront une suffisante idée des appareils de Kingsley et de Claude Martin. Tous deux présentent comme pièce fondamentale la gouttière moulée dont nous venons de parler; ils diffèrent par le mode de fixation de cette gouttière.

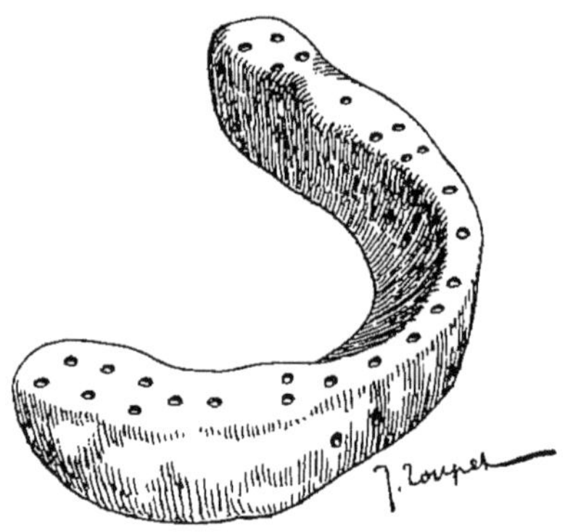

Fig. 96. — Gouttière simple pour l'immobilisation du maxillaire inférieur fracturé.

Dans l'appareil de Kingsley [1], la gouttière intra-buccale porte deux prolongements ou cornes, qui sortent de la bouche au niveau des commissures, et se continuent horizontalement sur les joues; on les réunit l'un à l'autre par une bande de toile ou de caoutchouc passant sous le menton.

Dans l'appareil de Martin, la pièce intra-buccale est formée d'une double gouttière en tôle d'acier : elle porte, en avant et sur sa ligne médiane, un ressort, qui contourne la lèvre inférieure et vient prendre appui sur une pièce mentonnière en tôle vernie.

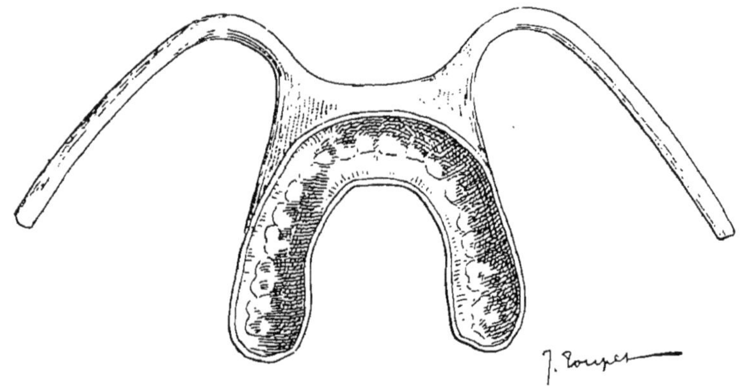

Fig. 97. — Gouttière de Kingsley, prolongements antérieurs.

Encore une fois, ces appareils ne sauraient être de préparation ni d'application courantes.

J'arrive à la **suture**. Elle reste la méthode nécessaire, dans certaines conditions, et peut-être la méthode de choix, lorsqu'on est outillé pour la bien faire.

(1) Voy. Mahé, *Revue de chir.*, 1897 et Thèse de 1900.

Elle s'impose : en présence d'une fracture **avec plaie extérieure**, — en présence d'une **mâchoire édentée ou garnie de dents insuffisantes**, en nombre et en solidité, pour permettre l'adaptation des appareils de contention que nous venons d'étudier ; ou encore, et pour les mêmes raisons, chez les *jeunes sujets*, dont la mâchoire est *incomplètement développée*.

Correctement exécutée, elle assure une solide réunion des fragments ; son défaut — et il est bien réel — c'est de ne pas toujours, en pratique, réaliser cette coaptation parfaite, qui restaure intégralement « l'articulé ». Ce n'est pas là, croyons-nous, un vice inéluctable ; il faut en conclure simplement, qu'elle exige un soin tout spécial et qu'elle n'est pas d'une technique aussi aisée qu'on veut bien le dire.

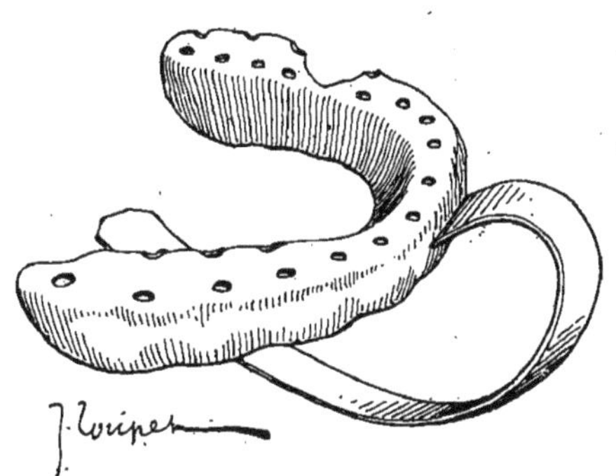

Fig. 98. — Gouttière de Claude Martin, ressort antérieur venant prendre appui sous le menton.

On la fera **par en dehors**, en mettant le fil, autant que possible, à l'abri du contenu buccal. Pratiquez donc sur le bord inférieur du maxillaire une incision longitudinale de 3 à 4 centimètres qui corresponde en son milieu au niveau de la fracture ; allez d'emblée jusqu'à l'os, et, avec la rugine courbe, décollez le périoste de bas en haut, et mettez bien à découvert les deux fragments et le trait intermédiaire.

Ceci fait, appliquez-vous à réaliser une *coaptation exacte*, ne vous hâtez pas, prenez tout votre temps, pour mener à bien cette manœuvre capitale ; pendant que vous faites glisser l'un sur l'autre les deux fragments, que votre aide écarte doucement la lèvre et la joue et vous présente la rangée dentaire : c'est aux dents que vous jugerez de l'intégralité de la « remise en place » ; gardez-vous de toute régularisation, de toute excision des surfaces fracturées ; il faut, de toute nécessité, les « engrener » telles quelles.

La continuité des deux fragments ainsi rétablie, vous les ferez solidement maintenir pendant que vous procéderez au forage des trous.

Nous dirons plus loin (Voy. *Réunion opératoire des os fracturés*) qu'une suture osseuse, pour être d'effet utile, doit être perpendiculaire au trait de fracture. N'oubliez pas cette loi fondamentale : vous ne ferez les deux trous sur une même ligne horizontale que dans les cas, assez rares, en somme, où le maxillaire est divisé verticalement ; autrement, dans les fractures obliques, les plus communes, l'un des trous sera toujours plus élevé que l'autre, d'autant plus que l'obliquité sera plus accentuée.

On trouvera plus loin divers modèles de perforateurs : le perforateur-vrille, à défaut du tour de dentiste, rendra de bons services ; l'os sera toujours perforé dans toute son épaisseur, de dehors en dedans.

Passez le fil, un fil d'argent ou de bronze d'aluminium, de grosseur moyenne et de solidité éprouvée, tendez-le bien sur la surface interne de l'os, vérifiez et rectifiez la coaptation et tordez les deux bouts.

N'oubliez pas que l'élimination ultérieure de ces fils doit être tenue pour constante ; déprimez et aplatissez l'extrémité tordue, rabattez le périoste et, laissant une lamelle aseptique au centre de la plaie, bornez-vous à la réunir aux deux angles.

LUXATIONS DE LA MACHOIRE INFÉRIEURE

Deux mots seulement. Quelle que soit sa valeur réelle, la théorie de l'accrochement malaire n'en reste pas moins, en pratique, le meilleur guide : cherchez à **décrocher l'apophyse coronoïde**, autrement dit, ***abaissez la mâchoire d'abord, puis refoulez-la en arrière***.

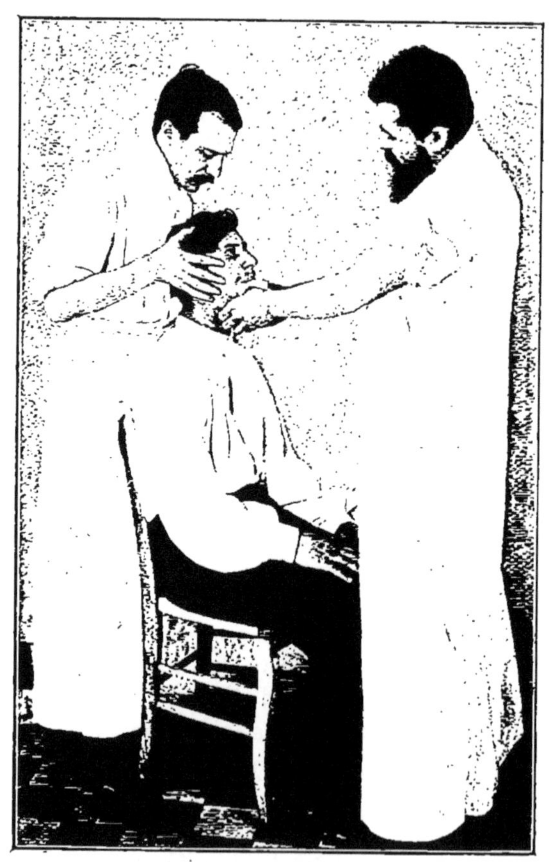

FIG. 99. — Réduction d'une luxation de la mâchoire inférieure.

Le patient est assis sur une chaise devant vous, la tête appuyée sur la poitrine d'un aide, qui la maintient droite et immobile avec ses deux mains ; entourez vos deux pouces d'un morceau de linge et introduisez-les dans la bouche tout en arrière, sur la partie postérieure des arcades alvéolaires, sur les grosses molaires ; vos doigts encadrent de chaque côté l'angle du maxillaire, et vous tenez de la sorte, très solidement, les deux extrémités du fer à cheval, le pied des deux branches montantes.

Ceci fait, exagérez un peu l'ouverture de la bouche en abaissant le menton, et **appuyez fortement de vos deux pouces, et de haut en bas** : ne craignez pas de prolonger cet effort d'abaissement, et cherchez à agir tout près de la branche montante, le long de son bord antérieur et dans son axe. Enfin, **refoulez en arrière**, tout en relevant le menton (fig. 99).

C'est à la fin du premier temps que la réduction se produit, ou du moins s'annonce par une sensation de ressaut, parfois très nette; elle s'achève d'elle-même, automatiquement, pour ainsi dire, pendant le second temps; en d'autres termes, c'est la manœuvre du « décrochement » qui est capitale, c'est sur elle qu'il faut insister.

Lors de luxation bilatérale, on se trouvera bien parfois de concentrer d'abord son effort sur l'un des côtés, puis sur l'autre, et de pratiquer la réduction *successive*.

Au lieu de faire asseoir le patient, on réussira mieux, dans certains cas, en agissant *dans la position couchée, la tête horizontale*.

C'est, du moins, ce que j'ai pu constater sur une luxation unilatérale droite, qui avait résisté à de nombreuses tentatives méthodiques et aux efforts de deux chirurgiens : la malade fut couchée sur un lit bas, la tête bien maintenue : j'enfonçai mes pouces jusqu'aux dernières molaires, et je poussai, en bas et en arrière, tout en soulevant un peu le menton ; la réduction, que je n'avais pu obtenir, à mon tour, dans l'attitude ordinaire, se fit à la première tentative, avec une aisance qui me frappa beaucoup.

Je ne ferai que rappeler le *procédé de la bascule*, qui consiste à introduire entre les deux arcades, supérieure et inférieure, un manche d'instrument, une poire d'angoisse, etc., et à relever fortement le menton. Outre que le procédé est très douloureux, très nocif pour les dents, il est d'une efficacité fort incertaine, par ce fait surtout que le tasseau interalvéolaire est difficile à maintenir assez loin en arrière, pour qu'il puisse exercer le maximum d'effet utile.

Enfin le chloroforme ou l'éther restent toujours comme une précieuse ressource.

QUELQUES POINTS DE CHIRURGIE OCULAIRE D'URGENCE

Je dis : quelques points, car la technique spéciale ne saurait être exposée ici, et nous devons nous borner à l'étude rapide de quelques interventions d'extrême urgence, qui s'imposent à tout praticien : en présence des **corps étrangers** de l'œil, à la suite des **brûlures**, des **plaies** ou des **ruptures** du globe, dans le **phlegmon de l'œil** et la forme aiguë du **glaucome**.

Corps étrangers. — Ceux de la *conjonctive* et de la *cornée* nous occuperont surtout : les corps étrangers de la chambre antérieure, de l'iris, du cristallin et surtout du segment postérieur du globe, outre qu'ils sont souvent de découverte malaisée et d'extraction fort complexe, ne commandent d'ordinaire — immédiatement — que les soins antiseptiques dont nous parlerons plus loin.

La cocaïne est en pareil cas des plus précieuses : elle évite des douleurs inutiles et des recherches irritantes et même périlleuses ; ici encore, il est indispensable que la solution soit fraîche.

Instillez donc dans l'œil quelques gouttes de cette solution au 20e, attendez une ou deux minutes, puis, appliquant en travers une tige mousse, un crayon, un stylet, sous le rebord de l'orbite, saisissez doucement les cils et le bord ciliaire, et *retournez la paupière supérieure*. Presque toujours vous trouverez le corps étranger, grain de poussière, de charbon, etc., au niveau de la zone tarsale [1], et vous l'enlèverez facilement avec un petit fuseau de papier, un peu de coton, le bout d'un stylet. La besogne ne se complique un peu que pour certaines poussières très fines, adhérentes et déjà enchâssées dans la muqueuse où leur implantation est marquée par une auréole rouge. Si le grain tient trop, on cherchera à le « déplanter » avec une aiguille à cataracte, ou bien l'on excisera, avec des ciseaux courbes, la cupule muqueuse dont il occupe le centre [2].

S'agit-il de la **cornée**, la petite opération est toujours plus délicate, et la découverte du corps étranger est souvent elle-même difficile. Un bon éclairage oblique est nécessaire, et l'éclairage focal, avec la loupe, sera souvent utile.

L'œil étant bien cocaïnisé, placez-vous derrière le patient assis, et dont la tête est solidement appuyée : de la main gauche, maintenez les paupières ouvertes [3], et, de la droite, avec une petite curette (fig. 100), ou encore l'aiguille à cataracte (fig. 101), énucléez le grain de poussière, de charbon, etc. ; que votre aiguille soit toujours bien parallèle à la surface cornéenne, et *que la pointe ne pénètre qu'à peine*, légèrement, d'un mouvement souple et rapide.

Lorsqu'un corps étranger de quelque longueur est obliquement fiché dans la cornée, vous ferez pénétrer au-devant de lui l'aiguille lancéolée, et, faisant tout de suite ressortir la pointe, vous exciserez le petit pont de tissu cornéen qui le recouvre : dès lors, la voie sera ouverte et vous terminerez l'extraction comme tout à l'heure. Encore une fois, il faut ici quelque prestesse de main, et, dans les tentatives pour *extraire*, on se gardera de *refouler* et de faire pénétrer

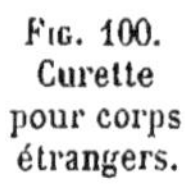

Fig. 100. Curette pour corps étrangers.

[1] Certains petits corps en forme de demi-sphère creuse (coques de millet, élytres de coléoptères) qu'on voit surtout l'été, se fixent d'ordinaire au niveau du limbe scléro-cornéen et y adhèrent fortement ; à voir ce point jaune central entouré de rouge, on dirait une phlyctène, si l'on n'y regardait de près. (Valude, Diagnostic et traitement des corps étrangers oculaires. *Bulletin méd.*, 1901, n° 100, p. 1069.)

[2] Enfin on peut trouver dans la conjonctive, surtout chez les enfants, de gros corps étrangers, qui parfois y séjournent longtemps, même des années : Frœlich a extrait un fragment de branche de poirier qui était resté *douze ans* dans la conjonctive gauche, entouré de fongosités. (A propos des corps étrangers de la conjonctive. *Revue médic. de la Suisse romande*, 1893, t. XIII, p. 378.)

[3] Ou placez le blépharostat.

dans la chambre antérieure un corps étranger, d'abord inclus dans la cornée ([1]).

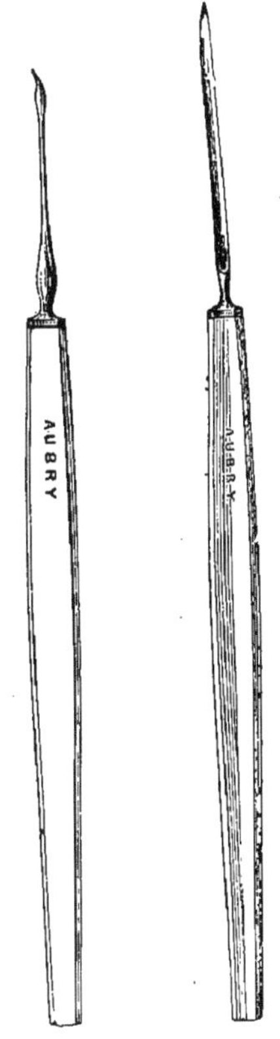

Fig. 101. Fig. 102.

Fig. 101. — Aiguille à cataracte.

Fig. 102. — Couteau de de Graefe.

Pour les **parcelles métalliques**, l'aimant rendra de grands services, et l'aimant ordinaire suffira pour les petits corps étrangers superficiels. Les électro-aimants ne figurent pas, en général, dans l'outillage usuel; je ne fais que signaler les services qu'ils rendent dans l'extraction des *corps étrangers intra-oculaires*.

Pour ces derniers, s'ils occupent *la chambre antérieure* ou qu'ils soient fichés *dans l'iris ou le cristallin*, ils se laisseront reconnaître le plus souvent sans trop de peine, et leur extraction immédiate sera tout indiquée, surtout si l'on peut utiliser la brèche traumatique, un peu élargie, au besoin, pour faire passer une pince fine, une curette, une tige aimantée; le corps étranger est-il implanté dans l'iris, le mieux sera d'exciser le segment iridien correspondant. Ceux du cristallin se dégagent malaisément et nécessitent assez souvent l'extraction immédiate de la cataracte traumatique qu'ils ont provoquée.

Quant aux *corps étrangers de l'hémisphère postérieur de l'œil*, corps vitré, choroïde et rétine, la détermination précise de leur siège suppose presque toujours l'emploi de la radiographie ([2]), et leur extraction ([3]) nécessite un outillage spécial et des manœuvres toujours fort délicates. En pratique courante, on devra se borner à faire ou à maintenir une asepsie rigoureuse de l'œil blessé. Cela s'applique en particulier aux **grains de plomb** ([4]). Les lavages immédiats et répétés plusieurs fois par jour, à l'eau bouillie, le repos absolu et l'occlusion de l'œil sous un pansement humide remplissent toutes les indications; et, si ces précautions sont bien prises et continuées

([1]) Mieux vaudrait recourir, surtout en présence d'une spicule implantée perpendiculairement, à la pratique suivante : inciser la cornée, près de son bord, avec le couteau de De Graefe (fig. 102), faire la section très lente pour prévenir l'issue brusque de l'humeur aqueuse et la hernie de l'iris, et, par cette brèche, aller chercher le corps étranger, avec une pince courbe à mors plats, ou encore faire glisser une curette de Daviel, qui « calera » en arrière la spicule à extraire ou permettra de la repousser d'arrière en avant.

([2]) Le sang épanché dans le corps vitré et la chambre antérieure empêche d'utiliser l'ophtalmoscope.

([3]) Elle est loin, d'ailleurs, d'être toujours indiquée. Si le traumatisme est récent, que le corps étranger soit magnétique, et que l'on soit outillé, on cherchera à l'extraire avec la pointe de l'électro-aimant de Hirschberg. Si le corps étranger n'est pas magnétique, la recherche immédiate est plus complexe et discutable. Enfin si l'accident date de plusieurs jours et que le corps étranger soit bien toléré, l'expectation s'impose, en général. (Voy. Valude, *loc. cit.*)

([4]) D'ailleurs, le grain de plomb n'est pas toujours « resté dans l'œil »; il peut traverser la sclérotique, en séton, sans pénétrer; il peut aussi, et c'est l'éventualité la plus fréquente, traverser l'œil de part en part et aller se loger dans le fond de l'orbite. Dans le globe, il tombe le plus souvent à la partie inférieure de la région ciliaire (A. Terson).

avec persévérance, elles suffiront souvent à prévenir les accidents (¹).

Brûlures. — Nous signalons seulement les brûlures profondes, totales, qui détruisent le globe, et sont associées, d'ordinaire, à des lésions semblables des paupières et de la face; elles commandent parfois l'énucléation immédiate ou rapide. (Voy. plus loin.)

Les *brûlures de la conjonctive, de la cornée, de la sclérotique* sont courantes, surtout dans les milieux industriels : elles succèdent à la projection dans l'œil d'un acide (vitriol, etc.), de la potasse, de la soude, de la chaux vive (mortier), d'une gouttelette de métal fondu (fer, fonte, acier, plomb, étain, etc.), ou d'une parcelle métallique en ignition.

Tout de suite lavez l'œil à grande eau, en écartant du mieux possible les paupières; s'il s'agit d'un acide, la solution de bicarbonate de soude au 100e sera très utile pour irriguer les culs-de-sac conjonctivaux; après les corrosions par les alcalis, on se servira d'une solution d'acide borique ou encore de lait; lors de brûlures par la chaux vive, l'huile est recommandable et « décape » bien, et surtout la solution concentrée de sucre, dont il faudra, du reste, continuer l'emploi.

Une fois achevée cette besogne urgente de lavage et de neutralisation, examinez l'œil avec grand soin (après l'avoir cocaïnisé) et toute la surface de la conjonctive : enlevez les corps étrangers, et rendez-vous compte sommairement des lésions. Si la cornée est ridée, grisâtre ou jaunâtre, si tel segment de la sclérotique a pris, d'emblée, pareil aspect, craignez l'escarre perforante et la perte ultérieure de l'œil. C'est là, en effet, le gros danger (²) : le plus souvent, il est impossible d'être renseigné, dès le premier examen, sur le degré de mortification.

Sans trop insister, faites donc un dernier lavage à la solution de bi-iodure de mercure à 1 pour 2000 ou à l'eau bouillie et, les paupières, le sourcil, la région péri-orbitaire dûment lavés, à leur tour, couvrez l'œil de compresses trempées dans l'eau bouillie froide, et maintenez le blessé au repos horizontal et à l'obscurité.

Plaies et ruptures. — Dans tous les traumatismes du globe, la pratique d'urgence doit avoir un double objectif principal : *conservation, asepsie*; toutes les interventions immédiates se borneront à la suture

(¹) Sur 35 cas de lésions de l'œil, par plombs de chasse, soumises à ce traitement, Fornatola aurait réussi 32 fois à éviter l'ophtalmie sympathique et à conserver l'œil: dans trois cas seulement l'énucléation secondaire dût être faite. (*Communication au Congrès des sciences médic. de Rome*, 1894, et *Revue générale d'ophtalmologie*, 1894, p. 206.) — Voy. aussi Valois, *Blessures de l'œil par grains de plomb*. Thèse de doctorat, 1895-1896. Enfin lorsqu'on se trouve en présence d'un traumatisme ancien, mal soigné ou resté sans soins, et d'accidents menaçants de cyclite ou de phlegmon de l'œil, il pourra devenir urgent d'intervenir : de pratiquer l'énucléation, dans le premier cas, pour prévenir l'ophtalmie sympathique; de faire l'éviscération et le curage, dans le second. (Voy. plus loin.)

(²) Il faut ajouter : les accidents de suppuration oculaire, la kératite à hypopyon, le phlegmon de l'œil; enfin les adhérences du globe et des paupières, résultant de la fusion cicatricielle, plus ou moins étendue, des deux feuillets conjonctivaux (symblépharon partiel ou total, entropion, trichiasis, oblitération des points lacrymaux). Si les culs-de-sac de la conjonctive sont intacts, c'est toujours un bon élément de pronostic, les adhérences ultérieures devant être partielles et de cure plus aisée.

scléro-conjonctivale, à la réduction, à l'excision ou la cautérisation de l'iris hernié, peut-être à l'extraction du cristallin luxé, rien de plus (¹).

Commencez donc par un soigneux examen de l'œil blessé : avant tout, lavez-vous les mains, et « préparez » la région péri-orbitaire et palpébrale avec l'eau bouillie savonneuse, tiède, en évitant toute pression, tout mouvement brusque, qui pourrait singulièrement aggraver les lésions oculaires, éversez les bords palpébraux, pour les laver aussi, et tout de suite, instillez quelques gouttes de solution de cocaïne. L'anesthésie vous permettra d'ouvrir les paupières et de déterger les culs-de-sac conjonctivaux et le globe par l'affusion lente d'eau bouillie tiède ou encore d'une solution très faible (1 pour 4000), et tiède, de sublimé ou de bi-iodure de mercure (²).

Examinez la plaie de l'œil, en vous aidant de l'éclairage oblique; cherchez surtout à vous assurer de l'absence de corps étrangers; rendez-vous compte de l'état de la vision, du degré de tension du globe oculaire; ne prolongez pas l'exploration, qui deviendrait vite dangereuse et qui ne saurait vous donner, du reste, à cette heure, que des indications générales.

Que vous procédiez ensuite à l'une des petites interventions locales que nous allons étudier, ou que la plaie oculaire, simple, n'exige que le lavage détersif, vous terminerez toujours par un *pansement occlusif de l'œil*. Cette occlusion — aseptique — est d'importance majeure.

Appliquez donc sur l'œil fermé quelques rondelles de gaze stérilisée, sèches, s'il n'y a pas de réaction, humides, si l'œil est rouge, irrité, douloureux; par-dessus, étalez deux rondelles plus larges de coton hydrophile, et qu'une bande de tarlatane mouillée ou de flanelle, bien conduite, immobilise le tout; serrez la bande très prudemment, et, pour que la pression ne porte pas trop fortement sur la cornée, disposez un bourdonnet, à l'angle interne, le long du nez, sous la rondelle d'ouate hydrophile.

Enfin, vous ne mettrez l'œil au repos qu'en mettant le blessé au lit, dans l'immobilité et le silence.

Lors des *ruptures sous-conjonctivales*, des ruptures « fermées » et quels que soient les désordres intra-oculaires, le traitement immédiat se bornera, en somme, à ce pansement occlusif de l'œil.

Il en va tout autrement dans les **ruptures totales** et les **plaies** proprement dites.

Plaies de la cornée. — Supposons d'abord une *plaie simple de la cor-*

(¹) Signalons seulement un traumatisme exceptionnel, la **luxation du globe de l'œil**, chassé en totalité hors de l'orbite et bridé par les paupières. Si l'on s'est assuré que le nerf optique est arraché, le parti le meilleur sera de compléter la section des brides musculaires, et d'enlever l'œil purement et simplement, surtout si l'accident date de plusieurs heures et que l'œil luxé et la plaie de l'orbite soient restés exposés aux souillures de tout genre. Le nerf optique est-il intact, on désinfectera largement, avec une solution antiseptique appropriée, l'œil et la plaie, et l'on procédera à la *réduction* du globe. Pour cela les deux paupières seront écartées au maximum, et, si la voie ne paraît pas suffisante, un débridement de la commissure palpébrale externe « donnera du jeu »; puis le globe sera refoulé doucement, et une fois franchie la barrière palpébrale, il reprendra d'ordinaire aisément sa place. Si la luxation se compliquait de déchirures musculaires, on aurait soin de faire la réunion préalable très soignée des divers corps charnus.

(²) Voici la solution employée par le professeur Panas : bi-iodure de mercure, 5 centigrammes; alcool à 90°, 16 grammes; eau, 1000.

née, perforation par une pointe d'aiguille à coudre, de ciseaux, de couteau, par un coup de plume [1], etc. ; section linéaire, de longueur variable, divisant parfois la membrane en deux ; déchirure irrégulière, en V, étoilée, par éclat de verre, de capsule... : la membrane est affaissée et la chambre antérieure vide, mais il n'y a pas de hernie de l'iris.

Irriguez l'œil doucement, comme nous venons de le dire, et faites l'occlusion : rien de plus. Si l'iris et le cristallin sont intacts, vous pouvez, en somme, porter un pronostic relativement bénin, tout en tenant compte du siège de la plaie cornéenne (centrale ou périphérique), de son évasement, de l'attrition de ses bords, et, par suite, de la gène plus ou moins considérable que créera le leucome consécutif.

Plus souvent, l'**iris** s'est **hernié** entre les lèvres de la solution de continuité, par son bord pupillaire, si la plaie kératique est centrale ; par sa racine, s'il s'agit d'une plaie périphérique, voisine du limbe scléro-cornéen : il faut le **réduire** ou le **détruire**.

L'accident, l'*enclavement irien*, est-il *tout récent*, vous pouvez tenter la *réduction*. Le fait suivant servira de type : perforation de la partie supérieure de la cornée, produite, quelques heures avant, par le choc d'un outil, hernie de l'iris ; on instille quelques gouttes d'un collyre à l'ésérine, et l'on réussit, avec un stylet de Bowman, à réduire le prolapsus irien. Les jours suivants, on continue les instillations d'ésérine. Au bout de quelques jours, la plaie est cicatrisée, la pupille est parfaitement ronde, et il ne reste de l'accident qu'un minuscule leucome périphérique (Rochon-Duvignaud) [2].

Donc, si le traumatisme date de peu de temps, on s'efforcera d'abord de refouler le lambeau iridien avec le bout d'un stylet, une petite spatule, etc., et cela, par des manœuvres très légères et en s'aidant des instillations myotiques ou mydriatiques, suivant le siège de la hernie.

La hernie est-elle *centrale*, il faudra *dilater la pupille*, pour rétracter et réduire le bord pupillaire : on aura donc recours à l'*atropine* [3], sans oublier qu'elle augmente la tension oculaire et qu'elle deviendrait dangereuse au début d'accidents glaucomateux. Lors de prolapsus *périphériques*, les *myotiques*, ésérine, pilocarpine [4], qui étalent l'iris en *rétrécissant la pupille*, sont tout indiqués.

Quand la hernie est *plus ancienne* et *adhérente* et que le segment de membrane apparaît comme un haillon noirâtre, terni, épaissi, informe, ou encore si les tentatives de réduction échouent, le mieux sera de pratiquer séance tenante l'excision, aux ciseaux courbes, ou la destruction, avec la pointe fine du thermocautère ou la pointe d'un stylet rougi, de la portion herniée.

(1) L'accident n'est pas très rare chez les écoliers.

(2) In thèse de Dauran, *De l'intervention précoce dans les plaies du globe oculaire*, 1899, p. 48.

(3) Une ou deux gouttes de la solution au centième : sulfate neutre d'atropine, 5 centigrammes ; eau distillée bouillie, 5 grammes.

(4) On associera utilement l'ésérine à la pilocarpine dans le collyre suivant : nitrate de pilocarpine, 10 centigrammes ; salicylate d'ésérine, 5 centigrammes ; eau distillée bouillie, 10 grammes. Terrien, Conduite à tenir en présence des plaies du globe oculaire, *Presse méd.*, 12 juillet 1899.

Plaies de la sclérotique. — Hormis les cas de fissures étroites, toute plaie de la sclérotique doit être réunie, « fermée », le plus tôt possible : cette *occlusion immédiate* est le meilleur moyen de prévenir l'infection intra-oculaire.

Et cette donnée s'applique tout aussi bien aux plaies simples, n'intéressant que la sclérotique seule, qu'aux plaies compliquées de hernie choroïdienne et aux plaies de toute la coque, alors surtout qu'elles ont donné issue à du vitré.

Or, cette réunion est une besogne minutieuse, qui exige beaucoup de soin et de légèreté de main.

Servez-vous d'une fine aiguille courbe, montée sur une pince, et de catgut 00 : à la rigueur, une fine aiguille de couturière et du fil bouilli suffiraient. Vous ferez une *suture conjonctivale* plutôt qu'une suture scléroticale, à proprement parler : les fils ne seront pas pénétrants, ne traverseront pas toute l'épaisseur de la sclérotique ; ils ne chargeront que la conjonctive, et, si possible, les couches les plus extérieures de la membrane fibreuse. Bien passés, perpendiculairement à la fente traumatique, serrés lentement, ces fils conjonctivaux seront parfaitement « unissants ».

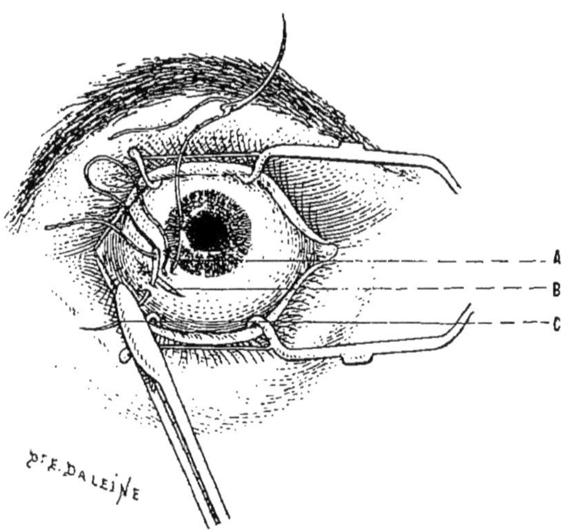

FIG. 103. — Suture d'une plaie de la sclérotique *avec deux aiguilles*.

A, l'un des bouts du fil, qui vient de traverser la conjonctive et les couches externes de la sclérotique, *de dedans en dehors*. — B, plaie scléroticale ; un point déjà posé. — C, l'autre aiguille passant, elle aussi, de dedans en dehors.

Lorsque le corps vitré est ouvert, la moindre pression exercée sur les bords de la plaie peut être suivie d'une évacuation nouvelle, et l'œil se vide ainsi de plus en plus. Aussi se trouvera-t-on bien parfois, au lieu de se servir d'une seule aiguille, à la façon ordinaire, en traversant l'une des lèvres de dehors en dedans, l'autre, de dedans en dehors, de *les traverser toutes deux de dedans en dehors, avec deux aiguilles enfilées aux deux bouts du même fil* (fig. 103). On évite ainsi « d'appuyer » sur le globe.

Plaies scléro-cornéennes. — Plaies graves, celles-là : outre les hémorragies intra-oculaires souvent abondantes que provoque la blessure du corps ciliaire, les hernies de ce corps ciliaire et les périls, toujours à redouter, de l'ophtalmie sympathique et de la panophtalmite, ces plaies kérato-sclérales se prêtent mal à la réunion.

Après une désinfection rigoureuse, on pratiquera la suture conjonctivale au niveau du segment scléroticaI de la plaie, et l'on tiendra l'œil fermé sous un pansement humide, en réservant le pronostic, et prêt à parer aux complications.

En somme, la question de l'énucléation immédiate ne se pose plus que

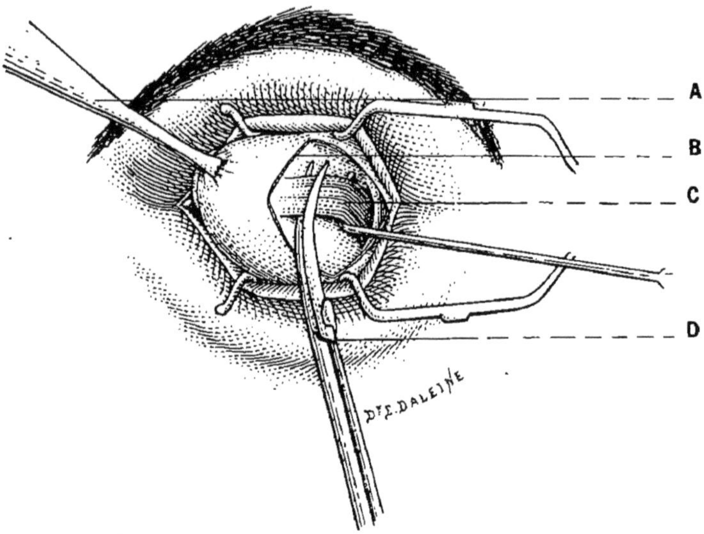

Fig. 104. — Énucléation du globe de l'œil. — 1er temps, *section du droit externe.*

A, pince fixatrice attirant le globe en dedans.— B, Incision de la conjonctive. — C, tendon du muscle droit externe, soulevé par un crochet. — D, ciseaux courbes glissés sous le tendon et prêts à le sectionner.

dans des conditions tout exceptionnelles : même lors des traumatismes

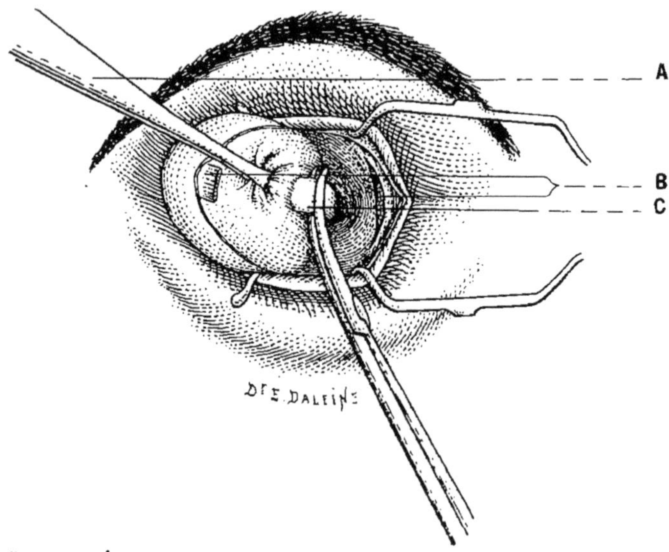

Fig. 105. — Énucléation du globe de l'œil. — 2e temps, *section du nerf optique.*

A, pince fixatrice. — B, tendon du droit externe sectionné; bout oculaire, bout orbitaire. C, ciseaux chargeant et sectionnant le nerf optique.

les plus graves du globe oculaire, perforé en plusieurs points, largement ouvert, à demi « vidé », il est de bonne pratique de se borner à une désinfection aussi complète que possible et à l'occlusion aseptique. L'expérience a montré maintes fois que les yeux les plus « maltraités » pouvaient encore « se refaire » et reprendre quelque utilité : une surveillance attentive permettra d'ailleurs d'épier les complications à leur début et de faire à temps le sacrifice nécessaire.

S'il faut en venir là, par le fait du délabrement considérable et de la souillure du globe, ou secondairement, lors de phlegmon de l'œil, on devra, du moins, réserver à la prothèse ultérieure les meilleures conditions, en pratiquant l'*énucléation* proprement dite, sans ouvrir la capsule de Ténon, ou encore l'*exentération*.

Énucléation. — Avec une pince à griffes, de fins ciseaux courbes, et un crochet à strabotomie, que l'on peut improviser avec un stylet recourbé à son extrémité, elle est exécutable.

Saisissez, avec la pince à griffes, la conjonctive, ou ce qui reste du globe

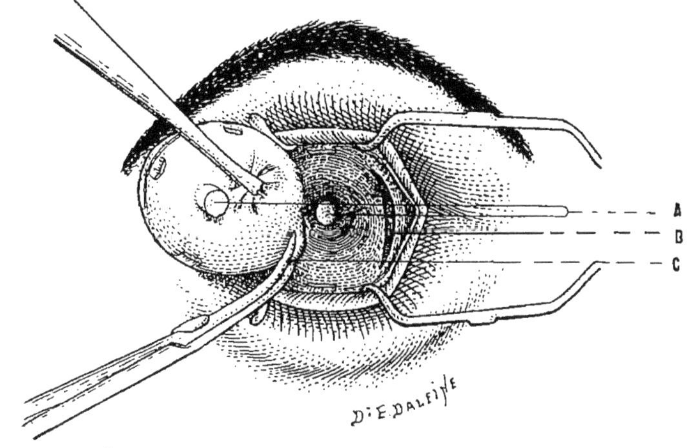

Fig. 106. — Énucléation du globe de l'œil. — 3e temps, *luxation du globe et ablation*.

A, section du nerf optique. — B, muscle droit externe : bout orbitaire. — C, ciseaux courbes achevant la libération du globe.

oculaire, sur le bord externe de la cornée, à la hauteur du diamètre transverse, et faites rouler l'œil en dedans.

A 7 millimètres 1/2 en dehors de la cornée, faites, aux ciseaux courbes, une incision curviligne, qui sectionne la conjonctive et le fascia sous-jacent, et découvre le tendon blanc, plat et fasciculé du muscle droit externe, que l'adduction du globe « amène » devant vous.

Reconnaissez et isolez bien ce tendon : chargez-le avec le crochet, soulevez-le, et, au-dessous de lui, faites glisser la pointe des ciseaux, et coupez à 2 ou 3 millimètres de l'attache scléroticale (fig. 104). Le bout orbitaire se rétracte, le bout oculaire, saisi avec la pince à griffes, va vous servir de tracteur, pour exagérer de plus en plus l'adduction, pendant que les ciseaux courbes, à petits coups et *sans quitter le globe*, compléteront la libération de son cadran postéro-externe.

Bientôt vous apercevez le cordon épais, grisâtre et rond du nerf optique : sectionnez-le au ras de la sclérotique (fig. 105).

Cette fois, l'œil « ne tient plus » en dehors et en arrière; reportez la

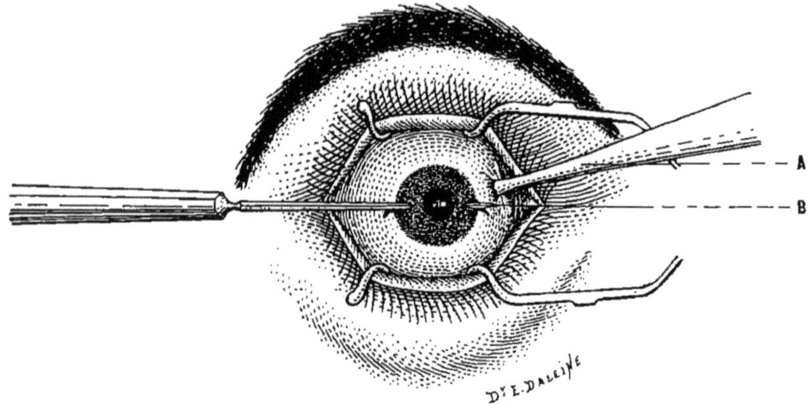

Fig. 107. — Évidement de l'œil. — 1er temps, *section médiane de la cornée.*

A, pince fixatrice. — B, couteau de de Græfe, qui, après ponction et contre-ponction, est retourné, tranchant en avant, et sectionne la cornée en son milieu.

pince à griffes au pôle postérieur, et, tirant toujours en dedans et en avant, luxez le globe, et sectionnez, près de leur attache, désormais bien exposée, les bandelettes tendineuses des deux obliques et des trois droits restants (fig. 106). Un dernier coup de ciseaux sur la conjonctive, en dedans, et l'œil tombe[1]. Un peu de compression assure aisément l'hémostase.

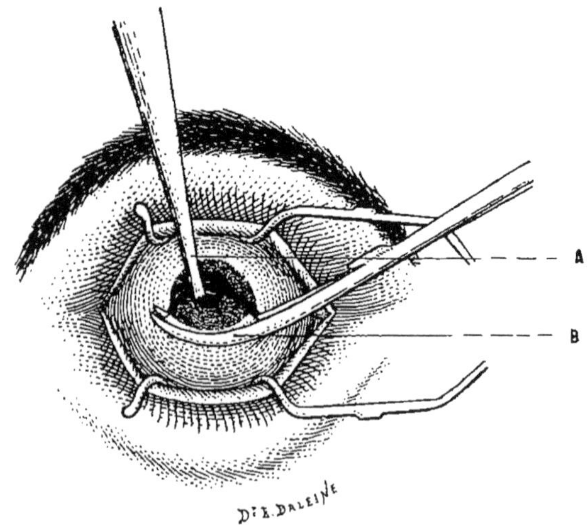

Fig. 108. — Évidement de l'œil. — 2e temps, *excision, aux ciseaux courbes, des deux lambeaux cornéens.*

A, pince fixant le lambeau inférieur. — B, ciseaux courbes sectionnant le lambeau.

Exentération. — Pince à disséquer (à dents de souris), couteau de de Græfe, ciseaux courbes, curette de Volkmann, aiguilles à suture.

Les paupières écartées, incisez la conjonctive tout autour de la cornée, et disséquez-la rapidement en collerette de 2 à 3 millimètres.

A ce niveau, ponctionnez la sclérotique, en dehors, avec le couteau de de Græfe; glissez dans la brèche une des branches des ciseaux courbes, et pour-

(1) Procédé de Tillaux.

suivez circulairement la section, qui détache le segment antérieur du globe.

Avec la curette, enlevez alors le cristallin et le corps vitré, et curettez soigneusement choroïde et rétine, jusqu'à la face profonde de la coque sclérotícale.

L'*évidement*, au sens de Truc [1], constitue, lors de phlegmon de l'œil,

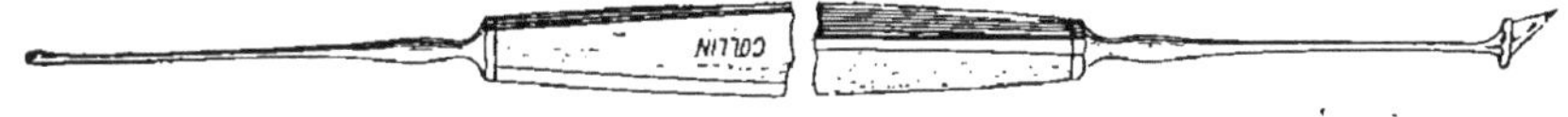

Fig. 109. — Aiguille à paracentèse avec stylet.

une intervention efficace et facile, qui n'exige aucune instrumentation spéciale. Les paupières écartées, fixez l'œil, et, avec un couteau de de Græfe ou un bistouri étroit, ponctionnez, un peu en arrière de la cornée, sur le diamètre horizontal : faites sortir la pointe, en dedans, au point symétrique, et sectionnez d'*arrière en avant* (fig. 107). Vous avez tranché en deux moitiés le segment oculaire antérieur : saisissez l'un après l'autre chaque lambeau, avec la pince, et, d'un coup de ciseaux, détachez-les (fig. 108).

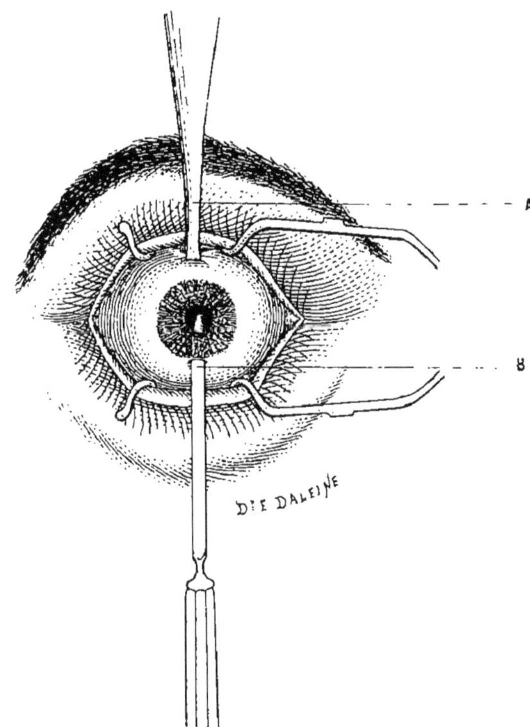

Fig. 110. — Paracentèse de la chambre antérieure.

A, pince fixatrice. — B, couteau de de Græfe ponctionnant au-dessous du limbe scléro-cornéen.

L'abcès intra-oculaire est ouvert : avec la curette, et sans toucher à la face profonde de la coque, dissociez, liquéfiez, évacuez le contenu. Terminez par un lavage, à l'eau bouillie tiède, en prenant soin que la canule ne touche pas les parois sclérotícales.

Laissez tout béant, pansez avec de petits tampons bouillis, et renouvelez fréquemment les irrigations.

Quelques mots de la **paracentèse de la chambre intérieure** et de l'**iridectomie d'urgence**, nécessitées par certaines formes suraiguës du glaucome.

[1] Truc, L'évidement dans le traitement de la panophtalmie. *Semaine méd.*, 1894, p. 469.

Nous signalerons seulement deux indications pressantes de la **paracentèse** : l'*hypopyon*, l'abcès de la chambre antérieure, qu'il succède à une plaie infectée, à une brûlure de la cornée (fragment de charbon), ou qu'il traduise les premiers stades du phlegmon de l'œil; certaines *poussées glaucomateuses*, où l'évacuation de l'humeur aqueuse devient utile, au moins à titre de procédé d'attente, et pour atténuer la douleur [1].

C'est donc, là encore, une intervention qui rentre dans le domaine commun de la chirurgie pratique, et qu'il faut savoir faire.

Un couteau de de Græfe, à la rigueur, un bistouri étroit et court, pourrait servir : le meilleur instrument est l'aiguille à paracentèse (fig. 109).

Écartez la paupière, placez-vous derrière le patient, dont vous appuyez solidement la tête sur votre poitrine.

Au-dessus de la cornée, à l'extrémité supérieure du diamètre vertical, saisissez un « bon » pli de la conjonctive et du tissu sous-conjonctival, et fixez l'œil.

Appliquez la pointe de l'instrument au-dessous de la cornée, au niveau de la sertissure conjonctivale, et faites-la pénétrer doucement, lentement, en la dirigeant en haut et vers le centre de l'œil (fig. 110).

Dès qu'elle paraît dans la chambre antérieure, inclinez le manche en arrière pour que la pointe ne menace pas l'iris et chemine derrière la cornée. Continuez à la faire pénétrer jusqu'à l'arête : déjà le liquide sourd; retirez-la, en la maintenant dans la même direction, pointe en avant, et toujours sans brusquerie, lentement.

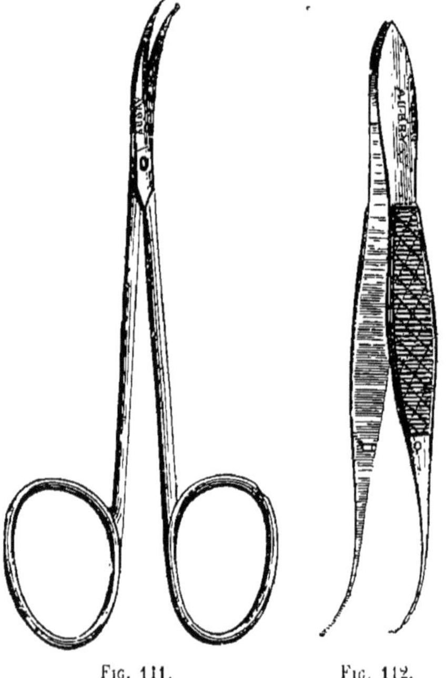

FIG. 111. FIG. 112.

FIG. 111. — Ciseaux à iridectomie.

FIG. 112. — Pince courbe à iridectomie.

Si l'humeur aqueuse a conservé sa fluidité, la chambre se vide tout de suite et la cornée s'affaisse; lors d'hypopyon, le pus épais et filamenteux s'écoule mal, et il devient nécessaire d'insinuer, par la brèche, une petite curette, ou de faire une petite injection d'eau bouillie tiède ou de solution tiède de sublimé à 1 pour 4000.

Sans entrer dans l'analyse et la discussion des formes cliniques du glau-

(1) Nous nous sommes trouvé devant une pareille « situation d'urgence », à la campagne, chez une dame atteinte de glaucome chronique de l'œil gauche, sujet à des poussées extrêmement douloureuses. L'œil était d'une tension et d'une dureté extrêmes, la souffrance atroce; avec une aiguille lancéolaire, seul instrument que je trouvai sous la main, je ponctionnai la cornée en bas : un soulagement immédiat suivit l'évacuation de la chambre antérieure.

come, nous rappellerons seulement que la forme aiguë, typique, réclame l'*iridectomie* comme le seul moyen de soulager le malade et de sauver l'œil.

Un homme de quarante-cinq ans est pris brusquement, la nuit, de douleurs atroces dans l'œil droit, douleurs qui s'irradient autour de l'orbite, au front, dans la moitié correspondante de la tête, qui s'accroissent à tout instant et acquièrent en quelques heures une acuité terrible. L'œil est rouge, fortement injecté, la pupille dilatée, l'iris terne; le globe présente à la palpation une dureté étrange, il est dur comme la pierre, comme le marbre; la vision se trouble de plus en plus. Que faire? Instiller d'abord quelques gouttes d'un collyre à l'ésérine (au 100e), répéter une ou deux fois l'instillation, et, si la crise ne cède pas, bientôt l'iridectomie s'impose.

L'œil est cocaïnisé et aseptisé. Placez d'abord l'écarteur des paupières, puis, saisissant un pli de la conjonctive bulbaire avec la pince fixatrice, plongez le couteau de de Græfe au niveau du limbe scléro-cornéen, à 1 millimètre au-dessus de l'extrémité externe du diamètre transverse, faites-en ressortir la pointe, symétriquement, de l'autre côté, et taillez de bas en haut votre lambeau. Allez lentement, pour modérer l'écoulement de l'humeur aqueuse. L'iris « suit » et se présente, d'ordinaire, à la plaie : amarrez-le doucement avec une pince appropriée (fig. 112) et que les ciseaux courbes (fig. 111) excisent le lambeau hernié, en ayant soin de *prolonger largement la section, jusqu'à son attache périphérique*. Prenez garde que quelque frange de la membrane ne reste pas « attardée » entre les lèvres de la plaie cornéenne et ne soyez pas avare du tissu iridien.

Pour donner tous ses résultats, — et ils sont souvent merveilleux, — l'iridectomie d'urgence, dans le glaucome, l'opération de de Græfe doit être large et surtout périphérique; les bénéfices en sont assez précieux, pour que le praticien s'efforce d'apprendre à la faire, et qu'il ose la tenter, au moins dans les cas de nécessité absolue.

CORPS ÉTRANGERS DES FOSSES NASALES

En pratique, vous serez rarement appelés au moment de l'accident; les désordres immédiats sont peu accusés, et, presque toujours, il s'agit d'enfants, qui se sont introduit eux-mêmes, dans le nez, en manière de jeu, un haricot, un noyau de cerise, un bouton de bottine, et qui n'ont rien de moins pressé que d'avouer leur méfait.

Au bout de quelques jours, on s'aperçoit qu'une des fosses nasales est bouchée; le plus souvent, elle est le siège d'un *jetage* plus ou moins abondant, muco-purulent, parfois fétide; le nez est gonflé et rougi, à sa racine — *d'un seul côté* — et l'enflure s'étend à la paupière et à la moitié correspondante de la face; des convulsions surviennent chez les tout petits. C'est alors que vous verrez l'enfant, que vous devrez penser au corps étranger, rechercher avec soin les commémoratifs, rester sceptique devant les dénégations, et procéder à l'examen direct.

Chez l'adulte, pareil accident est exceptionnel, et procède d'un mécanisme différent : le corps étranger, pendant un effort de vomissement, est projeté de bas en haut et d'arrière en avant dans les fosses nasales — le méat moyen — et s'y arrête. Chez l'adulte encore, l'exploration est plus aisée : en relevant les narines, en pleine lumière, vous commencerez par inspecter l'orifice antérieur; si vous ne voyez rien, vous pourrez utiliser le speculum nasi; vous pourrez encore, au moins après badigeonnage de l'arrière-gorge à la cocaïne, porter le doigt recourbé jusqu'à l'orifice postérieur.

Tout cela n'est jamais pratique chez l'enfant, chez le tout jeune enfant; et si l'exploration, à la vue, des narines relevées ne vous montre rien, il faudra faire tenir solidement la tête et, avec un stylet doucement glissé le long du méat inférieur, sur le plancher, aller chercher l'obstacle; s'agit-il d'un corps dur, d'un noyau, etc., le stylet, en le heurtant, vous renseignera tout de suite.

Je suppose donc que vous ayez acquis la preuve, ou, du moins, de très sérieuses présomptions, de la présence d'un corps étranger. — **Comment l'extraire?**

Si vous le voyez, s'il est bien accessible, le plus simple sera d'aller le « cueillir » avec une pince de Kocher, une petite pince à polype, ou encore d'insinuer doucement en arrière de lui la pointe mousse d'un stylet recourbé, et de le faire basculer et glisser d'arrière en avant, sans crainte de refoulement.

Félizet [1] nous a enseigné une excellente et inoffensive manœuvre, analogue à celle que nous décrirons bientôt pour les corps étrangers de l'oreille, et qui présente aussi l'avantage inappréciable d'éviter toute recherche instrumentale et toutes les « fouilles » aveugles et dangereuses : l'*injection d'eau bouillie tiède dans la narine opposée.*

Servez-vous d'un bock que vous élèverez à une hauteur variable : 2, 3, 4 mètres [2], ou encore et plus simplement d'une seringue. Le corps étranger occupe-t-il la narine gauche, introduisez horizontalement, dans la narine droite, la canule de votre injecteur ou l'embouchure de la seringue. « La poussée d'eau tiède, faite horizontalement, est lente et douce pour commencer, afin que le voile du palais ne soit pas surpris et se tende bien, et surtout afin que la trompe d'Eustache ait le temps de se fermer. La foulée s'accentue ensuite, on a le sentiment d'une résistance, et cette résistance vaincue se traduit, soit par une projection du corps étranger au dehors, soit par la saillie d'un jet de liquide, sous lequel, à proximité de la main, le corps étranger, mobilisé, est prêt à sortir, et facile à prendre. »

Le jet de liquide, projeté sans obstacle d'avant en arrière par la narine

[1] Félizet, Un procédé nouveau de traitement des corps étrangers des fosses nasales chez les enfants. *Bull. de la Soc. de chir.*, 16 nov. 1898, p. 1010.

[2] D'après Félizet, le bock étant à 2 mètres, la pression équivaut à environ 1/5e d'atmosphère, et le jet est de 20 centimètres *à la sortie de la narine opposée*; le bock à 5 mètres donne une pression de près de 1/2 atmosphère et un jet « de retour » de 60 centimètres.

libre, se réfléchit sur la paroi postérieure de l'arrière-cavité, et, d'arrière en avant, balaie la narine obstruée.

Commencez toujours par ce *lavage forcé*, faites-le sans violence, avec une pression progressive et suffisante, et les cas seront bien rares (1) où vous devrez recourir aux instruments, ou encore à l'*écouvillonnage, d'arrière en avant*, pratiqué de la façon suivante : une fine bougie est passée dans la fosse nasale et contourne le corps étranger, puis, avec le doigt, on la ramène au-dessous du voile du palais, jusque dans la bouche ; un petit tampon d'ouate, bien tassé, est attaché par un fil solide à l'extrémité du conducteur qui, reprenant en sens inverse la route qu'il a suivie, l'entraîne derrière lui et, d'arrière en avant, « ramone » la fosse nasale et refoule l'obstacle, ou, du moins, le désenclave et le mobilise. Manœuvre assez complexe, surtout chez un enfant, et, comme le dit Félizet, « incertaine et toujours douloureuse ».

ÉPISTAXIS REBELLES

Nous ne parlons que des **hémorragies nasales incoercibles**, qui, par leur durée et leur abondance, nécessitent une intervention locale immédiate.

On ne perdra pas de temps à l'essai de tant de procédés divers, qui seraient plus dangereux encore que bizarres ; on n'aura *jamais* recours aux liquides dits hémostatiques ; les irrigations glacées ou très chaudes pourront être utilisées, mais presque toujours elles seront insuffisantes.

Rappelez-vous que le « territoire de l'épistaxis » correspond, en général, au *segment antéro-inférieur de la cloison*, accessible et visible par la narine. Après un grand lavage chaud, détergez, avec un petit tampon monté, l'entrée des fosses nasales, et cherchez à voir, au spéculum, le « point qui saigne » ; l'avez-vous découvert avec quelque netteté, vous pourrez, suivant le conseil de Lermoyez (2), le *cautériser* avec la pointe fine du thermocautère, avec le crayon de nitrate d'argent, ou encore avec un cristal d'acide chromique.

Il sera souvent plus facile et plus sûr de recourir au **tamponnement antérieur**, mais au tamponnement vrai, profond et serré, et non point à l'occlusion pure et simple de la narine.

Prenez donc une longue et étroite bandelette de gaze stérilisée, et, avec une pince, conduisez-la le plus loin possible, dans la fosse nasale, tassez-la tout au fond, contre la cloison, entre les cornets : bourrez la cavité nasale antérieure, comme vous tamponnez le vagin, dans certaines hémorragies. Vous pourrez encore réaliser même besogne avec 15 ou 20 boulettes d'ouate stérilisée, grosses comme un pois, « reliées entre elles par un fil en queue

(1) Sur 31 cas relatés par Félizet, 26 fois le corps étranger a été expulsé d'emblée ; 5 fois il a été mobilisé, et l'on a pu en compléter aisément l'extraction avec une pince ou une curette.

(2) *Soc. méd. des hôp.*, 30 oct. 1896.

de cerf-volant » et « imbibées d'eau oxygénée à 7 ou 8 volumes » (Guisez) [1].

Bien que les indications en deviennent plus rares, le **double tamponnement**, l'occlusion exacte des orifices antérieur et postérieur de la fosse nasale qui saigne ou des deux fosses nasales, reste pourtant un procédé d'urgence, dans certaines épistaxis rebelles et profuses, d'origine mal précisée.

Or, pour porter à l'orifice postérieur des fosses nasales le tampon obturateur, l'instrument spécial, la *sonde de Belloc*, n'est pas indispensable. L'a-t-on sous la main, et sait-on s'en servir, elle rendra, certes, les meilleurs services : la sonde est introduite, fermée, dans le méat inférieur, la concavité tournée en bas, jusqu'à ce que l'extrémité vienne « buter » contre la paroi pharyngienne postérieure : on tourne alors la vis d'arrêt, et le ressort, libéré, passe au-dessous du voile du palais et présente dans la bouche le bouton troué qui le termine; c'est à ce bouton qu'on attachera « le fil tracteur » du tampon rétro-nasal.

Avec une *sonde* ou une *bougie de gomme élastique*, la manœuvre est presque aussi facile, je dirai même plus simple. Vous poussez la tige flexible dans le méat inférieur, et, quand elle s'arrête sur la paroi pharyngienne, vous continuez à pousser : la bouche étant grande ouverte, vous voyez descendre au-dessous du voile et se montrer sur la base de la langue la bougie ou la sonde, que vous pouvez alors saisir avec deux doigts ou une pince et ramener jusqu'aux dents. Vous liez très solidement à cette extrémité le double fil tracteur du tampon rétro-nasal, et, comme plus haut, en retirant la sonde, vous entraînez le tampon.

On fait les tampons avec de la gaze aseptique, de la gaze iodoformée ou salolée, de l'ouate enveloppée d'une lamelle de tarlatane : le tampon postérieur est ovoïde, il doit avoir 3 centimètres à 3 centimètres et demi de hauteur, 1 centimètre et demi à 2 centimètres de large. On s'est efforcé de donner sous ce rapport des chiffres précis, fondés sur les mensurations de l'orifice postérieur; en pratique, outre que ces dimensions sont variables, il faut se souvenir de ce fait, que le tampon doit entrer à frottement : ne craignez donc pas de le faire un peu gros, sous la réserve qu'il ne soit pas trop serré sur son pourtour et qu'il soit tenu par un fil très solide.

Une fois en place le tampon postérieur, on tamponne la narine, et les deux fils tracteurs du premier tampon, liés en avant du second, les solidarisent et achèvent le système d'occlusion.

P. Carnot nous a révélé un agent hémostatique extrêmement précieux : je veux parler de **la solution de gélatine à 50 pour 1000.** Nous reviendrons ailleurs sur l'exposé pratique de la méthode (voy. *Hémorragies traumatiques*). Ici, le meilleur mode d'application est le suivant : la solution gélatineuse étant fondue au bain-marie, on en fera, dans la fosse nasale qui saigne, avec une seringue à hydrocèle, ou un laveur, une injection *très lente* et dirigée de telle sorte que le liquide se diffuse sur toute la muqueuse.

[1] Guisez. Complications dans un double tamponnement des fosses nasales et traitement rationnel des épistaxis rebelles. *Gaz. des hôp.*, 30 janvier 1900. On peut encore imbiber les tampons d'une solution d'antipyrine au cinquième, ou de chlorhydrate de cocaïne au vingtième.

L'hémostase est d'ordinaire immédiate : quelques heures après, on fera bien de laver abondamment, à l'eau bouillie, la fosse nasale « gélatinisée » (¹).

ABCÈS DU CRANE, DE LA FACE, DE LA BOUCHE ET DE LA GORGE

I. **Abcès du crâne et de la face.** — Nous avons signalé plus haut les suppurations localisées du crâne, qui succèdent aux fractures ou aux plaies par armes à feu ; rappelons seulement qu'en règle, l'abcès « extérieur » n'est pas seul, qu'il existe un second foyer, sous-crânien, extra-dural : on devra toujours le rechercher et l'ouvrir.

Ainsi en est-il encore dans l'ostéomyélite aiguë des os du crâne, affection grave, s'il en fût (voy. *Ostéomyélite*).

Quant aux abcès des parties molles péri-crâniennes, qu'ils soient sous-cutanés, sous-aponévrotiques ou sous-périostiques, qu'ils reconnaissent une origine lymphangitique ou procèdent d'une bosse sanguine infectée, ils ne comportent d'autre indication que l'incision précoce, déclive, courte si elle est bien déclive, le drainage, et un pansement humide dûment enveloppant.

Il n'est pas rare d'observer, surtout aux faces latérales du crâne, de vastes suppurations en nappe, **phlegmons par diffusion**, qui décollent sur une large étendue le cuir chevelu, ou, plus profondes, soulèvent le muscle temporal; même si la fluctuation tarde à se produire, le gonflement, **l'œdème**, la rougeur diffuse commandent d'inciser, d'inciser verticalement dans la fosse temporale, en traversant le muscle s'il le faut, **jusqu'au pus**. On rencontrera quelques branches artérielles intra-musculaires qui seront pincées et liées en masse.

A la face, dans toutes les suppurations de la face, il faut penser à la **phlébite**, la craindre et la prévenir, et le danger est surtout menaçant, en présence du furoncle et de l'anthrax.

Le furoncle, le **furoncle des lèvres**, de la lèvre supérieure, en particulier, doit toujours être tenu pour une affection sérieuse, même sous sa forme initiale la plus atténuée, et traité comme tel. On fera, de très bonne heure, l'incision, ou mieux la ponction centrale avec la pointe fine du thermo-cautère, et ce sera le meilleur procédé « abortif ». S'agit-il d'un véritable anthrax, et spécialement de ces formes diffuses qui se compliquent d'un œdème considérable de la face et de menaces de phlébite, le débridement large, dans deux sens, et jusqu'aux limites de la tumeur, s'impose d'emblée (²).

Le **furoncle du conduit auditif externe**, s'il est de moindre gravité réelle,

(¹) En effet, comme nous le dirons plus loin, la gélatine est un excellent terrain de culture; aussi serait-il de mauvaise pratique de bourrer le nez de tampons gélatinés.

(²) Enfin on préviendrait les graves complications de la phlébite, en réséquant — à temps — la veine faciale thrombosée, qui se dessine dans le sillon naso-génien, sous la forme d'un cordon rougeâtre, et Sébileau a obtenu, de la sorte, un très beau succès, dans un cas de furoncle de la lèvre supérieure, compliqué de phlébite faciale (*Soc. de Chir.*, 6 fév, 1901, p. 123).

se présente souvent aussi avec un appareil des plus alarmants : douleur, d'une acuité extrême, irradiées dans la tempe, la face, la mâchoire, fièvres tuméfaction du pavillon et du conduit, obstrué par une voussure épaisse et d'un rouge foncé. Un coup de pointe sur cette voussure, ou encore, si elle est située un peu loin dans le conduit, une incision en long, avec un bistouri étroit et boutonné, suffisent, en général, à faire tomber tous les accidents.

Pour les abcès proprement dits de la face, le gros point, lorsqu'on les ouvre, est de **ménager les branches du facial** (fig. 90), et aussi de faire l'incision déclive, pour la faire aussi étroite que possible. — Quelques mots seulement des *abcès de l'orbite*, de l'*adéno-phlegmon pré-auriculaire*, de la *parotidite suppurée*.

C'est en dehors et en bas, au pourtour de l'angle palpébral externe, que le **phlegmon de l'orbite** tend à se faire jour, d'ordinaire ; c'est là aussi que la fluctuation se décèle d'abord, et là qu'il convient d'inciser : le bistouri, un bistouri étroit, sera plongé, d'avant en arrière, en dehors de la commissure palpébrale externe, le long de la face latérale externe de l'orbite, jusqu'au foyer profond, et l'on drainera par la même voie.

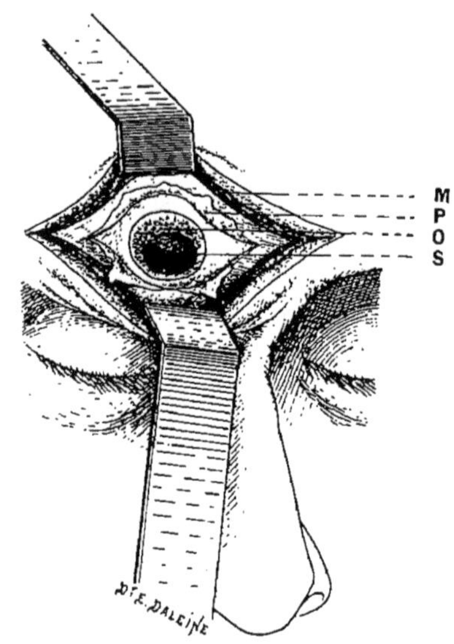

Fig. 113. — Trépanation du sinus frontal.

M, muscle frontal. — P, périoste. — O, orifice de trépanation. — S, cavité du sinus.

L'adéno-phlegmon pré-auriculaire et les collections qui occupent le devant de l'articulation temporo-maxillaire seront ouvertes de la façon suivante : incision verticale courte, exclusivement cutanée, sur le bord postérieur de la « tumeur », ponction au bistouri, élargie à la sonde cannelée. Ce qui est important, après ces incisions tout juste suffisantes, c'est que le petit drain soit conduit, avec la sonde cannelée ou la pince de Lister, jusqu'au fond de la poche, et qu'il y soit bien maintenu.

On prendra les mêmes précautions pour l'incision du **phlegmon parotidien**, la fluctuation y reste toujours obscure, et sans l'attendre, on devra porter le bistouri aux points saillants, œdémateux, si la douleur est maxima : la sonde cannelée seule « travaillera », sans violence, dans la profondeur. L'incision en arrière et en dessous, lorsqu'elle est possible, sera la plus sûre.

Enfin, bien que les **sinusités frontales et maxillaires** soient, en général, d'évolution chonique et n'exigent pas d'intervention extemporanée, elles sont pourtant susceptibles de revêtir une forme aiguë, phlegmoneuse, et de provoquer des accidents qui commandent d'agir. Il est utile, par conséquent, de savoir ouvrir le sinus frontal et l'antre d'Highmore.

Pour ouvrir le *sinus frontal* (fig. 113), faites, le long du tiers interne du sourcil, une incision transversale ou légèrement courte en bas, coupez peau, muscle et périoste, mettez bien à nu le relief interne de l'arcade sourcilière, la « bosse » du sinus. En ce point, appliquez une fraise, ou bien faites sauter la paroi osseuse avec une petite gouge et le maillet, et forez un trou rond, que vous évaserez en dehors, si la cavité sinusale est très large et anfractueuse et la suppuration très étendue. Vous chercherez alors à passer un drain par l'orifice inférieur du sinus, par le nez, et à drainer par les deux voies.

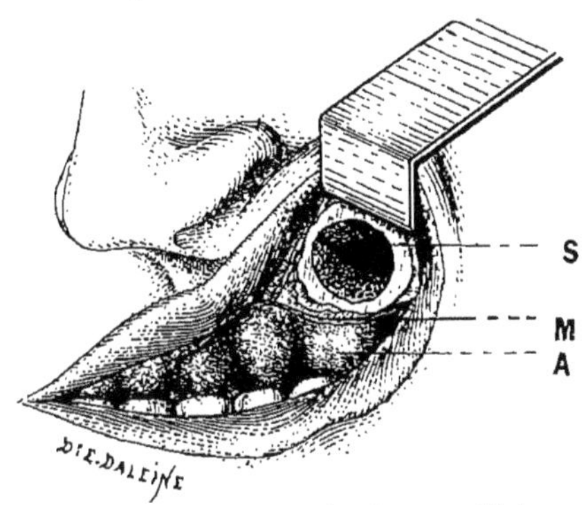

Fig. 114. — Trépanation du sinus maxillaire par la fosse canine.

A, alvéoles des grosses molaires. — M, muqueuse gingivale. — S, cavité du sinus trépané.

On peut drainer l'*antre d'Highmore* par une alvéole, celle de la 1re ou de la 2e grosse molaire, par exemple : la dent extraite, on perfore le fond de l'alvéole avec un trocart, un poinçon, une petite vrille. Mais on ouvre plus largement le sinus par la fosse canine : la lèvre supérieure étant rétractée en haut et en dehors, la muqueuse est incisée transversalement, à la base des alvéoles, sur une longueur de 2 à 2 cm. 1/2 : tout de suite, on découvre la paroi sinusale, mince, et qu'on perfore, sans peine, avec la fraise ou la gouge (fig. 114).

II. **Abcès de la bouche et de la gorge.** — Ils provoquent parfois des accidents graves de suffocation, et, en dehors même de ces indications pressantes, on peut poser en règle que tout abcès de la bouche ou de la gorge doit être ouvert le plus tôt possible.

Ceci s'applique tout aussi bien aux *abcès périostiques*, aux *abcès amygdaliens*, qu'à ceux de la *langue* et du *plancher de la bouche*, qu'aux abcès *rétro* et *latéro-pharyngiens*.

Quelques mots seulement des *abcès périostiques*. C'est le doigt qui fait d'ordinaire le diagnostic, et qui décèle ce bourrelet allongé, empâté, fluctuant, douloureux, qui remplit et nivelle le sillon gingivo-génien.

Écartez ou soulevez la joue le plus possible, et, dans ce bourrelet, en plein, plongez hardiment le bistouri, engainé, comme nous le dirons plus loin, jusqu'à 2 centimètres de sa pointe : ne craignez pas d'aller jusqu'à l'os et de faire une « bonne » incision. Autour de la dent de sagesse, le long de la branche montante, la besogne est parfois plus difficile : cherchez d'abord à bien découvrir, à bien éclairer le fond du vestibule, puis incisez, de la pointe, jusqu'au bord antérieur de la branche montante.

Ces petites opérations sont monnaie courante, en pratique journalière [1], ce

[1] Rappelez-vous qu'elles méritent toute votre attention et tous vos soins, et que, maintes fois, une septicémie mortelle a débuté par un vulgaire abcès alvéolo-dentaire. Lisez, pour vous en

qui ne veut pas dire qu'elles soient toujours bien faites. Assez souvent, entre certaines mains, l'incision est incomplète, la muqueuse est ponctionnée, fendillée, on s'arrête, sans « aller au pus », et les douleurs persistent, et l'œdème s'accroît. Dites-vous bien que, sur la face externe des maxillaires, vous n'avez rien à redouter et que vous devez, franchement, aller « à fond ».

Autrement rares sont les **abcès de la langue**, et d'allures autrement menaçantes.

Je fus appelé, il y a plusieurs années, auprès d'une malade qui avait été prise assez brusquement, quarante-huit heures avant, de douleurs aiguës dans la langue — et dans l'oreille. Le gonflement s'était étendu très vite et, à mon arrivée, la gêne respiratoire était intense, la bouche grande ouverte, la salivation abondante, et la langue considérablement tuméfiée, surtout à sa base, remplissait tout le fond de la bouche, et barrait tout accès dans l'arrière-gorge. En palpant cette grosse langue du bout du doigt, on réveillait une douleur beaucoup plus vive à la base, et là, sous la nappe d'œdème sous-muqueux, on découvrait une sorte de tuméfaction centrale, tendue, presque dure : un coup de bistouri donna issue à une notable quantité de pus, et tous les accidents tombèrent.

En pareille occurrence, c'est sur la face dorsale, au niveau de la base, en long, d'arrière en avant, qu'il faut inciser, et aussi profondément qu'il est nécessaire, pour ouvrir l'abcès : sur le dos de la langue, l'hémorragie est peu à craindre, les vaisseaux importants sont à la face inférieure.

Tel est l'*abcès de la base de la langue*, abcès intra-lingual, qui occupe l'épaisseur même de l'organe.

Ailleurs, vous pourrez rencontrer l'*abcès sous-lingual*, qui, lui, occupe le plancher de la bouche dans sa zone toute postérieure, et soulève la langue, en masse, en créant d'ailleurs les mêmes dangers. Ici, ce n'est plus par la face dorsale de la langue qu'il faut agir, c'est en dessous, au plancher, si toutefois la bouche s'ouvre suffisamment, et si l'on découvre un point fluctuant de quelque netteté ; autrement, on ferait bien de recourir à l'incision médiane sus-hyoïdienne, en pénétrant, de bas en haut, entre les deux mylo-hyoïdiens.

Ne nous attardons pas à l'*abcès amygdalien* typique [1] : rappelons seulement que le badigeonnage préliminaire à la cocaïne (solution au 20e) rend des services, et que la langue étant bien déprimée, l'incision doit porter sur la face antéro-interne de la grosse voussure rouge, qu'elle doit être assez longue et descendre *assez bas*.

Certaines suppurations interminables de la région amygdalienne tiennent, pour une part, aux incisions mal faites, trop étroites, *trop hautes*, et qui drainent mal le foyer.

convaincre, un fait de Sébileau et Grandou, où la suppuration péri-maxillaire, d'abord cantonnée au niveau de la deuxième grosse molaire supérieure, cariée, s'étendit, en arrière, dans la fosse ptérygo-maxillaire et dans toute la fosse temporale, et fut suivie d'une *phlébite mortelle* de la veine ophtalmique inférieure. (*Revue de stomatologie*, mars 1900, n° 3, p. 103.)

[1] Signalons toutefois qu'on expose le malade à de graves dangers, en attendant l'ouverture spontanée des gros abcès amygdaliens ; on a publié plusieurs cas de mort, survenue pendant le sommeil, par asphyxie, l'abcès s'étant « crevé » et le pus ayant fait irruption dans le larynx. (*The Lancet*, 20 et 27 septembre 1902).

J'arrive à l'**abcès rétro-pharyngien**, qui n'est pas rare chez l'enfant, chez le tout jeune enfant [1], et qu'il faut savoir dépister.

Explorez donc soigneusement l'arrière-gorge, de l'œil et surtout du doigt. Ce n'est pas là besogne facile d'ordinaire, ce n'est même pas toujours besogne innocente, et l'on devra se souvenir des spasmes laryngés, des crises menaçantes d'apnée, de la syncope, parfois observés au cours d'un simple examen [2]. Mais, de ces faits, on ne tirera pas d'autre conclusion que celle-ci : le meilleur moyen de se mettre en garde contre pareils accidents c'est d'aller vite et, pour cela, d'*immobiliser solidement* l'enfant.

Donc, si vous avez un aide, il emmaillotera le petit malade dans une grande couverture et, le tenant assis sur ses genoux, il vous présentera la tête bien fixée contre sa poitrine, face au jour. Avec une cuiller, vous écarterez les mâchoires, et, tout au fond, vous apercevrez la voussure pharyngée, rouge, saillante, médiane, quoique asymétrique. Portez l'index sur le milieu de la tumeur, déprimez-la, et revenez en arrière : vous aurez, d'ordinaire, avec une grande netteté, cette sensation de reflux, de choc en retour, de ballottement tout à fait caractéristique.

C'est le doigt, d'ailleurs, qui fournit les meilleurs renseignements et qui, souvent, renseigne seul. Asseyez l'enfant, en travers, sur votre genou gauche, les jambes pendantes et maintenues entre les vôtres ; encadrez solidement sa tête de votre avant-bras gauche, et, de la main, déprimez la joue entre les arcades dentaires, pour ouvrir la bouche et la tenir ouverte ; glissez l'index droit jusqu'à la base de la langue, jusqu'au pharynx, et un bref palper vous permettra de sentir la voussure fluctuante et d'obtenir ce ballottement dont nous parlions tout à l'heure. N'oubliez pas que certains abcès sont *bas situés* et que vous ne les atteindrez qu'avec le doigt en crochet porté au-dessous de la base de la langue ; assurez-vous encore que la voussure, sans être exactement médiane, occupe bien le plan postérieur, la face vertébrale du pharynx, qu'elle n'est pas latérale.

Dès que l'abcès rétro-pharyngien est reconnu, il faut l'ouvrir. Ne comptez pas sur le vomitif ou tout autre procédé indirect ; ne remettez pas au lendemain : il est arrivé plusieurs fois que — le lendemain — le malade était mort [3].

Ouvrez l'abcès par la bouche, hormis certaines indications spéciales, que nous allons dire.

Ici encore, que l'enfant soit, avant tout, bien immobilisé [4]. Vous pourrez

[1] Dans les trois premières années.

[2] Voy. J. THOYER-ROZAT, *Abcès rétro-pharyngiens idiopathiques des enfants; leur fréquence; leur terminaison par la mort subite*. Thèse de doct., 1896, n° 394. — La syncope est l'accident le plus fréquemment observé. S'il se produit, si le petit malade pâlit et cesse de respirer, il faut mettre la tête en bas et pratiquer la respiration artificielle, et cela avec ténacité. Dans un fait relaté par Thoyer-Rozat, l'apnée dura douze minutes, et l'enfant revint à lui et guérit.

[3] Voy. des exemples dans une leçon de MARFAN, L'abcès chaud rétro-pharyngien. *Bulletin médical*, 27 déc. 1899.

[4] Comme nous l'avons indiqué plus haut, pour l'exploration. On pourra encore — bien que l'attitude soit souvent moins commode — coucher l'enfant sur les genoux d'un aide, ou sur une table, et l'incliner de trois quarts. Dès que l'abcès est ouvert, on complète « l'inversion », et le pus « tombe par terre », sans qu'il y ait aucun danger de pénétration dans les voies aériennes.

parfois, la langue bien déprimée, faire l'incision à découvert; plus souvent, c'est « au doigt » que vous devrez ouvrir l'abcès.

Les mâchoires étant écartées, introduisez donc votre index gauche au fond de la gorge, en affaissant la langue et, sur ce doigt conducteur qui repère le point fluctuant, portez le bistouri (fig. 115), un bistouri étroit, bien pointu, dont la lame sera engainée jusqu'à 1 centimètre 1/2 de son extrémité avec du

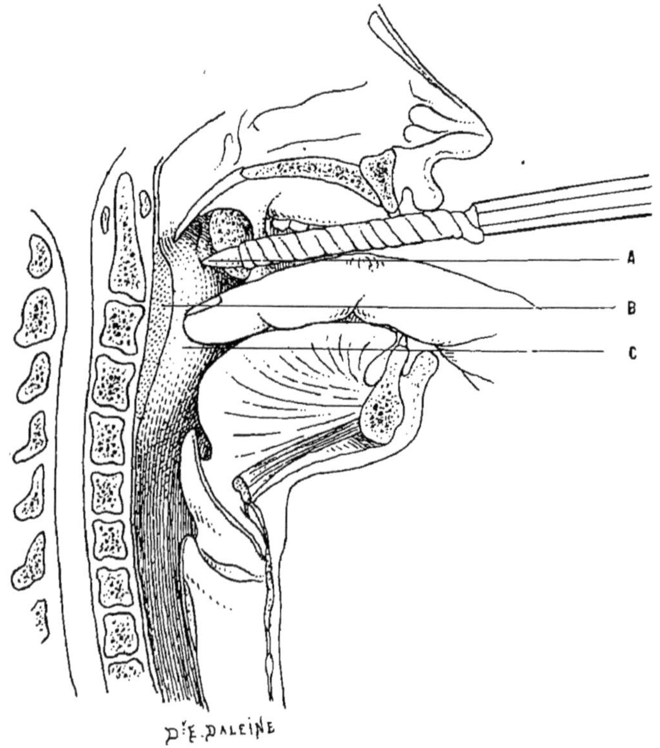

Fig. 115. — Incision, par la bouche, d'un abcès rétro-pharyngien.

A, bistouri étroit, *engainé*, qui ponctionne l'abcès. — B, collection rétro-pharyngée. C, saillie de l'abcès que repère le doigt.

papier de soie, une bandelette de taffetas d'Angleterre, une lamelle de linge mouillé, à la rigueur, avec le classique diachylon.

Ponctionnez hardiment, d'un coup bref, et, de haut en bas, prolongez la fente de 2 centimètres au moins. Ponction et incision sont l'affaire d'un instant, si votre index gauche est bien en place; rappelez-vous qu'il faut inciser *le plus près possible de la ligne médiane*, de haut en bas, et que, sous ces réserves, vous devez, sans crainte, plonger le bistouri.

Tout de suite, rabattez en avant la tête de l'enfant, pour que le flot de pus s'échappe librement hors de la bouche. Du reste, ce qu'il faut redouter, c'est beaucoup moins l'irruption du pus dans les voies aériennes, que le spasme

Nous savons, du reste, que cette pénétration n'est guère démontrée; qu'il faut craindre surtout la *syncope*, et que le meilleur moyen d'éviter les accidents de ce genre, c'est d'*aller vite en besogne*.

laryngé ou la syncope, auxquels exposera, je le répète encore, une intervention lente, hésitante et maladroite. Quand l'enfant aura bien repris sa respiration, vous achèverez, par quelques pressions, de vider l'abcès.

Telle est la méthode naturelle, simple, qui exige, certes, quelque habitude, mais qui est applicable dans la grande majorité des cas.

Pourtant il faut prévoir certaines difficultés spéciales, et signaler certaines variétés d'abcès péri-pharyngiens, qui nécessiteront parfois le choix d'une autre voie :

a. **Le trismus vous empêche d'ouvrir suffisamment la bouche**, vous ne voyez rien ou rien de net, et votre doigt ne peut passer.

Faites tous vos efforts pour élargir un peu l'écart des mâchoires, aidez-vous d'un coin de bois, d'une petite cuiller placée de champ; si vous obtenez un peu de jeu à la partie postérieure des arcades, et que vous puissiez bien déprimer la base de la langue, vous réussirez parfois à vous faire assez de place pour faire passer la pointe étroite de votre bistouri engainé. Encore faut-il que l'abcès soit très gros et que son relief soit nettement apparent.

Devant une impossibilité complète, vous aurez recours à la voie cervicale, que nous allons étudier tout à l'heure : *voie d'exception* dans les abcès chauds rétro-pharyngiens.

b. S'agit-il d'un **abcès bas situé**, vous pourrez encore, très souvent, en atteindre la partie supérieure, derrière la base de la langue fortement déprimée, et l'ouvrir au bistouri, par la bouche.

Ceci fait, votre index, en crochet, le videra de bas en haut. Mais gardez-vous d'aller à l'aveugle, au jugé, sans rien voir, sans rien sentir, attaquer l'abcès avec un trocart courbe. Mieux vaut, cette fois encore, utiliser la voie externe.

c. Dans quelques cas, cette voie externe est tout indiquée, par la forme et l'**extension cervicale** de la collection. Exemple :

Un garçon de dix-huit ans nous est envoyé d'un service de médecine avec un gros abcès rétro-pharyngien, et des accidents dyspnéiques pressants : cornage, congestion de la face, pouls très petit, etc. Sur la paroi postérieure du pharynx, l'abcès dessine un relief arrondi, très saillant, mais sur la face latérale droite du cou, le long du bord postérieur du sterno-mastoïdien, on trouve une autre voussure allongée, et qui s'accentue dans les efforts de déglutition et de toux; la fluctuation, profonde, mais nette, se propage du pharynx au prolongement cervical.

Je fis sur le bord postérieur du sterno-mastoïdien, à la hauteur de son tiers supérieur, une incision de 5 centimètres, et, après avoir refoulé ce bord en avant et dissocié la graisse, j'arrivai très vite sur la poche, qui fut ponctionnée, puis ouverte largement. Elle contenait une abondante quantité de pus fluide mêlé de quelques grumeaux, et mon doigt pénétra dans une vaste cavité rétro-pharyngée; la face antérieure des premiers corps vertébraux était dénudée et rugueuse; il s'agissait, en réalité, d'un abcès froid « échauffé ».

L'existence de ce *prolongement cervical* marque évidemment la voie à suivre et, ces abcès pharyngo-cervicaux étant en général très volumineux, l'incision par le cou assure de réels avantages. Pratiquée sur le bord postérieur du sterno-mastoïdien, elle permet de s'ouvrir un chemin, à la sonde cannelée, jusqu'à l'abcès, en passant en arrière des vaisseaux (fig. 116), qui sont refoulés, d'ailleurs, et qu'on ne voit pas; elle laisse une cicatrice peu visible.

d. Il est un dernier type d'abcès : **l'abcès latéro-pharyngien.** Ici le relief n'occupe plus la paroi pharyngée postérieure, sur la ligne médiane ou tout près : la voussure est latérale, elle soulève et rejette en dedans l'une des amygdales, et souvent elle se prolonge au cou jusqu'au-dessous de l'angle de la mâchoire.

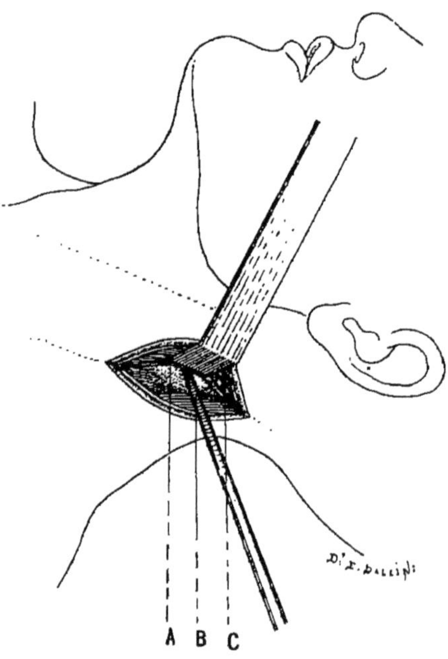

FIG. 116. — Incision *cervicale* d'un abcès rétro-pharyngien.

A, saillie de l'abcès. — B, sonde cannelée, frayant un chemin jusqu'à la collection. — C, bord postérieur du sterno-mastoïdien, rétracté avec les gros vaisseaux.

Méfiez-vous de ces abcès latéraux et n'allez pas, sans une exploration minutieuse, au doigt, y plonger le bistouri. Ce sont en général des adéno-phlegmons paracarotidiens : *ils refoulent la carotide interne en dedans*, et parfois vous la sentirez battre sous votre doigt. Donc, ne les ponctionnez, par la bouche, qu'en un point dûment exploré, nettement fluctuant; s'ils sont volumineux, presque toujours vous ferez de meilleure besogne *par le cou.* Vous inciserez sur le bord antérieur du sterno-mastoïdien, au-dessous de l'angle de la mâchoire et, à la sonde cannelée, vous vous dirigerez *en avant, en dedans et en haut,* à la rencontre de la tumeur empâtée ou fluctuante, que vous sentez dans la profondeur et qui sera toujours votre meilleur repère [1].

CORPS ÉTRANGERS DE L'OREILLE

Il faut poser tout d'abord deux règles fondamentales : 1° avant de rien tenter, ***assurez-vous toujours de la présence du corps étranger;*** 2° ***ne recourez aux instruments qu'en dernier ressort.***

I. Un enfant (c'est le plus souvent d'enfants qu'il s'agit) vous est amené en toute hâte par sa mère; **il vient de s'introduire**, en jouant, dans une oreille,

[1] Voy. plus loin *Abcès du cou.*

un bouton de bottine, une perle de verre, un petit caillou, un haricot, une épingle, que sais-je? la nomenclature est sans fin.

Avant tout, regardez, et malgré les affirmations les plus pressantes, tenez à faire vous-même la constatation préalable.

Rappelez-vous quelques exemples terribles où, sans exploration suffisante, des praticiens, s'acharnant à des manœuvres aveugles d'extraction, ont crevé le tympan, brisé les osselets et causé de tels désordres, que la mort s'en est suivie. Une petite fille de cinq ans et demi s'est introduit, dit-on, un grain de chapelet dans l'oreille : pendant une demi-heure, un médecin « fouille » au hasard; il n'extrait que des parcelles d'os ; une hémorragie se produit : au bout d'une heure et demie, l'enfant est morte. A l'autopsie, *on ne trouve pas de corps étranger* (¹).

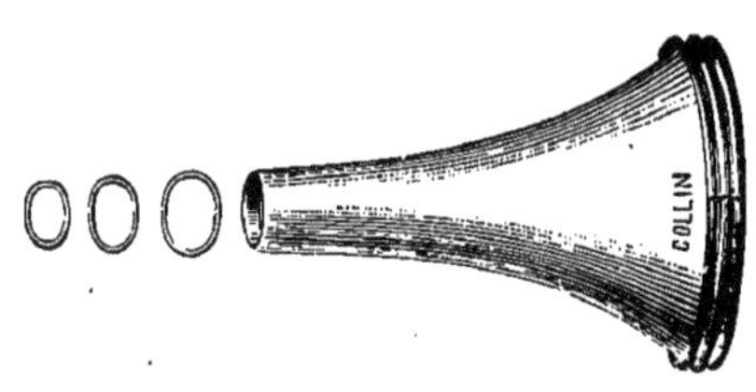

Fig. 117. — Otoscope de Toynbee.

Donc, **regardez**, et laissez là le stylet, que vous ne prendrez que plus tard, s'il le faut, et avec beaucoup de prudence.

L'oreille est exposée en pleine lumière : le pouce et l'index gauches pincent le bord postéro-supérieur du pavillon et le tirent fortement en haut et en arrière, pendant que le pouce droit écarte le tragus : le conduit, redressé, s'éclaire. Si rien ne paraît, ou rien de net, le corps étranger est profond, au contact du tympan ou même dans l'oreille moyenne (²). Prenez alors l'otoscope (qui doit figurer dans l'arsenal de tout praticien) (fig. 117) et faites-le pénétrer doucement dans le conduit, toujours redressé par la traction du pavillon (fig. 118); pour l'éclairer, servez-vous du miroir frontal.

Vous avez découvert le corps du délit : il est très près du tympan, noirâtre, englué de cérumen, la membrane est intacte. C'est bien : pas d'autre recherche, pas de stylet, pas de pince. Vous pouvez être assuré qu'avec de la patience, un moyen simple, inoffensif vous le livrera; **les injections forcées dans l'oreille** (³).

(¹) Poulet, *Traité des corps étrangers en chirurgie*, p. 705. — Autre fait rapporté par Moos : il s'agit, cette fois, d'un éclat de pierre et d'un adulte, un homme de quarante et un ans; deux médecins s'évertuent à extraire le corps étranger et reviennent maintes fois à la charge : à la suite de ces manœuvres brutales, paralysie faciale, hémorragies répétées, pyohémie, mort. A l'autopsie, *on ne trouve pas l'éclat de pierre*, mais des ravages effrayants de l'oreille moyenne et interne : un trou, sur le plancher de la caisse, met à nu la veine jugulaire dont la paroi est infiltrée de pus. (*Arch. für Augen- und Ohrenheilkunde*, Bd. VII.)

(²) Ajoutons que les corps étrangers ne pénètrent pas d'emblée dans la caisse : ils y sont refoulés par les manœuvres d'extraction.

(³) C'est, en particulier, le procédé d'élection pour les bouchons cérumineux qui provoquent parfois des accidents aigus, brusques, de l'apparence la plus effrayante. J'ai le souvenir d'un monsieur, pourtant fort soigneux et de tempérament très froid, qui m'arriva un jour dans un état d'excitation extraordinaire : depuis le matin, il était sourd d'une oreille, il avait des bourdonnements incessants, des irradiations douloureuses dans toute la tête, des vertiges, il allait devenir fou, etc.; quatre grandes seringues d'eau bouillie calmèrent tant d'alarmes, en expulsant une concrétion noirâtre, dure, grosse comme un haricot. — Raymondeau a rapporté l'histoire d'un soldat qui fut pris brusquement de convulsions épileptiformes : les deux oreilles étaient obstruées par des amas

Un liquide tiède, faiblement antiseptique, de l'eau boriquée, de l'eau bouillie, voilà tout ce qu'il faut. Disposez-vous d'un injecteur puissant, rien de mieux; mais la seringue à hydrocèle suffit parfaitement. Le jet ne sera pas dirigé dans l'axe du conduit : il refoulerait; c'est la *paroi postéro-supérieure que vous viserez*, que vous laverez; en s'y brisant, la colonne liquide s'éparpille, inonde le tympan et le fond de l'oreille externe et produit le remous expulseur. Cette paroi postérieure ne craint rien : vous pouvez et vous devez pousser fort. — Une seringue, deux, trois, quatre seringues : rien n'est sorti, continuez toujours, si votre patient n'est pas trop fatigué ou trop « étourdi ». Mais, encore une fois, dans l'hypothèse où nous sommes d'un corps étranger « tout frais », rien ne presse; et, si la première « inondation » n'a pas réussi, remettons tranquillement au soir, au lendemain, une nouvelle séance, et ne faisons point de l'extraction immédiate je ne sais quel point d'honneur, fort niais, dont l'oreille du patient ferait les frais.

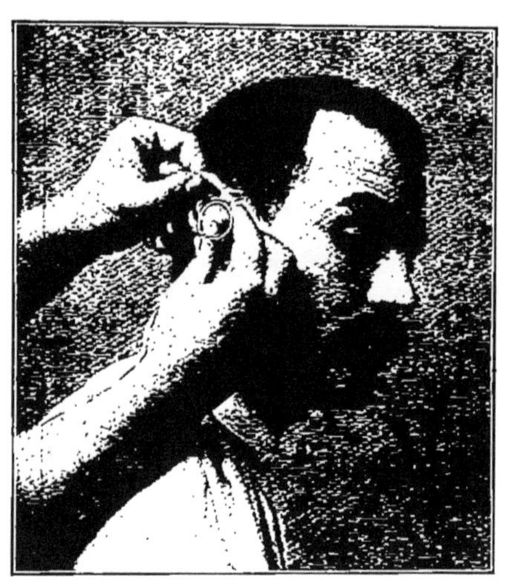

Fig. 118. — Manœuvre de l'otoscope.

Sans doute, si nous avons sous la main une bonne pince à extraction, celle de Duplay, par exemple, et que le corps étranger soit bien net, bien accessible, au fond de l'oreille, nous pourrons chercher à le « cueillir » en ne manœuvrant jamais « au jugé », mais à vue directe, ou à travers l'otoscope. Nous dirons tout à l'heure les divers artifices auxquels on peut alors recourir. Même chez l'adulte, cette extraction doit être tenue pour un procédé d'exception.

Si les injections ont échoué à la première séance, le parti le plus sage est d'instiller dans le conduit quelques gouttes de glycérine ou d'huile tiède, de le fermer mollement avec un tampon d'ouate hydrophile et de recommander au patient de se coucher sur l'oreille malade; à une seconde, à une troisième séance, vous réussirez, et toujours, malgré ce retard, à moins de frais, avec moins d'irritation de l'oreille [1].

II. Malheureusement, nous ne voyons le plus souvent que des oreilles maltraitées [2] : **l'accident date de plusieurs jours**, des essais maladroits

cérumineux qui furent ramollis à la glycérine et cédèrent ensuite aux injections. (Raymondeau. *Arch. gén. de méd.*, septembre 1882.)

[1] Bien entendu, s'il s'agit d'un insecte ou d'un corps acéré, l'extraction devient urgente. Les corps étrangers vivants (blattes, cafards, larves, etc.) doivent être tués avant d'être extraits; il suffit, pour cela, de remplir l'oreille d'huile d'olives. L'injection d'eau bouillie tiède entraîne ensuite les « cadavres ».

[2] 9 fois sur 10 (Politzer).

et brutaux ont été répétés avec des épingles à cheveux, des cure-dents, des tire-bouchons et le reste, et aussi avec les divers instruments de la trousse médicale. L'oreille est le siège d'un suintement purulent, le conduit est ulcéré, saignant; le corps étranger est enclavé et parfois il a été repoussé à travers le tympan rompu, jusque dans la caisse, jusque dans sa partie supérieure, l'attique.

Avant toute recherche, il faut désinfecter l'oreille, l'assainir, l'assécher, autant que possible, la rendre moins douloureuse et plus tolérante. Les grandes injections chaudes, faiblement antiseptiques (acide borique, chloral, solution phéniquée très faible), seront pratiquées, sans trop de force : peut-être seront-elles suivies de l'expulsion, mais elles ne seront faites qu'à titre détersif, avant toute manœuvre, même d'exploration. S'il n'y a pas de menace de complication, et que l'otite soit intense, il sera bon de prolonger plusieurs jours ce **traitement préparateur**.

Alors seulement vous ferez l'examen au spéculum, dont les résultats seront, en général, moins nets que dans les cas récents. Le corps étranger est à demi inclus dans la muqueuse boursouflée, entouré ou recouvert de bourgeons charnus; s'il occupe la caisse, il est plus ou moins masqué par les osselets, ou enclavé dans l'attique. Le stylet boutonné, mené à travers l'otoscope, rendra souvent de bons services; conduit à l'aveugle, il renseignera fort mal; le heurt d'un fragment d'osselet, d'une surface osseuse dénudée, donne si bien le change!

Ici, encore, les *grandes injections* seront d'abord utilisées. Échouent-elles et la situation devient-elle pressante (douleurs, insomnie, otite moyenne grave), l'**extraction directe** s'imposera. Ce n'est point affaire d'instruments spéciaux : avec l'outil le plus délicat on fera — si l'on ne voit rien — de néfaste besogne. Il faut donc, avant tout, savoir manier l'otoscope [1], le bien placer, le bien éclairer, et solidement immobiliser la tête : l'anesthésie générale sera souvent nécessaire chez l'adulte, toujours chez l'enfant.

Ne cherchez pas à saisir le corps étranger en travers, avec une pince, et à « l'amener » par traction; méfiez-vous des pinces, qui s'ouvrent mal dans le conduit, dérapent, et « refoulent ». Vous devez d'abord *déloger* le corps étranger, le désenclaver, le mobiliser — et c'est le temps capital — puis l'*extraire*.

Un crochet mousse coudé à angle droit, et qu'on peut improviser, un fin stylet recourbé ou coudé, seront les meilleurs « outils » de désenclavement. Voyez s'il n'existe pas, en quelque point, un interstice, « du jeu », entre le corps étranger et la paroi du conduit : c'est là que vous glisserez doucement, à plat, le crochet coudé; au delà de l'obstacle, vous en ramènerez la pointe vers le centre du conduit, en relevant fortement le manche pour bien encadrer et accrocher au besoin le corps étranger, vous tirerez lentement, sans brusque secousse. Ne comptez pas l'extraire toujours du premier coup : si vous l'avez soulevé, déplacé, rapproché, vous avez déjà fait une bonne partie

(1) Et surtout ne pas s'engager à la légère et sans préparation suffisante dans une intervention très complexe et très périlleuse, *qui, mal conduite, peut devenir mortelle.*

de la besogne, et pour l'achever, la grande injection sera de nouveau utile, *en réduisant au minimum l'acte instrumental dans l'oreille.*

L'obstruction du conduit vous semble-t-elle complète, essayez d'insinuer le crochet, toujours à plat, *en bas et en avant* [1], où vous courez moins de risques de blesser la membrane du tympan, et surtout n'insistez pas.

Devant des corps étrangers oblitérants, « à plein » dans l'oreille, les procédés d'attaque seront naturellement fort variés : une simple épingle, incurvée près de sa pointe, et portée par une pince à forcipressure, pourra servir de harpon pour les corps mous. Vous tâcherez d'accrocher l'œillet d'un *bouton de bottine*; si vous apercevez le trou de la *perle de verre*, vous utiliserez l'artifice indiqué par Lermoyez [2] : une fine tige de laminaire est introduite dans le trou, et de l'eau bouillie versée dans l'oreille; au bout d'un quart d'heure, la tige est suffisamment gonflée pour servir de tracteur. Ailleurs, pour le classique bout de crayon, par exemple, on enduit de glu ou de colle l'extrémité d'un stylet, on la porte au contact du corps étranger, on laisse sécher, et l'on tire.

III. Enfin, devant un **corps étranger ancien et profond**, et sous la pression d'**accidents inquiétants**, il est préférable, au lieu de poursuivre, par le conduit, des recherches aveugles et dangereuses, de recourir au **décollement du pavillon** : opération simple, inoffensive, et qui ne laissera plus tard qu'une cicatrice invisible. Elle date de Paul d'Égine.

Les indications en sont rares, sans doute; elles se tirent : 1° de l'*impossibilité* ou des *difficultés extrêmes de l'extraction par les voies naturelles*, dues au volume du corps étranger, à sa forme, à sa profondeur, à son enclavement, et confirmées par l'échec de tentatives méthodiques; 2° des *accidents actuels* ou *menaçants* : otite moyenne avec douleur mastoïdienne, frissons, fièvre, délire, douleurs intolérables, convulsions, hémorragies répétées. Elle est surtout applicable aux *corps étrangers de la caisse.*

Voici comment elle sera pratiquée, sous le sommeil anesthésique : le patient est couché sur l'oreille opposée, la région « préparée », l'oreille lavée de nouveau par une injection antiseptique.

Le pavillon étant bien tiré en avant, faites dans le pli rétro-auriculaire [3] une incision légèrement courbe de 2^{cm},5 environ chez l'enfant, de 4 à 5 centimètres chez l'adulte; la peau rétractée, vous avez devant vous la paroi membraneuse du conduit : isolez-la de quelques coups de pointe, poursuivez le décollement sur le conduit osseux, en arrière, en haut et en bas, le plus possible [4], *jusqu'au tympan ou ses débris* (fig. 119) : alors seulement sectionnez verticalement, et, introduisant un écarteur dans la brèche, luxez et réclinez toute l'oreille en avant.

(1) Procédé recommandé par Després. Une épingle émoussée du bout et en crochet peut encore servir de rétracteur.

(2) Lermoyez, Extraction des corps étrangers du conduit auditif. *Presse médicale*, 10 nov. 1900, n° 93, p. 328.

(3) Tröltsch avait proposé d'inciser dans le pli sus-auriculaire et de rabattre le pavillon directement en bas. La voie postérieure donne plus de jour.

(4) Surtout si le corps étranger est profond.

Si le jour manque encore, la paroi postérieure du conduit osseux est évidée à la gouge; et lorsque le corps étranger est enclavé dans le dôme du tympan (l'attique), c'est en haut et en arrière, aux dépens du mur de l'attique, qu'on élargit la voie ([1]). Dans l'un et l'autre cas, en évidant à petits coups, obliquement dirigés vers l'axe du conduit, on ne court aucun risque.

Ceci fait, l'extraction « à ciel ouvert » devient, en général, aisée : on la complète, s'il y a lieu, en déblayant la caisse des débris d'osselets, des

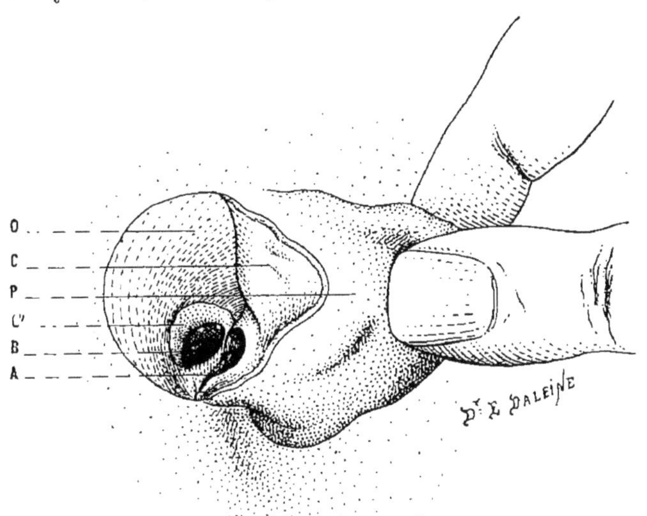

Fig. 119. — Extraction opératoire des corps étrangers de l'oreille : *décollement du pavillon.*

O, temporal. — C, conque. — P, pavillon rétracté en avant. — C', peau du conduit. — B, corps étranger (bouton de bottine) enclavé dans la caisse. — A, conduit cartilagineux sectionné.

caillots, des magmas purulents qu'elle contient ; une lamelle iodoformée est laissée dans le foyer et ramenée au dehors par le conduit rabattu, puis le pavillon est remis en place et soigneusement suturé ([2]).

S'il était établi en règle immuable, dans l'esprit de tous les praticiens, **qu'on ne doit jamais chercher à extraire un corps étranger de l'oreille, récemment introduit, avec un instrument, mais que l'on réussit presque toujours à l'expulser par l'injection forcée, bien faite**, on ne verrait guère de corps étrangers de la caisse, on ne verrait pas d'accidents graves, et l'intervention dont nous venons de parler — heureuse ressource dans certains cas — n'aurait plus d'indication.

([1]) On fait, en somme, l'opération de Stacke. — Voy., dans le mémoire de A. Broca (Opérations sur l'apophyse mastoïde. *Comptes rendus du Congrès de chirurgie.* 1894, p. 293), une observation de ce genre.

([2]) Richard Pütz (*Ueber operative Entfernung von Fremdkörpern aus dem Ohre. Diss. Halle*, 1893) réunissait, en 1893, 25 opérations semblables avec 1 mort (méningite consécutive à une otite moyenne purulente *de l'autre oreille*, six semaines après l'intervention). — Lermoyez recommande de fendre en long la paroi membraneuse, avant de la remettre en place, pour prévenir la rétraction ultérieure et l'atrésie du conduit (*loc. cit.*).

OTITE MOYENNE ET MASTOÏDITE SUPPURÉES

Otite moyenne aiguë suppurée. — Sans entrer dans un exposé de la thérapeutique de l'otite moyenne aiguë, nous tenons à signaler une intervention simple, que l'on utilise trop rarement, en réalité, et qui est susceptible de rendre, à peu de frais, de très précieux services : nous voulons parler de la **paracentèse du tympan**, pratiquée dans ces suppurations aiguës de la caisse, qui s'accompagnent de douleurs atroces. La membrane du tympan, distendue, jaunâtre, bombe en dehors, et, en la ponctionnant, on ne fait que prévenir une perforation plus large et irrégulière, tout en arrêtant, au moins dans une certaine mesure, l'évolution des accidents locaux et en faisant tomber les douleurs.

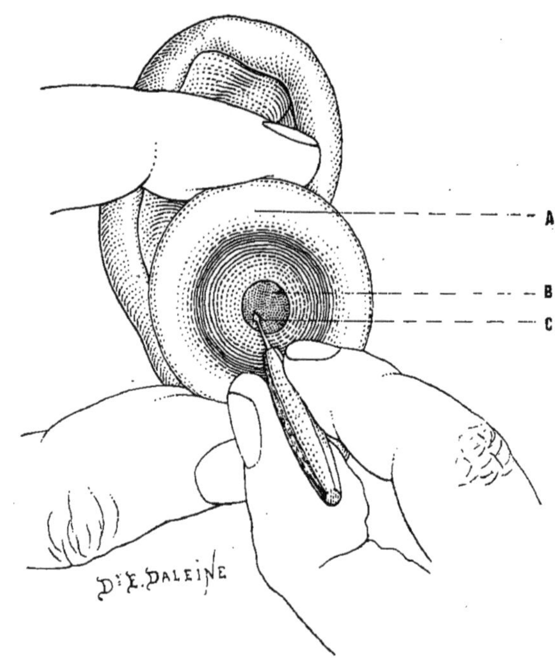

FIG. 120. — Paracentèse du tympan.

A, otoscope. — B, manche du marteau. — C, ponction du tympan au-dessous et en arrière du manche du marteau.

Après une irrigation antiseptique tiède du conduit auditif, introduisez doucement l'otoscope, mettez-le bien en place, et ne faites rien avant que la membrane ne soit très éclairée et très nette. Assez souvent elle présente en un de ses points un relief, une intumescence, et c'est là qu'il faudra inciser ; en règle générale, on l'ouvrira au niveau de son cadran postéro-inférieur, autrement dit *en arrière et en dessous du manche du marteau*, qui apparaît comme un trait blanc vertical, si l'éclairage est suffisant (fig. 120). Un bistouri étroit, un couteau de de Græfe, une aiguille à cataracte pourront servir, sous la réserve que l'instrument « pique » bien ; ponctionnez donc au niveau choisi ; une grosse goutte de pus jaune vient sourdre le long de la pointe ; ne vous contentez pas d'une ponction simple, et faites « en sortant » une incision de 3 ou 4 millimètres. Un lavage termine cette intervention, en somme, élémentaire, — si l'on sait manier l'otoscope.

Otite périostique. — C'est la forme la moins grave, malgré les apparences qu'elle revêt parfois, et il est aussi important de savoir la distinguer des complications profondes, mastoïdiennes, que de lui conserver ce caractère de bénignité, en pratiquant de bonne heure l'**incision de l'abcès périostique**.

Un petit garçon de douze ans, un peu frêle et dont l'oreille gauche était le siège, depuis quelques mois, d'un léger suintement purulent, est pris brusquement, à la suite d'un coup de froid, de douleurs vives, de fièvre, de frissons, et très vite toute la région est envahie par un gonflement œdémateux. Trois jours après, la fièvre persiste, les douleurs sont continues, elles s'irradient de l'oreille à tout le crâne; le pavillon est le siège d'un gonflement épais, rougeâtre, il est refoulé en avant par une voussure de même aspect, qui *efface et soulève le pli rétro-auriculaire* et recouvre toute la mastoïde; cette voussure est fluctuante; sur toute sa surface, la moindre pression est douloureuse, et il en est de même de la moindre traction sur le pavillon.

Otite périostique suppurée : la diffusion du gonflement, l'effacement du sillon rétro-auriculaire, en témoignent.

Faites le plus tôt possible, sans même attendre qu'il y ait une collection nettement fluctuante, sans vous attarder à tous les révulsifs et les antiphlogistiques, devant ce triple indice de suppuration : la fièvre, la douleur locale, l'œdème, — faites une incision verticale à un demi-centimètre en arrière du pavillon et **qui d'emblée aille jusqu'à l'os**. La nappe purulente est sous-périostique. Vous n'avez rien à craindre : votre bistouri s'arrêtera sur le plan osseux de la mastoïde, et, si l'artère auriculaire postérieure donne un petit jet de sang, un peu de compression, ou, s'il le faut, une pince, y pourvoiront sans peine.

Mastoïdite suppurée. — Ici l'urgence d'une intervention est basée sur des raisons autrement graves que la douleur, sur l'imminence d'accidents mortels, parmi lesquels il suffira de citer l'*abcès du cerveau*, la *méningite*, la *phlébite du sinus latéral*, et la *pyohémie*. Il est utile de rappeler ces complications terribles, dont la pratique courante ne fournit que des exemples trop fréquents, et de mettre le praticien en face des responsabilités qu'un diagnostic tardif ou qu'un traitement insuffisant lui feront assumer.

Un jeune homme de vingt-quatre ans a été atteint, au cours d'une grippe, d'une otite moyenne suppurée; les accidents aigus se sont atténués et la suppuration auriculaire diminue, lorsque brusquement elle s'arrête : la fièvre reparaît, accompagnée de frissons, de douleurs intenses, d'une céphalée continue et progressive, de délire, de vomissements. Vous trouvez le malade dans cet état alarmant : la région de l'apophyse mastoïde est le siège d'un gonflement rouge, œdémateux, qui n'empiète pas sur le pavillon et *laisse intact le sillon rétro-auriculaire*, mais sous lequel on reconnaît aisément une fluctuation profonde; la paroi postérieure du conduit auditif est elle-même rouge et œdématiée; sur toute la mastoïde, la pression est extrêmement douloureuse.

Dans cette première forme, aucune hésitation n'est permise, puisque aussi bien on trouve *tous les signes physiques d'une collection suppurée péri-mastoïdienne*.

Ailleurs, l'indication sera tout aussi pressante, bien que l'état local soit, en apparence, moins « révélateur ».

Vous constatez sur la mastoïde un *empâtement peu épais* qui ne laisse nullement soupçonner l'existence d'une collection sous-périostique, la peau est à peine rougeâtre ; mais, au doigt, vous réveillez sur toute la hauteur de l'apophyse, plus souvent au niveau de *sa moitié antérieure et de sa pointe*, une douleur aiguë, toujours la même, que la pression ne provoque en aucun autre point : la fièvre est élevée, irrégulière parfois. Concluez à la suppuration mastoïdienne profonde et dites-vous bien que, plus encore que dans l'hypothèse précédente, il faut faire sans retard l'intervention nécessaire.

L'intervention nécessaire, c'est l'ouverture large de l'antre mastoïdien. — Se borner à une incision externe, même si l'on rencontre une collection péri-mastoïdienne, c'est se contenter d'une besogne tout aussi peu

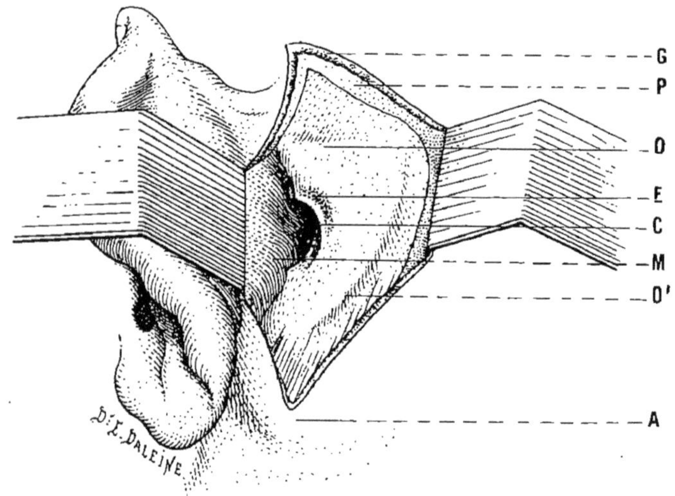

Fig. 121. — Le *triangle de trépanation* de l'apophyse mastoïde.

G, peau rétractée. — P, périoste. — O, crête sus-mastoïdienne. — E, épine rétro-méatique. — C, bord postéro-supérieur du conduit auditif osseux. — M, paroi membraneuse du conduit, rétractée en avant. O', crête mastoïdienne. — A, relief du sommet de l'apophyse.

suffisante que l'incision périostique simple, dans la forme aiguë, typique, de l'ostéomyélite. Préparez-vous à faire *tout ce qu'il faut,* et rappelez-vous que la trépanation mastoïdienne, pratiquée à temps, est souvent une opération de salut.

Que craint-on, en trépanant l'apophyse mastoïde? D'ouvrir le sinus latéral, surtout, et encore de pénétrer dans le crâne, de blesser le nerf facial ou le canal semi-circulaire horizontal.

Or, le sinus latéral répond à la moitié postérieure de l'apophyse, la cavité crânienne est au-dessus de la ligne horizontale qui longe le bord supérieur du conduit auditif; le facial et le canal semi-circulaire sont enfouis profondément dans la moitié inférieure de l'apophyse (voy. fig. 125).

La **surface à trépaner** est située derrière *la moitié supérieure du bord postérieur du conduit auditif* : au niveau d'un **triangle**, délimité par trois repères osseux, aisément reconnaissables : en haut, la *crête sus-mastoïdienne*, qui prolonge l'apophyse zygomatique; en arrière, la *crête mastoïdienne*; en avant, le *bord postéro-supérieur du conduit auditif*, et l'*épine rétro-méatique* (fig. 121).

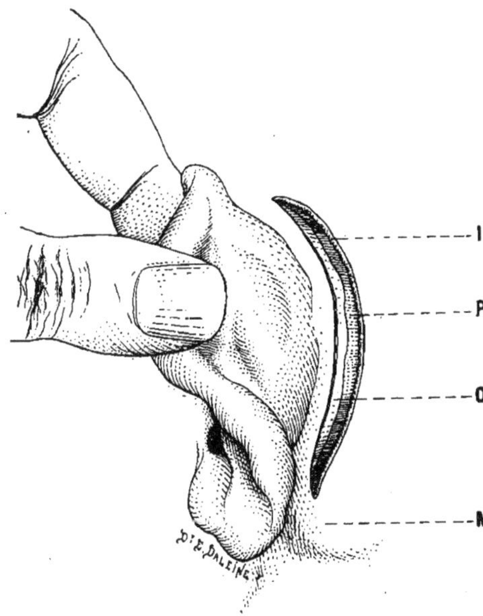

Fig. 122. — Trépanation mastoïdienne. — Incision.

I, peau. — P, périoste. — O, surface osseuse. — M, relief de la pointe de l'apophyse.

Le crâne est en dessus, le facial est en dessous et dans la profondeur, le sinus en arrière; si la voie est creusée *parallèlement à la paroi postérieure du conduit*, elle évitera sûrement les dangers.

1er temps. — **Incision; dénudation de l'apophyse.** — Donc, avant d'opérer, orientez-vous bien : cherchez et touchez, en déprimant la nappe œdémateuse, le bord postérieur de l'apophyse mastoïde, sa pointe, son bord antérieur; suivez du doigt le prolongement de l'apophyse zygomatique, et, cette première exploration faite, la région « préparée », et le pavillon récliné en avant, pratiquez à 1 centimètre du pli rétro-auriculaire une incision légèrement courbe, qui descende jusqu'à la pointe mastoïdienne et remonte presque jusqu'à la hauteur du bord supérieur du pavillon (fig. 122).

Allez d'emblée *jusqu'à l'os*, et jetez quelques pinces sur les artérioles (auriculaire postérieure) qui donnent. Avec la rugine courbe, décollez rapidement le périoste de la lèvre antérieure jusqu'à l'intérieur du conduit auditif osseux, dont l'entrée est bien découverte : l'*épine rétro-méatique* apparaît alors presque toujours. Décollez l'autre lèvre, et mettez à nu toute la moitié antérieure de l'apophyse (fig. 123).

Au cours de l'incision ou pendant le second temps, vous avez ouvert la collection périostique, si elle existait : le pus est bien détergé et souvent la surface osseuse sous-jacente, rugueuse et ponctuée de rouge, vous montrera tout de suite où il faut trépaner.

Mais si la surface ostéitique est en dehors du triangle d'élection, qu'elle occupe la pointe ou le versant postérieur de l'apophyse, comme il arrive parfois lors de collection sous-périostique très étendue, ne vous laissez pas entraîner à y porter le ciseau : revenez *au triangle*, que vous allez bien déterminer; c'est là seulement que vous ouvrirez sans danger et par voie directe le massif cellulaire et le foyer suppuré intra-mastoïdien ; quelques coups de gouge feront disparaître ensuite les zones ectopiques d'ostéite superficielle.

Ne manquez pas de faire large cette dénudation préliminaire de l'apophyse : la condition essentielle d'une bonne et inoffensive trépanation, c'est de bien

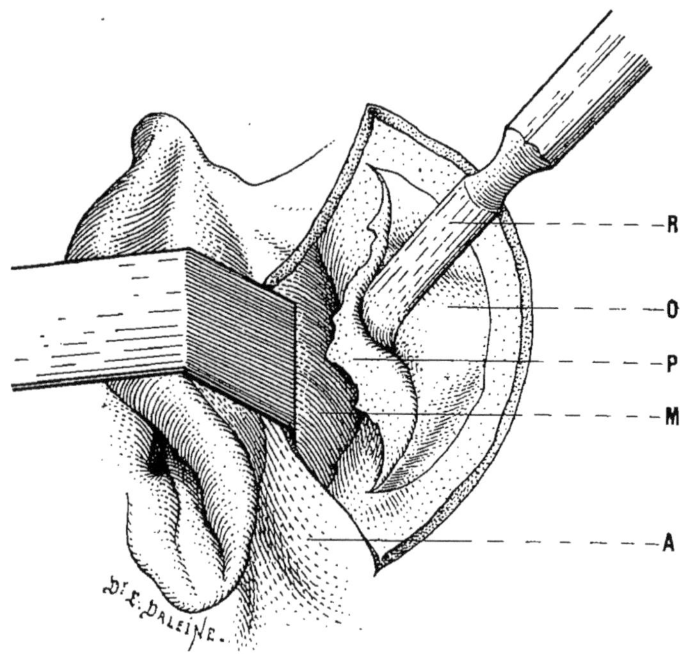

Fig. 123. — Trépanation mastoïdienne. — Décollement du périoste, dénudation du *triangle à trépaner*. R, rugine courbe, décollant le périoste. — O, triangle osseux. — P, périoste mastoïdien. M, paroi membraneuse du conduit. — A, pointe de l'apophyse.

voir. Exposez donc toute la région, en faisant écarter les deux lèvres périostiques en avant et en arrière, et le *terrain* se présentera sous vos yeux, aussi net que figure 121.

2e temps. — **Ouverture de l'antre mastoïdien.** — Avec une petite fraise de 7 millimètres, la trépanation se pratique de façon très simple et très expéditive : appliquez le perforateur au centre même du « triangle d'élection » et faites la voie, puis « fraisez » doucement, en tenant l'instrument *bien perpendiculaire à la surface osseuse* (fig. 124); s'il s'agit d'un abcès bien collecté dans une apophyse à larges cellules, vous verrez sourdre le pus, dès que la couche compacte sera trouée, et l'opération sera vite terminée.

Mais, lorsque le pus est peu abondant, très profond, et qu'il faut procéder à une lointaine et difficile recherche, on fera, d'ordinaire, de meilleure et plus sûre besogne avec le *ciseau* et la *gouge*, prudemment maniés.

De fait, en pratique générale, c'est avec le *ciseau* et le *maillet* que l'on fera la trépanation mastoïdienne. Servez-vous d'un ciseau de lame étroite et de manche solide[1]; ayez encore sous la main une petite gouge, qui vous sera utile pour le travail de tunnellisation profonde; avec un maillet (qui peut être improvisé), un bistouri, quelques pinces à forcipressure et une petite curette, vous aurez, en somme, tout l'outillage nécessaire pour mener à bien « le drainage » [2] de l'apophyse.

Commencez par faire sauter le couvercle de l'apophyse, autrement dit la lame compacte. Dans l'aire du *triangle d'élection*, délimitez, par quatre coups de ciseau, un carré d'au moins 1 centimètre de côté, *écaillez-le* (voy.

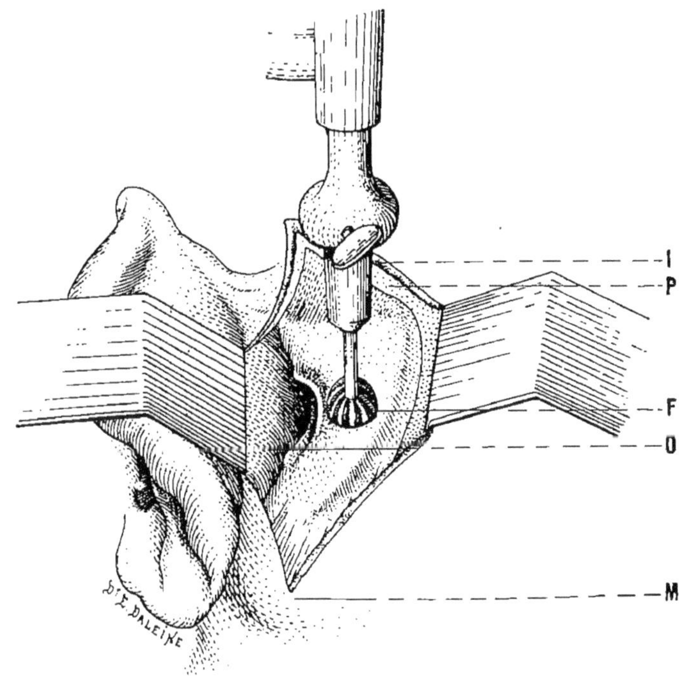

Fig. 121. — Trépanation mastoïdienne. — *Fraisage* de l'apophyse.

I, peau. — P, périoste. — F, fraise pénétrant dans le tissu osseux au point d'élection. O, paroi membraneuse du conduit. — M, pointe de l'apophyse.

Planche II); ne craignez pas de faire large cette entaille superficielle (le sinus est loin encore) et d'évaser les bords du puits que vous allez forer : c'est le seul moyen de voir clair dans les couches profondes et de garder « la bonne direction ».

Poursuivez l'attaque en *dirigeant toujours le tranchant de votre ciseau vers le bord supérieur du conduit auditif, comme si vous vouliez finalement l'ouvrir*; le danger est en arrière (sinus) d'une part, en bas et en

(1) C'est une erreur de croire qu'à ces fins travaux de chirurgie conviennent exclusivement des instruments minuscules, véritables jouets, qu'on n'a pas en main, et qu'on dirige mal. Avec un ciseau à gros manche — et un peu d'habitude — on est beaucoup mieux maître de ce qu'on fait, et les échappées sont beaucoup moins à craindre.

(2) Tel est, en effet, le but fondamental de l'intervention : le drainage mastoïdien.

avant (facial) de l'autre (fig. 125), continuez à vous porter *en haut, en avant et en dedans*, en creusant votre entonnoir copeau par copeau (fig. 126), mais en détachant des copeaux suffisamment larges pour que la cavité ne dégénère pas en fissure anfractueuse.

C'est un ciseau étroit ou une petite gouge qui conviennent pour faire cet évidement. Allez jusqu'à 1 centimètre, $1^{cm},5$ de profondeur : si, à pareille distance de la surface, vous n'avez encore rien trouvé et que, vérification faite, vous ayez pourtant gardé la bonne voie, arrêtez-vous prudemment, ou, si vous avez affaire à une très grosse apophyse spongieuse, ne progressez plus que très doucement, par tout petits coups, et la lame toujours tournée vers le haut du conduit.

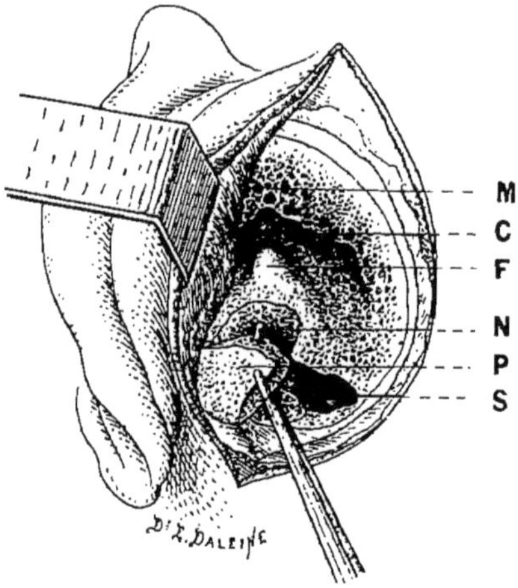

Fig. 125. — Rapports de la brèche de trépanation tympano-mastoïdienne avec le *nerf facial* et le *sinus latéral*.

C, caisse du tympan, où vient aboutir la trépanation mastoïdienne après élargissement de l'aditus. — F, éperon compact du facial. — M, tissu spongieux de la base de la mastoïde. — N, le nerf facial. — P, pointe de l'apophyse, détachée pour montrer le trajet du nerf facial. — S, sinus latéral ouvert.

Il faut être prévenu, d'ailleurs, des éventualités diverses qu'on peut rencontrer et qui règlent, en somme, la marche de l'opération :

A. Dans la forme la plus simple, **l'abcès mastoïdien est à fleur d'apophyse** [1]; dès que vous avez entamé la couche corticale, le pus s'échappe. Toute la besogne doit se borner alors à « évaser » suffisamment, l'orifice que vous venez de creuser, et, avec la curette ou le ciseau, maniés prudemment, à ouvrir toutes les cellules secondaires.

B. Ne comptez pas que l'intervention sera aussi élémentaire; n'oubliez pas qu'en règle, et surtout chez l'adulte, **l'abcès mastoïdien est un abcès profond**, qu'il faut chercher l'antre au-dessous d'une couche corticale, compacte et spongieuse, parfois fort épaisse.

Enfin ce terme d'abcès ne doit pas non plus donner le change et faire croire à l'existence nécessaire d'une abondante collection; assez souvent, après avoir creusé jusqu'à $1^{cm},5$, et même plus, dans la trame serrée d'une épaisse apophyse, vous ne verrez sourdre que quelques gouttes de pus. Ne vous étonnez pas, il n'y en a pas davantage; et, si vous avez suivi rigoureusement la technique exposée plus haut, si vous avez bien pénétré dans le massif cellulaire et éventré l'antre, ne vous écartez pas du chemin que vous venez de frayer, pour chercher plus loin ou ailleurs, à l'aveugle; curettez la paroi de cet abcès minuscule, drainez et finissez là. Vous avez fait une excellente et salutaire opération, et c'est un point à bien mettre en lumière, que la « valeur » d'une trépanation mastoïdienne ne se mesure pas

[1] Surtout chez les enfants.

à la quantité de pus que l'on évacue de l'apophyse ([1]). Une fois ouvert l'abcès mastoïdien, le mieux sera, à notre sens, de *drainer avec un drain*, conduit tout au fond de l'antre (fig. 127), et maintenu par des lamelles tassées tout autour ; le conduit auditif sera lui-même tamponné. On se bornera à rapprocher, par quelques points, les deux angles supérieur et inférieur de l'incision cutanée.

C. Enfin **les lésions osseuses de l'apophyse et de la caisse sont parfois très profondes** et nécessitent une intervention plus complexe.

Un exemple : une femme d'une trentaine d'années nous est amenée avec

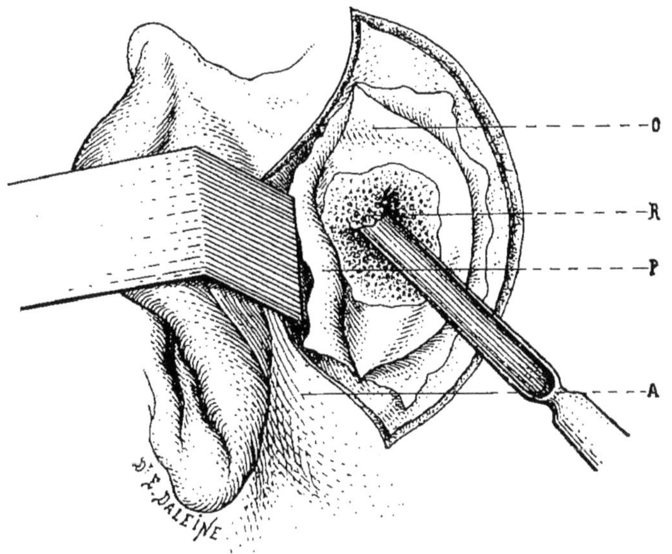

Fig. 126. — Trépanation mastoïdienne à la gouge.

O, os dénudé. — R, gouge évidant l'apophyse de dehors en dedans, d'arrière en avant et de bas en haut. P, périoste décollé. — A, pointe de l'apophyse.

de la fièvre et des douleurs extrêmement vives dans l'oreille gauche : insomnie, subdélirium, quelques vomissements, état de prostration cérébrale assez inquiétant. La région mastoïdienne est manifestement occupée par une collection fluctuante ; de plus, la pression profonde réveille une souffrance des plus vives sur toute la hauteur de l'apophyse. Opération immédiate : une fois l'incision faite et l'abcès péri-mastoïdien évacué, je trouve la paroi externe de l'apophyse presque entièrement séquestrée, segmentée en trois fragments, qui chevauchent les uns sur les autres, autour d'un orifice central par où sourd du pus. Sous quelques pesées de la gouge, j'achève de les détacher et de les enlever, et je constate que toute l'épaisseur de la mastoïde est ainsi transformée en une bouillie osseuse mêlée de pus :

([1]) Il arrive même qu'après être intervenu, sous la pression d'accidents des mieux caractérisés, on ne trouve qu'une nappe œdémateuse au contact de la mastoïde, et, dans l'apophyse, du tissu osseux rouge, lie de vin, un peu grisâtre, dans les cellules profondes, sans qu'il apparaisse de pus véritable : ici encore, on ne s'acharnera pas à ouvrir un abcès qui n'existe pas, et cet évidement, « à sec », n'en sera pas moins utile.

c'est à la curette qu'il faut déblayer tout le foyer, qui se prolonge jusque dans le conduit auditif; en arrière, on voit la paroi du sinus latéral largement dénudée, mais intacte. Cette grande brèche se combla vite et la malade était, deux mois après, complètement guérie.

Dans ces conditions, l'opération devient « atypique », comme disent les Allemands; la prudence ne consiste pas, alors, à se contenter d'une besogne incomplète, mais, tout en faisant l'évidement aussi complet que possible, à s'abstenir de toute manœuvre brusque, violente, et à *ne jamais perdre de vue les zones dangereuses, pour les éviter*.

D. Ailleurs, la mastoïde est moins profondément détruite; mais, la mastoïdite ayant éclaté au cours d'une otite moyenne grave et déjà ancienne, il ne suffit pas d'ouvrir simplement l'abcès mastoïdien, il faut **ouvrir largement la caisse et sa coupole, la cavité de l'attique**.

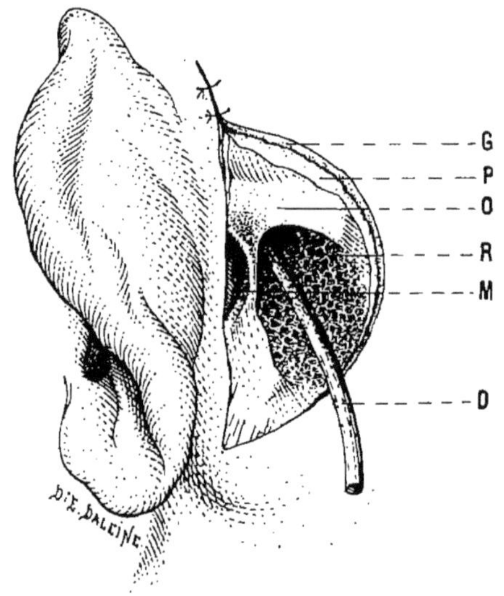

Fig. 127. — Trépanation mastoïdienne. Drainage de l'antre.

G, peau réunie par quelques points aux deux extrémités de l'incision. — P, périoste. — O, surface de l'apophyse. — R, voie de trépanation. — M, paroi membraneuse du conduit auditif. - D, drain pénétrant en haut jusque dans l'antre.

Faites donc une longue incision, recourbée en avant, à sa partie supérieure, décollez profondément, à la rugine courbe, la paroi postéro-supérieure du conduit membraneux, sectionnez-la toute entière, et réclinez-la fortement sous un écarteur, en mettant en plein jour la cavité de la caisse. Trépanez l'apophyse, comme plus haut, dans l'aire du triangle d'élection : au fond de l'antre que vous venez d'ouvrir, en haut, en avant et en dedans, vous apercevez *l'orifice postérieur du tunnel* (*l'aditus*) *qui conduit jusqu'à la caisse* : faites pénétrer le bec du protecteur de Stacke (fig. 128) dans cet orifice, que vous agrandirez d'un coup de ciseau; dès lors, vous pouvez relever le protecteur et lui faire parcourir toute la longueur du tunnel, jusque dans la caisse. Vous avez « chargé » de la sorte le mur de la logette, la paroi externe de l'aditus, le coin osseux qu'il faut faire sauter; détachez ce coin par deux sections en biseau, l'une supérieure parallèle au bord supérieur du conduit auditif osseux, l'autre inférieure, oblique de bas en haut, toutes deux dirigées vers le protecteur, qui garde de toute échappée l'éperon du facial (Planche II).

La tranchée est ouverte : complétez-la, en vous aidant toujours du protecteur, puis détergez et curettez doucement la cavité tympanique. Il arrive d'ailleurs, dans les conditions où nous nous plaçons, que l'ostéite et la nécrose aient déjà fait une partie de la besogne : l'antre et la caisse communiquent largement, et vous ne trouvez plus entre elles que du tissu osseux malade. C'est une raison pour redoubler de prudence.

Finalement, le conduit auditif membraneux est fendu en long, jusqu'à la conque, sur sa paroi postéro-supérieure et remis en place : la caisse et l'antre sont tamponnés, et les lamelles ramenées au dehors, et par le conduit et par la plaie mastoïdienne, que vous rétrécirez seulement à ses deux extrémités. Dans les cas aigus dont nous parlons, il pourrait être dangereux de fermer l'incision rétro-auriculaire, et de ne tamponner que « par le conduit ».

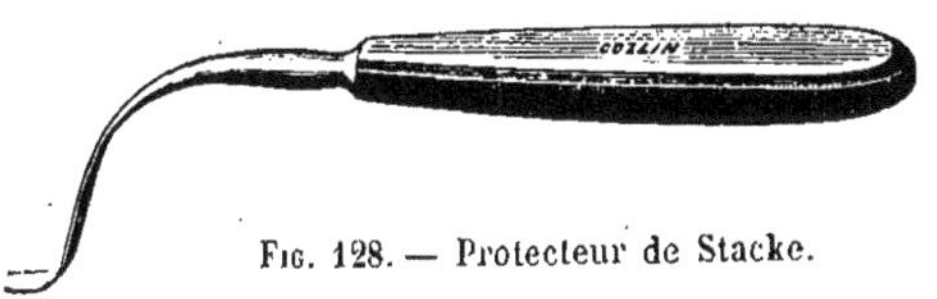

Fig. 128. — Protecteur de Stacke.

S'il n'y a pas de fièvre, on fera bien de ne pas se hâter de « détamponner »; et c'est là une méthode bien supérieure aux irrigations journalières et répétées qui ne reconnaissent pour indication que la persistance des accidents fébriles et douloureux; j'ai vu maintes fois, sous des tamponnements laissés en place dix et douze jours, les parois d'un vaste foyer d'évidement bien asséchées, roses et déjà bourgeonnantes.

Nous avons dit que l'*ouverture du sinus latéral* était le principal danger à éviter dans la trépanation mastoïdienne et qu'en réalité, si l'on possède bien quelques notions simples et précises, il est des plus évitables. Pourtant, l'accident peut arriver : il est arrivé entre toutes les mains; il est grave, mais il le devient surtout, si l'opérateur perd son sang-froid et se persuade aussitôt que tout est perdu.

Un flot de sang noir inonde la plaie : portez le doigt tout de suite au point qui saigne, dans l'orifice, et, pendant que vous obturez ainsi la plaie du sinus, détergez bien le foyer ambiant, souvent imprégné de pus, avec les tampons : de fait, si l'un des dangers de la blessure du sinus est l'hémorragie, l'autre, et non le moindre, est l'infection, la phlébite et ses conséquences.

Si vous avez du catgut, et beaucoup de catgut (il en faut plusieurs mètres), vous vous en servirez pour bourrer la cavité du sinus; mais vous pourrez réaliser aussi un tamponnement efficace avec des lamelles étroites de gaze aseptique, introduites et poussées avec la sonde cannelée dans l'intérieur du sinus, en amont et en aval du point blessé, et solidement tassées.

Abcès intra-crâniens d'origine otitique. — Ces suppurations endo-crâniennes, qui surviennent au cours de l'otite et de la mastoïdite suppurées, se cantonnent d'ordinaire au voisinage du rocher, sur sa face antérieure, **temporo-sphénoïdale**, ou postérieure, **cérébelleuse**; elles sont *extra-durales* ou *intra-durales*, *péri* ou *intra-cérébrales*, uniques ou multiples; elles demeurent, durant une certaine période, circonscrites, et curables,

---

Planche II. — **Trépanation mastoïdienne.** — Sur la figure supérieure, premier temps de l'opération : un carré d'écorce compacte est écaillé, au ciseau, dans le triangle d'élection. — Sur la figure inférieure, la trépanation mastoïdienne est prolongée jusqu'à la caisse : le protecteur de Stacke est introduit dans l'aditus, et l'on fait sauter avec le ciseau, obliquement dirigé en haut et en dedans, le mur de la logette.

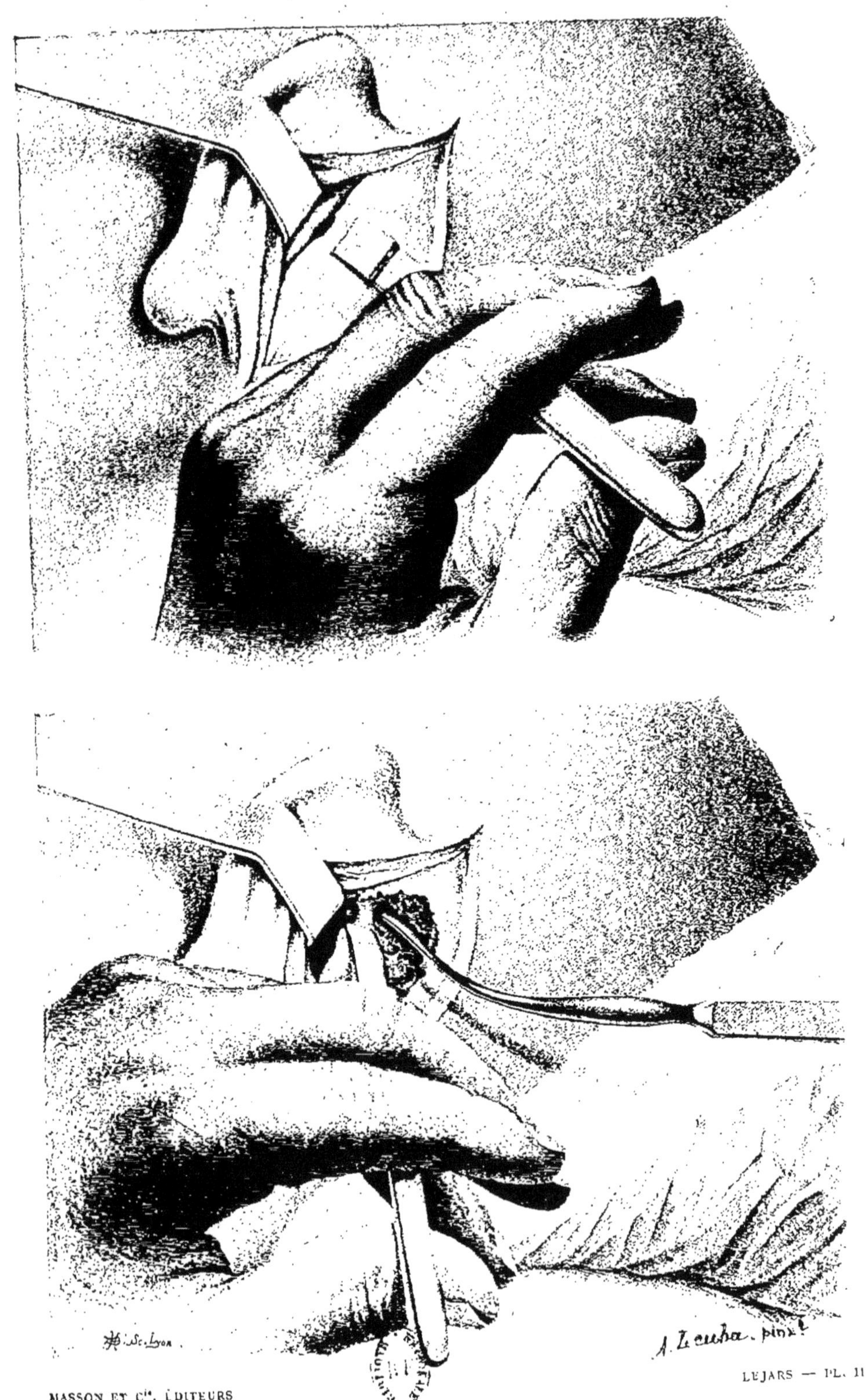

MASSON ET Cie, ÉDITEURS

en somme, sous la réserve qu'on leur puisse appliquer le traitement de tout abcès : l'ouverture et le drainage.

Or, si ce programme d'exposé simple est souvent, ici, d'exécution fort compliquée, il n'exige, pour certaines formes d'abcès endo-crâniens, qu'une intervention aisée à mener à bien par quiconque sait faire une trépanation mastoïdienne.

L'observation que voici servira de base à notre description :

Un homme de quarante ans, très vigoureux, est pris de la grippe et s'alite, il y a trois semaines; quelques jours après, l'oreille droite se met à « couler ». On ne sait rien de plus. Nous le trouvons abattu, somnolent, la face vultueuse, les paupières tombantes, ne répondant que par monosyllabes à nos interrogations pressantes. « Je suis comateux », répète-t-il à plusieurs reprises, se servant au hasard d'un mot qu'il a entendu prononcer autour de lui. Il n'y a pas de paralysie faciale, les pupilles sont égales, mais les membres du côté gauche, le bras surtout, sont légèrement parésiés.

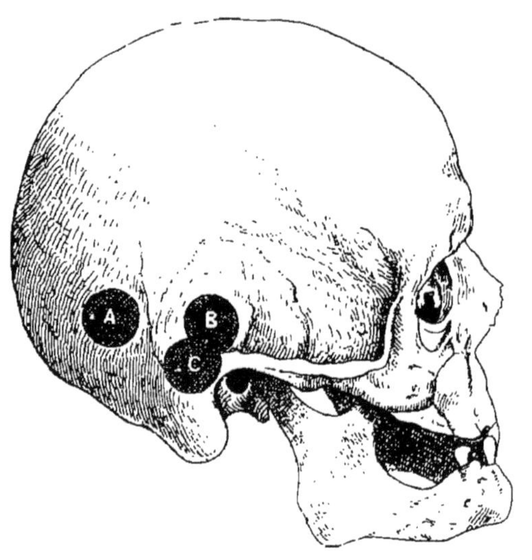

Fig. 123. — Ouverture des abcès intra-crâniens, d'origine otitique. Les procédés *rétro-mastoïdien* (A), *sus-auriculaire* (B) et *mastoïdien* (C). (Broca et Maubrac, *Traité de chirurgie cérébrale*, fig. 50.)

Le conduit auditif est plein de pus : au niveau de l'apophyse mastoïde, la peau est rouge, œdématiée, et la pression du doigt réveille une douleur nette, malgré l'état d'obnubilation du malade; plus haut, à la partie inférieure de la fosse temporale, le doigt provoque la même douleur, dont témoignent une grimace significative et une plainte sourde. Ajoutons que la température est de 39° à 39°,5 depuis plusieurs jours et que le pouls, assez fort, est un peu ralenti (60 à 61).

Otite moyenne et mastoïdite suppurées, abcès endo-crânien, tel est le diagnostic qui semble s'imposer.

L'intervention est pratiquée sous le chloroforme, administré très prudemment : une incision verticale, légèrement recourbée en avant, est menée de la pointe de la mastoïde jusqu'au niveau du bord supérieur du pavillon, en intéressant, en haut, le muscle temporal; avec la rugine courbe, on décolle rapidement la lèvre antérieure, puis la lèvre postérieure, de façon à largement exposer tout le territoire mastoïdien, jusqu'au-dessus de la crête mastoïdienne.

Dans le triangle d'élection, je trépane d'abord l'apophyse au ciseau, et j'ouvre un abcès; puis, poursuivant directement en haut la tranchée qui vient d'être creusée, je fais sauter à la gouge la crête mastoïdienne, et, agrandissant à la pince-gouge l'orifice crânien, je découvre une dure-mère rougeâtre, sous laquelle du pus se montre déjà.

Il suffit de soulever la membrane avec le bout d'une sonde cannelée pour faire jaillir un flot de pus : la collection est donc située sur la face antérieure du rocher, et, en m'aidant des écarteurs, je m'aperçois que la dure-mère est perforée, et qu'il s'agit, en réalité, d'un *abcès du lobe temporo-sphénoïdal.* Il est détergé aux tampons, un drain est introduit dans sa cavité, un autre laissé dans la brèche mastoïdienne et le reste de la plaie est tamponné.

On voit que, dans le fait qui précède, l'abcès cérébral était le diagnostic aisé et se traduisait même par une parésie non douteuse des membres gauches. Ces « signes de localisation » sont rares, du reste, dans les abcès otitiques, et il ne faut jamais se fonder sur leur absence pour retarder l'intervention. La *fièvre* contrastant avec le *pouls ralenti*, l'état de *dépression cérébrale* entrecoupé de *délire*, les *douleurs* étendues à toute la moitié du crâne et que la pression réveille non seulement sur la mastoïde, mais à la *région temporale inférieure* et quelquefois en arrière, sur les confins de l'occipital, les *vomissements*, l'*inégalité pupillaire*, fournissent, en général, des données suffisantes pour ne pas laisser de doutes sur l'existence de la suppuration endo-crânienne.

Ces abcès peuvent être, nous l'avons dit, ***extra-duraux*** ou ***intra-cérébraux***; ils se développent sur la face antérieure du rocher (lobe temporo-sphénoïdal), ou sur la face postérieure (cervelet).

Préciser d'avance leur siège est, en général, fort difficile, la douleur locale étant souvent trop peu nettement accusée pour servir de repère certain. Mais, en pratique, on se souviendra que, *trois fois sur quatre, les abcès endo-crâniens d'origine otitique occupent la face antérieure du rocher, le lobe temporo-sphénoïdal, et une fois seulement la face postérieure, le cervelet.* Hormis certaines indications manifestes, c'est donc toujours la zone sus-pétreuse qu'il faut, tout d'abord, découvrir et explorer.

Pour cela, le procédé indiqué plus haut est le plus simple [1]; **faisons d'abord la trépanation large de l'antre, de l'aditus et de la caisse et poursuivons en haut la tranchée ouverte pour trépaner la mastoïde** (fig. 130).

Au cours de cet évidement préalable, vous trouverez, d'ailleurs, assez souvent une traînée de pus, un petit foyer fongueux, un orifice qui vous conduira dans la profondeur et jalonnera la route jusqu'à la collection endo-crânienne. Explorez donc attentivement, de l'œil et du stylet, la paroi voisine de l'antre, ses recoins et ses angles : voyez-vous sourdre une goutte de pus, le stylet pénètre-t-il dans un trajet, allez de ce côté, agrandissez la perforation, au ciseau, puis à la pince-gouge.

[1] Il est représenté en C (fig. 129); en B, le procédé sus-auriculaire (trépanation indépendante de l'apophyse, à 3 ou 4 centimètres au-dessus du méat); en A, le procédé rétro-mastoïdien, pour suppurations de la loge cérébelleuse (trépanation sur le milieu d'une ligne unissant la pointe de l'apophyse à la protubérance occipitale externe).

Si l'exploration est négative, attaquez, d'arrière en avant, la crête temporale, à la limite de l'antre que vous venez d'ouvrir, évidez-la à petits coups, et, dès que la dure-mère est visible, complétez la brèche à la pince gouge aux dépens de l'écaille, en haut, du *tegmen tympani et antri*, en dessous et ne craignez pas de la faire large.

Vous êtes dans le crâne et plusieurs éventualités se présentent.

A. Il arrive, comme dans l'observation plus haut citée, que *le pus se montre dès qu'une voie est faite à la paroi crânienne*; il suffit alors, sans rien rompre, de soulever la dure-mère avec le bout de la sonde cannelée, pour vider une collection sous-dure-mérienne; ailleurs, en suivant le filet de pus que l'on voit sourdre, on est conduit dans une cavité, dont la sonde agrandit l'orifice, sous la moindre pression, et évacue le contenu : c'est un abcès du cerveau, du lobe sphénoïdal, abcès déjà volumineux et superficiel.

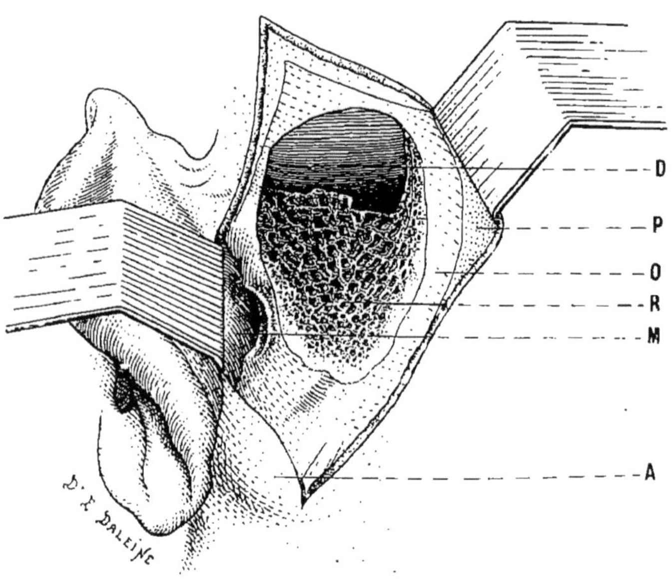

Fig. 150. — Ouverture de la fosse cérébrale moyenne par l'apophyse.
D, dure-mère. — P, périoste. — O, surface osseuse. — R, trépanation mastoïdienne. M, paroi membraneuse du conduit. — A, pointe de l'apophyse.

La besogne est toute tracée dans l'une et l'autre hypothèse : vider l'abcès, qu'il soit sous-dure-mérien ou intra-cérébral, en déterger avec soin les parois avec de petits tampons imbibés d'eau phéniquée forte ou de solution de chlorure de zinc, chercher avec prudence s'il n'existe pas une poche voisine, laisser un drain et mollement tamponner tout autour : voilà ce qu'il faut faire.

B. Il en va autrement dans l'autre cas : *la dure-mère paraît intacte* dans la zone découverte, pas de pus.

On se gardera naturellement de s'en tenir là : soulevez la membrane avec la sonde cannelée et décollez-la doucement, en dedans et en avant; le foyer ne s'étend pas toujours jusqu'à la fosse temporale, il est parfois cantonné plus près de la pointe du rocher, et c'est en découvrant progressivement de dehors en dedans la face supérieure de la pyramide que vous finirez par l'ouvrir.

S'il n'y a pas de collection extra-durale, mais que la dure-mère soit tendue, immobile, incisez-la, et s'il existe dans le lobe temporo-sphénoïdal un abcès déjà volumineux, d'ordinaire vous trouverez la surface cérébrale adhérente, rouge, friable, et la moindre pression de la sonde cannelée vous fera pénétrer dans le foyer.

Ailleurs, le cerveau se présente avec son aspect normal : il est rare pourtant, lors d'abcès intra-cérébral, qu'une intumescence locale, qu'une zone plus consistante, plus rosée et d'apparence œdémateuse, ne fournisse pas quelques indices : à ce niveau, ponctionnez avec un bistouri étroit, qui, même s'il ne ramène rien, restera du moins inoffensif, sous la réserve d'être aseptique.

La recherche devient plus complexe lors d'*abcès de la face postérieure, cérébelleuse*, du rocher.

Parfois encore vous découvrirez une perforation qui vous guidera. Sinon, après vous être donné du jour par une incision horizontale, branchée sur le milieu de la plaie rétro-auriculaire, vous prolongerez en arrière l'évidement mastoïdien, en attaquant, à petits coups, le bord postérieur de l'apophyse, et vous irez droit au sinus : c'est encore le meilleur moyen de le respecter ; d'ailleurs il est souvent thrombosé ou suppuré.

Mettez-le à nu et reconnaissez-le nettement : derrière lui vous élargirez la fenêtre, à la pince-gouge ou à la pince emporte-pièce, et dès lors, vous aurez voie sur la partie antéro-latérale de l'hémisphère cérébelleux (1).

Enfin, nous nous contenterons de signaler l'intervention qui peut être tentée dans la *sinusite suppurée* et qui a donné des succès (2) : ligature de la veine jugulaire interne, au cou, au-dessus du trou thyro-linguo-facial, ou plus bas, si la thrombose descend jusque-là — évidement pétro-mastoïdien, découverte du sinus latéral sur une longueur suffisante — ouverture du sinus, qui est vidé des caillots, désinfecté et drainé (3).

(1) Nous ne saurions relater ici les nombreuses voies qui ont été préconisées pour aborder le cervelet. On en trouvera l'exposé dans le mémoire de Picqué et Mauclaire, Suppurations otitiques de la loge cérébelleuse. *Comptes rendus du Congrès de chirurgie*, 1898, p. 123. — D'après ces auteurs, les suppurations de la « loge cérébelleuse » peuvent se diviser en trois variétés : 1° les collections *extra-durales* ou ostéo-dure-mériennes ; 2° les collections *intra-durales péri-cérébelleuses* ; 3° les collections *intra-cérébelleuses*, corticales ou médullaires. — Pour rechercher et ouvrir une collection, ils proposent une *craniectomie postérieure*, mastoïdo-occipitale, qu'ils ont expérimentée sur le cadavre, et qui peut se résumer de la façon suivante : on taille, à la région occipitale, une large fenêtre rectangulaire, en traçant et relevant, de dehors en dedans, deux lambeaux, l'un, superficiel, cutanéo-musculaire, l'autre, sous-jacent, ostéo-périostique ; le grand axe des lambeaux est transversal, leur bord antérieur répond à la suture mastoïdo-occipitale, leur bord supérieur est à 1 centimètre environ au-dessous de la ligne courbe occipitale supérieure, c'est-à-dire de la portion horizontale du sinus latéral. « Chez l'adulte, le petit axe de ce rectangle, fait à la pince-gouge, présente environ 3 centimètres de hauteur ; le grand axe transversal offre environ 7 centimètres ; la charnière osseuse est faite aux dépens du petit côté interne. »

(2) Voy. Chipault, *loc. cit.*, et une observation de M. Xavier Delore, Mastoïdite compliquée de thrombose du sinus latéral et de la jugulaire interne ; trépanation de l'apophyse mastoïde, drainage du sinus ; ligature de la jugulaire interne ; guérison. *Gazette des hôpitaux*, 28 mars 1899. — Voy. encore Robineau, *Traitement chirurgical des phlébites*. Th. doct. 1898.

(3) Quant à la méningite diffuse, le forage du crâne en plusieurs points et les grands lavages à l'eau salée bouillie de la cavité méningée doivent être tenus pour une suprême ressource, hélas ! bien précaire.

LE COU

PLAIES DU COU

I

PLAIES DES GROS VAISSEAUX — HÉMORRAGIES PRIMITIVES ET SECONDAIRES

L'hémorragie est toujours abondante dans les plaies du cou, même lorsqu'elle est exclusivement **veineuse** : le sang coule en nappe épaisse, bouillonne parfois, mais ce n'est jamais ce flot énorme, rouge et saccadé, de l'hémorragie carotidienne. La compression, bien faite, suffit alors à l'hémostase.

Une femme d'une trentaine d'années reçoit (de son mari), à la région cervicale gauche, deux coups d'un long couteau à virole : on la relève inondée de sang ; elle en a perdu « trois litres », disent les assistants. Nous la voyons deux heures après : un large pansement compressif à l'amadou entoure le cou : elle est pâle, les extrémités froides, la voix éteinte, le pouls misérable et d'une fréquence extrême. Elle a craché et vomi un peu de sang, et la question se pose d'une blessure possible de l'œsophage et d'une hémorragie interne. Des injections répétées de sérum la relèvent. — Le pansement est défait ; une des plaies occupe la base de la région parotidienne ; l'autre, de 5 centimètres, à lambeau, le tiers inférieur du sterno-mastoïdien. Quelques caillots superficiels sont enlevés doucement, rien ne saigne ; le cou n'est pas tuméfié, la carotide bat dans toute sa hauteur. Après avoir détergé la plaie, on la tamponne à la gaze iodoformée. A part quelques légers troubles moteurs du membre supérieur gauche, témoignant d'une lésion superficielle du plexus brachial, la guérison eut lieu sans incident.

Il en est tout autrement lorsque la **carotide primitive ou l'une de ses divisions** est largement intéressée.

Le blessé tombe dans son sang, sa vie est à la merci du premier venu qui lui porte secours ; s'il est seul, c'est la mort en quelques instants.

Se jeter sur le bord antérieur du sterno-mastoïdien et avec les doigts en crochet, affaisser la carotide sur le plan dur de la colonne vertébrale, sur la ligne des apophyses transverses et le tubercule en relief de la sixième (fig. 131) ; telle est la première manœuvre qui devrait être, pour ainsi dire, instinctive. Bien faite, sans précipitation, froidement, elle suffit souvent à l'hémostase « préparatoire »; sinon l'index ou les deux index seront introduits au fond de la plaie et réaliseront la compression directe. Ce sont là des pratiques de salut, et qui sont à la portée de tout homme d'initiative et de sang-froid. Larrey ne raconte-t-il pas qu'Arrighi, duc de Padoue, ayant eu la carotide interne coupée par une balle, fut sauvé par un de ses soldats, qui eut la présence d'esprit de plonger son doigt dans la plaie et d'arrêter le sang?

D'ordinaire, nous n'assistons pas à l'accident; et si, par bonheur, les

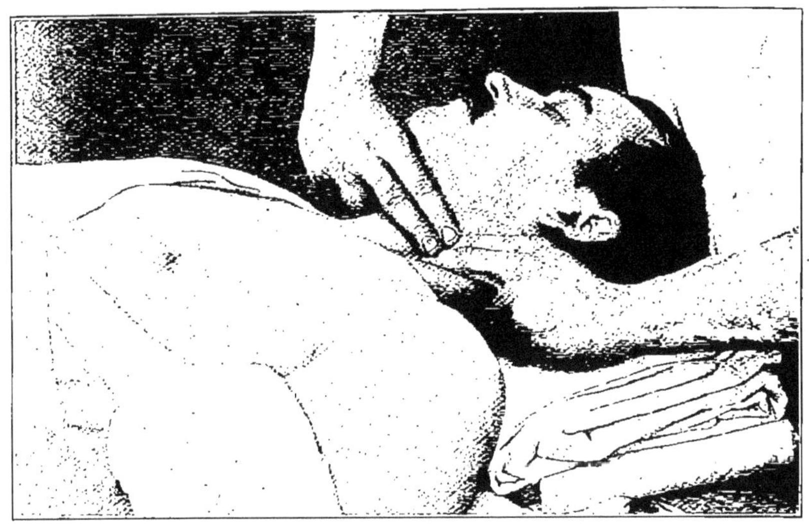

Fig. 151. — Compression digitale de la carotide primitive.

premiers soins — extra-médicaux — ont suffi à prévenir l'hémorragie foudroyante, la compression a été le plus souvent trop irrégulière pour que le blessé n'ait pas perdu une énorme quantité de sang, et nous le trouvons le cou distendu par un volumineux hématome. L'intervention est une des plus pénibles qui soient; vous sauverez votre blessé, si vous savez ce qu'il faut faire et si vous le faites vite et méthodiquement [1].

[1] Nos devanciers nous ont laissé d'admirables exemples de ce beau sang-froid, de cette parfaite maîtrise de l'esprit et de la main, qui, de tout temps, ont constitué le tempérament chirurgical. L'observation de Michon mérite, sous ce rapport, d'être toujours citée. Une jeune fille reçut, à la partie inférieure droite de la région sous-hyoïdienne, un coup de couteau qui pénétra obliquement au-dessous du muscle sterno-mastoïdien; le sang jaillit en abondance, pourtant elle eut encore la force de traverser la rue et d'entrer chez un pharmacien. « Lorsque j'arrivai, écrit Michon, je trouvai la malade étendue sur un matelas dans une arrière-boutique. Notre confrère Picard avait de suite introduit son doigt dans la plaie et, par une compression habilement faite, était parvenu à arrêter l'hémorragie. Je m'agenouillai près de la malade, qui était presque exsangue; j'examinai le cou, qui était déformé par une quantité de sang épanché sous les téguments; j'introduisis à mon tour le doigt dans la plaie pour chercher sa direction et reconnaître quel était le vaisseau lésé. Dans ce moment, un jet de sang vermeil s'échappa de la plaie : il n'y avait pas de temps à perdre. Pour me donner plus de facilité, je débridai en haut la plaie et je fis une seconde incision sur la ligne médiane, parallèle à la trachée.... J'allais autant à la recherche du tronc brachio-céphalique que de l'artère carotide.

« L'infiltration sanguine gênait beaucoup pour bien établir les rapports. J'avais porté l'indicateur gauche en arrière, de telle sorte qu'en soulevant les parties je comprimais en même temps l'artère

Tout pincement au hasard, toute forcipressure aveugle, dans la plaie, doivent être résolument écartés; sans doute, avec deux clamps qui enserrent en masse toute la région, vous ferez l'hémostase et vous finirez par la

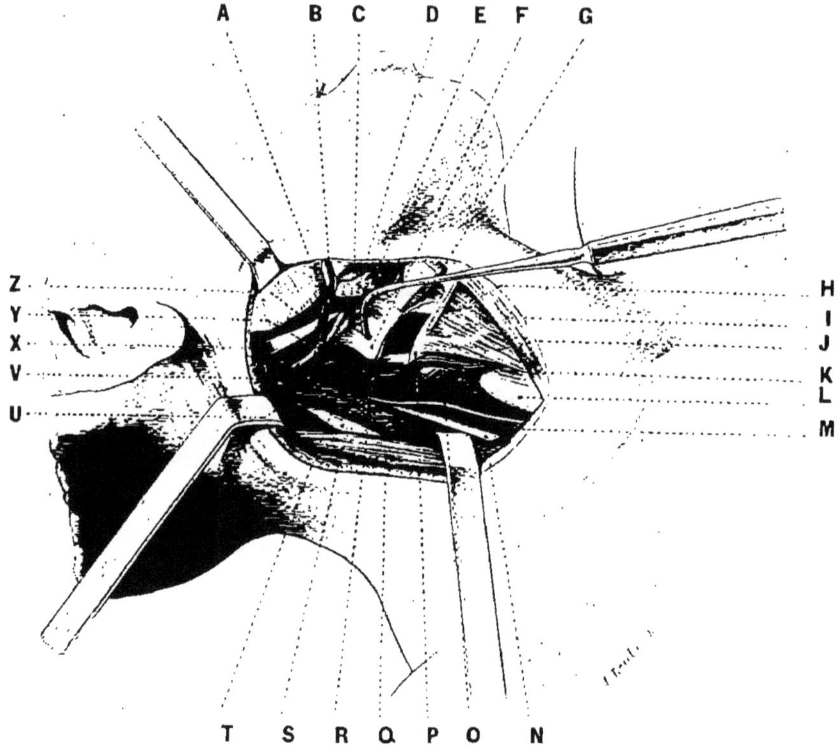

FIG. 132. — Région latérale du cou.

A, veine faciale. — B, artère faciale. — C, ganglion sous-maxillaire. — D, veine linguale. — E, glande sous-maxillaire. — F, grande corne de l'os hyoïde maintenue par une aiguille de Cooper; au-dessous d'elle, le nerf laryngé supérieur. — G, épiglotte. — H, muscle thyro-hyoïdien, sectionné. — I, muscle omo-hyoïdien. — J, muscle sterno-hyoïdien. — K, vaisseaux thyroïdiens supérieurs. — L, œsophage. — M, carotide primitive. — N, nerf pneumogastrique. — O, branche descendante de l'hypoglosse. — P, grande corne du cartilage thyroïde, attache du constricteur moyen du pharynx. — Q, sterno-mastoïdien. — R, carotide externe. — S, veine jugulaire externe. — T, carotide interne. — U, veine jugulaire interne. — V, nerf grand hypoglosse. — X, ventre postérieur du digastrique. — Y, origine de l'artère faciale. — Z, artère linguale. (Le muscle thyro-hyoïdien est coupé en travers, la membrane thyro-hyoïdienne réséquée, et le pharynx ouvert latéralement, pour montrer l'épiglotte.)

faire encore, non sans peine, en remplissant la plaie d'une forêt de pinces à demeure. Vous aurez souvent pincé, avec les vaisseaux, le pneumogastrique et même le cordon du sympathique; les gros vaisseaux eux-mêmes

lésée. Une première fois, je portai une ligature, croyant saisir l'artère, mais l'anse de fil n'ayant embrassé qu'une portion musculaire, peut-être du thyro-hyoïdien, je dus recommencer. Ce fut alors que je m'aperçus qu'il y avait deux jets de sang, l'un provenant du haut et l'autre du bas. Cette circonstance redoubla mon courage, car je pensai que c'était la carotide primitive qui était coupée transversalement, et non le tronc brachio-céphalique. Ayant lié le bout supérieur en l'attirant, je me mis à la recherche du bout inférieur. A cet effet, je passai un stylet aiguillé en arrière en rasant le rebord du sternum et l'artère fut étreinte. » (MICHON, Ligature de l'artère carotide primitive droite à la suite d'une plaie par instrument tranchant. *Bull. de la Soc. de chir.*, 1852-1853, p. 48.)

seront irrégulièrement saisis, inaptes à une solide hémostase, et, dans cette plaie étroite, infectée, les conditions pathogéniques de l'*hémorragie secondaire* seront toutes réunies. J'ai vu maintes fois de ces hémostases dramatiques, où le blessé, épuisé, exsangue, conserve sur le côté du cou, 6, 10, 12 pinces, paquet fort encombrant qu'on enveloppe et immobilise à grand'peine ; c'est trop souvent la mort remise, rien de plus ([1]).

Donc la doctrine sage et universelle est celle-ci : pratiquer la **ligature immédiate des deux bouts dans la plaie**, et, si la chose n'est pas réalisable, la **ligature immédiate du gros tronc au-dessous de la plaie**.

Faites donc comprimer la carotide primitive sur le tubercule de Chassaignac, ou, si vous êtes seul, comprimez vous-même, avec les doigts de la main gauche, au fond de la plaie, pendant que vous agirez de la main droite. Débridez la plaie en long, quelle qu'en soit la forme, suivant la direction du sterno-mastoïdien, qui sera toujours un précieux repère. Écartez les faisceaux du muscle, ou mieux, décollez et réclinez son bord antérieur et découvrez le foyer traumatique; détergez-le vite du sang, des caillots et, armé d'une pince, allez aux points qui saignent. S'il le faut, relevez doucement les doigts compresseurs : un jet rutilant « vous remet sur la voie ». Saisissez le vaisseau béant, ne saisissez que lui. Une fois que vous aurez pincé le bout inférieur, parfois rétracté loin après une section vasculaire totale, cherchez l'autre bout, qui saigne moins ou ne saigne plus, et pincez toutes les branches secondaires qui donnent.

Avant de lier, vous vous assurerez encore que le tronc artériel est bien *seul* entre les mors de la pince et que votre fil (soie ou catgut, de grosseur moyenne) ne porte que sur lui. Au lieu de faire glisser le fil sur la pince, il sera souvent plus sûr de dénuder ([2]) le vaisseau un peu plus bas, et de conduire le fil tout autour avec l'aiguille de Cooper ou de Deschamps (fig. 133), ou encore avec une simple pince, le bout d'une sonde cannelée, etc. Serrez progressivement et fort, et n'hésitez pas à faire, pour plus de sûreté, une *double* ligature. La plaie sera soigneusement désinfectée, tamponnée à la gaze aseptique, s'il persiste quelque suintement sanguin, ou réunie partiellement.

Les **plaies de la jugulaire interne** sont plus graves peut-être, et, en tout cas, de traitement immédiat souvent plus complexe encore que celles de la carotide; la grosse veine s'affaisse et ne forme plus qu'un large tube vide, blanchâtre, mal reconnaissable, friable, qui se rompt aisément sous les mors de la pince. De plus, on ne saurait compter sur le tamponnement seul pour réaliser une hémostase définitive : la ligature *des deux bouts* et la ligature *totale circonférentielle*, sont indispensables. Quant aux ligatures latérales,

([1]) La forcipressure à demeure n'en reste pas moins, bien entendu, une précieuse ressource, la seule utilisable dans certains cas.

([2]) Rappelons ici que la dénudation doit toujours être très méthodique et limitée à un *court segment du vaisseau*. Le Fort insistait avec pleine raison sur cette fâcheuse habitude, qu'on acquiert trop souvent dans les exercices cadavériques, de dépouiller, à grands coups de sonde cannelée, un long bout d'artère, qui, privé de ses *vasa-vasorum*, est tout prêt à s'ulcérer secondairement sous le fil.

elles ne donnent aucune sécurité; après un pincement latéral, qui a suspendu l'hémorragie, on ne cherchera donc pas à faire glisser une ligature sur la pince, mais on profitera de l'arrêt du sang pour isoler le tronc veineux, passer un double fil et le lier en dessus et en dessous du point blessé.

Cette hémostase — *dans la plaie* — est parfois impraticable[1], par suite du siège de cette plaie, ou encore dans certaines conditions de milieu. Ainsi en est-il des traumatismes de la région parotidienne, des plaies profondes de la partie supérieure du cou, des plaies du pharynx ayant intéressé la carotide interne, etc. Le précepte de la ligature des deux bouts exigerait alors pour son application des débridements considérables, et créerait, sans bénéfice certain, de nouveaux dangers. — Autre contre-indication, contingente celle-là, mais qui n'en est pas moins sérieuse : vous êtes seul, sans aide utilisable, sans éclairage, en pleine nuit; vous engagerez-vous dans une dissection longue et minutieuse, sur un blessé déjà exsangue et qui aura des chances trop réelles de vous « rester entre les mains »?

Non, l'intervention sage, en pareil cas, c'est la **ligature de la carotide**

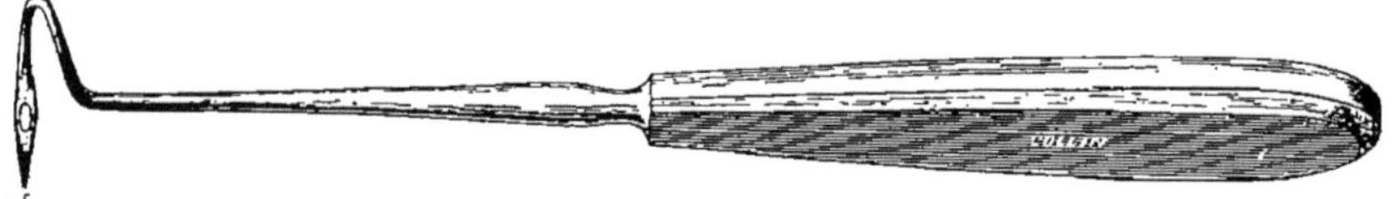

FIG. 133. — Aiguille de Deschamps.

primitive, et j'ajouterai : quel que soit le niveau de la plaie, qu'elle siège sur l'une ou l'autre des carotides secondaires.

On fera cette ligature *au-dessous de la plaie*, par une incision spéciale autant que possible, et l'opération sera quelquefois fort simple. Pourtant, on n'oubliera pas qu'elle est toujours moins facile que sur le cadavre, dans une région infiltrée de sang : les meilleurs repères seront le sterno-mastoïdien, la trachée, la ligne des apophyses transverses, enfin *les battements de l'artère*: rappelons seulement que la veine jugulaire est en dehors et souvent recouvre un peu la carotide, et que, derrière, se trouve le nerf pneumogastrique (fig. 132).

La carotide liée, le foyer traumatique sera désinfecté et tamponné, et la désinfection soigneuse est encore le plus sûr moyen de prévenir le retour de l'hémorragie par le bout supérieur.

Quand ce bout supérieur est inaccessible et que l'hémorragie reparaît,

(1) Elle est, du moins, fort difficile dans certaines plaies, en particulier celles de *la région sus-claviculaire* (fig. 134), où confluent tous les gros vaisseaux. Cela saigne horriblement, mais on ne sait pas ce qui saigne, et l'on ne peut « comprimer au-dessous ». Le mieux est, tout de suite, d'agrandir largement la plaie, et de comprimer en masse toute la région, avec un gros tampon, qu'on soulève peu à peu, pour voir « d'où le sang vient ». A ce niveau, l'on comprime plus fort, et l'on profite du court répit ainsi obtenu, pour déterger le reste de la plaie, et s'orienter — et ne pas jeter de pince à l'aveugle. La blessure peut intéresser, en effet, la carotide primitive ou la veine jugulaire interne, l'artère sous-clavière ou la veine, l'artère thyroïdienne inférieure, la vertébrale, ou, à la fois, plusieurs de ces vaisseaux — ou encore le tronc veineux brachio-céphalique. Dans ce dernier cas, la suture veineuse serait à tenter, à l'exemple de Ricard. (Voy. *Plaies et ruptures des gros vaisseaux*.)

après la ligature de la carotide primitive, du côté blessé, il peut devenir nécessaire de lier *l'autre carotide primitive* : cette grave éventualité s'est présentée plusieurs fois lors des hémorragies de l'oreille, qu'elles résultent de traumatismes, de coups de feu (voy. *Coups de feu de l'oreille*), ou qu'elles procèdent de l'ulcération de la carotide interne au cours de la carie du rocher.

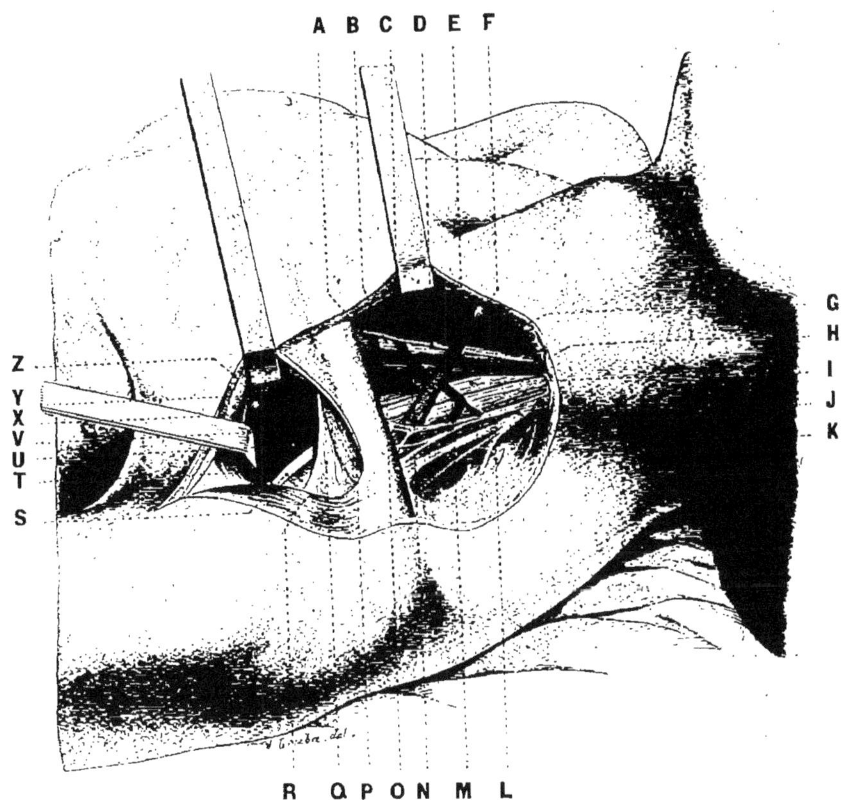

FIG. 134. — Régions sus et sous-claviculaires.

A, artère sus-scapulaire. — B, muscle scalène antérieur. — C, carotide primitive. — D, nerf phrénique. — E, bord postérieur du sterno-mastoïdien. — F, muscle omo-hyoïdien. — G, jugulaire interne. — H, jugulaire externe. — I, nerfs du plexus brachial. — J, muscle scalène postérieur. — K, branches descendantes superficielles du plexus cervical. — L, muscle trapèze. — M, artère cervicale transverse superficielle. — N, artère scapulaire postérieure. — O, artère sous-clavière. — P, muscle sous-clavier. — Q, arcade fibreuse dépendant de l'aponévrose du sous-clavier. — R, deltoïde. — S, racine externe du médian. — T, bord supérieur du petit pectoral. — U, artère axillaire. — V, veine céphalique, crosse terminale. — X, veine axillaire. — Y, artère acromio-thoracique. — Z, bord externe du grand pectoral, rétracté.

Avant d'en venir à la ligature « irrémédiable » de la seconde carotide, il serait utile de recourir à la *ligature temporaire*, recommandée par Trèves [1] : le vaisseau est découvert, un catgut est passé autour de lui et modérément serré, les deux chefs sont laissés entre les lèvres de la plaie qu'on ne réunit pas; au bout de quelques heures (une demi-heure à dix heures),

[1] TRÈVES, *Société de médecine de Londres*, 9 janvier 1898.

on enlève la *ligature d'attente*, qui, maintenue plus longtemps en place, finirait par produire les mêmes résultats que la ligature « oblitérante ».

Enfin, ce que nous venons de dire du territoire carotidien s'applique de tout point à celui de la sous-clavière : dans les plaies de la base du cou, du triangle sus-claviculaire (fig. 134), on s'efforcera, comme plus haut, de lier, dans la plaie suffisamment élargie, les *deux bouts* du tronc artériel, ou encore de lier la sous-clavière le plus près possible de son origine.

Hémorragies secondaires. — C'est encore à la *ligature de la carotide primitive* qu'il faudra le plus souvent recourir, en présence d'une hémorragie secondaire grave.

Exemple : Un homme d'une trentaine d'années tue sa maîtresse de deux coups de revolver et se tire à lui-même un troisième coup au côté gauche du cou, sous la mâchoire ; l'hémorragie primitive, très abondante, est arrêtée par la compression, et, lorsque le blessé entre à la Pitié, quelques jours après, on constate à la région sus-hyoïdienne une petite plaie arrondie, noirâtre, en voie de suppuration. Au 7e jour, hémorragie soudaine : le pansement est imprégné de sang en quelques minutes, une compression énergique vient à bout de ce premier accident. Huit jours après, l'hémorragie reparaît, et le sang rouge coule par la plaie plus abondamment encore. Avec le doigt, on pratique une compression temporaire, et, séance tenante, je lie la carotide primitive. La guérison eut lieu, dès lors, sans nouvelle alerte.

L'observation démontre que, si le tamponnement et la compression suffisent parfois à triompher d'une première hémorragie secondaire, et s'il arrive même que l'accident ne se reproduise pas, on ne saurait compter sur un pareil résultat ni faire fond sur ces moyens incomplets. L'hémorragie secondaire veut dire ceci : *la plaie est septique et, de par cette septicité, le processus de l'hémostase définitive se trouve enrayé*. Ce n'est pas par un procédé purement mécanique, tel que la compression, que l'on fera disparaître une condition pathogénique de cette nature.

Sachons donc bien que tout blessé du cou, qui vient d'avoir une hémorragie secondaire sérieuse, et même si la compression et le tamponnement ont réussi, reste en danger de mort prochaine, de mort inattendue et rapide, que nous devons le tenir sous la surveillance la plus étroite, et rester prêts à faire tout le nécessaire. Or, l'intervention nécessaire, la voici :

Ouvrir la plaie, la débrider, la déterger, chercher et pincer les deux bouts. S'ils sont friables, s'ils se rompent sous le fil, prolonger l'incision par en bas, et à distance suffisante, lier le bout inférieur, le tronc.

Cette *friabilité des vaisseaux* dans les plaies infectées est un fait constant ; elle est parfois extrême et s'étend à de longs segments : si l'on s'acharne à lier dans la plaie, les déchirures successives, qui résultent des tentatives de ligature répétées, entraînent de grandes pertes de sang, d'autant plus regrettables que le blessé est déjà épuisé. Aussi, quand la plaie est relativement ancienne, qu'elle suppure, que les tissus ambiants sont transformés en une sorte de gangue inflammatoire (à la suite des plaies d'armes à feu, en particulier), est-il de meilleure et plus sage pratique, quand le siège de la plaie le permet, de *lier tout de suite, au-dessous, le tronc carotidien* [1], et cela, par une incision spéciale, qu'on fera en sorte de préserver de l'infection.

C'est encore la conduite à tenir dans les hémorragies qui procèdent de l'**ulcération des gros vaisseaux au contact des foyers suppurés.** Il y a, du reste, au cou, deux catégories à établir de ces accidents : 1° la suppuration et l'ulcération vasculaire qui en résultent siègent à la *partie toute supérieure du cou* (abcès amygdaliens et ulcérations de la gorge [2], phlegmon infectieux sus-hyoïdien, etc.); la suppuration occupe la *région sterno-mastoïdienne*.

Dans la première hypothèse — et il convient encore de faire rentrer dans ce cadre les hémorragies de l'oreille par ulcération de la carotide interne, dans la carie du rocher — on ne songera pas à aller lier le vaisseau dans le foyer, qui est pratiquement inaccessible. La compression de la carotide au tubercule de Chassaignac, la compression locale avec le doigt, avec une longue pince, placée à cheval sur la joue et dont l'un des mors est appliqué sur l'amygdale et l'autre sur la face interne du cou (Verneuil), serviront à réaliser l'hémostase provisoire; on liera ensuite la carotide primitive.

(1) Cras a publié une observation de ce genre, dont les détails doivent être reproduits ici, pour bien montrer ce qu'on peut réaliser, en chirurgie d'urgence, avec la volonté tenace « de faire ce qu'il faut ». Il s'agissait d'un paysan breton qui avait reçu, en arrière de l'angle de la mâchoire, à droite, un coup de corne de vache : l'amygdale avait été traversée. Hémorragie primitive, hémorragies secondaires répétées. Au cours d'une de ces hémorragies secondaires, Cras est appelé, en toute hâte, vers onze heures du soir. « Je trouvai le blessé assis sur son lit, dont les draps étaient couverts de taches de sang, la face pâle, la bouche pleine d'un magma de charpie et de sang noirci par le perchlorure. Dès le début de l'hémorragie (par la bouche), il avait saisi sa fiole de perchlorure, dont il avait rapidement imprégné l'amas de charpie dont il bourra sa cavité buccale et qu'il maintint par la pression des maxillaires jusqu'à mon arrivée. Du doigt, il m'indiqua le vase de nuit qui contenait plus de 1 litre de sang. Il en avait avalé beaucoup.

Je me trouvais au milieu de la nuit, sans aides autres qu'un aubergiste et sa femme, en face d'un pauvre diable dont la respiration était singulièrement gênée par cet horrible tamponnement. La rapidité avec laquelle le sang avait rempli le vase de nuit me fit conclure à une érosion de la carotide interne, que la corne avait effleurée.

Je me décidai pour la ligature de la carotide primitive, séance tenante.... Je débarrassai la bouche d'une partie du tampon qui la remplissait. Éclairé par l'hôtelier, sa femme et un voisin, je pratiquai l'incision de la peau, qui commençait au niveau de l'angle inférieur de la plaie.

Malgré l'induration inflammatoire des parties, j'arrivai assez facilement à décoller le sterno-mastoïdien et, en procédant avec la plus grande circonspection, je parvins à sentir avec l'index les battements de la carotide primitive. Elle était à une profondeur terrible; la grosse veine jugulaire interne s'aplatissait sous mon doigt pendant l'inspiration et se gonflait démesurément à l'expiration. Je n'osais pas débrider. J'avais la carotide sous mes yeux à certains moments : elle était complètement séparée de la jugulaire et je m'*acharnai* à vouloir la charger malgré l'insuffisance des aides qui m'entouraient. En définitive, je dus renoncer à accomplir ce dernier temps dans la crainte de saisir le pneumogastrique ou de blesser la jugulaire interne. Je remplis la plaie d'un tampon d'ouate phéniquée et me retirai, après avoir indiqué à l'hôtelier la manière d'exercer une compression directe sur l'artère en cas de nouvelle hémorragie.

Le lendemain matin, le malade fut transporté à l'hôpital de Brest et je pus, à l'aise, passer autour de l'artère un fil de catgut numéro 3, non sans avoir débridé le sterno-mastoïdien induré et sectionné l'omoplato-hyoïdien. »

Le blessé guérit et sortit de l'hôpital un mois après. (Cras, Ligatures dans la continuité des artères par le catgut. *Bull. de la Soc. de chir.*, 1884, t. X, p. 733.)

(2) Ehrmann, Ulcération de la carotide interne par les abcès amygdaliens et les ulcères phagédéniques de la région. *Bull. de la Soc. de chir.*, 1878, p. 664.

Même dans le second groupe de faits, alors que le foyer est de découverte aisée, on se fiera peu à la ligature *in situ*, et cela à cause de la friabilité de la paroi artérielle que nous signalions tout à l'heure. Dans un fait déjà ancien, dont nous gardons le souvenir, la carotide primitive était ulcérée au contact d'un goitre suppuré ; on chercha à faire la ligature dans le foyer largement ouvert, mais l'artère se coupait sous la moindre pression du fil, s'effritait sous les pinces, et, de ligature en ligature, il fallut descendre jusqu'au tronc brachio-céphalique. Pareil ramollissement est exceptionnel, je le veux bien, mais on n'oubliera pas qu'il est toujours beaucoup plus sûr de faire la ligature, d'emblée, au-dessous du foyer, sur un segment intact du tronc artériel.

Enfin, si l'hémorragie reparaît après la ligature de la carotide primitive, on liera la *carotide externe*, qui, grâce à ses larges anastomoses avec le système carotidien opposé, sert parfois de voie de retour au sang dans le bout supérieur — et, s'il le faut, la *carotide primitive de l'autre côté*, après qu'on aura toutefois tenté sans succès la compression digitale ou pratiqué la ligature d'attente (voy. p. 154).

II

PLAIES DU CONDUIT LARYNGO-TRACHÉAL

Elles sont assez rares dans la chirurgie de guerre [1] ; en temps de paix, ce sont presque toujours des plaies par instruments tranchants, rarement des plaies d'armes à feu.

Le fou ou le désespéré, qui se coupe la gorge avec un rasoir, s'ouvre le larynx ou la trachée à des niveaux différents ; mais, en règle, les gros vaisseaux échappent à l'instrument, et la section, d'ordinaire oblique en bas et à droite, plus profonde au centre, terminée en queue à ses extrémités, découvre souvent les carotides sans les intéresser. L'hémorragie n'en est pas moins un danger grave des plaies laryngo-trachéales, mais surtout comme facteur d'asphyxie.

L'asphyxie immédiate, — par l'irruption du sang dans les voies respiratoires ; l'asphyxie secondaire, — par l'œdème de la glotte, la compression ou l'obstruction dues aux épanchements sanguins péri- ou intra-trachéaux : tels sont, en effet, les accidents principaux à prévenir.

En pratique, il est utile de distinguer : les **sections nettes** — de la *région thyro-hyoïdienne* — du *cartilage thyroïde* — de la *membrane crico-thyroïdienne* — de la *trachée* ; — les **piqûres** ; — les **plaies contuses** et les *plaies par arme à feu* du larynx et de la trachée.

[1] On ne les constaterait que 5 fois environ sur 10 000 blessés, d'après Witte (Verwundungen des Kehlkopfes und prophylaktische Tracheotomie bei denselben. *Arch. für klin. Chir.*, 1877, Bd. XXI, p. 182).

1° ***Section nette de la région thyro-hyoïdienne.*** — L'accident vient d'avoir lieu : vous trouvez, au-dessous de la pomme d'Adam, une plaie transversale par où sort du sang, de la salive, de l'air : la tête relevée, les lèvres de la plaie bâillent et, par la fente béante, vous voyez l'épiglotte détachée, le pharynx ouvert et, en dessous, la cavité laryngée. La dyspnée devient extrême, quand la tête est ainsi relevée : elle s'atténue et disparaît même dans l'attitude infléchie ; dans cette même attitude, et le doigt appliqué sur la plaie, la voix reparaît, sourde.

Faites l'hémostase bien complète, puis recouvrez la plaie d'un pansement peu serré, laissez la tête fléchie et prenez vos dispositions pour alimenter le blessé à la sonde œsophagienne. *Pas de réunion profonde ni superficielle* : la plaie guérit seule, en général, sans difficulté.

Telle est du moins, la pratique de nécessité — et de sécurité — dans les cas ordinaires.

Si la plaie est toute récente, large, très nette, et que le blessé puisse être soumis à une surveillance étroite, la réunion de la membrane thyro-hyoïdienne divisée, et surtout de l'épiglotte, préviendra les cicatrisations vicieuses et les désordres consécutifs de la déglutition qu'on a signalés parfois. Un surjet ou des points séparés de catgut ou de soie, menés à l'aiguille de Reverdin courbe, rapprocheront les divers plans thyro-hyoïdiens, membrane, couche musculo-aponévrotique et peau.

Au lieu de recourir à cette pratique assez hasardeuse, mieux vaut, en règle générale, élargir la plaie cutanée, si elle est étroite, pour réaliser un bon drainage et prévenir les accidents d'infection et d'œdème qui résulteraient de la rétention.

2° ***Section nette du cartilage thyroïde.*** — Le coup a porté en travers sur les deux lames du cartilage, la cavité laryngienne est béante.

Si l'hémorragie n'a pas été trop abondante, qu'elle soit arrêtée ou d'arrêt facile, que la respiration se fasse bien par la plaie, la méthode exposée tout à l'heure, *qui se borne à déterger le foyer traumatique et à le protéger en maintenant la tête infléchie*, est applicable, à la rigueur.

Elle n'est pas la meilleure, ni même la plus prudente : ce larynx, si largement exposé, sera souvent le siège d'obstructions inflammatoires ultérieures et la cicatrisation spontanée n'ira pas sans déformation, sans rétrécissement ou sans fistule.

Notre intervention sera donc la suivante : **nous ferons d'abord la trachéotomie** (trachéotomie supérieure ou laryngotomie inter-crico-thyroïdienne), et, la respiration ainsi dûment assurée, **nous réunirons les deux fragments du cartilage thyroïde.** Rien n'empêche de donner le chloroforme, sous la réserve d'en surveiller minutieusement l'administration, et, du reste, l'opération doit se faire très vite.

Une fois la canule dans la trachée, la plaie laryngée sera désinfectée et régularisée, et les lames thyroïdiennes suturées, de chaque côté, par deux ou trois points, qui ne traverseront pas la muqueuse. Sur les thyroïdes encore cartilagineux, cette suture est relativement aisée, avec une aiguille suffisamment courbe, et l'affrontement est très régulier. Même lors d'ossification, il est rare qu'on ne trouve pas quelques points encore mous, qui laissent passer l'instrument. Un surjet rapproche ensuite les plans musculo-fibreux, et la peau est réunie.

La canule trachéale, qui n'est ici qu'à titre préventif, en quelque sorte, sera enlevée le plus tôt possible.

On ne saurait nier que la suture pure et simple de la plaie laryngée, sans trachéotomie préalable, n'ait fourni quelques beaux succès [1] : elle n'en reste pas moins dangereuse, au moins dans les conditions journalières de la chirurgie d'urgence, et le praticien doit être prévenu de la responsabilité qu'elle lui fait encourir.

3° ***Section nette de la membrane crico-thyroïdienne.*** — Si la plaie est petite, qu'il n'y ait pas de complication et que le blessé respire bien, nous nous bornerons, ici encore, à la détersion soigneuse de la plaie, et à l'enveloppement du cou dans une cravate de gaze aseptique, la tête étant maintenue dans l'attitude fléchie. L'expérience démontre que la guérison s'obtient, en général, sans peine [2].

Devant une plaie large, récente, non infectée et dans les conditions de surveillance ultérieure, que nous avons déjà spécifiées, *la réunion immédiate, en étages, de la membrane crico-thyroïdienne et de tous les plans divisés*, devient une bonne intervention, qui hâte singulièrement la guérison et prévient les cicatrisations vicieuses. Morestin [3] en a donné un intéressant exemple : la plaie, légèrement oblique en bas et à droite, mesurait 8 centimètres, et répondait à l'espace crico-thyroïdien : « le larynx était ouvert au niveau de cet espace, et, par l'ouverture béante, on apercevait la paroi postérieure du conduit » ; à gauche, la section intéressait la partie inférieure du cartilage thyroïde. Il n'y avait ni emphysème, ni infiltration sanguine.

Avec l'aiguille de Reverdin courbe, et du catgut 00, on réunit d'abord, à points séparés, et sans traverser la muqueuse, la membrane crico-thyroïdienne et la languette détachée du cartilage thyroïde ; par-dessus, d'autres anses de catgut rapprochèrent les muscles crico-thyroïdiens et sous-hyoïdiens divisés, puis la peau fut suturée au crin. Le blessé guérit sans incident, en huit jours.

[1] Ainsi en fut-il dans le cas bien connu de Prestat : il s'agissait d'une plaie transversale du cou (tentative de suicide par coup de rasoir), qui laissait voir l'intérieur du larynx, divisé dans toute sa largeur au niveau du tiers supérieur du cartilage thyroïde ; la glotte était intacte. La respiration devenait facile lorsqu'on rapprochait les deux lèvres de la fente. Prestat fit la suture des deux lames thyroïdiennes, en passant les fils en dehors de la muqueuse. La guérison eut lieu sans incident. (Plaie du larynx ; suture de la plaie laryngienne ; guérison par première intention. *Bull. de la Soc. de chir.*, 1869, p. 327.)

[2] Témoin un malade de Tillaux et Walther : la plaie transversale intéressait la membrane crico-thyroïdienne sur une largeur de 6 à 7 millimètres, et un léger bruit de sifflement dénonçait la pénétration. On se contenta de maintenir la tête fléchie et d'entourer le cou d'une cravate de gaze. (*Ann. des mal. de l'oreille et du larynx*, 1878, p. 215.)

[3] Morestin, Plaie transversale du larynx, au niveau de l'espace thyro-cricoïdien, suture hermétique du larynx, du plan musculo-aponévrotique et de la peau ; guérison en huit jours. (*Gaz. des hôp.*, 6 fév. 1900.)

4° **Section nette de la trachée.** — Section *totale* ou section *partielle*. La trachée est **sectionnée tout entière.** Le bout inférieur s'est rétracté vers la base du cou, le sang y coule et encombre les bronches, l'asphyxie est imminente. Saisir avec une pince, avec un crochet, avec les doigts ce bout inférieur, le relever, l'amener à la plaie, *à l'air* : voilà ce qu'il faut faire tout de suite; la vie est alors souvent une question de minutes; coûte que coûte, il faut « extraire » le bout trachéal inférieur, et, s'il est rétracté bas, fendre la peau en long, sur la ligne médiane, pour l'atteindre. Une fois que vous l'aurez amarré (fig. 155), la toux provoquée, la respiration artificielle, au besoin la succion, évacueront les bronches.

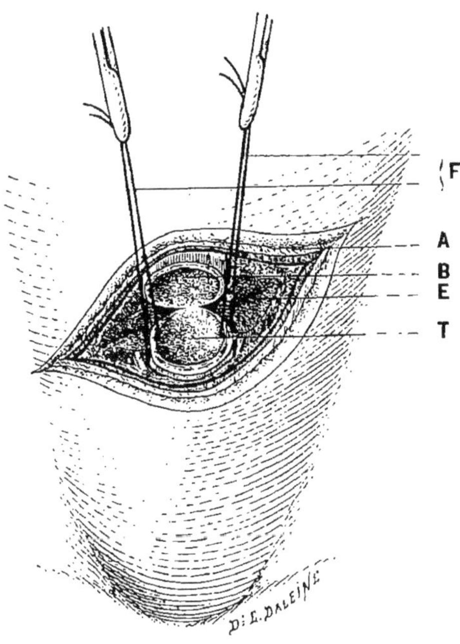

Fig. 155. — Plaie oblique du cou; section de la trachée. *Relèvement* du bout inférieur, amarré avec deux fils.

A, aponévrose. — B, bout supérieur de la trachée. — E, plans profonds péri-trachéaux. — F, fils amarrant le bout trachéal rétracté. — T, bout inférieur de la trachée.

Dans les circonstances moins pressantes, où l'hémorragie a été médiocre, où l'asphyxie n'est pas menaçante, il n'est pas moins indiqué de commencer par *chercher*, *relever*, *fixer* le bout trachéal inférieur.

Ceci fait, on pourra se contenter, à la rigueur, de le relier à la peau, par quelques points de suture : ce ne sera jamais qu'un pis-aller ou qu'une manœuvre d'attente, qui ne deviendrait définitive qu'au prix de la perte de la voix. Même si le bout inférieur est relevé et fixé à la peau assez haut pour être au contact ou presque au contact du bout laryngé, cette pseudo-coaptation sera toujours trop incomplète et trop précaire pour prévenir le rétrécissement ultérieur.

Aussi la conduite rationnelle sera-t-elle celle-ci : le bout inférieur, relevé, étant bien maintenu par deux pinces de Kocher ou deux fils qui en traversent les bords, nous en inciserons sur la ligne médiane antérieure les deux ou trois premiers anneaux, et, par cette brèche verticale, nous introduirons une canule; puis, à droite et à gauche et en arrière, nous réunirons les deux tronçons par un nombre suffisant de points verticaux, qui passeront toujours, autant que possible, en dehors de la muqueuse [1].

Les sections trachéales sont plus souvent **partielles** et obliques. Elles

[1] Si la section est récente, nette, et le blessé surveillé, on pourra faire la réunion totale, circulaire, des deux segments, sous les réserves que nous avons plus haut formulées pour les plaies du larynx (p. 158).

bâillent d'autant plus, qu'elles se rapprochent davantage de la direction transversale, et l'irruption du sang par cette voie béante peut imposer, là aussi, comme une pratique de suprême urgence, l'élargissement de la plaie, l'introduction d'une canule et la succion.

L'hémostase faite, on pourra, et l'on fera souvent bien, de laisser la plaie à elle-même, sans sutures, sous la réserve des précautions indiquées plus haut : elle guérira d'ordinaire sans peine, mais non toujours sans rétrécissement.

Aussi, dans les *plaies nettes, récentes, non souillées, chez les blessés surveillés*, la réunion (fig. 136) est-elle, à notre sens, de pratique utile, et mérite-t-elle de devenir la méthode de choix.

Une femme, d'une quarantaine d'années, s'ouvre la gorge avec un rasoir, dans le courant de l'été 1896 ; on la transporte à l'hôpital Beaujon, couverte de sang ; la plaie oblique, large de trois travers de doigt, siège au tiers inférieur du cou : on jette deux pinces sur un gros vaisseau qui donne, et, comme la blessée respire bien, on se contente d'appliquer un pansement.

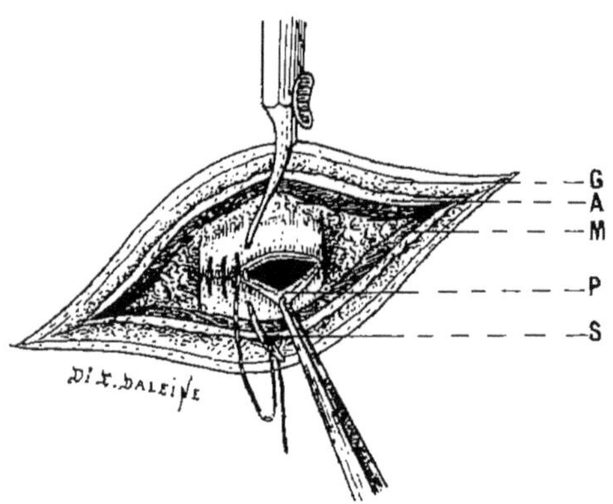

Fig. 136. — Suture de la trachée.

G, couche graisseuse. — A, aponévrose. — M, muscles sous-hyoïdiens. — P, muqueuse. — S, l'aiguille conduisant le fil en dehors de la muqueuse.

Le lendemain, la respiration est toujours très facile, bien que le pansement empêche l'air de pénétrer par la plaie : la trachée est ouverte obliquement sur une longueur de 2^{cm},5 environ, dans les deux tiers de sa circonférence ; à gauche, les pinces à demeure sont appliquées sur la veine jugulaire interne, la carotide est découverte, mais nullement entamée. On lie la jugulaire au-dessus et au-dessous des pinces, qu'on retire ; quatre points au catgut, passés obliquement dans l'épaisseur des anneaux cartilagineux voisins, *sans perforer la muqueuse*, réunissent les deux lèvres de la plaie trachéale. On désinfecte soigneusement la plaie, qui est simplement rétrécie à ses deux extrémités, et l'on y laisse un petit drain. La guérison eut lieu sans la moindre alerte, et la blessée quitta l'hôpital au bout d'une quinzaine de jours, avec une respiration absolument régulière.

Cette *réunion trachéale* se fera par un surjet, comme l'indique la figure 136, ou à points séparés, ce qui sera souvent plus facile ; on s'efforcera de ne pas traverser la muqueuse, bien qu'un ou deux points perforants — au catgut — n'aient aucun inconvénient [1], tout en donnant plus de

[1] Voy. Mesnard, *Traitement par la suture des plaies par instrument tranchant du conduit laryngo-trachéal.* Thèse doct., 1901, p. 23.

solidité. Enfin, on devra faire un affrontement aussi exact et aussi régulier que possible, pour garder au conduit tout son calibre ([1]).

5° **Plaies étroites, piqûres du larynx et de la trachée.** — Le diagnostic de pénétration est parfois difficile, et les accidents asphyxiques peuvent en être une révélation soudaine. L'*emphysème sous-cutané*, l'*expectoration sanglante* sont alors de précieux indices. Ils commandent une surveillance étroite : tout doit être prêt pour une trachéotomie, que la moindre menace d'asphyxie rendra urgente.

6° **Plaies contuses, plaies par armes à feu.** — Les *plaies contuses* se traduisent, d'ordinaire, par des lésions comparables à celles des fractures du larynx : fragmentation des cartilages, chevauchement et subluxation de leurs débris, déchirures irrégulières de la muqueuse, etc.; même s'il n'y a pas d'accidents asphyxiques immédiats, le terrain est tout préparé pour qu'ils se produisent ultérieurement.

Ici, toute espèce de réunion doit être proscrite : si le blessé ne doit pas être transporté et qu'il puisse demeurer dans la tranquillité absolue et sous la surveillance médicale, on pourra se borner — si la respiration est bonne — à déterger la plaie, à exciser les lambeaux presque détachés, à relever tel ou tel fragment, en attendant d'autres indications. En règle, et surtout à la campagne et en campagne, la **trachéotomie immédiate devra être pratiquée**; elle donnera toute sécurité pour régulariser et désinfecter le foyer laryngien.

Déjà rares en chirurgie de guerre, les *plaies par armes à feu* du conduit laryngo-trachéal sont exceptionnelles dans la pratique civile ([2]). De plus, les armes « de paix » ne créent pas ces larges blessures, ces éclatements et ces attritions considérables, qui succèdent, par exemple, au choc des éclats d'obus. Presque toujours ce sont des plaies étroites, arrondies, et la pénétration, quel qu'en soit le siège, est démontrée par l'expectoration sanglante, la dyspnée, l'emphysème, quelquefois la sortie de l'air ou du liquide trachéal par la plaie.

De cette étroitesse même de l'orifice cutané, et des caractères de ces plaies

([1]) Signalons encore les *plaies avec perte de substance* : en règle, elles exigent l'introduction immédiate de la canule et ne se prêtent à aucune réparation d'emblée; mais nous rappellerons l'intéressante observation de Mesnard : aliéné — coups de rasoir multiples sur le devant du cou — on constate une plaie transversale nette du cartilage thyroïde, au-dessous des cordes vocales; plus bas, « le cricoïde et les premiers anneaux de la trachée, sur une longueur de 4 à 5 centimètres et la largeur de toute la face antérieure du conduit, sont hachés littéralement; les cartilages sont découpés comme une mosaïque; un assez grand nombre de petits débris, semblables à des rognures d'ongle, sont plus ou moins détachés ». Suture du cartilage thyroïde, suture de la muqueuse; il reste une perte de substance, allant du cricoïde, auquel manque la partie antérieure, au troisième anneau de la trachée : elle est fermée par un *treillis de catgut* n° 1 et 2, dont les fils prennent appui sur les cartilages voisins, *s'entre-croisent, enlacent tous les débris de tissus dans une sorte de canevas* et figurent une *masse feutrée* au niveau de la solution de continuité. — Guérison, sans désordres, constatée six mois après. (*Soc. de Chir.*, rapport de Picqué, 21 nov. 1900, et thèse citée, p. 41.)

([2]) Charles Petit, *Des plaies par armes à feu du larynx et de la portion cervicale de la trachée*. Thèse de Paris, 1889, n° 375.

par balles, se déduit la **nécessité de la trachéotomie préventive, faite d'emblée, sans attendre le signal des accidents asphyxiques.**

La formule est simple : dès qu'il est avéré que le projectile a atteint le larynx ou la trachée, n'hésitez pas, **faites tout de suite, et, autant que possible, au lieu même de l'accident, la trachéotomie.** Une fois la canule en place, vous pourrez débrider l'orifice d'entrée, régulariser et désinfecter la plaie, au besoin, et si le suintement sanguin est abondant, tamponner la cavité laryngée, et vous aurez toute liberté de prévenir, par une intervention locale large et complète, les accidents inflammatoires, si fréquents après les traumatismes de ce genre, leurs dangers immédiats et leurs conséquences locales ultérieures.

Lors de lésion partielle, lors de lésion de l'épiglotte, par exemple, on pourra, s'il n'existe pas d'indications pressantes, différer l'ouverture de la trachée, mais ce sera toujours au prix de dangers trop réels, pour s'y exposer à la légère.

Ajoutons qu'après toute plaie du conduit laryngo-trachéal, au moment où l'irruption brusque du sang dans la trachée et les bronches crée un danger imminent de suffocation, on imitera fort heureusement la conduite de ce lieutenant prussien, dont Götting (1) a rapporté l'histoire. A Beaumont, le 30 août 1870, il reçoit au cou une balle qui traverse de gauche à droite les lames du cartilage thyroïde, un peu au-dessus de son milieu, et coupe la corde vocale gauche. Accès de suffocation intense : le blessé déchire tout ce qui lui recouvre le devant du cou, puis il se jette à genoux et *appuie le front contre terre* pour empêcher le sang de couler dans l'intérieur du larynx : la dyspnée cesse, et, quand le docteur Götting le trouva sur le champ de bataille, l'hémorragie avait cessé et la respiration était libre (2).

III

PLAIES ET BRULURES DU PHARYNX ET DE L'ŒSOPHAGE

Nous pourrons être trèsbrefs sur ces *plaies de la partie supérieure du tube digestif*, qui, du reste, coexistent souvent avec les solutions de continuité du conduit laryngo-trachéal, et dont le mode de traitement est subordonné à des considérations analogues. Ici encore, la suture n'est autorisée que s'il s'agit d'un traumatisme récent et d'une section nette (3). On réunira la mu-

(1) In WITTE, *loc. cit.*, obs. 38, p. 494.

(2) Enfin, au cours des accidents d'asphyxie menaçante qui suivent immédiatement le traumatisme, les *tractions rythmées de la langue* pourront rendre de grands services ; témoin un fait de Matignon, rapporté par Laborde à l'Académie de médecine (6 nov. 1900) : pendant l'attaque des légations de Pékin, un combattant reçoit, au cou, une balle de petit calibre, qui perfore la trachée, sans blesser les gros vaisseaux. Il tombe, en imminence d'asphyxie ; les tractions rythmées de la langue, pendant 2 ou 3 minutes, ramènent des mouvements respiratoires spontanés, suivis d'un vomissement de sang, et le blessé reprend connaissance.

(3) Un fait de Ricard pour servir d'exemple : un homme de 19 ans se coupe la gorge avec un rasoir ; large plaie, un peu oblique de haut en bas et de gauche à droite, carotides intactes, section totale de la trachée, section presque totale de l'œsophage, dont il subsiste seulement un

queuse par un surjet de catgut, et le reste de la paroi, par des points séparés, qui en chargeront toute l'épaisseur.

Dans des conditions opposées, et après les plaies d'armes à feu, il sera d'excellente pratique de *débrider l'orifice d'entrée, d'ouvrir et de drainer largement le foyer*, qui se comblera peu à peu, et d'ordinaire assez vite. Pendant tout ce temps, on nourrira le blessé à la sonde œsophagienne.

Quant aux *brûlures du pharynx et de l'œsophage*, qu'elles soient dues à la vapeur, aux liquides bouillants, aux caustiques, elles créent un danger grave ; l'œdème de la glotte et la menace d'asphyxie brusque. On ne saurait donc soumettre le blessé à une trop étroite surveillance, et la trachéotomie s'impose à la première alarme.

L'alimentation fait naître d'autres difficultés, d'autant plus que le passage de la sonde, dans un conduit pharyngo-œsophagien, dont les lésions restent encore inconnues, ne se recommande guère, au moins dans les premiers jours : le sérum et les lavements alimentaires y suppléeront.

Il arrive que les liquides caustiques traversent pharynx et œsophage, sans y laisser de traces importantes, et s'accumulent dans l'estomac, où ils provoquent des brûlures étendues et profondes, surtout dans la zone pylorique (¹) ; ils s'accusent par des douleurs épigastriques d'une acuité extrême, alors que la déglutition elle-même est relativement peu entravée ; en pareille occurrence, le lavage de l'estomac est tout indiqué et sera pratiqué aussi tôt que possible, avec l'eau albumineuse, l'eau de Vichy, ou encore, s'il s'agit de potasse, l'eau bouillie additionnée de jus de citron. Là encore, l'alimentation rectale est nécessaire.

TRAUMATISMES FERMÉS DU COU

Sous ce titre, nous aurons surtout à nous occuper des fractures du larynx et de la trachée (²), et nous ne ferons que signaler les ruptures sous-cutanées des carotides, les fractures et luxations de la colonne cervicale, traumatismes rares qui exigent plus rarement encore une intervention active. (Voy. *Luxations de la colonne vertébrale*.)

Fractures du larynx et de la trachée. — Il y a lieu de distinguer les

« pont » postérieur. Suture de l'œsophage avec du catgut n° 2 ; suture de la trachée, par un surjet non perforant, suture partielle des parties molles, drains. — Alimentation à la sonde œsophagienne. — Guérison. (In thèse Mesnard, citée, p. 39.)

(¹) Il en résulte souvent des sténoses cicatricielles du pylore, qui nécessitent ultérieurement la gastro-entérostomie.

(²) Nous ne ferons que signaler les *fractures de l'os hyoïde*, qui peuvent compliquer les traumatismes laryngo-trachéaux, ou qui succèdent, *isolées*, à un choc violent porté sur le devant du cou, à une étreinte brusque (pendaison, strangulation). — Les fractures isolées de l'os hyoïde créent des indications d'urgence dans les deux éventualités suivantes : 1° lorsqu'elles s'accompagnent d'*accidents asphyxiques graves*, nécessitant la trachéotomie ; 2° lorsqu'elles sont *compliquées*, et que, la muqueuse du pharynx étant déchirée, le foyer s'infecte, et devient le point de départ d'un vaste phlegmon sus-hyoïdien et péri-pharyngé. (Voy. plus loin : PHLEGMONS ET ABCÈS DU COU.)

écrasements accompagnés de désordres considérables et qui rendent l'asphyxie imminente, et les traumatismes de gravité immédiate moindre, caractérisés par une fracture ou même une fissure localisée de l'un des cartilages.

A. ***Écrasements.*** — Un homme est renversé sous une charrette pesamment chargée, dont les deux roues droites lui passent obliquement sur le devant du cou. On le relève, on le transporte chez lui : vous le trouvez sans connaissance, anhélant, la face bouffie et violacée, les yeux saillants, la peau froide, le pouls très petit; un gonflement énorme soulève la peau, seulement éraillée, de la face antérieure du cou, remonte jusqu'à la mâchoire et descend sur le devant de la poitrine : c'est une distension gazeuse, sonore et crépitante par places. En déprimant ce volumineux emphysème, vous parvenez, non sans peine, à sentir l'os hyoïde, et la charpente du larynx, déformée, aplatie, élargie; parfois l'os hyoïde seul est encore reconnaissable au doigt, sur le devant du cou. Sous vos yeux la tumeur gazeuze grossit et se diffuse. **Hâtez-vous d'ouvrir la trachée**; la mort est trop prochaine pour ne pas autoriser, commander, devrais-je dire, la trachéotomie immédiate, faite « comme l'on peut », avec un instrument « de fortune », s'il le faut.

Il y a loin de l'opération ainsi pratiquée, sur un cou démesurément tuméfié, infiltré d'air et de sang, à la trachéotomie méthodique, lente et tranquille que l'on répète sur le cadavre. Cherchez vite du doigt le repère qui reste accessible : hyoïde, angle du thyroïde, cricoïde; si, comme le fait n'est pas rare, aucune saillie n'est restée nette, **incisez quand même sur la ligne médiane et faites une incision longue.**

Ne vous alarmez pas du sang noir qui coule abondamment des veines dilatées par l'asphyxie [1], et, avec l'index gauche plongé au fond de la plaie, cherchez l'anneau cricoïdien, le bord inférieur du thyroïde ou les premiers anneaux de la trachée, accrochez ce repère, et sur votre doigt, plongez le bistouri et sectionnez en long. Vous n'avez pas de dilatateur, conduisez la canule le long de votre index gauche qui maintient entr'ouverte la plaie trachéale et introduisez-la. Des règles précises, des temps systématiques ne sont guère de mise dans cette chirurgie toute d'à-propos et de sang-froid; on ne peut que répéter quelques conseils généraux : **inciser longuement, s'attacher à la ligne médiane, tenir le doigt solidement fixé au repère qu'il a découvert dans la profondeur, et la trachée ouverte, placer la canule sans précipitation, pour être bien sûr de la placer au bon endroit.**

Si la trachée est rompue en travers et le bout inférieur rétracté [2], c'est

[1] Le thermo-cautère serait tout indiqué, s'il permettait d'aller aussi vite que le bistouri. — Voy. PANAS, Plaies du larynx; cinq observations avec des considérations cliniques et opératoires. *Ann. des mal. de l'oreille et du larynx*, 1878, IV, I, p. 79. — Observation I : Fracture du larynx par roue de voiture; crico-trachéotomie d'urgence, succion du sang par la canule; guérison.

[2] BEIGEL, Ueber die Brüche der Luftröhre. *Beitr. zur klin. Chir.*, 1895, Bd. XIV, II, p. 517. — Observation personnelle (*Clinique de Bruns*) : Rupture de la trachée par le passage d'une roue de voiture; trachéotomie d'urgence : l'emphysème gêne considérablement toute exploration; on parvient pourtant à sentir la trachée avec les doigts, à l'amarrer et à la soulever, puis on incise sur la ligne médiane et l'on introduit une longue canule : respiration artificielle, aspiration du sang..., le blessé succombe au bout de quelques heures. Rupture transversale de la trachée; une bandelette de 2 à 3 centimètres de la paroi postérieure relie seule les deux bouts. Double fracture du cartilage cricoïde, etc.

encore le doigt qui va à sa recherche, le retrouve, l'amarre, le relève et permet d'y introduire la canule. (Voy. *Plaies du conduit laryngo-trachéal.*)

A ce moment l'asphyxie est souvent imminente ou déjà paraît complète, le blessé est inerte, violacé, sans respiration, sans vie : mettez la tête en bas, faites la respiration artificielle, et, par une sonde passée dans la canule, aspirez le sang qui encombre les voies respiratoires. Devant ces asphyxies mécaniques, la partie ne doit jamais être considérée comme perdue : ouvrir la trachée, vider les bronches, voilà ce qu'il faut faire, et, avec de l'énergie, si l'on remplit coûte que coûte ces deux indications, et vite et largement, on obtiendra parfois des résurrections véritables.

Lors donc que le blessé se reprend à respirer, la toux provoquée achève de désobstruer les voies de l'air et la partie dramatique de l'intervention est terminée. On complète alors l'hémostase, on évacue les caillots qui encombrent le larynx, on s'efforce de relever les fragments déprimés des cartilages et de libérer ainsi, dans la mesure du possible, la cavité laryngée; on la tamponne, si l'hémorragie n'a pas complètement cessé.

Lors de *rupture totale de la trachée*, il est utile d'en rapprocher les deux bouts par quelques points de suture en anses verticales (voy. p. 160), sans trop compter sur une coaptation souvent irréalisable. Chez un blessé de Noll [1], les deux bouts trachéaux étaient distants de 3 centimètres et l'on ne put relever que de 1 centimètre 1/2 le bout inférieur; le blessé guérit, mais, au bout de quatre mois, un rétrécissement de la partie inférieure du larynx empêchait de faire le décanulement; après dilatation et thyrotomie, la guérison finit par être complète. Ce rapprochement des deux bouts jusqu'au contact n'est pas, du reste, indispensable, et dans une observation de Long [2], leur écartement étant de 2 centimètres, on se borna à placer une longue canule dans le bout inférieur. On l'enleva au neuvième jour et la plaie était guérie en un mois. Six mois après, on constatait au-dessous du larynx une sorte de cylindre qui se dilatait dans l'inspiration; c'était une virole fibreuse tenant la place des premiers cerceaux cartilagineux. On fera bien de ne pas trop compter sur une cicatrisation fibreuse sans rétrécissement.

Que ces écrasements du conduit laryngo-trachéal soient d'une *gravité extrême*, les statistiques le montrent bien : Hénocque [3], sur 52 cas de fractures du larynx, relevait 43 morts et seulement 19 guérisons; Beigel [4], sur 33 faits de rupture de la trachée, compte 22 morts et 11 guérisons. L'asphyxie est la cause la plus constante de la mort, et la gravité de ces traumatismes est d'autant plus grande qu'ils sont plus souvent multiples, étendus au larynx et à la trachée et compliqués de désordres vasculaires.

B. ***Fractures simples.*** — Le pronostic est moins sombre dans les simples fractures, localisées à l'un des cartilages, celles qui succèdent à un choc porté d'avant en arrière ou à une pression transversale.

On peut retrouver alors les signes ordinaires des fractures : la mobilité,

(1) *Deutsche Zeit. für Chir.*, 1888, Bd XXVII, p. 597 et BEIGEL, *loc. cit.*, obs. XVI.
(2) BEIGEL, *loc. cit.*, obs. XV.
(3) HÉNOCQUE, Des fractures traumatiques des cartilages du larynx. *Gaz. hebd.*, 1868, n°s 39 et 40.
(4) *Loc. cit.*

une sorte de crépitation, réellement osseuse parfois, les cartilages étant ossifiés. La dyspnée, l'expectoration sanglante, l'emphysème du cou restent d'ailleurs des signes constants; ils servent à déceler *les fissures*, que le palper direct ne révèle pas.

Même à la suite de ces fissures, la présence d'épanchements sanguins sous-muqueux et la possibilité de complications « œdémateuses » peuvent faire naître brusquement le danger de l'asphyxie; aussi l'apparition d'une *dyspnée croissante* doit-elle toujours commander la trachéotomie, ou le tubage, dans les conditions où il est réalisable.

Sans doute l'expectation pure et simple, lorsqu'il n'y a pas d'enfoncement, pas d'emphysème notable, pas de dyspnée, permet d'obtenir à peu de frais la guérison, dans un certain nombre de cas; mais elle doit toujours être « surveillée », le blessé sera maintenu dans le repos le plus complet, et le praticien se tiendra prêt à toute éventualité. Il est bon, d'ailleurs, qu'il conserve le souvenir de terribles exemples comme celui-ci : un enfant tombe sur le devant du cou et vient heurter un décrottoir en fer; accès de suffocation passager. Cinq minutes après, il est calme, assis près de sa mère, la respiration est naturelle, le cou ne présente aucune trace de traumatisme. Tout à coup l'enfant se renverse violemment en arrière, un énorme gonflement envahit en un clin d'œil la tête, le cou, le dos, les membres supérieurs; il meurt en quelques instants (Atlee) [1].

On n'oubliera pas ces *emphysèmes soudains*, qui succèdent à la déhiscence brusque d'une fracture jusque-là coaptée et qui avait même passé inaperçue; et l'asphyxie rapide, quel qu'en soit d'ailleurs le mécanisme, devra toujours avoir sa part dans le pronostic des traumatismes du larynx, en dépit de leur apparente bénignité primitive.

CORPS ÉTRANGERS DES VOIES AÉRIENNES

Nous ne parlerons que des corps étrangers solides : l'irruption d'un *liquide*, du *pus* ou du *sang* dans le conduit laryngo-trachéal pourra nécessiter, si l'asphyxie est menaçante et qu'on soit appelé à temps, la trachéotomie d'urgence, suivie de l'aspiration avec une sonde ou de la succion directe.

Quant aux corps étrangers *solides*, on les observe surtout chez l'enfant et leurs variétés sont infinies. En pratique, on peut distinguer : ceux dont la surface est régulière, lisse et glissante; les corps acérés, pointus, anguleux, qui s'arc-boutent, se fichent et s'enclavent; les corps hygrométriques, qui grossissent, se dilatent et obturent. Dans la nomenclature courante, ce sont les haricots qui occupent la première place [2], puis les noyaux, des fragments d'os, les graines de blé, de café, des épis, de petits cailloux, etc.

Ces corps s'arrêtent à des niveaux variables, en provoquant des réactions

[1] Atlee, *Amer. Journal of the med. sciences*, 1858, XXXV, n° 5, obs. I.
[2] Ils figurent 71 fois sur 300 cas, dans la statistique de Bourdillat.

variables aussi : ils sont **sus-glottiques** le plus souvent, **intra-glottiques** ou **sous-glottiques**.

En chirurgie d'urgence, le problème se présente de façon différente, suivant qu'on est appelé au moment même de l'accès initial ou plus tard.

A. La brusque introduction du corps étranger est toujours signalée par un *accès de suffocation*, souvent intense et qui crée l'urgence d'une intervention immédiate.

Vous arrivez à ce moment : l'enfant est violacé, la bouche grande ouverte, les yeux saillants, la peau froide, le pouls petit ; en dépit d'efforts terribles et de secousses thoraciques violentes, l'air ne passe plus, un sifflement court marque seul les essais d'inspiration, le tirage sus-sternal est extrême. L'asphyxie est là, menaçante, c'est l'affaire de quelques instants. — Portez vite le doigt au fond de la bouche, à l'orifice supérieur du larynx, où le corps étranger, s'il est volumineux, s'est arrêté peut-être ; il est arrivé de déplacer, d'extraire ainsi, en un tour de main, une bouchée trop grosse, un morceau de viande gloutonnement dégluti et qui obstruait toute la gorge. Mais que ce soit là une manœuvre instantanée, en quelque sorte. Vous ne sentez rien, vous ne réussissez pas du premier coup, ouvrez la trachée.

Ouvrez la trachée tout de suite avec un bistouri, une pointe de ciseaux, un canif. De l'air, il faut trouer une voie à l'air. Ne vous attardez pas aux renseignements, aux péripéties de l'accident ; ne perdez pas de temps à renverser la tête, à secouer le thorax : pratiques inutiles et dangereuses. L'asphyxie laryngée est là, l'indication est vitale. Ceux qui ont assisté à quelque drame de ce genre savent que la vie ou la mort dépendent alors uniquement du sang-froid et de la volonté du médecin.

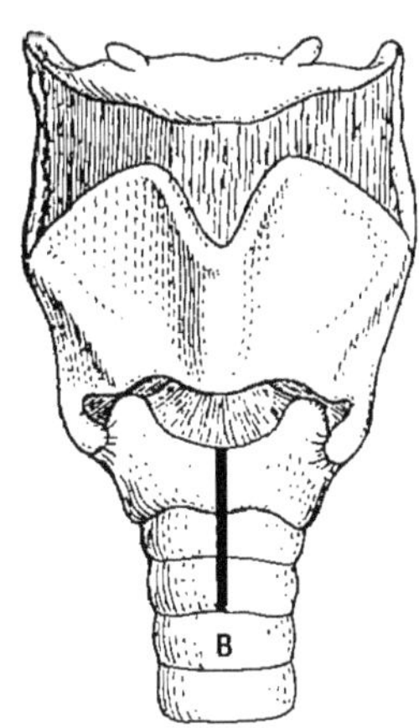

Fig. 137. — Crico-trachéotomie (schéma).

La **crico-trachéotomie** [1] convient parfaitement à ces interventions d'extrême urgence : saisissez *le cricoïde*, presque toujours bien reconnaissable, entre le pouce et l'index gauches, plongez votre pointe au-dessus de lui, *en plein espace crico-thyroïdien*, et, d'emblée, entrez dans la cavité laryngienne ; l'air passe déjà, pendant que votre bistouri descend en coupant le cricoïde et un ou deux anneaux de la trachée (fig. 137). Avec une pince, avec une lame mousse placée de champ, avec l'ongle de l'index gauche, écartez les lèvres de l'ouverture trachéale, et alors, renversez la tête, faites la respiration artificielle, provoquez la toux en titillant la muqueuse, jusqu'à ce que les voies aériennes soient bien dégagées du sang qui a pu y tomber et que la respiration soit devenue régulière.

Souvent, comme nous le verrons, le corps étranger est expulsé au cours de ces manœuvres. Sinon, une canule est introduite et laissée en place, et,

[1] L'opération de Boyer.

les accidents mortels immédiats étant conjurés, les tentatives d'extraction ou d'expulsion sont remises à une prochaine séance.

B. L'accès initial s'est calmé, la dyspnée reste intense : tirage, inspiration sifflante, expiration brève, rauque, striduleuse, voix sourde, aphonie quelquefois, toux quinteuse, convulsive, qui se répète. Une douleur fixe s'accuse en un point du larynx ou de la trachée, où la pression la réveille. Certaines attitudes très variables, la position horizontale sur le dos, le décubitus latéral, la station assise, atténuent l'anxiété respiratoire ; mais cette accalmie, qui dure plus ou moins, est interrompue par un nouvel accès de suffocation.

Du reste, la dyspnée n'est pas constante, elle est en rapport avec la forme, le volume et le siège du corps étranger, et l'on ne saurait en faire un élément de diagnostic indispensable. Quand elle manque, les accès de toux spasmodique, *expulsive*, et aussi, comme nous le verrons plus loin, le palper ou l'auscultation du larynx et de la trachée, au moment de ces accès, fournissent d'excellentes données.

Quoi qu'il en soit, la situation est ici moins pressante ; elle permet une exploration préalable ; mais, quel que soit le calme apparent, on n'oubliera pas la fréquence des retours soudains de l'asphyxie, et l'on aura pour règle immuable de **ne pas quitter le patient avant d'avoir expulsé par une voie quelconque le corps étranger, ou d'avoir assuré la respiration par la trachéotomie.**

Cherchons donc où s'est arrêté le corps étranger. Est-il *sus-glottique* ou *intra-glottique*? Est-il *sous-glottique*, *trachéal* ou *bronchique*?

Avant toute exploration, préparez tout ce qu'il faut pour la trachéotomie ; elle pourra brusquement s'imposer.

Avec le doigt recourbé en crochet, doucement explorez l'arrière-gorge, les replis aryténo-épiglottiques, l'ostium pharyngo-laryngé ; certains corps étrangers, à cheval sur les deux orifices, seront reconnus et parfois se laisseront *accrocher*, *dégager et extraire* avec quelque habileté ; mais, pour prévenir le spasme, pour ne pas « refouler », la manœuvre devra être légère et rapidement menée. Au lieu d'insister, on la répétera, s'il est nécessaire, et, dans certaines conditions, où l'on manque de laryngoscope, elle peut rendre de grands services.

En effet, c'est à l'examen laryngoscopique qu'il faudra toujours recourir, si la chose est possible (et elle l'est rarement chez les jeunes enfants) ; même à un âge plus avancé, il est loin d'être toujours aisé, en pareil cas : l'approche du miroir provoque des accès de toux et de dyspnée. On saisira le moment propice, la « pause » qui suit toujours ces accès, pour éclairer le larynx.

Corps étranger sus- ou intra-glottique. — Avez-vous découvert, entrevu le corps étranger sous l'un des replis aryténo-épiglottiques, dans le vestibule ou plus bas, à l'entrée d'un des ventricules, l'**extraction par la bouche** devra être tentée.

Une pince laryngée (fig. 138) est alors un instrument à peu près indispensable : on risquerait trop, en cherchant à utiliser un « instrument de fortune », un crochet, etc., de faire glisser dans la glotte le corps étranger. Avec la pince courbe et le laryngoscope, et, ajoutons-le, avec quelque habitude et quelque prestesse, on fait souvent d'heureuse besogne — en se souvenant, toutefois, qu'avant de tirer et d'extraire, il faut toujours bien amarrer et solidement pincer.

Krishaber [1] recommandait le procédé suivant : le patient est couché sur

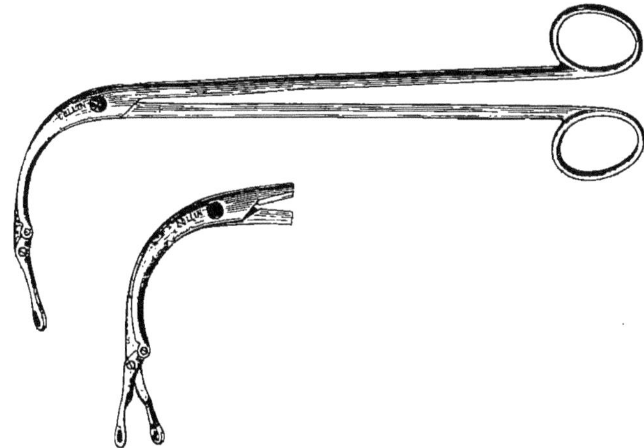

Fig. 138. — Pince laryngienne de Cusco.

le ventre, en travers, sur un lit, la tête pendante ; le médecin (qui a reconnu d'avance, au laryngoscope, le corps étranger sus-glottique) s'agenouille devant lui ; avec l'index gauche, il pénètre jusqu'au vestibule du larynx en

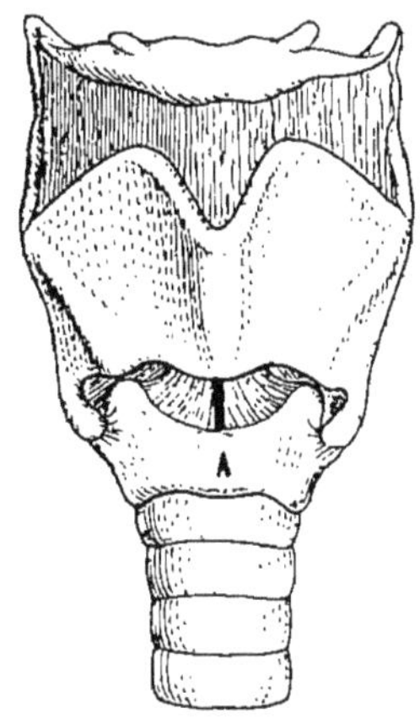

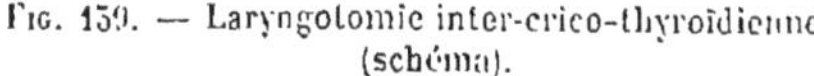

Fig. 139. — Laryngotomie inter-crico-thyroïdienne (schéma).

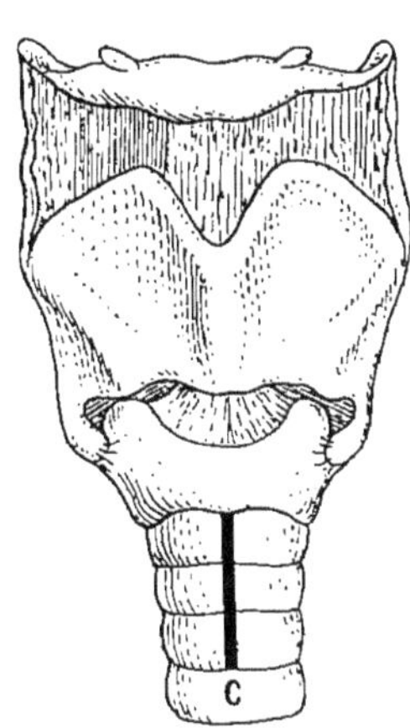

Fig. 140. — Trachéotomie (schéma).

refoulant l'épiglotte en avant, et, sur cet index, il conduit une pince laryngée, très mince, qui saisit le corps étranger et l'extrait.

Si ces tentatives échouent par le fait de manœuvres inhabiles ou par suite

[1] Krishaber, Corps étranger dans le larynx ; extraction par les voies naturelles. *Ann. des mal. de l'oreille et du larynx*, 1898, p. 78.

de l'enclavement, de l'implantation (épingles, épis, etc.), de la trop grande profondeur (ventricule) du corps étranger, que faire?

Ne pas remettre au lendemain, même si les accidents ne semblent pas pressants, ne jamais donner de vomitif. — **Faire la trachéotomie** (fig. 140) **ou la crico-trachéotomie** (fig. 138), s'il s'agit d'un enfant, la **laryngotomie inter-crico-thyroïdienne** (fig. 139), s'il s'agit d'un adulte : opération de sécurité, temps préliminaire indispensable. Alors seulement vous pourrez, s'il le faut, remettre à un peu plus tard les tentatives d'extraction et peut-être aurez-vous l'heureuse chance qu'un effort de toux soit suivi de l'expulsion spontanée par la bouche.

N'y comptez pas trop : le plus sage est d'utiliser tout de suite la voie ouverte pour chercher à déloger et à chasser le corps étranger. Mettez donc votre patient la tête en bas, retirez la canule; avec une pince ouverte, maintenez béante l'incision laryngo-trachéale, et, par là, faites pénétrer, de bas en haut, une sonde cannelée légèrement recourbée, une sonde molle en caoutchouc, à travers la glotte, dans le larynx, qu'elle cathétérise et « ramone » : un doigt posté au fond de la gorge pourra servir à diriger vers la bouche la pièce de monnaie, le haricot, etc., que vous aurez ainsi mobilisé, et une secousse de toux ou de vomissement le projettera au dehors; ailleurs, il tombera dans l'œsophage et sera dégluti.

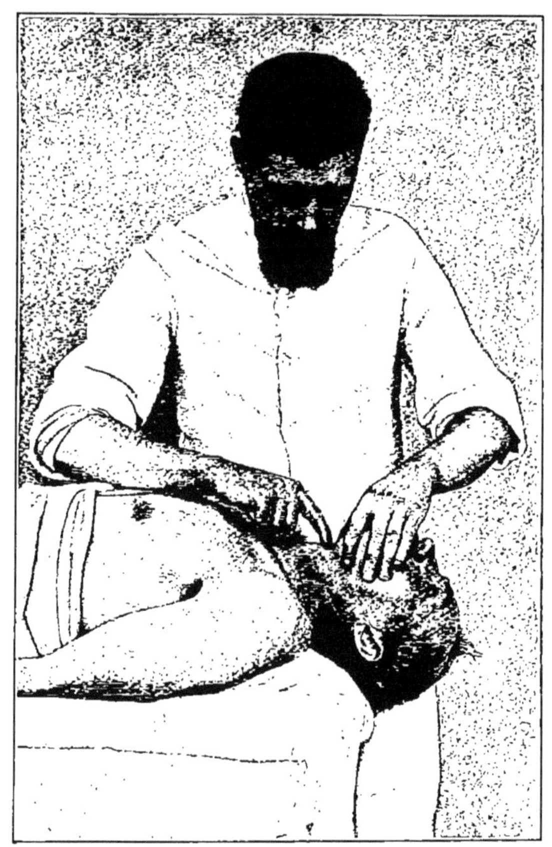

Fig. 141. — Pharyngotomie sous-hyoïdienne : recherche de l'espace thyro-hyoïdien.

Les corps étrangers *fixes, implantés, enclavés*, résisteront : c'est pour eux qu'il pourra devenir nécessaire de se créer une voie d'accès « par le cou », et que la **pharyngotomie sous-hyoïdienne** ou la **thyrotomie** pourront trouver leurs indications.

La pharyngotomie sous-hyoïdienne, déjà conseillée par Malgaigne (1835), et dont la technique est depuis longtemps bien précisée ([1]), consiste à inciser, plan par plan, l'espace thyro-hyoïdien, le long du bord inférieur de l'os hyoïde ([2]).

La tête étant modérément renversée et bien maintenue, tous les reliefs de la région cervicale antérieure se dessinent nettement et l'*espace thyro-hyoïdien* apparaît, bien exposé (fig. 141). Suivez du doigt le bord inférieur de l'os hyoïde, et, le long de ce bord, en travers, coupez la peau, en vous arrêtant, à droite et à gauche, à un centimètre environ des cornes. Le nerf et l'artère laryngés supérieurs abordent l'espace par sa partie toute postérieure et à peu près à égale distance du cartilage et de l'os : vous ne les verrez pas, vous n'avez pas à vous en occuper.

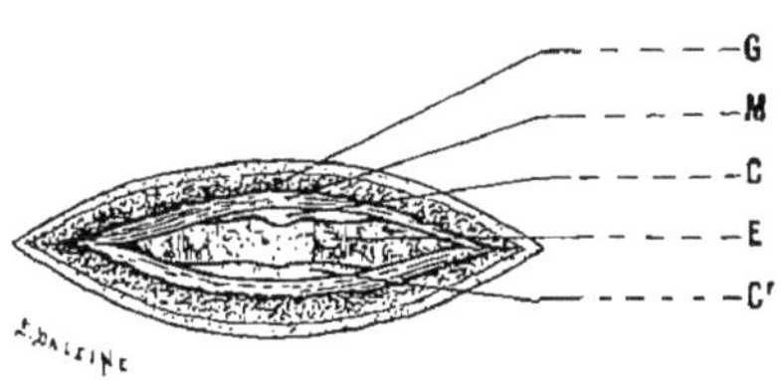

Fig. 142. — L'espace thyro-hoïdien.

G, graisse. — M, muscle thyro-hyoïdien. — C, bord inférieur de l'os hyoïde. — C', bord supérieur du cartilage thyroïde. — E, membrane thyro-hyoïdienne.

Sectionnez donc, au-dessous de la peau, l'attache du sterno- et de l'omo-hyoïdien, puis le *muscle thyro-hyoïdien* (fig. 143), couvert d'un mince feuillet fibreux, enfin la *membrane thyro-hyoïdienne* jaunâtre et comme feuilletée (fig. 142 et 144). Vous découvrez alors la face profonde de la muqueuse, que vous devez ouvrir, au ras de l'os hyoïde, entre la base de la langue et l'épiglotte. Cherchez à la pincer d'abord latéralement, soulevez-la, faites une boutonnière, et, glissant dans la brèche la pointe du ciseau ou du bistouri, achevez la section, en travers, sur toute la longueur. La base de l'épiglotte apparaît : rabattez-la en avant, et faites-la maintenir par un fil ou sous un écarteur, réclinez en haut l'hyoïde avec un crochet

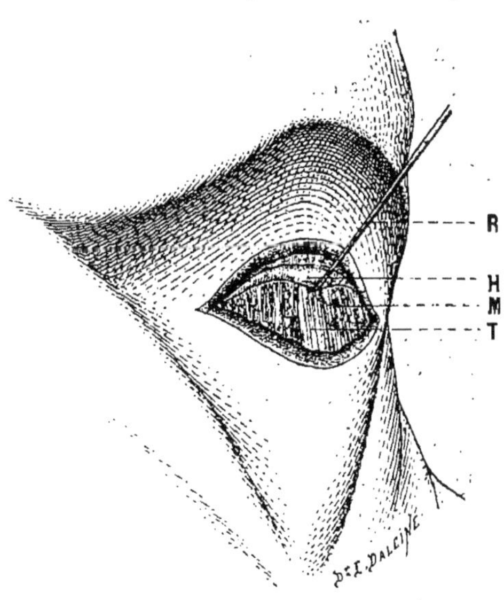

Fig. 143. — Pharyngotomie sous-hyoïdienne. Section de la peau et des plans superficiels.

H, corps de l'os hyoïde. — M, muscle thyro-hyoïdien. — R, crochet courbe tirant en haut l'os hyoïde. — T, membrane thyro-hyoïdienne.

([1]) M. Honsell en rassemblait, en 1899, 93 cas : 10 fois, l'opération avait eu pour but l'extraction d'un corps étranger du « cavum pharyngo-laryngé ». (Honsell, Ueber Pharyngotomie sub-hyoïdea *Beitr. zur klin. Chir.*, Bd. XXV, 1, p. 121.)

([2]) Cette incision haute de l'espace thyro-hyoïdien est préférable à l'incision basse, ou le long du bord supérieur du cartilage thyroïde, à la laryngotomie supra-thyroïdienne, qui nécessite la section de l'épiglotte, à sa racine, et, de ce fait, expose à des irrégularités de cicatrisation et à des rétrécissements ultérieurs.

mousse, et, dès lors, vous avez un large accès dans le pharynx, la cavité sus-glottique, les ventricules (fig. 145). La besogne de désenclavement et d'extraction une fois achevée, il ne reste plus qu'à réunir, par une série de surjets, la muqueuse, la membrane, le plan musculaire et son enveloppe, et à suturer la peau [1].

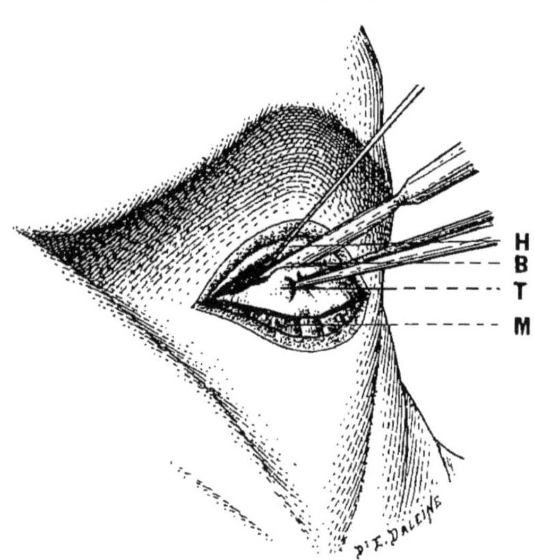

Fig. 144. — Pharyngotomie sous-hyoïdienne. Section de la membrane.

B, bistouri sectionnant la membrane thyro-hyoïdienne, que soulève une pince. — H, os hyoïde. — M, muscle thyro-hyoïdien sectionné. — T, membrane thyro-hyoïdienne.

La **thyrotomie** est applicable surtout aux corps étrangers *intra-glottiques*. Une incision verticale médiane est menée sur le devant du cartilage thyroïde, qu'elle déborde d'un travers de doigt en haut et en bas : on arrive tout de suite sur le cartilage, que l'on incise au niveau de son angle antérieur, en se tenant toujours, avec toute la précision possible, sur la ligne médiane : c'est là, en effet, le point délicat et important de l'opération : il faut passer exactement *entre les cordes vocales*, en écartant l'une de l'autre leurs insertions antérieures, sans les entamer. On y arrive en faisant lentement et progressivement la section médiane du cartilage. Deux écarteurs, deux crochets mousses, une lame de ciseaux, d'écarteur, un manche de bistouri, interposés de champ, écartent les deux lames. L'extraction pratiquée, il suffit de les rapprocher sans suture.

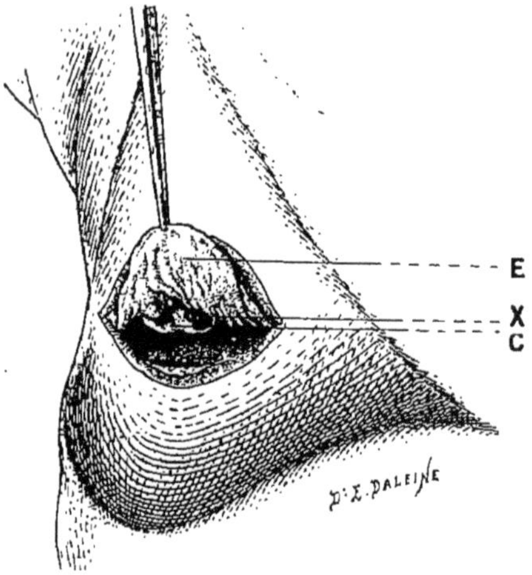

Fig. 145. — Vue de la région laryngée supérieure, après la pharyngotomie sous-hyoïdienne. (La tête est renversée et l'opérateur placé derrière.)

C, cartilages aryténoïdes. — E, épiglotte rabattue en avant et tirée par une pince (qu'on remplace avantageusement par un fil). — X, corps étranger dans le ventricule.

Il sera prudent, en général, de **faire précéder ces interventions**,

[1] Vallas (de Lyon) a proposé la *pharyngotomie trans-hyoïdienne*, qui comporte les temps suivants : incision médiane verticale menée du bord postérieur de la symphyse mentonnière au bord supérieur du cartilage thyroïde — dénudation rapide du corps de l'os hyoïde et dédoublement du muscle mylo-hyoïdien — section médiane de l'os hyoïde, et de la membrane thyro-hyoïdienne — écartement des deux moitiés de l'os, qui pourrait atteindre 4 centimètres.

qu'elles soient précoces ou tardives, **de la trachéotomie** : un fait de L. Labbé [1] montre les dangers que peut courir le patient, lorsque cette précaution n'a pas été prise : une étoile métallique était fichée entre les cordes vocales, chez une fillette, et les tentatives d'extraction directe étaient demeurées sans résultat; la thyrotomie est pratiquée, les deux valves écartées, le corps étranger extrait sans peine; à ce moment, deux gouttes de sang tombent dans la trachée : il survient une suffocation effrayante qui nécessite la trachéotomie immédiate et la respiration artificielle. L'enfant est ranimée; elle guérit.

Corps étranger sous-glottique, trachéal ou bronchique. — Je reviens à mon point de départ : j'ai exploré la région sus-glottique avec le doigt, avec le miroir; je n'ai rien senti, rien vu. Le corps étranger est sous-glottique, trachéal ou bronchique, souvent mobile, et, s'il est de petit volume et de surface lisse, un grelottement, un bruit de soupape, qui s'entendent à l'expiration, qui se perçoivent au palper, à l'auscultation de la trachée, en témoignent. Quelques malades ont une parfaite conscience de ce déplacement.

La fameuse attitude inversée, tête en bas, est ici plus irrationnelle encore que dans l'hypothèse précédente : le corps étranger, projeté vers la glotte, provoquera le spasme et ne la franchira pas, et c'est même là le mécanisme ordinaire des accès de suffocation; quand ils surviennent, loin de renverser le malade sur le ventre, *il faut l'asseoir et le secouer verticalement de haut en bas*.

Que l'expulsion spontanée, dans une quinte de toux, soit possible, qu'elle ait même eu lieu à une date tardive, les faits le démontrent. Mais, si l'on met en regard les accidents brusquement mortels, quelquefois tardifs, eux aussi, on en tire fatalement la conclusion que voici : quand la dyspnée reste intense, que les accès de suffocation se répètent, la trachéotomie est d'urgence immédiate; même s'il n'existe pas d'accident sérieux, si l'inspiration est facile, si l'accès de dyspnée initial ne s'est pas reproduit, on fera bien de ne pas trop compter sur l'expulsion spontanée, de craindre les asphyxies soudaines et nocturnes [2], de soumettre le patient à une stricte surveillance et de pratiquer aussitôt que possible l'extraction [3].

La laryngotomie inter-crico-thyroïdienne est alors rarement indiquée, car il s'agit le plus souvent d'enfants, chez lesquels elle donne peu de jour.

C'est la trachéotomie haute ou la crico-trachéotomie qu'il faut pratiquer.

(1) L. Labbé, La laryngotomie et la trachéotomie dans les cas de corps étrangers du larynx. *Congrès de chirurgie*, 1888.

(2) Et ces accès brusques peuvent se produire longtemps après l'introduction des corps étrangers : dans un cas de Montaz, un ressort de cuivre avait été avalé sept mois auparavant et la respiration restait simplement gênée, lorsqu'une crise de suffocation intense éclata dans la nuit : la crico-trachéotomie permit d'extraire le corps étranger logé au-dessous de la glotte et enchâssé dans la muqueuse. (Montaz, Corps étranger de la trachée extrait par la trachéo-laryngotomie. *Bull. de la Soc. de chir.*, 1891, p. 372. Rapport de Routier.)

(3) Le *tubage* a été suivi de l'expulsion spontanée du corps étranger — auquel il avait fait la voie — dans un cas de Sevestre et Bonnus : fillette de cinq ans; fragment de perle en verre noir, allongé et de surface lisse, arrêté dans la trachée; tubage : le corps étranger est expulsé par la toux. (*Soc. méd. des hôp.*, 29 oct. 1897.)

Une fois la trachée ouverte, il arrive assez souvent que le corps étranger soit expulsé dans un effort de toux ou qu'il se présente entre les lèvres de la plaie : on le saisira rapidement, et c'est affaire de prestesse de ne pas le laisser retomber. D'autres fois, en examinant la cavité trachéale, on l'apercevra au-dessous de la glotte, et, par une succussion brusque de haut en bas, on pourra le faire descendre, ou, avec une pince, un crochet, le déloger et l'extraire.

Si la trachéotomie n'est pas immédiatement suivie de l'expulsion du corps étranger, il sera de bonne pratique, après avoir laissé reposer l'opéré (après le réveil, si l'on a donné le chloroforme), de recourir tout de suite aux divers procédés rationnels. La fente trachéale étant maintenue béante par la pince dilatatrice ou par deux rétracteurs, on titillera doucement la muqueuse pour provoquer la toux; ou bien, le patient étant couché sur le ventre, tête en bas, on exercera une forte succussion du thorax. N'a-t-on rien obtenu, on pourra laisser la trachée ouverte, sans canule, en réunissant de chaque côté, par un ou deux points de suture, à la peau, les lèvres de l'orifice (fig. 146). Si l'on ne peut surveiller de près le patient, il sera plus sûr de mettre une canule, que l'on aura soin de retirer plusieurs fois par jour, pour reprendre à nouveau les manœuvres d'expulsion.

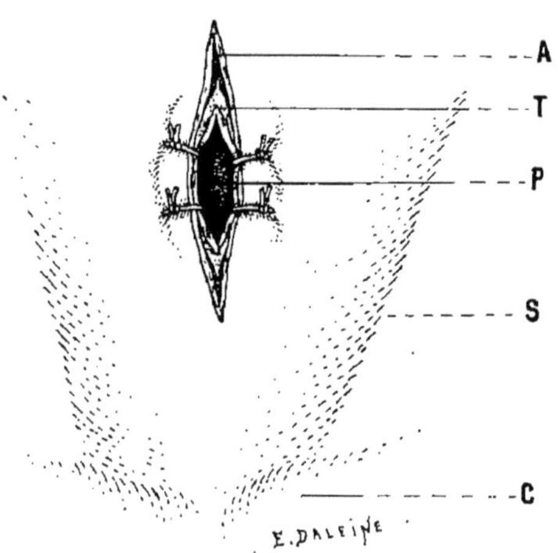

Fig. 146. — Suture temporaire des lèvres de la plaie trachéale à la peau, après la trachéotomie pour corps étrangers.

A, incision cutanée. — T, trachée. — P, ouverture trachéale. — S, relief du sterno-mastoïdien. — C, clavicule.

Celle-ci ne tarde pas, en général, quand la trachéotomie a été faite de très bonne heure ; lors d'intervention tardive, le corps étranger a eu le temps de se fixer et ne devient libre que plus difficilement. Les accidents d'asphyxie secondaire brusque sont prévenus, c'est le gros point : on pourra donc attendre [1], et si le retard se prolonge, se mettre en mesure de faire faire une épreuve radiographique et de tenter l'extraction avec des instruments spéciaux.

Ainsi en est-il encore pour les corps étrangers fixés **dans l'une des bronches** : la dyspnée persistante et continue, la diminution du bruit respiratoire dans l'un des poumons témoignent de leur présence, et, le plus souvent, c'est la bronche droite qui est « habitée ». Si le corps étranger est volumineux ou se gonfle, s'il obstrue le conduit bronchique, la nécessité de

[1] Chez un enfant de huit ans, opéré par d'Astros, un pignon de pain sortit le huitième jour, par la plaie trachéale. (*Rev. mens. des mal. de l'enfance*, nov. 1890.)

l'extraction devient urgente : un enfant de trois ans, observé par Bondesen [1], avale un haricot : suffocation, quintes de toux qui se calment vite : on ne trouve rien au laryngoscope. Dans la nuit, la dyspnée s'accroît; le lendemain matin, on fait la trachéotomie, pas de corps étranger. Dans la journée, la suffocation devient extrême; on reconnaît à l'auscultation que le corps étranger occupe et obture la bronche droite. *Par la plaie de la trachée, avec une pince pharyngienne de Collin, on parvient à extraire de la profondeur de la bronche le haricot trois fois grossi.* Guérison en quatorze jours [2].

Ces trachéotomies pour corps étrangers exigent d'autant plus de soin, que les voies aériennes ont été d'ordinaire irritées, éraillées, et que l'infection y trouve un excellent terrain. Aussi, même si l'expulsion a été immédiate, agira-t-on sagement en ne cédant pas à la tentation de refermer tout de suite la trachée. Cette occlusion immédiate a presque toujours abouti à la nécessité de rouvrir la plaie devant des accidents asphyxiques menaçants [3]. **On laissera pendant quelques jours la canule à demeure,** le cou étant bien protégé par une gaze et la plaie bien recouverte ; le malade restera dans le repos complet, au lit, dans une pièce régulièrement chauffée; avant le décanulement, on s'assurera que la respiration laryngée se fait normalement. Ces précautions seront de nature à restreindre beaucoup la fréquence des accidents broncho-pneumoniques consécutifs.

(1) J. Bondesen, Om fremmende Legemer i Luftrejem. *Hospitals Tidende*, 1890, nos 39-40.

(2) Je tiens à signaler simplement ici une intéressante observation de Goullioud (de Lyon); un clou en fer de 53 millimètres de long était logé dans les premières bronches du côté droit (radiographie), chez un enfant de 20 mois; on pratiqua la trachéotomie et l'on introduisit dans la brèche trachéale l'extrémité effilée d'un puissant électro-aimant : le clou se précipita immédiatement sur l'instrument, et fut extrait. (*Soc. de chir., de Lyon*, 29 juin 1900). En dehors des indications d'urgence, signalées ici, les corps étrangers des bronches ont donné lieu le plus souvent à des interventions secondaires. Quelques-uns ont été rencontrés à l'ouverture d'un abcès du poumon ou d'un foyer de gangrène, dont ils avaient été le point de départ; mais ces complications pulmonaires tardives sont si graves, et leur évolution parfois si trompeuse, que l'extraction précoce est toujours indiquée, sinon toujours réalisable. Or, la *bronchoscopie* a fourni des résultats déjà fort importants, et pour la localisation, et pour l'extraction de ces corps étrangers, *bronchoscopie inférieure*, lorsqu'elle est pratiquée après trachéotomie préalable et par la plaie de la trachée, *bronchoscopie supérieure*, par la voie haute, le larynx. On relève jusqu'à 18 cas où un corps étranger des bronches de 1er, 2e et même 3e ordre a été extrait par la bronchoscopie : 8 appartiennent à l'auteur de la méthode, le professeur Killian (de Fribourg-en-Brisgau) ; M. Hermann von Schrötter en a publié deux, et le plus récent se rapporte à un fragment d'os, logé, depuis trois ans et demi, dans le poumon droit, et qui fut découvert, par la bronchoscopie supérieure, très bas, dans le lobe inférieur, et finalement extrait. (Voy. C. v. Eicken, Ein Kragenknopf im linken Hauptbronchus. *Beitr. z. klin. Chir.*, 1902, Bd XXXIV, p. 427 — et Entfernung eines Knochenstückes aus einem Bronchus des rechten Unterlappens auf natürlichem Wege, *Deutsche med. Woch.*, 4 juin 1903, no 23, p. 405. H. v. Schrötter : Extraktion eines Fremdkörpers aus der rechten Lunge mittelst direkter Bronchoskopie. *Wiener Klin. Woch.*, 1902, no 45.

(3) Voy. Pasteau et Vanverts, Un cas de corps étranger dans la trachée chez un enfant de dix-huit mois; trachéotomie, guérison. *Bull. de la Soc. anat.*, 1896, p. 38. — Enfant apporté en état de cyanose : on rétablit la respiration en le secouant fortement de haut en bas. Trachéotomie immédiate : le corps étranger est dans la glotte; on le fait descendre par la manœuvre des secousses de haut en bas, il sort par l'incision trachéale : c'est un pépin de citron. Suture de la trachée par deux points de fin catgut passés dans le périchondre. Broncho-pneumonie grave ; nécessité de rouvrir la trachée. Finalement, guérison.

TRACHÉOTOMIE ET TUBAGE DU LARYNX

La trachéotomie est le type des opérations d'urgence, de celles que tout praticien doit être prêt à faire, à toute heure, en tout milieu, et, s'il le faut, avec des instruments de « fortune ».

Depuis la sérothérapie, les indications en sont devenues beaucoup moins fréquentes; mais, si elle n'est plus indiquée que très rarement dans la *diphtérie laryngée*, elle se présente toujours comme une intervention « vitale » dans les *traumatismes*, les *brûlures* et les *corps étrangers du larynx* (voy. les chapitres précédents) : dans l'*œdème de la glotte*, qu'il procède d'une laryngite suraiguë, comme ces œdèmes décrits par Sestier[1], ou qu'il soit secondaire au cancer de la langue ou de l'amygdale, aux phlegmons amygdaliens ou rétro-pharyngiens, au phlegmon infectieux sus-hyoïdien; dans la *tuberculose* ou le *cancer du larynx*, et souvent, ici encore, de façon brusque et urgente, au cours d'une crise inattendue de suffocation. Sans chercher à dresser une liste complète, les indications peuvent se résumer dans une formule simple : l'**asphyxie laryngée**. J'ajoute seulement que l'intervention s'impose toujours, en pareil cas, séance tenante, et que la vie ou la mort tiendront le plus souvent à la rapidité de **la *décision* et de l'*exécution***.

Aller vite est donc une condition essentielle d'une trachéotomie heureuse; mais, pour aller vite, il faut opérer avec sang-froid et avec méthode. On a tort de dire que la trachéotomie soit un « tour de main »; qu'il en soit ainsi après une longue expérience spéciale, chez les anciens « moniteurs » des hôpitaux d'enfants, par exemple, le fait peut être exact; mais, pour le praticien, et même pour le chirurgien de profession, qui ne rencontre qu'assez rarement les occasions de la pratiquer, la trachéotomie est toujours une opération délicate.

Aussi est-il d'importance capitale de s'attacher à quelques repères, toujours reconnaissables, et, sans quitter la voie ainsi tracée, de poursuivre hardiment, sans hésitation, sans hâte, les divers temps nécessaires.

Il faut, pour faire une trachéotomie, un bistouri, quelques pinces à forcipressure, une pince dilatatrice, une canule appropriée. Un jeu de canules est indispensable dans l'arsenal du praticien, et nous dirons tout à l'heure quel est le très réel avantage des canules à bec de Krishaber (fig. 151). A la rigueur, un bistouri (ou un canif) et une canule suffisent.

Trachéotomie. — Le malade est couché sur le dos, les épaules relevées par un coussin et la tête modérément renversée en arrière et reposant sur

[1] Voy. sur l'*œdème aigu primitif de la glotte* une communication de Ch. Monod (*Bull. de la Soc. de chir.*, 1888, p. 297), au cours d'une discussion provoquée par une observation de Du Cazal. Il s'agit, le plus souvent, dans ces œdèmes aigus « spontanés » du larynx, de sujets dans la force de l'âge, qui, après s'être exposés à un refroidissement, la nuit d'ordinaire, sont pris de mal de gorge et meurent rapidement dans un accès de suffocation.

un oreiller dur; les deux mains d'un aide, largement appliquées de chaque côté, la maintiennent immobile.

S'il n'y a pas d'extrême urgence, on pourra donner goutte à goutte le chloroforme, qui, sagement administré, est bien supporté, même dans les cas de troubles respiratoires graves.

Il faut savoir — quand le temps presse et que la suffocation menace — ne s'attarder à aucune précaution préliminaire : il faut *faire un trou et que l'air passe*; telle est l'indication « vitale ». Hormis ces éventualités d'extrême urgence, on se souviendra qu'en faisant « proprement » la trachéotomie, avec des instruments stérilisés et après désinfection de la face antérieure du cou, on atténue dans une large mesure les dangers de complications locales et broncho-pulmonaires.

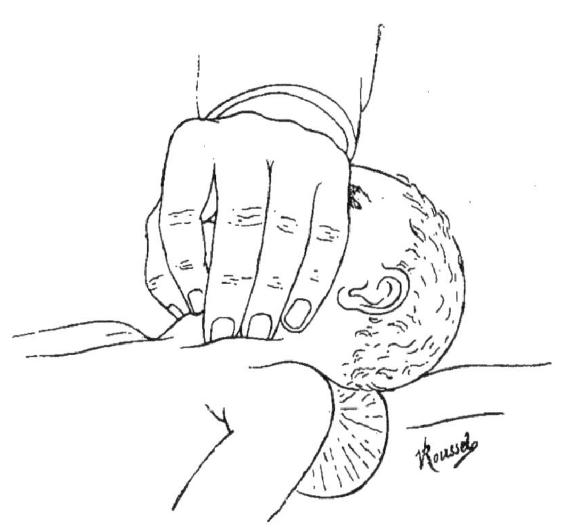

Fig. 147. — Recherche des points de repère et fixation du larynx [1].

Donc reconnaissez vite le terrain : touchez du doigt l'os hyoïde, l'angle saillant du thyroïde, le chaton cricoïdien, la fourchette sternale : appréciez, de l'œil et du doigt, la distance qui sépare le cricoïde du sternum, et, par le relief très variable de la fourchette, la *profondeur* de la trachée. Quelquefois vous opérerez sur des cous maigres, anguleux, « tout en relief », où tous les repères sautent aux yeux, pour ainsi dire; plus souvent vous aurez affaire au cou rond, graisseux, à la trachée molle et fuyante de l'enfant, ou vous devrez agir sur une région œdématiée, méconnaissable, infiltrée de sang et d'air. La trachéotomie chez l'adulte — chez l'adulte obèse, congestionné et asphyxiant — est œuvre singulièrement pénible dans certaines conditions.

Le cricoïde et la ligne médiane : voilà les deux repères essentiels; la ligne médiane antérieure du cou s'apprécie à l'œil, et d'autant plus exactement, que la tête est mieux immobilisée; le cricoïde se découvre toujours au palper.

Maintenez-le donc avec les doigts de la main gauche entre le pouce appliqué sur sa moitié droite, le médius et les autres doigts sur sa moitié gauche : l'index s'appuie sur le bord inférieur du cartilage, le fixe et « l'accroche », s'il est possible (fig. 147). Une fois en position, cette main-là ne

(1) Les figures 147, 148 et 149 sont empruntées à l'article de Sevestre et L. Martin : Diphtérie, *Traité des maladies de l'enfance*, t. I.

bougera plus, quoi qu'il arrive, jusqu'à ce que vous ayez ouvert la trachée. Et ce sera l'affaire de quelques instants.

Sous votre index gauche, en faction, avec un bistouri étroit et bien pointu, incisez la peau sur la ligne médiane (fig. 148), jusqu'à un travers de doigt de la fourchette sternale : incisez vite, repassez vite d'un bout à l'autre de la plaie, sans vous attarder à ce qui saigne; et tout de suite, le long de votre index, toujours en arrêt, mais qui maintenant, dans l'angle supérieur de l'incision, amarre le cricoïde à nu, plongez verticalement votre bistouri, faites-le pénétrer de 1/2 centimètre environ, avec fermeté, car la paroi trachéale est tendue et d'une certaine résistance, sans brusquerie, car vous pourriez traverser de part en part le conduit aérien ou faire une échappée latérale : un sifflement vous indique que vous avez pénétré; descendez en coupant un, deux, trois anneaux, autant de ressauts qu'on apprécie très bien.

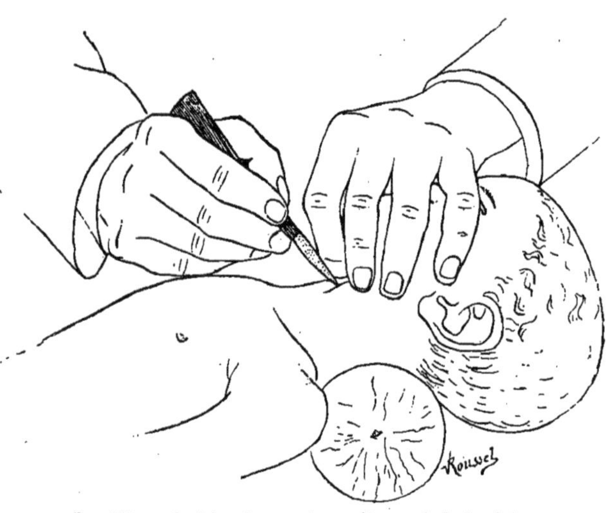

Fig. 148. — Incision des parties molles et de la trachée.

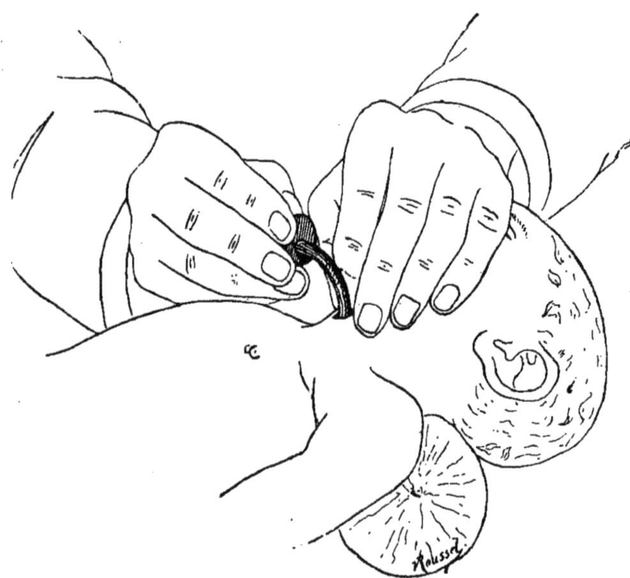

Fig. 149. — Introduction de la canule.

La trachée est ouverte : un flot d'air mêlé de sang bouillonne dans la plaie. Surtout ne changez pas de place votre index gauche, faites-le glisser jusque dans la fente trachéale, et, sur lui, tout de suite, introduisez la canule.

Présentez-la de côté, en travers (fig. 149), comme une sonde : faites-en glisser le bout coupé sous la lèvre gauche de la plaie trachéale, et, quand il a pénétré, tournez le pavillon en bas et vers la ligne médiane, et relevez-le doucement, sans cesser de le refouler.

Avec une canule à bec de Krishaber (fig. 151), le temps de l'introduction est singulièrement facilité. L'extrémité conique de la canule écarte les deux bords de la plaie trachéale et pénètre sans peine, par le plus simple mouvement de bascule. Veillez, dans tous les cas, à ne pas vous servir de canules trop grosses, qui n'entrent que malaisément dans la trachée, la distendent et souvent éraillent et ulcèrent la paroi postérieure.

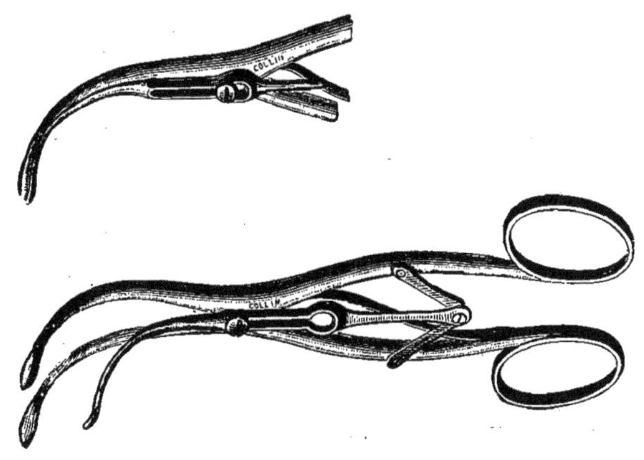

Fig. 150. — Dilatateur de Laborde.

Cette **introduction de la canule** est peut-être le temps le plus difficile, celui, du moins, qui devient, pour quelques-uns, la pierre d'achoppement. Pour le faire bien et vite, il ne faut pas se précipiter, et n'achever l'introduction qu'après l'avoir bien et dûment préparée ; si l'on se presse fébrilement de relever la canule, alors que l'extrémité affleure à peine l'orifice trachéal, elle glisse dans le tissu cellulaire, sous la peau, et tout est à recommencer.

Dès que la canule est « à sa place », l'air passe, avec un bruit qui ne trompe pas : c'est le moment d'asseoir le malade, de le faire tousser, de le faire respirer, et de mettre en œuvre, s'il le faut, les divers procédés dont nous allons parler.

Quand on sait introduire la canule sans dilatateur, la manœuvre n'en est d'ordinaire que plus aisée et plus expéditive. L'emploi du dilatateur (fig. 150) est utile surtout lors d'extrême urgence, sur un malade qui ne respire plus, et auquel il faut, à l'instant même, donner de l'air et vider les bronches ; dès que la trachée est incisée, on introduit les branches courbes du dilatateur fermé, dont on relève le manche et qu'on ouvre, pendant que la tête est renversée et qu'on pratique la respiration artificielle.

Une fois la respiration assurée, la canule sera glissée, face convexe en haut, dans l'écartement des branches, et, relevant le pavillon, on la fera pénétrer dans la trachée, puis, la maintenant d'une main, de l'autre on retirera le dilatateur.

Chez l'adulte ou le vieillard, sur un cou très congestionné, semé de plexus veineux abondants et occupé par un corps thyroïde volumineux, ou encore lorsque l'état d'anémie ou de dépression du patient impose, comme une nécessité, d'épargner le sang, on pourra faire la **trachéotomie au thermo-cautère.** Avec le couteau rougi, la peau est incisée et les plans sous-cutanés divisés en long jusqu'à la trachée : on la ponctionne alors au bistouri.

C'est évidemment un avantage souvent précieux de pouvoir ainsi terminer l'opération « à sec » ou à peu près, mais la trachéotomie, ainsi faite, sera toujours plus longue et, dans un danger pressant, elle ne saurait passer pour la méthode de choix. D'ailleurs, il faut bien savoir que le meilleur moyen de perdre peu de sang, dans la trachéotomie, c'est de la faire « méthodiquement et vite »; l'introduction rapide de la canule est le meilleur procédé hémostatique. A part certaines anomalies, trop rares, en vérité, pour entrer en ligne de compte, il s'agit d'une hémorragie veineuse

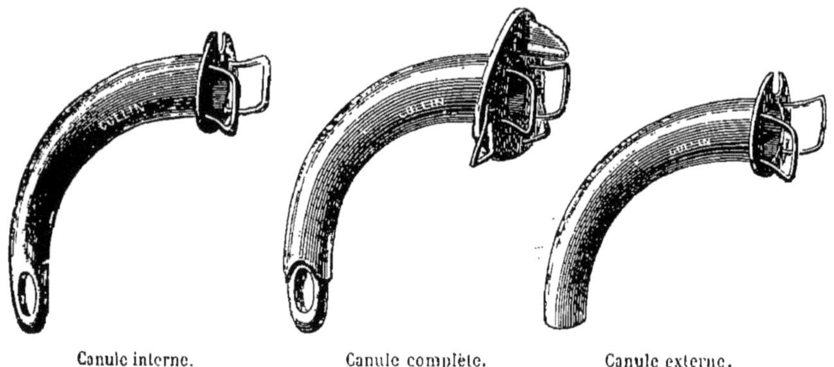

Canule interne. Canule complète. Canule externe.

Fig. 151. — Canule de Krishaber.

que la gêne respiratoire entretient, et qui s'arrête aisément, quand la dyspnée et la stase ont cessé.

Le danger vasculaire ne deviendrait grave qu'à la partie inférieure du cou, au-dessus de la fourchette sternale, si quelque échappée conduisait le bistouri jusque-là, et cela surtout, lorsque la tête est fortement renversée en arrière, et que le tronc brachio-céphalique, distendu, déborde largement la fourchette. C'est une raison de plus pour donner la préférence à la trachéotomie haute, et, au besoin, à la crico-trachéotomie.

La **crico-trachéotomie** (voy. p. 168 et fig. 137) consiste à plonger le bistouri au-dessus du cricoïde, dans l'espace crico-thyroïdien, en général très net et bien accessible, et, poursuivant de haut en bas l'incision médiane, à sectionner l'anneau cricoïdien et les deux premiers anneaux de la trachée. Elle suppose que le cricoïde ne soit pas tellement ossifié, que la section en soit devenue laborieuse; elle n'est donc pas toujours praticable après un certain âge, mais, d'avance, on peut apprécier dans une certaine mesure la consistance du cartilage. Et, sur un cou tuméfié, elle rendra quelquefois de bons services.

Laryngotomie inter-crico-thyroïdienne. — C'est là encore, au moins chez l'adulte, une opération excellente, trop peu connue, en réalité, et trop rarement pratiquée [1]. Elle est d'une grande simplicité : elle n'expose à aucun danger vasculaire, elle ne saigne pas, elle s'exécute d'après des repères toujours aisés à reconnaître.

Elle exige, il est vrai, pour être bien faite, une canule spéciale, une canule à bec de Krishaber; mais nous disions plus haut que cette canule devrait figurer aussi dans l'arsenal de la trachéotomie ordinaire. C'est une canule de 9 millimètres qui conviendra, en général.

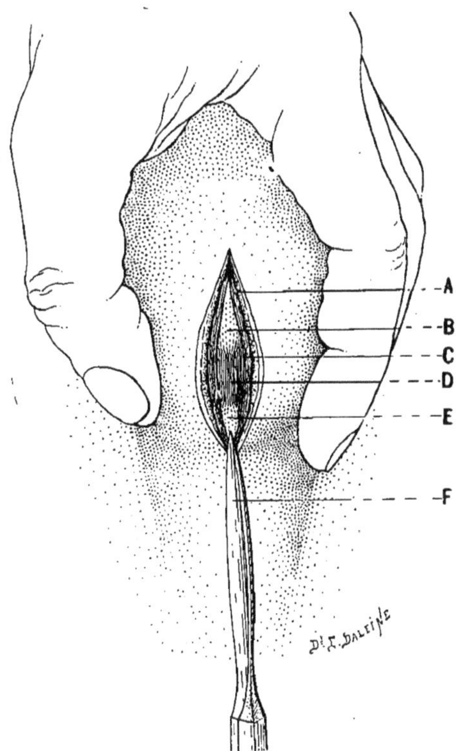

Fig. 152. — Laryngotomie inter-crico-thyroïdienne. (1er *temps*.)

A, incision. — B, cartilage thyroïde. — C, artériole. — D, membrane crico-thyroïdienne. — E, cartilage cricoïde. — F, bistouri incisant d'emblée jusqu'à la membrane.

De fait, sans entrer dans des détails de médiocre intérêt pratique, on retiendra les données suivantes, comme étant le résumé des mensurations de **l'espace crico-thyroïdien** :

Chez l'enfant de dix à onze ans, l'espace mesure en hauteur 6 à 7 millimètres;

Chez la femme adulte : 8 à 10 millimètres;

Chez l'homme adulte : 9 à 11 millimètres;

Concluons simplement que la laryngotomie inter-crico-thyroïdienne est surtout applicable *à l'adulte*, qu'elle est alors d'exécution facile, et cela, d'autant mieux que rien n'empêche, s'il en est besoin, d'inciser ou d'exciser le bord supérieur du cricoïde.

La tête étant maintenue dans l'extension, le cou bien exposé, reconnaissez du doigt la pomme d'Adam, suivez le bord antérieur du thyroïde et repérez son *bord inférieur*, l'*espace crico-thyroïdien*, le *bord supérieur du cricoïde*. Ceci fait, ramenez l'index gauche sur le bord inférieur du cartilage thyroïde qu'il marque, accroche et relève, puis incisez la peau sur la ligne médiane, dans une longueur de 2 à 3 centimètres (fig. 152), incisez tout de suite jusqu'à la membrane, ponctionnez-la, le bistouri haut, et sectionnez-la à son tour sur toute sa hauteur (fig. 153); en retirant le bistouri, inclinez le tranchant à

[1] Richelot, Laryngotomie inter-crico-thyroïdienne. *Bull. de la Soc. de chir.*, 24 mars 1886, p. 221, et *Acad. de méd.*, 21 avril 1896 (15 cas).

droite, puis à gauche, pour mordre sur les côtés de la membrane et la débrider. Tout cela s'achève d'autant plus vite, que vous n'avez rien à craindre, rien à ménager; et, si le temps presse, vous pourrez d'emblée trouer tout l'espace, peau et membrane, et, du premier coup, ouvrir la voie à l'air.

Prenez alors la canule de Krishaber (fig. 151), faites pénétrer le bec dans la fente crico-thyroïdienne et, en relevant le pavillon, l'introduction se fera sans peine : elle est d'autant plus simple que le bord supérieur du cricoïde sert de point d'appui à la canule courbe, qui bascule autour de lui.

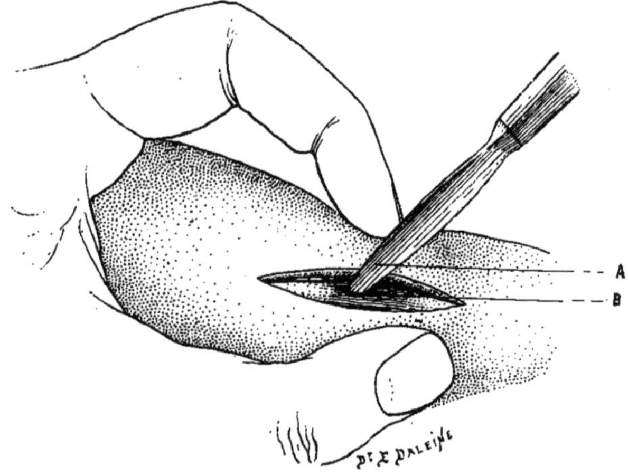

Fig. 153. — Laryngotomie inter-crico-thyroïdienne. (2e *temps*.)

A, bistouri ponctionnant la membrane crico-thyroïdienne.
B, membrane crico-thyroïdienne.

Une étroitesse anormale de l'espace est le seul obstacle qu'on puisse rencontrer : il suffira, pour rendre l'accès libre, d'exciser un copeau sur le bord supérieur du cricoïde ou de le sectionner verticalement.

Répétons-le : en ouvrant l'espace crico-thyroïdien, on n'aura pas à se préoccuper des plexus veineux, ni de l'isthme du corps thyroïde, ni de la profondeur de la trachée; et l'intervention est bien, peut-on dire, à la portée de tout le monde.

Bien entendu, la laryngotomie inter-crico-thyroïdienne ne saurait s'appliquer aux cas où l'obstacle siège dans la trachée; elle donne moins de jour, peut-être, et reste inférieure à la crico-trachéotomie ou à la trachéotomie haute, lorsqu'il y a lieu de prévoir ultérieurement une intervention intra-trachéale, l'extraction d'un corps étranger, par exemple; mais dans les asphyxies laryngées proprement dites, dans l'œdème de la glotte, elle devrait être l'opération de choix.

LE TUBAGE

Le tubage ne s'improvise pas : il exige un outillage spécial, une certaine préparation et, de plus, pendant les jours qui suivent, une *surveillance médicale constante*. Aussi ne saurait-on dire qu'il soit accessible à tous, et dans tous les milieux; mais on ne saurait trop désirer qu'il le devînt. N'est-ce pas, en effet, le complément tout indiqué — dans certaines conditions — du traitement sérothérapique de la diphtérie? Les difficultés et les dangers de la trachéotomie sont trop réels pour qu'il n'y ait pas le plus grand intérêt à lui substituer cette intervention simple, en réalité, non sanglante, par les voies naturelles.

A tous ces titres, le tubage doit figurer ici; et nous trouverons, dans le magistral exposé de Sevestre, tous les éléments nécessaires pour en donner, en raccourci, le manuel opératoire.

Le tubage se pratique **avec le doigt**, et presque toujours sans le secours de la vue : c'est le doigt qui seul découvre les points de repère, guide le tube et l'installe « en bonne place »; c'est donc le doigt qu'il faut instruire d'avance à reconnaître, sur les enfants de divers âges, l'épiglotte, les cartilages aryténoïdes, l'entrée du larynx.

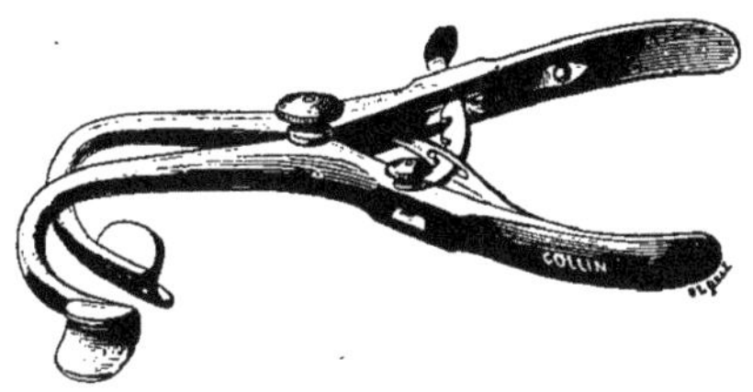

Fig. 154. — Ouvre-bouche.

L'ensemble de la manœuvre se résume comme il suit : la bouche étant maintenue ouverte, l'index gauche va à la recherche de l'entrée du larynx et s'adosse à la face postérieure de l'épiglotte; sur ce doigt, on conduit le tube, monté sur un instrument courbe spécial, on le fait pénétrer, en déclenche, et on l'enfonce tout entier dans la cavité laryngée. Une fois dûment introduit, il tient en place par le fait de sa longueur et de sa forme, sa portion renflée se logeant au-dessous de l'anneau cricoïdien et la sangle ary-aryténoïdienne enserrant son embouchure supérieure.

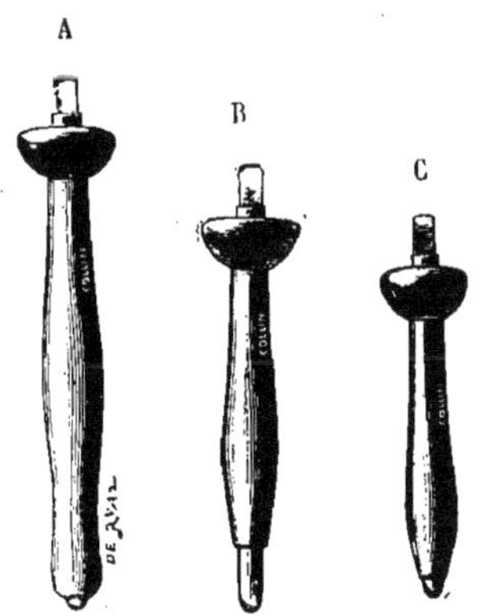

Fig. 155. — Tubes laryngiens.
A, tube d'O'Dwyer. — B, tube court de Bayeux. — C, tube court de Sevestre.

Voici donc quels sont les **instruments** indispensables : 1° un *ouvre-bouche* (fig. 154; 2° un *introducteur* (de Collin) : les figures ci-après (fig. 156 et 157) en expliquent suffisamment le mécanisme; 3° un *tube laryngien*, de longueur et de calibre appropriés. Les tubes courts — tubes de Bayeux, tubes de Sevestre — sont les plus couramment employés : ils descendent jusqu'au troisième anneau de la trachée et non jusqu'à sa terminaison, comme les tubes longs d'O'Dwyer (fig. 155). Une règle graduée permet de choisir, suivant l'âge, le calibre nécessaire, avec une approximation suffisante : il est bon de se munir encore du numéro inférieur et du numéro supérieur, pour parer à toute éventualité. Un fil de soie est passé dans l'orifice ménagé sur le rebord supérieur, évasé, du tube : il sert à le retirer, s'il le faut, au cours des manœuvres d'introduction.

L'enfant est tenu entre les jambes d'un aide assis, qui lui maintient les bras et l'appuie contre sa poitrine; un second aide, debout en arrière, immobilise la tête entre ses deux mains, en la tenant légèrement infléchie. Les instruments, stérilisés, le tube adapté à l'in-

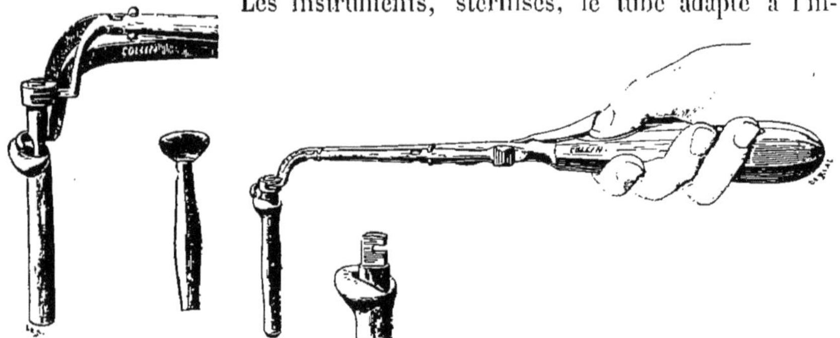

Fig. 156. — Introducteur de Collin au moment du déclenchement.

Fig. 157. — Introducteur de Collin.

troducteur et pourvu de son fil, sont à la portée de l'opérateur.

Asseyez-vous en face de l'enfant, et placez l'ouvre-bouche, dont un troisième aide sera chargé. Portez l'index gauche au fond du pharynx, puis ramenez-le doucement vers la base de la langue, reconnaissez les cartilages aryténoïdes et l'épiglotte, et déjà rendez-vous compte de la forme et de la béance variable de l'orifice laryngé.

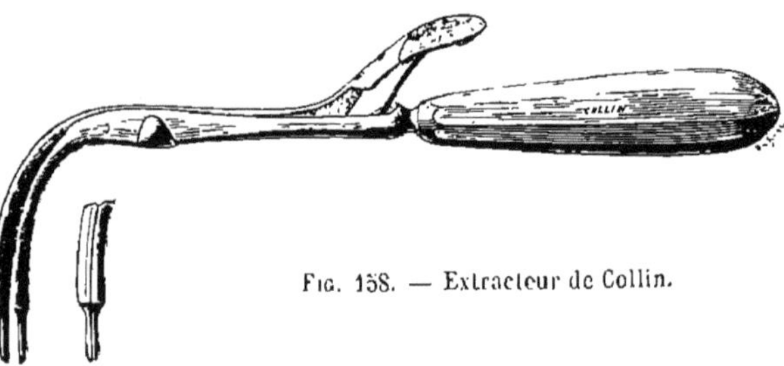

Fig. 158. — Extracteur de Collin.

Laissez l'index gauche « en faction » sur la face postérieure de l'épiglotte (fig. 159), à l'entrée du larynx et, prenant de la main droite l'introducteur armé de son tube, portez-le d'emblée, lui aussi, jusqu'au fond du pharynx (fig. 160), et ramenez-le d'arrière en avant, en le maintenant très exactement sur la ligne médiane : « il arrive d'abord sur la face unguéale

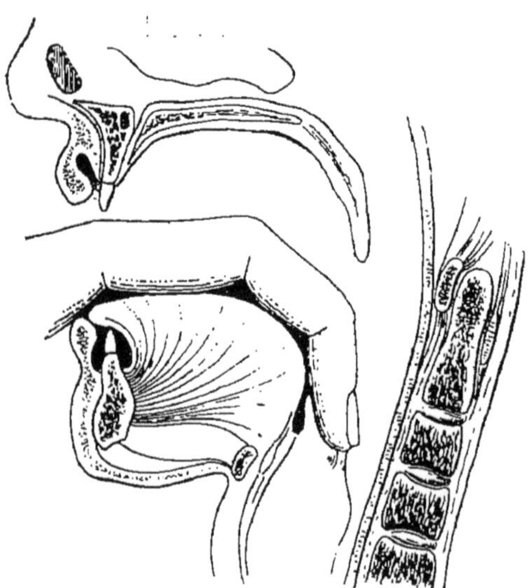

Fig. 159. — Fixation du larynx [1].

[1] Les figures 154 à 167 sont empruntées à l'article de Sevestre et L. Martin : Diphtérie. *Traité des maladies de l'enfance*, t. I.

de l'index gauche, puis, contournant son bord externe (fig. 161), vient se placer au-devant de ce doigt, entre sa face palmaire et l'épiglotte ».

Le tube est alors suspendu au-dessus de la glotte : faites-le pénétrer dou-

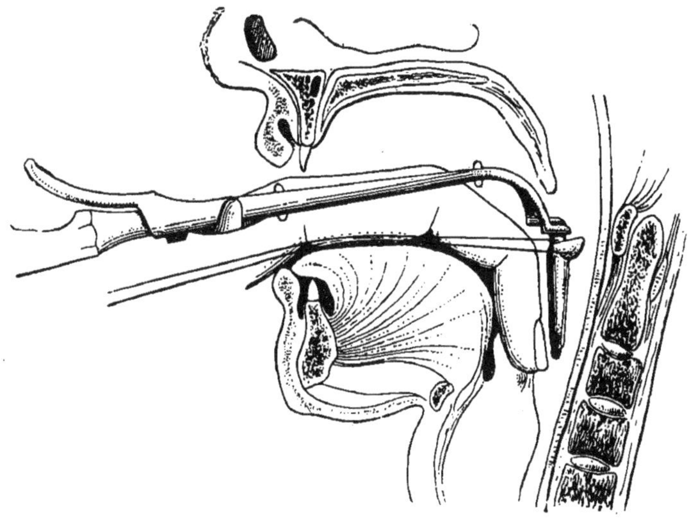

Fig. 160. — Le tube est poussé d'emblée au fond du pharynx.

cement (fig. 162), en relevant un peu les branches de l'introducteur, tenu toujours sur la ligne médiane (entre les deux incisives médianes supérieures). Assurez-vous, avant d'aller plus loin, qu'il est bien dans le larynx, en cherchant le *pont membraneux*, c'est-à-dire la sangle ary-aryténoïdienne qui doit le brider en arrière. « Pour cela, avec l'index gauche, on cherche à suivre le tube de haut en bas. On le trouve bien jusqu'à son entrée dans le larynx; mais il arrive un moment où on ne le perçoit plus qu'à travers le tissu musculo-membraneux tendu entre les deux aryténoïdes (fig. 163). Lorsque le doigt explorateur a nettement la sensation du tube au-dessous de ce pont membraneux, on peut être sûr que le tube est dans le larynx. »

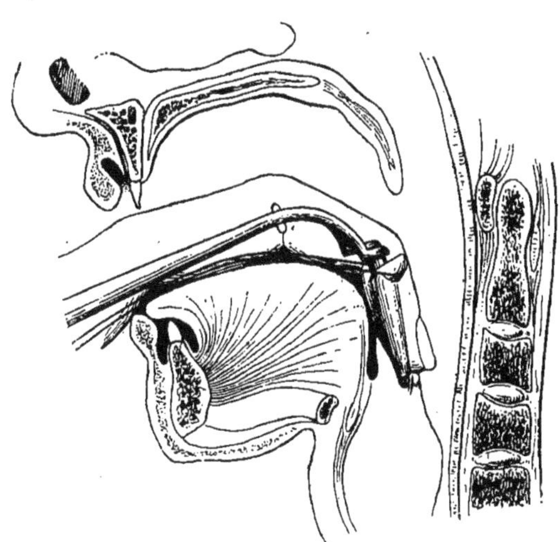

Fig. 161. — Le tube contourne l'index gauche.

Fixez-le donc avec l'index gauche, placé comme figure 164, qui pèse sur sa tête, la maintient et l'*enfonce*, pendant que la main droite déclenche l'introducteur et le retire. La manœuvre, qui ne doit jamais se faire avec violence, exige quelque fermeté, pour triompher du spasme laryngé, souvent intense. L'index gauche complète l'introduction du tube (fig. 165), désormais libré, jusqu'à ce qu'il ait disparu tout entier dans le larynx (fig. 166).

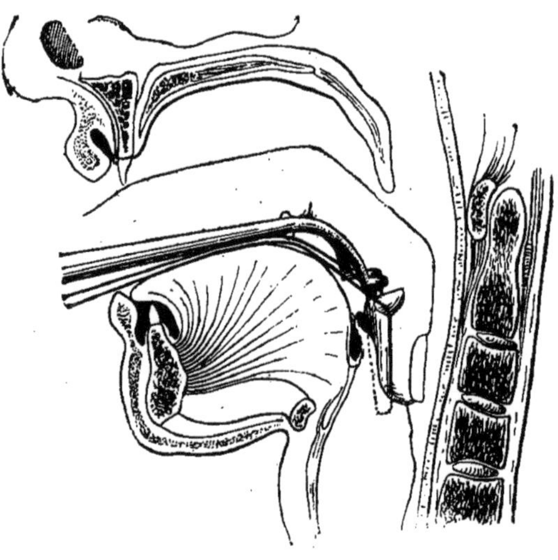

Fig. 162. — Le tube, arrivé au-devant de l'index, pénètre dans le larynx.

Un bruit très spécial signale le passage de l'air dans le manchon métallique; et, une fois la respiration bien établie, on retire le fil, dès lors inutile, en coupant l'un de ses chefs et en fixant la tête du tube avec l'index (fig. 167). L'ouvre-bouche est enlevé et l'opération terminée.

Telle est la technique, dans ses temps successifs, et les figures ci-contre, dues à Martin et empruntées à l'article de Sevestre, permettent d'en saisir parfaitement toutes les manœuvres. Mais, il faut le dire, la pratique est loin d'être toujours aussi simple, surtout entre des mains peu expérimentées, que pourrait le faire supposer la « théorie ».

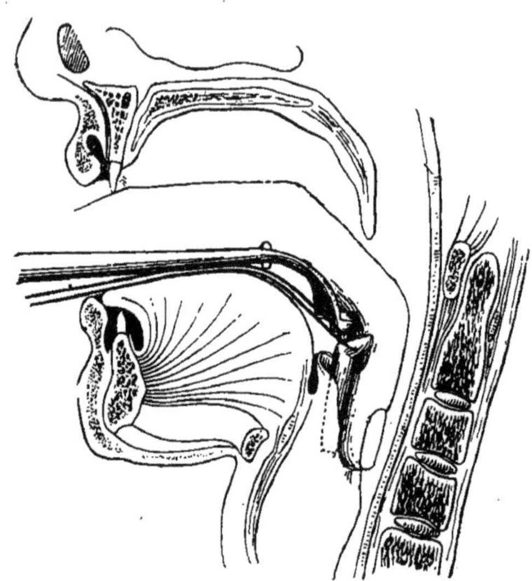

Fig. 163. — Recherche du pont membraneux.

Sans parler même des difficultés qu'on éprouve parfois à mettre en place l'ouvre-bouche, l'entrée du larynx est malaisée à reconnaître et à atteindre dans certaines conditions.

L'épiglotte est parfois mollasse et malaisément reconnaissable chez les tout jeunes enfants, où l'on est encore gêné par l'étroitesse de la bouche; à sept ou huit ans, le larynx est assez bas et d'abord difficile; il faut savoir le fixer et immobiliser l'épiglotte. Lors de spasme laryngé considérable, le doigt explorateur rencontre

« une sorte de boule sur laquelle il est à peu près impossible de trouver un orifice; en tout cas, cet orifice serait trop petit pour laisser passer un tube ». Que faire? Ne jamais chercher à passer de force, au hasard; « avec l'index

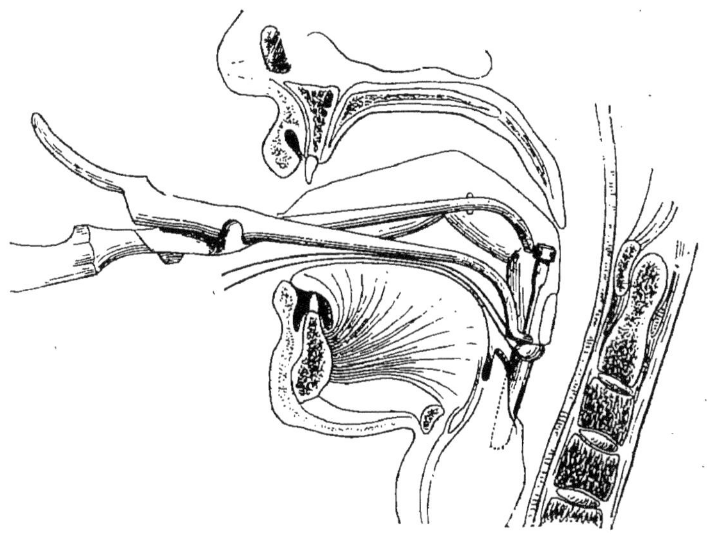

FIG. 164. — Le mandrin est retiré, pendant que l'index fixe le tube

gauche, on obture la glotte pendant quelques secondes. Le petit malade, contrarié par cette manœuvre, veut alors respirer et fait des efforts dans ce sens. On retire à ce moment l'index qui obturait la glotte; l'enfant fait une large inspiration, sa glotte s'ouvre et *vite* on en profite pour introduire le tube ».

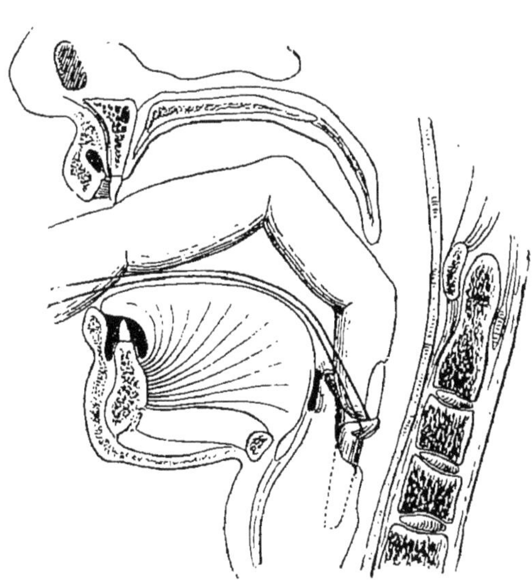

FIG. 165. — L'index achève de faire descendre le tube dans le larynx.

Pendant la manœuvre d'introduction, le tube peut glisser du mandrin; il peut être « mal posé », rester dans une des fossettes pré-épiglottiques, pénétrer dans l'œsophage, ou même, ce qui suppose toujours une main brutale, se créer une fausse route dans le ventricule ou à travers la membrane crico-thyroïdienne. Le fil sert alors à l'extraire, pour reprendre l'intervention de façon plus régulière.

Une fois en place, il peut donner lieu à divers accidents : il peut être rejeté par la bouche, dans un effort de toux, ou tomber dans l'œsophage, où il est dégluti; il peut être bouché par les fausses membranes ou les mucosités: l'obstruction brusque, qui succède parfois immédiatement à l'opération, commande, sous peine d'asphyxie, l'extraction du tube; l'obstruction lente cède quelquefois à une injection d'huile mentholée; sinon, elle nécessite aussi le *détubage* d'urgence.

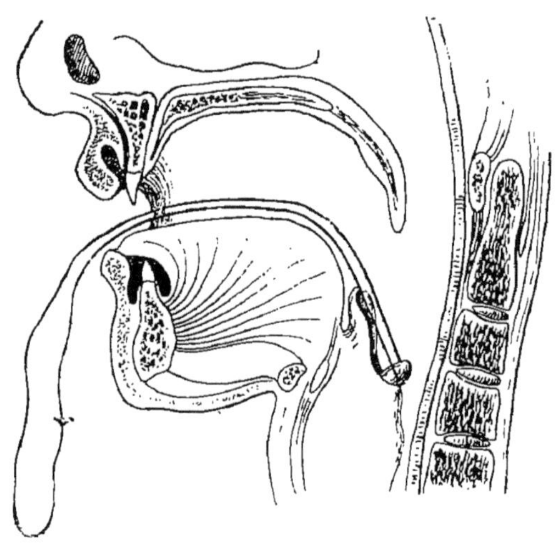

Fig. 166. — Le tube est dans le larynx.

Ce sont précisément ces accidents ultérieurs, toujours possibles, qui rendraient si périlleuse, après le tubage, l'absence de surveillance, d'une surveillance « compétente », celle du médecin ou d'une personne habituée à l'opération.

Pour extraire le tube, on s'est servi d'abord d'instruments spéciaux (voy. fig. 158). Bayeux a eu le mérite d'indiquer un procédé simple et ingénieux qui met, en quelque sorte, le

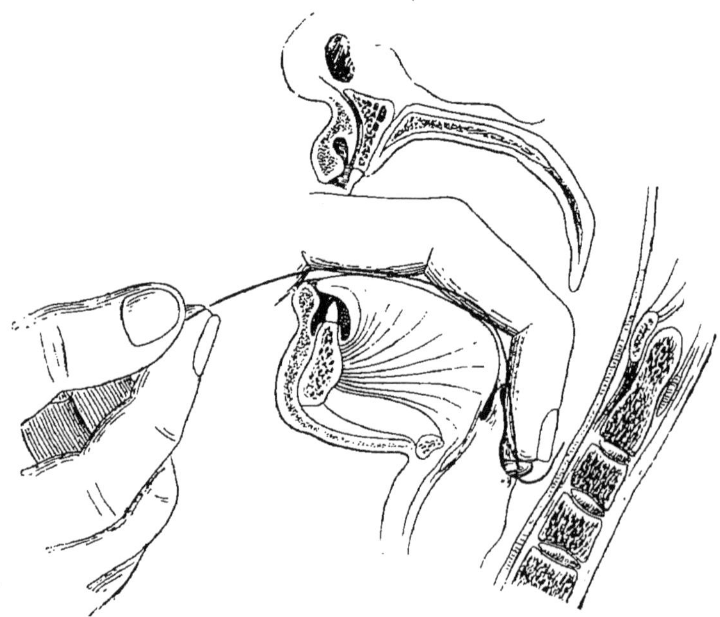

Fig. 167. — Enlèvement du fil.

détubage à la portée de tout le monde. On *énuclée* le tube laryngé, en combinant la pression exercée sur la trachée, au-dessous du cricoïde, avec l'inclinaison de la tête en avant.

La personne chargée de l'énucléation s'assied en face de l'enfant. « Alors, dans un premier temps, elle saisit la tête avec une main, de façon que les doigts soient en arrière, sur l'occiput, le pouce en avant, sur le front. En même temps, embrassant le cou de l'enfant dans la concavité de l'autre main, elle va avec le pouce à la recherche du tubercule du cartilage cricoïde et applique la pulpe de ce doigt au niveau du bord inférieur de ce cartilage, où se trouve l'extrémité inférieure du tube. L'opérateur attire alors vers lui le tronc de l'enfant, jusqu'à ce qu'il fasse un angle de 45 degrés environ, et, par contre, relève fortement la tête en arrière.

« Dans un second temps, le pouce appuie d'une façon modérée, mais persistante, sur la trachée, jusqu'à ce qu'il ait la sensation de la fuite du tube, et aussitôt la main gauche abaisse rapidement la tête de l'enfant, de façon que celui-ci regarde le sol. Au même moment on dit à l'enfant : « Crache, crache », et presque toujours le tube est alors rejeté. »

Ajoutons que le détubage se fait, en général, du deuxième au troisième jour, chez les diphtériques traités par le sérum ; mais il ne saurait exister de règle fixe : il faut que le larynx soit libre et qu'il n'y ait plus menace de spasme glottique. Cette dernière éventualité peut rendre le détubage fort délicat, et, chez les *tubards* comme chez les *canulards*, la réintroduction du tube ou de la canule peut devenir brusquement urgente.

CORPS ÉTRANGERS DU PHARYNX ET DE L'ŒSOPHAGE

On les observe surtout chez l'enfant, et leur variété est aussi grande que celle des corps étrangers du conduit laryngo-trachéal : os, pièces de monnaie, boutons, dés, cailloux, etc., jusqu'à une clef de commode ; chez l'adulte, les dentiers [1] tiennent une large place dans cette nomenclature.

C'est sur leur *volume*, leur *forme* et l'*état de leur surface* que repose la meilleure classification pratique, autrement dit, sur les caractères qui règlent et modifient leur facilité d'expulsion, d'extraction ou de propulsion. Les objets larges et plats, les pièces de monnaie, placés de champ, produisent des effets mécaniques tout semblables à ceux des blocs volumineux, des os, des billes, des bols alimentaires énormes et à peine mâchés, qui obturent toute la lumière du conduit et compriment, en avant, larynx ou trachée ; les corps étrangers pointus et acérés blessent la paroi, s'y accrochent et créent des lésions locales souvent graves, des complications rapides et la nécessité de

[1] D'après Egloff (Ueber die Entfernung von Fremdkörpern aus der Speiseröhre, insbesondere durch die Œsophagotomia externa. *Beiträge zur klin. Chir.*, 1894, Bd XII, III, p. 142) les dentiers figurent pour 35 pour 100 parmi les corps étrangers enlevés par l'œsophagotomie externe, depuis 1856.

recourir vite, après des tentatives fort prudentes « par la bouche », à l'extraction « opératoire ».

De fait, l'**expulsion par la bouche, la propulsion dans l'estomac**, l'**extraction par les voies naturelles** représentent les procédés de choix, et l'**œsophagotomie externe** ne sera jamais qu'un pis aller, qu'une opération « de contrainte », mais qu'il faut savoir résoudre et mener à bien dans certaines conditions données.

Sous ce rapport, et pour l'étude de ces indications, il y a lieu de distinguer deux ordres de faits : 1° **vous assistez à l'accident** ou vous êtes appelé **tout de suite après**; 2° vous ne voyez le patient que **le lendemain, le surlendemain, quelques jours après l'accident.**

I

LE CORPS ÉTRANGER VIENT D'ÊTRE DÉGLUTI

L'enfant suffoque : il se renverse, la bouche grande ouverte, les yeux saillants, la face bleuie.... Tout de suite portez le doigt au fond de la bouche, dans le pharynx, derrière l'épiglotte : peut-être sentirez-vous l'obstacle, le corps étranger, que, d'un rapide mouvement, vous pourrez déloger et extraire. Vous ne trouvez rien ou bien votre doigt ne parvient pas à contourner, à soulever, à mobiliser ce barrage que vous avez heurté, la respiration est arrêtée ou près de l'être : ne poursuivez pas vos tentatives, ne perdez pas de temps à mettre la tête en bas, à secouer le thorax; **l'asphyxie est imminente, ouvrez la trachée.** Il est arrivé que, cette « précaution vitale » une fois prise, le corps étranger fut expulsé spontanément, dans un effort de toux ou de vomissement.

En dehors de ces accidents d'extrême urgence, le premier devoir du praticien est toujours de se renseigner *sur le siège du corps étranger*, et, avant tout, de *s'assurer de sa présence*.

De fait, les commémoratifs, l'allure dramatique de la première scène, les sensations du patient ne suffisent pas à créer une certitude : il fait bon d'être sceptique et de ne conclure que sur une exploration positive.

Une vieille diaconesse, dont parle Krönlein [1], à la suite d'une crise d'épilepsie, s'aperçoit qu'elle n'a plus dans la bouche son dentier et, morte de peur, elle s'en va racontant qu'elle l'a avalé et qu'elle le sent très nettement, un peu au-dessus de l'estomac : à ce niveau, elle souffre pendant la déglutition. Krönlein explore l'œsophage et, en effet, il a la sensation d'une résistance à peu de distance du cardia : peut-être le dentier est-il placé de champ et laisse passer la sonde. Pourtant, avant d'aller plus loin, on envoie faire des recherches dans la chambre de la malade, et l'*on finit par décou-*

[1] Egloff, *loc. cit.*, p. 176.

vrir, derrière un pied de commode, le corps du délit. — Une femme m'était envoyée, il y a quelques années, pour extraire une aiguille qu'elle avait avalée deux jours avant : elle la sentait très bien vers le milieu du cou, elle désignait un point qui ne changeait pas, elle mangeait très difficilement; l'exploration fut négative et l'examen radiographique ne révéla non plus aucune trace d'aiguille. La malade nous revenait deux mois plus tard : elle avait continué à souffrir, à déglutir avec peine, elle était d'une inquiétude croissante : il fallut faire faire une nouvelle épreuve radiographique, tout aussi négative que la première, pour la convaincre de l'absence totale de corps étranger dans le pharynx ou l'œsophage.

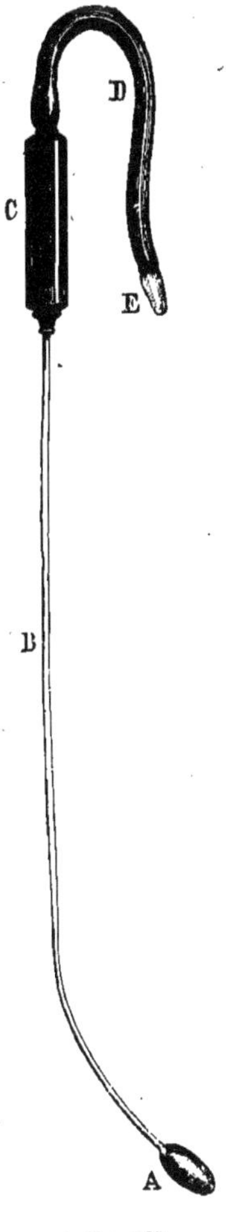

Fig. 168. 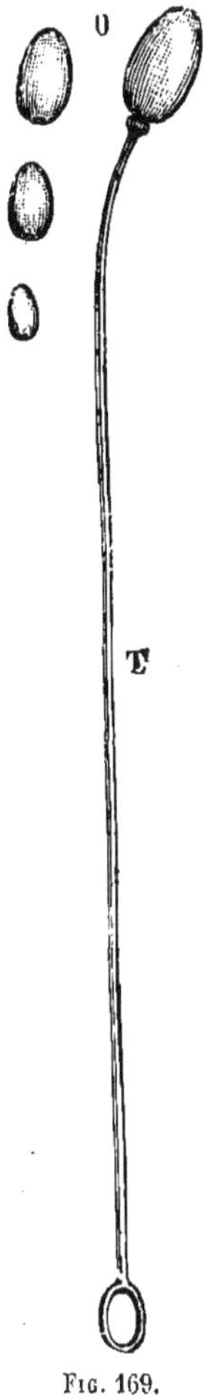 Fig. 169.

Fig. 168. — Instrument pour la recherche des corps étrangers de l'œsophage. (S. Duplay.)

A, olive creuse. — B, tige d'acier flexible. — C, tambour résonnateur. — D, tube de caoutchouc. — E, embout pour l'oreille.

Fig. 169. — Appareil explorateur à boule.

Faites donc ouvrir largement la bouche, et, *au grand jour, examinez* le fond du pharynx, les amygdales et les piliers, où les arêtes s'implantent assez souvent, le voile : *portez le doigt en crochet* derrière la base de la langue et scrutez le segment inférieur du pharynx jusqu'au cricoïde; si vous ne trouvez rien, retournez l'index, glissez-le derrière le voile et explorez le naso-pharynx.

Rien encore : palpez le cou, sur le bord antérieur du sterno-mastoïdien, surtout à gauche, où l'œsophage est plus accessible, et que vos doigts pénètrent profondément, de chaque côté de la trachée, jusqu'au contact de la colonne vertébrale. Ne comptez pas trop sur une sensation précise et des contours arrêtés : le plus souvent, si vous percevez quelque chose, vous percevrez une induration mal limitée; l'indication n'en sera pas moins précieuse, mais elle n'aura toute sa valeur qu'après avoir été confirmée par le **cathétérisme œsophagien** (fig. 170).

L'instrument de choix sera le résonnateur métallique (fig. 168), ou, à son défaut, un cathéter à boule, muni d'une petite olive (fig. 169) : le choc du métal ou de l'ivoire sur un corps étranger, dur et souvent métallique lui-même, fournit un renseignement fort utile. Ne dispose-t-on que de la simple sonde œsophagienne, elle pourra servir, elle aussi, lorsqu'elle est bien conduite : elle donnera la sensation d'arrêt, de barrage plus ou moins complet, ou de frottement plus ou moins rude, si le calibre de l'œsophage n'est pas totalement obstrué et que l'instrument puisse franchir le ressaut. La manœuvre sera menée avec douceur : ce sera le seul moyen d'obtenir des notions utilisables, sans refouler, enclaver et immobiliser un corps étranger, qui, primitivement, « se présentait bien ».

Nous ne ferons que signaler la *radioscopie*, qui rendra, certes, de grands

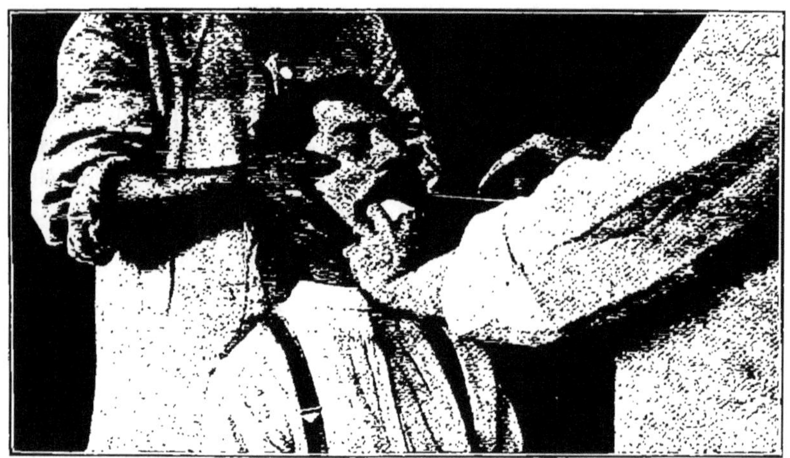

FIG. 170. — Recherche et extraction d'un corps étranger de l'œsophage.

services, lorsqu'on aura sous la main une installation convenable. Ce n'est point, naturellement, le fait général, et il faut savoir s'en passer.

Les résultats de cette *exploration préliminaire* rendront la besogne d'**extraction** beaucoup plus méthodique, sinon plus simple.

Cette besogne doit être immédiatement entreprise et poursuivie par des procédés rationnels, mécaniques, sans perdre de temps à l'administration de vomitifs, souvent dangereuse, et à l'essai d'attitudes diverses et de succussions presque toujours inutiles.

I. Le corps étranger a-t-il été constaté dans **le pharynx**, le doigt, une pince courbe, une pince à polype, par exemple, un crochet improvisé séance tenante, suffiront le plus souvent.

Il y a deux façons de procéder : sur un enfant d'un certain âge, sur l'adulte, vous placerez le malade assis devant vous, et, les mâchoires écartées avec un ouvre-bouche, un manche de cuiller, un coin de bois, vous porterez rapidement le doigt dans le pharynx, vous délogerez le corps étranger et vous le ramènerez vers la bouche en inclinant fortement la tête en avant : vous échappe-t-il alors, brusquement retirez le doigt, rendez libres les mâchoires, et, d'un violent effort, le patient se débarrassera lui-même.

S'il s'agit d'un jeune enfant, ou qu'il soit indispensable de se servir d'un instrument, vous coucherez votre malade sur le dos, la tête pendante sur le bord du lit ou de la table, et, de la sorte, vous aurez tous les avantages de la position déclive, sans danger pour le larynx : si la pièce de monnaie, le bouton, etc., glisse entre les mors de la pince et se dérobe, il tombera dans le rhino-pharynx et non dans la glotte.

C'est *par le nez*; *par le méat inférieur*, qu'on interviendra utilement dans les corps étrangers du rhino-pharynx, pour les déplacer, les mobiliser, les faire tomber dans l'arrière-bouche, où l'index gauche les « atteindra » pour les diriger au dehors : une pince courbe, une sonde métallique, glissée doucement d'avant en arrière le long du plancher d'une des fosses nasales, permettra de mener à bien l'attaque. Parfois, et à moins de frais, une grande irrigation poussée dans les fosses nasales — et toujours dans le méat inférieur — sera suivie du même résultat : aussi sera-t-il sage, en pratique, de commencer toujours par l'essai de ce procédé inoffensif.

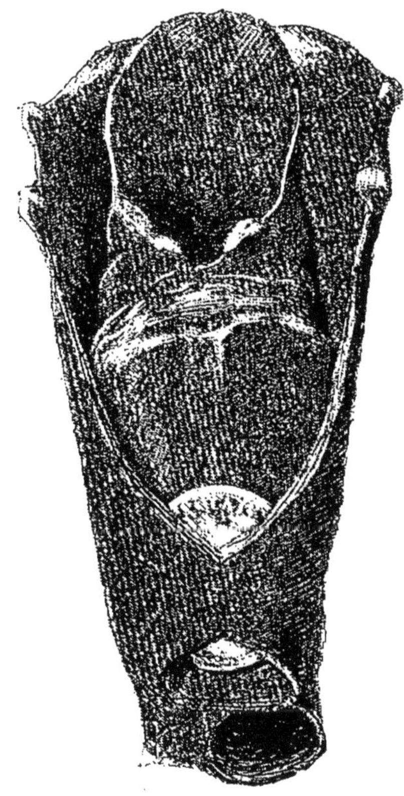

Fig. 171. — Corps étranger de l'œsophage. (Delbet.)

Enfin l'éclairage du pharynx, avec le miroir, lorsqu'il est possible, sera toujours préférable à toutes les manœuvres « au doigt ».

Les corps étrangers de l'**œsophage** nécessitent des manœuvres, en général, plus complexes. Toutefois, chez les enfants, on fera bien de recourir d'abord au procédé fort ingénieux de M. Félizet : « Nous pratiquons le cathétérisme avec une sonde urétrale à béquille n° 18. Le contact une fois pris, nous imprimons à l'extrémité de la sonde des mouvements de rotation, qui l'insinuent comme une vrille jusqu'au delà de l'obstacle, jusqu'à l'estomac. Nous injectons alors, suivant l'âge de l'enfant, 200, 500, 800 grammes d'eau boriquée tiède et nous retirons doucement la sonde. Son œil accroche au retour la pièce de monnaie, tandis que nous continuons notre irrigation; un effort de vomissement survient; il achève de dégager le corps étranger que nous enlevons avec une singulière facilité, fixé à l'extrémité de la sonde. »

On sera toujours très prudent dans les essais d'*extraction instrumentale*. Parmi les nombreux modèles de pinces, de crochets (fig. 174), d'extracteurs, nous signalerons seulement : le *panier de de Graefe* (fig. 172) ou, chez les jeunes enfants, le crochet œsophagien de Kirmisson (fig. 173), la *pince*, *une bonne pince œsophagienne* (fig. 177 et 178).

En dépit de ses apparences un peu inquiétantes, **le panier de de Graefe** est l'instrument de choix pour les pièces de monnaie (fig. 171). Il est dangereux, sans doute, il déchire la muqueuse, il s'accroche au larynx, entre des mains novices, que la crainte rend brutales et qui veulent faire de l'extraction je ne sais quel tour prestigieux. Il doit être conduit méthodiquement et sans hâte.

Introduisez-le sur l'index gauche, qui lui sert de guide, aussi bas que possible (voy. fig. 175), descendez jusqu'au contact du corps étranger, que vous sentez, que vous heurtez, et cherchez à passer dessous en inclinant la tige, en vrillant un peu : dès que vous aurez la sensation d'avoir « chargé » la pièce de monnaie (fig. 176), tirez en haut, directement en haut, en vous tenant aussi exactement que possible sur la ligne médiane, d'un mouvement rapide et *continu*, sans hésitation, sans brusquerie. Êtes-vous arrêté, ne forcez pas, tirez un peu obliquement à droite, à gauche, et, si rien ne bouge, abaissez un peu le panier, dégagez-le et « rechargez » le corps étranger. C'est en haut, à l'entrée du pharynx, qu'il faut accélérer le dernier temps et *achever d'un seul coup le dégagement final*.

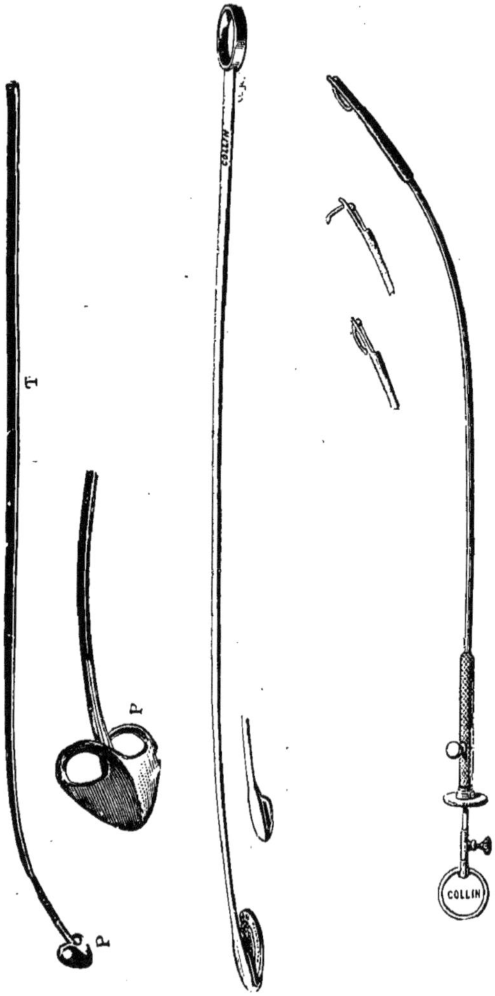

Fig. 172. Fig. 173. Fig. 174.

Fig. 172. — Panier de de Graefe.
Fig. 173. — Crochet œsophagien de Kirmisson
Fig. 174. — Crochet à bascule de Collin.

Quand on a affaire à un corps métallique, dur, qui sonne au contact du panier, on ne court aucun risque en suivant les précautions nécessaires, c'est-à-dire en ne cherchant pas à *soulever*, avant d'avoir bien *reconnu*. Les corps mous nous fournissent des sensations beaucoup plus vagues, et il est arrivé à plusieurs de harponner la paroi œsophagienne et de s'évertuer à l'extraire.

Parfois aussi le panier *accroche* le cricoïde, s'arc-boute et s'immobilise au-dessous de lui, et cela d'autant plus solidement, qu'on a cherché tout d'abord avec plus de force à franchir l'obstacle.

Je fus appelé, un soir, auprès d'une pauvre femme, qui portait ainsi dans sa gorge, depuis plusieurs heures, un panier de de Graefe, dont la tige sortait entre les dents et que des tentatives réitérées avaient été impuissantes à extraire. Elle avait avalé, dans la journée, un volumineux morceau de viande et un confrère, d'ailleurs très prudent et très habile, avait introduit le panier sans aucune peine, et, à sa grande stupéfaction, n'avait pu le retirer.

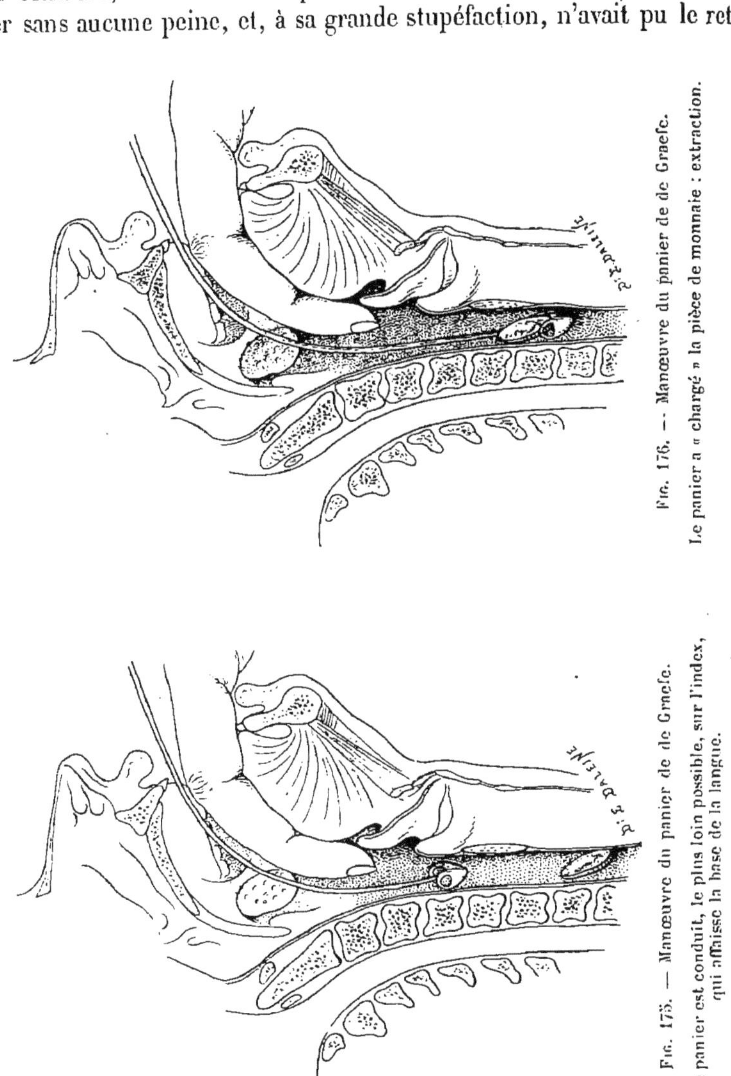

Fig. 176. — Manœuvre du panier de de Graefe.
Le panier a « chargé » la pièce de monnaie : extraction.

Fig. 175. — Manœuvre du panier de de Graefe.
Le panier est conduit, le plus loin possible, sur l'index, qui affaisse la base de la langue.

La situation ne laissait pas que d'être assez critique : l'instrument restait absolument immobile et les tentatives de refoulement, d'inclinaison, de demi-torsion n'étaient pas suivies du moindre effet. Je me décidai à pratiquer l'œsophagotomie externe : la malade fut endormie, et, avant d'opérer, je voulus faire un dernier essai ; la tige fut *portée fortement en arrière et en bas*, vers la colonne vertébrale, et comme pour traverser la paroi œsophagienne postérieure ; je sentis que quelque chose « se détachait », et j'amenai le panier, contenant encore des débris de viande.

Dans un cas du même genre, M. Félizet introduisit dans l'œsophage une grosse éponge huilée, montée sur une tige de baleine, qui, en dilatant le conduit au-devant du panier « accroché », permit de le libérer.

Ces accidents n'enlèvent rien à l'utilité du panier de de Graefe *bien manœuvré*, surtout, je le répète, pour les pièces de monnaie.

Les corps arrondis ou cylindriques, les noyaux, les pièces dentaires, etc., peuvent se prêter à l'**extraction avec la pince œsophagienne** (fig. 177 et 178), qu'on n'ouvre qu'au contact du corps étranger, qu'on ne ferme et qu'on ne tire qu'après avoir réalisé une large et solide « prise ». Il est rare qu'on y parvienne au premier essai : on recommencera patiemment, en se disant bien que ce premier temps est le temps capital, et que d'un bon « amarrage » dépend une extraction aisée.

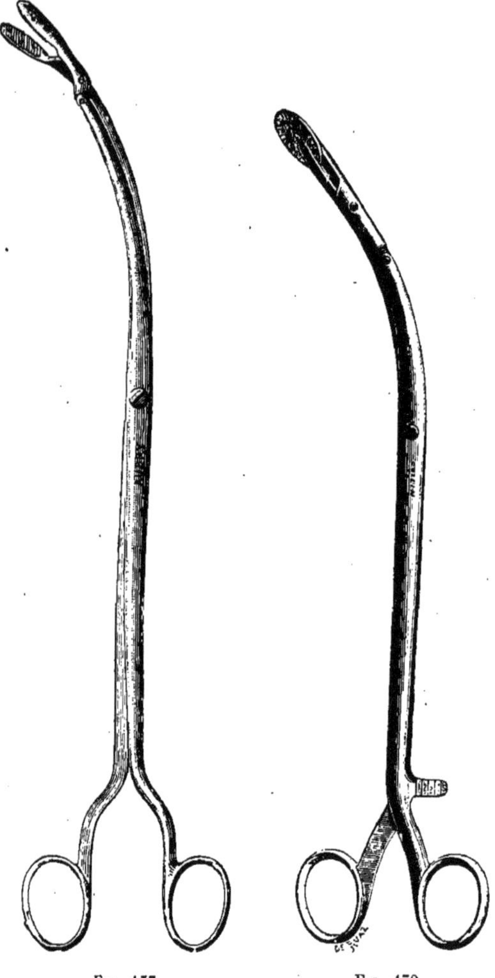

Fig. 177. Fig. 178

Fig. 177. — Pince œsophagienne.

Fig. 178. — Pince œsophagienne de Berger, avec échelle pour indiquer l'épaisseur du corps étranger.

C'est encore avec la pince qu'on pourra extraire parfois les aiguilles, les épingles, les arêtes, si l'on a réussi préalablement à bien déterminer leur siège; le plus souvent, du reste, elles s'implantent dans l'arrière-bouche ou le pharynx, où elles sont moins inaccessibles (1).

Au cours des manœuvres d'exploration ou d'extraction, le corps étranger, surtout s'il est arrondi et de surface lisse, est assez souvent refoulé et tombe

(1) Le parapluie de Fergusson — qu'on n'utilise plus guère — était spécialement destiné à leur extraction : on l'introduit fermé, on l'ouvre dans l'œsophage, au-dessous du point d'implantation présumé du corps étranger, et, en le retirant, on a *quelque chance* d'entraîner l'aiguille entre les crins rayonnés qui le composent.

dans l'estomac. Dans ces conditions, ce n'est pas un malheur, et la **propulsion** n'est à craindre que pour les corps pointus, tranchants, irréguliers, susceptibles de blesser l'estomac et l'intestin.

Si donc vous ne savez rien de la nature exacte et des caractères de surface du corps étranger, la propulsion sera un procédé aveugle et souvent dangereux; autrement, s'il s'agit de noyaux, de blocs de viande et même de pièces de monnaie très bas situés dans l'œsophage et dont l'extraction par la bouche se présente, après tentative faite, comme très malaisée, il vaudra mieux se résoudre tout de suite à pratiquer *le refoulement dans l'estomac*. Pour cela, une sonde œsophagienne un peu grosse, à l'extrémité de laquelle on adapte, s'il le faut, une éponge (c'est l'éponge de Green, en réalité) ou même un cathéter à boule suffisent parfaitement. Encore devra-t-on procéder avec méthode, faire glisser l'instrument sans violence et sans exercer au hasard un tassement, un bourrage qui pourrait faire éclater le conduit.

Enfin, cette première séance ne sera pas prolongée outre mesure : s'il n'y a pas d'accidents dyspnéiques graves, rien ne presse; une pause de quelques heures et même la remise au lendemain (1) entraîneront moins de dommages que ces tentatives réitérées et acharnées, que l'épuisement du malade et l'énervement du médecin finissent par rendre extrêmement périlleuses. On oublie trop, en pareille occurrence, que l'œsophage est un conduit musculaire et d'une rare puissance : *il faut donc compter avec le spasme*, et les rudes frottements des instruments sont bien faits pour l'entretenir et l'exaspérer. C'est pour cela qu'on se trouve souvent très bien, surtout chez les enfants, de donner le chloroforme avant d'entreprendre une difficile besogne d'extraction (2).

Il faut être bien prévenu, d'ailleurs, que toutes ces manœuvres d'extraction — *sans voir* — sont difficiles et dangereuses, et cela, d'autant plus qu'on a les instruments moins « en main ».

Une méthode fort séduisante, peu connue ou, du moins, peu pratiquée chez nous, et qui, du reste, suppose une instrumentation spéciale et une instruction technique préalable, c'est l'extraction « œsophagoscopique ». M. von Hacker l'a exposée dans tous ses détails : il a montré comment il fallait procéder, dans les divers cas, pour découvrir le corps étranger avec l'œsophagoscope, le saisir à travers le tube, et le ramener au dehors avec lui; en 1901, il comptait 23 observations de ce genre (3) : 12 fois le corps étranger occupait un œsophage normal, l'extraction avait toujours réussi;

(1) Pendant ce temps, on alimentera le malade avec de la bouillie, des purées, des blancs d'œuf, on le laissera dans le calme le plus complet, on lui fera prendre un peu de chloral ou de morphine : sous l'influence de ce régime, certains corps étrangers pourront spontanément « couler » et disparaître dans l'estomac.

(2) Jalaguier recommande, chez les petits enfants, l'administration du chloroforme, qui « facilite singulièrement le passage du panier de de Graefe ». (Corps étranger de l'œsophage. Pièce de 5 centimes dont la présence et le siège ont été révélés par la radiographie. Extraction, après seize jours, avec le panier de de Graefe. *Soc. de chir.*, 15 déc. 1897.)

(3) V. von Hacker, Ueber die Entfernung von Fremdkörpern aus der Speiseröhre mittelst der Œsophagoskopie. *Beitr. für klin. Chir.*, 1901, Bd. XXIX, I, p. 128.

11 fois, le corps étranger était « arrêté » au niveau d'un rétrécissement, cicatriciel ou cancéreux : dans un seul cas, l'extraction avait échoué. — Il est regrettable que le manque d'instrumentation et d'expérience soit de nature à restreindre, dans la pratique courante, les applications de cette technique si rationnelle.

Aussi les indications primitives de l'*œsophagotomie externe* sont-elles loin d'être rares. Ce n'est pas là, certes, une opération simple, à la portée de tous, et le meilleur conseil qui puisse être donné au praticien isolé nous paraît être celui-ci : explorez l'œsophage, si vous êtes outillé pour cela ; s'agit-il d'un corps étranger, rond ou plat, sans arêtes, que vous ayez dûment repéré avec l'explorateur, faites, si vous croyez, en conscience, pouvoir le faire, par les procédés indiqués ci-dessus, quelques tentatives, douces et méthodiques, d'extraction, mais ne promettez rien, ne vous acharnez pas ; devant un échec, sachez vous arrêter, et, sans attendre, occupez-vous d'avoir le plus tôt possible l'assistance d'un chirurgien.

Lui-même, s'il est avisé et prudent, n'insistera pas trop sur les tentatives instrumentales, et, d'autre part, il aura recours, d'emblée, à l'extraction « par voie externe » dans les deux conditions que voici : 1° en présence d'un *corps étranger très volumineux*, solidement enclavé, immobilisable, qui obture complètement la lumière de l'œsophage, empêche toute espèce de déglutition et crée, en outre, des accidents de *compression laryngo-trachéale*; 2° en présence d'un *corps étranger acéré, tranchant*, dont les moindres déplacements seraient périlleux, une lame de couteau, une pièce dentaire à pointes multiples, par exemple.

II

LE CORPS ÉTRANGER SÉJOURNE DEPUIS QUELQUES JOURS DANS LE PHARYNX ET L'ŒSOPHAGE

En pratique, cette seconde catégorie comprend surtout des corps étrangers de l'**œsophage**, et la question n'est plus la même que tout à l'heure. Un élément nouveau est venu compliquer la situation locale : la paroi œsophagienne s'est altérée, amincie, ulcérée parfois au contact et sous la pression du corps étranger ; elle est devenue friable et le *danger de perforation* s'est singulièrement aggravé. De plus, l'infection s'est souvent étendue jusqu'à l'atmosphère péri-œsophagienne, qui s'est infiltrée d'un œdème phlegmoneux.

Alors même que les lésions secondaires ne sont pas arrivées à ce point, il n'en reste pas moins une conclusion pratique à tirer : *il faut être ménager des tentatives d'extraction instrumentale* — ajoutons *même des explorations*.

Ici encore, c'est le cathéter à résonnateur qui conviendra surtout pour l'exploration ; mais il rencontrera souvent des obstacles et des difficultés qui n'existent pas dans les cas récents : si le corps étranger est peu volumineux, il s'est logé entre deux plis de muqueuse, il s'est recouvert de mucus, de débris alimentaires, et ne fournit plus de sensation nette au choc de l'instrument. Assez souvent on passe, sans rien trouver, jusqu'à l'estomac : il est rare pourtant qu'un petit ressaut, qu'une douleur locale, qu'un peu de sang maculant l'extrémité de la sonde, ne puissent servir d'indice. Enfin, la radio-

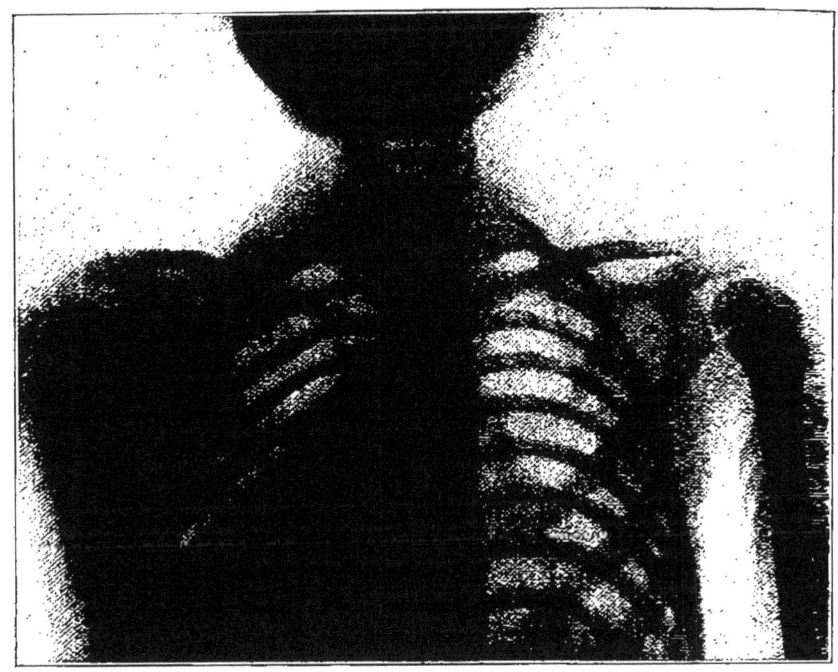

Fig. 179. — Radiographie d'un sou enclavé dans l'œsophage. (Jalaguier, *Soc. de chir.*, 1897.)

graphie devient alors une ressource précieuse pour les pièces de monnaie (fig. 179), les épingles, les arêtes, les os, etc.; elle évite des recherches qui pourraient être périlleuses et fournit des données autrement précises ([1]).

Nous sommes donc fixés sur la présence, la nature et le siège du corps étranger. Nous essaierons d'abord de l'extraire par les voies naturelles, en utilisant les divers procédés étudiés plus haut, mais *nous n'insisterons pas*; si nous avons échoué dans une première séance, régulièrement et prudemment menée, nous renoncerons à ces tentatives, toujours aveugles, en réalité, et nous nous préparerons à faire l'œsophagotomie externe ([2]). L'indication

([1]) Voy. l'excellente thèse de C. Briais, *Corps étrangers du pharynx, de l'œsophage, de l'estomac chez l'enfant*. Thèse de doct., 1897, n° 627. — Pourtant elle se trouve parfois en défaut, et, à plusieurs reprises, on a reconnu, à l'œsophagoscope, des corps étrangers, que la radioscopie n'avait pas « démontrés ».

([2]) Les corps étrangers du *pharynx proprement dit* se prêtent mieux, si l'on prend soin de s'éclairer avec le miroir, aux manœuvres de désenclavement et d'extraction, et la pharyngotomie reconnaît des indications moins fréquentes que l'œsophagotomie. On peut, d'ailleurs, inciser le en sera d'autant plus pressante, que les désordres fonctionnels seront plus marqués : elle sera formelle, s'il y a déjà des traces d'infiltration péri-œsophagienne.

Comme nous le disions plus haut, l'***œsophagotomie externe*** ne saurait passer pour une intervention simple; bien que le relief du corps étranger inclus puisse quelquefois servir de repère et qu'il s'agisse, alors, d'une opération *sur conducteur*, la recherche et l'ouverture du conduit œsophagien — surtout chez un enfant — sont toujours pénibles. On ne les mènera à bien qu'en s'astreignant à une méthode rigoureuse et en procédant par étapes successives.

Le patient est couché sur le dos, les épaules soutenues par un coussin dur, la tête légèrement renversée en arrière et inclinée à droite : les deux mains d'un aide la maintiennent immobile, et la *région latérale gauche du cou* (1) est largement exposée.

1er *temps*. — Incision des plans musculo-aponévrotiques. — Reconnaissez du doigt le cricoïde, la gouttière carotidienne, palpez, dans la profondeur, le tubercule de la sixième cervicale : rappelez-vous qu'il marque (avec le bord inférieur du cricoïde) l'origine de l'œsophage, et que la crosse de l'artère thyroïdienne inférieure est à un doigt plus bas. Tout à l'heure vous la rencontrerez croisant le bord du conduit œsophagien.

Faites une incision *qui commence à un doigt de l'articulation sterno-claviculaire et remonte jusqu'au bord supérieur du cartilage thyroïde* (fig. 180); ne craignez pas de la faire *longue* : il vous faut du jour, beaucoup de jour. Votre bistouri suit le bord antérieur, visible et tangible, du sterno-mastoïdien et vous n'avez d'autre objectif, pour le moment, que de le mettre à nu et de le récliner en dehors.

Incisez donc, d'un seul trait, jusqu'au « rouge », jusqu'au muscle, la peau, les pâles fibres du peaucier, l'aponévrose; jetez deux pinces sur les deux bouts de la jugulaire externe, que vous sectionnerez presque toujours; découvrez bien le muscle sur toute la hauteur de votre incision cutanée; puis, avec la sonde cannelée, libérez et décollez son bord antérieur, réclinez-le en dehors et chargez-le sur un écarteur. Dès lors vous avez devant vous le plan cervical moyen (fig. 180). Regardez-le. Une bandelette musculaire

pharynx, soit en *avant* (pharyngotomie sous-hyoïdienne, (voy. plus haut, p. 171), soit *latéralement*. M. Quénu a insisté sur la facilité et la bénignité de cette *pharyngotomie latérale* : il a retiré, par cette voie, une pièce dentaire enclavée au-dessous de l'orifice supérieur de l'œsophage; l'incision est faite sur le bord antérieur du sterno-mastoïdien, et tout de suite, l'on cherche la grande corne de l'os hyoïde, qui sert de principal repère; le tronc veineux thyro-linguo-facial étant coupé entre deux ligatures, la carotide externe est réclinée en dehors, et l'on sectionne directement la paroi pharyngienne, au ras du sommet de la grande corne. (*Bulletin de la Soc. de chirurgie*, 22 avril 1903, p. 440.)

(1) J'ai à peine besoin de rappeler ici que l'œsophagotomie externe se fait toujours *à gauche* : 1° parce que l'œsophage déborde la trachée de ce côté et qu'il est plus accessible; 2° parce que le nerf récurrent, logé dans l'angle trachéo-œsophagien, est plus facile à éviter. De fait, la lésion du récurrent est un des principaux écueils de l'opération : on se souviendra qu'il est *au-devant* du conduit et que celui-ci doit être attaqué *par son bord gauche*. Le point capital, c'est de se créer le plus de jour possible et de ne rien faire « au jugé » dans une pareille région.

rouge, obliquement dirigée de haut en bas et de dedans en dehors, croise en sautoir la partie moyenne de la plaie : c'est le *muscle omo-hyoïdien*, et, au-dessous de son ventre supérieur, vous apercevez, si le sterno-mastoïdien est bien rétracté, son intersection fibreuse.

Dégagez nettement, d'un coup de sonde, le bord supérieur de l'omo-hyoïdien, puis, sous ce bord, glissez la sonde cannelée, faites-la descendre un peu en dedans et chargez le muscle et l'aponévrose moyenne qui s'étale

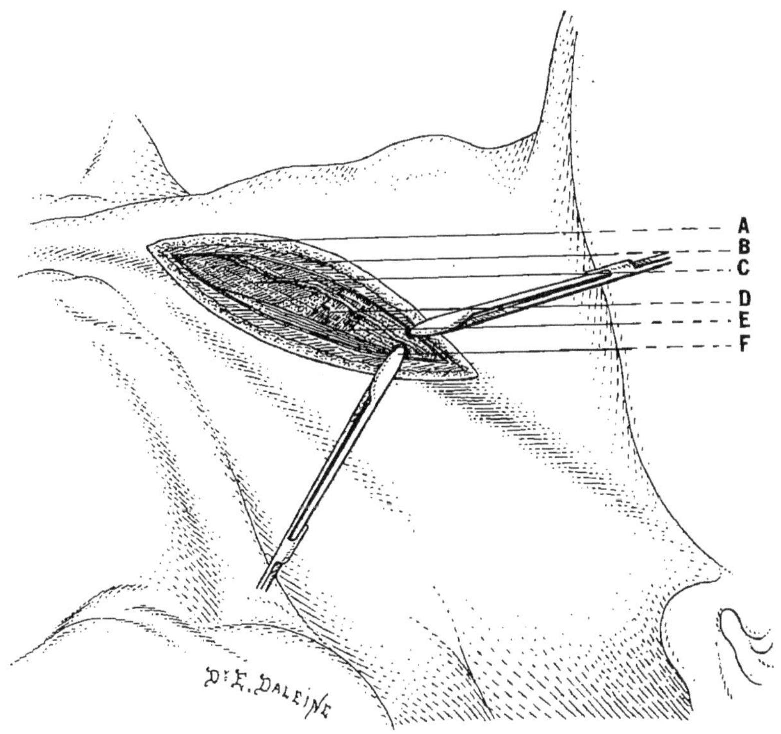

Fig. 180. — Œsophagotomie externe. — 1er *temps*.

A, tissu graisseux sous-cutané. — B, peaucier. — C, muscle sterno-hyoïdien. — D, muscle omo-hyoïdien. — E, bord antérieur du sterno-mastoïdien. — F, veine jugulaire externe, sectionnée entre deux pinces.

au-dessous de lui : sectionnez, d'un coup de bistouri, muscle et aponévrose. Dès lors vous avez pénétré dans la loge profonde du cou, et vous avez sous le doigt, *en dehors, le paquet des gros vaisseaux, en dedans, la trachée et le corps thyroïde*.

2e *temps*. — **Réclinaison du lobe thyroïdien, découverte de la trachée et de l'œsophage**. — Du bout de l'index, explorez les battements de la carotide, et sur la ligne médiane, appréciez le relief dur du cylindre trachéal. Promenez la sonde cannelée de haut en bas, sur le bord interne de la grosse artère, que vous voyez et que vous sentez, et libérez-la, pendant que le doigt en crochet la rétracte en dehors, avec la jugulaire (qu'on ne voit pas) et le sterno-mastoïdien qui les recouvre. Un écarteur remplace le doigt; et, les gros vaisseaux une fois en sûreté, dirigez-vous en dedans et *découvrez la trachée.*

Soulevez et décollez, avec la sonde cannelée, le bord des muscles sous-hyoïdiens : la trachée se montre, recouverte et masquée, plus ou moins bas, par le lobe gauche du corps thyroïde.

C'est à l'angle inférieur de ce lobe que vient aboutir l'*artère thyroïdienne inférieure* (fig. 181) entourée de deux veines et enveloppée d'ordinaire d'une sorte de feutrage grisâtre. Pensez à cette artère, allez à sa recherche,

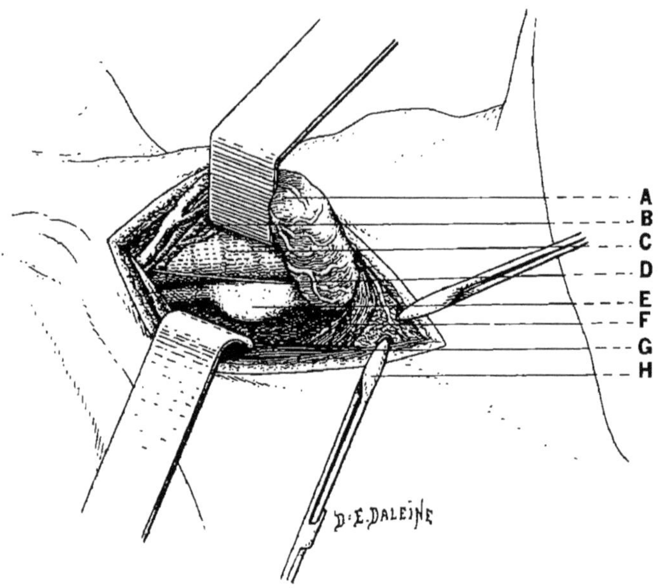

FIG. 181. — Œsophagotomie externe. — 2e *temps.*

A, corps thyroïde, dont le lobe gauche est récliné en avant. — B, vaisseaux thyroïdiens inférieurs. — C, trachée. — D, nerf récurrent. — E, œsophage, dont la paroi est soulevée par le corps étranger. — F, omo-hyoïdien. — G, sterno-mastoïdien. — H, veine jugulaire externe.

à un doigt environ au-dessous du tubercule de Chassaignac, nettement reconnaissable au fond de la plaie : vous la trouverez sans trop de peine, vous l'isolerez et la ferez récliner en bas et en dedans. Pour peu qu'elle obéisse mal à l'écarteur et qu'elle vous gêne, coupez-la entre deux ligatures. N'hésitez pas à faire tout le possible pour exposer largement votre champ opératoire : sur le cou gras de l'enfant, sur le cou épais et court de certains adultes, il ne le sera jamais assez. Relevez le lobe gauche du corps thyroïde, sans le déchirer, sans le fissurer, dégagez soigneusement son bord postérieur, en vous souvenant qu'il couvre et enclave plus ou moins la carotide, et, sous un large écarteur à cheval, réclinez-le à droite avec la trachée (fig. 181, 182 et 183).

De fait, *c'est la trachée qui constitue le meilleur repère pour trouver l'œsophage*, aplati, grisâtre, et dont l'aspect surprend et déconcerte, quand on pratique pour la première fois l'œsophagotomie. Le relief du corps étranger, s'il est volumineux et soulève la paroi, servira de guide : on incisera sur ce conducteur. Autrement, on pourrait introduire par la bouche une sonde ou un cathéter à boule, et soulever la paroi œsophagienne. Dans tous les cas, on se souviendra qu'entre la trachée et la colonne vertébrale, *il n'y a que l'œsophage* (¹).

3ᵉ *temps*. — **Incision de l'œsophage.** — Saisissez donc, avec deux pinces de Kocher, la paroi du conduit, sur son bord latéral gauche, attirez-la un peu en dehors, et, immédiatement au-devant de ce bord (s'il y a lieu, sur la saillie du corps étranger ou de la sonde conductrice) incisez-la en long. N'oubliez pas qu'elle est épaisse, qu'elle se compose *d'un premier plan musculaire*, et, au-dessous, d'une *muqueuse*, qui se présentera, sous

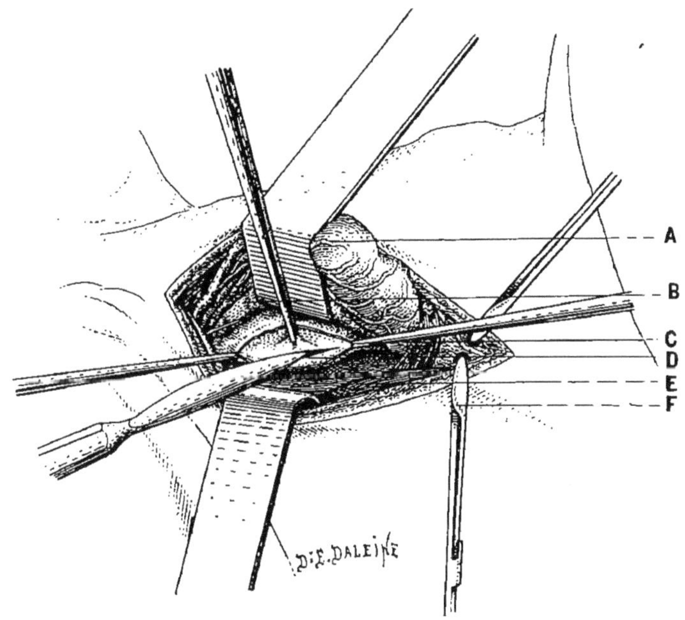

FIG. 182. — Œsophagotomie externe. — 3ᵉ *temps*.

A, corps thyroïde. — B, trachée. — C, pince soulevant la paroi œsophagienne. D, incision de l'œsophage. — E, sterno-mastoïdien — F, veine jugulaire externe.

le muscle sectionné, *comme une membrane blanchâtre, flasque, mobile* : il faudra l'amarrer, à son tour, avec une pince, pour l'ouvrir (fig. 182). Nous pouvons dire, ici, ce que nous répéterons pour l'estomac et l'intestin : tant qu'on hésite, on peut être sûr que l'œsophage n'est pas ouvert.

L'incision sera proportionnée au volume du corps étranger : on ne gagne rien à la faire trop brève, et les parois contusionnées se prêtent mal à une cicatrisation rapide.

L'extraction par la plaie est plus ou moins facile : on fera basculer les corps étrangers allongés, pour qu'ils « se présentent bien », par une de

(¹) Nous ne saurions trop insister sur cette donnée fort simple, qui nous a rendu les plus grands services dans deux œsophagotomies externes sans conducteur, sans relief indicateur d'aucune sorte.

leurs extrémités. Lorsqu'il s'agit d'un corps étranger très bas situé (et qu'on ne peut propulser), il devient nécessaire d'aller à sa recherche avec une longue pince courbe, et même de créer parfois une seconde « voie d'attaque » par l'estomac (voy. plus bas).

Faut-il suturer l'œsophage? — La réponse n'est pas douteuse, dans certaines conditions : quand la paroi est gravement altérée par un contact prolongé du corps étranger ou par les manœuvres d'extraction ou que les tissus péri-œsophagiens sont infiltrés et phlegmoneux, laissez tout béant, drainez (avec un drain) et contentez-vous de rétrécir un peu, à ses deux extrémités, la plaie cutanée [1].

Si l'intervention a été précoce et que le conduit soit resté sain ou à peu près, on pourra fermer la brèche œsophagienne [2], sous la réserve de faire

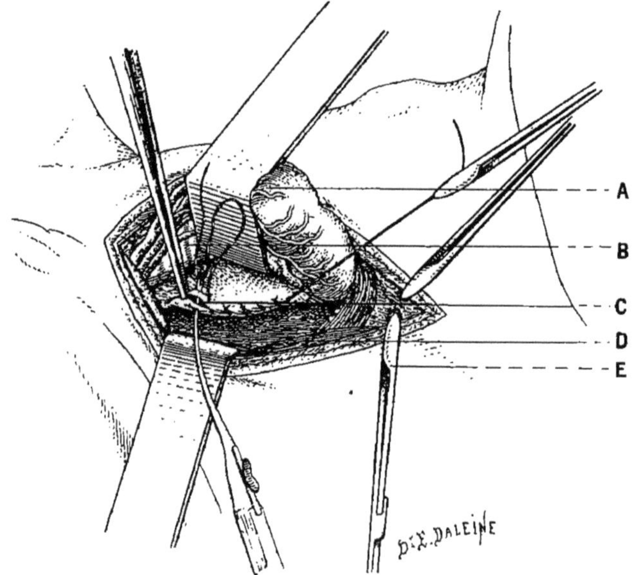

Fig. 185. — Œsophagotomie externe. — 1e *temps*.

A, corps thyroïde. — B, trachée. — C, suture de l'œsophage. — D, sterno-mastoïdien. F, veine jugulaire externe.

une bonne suture, et, par prudence, de laisser un petit drain dans le foyer profond.

(1) Il est inutile, dans ces conditions, de laisser, par la plaie, une sonde à demeure, destinée à alimenter l'opéré. L'alimentation (liquide) se fait, dès les premiers jours, par la bouche : une certaine quantité du liquide passe naturellement par l'orifice, mais la voie est libre et nulle infiltration n'est à craindre.

(2) Dans une statistique de 53 œsophagotomies externes pour corps étrangers, M. Kaloyéropulos relève 37 cas où la suture a été pratiquée, avec une mortalité de 8,5 pour 100, 14 cas de non-réunion, avec 28,5 pour 100 de mortalité (2 fois, les renseignements manquent). D'ailleurs les cas de non-réunion sont ceux où le pronostic initial était le plus sérieux, par le fait du séjour prolongé du corps étranger, des lésions de la paroi œsophagienne, etc. : ce qui explique la mortalité plus élevée. — Quant à la mortalité générale de l'œsophagotomie externe pour corps étrangers, elle oscille autour de 15 pour 100. (J. Kaloyeropulos, Ueber Œsophagoskopie und Œsophagotomie bei Fremdkörpern in der Speiseröhre. *Beitr. zur klin. Chir.*, 1903, Bd. XXXVIII, 2, p. 540.)

Faites alors, au catgut ou à la soie, un premier surjet, isolé, sur la muqueuse œsophagienne, et réunissez les deux lèvres musculaires par trois ou quatre points séparés ou un second surjet (fig. 183), qui en chargent toute l'épaisseur, et qu'on serre suffisamment pour obtenir, sans couper, une étroite coaptation. A la profondeur où l'on opère, cette suture ne laisse pas que d'être souvent malaisée : une aiguille courte et courbe, montée sur un porte-aiguille ou sur une pince à forcipressure, rendra d'ordinaire plus de services que l'aiguille fine de Reverdin. Une fois réuni l'œsophage, on place le drain à son contact, on rapproche par un surjet les plans musculo-aponévrotiques, et l'on suture la peau, en réservant un orifice, en bas de la plaie, pour le passage du tube.

L'opéré n'est alimenté qu'avec des liquides, pris à doses fractionnées, pendant les premiers jours, et, à notre sens, ce régime, qu'on peut compléter, d'ailleurs, par des lavements alimentaires, est préférable à l'alimentation à la sonde, et aux cathétérismes répétés, qui tiraillent et distendent toujours la plaie œsophagienne réunie.

Il nous reste à dire quelques mots d'interventions plus complexes, applicables à certains **corps étrangers de la partie inférieure de l'œsophage**, et qui ne rentrent qu'en partie dans le cadre des opérations d'urgence : nous voulons parler de la gastrotomie, et des diverses manœuvres combinées auxquelles elle peut servir de voie ([1]).

Richardson (de Boston) ([2]) l'a pratiquée le premier pour extraire un dentier avalé depuis huit mois et arrêté à 14 pouces au-dessous de l'arcade dentaire : il ouvrit l'estomac, et, sur le doigt introduit dans le cardia, il conduisit une pince et saisit le corps étranger. L'opération est, du reste, loin d'être aisée; la hauteur (ou la profondeur) du cardia, la difficulté d'y pénétrer, d'exécuter, au-dessus de lui, les manœuvres nécessaires au désenclavement, en rendent suffisamment compte. Aussi est-il indispensable d'ouvrir l'estomac le plus près possible du cardia, en haut et à gauche.

On peut pratiquer l'extraction avec le doigt — avec la main, introduite tout entière dans l'estomac — avec des instruments, pinces courbes, cathéters, etc.

Si l'estomac est « extériorisé », il est impossible au doigt d'atteindre le cardia, à plus forte raison de le franchir et de « travailler » dans l'œsophage. Wilms ([3]) a utilisé le procédé que voici : il s'agissait d'un dentier fixé à la hauteur du disque des 8e et 9e vertèbres dorsales : l'estomac découvert, on circonscrivit une petite zone de la paroi antérieure par une suture en bourse séro-musculaire; au centre, on incisa, et, par l'orifice, on fit pénétrer l'index, puis on serra le fil, en appliquant fortement, autour de la

([1]) On trouve dans la littérature, jusqu'en 1902, 14 opérations de ce genre. (Voy. v. Hacker, Zur Frage der zweckmässigsten Verfahrens, um Fremdkörper aus dem unteren Theil der Speiseröhre vom Magen aus zu entfernen. *Beitr. zur klin. Chir.*, 1902. Bd. XXXII, 2, p. 532.)

([2]) Maurice H. Richardson, A case of gastrotomy, digital exploration of the œsophagus, and removal of plate of teeth. Recovery. *Boston med. and surg. Journal*, 16 déc. 1886.

([3]) Wilms, Die Entfernung von Fremdkörpern aus dem unteren Theil des Œsophages vom Magen aus. *Deutsche Zeitschrift für Chir.*, Bd, LX, p. 348.

racine du doigt, les lèvres de l'incision. On réussit alors, en refoulant la paroi gastrique et en introduisant toute la main dans le ventre, à franchir le cardia et à déloger le dentier.

Assez souvent, un seul doigt ne suffira pas à cette besogne; l'estomac étant maintenu hors du ventre, et dûment entouré, on pourra l'ouvrir assez largement pour y faire manœuvrer toute la main.

Ailleurs on s'est servi d'une longue pince courbe ou d'une sonde œsophagienne, guidée avec le doigt, ou encore l'on a combiné, de diverses façons, ce cathétérisme rétrograde au cathétérisme par la bouche.

William Bull (de New-York) (¹) recourut de même à la gastrotomie pour retirer un noyau de pêche fixé à l'extrémité inférieure de l'œsophage, chez une fillette de seize ans; mais il ne réussit pas à saisir le noyau par le cardia : il introduisit alors par la bouche une fine sonde qu'il fit glisser jusque dans l'estomac, il attacha une éponge à l'extrémité de la tige, et, la ramenant de bas en haut, il entraîna, par cette propulsion à rebours, le corps étranger.

Finney (de Baltimore) (²) employa un artifice inverse : il s'agissait encore d'un noyau de pêche, arrêté à 52 centimètres des incisives, et que toutes les tentatives « par les voies naturelles » n'avaient pu mobiliser; on fit la gastrotomie, on passa de l'estomac dans la bouche une fine sonde en gomme, on attacha une éponge à son extrémité buccale, et, la ramenant de haut en bas, on fit tomber le noyau dans l'estomac.

Dans un cas, j'ai eu recours aussi à la *gastrotomie et au cathétérisme rétrograde de l'œsophage*, pour extraire une pile de « sous » enclavés dans le segment inférieur du conduit, et que la radiographie avait révélée.

Après la laparotomie médiane sous-ombilicale, l'estomac fut attiré au dehors et incisé sur sa face antérieure, à égale distance des deux courbures et parallèlement à son grand axe, dans une étendue de 10 centimètres. Une sonde, introduite par le cardia, de bas en haut, dans l'œsophage, nous donna bientôt, en arrière, la sensation d'un corps étranger : *elle fut poussée au delà, puis je la ramenai de haut en bas, en l'inclinant le plus possible en avant*, pour déloger et faire tomber dans l'estomac le corps étranger. La manœuvre réussit, et je retirai un bloc de pièces, 5 de 10 centimes, 1 de 5 centimes, agglutinées ensemble. La brèche stomacale fut réunie par un double surjet, et la guérison eut lieu très simplement (³).

Qu'il s'agisse du doigt ou d'un cathéter, on devra, pour pénétrer dans le cardia, saisir la petite courbure, et aussi *tendre* cette petite courbure, manœuvre complémentaire fort importante qui efface les plis muqueux et ouvre la voie.

Bien entendu, quel que soit leur intérêt, ces *extractions par voie sto-*

(¹) William Bull, Gastrotomy for digital exploration of the œsophagus, and removal of a foreign body. *New-York med. Journal*, vol. XLVI, n° 18, p. 481, 29 oct. 1887.

(²) Finney, A case of gastrotomy for peach-stone in the œsophagus. *Bull. of the John Hopkins Hospital*, 1892, vol. III, n° 16.

(³) La malade, qui avait expulsé, dans une selle, quelques jours avant l'opération, trois pièces de 5 centimes, isolées, en rendit plus tard trois autres : une de 10 centimes et deux de 5 centimes. Elle avait donc avalé 18 « sous » en douze pièces. (Gastrotomie pour corps étrangers de l'œsophage. *Acad. de méd.*, 10 janvier 1899.)

macale des corps étrangers de l'œsophage ne reconnaissent que des indications tout exceptionnelles et réservées aux cas où il est impossible ou dangereux de faire l'extraction œsophagoscopique ou la propulsion.

PHLEGMONS DU COU

Ce n'est pas toujours besogne aisée que d'ouvrir un phlegmon profond du cou, voire un phlegmon sous-maxillaire; c'est là, de plus, dans certaines formes, une besogne d'urgence immédiate, pour enrayer l'asphyxie menaçante ou couper court à la septicémie.

Un malade se présente à vous, avec un gonflement énorme de toute la région *sous-maxillaire* et de la moitié inférieure de la face. Ne vous attardez pas à rechercher une fluctuation, qui reste longtemps profonde et vague; la douleur aiguë, réveillée par le doigt, l'empâtement et l'œdème sous-cutané, une rougeur diffuse de la peau suffisent à faire la preuve : *il y a du pus*, n'en doutez pas, mais ce pus est encore encaissé dans la loge aponévrotique.

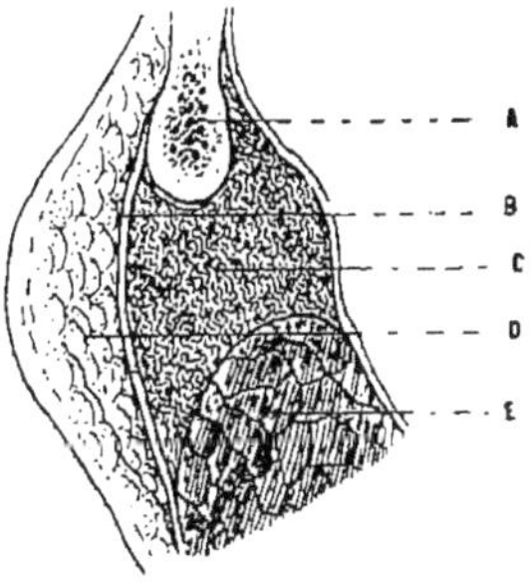

Fig. 184. — Adéno-phlegmon sous-maxillaire (coupe verticale).

A, maxillaire. — B, aponévrose. — C, collection purulente. — D, tissu cellulaire sous-cutané, œdématié. — E, glande sous-maxillaire.

Regardez la figure 184 et dites-vous bien que, pour ouvrir le **phlegmon sous-maxillaire**, il faut : *inciser la peau au bistouri* (1er temps); *rompre l'aponévrose à la sonde cannelée* (2e temps). Ne vous arrêtez jamais à mi-chemin, et ne vous étonnez pas de ne rien trouver sous la peau.

Donc, faites au bistouri, à un doigt au-dessous du bord de la mâchoire, une incision horizontale de deux travers de doigt, qui ne déborde pas la limite postérieure de la région, où l'artère faciale serait intéressée (voy. fig. 90). — Prenez une bonne sonde cannelée de Nélaton, et, au milieu de votre incision, attaquez le plan profond, tendu et résistant : faites pénétrer le bout de la sonde dans l'aponévrose, puis déchirez en travers, en vous dirigeant *en haut et en avant, vers la bouche* (fig. 185). Ainsi conduite, la manœuvre sera sans danger, et bientôt vous verrez sourdre le pus.

Rappelons seulement le **phlegmon sous-angulo-maxillaire**, complication fréquente de l'évolution de la dent de sagesse, qui occupe la partie toute postérieure de la région : vous l'ouvrirez par une incision légèrement courbe, encadrant l'angle de la mâchoire (fig. 186), et vous ferez « travailler du bout » votre sonde cannelée, *en haut et en avant, vers l'angle*.

La situation est autrement grave en présence du **phlegmon infectieux sus-hyoïdien**.

Un beau jeune homme de vingt-six ans, le lendemain de l'avulsion d'une dent, est pris de quelques frissons, de douleurs sourdes dans la région sous-maxillaire, et, tout de suite, tombe dans un état d'abattement étrange. Un léger gonflement paraît et se diffuse dans la région sus-hyoïdienne. Je suis appelé près de lui deux jours après : la température est de 39°,5, le pouls petit et fréquent, la langue sèche, les yeux hagards; toute la région sus-hyoïdienne est occupée par une voussure uniforme, œdémateuse, presque indolente, recouverte par places de marbrures violacées; elle entoure d'une

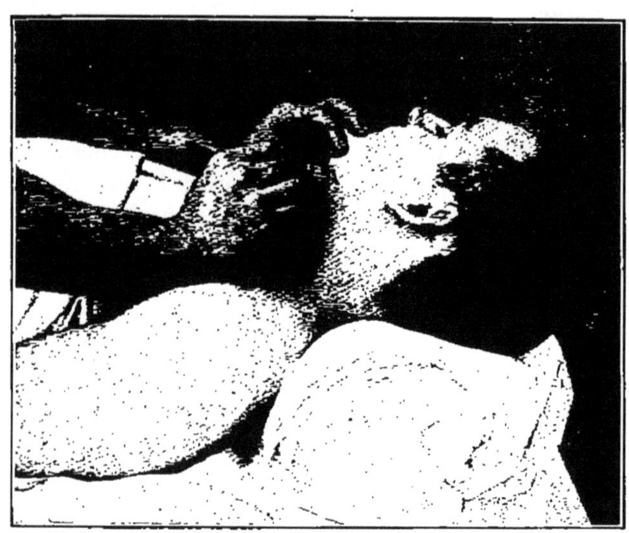

Fig. 185. — Ouverture d'un *adéno-phlegmon sous-maxillaire*, manœuvre de la sonde cannelée.

sorte de demi-collier la partie supérieure du cou, soulève un peu le plancher de la bouche, et conserve sur toute son étendue les mêmes caractères d'infiltration diffuse. La région est largement incisée au thermocautère : il ne s'écoule, de chaque brèche, qu'un liquide séro-sanieux, brunâtre, pas de pus. Après une courte amélioration, les accidents d'infection s'aggravent, et le malade meurt, dans le coma, quarante-huit heures après.

Autre exemple. Une femme, jeune encore, nous est apportée à l'hôpital Beaujon, dans un état de cyanose complète et de mort imminente : la face est violacée, les yeux saillants, la respiration extrêmement pénible et toute superficielle, le pouls incomptable. Le cou est encerclé d'un épais bourrelet rougeâtre, qui s'étend, d'un côté à l'autre, sur toute la région sus-hyoïdienne, bourrelet mollasse, œdémateux, non fluctuant. Le début remontait à quelques jours. Il fallait aller au plus pressé, et d'abord ouvrir la trachée, mais, avant même qu'on pût intervenir, la malade succombait.

Et je pourrais citer encore d'autres exemples; de quelque nom qu'on veuille les appeler, phlegmon diffus sus-hyoïdien, angine de Ludwig, etc., ces accidents terribles sont loin d'être rares : ils tuent *par infection suraiguë* ou *par asphyxie*.

En vérité, nous sommes peu armés contre eux; ou, du moins, l'heure vient vite où toute intervention est impuissante : il faut craindre cette terrible affection, et savoir la dépister dès le début, pour lui appliquer le seul traitement qui puisse être sauveur.

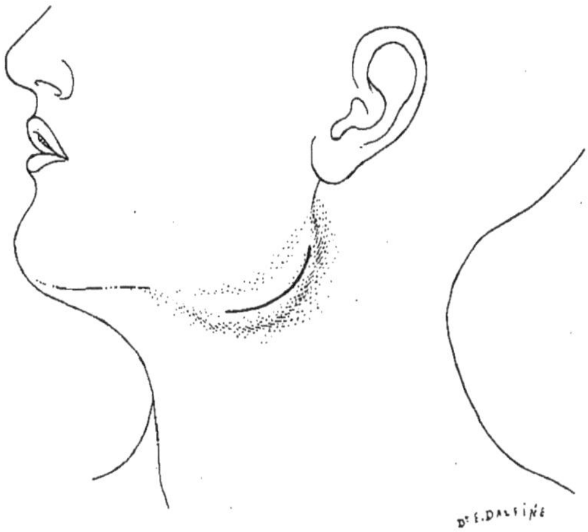

Fig. 186. — Incision du *phlegmon sous-angulo-maxillaire.*

Traitez donc — et tout de suite — ce phlegmon diffus sus-hyoïdien comme le phlegmon diffus des membres : *débridez largement au thermocautère* la loge médiane et les loges latérales, creusez en avant et sur les côtés de profonds sillons antéro-postérieurs, qui pénètrent très loin, au milieu de l'infiltration séro-sanieuse; et, dans leurs intervalles et sur les confins du gonflement, plongez la pointe rougie (fig. 187), en évitant le trajet des gros vaisseaux : pratique barbare, seule pratique de salut; enfin bourrez les plaies avec de la gaze imbibée d'eau oxygénée, et recouvrez toute la région avec un grand pansement, aussi à l'eau oxygénée [1].

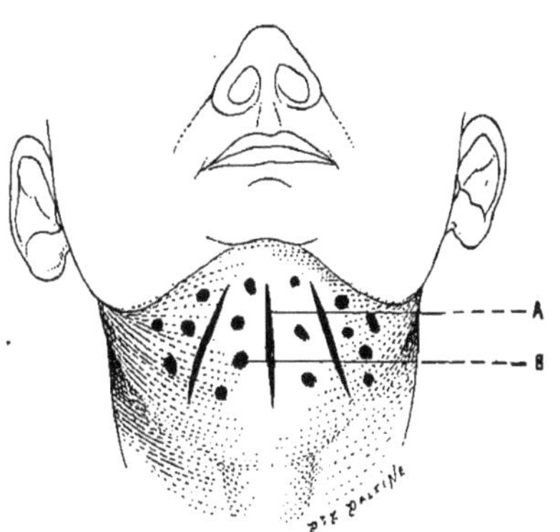

Fig. 187. — Débridements multiples, au thermocautère, d'un *phlegmon diffus sus-hyoïdien.* (Schéma.)

A, brèches longitudinales. — B, Ponctions profondes.

Plus bas, dans la région **sterno-mastoïdienne et sous-hyoïdienne**, vous rencontrerez parfois des suppurations profondes, de localisation souvent difficile à préciser, mais qui provoqueront des accidents pressants de suffocation et la nécessité d'un débridement immédiat.

Ici encore, il s'agit plus souvent d'un empâtement, ou même d'une infiltration épaisse, que d'une collection nette et fluctuante. Les incisions seront pratiquées suivant la technique plus haut indiquée, avec le bistouri ouvrant la voie, et la sonde cannelée « travaillant » dans la profondeur, ou encore avec le couteau du thermocautère, au rouge sombre.

Citons le *phlegmon thyro-hyoïdien*, qui occupe la région sus-laryngée, et

[1] L'eau oxygénée à 12 volumes. Faites faire aussi de fréquentes pulvérisations avec le même liquide, et employez-le, dédoublé, à d'abondantes irrigations de la bouche et de la gorge. N'oubliez pas non plus le sérum artificiel à très haute dose.

se diffuse au-dessus de l'os hyoïde et vers le plancher de la bouche. L'incision *médiane verticale* devra être utilisée, quitte à la prolonger, s'il le faut, sur le raphé médian sus-hyoïdien.

Citons encore les *phlegmons péri-laryngés et péri-trachéaux*, toujours plus saillants d'un côté, et qu'il conviendra d'aborder par une incision latérale, parallèle au bord antérieur du sterno-mastoïdien et un peu en avant de lui, — et encore certaines formes graves et asphyxiantes de *thyroïdite suppurée*.

Une femme de vingt-deux ans, enceinte de sept mois, nous est apportée, dans un état très alarmant : fièvre à 40 degrés, pouls à 150, respiration pénible, accidents d'infection aiguë et de suffocation. Le devant du cou est occupé par une volumineuse tumeur, ovoïde, fluctuante, rouge, qui occupe le lobe droit du corps thyroïde. Une incision évacue une abondante quantité d'un liquide noirâtre, hématique, fétide, et conduit dans une vaste cavité intra-thyroïdiennne, d'où suinte du sang rouge. Un peu de compression arrête ce suintement. Les accidents cessent, et la malade, guérie, accouchait régulièrement deux mois après.

Dans ces collections thyroïdiennes, dont la paroi est susceptible de donner lieu à des hémorragies sérieuses, le débridement au thermocautère serait préférable en pratique d'urgence.

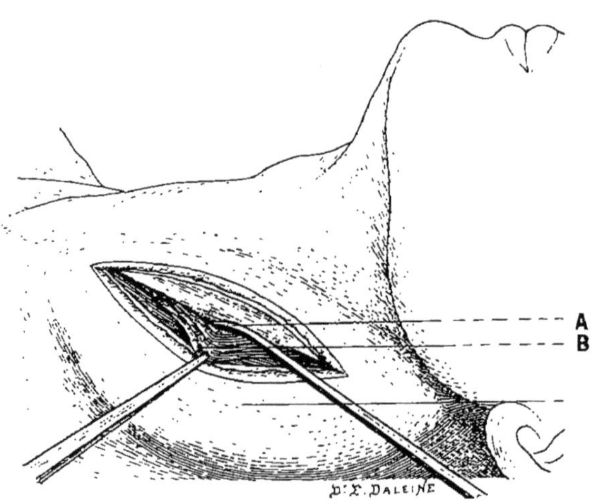

Fig. 188. — Incision d'un *abcès sous-sterno-mastoïdien*.

A, sonde cannelée « travaillant » à la face profonde du muscle, de dedans en dehors. — B, bord antérieur du muscle, récliné par un pince.

Latéralement, en laissant à part les suppurations superficielles, nous signalerons **l'abcès sous-sterno-mastoïdien**, l'abcès diffus profond du cou (Tillaux).

Un homme d'une cinquantaine d'années est pris, à la suite d'un refroidissement, de fièvre, de frissons et d'une raideur douloureuse du cou, qui s'accentue de plus en plus et se complique bientôt d'une tuméfaction diffuse de toute la région sterno-mastoïdienne gauche. Quand il est apporté à l'hôpital, quatre jours après, la moitié correspondante du cou est soulevée en masse dans toute sa hauteur, et l'on sent profondément, sous le muscle étalé et dur, une nappe épaisse et vaguement fluctuante. La respiration est sifflante, difficile, accompagnée de tirage, et les accidents dyspnéiques s'aggravent rapidement.

Que faire, en pareille occurrence? La trachéotomie ou le débridement du foyer profond ?

Hormis les cas de mort imminente, où, avant tout, il faut « donner de l'air » au malade qui suffoque, la méthode rationnelle consiste à *débrider* : l'évacuation de l'abcès, en décomprimant la trachée, remplira toutes les indications.

Faites une longue incision *sur le bord antérieur du sterno-mastoïdien*, à la hauteur du relief maximum de la tuméfaction. Allez d'abord découvrir le muscle, le bord musculaire rouge : premier et précieux repère. C'est au-dessous de lui, à son contact, en le soulevant, en le réclinant en arrière, que vous poursuivrez votre recherche, à la sonde cannelée.

L'épouvantail, ce sont les gros vaisseaux, carotide et jugulaire ; et, de fait, le danger est bien réel, si l'on ajoute encore que les parois vasculaires peuvent être ramollies et altérées au contact du pus. Toute manœuvre brusque et aveugle doit être rigoureusement proscrite : le doigt précédera toujours, dans la profondeur, la sonde cannelée, recherchant les battements carotidiens et se guidant sur la voussure tendue qui dénonce le foyer ; la sonde cannelée sera conduite à petits coups, en long, parallèle à la face profonde du muscle, qu'elle décollera peu à peu.

Bien entendu, lorsque le phlegmon dessine en arrière son relief maximum et soulève le bord postérieur du muscle, on suivra la voie toute tracée et l'on incisera *en arrière* en s'astreignant à toutes les règles de prudence qui viennent d'être indiquées.

Enfin, devant un empâtement *diffus* qui infiltre et déforme toute la région, on fera bien de suivre la pratique de Chassaignac : d'inciser *sur la ligne médiane, jusqu'à la trachée*, et, par cette brèche ouverte, de poursuivre latéralement, de dedans en dehors, à la sonde cannelée et au doigt, la besogne de décollement et de recherche.

POITRINE

TRAUMATISMES FERMÉS DE LA POITRINE

Dans ce cadre doivent rentrer les contusions profondes, les fractures et luxations des côtes et du sternum et leurs complications, qui ne s'accompagnent pas de plaie *extérieure*. Cela ne veut pas dire que ces traumatismes, *fermés en dehors*, soient réellement à l'abri de l'infection : le foyer est clos du côté de la peau, il est souvent ouvert du côté du poumon, rompu ou fissuré, et c'est une voie toute préparée à l'apport des agents septiques.

Il est rare, d'ailleurs, que cette première variété de traumatismes crée des indications opératoires urgentes, et ce n'est guère que dans l'une ou l'autre des trois éventualités suivantes, — rares elles-mêmes, — qu'une intervention pourra quelquefois s'imposer : 1° dans les ***ruptures du poumon*** avec ou sans fractures de côtes, suivies d'un hémothorax d'abondance excessive; 2° dans certains cas d'***emphysème généralisé*** consécutifs aux fractures de côtes ; 3° dans les ***hernies sous-cutanées du poumon***.

Une violente contusion du thorax, même sans lésion du squelette pariétal, peut déterminer une **rupture plus ou moins étendue du poumon** et remplir la plèvre d'air et de sang. Le mécanisme de ces faits ne saurait être exposé ici, mais leur réalité n'est pas douteuse [1]. — L'accident s'explique mieux et s'observe plus souvent, lorsque plusieurs côtes sont fracturées, chevauchées, « enfoncées » ; ce n'est pas seulement le poumon déchiré ou éraillé, ce sont aussi les vaisseaux pariétaux, intercostaux, mammaires internes, quelquefois des branches secondaires de très faible calibre, qui versent alors du sang dans la plèvre.

L'abondance et surtout la rapidité de l'épanchement font naître parfois un état primitif d'angoisse fort alarmant, où l'anémie résultant d'une énorme perte de sang se complique de la dyspnée intense due à la compression pulmonaire.

Que faire alors? Tenter une hémostase directe, sans avoir la moindre

[1] Ces ruptures pulmonaires sans fractures de côtes peuvent être très étendues et devenir mortelles. Chez un blessé de Comte, après une contusion de la partie antéro-externe du thorax (par une barre de fer), la mort survint au 7e jour : à l'autopsie, on ne trouva pas de côte fracturée, mais le poumon fendu jusqu'à la moitié de son épaisseur ; le sommet était fixé par d'anciennes adhérences et le mécanisme semble avoir été plutôt celui de l'arrachement que de la rupture par compression. (COMTE, Rupture du poumon par contusion. *Revue médicale de la Suisse romande*, 1894, t. XIV.)

notion précise de l'origine et du siège de l'hémorragie, ce serait s'engager dans une entreprise fort hasardeuse, et nous verrons, d'ailleurs, plus loin, quelles sont les difficultés de cette hémostase pulmonaire, même dans les plaies largement ouvertes. On ne se résoudrait à « jouer cette grosse partie » que dans les cas où la vie semblerait menacée à bref délai, et c'est alors le foyer de fracture que l'on ouvrirait. Lors de contusion sans fracture, on taillerait et relèverait, à la partie moyenne du thorax, ce grand volet, que nous étudierons plus loin (voy. p. 225).

Hormis ces nécessités d'extrême urgence, il vaudra mieux attendre, combattre la dyspnée par la position assise, les inhalations d'oxygène, etc., l'anémie par les injections sous-cutanées de sérum, répétées à petites doses; une fois passé le premier « shock », les accidents s'atténuent, en général, et perdent leurs allures effrayantes ; au bout de deux ou trois jours, une ponction, en vidant une grande partie de la plèvre, — sans risquer de rompre l'hémostase, — sera suivie d'une amélioration considérable et hâtera singulièrement la guérison (1).

Devant un **emphysème envahissant**, consécutif à la fracture d'une ou de plusieurs côtes, et qui se diffuse à la base du cou et provoque des accidents graves de suffocation et de cyanose, on se trouvera bien de faire une large incision de la zone « soufflée » ; c'est une voie de drainage pour l'air épanché, et cette pratique nous a été, à deux reprises, fort utile. Quant aux cas — exceptionnels — d'emphysème généralisé, nous ne saurions mieux faire que de résumer l'exemple suivant, dû à Bramann (2), et de rapporter l'ingénieuse intervention qui fut suivie d'un plein succès.

Ouvrier de dix-neuf ans : une voiture pesant 50 quintaux lui passe obliquement sur le côté droit de la poitrine. Une demi-heure après, l'emphysème occupe le cou, le thorax, l'abdomen, les cuisses et les bras. La 3e et la 4e côte droites sont fracturées dans la ligne axillaire et l'on entend à ce niveau, pendant l'inspiration, un frémissement des plus nets. Dans les six heures qui suivent, l'emphysème gagne les pieds et les mains, toute la face, toute la tête, et le corps entier du blessé n'est plus qu'une sorte de tumeur gazeuse. L'oppression est extrême, le pouls à peine perceptible, le visage cyanosé.

Il y avait indication vitale à intervenir. On pouvait supposer qu'il existait une fissure pulmonaire en avant, à la hauteur de la fracture de côtes. On fit donc une incision sur la 4e côte, dont un segment de 5 centimètres fut réséqué : un trocart plongé dans la plèvre donna issue à une grande quantité d'air ; on ouvrit la cavité pleurale, mais la fissure pulmonaire n'occupait pas la face pariétale, elle paraissait siéger dans la région du hile et restait inaccessible.

On termina donc l'opération de la façon suivante : *Un gros drain*, à paroi épaisse, *fut laissé dans la cavité pleurale et la plaie fut réunie, en appliquant exactement les parties molles tout autour de lui* : de la sorte, l'air

(1) Bouilly, Des épanchements sanguins de la plèvre. *Gazette méd. de Paris*, 1884, p. 24.
(2) Bramann, Ueber die Bekämpfung des nach Lungenverletzungen auftretenden allgemeinen Körperemphysems. *Deutsche Gesells. für Chir.*, 1893, XII Kongress.

qui était versé dans la plèvre à chaque inspiration par la brèche pulmonaire, sortait par le drain, au moment de l'expiration, sans fuser dans les parties molles. Au drain, qui dépassait d'environ 3 centimètres la surface thoracique, fut adapté *un tube en caoutchouc mince, dont les parois flasques, tout en laissant passer l'air expiré, s'affaissaient et fermaient la voie pendant l'appel inspiratoire.*

Le résultat fut excellent ; l'emphysème se réduisit rapidement. Au sixième jour, la plaie pulmonaire semblait fermée ; au onzième jour, le drain fut retiré et la plaie thoracique complètement suturée. Au seizième jour, il n'y avait plus trace de pneumothorax, et, après une grave bronchite qui dura de la quatrième à la sixième semaine, la guérison fut définitive.

Nous ne ferons aussi que rappeler la **hernie traumatique du poumon, sans plaie**, dont MM. Reynier et Poirier [1] ont relaté de curieuses observations, tout à fait exceptionnelles. Le blessé de M. Reynier était un homme de soixante et un ans, qui avait été tamponné par un brancard de voiture. On découvrit par une incision la tumeur crépitante, on sutura une petite déchirure du poumon hernié et on le réduisit, puis la brèche thoracique, l'*orifice herniaire* fut réuni. Le blessé guérit sans incident.

PLAIES DE POITRINE

Nous étudierons à la fois, dans ce chapitre, les plaies par armes blanches (coups de couteau, d'épée, de sabre, de fleuret démoucheté, de poinçon, etc.) et les plaies par armes à feu (ce sont surtout, dans la pratique civile, les coups de revolver ou de pistolet de divers calibres et les coups de fusil à plomb).

Les plaies de la zone thoracique inférieure, des derniers espaces intercostaux, intéressent souvent le diaphragme et pénètrent dans l'abdomen : nous les étudierons à part.

En pratique, il est inutile d'insister sur les traumatismes qui affectent largement le cœur ou les gros vaisseaux : la mort immédiate ou très rapide en est la conséquence à peu près fatale, et d'ordinaire on n'a même pas le temps de songer à une intervention, du reste condamnée d'avance [2].

[1] Société de chirurgie, 30 oct. 1895.

[2] Ce n'est pas, il est vrai, une règle absolue, et l'on peut survivre plusieurs jours et même plusieurs mois. Perthes a réuni 11 faits où, à la suite d'une plaie par arme à feu de l'aorte, la survie fut de 6 à 60 jours, et son observation personnelle est plus curieuse encore : la balle avait pénétré par le 2e espace intercostal, ouvert sur sa face postérieure la branche gauche de l'artère pulmonaire, perforé de part en part l'aorte descendante et s'était finalement arrêtée dans l'apophyse transverse de la 6e vertèbre dorsale. L'artère pulmonaire et l'aorte communiquaient. Le blessé survécut dix mois (G. PERTHES, Schussverletzung der Arteria pulmonalis und Aorta, mitgetheilt auf Grund zehnmonatlicher klinischer Beobachtung und des Sektionsbefundes. *Beiträge zur klin. Chir.*, 1897, Bd XIX, II, p. 414). Il n'y a là, d'ailleurs, que des sursis, tout exceptionnels ; pour le cœur, au contraire, les plaies par armes à feu ont permis quelquefois des survies durables, même des guérisons. (Voy. *Plaies du cœur.*)

Nous nous occuperons successivement : I. Des ***plaies pénétrantes de la plèvre et du poumon***. — II. Des ***plaies thoraco-abdominales;*** des ***plaies et ruptures du diaphragme***. — III. Des ***plaies du péricarde et du cœur***.

I

PLAIES PÉNÉTRANTES DE LA PLÈVRE ET DU POUMON

On meurt d'une plaie de poitrine par **hémorragie**, par **asphyxie**, par **infection** [1] : c'est la donnée générale qui doit régler les indications et présider aux interventions d'urgence.

Or, les difficultés d'un abord large, les réactions spéciales du poumon, l'ignorance où nous sommes d'ordinaire sur le siège précis de la lésion viscérale, nous empêchent d'appliquer ici, dans toute sa rigueur, la doctrine générale du traitement des plaies cavitaires; nous sommes contraints de nous borner le plus souvent à remplir les indications pressantes, en laissant le reste à l'évolution naturelle : il y a toujours une part d'aléa dans le pronostic de ces traumatismes. En dehors des pratiques d'urgence dont nous allons parler, une règle universelle doit être posée, dans toute plaie de poitrine, quel qu'en soit l'agent : **ne jamais faire d'exploration, désinfecter la plaie pariétale et en pratiquer l'occlusion immédiate, mettre et maintenir le blessé dans les conditions d'immobilité d'attitude, de calme, indispensables à prévenir les accidents, et attendre, en le soumettant à une étroite surveillance.**

Ces principes trouvent une première application à la suite des **plaies de duel** [2]. Un des adversaires reçoit un coup d'épée dans la poitrine. Faites-le transporter très doucement et sans secousses *le plus près possible* : coupez les vêtements; lavez et savonnez toute la région, lavez la plaie à l'alcool et au sublimé; entr'ouvrez ses lèvres : si quelque vaisseau pariétal donne du sang, pincez-le et faites une ligature; si « cela saigne » en nappe dans la profondeur, ne vous effrayez pas trop, et, pour le moment, ne cherchez pas à faire plus; suturez la plaie, recouvrez-la d'une lamelle de gaze aseptique collodionnée, d'une épaisse couche d'ouate, et roulez autour du thorax un bandage de corps bien tendu et bien serré. Couchez votre blessé sur le dos, la tête et le haut de la poitrine soulevés par des oreillers, faites la demi-obscurité dans sa chambre, et gardez-le dans le silence et l'immobilité. Rien n'est plus funeste que ces transports à longue distance, dans une voiture de hasard, au milieu de l'agitation et du bruit : l'abri couvert le plus rapproché du terrain sera toujours le meilleur, et des exemples nombreux et bien connus n'ont que trop démontré les dangers de ces « évacuations » immédiates.

Naturellement les mêmes précautions devraient être prises, dans la mesure

(1) Ajoutons : par syncope, dans les plaies du côté gauche surtout.

(2) HUGUET et PÉRAIRE, De la conduite du chirurgien dans les cas de plaie pénétrante de poitrine par arme blanche. *Revue de chir.*, 1895, n° 1, p. 26.

du possible, après les autres plaies par armes blanches; la formule générale reste la même : *occlusion immédiate de la plaie, immobilité;* il appartient au praticien, bien convaincu de l'importance « vitale » de ces mesures initiales, d'en combiner les exigences avec les nécessités pratiques.

Après les coups de feu, après les tentatives de suicide « au revolver », qui sont monnaie courante dans les grandes villes, les « premiers soins » doivent être conduits dans un esprit identique.

Un jeune homme d'une vingtaine d'années vient de se tirer un coup de revolver de 7 millimètres dans le côté gauche de la poitrine. Nous le trouvons étendu sur son lit, pâle, les yeux hagards, très agité; le pouls est bon, il y a de l'angoisse nerveuse plutôt que de la dyspnée. Les vêtements sont décousus et la chemise fendue : au niveau du 5e espace gauche, petite plaie noirâtre, d'où suinte un peu de sang: elle est immédiatement savonnée, brossée, lavée à l'éther et au sublimé, puis fermée par une rondelle de gaze et du collodion. *Sans faire asseoir le blessé*, on le tourne (on le roule) du côté opposé, et, de l'œil et de la main, on inspecte toute la surface correspondante du thorax, cherchant un orifice de sortie ou la balle cachée dans les parties molles, on ne trouve rien; la percussion et l'auscultation (toujours dans la position latérale) ne révèlent qu'un épanchement peu considérable. Par le même procédé, on retourne le blessé pour examiner rapidement l'autre moitié du thorax; puis un large bandage de corps, abondamment ouaté, est glissé sous lui, bien appliqué et bien serré. Le repos au lit, le calme le plus complet, un peu d'opium, complètent le traitement de la première heure. Il sera prudent de ne jamais se départir de ces règles élémentaires, quelle que soit la bénignité apparente du traumatisme.

De fait, au moment où l'on est appelé auprès d'un blessé de ce genre, on ne sait pas, on ne peut pas savoir quelles sont, en réalité, les lésions profondes : la nature du projectile, l'aspect général, et même les résultats de l'examen immédiat ne suffisent pas à fournir des indications précises sur le pronostic ultérieur.

Alors même que la dyspnée est intense, le pouls petit, et que l'on reconnaît un abondant épanchement, rien ne presse encore de s'alarmer et surtout de recourir à une intervention active : l'attitude assise dans le lit, les injections sous-cutanées de sérum, de caféine, les inhalations d'oxygène, etc., permettent de surmonter ce « shock » du début. Pas d'exploration de la plaie, pas de doigt, pas de stylet : une soigneuse détersion à l'eau bouillie, au savon et à l'alcool, un pansement aseptique *sec*, une épaisse couche d'ouate et un large bandage; rien de plus. Il est à peine besoin d'ajouter que le blessé devra être, en pareil cas, étroitement suivi : mais, au moins pour les plaies par balles de revolver, l'expérience témoigne d'une évolution très souvent bénigne (1), et cela, malgré l'allure parfois dramatique des premiers accidents.

(1) Il paraît en être de même des plaies de guerre, avec la balle de petit calibre : sur 42 cas de plaies du poumon, recueillis par M. Hildebrandt au cours de la campagne sud-africaine, il ne relève que 5 morts (12 pour 100); 2 fois seulement l'hémothorax suppura. (HILDEBRANDT,

Ces termes généraux s'appliquent aux traumatismes de gravité moyenne; en d'autres conditions, des indications d'urgence se présentent, soit *immédiatement* après l'accident, soit, plus souvent, à une *période plus tardive.*

I. — Interventions immédiates.

Elles sont commandées surtout par l'*hémorragie,* hémorragie par la plaie, hémorragie intra-pleurale, et par les accidents d'*anémie aiguë* ou d'*asphyxie* qui en résultent — quelquefois par la *hernie du poumon.*

A. ***Hémorragie pariétale.*** — Supposons que l'***hémorragie extérieure*** soit considérable. A la suite d'une plaie large, d'un coup de sabre, d'un coup de couteau, plus rarement d'un coup de feu, le sang coule en nappe épaisse, et jaillit par saccades au moment de l'expiration. Les vêtements du blessé sont inondés, toute occlusion est impossible et le pansement rapidement imprégné. S'il n'y a pas d'hémoptysie, on peut présumer que le sang est fourni par les vaisseaux de la paroi : ce ne sera jamais qu'une probabilité, et, quoi qu'il en soit, il faut agir et agir vite.

Ne vous attardez pas à tous ces artifices d'hémostase empirique, dont les anciens traités sont si prodigues. Faites-vous du jour, beaucoup de jour : c'est le seul moyen d'achever vite et bien la besogne de salut.

Ce n'est qu'à titre provisoire, et pour permettre un transport inévitable, que le tamponnement, à la façon de Desault, pourra être utile : on taille une compresse aseptique carrée, et, avec une pince, on la déprime à son centre et on la fait pénétrer, à travers la plaie, jusque dans le thorax; dans le sac ainsi constitué, on tasse une série de lamelles, qui le distendent et le renflent en bouchon dans sa portion intra-pleurale; en tirant alors sur la compresse enveloppante, on applique fortement ce bouchon à la face interne de la paroi, et, en tamponnant la plaie extérieure, on réalise la compression *intus* et *extra.* C'est la *poupée de Desault,* c'est aussi le *tamponnement à la Mickulicz* (voy. Abdomen). Bien fait, — et aseptiquement, — il rendra des services, dans les hémorragies pariétales, mais d'ordinaire il sera vite traversé et deviendra insuffisant, et l'intervention rationnelle s'imposera.

Ouvrez donc largement la plaie, et, s'il le faut, débridez la peau sans crainte, sur une longueur de plusieurs centimètres, épongez le sang : ne vous attendez pas à voir, sous le tampon, un point net qui donne un jet; le sang coule en bavant de la profondeur, de « dessous les côtes ». Avec le doigt introduit dans la brèche, comprimez *par en dedans* la face interne et le bord inférieur des côtes adjacentes, et continuez à éponger : si, en tel point, sous la pression de votre doigt, l'hémorragie se suspend, vous êtes sur l'artère, que vous cherchez alors à pincer. Pour peu que vous soyez gêné

Beobachtungen über die Wirkungen des Kleinkalibrigen Geschosses aus dem Bœren-Kriege, 1899-1900. *Archiv. f. klin. Chir.*, 1902, Bd. LXV, p. 760.) On eut, d'ailleurs, à constater pendant cette même guerre, les néfastes résultats des transports longs et prématurés, et l'on observa plusieurs fois des hémorragies secondaires mortelles.

dans cette recherche, réséquez la côte sus ou sous-jacente : un trait de bistouri en long, le décollement du périoste à la rugine, deux sections à la pince coupante vous permettront d'exciser en quelques instants le segment nécessaire, et de voir ce que vous devez faire et ce que vous ferez.

La **mammaire interne** est, en général, assez facile à découvrir et à lier. s'il était certain, par le siège de la plaie, qu'elle fût la source de l'hémorragie, et qu'on dût renoncer à la lier dans le foyer, il serait très simple et plus sûr de la découvrir au-dessus et au-dessous. On sait qu'elle descend verticalement, *entre les cartilages costaux et la plèvre, à un doigt du bord sternal* : une incision horizontale, qui commence au niveau de ce bord et suit l'espace intercartilagineux, la mettra donc aisément à découvert, après

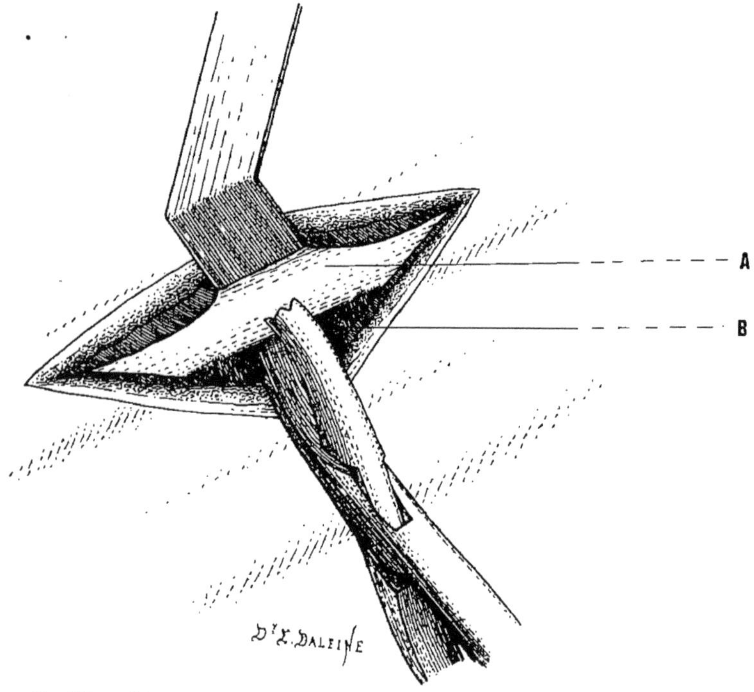

Fig. 189. — Hémostase de l'intercostale, par écrasement du bord inférieur de la côte.
A, côte. — B, plan intercostal.

section de la peau et du plan musculaire; l'opération est tout aussi simple que sur le cadavre, et la seule précaution à prendre est d'isoler soigneusement, avec la sonde cannelée, l'artère accolée au feuillet pleural, et, du reste, enveloppée d'une traînée graisseuse. Il est important de pratiquer cette ligature à distance *au-dessus* et *au-dessous* de la plaie, et, si l'on réussit à pincer et à lier dans le foyer, de saisir les *deux bouts* : les anastomoses de l'artère avec les intercostales et les diaphragmatiques font une nécessité de cette ligature en amont et en aval, qui conserve d'ailleurs la valeur d'une loi, en chirurgie d'urgence.

Couchées dans la gouttière du bord inférieur des côtes, les **intercostales** sont d'un pincement souvent malaisé. Avec une pince de Kocher, appliquée au ras du bord costal, on réussit, en général, à les saisir : cette pince pourra rester à demeure, mais ce ne sera jamais, à notre sens, qu'un pis-aller. — Or, si l'on cherche à lier sur elle, on échoue souvent, la pince est arrachée et l'on perd ce vaisseau que l'on avait eu tant de peine à saisir.

Mieux vaut recourir au procédé que voici : on incise le périoste près du bord inférieur de la côte et, avec la rugine, on le décolle jusque sur la face interne : *les vaisseaux sont devenus libres avec ce lambeau de périoste, et il est, dès lors, facile de glisser un fil autour d'eux, avec une aiguille courbe*, en dehors du point où la pince est appliquée.

Enfin, on peut encore réaliser l'hémostase en *écrasant le bord inférieur de la côte* avec un davier ou une grosse pince (fig. 189), et maintes fois nous avons utilisé, au cours de résections costales étendues, sur des parois épaissies et calleuses, ce procédé un peu simpliste, mais qui rend de bons services.

B. ***Hémorragie pleuro-pulmonaire.*** — Ailleurs l'hémorragie externe est relativement peu abondante, par suite de l'étroitesse et de l'irrégularité de la plaie ou encore de son siège élevé; mais le blessé présente tous les signes d'une ***réplétion rapide*** de la cavité pleurale : il est pâle, dans un état d'angoisse profonde, les extrémités froides, le pouls à peine perceptible, la respiration anhélante; le côté correspondant du thorax devient vite le siège d'une voussure appréciable à l'œil; la matité remonte jusqu'en haut, le bruit respiratoire est totalement aboli; à gauche, le cœur est refoulé et la syncope menaçante. Quelquefois l'hémoptysie manque, mais le plus souvent le blessé crache du sang en abondance, et, au moment de l'inspiration et de l'expiration, le sang et l'air mélangés traversent bruyamment la plaie.

Quelles que soient les allures dramatiques de ces accidents initiaux, de ces *hémo-pneumothorax énormes et croissants*, ils sont loin de commander toujours une intervention « hémostatique » immédiate : intervention fort grave et fort complexe, d'ailleurs, qui exige un outillage, une assistance, et une réelle maîtrise chirurgicale. Là encore, le débridement, s'il le faut [1], et la détersion de la plaie extérieure, suivis de réunion et d'occlusion, un large bandage compressif, l'immobilité absolue, les injections de caféine et d'huile camphrée représentent les éléments du seul traitement immédiat, qui soit à la portée de tous.

Toutefois, s'il peut être encore imposé par les circonstances, il ne devient plus qu'un pis-aller dans les deux conditions que voici : 1° **Lorsque le traumatisme est immédiatement suivi d'une véritable *inondation pleurale***, que la matité remonte en quelques instants jusqu'au sommet de la poitrine, et qu'en même temps la petitesse du pouls, la pâleur, l'angoisse dénoncent l'anémie aiguë, mortelle à bref délai; 2° **Lorsqu'on assiste à une aggravation rapide et simultanée des accidents fonctionnels et des**

[1] Lorsque, la plaie cutanée étant étroite et oblique, l'emphysème sous-cutané grossit et se diffuse tout autour.

signes physiques, que l'hémothorax croît et remonte, pendant que l'asphyxie devient menaçante et le pouls misérable.

Dans l'un et l'autre cas, c'est la mort en quelques instants ou en quelques heures : aucun procédé indirect ne pourra retarder l'échéance fatale; la ponction, en allégeant un peu la compression pulmonaire, ne fera qu'aggraver l'anémie. La situation est la même que dans les grandes hémorragies traumatiques de l'abdomen, à la suite des plaies du foie, des ruptures de la rate ou du rein, mais l'hémostase viscérale est, ici, plus difficile, parce qu'il est plus malaisé de s'ouvrir une large voie. La question ne s'en pose pas moins en termes fort nets : *laisser mourir, ou opérer — et opérer tout de suite.*

Les **interventions pour plaies de poumon** sont en nombre encore fort restreint; elles ne prêtent guère à une technique réglée d'avance dans ses détails, et l'étude de quelques faits est plus instructive qu'un manuel opératoire théorique. Il est à remarquer, tout d'abord, que la plupart de ces interventions n'ont pas été, à proprement parler, immédiates, mais qu'elles ont eu lieu au deuxième, au troisième, même au neuvième jour. Aussi, pour plusieurs d'entre elles, l'indication fournie par l'hémorragie intra-pleurale et ses conséquences n'était pas seule en cause, mais l'infection avait aussi sa part dans la pathogénie des accidents pressants. La fièvre en témoignait chez plusieurs blessés, et une fièvre trop élevée et trop persistante pour être attribuée à la réaction simple de la séreuse au contact du sang. On ne saurait douter que les hémorragies tardives répétées, telles qu'elles existaient, par exemple, dans l'observation de Quénu ([1]), ne soient des *hémorragies secondaires*, au sens septique du mot.

Un officier, c'est l'opéré de Delorme et Robert ([2]), s'était porté dans la région du cœur quatre coups d'un couteau à amputation à double tranchant. On le transporta exsangue au Val-de-Grâce, où l'on pratiqua d'abord l'occlusion des plaies. Le lendemain, le surlendemain, nouvelle hémorragie. Le soir du troisième jour, autre hémorragie encore plus abondante : la syncope est imminente et la mort paraît proche, si l'on n'intervient pas.

On incise largement l'espace intercostal correspondant à la plaie la plus étendue et, par la brèche, on aperçoit une plaie du poumon d'où s'échappe, au moment de l'expiration, de l'air et du sang. On ne réussit pas à la saisir. Séance tenante, un grand volet thoracique à base postéro-supérieure et qui comprend les parties molles et les côtes, est taillé et relevé : *trois plaies*

([1]) Il s'agissait d'un jeune homme de dix-huit ans, qui avait reçu dans le 7e espace intercostal gauche, en arrière, un coup de couteau. Cinq jours après, devant l'aggravation des accidents et le refoulement du cœur, on fait une ponction qui ramène 600 grammes de sang presque pur. Trois jours plus tard, nouvelle ponction : 2 litres d'un liquide aussi coloré. Au neuvième jour, on pratique un large débridement de la plaie et la résection de la 7e côte; avec le doigt on constate que « le poumon s'est rétracté vers le rachis dans toute la portion sous-jacente à la plaie intercostale ; mais, immédiatement au-dessous, il adhère à la paroi thoracique; on sent qu'il est là recouvert de caillots. — J'introduis de la gaze iodoformée dans la cavité recouverte de caillots, et laisse passer la mèche par la plaie cutanée ». Dès lors le suintement sanguin ne se reproduisit que dans de très faibles proportions et le blessé guérit sans nouvel incident. (Quénu, *Soc. de chir.*, 6 nov. 1895.)

([2]) Delorme, Contribution à la chirurgie de la poitrine, *Comptes rendus du Congrès de chirurgie*, 1893, p. 422.

pulmonaires sont aveuglées avec des pinces hémostatiques ; l'une d'elles est liée avec une soie double passée en plein parenchyme. Deux autres pinces sont jetées sur deux plaies du péricarde (fig. 190) ; une lamelle de gaze iodoformée est laissée dans le sinus cardio-pulmonaire, puis le volet est rabattu et suturé. La mort survient un quart d'heure après. A l'autopsie, on constate qu'*aucune plaie pulmonaire n'avait échappé.*

L'observation de Michaux [1] est des plus intéressantes à divers titres. Un jeune homme de dix-huit ans se tire un coup de revolver de 7 millimètres à deux travers de doigt en dehors du mamelon gauche. Les premiers accidents

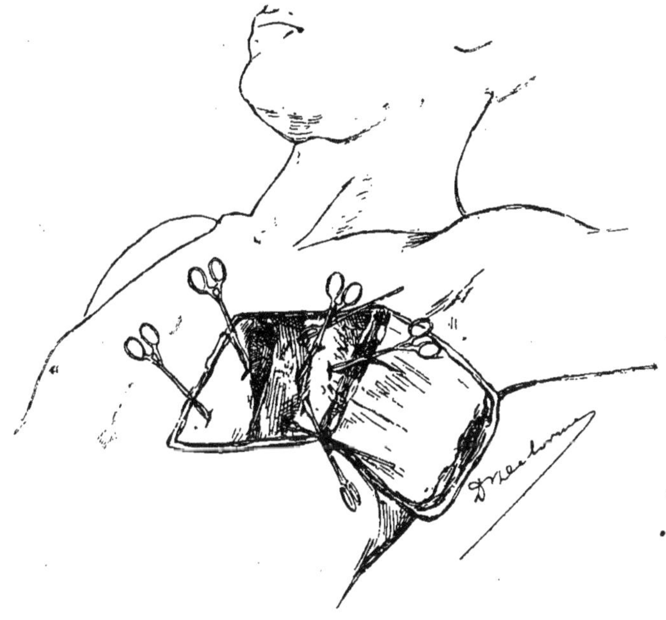

Fig. 190. — Dessin pris sur nature représentant l'opération de Delorme. Deux pinces sont placées sur le péricarde, trois sur le poumon. (*Congrès de chir.*, 1893, p. 427.)

sont peu alarmants, l'hémorragie externe est insignifiante, l'oppression peu accusée ; on se contente de faire l'occlusion collodionnée de la plaie. Le lendemain, à quatre heures de l'après-midi, l'angoisse est devenue très marquée, l'oppression extrême, le pouls petit, la température est à 38°, la matité *augmente*, elle est complète dans les deux tiers inférieurs de la plèvre et combinée à une absence totale des vibrations thoraciques. « Je commence, écrit Michaux, par débrider largement l'orifice externe de la plaie pour la désinfecter soigneusement et avoir en même temps une notion plus précise sur son trajet et la direction du projectile, qui paraît oblique de bas en haut et de dehors en dedans.

« Sur la partie latérale gauche du thorax, entre le mamelon et l'orifice

(1) Michaux, De l'intervention chirurgicale immédiate dans les plaies pénétrantes de poitrine par balle de revolver. *Comptes rendus du Congrès de chir.*, 1895, p. 89.

d'entrée de la balle, je taille un grand lambeau en U, à concavité regardant en haut et un peu en dehors. Je dissèque avec le lambeau cutané toutes les parties molles du thorax, puis, en deux coups de rugine, je dénude rapidement les 7ᵉ et 8ᵉ côtes gauches, que je résèque sur une étendue de 8 à 10 centimètres, au niveau et un peu en arrière de la ligne axillaire antérieure. La paroi thoraco-pleurale est ensuite incisée comme les téguments et les artères intercostales saisies avec des pinces hémostatiques, et par l'ouverture ainsi faite s'échappent en abondance du sang et de l'air, ce qui démontre l'existence d'une plaie du poumon.

« Le volet thoracique est maintenu relevé par des écarteurs de Farabeuf, et, par la fenêtre ainsi largement ouverte, j'aperçois, d'une part, la plèvre pleine de sang et le poumon, et, en dedans, d'autre part, le sac péricardique et le cœur, que je sens battre entre mes doigts. »

On éponge rapidement l'épanchement sanguin, et l'on constate alors que le sang continue à couler le long de la face interne du poumon. « Tout le lobe inférieur est sous nos yeux, dans notre main, nous le retournons : rien à la face externe; mais, en rejetant en dehors le bord antérieur de ce lobe inférieur, nous voyons nettement *le sang sourdre de sa face interne, au-dessous du pédicule,* vers le point où les branches vasculaires inférieures pénètrent dans le poumon ou en sortent.

« Il ne me paraît pas prudent de placer une pince hémostatique sur ce point, de peur d'oblitérer une grosse branche vasculaire, artère ou veine pulmonaire, et comme l'épanchement sanguin n'est pas trop abondant, je dois me contenter de conduire jusqu'à la plaie pulmonaire une bonne mèche de gaze iodoformée, qui me paraît la tamponner suffisamment. J'ajoute plus en dehors deux gros drains pour permettre le lavage de la cavité pleurale et je referme les côtés du volet thoracique par quelques points de suture. »

Cette intervention fut suivie d'un plein succès et d'une rapide guérison.

Autre fait instructif de Guidone [1]. Un homme de trente-neuf ans reçoit deux coups de couteau dans le dos, l'un près de la région lombaire gauche, l'autre dans le 9ᵉ espace intercostal. Une incision de 15 centimètres réunit les deux plaies : celle de la région lombaire est intra-musculaire et ne va pas plus loin; celle de l'espace intercostal est pénétrante; le diaphragme n'est pas intéressé, mais il existe une profonde blessure du lobe inférieur du poumon et un vaste épanchement sanguin intra-pleural. On évacue l'épanchement, et l'on se met en devoir de réséquer une côte, pour aborder la plaie pulmonaire. A ce moment, un flot de sang jaillit de la profondeur : on se borna à faire un tamponnement avec de la gaze au sublimé, et à appliquer par-dessus un pansement compressif. Le blessé guérit [2].

[1] GUIDONE, *Riforma medica*, 1896, n° 114, p. 458.

[2] Citons encore le cas suivant de Thiel : coup de revolver (7 millimètres) au côté gauche de la poitrine, en avant, dans le 2ᵉ espace, au-dessus du mamelon, hémorragie immédiate considérable le sang continue à sortir en jet par la plaie. Chloroformisation; incision de 18 à 20 centimètres dans le 2ᵉ espace, ayant pour milieu l'orifice d'entrée; les parties molles incisées, on reconnaît que le sang ne vient pas d'une intercostale, mais de la profondeur; la plèvre est sectionnée, et l'on voit la cavité thoracique à demi remplie de sang liquide et le poumon affaissé. Vite, on résèque la 2ᵉ et la 3ᵉ côtes, avec le plan musculo-pleural correspondant, en bloc, on évacue le

Tous les faits démontrent que la besogne intra-pleurale est loin d'être simple et réglée.

Technique générale de l'intervention. — Il faut, avant tout, s'ouvrir une brèche suffisante, **faire une large thoracotomie.** A travers une fenêtre étroite, l'opération n'est plus qu'un vain simulacre, qu'il vaudrait mieux ne pas tenter.

Si la plaie extérieure est de quelque étendue et qu'elle saigne, incisez d'abord à son niveau, prolongez-la dans le sens parallèle aux côtes : deux traits perpendiculaires, menés aux extrémités de cette première incision, permettront d'écarter en lambeaux ses deux lèvres, et de découvrir autant de côtes qu'il sera nécessaire.

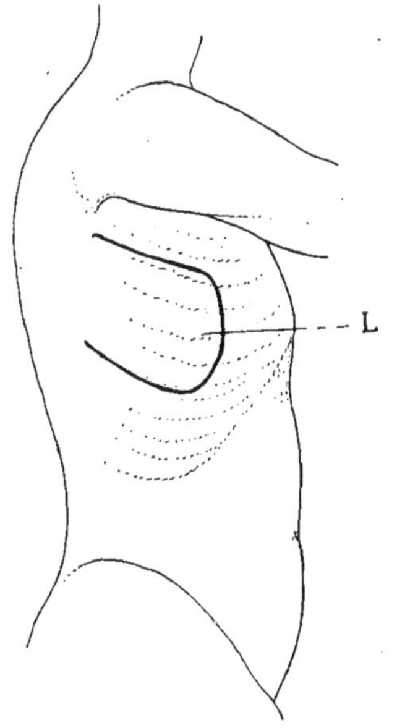

Fig. 191. — L, lambeau thoracique en U, à base postéro-supérieure.

On aura d'ordinaire plus d'avantages à tailler un *grand lambeau*, sous lequel on excise plusieurs côtes, ou un *volet thoracique* comprenant toute l'épaisseur de la paroi (côtes et parties molles).

1° Grand lambeau et résections costales multiples. — Ces opérations préliminaires doivent se faire très vite.

Tracez donc une grande incision en U, à base postéro-supérieure (fig. 191), et dont les deux branches parallèles soient suffisamment écartées pour circonscrire au moins trois côtes : allez d'emblée jusqu'au squelette, en sectionnant à la fois et d'un trait continu la peau et les muscles péri-thoraciques; puis relevez ce lambeau cutanéo-musculaire en disséquant sa face profonde, qui, d'ailleurs, « se décolle » aisément sous la traction, faites-le tenir par la main d'un aide ou maintenez-le sous un large écarteur.

Vous avez devant vous les côtes et les intercostaux : sur la côte inférieure,

sang, et l'on peut alors inspecter les organes : la brèche est assez large, pour laisser passer toute la main et une partie de l'avant-bras. Rien au péricarde. L'examen du poumon, qui se déplace et sautille à tout instant, est fort difficile : on plonge la main entière dans le thorax, on saisit le lobe pulmonaire supérieur et on l'attire dans la plaie; en le fixant de la sorte, on réussit à découvrir l'orifice d'entrée du projectile, qui saigne assez fortement, et l'orifice de sortie. Avec une grosse aiguille ronde, deux sutures profondes, au catgut, sont placées sur le tissu pulmonaire : l'hémorragie est presque totalement arrêtée; suture de la plèvre pulmonaire au fin catgut. On laisse aller le lobe supérieur, et l'on saisit le lobe inférieur, qui ne se laisse « extérioriser » qu'à moitié : sur ce lobe, la plaie antérieure ne saigne plus, la plaie postérieure saigne très peu; pas de suture. En arrière, on aperçoit, dans le 7e espace, le trou de sortie de la balle : pas d'hémorragie à ce niveau, pas de côte fracturée. Longue mèche entre les deux lobes, jusqu'au hile, longue mèche en arrière. Large pansement bien serré. Collapsus grave, qui cède peu à peu. Les mèches sont enlevées au quatorzième jour; une semaine et demie après, le blessé rentrait chez lui. La balle, logée dans les muscles, à la pointe de l'omoplate, avait été extraite, sous l'anesthésie locale. Guérison; il fallut plus tard réséquer deux autres côtes, le trajet du drainage restant fistuleux. Thiel (de Rheydt), Operativ geheilte Schussverletzung beider linken Lungenlappen. *Centralblatt für Chir.*, 1902, n° 35, p. 924.)

incisez le périoste tout au long, et, avec la rugine courbe, décollez-le rapidement en dessus, et surtout en dessous, pour libérer l'artère et isoler le bord inférieur : avec quelque prestesse, le dépouillement s'achève en un tour de main ; un coup de pince coupante, en dedans, un autre en dehors, et le segment costal est enlevé. Répétez la même manœuvre — rugine, pince coupante — sur la seconde, sur la troisième côte, etc.

Il ne reste plus que la paroi « désossée » : le long du bord supérieur de la côte sous-jacente, incisez cette paroi, intercostaux et plèvre, et introduisant le doigt dans la cavité pleurale, sectionnez-la, aux ciseaux, sur le bord antérieur de la brèche, en pinçant successivement les deux bouts de chaque

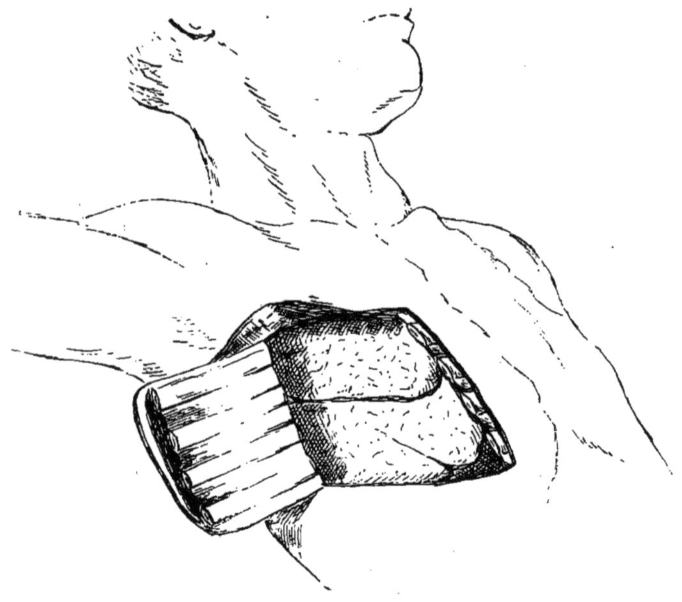

FIG. 192. — Volet thoracique rabattu (procédé du professeur Delorme). (*Congrès de chir.*, 1893, p. 425.)

intercostale ; faites de même, sur le bord postérieur, et relevez à son tour le *volet musculo-pleural*, que, l'intervention terminée, vous rabattrez avec le grand lambeau.

En procédant de la sorte, on perd peu de sang, on opère vite, et le sacrifice de quelques côtes ne doit pas arrêter, surtout devant une pareille urgence.

2° **Volet thoracique.** — Du reste, si l'on tient à donner à la brèche de très grandes dimensions, on pourra recourir à la résection temporaire des côtes et tailler un *volet transversal*, comme l'a indiqué M. Delorme.

Par une incision représentant trois côtés d'un rectangle, on trace un lambeau « à direction oblique de haut en bas, suivant celle des côtes », dont le bord interne est à deux travers de doigt du sternum, et la base correspond au bord axillaire de l'omoplate (fig. 192). Ce lambeau disséqué et relevé « à ses limites antérieures, on sectionne chaque côte avec l'espace intercostal. A mesure que les intercostales sont sectionnées, deux pinces sont mises sur chaque bout de l'artère. En arrière, les côtes sont sectionnées longitudinalement, ou réséquées dans une faible étendue, avec conservation des muscles intercostaux, des vaisseaux et des nerfs. Cela fait, au ras des bords supérieurs des côtes-limites, en haut et en bas, on libère le volet, jusqu'au niveau de sa base, puis on lui fait faire bascule, on l'ouvre en dehors, et l'intérieur de la cavité thoracique est largement découvert ».

La résection temporaire est encore exécutable, en taillant un volet qu'on relève en masse *de bas en haut*. Les deux incisions latérales qui le circonscrivent, en dedans et en dehors, sont perpendiculaires aux côtes, et l'incision-limite inférieure, parallèle au bord supérieur de la 6e, 7e ou 8e côte : au niveau des deux traits latéraux, on incise jusqu'à l'os et, par la rétraction du lambeau, les côtes se trouvent suffisamment découvertes; au niveau du trait inférieur, on sectionne le plan intercostal et la plèvre, puis, en remontant, on coupe successivement, en avant et en arrière, les intercostaux et les côtes, en ayant soin de saisir les deux bouts des intercostales. Ceci fait, le plastron est soulevé et replié sur le haut de la poitrine.

En somme, on réussira toujours à se faire une voie suffisante, si l'on est bien convaincu qu'il faut la faire *très large* et que les artères intercostales, fort redoutables au fond d'une plaie étroite, ne le sont plus dans une plaie opératoire, où l'on peut sans peine les saisir et les lier, ou en faire, s'il le faut, le pincement préventif.

Une fois la poitrine ouverte, on évacue l'épanchement, le sang et les caillots, avec des éponges ou des tampons montés, et l'on cherche le point qui saigne. Les plaies de la face pulmonaire externe sont plus aisément accessibles; si l'on ne voit rien dans l'aire découverte, avec la main doucement introduite dans la cavité pleurale, on soulèvera le lobe inférieur, on fera basculer en dehors le bord antérieur pour examiner la face interne et le hile, épongeant toujours et n'oubliant ni la multiplicité des plaies, ni la coexistence possible d'une plaie du péricarde.

L'**hémostase pulmonaire** est loin d'être une besogne simple, dans les conditions où elle doit se faire et sur un parenchyme friable et si vasculaire. On a réussi à pratiquer la *ligature suivie d'excision* du segment blessé [1], ou la *suture* des lèvres de la plaie, ailleurs on a dû recourir à la *forcipressure à demeure*, et plusieurs fois il a fallu se borner au *tamponnement*.

La réunion avec des fils d'une certaine grosseur, passés d'un bout à l'autre de la brèche en plein parenchyme, représente le procédé de choix pour l'hémostase viscérale; l'excision après ligature enchaînée du pédicule ne serait guère applicable que sur les portions excentriques de l'organe, le bord antérieur, le sommet; la pince à demeure est un pis aller. Un tamponnement à la gaze aseptique, bien fait, en conduisant l'extrémité des lamelles

[1] Pour une plaie du sommet par coup de feu, Omboni (de Cremone) fit une incision de 13 centimètres au niveau du 5e espace intercostal, attira dans la plaie le sommet du poumon et le réséqua après l'avoir pédiculisé et lié au catgut; le blessé succomba à la pyohémie. (*Annali Univ. di med. et chir.*, t. CCLXXI, p. 32.)

jusque dans le foyer de la plaie pulmonaire, ou, mieux encore, pratiqué à la Mickulicz (voy. ABDOMEN), pourra suffire à arrêter l'hémorragie, dont la gravité, ici comme dans le ventre, tient surtout à ce fait, que le sang tombe librement dans une vaste cavité, de paroi mouvante, toute préparée à faire office de pompe aspirante.

C. ***Hernie du poumon.*** — A côté des hémorragies profuses, un autre accident, beaucoup plus rare, peut imposer une intervention immédiate : c'est la ***hernie du poumon.***

Au fond de la plaie, — d'ordinaire assez large (coup de sabre, coup de couteau), — on découvre une tumeur ayant toutes les apparences du tissu pulmonaire, si l'accident est récent — tumeur de volume variable, comme le poing, comme un œuf, comme un marron, rose ou rougeâtre, lisse, crépitante. Assez vite elle devient violacée, noirâtre, crépite moins, se « splénise ». Plus tard encore, elle sera flasque, noire, putrilagineuse.

Les indications seront différentes, suivant la date de l'accident et les états variables du poumon hernié.

Si le poumon est intact et la hernie fraîche, il faut réduire. Avant tout, on désinfectera soigneusement la plaie, puis une compresse aseptique sera étalée sur le segment pulmonaire hernié et l'on commencera à en dégager le pourtour, tout en exerçant sur sa portion centrale une pression soutenue, qui l'affaissera en la vidant d'air peu à peu. A ce stade précoce, la réduction n'est pas malaisée, et, si l'on éprouvait quelque gêne, on aurait vite fait d'exciser une des côtes « bridantes ». La compresse protectrice empêchera la brusque irruption d'air dans la plèvre, au moment de la réduction, et servira de bouchon à la brèche thoracique, pendant qu'on réunira la paroi. On évitera de la sorte les pneumothorax énormes et soudains, qu'on tenait autrefois pour une contre-indication à ces tentatives de réduction primitive.

Le **poumon hernié est-il en même temps blessé**, on fera la suture hémostatique de cette plaie, avant de chercher à réduire. Une blessure large et des lésions étendues commanderaient de s'en tenir à l'autre méthode, à la résection après ligature.

De fait, quand **la hernie date de plusieurs heures ou de la veille**, que **le poumon est tailladé, souillé, de vilain aspect**, on ne songera pas plus à le réduire qu'on ne réduit un intestin suspect : *on le réséquera*. Pour cela, un double fil de catgut ou de soie sera passé, avec une aiguille mousse, à la base de la portion herniée, qu'on liera à la façon d'un pédicule, puis, au delà du fil, on sectionnera au thermo-cautère. Après une désinfection rigoureuse, le pédicule, dûment lié, sera libéré et reprendra sa place dans la cavité pleurale, qu'il sera toujours prudent de drainer en pareille occurrence.

Ajoutons que, si la hernie pulmonaire est déjà ancienne, flétrie et sphacélée, mieux vaudra se borner à la déterger et à « l'embaumer » et la laisser se détacher seule. Des faits assez nombreux témoignent de la bénignité de ce processus d'élimination spontanée.

II. — Interventions secondaires.

Une fois conjurés les premiers accidents, dans les jours qui suivent et à une date parfois relativement tardive, la situation peut se compliquer brusquement et faire naître de nouvelles indications d'urgence.

Malgré l'abondance de l'épanchement, la respiration avait repris une régularité et une ampleur suffisantes et le « shock » initial avait disparu : en somme, on restait en présence d'un hémo-pneumothorax d'abondance moyenne et d'allures relativement bénignes. Au 4e, 5e, 6e jour, quelquefois plus tard, l'angoisse reparaît, accompagnée de pâleur, de petitesse de pouls, d'accidents asphyxiques menaçants : la matité augmente et remonte jusqu'à l'épine de l'omoplate, la voussure thoracique, l'absence complète du bruit respiratoire témoignent d'un accroissement considérable de l'épanchement. Et cette rapide élévation de niveau du contenu intra-pleural peut être due à une exsudation résultant de la pleurésie traumatique et surajoutée à l'hémothorax, ou encore, comme nous l'avons dit plus haut, à de véritables hémorragies secondaires.

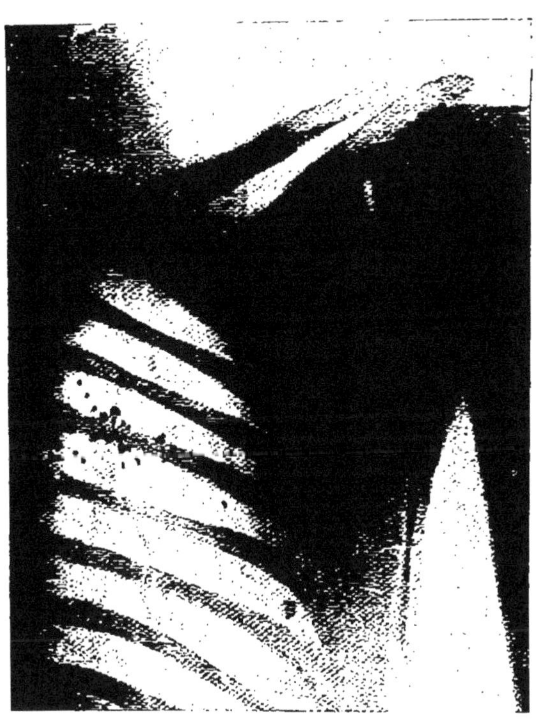

FIG. 195. — Coup de feu à plomb du thorax.
(Radiographie prise six mois après.)

A la partie supérieure du poumon, *agglomérats de grains de plomb, qui restent inclus dans le parenchyme.*

S'il n'y a pas de fièvre ou, du moins, *pas de signes d'infection grave*, il sera de pratique sensée — à la période dont nous parlons — **de faire d'abord une ponction aspiratrice.**

Le liquide est-il noirâtre, peu ou pas coagulable, cette évacuation aura de grandes chances d'être suffisante : elle fera tomber l'oppression et remplira les indications les plus pressantes.

Ainsi en fut-il, entre autres exemples, chez un de nos malades de la Pitié :

il s'était tiré, dix jours avant, un coup de revolver dans le côté gauche de la poitrine et l'épanchement, de quantité modérée, avait été d'abord bien supporté; puis, la plèvre s'était brusquement remplie, le cœur était refoulé et l'angoisse était devenue extrême. Je fis une ponction, qui me donna 1 litre 1/2 d'un liquide hématique, noirâtre, incoagulable. Les accidents cessèrent et le blessé guérit sans autre incident. Bouilly a publié, il y a longtemps déjà, des faits de ce genre, extrêmement nets.

Au contraire, la ponction donne-t-elle *du sang rouge*, il faudra craindre la reproduction rapide de l'hémorragie intra-pleurale et se tenir prêt à faire la thoracotomie, telle que nous l'avons étudiée tout à l'heure.

J'arrive à la seconde éventualité : l'accroissement de l'épanchement et l'aggravation des accidents fonctionnels s'accompagnent d'ascension thermique (38°,5, 39 degrés ou plus), le pouls est très fréquent (120, 130), un peu petit, la peau chaude, il y a des sueurs, des frissons quelquefois : enfin, l'*infection pleurale* n'est pas douteuse. Le choix de l'intervention ne doit pas l'être davantage.

Ici, en effet, plus de ponctions : faites une **pleurotomie large, videz la plèvre, et laissez un bon drainage**.

Le fait suivant servira d'exemple. — Un garçon de quinze ans se tire dans le côté droit de la poitrine, en avant, un coup de pistolet à plomb. Il perd beaucoup de sang par la petite perforation; mais les premiers accidents se calment assez rapidement, et la marche paraît être d'abord celle d'un hémothorax de moyenne abondance.

Au dixième jour, la situation se transforme : la fièvre monte, l'angoisse devient considérable, le contenu intra-pleural augmente à ce point que la petite brèche se rouvre et donne issue à une notable quantité de liquide hématique.

Je pratique alors l'intervention suivante : l'espace intercostal où siège l'orifice d'entrée est incisé en long, sur une étendue de 7 centimètres environ, et la côte sous-jacente dénudée et réséquée; je pénètre alors dans une énorme cavité remplie de caillots, de débris noirâtres et de sang; elle se prolonge jusqu'à la partie inférieure du thorax.

Une seconde incision est faite au niveau du 8e espace, et la 7e côte réséquée sur une longueur de 6 centimètres; on a ouvert ainsi une large voie de décharge, par laquelle on peut mener à bien l'évacuation pleurale, suivie d'un grand lavage à l'eau bouillie. Deux gros drains sont menés d'une incision à l'autre, et les plaies à peine rétrécies à leurs extrémités. Cette opération fut suivie d'une heureuse guérison, bien que le blessé eût conservé un certain nombre de grains de plomb en plein parenchyme pulmonaire (fig. 193).

La nécessité d'une incision « de décharge » dans la zone déclive nous paraît indiscutable. Du reste, plus large sera l'intervention évacuatrice, mieux assuré sera le drainage, et plus on pourra compter sur une guérison franche et rapide. En réséquant un ou deux segments de côtes au niveau des incisions, on facilite et l'on abrège singulièrement le processus de réparation pleurale, et l'on prévient ces fistulisations interminables dont les exemples ne manquent pas.

Ce sont, du reste, à notre sens, les mêmes principes qui doivent présider à la technique de la pleurotomie (voy. plus loin).

II

PLAIES THORACO-ABDOMINALES — PLAIES ET RUPTURES DU DIAPHRAGME

Il est important d'étudier à part ces traumatismes de la base du thorax, des hypocondres, qui intéressent à la fois la poitrine et l'abdomen, en créant des « situations d'urgence » fort complexes et fort graves (voy. aussi *Plaies de l'abdomen, Plaies du foie et de la rate*).

En pratique, trois éventualités peuvent se présenter :

1° ***Coup de couteau au niveau de l'un des derniers espaces intercostaux, plaie large, épiploon hernié à travers le diaphragme.*** — Le fait de Walther peut servir d'exemple : la plaie occupait les 7e et 8e espaces intercostaux gauches, elle était le siège d'une volumineuse hernie épiploïque ; le bouchon hernié fut lié, réséqué, et réduit à travers la perforation diaphragmatique, et, par la même brèche, le doigt permit de s'assurer que l'estomac était intact. Le diaphragme fut suturé, et la paroi thoracique réunie, et la guérison eut lieu sans incident.

Ici donc, la voie à suivre est toute tracée, bien qu'il faille s'attendre à des difficultés autrement graves.

Commencez par *élargir la plaie thoracique*, pour peu que l'accès vous semble restreint : il vous faut du jour, beaucoup de jour, pour réduire la hernie épiploïque, explorer les viscères sous-diaphragmatiques et fermer la plaie du diaphragme. Tout de suite, réséquez un long bout de la côte sous-jacente à la plaie. Ceci fait, que deux grands écarteurs, à cheval, ou mieux deux larges valves exposent en pleine lumière le foyer thoracique, que vous détergez vite des caillots et du sang : dès lors, vous pourrez reconnaître le siège et les caractères de la perforation phrénique.

La plaie occupe-t-elle le versant déclive du diaphragme, non loin de ses attaches costales, le chemin que vous venez de vous frayer sera suffisant, en général, pour mener à bien toute la besogne. Est-elle plus rapprochée du centre phrénique, plus profonde, moins accessible, n'hésitez pas à compléter la brèche, en réséquant une seconde côte, au-dessus de la plaie pariétale, et, au besoin, taillez un volet, que vous relèverez de bas en haut.

On ne saurait nier que, par le thorax, par la **voie transpleurale**, telle que nous venons de l'indiquer, le diaphragme blessé ne soit plus directement accessible, plus aisément découvert : vous pourrez, avec moins de peine, traiter et réduire l'épiplocèle thoracique et suturer le diaphragme, que par le ventre, tout au fond de l'hypocondre.

Mais il y a un écueil : ce sont précisément les lésions abdominales, les perforations de l'estomac ou même de l'intestin, les plaies du foie ou de la rate, qu'il faut reconnaître et traiter par la voie diaphragmatique.

Tirez donc un peu plus l'épiploon hernié, réséquez-le après ligature enchaînée, détergez soigneusement le moignon, et, doucement, refoulez-le dans le ventre.

A ce moment, par la plaie du diaphragme, que rien n'obture plus, vous verrez parfois sourdre en abondance du sang : signe évident d'une blessure profonde.

Si rien ne saigne, introduisez le doigt dans la plaie diaphragmatique, explorez la région sous-jacente, l'estomac, le plus bas possible, le foie. N'avez-vous rien découvert de suspect, et votre doigt reparaît-il non maculé de sang, occupez-vous de **suturer le diaphragme.**

Pour cela, avec une longue aiguille courbe, chargez du muscle autant que vous pourrez, d'un côté et de l'autre de la plaie, et serrez progressivement vos points séparés [1].

Existe-t-il une perforation stomacale, il sera possible de la suturer par le thorax, après avoir attiré par la plaie diaphragmatique, élargie, au besoin, le segment blessé ; il en est de même des plaies de la face convexe du foie : sur 23 cas d'interventions transpleurales, pour plaies du diaphragme, analysés par Ch. Lenormant, 3 fois on réussit à suturer l'estomac, et 4 fois, à suturer le foie [2].

Tout dépend d'ailleurs, du siège et de l'étendue des lésions viscérales sous-diaphragmatiques. Par la voie haute, on accède plus directement à la face convexe du foie, aux plaies de la face postérieure de l'estomac et à celles qui avoisinent le cardia ; mais, si l'exploration « par le diaphragme » est difficile et incomplète, si l'hémorragie profonde est abondante, on fera bien de ne pas perdre de temps et d'*ouvrir le ventre dans la région sus-ombilicale*, par une incision médiane, *complétée au besoin par un trait oblique, parallèle au rebord costal.* Une fois achevée la besogne d'hémostase et de réparation, on utiliserait la brèche thoracique, encore béante, pour suturer le diaphragme.

Exemple : Un garçon de vingt-deux ans reçoit un coup de couteau au côté gauche ; la plaie cutanée est d'abord suturée purement et simplement. Six heures après, on trouve le blessé très anémié : à la paroi thoracique gauche, de la 8e à la 10e côte, une tumeur fait relief, grosse comme les deux poings, et occupée à son centre par la ligne de réunion de la peau. On fait sauter les sutures, on déblaie le foyer du sang et des caillots, et l'on tombe sur de l'épiploon.

[1] Si la plaie occupe la portion verticale du diaphragme, il sera plus simple et plus rapide d'en accoler les deux lèvres à la paroi thoracique par des points en anse, comme l'a fait Walther (*Soc. de Chir.*, 16 janvier 1901, p. 30).

[2] Ch. Lenormant, Du traitement opératoire des plaies du diaphragme. *Revue de chirurgie*, 10 mai 1903, n° 5, p. 617. — Les 23 opérations par voie transpleurale n'ont donné que 3 morts (13 pour 100), alors que 8 interventions par voie abdominale ont donné 5 morts (62,5 pour 100).

Après résection d'un long bout des 9e et 10e côtes, le doigt, suivant l'épiploon hernié, pénètre dans la cavité pleurale, et, de là, à travers une déchirure diaphragmatique, dans le ventre. A ce moment survient une hémorragie profuse. Aussitôt le ventre est ouvert sur le bord externe du droit : une plaie de la paroi antérieure de l'estomac, qui saigne beaucoup, est réunie suivant la technique ordinaire ; et la perforation du diaphragme, longue de 5 centimètres, est fermée, à son tour, par des points séparés qui chargent toute l'épaisseur du muscle (Borsuk) (1).

2° **Plaie par arme à feu, plaie étroite.** — Ici, vous ne voyez rien, ou presque, et vous devez vous guider sur les accidents, sur les *indices de pénétration abdominale*.

Nous étudierons plus loin ces indications de la laparotomie dans les plaies par armes à feu de l'abdomen (voy. *Plaies de l'abdomen*) : disons tout de suite que la *contracture de la paroi épigastrique*, tendue et douloureuse, le ballonnement progressif, les vomissements sanguins sont, ici, de signification majeure.

C'est **par le ventre** qu'il faut intervenir, en général, par l'incision médiane sus-ombilicale, combinée, si l'accès ne suffit pas, à l'incision oblique longeant le rebord costal gauche. En effet — Auvray (2) y a insisté — la blessure de l'estomac siège souvent très haut, non loin du cardia, et il devient indispensable de se faire beaucoup de place pour manœuvrer à pareille profondeur. S'agit-il d'une plaie d'arme à feu, la perforation diaphragmatique sera souvent difficile à reconnaître, difficile à fermer : on n'insistera pas trop, tout en se souvenant que ces perforations même étroites peuvent servir d'amorce à la hernie diaphragmatique ultérieure.

Du reste, la solution de continuité du diaphragme n'est point forcément de mêmes dimensions que la plaie de la paroi thoracique ; et, alors même que l'orifice d'entrée est tout petit, la déchirure profonde, l'orifice diaphragmatique peut être assez large pour donner passage — d'emblée — à une hernie qui s'étrangle. De là, un second type d'accidents et d'indications opératoires (voy. plus loin : *Hernie diaphragmatique*).

(1) M. Borsuk, *Medycyna*, 1895, n° 17. — Le fait est intéressant, au point de vue technique ; malheureusement, l'intervention avait été trop tardive, le blessé succomba aux progrès de l'anémie suraiguë dix heures après.

(2) Auvray, Plaies pénétrantes de l'espace de Traube. — Plaies de l'estomac. *Congrès français de Chirurgie*, 1899. — Dans l'un des faits d'Auvray, il s'agissait d'un enfant de quinze ans qui avait reçu, dans une rixe, un coup de couteau à lame étroite et allongée au niveau du 7° espace intercostal gauche, en dehors de la ligne mamelonnaire, dans la région qui répond à l'espace de Traube. « Sept heures après l'accident, il existait une contracture très manifeste de la paroi sus-ombilicale, qui, en l'absence de tout autre signe, tel que vomissement sanglant, parut suffisante pour admettre une lésion viscérale profonde. » Laparotomie. En tirant sur l'estomac pour l'abaisser, j'entendis, écrit « Auvray, un bruit de gargouillement et des gaz qui s'échappaient de la cavité abdominale. Sur la face antérieure de l'estomac et sur un point assez élevé, je trouvai une perforation un peu plus petite que l'extrémité du petit doigt, déchiquetée et à travers laquelle la muqueuse faisait hernie. » Suture de la perforation à deux plans, à la soie fine. Ouverture de l'épiploon gastro-colique, pour explorer l'arrière-cavité et la face postérieure de l'estomac : on n'y découvre rien d'anormal. Réunion de la boutonnière. Détersion du foyer aux tampons, tamponnement à la « Mickulicz » de la région sous-hépatique. Le lendemain, on constatait l'existence d'un pneumothorax gauche, qui se résorba sans incident. Guérison.

3° **Ruptures du diaphragme.** — Elles succèdent aux compressions brusques de la base du thorax, aux chutes, aux écrasements; souvent elles se compliquent d'autres ruptures viscérales, et c'est trop souvent à l'autopsie qu'elles ont été reconnues.

Pourtant le diaphragme peut être seul intéressé, fissuré, rompu, sur une longueur variable, au niveau de sa moitié gauche : par la brèche s'engagent l'estomac, le côlon transverse, l'épiploon, et il n'est pas rare que la hernie s'étrangle d'emblée. Au milieu des accidents immédiats, qui succèdent au traumatisme, du shock, de la dyspnée, des signes d'hémorragie interne, ce sont précisément ces phénomènes d'*occlusion intestinale* qui doivent mettre en éveil; parfois, certains signes physiques viennent confirmer les présomptions, au moins quand la hernie diaphragmatique est volumineuse : le cœur est dévié à droite, et la pointe bat près du sternum, il est refoulé par la masse des viscères, comme il le serait par une abondante collection pleurale; de plus, la base du thorax et les derniers espaces intercostaux sont élargis, et l'on entend, dans toute cette zone, des bruits confus, qui ne rappellent en rien l'auscultation du poumon.

En pareille occurrence, c'est par la voie pleurale qu'il faudrait intervenir, en ouvrant le 8e espace intercostal, et en réséquant la 9e et, au besoin, la 8e côte, sur une longueur suffisante. On appliquerait, d'ailleurs, à cette hernie traumatique, la technique qui sera exposée, dans un autre chapitre, pour la hernie diaphragmatique étranglée. (Voy. *Hernies*.)

III

PLAIES DU PÉRICARDE ET DU CŒUR

Rappelons d'abord que le siège de la plaie à la région précordiale est loin de témoigner toujours d'une lésion péricardique ou cardiaque; que de coups de revolver, « tirés au cœur », dans les tentatives de suicide, ne sont suivis que d'un peu d'emphysème localisé, d'un léger épanchement, de quelques accidents fugaces!

Lorsque le cœur est atteint, la mort est souvent si rapide, qu'il n'y a « rien à faire » et que le temps manque pour rien tenter. Mais ce dénouement — pour si fréquent qu'il soit — ne saurait passer pour une fatalité inéluctable : dans la grande statistique de G. Fischer [1], qui comprend 452 cas, la mortalité est de 84,07 pour 100, et il compte seulement 104 faits de mort immédiate; sur 277 observations provenant des 30 dernières années, M. Loison [2] arrive au chiffre, très voisin, de 84,8 pour 100. Bien entendu, le siège et la nature de la blessure, les plaies par armes à feu, les plaies larges à l'arme blanche, les coups d'épée, les coups de couteau sont plus

[1] *Arch. für klin. Chir.*, 1868, Bd. IX, p. 571.

[2] Loison, Des blessures du péricarde et du cœur et de leur traitement. *Revue de chir.*, 1899, p. 48.

irrémédiablement graves que les piqûres [1]; les lésions des oreillettes sont encore plus périlleuses que celles du ventricule : je n'ai pas besoin de dire que ce sont là simplement des degrés, dans un pronostic toujours singulièrement compromis. La situation est moins sombre quand le péricarde seul est intéressé.

De tout cela, il faut conclure que la partie n'est pas d'emblée perdue, qu'il reste une place pour certaines interventions d'urgence, activement conduites, et qu'elles pourront assurer, dans des conditions données, une guérison inespérée. Un nombre suffisant d'observations est là pour le démontrer.

L'étude de ces faits, de ces expériences vivantes, fournit seule des notions utilisables en pratique et permet de tracer les grandes lignes de la technique à suivre.

Trois points nous intéressent surtout : 1° Quelles sont les ***indications opératoires*** à la suite de ces traumatismes du cœur et du péricarde? 2° Quelles sont les ***voies d'abord*** du péricarde et du cœur? 3° Quelle méthode suivre pour mener à bien la besogne d'***évacuation et de suture***?

A. — *Indications de l'intervention d'urgence.*

L'**hémorragie, extérieure** ou **intra-thoracique**, est la plus commune des indications. Il arrive que le sang s'échappe de la plaie précordiale en jets saccadés ou qu'il coule en bavant, par une nappe continue, que nulle occlusion, nulle compression n'arrête. Plus souvent, l'hémorragie est interne et, le cul-de-sac pleural étant blessé avec le péricarde, on se trouve en présence d'un *hémothorax croissant*, combiné aux signes de l'anémie aiguë et de l'asphyxie progressive. La situation est la même qu'à la suite de ces traumatismes graves du poumon dont nous avons parlé plus haut, avec cette différence, toutefois, que l'angoisse est souvent, ici, plus intense et les indications plus pressantes. Toujours est-il que la blessure large du péricarde, et l'ouverture de la plèvre voisine créent alors une voie de décharge pour le cœur, dont la compression est moins directe et moins complète que dans l'hypothèse suivante.

Je veux parler de ces cas où, par suite de l'étroitesse de la perforation péricardique, de son siège élevé, près de la base, le sang ne trouve pas d'issue et s'accumule autour du cœur, en constituant un **hémo-péricarde** de tension rapidement élevée.

Le cœur est alors comprimé, tamponné dans sa loge fibreuse (*Herztamponade*, de Rose), et des désordres fonctionnels, d'une gravité extrême, ne tardent pas à se montrer, trop nets d'ordinaire, et combinés à des signes

[1] Sur 23 cas de plaies du cœur ou du péricarde par aiguille, M. Loison relève 9 guérisons, soit 39,1 pour 100. Sur 90 observations de blessures du cœur ou du péricarde par instruments *piquants-tranchants*, il y a seulement 11 guérisons, soit une proportion de 12,2 pour 100; sur 109 cas de plaies par armes à feu, il y a seulement 3 guérisons, soit 2,7 pour 100

physiques trop aisément reconnaissables, pour prêter à la moindre illusion sur le dénouement et autoriser l'hésitation et l'attente. Le pouls devient tout petit, misérable et d'extrême fréquence; l'angoisse, la cyanose, la distension veineuse témoignent de la compression des oreillettes; en même temps, on ne sent plus (ou à peine, quand le blessé est assis) battre la pointe du cœur, les bruits sont assourdis, lointains, mal perceptibles; la région est occupée par une matité triangulaire à base inférieure, qui occupe la moitié inférieure du sternum et les 4e, 5e, 6e espaces jusqu'à cinq ou six travers de doigt du sternum et qui déborde même ces limites, en bas, par le refoulement du diaphragme; assez souvent, une voussure plus ou moins étendue de la paroi thoracique dénonce aussi la distension progressive du péricarde.

A tous ces signes, on ne saurait se tromper : **il y a urgence absolue à ouvrir le péricarde, à l'évacuer, à délivrer le cœur, à faire, si possible, l'hémostase.**

Plus rare est l'éventualité que voici : l'*instrument, intact ou brisé, est resté dans la plaie* et l'on voit ce débris de stylet, d'aiguille, etc., saillant à la surface ou en relief sous la peau, agité de mouvements rythmiques, qui correspondent à ceux du cœur. Nous verrons plus loin qu'en présence de ces corps étrangers l'intervention immédiate est aussi, dans la plupart des cas, le meilleur parti à prendre.

Enfin, ici comme pour les plaies de poitrine, il est à remarquer que *les indications opératoires ne se présentent parfois qu'au bout de quelques jours*, par le fait d'une hémorragie nouvelle (secondaire) ou de la péricardite traumatique. L'infection, le pyo-péricarde, la péricardite putride, qui succèdent à l'hémo-pneumo-péricarde infecté, peuvent créer, de leur côté, à une date variable, de nouveaux devoirs urgents à remplir.

Que la nécessité d'une intervention se présente *d'emblée*, pour chercher à enrayer l'hémorragie et à décomprimer le cœur, ou *secondairement*, pour remédier aux complications, il est indispensable, avant tout, de mettre le péricarde et le cœur largement à découvert et, pour cela, d'avoir des notions suffisamment précises sur les « voies d'abord » et la brèche à ouvrir.

B. — *Voies d'abord du péricarde et du cœur.*

En pratique, la **région accessible** du péricarde répond aux 4e, 5e et 6e espaces intercostaux gauches, depuis le bord sternal jusqu'à quatre ou cinq travers de doigt en dehors.

Dans cette zone, on trouve successivement, d'avant en arrière, entre la peau et le péricarde, les organes suivants : les fibres internes du grand pectoral, les cartilages costaux, 4e, 5e, 6e, 7e, et les muscles intercostaux qui les relient, l'artère mammaire interne, qui descend verticalement en arrière des cartilages, à un doigt du bord sternal, le triangulaire du sternum, le cul-de-sac costo-médiastinique de la plèvre [1], qui se prolonge d'ordinaire jusqu'au bord sternal, et une languette du poumon gauche, qui, elle, est très mobile, et, s'il n'y a pas d'adhérences, se trouve rarement dans le champ opératoire. — Deux dangers sont à éviter : la *mammaire interne*, le *cul-de-sac pleural*; on sait exactement où se trouve la mammaire, dont la blessure, dans une plaie suffisamment large, n'est, du reste, pas à craindre ; quant au cul-de-sac pleural, on court le risque, en l'incisant (ou même en le ponctionnant), de créer un pneumothorax ou d'infecter la plèvre, mais il est, en général, assez facile à récliner avec le doigt, si le champ opératoire est suffisamment exposé.

Faire une simple incision intercostale, dans le 5ᵉ espace, par exemple, c'est se condamner d'avance à une recherche aveugle, pénible, et, par là

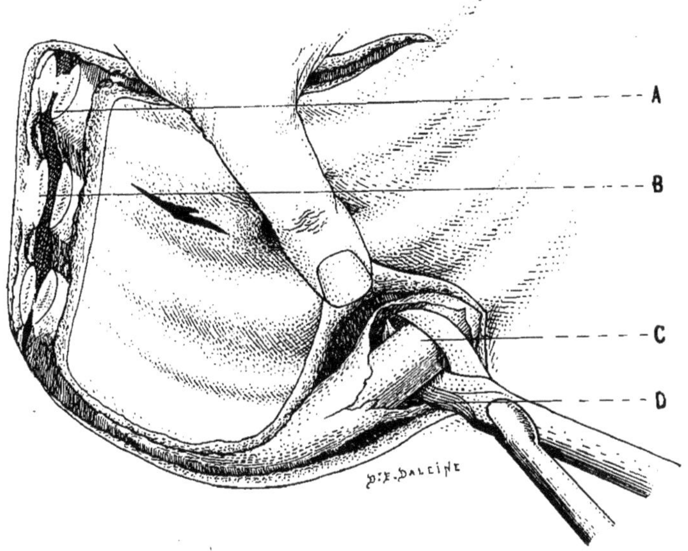

Fig. 194. — Volet précordial à charnière externe (Fontan).
1ᵉʳ temps. — *Taille du volet.*

A, cartilage de la 4ᵉ côte, sectionné. — B, Extrémité sternale de la 5ᵉ côte.
C, section de la 6ᵉ côte, dénudée. — D, périoste et vaisseaux décollés, au niveau du bord inférieur de la côte.

même, dangereuse ; il faut, de toute nécessité, réséquer ou récliner en volet une ou plusieurs côtes.

Dans toutes les opérations publiées, on a dû exciser ainsi un segment plus ou moins long de la 4ᵉ, de la 5ᵉ, de la 6ᵉ côte, et, naturellement, le siège de la plaie, et sa direction, lorsqu'elle est large, ont servi de point de départ au débridement. Il est toujours sage de se guider sur la plaie, sur le *signe extérieur*, matériel et visible, mais la correspondance exacte des lésions superficielles et profondes est si loin d'être constamment réalisée, qu'on aurait tort d'en faire une règle ; pour aller vite, pour se créer un plus

[1] Adhérent au triangulaire, peu adhérent au péricarde, et facilement décollable, comme nous le verrons plus loin.

large jour et pour éviter des délabrements irréguliers et irréparables de la paroi thoracique, on devra recourir d'emblée à une thoracotomie régulière (1).

Le volet à charnière externe, taillé par Fontan(2) et qui lui a permis de suturer, par deux fois, avec succès, une plaie pénétrante du ventricule gauche, est de tout point recommandable. Il a son centre au mamelon et comprend les 4e, 5e et 6e côtes, si la plaie est basse, les 3e, 4e, 5e et 6e, si la plaie est élevée — qui sont rabattues vers l'aisselle.

Faites donc, dans le 6e espace, une incision horizontale, qui commence,

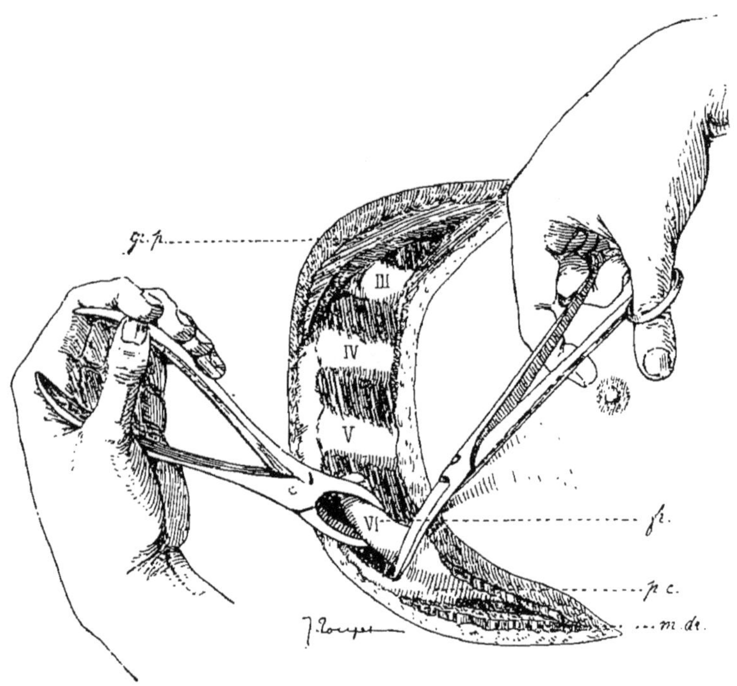

Fig. 195. — Volet précordial à charnière externe. — Section du pont cartilagineux intermédiaire à la 6e et à la 7e côte.

fr, fragment cartilagineux situé entre le sternum et le pont cartilagineux *pc* ; il est libéré, puis enlevé en deux coups de ciseaux. — *gr. p.*, grand pectoral. — *m. dr.*, muscle droit. (Terrier et Reymond, *loc. cit.*, p. 77, fig. 25).

en dehors, à peu près au niveau de la ligne axillaire antérieure (à 9 ou 10 centimètres du sternum), et qui se prolonge, en dedans, jusqu'un peu au-delà du bord sternal gauche ; remontez verticalement le long de ce bord, jusqu'à la hauteur du 4e ou du 3e cartilage costal, puis côtoyez obliquement ce cartilage, et, par un trait horizontal supérieur, achevez de tracer, dans le 3e ou le 2e espace, le contour en grand **U** du lambeau.

(1) Les procédés employés sont, d'ailleurs, fort nombreux. Voy. leur exposé dans le rapport de Terrier et Reymond, Chirurgie du cœur et du péricarde. *Congrès français de Chirurgie*, 1901.

(2) Fontan, Plaie du cœur, suture du ventricule gauche. Guérison. — *Bull. de la Soc. de Chir.*, 9 mai 1900, p. 492. Deuxième observation. *Bull. de la Soc. de Chir.*, 27 nov. 1901, p. 1090. — Le premier blessé est resté guéri, le second a succombé cinq mois après.

Sectionnez d'emblée peau et muscle, et découvrez les deux côtes limites, le bord sternal et les attaches chondrales.

Reconnaissez vite le pont cartilagineux qui relie la 6e et la 7e côte (fig. 195), en suivant l'excellent conseil de Terrier et Reymond, isolez à la rugine courbe, par en dessous, le segment du 6e cartilage qui descend de ce pont au sternum, et de deux coups de cisaille, enlevez-le. Par la brèche, faites passer le bout du doigt, et, sur lui, la rugine courbe; dégagez la face profonde du pont, coupez-le; en remontant alors sous les 5e, 4e, 3e cartilages, dégagez-les à leur tour des parties molles sous-jacentes, et, l'un après l'autre, coupez-les au ras du sternum.

Le volet est libéré en dedans; reste à le libérer en dessous, en haut et en bas, à créer la charnière et à le rabattre.

Soulevez-le donc par son bord interne, par les cartilages, et, avec une

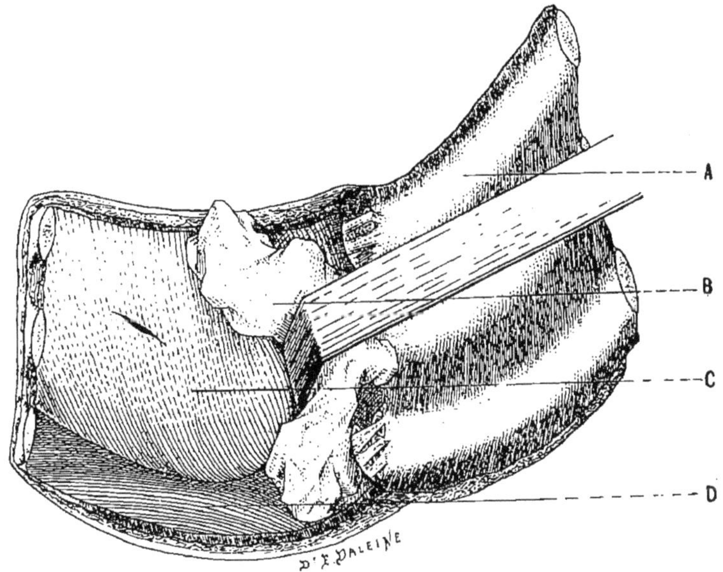

Fig. 196. — Volet précordial à charnière externe (Fontan). 2e temps. — *Rabattement du volet.*

A, côte rabattue. — B, compresse recouvrant le bord antérieur du poumon et fermant la plèvre ouverte. C, péricarde blessé. — D, diaphragme.

compresse, décollez et refoulez le plus loin possible le cul-de-sac pleural et le bord pulmonaire, et sectionnez en haut et en bas, le plan intercostal qui tient encore.

Sur la 6e côte, découverte comme le montre la figure 194, à l'extrémité externe de l'incision horizontale inférieure, un trait de bistouri, jusqu'à l'os, quelques coups de rugine courbe, qui décortiquent le bord inférieur, et ouvrent la voie à la pince coupante : section (fig. 194). — Autre section, sur la 4e ou la 5e côte, au même niveau, après dénudation rapide d'un court segment.

Restent les côtes intermédiaires : rompez-les, en appuyant fortement du pouce sur leur face externe, pendant que, de l'autre main, vous relevez et rabattez en masse le volet.

Ajoutons que, le plus souvent, la plèvre a été traversée et ouverte par l'instrument vulnérant, et c'est dans la cavité pleurale, pleine de sang et de caillots, que vous pénétrez d'emblée.

Enlever ces caillots, déterger ce foyer, jeter des pinces provisoires sur le bord pulmonaire, s'il est blessé et saigne, l'écarter sous une compresse aseptique (fig. 196), et, tout de suite, se retourner vers le péricarde : telle est la marche à suivre; c'est *par la plèvre* qu'on aborde le péricarde.

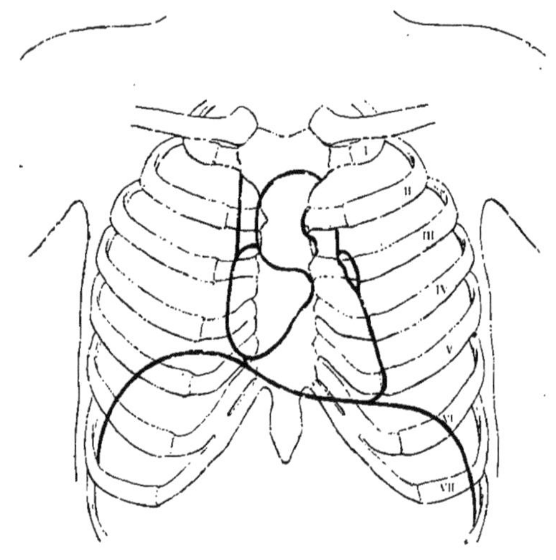

Fig. 197. — Projection sur la paroi thoracique du cœur, du diaphragme et de l'origine des gros vaisseaux. (Terrier et Reymond, *loc. cit.*, p. 112, fig. 35.)

Grâce à ce volet, on découvre le ventricule gauche, une grande partie du ventricule droit, l'oreillette gauche (fig. 197). Si l'accès était encore insuffisant, et, en particulier, s'il fallait découvrir l'oreillette droite, on se ferait du jour, en prolongeant, sur le devant du sternum, les deux branches de l'**U**, et, après avoir décollé les parties molles de la face profonde de l'os, en le sectionnant de gauche à droite avec la cisaille : le volet sternal serait relevé et incomplètement rabattu à droite, une charnière s'ébauchant, par inflexion, au niveau des articulations chondro-costales [1].

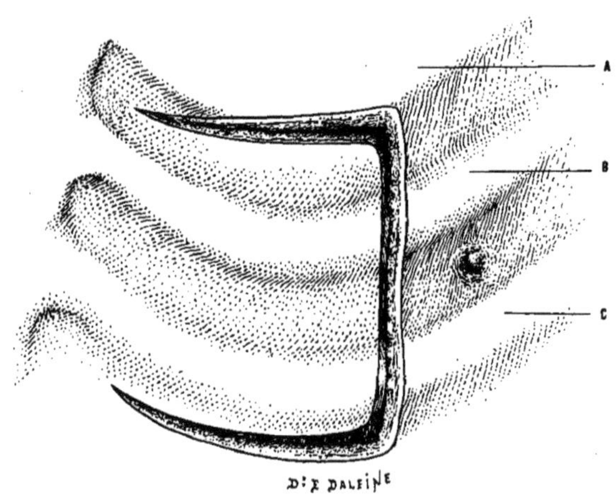

Fig. 198. — Volet précordial à charnière interne (Rotter). 1er temps. — *Tracé du volet.*

A, 3e côté. — B, 4e côté. — C, 5e côté.

Quant au **volet à charnière interne** de Rotter [1], il donne moins de jour,

[1] Terrier et Reymond, *loc. cit.*, p. 84. C'est là, d'ailleurs, une nécessité exceptionnelle, et, sans insister sur le délabrement ainsi produit, tous les procédés qui supposent la section transver-

mais il est d'exécution rapide, et, bien que très inférieur au précédent comme méthode générale, il mérite d'être signalé au moins pour les plaies larges, éloignées du bord sternal, et qui manifestement intéressent la plèvre.

Le contour en est dessiné par un grand **U** ouvert en dedans, et limité par trois incisions : incision *horizontale supérieure*, de 10 centimètres, qui

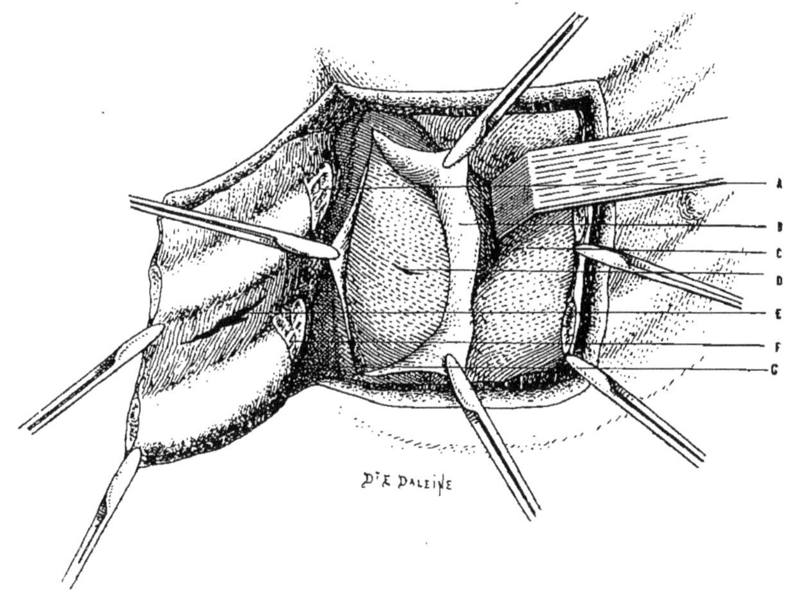

Fig. 199. — Volet précordial à charnière interne (Rotter).
2e temps. — *Volet rabattu.*

A, 4e cartilage costal, luxé. — B, lèvre externe de l'incision péricardique. — C, Cul-de-sac pleural et bord antérieur du poumon, rétractés. — D, plaie du cœur. — E, plaie de la paroi. — F, 5e cartilage costal, luxé. — G, trajet de la mammaire interne.

commence à 1 centimètre 1/2 du bord sternal gauche et longe le bord inférieur de la 5e côte ; incision *horizontale inférieure*, de 8 centimètres, qui longe le bord inférieur de la 5e côte ; incision *verticale externe*, reliant les deux précédentes, en côtoyant le mamelon (fig. 198).

On sectionne d'emblée toute la paroi thoracique, plèvre comprise ; on coupe, en dehors, les 4e et 5e côtes, et l'on rabat le volet au-devant du sternum, en luxant les 4e et 5e articulations chondro-sternales (fig. 199).

La mammaire interne reste intacte, les 4e et 5e intercostales sont liées, et le poumon refoulé sous une compresse.

sale du sternum, sont, en pratique, d'application difficile. En présence d'une plaie siégeant à droite, il pourrait être indiqué de tailler, de ce côté, le volet costal à charnière externe, que nous avons décrit plus haut : il donne accès sur le côté droit du cœur, la partie supérieure de ventricule droit et l'oreillette droite (Fontan, *loc. cit.*).

(1) Rotter, *Münchener med. Woch.*, 1900, n° 5, p. 79.

C. — *Intervention directe sur le péricarde et le cœur.*

Une fois le péricarde largement découvert, le reste de l'opération sera conduit de façon différente, suivant les lésions constatées. On pourra se trouver en présence : 1° d'une **plaie du péricarde**, sans blessure grave du cœur; 2° d'une **plaie du péricarde** et d'une **plaie du cœur**.

1° Plaie du péricarde sans blessure grave du cœur. — Vider l'épanchement sanguin, agrandir la brèche péricardique, pour bien inspecter le cœur [1], et, si rien ne saigne plus, *suturer le péricarde* en appliquant par leur face interne, séreuse, les deux lèvres de la plaie : telle est la technique à suivre dans la première éventualité.

Exemple : Un homme de vingt-quatre ans reçoit un coup de poignard au niveau du 5e cartilage costal gauche, à 2 centimètres du sternum. La nuit suivante, au milieu d'accidents graves, survient une hémorragie qu'on attribue à une lésion de l'artère mammaire interne. La plaie est agrandie en dedans et en dehors. Le 5e cartilage costal est temporairement réséqué et relevé avec un pédicule de parties molles : la mammaire est liée. On découvre alors une *plaie du péricarde de 3 centimètres de long*, et *une autre, sur le cœur, de 2-3 millimètres* : ni l'une ni l'autre ne saignait. *Suture du péricarde au catgut.* Guérison après une pleurotomie secondaire, nécessitée par un épanchement séro-sanguinolent de la plèvre (Williams) [2].

Homme de vingt-deux ans. Coup de couteau à 2 centimètres 1/2 au-dessus du mamelon gauche : légère hémorragie primitive, pansement simple. Dix jours après, nouvelle hémorragie, très abondante cette fois. Incision et résection de 13 centimètres de la 4e côte. On lie une intercostale, on ouvre et déterge la plaie remplie de caillots. On aperçoit alors une *plaie de 5 centimètres sur le péricarde : on la suture.* Guérison (Dalton) [3].

Lors de ces interventions tardives, quand la fièvre et la recrudescence des accidents locaux témoignent d'une infection commençante ou déjà confirmée, il sera de pratique sensée de laisser un drain à la partie déclive du péricarde, et, le plus souvent, un autre dans la plèvre gauche.

Enfin, lorsque l'hémostase n'est pas complète ou que la suture du péricarde est impraticable, le *tamponnement* pur et simple de la cavité péricardique avec la gaze aseptique reste une précieuse ressource [4].

2° Plaie du péricarde et plaie du cœur. — La plaie du cœur et celle

(1) Lorsqu'on trouve beaucoup de sang dans le péricarde, il est très probable, en effet, que le cœur est atteint; un certain nombre de plaies superficielles du cœur sont susceptibles de guérir seules ou de passer inaperçues, mais il arrive aussi que l'hémostase soit incomplète ou précaire à leur niveau, et qu'elles donnent lieu, après une intervention exclusivement « péricardique », à des accidents graves ultérieurs.

(2) WILLIAMS, *New York med. Record*, 27 mars 1897.

(3) DALTON, *Saint-Louis med. and surg. Journal*, mars 1895. — M. Loison relève 8 péricardotomies suivies de suture du péricarde, avec 3 guérisons et 5 morts.

(4) Le péricarde peut encore être blessé *à travers le diaphragme*, et la plaie découverte au cours de la laparotomie (Voy. plus loin : *Plaies de l'abdomen*).

du péricarde sont loin d'être toujours « en regard », et il ne faut pas craindre de débrider largement le péricarde pour voir clair, et, de très près, examiner le cœur avec l'œil et le doigt [1].

S'agit-il d'une *fissure étroite du myocarde* et qui ne laisse plus suinter de sang, on pourra s'abstenir de toute tentative de réunion et s'en remettre au mécanisme de l'occlusion spontanée. On se souviendra, toutefois, que les ruptures secondaires ont été plusieurs fois observées et qu'en tout état de cause, si la région blessée est de facile accès, il vaudra toujours mieux suturer.

Lorsque la *plaie, plus large et plus déhiscente,* donne un jet de sang à chaque systole, il n'y a plus d'hésitation possible, car la suture seule, si elle est bien faite et si elle peut l'être, résume toutes les chances de salut.

Vite, détergez le sang qui masque tout, et cherchez d'où il vient. Assez souvent un jet rutilant s'échappe du cœur. Ne comptez pas, en général, sur les pinces, pour fermer la plaie et fixer l'organe. Portez le doigt sur le point qui saigne, dans la fissure béante, dans l'orifice, et, tout de suite, sans perdre de temps à cette hémostase que les mouvements du cœur rendent toujours incomplète, introduisez dans le péricarde grand ouvert l'index et le médius gauches, sous la pointe du cœur, derrière lui, et ramenez-le en avant, dans la brèche, en l'appuyant tout autour d'elle, contre la paroi ; au besoin, plongez toute la main, « empoignez-le » et luxez-le en dehors. Les faits « humains », aujourd'hui nombreux, ont légitimé ces manœuvres, qui ne seront jamais brutales, et c'est le meilleur moyen de se rendre maître de l'hémorragie menaçante, de découvrir la plaie, et de pouvoir suturer.

La principale difficulté de la **suture**, en effet, dérive de l'extrême mobilité du cœur, et non seulement de ses mouvements propres, systoliques et diastoliques, du reste, considérablement accélérés, mais des mouvements verticaux, irréguliers, désordonnés, que lui impriment la respiration et les secousses du diaphragme. Pendant l'expiration, il est attiré en haut, vers le poumon rétracté et cherche à fuir : il faut le saisir pendant l'inspiration.

On ne saurait, d'ailleurs, donner de règle précise, et, s'il est vrai que la diastole soit le moment favorable pour passer le fil, la paroi cardiaque se laissant alors plus aisément, et par suite, plus rapidement pénétrer, en pratique *on fait ce qu'on peut.*

Le premier point est toujours le plus difficile à faire : on le passe très vite, à la volée. Un seul point a suffi parfois. Si la plaie est de quelque longueur, on commence à l'une des extrémités : avec une aiguille fine, ronde, courbe, montée à angle droit sur un porte-aiguille (ou encore avec l'aiguille à bascule ou l'aiguille de Reverdin courbe) on traverse les deux lèvres en passant *en plein myocarde,* mais en ayant bien soin de ne pas perforer l'endocarde et aussi d'entrer sur la lèvre droite et de sortir sur la lèvre

[1] Rappelons que les plaies des ventricules sont de beaucoup les plus fréquentes ; sur 78 cas de blessures du cœur par instruments piquants-tranchants, réunies par E. Loison (*loc. cit.*), le ventricule droit est intéressé 31 fois, le ventricule gauche 25 fois : sur 94 cas de plaies par armes à feu, le ventricule gauche est en cause 38 fois, le ventricule droit, 18 fois.

gauche, à 4 ou 5 millimètres, au moins, de la fente : on aura, de la sorte, chargé assez d'étoffe pour serrer le fil sans couper.

Une fois le premier fil en place, on attend : le cœur bat, on noue les deux chefs et l'on serre à la diastole suivante. On conserve ces deux chefs longs; ils servent de tracteurs, de conducteurs pour placer les autres points, toujours en deux temps. La suture à points séparés a été souvent pratiquée; Fontan s'est servi du surjet (fig. 200 et 201), et, sans qu'on puisse formuler, en pareille matière, de règle fixe, il semble bien que ce soit là

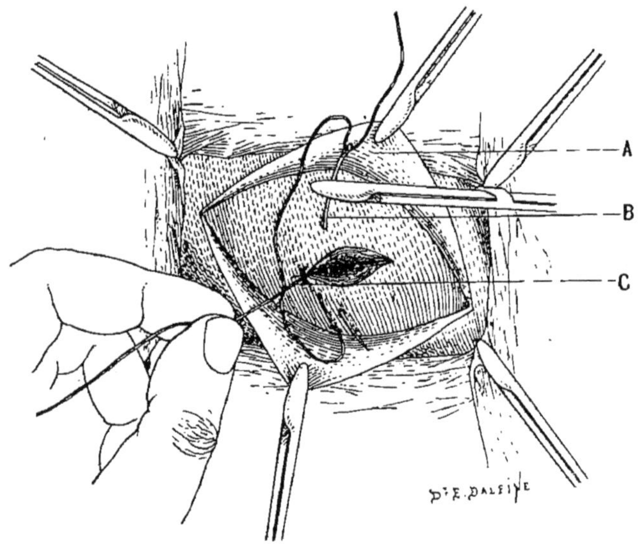

Fig. 200. — Suture d'une plaie du cœur (ventricule) par un surjet.

A, péricarde ouvert et récliné. — B, aiguille chargeant toute l'épaisseur du myocarde. C, premier point, noué, et servant de tracteur.

le meilleur mode d'occlusion hémostatique. On fera même bien, à l'exemple encore de Fontan, s'il s'agit d'une plaie du ventricule, de compléter l'adossement des deux lèvres, par un surjet de retour, comme l'indique la figure 201.

Faut-il se servir de catgut ou de soie? Si l'on dispose de catgut fin très solide et très souple, l'emploi en aura cet avantage, que la résorption ultérieure des sutures supprimera tout corps étranger, — autrement, la soie fine devra être préférée.

La plaie cardiaque réunie, on achèvera de déterger et d'assécher le péricarde, avec des compresses stérilisées, sans lavage, et l'on procédera à la suture totale de la plaie péricardique, en réservant le drainage (avec un drain) aux interventions tardives, dans lesquelles on a des raisons de soupçonner un hémopéricarde infecté.

A son tour, le foyer pleural est nettoyé — à sec — et, s'il existe une plaie du bord antérieur du poumon, elle est suturée; quand l'hémostase est suffisante, et que le traumatisme est récent, le drainage pleural ne présente, lui non plus, aucune indication : le volet thoracique est rabattu, coapté, et régulièrement suturé, sur tout son pourtour.

Persiste-t-il quelque suintement sanguin au niveau du poumon, on laissera une mèche de gaze stérilisée; si l'hémothorax date de plusieurs jours et que l'infection soit certaine ou probable, on laissera dans la plèvre un drain déclive, qui sortira sous le bord inférieur du volet.

Il n'y a pas d'intervention qui suppose plus de décision et de sang-froid; nous donnons en exemple l'observation de Rehn (la première guérison) et l'une de celles de Fontan.

Le blessé de Rehn ([1]), un jardinier de vingt-deux ans, avait reçu un coup

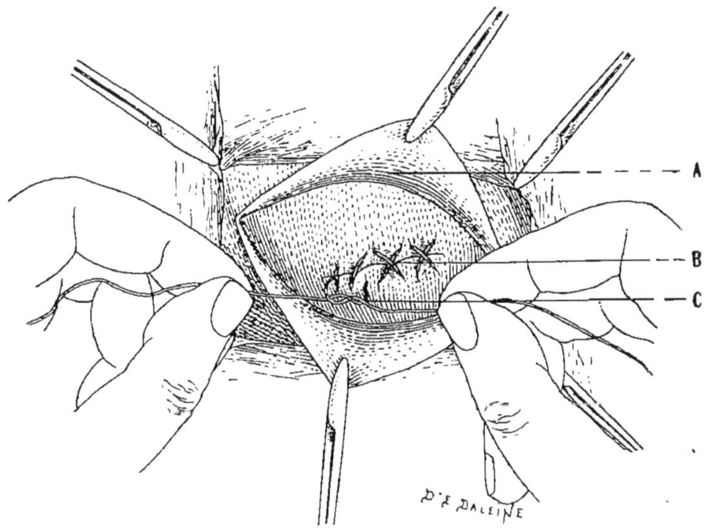

FIG. 201. — Suture d'une plaie du cœur (ventricule) par un surjet.

A, péricarde ouvert et récliné. — B, surjet « de retour ». — C, chef terminal du fil, noué avec le chef initial.

de couteau dans le 4e espace intercostal gauche, à trois doigts du sternum; on trouvait, à ce niveau, une plaie parallèle aux côtes, large de 1 centimètre 1/2.

Ce ne fut qu'au troisième jour, devant l'aggravation des accidents et tous les signes d'un « hémothorax rapidement croissant », que Rehn intervint.

Incision de 14 centimètres dans le 4e espace intercostal gauche. La 5e côte est sectionnée un peu en dedans de la ligne mamillaire et repliée en dedans, autour de son insertion sternale. Il s'échappe du sang noir, et le doigt pénètre dans la cavité pleurale et arrive directement sur le péricarde. L'artère mammaire n'est pas intéressée. — On ouvre largement la plèvre : il en sort une quantité de sang noir et d'air. L'anesthésie est alors suspendue.

Le péricarde est bien découvert, et l'on aperçoit aisément une petite perforation d'où s'écoule sans interruption du sang noir. On saisit le péricarde avec des pinces pour l'amener à la plaie, mais il se déchire, et ce n'est

([1]) REHN, Ueber penetrirende Herzwunden und Herznaht. *Arch. für klin. Chir.*, 1897. Bd LV, p. 315

qu'après avoir excisé le pourtour de la perforation que les pinces peuvent amarrer un tissu plus résistant.

Le cœur est exposé sur une grande surface, et ses mouvements, dans le péricarde très dilaté, sont extraordinaires : du sang et des caillots sont évacués de la profondeur; mais cela n'empêche pas de reconnaître, pendant la diastole, une *plaie du ventricule droit de 1 centimètre 1/2, occupant à peu près la partie moyenne du ventricule*, de bords nets et béante. Elle donne passage à un jet de sang, qui s'arrête sous le doigt et paraît être exclusivement diastolique.

On se met en devoir de faire la suture avec une fine aiguille à intestin et un fil de soie. Au commencement d'une diastole, l'aiguille traverse rapidement et profondément l'angle gauche de la plaie. Il semble que le temps de la diastole se soit un peu allongé. A la diastole suivante, on serre le fil — et le cœur semble encore s'attarder un peu.

Le premier fil une fois noué, l'hémorragie diminue. La traction sur les chefs de ce premier point facilita beaucoup l'application du second; mais il était inquiétant de voir le cœur s'arrêter en diastole à chacune des manœuvres. Après l'achèvement du 3e point, que les mouvements du cœur rendirent très difficiles à poser, l'hémorragie s'arrêta complètement.

Drainage du péricarde et de la plèvre avec des lamelles iodoformées : le segment costal est rabattu et les parties molles complètement réunies [1].

Fontan [2] intervint six heures et demie après la blessure. C'était chez un soldat, morphinomane, qui s'était porté six coups de pointe de ciseaux à la région précordiale. Le grand volet figuré plus haut (fig. 194 et 196) est rapidement taillé et renversé dans l'aisselle; on trouve la plèvre remplie de sang noir et de caillots, qu'on évacue, et l'on aperçoit alors : une plaie du diaphragme, qui ne paraît pas pénétrante; — une plaie sur le bord antérieur du poumon, qu'on saisit et obture avec deux ou trois pinces; — une *plaie de 1 centimètre sur le péricarde*, par laquelle du sang s'échappe et tombe dans la plèvre.

Le péricarde est aussitôt fendu, aux ciseaux, sur une hauteur de 4 centimètres et les bords repérés avec des pinces : il est plein de sang, et le doigt, explorant le cœur, y reconnaît une *plaie sur le ventricule gauche*, à 3 ou 4 centimètres au-dessus de la pointe. Nettoyée et bien exposée, la plaie mesure 12 millimètres de long, elle est transversale et donne à chaque systole un jet de sang rutilant.

Avec une pince à griffes, on saisit la commissure interne de la plaie, et l'on y jette, avec de grandes difficultés, *un premier point de catgut, avec une aiguille de Hagedorn moyenne; le point étant noué, le bout libre sert de moyen de fixation, voire de suspension, et guide pour le passage de deux autres points en surjet, allant de dedans en dehors et aussi d'avant en arrière, la plaie étant sur une face fuyante. A ce moment l'hémorragie*

(1) Les résultats de cette intervention furent très remarquables : la respiration tomba de 76 à 48 et, dans les heures suivantes, à 34, 32, 28; le pouls variait de 112 à 132, de force inégale. Le calme reparut. Après quelques incidents dus à l'infection pleurale, le blessé guérit.

(2) Fontan, *loc. cit.* Première observation.

est bien arrêtée. Néanmoins, on place encore deux points en retour, avec le même fil continu, de façon à former un deuxième surjet, croisant le premier. Le chef terminal est ensuite noué avec le chef initial (fig. 200 et 201).

Nettoyage, avec les doigts, puis avec l'eau bouillie, de la cavité du péricarde. Suture au catgut de la plaie péricardique, ainsi que de la plaie pulmonaire; le volet est remis en place et la paroi totalement réunie sans drainage. La cicatrisation se fit par première intention, et le blessé guérit sans incident.

Les succès ne sont plus exceptionnels, d'ailleurs, après la réunion des plaies du cœur, et, en ajoutant aux faits rassemblés par Terrier et Reymond l'observation plus récente (et terminée par la mort) de Liscia, nous trouvons sur un ensemble de 41 sutures du cœur [1] 14 guérisons [2] et 27 morts.

Corps étrangers implantés dans le cœur. — Il s'agit presque toujours d'aiguilles, de dimensions variables : **on voit ou l'on sent, plus ou moins nettement, la pointe du corps étranger, implanté dans la région précordiale, peut-être dans le cœur, et qui suit les mouvements cardiaques.** Cette oscillation rythmique indique tout aussi bien le *contact* que la *pénétration.*

Que faire donc? Chercher tout de suite, et méthodiquement, à l'extraire.

Si le corps étranger est *tout petit*, si la pointe est à découvert et bien saillante, l'amarrer solidement avec une pince et l'enlever par une *traction lente*, sans secousses; il sera le plus souvent indispensable de faire d'abord, au niveau de l'extrémité apparente, ou mieux, comme l'a conseillé René Le Fort [3], un peu au-dessus ou au-dessous de cette extrémité, une incision pariétale suffisamment profonde, pour permettre de le dégager sur une certaine longueur et de le saisir : autrement on courra le risque, pendant les tentatives d'extraction, de le refouler et de le perdre [4].

Si le corps étranger est *d'un certain volume*, la même pratique s'impose, et l'on ne devra pas se laisser arrêter par cette hypothèse, que peut-être il fait bouchon au niveau de la perforation cardiaque, et qu'en le retirant on achèvera brusquement le blessé. Bien qu'on ait relevé quelques exemples de tolérance prolongée, l'abstention n'aboutira d'ordinaire qu'à une mort retardée [5], et le grave pronostic des plaies du cœur par aiguilles (14 morts

[1] Parmi lesquelles, trois sutures de plaies par balles.

[2] Ce sont les cas de Fontan (2 guérisons), Fummi, Kosinski, Launay (plaie par balle), Nietert, Parlavecchio, Parozzani, Ramoni, Rehn, Riche, Rosa, Watten.

[3] Il s'agissait d'une aiguille qui avait pénétré à gauche du sternum, à 2 centimètres 1/2 de la ligne médiane, à 3 centimètres au-dessous de la pointe de l'appendice xiphoïde — chez un enfant de onze ans. La peau était légèrement soulevée par l'extrémité du corps étranger. René Le Fort craignit de l'enfoncer davantage, en incisant directement sur lui ; il pratiqua une incision transversale à 1/2 centimètre au-dessous de l'élevure, et, relevant la peau, il mit à découvert la tête de l'aiguille, qui fut extraite doucement avec une pince. Guérison. (*Société centrale de médecine du Nord*, 12 octobre 1900.)

[4] L'accident arriva 4 fois dans la série d'observations réunies par Loison : 1 fois le blessé tenta de retirer lui-même l'aiguille, qui se cassa dans la plaie ; enfin l'aiguille fut extraite 6 fois par le chirurgien, 3 fois grâce à un débridement préalable : ces six blessés guérirent.

[5] Un aliéné, observé par M. Tillaux, s'était introduit, dans la région du cœur, une tige de fer de 16 centimètres : on la sentait, sous la peau, un peu au-dessus de la piqûre d'entrée, fortement projetée en avant à chaque contraction cardiaque. Le lendemain, on fit une petite incision, et l'on

sur 23 cas, dans la statistique de Loison) montre bien quelle responsabilité on assumerait en restant inactif, devant des accidents immédiats d'apparence atténuée. — Ajoutons que le corps étranger « s'enfonce » assez rapidement et devient de moins en moins accessible, ce qui est une raison de plus en faveur de l'intervention immédiate.

Mais on fera toujours, en pareil cas, l'*extraction à ciel ouvert*, en se tenant prêt à parer à toutes les éventualités, et, s'il le faut, à ouvrir le péricarde (comme nous l'avons indiqué plus haut) et à suturer la plaie cardiaque.

Enfin, il peut arriver que l'aiguille ait totalement disparu, et c'est alors, d'après les accidents cardiaques observés (signes d'épanchement péricardique, dyspnée angoissante, petitesse, fréquence, irrégularité du pouls, menaces de collapsus), qu'on devra prendre une décision [1]. Si l'on intervient, on fera bien, sans s'attarder à rechercher les traces du corps étranger et à suivre la traînée sanguine, de s'ouvrir d'emblée un accès suffisamment large, en taillant un volet (fig. 194 et suiv.) [2].

Ponction du péricarde et péricardiotomie.

I. ***Ponction du péricarde***. — Elle peut être indiquée, à titre de procédé d'attente, dans **certains hémo-péricardes traumatiques**; elle l'est surtout dans les **péricardites à épanchement**, de nature et d'origine diverses, lorsque la quantité du liquide et la compression qu'il exerce nuisent gravement au fonctionnement du cœur. C'est donc, ici encore, de la concordance des signes physiques et des désordres cardio-pulmonaires que doivent être tirées les raisons de l'intervention; et, en pareille occurrence, les incertitudes du lendemain, les dangers d'un dénouement brusque, rendront simplement prudente une décision prompte.

Nous insisterons dans un instant sur la nécessité d'une rapide évacuation du liquide, dans la pleurésie gauche, lors de refoulement du cœur : la situation n'est-elle pas autrement pressante, lorsque le cœur baigne directement dans une abondante collection liquide, accumulée sous pression dans le sac fibreux péricardique? Pourtant, si la *thoracentèse* est de pratique commune, il est loin d'en être de même — toutes proportions gardées, sur

se mit à la recherche de l'aiguille qui déjà s'était « enfoncée » davantage, mais à peine l'eût-on touchée de la pointe du bistouri que le blessé eut une syncope : on s'arrêta. Peu à peu, le corps étranger disparut et le blessé sembla se rétablir. Il succomba, un an plus tard, à des accidents pulmonaires. La tige de fer avait pénétré à la partie moyenne du bord gauche du cœur : elle était logée dans l'épaisseur de la paroi postérieure du ventricule gauche, sortait près du sillon médian postérieur et se prolongeait dans le lobe inférieur du poumon droit. (Tillaux, Plaie non pénétrante du cœur, plaie des deux poumons. Séjour d'une tige métallique longue de 16 centimètres, large de 2 millimètres, pendant treize mois dans la cavité thoracique. *Bull. de la Soc. de Chir.*, 1868, p. 118.)

[1] La radiographie serait, d'ailleurs, indispensable.

[2] S'il n'y a pas d'accidents, on se gardera naturellement de toute recherche, et la remarque s'applique également aux projectiles intra-cardiaques, logés dans le myocarde ou même dans les cavités.

la fréquence très inégale des épanchements péricardiques et pleuraux — de la ***paracentèse du péricarde***. Et cela surtout, parce qu'on craint instinctivement de blesser le cœur.

Il y a, en effet, trois organes qu'une ponction malheureuse peut atteindre: l'*artère mammaire interne*, le *cul-de-sac pleural*, le *cœur*. Il suffit de se souvenir du trajet vertical de la mammaire, à un doigt du bord sternal, pour ne pas la piquer; il suffit de faire un examen physique préalable très complet et de conduire l'aiguille ou le trocart lentement, dans la direction et avec les précautions que nous allons dire, pour éviter toute éraflure du myocarde. Le cul-de-sac pleural est beaucoup plus vulnérable, et il se prolonge, le plus souvent, jusque sous le bord du sternum. Sans doute, les feuillets accolés et adhérents isolent parfois, de façon presque complète, ce diverticule pleural [1]; sans doute aussi la chute de quelques gouttes de liquide, derrière la canule, ne provoque souvent aucune réaction de la plèvre, et des faits nombreux en témoignent; mais on n'est pas, certes, toujours fixé d'avance sur la nature et le degré de septicité du liquide péricardique, et, si l'épanchement est purulent ou nettement infectieux, l'inoculation de la plèvre est trop à redouter, pour qu'on ne cherche pas à la prévenir par le choix du **lieu de ponction**.

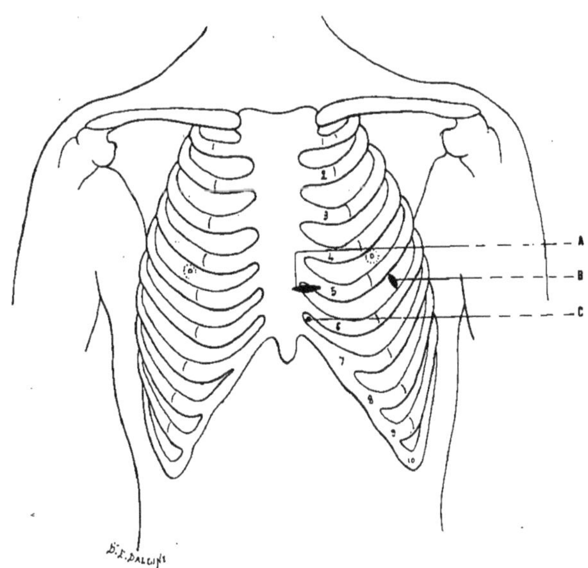

Fig. 202. — Lieux de ponction du péricarde.

A, ponction *para-sternale* (petite incision cutanée préalable). — B, ponction *en plein espace* (petite incision cutanée préalable). — C, ponction à l'extrémité interne du 6e espace (Voïnitch-Sianojensky).

On ponctionne **dans le cinquième espace intercostal gauche, au ras du bord sternal** (procédé de Baizeau et Delorme), ou **à quatre travers de doigt en dehors** (procédé de Dieulafoy). La ponction de Dieulafoy traverse sûrement le cul-de-sac pleural (fig. 202).

En pratique, devant un épanchement péricardique à évacuer, il sera donc toujours sage de procéder comme il suit. Faites d'abord une ponction à la seringue de Pravaz, avec une longue aiguille, que vous plongerez *sur le bord sternal, dans le* 5e *espace*, en la dirigeant obliquement *en bas et en dedans*; si vous retirez du liquide séreux ou franchement hématique, vous pourrez faire la ponction évacuatrice au

(1) S'il existe un épanchement pleural abondant, il sera utile de faire d'abord la thoracentèse.

point d'élection médical, à 5 ou 6 centimètres du sternum; si l'aiguille de Pravaz ramène du pus ou un liquide sanieux, noirâtre, mêlé de gaz, gardez-vous de toute autre ponction que de celle de Baizeau et Delorme, faites-la pour parer aux dangers pressants de la compression, mais préparez-vous à la faire suivre, à bref délai, de l'opération rationnelle, la **péricardiotomie**.

Quel que soit le point de ponction, on se servira d'une aiguille ou d'un petit trocart ([1]), adaptés à l'appareil aspirateur de Potain. On fera bien d'ouvrir la voie à l'instrument, en pratiquant d'abord, au bistouri, une courte incision de la peau : de la sorte, on évitera des pesées trop fortes et la brusque échappée de la pointe.

a. **Ponction en plein espace.** — Donc, si vous ponctionnez à quatre travers de doigt du sternum, en plein espace (fig. 203), incisez la peau verticalement sur 1 centimètre; puis, appliquant le trocart dans la petite

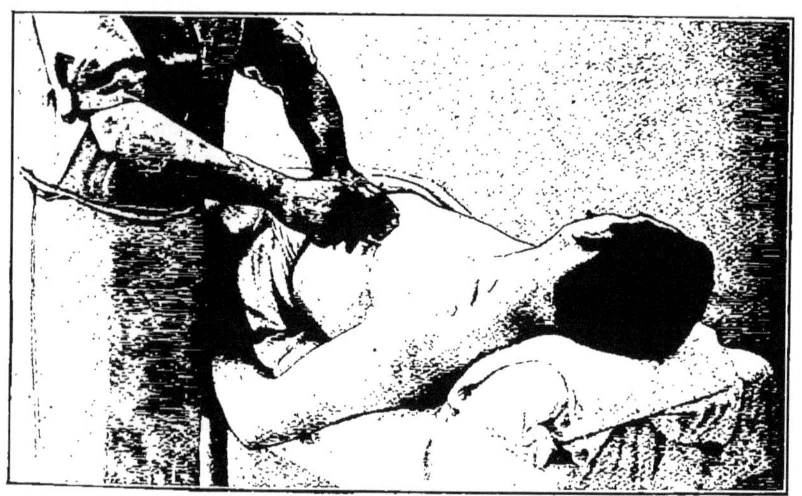

FIG. 203. — Ponction du péricarde, *en plein espace*.

brèche, introduisez-le doucement à travers le plan intercostal, et *dirigez-le obliquement en dedans, presque parallèle à la face profonde de la paroi*; vous sentirez d'ordinaire assez nettement la surface tendue du péricarde, et vous aurez l'impression d'une résistance vaincue, quand la pointe aura pénétré ([2]).

Le sac péricardique est toujours d'une certaine épaisseur, quelquefois très épais, et, distendu par un liquide, il exige un réel effort pour céder au

([1]) Correspondant à l'aiguille n° 2 de Dieulafoy; l'aiguille permet d'aller au-devant du liquide, « le vide en main » (l'aspiration étant faite préalablement dans le flacon et le robinet ouvert, dès qu'on a pénétré sous la peau), mais elle s'obstrue aisément à la traversée des tissus et, de plus, elle expose davantage à la piqûre ou à l'éraflure du cœur.

([2]) Il sera toujours prudent de ne pas faire pénétrer l'aiguille au delà de 2 centimètres 1/2, si l'on ne trouve rien à cette profondeur, mieux vaut renoncer à la ponction (et faire la péricardiotomie). (Voy. TERRIER et REYMOND, *loc. cit.*, p. 122.)

trocart et se laisser perforer ; il y a là un petit coup décisif qu'il faut savoir donner d'une main ferme, *en retenant l'instrument.*

On retire le trocart, suivant le mode ordinaire, et on laisse couler le liquide avec une certaine lenteur par la canule, qu'on maintient, abaisse, relève ou enfonce suivant les besoins [1]. Très vite, et bien avant que l'évacuation ne soit près de s'achever, le cœur vient battre la canule : sans dommage, d'ailleurs, puisqu'il heurte simplement le bord arrondi de l'instrument ; si l'on emploie l'aiguille, il faut avec grand soin en tenir la pointe *rabattue en bas et en dedans,* le long de la paroi. Après l'aspiration du liquide, aiguille ou trocart seront extraits d'un mouvement brusque, pour prévenir, autant que possible, la pénétration dans la plèvre de quelques gouttes de liquide.

b. **Ponction para-sternale.** — La ponction para-sternale est de technique un peu plus complexe. A l'extrémité interne du 5e espace [2], faites

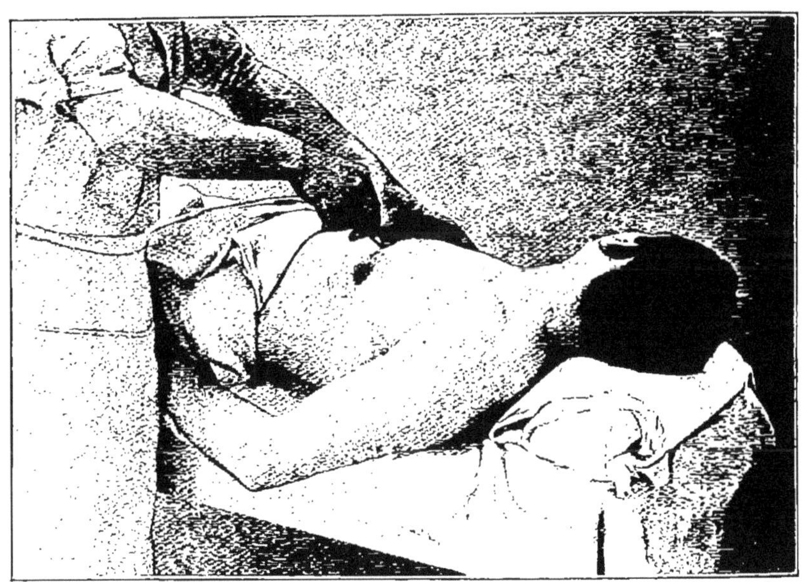

Fig. 204. — Ponction du péricarde, *para-sternale.*

une incision cutanée transversale, de 1 ou 2 centimètres, qui empiète un peu sur le bord sternal et le découvre bien : sur ce bord, à son contact, plongez le trocart à travers la paroi (fig. 204), puis *inclinez-le en dedans, derrière le sternum,* et, après l'avoir fait glisser de 1 ou 2 centimètres

[1] Quand l'écoulement diminue ou que, d'emblée, il est très peu abondant, n'oubliez pas de *faire soulever ou asseoir* le malade.

[2] Delorme et Mignon font une incision verticale, le long du bord gauche du sternum, du 4e au 7e cartilage et ponctionnent de préférence dans le 6e espace. — Voïnitch-Sianojensky conseille de ponctionner à l'extrémité interne du 6e espace, au ras du sternum, le cul-de-sac pleural manquant, à ce niveau, de façon presque constante. (La péricardotomie et ses bases anatomiques. *Revue de chir.*, 1898, p. 905.)

dans ce sens, relevez un peu le manche et *faites pénétrer la pointe en bas et en dedans*, dans cette paroi tendue que vous sentez en arrière, la paroi antérieure du péricarde.

En somme, au lieu de faire la ponction directe, au ras du bord sternal, vous contournerez le cul-de-sac pleural, pour ne ponctionner qu'en arrière du sternum, au point où le péricarde est directement accessible; pour être un peu plus délicate, la manœuvre ne cesse pas d'être simple et aisément exécutable.

Encore une fois, si la ponction ramène du pus, elle sera, par cela même, insuffisante (quelquefois dangereuse), et l'on devra recourir à l'opération de l'empyème, je veux dire à l'**ouverture large du péricarde.**

II. ***Péricardiotomie.*** — L'incision du péricarde devient urgente dans les hémo-péricardes, ou les hémo-pneumo-péricardes infectés, et dans toutes les péricardites suppurées; comme l'empyème, le pyo-péricarde doit être ouvert et drainé le plus tôt possible, et, dans l'une et l'autre hypothèse, les indications sont tout aussi pressantes.

Il n'est plus besoin, ici, de recourir à une vaste thoracotomie préliminaire, et de relever un volet; mais, pour faire une bonne péricardiotomie, déclive et large, sans blesser la plèvre, il faut pourtant se créer un jour suffisant, et l'incision d'un espace intercostal, du 4ᵉ ou du 5ᵉ, par exemple, ne serait, sous son apparente simplicité, qu'une intervention difficile et périlleuse.

L'excision d'un ou de plusieurs cartilages costaux est donc indispensable, et l'on pourra suivre l'un ou l'autre des procédés que voici :

1° Excision du 5ᵉ cartilage costal (Ollier). — Faites une incision de trois travers de doigt, qui commence à la partie médiane du sternum, et qui longe le 5ᵉ cartilage; découvrez-le d'emblée. Avec le bistouri, sectionnez-le au ras du bord sternal; puis, du bout de la rugine courbe, soulevez-le, en libérant sa face profonde, et rabattez-le en dehors. Il se luxe à l'article chondro-costal, et, très vite, vous achevez de l'extirper.

Les deux lèvres cutanées étant bien rétractées en haut et en bas, vous avez devant vous les 4ᵉ et 5ᵉ espaces. Tout près du sternum, incisez en long les intercostaux, et réclinez-les en dehors : vous êtes sur le 2ᵉ plan, le triangulaire du sternum.

Ici, rappelez-vous ce fait, bien mis en lumière par MM. Delorme et Mignon : *le cul-de-sac pleural adhère peu au péricarde, il adhère beaucoup au triangulaire.* C'est donc le triangulaire qu'il faut détacher et refouler en dehors, pour refouler du même coup la plèvre et mettre à nu la paroi antérieure du péricarde.

Or, le triangulaire s'attache à la face postérieure du sternum par une série de digitations aplaties, qui se perdent dans les couches superficielles du périoste. Introduisez donc la sonde cannelée *sous le bord sternal, parallèlement à la face postérieure de l'os, et traînez-la en long*, pour décoller et libérer les attaches tendineuses (fig. 205).

Il ne reste plus qu'à poursuivre la manœuvre avec le doigt, à porter l'index derrière le sternum, et, de dedans en dehors, à rétracter tous les tissus pré-péricardiques. — Un écarteur charge le cul-de-sac pleural et les divers plans pariétaux que nous venons de traverser : entre cet écarteur et le bord sternal, le péricarde est, cette fois, directement exposé.

Quant à la mammaire interne, logée entre les intercostaux et le triangulaire, elle est, elle aussi, sous l'écarteur, et vous ne l'avez pas vue, la brèche ayant été ouverte au contact même du bord sternal. — Ajoutons que, s'il fallait découvrir une plus large surface péricardique, on pourrait débrider les intercostaux en haut et en bas, couper la mammaire entre deux ligatures, et refouler plus loin le cul-de-sac pleural.

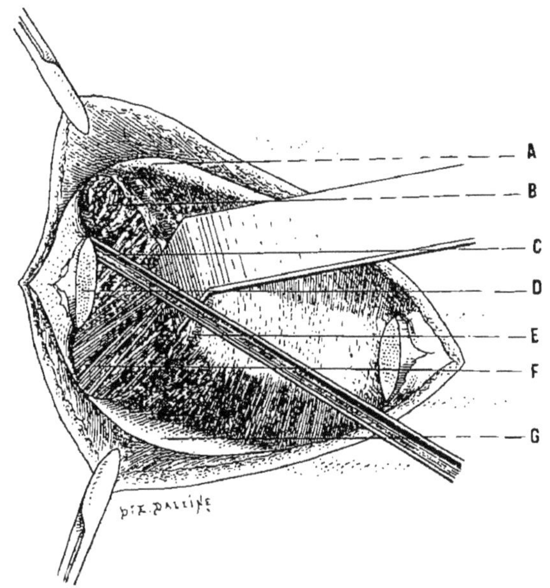

Fig. 203. — Péricardiotomie ; excision du 5ᵉ cartilage costal ; le triangulaire du sternum est détaché et récliné en dehors, avec le cul-de-sac pleural et la mammaire interne.

A, 4ᵉ cartilage costal. — B, digitations supérieures du triangulaire, détachées à la sonde cannelée. — C, sonde cannelée « travaillant » sous le bord gauche du sternum, parallèlement à sa face postérieure. — D, extrémité interne du 5ᵉ cartilage, réséqué. — E, mammaire interne rétractée avec le plan intercostal. — F, digitations inférieures du triangulaire. — G, 6ᵉ cartilage costal.

2° **Excision des 5ᵉ et 6ᵉ cartilages** (procédé de Delorme et Mignon). — Incision en T : le trait vertical est mené à un travers de doigt du bord sternal gauche, il descend du bord supérieur de la 4ᵉ côte au bord inférieur de la 7ᵉ ; les traits horizontaux empiètent, en dedans, sur le sternum, de 1/2 à 1 centimètre, et se prolongent, en dehors, de deux travers de doigt ou plus, s'il est utile.

Le bistouri est conduit tout de suite jusqu'aux cartilages, et relève rapidement, en dedans et en dehors, les deux lambeaux cutanés, doublés des fibres internes du grand pectoral. Sectionnez alors le 5ᵉ cartilage au ras du sternum, relevez-le, en libérant ses bords et sa face profonde, et détachez-le, en le luxant en dehors. Répétez la même manœuvre sur le 6ᵉ.

Comme tout à l'heure, vous avez devant vous les intercostaux — des trois espaces — séparés par des bandes intermédiaires de périchondre. Incisez verticalement, près du sternum, ce premier plan ; avec la sonde cannelée, *glissée derrière le sternum et qui travaille, de bas en haut, au ras de sa face postérieure*, désinsérez le triangulaire, et, du doigt, réclinez-le, avec le cul-de-sac pleural, en dessous, avec la mammaire interne, en dessus.

Le moment est venu d'ouvrir le péricarde, *en bas et à gauche* ; quelle que soit la distension du sac péricardique (et souvent elle est énorme), cette ouverture devra toujours être conduite avec précaution.

Saisissez la paroi antérieure, que vous venez de découvrir, avec deux pinces de Kocher, soulevez-la, et incisez doucement entre les pinces, sans trop vous étonner de l'épaisseur de la paroi fibreuse qu'il vous faudra parfois traverser. Quand la distension est considérable, les pinces glissent sur la paroi convexe, qu'elles ne peuvent mordre : commencez à inciser en long, puis, amarrant et soulevant les deux bords de la fente ébauchée, continuez de la pointe, plus profondément. En effet, le liquide s'amasse surtout dans la loge rétro-cardiaque du sac péricardique, et, lors de grand épanchement, le cœur est souvent refoulé en avant, où le bistouri, conduit sans méthode, n'aurait que trop de risques de le blesser.

Quand la péricardiotomie est pratiquée pour un *hémo-péricarde infecté* ou dans la *péricardite suppurée*, un lavage à l'eau bouillie tiède sera utile parfois, pour évacuer les caillots ou les bouchons fibrino-purulents; il sera suivi d'un drainage, avec un ou deux drains déclives, qu'on fixera à l'extrémité inférieure de la plaie [1].

PONCTION PLEURALE ET PLEUROTOMIE D'URGENCE

La thérapeutique des épanchements pleuraux doit obéir aujourd'hui à des préceptes tout chirurgicaux, et les règles que nous suivons dans la cure des hydarthroses et des arthrites suppurées conservent toute leur valeur, lorsque l'épanchement séreux, hématique ou purulent, occupe la plèvre, et, de par ce siège même, provoque des réactions fonctionnelles et des accidents septiques d'une gravité particulière. Dans les grosses hydarthroses, dans les hémarthroses, la *ponction* (ou mieux, l'*incision*) *précoce* est le meilleur procédé pour obtenir, à peu de frais, une guérison rapide et aussi complète que le permet la lésion causale; dans la pleurésie séro-fibrineuse, la *thoracentèse précoce* aura les mêmes indications et les mêmes avantages, et, à notre sens, il est bien inutile, pour ne pas dire plus, de laisser la collection pleurale acquérir d'énormes dimensions, affaisser le poumon, refouler le cœur, et de ne se résoudre que sous la pression d'accidents menaçants, à une intervention aussi simple, aussi inoffensive que la thoracentèse — inoffensive, sous la réserve qu'elle soit aseptique, ce qui, en pratique, veut dire ceci : que le trocart et la canule seront bouillis ou flambés; que, dans la zone à ponctionner, la peau sera savonnée, lavée à l'éther et au sublimé; que les mains de l'opérateur seront aussi savonnées, brossées, lavées à l'alcool et au sublimé, et qu'il saura prendre cette précaution élémentaire de ne laisser toucher le trocart stérilisé qu'à la peau désinfectée.

[1] L'opéré sera maintenu, autant que possible, dans la position assise, qui facilite grandement la « vidange » du péricarde.

Ponction pleurale. — Où et comment ponctionner? En général, vous ponctionnerez dans le 7e ou le 8e espace intercostal, au niveau de la ligne axillaire moyenne [1] ; mais ce point d'élection ne saurait être immuable, et, s'il convient aux grands épanchements en séreuse libre, il devra se modifier naturellement, suivant le type des collections pleurales enkystées.

Ponctionnez en pleine matité : telle est la formule générale, et, pour cela, au moment même d'intervenir, déterminez de nouveau, avec le plus grand soin, la zone mate.

Le malade est à demi assis, soutenu par des oreillers, le bras relevé (fig. 206) : la « préparation » étant faite, comme nous venons de le dire,

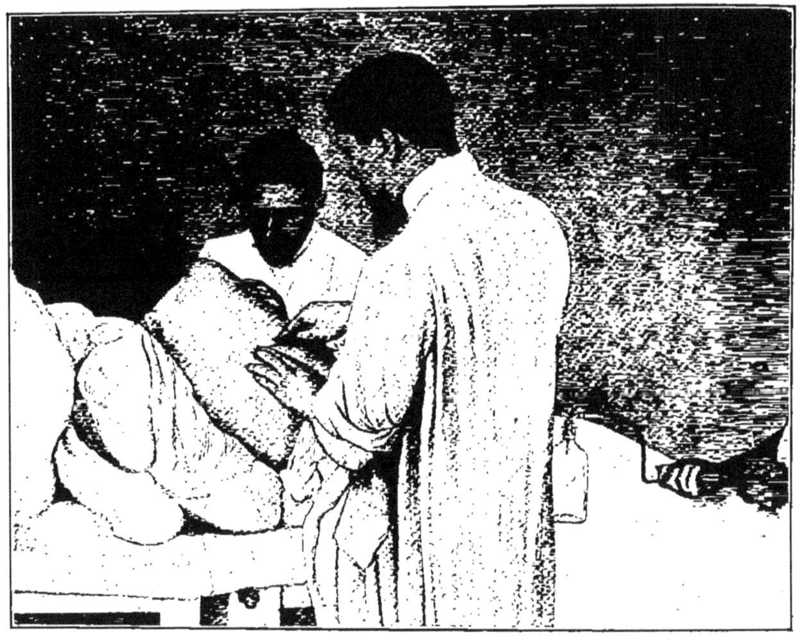

Fig. 206. — La ponction pleurale.

repérez, avec deux doigts gauches, le bord supérieur de la côte, au niveau choisi, et, au-dessus de ce bord costal supérieur, *à son contact*, appuyez perpendiculairement la pointe de l'aiguille ou du trocart, et, d'une seule poussée, faites-la pénétrer.

Un réel effort est souvent nécessaire pour traverser la peau : allez sans brusquerie, mais sans crainte vaine, et souvenez-vous que, dans certaines plèvres épaissies et certaines parois infiltrées, l'instrument doit plonger de 3, 4, 5 centimètres, avant d'être « au liquide ». Vous aurez, du reste, nettement, quand vous serez arrivés « au bon endroit », la sensation de résistance vaincue et de cavité libre.

(1) Il est prudent, pour éviter le diaphragme, de ne pas ponctionner à moins de trois travers de doigt au-dessus du rebord costal.

Bien entendu, c'est avec l'appareil aspirateur que vous ponctionnerez : il fait partie de l'arsenal de première nécessité. Pourtant, si vous n'aviez, dans une situation d'urgence, qu'un simple trocart sous la main, vous feriez encore une excellente ponction, en prenant soin d'entourer l'extrémité externe de la canule d'une capote de linge bouilli. C'est le vieux procédé de Reybard.

Quand l'épanchement est **purulent**, la ponction ne suffit plus, et c'est là une donnée générale, s'appliquant à toutes les cavités séreuses.

Nous savons bien que certaines *suppurations à pneumocoques* sont d'une bénignité et d'une curabilité spéciales, dans la plèvre comme dans le péritoine, et que des empyèmes pneumococciques peuvent guérir, ont plusieurs fois guéri, après une ou plusieurs thoracentèses. Encore faut-il, pour se borner de parti pris à cette évacuation pure et simple par le trocart, qu'un peu de pus, prélevé d'avance avec la seringue de Pravaz et soumis à l'examen bactériologique, ait montré la nature exclusivement pneumococcique de la suppuration pleurale, et, ajouterons-nous encore, que l'atténuation des accidents locaux et généraux vienne corroborer cette constatation. On ne saurait donc, en saine pratique, tirer aucune conclusion générale de ces caractères propres à une variété de pleurésie, dont on ne sera, du reste, pas toujours en mesure de spécifier authentiquement la nature, et la règle immuable du bon sens chirurgical reste toujours celle-ci : **quand vous trouvez du pus, il faut inciser largement et drainer, autrement dit, faire « l'opération de l'empyème ».**

C'est là, nous semble-t-il, une opération urgente, du fait seul de la présence du pus, révélée par la ponction. Certaines conditions créent, pourrait-on dire, une urgence plus immédiate : l'*abondance de l'épanchement*, dénoncée par une matité qui remonte jusqu'à l'épine de l'omoplate, par l'absence totale de vibrations thoraciques, à la main, de bruits respiratoires, à l'oreille, dans la même zone, par l'ampliation et la voussure du thorax; — quelquefois le *siège* de l'épanchement dans la plèvre *gauche* et le refoulement notable du cœur; — les signes d'*infection grave*, fièvre élevée et continue ou à grandes oscillations, fréquence et petitesse du pouls, frissons, teint terreux, angoisse et dépression générale; — enfin, dans certains cas qui devraient être tout exceptionnels, une tuméfaction œdémateuse et fluctuante de la paroi, indiquant une *migration sous-cutanée de l'abcès pleural*, un empyème de nécessité — ou encore une *vomique*.

Du reste, il n'est, pourrait-on dire, jamais trop tard pour intervenir, et, quel que soit l'aspect précaire du malade, on ne doit jamais lui refuser le bénéfice d'une opération, qui ne présente, par elle-même, aucune réelle gravité. J'ai opéré et guéri des malades, qui étaient de véritables agonisants, et qu'un empyème, longtemps méconnu, ou longtemps traité par des ponctions, avait jetés dans un tel marasme, que la moindre secousse semblait devoir être le signal de la mort. Ces suppurations pleurales, chroniques et putrides, revêtent toutes les apparences de la tuberculose la plus avancée : ne vous laissez point arrêter, ouvrez largement la plèvre, évacuez et lavez-la; s'il en est temps encore, si la résistance vitale peut encore faire les frais de la réparation, vous obtiendrez quelquefois des résultats inespérés; et d'avance vous ne savez pas, vous ne pouvez pas dire que la résistance vitale doive être insuffisante, et que tout soit perdu. Aussi, à notre sens, même lorsqu'elle existe bien réellement et qu'elle est étendue, la tuberculose pulmonaire ne saurait constituer, par elle-même, une contre-indication.

Je pense qu'on n'insistera jamais trop sur **la nécessité de la pleurotomie précoce et de la pleurotomie quand même**; et c'est là, s'il en fût, une opération que tout praticien doit savoir faire correctement, et qu'il doit faire volontiers.

Supposons d'abord une *pleurésie purulente commune à grand épanchement*; nous verrons ensuite comment la technique doit se modifier en présence de *certaines formes plus rares*.

I

PLEURÉSIE PURULENTE COMMUNE A GRAND ÉPANCHEMENT

Préparez un trocart, un bistouri, quelques pinces à forcipressure, deux gros drains, ayez à votre disposition un laveur et quatre ou cinq litres d'eau bouillie. Les instruments, le laveur, les drains sont stérilisés par l'un des procédés indiqués ailleurs.

L'anesthésie générale est préférable, si la dyspnée n'est pas trop menaçante: elle sera toujours prudente et peu profonde. Si la respiration paraît trop gravement compromise, l'anesthésie locale au chlorure d'éthyle ou à la cocaïne suffira parfaitement; lors d'extrême urgence, on se passera de toute anesthésie, et l'on ira plus vite, ce qui est toujours un avantage précieux.

Le blessé est couché sur le dos, mais incliné sur le côté sain, la tête et la partie supérieure du thorax relevées par des coussins ou des oreillers, toute la moitié de la poitrine bien découverte (voy. fig. 207).

Avant de laver vos mains et de laver la peau, reconnaissez de nouveau la matité, et fixez le lieu de votre incision. Rappelez-vous qu'en règle générale la pleurotomie se pratique dans le **septième espace intercostal, à droite**, dans le **huitième, à gauche**, en arrière de la ligne axillaire moyenne (de la ligne verticale qui aboutit, en haut, au sommet du creux de l'aisselle) [1]; mais ne vous inféodez pas trop à ces règles, qui n'ont que la valeur d'indications générales : **incisez à la partie inférieure et postérieure de la zone de matité, au point où l'aiguille de Pravaz a ramené du pus** [2].

[1] Walther a montré qu'une incision de 7 à 8 centimètres sur le bord supérieur de la 9e côte, en arrière, ouvre la cavité pleurale au point le plus déclive, le plus favorable à l'évacuation complète et au drainage. Chez l'enfant, une incision de 2 centimètres, menée sur le bord supérieur de la 10e côte et commençant à un doigt des apophyses épineuses, chez un enfant au-dessous de trois mois, à deux doigts chez un enfant plus âgé (jusqu'à treize ans), présente les mêmes avantages et assure la « vidange » pleurale sans déformation ultérieure du thorax. (J.-B. Baudon, *De la thoracotomie postérieure dans le traitement des pleurésies purulentes de l'enfance*. Thèse, 1897, n° 433.)

[2] On devra toujours se rapprocher le plus possible de la partie postéro-inférieure du thorax,

Du reste, pour peu que vous conserviez quelques hésitations de la dernière heure, refaites l'expérience, ponctionnez de nouveau l'espace que vous avez choisi avec l'aiguille capillaire ou l'aiguille n° 2 de Dieulafoy : le pus sourd; vous êtes doublement certain d'être « au bon endroit », et le reste de l'opération n'est plus, ne doit plus être qu'une ouverture d'abcès. Au besoin, laissez l'aiguille en place, pour servir de jalon, mais c'est vraiment une complication bien inutile.

Le pus est là, derrière *un rideau formé de la peau, des muscles intercostaux et du feuillet pariétal de la plèvre*; souvent le rideau s'épaissit et se double d'œdème, mais la traversée n'en devient pas plus périlleuse : le poumon est refoulé au loin, plus loin que l'intestin dans les abcès iliaques; l'artère intercostale est logée dans la rainure inférieure de la côte supérieure.

1. ***Incision intercostale simple.*** — Avec les doigts de la main gauche, palpez la côte qui borde en bas l'espace choisi et repérez-en le bord supé-

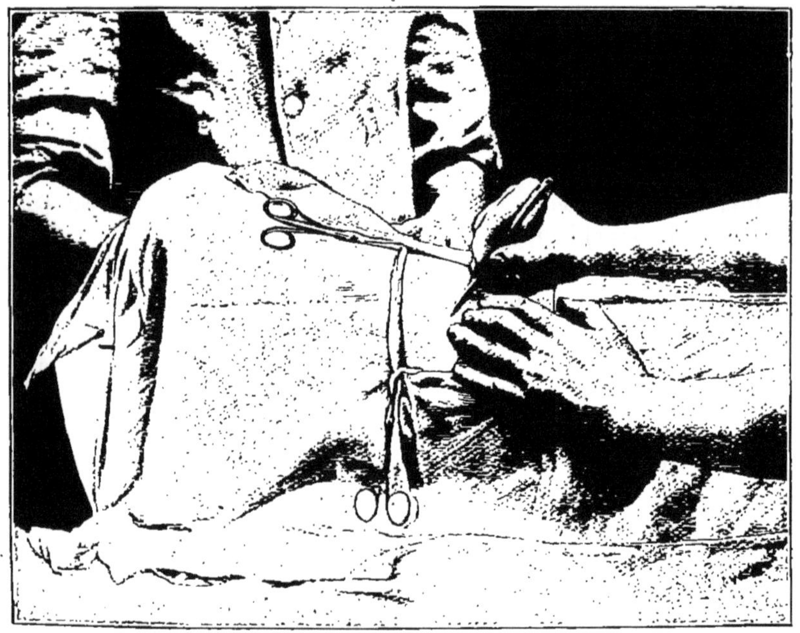

Fig. 207. — Opération de l'empyème.

Position du malade. — L'opérateur repère, de ses doigts gauches, *le bord supérieur de la côte* et incise le long de ce bord.

rieur (fig. 207) : sur ce bord, conduisez le bistouri et faites d'emblée une incision cutanée de quatre travers de doigt; d'un second trait, sectionnez le plan intercostal, sans hésitation, sans mâchures (fig. 208) : si, du même

de la zone de déclivité maxima, sans descendre toutefois au-dessous du 9e espace et en se souvenant qu'à ce niveau *la blessure du diaphragme* serait fort à craindre, si la manœuvre n'était très prudemment conduite; de plus, on fera bien de ne pas empiéter, en dedans, sur la masse sacro-lombaire, dont l'entaille saigne et donne peu de jour.

coup, vous ouvrez la plèvre, tant mieux; mais il est plus sûr et plus régulier de ne couper, dans ce second temps, que les deux muscles intercostaux.

Ne vous attendez pas à voir la plèvre saillir, en dessous, comme une membrane nette, lisse et tendue : vous tombez, d'ordinaire, dans une nappe de tissu œdémateux, jaunâtre; ponctionnez-la, au centre de l'incision, et toujours *au ras de la côte inférieure*, et faites pénétrer doucement la pointe du bistouri : bientôt vous verrez le pus sourdre sur les deux faces de la lame. Débridez alors de quelques centimètres, et, introduisant l'index dans la brèche, achevez d'ouvrir la plèvre jusqu'aux limites de la plaie cutanée; un « coup de doigt » suffit, en général, à ce débridement, et, si l'on tient à se servir du bistouri ou des ciseaux, l'index devra toujours aller en avant-garde sous la paroi, surtout dans les pleurésies gauches, et lorsque la pleurotomie est pratiquée très bas ou en avant.

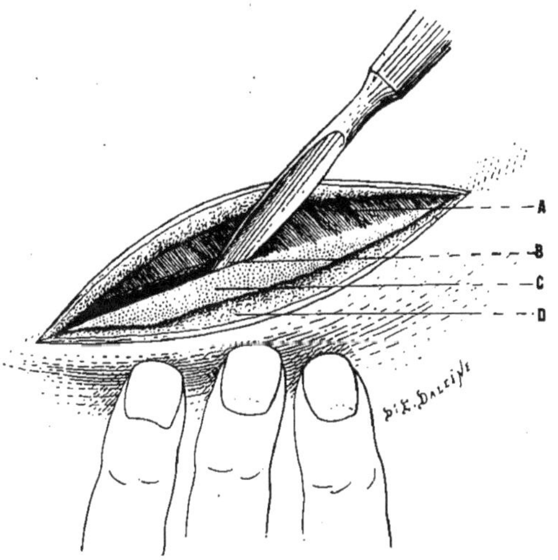

Fig. 208. — Opération de l'empyème. — Incision intercostale simple.

A, plan des muscles intercostaux. — B, bistouri incisant les intercostaux sur le bord supérieur de la côte. — C, face externe de la côte. — D, lèvre inférieure de la plaie cutanée, que les doigts gauches abaissent pour découvrir la côte.

Déjà le pus s'échappe ou jaillit à flots. Faites cesser l'anesthésie; qu'on relève le malade, sans brusquerie, jusqu'à l'asseoir, et qu'on le tourne du côté où vous venez de mettre la poitrine « en vidange ». Tout à l'heure, dès qu'il sera réveillé, la toux, qu'il faudra provoquer au besoin, aidera grandement à l'évacuation pleurale.

Rappelez-vous que cette évacuation doit être aussi complète que possible, et que c'est la condition nécessaire de la pleurotomie aseptique, sans lavages ultérieurs. Le liquide est souvent mêlé de volumineux grumeaux [1], de bouchons fibrino-purulents, qui occupent le cul-de-sac pleural inférieur, se logent dans les angles de la cavité ou adhèrent mollement à la surface du poumon; les secousses de la toux les ramènent à la plaie, où le doigt achève de les extraire.

En règle, *ne faites pas de lavage*, surtout si le liquide est fluide, jaune, sans odeur, et si vous voyez, dès que la plèvre se vide, le poumon, à peine voilé d'une mince membrane, reprendre sa place. Si le pus est rougeâtre, fétide, sanieux, si la pleurésie se complique d'accidents septiques graves, un lavage immédiat sera de bonne pratique, à titre détersif : au même titre, il devient

[1] Surtout dans les empyèmes pneumococciques.

utile, lorsque l'abondance des grumeaux, des bouchons et des fausses membranes entrave l'évacuation complète de la cavité.

C'est l'eau bouillie tiède qui convient le mieux, ou encore l'eau salée bouillie; avec un laveur et une canule de verre stérilisés, on en fait passer plusieurs litres (4 à 6 litres) dans la cavité suppurée, par « réplétions successives »; on remplit doucement, sans jet, la cavité, on fait tousser le malade, et le liquide chassé entraîne le pus qui stagne dans les parties déclives, les débris de fausses membranes, etc. : c'est un véritable « rinçage ».

J'ajoute que l'emploi des solutions antiseptiques est illusoire ou dangereux : la crainte fort légitime des intoxications oblige à en réduire la teneur à des proportions fort minimes, et quelle peut être, à ce titre, leur action réelle au cours d'un lavage qui dure quelques minutes? Ici, comme en beaucoup d'autres circonstances, le lavage ne doit être — et ne peut être — qu'un moyen de détersion plus complète, de désinfection mécanique et l'eau bouillie est alors le liquide de choix.

Un bon drainage termine l'opération. *Drainez* avec deux gros drains, de paroi épaisse et suffisamment rigide, assez longs pour pénétrer jusqu'au fond du cul-de-sac pleural; introduisez-les avec une pince et dirigez-les avec le doigt pour les mettre bien en place : une épingle de sûreté *flambée* les traverse tous les deux, les fixe à la paroi. Si l'incision est très longue, on pourra mettre un fil à ses deux extrémités (fig. 209).

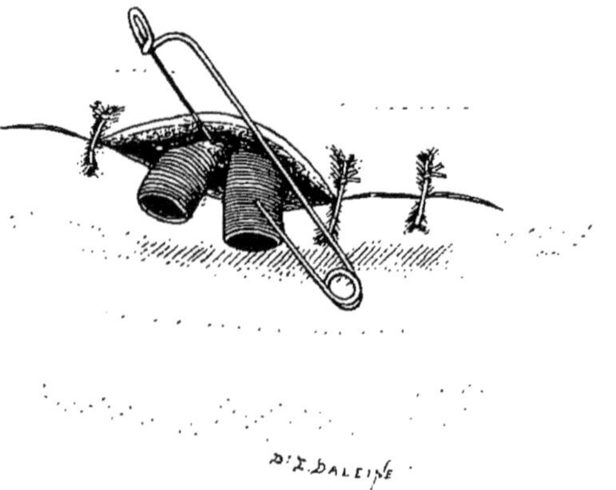

FIG. 209. — Drainage, après l'opération de l'empyème.

Le pansement est très important pour assurer l'évolution régulière de la guérison; sur la plaie, entre ses lèvres, autour et au-dessus des drains, chiffonnez plusieurs compresses de gaze aseptique [1], appliquez par-dessus une couche d'ouate hydrophile (stérilisée), une nappe épaisse d'ouate ordinaire qui enveloppe toute la poitrine et un large bandage de flanelle. Enroulez et serrez soigneusement le bandage et retenez-le en haut par deux bandelettes en épaulières. Le malade restera à demi assis dans son lit, et un peu incliné du côté opéré : un coussin, un drap plié, glissé sous l'autre côté, maintiendra cette attitude sans fatigue.

On n'oubliera pas qu'un pansement mouillé, traversé dans ses couches extérieures, devient fatalement septique : il sera donc souvent nécessaire, dans les deux ou trois premiers jours, de renouveler l'ouate et la flanelle et

[1] Ce « chiffonné » n'a pour but que de couvrir la plaie et de soutenir les drains, ce ne sera jamais un tamponnement; de plus, le drainage se fera avec un *drain*, les mèches forment bouchon en s'imbibant et ne remplissent nullement l'indication fondamentale.

même tout le pansement, mais on ne touchera pas aux drains. *On ne fera pas de lavages*, même si la température reste à 38° durant les deux ou trois premiers jours; ce n'est que dans le cas où la fièvre s'élèverait davantage, en s'accompagnant d'accidents septiques avérés, ou se prolongerait au delà de ce terme, qu'on devrait recourir de nouveau à une abondante injection d'eau bouillie chaude par les drains.

Telle est la pleurotomie dans la grande majorité des empyèmes : opération bien réglée, simple, sans danger, mais qui exige, pour être pleinement efficace, la pratique d'une asepsie rigoureuse dans son exécution, dans le pansement, dans les soins consécutifs. C'est une erreur grave et périlleuse de croire que la présence du pus dispense des soins d'une désinfection correcte : nous connaissons trop les infections associées pour ne pas savoir, qu'à ouvrir une collection suppurée avec des mains sales, un bistouri sale, à travers une peau sale, on risque de provoquer de nouveaux accidents locaux et que toujours on retarde, on altère, on complique le processus naturel de la guérison. Ceci s'applique tout autant aux pansements ultérieurs qu'à l'intervention elle-même, et j'ai vu plusieurs fois, après une pleurotomie régulièrement faite et suivie d'une chute thermique et d'une amélioration considérable, la suppuration reprendre quelques jours après, par la faute d'un pansement mal fait, et troubler des suites opératoires qui s'étaient annoncées comme fort bénignes.

Ce procédé de l'incision intercostale pure et simple, suffisant lors d'empyème récent, ne l'est plus dans les formes complexes et graves, où le contenu pleural, pour être totalement évacué, et le foyer septique, pour être suffisamment drainé, exigent une large brèche pariétale. C'est à ces desiderata que répond la résection costale primitive, et, vraiment, cette excision d'un segment de côte complique si peu la situation, elle rend de tels services, qu'elle représente pour nous la méthode de choix.

II. **Résection costale primitive.** — Elle nécessite seulement deux instruments de plus : une rugine courbe, une pince coupante (costotome).

Faites donc le long de la 8ᵉ côte, par exemple, et toujours au niveau de la

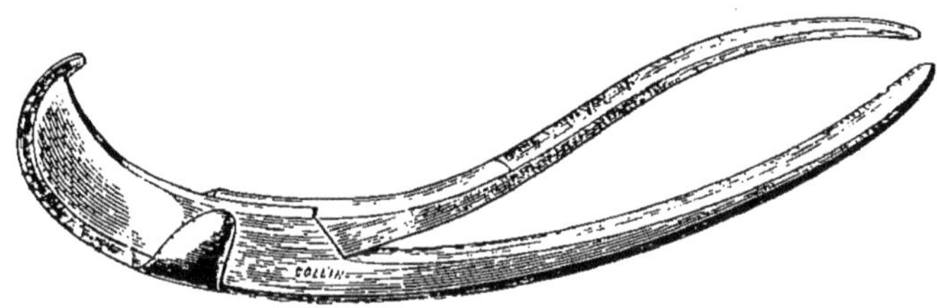

Fig. 210. — Costotome.

ligne axillaire moyenne, une incision de 8 à 10 centimètres: allez d'emblée jusqu'à l'os et incisez en long le périoste de la face externe (fig. 212).

Avec la rugine courbe, décollez ce périoste, d'abord au niveau de sa lèvre supérieure, puis au niveau de la lèvre inférieure; dégagez le bord inférieur en libérant, en « décrochant », du bout de la rugine, le périoste de la gouttière et les vaisseaux qu'il recouvre et qu'il entraîne (fig. 213); remontez alors le long de la face interne, que vous dénudez sans peine en refoulant la plèvre.

Prenez alors la pince coupante spéciale (fig. 210), ou, s'il le faut, une cisaille ordinaire (fig. 211) : glissez l'un des mors entre la face interne de la côte et le périoste, et, d'un coup sec, à l'extrémité du segment « peluré », coupez l'os; sans désemparer, faites cheminer les mors jusqu'à l'autre extrémité et coupez encore. Si la plèvre est bien décollée, la manœuvre est toute simple. Sinon, faites une première section, saisissez avec un davier le bout de la côte, relevez-la, achevez de dénuder sa face interne et, à l'autre bout, sectionnez de nouveau (fig. 214).

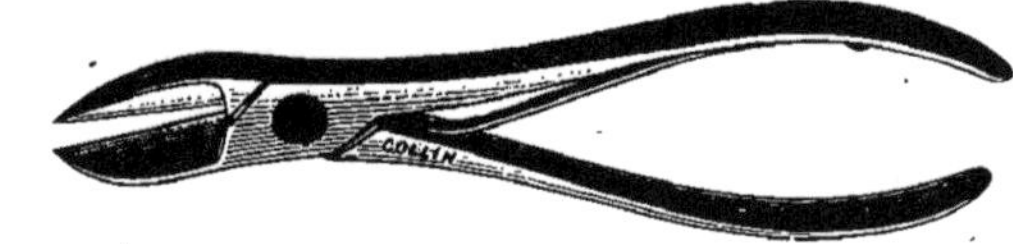

FIG. 211. — Pince de Liston, légèrement coudée sur le plat.

La portion excisée de la côte sera toujours de 5 centimètres au moins, plus longue quand le foyer de suppuration pleurale est considérable; on aura grand soin de faire porter exactement la double section à la limite de la zone « dépériostée », et au niveau des deux angles de l'incision cutanée : autrement il reste, aux deux extrémités, un moignon de côte, isolé et découvert, qui se nécrose aisément.

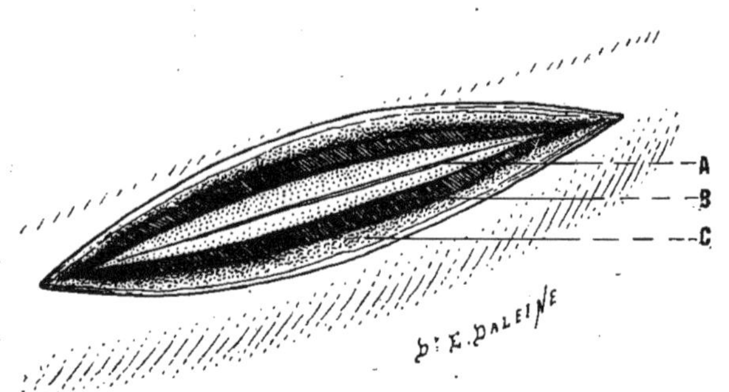

FIG. 212. — Empyème avec résection costale (1er *temps*). Incision menée d'emblée jusqu'à la côte.

A, incision du périoste costal. — B, incision des muscles péri-thoraciques. C, couche graisseuse sous-cutanée.

La brèche osseuse ainsi faite, incisez le « lit » de la côte que vous venez de réséquer, autrement dit, le périoste sous-costal et la plèvre, qui, à ce niveau, constituent seuls la paroi (fig. 215), et, avec les mêmes précautions que tout à l'heure, ponctionnez d'abord, et, quand le pus s'échappe, introduisez le doigt, et sur ce doigt complétez la brèche jusqu'aux limites de la plaie cutanée.

Vous avez, de la sorte, une large fente bordée en haut et en bas par un espace intercostal, mou, dépressible. Si la paroi était épaissie par l'œdème, on débriderait, par une fente verticale médiane, la lèvre inférieure ou les deux lèvres, en liant les deux bouts de l'intercostale correspondante. De toute façon, on prépare ainsi une voie béante au drainage, qui se trouve réalisé aussi complètement que possible, et d'un bon drainage [1] dépendent, pour

[1] Large et déclive.

une grande part, l'assèchement rapide de la plèvre et la guérison sans fistule.

Aussi, pour nous, cette méthode de la pleurotomie *sous une côte réséquée* est-elle la méthode de choix, et, hormis les cas d'empyèmes récents et bénins, nous y avons constamment recours[1]. La résection costale préliminaire ne saurait passer pour une complication : en procédant comme nous l'avons dit, en incisant franchement sur la côte, la manœuvre est simple,

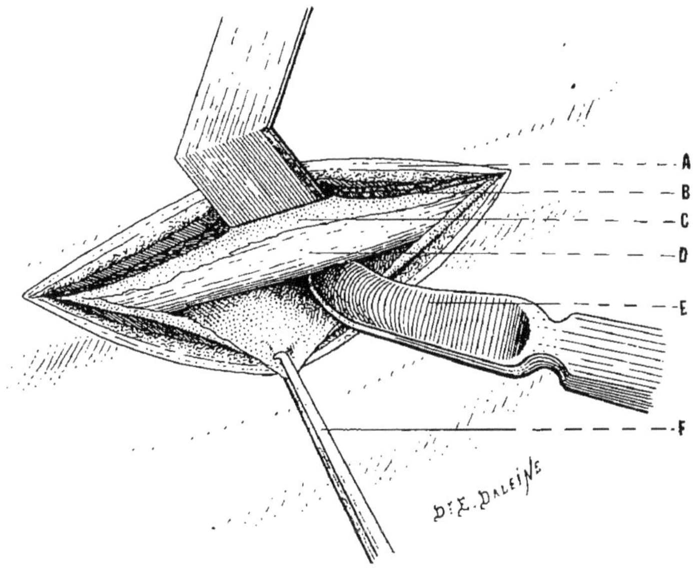

Fig. 213. — Empyème avec résection costale (2e *temps*). — Décollement du périoste. Dénudation du bord inférieur de la côte.

A, incision cutanée. — B, couche musculaire. — C, lèvre supérieure du périoste costal. — D, portion dénudée de la côte. — E, rugine courbe, dégageant le bord inférieur de la côte et *vidant* la gouttière costale. — F, lambeau périostique inférieur repéré et tendu par une pince.

rapide, sans à-coups. Il nous est arrivé de faire tout seul — en suivant cette technique — des pleurotomies d'urgence et de mener sans peine l'opération à bien. Nous n'avons jamais vu, d'autre part, que la réparation de la paroi en fût nullement compromise ni retardée.

Quelques mots seulement de l'**empyème de nécessité** et des **empyèmes doubles.**

L'empyème de nécessité ne devrait plus se voir, et pourtant il n'est pas aussi exceptionnel qu'on pourrait l'espérer, et chez l'enfant, et chez l'adulte.

Au cours d'une pleurésie purulente, méconnue ou mal traitée par des

(1) Chez l'adulte. — Chez l'enfant, on devra être très ménager du squelette thoracique et les petites excisions suffisent d'ordinaire, si même elles sont nécessaires, la pleurésie purulente de l'enfance étant le plus souvent une pleurésie à pneumocoques (Netter), relativement bénigne et curable. « Grâce à l'élasticité du thorax à cet âge, la paroi s'affaisse aisément et les grandes résections entraîneraient de graves inconvénients immédiats ou éloignés au point de vue des difformités rachidiennes secondaires. Des courbures irrémédiables et très accusées de la colonne vertébrale en seraient le résultat. » (Ollier.)

ponctions successives, une intumescence paraît au niveau d'un espace intercostal, en avant le plus souvent et dans la région mamelonnaire; elle grossit, pointe, rougit : c'est un abcès sous-cutané, dû à la migration de la collection pleurale, qui a fini par se faire voie à travers la paroi thoracique.

Cet abcès, incisez-le, mais cela ne suffit pas d'ordinaire, car il est haut placé, bien en dessus du cul-de-sac déclive de la plèvre [1], et le drainage ne serait nullement réalisé. Complétez donc votre intervention en pratiquant,

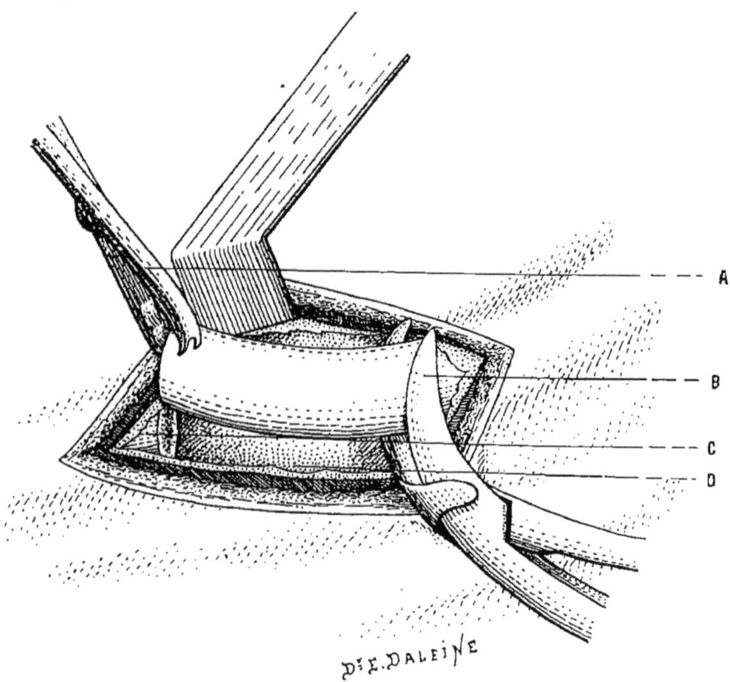

Fig. 214. — Empyème avec résection costale (5e *temps*). — Résection de la côte.

A, davier soulevant le bout sectionné. — B, costotome. — C, extrémité antérieure de la côte. D, plan sous-costal.

en bas et en arrière, une bonne pleurotomie avec résection costale. J'ajouterai même qu'il vaudra mieux, après s'être assuré de la réplétion pleurale, commencer par la pleurotomie basse, que vous pourrez faire plus régulièrement, plus proprement, sur une paroi que n'aura pas souillée encore l'inondation purulente.

Dans l'**empyème double** [2], à pneumocoques [3] le plus souvent, on

(1) J'ai ouvert un empyème de nécessité de la région lombaire. qui avait été pris pour un abcès péri-néphrétique; au fond de l'énorme cavité sous-cutanée, un orifice, large de deux doigts, conduisait, à travers un des derniers espaces intercostaux, dans la cavité pleurale : l'orifice fut élargi tranversalement, et la plèvre se trouva drainée dans les meilleures conditions de déclivité. Guérison.

(2) Qui s'observe surtout chez les enfants.

(3) Sur 28 cas réunis par Fr. Weinges (*Chirurgische Behandlung des doppelseitigen Empyems. Inaug. Dissertation*, Fribourg-en-Br., 1901), 20 avaient succédé à la pneumonie, 1 à l'influenza, 7 n'avaient été précédés d'aucune affection reconnue.

pourra faire la *pleurotomie double, simultanée,* si les accidents sont très pressants. Les adhérences qui limitent ces collections pleurales préviennent l'affaissement brusque et total des deux poumons, que faisait craindre l'ouverture bilatérale du thorax, et des faits heureux ont démontré que l'inci-

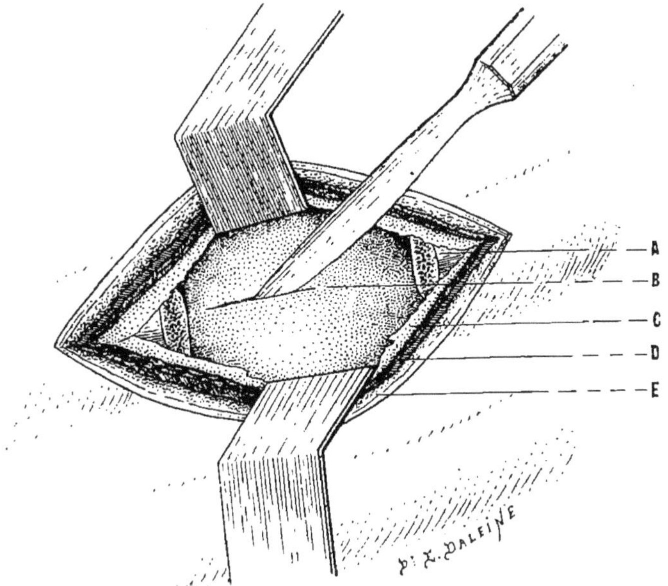

Fig. 215. — Empyème avec résection costale (4e *temps*). — Incision de la plèvre.
A, bout antérieur de la côte réséquée. — B, plèvre pariétale doublée du périoste sous-costal. — C, périoste antérieur décollé et récliné. — D, couche musculaire. — E, incision cutanée.

sion pure et simple des deux abcès pleuraux, dans la même séance, était alors de bonne pratique. Il sera souvent plus sage de faire d'abord la pleurotomie avec ou sans résection costale du côté où l'épanchement est le plus abondant, et, de ponctionner l'autre côté, qu'on incisera à son tour, quelques jours plus tard [1].

II

AUTRES FORMES D'EMPYÈMES

A côté de ce type commun de la pleurésie purulente, on peut rencontrer certaines difficultés qui tiennent surtout au siège spécial de la collection pleurale; je veux parler surtout des pleurésies **cloisonnées**, — des pleurésies **sus-diaphragmatiques**, — des pleurésies **interlobaires**.

Pleurésies cloisonnées. — Un exemple. Gros empyème de la base

[1] On sait qu'après l'opération de l'empyème, j'entends l'empyème non cloisonné, de *la grande cavité*, le poumon reprend vite son extensibilité et son fonctionnement respiratoire.

droite des mieux caractérisés par la matité, l'absence de vibrations thoraciques et de bruit respiratoire et aussi par l'épreuve de la seringue de Pravaz, qui a ramené du pus; la pleurotomie est faite dans le 7e espace, en arrière de la ligne axillaire, en pleine zone de matité; j'incise la peau, les muscles, je ponctionne la plèvre, je la débride au doigt : à peine s'écoule-t-il quelques gouttes de pus, et, tout près, j'aperçois le poumon couvert d'une épaisse membrane jaunâtre; j'ai ouvert une petite cavité close de toutes parts, et l'index sent très bien les cloisons qui la ferment en haut et en bas, en avant et en arrière : elles sont molles, friables, s'effritent sans peine sous une faible pression, et bientôt un jet de pus témoigne qu'une autre « poche », beaucoup plus vaste, vient d'être « défoncée » : je continue la besogne de décollement et, finalement, toutes les cavités partielles se trouvent fusionnées et réunies.

On devra se conduire encore d'une façon toute semblable, lorsque la collection pleurale, au lieu d'occuper le cul-de-sac inférieur, en remontant plus

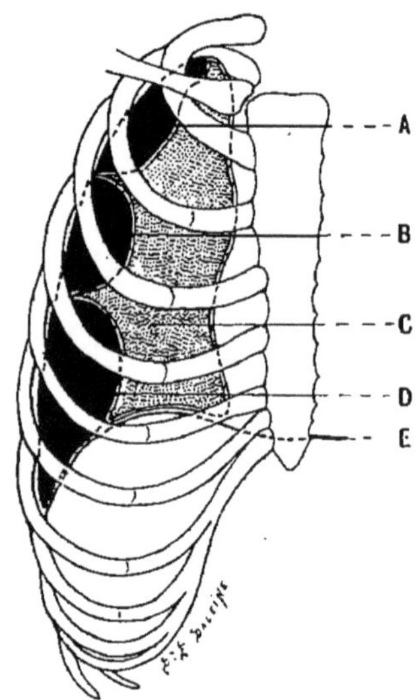

Fig. 216. — Pleurésie purulente *cloisonnée* (schéma).

A, B, D, poches purulentes enkystées. C, poumon. — E, diaphragme.

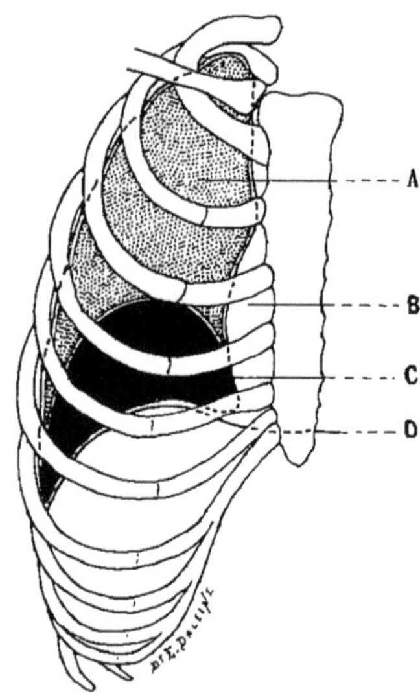

Fig. 217. — Pleurésie purulente *sus-diaphragmatique* (schéma).

A, poumon. — B, médiastin. — C, abcès pleural sus-phrénique. — D, diaphragme.

ou moins haut, ne descend pas jusqu'au diaphragme, mais reste circonscrite à mi-hauteur du poumon, par exemple : il s'agit sans doute, en pareille occurrence, de pleurésies interlobaires, qui ont gagné peu à peu la surface pulmonaire adhérente déjà et toute prête à les enkyster; ou encore de suppurations développées dans les espaces restés libres d'une plèvre antérieurement malade et cloisonnée par des adhérences.

Dans ces formes d'*abcès pleural circonscrit*, il peut arriver que l'incision soit faite trop bas, et qu'au lieu de donner accès en plein foyer elle tombe au milieu des adhérences qui en forment la paroi : là, encore, on devra chercher l'abcès, doucement, avec le doigt, du côté où les signes physiques et la ponction capillaire en ont, par avance, démontré la présence.

Pleurésies sus-diaphragmatiques. — Si la collection est incluse entre la face supérieure du diaphragme abaissé et la base du poumon, l'existence même de ces **abcès pleuraux sus-phréniques** et leur siège précis sont souvent difficiles à déterminer. On les a souvent confondus avec les abcès sous-phréniques, dont la pathogénie, la marche — et, en pratique, la voie d'incision — sont toutes différentes.

Lorsqu'on a lieu de supposer une pleurésie purulente de ce type, la pleurotomie sera pratiquée en arrière et très en bas, dans le 8e espace à droite, le 9e à gauche; on sectionnera prudemment la plèvre, car le diaphragme est tout près, souvent accolé à la paroi et très facile à blesser; on fera longue de 10 centimètres au moins l'incision de l'espace intercostal et il sera toujours préférable de suivre le procédé que nous avons décrit plus haut et de réséquer un segment de côte. Par cette large brèche, on décollera la base pulmonaire, en *suivant le diaphragme* de dehors en dedans, et l'on ne tardera pas, en général, à pénétrer dans l'abcès.

On sait que ces pleurésies enkystées sus-phréniques se terminent souvent par une *vomique*, et, pour cette raison, entre autres, qu'elles sont d'ordinaire tardivement reconnues.

La vomique ne contre-indique nullement l'ouverture « extérieure » du foyer sus-phrénique; c'est là, au contraire, le plus sûr moyen de prévenir, par un large drainage et une désinfection régulière, les accidents de résorption septique qui suivent l'évacuation incomplète par les bronches; mais on aura soin de faire toujours une pleurotomie très basse, d'aborder l'abcès de bas en haut et de respecter les adhérences qui ferment le reste de la cavité pleurale. Ces précautions sont commandées par la septicité ordinairement considérable de ces « abcès gazeux ».

Pleurésies interlobaires. — En pratique, ce sont de véritables *abcès intra-pulmonaires*, et, s'il est évidemment désirable de les ouvrir en écartant les deux lèvres de la scissure, ce procédé, très simple en théorie, est loin d'être toujours réalisable. Pour cela, en effet, il faut découvrir la scissure et la reconnaître.

Rochard [1] nous a donné des indications fort intéressantes sur la direction et les rapports des *scissures interlobaires* : il a montré que, pour arriver sur les scissures obliques, il fallait réséquer la 5e et la 6e côte, et la 4e pour aborder la petite scissure horizontale à droite.

Si donc l'existence d'une *collection interlobaire* avait été déterminée d'avance, on ferait, le long de la 6e côte et au niveau de la ligne axillaire moyenne, une incision de 12 centimètres, terminée à ses extrémités « par une ou deux incisions verticales, qui permettront de relever deux lam-

[1] ROCHARD, *Topographie des scissures interlobaires du poumon*, 1892.

beaux ». On réséquera un segment de 10 centimètres de la 6e, puis de la 5e côte, et, après avoir lié les intercostales, on incisera la plèvre en II.

On a créé de la sorte une brèche, « de largeur suffisante pour laisser passer au besoin la main exploratrice », et, à travers cette brèche, on cherche à découvrir « le profil noir de la ligne scissuraire ». D'après Rochard, même dans les cas où la plèvre est fortement épaissie, on l'apercevrait facilement. L'a-t-on trouvée, la besogne devient simple : elle se borne à l'entr'ouvrir avec le doigt ou une sonde cannelée et à décoller ses deux lèvres.

Ajoutons que la topographie normale des scissures est susceptible de se modifier grandement, par le fait même de l'épanchement interlobaire, et aussi que le poumon est d'ordinaire adhérent, dans une région plus ou moins large, à la hauteur de la collection enkystée; tout en tenant compte des repères anatomiques signalés plus haut, il est donc sage, en pratique, de se laisser guider surtout *par la matité* et de faire porter l'incision *en pleine zone mate* (1).

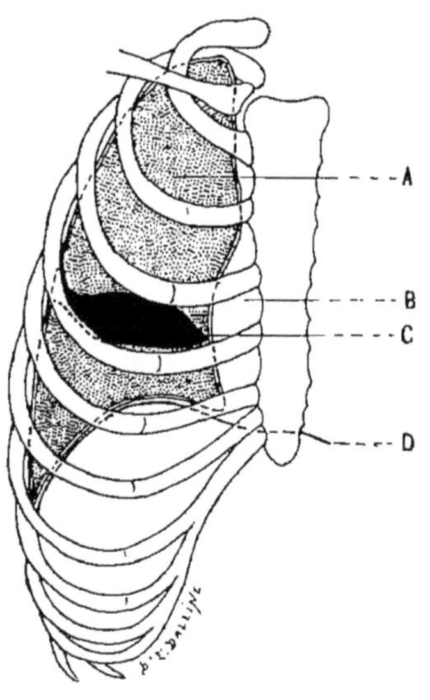

Fig. 218. — Pleurésie purulente interlobaire.

A, poumon. — B, médication. — C, abcès interlobaire. — D, diaphragme.

Enfin, la pleurésie interlobaire est loin d'être de diagnostic aisé, et bien souvent elle se présente comme une surprise au cours d'une pleurotomie commencée suivant le mode ordinaire. On a ouvert le septième espace, on tombe sur le poumon adhérent, sur une plèvre épaissie et aréolaire, on décolle les adhérences, dans le rayon accessible, sans trouver de pus, sans rien voir qui ressemble à une scissure.

Pourtant ce poumon est tendu, induré, rénitent, et, avant l'opération, la ponction à ce niveau avait bien évacué du pus. Faites-vous du jour en réséquant la côte sus-jacente, ponctionnez de nouveau avec une aiguille n° 2 ou un petit trocart, ne craignez pas de faire, s'il le faut, plusieurs ponctions et d'aller profondément dans le parenchyme (2).

Voilà du pus ; c'est bien ; allez directement à la collection intra-pulmonaire, avec le thermo-cautère, ou tout simplement *avec le doigt*.

Avec le thermo-cautère, au rouge sombre, incisez, sur une longueur de 2 ou 3 centimètres, la surface de l'organe et poursuivez la trouée dans la « bonne direction », que tout à l'heure l'aiguille vous a révélée ; en général, le pus n'est pas loin et bientôt vous le verrez s'échapper le long du couteau rougi ; la cavité sera, comme plus haut, largement ouverte, vidée et drainée.

(1) Voy. les leçons de M. Dieulafoy, La pleurésie interlobaire (étude médico-chirurgicale). *Clinique de l'Hôtel-Dieu*, 1898-1899, p. 26 et 46.

(2) Ce qui va suivre s'applique d'ailleurs aux *abcès pulmonaires* vrais, et aux foyers de gangrène.

Avec le doigt, on creuse très bien, en plein parenchyme, un tunnel, qui saigne à peine et qui conduit jusqu'au foyer caché ; à maintes reprises, il nous est arrivé de forer ainsi une galerie intra-pulmonaire, pour aller à la recherche d'un noyau de gangrène. La plèvre viscérale et une mince couche corticale sont sectionnées au bistouri, sur une courte étendue, et l'index plonge dans le parenchyme par un mouvement de vrille, qui le fait pénétrer peu à peu.

En somme, même dans ces formes de cure opératoire un peu moins aisée, on parviendra le plus souvent, grâce à la résection costale préliminaire et à la volonté ferme d'ouvrir l'abcès, dont une ponction préalable a démontré la présence, à faire toute la besogne, et de bonne et utile besogne. Elle ne le sera que si elle remplit les deux conditions suivantes : **évacuation primitive complète ; drainage bien placé et bien assuré.**

Pleurésies médiastines. — Sans avoir d'exemples à rapporter, je tiens seulement à indiquer la voie qu'on pourrait suivre, pour aborder la

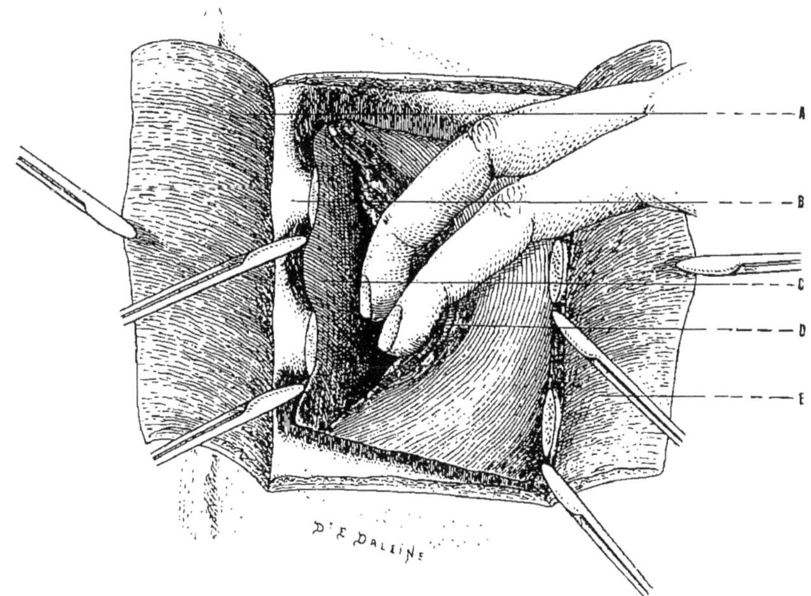

FIG. 219. — Thoracotomie postérieure latéro-vertébrale droite ; ouverture d'une collection purulente intra-médiastinale.

A, E, volets musculo-cutanés, rétractés. — B, 5e côte réséquée. — C, côté du rachis. D, plèvre décollée et réclinée avec les doigts.

pleurésie purulente médiastine ; c'est, du reste, la voie qui a été préconisée, par Potarca [1], pour l'ouverture des **abcès du médiastin postérieur.**

Je suppose qu'il s'agisse d'une de ces collections purulentes du médiastin postérieur ou d'un empyème médiastinique droit.

[1] J. POTARCA (de Bucharest), *La Chirurgie intra-médiastinale postérieure.* Paris, 1895.

A égale distance du bord spinal de l'omoplate et de la ligne épineuse dorsale, de la 2e à la 6e côte, faites une incision verticale, que deux traits transversaux complètent, en haut et en bas. Taillez et relevez rapidement les deux volets, peau et muscles, et découvrez les 3e, 4e, 5e côtes. Sur chacune d'elles, dépouillez et réséquez, par le procédé ordinaire, un segment de 3 à 5 centimètres, qui affleure en dedans, au sommet de l'apophyse transverse correspondante.

La fenêtre est ouverte; sectionnez et liez les intercostales, écartez au doigt et à la sonde cannelée les débris périostiques et musculaires. Vous êtes sur la plèvre.

Avec le bout des doigts, doucement, de dedans en dehors, décollez le feuillet réfléchi costo-médiastinique; amorcez ce décollement sur la colonne vertébrale, en long, et poursuivez-le à petits coups : avec beaucoup de soin, la membrane se laisse détacher et refouler (fig. 219), et l'espace médiastinique s'entr'ouvre [1]; suivant la nature et le siège de la collection purulente, on devra pénétrer plus ou moins profondément [2].

Le gros accident, c'est la déchirure de la plèvre et la pénétration du pus dans la séreuse, encore indemne; il faut reconnaître qu'on aura parfois beaucoup de difficultés à décoller largement le feuillet costo-médiastinique (lors d'abcès profond du médiastin), sans perforation; en procédant avec lenteur et méthode, on évitera toute déchirure étendue, et, si la plèvre est trouée en quelques points, on fermera immédiatement l'orifice avec un tampon aseptique, pour barrer la route à l'air et au pus.

ABCÈS DU SEIN

Nous signalerons seulement les abcès sous-aréolaires, petites bosselures ampullaires, rouges, fluctuantes, ayant l'aspect de « furoncles avortés », et qu'il faut ouvrir d'un coup de pointe.

Les abcès sous-cutanés, très saillants, très fluctuants, ne suscitent non plus aucune réflexion particulière : on fera bien, toutefois, de pratiquer toujours l'incision « radiée », que nous allons dire, et de ne pas oublier qu'ils ne sont très souvent que le diverticule apparent d'un abcès en *bouton de chemise*; une fois évacuée la collection superficielle, examinez donc la paroi mammaire de la cavité; voyez si le pus continue à sourdre de la profondeur, par un orifice, un défilé, dans lequel vous ferez pénétrer la sonde

(1) Voy. dans le mémoire de Potarca, plus haut cité, les faits de Ziembicki, Krynski, Obalinski (collections purulentes du médiastin postérieur ouvertes par la thoracotomie latéro-vertébrale droite). Voy. aussi l'opération faite sur le cadavre par Potarca : le malade avait succombé avant l'intervention; en suivant la technique ci-dessus exposée, on ouvrit une énorme poche purulente intra-médiastinale. (Rétrécissement cicatriciel de l'œsophage et abcès intra-médiastinal. *Presse médicale*, 11 juillet 1900, p. 13.)

(2) Si la collection siégeait à gauche, c'est naturellement de ce côté qu'on ouvrirait le thorax, en suivant les indications données par Quénu et Hartmann. (Des voies de pénétration dans le médiastin postérieur. *Bull. de la Soc. de Chir.*, 1891, p. 82.)

cannelée et que vous débriderez largement. Si le second foyer est très large et déclive, une contre-ouverture (voy. fig. 221) sera nécessaire.

Quant à l'abcès intra-glandulaire, à l'abcès du sein proprement dit, tel qu'il survient à la période puerpérale ou au cours de la lactation, il débute sous la forme d'un noyau, inclus dans la glande, dur, mal limité, douloureux, et souvent il conserve assez longtemps ces caractères d'induration compacte. N'attendez donc pas la fluctuation nette; il est tout naturel, au début, de tenter la chance de la résorption par le pansement humide et le soulèvement du sein, et l'on voit ainsi fondre peu à peu de gros blocs de lymphangite

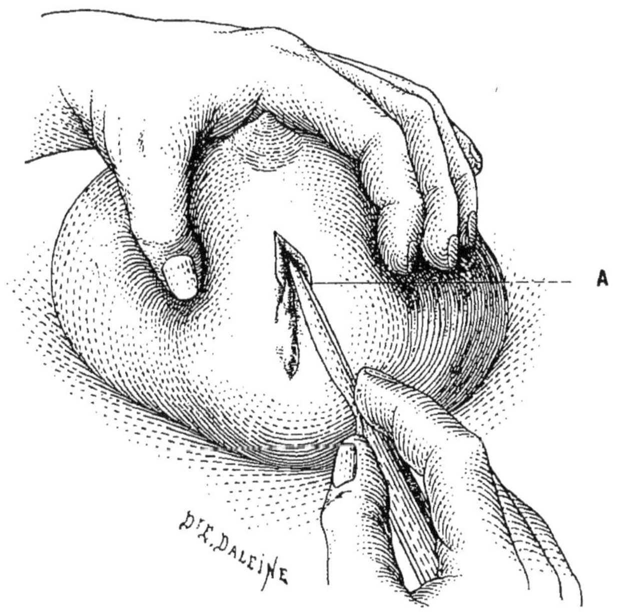

Fig. 220. — Incision *radiée* d'un abcès du sein.

A, le bistouri, après avoir ponctionné, complète l'incision.

œdémateuse intra-mammaire. Mais, s'il s'agit d'un noyau qui grossit, qui devient de plus en plus douloureux et lancinant, s'il y a de la fièvre, si la peau se marbre de rouge et s'œdématie, tenez pour certain qu'il y a du pus dans cette coque épaisse, et même beaucoup de pus : incisez.

Incisez toujours dans le sens *radié*, autrement dit, du mamelon à la circonférence du sein (fig. 220); non seulement vous couperez moins de canaux galactophores, mais vous ouvrirez moins de vaisseaux et vous aurez moins de sang. Incisez profondément, d'emblée, jusqu'au centre du noyau; vous n'avez rien à craindre, absolument rien, et, à cette condition seule, vous ferez besogne utile. L'opération est fort douloureuse : ayez recours à l'anesthésie locale, à l'éther ou au chlorure d'éthyle, et munissez-vous d'un bistouri étroit, bien piquant et bien tranchant. Ponctionnez en pleine tuméfaction, et débridez, de dedans en dehors, sur la longueur nécessaire. Qu'il faille chercher à faire courtes les incisions, pour éviter « trop de cicatrice », c'est bien entendu; mais un abcès « mal ouvert » d'emblée aboutit toujours à une cicatrice vilaine. Faites une incision suffisante pour que l'abcès soit bien évacué et bien drainé; gardez-vous du procédé, irrationnel et brutal, de la petite ponction suivie d'une expression forcée. Si l'incision est bonne, l'abcès doit se vider seul, sous quelques pressions légères. Avec la sonde cannelée, reconnaissez la cavité, et cherchez si elle ne se prolonge pas de quelque côté, en bas surtout. Dans ce cas, soulevez la peau au point déclive,

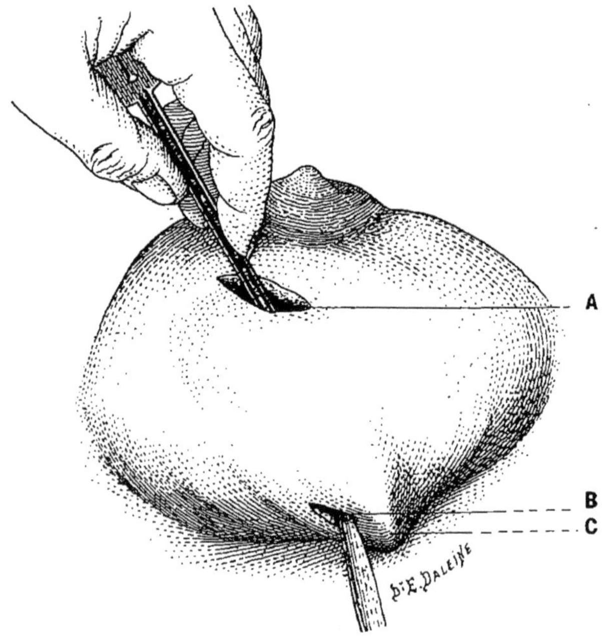

Fig. 221. — Contre-ouverture d'un abcès du sein.

A, sonde cannelée conduite par la première incision. — B, bistouri pratiquant la contre-ouverture au point déclive, que soulève l'extrémité de la sonde cannelée C.

comme le montre la figure 221, et faites une contre-ouverture : un drain, passé d'un orifice à l'autre, avec une pince de Kocher, complétera l'intervention.

Il n'est pas rare, enfin, que les noyaux phlegmoneux soient multiples, et que vous ayez plusieurs abcès à ouvrir; plus précoce sera l'incision, plus courte vous pourrez la faire.

D'autres collections suppurées sont *rétro-mammaires*; elles siègent derrière le sein, qu'elles soulèvent en masse; la voussure, l'œdème, la rougeur se dessinent dans le pli sous-mammaire. C'est là aussi, en dessous et en dehors, qu'il faut inciser, dans la direction du pli (fig. 222).

Enfin, dans certaines formes de *mammite suppurée diffuse*, le sein et toute la région mammaire sont infiltrés de pus; l'incision isolée des points les plus fluctuants ne suffit pas, il faut faire de multiples contre-ouvertures et drainer le sein, du centre à la périphérie, suivant plusieurs rayons.

Quelle que soit la gravité de cette suppuration totale, elle n'a pas le pronostic terrible du véritable *phlegmon diffus du sein*, affection rare, heureusement. J'ai vu mourir autrefois une jeune femme dont le sein gauche, énormément tuméfié, tombait par lambeaux, par gros blocs noirâtres, sphacélés et fétides, sans qu'il y eût presque de pus. Le gonflement considérable, l'empâtement diffus, la rougeur sombre, bientôt noirâtre de la peau, l'extension rapide aux régions ambiantes, la gravité des accidents généraux, feront reconnaître cette mammite gangréneuse aiguë : le seul recours sera l'application immédiate du traitement que nous formulerons plus loin pour le phlegmon diffus, les débridements profonds et larges au thermo-cautère, s'étendant jusqu'aux limites de la zone tuméfiée et complétés par des ponctions intermédiaires.

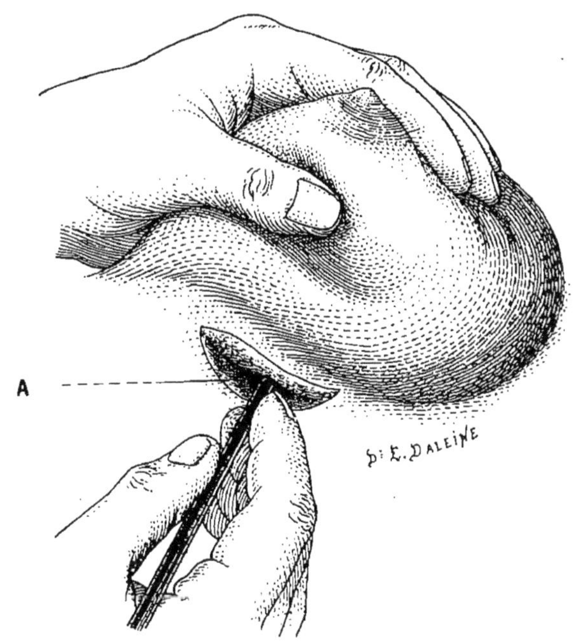

Fig. 222. — Incision d'un abcès rétro-mammaire.

A, débridement, à la sonde cannelée, du foyer profond, après incision courbe dans le pli sous-mammaire.

RACHIS

Les traumatismes du rachis, même dans leurs formes atténuées, sont toujours inquiétants, et le pronostic n'en saurait être trop réservé. Quelques-uns sont immédiatement mortels, que la mort soit immédiate et brusque (section ou écrasement de la moelle cervicale au-dessus de la 4e vertèbre), ou qu'elle survienne, à une date plus ou moins retardée, par le mécanisme des lésions secondaires. D'autres ne laissent la vie sauve qu'au prix d'une impotence définitive, de type et de gravité variables. Très souvent, enfin, et même lorsque l'accident n'est pas suivi d'abord de désordres caractérisés, il y a lieu de craindre l'évolution ultérieure de complications myélitiques, dont la filiation n'est pas toujours aisée à établir avec le traumatisme ancien et suscite, en pratique, des problèmes fort complexes.

Ajoutons enfin que la médiocrité de nos moyens d'action accroît encore, pour une large part, le fâcheux pronostic des lésions traumatiques du rachis et de la moelle.

PLAIES DU RACHIS ET DE LA MOELLE

Les *plaies par instruments piquants*, les *plaies par armes à feu* demandent surtout à être étudiées.

Un coup de couteau ou de poignard, etc., à la nuque, au dos, aux lombes, peut ouvrir le canal rachidien et blesser la moelle, alors même que l'orifice d'entrée est à une certaine distance de la ligne médiane : tout dépend de la direction et de la longueur de l'instrument vulnérant. Ce sont les désordres moteurs et sensitifs immédiats qui seuls prouveront que la moelle est intéressée; ils sont, d'ailleurs, de siège et d'étendue très variables, suivant la hauteur et les caractères de la lésion médullaire.

En pratique « immédiate », deux éventualités se présentent : 1° *l'instrument*, couteau, etc., *est resté dans la plaie*, brisé le plus souvent; 2° il s'agit d'une plaie simple, profonde, plus ou moins étroite, *sans corps étranger*.

Dans le premier cas, il est tout indiqué de procéder le plus tôt possible à l'extraction de l'instrument ou de ses débris. S'il est saillant, ou, du moins, s'il proémine assez sur les téguments, pour se prêter à une « bonne prise », la traction, avec une forte pince, un davier, etc., sera pratiquée, sans secousses, dans l'axe; s'il affleure à peine la surface cutanée, ou que, brisé, on le sente seulement dans la profondeur des muscles rétro-vertébraux, on débridera et l'on se fera tout le jour utile pour le bien reconnaître et le bien saisir : ce sera l'unique moyen de prévenir les dangers d'une extraction irrégulière et les lésions nouvelles qu'une lame mal prise, tiraillée en tous sens, enfoncée même parfois, pourrait créer autour d'elle. La plaie sera ensuite détergée soigneusement, tamponnée à la gaze aseptique, et fermée par un large pansement.

On a observé, à la suite de ces extractions, des écoulements abondants de liquide céphalo-rachidien : un blessé de Giss (1) avait reçu un coup de couteau à la nuque, entre la 6e et la 7e vertèbre, et la lame, brisée, était restée dans la plaie. Elle fut extraite au bout de trois jours : il s'en suivit un écoulement de liquide céphalo-rachidien, dont la quantité journalière n'était pas inférieure à 2 ou 3 litres. Le trajet ne se ferma qu'après cinq semaines, et, durant ce temps, la déperdition de liquide fut évaluée à 30 litres.

Lorsqu'il n'y a pas de corps étranger, on se bornera, en règle, à déterger la plaie et son pourtour et à la panser soigneusement, sans la réunir. Le débridement immédiat ne trouvera que de rares indications, et en effet, pour réaliser une détersion complète d'un trajet aussi profond, il serait nécessaire de créer une vaste brèche et de pratiquer une intervention complexe, qui ne servirait trop souvent qu'à aggraver le danger.

Ces règles sont d'application plus générale encore à la suite des *plaies d'armes à feu*. Si le projectile a produit des dégâts osseux importants, il sera sage d'ouvrir le foyer, en élargissant le canal d'entrée, et d'extraire les esquilles et les fragments d'os, qui, pour leur part, peuvent comprimer la moelle. Hormis cette indication particulière, l'abstention est seule à recommander, au moins dès le début ; et l'on se gardera de toute recherche, de toute exploration au stylet ou au doigt, qui seraient, ici, doublement périlleuses.

Ultérieurement, si la radiographie démontre la présence de la balle dans le canal rachidien il sera de bonne pratique de se mettre en devoir de l'extraire, et de ne pas trop attendre, pour le faire. Les résultats dépendront toujours, d'ailleurs, du type des lésions médullaires, et des dégénérescences consécutives (2).

FRACTURES DE LA COLONNE VERTÉBRALE

Ce sont là des traumatismes graves, s'il en fût, souvent irrémédiables, désespérants. Les exemples sont trop nombreux et se ressemblent trop, pour que l'illusion soit permise ; à la suite d'une fracture du rachis, l'avenir dépend, à peu près exclusivement, des lésions primitives de la moelle ; le mal est fait, quand la fracture est faite ; les accidents suivront leur évolution fatale. Si l'axe médullaire n'a pas subi, au moment du traumatisme, de heurt trop violent, s'il est simplement coudé et comprimé, une intervention

(1) Giss, Ueber einen Fall von Abfluss colossaler Mengen von Cerebrospinalflüssigkeit nach Rückenmarksverletzungen. *Mittheil. aus der Grenzgeb. der Med. und Chir.*, Bd. VIII, Hft. 4 et 5.

(2) Voy. Walther, Plaie de la moelle par arme à feu. *Bull. de la Soc. de chir.*, 1901, p. 1084.

hâtive pourra, sans doute, en le libérant, rétablir sa continuité fonctionnelle : il faut reconnaître que ces interventions sont dangereuses et complexes, et que, devant la compression médullaire grave, nous sommes beaucoup moins armés que devant la compression cérébrale.

Ce n'est pas là un dernier mot, et je compte bien, pour ma part, que nous finirons par dégager une formule opératoire, qui nous permettra de réduire aux lésions anatomiquement irrémédiables les cas désespérés ; à l'heure actuelle, il ne semble pas que, dans la pratique courante, les conditions d'une action chirurgicale hâtive soient souvent réalisées.

Voilà donc, à mon sens, comment se présente, en pratique, cette grave et difficile question.

I. Devant un traumatisme vertébral, il faut toujours se conduire et régler le *transport*, l'*installation du blessé*, l'*exploration*, comme si la fracture totale du rachis était indéniable. Les « blessés de l'épine » ne doivent être « maniés » qu'avec la plus grande circonspection, si l'on veut éviter ces brusques glissements et ces coudures, qui se traduisent par la « mort sans phrases », ou, tout au moins, par une aggravation irrémédiable des lésions premières. Ils ne doivent être soulevés qu'en masse, en bloc, par un nombre d'aides suffisant, et qui manœuvrent avec ensemble, au commandement.

Pour déposer le malade du brancard sur le lit, on aura recours à la pratique suivante [1] : lit bas composé d'un sommier et d'un matelas dur, sous lequel on a interposé une planche ; le brancard est apporté au pied du lit, dans l'axe longitudinal du lit, et de niveau avec lui. Six aides : les deux premiers glissent et appliquent leurs deux mains sous les épaules du malade ; deux autres, sous les lombes et le bassin ; deux autres sous les cuisses et les jambes ; s'il s'agit d'un traumatisme vertébral élevé, un septième (le médecin lui-même) se charge de la tête. Au signal, le malade est soulevé doucement, d'une hauteur juste suffisante, puis les trois aides de droite et les trois aides de gauche se déplacent ensemble, du pied à la tête du lit, et y déposent leur charge, lentement, sans secousses. Il ne reste plus qu'à couper les vêtements, et à compléter l'examen, avec la même prudence.

Naturellement, s'il n'y a pas de paralysies, si les quatre membres ont conservé leurs mouvements, on pourra mettre à cette première besogne un peu moins de défiance inquiète ; mais, jusqu'à plus ample informé, jusqu'à ce qu'une exploration soigneuse ait permis de conclure à l'absence de tout indice de lésion médullaire, à une fracture apophysaire, à une fracture sans déplacement, on ne prendra jamais de trop minutieuses précautions. Et cette exploration définitive et concluante ne peut et ne doit être faite qu'une fois le blessé « au lit ».

Donc, si vous vous êtes convaincus que la moelle n'a pas souffert, et que les lésions rachidiennes ne portent que sur l'arc postérieur et ne se compliquent d'aucune dépression notable, vous n'aurez qu'à maintenir votre blessé dans le décubitus horizontal, dans l'immobilité complète ; l'accident est simple, et le traitement aussi.

[1] Indiquée par Albert (de Vienne).

II. Le problème est tout autre, lorsqu'on est appelé à constater des **désordres médullaires graves, sans déformation rachidienne notable.**

La seule indication qu'il faille alors remplir, d'emblée, c'est l'*immobilisation* telle que nous l'étudierons plus loin; ce n'est qu'à une date ultérieure que l'évolution des accidents paralytiques permettra de porter un pronostic définitif.

De fait, l'absence de toute déformation nette (et, chez les sujets obèses, l'exploration ne laisse pas que d'être parfois malaisée) ne suffit pas à éliminer l'hypothèse d'une compression osseuse, et les fracas des corps vertébraux sont de types trop variés, pour qu'on puisse juger toujours de l'état du canal rachidien d'après les irrégularités de l'arc postérieur. Il arrive encore que la moelle ait été contuse, et irrémédiablement contuse, au moment même du traumatisme, sans que les fragments aient conservé leur déplacement initial. De ces deux éventualités, vous ne pouvez rien savoir, à la période où nous nous plaçons; mais la paraplégie, la paralysie des sphincters sont complètes, et restent complètes, et les accidents trophiques ne tardent pas à paraître.

On ne saurait oublier, pourtant, que, dans ce groupe de faits, se rangent un certain nombre de traumatismes **spontanément réparables**, alors même que le premier examen témoignait des désordres médullaires les mieux caractérisés.

Il s'agit, presque toujours, de traumatismes *bas situés, de la région lombo-sacrée*, quelquefois de fractures de la région cervicale inférieure; au dos, les dimensions moindres du canal vertébral laissent à la moelle, lors de fractures, bien peu de chances d'échapper aux attritions graves.

Deux exemples : Un couvreur de vingt-sept ans [1] tombe à la renverse d'un troisième étage, sur le siège, les deux membres inférieurs repliés. Paralysie flasque et anesthésie complète des deux membres inférieurs; rétention d'urine, constipation opiniâtre. Vaste ecchymose sacro-lombaire, s'étendant aux bourses et à l'hypogastre; douleur aiguë réveillée par la pression au niveau de l'aile droite du sacrum, légère dépression, à la même hauteur; pas d'autre déformation. Le blessé est placé dans une gouttière de Bonnet. Au bout d'un mois, les accidents sphinctériens s'atténuent, puis, quinze jours plus tard, la paraplégie commence à s'amender à son tour; la sensibilité reparaît d'abord, et, peu à peu, par degrés, lentement, la motilité volontaire et tous les mouvements. Bref, au bout de cinq mois, le blessé reprenait son travail; deux ans et demi après, il exerçait toujours son métier de couvreur.

Autre fait : Un homme est renversé par une lourde voiture et transporté à l'hôpital Beaujon, où je le vois quelques heures après. Paraplégie complète, la sensibilité est totalement abolie, comme la motilité; rétention d'urine. A la région lombaire, à la hauteur de la 3ᵉ vertèbre, douleur très vive, à la pression, et légère saillie de l'épine correspondante. Immobilisation dans une gouttière de Bonnet : la paralysie ne se modifie nullement pendant les six premières semaines, puis la sensibilité reparaît peu à peu, quelques

[1] Nous citions ce premier fait dans notre article : Curabilité des traumatismes rachidiens. *Gaz. des hôp.*, 2 juin 1894, n° 64, p. 594.

mouvements du pied, de la jambe, redeviennent exécutables. L'électrisation est poursuivie avec ténacité : au bout de quatre mois, le malade pouvait marcher.

Ces dénouements heureux — souvent inattendus — s'expliquent sans doute par le mécanisme spécial des accidents médullaires, dans les cas de ce genre : il s'agit de *commotion médullaire* [1], d'*hématorachis* [2] ou encore de *contusion légère, curable*, ayant porté, non sur la moelle elle-même, mais sur les nerfs de la queue de cheval, autrement résistants et aptes à la restauration anatomique et fonctionnelle.

Ajoutons que des accidents paralytiques disséminés, irréguliers, incomplets, doivent faire penser à la commotion médullaire, et que le pronostic en devient moins sombre, d'emblée, bien qu'il faille toujours réserver l'avenir.

III. Enfin nous voici en présence de l'éventualité la plus fréquente : des ***désordres médullaires graves***, paraplégie, paralysie des quatre membres, une ***déformation très accusée du rachis***.

Que prédire? Que faire?

Ce qu'il faut prédire est malheureusement trop certain, et, si l'on peut à grand'peine rassembler quelques exemples de guérisons ou de pseudo-guérisons, l'histoire de ces malheureux se répète avec une désespérante uniformité. C'est la mort inéluctable, à échéance plus ou moins retardée, quelques semaines, deux, trois, six mois quelquefois, après un martyre plus ou moins prolongé : incontinences, œdèmes, escharres, cystite, pyélonéphrite, etc.

Voilà ce qu'il faut prévoir et ce qui se produira fatalement, ou à peu près, si vous ne faites rien — si vous vous contentez d'immobiliser tant bien que mal le rachis brisé et déformé. Sans doute vous préviendrez, de la sorte, les accidents de terminaison brusque, de mort subite, qui peuvent succéder au chevauchement des fragments — et encore, jusqu'à un certain point, l'aggravation secondaire des lésions initiales de la moelle; mais la compression médullaire reste telle quelle, c'est elle, en réalité, qui sera immobilisée.

D'autre part, il est évident que vous ne savez rien de précis, à cette première heure, sur l'état de la moelle : vous constatez la paralysie, et la déformation rachidienne, et naturellement vous établissez un rapport immédiat entre l'une et l'autre. Mais quel est ce rapport? Quelles sont les lésions réelles? La moelle est-elle simplement comprimée? Est-elle rompue? La partie est-elle irrémédiablement perdue, d'emblée, par la seule action du trauma-

(1) La *commotion médullaire* est loin, d'ailleurs, d'être toujours curable ; à côté de cette première forme, il y en a une autre, mortelle à bref délai, dont Schmaus, Sonnenburg ont rapporté des exemples. De plus, il faut toujours faire entrer en ligne de compte les accidents lointains, d'évolution retardée : ceci s'applique, en réalité, à tous les traumatismes rachidiens.

(2) L'épanchement sanguin intra-rachidien peut se manifester, comme dans le crâne, par des accidents *retardés et progressifs*. Un blessé, dont Sonnenburg rapporte l'histoire, était tombé sous son cheval : il se relève ; pas de plaie, pas de paralysie. Le lendemain, les deux membres inférieurs sont totalement paralysés, mais les réflexes au chatouillement de la plante existent encore ; selles involontaires, abdomen très sensible. Le 2e jour, les réflexes sont en partie perdus ; le 4e jour, météorisme ; le 5e jour, paralysie des membres supérieurs ; mort au 7e jour. On trouve un épanchement sanguin abondant entre le canal vertébral et la moelle. (SONNENBURG, Die Halswirbelbrüche. *Deutsche Zeit. für Chir.*, 1892, Bd XXXIV.

tisme? Et votre intervention, quelle qu'elle soit, est-elle d'avance condamnée à être radicalement inutile — et peut-être à abréger la fin?

A toutes ces questions, il vous est impossible de répondre, et c'est pour cela que la détermination à prendre est, en pareil cas, si pénible et si complexe, d'autant plus que les interventions actives sont elles-mêmes dangereuses, de technique malaisée, de résultats douteux et, jusqu'ici encore, peu encourageants. Aussi ne saurait-on poser de règles fixes; mais nous savons trop ce que nous réserve l'abstention, pour ne pas chercher, dans la mesure de nos forces, à faire mieux.

A. Fractures de la colonne cervicale. — Un exemple témoignera de la gravité extrême de ces fractures, et de l'urgence d'une immobilisation immédiate, après réduction.

Il s'agit d'un homme de 35 ans, qui dans la soirée du 1er octobre 1900,

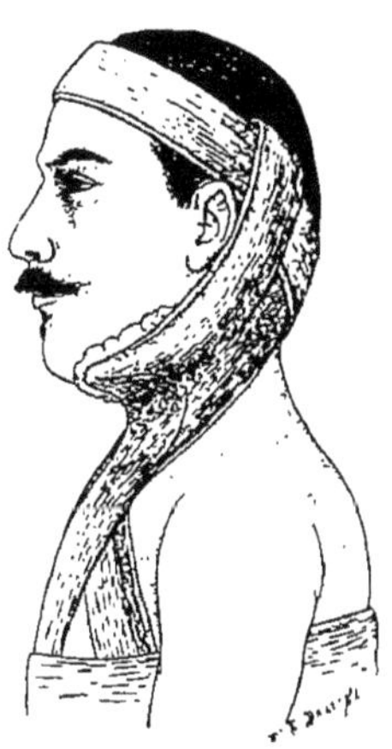

Fig. 223. — Appareil d'immobilisation cervicale. — Bande plâtrée encerclant la tête, se croisant derrière le cou, se croisant de nouveau au-devant du sternum, et se fixant sur une ceinture plâtrée sous-axillaire. Bande de renforcement, encadrant et soutenant le bord inférieur du maxillaire.

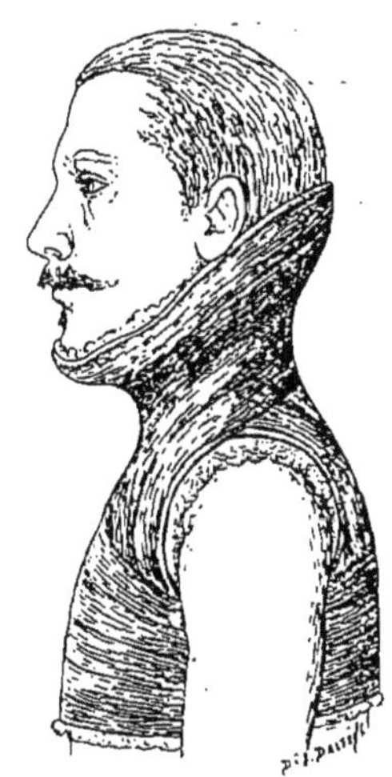

Fig. 224. — Appareil d'immobilisation cervicale, engainant tout le cou, et s'appliquant, en haut, au bord inférieur du maxillaire et à la nuque. — Une bande circulaire entourant le front, le compléterait utilement.

était tombé à la renverse, sur la tête, d'une hauteur de trois ou quatre mètres; il reste étendu, sans mouvement, on l'apporte à l'hôpital, et voici dans quel état nous le trouvons le 2 octobre : paralysie complète, flasque, des quatre membres, seul, le mouvement de flexion de l'avant-bras sur le bras est conservé; anesthésie complète des deux membres inférieurs et du tronc, jusqu'à une ligne transversale qui croise la première pièce du sternum et relie les deux régions deltoïdiennes; anesthésie des membres supérieurs, sauf au niveau d'une bande verticale, postéro-externe, symétrique à droite et à gauche, qui descend de la région deltoïdienne sur le bras et l'avant-bras, et comprend le pouce et l'index. Réflexes rotulien et crémastérien abolis; réflexe plantaire aboli à gauche. Rétention d'urine. Température : 38°,4. A la base du cou, à la hauteur de la 6e vertèbre, on constate une dépression peu accusée et l'on réveille, par la pression, une douleur vive : la pression, au même niveau, provoque, d'ailleurs, un phénomène assez étrange, et qui se répète à plusieurs reprises, l'érection. La tête est maintenue dans l'immobilité complète. Le soir, 39°,8 ; le lendemain matin, 40°,3 ; le soir, 41 degrés : à huit heures, le blessé a un vomissement noirâtre, à neuf heures, il est dans le coma, à minuit, il est mort. On trouve, à l'autopsie, une fracture comminutive de l'arc postérieur des 5e et 6e vertèbres cervicales.

Cette évolution suraiguë témoigne bien d'une lésion initiale, grave et irrémédiable de la moelle ; il n'en est pas moins vrai que l'extension continue, appliquée d'emblée, eût peut-être conjuré ou retardé la mort.

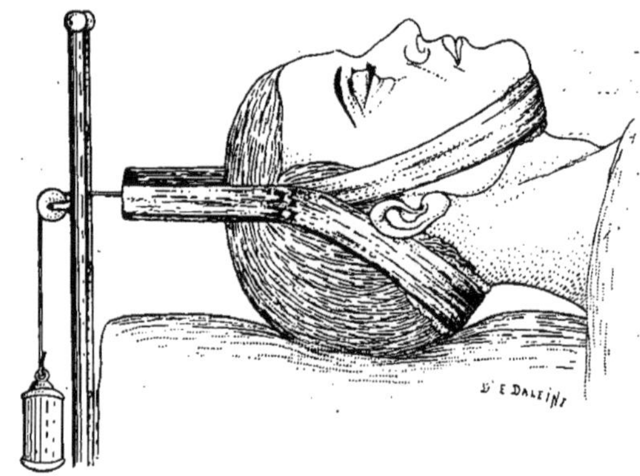

Fig. 225. — Extension continue de la colonne cervicale.

En effet, comme l'a bien montré Chipault [1], les fractures cervicales se compliquent presque toujours de luxations, et c'est pour cela que la **réduction sera tout d'abord pratiquée**, par la méthode et avec les précautions que nous indiquerons plus loin (p. 280). Elle s'accuse d'ordinaire par une sorte de craquement, de ressaut ; assez souvent, si la fracture est à fragments multiples, comme dans le fait précédent, elle n'exige qu'un médiocre effort ; mais, d'autre part, le déplacement « ne demande » qu'à se reproduire.

L'**immobilisation cervicale** sera donc immédiatement réalisée, par l'application d'un appareil inamovible (fig. 223 et 224) ou de l'extension continue (fig. 225). Ce dernier procédé est particulièrement indiqué dans les fractures comminutives dont nous venons de parler.

B. **Fractures de la colonne dorsale et lombaire.** — Qu'il s'agisse d'un enfoncement des lames ou d'une fracture totale avec coudure brusque de la colonne, la réduction et toutes les tentatives mécaniques et manuelles ne donneront trop souvent, il faut bien le dire, qu'un résultat illusoire.

La réduction directe, par l'extension, la contre-extension, et la pression forcée sur le relief postérieur du rachis — telle qu'elle a été utilisée dans le cas célèbre de Parise — exige des manœuvres trop brutales et trop dangereuses, et trop rarement efficaces, pour être recommandable. Il reste deux méthodes, mieux réglées, mais tout aussi peu sûres dans leurs résultats : l'*extension continue*, la *suspension cervico-axillaire*.

On applique l'extension continue sur les deux membres inférieurs, au tiers inférieur de la cuisse, par le procédé d'Hennequin, exposé ailleurs (voy. *Fractures de cuisse*) — le blessé restant couché, à plat, et la contre-extension s'exerçant par deux lacs axillaires. On peut encore utiliser pure-

[1] Chipault, *Études de chirurgie médullaire*, 1894.

ment et simplement le poids du corps, en surélevant la tête du lit, suivant la pratique de Malgaigne.

Quant à la *suspension cervico-axillaire*, elle exige, pour être correctement faite, l'emploi du trépied de Sayre, qu'on pourrait suppléer, à la rigueur, avec une poulie au plafond. Le blessé est assis, avec de grandes précautions, sur le lit, et solidement maintenu, pendant qu'on installe les lacs sous-axillaires et la double fronde qui engaine la mâchoire et la nuque (fig. 225). La traction est lente et progressive, elle doit être suffisante, pour que la déformation s'efface et que le rachis reprenne sa rectitude normale, et c'est là, précisément, l'obstacle parfois insurmontable; on ne saurait oublier, d'ailleurs, que la restauration extérieure et apparente ne témoigne pas toujours d'une coaptation parfaite des fragments et d'une exacte réparation du canal vertébral. Quoi qu'il en soit, la réduction obtenue, on applique, séance tenante, un corset plâtré, dûment matelassé au niveau des saillies osseuses.

L'insuffisance de tous ces procédés, et plus encore, bien entendu, de l'immobilisation simple, et le triste dénouement de ces traumatismes vertébraux, deviennent de très puissants arguments à l'appui de l'**intervention sanglante, immédiate**.

Certes, elle ne saurait passer pour une pratique simple, de technique facile, exécutable partout; et, d'autre part, les résultats qu'elle a fournis jusqu'ici ne sont pas de ceux qui imposent la conviction. Mais, en pareille matière, il convient de moins s'attacher aux statistiques, toutes composées de faits disparates, qu'à l'étude précise des exemples, rares encore, où l'initiative hardie et immédiate du chirurgien a été suivie de succès.

Tout d'abord, en présence d'une *fracture avec enfoncement de l'arc vertébral postérieur*, l'indication est la même qu'au crâne et tout aussi pressante. Et cela, quel que soit le niveau du traumatisme. Ajoutons que si la fracture est ouverte (coup de feu, écrasement, morsure de cheval, etc.), l'urgence de l'intervention n'est plus discutable.

Nous ne saurions décrire tout au long la technique de ces *laminectomies*, que Chipault [1] a si bien exposée; répétons seulement avec lui que, pour être d'une efficacité réelle, l'opération doit être large; qu'elle ne doit pas se borner à relever ou à extraire un éclat de lamelle, mais découvrir tout le foyer, vérifier sur tout son pourtour l'état du canal vertébral, et libérer le segment médullaire correspondant de toute compression.

Cette nécessité se présente, en particulier, lors de *fractures totales*, alors que la moelle est comprimée par le relief postérieur du corps vertébral, brisé et chevauché; si l'on ne peut faire rentrer dans le rang cette saillie osseuse, il faut la faire sauter à la gouge et au maillet, et modeler les parois du nouveau canal rachidien.

Ce sont les fracas de ce genre, les fractures totales, qui prêtent le moins à une action chirurgicale utile, au moins à la région dorsale, les lésions médullaires relevant, d'ordinaire, beaucoup plus de la contusion

[1] *Loc. cit.*

que de la compression, et, d'emblée, se présentant comme irréparables.

Cette incurabilité presque fatale ne se retrouve plus à la région lombaire, au-dessous de la moelle, et là, d'après Chipault, la trépanation immédiate vaut toujours la peine d'être pratiquée.

Après ces interventions, le rachis est immobilisé. La gouttière de Bonnet reste le type des appareils d'*immobilisation rachidienne*; lorsqu'on en est privé, on la remplacera tant bien que mal par un matelas relevé en gouttière de chaque côté du blessé, et dans lequel on aura ménagé, au niveau du siège, un orifice suffisamment large : un cadre, en bois, dont les deux tiges latérales seront réunies par un certain nombre de lacs, sera disposé autour et au-dessous du matelas et servira à soulever le blessé, tout d'une pièce.

Enfin, on pourra recourir encore à la *cuirasse plâtrée*, appliquée de la façon suivante : trois larges bandes plâtrées, assez longues pour faire le tour du corps, seront étalées en travers sur une table, s'imbriquant l'une l'autre, sur une petite hauteur, au niveau de leurs bords contigus; au-dessous d'elles, sur la table, on aura disposé deux ou trois bandages de corps en toile, qui tout à l'heure serviront à recouvrir la cuirasse plâtrée et tiendront lieu de bandes. Ceci fait, le blessé, dûment matelassé aux points saillants, est transporté en bloc, avec les précautions que nous exposions en commençant, sur le lit plâtré; il ne reste plus qu'à rouler et modeler les trois segments de l'appareil autour de la poitrine et du tronc, et, par-dessus, à appliquer et à épingler les bandages du corps — et à laisser sécher.

LUXATIONS DE LA COLONNE VERTÉBRALE

Nous nous contenterons d'exposer brièvement la technique applicable à la réduction des luxations de la colonne cervicale inférieure. Ce sont les moins rares des luxations rachidiennes, et celles qui ont le plus souvent prêté à des tentatives heureuses.

Le déplacement a lieu, d'ordinaire, en avant; il est bilatéral ou unilatéral, suivant que les apophyses articulaires perdent contact des deux côtés ou d'un seul, la rotation de la tête se combinant, dans cette dernière éventualité, à l'inflexion.

De fait, la tête est en flexion forcée, le menton au sternum; la nuque est allongée, incurvée en dos d'âne, déformée, coupée parfois, à la hauteur de la luxation, par une dépression plus ou moins profonde. Enfin, les accidents de compression médullaire, qui peuvent aller jusqu'à la paralysie totale des quatre membres, complètent le tableau.

Que faire en présence d'une luxation cervicale récente? « Au total, écrit Malgaigne, lorsqu'on trouvera un blessé avec la tête penchée en avant et une paralysie plus ou moins complète des quatre membres, je pense que la première chose à faire, en l'absence même de tout autre signe, est de porter la tête en arrière et de l'y maintenir à l'aide d'un appareil approprié. »

On peut, du reste, procéder de deux façons :

1° Le blessé est assis par terre, et, les épaules étant bien fixées, on exerce une *traction verticale, progressive, sur la nuque et le menton*, que les deux mains encadrent.

2° Il sera souvent mieux de placer le blessé dans la position horizontale, sur le dos, bien immobilisé, — et de l'endormir avec beaucoup de prudence.

Ceci fait, deux ou plusieurs aides exercent la contre-extension.

L'opérateur, placé derrière, saisit la tête *par la nuque et le bord inférieur de la mâchoire*, comme le représente la figure 226, et tire dans l'axe, doucement, lentement, progressivement, sans inflexion latérale, sans rotation, en augmentant de plus en plus son effort.

Une traction intense est, en effet, souvent indispensable; et l'on se trouvera bien, parfois, d'utiliser l'appareil de Sayre, comme l'a fait le Dr Aubert (de Mâcon) [1] : le collier de Sayre fut passé sous la nuque et le menton, et

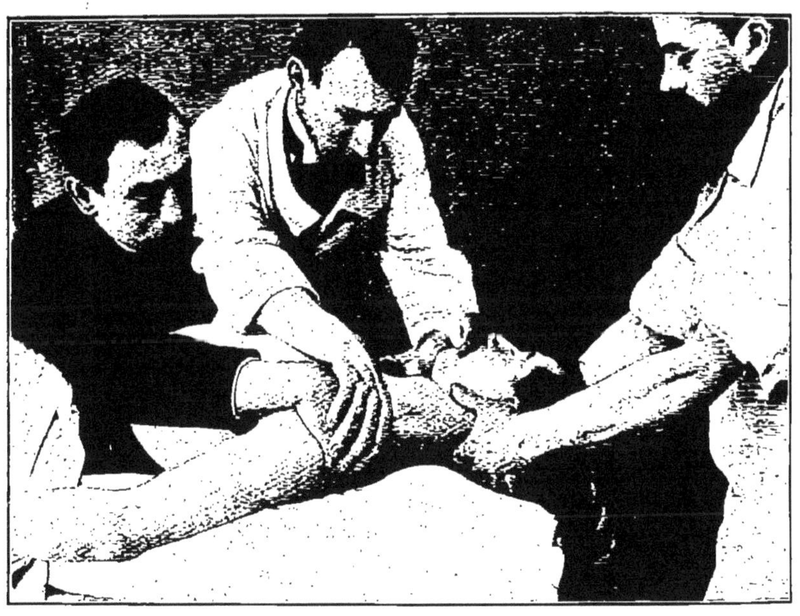

Fig. 226. — Réduction d'une luxation de la colonne cervicale.

« les anneaux enfilés dans le bâton transversal, muni d'un crochet central, employé pour la suspension ». A ce crochet fut fixé par plusieurs tours de corde un dynamomètre, et une serviette passée en cravate dans l'autre extrémité du dynamomètre servit à la traction, réalisée à l'aide des moufles de l'appareil suspenseur. Cette traction fut exercée progressivement et sans secousses jusqu'à 70 kilos : un bruit intense de « déchirure et de craquement » signala la réduction.

Ces craquements, ces ressauts brusques sont notés dans presque tous les faits. — On n'oubliera pas que, si la réduction est tout indiquée et représente, pour le blessé, le recours suprême, elle n'en crée pas moins un danger immédiat, qu'il faut toujours *prévoir et annoncer*.

[1] Charles Aubert, *Contribution à l'étude des luxations des vertèbres cervicales. Quelques cas heureux de réduction*. Thèse de doct., 1889, n° 34.

ABDOMEN

CONTUSIONS DE L'ABDOMEN

Un homme est renversé par une voiture, dont une des roues lui passe obliquement sur le ventre; il tombe à plat ventre sur le sol, sur une barre fixe, etc.; il reçoit dans le ventre un coup de pied de cheval : vous êtes appelé quelques instants après; vous le trouvez très pâle, la face et les extrémités couvertes d'une sueur froide, le regard anxieux, la parole entrecoupée, la respiration courte et fréquente, le pouls petit; l'abdomen, qui porte ou non les traces de la contusion, est à peu près également douloureux sur toute sa surface. Votre blessé est en état de shock, de *shock abdominal*; des lésions profondes, vous ne savez rien, vous ne pouvez rien savoir encore; la violence du traumatisme, son point d'application, la gravité des accidents généraux vous fournissent seuls quelques indices.

C'est le shock qu'il faut tout d'abord combattre, et, dans les premières heures qui vont suivre, la situation se précisera et les indications se dessineront.

Faites donc coucher le blessé, doucement, sans secousse, coupez les vêtements, mettez la tête basse, enveloppez les membres d'ouate et, surtout, faites et répétez les injections sous-cutanées de sérum artificiel et de caféine. Ne quittez pas, ou le moins possible, votre patient, surveillez-le de près : ce qui va se passer durant cette période tout initiale décidera de l'intervention.

Qui donc a jamais parlé de la *laparotomie systématique immédiate*? Si le blessé se réchauffe bien et vite, si le pouls reprend et conserve une force suffisante, si le facies redevient excellent, si le ventre reste peu douloureux et ne se distend pas, si le blessé rend des gaz et s'il urine, quel est le chirurgien qui s'obstinera, d'emblée, à ouvrir le ventre? Les faits de ce genre, ces faits heureux, sont bien connus; mais, à grouper en faisceau ces guérisons spontanées pour servir à la défense de ce qu'on est convenu d'appeler « l'expectation armée », on ne démontre rien. Nous savons qu'il y a des *contusions de l'abdomen sans lésions graves des viscères*; ce sont celles-là qui guérissent seules, et voilà tout.

Guérit-on spontanément d'une rupture du foie ou de la rate, d'une perforation de l'intestin ou de l'estomac? Non; en pratique, il faut répondre non, car les faits exceptionnels qu'on peut laborieusement colliger ne font que confirmer la règle. Et la question se résume dans cette formule très simple :

il existe une série de lésions profondes de l'abdomen, par contusion, dont la mort, plus ou moins prochaine, est la conséquence fatale, si l'on n'intervient pas. Or, c'est dans les premières heures que, pour réunir toutes les chances possibles de succès, cette intervention doit être décidée et pratiquée : c'est alors qu'il faut en poser les indications et se déterminer sur un certain nombre de signes, **qui ne sont pas, qui ne devront pas être des signes de péritonite**.

Ajoutons que les tristes expériences des laparotomies tardives — auxquelles les circonstances nous réduisent trop souvent — sont de nature à faire adjoindre à la règle générale le corollaire suivant : **les cas douteux s'inscrivent aux indications de l'intervention immédiate**.

Une ou deux heures se sont passées : le pouls reste petit et fréquent, il bat 120, 130, 140 par minute; il se relève après chaque injection sous-cutanée de sérum et bientôt s'affaisse de nouveau; la température est basse (36°,5, 36 degrés); les extrémités et la *langue* sont froides; le blessé est agité, anxieux, anhélant; le ventre s'est météorisé, il est tendu, douloureux à la moindre pression sur toute sa surface, plus douloureux encore sur la zone où le choc a porté; il y a de la matité dans l'une des fosses iliaques, de la sonorité pré-hépatique, pas d'émission gazeuse, pas d'urine. **Opérez, opérez tout de suite**, n'attendez ni les vomissements ni le reste. Vous allez faire une opération grave, très grave, c'est vrai, mais, dans deux heures, elle le sera plus encore, parce que votre blessé sera ou plus anémié ou plus infecté; le lendemain, le soir peut-être, il serait trop tard. On ne saurait trop insister sur l'écrasante responsabilité qu'on assume en attendant une confirmation superflue de la gravité des accidents.

L'exemple qui précède rentre, du reste, dans le cadre des faits les mieux caractérisés, des cas typiques. L'ensemble n'est pas toujours aussi complet et les indications symptomatiques n'ont pas toutes la même valeur et ne sont pas toujours réunies dans un pareil consensus.

Parmi ces indices de lésions graves, deux surtout revêtent une importance capitale :

1° La **petitesse** et la **fréquence du pouls, permanentes et progressives**, qui se combinent d'ordinaire avec l'hypothermie, une pâleur étrange, un état d'angoisse, de dépression ou d'excitation délirante, conséquences ordinaires de l'anémie aiguë ;

2° Le **météorisme progressif du ventre**, coexistant avec la **tension douloureuse de la paroi abdominale**, qui durcit et se « défend » au moindre contact.

Le **pouls**, dont nous aurons tant de fois à parler dans la chirurgie du ventre, fournit, s'il est analysé et comparé avec attention, les notions les plus précieuses. Exemple :

Un jardinier de trente-cinq ans est renversé, le 12 mars 1895, vers trois heures de l'après-midi, par une lourde charrette qui s'arrête juste à temps pour que les roues ne lui passent pas sur le corps : il *tombe à plat ventre* et perd connaissance. Une heure après, je le trouve très pâle, les traits altérés; la température est à peu près normale, mais le *pouls est à 120, tout petit, tout fuyant*. Dans le flanc droit, la pression réveille une douleur assez vive et l'inspection oblique révèle une sorte de relief peu accusé de la paroi abdominale; le reste du ventre n'est pas douloureux ni météorisé; le palper ne fournit aucun renseignement précis. Des gaz ont été rendus par l'anus; l'urine est légèrement teintée de sang. En somme, il n'y a rien de net, rien de convaincant : le pouls seul étonne par son caractère misérable; il redevient un peu plus fort et mieux frappé après une injection sous-cutanée de sérum; un quart d'heure plus tard, il était « retombé », et, en continuant de surveiller le blessé pendant une vingtaine de minutes, il nous est aisé de constater que cette « chute » et cet affaiblissement s'accusent de plus en plus.

C'est là, pour nous, l'*indice certain d'une hémorragie interne* qui se poursuit; nous pratiquons, à cinq heures, la laparotomie, et que trouvons-nous? Pas de perforation intestinale, pas de rupture viscérale, mais une abondante quantité de sang répandue dans le petit bassin et la fosse iliaque; *dans le mésentère, trois longues déchirures* et, sur les bords de ces déchirures, des vaisseaux béants, qui n'ont pas cessé de saigner.

C'est, en effet, l'hémorragie interne, rien de plus, que trahit cette dépression *progressive* du pouls, constatée dans les premières heures qui suivent le traumatisme, et l'hémorragie interne, ainsi dûment révélée, commande l'intervention immédiate.

J'ajouterai que le pouls est souvent, en pareille occurrence, un guide plus sûr que le thermomètre : *lorsqu'il y a désaccord entre la température et le pouls, c'est le pouls qu'il faut croire.*

L'abaissement thermique peut se rattacher au choc nerveux central et affecter, par suite, une tout autre signification. J'ai le souvenir d'un homme qui, à la suite d'un traumatisme du ventre survenu vers quatre heures de l'après-midi, ne présentait encore, à dix heures du soir, qu'une température de 35°,6, et pourtant tous les autres phénomènes de shock étaient depuis longtemps disparus, l'abdomen était à peine sensible, et le pouls était plein, fort, bien frappé, de fréquence presque normale. Je m'abstins de toute intervention et je portai un pronostic très bénin, qui se réalisa pleinement : le lendemain matin, la température était redevenue normale.

La *matité iliaque* est encore un excellent signe d'hémorragie interne, mais un de ceux auxquels on ne devra pas tenir outre mesure, car ils ne sont pas toujours nets et toujours faciles à constater. Le sang épanché ne s'accumule pas toujours en collection dans la fosse iliaque : il fuse souvent dans le petit bassin, surtout si l'hémorragie a lieu le long de la face latérale gauche de l'écran mésentérique; et, d'autre part, les intestins surnagent et le météorisme peut masquer ou obscurcir la matité recherchée.

Un autre signe révélateur c'est le **météorisme rapidement progressif** ; et, là encore, l'étude attentive et suivie du blessé, durant les premières heures, permet seule une appréciation exacte. Le ventre se ballonne très vite et parfois on observe d'abord une distension locale, correspondant à la région contuse, et qui bientôt s'étend et se généralise. La matité hépatique fait place elle-même à une zone de sonorité.

Ce dernier indice, dont on a voulu faire un élément de diagnostic certain, est loin d'être toujours de signification aussi précise : la réplétion gazeuse de l'estomac et du côlon, le volume relativement restreint du foie, qui se cache sous la base du poumon, peuvent réduire la matité hépatique dans de telles proportions, qu'elle échappe à l'examen; et, du fait seul qu'on ne la retrouve pas, on ne saurait conclure à la réalité d'une perforation. Encore une fois, chacun de ces éléments symptomatiques n'acquiert toute son importance que par la place qu'il occupe dans l'ensemble des accidents.

Souvent, le ventre ne se gonfle pas, ou à peine; il reste plat, et la *paroi dure, tendue*, donne aux doigts la sensation d'une *contracture permanente*. Elle *se défend* au moindre contact : on la sent se raidir à la moindre pression, et cela, non seulement au point où le choc a porté, mais au delà, sur toute la surface de l'abdomen. Nous aurons à reparler de cette **défense de la paroi** dans les affections inflammatoires du ventre, dans l'appendicite, par exemple, et c'est toujours un précieux appoint pour le diagnostic.

Qu'on n'attende donc pas, si l'on a l'heureuse chance d'être appelé dans les premières heures, les signes d'infection; qu'on recherche et qu'on analyse avec soin les indices révélateurs locaux d'une hémorragie interne ou d'une rupture intestinale, en accordant la plus grande attention au pouls, à la température, au facies, à la défense de la paroi, et surtout, qu'on se décide vite, sans exiger, pour intervenir, une *démonstration* des lésions profondes.

Ces lésions-là ne se démontrent qu'à une heure déjà trop avancée, quand la péritonite a commencé. Ce qu'il faut craindre, c'est bien moins de faire une opération sans nécessité, que de renoncer à une intervention vitale ou de la remettre à « trop tard ». Les cas réellement bénins apparaissent tels, le plus souvent, avec une netteté suffisante, dès que le shock initial s'est dissipé; quand on hésite, on se trouvera toujours bien de passer outre et d'opérer [1].

En réalité, le pronostic de ces laparotomies est basé sur deux conditions : 1° *sur la nature et la multiplicité des lésions viscérales*; 2° *sur la date*

[1] Guinard a proposé de faire, en pareil cas, une « boutonnière exploratrice du péritoine », c'est-à-dire une petite incision médiane sous-ombilicale de 2 centimètres : si l'on trouve dans le ventre du sang ou des matières intestinales, on poursuit l'intervention, en pratiquant la laparotomie proprement dite. (GUINARD, *Congrès de chir.*, 1895 et 1897, et MALMÉJAC, *Boutonnière exploratrice du péritoine dans les contusions de l'abdomen*. Thèse, 1897.) Cette boutonnière peut être pratiquée à la cocaïne; elle effraye moins le blessé et permettrait de « vaincre ses hésitations » en lui montrant, pour ainsi dire, *de visu*, l'urgence d'une grande opération. Quoi qu'il en soit, on n'oubliera pas que les dangers d'une laparotomie ne se mesurent pas à la longueur de l'incision, que, d'autre part, en ouvrant une étroite fenêtre, on courra le risque de méconnaître certaines lésions bas ou profondément situées, et qu'on sera presque toujours amené, si l'on ne trouve rien à l'ouverture du péritoine et qu'on veuille faire une exploration sérieuse, à élargir la « boutonnière » et à faire, en somme, une véritable laparotomie exploratrice. Il est à remarquer que, dans la plupart des cas de « boutonnière », l'épreuve a été positive; on a découvert du sang ou du liquide stercoral dans le ventre, et, séance tenante, l'opération a dû être complétée.

plus ou moins hâtive de l'intervention, ayant pour corollaire l'absence ou un degré plus ou moins avancé d'infection. Le premier élément nous échappe entièrement; quand nous sommes maîtres du second et que nous pouvons choisir notre heure, nous devenons responsables, pour une large part, du résultat final.

Malheureusement, le chirurgien n'entre trop souvent en scène qu'à un moment où l'**infection péritonéale est confirmée** : le blessé vomit tout ce qu'il prend, ou même les vomissements sont devenus porracés, le ventre est considérablement ballonné, le pouls fuyant, le facies mauvais; trop heureux encore quand une hypothermie marquée et le refroidissement des extrémités ne signalent pas cette forme de septicémie péritonéale suraiguë qui condamne d'avance presque irrévocablement toutes les tentatives. A ces dates retardées, les indications ne deviennent que trop évidentes, et l'on est amené parfois à se poser une autre question : n'est-il pas trop tard pour faire quelque chose, surtout lorsque ce « quelque chose » doit se traduire par une laparotomie souvent longue et complexe? A notre sens, il faut pousser aussi loin que possible les limites de l'intervention, suprême ressource; si la statistique est fort sombre, quelques saluts inespérés suffisent à légitimer, à imposer cette conclusion.

TECHNIQUE DE LA LAPAROTOMIE DANS LES CONTUSIONS DE L'ABDOMEN

Technique générale. — Ici, comme pour toutes les laparotomies d'urgence, il y a une large part d'inconnu; mais le pronostic n'en dépend pas moins, dans une mesure importante, de la technique suivie.

Le blessé est à peine sorti de l'état de shock, et tout prêt à y retomber : il faut *réduire autant que possible le temps de l'anesthésie générale, la durée de l'opération, et prévenir toute cause de refroidissement.*

On opérera toujours dans une pièce bien chauffée, où le blessé sera transporté avec de grandes précautions; il aura les membres inférieurs enveloppés d'ouate et la poitrine bien couverte. Tout sera prêt pour l'injection sous-cutanée de sérum artificiel, que l'on fera au bras : un demi-litre ou un litre seront injectés avant l'opération, et, si la dépression est inquiétante, on continuera pendant toute sa durée. Maintes fois il nous est arrivé de pouvoir mener à bien, grâce à cette **hypodermoclyse continue**, des opérations abdominales fort graves, et d'urgence immédiate, chez des blessés dont la résistance vitale semblait des plus précaires.

L'administration de l'anesthésique ne commencera que juste à temps, quand tout sera prêt et que le chirurgien se lavera les mains. On se servira de préférence de l'**éther**, qu'on s'accorde généralement à reconnaître comme un facteur de shock moins puissant que le chloroforme : la présence d'un feu nu et de lumières nombreuses, dans une pièce étroite, la nuit, nous paraît en être la seule contre-indication. On le donnera lentement, prudemment, suivant les indications formulées plus haut.

La paroi abdominale sera désinfectée, suivant la pratique ordinaire, du pubis à l'appendice xiphoïde, *sur toute sa surface* : de fait, on ne sait jamais d'avance jusqu'à quelle hauteur il faudra inciser.

Hormis les cas où le choc a nettement porté sur la région épigastrique, où

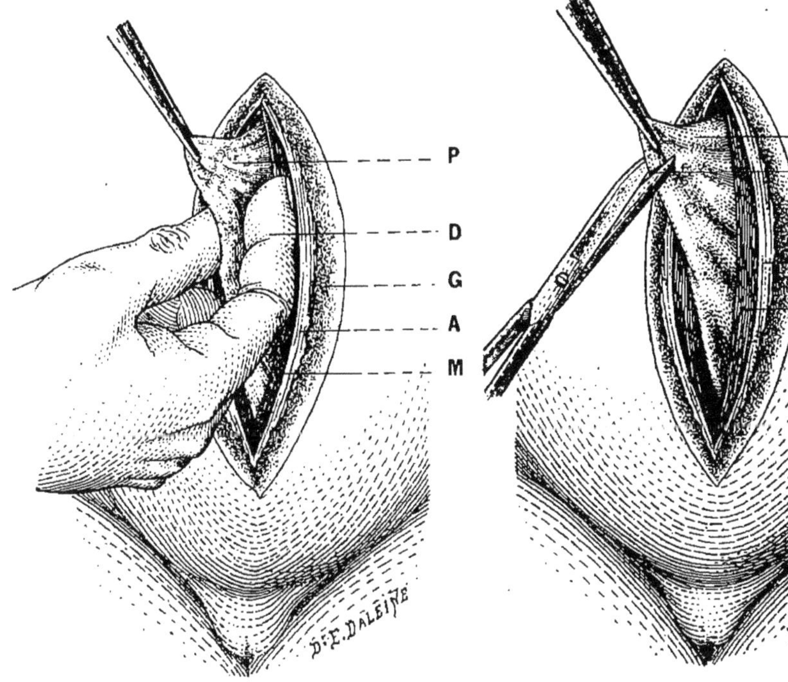

Fig. 227. — Laparotomie sous-ombilicale. — Un pli du péritoine pariétal est soulevé, et l'on s'assure qu'il est bien vide.

P, pli péritonéal. — D, pincement du pli entre le pouce et l'index. — G, graisse sous-cutanée. — A, aponévrose. — M, muscle droit.

Fig. 228. — Laparotomie sous-ombilicale. Une boutonnière est faite au péritoine.

P, pli péritonéal soulevé et incisé. — C, ciseaux pratiquant la boutonnière. — G, graisse sous-cutanée. — A, aponévrose. — M, muscle droit.

la douleur locale et les autres symptômes témoignent d'une lésion de la zone sus-ombilicale, on fera, en règle générale, l'**incision médiane sous-ombilicale**, sur une longueur initiale de 10 à 12 centimètres. Ne vous attardez pas aux couches superficielles; jetez quelques pinces sur les artérioles sous-cutanées qui donnent, sectionnez le plan aponévrotique sur la ligne blanche, si vous la découvrez d'emblée; autrement, ne perdez pas de temps à la chercher, et ouvrez la gaine d'un des droits, dont vous décollerez et réclinerez le bord interne. Pincez alors le feuillet fibreux profond, le *fascia transversalis*; soulevez-le, incisez-le de la pointe du bistouri ou des ciseaux, et coupez-le en long, sur le doigt.

Vous êtes dans la graisse pré-péritonéale, plus ou moins abondante : si le blessé est maigre, vous apercevrez tout de suite le péritoine, d'ordinaire saillant, noirâtre et laissant voir, par transparence, le sang qu'il recouvre; ailleurs, la couche sous-péritonéale est épaissie, infiltrée, ecchymosée, et, si l'on n'a soin de la bien dissocier, pour isoler la lame péritonéale sous-jacente, tendue et continue, on s'égare. Soulevez donc un petit pli du péritoine pariétal avec la pince à disséquer à dents, assurez-vous qu'il est bien vide (fig. 227) et ouvrez-le (fig. 228) : le sang s'échappe à l'extérieur; passez l'index gauche par l'orifice, et, sur ce doigt, achevez de sectionner le feuillet pariétal en haut et en bas (fig. 229), sur toute la longueur de votre incision; tout de suite repérez-en les deux lèvres avec quatre ou six pinces à forcipressure, ou encore, réunissez le péritoine à la peau par quelques fils que vous laissez longs et qui serviront d'écarteurs (fig. 230).

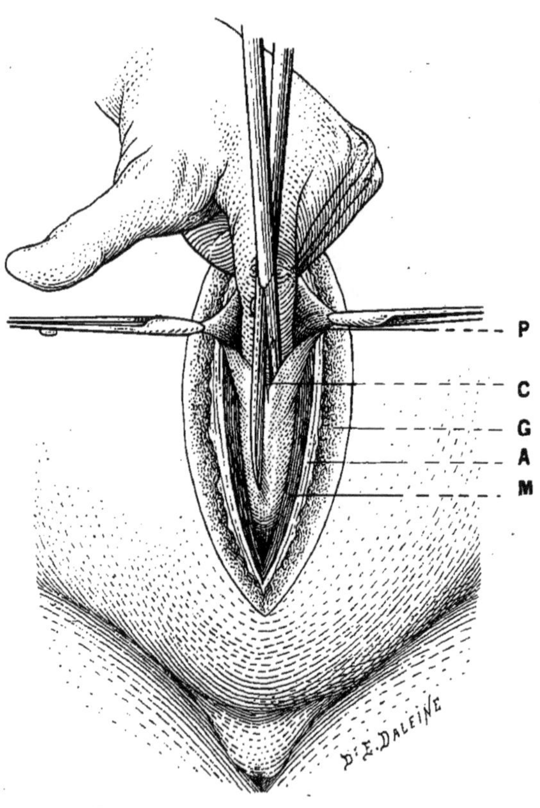

Fig. 229. — Laparotomie sous-ombilicale.
Section du péritoine pariétal, de haut en bas, sur le doigt.

P, péritoine pariétal. — C, ciseaux poursuivant la section médiane, de haut en bas. — G, graisse sous-cutanée. — A, aponévrose. — M, muscle droit.

Le ventre est ouvert. — Laissez couler le sang, détergez légèrement, avec les tampons ou les éponges montés, la région accessible de l'abdomen, sans déplacer, sans « brasser » les anses intestinales qui se présentent; *regardez* et explorez doucement au doigt; cette première inspection fournit toujours quelques indices précieux, quelquefois même, d'emblée, elle permet de découvrir les lésions ou quelques-unes des lésions viscérales. Pourtant n'y comptez pas, et soyez bien préparé à faire une recherche minutieuse.

Je suppose que vous ne trouviez d'abord que du sang, que l'épanchement soit abondant et que le suintement se renouvelle sans cesse sous vos tampons : ne vous hâtez pas de conclure qu'il n'y a pas de perforation du tube digestif, et, pour reconnaître la source de l'hémorragie, agrandissez la plaie.

Pour cela, recouvrez l'intestin d'une compresse montée, soigneusement glissée sous les deux bords de l'incision; à l'angle supérieur, introduisez votre index sous la paroi, immédiatement sous la paroi, qu'il suit et soulève; avec les ciseaux, incisez la peau et la graisse, puis tout le reste, sur ce doigt protecteur, et repérez toujours le péritoine avec des pinces. Si vous prolongez l'incision en dessous, n'oubliez pas que la *vessie* peut être contuse, et se présenter comme une masse noirâtre, qu'on prend pour un gros caillot : il est arrivé à plusieurs de l'ouvrir, trompés par cette fausse apparence.

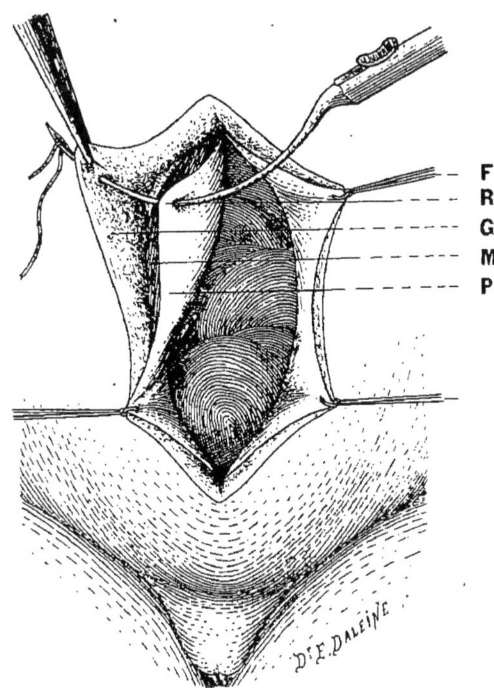

Fig. 230. — Laparotomie sous-ombilicale. Fils réunissant le péritoine pariétal à la peau.

F, l'un des fils servant de tracteurs. — G, peau et tissu cellulo-graisseux. — M, muscle droit. — P, péritoine pariétal. — R, passage d'un fil péritonéo-cutané.

Il est bien difficile de dire quelle longueur il faut donner à la laparotomie; si vous êtes aidé et que vous preniez soin de bien recouvrir l'intestin, la longueur de l'incision abdominale est d'importance médiocre, et, en facilitant la besogne ultérieure, elle épargne beaucoup de temps, — beaucoup de vie pour le blessé.

I. — Il n'y a pas de perforation de l'intestin.

Donc nous supposons *qu'il n'y ait que du sang épanché dans le péritoine*, pas de matières intestinales, et, j'ajoute, pas de bile, pas d'urine [1]. Nous cherchons le **point de départ de l'hémorragie**, et, pour le faire avec fruit, nous nous rappelons que le sang peut venir :

a. D'une déchirure de l'**épiploon**;

b. D'une déchirure du **mésentère** ou des **mésocôlons**.

c. D'une déchirure de l'un des **replis péritonéaux**, épiploon gastro-hépatique, gastro-splénique, etc.;

[1] Voy. plus loin les *Ruptures des voies biliaires* et les *Ruptures de la vessie*. — Ajoutons que l'absence d'épanchement stercoral ne prouve nullement qu'il n'y a pas de perforation, surtout si l'orifice est petit et la laparotomie précoce. Et cette remarque s'applique mieux encore aux plaies par balles de revolver (voy. plus loin).

d. D'une rupture d'un **gros vaisseau**, veine splénique, veine rénale, etc.;

e. D'une rupture **du foie**, de la **rate**, du **pancréas**, du **rein** (1);

f. D'une rupture **incomplète, non perforante, de l'intestin et de l'estomac**, ou d'une perforation disposée de telle façon qu'elle n'ait pas donné issue aux matières;

g. Enfin, d'une **combinaison** variée de ces diverses lésions, dont la **multiplicité** devient pour le pronostic une cause d'aggravation considérable.

Exploration intra-abdominale. — Avant de faire aucune manœuvre intra-abdominale, achevez d'éponger le sang et examinez soigneusement le foyer : si l'*épiploon* ne saigne pas, relevez-le doucement en l'étalant;

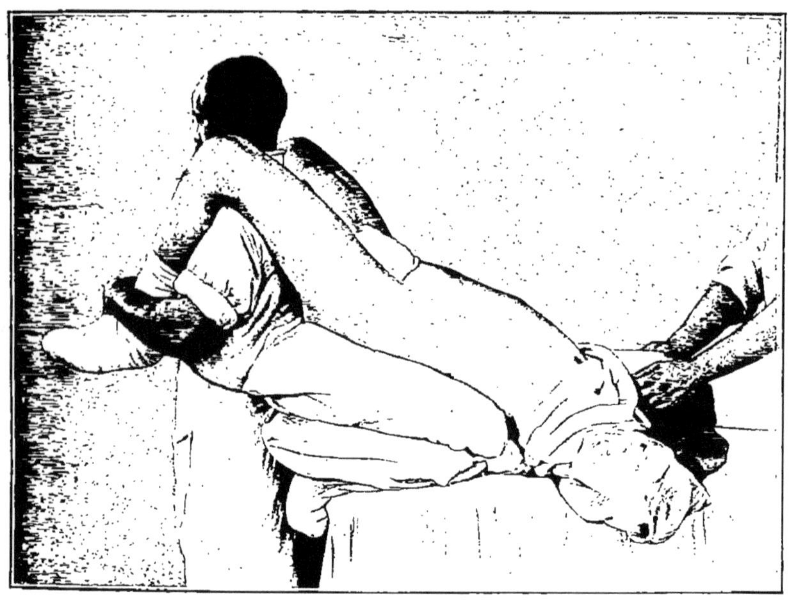

Fig. 231. — Position inclinée « improvisée ».

inspectez de l'œil et du doigt les *anses sous-jacentes*, écartez-les et regardez leur *mésentère*. Si décidément le sang ne vient pas de là, refoulez d'un côté la masse intestinale médiane sous une compresse et voyez si le sang ne sourd pas *de la profondeur du flanc*, du mésocôlon, du rein, ou, plus haut, *de la région hépatique*: refoulez la masse de l'autre côté, toujours sous une compresse, et répétez la même exploration sur le mésocôlon descendant, le rein gauche, la région pancréatico-splénique.

Si toutes ces recherches sont restées négatives, s'il ne coule pas de sang « de haut en bas » et que l'hémorragie semble émaner *du petit bassin*, portez vos recherches de ce côté. La position inclinée est fort précieuse, et alors même que l'on ne dispose pas d'une installation spéciale, que l'on opère d'urgence sur un lit improvisé, elle est, avec quelque industrie, parfaite-

(1) Ces ruptures seront étudiées dans des chapitres spéciaux.

ment réalisable (voy. fig. 231) [1]; elle permet de refouler au-dessus du promontoire le paquet intestinal, enveloppé d'une grande compresse étalée, et toute la cavité pelvienne est très largement exposée.

On ne saurait préciser davantage, tant les préceptes généraux doivent se modifier au gré des cas particuliers; le point capital c'est de ne jamais chercher au hasard, mais de commencer par le foyer primitivement découvert et de suivre l'ordre qui vient d'être indiqué.

Déchirures de l'épiploon. — Vous pouvez trouver l'épiploon : 1° **écrasé** sur une zone plus ou moins étendue; 2° plus ou moins longuement **fissuré**; 3° **détaché** à son insertion à la grande courbure sur une longueur variable.

En mettant à part ces déchirures para-gastriques, dans lesquelles les gastro-épiploïques rompues saignent abondamment, il faut se rappeler que l'hémorragie résultant des lésions interstitielles de l'épiploon se fait en nappe, qu'*elle fuse dans l'épaisseur du tablier*, figurant un hématome allongé, plus ou moins volumineux, et qu'on a souvent beaucoup de peine à découvrir le vaisseau qui donne. Aussi bien l'épiploon infiltré de sang doit-il être purement et simplement réséqué, comme nous allons le dire.

Avant tout, tirez-le hors du ventre et, sous lui, placez une compresse qui protège et recouvre la masse intestinale.

Existe-t-il une **zone d'attrition localisée**, zone noirâtre, épaissie, d'où suinte le sang, hâtez-vous de la pédiculiser par deux ou plusieurs ligatures enchaînées, bien serrées (voy. *Hernie étranglée, Résection épiploïque*) et, au-dessous, sectionnez-la. Il est tout à fait inutile d'en toucher la tranche au thermo-cautère : mieux vaut pincer sur cette tranche la lumière des gros vaisseaux béants et y appliquer une ligature de sûreté.

Rencontrez-vous une **longue fissure** qui remonte tout le long de l'épiploon jusqu'à la grande courbure, déplissez bien la membrane, entr'ouvrez la fente, enlevez les caillots qui encroûtent ses deux bords et placez une pince, puis un fil sur les vaisseaux qui, au frottement du tampon, se sont rouverts et jettent du sang. Ne saisissez ainsi que les plus grosses artérioles : le suintement s'arrêtera par la suture qui va suivre.

Réunissez donc par un surjet de catgut ou de soie les deux bords de la fente : pour cela, il faut une aiguille courbe (qui n'accroche pas), du fil fin, des *anses rapprochées*, passées à un demi-centimètre de la fissure et serrées sans brusquerie, et un surjet *qui dépasse* un peu, *en haut et en bas, les extrémités de la fissure*.

Quand l'épiploon est **désinséré**, la lésion concomitante des *artères gastro-épiploïques* donne généralement lieu à une hémorragie abondante, et, naturellement, pour faire d'utile besogne, la plaie abdominale doit être suffisam-

[1] On ne dispose, comme la figure le montre, que d'une table vulgaire : des coussins, des draps pliés, etc., sont superposés au-dessous des reins et du siège et le bassin soulevé par un aide, qui se place entre les jambes du patient, et charge les jarrets sur ses deux épaules.

ment élargie en haut. Ce n'est pas qu'on ne puisse abaisser la grande courbure et la rendre accessible ; mais, outre que cet abaissement n'est pas toujours possible ni facile, il est toujours préférable, pour réaliser dans l'abdomen une hémostase sûre et durable, de la pratiquer *sur l'organe en place, sans traction*.

Découvrez donc la grande courbure et, au-dessous d'elle, pincez les deux bouts de la gastro-épiploïque, ou mieux les deux points qui saignent : le plus souvent, vous pourrez faire une ligature directe, sur la pince ; si vous éprouviez quelque difficulté, le vaisseau serait enserré à quelque distance de la déchirure par un fil passé tout autour (voy. plus loin : *Les grandes hémorragies de l'ulcère de l'estomac*). Pendant ce temps, l'épiploon désinséré est maintenu entre les doigts de l'aide, ou vos doigts gauches, qui le compriment, et il devient assez simple, une fois détergée la tranche épiploïque, d'y saisir les principaux vaisseaux et de la rattacher ensuite, par un fin surjet, à la grande courbure ; du moins cela s'est fait, et avec succès. Pourtant il vaut mieux, nous semble-t-il, si la désinsertion est longue, supprimer, après ligature préalable, le segment épiploïque détaché.

Déchirures du mésentère ou des mésocôlons. — Isolées ou combinées avec les autres lésions viscérales, elles sont loin d'être rares.

Elles se présentent sous deux formes : 1° les **fentes**, isolées ou multiples, de longueur variable, d'autant plus graves qu'elles remontent plus haut vers le pédicule mésentérique et intéressent de plus gros vaisseaux — et qui affectent parfois les caractères de véritables *pertes de substance* ; 2° les **fentes avec désinsertion** du mésentère, sur un segment plus ou moins long de l'intestin (fig. 232).

Nous avons trouvé, chez l'un de nos opérés, deux fentes mésentériques considérables : l'une mesurait 13 centimètres, se prolongeait jusqu'au contact de l'intestin et n'avait pas moins de 6 à 7 centimètres de large à sa partie moyenne ; l'autre était longue de plus de 20 centimètres, et, au niveau de l'intestin, se continuait par une désinsertion de 2 centimètres environ. Toutes deux furent soigneusement réunies par un surjet de catgut : il n'y avait pas d'autres lésions intra-abdominales, et le blessé guérit.

Le traitement de ces **fentes mésentériques ou mésocoliques** se compose, du reste, de *deux temps : a.* la fente étant bien exposée, on en déterge les bords avec des tampons, on saisit les vaisseaux qui donnent et on les lie avec un fil fin ; *b.* les deux lèvres sont réunies par un surjet, à anses rapprochées.

Il est très important de veiller au passage de ces fils et de ne plonger l'aiguille, à 1/2 centimètre environ de la fissure, qu'en des points *nettement invasculaires* ; si vous traversez un vaisseau, vous verrez se faire sous vos yeux une infiltration sanguine, une hémorragie interstitielle, difficile à arrêter directement : le mieux est, en pareil cas, d'entourer le vaisseau d'un fil passé dans le mésentère, *au delà du point blessé*. Mais il faut être très ménager des vaisseaux mésentériques et craindre d'anémier l'intestin.

C'est ce même danger du sphacèle intestinal qui rend très graves les

désinsertions mésentériques étendues ou les pertes de substance avoisinant l'intestin, les plaies ou les fissures *qui ont intéressé de gros vaisseaux mésentériques*. Les exemples ne manquent pas.

Un homme de soixante-quatre ans se donne un coup de couteau dans le côté gauche du ventre : hémorragie abondante par la plaie, hernie de l'intestin; laparotomie : on constate que le mésentère seul est blessé; on lie les vaisseaux mésentériques qui donnent et l'on réunit les fentes de la membrane; le blessé meurt en quarante-huit heures. A l'autopsie, on trouve, *sphacélés ou en voie de sphacèle, les segments d'intestin correspondant aux vaisseaux blessés et liés du mésentère*[1].

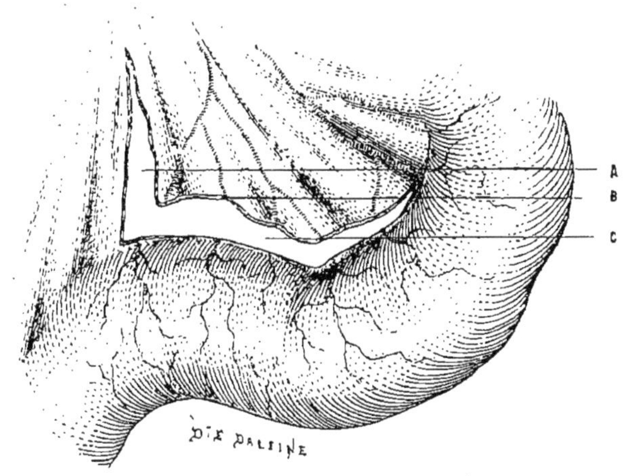

FIG. 232. — Fente avec désinsertion du mésentère.

A, fente verticale. — B, vaisseaux mésentériques. C, fente para-intestinale.

Un homme tombe sur le ventre, perd connaissance, mais se remet vite et assez bien pour aller dîner en ville. Bientôt éclatent des accidents abdominaux graves : on fait la laparotomie au bout de vingt-quatre heures et l'on trouve une longue portion d'intestin gangrené ; mort quelques heures après. L'autopsie montre une déchirure du mésentère ayant intéressé une grosse branche de la mésentérique supérieure [2].

En manière de conclusion pratique, on peut dire que, lorsque l'intestin est dépouillé de son mésentère sur un notable segment, dépassant 10 centimètres, il devient prudent de *faire d'emblée la résection* de cette portion, presque fatalement condamnée à se sphacéler. Si la désinsertion est très courte et que l'intestin soit d'aspect absolument normal, on pourra tenter de *rattacher* le mésentère, soit en le réunissant à la petite collerette qu'il a laissée d'ordinaire sur l'intestin en « s'arrachant », soit en le suturant à la tunique séreuse. De toute façon, l'anse correspondante devra être « suspecte » et l'on aura soin de la maintenir près de la plaie.

(1) LOCKWOOD, *Medical Soc. of London*, 14 mai 1897.

(2) HOWARD MARSCH, *Med. Soc. of London*, 14 mai 1897. — Un charretier de trente-trois ans, observé par Michaux, tombe de sa voiture et l'une des roues lui passe sur le ventre. La laparotomie est faite, vingt-trois heures après l'accident : on trouve, « sur la partie terminale de l'iléon, à 15 centimètres environ du cæcum, une anse intestinale de 25 centimètres *complètement détachée de son mésentère*; cette anse est absolument flasque et du plus beau vert bronze florentin ». Résection suture des deux bouts, adossés en canon de fusil, à l'angle inférieur de la plaie. Mort deux jour après. (MICHAUX, *Bull. de la Soc. de chir.*, 1895.)

Déchirures des divers replis péritonéaux. — Il y a toujours, en pareil cas, deux choses à faire : 1° *pincer et lier les vaisseaux* sur la tranche du ligament péritonéal rompu ; 2° *refaire*, dans la mesure du possible, ce *ligament* en réunissant par un surjet les deux bords de la fente : le dernier point est très important, et il est fort utile de rétablir la continuité de la membrane pour prévenir la formation des orifices anormaux, des brides, des adhérences, de tous les agents de l'occlusion intestinale secondaire [1].

Ruptures des gros vaisseaux de la paroi abdominale postérieure. — Bien entendu, il ne saurait être question, ici, des gros vaisseaux péri-vertébraux, de l'aorte et de ses grosses branches, de la veine cave, dont les ruptures sont, d'ordinaire, mortelles à trop bref délai, pour qu'on ait même le temps de songer à la moindre tentative.

Il s'agit le plus souvent, dans les faits dont nous parlons, des veines **splénique, rénales** ou **mésaraïques**.

On trouve alors presque toujours un épanchement sanguin considérable, profondément situé, et qu'on ne découvre bien qu'après avoir refoulé latéralement la masse intestinale : il y a du sang dans le péritoine, il y a du sang dans le mésentère, le mésocôlon, sous le péritoine postérieur ; le sang couvre tout, masque tout, et, si vous cherchez en hâte à jeter une pince, vous courrez grand risque de ne rien saisir d'utile ou de blesser un organe important.

Faites un gros tampon avec une ou deux compresses aseptiques : appliquez-le sur le point d'où vient le sang et comprimez fortement ; puis, très vite, détergez tout le sang, tous les caillots qui encombrent le foyer. Soulevez alors peu à peu les bords de votre tampon, épongez à mesure : vous finirez par voir le ou les vaisseaux qui donnent ; une pince, un clamp les saisira. C'est affaire de sang-froid.

Ne vous acharnez pas à lier le gros vaisseau emprisonné dans les mors de votre pince : ces vaisseaux de l'abdomen, surtout les grosses veines, sont de paroi friable et se coupent aisément sous la moindre striction du fil : tout est alors à recommencer, et dans des conditions plus périlleuses. Avec un fil souple, qui tienne très bien le nœud, sans vous presser, en serrant progressivement, vous pourrez chercher à lier ; si la manœuvre vous paraît trop difficile, *laissez vos pinces à demeure* : vous les enlèverez, avec beaucoup de douceur, au bout de quarante-huit heures.

Il nous est arrivé, pour une plaie de la veine splénique, de laisser à demeure cinq pinces à forcipressure longuettes : le sang coulait en nappe épaisse, et le *procédé du gros tampon*, que nous venons d'indiquer, nous permit seul de constater la lésion veineuse ; plusieurs pinces dérapèrent, enfin l'hémostase finit par être complète. Les pinces furent entourées d'une

(1) La friabilité des replis péritonéaux ne permet pas d'ailleurs, de toujours remplir ce programme, et le tamponnement serré reste assez souvent la seule pratique utilisable ; ainsi en fut-il dans une observation de M. Paul Delbet, où l'hémorragie procédait d'une déchirure du petit épiploon. (Contusion de l'abdomen, hémorragie par déchirure indirecte du petit épiploon. *Gaz. des hôp.*, 27 février 1902.)

lamelle de gaze aseptique : on les retira le troisième jour, sans qu'il reparût aucun suintement sanguin.

De fait, après ces hémostases des gros vaisseaux abdominaux, il est toujours utile de laisser un tamponnement à la Mickulicz, car le vaisseau n'est. pour ainsi dire, jamais rompu seul, les tissus saignent en nappe tout autour, et c'est le meilleur moyen d'arrêter ce suintement.

Enfin, le *tamponnement* reste comme une dernière ressource, lorsqu'on n'a rien pu lier ni pincer; mais il ne saurait être de quelque efficacité, que sous la réserve d'être porté tout au fond du foyer qui saigne, et d'être suffisamment bourré et tassé pour exercer une véritable compression mécanique. Autrement, il est absolument illusoire, ou bien il ne sert qu'à boucher la plaie extérieure, en laissant l'hémorragie se faire librement dans le péritoine.

Ruptures du foie, de la rate, du pancréas. — *Suture viscérale hémostatique, pincement à demeure, tamponnement* : tels sont encore ici les divers procédés utilisables. Une fois découverte la lésion, la technique est d'ailleurs la même que pour les plaies, et nous en renvoyons l'étude à ce chapitre.

Ruptures non perforantes de l'estomac et de l'intestin. — En fait, c'est de l'intestin que le sang émane le plus souvent, et la paroi intestinale saigne abondamment, même en dehors de toute perforation, de toute rupture complète.

Les **ruptures incomplètes, non perforantes**, se présentent sous la forme: 1° de **fissures**, de longueur ou de direction variables, intéressant la *séreuse seule* ou la *couche séro-musculaire*; 2° de **déchirures évasées**, à bords décollés, soulevés, et qui relèvent du mécanisme de l'éclatement [1].

Attirez l'anse au dehors, sur une compresse; détergez la fissure, ouvrez-la doucement pour en apprécier la profondeur et en nettoyer toute la tranche, et réunissez par un surjet, qui sera hémostatique.

S'agit-il d'une déchirure plus large, évasée, ou d'un lambeau détaché de la tunique séro-musculaire, mettant à nu la muqueuse, réappliquez ce lambeau, après avoir bien asséché sa face profonde, et réunissez-le en fermant la brèche. Si le bord en est contus, mâché, visiblement voué au sphacèle, excisez-le; et, par des points séparés ou un surjet à la Lembert (voy. plus

(1) On peut observer encore la rupture, *par écrasement*, des tuniques muqueuse et musculaire, la séreuse restant seule intacte : fragile barrière, toute prête à céder dans les jours qui suivent; les faits d'allures primitivement bénignes et qui se jugent brusquement par une péritonite généralisée, tardive et mortelle, rentrent peut-être dans le cadre de ces ruptures incomplètes. (Février, *Arch. prov. de chir.*, 1896.) Toujours est-il qu'on fera bien d'enfouir ces ruptures sous-séreuses, lorsqu'on les découvre, par un surjet à la Lembert. De plus, ces lésions non perforantes sont souvent multiples : chez un blessé de Février (coup de pied de cheval dans la fosse iliaque droite), le cæcum, infiltré et noirâtre, était le siège de trois ruptures incomplètes : une, *par écrasement*; deux, *par éclatement*.

Pour l'estomac, Rehn a étudié les différentes variétés de lésions « par contusion » de la muqueuse (fissures, décollement par des hématomes interstitiels, décollement d'un large lambeau); et les accidents immédiats (hématémèses, quelquefois très abondantes) et lointains (ulcères) qui en résultent. (Die Verletzungen des Magens durch stumpfe Gewalt. *Arch. für klin. Chir.*, 1896, LIII, II, p. 383.)

loin), rapprochez et accolez les bords de la perte de substance, la muqueuse qui forme le fond se plissant en manière d'éperon.

Lorsqu'on n'a trouvé que du sang épanché dans le ventre et qu'on a découvert et traité l'une des déchirures précédentes, on ne fermera pas la plaie avant d'avoir bien et complètement détergé, aux tampons et aux compresses, le foyer et le bassin, qui contient toujours du sang en notable quantité; **avant de fermer le ventre, on s'assurera que tout suintement sanguin a disparu** et, pour peu qu'il en soit autrement, on ne craindra pas de laisser un tamponnement ou un drainage pelvien.

Enfin, l'on ne devra jamais oublier que les sources d'hémorragie sont souvent *multiples*, que certaines d'entre elles passent aisément inaperçues, et qu'on peut laisser derrière soi, en croyant la besogne faite et bien faite, une lésion viscérale masquée, qui deviendra plus tard l'origine d'une hémorragie secondaire mortelle. L'exemple suivant en fournit une frappante démonstration.

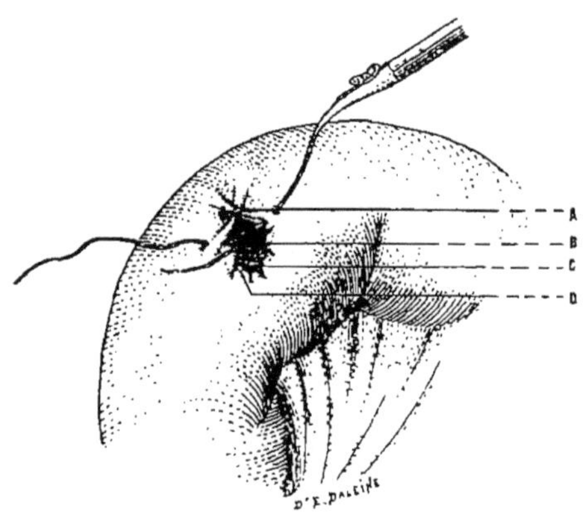

Fig. 233. — Rupture non perforante de l'intestin suture par adossement des tuniques externes déchirées.

A, premier point de Lembert. — B, second point, adossement des tuniques externes. — C, fond de la déchirure. — D, bord effrangé de la déchirure.

Un ouvrier de vingt-quatre ans est violemment heurté au ventre et à la poitrine dans un accident d'ascenseur : durant les deux premiers jours, il se plaint de douleurs thoraciques et abdominales diffuses; le pouls est bon, le facies nullement altéré, le ventre n'est pas ballonné, mais, au palper, les muscles de la paroi se contractent et « se défendent » énergiquement. Cette tension douloureuse s'accuse de plus en plus, en même temps que se montre un certain degré de ballonnement : et c'est principalement sur ces deux indices, dont nous avons plus haut exposé toute la signification, et aussi d'après l'état général, que nous pratiquons, au troisième jour, la laparotomie.

Nous trouvons environ 1 litre 1/2 de sang dans la cavité péritonéale, et, après un minutieux examen, nous ne constatons qu'une déchirure du grand épiploon, dont un surjet de catgut réalise l'hémostase et la réunion; le péritoine est lavé à l'eau bouillie chaude, pour expulser tous les caillots. et un tamponnement à la gaze est laissé dans le flanc droit, où paraît persister un léger suintement sanguin. Tout va bien pendant les dix premiers jours et, grâce aux injections sous-cutanées de sérum, l'état général s'améliore et la partie paraît presque gagnée, lorsque, au onzième jour, la mort survient brusquement en quelques instants. A l'autopsie, on trouve le ventre plein de sang et *une large déchirure du bord postérieur du foie* : c'était une hémorragie secondaire foudroyante.

II. — Perforations et ruptures de l'intestin.

La situation est autrement grave dans la seconde hypothèse, celle d'une perforation.

Ces perforations, ces ruptures, peuvent porter sur **l'intestin grêle, le gros intestin, l'estomac** [1].

Dès l'ouverture du péritoine, vous serez, en général, renseignés : il s'écoule, avec un flot de sang, des matières intestinales et des gaz. Ailleurs, vous ne verrez d'abord que du sang et des caillots, et c'est un peu plus tard, quand vous soulèverez l'épiploon ou que vous écarterez les premières anses, que les matières épanchées apparaîtront. *La nature de cet épanchement* peut fournir d'ailleurs quelques indications sur le siège de la solution de continuité : le contenu stomacal, qui contient toujours des parcelles alimentaires reconnaissables, se distinguera du liquide jaunâtre qui provient de l'intestin grêle ou de la bouillie brunâtre et plus consistante du gros intestin.

Recherche de la perforation. — Ici, plus encore peut-être que dans la première hypothèse, il est de nécessité absolue de ne rien « brasser », de déterger et d'examiner le foyer *en place*.

S'il s'agit d'une contusion sous-ombilicale, glissez tout de suite, sous l'angle supérieur de la plaie, une compresse qui formera barrage, avec l'épiploon refoulé ou relevé, et protégera la zone supérieure du ventre; faites de même à l'angle inférieur, si vous avez dû ouvrir le ventre au-dessus de l'ombilic : il est vrai qu'en pareil cas la diffusion du liquide épanché est toujours plus considérable, et qu'on devra souvent prolonger en bas l'incision, pour faire une détersion suffisante et nettoyer le petit bassin.

Ceci fait, épongez doucement le sang et le liquide intestinal, suivez-le d'abord « à la trace », en séparant sans brusquerie les anses intestinales; cherchez toujours au voisinage de la colonne vertébrale, s'il s'agit d'un choc en plein ventre, d'un coup de pied de cheval, par exemple.

Cette première **exploration dans le foyer**, soigneusement faite, sans

[1] D'après Rehn, les ruptures complètes de l'estomac sont, en général, mortelles à très bref délai, souvent en quelques heures : l'intervention est donc d'extrême urgence. Il donne un très bel exemple des résultats que la laparotomie permet d'obtenir. Une jeune fille de dix-neuf ans vient heurter, en tombant, la barre transversale d'un balcon : c'est à l'hypocondre et à la région épigastrique que porte le choc. Perte de connaissance, douleur extrêmement vive dans la zone contuse, défense de la paroi, vomissements noirâtres, matité de l'hypocondre gauche, qui s'étend de plus en plus en avant et à droite. On porte le diagnostic de *rupture de l'estomac* et l'on pratique la laparotomie, cinq heures environ après l'accident. L'estomac, rétracté, est attiré au dehors : sur sa face antérieure, *deux fissures*, aussi nettes que des plaies par instrument tranchant, l'une de 5 centimètres, n'intéressant que la séreuse, l'autre, de 7 centimètres, séro-musculaire; du liquide muco-sanguinolent, mêlé de particules alimentaires, continue de couler, de la profondeur, par un trou du grand épiploon, à son insertion stomacale : on agrandit ce trou et l'on met à découvert *une rupture de la paroi postérieure de l'estomac*, rupture *totale*, celle-là, verticale, de 10 centimètres de long. Elle est fermée par un double rang de sutures. L'hémorragie persiste toujours et l'on s'aperçoit que *la rate est broyée à son extrémité inférieure* et la capsule déchirée, en avant, sur une longueur de 4 centimètres : suture de la déchirure capsulaire, ligature d'un vaisseau du hile, tamponnement. Après toilette, réunion de la paroi abdominale, qu'il a fallu débrider des deux côtés, en croix, pour mener à bien les recherches. *Guérison*. (*Loc. cit.*, p. 392.)

précipitation, vous livrera souvent la lésion intestinale. Celle-ci se présente sous des aspects divers, que nous allons étudier tout à l'heure, depuis la rupture complète, jusqu'au simple orifice arrondi, ourlé de muqueuse éversée et d'où suinte un liquide jaunâtre : quoi qu'il en soit, saisissez l'anse, en pinçant les deux bouts, et attirez-la au dehors sur une compresse (fig. 234) ; puis, tout de suite, cherchez s'il ne se trouve pas d'autre perforation sur les anses voisines, dans le foyer. On sait, en effet, quelle est la fréquence des perforations multiples [1] : or, elles siègent d'ordinaire sur des anses rapprochées, adjacentes, réunies dans la région traumatisée, bien que souvent fort distantes sur la continuité du tube intestinal ; à les dérouler

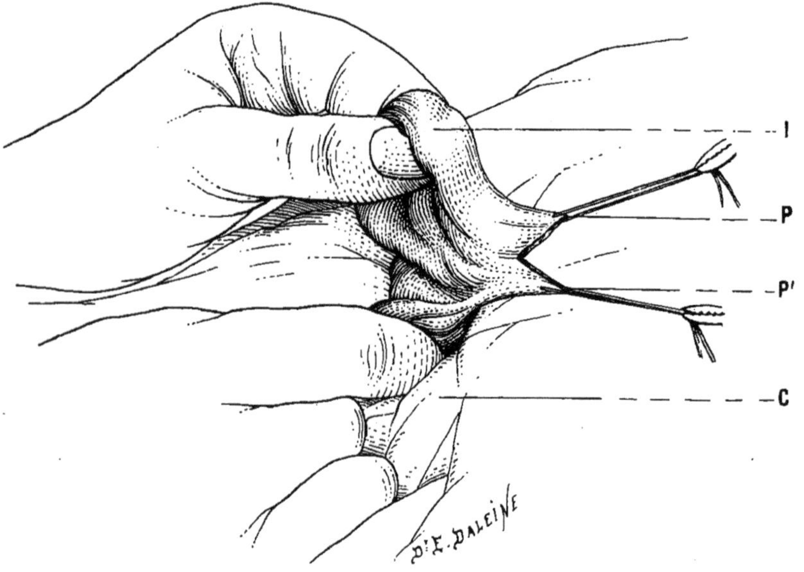

FIG. 234. — Anse rompue, tirée hors du ventre et isolée sur un lit de compresses.
I, les deux bouts de l'anse, maintenus par les doigts d'un aide. — PP', bords de la rupture, repérés et tendus par deux anses de fil. — C, compresse isolante.

tout de suite, sans cet examen préalable, on court donc le risque de diffuser l'épanchement, de compliquer et d'allonger beaucoup la recherche des lésions.

Lorsque l'exploration — *in situ* — n'a donné aucun résultat et n'a pas fait découvrir la solution de continuité, il faut recourir au **dévidement de l'intestin**, autrement dit, le suivre sur toute sa longueur, **en partant d'un point fixe et en s'astreignant à un ordre de marche déterminé**. Ce dernier point est d'importance capitale : pratiqué sans une rigoureuse méthode, le dévidement est une manœuvre confuse, illusoire et périlleuse.

[1] Dans les ruptures par coup de pied de cheval, on observe souvent, sur l'anse intéressée, *une triple perforation*, dont M. Moty a parfaitement élucidé le mécanisme : *une perforation médiane, large*, ovalaire, à grand axe parallèle à celui de l'intestin, et *deux perforations plus petites*, distantes l'une de l'autre de 5 à 8 centimètres. En pareil cas, l'anse s'est trouvée prise entre le fer formant tampon et le plan résistant de la colonne vertébrale ; les deux petites déchirures latérales correspondent aux extrémités du fer, la déchirure centrale résulte de l'éclatement. (MOTY, *Revue de chir.*, 1890.)

Le **cæcum** apparaît-il tout proche, sous la main, ou du moins le découvre-t-on aisément, en écartant la lèvre droite de l'incision abdominale et en refoulant quelques anses grêles, on le prendra comme **point initial**, on cherchera, sur sa face interne, la fin de l'iléon, et l'on remontera progressivement le long de l'intestin grêle. Dans le cas contraire, si le cæcum se dérobe, sans perdre de temps à le trouver, on prendra comme point de départ une des anses du « foyer », on la fera tenir entre les doigts d'un aide, ou l'on traversera le mésentère d'un fil qui servira de repère, et l'on se mettra en devoir de poursuivre l'inspection d'abord au-dessus, puis au-dessous.

Cette recherche ne doit pas se faire « au grand air » et tous viscères dehors : de larges compresses couvriront et maintiendront la masse intestinale en haut, en bas et de chaque côté, et c'est au centre de ce rempart protecteur que les segments successifs de l'intestin seront amenés l'un après l'autre et attirés au dehors; pour cela, les deux mains appliquées sur l'intestin, les pouces sur l'une des faces, et les doigts sur l'autre, travaillent de concert, en se déplaçant méthodiquement vers la droite et en faisant sortir et rentrer tour à tour des anses de 5 ou 6 centimètres.

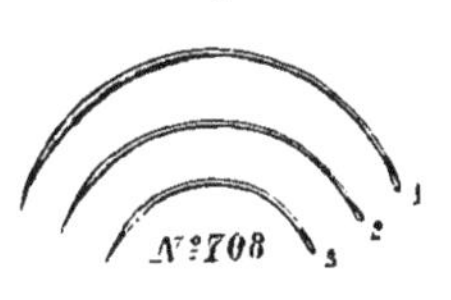

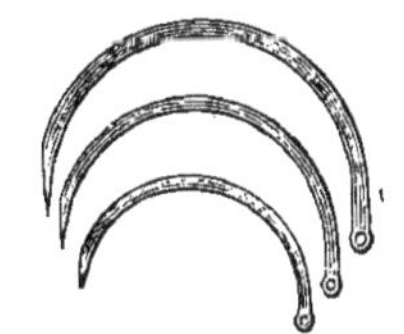

Fig. 235. — Aiguilles intestinales. — Aiguilles de Hagedorn.

Le segment blessé se distingue d'ordinaire par son aspect rougeâtre, infiltré, ecchymotique; souvent aussi, l'anse est rétrécie, affaissée, et à longue distance au-dessus et au-dessous de la perforation : une pareille apparence doit éveiller vivement l'attention, et l'on ne poursuivra, dès lors, le dévidement, qu'avec beaucoup de prudence, pour prévenir l'issue d'un flot de matières.

Une fois découvertes la perforation ou la rupture, l'anse blessée sera maintenue hors du ventre, sur deux compresses glissées au-dessous d'elle, et l'on achèvera l'inspection intestinale. Avant d'entreprendre la besogne de réparation, on fera bien de rechercher ainsi et de mettre « sous compresse » les diverses anses blessées, — s'il existe des perforations multiples, — le reste de l'opération en deviendra plus rapide et plus sûr.

Conduit avec sang-froid et méthode, — et le météorisme crée souvent, lors de laparotomie tardive, de graves difficultés, — ce dévidement successif donne d'excellents résultats, et, dans les conditions ordinaires de la chirurgie d'urgence, il est beaucoup moins dangereux que l'**éviscération totale d'emblée**, dont nous reparlerons plus loin (voy. *Occlusion intestinale*).

Suture de la perforation. — La perforation découverte, il faut la fermer, et la technique doit s'accommoder alors aux divers types de lésions gastro-intestinales que nous allons passer en revue.

Posons d'abord comme principe général que toute la besogne de réunion s'exécutera toujours *hors du ventre*, sur l'anse suffisamment attirée au dehors et bien isolée sur un lit de compresses (fig. 234).

Le succès de la suture intestinale relève, pour la plus grande part, de la technique suivie et la formule générale que voici devra toujours servir de règle : la suture sera bonne, si elle est *hermétique* et si elle réalise un *accolement large des tuniques séreuses*.

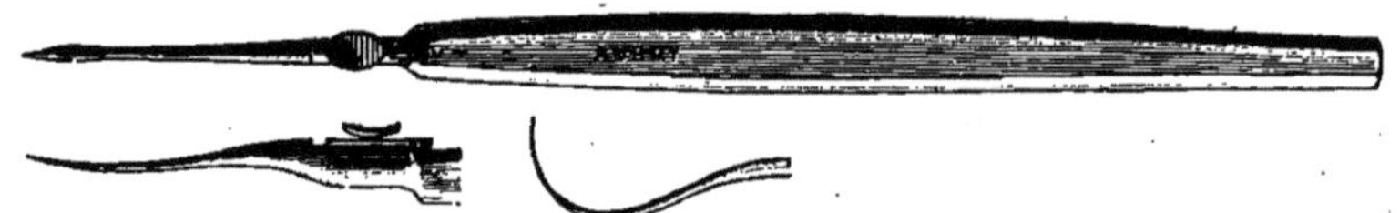

Fig. 236. — Aiguilles intestinales de Reverdin, droite et courbe.

Le choix de l'aiguille et du fil est important : on se servira de préférence de la soie fine, à cause de sa souplesse, de sa résistance et de sa facile stérilisation, et l'on emploiera, soit l'aiguille de Reverdin, courbe, dite « à intestin » (fig. 236), ou l'aiguille à bascule, soit une aiguille fine, courbe et plate (fig. 235), montée sur un porte-aiguille ou sur une pince à forcipressure, soit encore, plus simplement, une aiguille longuette (fig. 237), tenue et maniée avec les doigts ([1]).

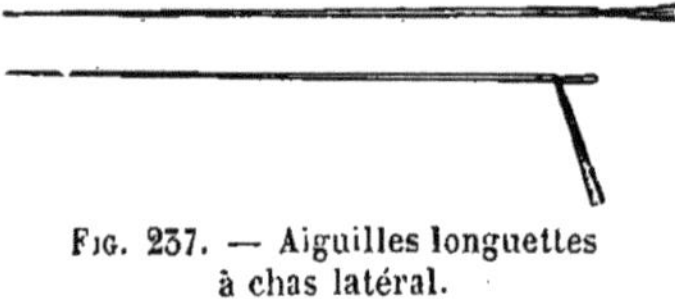

Fig. 237. — Aiguilles longuettes à chas latéral.

Nous réunirons, du reste, dans cet exposé, les lésions intestinales par contusion et les plaies.

I

PERFORATION CIRCULAIRE ÉTROITE

Vous constatez un petit orifice arrondi, ourlé de muqueuse éversée et plus ou moins ecchymosé sur son pourtour.

S'il est tout petit, fermez-le par une **suture en bourse**. Touchez d'abord la muqueuse herniée avec une solution antiseptique forte (solution phéniquée à 5 pour 100; solution de chlorure de zinc à 1 pour 10); au besoin, avec de l'alcool, excisez-en aux ciseaux courbes la portion ectropiée, frangée, contuse souvent, sans vous inquiéter du léger suintement sanguin qui en résulte et que la suture arrêtera bientôt; passez une soie en faufil tout autour de la perforation, à 3 ou 4 millimètres de son bord, dans l'épaisseur de la couche musculaire (fig. 238), puis tirez doucement les deux bouts du

([1]) L'outillage le plus simple est le meilleur; avec quelque habitude, une aiguille de couturière, tenue et manœuvrée à la main, permet de faire une excellente et rapide besogne. Ici, du reste, comme en toute œuvre manuelle, l'entraînement a sa large part.

fil, en déprimant avec la sonde cannelée le centre de l'orifice, qui peu à peu s'enfonce et disparaît, et, quand le froncement est com-

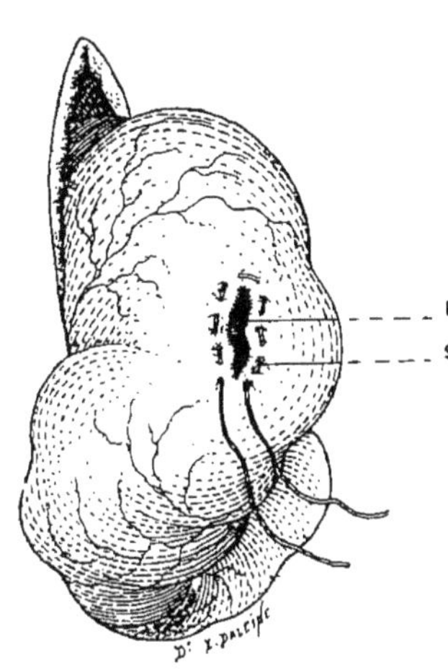

Fig. 238. — Petite perforation. Suture *en bourse*.

P, perforation. — S, fil *faufilé* à quelques millimètres du bord.

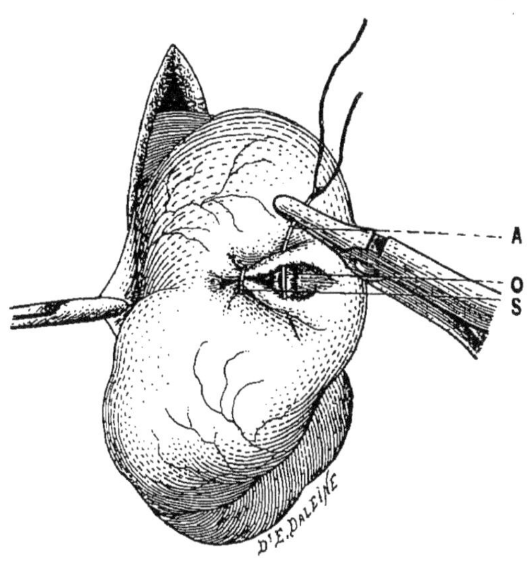

Fig. 239. — Petite perforation. — Suture en bourse. *Enfouissement* par des points de Lembert.

A, aiguille conduisant un des *points complémentaires*. — O, pourtour froncé de la perforation. — S, premier point complémentaire.

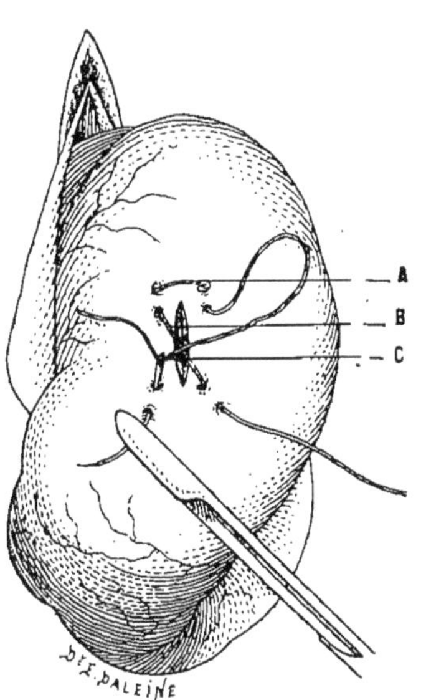

Fig. 240. — Suture double à point de Lembert renversé et en croix : passage du fil.

A, anse médiane, placée un peu au delà de l'extrémité de la plaie. — B, l'un des chefs, croisant obliquement la plaie. — C, l'autre chef, croisant le premier, et chargeant la paroi, à la Lembert.

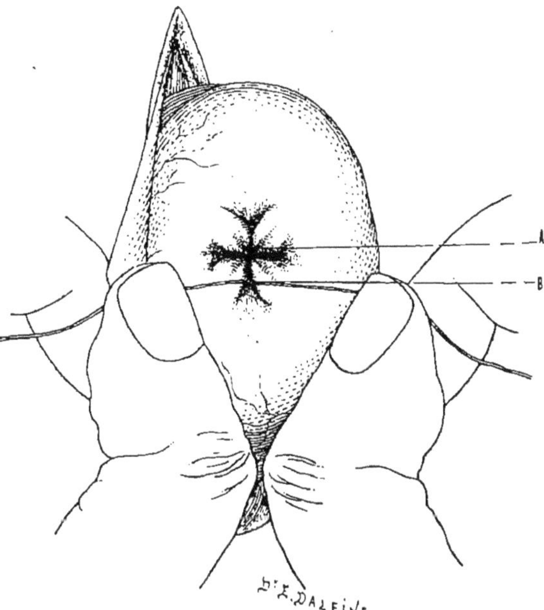

Fig. 241. — Suture double à point de Lembert renversé et en croix : le fil serré.

A, froncement des lèvres de la plaie, accolées par leur face séreuse. — B, nœud terminal.

plet et les plissés de séreuse en contact régulier, terminez par un double nœud.

Pour peu que la perforation soit plus large, la paroi épaissie et que le froncement s'exécute moins aisément, on agira sagement en appliquant, pardessus la suture en bourse, deux ou trois points à la Lembert (voy. plus loin et fig. 239), *points complémentaires, de sûreté.*

La *suture double à point de Lembert renversé et en croix*, indiquée par Juvara (de Bucharest), permettra aussi d'obtenir, par froncement, une occlusion parfaite; les figures 240 et 241 dispensent de toute description.

Une grande perforation, ayant les dimensions d'une pièce de 1 franc, de 2 francs, ne se prête plus à ce mode de réunion : après en avoir « rafraîchi » la circonférence et avoir transformé l'orifice arrondi en une fente losangique ou elliptique, on rapproche les bords, comme nous allons le dire tout à l'heure (voy. *Sections*).

Nous reviendrons aussi sur l'éventualité des perforations multiples et rapprochées, qui rendent absolument *irréparable* un segment d'intestin et commandent la résection.

II

SECTIONS OU RUPTURES PARTIELLES

Je suppose d'abord une section transversale, n'intéressant pas plus de la demi-circonférence de l'intestin, à bords nets, saignants et bien vivants. Ces *sections nettes* se rencontrent parfois après la rupture par contusion tout aussi bien qu'à la suite des plaies par armes blanches : dans la première hypothèse, si les lèvres sont contuses, noirâtres et flétries, on commencera naturellement par les aviver au bistouri ou aux ciseaux courbes.

C'est là un cas simple, typique, qui doit guérir sans peine, si la réunion est correcte.

Faites donc un premier **surjet total**, qui charge toute la paroi : pincez et fixez l'une des lèvres avec une fine pince à dents de souris, traversez-la, un peu loin de sa tranche, avec l'aiguille, traversez de même l'autre lèvre, passez votre fil et nouez-le. Poursuivez alors le surjet (fig. 242), en tirant le fil légèrement à chaque point et en rapprochant les anses, et menez-le jusqu'à l'autre extrémité de la solution de continuité, où vous l'arrêterez comme il est représenté figure 245.

Ceci fait, procédez au **surjet d'adossement séreux**. Vous devez faire *un pli* sur chacun des bords de la fente et appliquer l'une à l'autre les faces séreuses de ces deux plis, et plus sera large la surface d'application, mieux l'adhésion sera assurée. La suture intestinale ne consiste pas à unir, par leur tranche, les couches successives de la paroi; elle consiste essentiellement dans l'*adossement large et intime des tuniques séreuses*. C'est le principe fondamental de la suture de Lembert et de ses dérivés : il ne souffre pas d'exception, parce qu'il est basé sur les lois mêmes de la physiologie du péritoine.

Commencez donc le surjet séro-musculaire *un peu au delà* (à 2 ou 3 millimètres) de l'une des extrémités de la plaie : la plicature des deux bords en deviendra plus facile; faites pénétrer l'aiguille à 7 ou 8 millimètres environ du *bord droit*, qu'elle traverse en plein la tunique musculaire, qu'elle charge un pont de 4 millimètres environ et ressorte à 2 ou 3 millimètres de la plaie; qu'elle pénètre de nouveau, au point symétrique, sur le *bord gauche*, et, après avoir chargé un autre pont séro-musculaire, qu'elle se dégage définitivement par un point de sortie symétrique aussi du point d'entrée (fig. 243).

Poursuivez la suture, en espaçant régulièrement, de 2 ou 3 millimètres, chacune des anses et en exerçant une suffisante traction sur le fil,

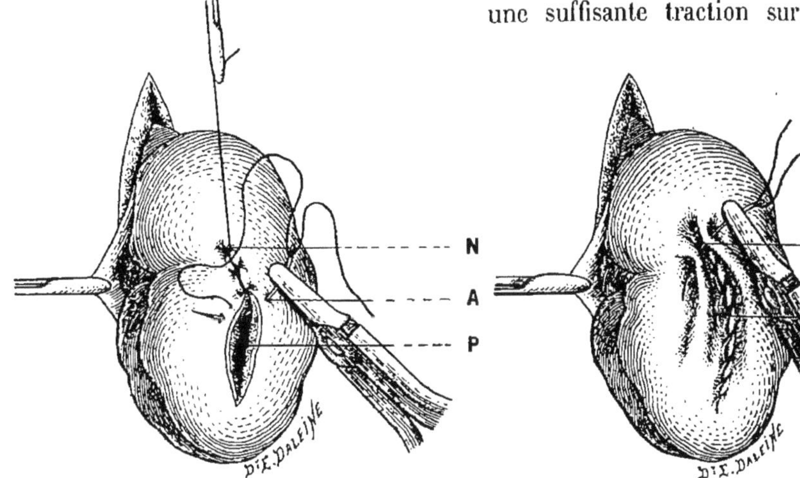

Fig. 242. — Suture d'une plaie de l'intestin. *Surjet total.*

N, point initial du surjet. — A, aiguille traversant toute la paroi. — P, Lèvres de la plaie intestinale.

Fig. 243. — Suture d'une plaie de l'intestin. — *Point initial du surjet d'adossement*, à quelques millimètres au delà de l'extrémité de la plaie.

A, aiguille traversant les deux ponts séro-musculaires qui vont être adossés. — S, surjet profond.

pour que l'adossement reste intime et complet sur toute la ligne (fig. 244). Ayez soin d'*arrêter* le surjet, tous les trois ou quatre points, comme le montre la figure 246.

C'est à cette condition expresse que le surjet constitue le meilleur mode de suture. Avant d'achever et de faire le nœud terminal, on pratiquera une dernière traction — toujours progressive et douce — sur le fil et l'on s'assurera une dernière fois que les deux plis sont largement coaptés (fig. 245).

Un surjet ainsi conduit donne toutes garanties et suffit parfaitement; si, quelque part, la ligne de réunion restait un peu lâche ou que la paroi, friable, se fût laissé couper, on y appliquerait un point séparé complémentaire.

Le siège de la section transversale peut commander, du reste, certaines modifications et certains détails de technique. Or, cette chirurgie est essentiellement une chirurgie de technique minutieuse.

A. **La section intéresse le bord mésentérique.** — C'est au niveau de ce bord que la réunion est le plus difficile à bien faire et qu'elle pèche le plus souvent.

Ne commencez pas par la suture du mésentère ; agrandissez la fente, au contraire, en long, avec le doigt, ou un instrument mousse, et réclinez-en les deux bords pour bien voir la portion rétro-mésentérique de la plaie ; faites vos *premiers points de suture* à ce niveau, *à l'angle postérieur de la solution de continuité*, et poursuivez *d'arrière en avant* le travail de réunion. A la hauteur de l'insertion mésentérique, le fil traversera en même temps la paroi séro-musculaire et le mésentère, dont les bords seront ainsi ramenés au contact (fig. 247) ; il suffira d'un rapide surjet pour en compléter la coaptation, une fois la plaie intestinale réunie.

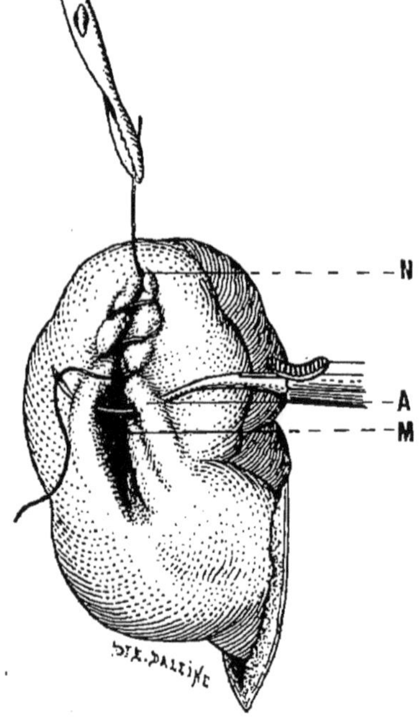

Fig. 244. — Suture d'une plaie de l'intestin. *Continuation du surjet d'adossement.*

N, point initial : l'un des chefs du fil repéré par une pince. — A, repli séro-musculaire que traverse l'aiguille. — M, surjet profond.

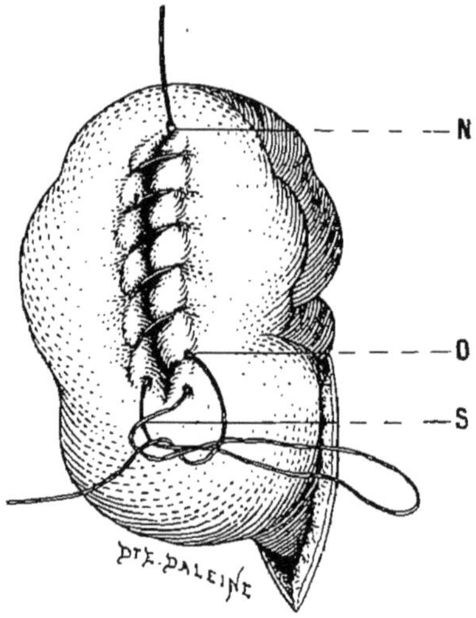

Fig. 245. — Suture d'une plaie de l'intestin. *Achèvement du surjet d'adossement ; nœud terminal.*

N, point initial. — O, l'extrémité libre du fil. — S, anse qui va servir au nœud terminal.

Ce *point mésentérique* sera toujours l'objet du plus grand soin, ou plutôt ces points mésentériques, car il sera de sage pratique de renforcer le surjet, sur le bord supérieur de l'intestin, par deux ou trois points séparés.

B. **La section occupe le bord libre et s'avance au delà de la demi-circonférence de l'intestin.** — La réunion devient alors malaisée à amorcer et à mener régulièrement à bonne fin ; la paroi, rétractée et flasque, se prête mal aux manœuvres de la suture et, de plus, grâce à l'étendue de la solution de continuité, le rétrécissement de l'intestin se présente comme une éventualité à craindre.

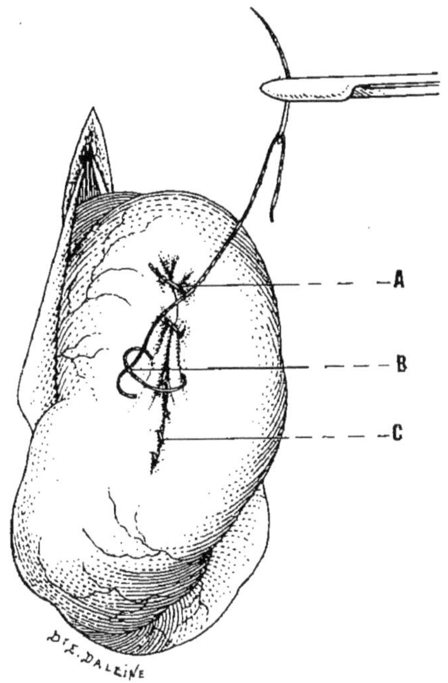

Fig. 246. — Suture d'une plaie latérale de l'intestin : *surjet d'adossement séreux*; manière d'arrêter le fil tous les trois ou quatre points.

A, point initial. — B, point d'arrêt. — C, surjet profond, d'*union totale*.

Passez d'abord une anse de fil dans la tunique séro-musculaire (à la Lembert, sans perforer), sur chacun des bouts, au niveau du bord libre de l'intestin : ces deux anses, *anses directrices*, tenues par un aide ou amarrées par une pince, vous serviront à la fois de repères et de guides dans l'exécution correcte du double surjet; elles permettront de fixer et de tendre la paroi intestinale, de la relever, de rendre accessible la fente postérieure (fig. 248). Vous ferez d'abord le premier surjet, perforant, en ayant soin que le fil ne charge que « juste ce qu'il faut » de la paroi, que les points soient équidistants et aussi réguliers que possible, et que la muqueuse ne se hernie pas « en bavures »; et vous *enfouirez* cette première ligne par le surjet séro-musculaire, à la Lembert.

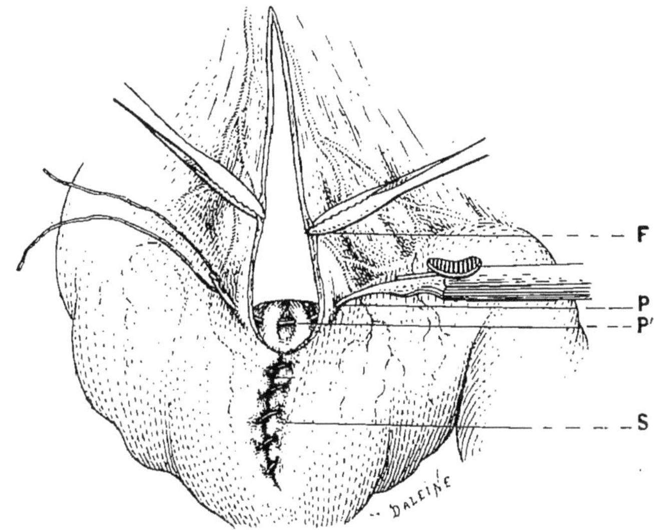

Fig. 247. — Section intéressant le bord mésentérique.
F, bord de la fente mésentérique. — PP', *point mésentérique* : l'aiguille charge les deux lèvres du mésentère et deux petits ponts séro-musculaires, à la Lembert. — S, surjet profond.

D. **Large perte de substance de l'intestin.** — Bien entendu, la situation devient toute différente lorsqu'une large bande de la paroi a dû être préalablement excisée (fig. 249), dans le sens longitudinal ou très oblique : l'inflexion des lèvres de la plaie s'ajoute encore, en quelque sorte, à la perte de substance, et le tube intestinal peut se trouver rétréci de moitié, ou subir une déformation telle, qu'il en résulte un barrage, une coudure. Suivre, en pareil cas, la technique ordinaire, c'est faire une suture précaire, exposée à des dangers trop réels de désunion rapide, et, de plus, c'est ouvrir la porte aux accidents immédiats ou secondaires de l'occlusion.

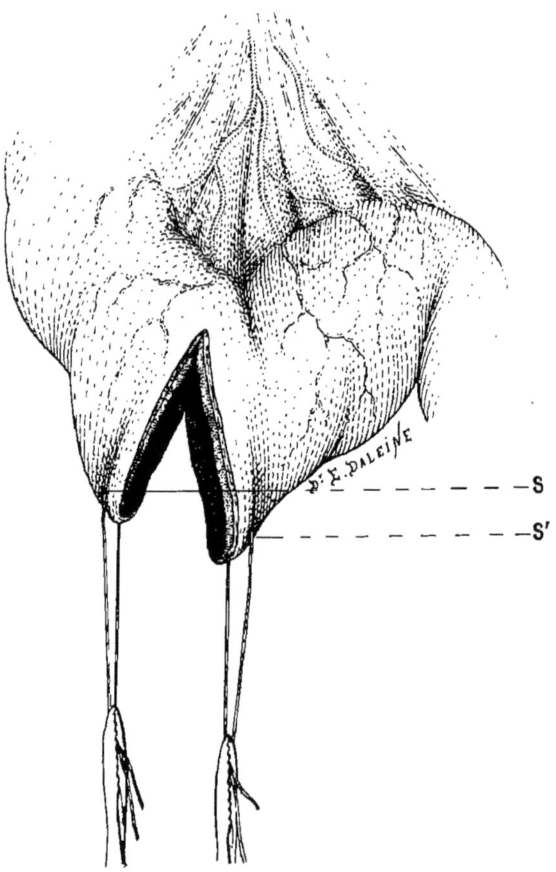

Fig. 248. — Section du bord libre prolongée au-delà de la demi-circonférence de l'intestin. — *Amarrage des deux lèvres par deux anses de fil.*

SS, les anses passées dans la tunique séro-musculaire, au niveau du bord libre et maintenues par deux pinces.

S'il manquait trop d'étoffe, si la paroi était détruite sur la moitié de sa circonférence, **la résection suivie d'entérorraphie circulaire ou d'entéro-anastomose** deviendrait le procédé de choix, — le parti de la sagesse. Quand la perte de substance est moindre, on se trouvera souvent fort bien de l'artifice que voici :

Excisez en losange les bords contus et mortifiés de la plaie (fig. 250) et *réunissez deux à deux les bords qui se font face* dans le sens longitudinal de l'intestin.

Ici, il y a toujours une certaine traction à exercer, au moins à la partie moyenne de la solution de continuité, pour amener au contact les deux lèvres distantes, et, sur chacune d'elles, il faut prendre beaucoup d'étoffe. Faites donc un premier surjet total *de rapprochement* (fig. 251) et commencez-le au niveau de l'angle supérieur, en chargeant, de chaque côté, un large pont de paroi : tirez progressivement et à fond chacune des anses et, à chaque point, maintenez ou faites maintenir le fil tendu, pour ne pas perdre le terrain gagné [1]; la coaptation ainsi amorcée se continue et se complète jusqu'au niveau de l'écart maximum, à la partie médiane.

Pour plus de sûreté, on pourra même *faire le surjet en deux moitiés* :

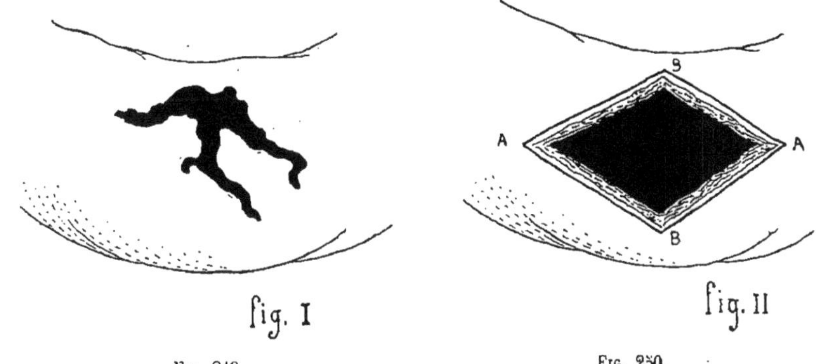

Fig. 249. Fig. 250.

Fig. 249. — Perte de substance, large et irrégulière, de l'intestin.

Fig. 250. — Avivement *en losange*. — La suture faite, les points AA seront réunis; les points BB s'éloigneront et figureront les deux extrémités de la ligne de réunion.

suturer d'abord *de l'angle supérieur à la partie moyenne*, arrêter le fil et le repérer avec une pince, suturer ensuite *de l'angle inférieur à la partie moyenne*, et nouer ce second fil avec le bout terminal du premier : la tension sera, de la sorte, bien équilibrée, et les chances de section ou de déhiscence, au centre de la ligne de réunion, notablement réduites. Pardessus, vous conduirez le second surjet, séro-musculaire, *d'adossement* (fig. 252).

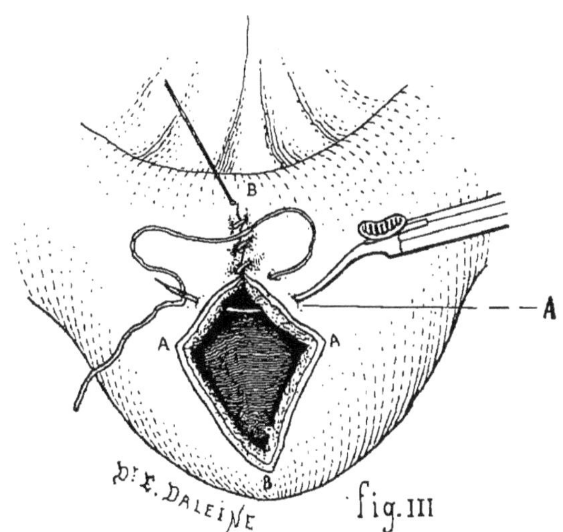

Fig. 251. — Réunion des bords opposés du losange.

La suture faite, les points AA seront réunis : les points BB s'éloigneront et figureront les deux extrémités de la ligne de réunion. — A, aiguille conduisant le surjet musculo-muqueux de *rapprochement*.

Cette réunion en « losange » est naturellement suivie d'une incurvation de l'intestin, qui ne doit pas aller jusqu'à la *coudure*; quand la perte de substance occupe la face antérieure ou postérieure et que l'incurvation se fait en avant ou en arrière, l'accident est moins à craindre que pour les plaies du bord libre, la traction mésentérique contribuant alors à maintenir et à exagérer l'inflexion.

[1] Ne manquez pas *d'arrêter* fréquemment le surjet.

En résumé, pour toutes les plaies de l'intestin, le surjet représente le type de suture le plus simple, le plus rapide, le plus sûr, et tout praticien devrait d'avance s'exercer à le bien faire.

La *suture à points séparés* ne trouve que de rares applications, bien que, à tout prendre, si les points sont suffisamment rapprochés, elle puisse donner un bon résultat et assurer une coaptation régulière des bords de la plaie; mais ces fils transversaux, qui doivent être serrés et noués séparément, coupent et éraillent la paroi avec la plus grande facilité, surtout lorsqu'elle est infiltrée et friable, comme le fait est d'observation courante dans les ruptures.

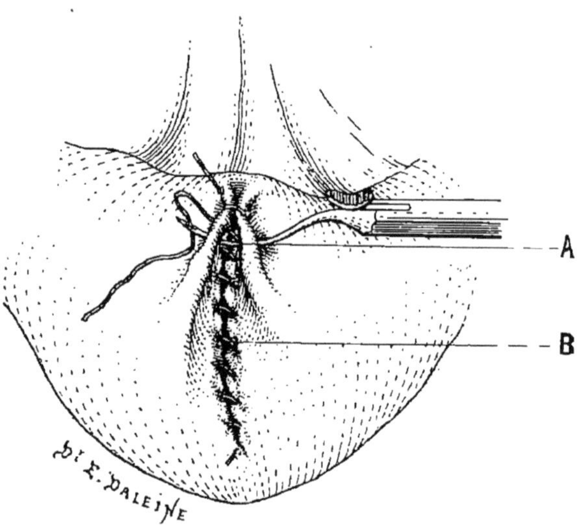

Fig. 252. — Réunion en losange; aspect de l'anse réunie.

A, surjet séro-musculaire, d'*adossement*. — B, surjet total, de *rapprochement*.

En présence de cette fragilité particulière de la paroi intestinale, on se trouvera bien parfois de recourir à la **suture par anses transversales**, représentée figure 253, qui coupe moins facilement et donne plus de prise pour infléchir l'une vers l'autre et rapprocher les deux lèvres de la plaie. Il s'agit, en réalité, d'*une série de points en U, à cheval sur la ligne de réunion*, et qui, chargeant en travers les deux parois, accolent des surfaces de largeur variable. L'exécution en est, du reste, simple, bien qu'elle exige un peu plus de temps que le surjet.

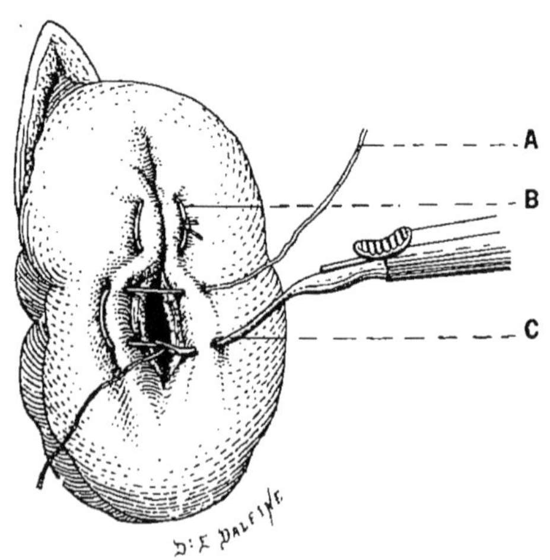

Fig. 253. — Suture intestinale par *anses transversales*.

B, première anse, achevée. — A, l'un des chefs de la seconde anse. — C, aiguille faisant passer l'autre chef.

Les *points en U, parallèles à la plaie*, produisent un résultat tout différent, et ne sauraient avoir les mêmes applications : ils froncent la paroi et figurent, en réalité, autant de sutures en bourse, étagées le long de la ligne de réunion.

Enfin, avant d'en venir à l'entérorraphie circulaire, je ne veux que signaler deux artifices auxquels on ne devra recourir que dans certains cas exceptionnels, où la multiplicité des perforations à suturer et l'urgence d'en finir au plus tôt obligent à « faire ce qu'on peut » : je veux parler de la **greffe intestinale** et de l'**entéro-anastomose de nécessité**.

La greffe consiste à *obturer la perforation en y appliquant la paroi d'une anse voisine,* qu'on fixe tout autour par une rangée de points séro-musculaires : c'est une entéro-anastomose sans communication, pourrait-on dire, et la muqueuse de l'anse blessée se trouve remplacée, au niveau de la solution de continuité, par la tunique séreuse de l'anse adjacente [1].

Quant à l'*entéro-anastomose de nécessité,* elle est toute préparée, en quelque sorte, lorsqu'on rencontre deux perforations larges, qui se « font vis-à-vis » et se correspondent exactement, sur deux anses parallèles : elle s'exécute alors comme nous le dirons plus loin (fig. 353, 354, 355).

Ce n'est guère que dans les plaies par armes à feu que pareille éventualité peut se présenter, et ce procédé de l'abouchement pur et simple des deux plaies « en regard » a fourni quelques succès, tout en évitant une double besogne de suture et parfois une dangereuse réduction de calibre de l'intestin. Mais ce ne sera jamais qu'une ressource *de nécessité et de grande exception*; en effet, les anastomoses « au hasard » peuvent porter sur des segments fort distants de la continuité de l'intestin et provoquer ultérieurement des désordres fonctionnels graves.

III

RUPTURES TOTALES — RÉSECTION DE L'ANSE BLESSÉE ENTÉRORRAPHIE CIRCULAIRE — ENTÉRO-ANASTOMOSE

Jusqu'ici nous avons supposé que la laparotomie ne nous avait fait découvrir que des lésions partielles de l'intestin et susceptibles de se prêter à une *réunion latérale.* Hormis les cas où la multiplicité des perforations complique et aggrave singulièrement l'intervention, ce sont les conditions les plus favorables.

La besogne chirurgicale devient plus complexe lorsqu'on se trouve en présence d'une **rupture totale**, ou encore d'une anse tellement compromise, que la **résection immédiate** s'impose.

L'existence, sur un court segment d'intestin, de *perforations multiples,* qui le trouent comme une écumoire, — une *très large perte de substance* ou une plaque de sphacèle étendue, qui ne permettraient la réunion qu'au prix d'une coudure ou d'un rétrécissement considérable de l'intestin, — une *anse infiltrée, noirâtre, inerte et déjà maculée de taches grisâtres ou brunâtres,* témoignant d'une mortification trop irrémédiable : telles sont les indications les plus fréquentes de l'exérèse immédiate.

(1) Voy. plus loin, aux *Péritonites par perforation*, les applications de la *greffe épiploïque.*

Devant ces graves accidents, il faut savoir prendre rapidement son parti, ne pas s'arrêter aux demi-mesures, ne pas entreprendre un travail de réparation qu'il sera impossible de mener à bien et qu'on serait contraint d'abandonner, après avoir perdu un temps précieux : le temps, c'est de la vie ; d'une décision prompte et d'une exécution soigneuse dépendra souvent le salut.

Résection intestinale et mésentérique. — Voici donc comment on devra faire la **résection intestinale**, lorsqu'elle est le temps préliminaire indispensable de l'entérorraphie circulaire :

Attirez hors du ventre l'anse blessée, et, avec elle, un segment d'intestin suffisamment long pour que toutes les manœuvres puissent se faire en dehors de la cavité abdominale ; faites un lit de compresses tout autour et au-dessous, et ne craignez pas de sacrifier le temps nécessaire à bien placer ces compresses isolantes, que vous multiplierez, s'il le faut.

L'anse est ouverte, c'est vrai, mais, en pratiquant la double section circulaire, on créera une voie plus large encore au contenu fécal, qui viendrait souiller le champ opératoire et infecter les surfaces de réunion. C'est pour cela — pour prévenir l'issue des matières — et aussi pour réaliser l'hémostase provisoire, que l'on commencera par installer, sur les deux bouts intestinaux, en tissu sain, à deux travers de doigt environ de la section future, une compression, qui puisse faire barrage, sans nuire à la vitalité de la paroi.

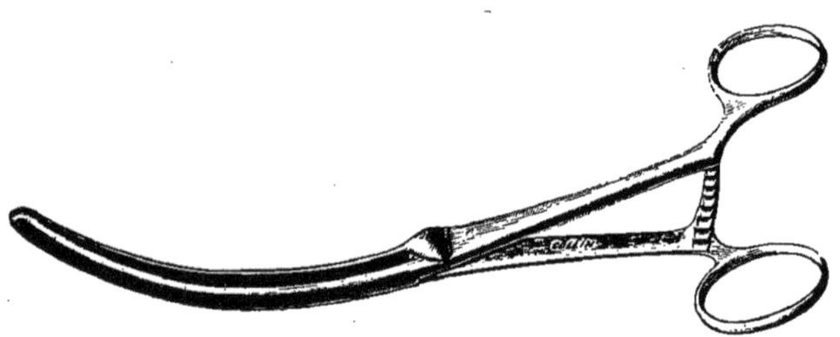

FIG. 254. — Pinces à longs mors courbes et élastiques pour le barrage provisoire de l'intestin.

Les **doigts d'un aide** bien exercé, qui, appuyant ses deux mains sur le ventre, dans une attitude commode et stable, pince les deux bouts d'une face à l'autre, peuvent suffire, à la rigueur, mais la besogne est fatigante et pénible, l'intestin glisse et se dérobe aisément, et rien ne vaut une compression mécanique.

On trouvera figuré ci-dessus un modèle de *pinces spéciales* (fig. 254). Mais on y suppléera — d'urgence — et sans trop de mal, par l'un des procédés suivants :

Chaussez d'un drain les mors de deux clamps courbes, de deux pinces de Kocher (fig. 255), et appliquez-les sur l'intestin, en ne serrant que juste assez pour affaisser et maintenir en intime contact les deux parois.

Taillez une *bandelette de gaze* aseptique composée de plusieurs doubles, large de 2 centimètres environ et qui ne se roule pas en corde, mais s'appuie « en surface » sur l'intestin ; avec une pince à disséquer, déchirez un peu le mésentère entre deux vaisseaux, faites passer la bandelette par l'orifice, cravatez-en l'intestin et nouez-la sur le bord libre, ou mieux peut-être, tordez légèrement les deux chefs et fixez-les par une pince à forcipressure. — Avec un *drain*, passé et arrêté de même, on obtient le même résultat, et le caoutchouc assure une compression élastique fort avantageuse.

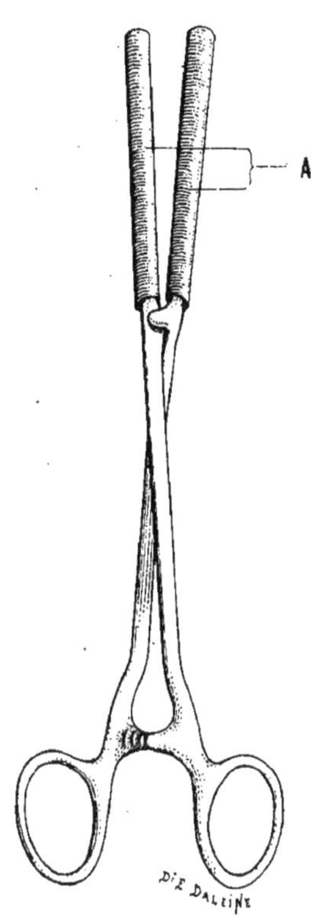

Fig. 255. — Pince de Kocher, chaussée de drains pour servir à la coprostase temporaire.

A, les drains enveloppant les deux mors.

Maintes fois nous avons eu recours à ces moyens très simples de « coprostase », et, lorsqu'on manque d'un outillage spécial, ils sont excellents, sous la réserve, toutefois, que la ligature soit appliquée à distance suffisante de la section, à deux ou trois travers de doigt, et que les deux bouts soient suffisamment étreints pour que drain ou lamelle ne puissent glisser et « faire bague », au cours des manœuvres ultérieures.

La **section du mésentère** exige le plus grand soin : elle doit être faite *exactement au ras de la section intestinale*, et aucune portion, si courte soit-elle, des deux bouts réunis ne doit rester dépouillée de son pédicule séro-vasculaire. Si le mésentère est dilacéré ou contus sur une large étendue, on ne craindra pas de faire plus longue la résection intestinale, pour que l'incision mésentérique soit portée en tissu sain.

La résection doit-elle être de médiocre longueur, de 6 ou 7 centimètres, par exemple, on pourra se contenter de *détacher le mésentère à son insertion intestinale* (fig. 256) en pinçant successivement les vaisseaux de quelque calibre, qu'on lie tout de suite; puis une soie est passée — en faufil — dans l'épaisseur du bord mésentérique, qui se plisse et se pelotonne, lorsqu'on noue les deux bouts; mais, lorsqu'on a affaire à un mésentère un peu épais et graisseux, le pelotonnement est irrégulier et gênant. On pourra encore rabattre en pli, d'un côté, la portion détachée du mésentère, et suturer ce pli, par quelques points ou un surjet, au bord intestinal et au mésentère voisin (fig. 257).

Mieux vaut, lors de résection intestinale étendue, *couper en coin le mésentère*, franchement, sans ligatures préalables [1] : la base du coin mesurera exactement la longueur d'intestin à exciser, le sommet ne remontera pas au delà de 8 à 10 centimètres.

On sectionnera donc l'intestin, on en détergera soigneusement la coupe, et, *avec d'autres ciseaux*, on taillera successivement l'un et l'autre côté du

[1] S'il paraissait utile de faire l'hémostase préliminaire du mésentère, on procéderait comme il est indiqué plus loin (voy. *Hernie étranglée gangrenée*).

coin : on les taillera à petits coups, en saisissant, sur la tranche, les artères, à mesure qu'elles sont ouvertes (avec des pinces de Kocher). Il s'agit d'artérioles friables, qui se rompent aisément sous la traction des pinces, si l'on

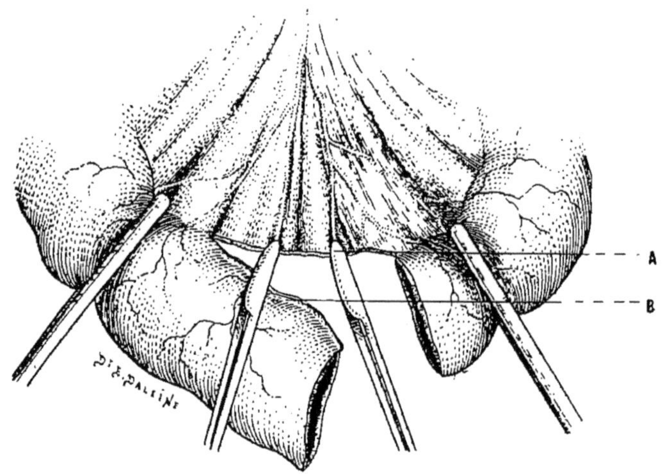

Fig. 256. — Le mésentère détaché à son insertion intestinale.

A, pinces étreignant les vaisseaux mésentériques. — B, bord mésentérique du segment intestinal à réséquer.

n'en pratique pas immédiatement la ligature. Liez donc tout ce qui saigne et faites comprimer légèrement les deux surfaces de section sous une compresse qui les isole et les protège, pendant que vous poursuivez l'opération : le surjet terminal qui rapprochera les deux lèvres mésentériques, complétera l'hémostase interstitielle. En procédant de la sorte, méthodiquement et vite, vous épargnerez beaucoup de temps — et de sang.

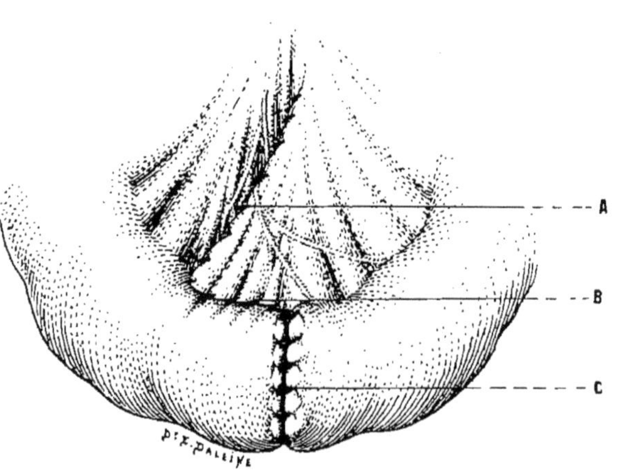

Fig. 257. — Portion détachée du mésentère, rabattue en pli latéral, et suturée.

A, suture au mésentère voisin. — B, suture au bord de l'intestin. C, réunion circulaire de l'intestin.

La section des bouts intestinaux se fera — nous l'avons dit — à 4 ou 5 centimètres de l'application des pinces ou de la ligature d'attente : il sera utile, si le segment à réséquer ne s'est pas vidé déjà par une large plaie, de le fermer par un clamp à chacune de ses extrémités, pour prévenir l'issue de son contenu et une souillure étendue du champ opératoire; du reste, lorsqu'on opère sur une anse encore intacte, on devra, avant d'installer le double barrage de « coprostase », l'affaisser entre les doigts et en refouler le contenu en amont et en aval.

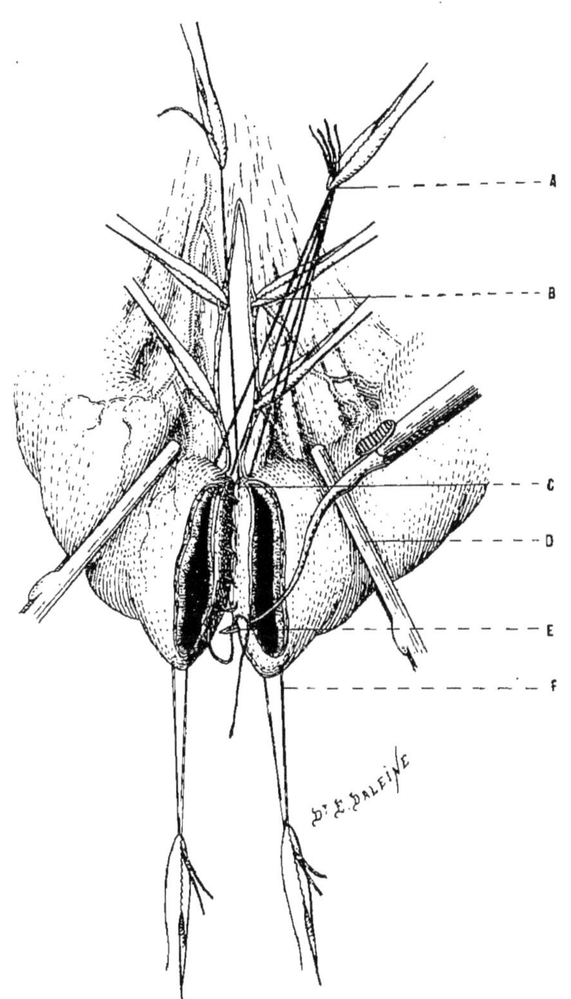

Fig. 258. — Entérorraphie circulaire totale. — 1er temps : *surjet d'adossement postérieur.*

A, anses directrices supérieures, maintenues par une pince. — B, lèvres de la section mésentérique; pinces appliquées sur les vaisseaux. — C, point initial du *surjet d'adossement postérieur* : le chef est conservé et repéré par une pince. — D, pinces coprostatiques. — E, aiguille conduisant le *surjet d'adossement postérieur.* — F, anses directrices inférieures.

Quant à la section, il sera toujours préférable de la faire *oblique* (1) — oblique du bord libre vers le bord mésentérique : on laisse ainsi plus de « lumière » à l'anse réunie. Malgré la compression temporaire, la tranche intestinale donne toujours un suintement sanguin assez abondant : il s'arrête par la suture.

Les deux bouts sont prêts : s'ils sont larges, vous pourrez les réunir par l'*entérorraphie circulaire totale*; mais, d'une façon générale, l'*entéro-anastomose latérale*, après fermeture de l'un et l'autre bout, doit être tenue pour la méthode de choix.

I. ***Entérorraphie circulaire totale.*** — Je suppose donc que les deux bouts à rapprocher soient d'*égal calibre*, comme il est ordinaire à la suite des traumatismes; nous verrons plus loin ce qu'il convient de faire en présence de deux bouts inégaux (voy. *Occlusion intestinale*).

Les procédés d'entérorraphie sont nombreux; mais il n'entre pas dans notre programme d'en faire un exposé, dont l'intérêt serait surtout histo-

(1) Bien entendu, si l'on doit réunir bout à bout.

rique. — Dans un autre chapitre, nous étudierons les applications des boutons anastomotiques (voy. *Occlusion intestinale*). A notre sens, et nous tenons à le dire tout de suite, ces appareils ingénieux, dont le bouton de Murphy reste le type, ont rendu des services — à leur heure — dans la chirurgie de l'intestin; mais cette heure est passée; ils ne répondent qu'à certaines éventualités exceptionnelles : *la méthode naturelle, simple, vraiment chirurgicale, de réunir deux bouts d'intestin, c'est de les suturer*, et ce qu'il faut apprendre, c'est à faire bien et vite l'entérorraphie.

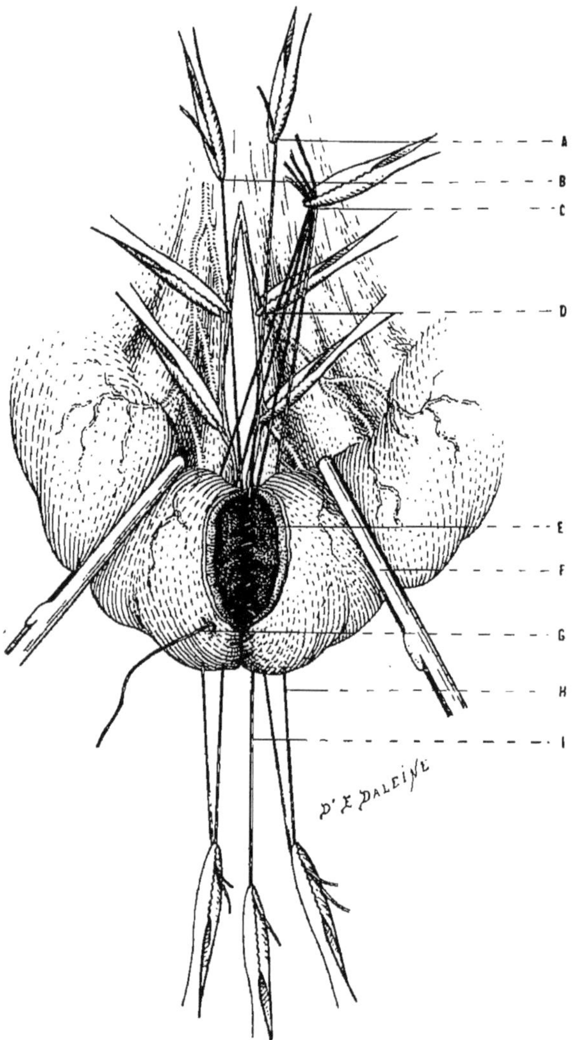

Fig. 259. — Entérorraphie circulaire totale. — 2e temps : *surjet d'union*.

A, chef court du *surjet d'union postérieur*, conservé et repéré par une pince. — B, chef court du *surjet d'adossement postérieur*, tenu aussi par une pince. — C, anses directrices supérieures. — D, lèvres mésentériques. — E, *surjet d'union postérieur*. — F, pinces coprostatiques. — G, chef long du *surjet d'union postérieur*, qui se continue sur la paroi antérieure, de bas en haut, en traçant le *surjet d'union antérieur*. — H, anses directrices inférieures. — I, chef long du *surjet d'adossement postérieur*.

L'étude des figures servira mieux qu'une longue description didactique.

La section du mésentère et celle de l'intestin ont été pratiquées comme nous l'avons plus haut exposé : les deux bouts, hors du ventre, reposent sur un lit de compresses.

Vous ferez bien, là encore, au niveau du bord supérieur et inférieur de chaque bout, de passer une anse de fil « à la Lembert » dans l'épaisseur de la tunique séro-musculaire, à 5 ou 6 millimètres de la tranche, et d'amarrer deux à deux, entre les mors d'une pince à forcipressure, ces quatre **anses directrices** : elles vous serviront à fixer les deux bouts, à les déplisser, à les tendre, à les retourner, et, tenues par un bon aide, faciliteront beaucoup la besogne de réunion.

1° Surjet d'adossement postérieur. — Commencez par adosser l'une à l'autre les surfaces séreuses des deux parois postérieures; le point initial (C, fig. 258) de votre surjet correspond au bord supérieur, et vous en conservez le *chef court* en le repérant avec une pince; le *chef long* poursuit, en ligne verticale, son trajet; il pénètre, à chaque traversée de l'aiguille, en pleine tunique musculaire, et il charge des « ponts de paroi » de 3 millimètres au moins. Au bord inférieur de l'intestin, on l'arrête, et, sans le couper, on le conserve, lui aussi, retenu par une pince. — Le **surjet d'adossement postérieur** est achevé.

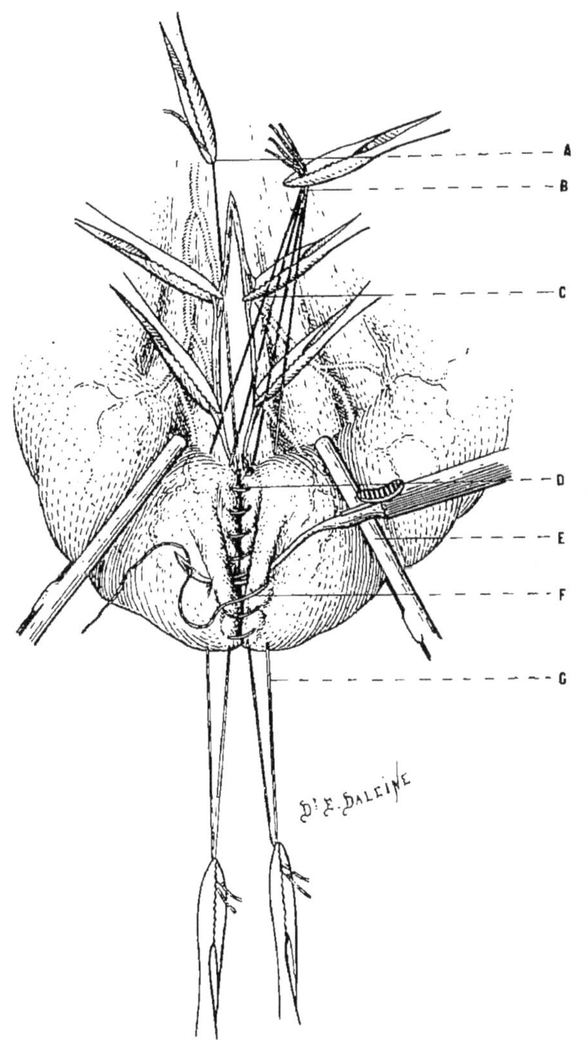

Fig. 260. — Entérorraphie circulaire totale. — 3e temps : *surjet d'adossement antérieur.*

A, chef court du *surjet d'adossement postérieur.* — B, anses directrices supérieures. — C, lèvres mésentériques. — D, *surjet d'union antérieur.* — E, pinces coprostatiques. — F, *surjet d'adossement antérieur.* — G, anses directrices inférieures.

2° Surjet d'union. — Avant d'aller plus loin, pratiquez tout de suite le *surjet d'union* postérieur; voici ce que je veux dire par ce terme de **surjet d'union** : vous allez traverser avec votre aiguille, purement et simplement, *toute l'épaisseur des deux parois* déjà accolées, en les suturant par leur tranche, comme tout autre tissu; vous ferez donc des *points perforants*, mais l'adossement séro-séreux large, déjà réalisé en arrière, sert de barrière, et cette réunion directe a le mérite d'aller vite et de créer un solide contact, une fusion mécanique entre les deux bouts ([1]).

Ce surjet d'union totale sera mené aussi de haut en bas : le chef court du fil (A, fig. 259) sera laissé à la garde d'une pince ; le chef long, arrivé au bord inférieur, poursuivra son trajet sur la demi-circonférence antérieure de l'intestin (G, fig. 259), rapprochant toujours toute l'épaisseur des deux parois, en pénétrant tout près de leur tranche, pour réduire d'autant moins le calibre et laisser « de la place » au pli d'adossement. De retour à son point de départ, au bord supérieur, l'extrémité du chef long, *qui vient de parcourir toute la circonférence de l'intestin, est nouée avec l'autre bout, le chef court, que l'on tenait en réserve.*

3° Surjet d'adossement antérieur. — Dès lors, la lumière intestinale est fermée, la continuité rétablie, et, pour la compléter et la rendre durable, il ne reste plus qu'à pratiquer le **surjet d'adossement antérieur.**

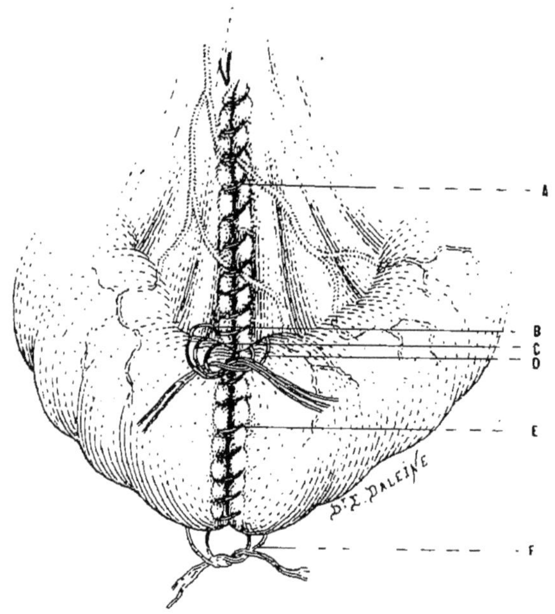

Fig. 261. — Entérorraphie circulaire totale : *la réunion intestinale et mésentérique est achevée.*

A, surjet mésentérique. — B, chef terminal du surjet. — C, D, anses directrices supérieures, nouées ensemble. — E, ligne de réunion antérieure de l'intestin. — F, anses directrices inférieures, nouées ensemble.

Reprenez donc, à son tour, le chef long correspondant (I, fig. 259), assurez-vous que les dernières anses de la suture postérieure ne sont pas relâchées et mettez-vous en devoir d'adosser les surfaces séreuses des deux parois antérieures, comme vous avez fait en arrière, avec la même technique et le même soin (fig. 260). Au bord supérieur, vous nouerez ensemble les deux chefs, comme tout à l'heure, et cette fois la réunion sera terminée. Les quatre *anses directrices* seront alors retirées, ou encore nouées deux à deux, et, de la sorte, elles figureront deux points en U, supplémentaires, aux deux pôles de l'intestin (fig. 261).

Enfin le *mésentère*, dont les deux lèvres se trouvent ainsi rapprochées ou même chevauchent l'une sur l'autre, est réuni par un surjet (fig. 261), sur toute la hauteur de la fente, qu'on aura soin de déborder un peu *par en haut*. — Au contact de l'intestin, on redoublera de précautions pour n'entamer aucun vaisseau.

([1]) Et de faire l'hémostase.

Nous avons dit que c'est à ce niveau, à la hauteur du bord mésentérique, que la réunion est le plus souvent défectueuse. En suivant la méthode qui vient d'être exposée, les deux surjets commencent au « point difficile », et il est de bonne pratique, pour assurer mieux encore la réunion hermétique, de passer un ou deux points séparés, complémentaires, à ce niveau, suivant la technique représentée figure 247.

Les deux *barrages provisoires* sont alors levés et l'on vérifie, par une douce pression, la perméabilité du segment réuni, qui reprend ses contours et sa forme. Il ne reste plus qu'à déterger soigneusement mésentère et intestin, en avant et *en arrière*, avec une compresse aseptique, à retirer une à une les compresses « protectrices » sous-jacentes, en prenant grand soin qu'elles ne « s'essuient » pas sur la paroi intestinale, et à réintégrer l'anse dans la cavité abdominale.

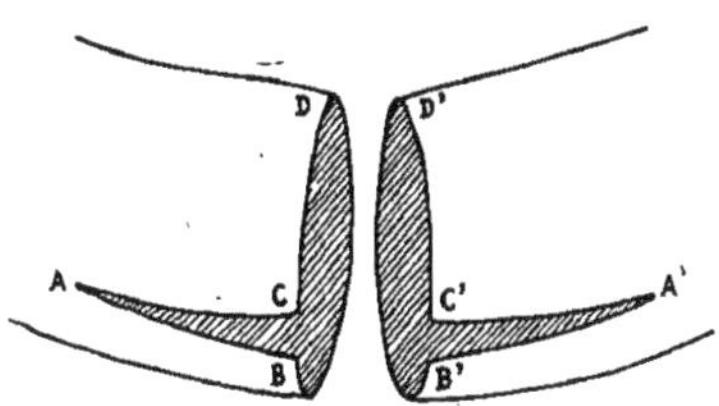

Fig. 262. (Schéma.) — Suture circulaire de l'intestin avec fente latérale. (Chaput.)

Si le grand épiploon est proche, on fera toujours bien de l'étaler en couverture à la surface du segment réuni, mais sans compter sur cette couverture extérieure pour parer aux défauts d'une suture mal faite. En chirurgie abdominale, il faut toujours faire tout le possible pour éviter les adhérences : c'est pour cela que l'application et la suture, par-dessus la ligne de réunion intestinale, d'une lame épiploïque, destinée, croit-on, à figurer comme une tunique complémentaire, nous paraît être un procédé illusoire et quelquefois dangereux. *Avec une bonne suture, qui réalise un adossement séro-séreux large et continu, on obtient une bonne réunion* : telle est la vérité, et le principe fondamental qui doit guider le chirurgien.

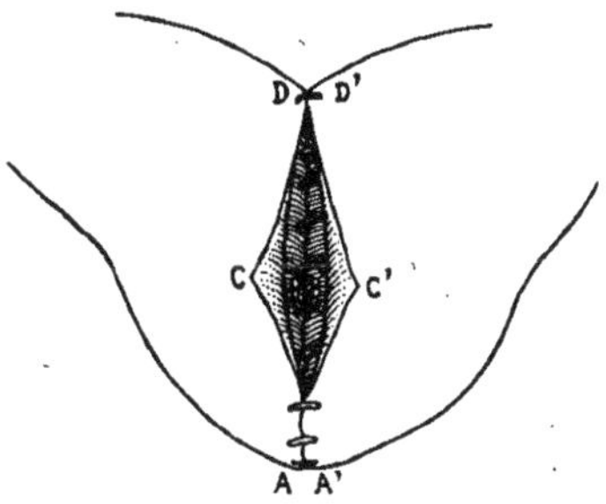

Fig. 263. (Schéma.) — Suture circulaire avec fente latérale. — La réunion *losangique* est achevée. (Chaput.)

Nous avons dit que le principal écueil de cette entérorraphie circulaire totale, c'était de rétrécir l'intestin; or, il appartient à la technique employée de réduire considérablement cet accident : plus la section préalable des deux bouts sera régulière, plus la suture sera correcte, à points égaux, également distants, également tendus, mieux sera conservée la perméabilité suffisante de l'anse réunie. Ce qui crée surtout des difficultés, au début de la manœuvre, c'est la flaccidité des deux bouts intestinaux; il est toujours délicat « d'amorcer » la suture, le surjet initial d'adossement postérieur : les anses directrices bien manœuvrées servent alors beaucoup, et, du reste, il faut sacrifier le temps nécessaire à l'établissement de cette première ligne de réunion : le reste ira beaucoup plus vite.

Enfin, si la section oblique ne semblait pas suffisante à prévenir une notable réduction de calibre, on pourrait recourir à l'un ou l'autre des artifices suivants :

a. On pratique, *sur les deux bouts, le long du bord libre, une fente longitudinale* et l'on arrondit les angles ; la demi-circonférence supérieure de l'intestin est réunie d'abord, sui-

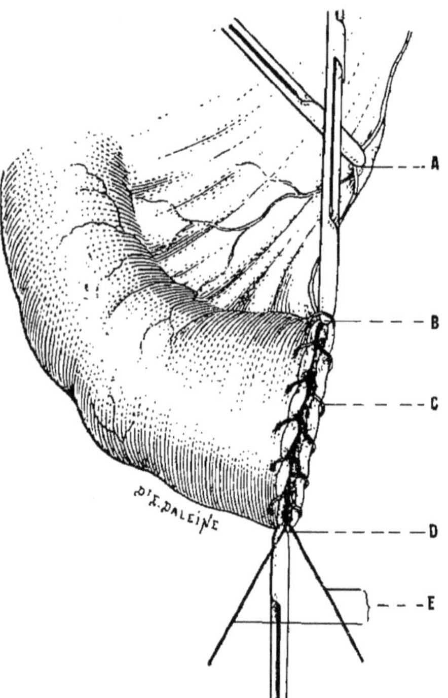

FIG. 264. — Occlusion *par double froncement* des bouts intestinaux ([1]).

I. — Premier fil *ourlant* tout le pourtour de la section intestinale.

A, section mésentérique, pince étreignant un vaisseau. — D, D, pinces fixant et tendant les deux extrémités de la section circulaire de l'intestin. — C, le fil ourlant la tranche intestinale. — E, les deux chefs du fil : en les serrant et les nouant, on réalisera un premier froncement de toutes les tuniques.

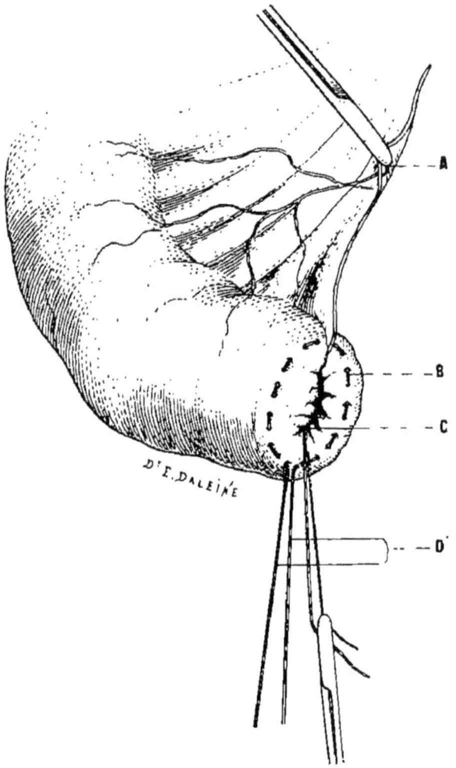

FIG. 265. — Occlusion *par double froncement* des bouts intestinaux.

II. — Second fil, *faufilé* circulairement dans l'épaisseur des tuniques séro-musculaires.

A, pincement d'un vaisseau mésentérique. — B, le *faufil* circulaire. — C, le premier fil noué, et le froncement profond. — D, les deux chefs du second fil : en les serrant et les nouant on réalisera le froncement séro-séreux.

vant la pratique ordinaire, puis on suture deux à deux les *bords du losange* créé au niveau du bord libre par l'écartement des deux fentes (voy. fig. 262 et 263). C'est, en somme, une application de la réunion en *losange*, dont nous parlions plus haut.

b. La section circulaire des deux bouts étant faite, on excise un segment elliptique aux dépens de leur paroi antérieure et l'on réunit ces deux tranches obliques, ce qui ne va pas, naturellement, sans une incurvation (ou même

([1]) VOLLBRECHT, Vereinfachter Schnürverschluss des Darmes. *Centralblatt für Chirurgie*. 1903. n° 27, p. 684.

une coudure) à sommet postérieur, et un croisement des deux lames mésentériques.

Bien qu'il soit utile de connaître ces procédés ingénieux, en pratique, on ne les utilisera guère ([1]), et l'on fera mieux de recourir à l'excellente méthode de l'*entéro-anastomose*.

II. **Entéro-anastomose latérale** (Planche III). — Ici, la besogne se partage en trois temps, et comporte successivement : 1° *l'occlusion du bout supérieur*; 2° *l'occlusion du bout inférieur*; 3° *l'accolement latéral des deux bouts et leur anastomose*. Avec du soin et quelque habitude, on exécute vite la triple manœuvre, et, malgré la complexité, toute apparente, de la technique, c'est là, en réalité, la méthode d'élection.

Fermez donc, tout d'abord, les deux bouts intestinaux, en les invaginant. Pour cela, par un surjet total, perforant, rapprochez et coaptez les deux lèvres de la section circulaire, puis recouvrez, enfouissez cette première ligne de réunion, en adossant, aussi largement que possible, les deux parois, par un second surjet séro-musculaire (fig. 267). Ou encore, fermez en bourse les deux bouts, par le procédé figuré ci-contre (fig. 264, 265 et 266). Vous n'avez pas à craindre de trop réduire la lumière intestinale, et vous aurez tout avantage à froncer l'extrémité terminale des deux bouts, les moignons.

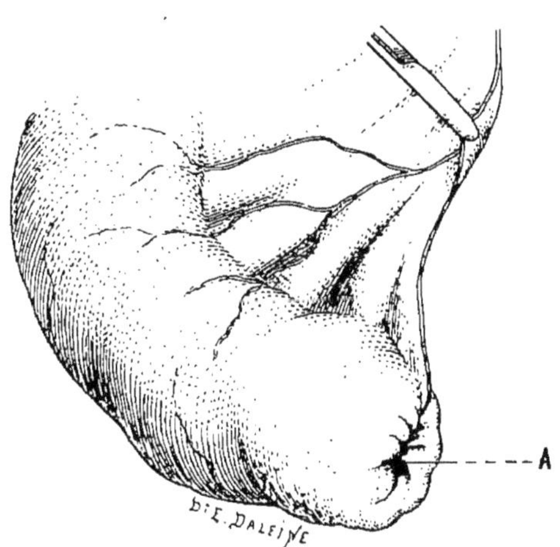

Fig. 266. — Occlusion *par double froncement* des bouts intestinaux.

III. — Le bout intestinal est définitivement fermé en cul-de-sac.

A, le froncement séro-séreux.

Ceci fait, appliquez latéralement, l'un contre l'autre, ces deux bouts, désormais clos et en cul-de-sac ; qu'ils chevauchent de 7 centimètres au moins, en croisant leurs mésentères ([2]). Sur leurs faces adossées, vous allez *ouvrir une fenêtre longitudinale*, ovalaire, qui établira entre eux une large communication et rendra libre passage à la circulation du contenu intestinal.

Pour cela, vous vous trouverez bien de passer d'abord deux fils fixateurs, deux fils repères, aux deux extrémités de la zone à anastomoser :

([1]) Ici encore, le surjet n'est pas un élément de technique nécessaire : des points séparés, distants de 2 ou 3 millimètres, seront parfois d'application plus aisée et donneront un excellent résultat : on commencera toujours par la demi-circonférence postérieure, mais on aura soin de relever les deux bouts, de bas en haut, pour pouvoir nouer les fils en dehors de l'intestin. Enfin, les points en U trouvent, ici encore, leur indication, lorsque la paroi friable se coupe sous la traction longitudinale des fils, passés d'un bout à l'autre, à la façon ordinaire.

([2]) Qui se recouvrent et qu'on réunit l'un à l'autre par quelques points, pour assurer leur adhérence et supprimer tout hiatus, toute déhiscence mésentérique.

ces fils, séro-musculaires, chargeront, sans les traverser, les deux parois en regard; tenus par une pince, ils serviront à maintenir le contact des deux bouts, leur application longitudinale, à « bien présenter » les surfaces à réunir.

Menez un premier *surjet d'adossement postérieur*, séro-musculaire, vertical, sur une longueur de 5 centimètres au moins; faites-le régulièrement, sans hâte; le reste de l'opération ira beaucoup plus vite, une fois bien établie cette première ligne d'approche. Comme plus haut, pour l'entérorraphie circulaire totale, gardez sous une pince le chef long de votre fil, qui tout à l'heure achèvera l'anastomose, en poursuivant sur la demi-circonférence antérieure l'adossement séro-séreux (fig. 267).

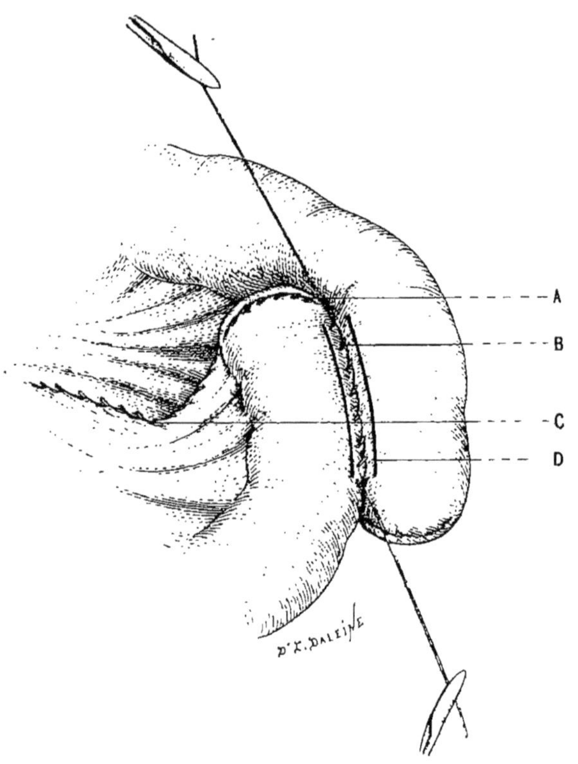

Fig. 267. — Entéro-anastomose. — 1er *temps* : Fermeture des deux bouts. Surjet d'adossement postérieur.

A, le bout inférieur fermé en cul-de-sac. — B, surjet d'adossement postérieur. — C, section mésentérique, réunie par un fil *hémostatique*. — D, lignes d'incision des deux bouts.

Un peu au-devant, à 2 ou 3 millimètres, du surjet postérieur, *incisez* donc, *en long*, au bistouri, *les deux parois intestinales adjacentes*, incisez à petits coups, avec une lame bien tranchante, sans vous alarmer du suintement sanguin, souvent abondant, et qui s'arrêtera sous la suture; si la muqueuse, flasque et plissée, se coupe mal au bistouri, on fera mieux de la soulever avec une pince à disséquer, de l'entr'ouvrir aux ciseaux, et de compléter la fente en haut et en bas. Cette fente, cette fenêtre ouverte doit toujours être large, car l'ourlet de muqueuse que vous allez constituer tout autour la rétrécit, et plus tard elle sera exposée à se rétrécir encore.

Suturez donc les deux lèvres postérieures par un second surjet, *surjet de réunion totale* (fig. 268), qui charge les deux parois dans toute leur épaisseur, et dont les anses rapprochées et régulières assurent une exacte coaptation des deux muqueuses. Poursuivez ce surjet en avant, sur le bord antérieur de l'ouverture (Planche III), et, quand vous l'avez terminé, à l'extrémité supérieure, reprenez le long chef du surjet d'adossement, que gardait une pince, et, à son tour, *continuez-le sur la demi-circonférence antérieure*, pour achever l'encapuchonnement séro-séreux (fig. 269).

En somme, c'est la technique de l'entérorraphie circulaire totale, telle que nous venons de la décrire; et lorsque les deux bouts intestinaux sont rétractés, ou encore de calibre fort inégal, elle est de résultat toujours plus sûr que la réunion dans la continuité. Ajoutons que les boutons anastomotiques sont applicables, ici encore, sous les réserves que nous avons déjà formulées.

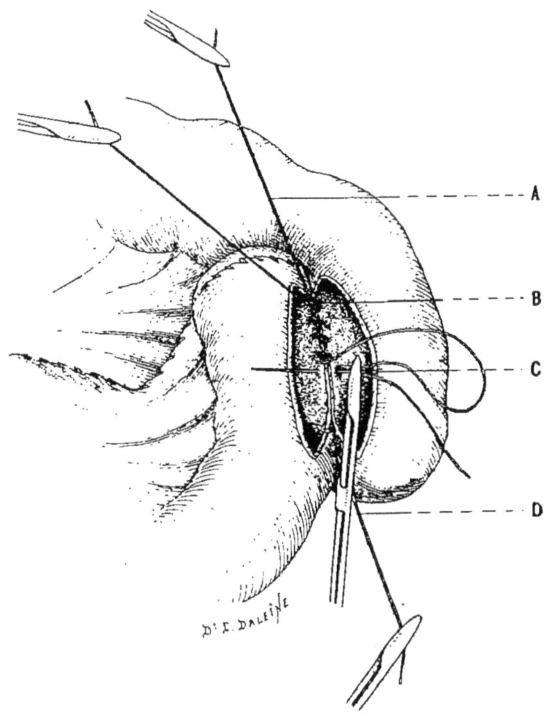

Fig. 268. — Entéro-anastomose.
2e *temps* : Ouverture des deux bouts; surjet d'union.

A, chef supérieur du surjet d'adossement postérieur. — B, origine du surjet d'union. — C, le surjet d'union, l'aiguille traversant toute l'épaisseur des deux parois accolées. — D, chef inférieur du surjet d'adossement postérieur, qui, tout à l'heure, servira à compléter en avant la suture séro-musculaire.

Une fois l'anse blessée réunie et remise en place (et la besogne est parfois multiple et doit être répétée sur plusieurs points de l'intestin), vous terminez l'intervention en faisant la **toilette du péritoine** et le **drainage**.

Ces deux derniers temps sont d'importance capitale; êtes-vous tombé dans un foyer bien cantonné, occupant une des régions basses de l'abdomen, sur une rupture étroite et sur un épanchement fort restreint, la *détersion sèche* aux tampons montés et aux compresses suffit, si elle est bien et soigneusement faite, et préviendra le danger de la diffusion septique.

Quand la rupture a eu lieu « en plein ventre », comme le fait est fréquent à la suite des coups de pied de cheval, ou qu'il existe des perforations multiples, il sera préférable de pratiquer un *grand lavage péritonéal à*

Planche III. — **Entéro-anastomose latérale.** — Les deux bouts intestinaux sont tirés, hors du ventre, sur un lit de compresses. Le surjet d'union est continué, de bas en haut, sur le bord antérieur des deux orifices; en haut, les chefs initiaux du surjet d'adossement postérieur et du surjet d'union; en bas, le chef long du surjet d'adossement postérieur, chargé sur une aiguille, qui, tout à l'heure, complètera l'adossement séro-séreux en avant.

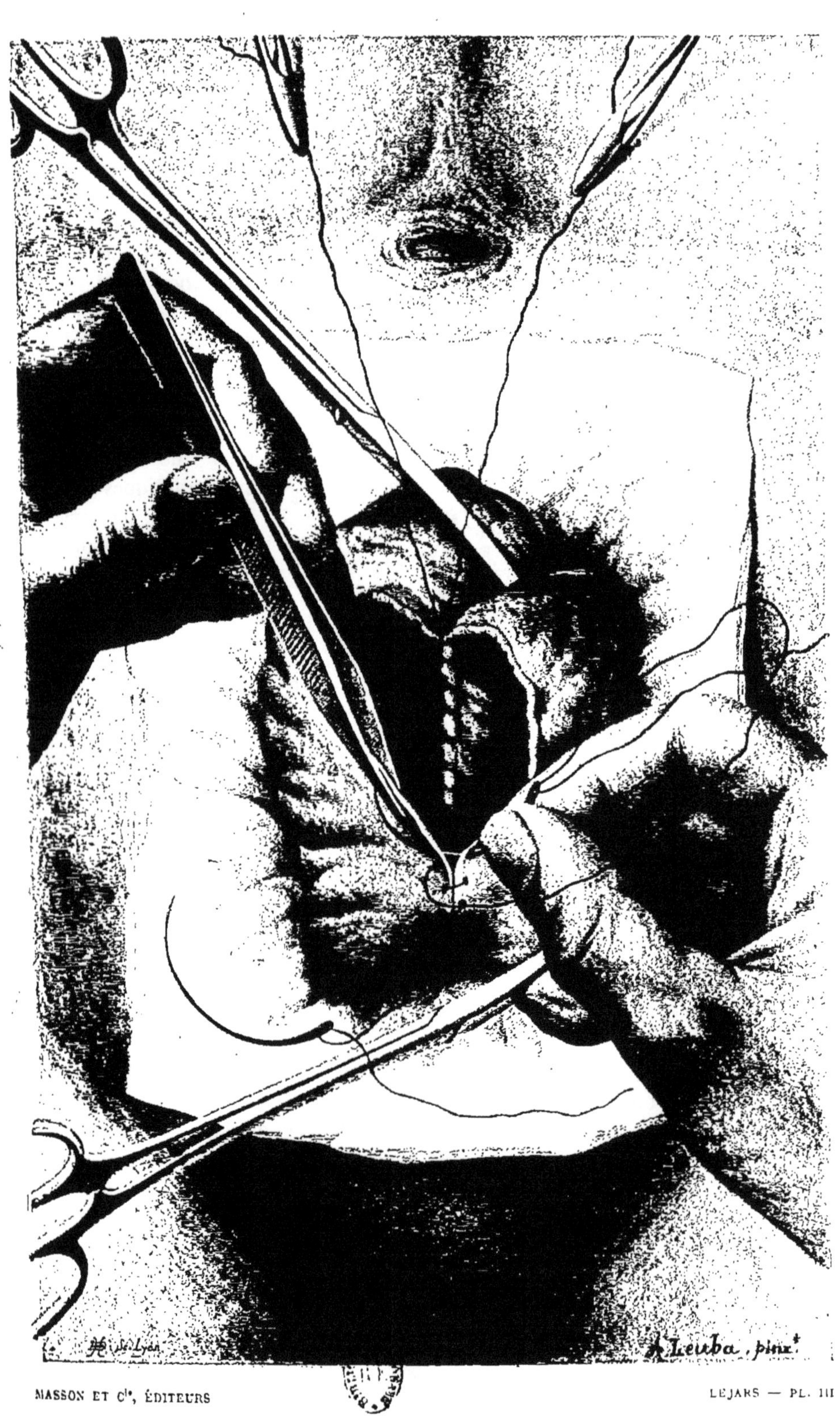

MASSON ET Cie, ÉDITEURS

ENTÉRO-ANASTOMOSE

l'eau bouillie chaude, ou mieux encore à l'*eau bouillie salée à 9 pour* 1000. Nous reviendrons plus loin sur la technique et l'utilité de ces grands lavages : de fait et sous la réserve d'être très abondants (6 à 8 litres), ils exercent une double action : un balayage et un « rinçage » mécanique des multiples replis péritonéaux et une élévation rapide et notable de la tension artérielle, grâce à l'absorption du liquide par l'énorme surface séreuse. C'est, à la fois, un lavage et une grande injection de sérum artificiel.

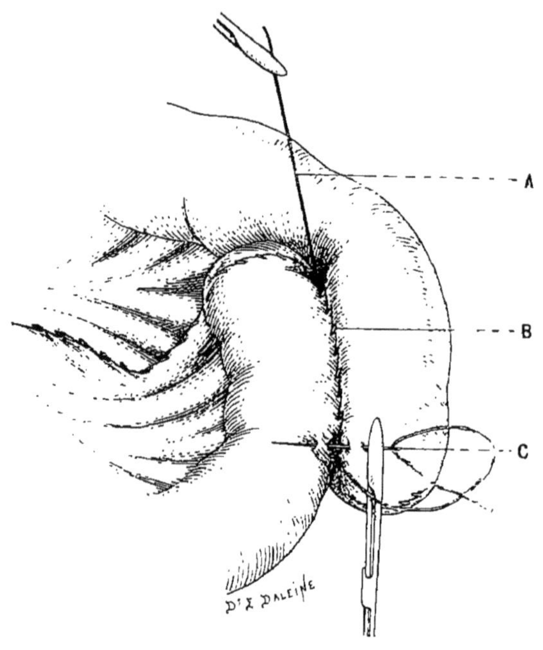

Fig. 269. — Entéro-anastomose.
3e *temps* : Surjet d'adossement antérieur.

A, chef supérieur du surjet d'adossement postérieur. — B, surjet d'union. — C, surjet d'adossement antérieur, conduit de bas en haut.

A notre sens, le **drainage** est toujours indiqué : 1° lorsqu'on a trouvé une *rupture complète* ou une *perforation* de l'intestin, de l'estomac (de la vésicule biliaire, de la vessie); 2° lorsqu'il existe un large foyer d'épanchement sanguin et que, l'évacuation faite et l'hémostase réalisée, *il persiste encore un léger suintement des parois*.

Il faut drainer *avec un drain*, qu'on placera au centre d'un sac de gaze iodoformée ou simplement aseptique (fig. 292) et autour duquel on glissera, s'il paraît utile, une ou deux lamelles : l'important est de faire pénétrer le drain jusqu'au fond du foyer et de disposer la lamelle sans bourrer, sans tasser, sans faire bouchon à l'orifice extérieur. Les reproches qui ont été adressés au soi-disant « drainage » à la Mickulicz procèdent simplement d'une méconnaissance des indications exactes de cette excellente méthode : le « Mickulicz » n'est pas un drainage, au sens propre du terme, c'est un *tamponnement*; dès qu'il s'agit d'un foyer septique ou supposé tel, le *drain* devient indispensable.

Interventions secondaires et tardives. — Nous ne sommes pas toujours appelés dans les premières heures qui suivent l'accident. Trop souvent nous ne sommes pas libres de discuter les indications de la laparotomie précoce, et d'emblée nous nous trouvons en présence d'une situation « trop nette », si l'on peut ainsi dire, et de lésions profondes trop manifestement avérées. Aux accidents initiaux sont venus se joindre les premiers indices de l'infection péritonéale et parfois tout l'ensemble symptomatique de la péritonite généralisée.

Le problème qui se pose alors n'est plus celui du bien-fondé de l'intervention. *Est-il encore temps d'intervenir?* Voilà ce qu'on est souvent en droit de se demander.

Grâce aux excès de la décevante théorie de l' « expectation armée », il arrive qu'on refuse d'opérer dans les premières heures, parce qu'il n'y a pas assez d'accidents, et que, plus tard, on s'y refuse encore, parce qu'il y en a trop, et le blessé, qu'une décision hardie et rationnelle eût sauvé peut-être, après une période d'accalmie trompeuse, finit par succomber au 5e, 6e, 7e, 10e jour. C'est le brusque et terrible dénouement qu'il faut craindre lorsqu'on attend, pour opérer, les premiers indices d'infection péritonéale, suivant l'ancienne formule; ce qu'on appelle, dans la doctrine abstentionniste, « opérer à temps », c'est opérer trop tard, car nous savons trop, par des exemples journaliers, *combien sont étranges et irrégulières ces premières réactions péritonéales, dont on a voulu faire un critérium opératoire.*

Nous citerons plus loin nombre de faits qui le démontrent : je me contente de rappeler ici que, par deux fois, j'ai ouvert le ventre à des blessés venus *à pied*, quelques heures avant, à l'hôpital, qui ne souffraient pas, ne vomissaient pas et qui tenaient pour peu de chose leur accident remontant déjà à plusieurs jours : or, dans ces deux cas, le ventre était plein de pus et la péritonite généralisée.

Si donc vous ne voyez le blessé qu'à cette date éloignée et si vous le trouvez en pleine infection, devrez-vous vous abstenir et « ne pas prendre la responsabilité de la mort »? Je ne le pense pas et je me suis déjà expliqué sur la doctrine du « laisser mourir ». Le sérum artificiel nous a permis de reculer les limites de ces possibilités opératoires, et, si le pronostic de ces laparotomies tardives est bien sombre, quelques exemples frappants ont démontré que, dans les conditions les plus désespérées en apparence, on a pu sauver des vies humaines : c'est une raison suffisante pour agir quand même.

Qu'il me soit permis de rappeler brièvement une de ces observations : celle d'un jeune garçon de dix-sept ans, qui avait reçu, « de plein fouet », un coup de pied de cheval dans le ventre et qui était resté sans soins durant vingt-six heures : il était dans l'état le plus alarmant, le facies cadavérisé, la langue sèche, le pouls très petit, à 130, la température à 36°,4, le ventre très ballonné; depuis l'accident, il avait vomi presque sans interruption et les vomissements étaient devenus noirâtres, fétides, fécaloïdes. A l'ouverture du ventre, il s'échappa un flot de matières stercorales et de pus, qui remplissaient l'excavation et les fosses iliaques; l'intestin était recouvert d'exsudats jaunâtres, puriformes, adhérents; sur l'iléon, je trouvai une rupture, à limbe évasé, des dimensions d'une pièce de 2 francs. La perforation fut réunie, le péritoine lavé et drainé, et la besogne terminée le plus rapidement possible, car la mort paraissait imminente.

Je dois ajouter que jamais le dénouement fatal ne me parut plus certain et plus irrémédiable. Le lendemain, le surlendemain, la situation resta désespérée : les régurgitations fécaloïdes étaient continues et je n'ai pas besoin de dire quelle est la constante signification de pareil symptôme. Pourtant les injections intra-veineuses et sous-cutanées de sérum artificiel, qui seules nous avaient permis de mener à bien l'opération, étaient poursuivies chaque jour à la dose de 3 litres. Au bout de neuf jours, la partie fut gagnée définitivement : le blessé avait reçu dans son système veineux 26 litres de sérum. Après quelques autres péripéties et une longue convalescence, il finit par guérir complètement.

Ces **laparotomies tardives** — en pleine péritonite — exigent une technique spéciale, et la rapidité de l'acte opératoire est un élément capital. S'il existe des lésions multiples et disséminées de l'intestin, la nécessité de les fermer toutes complique singulièrement l'intervention et ne laisse souvent que des chances bien minimes de succès; mais d'avance nous ne pouvons prévoir cette complexité des lésions, pas plus que nous ne sommes autorisés à déclarer le pronostic fatalement désespéré, et nous devrons chercher à simplifier autant que possible la technique opératoire.

En présence d'une rupture totale ou d'une anse trouée en écumoire et sphacélée, il sera quelquefois de sage pratique de ne pas entreprendre une résection suivie d'entérorraphie circulaire ou d'entéro-anastomose : on ira au plus vite, **en fixant les deux bouts à la paroi**. Une large irrigation chaude de l'abdomen, un drainage multiple du foyer principal, du petit bassin, des fosses iliaques, et la fermeture incomplète de la plaie, qu'on laisse ouverte dans sa moitié inférieure, constituent alors un ensemble de précautions indispensables.

D'autres fois, ***les indications d'une laparotomie d'urgence ne se présentent***, en réalité, ***que tardivement***; après le shock initial, les accidents s'atténuent à tel point, qu'on n'a pas de raison de soupçonner de lésions graves ou que le blessé échappe à la surveillance médicale. Plus tard, le brusque éveil de phénomènes septiques inattendus crée des indications pressantes. Ainsi en est-il parfois dans les éventualités suivantes :

1° Au traumatisme a succédé une grosse collection hématique, bien circonscrite dans une des zones de l'abdomen, sans lésion gastro-intestinale : elle reste latente durant une période variable, puis **elle s'infecte et l'infection se propage au péritoine ambiant.**

Nous ne saurions donner, de ces *infections retardées* et de ces *accidents péritonitiques secondaires*, de meilleur exemple que le suivant :

Un homme d'une quarantaine d'années est heurté violemment à l'hypocondre gauche dans une chute; il ne se fait pas soigner, reste couché deux jours et, ne souffrant presque plus, reprend son travail. — Dix jours après, il est apporté à l'hôpital Beaujon, où il ne parle pas de son accident, qu'il considère comme absolument terminé. On le place dans un service de médecine et ce n'est qu'en l'interrogeant avec soin qu'on obtient quelques renseignements précis sur le traumatisme antérieur. L'état général est, du reste, alors d'apparence fort inquiétante : le facies est tiré, péritonitique, le pouls est petit et de grande fréquence, il y a des vomissements répétés de matières verdâtres. Le ventre est douloureux, ballonné, tendu : la sensibilité est surtout accusée au niveau de l'hypocondre gauche.

On arrive à délimiter, par le palper et la percussion, une masse volumineuse, une vaste poche, qui s'avance presque jusqu'à la ligne médiane épigastrique et descend, en s'arrondissant, dans la région ombilicale : il existe même, dans toute cette zone, une véritable voussure, que l'inspection oblique révèle aisément. Enfin, bien que la pression soit très pénible, on reconnaît assez nettement une sorte de fluctuation profonde. *Gros foyer hématique*, peut-être suppuré, en tout cas *infecté*, et en voie de propager l'infection au péritoine voisin : tel fut le diagnostic.

L'intervention eut lieu immédiatement. Je fis une longue incision sur le bord externe du grand droit gauche, au niveau de la portion la plus proéminente de la tumeur : une fois la paroi traversée, je tombai sur une membrane noirâtre, ecchymotique, épaisse, qui recouvrait évidemment une collection liquide; dès qu'elle fut ouverte, il s'écoula une quantité considérable de sang noir et de caillots, et je pénétrai dans une cavité énorme, partout fermée, qui occupait tout l'hypocondre et au fond de laquelle il était bien malaisé de reconnaître les organes voisins; du reste, les caractères du sang témoignaient que l'hémorragie était arrêtée, et il eût été irrationnel de s'exposer à la voir reparaître, en cherchant de trop près s'il s'agissait d'une rupture partielle de la rate ou d'un gros vaisseau pancréatico-splénique : en avant, la poche sanguine adhérait au péritoine sur la plus grande partie de sa surface; sur le reste, elle était encerclée d'un épiploon épais et infiltré de sang, mais qui, lui aussi, faisait bouchon et protégeait la grande cavité. Je pratiquai donc un lavage à l'eau bouillie tiède, et je laissai deux gros drains après avoir rétréci l'incision abdominale en haut et en bas. Les accidents tombèrent aussitôt et le malade sortit, guéri, deux mois après.

Il est tout indiqué, en effet, dans les cas de ce genre, de ne pas détruire le bénéfice déjà acquis de l'hémostase et de la « circonscription », de s'attaquer d'abord au foyer, en utilisant ses adhérences à la paroi, de l'évacuer et de le déterger, sans chercher à extraire trop rudement les caillots profonds, et de le drainer. Ce n'est qu'après ce premier temps que, s'il le fallait, on ouvrirait la cavité péritonéale, pour la déterger et la drainer à son tour.

2° **La perforation siège sur la paroi postérieure du cæcum ou du côlon**, elle est étroite et donne lieu à une **infiltration stercorale rétro-péritonéale**, qui progresse lentement et ne provoque d'accidents graves qu'au bout d'un certain temps.

Autre éventualité : la perforation n'a pas été complète d'emblée; les tuniques profondes de l'intestin sont rompues, mais la séreuse reste intacte, dans certaines variétés de ruptures par écrasement; ultérieurement, ce mince voile séreux **finit par se rompre**, ouvrant brusquement la voie à l'infection péritonéale.

Il en est de même lorsqu'une **zone escharifiée** de la paroi intestinale, encore intacte et formant barrière dans les premiers jours, se flétrit et **se détache**; mais, en pratique, il ne faut pas abuser de cette théorie simpliste de la *péritonite secondaire par chute d'eschares*, qui ne se vérifie, en réalité, que dans des cas exceptionnels : un bon nombre des péritonites, complaisamment attribuées à un accident de ce genre, rentrent bel et bien dans le cadre des péritonites par perforation primitive, de ces péritonites à évolution retardée, qu'une intervention précoce eût prévenues ou conjurées.

Il n'en est pas moins vrai que, dans l'une ou l'autre des hypothèses précédentes, la laparotomie secondaire rencontre souvent des difficultés spéciales ; elles tiennent aux adhérences déjà très étendues, au siège de la perforation, plus ou moins masqué et de découverte fort laborieuse, aux infiltrations septiques sous-péritonéales.

3° Enfin, certaines contusions de l'abdomen peuvent être suivies de **péritonite traumatique sans ruptures viscérales**, la péritonite étant alors d'ordinaire tardive. M. Xavier Delore en a rapporté un exemple intéressant. Nous-même, chez un homme de trente-six ans, qui était tombé dans le fossé des fortifications, et qui présentait tous les signes d'une infection péritonéale des mieux caractérisées, nous n'avons trouvé à l'ouverture du ventre que du sang noir, en quantité assez abondante, et aucune trace de rupture viscérale quelconque : le malade n'en succomba pas moins rapidement et l'autopsie ne révéla pas autre chose.

M. Heusch [1] a étudié cette variété rare de péritonites traumatiques, dont il n'a pu, d'ailleurs, rassembler que 10 exemples : 5 seulement ont été confirmés par une autopsie minutieuse. Il semble qu'elle succède le plus souvent à une *contusion large* de l'abdomen ; quant au mécanisme de l'infection, il relève tout probablement de la filtration des germes septiques à travers les parois intestinales parésiées [2].

Quoi qu'il en soit, nous croyons qu'il sera toujours sage de conserver quelque scepticisme à l'endroit de ces péritonites, qu'il faudra faire la laparotomie hâtive, et n'admettre l'absence de lésion causale qu'à la suite d'une exploration intra-abdominale méthodique et négative [3].

PLAIES DE L'ABDOMEN

Ici, en dehors même de toute lésion viscérale, le fait seul de la pénétration, si elle est avérée, crée un danger grave et commande la pratique à suivre.

Si la pénétration est avérée, disons-nous ; pour s'en assurer, dans les cas douteux, on n'aura jamais recours au stylet, à la sonde cannelée et même au doigt, à toutes ces explorations timides, incomplètes, dangereuses, dont l'emploi est longtemps resté classique. Devant une plaie de l'abdomen comme

(1) Heusch, *De la péritonite traumatique par contusion de l'abdomen, sans lésions viscérales apparentes.* Thèse de Lyon, 1898.

(2) Le même mécanisme se retrouve dans les hernies étranglées, dans l'occlusion intestinale. (Voy. ces chapitres.)

(3) Ce sont, d'ailleurs, des formes d'une gravité toute particulière : sur les 10 cas de Heusch, 6 fois on n'intervint pas : 6 morts ; 4 fois la laparotomie fut pratiquée : 2 morts, 2 guérisons.

devant une plaie du crâne, il y a une **méthode rationnelle d'examen,** dont on ne devra jamais se départir.

Bien entendu, le diagnostic de pénétration et même de lésion grave des viscères n'est souvent que trop évident; mais je suppose une plaie étroite, de quelques centimètres, qui laisse suinter à peine un peu de sang et qui ne s'accompagne d'aucun accident primitif. Informez-vous d'abord et rapidement des circonstances de la blessure, faites-vous montrer l'arme, s'il est possible, et cherchez à savoir de quelle longueur elle a pu pénétrer : toutes notions utiles, certes, mais auxquelles il ne faut nullement s'attarder.

Lavez-vous les mains, lavez et désinfectez la paroi abdominale [1] : alors seulement, faites bâiller, avec les doigts ou des écarteurs, la plaie cutanée, que vous continuez à déterger, aux tampons, à mesure que vous en découvrez les plans successifs, écartez les fibres musculaires dilacérées, et, au besoin, débridez aux deux extrémités, pour pouvoir examiner en pleine lumière, et non pas au fond d'un puits, les couches profondes de la paroi. En effet, l'instrument a souvent frappé obliquement et creusé une sorte de tunnel, dont le fond ne deviendra accessible qu'après un débridement suffisant.

Si donc le péritoine pariétal et le fascia propria, bien exposés, se montrent intacts, s'ils ne sont pas tendus et noirâtres, si du sang ne continue pas à suinter de la profondeur sous les lèvres de la plaie musculaire et si tout cela concorde avec les renseignements que vous avez recueillis et surtout avec les signes que vous avez relevés, concluez qu'**il ne s'agit pas d'une plaie pénétrante,** achevez de désinfecter le foyer pariétal et, par une série de surjets, reconstituez les plans musculo-aponévrotiques (fig. 274 et 275) enfin suturez la peau et, par-dessus, appliquez un bon pansement, une épaisse couche d'ouate et un bandage de flanelle, bien étalé et bien serré (voy. fig. 276, 277, 278, 279). Vous avez fait une besogne excellente, en prévenant les complications septiques et la *hernie de la paroi*, si fréquente à la suite de ces plaies.

Dans le doute, ne pas s'abstenir : telle est donc la formule sage et rationnelle.

Si la plaie est pénétrante, l'intervention doit être naturellement poursuivie et devient plus complexe : elle est aussi plus rigoureusement indispensable, comme nous le montrera l'étude des diverses éventualités qui se présentent en clinique. — Nous distinguerons : 1° les ***plaies étroites***, par instruments piquants ou tranchants; 2° les ***plaies larges***, avec issue des viscères; 3° les ***plaies par armes à feu.***

[1] On ne devra donc jamais entreprendre cette besogne d'exploration — qui peut conduire à des manœuvres si complexes — sur le lieu même de l'accident, à la hâte, sans précautions; *on ne touchera pas à la plaie*, avant d'être en mesure de le faire aseptiquement; *on n'y touchera pas*, si l'on ne peut, en conscience, mener à bien l'intervention. Mieux vaut faire transporter tout de suite le blessé. Madelung a insisté avec beaucoup d'autorité sur ces notions de pratique si importantes; d'après lui, un transport même de plusieurs heures nuit peu à un blessé du ventre, mais on s'abstiendra de faire aucune suture provisoire, aucune réduction, même lors d'éviscération considérable. Il cite un blessé qui avait, depuis vingt heures, 1/2 mètre d'intestin hors du ventre et d'autres lésions fort graves, et qui pourtant guérit, bénéficiant de ce fait, qu'on n'avait pas touché à sa plaie. (MADELUNG, Einige Grundsätze der Behandlung von Verletzungen des Bauches. *Beitr. zur klin. Chir.*, 1897, Bd XVII, III, p. 695.)

I

PLAIES ÉTROITES

Un coup de couteau, d'épée, de poignard, de stylet, tels sont les traumatismes de ce genre les plus fréquents.

Dans un premier groupe de faits, l'hésitation est impossible et les accidents trop nettement caractérisés, pour que l'urgence d'une intervention immédiate ne soit pas évidente.

a. Par la plaie, **le sang persiste à couler abondamment ou bien il se mêle à des matières stercorales, à de la bile, à de l'urine.** Ce dernier signe est pathognomonique, mais il s'observe rarement et l'on aurait grand tort de compter sur lui ; l'*hémorragie continue* est presque aussi « révélatrice » de graves lésions profondes, surtout lorsqu'elle coexiste avec la petitesse du pouls, la pâleur, le ballonnement et la tension douloureuse du ventre.

Mais il ne faut pas se laisser arrêter par l'absence de ces accidents généraux, ni surtout les attendre, pour recourir à l'opération nécessaire. J'ai vu, il y a quelques années, un malheureux aliéné qui, dans une salle d'hôpital, s'était porté trois coups d'un grand couteau à découper au creux épigastrique : deux heures après, bien que le sang continuât à suinter en nappe par les plaies, il n'était nullement abattu, le pouls était excellent et l'on dut se mettre à plusieurs pour le maintenir pendant l'anesthésie; il avait deux larges perforations du côlon transverse.

b. Ailleurs, bien que la solution de continuité de la paroi abdominale soit de médiocre largeur, on voit **un segment épiploïque hernié** ou **une anse d'intestin en état de pincement latéral.** Ici encore, quelles que puissent être les répugnances du praticien, il faut bien agir, et nous dirons comment dans un instant.

Mais je vais plus loin, et j'estime qu'en pratique *prudente* et rationnelle, on ne doit pas s'en tenir à ces seules indications.

Quand vous êtes appelés dans les premières heures qui suivent une plaie pénétrante du ventre, en l'absence de tout écoulement suspect, de toute hémorragie persistante, de tout accident « révélateur », vous devez, quand même, la débrider suffisamment pour la désinfecter et pour faire un sérieux examen intra-abdominal.

Telle n'était pas l'idée ancienne et, moi aussi, j'ai entendu prêcher la croisade contre les explorations inutiles et dangereuses. Il n'y a pas d'accidents actuels, ne touchez pas à ces blessés, gardez-vous d'agrandir la plaie, d'ouvrir le ventre, laissez-les dans l'immobilité, donnez de l'opium, mettez de la glace, et attendez — attendez les « signes précurseurs » de la péritonite. Voilà les préceptes que l'on enseignait fort sagement *à une époque où l'acte opératoire était tout aussi grave, sinon plus, que le traumatisme lui-même*; et ces règles de l'abstention systématique, on ferait bien de les suivre encore, si l'on avait conscience que le contact des mains ou des instruments dût être tout aussi infectant que la souillure de l'arme vulnérante.

Qu'un certain nombre de blessés guérissent, par cette expectation désarmée, rien de plus vrai, et cela, non plus, ne démontre rien. Ceux-là guérissent tout seuls, qui n'ont pas été gravement infectés ou qui n'ont point de lésions viscérales; or, vous ne pouvez, d'avance, dans les premières heures, au moment des décisions à prendre, vous ne pouvez déterminer avec certitude cette absence de lésions, cette absence d'infection; ce dernier point surtout reste dans l'obscurité la plus complète et n'est jamais élucidé que quand il est trop tard. Ne rien faire, c'est donc livrer l'avenir *au hasard*, purement ou simplement, c'est tenter la chance — et aussi, c'est assumer, si l'on veut bien y réfléchir, une terrible responsabilité.

Veut-on des exemples? Ils ne manquent pas.

Un Italien reçoit, dans la cour du Havre, à la gare Saint-Lazare, un coup de couteau au ventre; il *vient à pied* à l'hôpital Beaujon. Il ne souffre pas, ne vomit pas; il a uriné régulièrement, le facies est normal, le pouls bien frappé : à la paroi abdominale, près de la ligne médiane, à droite, nous constatons une petite plaie d'environ 3 centimètres, à bords nets, encroûtés de quelques caillots, et qui ne saigne plus; le ventre est normal, souple, non douloureux, il n'y a pas de matité iliaque. Quel cas plus favorable à l'abstention? déterger la plaie extérieure, la couvrir d'une lamelle collodionnée et maintenir le blessé au lit, quoi de plus simple et de plus sage, en apparence? Eh bien, non : suivant une pratique constante, le blessé est endormi, la paroi lavée et désinfectée tout entière, la plaie débridée en long, et, dans le ventre, que trouvons-nous? Un épanchement sanguin diffus et *une large plaie du grand épiploon*, qui continue à saigner abondamment. Tout le segment correspondant est réséqué après ligatures enchaînées et la cavité abdominale soigneusement détergée; il n'y a pas d'autre lésion. La paroi est réunie en trois plans. La guérison eut lieu sans le moindre incident. Je demande quel avantage on eût trouvé à attendre que l'intervention fût « commandée » par les accidents.

Un second fait montrera bien quelle responsabilité l'on encourt à ne pas faire séance tenante ce qu'il faut et tout ce qu'il faut, alors même que la plaie pénétrante est aussi simple que possible.

Un homme reçoit, au flanc droit, un coup de couteau qui ne semble produire que des dégâts insignifiants et exclusivement pariétaux : il souffre à peine, n'éprouve aucun malaise, l'hémorragie s'arrête vite, et, après l'application d'un pansement quelconque, il ne s'alite pas, et trois jours après seulement il se décide à entrer à l'hôpital. Au flanc, nous trouvons une plaie de 3 centimètres dont les lèvres sont déjà en partie agglutinées; le ventre n'est pas ballonné, mais un peu sensible sur toute sa surface, le pouls est petit, le facies mauvais, sans qu'il y ait de vomissements, ni d'autre réaction péritonitique. La plaie est agrandie et l'examen intra-abdominal ne révèle aucune trace de blessure profonde : pas de sang, pas de fausses membranes; on déterge et l'on réunit. Le lendemain, le malade s'éteint dans l'hypothermie, avec un pouls misérable et toujours sans accidents bruyants. A l'autopsie, on ne découvre aucune lésion des organes abdominaux, aucune espèce d'épanchement; le couteau a ouvert le péritoine sans atteindre aucun des organes sous-jacents; et la mort a succédé à l'*inoculation traumatique directe*. Si, dès le premier jour, cette plaie, insignifiante en apparence, eût été débridée, lavée, désinfectée, drainée, n'est-il pas tout probable que ce dénouement eût été évité?

Concluons donc qu'**au ventre il n'y a pas de plaies insignifiantes**, ou que, du moins, on ne sait jamais, on ne peut pas savoir celles qui le sont, en réalité. Et la règle de l'intervention primitive reste immuable.

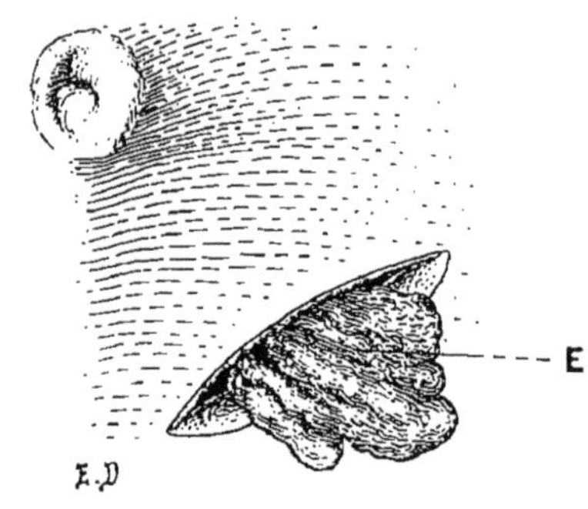

Fig. 270. — Plaie de l'abdomen avec hernie épiploïque.

E, segment épiploïque hernié.

Le problème se présente sous un jour un peu différent pour le praticien, lorsque *le traumatisme date de vingt-quatre, de trente-six, de quarante-huit heures, et qu'aucun accident n'est apparu*. Encore est-il indispensable que l'analyse soit minutieuse et qu'elle tienne compte de la sensibilité locale et générale du ventre, du pouls, du facies et de ces nuances symptomatiques dont l'importance est capitale, en pareille occurrence. S'il persiste le moindre doute, le moindre soupçon, il vaut mieux, encore une fois, ouvrir franchement cette plaie, l'examiner et la traiter à ciel ouvert [1].

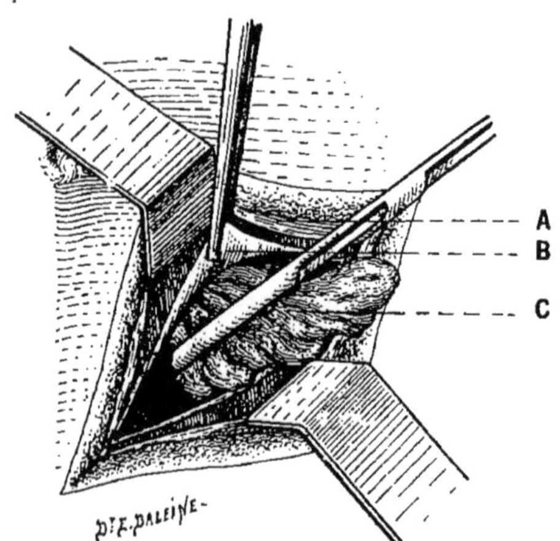

Fig. 271. — Plaie de l'abdomen avec hernie épiploïque.

A, aponévrose. — B, péritoine pariétal. — C, épiploon hernié, saisi avec une pince longuette.

Dans cette première série de plaies pénétrantes, la ***technique*** doit s'astreindre, du reste, à certaines règles.

La paroi abdominale sera toujours « préparée » sur une large surface, bien au delà de la zone blessée,

[1] A quelle date cette absence d'accidents primitifs pourra-t-elle donner une sécurité réelle? Il est bien difficile de le dire et de *fixer le terme de la guérison assurée*. Un fait de Büdinger en témoigne de façon frappante : un garçon de vingt-deux ans reçoit, dans une rixe, un coup de couteau dans la région épigastrique; aucun accident immédiat, aucun dans les jours qui suivent : pas de douleur, pas de ballonnement, selles normales, appétit, température voisine de 37 degrés, etc.; on s'est contenté de panser la plaie, longue de 8 centimètres, parallèle à l'arcade costale gauche. Au milieu de cet état si entièrement satisfaisant, le septième jour, tout à coup, le blessé ressent une violente douleur dans le ventre, la face devient livide, la respiration pénible, le pouls petit

et le plus souvent tout entière : on ne sait pas, d'avance, quels débridements pourront devenir nécessaires.

1° Laparotomie latérale par débridement de la plaie. — Si la plaie est unique, qu'elle soit le siège d'une abondante hémorragie ou qu'elle donne issue à des *matières* intestinales, à de la bile, à de l'urine, ou encore que l'on trouve entre ses lèvres de l'épiploon ou de l'intestin herniés, il sera tout indiqué de la débrider d'abord et d'en faire le point de départ de l'incision de laparotomie, si une voie plus large devient indispensable. On a lieu de croire que le foyer traumatique est tout près, sous la paroi, et que c'est là le chemin le plus court pour aborder les lésions profondes, sans courir le risque de diffuser l'épanchement.

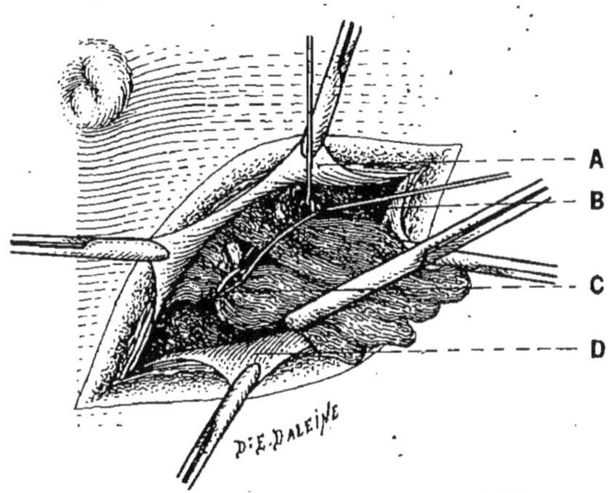

Fig. 272. — Plaie de l'abdomen avec hernie épiploïque.

A, D, péritoine pariétal. — B, C, épiploon pédiculisé et lié en partie saine (nœud de Lawson Tait).

En dehors même de ces graves éventualités et devant une plaie du ventre qui ne saigne pas ou à peine et n'a livré passage à aucun liquide suspect, le débridement local représente encore le procédé le plus couramment suivi et le plus simple, surtout lorsque la plaie est très distante de la ligne médiane et qu'elle occupe, par exemple, la partie externe du flanc ou la fosse iliaque (nous reviendrons plus loin sur les plaies des hypocondres).

Ce débridement sera, du reste, conduit suivant certains préceptes : on le fera **en long, parallèlement au grand droit**; pratiqué dans ce sens, il donnera plus de jour, en effet, et laissera dans la paroi musculaire de l'abdomen des délabrements moins irrémédiables. De la sorte, une plaie transversale ou oblique sera transformée en un lambeau angulaire ou une incision en H.

On se gardera de plonger tout de suite le doigt dans le ventre et de sectionner la paroi en masse et à l'aveugle : la peau sera d'abord incisée et rétractée, puis les plans musculaires, et, grâce à cet évasement, on pourra *compléter la détersion mécanique et la désinfection du fond de la plaie, avant d'élargir la boutonnière péritonéale*; on coupera sur le doigt, aux ciseaux, les derniers feuillets, et les lèvres de la séreuse seront immédia-

et irrégulier, le ventre se ballonne. Une heure après, on ouvre le ventre, en élargissant l'ancienne plaie, le long de l'arcade costale : *sur la face antérieure de l'estomac*, à 2 centimètres, au-dessus de la grande courbure, *une plaie de 1 centimètre 1/2*, parallèle au grand axe de l'organe, donne passage à des gaz et à un liquide sale; tout autour, le péritoine est lisse, brillant; on trouve seulement quelques lâches adhérences épiploïques. Suture de la plaie stomacale, drainage avec une lamelle iodoformée. Guérison. (K. Büdinger, Ueber Stichverletzungen des Bauches. *Arch. für klin. Chir.*, 1898, Bd LVI, 1, p. 168.)

tement repérées par des pinces. Je suppose une plaie du flanc gauche, un coup de couteau, avec hernie épiploïque, type de plaie relativement simple et qui n'est pas rare. La « préparation » faite, et la plaie débridée suffisamment à ses angles, attirez un peu plus hors du ventre l'épiploon, en le saisissant par le travers avec une pince de Kocher ou un petit clamp ; liez-le, à bonne distance de la portion herniée, par deux fils enchaînés ou un nœud à la Lawson Tait, sectionnez-le, vérifiez de près le moignon, avant de couper les chefs, puis laissez-le aller. Par la plaie dûment écartée, voyez si rien ne saigne, s'il n'y a rien de suspect dans le ventre. En est-il ainsi, réunissez et mettez tous vos soins à cette réfection de la paroi.

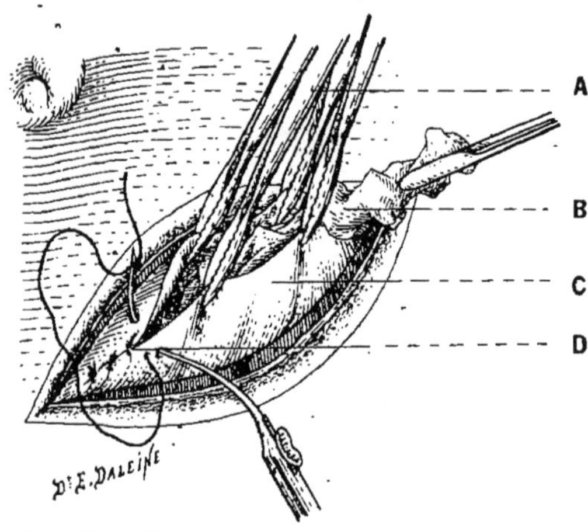

Fig. 273. — Plaie de l'abdomen avec hernie épiploïque.

A, pinces amarrant et soulevant les deux lèvres péritonéales. — B, compresse sous-pariétale, protégeant l'intestin pendant la suture. — C, péritoine pariétal. — D, surjet péritonéal.

Une compresse « montée » est étalée sous la paroi et protège l'intestin, pendant la réunion, en surjet, des deux lèvres péritonéales (fig. 273) : vous la retirez doucement, quand la suture approche de sa fin et que la brèche est en grande partie fermée. Ceci fait, le plan musculaire est affronté à son tour, par un surjet, ou mieux, car les muscles, irrégulièrement sectionnés, cèdent aisément sous le fil, par des points en U, musculo-aponévrotiques, menés comme l'indique la figure 274 ; enfin un surjet aponévrotique (fig. 275) termine la besogne de réparation locale.

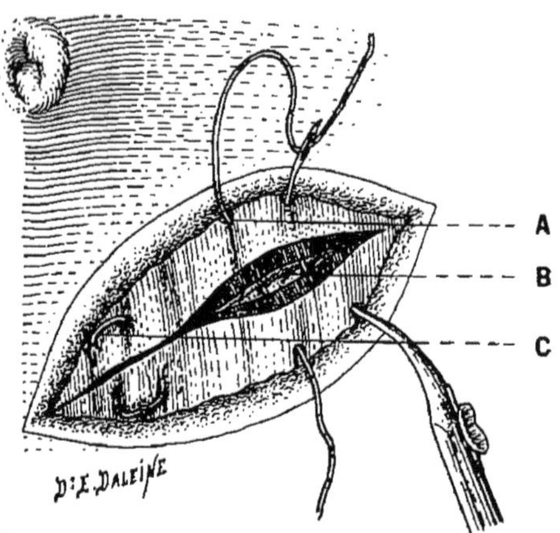

Fig. 274. — Plaie de l'abdomen avec hernie épiploïque.

A, point en U rapprochant les deux lèvres de la paroi musculo-aponévrotique. — B, surjet péritonéal. — C, point en U, déjà noué.

2° **Laparotomie médiane d'emblée.** — Mais, bien que, sur les ventres maigres, ces *laparotomies latérales de nécessité* fournissent un large accès, on fera de meilleure et plus rapide besogne, devant une paroi abdominale épaisse et surchargée de graisse, en incisant sur la ligne médiane, au moins dès qu'une première exploration locale aura démontré l'existence de graves lésions profondes.

C'est encore la *laparotomie médiane* que l'on fera d'emblée, lorsqu'on se trouvera en présence de *plaies multiples,* d'un ventre lardé de plusieurs coups de couteau. Naturellement, chacune de ces plaies sera désinfectée et, s'il y a lieu, réunie.

Un point important, c'est de faire toujours *suffisamment large* l'incision abdominale : l'intervention est plus rapide, plus simple, plus bénigne, lorsqu'on sait d'emblée se donner beaucoup de jour.

Si l'incision a été pratiquée au niveau de la plaie, on fera d'abord un soigneux examen de la région sous-jacente, **du foyer**, sans rien déranger, sans rien « brasser », en se contentant de déterger aux tampons le sang et les liquides épanchés, et d'écarter doucement l'épiploon et les anses intestinales; très souvent les lésions se montrent pendant cette première recherche. — A-t-on préféré la laparotomie médiane, c'est encore **au foyer** ou **aux différents foyers** que l'on ira tout de suite, dès que le ventre sera ouvert, en protégeant avec des compresses aseptiques les anses voisines et en se créant ainsi *une voie couverte jusqu'à la zone dangereuse.* On aura besoin, beaucoup plus rarement qu'à la suite des contusions ou des plaies par armes à feu, de recourir aux examens successifs et systématiques dont nous avons parlé plus haut.

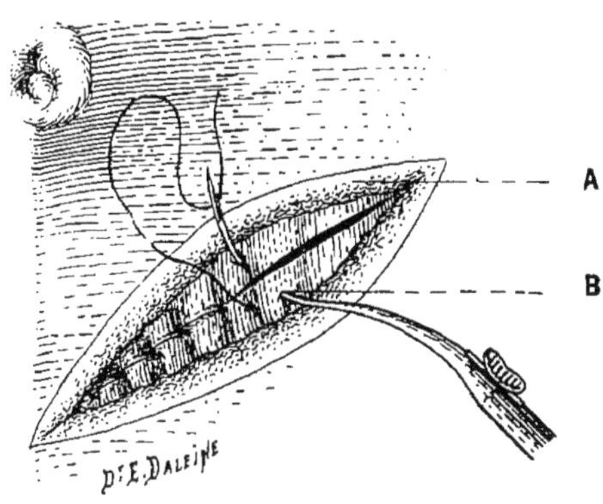

Fig. 275. — Plaie de l'abdomen, avec hernie épiploïque.
A, peau et graisse sous-cutanée.
B, surjet aponévrotique terminal.

Ici encore, la besogne de réparation (suture mésentérique ou intestinale, résection épiploïque, etc.) sera toujours faite *hors du ventre,* à la faveur d'une éviscération partielle, et le champ opératoire dûment circonscrit et isolé.

La technique à suivre sera, du reste, identique à celle que nous avons exposée plus haut pour les déchirures de l'épiploon, du mésentère, de l'intestin, et, plus loin, nous énumérerons les autres variétés de plaies viscérales. Il y a cependant une différence à noter : la netteté de la solution de continuité nécessite moins souvent l'excision relativement large des lèvres de la plaie et simplifie le travail de réunion ; c'est ainsi que la résection d'un segment intestinal suivie de réunion circulaire ou latérale se présente comme une éventualité exceptionnelle.

Enfin, lorsqu'on est appelé à faire une laparotomie *retardée* et que le traumatisme remonte déjà à trente-six, quarante-huit heures, ou plus, on cherchera, en s'adressant d'abord « au foyer », à ne pas rompre les adhérences, s'il en existe, et à conserver, s'il est possible, le bénéfice de l'enkystement.

II

PLAIES LARGES

Il s'agit alors d'une lame de grande dimension, ou d'un instrument qui non seulement a frappé de la pointe, mais qui est « sorti en coupant ». Les coups de corne déterminent souvent aussi d'énormes éventrations.

Ce qui caractérise ce type de plaie, c'est la hernie immédiate d'une portion variable du contenu abdominal. Or, il est utile d'étudier ces **plaies larges avec issue des viscères** à deux périodes : lorsqu'elles sont **toutes récentes**, lorsqu'elles datent de plusieurs heures ou même d'un ou deux jours, et qu'elles sont le **siège d'accidents inflammatoires secondaires.**

Un homme vient d'être éventré d'un coup de corne ; par une vaste déchirure à lambeau de la paroi abdominale, un gros paquet d'intestin prolabe au

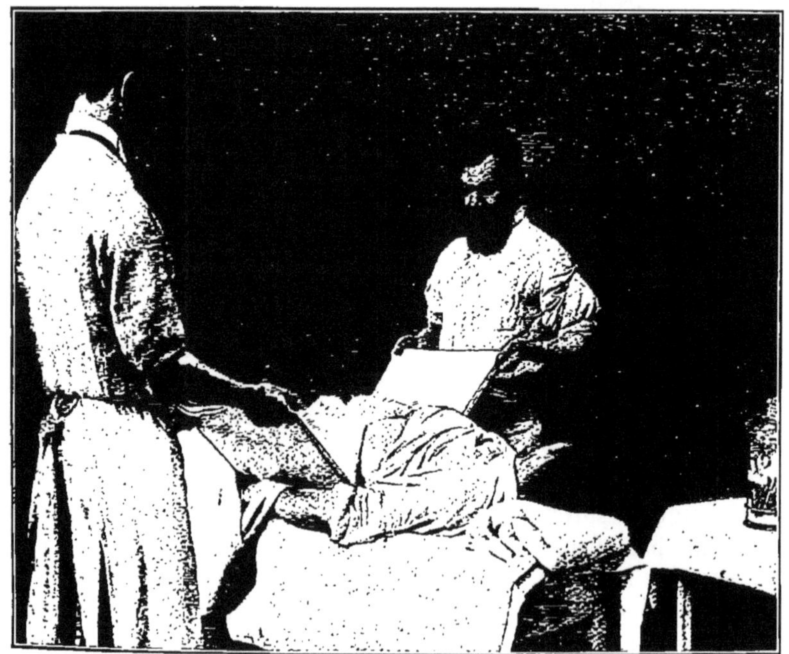

Fig. 276. — Application du bandage abdominal à la suite de la laparotomie. — 1er *temps*.

dehors ; trop heureux encore, si les efforts du blessé pour se traîner jusqu'à un abri n'ont point singulièrement amplifié la sortie en masse des viscères et s'il a eu la présence d'esprit de soutenir son ventre avec ses mains. Vous êtes appelé ; que faire?

Avant tout, lavez et **désinfectez la paroi abdominale et la masse herniée** : « préparez » la paroi suivant la pratique ordinaire, lavez l'intestin et l'épiploon avec de l'eau salée bouillie chaude ou une solution chaude de sublimé à 1 pour 2000. Ce lavage ne sera pas une simple ablution superficielle, rapide et illusoire; il constitue, ne l'oubliez pas, le point capital de votre intervention, et d'une complète désinfection préliminaire dépendront, pour une grande part, la vie ou la mort de votre blessé. Qu'on ait réussi parfois à obtenir une guérison inespérée, en réintégrant dans le ventre, à la hâte, « sous des serviettes chaudes », une hernie traumatique, ce sont là

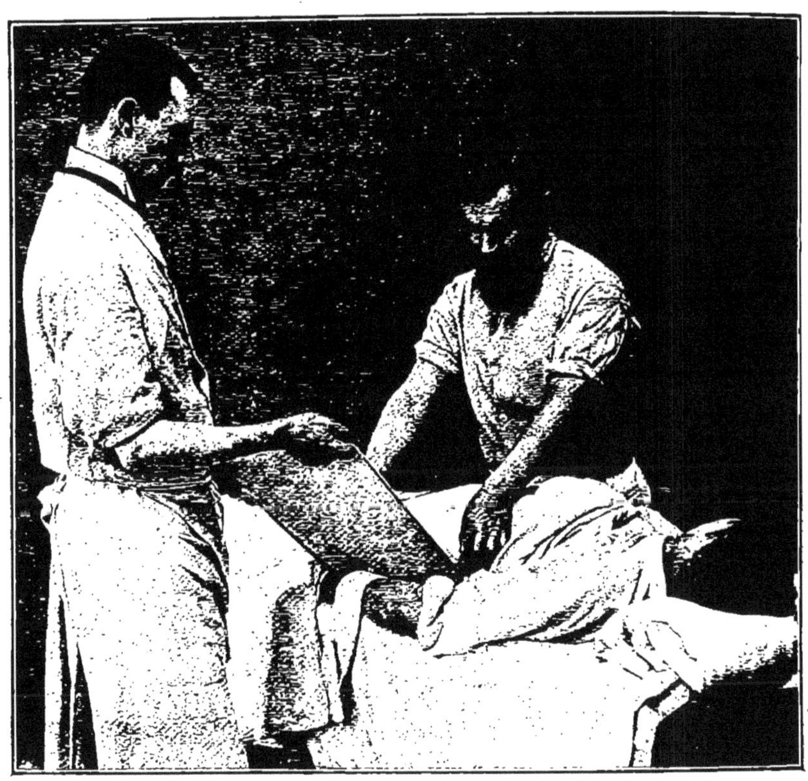

Fig. 277. — Application du bandage abdominal. — 2e *temps.*

des exceptions, des anomalies [1] qui n'infirment en rien la règle immuable.

Donc, mettez tous vos soins à déterger, sous l'eau chaude, les anses intestinales, l'épiploon, le mésentère, qui, du reste, à ce contact, reprennent vite une apparence meilleure, une teinte et une tonicité plus vivantes; poursuivez ce lavage, aidé du doigt, qui frotte doucement, jusqu'autour du pédicule de la portion herniée, jusqu'à la face interne des lèvres de la plaie pariétale. **Alors seulement vous vous occuperez de la réduction.**

Jusqu'à présent, j'ai supposé que l'éventration ne se compliquait pas de lésions des viscères « éventrés ». S'il existe une plaie de l'intestin, du

(1) On trouve dans les anciens auteurs plusieurs faits de ce genre, qui tiendraient du merveilleux si nous ne savions que, chez certains sujets, la « résistance du péritoine est singulière et rappelle ce qui se passe chez quelques animaux ».

mésentère ou de l'épiploon, on commencera naturellement par en réaliser l'occlusion, en utilisant « l'éviscération traumatique » pour faire « au dehors » toute la besogne, et l'on suivra la technique appropriée (voy. plus haut).

Pour **réduire**, on devra s'attacher à procéder toujours méthodiquement. Souvent vous devrez commencer par débrider et élargir la plaie ; pour peu qu'elle soit *relativement* étroite, qu'elle bride et étrangle les viscères her-

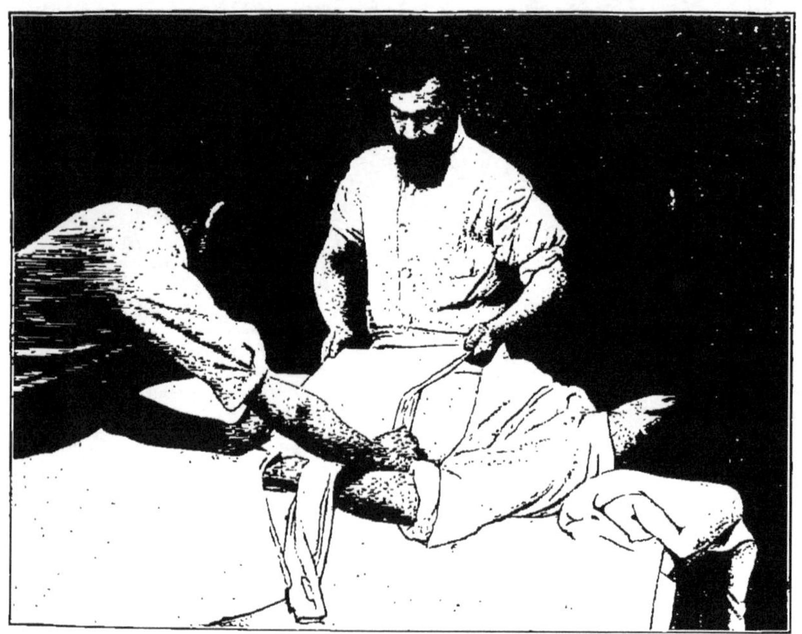

Fig. 278. — Application du bandage abdominal. — 3e *temps*.

niés, ce premier temps est indispensable [1] ; glissez donc le doigt sous la paroi, à l'un des angles, puis à l'autre, et sectionnez aux ciseaux : tout de suite, repérez le péritoine avec des pinces et poursuivez ce repérage tout le long des deux lèvres ; en attirant au dehors le péritoine pariétal ainsi amarré, vous créez un *entonnoir séreux*, une *double surface lisse*, qui facilite beaucoup le glissement « en retour » de l'intestin.

N'exercez pas sur la masse herniée ces pressions irrégulières qui contu-

[1] M. Reboul dut y recourir, dans une *éventration traumatique* considérable, qui mérite de servir d'exemple : une petite fille de quatre ans, en tombant sur un tesson de bouteille, se fait au flanc gauche une large plaie, par laquelle sort immédiatement presque toute la masse intestinale. On intervient une heure et demie après l'accident ; l'éviscération s'est accrue : elle comprend, avec une grande longueur de l'intestin grêle, l'épiploon, une partie du côlon et de l'estomac ; les viscères sont injectés, violacés, agglutinés par des adhérences filamenteuses blanchâtres, souillés de terre et de débris de verre. On les nettoie avec des tampons d'ouate imbibés d'une solution chaude et faible de sublimé ; puis on essaie de réduire sous une large compresse, sans y parvenir. « Il y a étranglement des viscères par les lèvres de la plaie. » *Débridement en haut et en bas*, réduction, suture complète de la paroi. L'enfant se levait au bout de trois semaines. (Reboul. Plaie pénétrante de l'abdomen par tesson de bouteille, etc. *Congrès de chir.*, 21 octobre 1896.)

sionnent sans résultat : on peut réduire, par le taxis classique, une anse échappée d'une plaie étroite qui forme collet; dans une plaie large, lors d'éventration véritable, il faut s'y prendre autrement.

Étalez une grande compresse aseptique sur la masse herniée, faites-en glisser soigneusement les bords sous les lèvres de la plaie, en les refoulant le plus loin possible et en « ourlant » de la sorte, sur tout son pourtour, le paquet à réduire; puis, appliquant les deux mains sur la compresse enveloppante, pressez en masse, pendant que vos doigts, en vedette sur les bords,

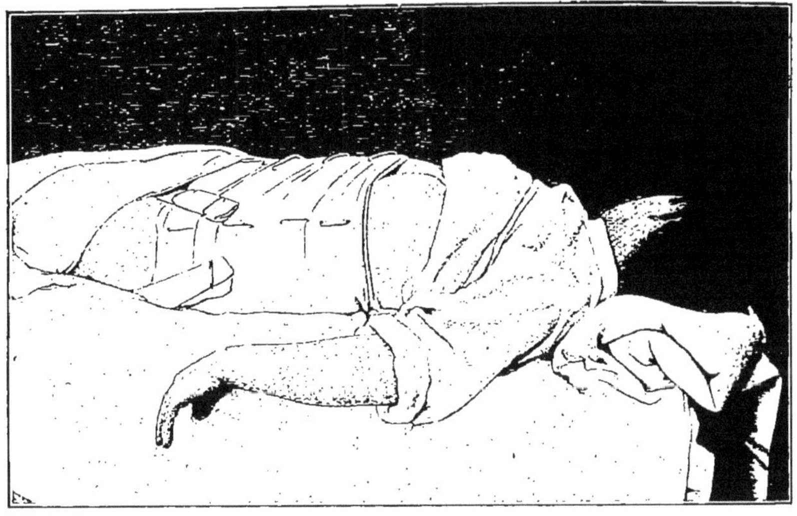

Fig. 27J. — Le bandage abdominal appliqué. — Double rangée verticale d'épingles. — Sous-cuisses.

ramènent et repoussent les anses qui se dérobent. Si vous avez un bon aide, il écartera, puis il soulèvera les deux bords de la fente, à mesure que la masse se réduira sous vos mains. Une fois que tout est rentré, vous laissez en place la compresse qu'une pince retient et signale pendant la réunion de la paroi.

Ici encore, les indications du drainage se tirent à la fois du suintement sanguin qui persiste après certaines lésions étendues et de la souillure du péritoine par les liquides intestinaux : par le fait même de l'éviscération traumatique, la grande cavité reste beaucoup plus souvent indemne qu'à la suite des ruptures ou des plaies par armes à feu, et, après une suture correcte des solutions de continuité, après une détersion soigneuse de la masse herniée, rien ne s'oppose à ce que le ventre soit complètement fermé.

Toujours est-il que la **réunion de la paroi** exige, en pareil cas, la plus grande attention : autrement, l'éventration est fatale et l'accident se complique souvent d'adhérences des viscères à la paroi et prépare pour l'avenir, non seulement des douleurs, mais des complications graves de pseudo-occlusion, ou d'occlusion vraie par bride ou par coudure.

J'ai vu mourir un homme jeune dans de semblables conditions : l'intestin était adhérent à la paroi d'une vaste poche d'éventration traumatique ; il était enserré et soudé par des brides épiploïques, et l'intervention, du reste très tardive (le malade n'était entré à l'hôpital qu'au troisième jour, profondément infecté et déjà presque sans pouls), le montra gangrené. A plusieurs reprises, j'ai eu à pratiquer la cure radicale de ces hernies pariétales, d'origine traumatique, et qui réservent toujours au chirurgien des difficultés assez sérieuses, grâce à la fusion souvent intime de l'intestin et du pseudo-sac.

C'est donc toujours faire œuvre utile que de consacrer le temps nécessaire

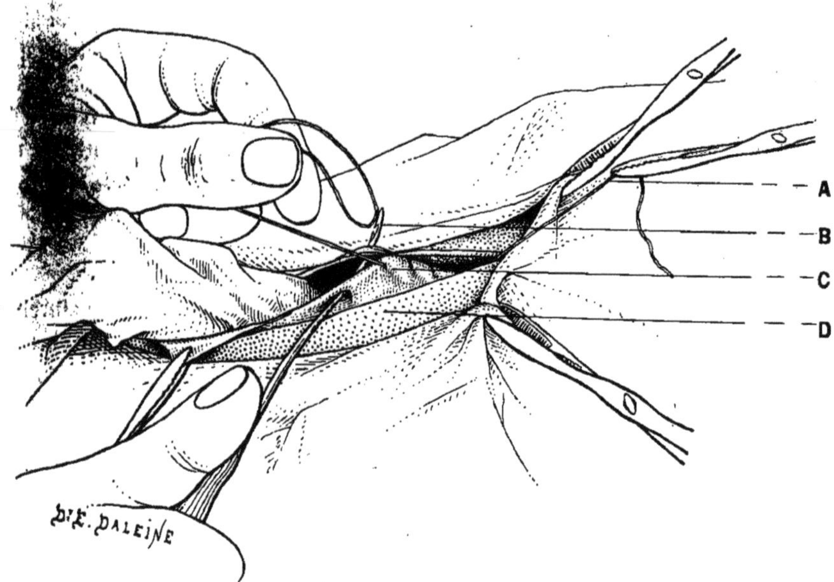

Fig. 280. — Suture de la paroi abdominale. — Réunion du plan profond.

A, point initial du *surjet profond*. — B, l'aiguille chargeant les deux lèvres péritonéales. — C, péritoine. — D, *plan aponévrotique superficiel*. — Sur l'autre bord de la plaie, on aperçoit, sous l'aponévrose, le *muscle grand droit*, *plan moyen*.

à une **réunion solide à trois plans** (fig. 280). Et ceci s'applique tout aussi bien à la réunion de la paroi qui doit suivre les laparotomies d'urgence.

Par un *premier surjet*, adossez les *deux lèvres péritonéales*, doublées du fascia transversalis ; servez-vous d'un catgut fin, d'une aiguille fine, passez votre fil non loin des bords et serrez doucement vos anses, pour ne pas déchirer. Sur les ventres rétractés et les parois flasques, la réunion péritonéale s'exécute fort simplement ; sur les parois distendues, la séreuse, tiraillée, se fissure parfois sous la traction du fil : il faut charger avec elle le plan musculaire.

Le *second surjet* correspond à ce *plan musculaire* (fig. 281). Après la laparotomie médiane, il rapproche et accole les bords internes des deux grands droits, qu'il traverse en pleine épaisseur ; il ira en « remontant » et débutera à l'extrémité inférieure de l'incision, au pubis, où les deux muscles sont tout voisins : ainsi « amorcé », l'accolement, de bas en haut, en deviendra plus régulier et plus facile.

De là, le fil passe à l'aponévrose superficielle que réunit un troisième surjet. Vous avez, de la sorte, un triple étage de sutures et trois plans de réunion bien « solidarisés ». Cela vaut, certes, quelques instants de plus.

Telle est, à mon sens, la technique de choix; s'il faut finir en hâte, si la paroi est mince et distendue, on devra se borner à réunir péritoine, muscles et aponévrose, par un surjet commun, ou encore à rapprocher en masse les deux lèvres de l'incision, par des points séparés qui chargent la peau et toute la paroi.

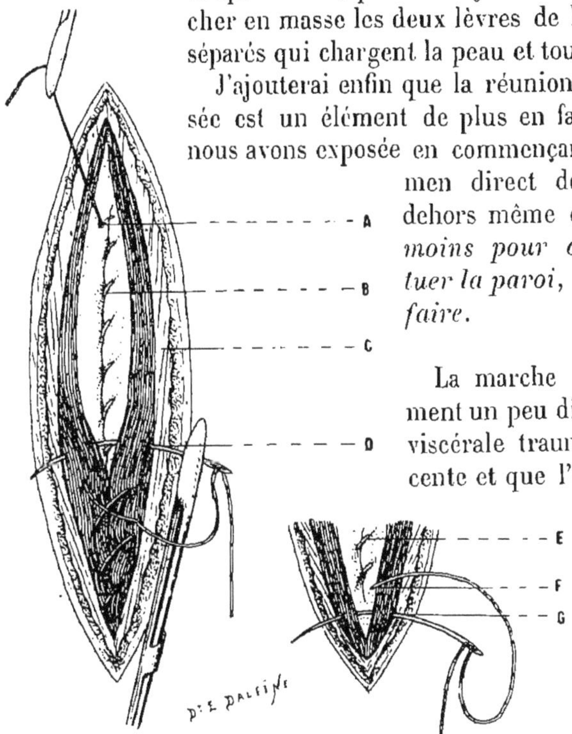

J'ajouterai enfin que la réunion solide de la paroi blessée est un élément de plus en faveur de la doctrine que nous avons exposée en commençant : faire toujours l'examen direct des plaies du ventre, en dehors même de tout accident, — *au moins pour désinfecter et reconstituer la paroi, s'il n'y a rien de plus à faire.*

Fig. 281. — Suture de la paroi abdominale. — Réunion du plan musculaire.

A, point initial de la suture profonde. — B, surjet profond, péritonéal. — C, aponévrose. — D, réunion de deux grands droits. — E, points terminaux du surjet profond. — F, le fil passant du plan péritonéal au plan musculaire. — G, point initial du surjet musculaire.

La marche à suivre sera naturellement un peu différente, quand la hernie viscérale traumatique ne sera plus récente et que l'épiploon et l'intestin seront restés, pendant un certain nombre d'heures, et même un ou deux jours, en contact avec un pansement plus ou moins élémentaire. On peut se trouver alors en présence de deux éventualités.

A. L'accident remonte, **en somme, à peu de temps; l'intestin hernié est intact;** des adhérences molles relient seulement les anses aux lèvres de la plaie pariétale.

Rien n'empêche, en pareil cas, de faire la **réduction secondaire.** La masse herniée est d'abord soigneusement lavée à l'eau salée bouillie chaude, puis, les adhérences détachées, la plaie est élargie, et, en éviscérant un peu plus, le pédicule et son pourtour sont désinfectés complètement, avant de commencer la réintégration. S'il reste quelque doute, la paroi n'est fermée qu'en partie, et un drainage est laissé dans le ventre.

Quand il existe **une ou plusieurs plaies des viscères herniés,** l'état local est d'ordinaire beaucoup moins propice à l'application de pareille méthode;

pourtant, s'il n'y a pas encore de lésions graves « d'inflammation herniaire », et surtout s'il n'existe pas encore de péritonite généralisée, on pourra traiter d'abord « sur place » les désordres, faire la besogne nécessaire d'excision ou de réunion, et, après une détersion répétée, compléter, comme tout à l'heure, la réduction (1). Le drainage serait naturellement de rigueur.

B. **L'accident est relativement ancien** : **la masse éviscérée** est de vilain aspect, **noirâtre** et **gangrenée** par places, semée de traînées purulentes et agglutinée par des fausses membranes, qui la transforment en un magma compact.

Réduire un intestin aussi malade serait irrationnel, et dans ces conditions, du reste exceptionnelles, il devient utile de « laisser les choses en l'état », en se contentant de faire, s'il y a lieu, un court débridement à la partie supérieure de la plaie et en recouvrant la masse herniée de compresses aseptiques humides, fréquemment renouvelées (2). Plus tard, si le blessé survit, on aurait recours aux interventions secondaires appropriées.

III

PLAIES PAR ARMES A FEU

L'heure n'est plus aux discussions et aux systèmes : au-dessus des contingences de temps et de milieu, il y a une doctrine rationnelle dont il convient d'abord de poser les termes et qu'on devra s'efforcer de faire passer dans la pratique. La chirurgie des probabilités et des statistiques a été celle d'une époque et reste seule applicable dans certaines conditions, mais elle ne représente et n'a jamais représenté qu'un pis aller, qu'une méthode de nécessité. Alors que la laparotomie était, *par elle-même*, d'une gravité presque égale à celle du traumatisme, on conçoit parfaitement le bien-fondé de l'abstention hors des indications d'extrême urgence, et la question se posait ainsi : est-il préférable pour le blessé de courir les chances de la guérison spontanée, que d'être exposé aux dangers de l'intervention? Elle se posera encore de la même façon, lorsque les conditions de milieu seront de nature à rendre à la laparotomie sa gravité extrême d'autrefois.

En somme, la responsabilité s'est déplacée : on s'abstenait, pour ne pas

(1) Et l'on obtiendra des guérisons inespérées. Témoin le fait relaté à la Société de chirurgie, en mars 1899, par MM. Reynier et Thiéry : un homme de vingt-deux ans reçoit plusieurs coups de couteau dans la région lombaire, l'intestin fait hernie par la plaie. On intervient quatre heures après : « On constate, au niveau de la région lombaire gauche, une plaie verticale de 10 à 12 centimètres de long, s'étendant presque du rebord costal à la crête iliaque. Par la plaie sort 1 mètre à 1 mètre 1/2 d'intestin grêle. Le viscère est rouge, congestionné, souillé de terre et de fragments d'étoffe. Examiné de plus près, on constate : *cinq perforations, deux hémisections presque complètes, trois perforations simples, irrégulièrement placées.* M. Thiéry, après un large nettoyage de la plaie et de l'intestin à l'eau bouillie chaude, suture chaque perforation, réduit l'intestin et réunit la plaie en laissant une mèche de gaze stérilisée. Guérison. » (*Bull. de la Soc. de chir.*, 1899, p. 231.)

(2) On a vu de grosses masses intestinales, éviscérées, se recouvrir peu à peu et se réduire d'elles-mêmes, quand le blessé a pu échapper aux accidents septiques de la première période.

prendre la responsabilité d'une opération trop souvent mortelle par elle-même; on doit agir, et agir le plus tôt possible, pour ne pas encourir le reproche d'avoir refusé au blessé sa meilleure ressource de salut. **C'est la prudence qui commande l'intervention hâtive.**

Sans entrer dans l'analyse des théories et des expériences, je demande simplement ceci : Est-il, à l'heure actuelle, beaucoup de chirurgiens qui, ayant acquis la certitude ou une présomption sérieuse de l'existence d'une plaie de l'intestin, concluront quand même à l'abstention? Je sais bien que la cicatrisation de certaines perforations intestinales a été démontrée par l'examen nécropsique longtemps après l'accident; je sais que les adhérences rapidement constituées, que l'adossement à une anse voisine — sans même parler du fameux bouchon muqueux, septique — peuvent servir à l'occlusion primitive de la plaie, prévenir l'épanchement stercoral et devenir les agents d'une guérison définitive. Mais je le demande encore : *Sommes-nous autorisés, en toute conscience, à tenter pareille fortune? Et les hasards d'un processus exceptionnel doivent-ils nous inspirer plus de confiance qu'une intervention précoce, régulière, aseptique?*

Remarquons bien que, dans tous les temps, l'esprit, l'instinct chirurgical s'est résigné avec peine à la doctrine du « laisser faire », du « voir venir ». Dès lors qu'il est admis — et le fait nous a été si bien démontré et tant de fois répété [1] — que plaie pénétrante de l'abdomen et perforation intestinale sont synonymes, l'indication devient nette, simple, indiscutable : votre blessé a quelques chances de guérir seul, peut-être, mais vous n'avez aucune méthode certaine pour apprécier ces chances, même dans les cas, en apparence les plus favorables; si vous attendez, dans quelques heures l'infection sera confirmée, elle s'aggravera de plus en plus, sans réaction franche, sans bruit, réduisant à chaque instant les probabilités de succès d'une intervention tardive. A l'heure actuelle, sommes-nous condamnés à subir pareille incertitude? Sommes-nous contraints à assumer cette responsabilité de l'expectation dite *armée*, autrement lourde que celle d'une laparotomie faite à temps et bien faite?

Ces laparotomies sont difficiles et périlleuses, c'est vrai; les perforations sont assez souvent multiples, et l'on en a compté jusqu'à huit, dix, douze, dix-huit, etc.; il est arrivé aux meilleurs opérateurs d'en oublier et de refermer le ventre. Tout cela ne prouve rien contre la doctrine interventionniste: croyez-vous que ces malheureux, dont l'intestin était troué douze fois, dix-huit fois par le projectile, eussent guéri tout seuls? Croyez-vous que le processus d'oblitération naturelle se fût complaisamment reproduit douze et dix-huit fois?

Concluons tout simplement que les cas de ce genre sont des cas graves, très graves, désespérés, si l'on veut, mais pour lesquels l'opération est une

[1] Sur 125 faits de plaies pénétrantes de l'abdomen, Reclus et Noguès relèvent 17 fois seulement l'absence de perforation gastro-intestinale. (Traitement des perforations traumatiques de l'estomac et de l'intestin. *Revue de chir.*, 1890.) Deux fois seulement, sur 50 laparotomies pour plaies par armes à feu, Mac Cormac n'a pas trouvé de perforation. (*The Lancet*, 7 mai 1887.)

ressource suprême, un dernier élément d'espoir. Et, d'avance, vous ne savez quelles lésions vous allez rencontrer, et, à côté de ces faits malheureux, nous trouvons ailleurs une, deux perforations, petites, bien accessibles, faciles à fermer. Quel remords, si vous découvrez en même temps, par la faute d'une expectation malencontreuse, une péritonite généralisée ; ou si vous devez reconnaître, à l'autopsie, qu'un peu d'initiative, dans les premières heures, eût guéri le blessé !

En somme, les éventualités cliniques peuvent se départager en trois groupes : 1° les cas où la ***gravité des lésions est d'emblée évidente***; 2° les ***cas douteux***; 3° les cas de ***bénignité très probable.***

1° ***La gravité des lésions est évidente d'emblée.*** — Bien entendu, l'issue de gaz ou de matières stercorales, ou l'hémorragie abondante par la plaie sont des phénomènes trop exceptionnels pour qu'on y insiste. Mais l'état général et l'état local du blessé sont parfois, dès le début, suffisamment révélateurs : le pouls reste petit, le visage se tire et se grippe rapidement, le ventre se ballonne, se tend, et *la paroi résiste et se défend* sous la moindre pression, de la matité paraît dans les fosses iliaques, de la sonorité dans la région hépatique, des vomissements [1] surviennent et se répètent. La permanence et l'aggravation de ces symptômes durant les deux ou trois premières heures suffisent à détruire toute illusion.

Rien ne servira d'attendre : la situation n'est que trop nette; ne cherchez plus de nouvelles indications, cherchez à opérer le plus tôt possible et dans les meilleures conditions.

Ajoutons que *le fait seul de la multiplicité des plaies,* en dehors même de signes pressants, devra faire admettre d'emblée et sans hésitation la nécessité d'une intervention immédiate. Quand un blessé a reçu deux ou trois balles de revolver dans le ventre, il est vraiment bien inutile de demander un « supplément d'information ». Encore une fois, ce n'est plus le diagnostic qui doit alors préoccuper le chirurgien : **il doit consacrer tous ses efforts à préparer l'opération, à réunir les éléments indispensables pour la faire le mieux possible, dans le milieu où il se trouve placé.**

Quand l'accident date déjà de la veille ou de l'avant-veille, et que vous n'êtes appelés qu'à une heure tardive, vous pouvez rencontrer l'une ou l'autre des deux éventualités suivantes :

a. Les lésions s'accusent par des signes évidents de *péritonite commençante* ou déjà confirmée; il faut opérer, s'il en est temps encore, et chercher à sauver l'enjeu d'une partie que vous n'avez pas engagée (voy. plus loin : *Péritonite généralisée*).

b. Aucune réaction ne s'est montrée; une fois passé le shock initial, le

(1) Le *vomissement de sang* — de sang pur ou plus souvent noirâtre et mêlé au contenu gastrique — démontre d'une façon presque certaine que l'estomac est atteint, bien qu'on ait pu l'observer, à titre tout à fait exceptionnel, à la suite de plaies de l'intestin haut situées, ou même sans que le tube digestif fût intéressé par le projectile. (SCHRÖTER, Einiges über Schussverletzungen des Magens. *Arch. für klin. Chir.*, 1895, Bd. LI, I, p. 169.) Signalons encore la douleur épigastrique, souvent très intense, quand l'estomac est intéressé.

pouls est redevenu bon ; il n'y a pas eu de vomissements, le ventre est peu sensible et n'est pas ballonné, le blessé a été à la selle ou a rendu des gaz : il sera dès lors absolument légitime d'escompter ces promesses, et, en instituant le traitement d'usage (glace sur le ventre, opium, immobilisation complète, diète absolue), d'en attendre la confirmation, sans se départir d'une rigoureuse surveillance. De fait, si la plaie est réellement pénétrante, nous savons trop combien sont trompeuses ces apparences de bénignité et nous avons la cruelle expérience de l'évolution insidieuse et des éclats inattendus de l'infection péritonéale.

2° ***Cas douteux***. — Mais voilà autre chose. Vous êtes appelés tout de suite ou dans les premières heures, vous constatez, en tel ou tel point de la paroi abdominale antérieure, le trou rond et noirci de la balle, une balle de petit revolver de 6 millimètres par exemple, et rien de plus. Le pouls est bon, le ventre est plat, il n'y a aucun indice de quelque netteté. Que faire?

Attendre quelques heures, si vous êtes en mesure de soumettre le blessé à une étroite et attentive surveillance, et rester prêt à intervenir au moindre signal? Cette formule, il faut bien le dire, est, en pratique, toujours appliquée : elle a le danger d'être trop élastique et de limites trop imprécises. Ce moindre signal, quel sera-t-il? l'affaiblissement et l'augmentation de fréquence du pouls, le ventre qui se ballonne, le facies qui s'altère : ce sont là, en somme, des indications « d'impression ».

Ne vaut il pas mieux poser résolument la question en ces termes : **assurons-nous d'abord que la plaie est pénétrante; l'est-elle réellement, faisons la laparotomie**, au moins, si nous sommes dans des conditions suffisantes pour la bien faire et pour réduire au minimum sa gravité propre. Nous interviendrons, de la sorte, dans quelques cas qui auraient guéri seuls, je l'admets : guériront-ils moins bien? Et, en regard de ces quelques faits, où l'opération aura été, non pas nuisible, mais superflue peut-être, il y en a tant d'autres, où, ainsi faite de bonne heure, à temps, elle mettra au jour des lésions inattendues [1] et permettra d'assurer la guérison.

Du reste, en dehors même de toute perforation intestinale, la balle pénétrante peut créer des désordres suffisants à faire courir un danger grave au blessé et l'infection péritonéale reste toujours menaçante. Le fait suivant nous l'a bien démontré.

Un jeune soldat nous est amené, un matin, à la Pitié : il s'est tiré, quel-

[1] Lésions de l'intestin ou de l'estomac, *lésions des organes voisins*. Ces complications sont très fréquentes, dans les plaies par armes à feu et surtout dans celles qui intéressent la zone épigastrique (plaies du foie, de la rate, du pancréas, du rein, du grand épiploon, etc.). Schröter (*loc. cit.*), sur 32 faits de laparotomie pour plaies par armes à feu de l'estomac, relève 6 cas *non compliqués* et 26 cas *compliqués*; et les résultats de l'intervention sont intéressants à noter : les 6 plaies *non compliquées* ont donné 4 guérisons et 2 morts, or, la laparotomie a été pratiquée 5 fois, moins de six heures après le traumatisme, 1 fois, six heures après; les 26 plaies *compliquées* ont donné 10 guérisons, 16 morts : 10 fois, l'intervention a eu lieu moins de six heures après le traumatisme (7 guérisons, 3 morts); 10 fois, plus de six heures après (2 guérisons, 8 morts); 6 fois, le temps écoulé entre l'accident et l'opération n'est pas indiqué (1 guérison, 5 morts). Bien qu'en pareille matière le langage des chiffres n'ait trop souvent qu'une rigueur apparente, ceux que nous venons de rappeler parlent trop nettement en faveur de la laparotomie précoce pour qu'on puisse s'y méprendre.

ques heures avant, un coup de revolver au creux de l'estomac, et nous trouvons, effectivement, sur le côté droit de la région épigastrique, un orifice circulaire, noirâtre, qui ne laisse suinter aucun liquide. Tout autour, la pression est un peu douloureuse, mais le reste du ventre est souple et indolent : il n'y a pas eu de vomissement, le pouls est fort et de fréquence à peu près normale, et, à part un état de surexcitation nerveuse très accusée, l'aspect général est excellent.

On se contente de laver et d'obturer la petite plaie, d'installer une vessie de glace sur le ventre et de donner de l'opium. Toute la journée se passe sans incident; le lendemain matin, *le pouls est un peu plus fréquent, le facies moins satisfaisant*; dans l'après-midi, survient *un vomissement*, le premier, vomissement bilieux, verdâtre, la température est de 38°,2, la laparotomie est pratiquée à quatre heures, et l'incision faite dans la zone sous-ombilicale.

Nous tombons sur un épiploon maculé de sang, recouvert d'un caillot en nappe et légèrement adhérent à la paroi : on le relève, et l'on constate qu'il a été *déchiré* et *contus* par le projectile, dans sa moitié gauche et inférieure. Toute la portion correspondante est réséquée après ligature en chaîne. Au-dessous, l'intestin grêle se montre complètement normal, et l'on ne constate dans le reste du ventre ni sang, ni liquide suspect, ni aucune trace de traumatisme. Réunion. Le blessé guérit sans incident. Ainsi donc l'épiploon avait été seul intéressé par le projectile, mais l'infection commençante se traduisait déjà par des réactions non douteuses, qu'on était heureusement en mesure d'épier et de saisir à temps.

N'eût-il pas mieux valu pratiquer tout de suite l'intervention, en se fondant sur le fait seul de la pénétration et des lésions qui en sont la conséquence inévitable : lésions toujours graves, en somme, et d'avenir fort incertain, même lorsqu'elles ont épargné l'intestin?

Donc la pratique sage — lorsqu'on est outillé et muni de tous les éléments nécessaires pour remplir, en conscience, toutes les indications — me paraît être la suivante : avant toute exploration, commencez par « préparer la région blessée », puis élargissez l'orifice en haut et en bas, en incisant successivement la peau et les plans sous-jacents, et inspectez à ciel ouvert le fond de la plaie pariétale.

Si le péritoine apparaît intact, vous en serez quitte pour suturer soigneusement les divers étages, après avoir excisé les bords contus et noircis par le passage du projectile, et vous porterez d'emblée un pronostic certainement bénin.

Si le péritoine est troué, lui aussi, en agrandissant quelque peu la perforation, vous recueillerez toujours quelques renseignements sur les lésions intra-abdominales, vous verrez sourdre du sang, quelquefois des liquides intestinaux, de l'urine, de la bile. Même en dehors de ces indications formelles, le fait seul de la pénétration constatée vous fera conclure à l'intervention immédiate et vous ouvrirez le ventre sur la ligne médiane.

En effet, si, dans les plaies par armes blanches, la *laparotomie latérale*, *dans la plaie*, fournit parfois une voie suffisante, il est toujours préférable, dans les plaies par armes à feu, de **recourir d'emblée à la laparotomie médiane.**

Elle sera pratiquée à la hauteur de la perforation pariétale, au-dessus de l'ombilic, dans les coups de feu de la zone épigastrique, au-dessous, quand la balle a pénétré dans le flanc, la fosse iliaque ou la région hypogastrique : ce n'est pas que la concordance soit fréquente entre l'orifice d'entrée abdominal et les lésions profondes, loin de là, et, quand le projectile a traversé

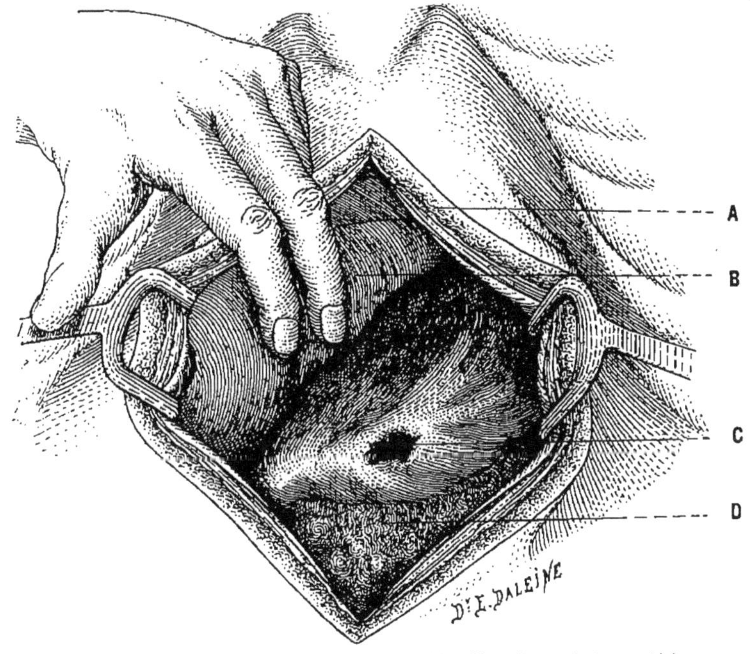

Fig. 282. — Plaie de l'estomac par balle. — L'orifice d'entrée sur la face antérieure, non loin de la grande courbure.

A, paroi abdominale. — B, foie relevé. — C, trou déchiqueté de la balle. — D, grand épiploon.

obliquement tout le ventre, les perforations sont trop souvent multiples et disséminées : il n'en est pas moins rationnel de commencer toujours par l'examen de la zone d'entrée pour élargir la voie, si l'indication s'en présente ultérieurement. Là encore, la première exploration doit se faire *in situ* : le ventre ouvert et les lèvres de l'incision bien écartées, il faut *regarder* avant tout et chercher à découvrir l'indice, la traînée sanglante, etc., qui conduiront au foyer profond : tout cela se fait très vite, ne perd pas de temps et en fait gagner beaucoup.

En présence d'une plaie de l'estomac (fig. 282), *on devra toujours explorer la face postérieure de l'organe*, et rechercher le second orifice, le trou de sortie, souvent fort malaisé à découvrir et à fermer, mais dont la méconnaissance a maintes fois été mortelle. Pour cela, une fois suturée la plaie d'entrée (fig. 283), on se fait une voie à travers le grand épiploon, près de son attache à la grande courbure, dans une zone non vasculaire, et l'on pénètre dans l'arrière-cavité (fig. 284), d'où s'échappent assez souvent du sang, des matières gastriques ou du pus; après une première détersion et le reste du ventre étant, d'ailleurs, bien protégé d'avance par un lit épais de compresses, on soulève doucement et progressivement la grande courbure et l'on explore peu à peu la paroi gastrique postérieure, de bas en haut; on peut, en effet, reconnaître au doigt la perforation, mais il faut *la voir* pour la suturer; et si cette dernière condition est irréalisable, mieux

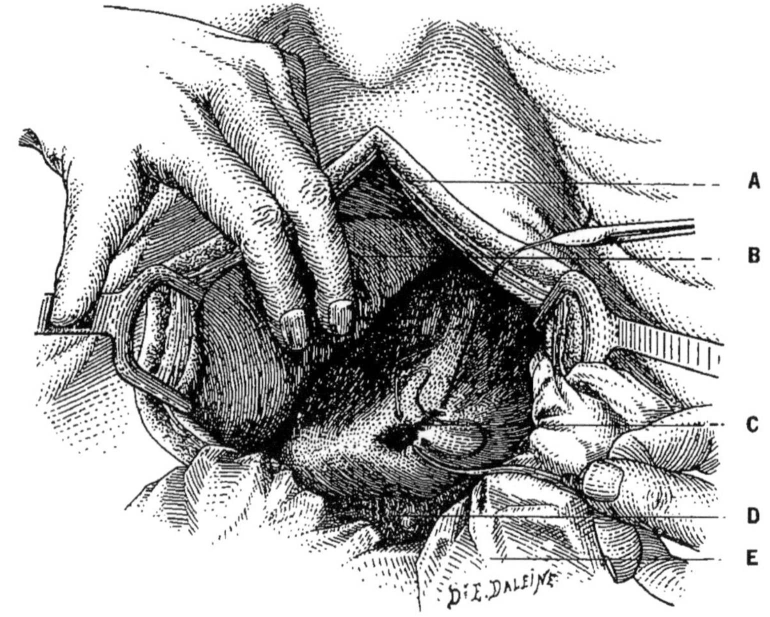

FIG. 285. — Plaie de l'estomac par balle. — Suture de la perforation antérieure.

A, paroi abdominale.— B, foie relevé.— C, suture de la perforation; 1er surjet, perforant [1]. — D, grand épiploon. — E, compresses isolantes.

vaut tamponner et drainer l'arrière-cavité, que de tenter, à l'aveugle, une réunion.

Enfin ici, plus encore que dans les contusions, on devra ne refermer le ventre qu'après une inspection minutieuse et méthodique, et l'on suivra, pour la mener à bien, les procédés que nous avons plus haut exposés. C'est là, parfois, une besogne fort laborieuse, mais elle l'est toujours beaucoup plus dans les laparotomies tardives, au milieu d'anses intestinales distendues et déjà agglutinées par places, du fait de la péritonite commençante, que dans les interventions précoces [2].

(1) Il sera enfoui, naturellement, sous un large pli d'adossement.

(2) Ces opérations effrayantes, que l'on rappelle partout comme une sorte d'épouvantail, qui durèrent deux, trois, quatre heures, et au cours desquelles une ou plusieurs perforations furent méconnues, ont été, pour la plupart, des opérations *tardives*, pratiquées à la suite d'une expectation plus ou moins prolongée et sous la poussée des accidents péritonitiques.

Ajoutons que l'*éviscération totale d'emblée* [1] devient — entre certaines mains — une méthode excellente : par une incision médiane très longue, on fait sortir d'emblée toute la masse intestinale, qui est enveloppée d'une large serviette aseptique, humide et chaude. On découvre alors aisément les diverses lésions, et, s'il existe une abondante hémorragie, un aide comprime l'aorte pendant le cours de l'exploration ; les anses blessées sont maintenues au dehors, sous des compresses montées, pendant qu'on réintègre dans le ventre le reste de l'intestin. Les diverses perforations sont alors successive-

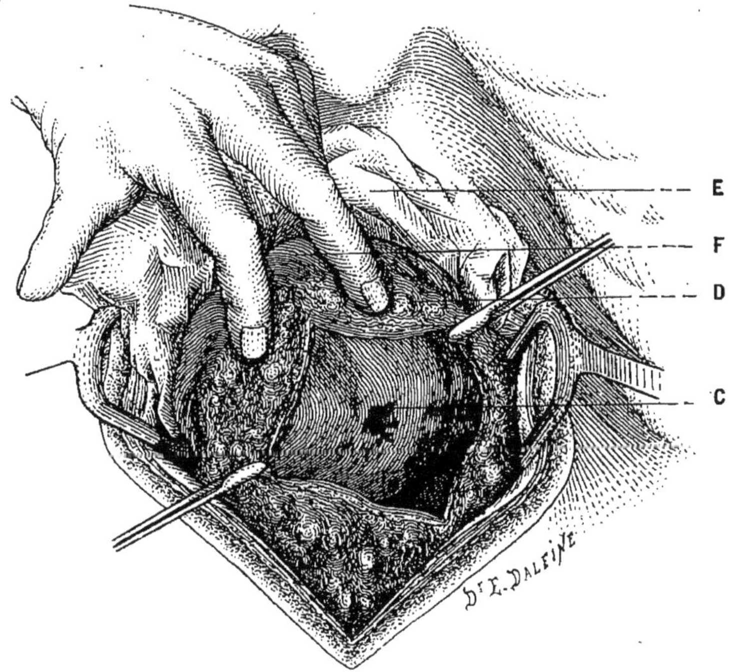

FIG 284. — Plaie de l'estomac par balle. — Découverte de la perforation postérieure.

C, trou de sortie, sur la paroi postérieure. — D, ligament gastro-colique, dans lequel une fenêtre a été pratiquée, pour découvrir la face postérieure de l'estomac. — E, compresses isolantes. — F, grande courbure de l'estomac, relevée, pour faire basculer et rendre accessible la face postérieure.

ment suturées, et, après une détersion soigneuse, chacune des anses « réparées » est réduite à son tour.

Ainsi conduite, et sous la réserve d'être franchement totale d'emblée, l'éviscération permet de gagner beaucoup de temps et de faire un examen complet [1]. Tout naturellement, dans les interventions tardives, quand les

[1] Voy. une étude très complète de la question dans la thèse de LOUIS TIXIER : *Pratique de l'éviscération en chirurgie abdominale. Du shock abdominal.* Thèse de Lyon, 1897.

[1] Elle a permis à William Bull de suturer *sept plaies de l'intestin grêle*, à Hamilton de lier une artère mésentérique, de fermer *onze plaies de l'intestin grêle et deux du côlon* : les malades guérirent (cités par Louis Tixier, *loc. cit.*). — Albarran l'utilisa avec le même succès chez une femme enceinte qui avait reçu un coup de revolver dans le ventre ; il intervint cinq heures après l'accident, pratiqua l'éviscération immédiate de presque tout l'intestin, en le protégeant avec une serviette chaude et humide et reconnut *quatre plaies sur le tiers supérieur de l'intestin grêle*

anses sont distendues et l'état général alarmant à bref délai, elle deviendrait trop périlleuse pour être tentée.

Pour la suture des perforations ou des plaies d'étendue variable et de forme diverse, on suivra la technique plus haut exposée. La résection de l'anse blessée, lors de perforations multiples ([1]) qui la trouent en écumoire, devient, ici encore, tout indiquée, et sera suivie de l'occlusion des deux bouts et de l'entéro-anastomose latérale. Chez un enfant de douze ans, une balle de revolver de 7 millimètres avait pénétré au-dessous et à gauche de l'ombilic; la laparotomie est faite quatre heures après : on trouve 12 perforations, sur les confins du jéjunum et de l'iléon, les deux plus éloignées sont fermées séparément, et l'on résèque une anse de 50 centimètres qui porte les 10 autres; entéro-anastomose latérale. Pas de lavage ni de drainage. Guérison ([2]). (Voy. *Contusions de l'abdomen.*)

3° ***Cas de bénignité très probable.*** — La pratique que nous venons d'exposer nous paraît sage et recommandable en présence des plaies pénétrantes par balles d'un certain calibre et douées d'une force assez considérable de pénétration.

Elle ne saurait être généralisée à toute plaie par armes à feu, car il en est, au nombre de celles-ci, qui ne créent, pour ainsi dire, jamais de lésions graves et dont les blessures sont évidemment curables « par les seules forces de la nature » ; je veux parler de ces petits pistolets, de ces carabines, dont la balle, de 4 à 5 millimètres, n'est projetée que *par une charge insignifiante de poudre* et dont la force s'épuise, en quelque sorte, dans la traversée de la paroi, ou encore des *grains de plomb reçus à longue distance.*

Les perforations ainsi produites, s'il en existe, sont assez restreintes pour ne livrer aucune issue au contenu intestinal et pour s'oblitérer seules, par le froncement des tuniques musculaires, bientôt suivi des adhérences de la tunique séreuse. Cela s'applique, en particulier, aux plaies de la zone épigastrique et l'on sait depuis longtemps que, grâce à son épaisse paroi, l'estomac est particulièrement bien préparé à l'occlusion spontanée des petites perforations.

Il arrive même que ces tout petits projectiles puissent traverser de part en part la cavité abdominale sans causer de désordres de quelque importance, ou, du moins, qui se trahissent par le moindre accident fonctionnel.

J'ai soigné un jeune garçon, qui avait reçu, en jouant avec un camarade, une balle de carabine dans le ventre : on ne trouvait de sensibilité qu'autour de la petite plaie, le reste du ventre était souple, indolent; il n'y avait nul indice d'une lésion viscérale et aucune espèce de motif d'inter-

et une perforation de l'utérus. Suture. Guérison. (Plaies multiples de l'intestin et de l'utérus gravide par balle de revolver. Procidence du cordon dans le ventre de la mère. Laparotomie. Guérison. *Société de chir.*, 27 mars 1895. — Voy. plus loin : *Plaies et ruptures de l'utérus.*)

([1]) On sait, d'ailleurs, que ces perforations multiples, par un seul projectile, siègent d'ordinaire sur un segment assez court de l'intestin.

([2]) FRANCKE, Zur Casuistik der vielfachen Schussverletzung des Dünndarms. *Archiv für klin. Chir.*, 1902, Bd. LXVI, p. 858.

vention. De fait, la situation demeura telle, et, huit jours après, le blessé était debout. Or, l'examen radiographique montra que la petite balle était logée dans la masse sacro-lombaire, et le siège de l'orifice d'entrée tout près de la ligne médiane rendait assez improbable que le projectile eût contourné la paroi.

Dans les faits de ce genre, il n'y a, bien entendu, rien à faire; mais il sera prudent de *se tenir toujours sur ses gardes* et d'instituer, durant un temps suffisant, une étroite surveillance.

TRAUMATISMES DE L'HYPOCONDRE DROIT PLAIES ET RUPTURES DU FOIE ET DES VOIES BILIAIRES

On meurt d'une plaie du foie par *hémorragie* ou par *infection*, et le plus souvent par hémorragie : c'est là le gros danger de ces traumatismes, danger immédiat, procédant quelquefois de trop graves lésions pour qu'on ait le temps ou la faculté d'y porter remède, mais qu'une intervention rapide peut seule conjurer.

Cela n'a pas besoin de démonstration : quiconque a vu saigner une rupture du foie reste convaincu de l'inanité de toute autre tentative et de la responsabilité écrasante que l'on assume, en refusant ou en retardant une opération, difficile et périlleuse, c'est vrai, mais qui représente l'unique ressource de salut.

Les statistiques ne laissent, sous ce rapport, aucune illusion : sur 267 cas de traumatismes du foie, Mayer indique une mortalité générale de 59 pour 100 : mais, en analysant les diverses variétés de lésions, il arrive à montrer qu'elle est, dans les *ruptures*, de 86,6 pour 100, de 66,5 pour 100 dans les *plaies par armes blanches*, de 34,4 pour 100 dans les *plaies d'armes à feu*; les chiffres donnés par Edler [1], quoique un peu différents, parlent, en somme, dans le même sens : mortalité générale, 66,8 pour 100; mortalité dans les *ruptures*, 85,7 pour 100; dans les *plaies par armes blanches*, 64,6 pour 100; dans les *plaies d'armes à feu*, 55 pour 100.

I

INDICATIONS DE L'INTERVENTION

I. ***Dans les contusions et les ruptures.*** — L'indication fondamentale sera donc fournie par les signes d'**hémorragie grave**, — d'hémorragie interne, à la suite des contusions.

[1] Cités par TERRIER et AUVRAY, Les traumatismes du foie et des voies biliaires. *Revue de chir.*, 1896, p. 717, et 1897, p. 16. — Nous rappelons une fois pour toutes ce magistral travail, qui représente l'exposé le plus complet de cette importante question.

Un homme est renversé par une lourde voiture, dont la roue le heurte violemment au niveau des fausses côtes droites; on le relève sans connaissance, il se reprend peu à peu, et vous le trouvez pâle, la face et les mains couvertes d'une sueur froide, le pouls à 120, 130, très petit, très dépressible, la température à 36°, 36°,5, la respiration fréquente, courte, pénible; le palper est très douloureux sur toute la surface de l'abdomen, mais surtout à droite, dans la région hépatique, et, pendant que vous poursuivez votre examen et que vous vous faites brièvement relater les péripéties de l'accident, le pouls se déprime encore, la dyspnée s'accuse, de grands efforts respiratoires, parfois quelques secousses convulsives mettent au tableau ses derniers traits.

Ne cherchez pas d'autre raison d'agir et ne perdez pas de temps à parfaire un diagnostic de localisation : *cela saigne dans la profondeur, ouvrez le ventre pour faire l'hémostase directe.* La formule ne laisse pas que d'être brutale, en apparence; mais elle répond entièrement à l'urgence extrême de l'intervention dans les grandes ruptures.

Ailleurs, pour être moins profuse, l'hémorragie n'en devient pas moins, **par sa continuité**, un péril grave et qui impose, au bout de quelques heures, pareille détermination. De fait, après les violents traumatismes de ce genre, on ne doit jamais s'en tenir — nous l'avons répété déjà — à un premier examen.

Tel blessé que vous trouvez remis du shock initial, d'aspect satisfaisant, avec un bon pouls, une respiration à peu près normale, une douleur modérée, retombera, après une pause de durée variable, dans un état de collapsus progressif, d'autant plus significatif qu'il est retardé, secondaire, et ne s'explique plus par la secousse traumatique : si, vous fiant aux apparences de la première rencontre, vous portez d'emblée un pronostic « d'illusion » et si vous attendez au lendemain, vous aurez souvent des déceptions cruelles.

Combien de fois n'ai-je pas suivi de près ces étapes successives du collapsus et la série de ces accidents, simples nuances d'abord, de plus en plus accentuées, qui dénoncent l'hémorragie interne continue. Le pouls est normal, le facies est bon, il n'y a pas d'indices nets : c'est bien; attendez, sans quitter le blessé ou du moins en le laissant sous une surveillance attentive. Une demi-heure, une heure après, plus tard quelquefois, la situation n'est plus la même; les traits sont altérés, le pouls s'est affaissé, la température baisse, la dyspnée douloureuse augmente; le ventre se météorise, la paroi se tend, résiste et se défend sous les doigts, dans la zone traumatisée : la percussion révèle parfois de la matité sous-hépatique ou de la matité de la fosse iliaque droite, qui dénonce le sang épanché. Dès lors, votre conviction doit être faite : encore une fois, **cela saigne dans la profondeur. Il faut intervenir.**

A une date plus tardive, les indications sont fournies assez souvent par les **signes d'infection**, et l'on sait combien le pronostic opératoire est moins favorable dans ces conditions.

C'est surtout lors des **ruptures des voies biliaires**, sans attrition grave du parenchyme hépatique, et par conséquent sans hémorragie abondante, que les indications sont fournies *secondairement* par les accidents de **réaction péritonéale** et souvent de **péritonite plus ou moins localisée.**

Au début, la douleur de l'hypocondre droit et de la zone sous-hépatique, quelquefois irradiée à l'épaule droite, un certain degré de ballonnement du ventre, de la matité dans la fosse iliaque droite, des nausées et des vomissements sans caractère net représentent assez souvent l'ensemble symptomatique : il n'y a rien là qui commande, ni même qui permette un diagnostic ferme. C'est à une date plus éloignée et, du reste, variable suivant l'état de septicité de la bile épanchée, que surviennent des accidents péritonéaux plus ou moins graves.

Un enfant de douze ans, observé par Routier [1], avait reçu, trois jours auparavant, un violent coup de pied dans le ventre : « il avait ressenti une vive douleur, avait perdu connaissance et n'avait pas tardé à vomir ». Au troisième jour, le ventre était « uniformément ballonné, sensible partout, mais plus particulièrement dans la région sous-hépatique; la langue était sèche, le pouls rapide et petit, la température élevée, les vomissements bilieux, porracés. Il s'agissait évidemment d'accidents péritonitiques; mais, l'enfant ayant rendu des gaz depuis son arrivée à l'hôpital, on attendit. En trois jours, les symptômes s'amendèrent à tel point, que le petit malade fut emmené par sa mère.

« Bientôt on le rapportait, avec le facies grippé, le pouls petit, le ventre gonflé et douloureux et contenant du liquide en assez grande abondance. On pratiqua la laparotomie sous-ombilicale, et l'incision, assez délicate par suite de l'adhérence de plusieurs anses grêles à la paroi, donna issue à 1 *litre* 1/2 *d'un liquide mousseux, couleur bronze, vert bouteille, absolument analogue à la bile*. Ce liquide était répandu dans tout le ventre, mais d'une façon inégale; la principale collection était dans le flanc droit, siège du traumatisme, et se limitait par d'épaisses fausses membranes qui cachaient la face inférieure du foie et le côlon ascendant. Il fut impossible de découvrir la rupture des voies biliaires, sans doute masquées par les fausses membranes. Le liquide ne reparut pas et la guérison eut lieu sans incident. »

Bien qu'on ait souvent émis le précepte de ne pas tenter d'intervention primitive à la suite de ces ruptures et d'attendre l'enkystement de la collection biliaire intra-abdominale, et bien que le conseil soit fort sage, lorsqu'on n'est pas en mesure de faire correctement la laparotomie, il vaudra certes mieux ne pas courir les chances d'une réaction péritonéale, dont on ne saurait prévoir l'intensité, et recourir à l'intervention rationnelle, dès qu'on aura des indices suffisants d'une lésion importante du foie ou des voies biliaires.

II. ***Dans les plaies par armes blanches ou par armes à feu.*** — Le problème se présente sous un jour un peu différent devant une plaie par arme blanche ou par arme à feu. L'existence seule de la plaie, la grande probabilité de l'**infection** suffisent déjà à faire tenir l'intervention immé-

[1] *Bull. de la Soc. de chir.*, 7 déc. 1892.

diate pour la méthode de choix, alors même que les autres accidents ne revêtent pas tout d'abord un caractère bien sérieux. Il y a, du reste, en pratique, un départ à faire entre les diverses variétés de traumatismes.

S'agit-il d'une **plaie étroite**, d'une **piqûre**, on n'oubliera pas la tolérance du parenchyme hépatique pour les agressions de ce genre : si le pouls est bon, la douleur locale très modérée, si l'on ne trouve pas de zone de matité sous-hépatique, le seul parti à prendre sera évidemment d'occlure la petite plaie, après désinfection, d'envelopper le ventre d'un large bandage ouaté et « d'attendre en surveillant ».

J'ai vu, à la Pitié, un homme qui avait reçu, au-dessous des fausses côtes droites, deux coups d'une lame étroite : les deux petites plaies donnaient un peu de sang, mais il n'y avait aucun signe d'une hémorragie interne, le pouls était fort, le ventre souple, le facies excellent, et le traumatisme datait déjà de plusieurs heures, quand je fus appelé. Je me contentai de prendre les précautions plus haut indiquées et la guérison fut rapide.

Avec une plaie d'une certaine largeur, après un coup de couteau, on ne comptera guère sur ces résultats heureux, et, du reste, dès le début, les caractères de la plaie et les accidents immédiats ne laissent souvent pas de place à la moindre hésitation.

1° On se trouve en présence d'une **large plaie, avec hernie viscérale.** C'est ce qui arriva chez un des blessés de Schlatter [1].

Il reçoit, à onze heures du soir, au sortir d'un cabaret, un coup de couteau dans le ventre : il en souffre à peine, s'aperçoit seulement que ses vêtements sont trempés de sang et se transporte, à pied, chez un médecin. Il ne le trouve pas : il continue à marcher, pendant une demi-heure, pour en chercher un autre. A son arrivée, il est d'une pâleur extrême et le praticien constate, dans la région épigastrique, une plaie avec hernie de l'intestin. Après un pansement sommaire, le blessé est conduit à l'hôpital cantonal : l'abdomen et les deux membres inférieurs sont entièrement recouverts, jusqu'à l'extrémité des orteils, d'une croûte sanglante; à l'épigastre, un segment de 20 centimètres du côlon transverse et un gros paquet d'épiploon sont prolabés au dehors. La plaie est élargie et l'on découvre, *à la face convexe du foie, au niveau de l'attache du ligament suspenseur, une plaie de 2 centimètres, qui pénètre à 8 centimètres de profondeur.*

2° La plaie est le siège d'une **hémorragie immédiate profuse** et le collapsus tellement rapide, qu'il reste à peine le temps d'agir. Pourtant, on se souviendra qu'à part les lésions des gros vaisseaux de hile, de la veine porte ou de ses divisions, de la veine cave, une hémorragie parenchymateuse, pour considérable qu'elle soit, n'est pas foudroyante et laisse place à une détermination rapidement exécutée.

3° La plaie ne saigne pas ou à peine, mais la pâleur, la petitesse du pouls, la gêne respiratoire, le refroidissement, témoignent de l'**hémorragie interne.** Encore une fois, l'abstention n'a plus alors le moindre prétexte.

Même en dehors d'accidents initiaux bien caractérisés, on se gardera de

[1] SCHLATTER, Die Behandlung der traumatischen Leberverletzungen. *Beitr. für klin. Chir.*, 1896, Bd. XV, II, p. 521.

conclure à l'absence de lésions importantes, et le parti le plus sage, — le plus prudent, — sera toujours de **considérer la pénétration de la plaie comme l'indication suffisante d'une intervention immédiate.**

Terrier et Auvray rapportent, à l'appui de ces idées, le fait suivant de Dalton : « Un homme reçoit, deux heures avant son admission, un coup de couteau dans l'abdomen. Son état général était bon, sa température à 37°,8, son pouls à 72, sa respiration à 32, et il n'accusait pas de douleurs bien vives. Dalton intervint cependant; or, la laparotomie permit de constater l'existence de *deux plaies du foie* et d'*une plaie de l'estomac.* » Le blessé guérit.

Coups de couteau ou balles de revolver peuvent, d'ailleurs, **atteindre le foie par des voies diverses** : par la paroi abdominale antérieure, c'est le cas le plus commun; par la région latérale de l'hypocondre, ou, exceptionnellement, la face postérieure du thorax.

Il est rare que, dans les plaies d'armes à feu, l'orifice d'entrée donne issue à un écoulement sanguin notable : ce sont les phénomènes d'*hémorragie interne, au début, de réaction péritonéale, à une période un peu plus avancée*, qui commandent la laparotomie. Et ce que nous disions tout à l'heure des plaies par armes blanches s'applique parfaitement ici.

II

TECHNIQUE DE L'INTERVENTION

Je suppose donc que vous ayez conclu à l'opération immédiate et posé le diagnostic, au moins probable, de plaie ou de rupture du foie.

Tout est prêt pour la laparotomie, les membres entourés d'ouate, le blessé, tête basse, assoupi par l'éther, remonté et soutenu par l'injection « continue » de sérum artificiel.

I. ***Voies d'abord du foie.*** — Avant tout, il faut s'ouvrir une voie appropriée et suffisante : la principale difficulté réside souvent dans la mise en plein jour de la plaie hépatique.

Aussi fera-t-on bien de n'utiliser que d'une façon tout exceptionnelle la *plaie élargie*: on n'obtient, de la sorte, qu'un accès d'ordinaire malaisé, une voie bridée par les muscles et les aponévroses, qui ne permet qu'une inspection incomplète.

L'incision de choix, c'est l'**incision médiane sus-ombilicale, combinée, s'il est utile, à un débridement transversal ou parallèle au rebord costal droit.** Suffisamment longue et menée de l'appendice xiphoïde à l'ombilic, la laparotomie médiane — si les lèvres de la plaie sont bien écartées — permet d'examiner le lobe gauche et une grande partie du bord antérieur et de la face convexe : elle découvre aisément aussi la vésicule et les voies biliaires.

Mais les plaies de la *face convexe du lobe droit* et celles qui, sur l'une ou l'autre face, avoisinent le *bord postérieur*, sont difficilement accessibles par cette seule voie. On se fait du jour en sectionnant en travers le grand droit; mieux vaut faire parallèle au rebord costal et tangente à ce rebord l'incision complémentaire : la face convexe se trouve, de la sorte, plus lar-

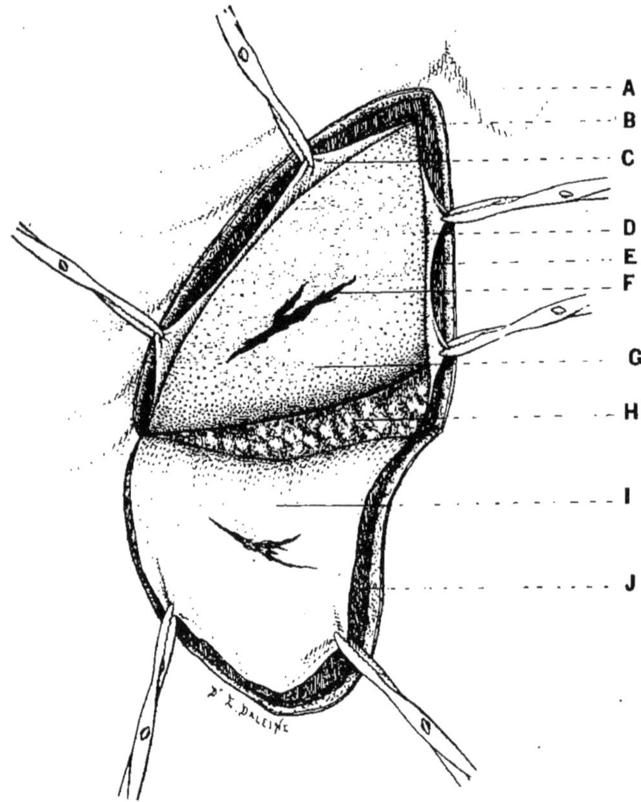

Fig. 285. — Voie d'abord du foie : incision verticale, le long du bord externe du grand droit; incision oblique, parallèle au rebord costal, lambeau rabattu.

A, appendice xiphoïde. — B, couche sous-cutanée. — CD péritoine pariétal. — E, grand droit. — F, plaie du lobe droit, face convexe. — G, foie. — H, grand épiploon. — I, lambeau rabattu. — J, couche musculaire.

gement exposée et les manœuvres d'abaissement du foie sont elles-mêmes plus faciles et plus efficaces (fig. 285).

La simple *incision parallèle au rebord costal*, lorsqu'elle a été pratiquée tout d'abord, a dû, le plus souvent, être *complétée par un trait vertical longeant le bord externe du grand droit* : cela revient, en somme, au lambeau angulaire décrit tout à l'heure (fig. 285), avec cette différence que le grand droit reste intact, et c'est là, pour les traumatismes du lobe droit, le tracé d'élection.

La *résection du rebord costal* pourrait rendre des services dans les cas où les lésions à reconnaître et à traiter siègent *très loin en arrière*, et, de fait, elle peut être menée à bien, d'urgence, assez rapidement. On incise, d'un coup, toutes les parties molles le long du rebord costal, puis, traînant le bistouri sur la face interne du cartilage de la 10e côte, on détache peu à peu les attaches du diaphragme, en refoulant au doigt le cul-de-sac pleural et la graisse qui le double et le signale; puis les cartilages des 10e, 9e et 8e côtes sont sectionnés près du sternum et près de l'extrémité antérieure des côtes. Ce plastron enlevé, deux grands écarteurs relèvent le diaphragme et mettent en lumière des zones reculées de la face convexe ([1]).

Enfin, on a été parfois amené, dans les *plaies transpleurales* et *trans-diaphragmatiques*, à débrider d'abord et à suivre le *trajet* de l'instrument ou du projectile, à réséquer une ou plusieurs côtes, à inciser le diaphragme, et à pénétrer dans le ventre par cette voie. (Voy. plus haut : *Plaies thoraco-abdominales*.)

Chez un blessé de Dalton, l'orifice d'entrée occupait le 7e espace intercostal : on réséqua 10 centimètres de la 7e côte, on fendit le diaphragme sur une longueur de 7 centimètres 1/2, et l'on réussit, de la sorte, à examiner et à suturer la plaie du foie ([2]).

Ailleurs, on combine la voie *abdominale* et la voie *transpleurale*.

Telle fut la conduite de M. Terrier dans un fait fort instructif : coup de revolver dans le huitième espace intercostal droit; incision du trajet thoracique, qui s'enfonce entre deux cartilages costaux (le 8e et le 9e), et pénètre dans le diaphragme et la cavité abdominale. — Laparotomie : l'introduction du petit doigt donne issue à une certaine quantité de sang artériel, qu'on peut évaluer à un verre environ, et qui provient très nettement de la face convexe du foie. — On agrandit par en bas et l'on constate l'intégrité de l'épiploon et de l'intestin; on agrandit par en haut, et l'on sent sous le doigt, la plaie du diaphragme et celle du foie, située très haut sur la face convexe. On réunit alors l'incision thoracique à celle de l'abdomen, en réséquant deux cartilages costaux, puis, entre deux longues pinces placées

([1]) C'est l'opération préconisée par M. le professeur Lannelongue pour l'ouverture des abcès tuberculeux péri-hépatiques (*Congrès de Chir.*, 1888, p. 358). Canniot a bien montré que le cul-de-sac pleural inférieur, après s'être adossé au péritoine, sur les côtés de l'appendice xiphoïde, remonte derrière le 7e cartilage costal, croise le 7e espace, puis descend obliquement en bas et en arrière, en croisant les 8e, 9e, 10e cartilages costaux : « plus la côte est inférieure, plus la plèvre est rapprochée de la portion osseuse ». (*De la résection du bord inférieur du thorax, pour aborder la face convexe du foie.* Thèse de doct., 1891.) En pratique, grâce au refoulement du cul-de-sac, on peut prendre comme limite externe de la résection la ligne d'union des côtes et des cartilages et, au besoin, exciser aussi un segment de la 7e et même de la 8e côte. Ce n'est là, toutefois, qu'une voie d'exception.

([2]) Dans un fait de Ch. Lenormand, le blessé avait été atteint par l'explosion d'un pétard chargé de fulmi-coton, à la partie inférieure et droite du thorax. Il y avait à ce niveau, trois plaies contuses, « toutes pénétrant jusqu'à la plèvre ». On les réunit par une incision courbe et l'on se fit du jour, en détachant les débris de cartilages fracturés et en réséquant, à la pince-gouge, quelques centimètres des côtes voisines. On reconnut alors, par la plèvre, largement ouverte, une plaie du diaphragme, de 12 centimètres de long, et, sur la face convexe du foie, une solution de continuité longue de 6 centimètres, « saignant abondamment en nappe ».

La déchirure hépatique fut réunie par quatre points de grosse soie plate, passés à l'aiguille de Reverdin courbe, et « plongeant dans le tissu hépatique à deux travers de doigt de la plaie » pour ressortir à la même distance. Puis on sutura la plaie diaphragmatique au catgut. Une mèche fut laissée au contact du foie, et une autre dans la plèvre, et le reste de la paroi fermée. Guérison. (GÉRARD MARCHAND, *Soc. de Chir.*, 19 décembre 1900, p. 1141.)

sur la paroi thoraco-diaphragmatique, en sectionnant cette paroi jusqu'au trajet pariétal du projectile. Ceci fait, *un aide, plaçant sa main dans l'abdomen, abaisse le foie en masse*, de façon à rendre abordable la plaie de la face convexe.

Nous avons eu recours à une pratique toute semblable chez un jeune homme de 19 ans, qui s'était tiré, 15 heures auparavant, un coup de revolver à la base droite de la poitrine. L'orifice d'entrée du projectile occupait le 8e espace, en avant : j'incisai, à ce niveau, je fis sauter deux cartilages costaux et je pénétrai, en suivant le trajet, dans la plèvre, qui contenait une notable quantité de sang ; à la surface du diaphragme, on ne voyait pas d'orifice net. Laparotomie sur le bord externe du droit : du sang rouge s'écoule et provient manifestement de la face convexe du foie ; *je sectionne, de bas en haut, ce qui reste du rebord cartilagineux*, puis le diaphragme, d'avant en arrière, sur une petite étendue, et j'obtiens de la sorte deux volets, qu'on rétracte, pendant qu'une main abaisse le foie ; la plaie hépatique, étoilée et fissuraire, apparaît alors à la partie toute postérieure de la face convexe, et, lui faisant face, la perforation du diaphragme. Suture du foie par trois gros catguts, suture de la plaie diaphragmatique ; on laisse une mèche de gaze et l'on ferme le reste de la plaie abdominale ; le débridement diaphragmatique antérieur est réuni, et les cartilages costaux suturés. Drainage de la plèvre. Guérison [1].

II. ***Hémostase hépatique.*** — Une fois la voie ouverte, le premier soin de l'opérateur sera de déterger le sang et de chercher, de l'œil et du doigt, le point qui saigne. Il peut alors se trouver en présence de diverses éventualités :

1° **Plaies du bord antérieur.** — Ce sont les plus aisées à découvrir. Le

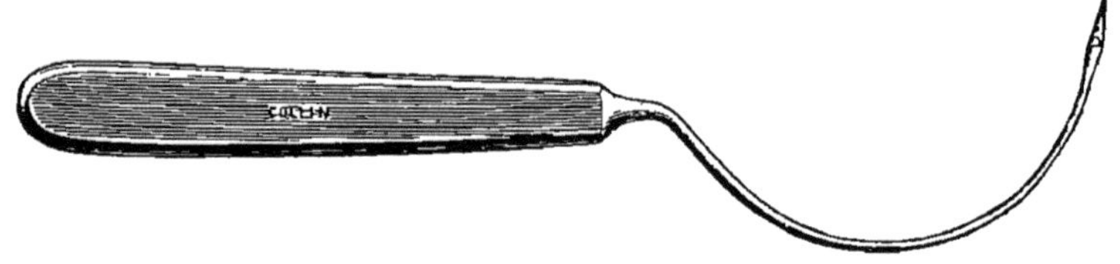

FIG. 286. — Aiguille d'Emmet.

bord du foie est intéressé à une profondeur variable, sous forme d'*échancrure*, de *fente*, parfois de *rupture presque totale* [2].

La ***suture du foie*** sera pratiquée, en pareille occurrence, par l'un ou l'autre des procédés suivants :

(1) *Soc. de Chir.*, 29 juillet 1903.

(2) Ainsi en était-il chez un blessé de Krönlein, qui avait été, quatorze jours avant, trépigné par un taureau. A l'ouverture du ventre, il s'écoula environ 5 litres de bile noirâtre et l'on reconnut, sur la face convexe du foie, à droite du ligament suspenseur, une fente antéro-postérieure béante, qui se dirigeait en bas et en arrière et ne laissait intact que le bord postérieur, au niveau du ligament coronaire. L'organe entier était ainsi *divisé en deux moitiés*, pour ainsi dire. On passa trois points à la soie, deux sur la face convexe et un sur la face inférieure, et l'on rapprocha de la sorte les deux portions du foie.... La vésicule biliaire était intacte.

On remarquera que, malgré les dimensions de la fissure, l'hémorragie avait été, en somme, relativement médiocre et l'épanchement biliaire considérable (une ponction antérieure en avait évacué déjà 4 litres 1/2).

a. S'agit-il d'une échancrure relativement peu profonde du bord antérieur et ne pénétrant pas au delà de la portion languettiforme, si je puis ainsi dire, de ce bord, **on réunira les deux lèvres par des points séparés, en anses, traversant toute l'épaisseur du parenchyme, d'une face à l'autre.** La figure 287 montre un de ces points déjà placé et un autre en voie d'exécution.

Le bord antérieur du foie sera relevé et maintenu entre les doigts d'un aide, comme le représente la même figure, et la plaie bien exposée. On ne cherchera pas à traverser — d'un seul trait — les deux bords, toujours plus ou moins épais et toujours aussi relativement friables, de la fente, mais chaque fil sera passé *en deux temps*, avec une grosse aiguille de Reverdin courbe ou une aiguille d'Emmet (fig. 286); l'aiguille, plongée de bas en

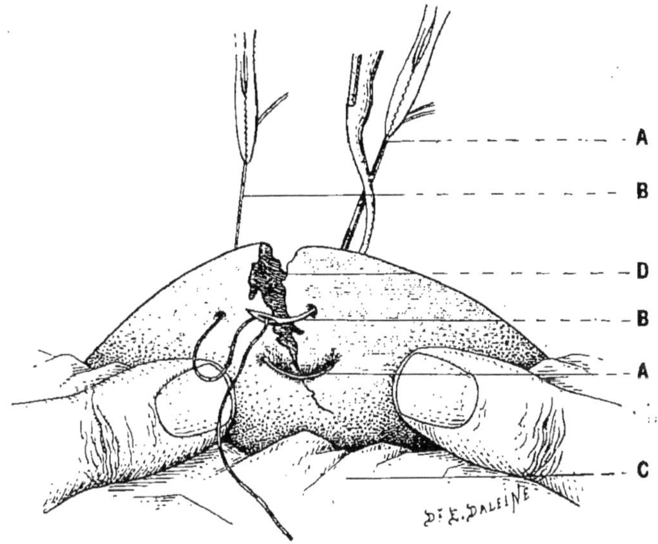

Fig. 287. — Plaie et suture du bord antérieur du foie.

AA, la première anse de fil, serrée. — BB, passage du second fil, en deux fois. C, compresse isolante. — D, plaie du foie.

haut, à 2 centimètres au moins de la plaie, ramène le fil de la face convexe à la face inférieure, et, plongée cette fois de haut en bas, elle lui fait traverser l'autre berge, en sens contraire; puis les deux bouts sont noués et serrés *doucement* et *progressivement*. Le premier point correspondra naturellement à la partie profonde de la rupture ou de la plaie, et les anses successives seront étagées *d'arrière en avant*.

b. Si la solution de continuité se poursuit très loin et mord largement dans l'épaisseur des lobes, ce mode de réunion devient difficilement praticable et l'**on devra suturer isolément la face supérieure et la face inférieure** — en suivant la technique que nous allons exposer — tout en complétant la réunion par des points en anse, au niveau du bord antérieur (1).

(1) Dans ces vastes plaies, où l'hémorragie profuse crée un pressant danger de mort immédiate, on n'oubliera pas la pratique de Socin, et l'on fera tout de suite l'*hémostase provisoire*, *en comprimant largement le foie entre les deux mains*. (*Soc. de Chir.*, 8 février 1899.)

2° **Plaies de la face convexe**. — Elles sont naturellement de forme, de direction, de béance, de longueur variables, et surtout plus ou moins rapprochées du bord postérieur.

Aussi est-il presque toujours nécessaire d'**abaisser le foie et d'incliner en avant sa face supérieure** pour « l'exposer » aussi complètement que possible. Dans ce but, la meilleure manœuvre consiste à introduire profondément entre le foie et le diaphragme, deux ou trois doigts, ou même la main tout entière, et à s'en servir, comme le montre la figure 288, pour refouler en avant et déprimer l'organe. Ainsi placés, les doigts de l'aide restent en faction pendant le temps nécessaire à la suture de la plaie et deviennent, ainsi, d'un secours considérable.

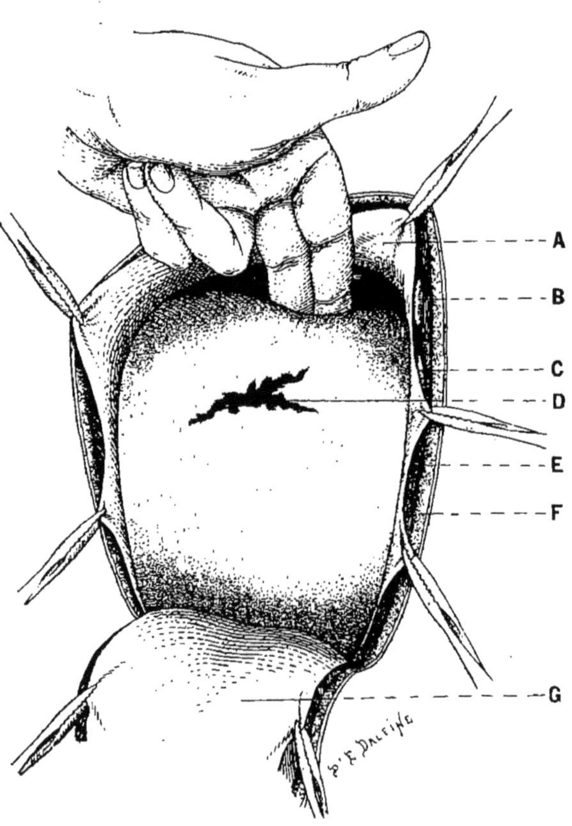

Fig. 288. — Abaissement du foie et réclinaison en avant.

A, péritoine pariétal repéré avec des pinces. — BC, cartilages costaux réséqués. — D, plaie de la face convexe du foie, voisine du bord postérieur. — E, muscle grand droit. — F, couche sous-cutanée — G, lambeau rabattu.

Nous avons déjà étudié la réunion des plaies du bord antérieur, comme le meilleur procédé d'hémostase, et ceci s'applique à toutes les variétés de plaies ou de ruptures. Le thermocautère, au rouge sombre, est un moyen fort infidèle et, par suite, très périlleux; le tamponnement — bien fait — constitue une dernière ressource, quand le siège de la solution de continuité ou la friabilité du parenchyme rendent la suture impossible.

Pour suturer le foie, il faut une grosse aiguille courbe, aiguille de Reverdin ou aiguille d'Emmet, et **un gros fil**, soie ou catgut. L'important, c'est de **charger beaucoup de parenchyme**, des deux côtés de la plaie, de faire pénétrer et sortir le fil à 2 ou 3 centimètres du fossé, sur chacune des berges, et de le faire passer assez profondément, *en plein tissu hépatique*, pour qu'il soit au-dessous de l'angle inférieur de la plaie et qu'il en applique les deux versants sur toute leur largeur (fig. 289).

S'il en est autrement, et si les sutures, trop superficielles, laissent, en dessous d'elles, un cul-de-sac plus ou moins large, le sang pourra s'y accumuler, en refoulant le parenchyme ambiant, et même faire céder la ligne de réunion corticale. Sur le foie comme sur le rein, si l'aiguille, trop craintive, ne traverse qu'à regret les lèvres de la plaie, en ne chargeant qu'une étroite bandelette de tissu, elle ne réalise que de fort mauvaise et fort périlleuse besogne : les fils coupent, dès qu'on cherche à exercer quelque traction et à réaliser un accolement un peu intime, et toutes ces fissures donnent du sang : on est contraint d'en revenir à la suture profonde et large, dans des conditions beaucoup moins heureuses.

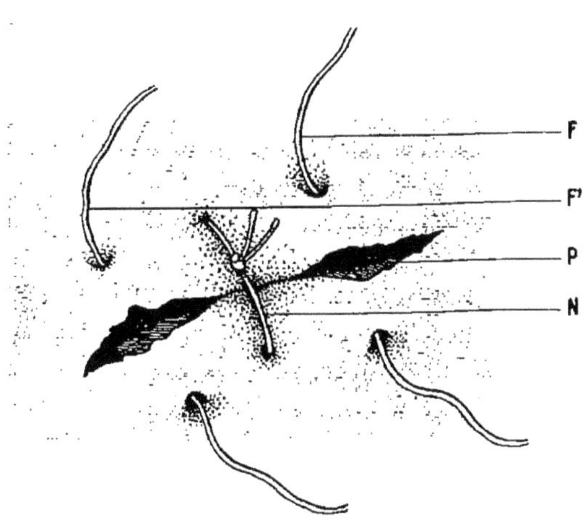

Fig. 289. — Suture du foie.

FF', les deux fils latéraux, passés en plein parenchyme. P, plaie du foie. — N, le fil médian, serré le premier.

En général, il est de bonne pratique, pour une plaie longitudinale, de placer **d'abord un fil médian** (fig. 289), qui devient, en quelque sorte, la clef de voûte de la réunion, et de compléter le rapprochement par un ou deux autres fils, de chaque côté.

Si la plaie est *très longue et béante*, on se trouvera bien de placer d'abord tous les fils et de commencer à les nouer par l'une et l'autre extrémité : aux deux bouts, la tension est moindre et l'adossement des deux lèvres se réalise de la sorte, progressivement, avec un danger moindre de déchirure, quand le moment est venu de serrer les fils centraux.

La *striction des fils* exige, du reste, beaucoup de soin et de prudence : on fera le nœud du chirurgien, et *lentement, doucement, sans à-coup, on exercera une traction modérée sur chacun des bouts, jusqu'à ce que les deux faces de la plaie soient en contact intime et régulier, sans pression, sans tassement* : le nœud sera complété, et, si l'on se sert de catgut, on fera bien de le consolider par un second nœud, de sûreté. On n'étreint pas le parenchyme hépatique, comme on étreint une aponévrose ou même la peau : en comprimant l'un contre l'autre les deux plans réunis, on écrasera, on déchirera, on fera saigner : l'hémostase suppose l'accolement total et permanent des deux surfaces en présence, rien de plus, et, du reste, la friabilité du parenchyme ne permet pas autre chose [1].

Enfin, on pourra utiliser le procédé de Canac-Marquis, que l'étude des

[1] On a parfois combiné aux *sutures profondes* quelques *points superficiels*, destinés à compléter l'adossement : on ne devra jamais compter beaucoup sur ces points capsulaires, inutiles, le plus souvent, quand les points de réunion large ont été dûment placés.

figures 290 et 291 fera saisir aisément. Il réalise, en somme, l'adossement large des deux versants de la plaie par un seul fil décrivant une double série d'anses transversales. Il a donné à son auteur un succès, pour une plaie de la face convexe du foie, qui mesurait 8 centimètres de long et près de 5 centimètres de profondeur à sa partie moyenne [1].

Bien entendu, si toutes les conditions d'une réunion suffisante n'ont pu

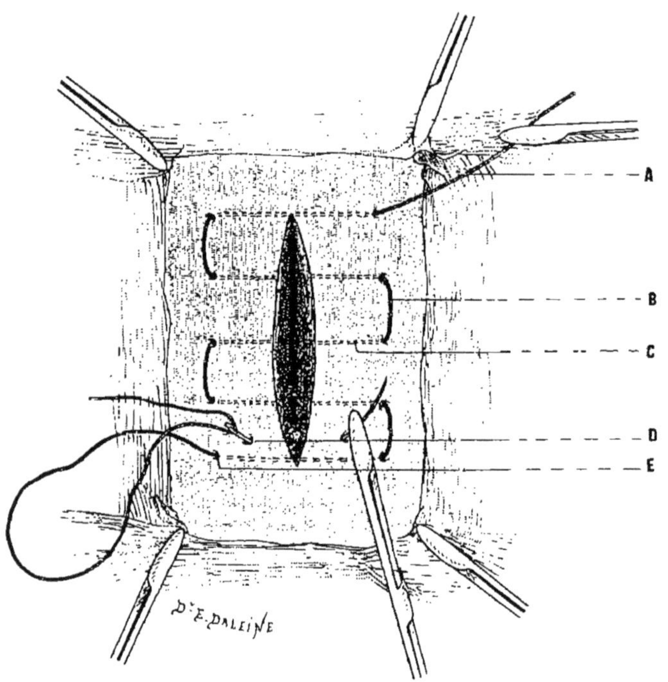

Fig. 290. — Suture d'une longue plaie du foie. (Canac-Marquis.)
Le fil a décrit la *première série d'anses transversales* et commence la seconde.

A, chef initial. — B, partie médiane superficielle des anses. — C, partie profonde, intra-hépatique — D, aiguille chargeant les deux lèvres à un travers de doigt de la plaie, pour passer, en remontant a seconde série d'anses. — E, terminaison des anses de la première série.

être réalisées, si l'on constate encore un peu de suintement sanguin, on laissera un tamponnement complémentaire.

3° **Plaies de la face inférieure et du bord postérieur.** — La présence des gros vaisseaux du hile leur imprime un caractère de gravité, quelquefois irrémédiable ; d'ailleurs, les plaies de la veine porte ou de ses branches, de la veine cave, ne laissent, en général, pas le temps d'intervenir. Et l'intervention serait elle-même fort précaire : laisser un clamp à demeure sur la veine porte serait, sans doute, retarder seulement de bien peu de temps l'échéance fatale. Resterait la suture de la plaie veineuse, si elle était réalisable.

[1] F.-P. Canac-Marquis (de Saint-Paul, Minnesota). Un procédé de suture des plaies du foie. *Presse méd.*, 11 juillet 1900, p. 13.

Les lésions de la face inférieure des deux lobes latéraux ou des lobes médians demandent d'abord à être suffisamment découvertes et, pour les rendre plus accessibles, il faut recourir à la manœuvre inverse de celle que nous avons plus haut décrite : **relever le bord antérieur, faire, autant que possible, basculer l'organe de bas en haut et d'avant en arrière, et le refouler en masse dans la concavité du diaphragme,** tout en réclinant par en dessous, aussi loin que possible, sous une compresse aseptique, l'épiploon, le duodénum, l'estomac et le côlon.

Grâce à cette manœuvre bien conduite, on peut réussir à voir et à suturer

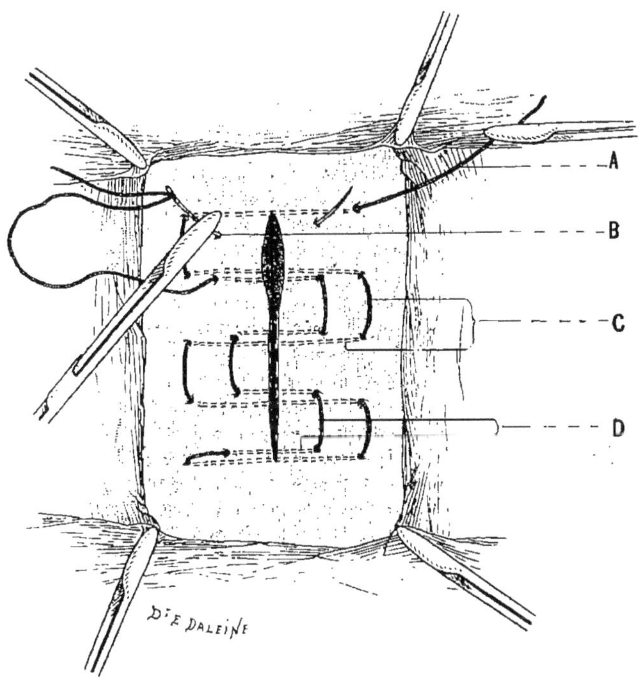

FIG. 291. — Suture d'une longue plaie du foie. (Canac-Marquis.)
Les *deux séries d'anses* sont terminées.

A, chef initial. — B, aiguille décrivant la dernière anse : les deux chefs seront alors réunis et la suture achevée. — C, anses distantes. — D, anses rapprochées.

des *fissures du bord supérieur*, et le cas suivant, dû à Schlatter, servira d'exemple.

Il s'agissait d'une rupture par contusion (roue de voiture) et le blessé était dans un état d'anémie extrême. Le ventre est d'abord ouvert sur la ligne blanche, de l'appendice xiphoïde à l'ombilic. Il s'échappe une quantité considérable de sang noir, et la main introduite dans l'abdomen explore le foie, sans trouver de déchirure de sa face antérieure; mais le sang épanché gêne singulièrement l'examen, et l'on commence par l'évacuer à la main et aux tampons : il y en a *deux litres, au moins*, épanchés dans la cavité abdominale et remplissant jusqu'aux moindres culs-de-sac péritonéaux. L'estomac

Tout de suite, repérez avec quelques pinces les deux lèvre et, avant de poursuivre et de remonter jusqu'au collet, **déterg herniaire,** — précaution excellente que Verneuil a si bien forn guez doucement, à l'eau bouillie chaude ou à la solution de subl et intestin, et recouvrez-les d'une compresse aseptique.

3e temps. Débridement. — C'est le moment du débride ment dit. Avec l'index gauche, allez au collet, déjà libéré en section aponévrotique préalable; il est assez rare qu'avec un en déprimant le pédicule herniaire avec la pulpe du doigt, v siez pénétrer; coupez alors, aux ciseaux, sur ce conducteur Planche XI).

Si la striction est trop forte, au moins pouvez-vous remonter jusqu'à la bride, la soulever et la tendre, et, sous elle, sans passer la branche mousse des ciseaux, de quelques millimètres un peu plus loin, puis jusqu'au delà de l'obstacle. Au besoin, u nelée faciliterait la manœuvre; enfin, il est certains étrangleme fonds et très serrés, pour lesquels le bistouri boutonné est en leur instrument.

Débridez largement toute la portion coarctée et le goulot ré sur toute sa hauteur; mais, autant que possible, n'exagérez pa ventre, l'incision du collet, et *réservez-vous un pédicule*, sur l'heure, vous pourrez jeter une ligature. Je n'ai pas besoin d'a repérage des deux lèvres, avec des pinces à forcipressure, est d

Mais il est nécessaire de nous arrêter encore sur le siège et l des brides étranglantes et sur la nécessité d'un débridement règle est toute simple : vous devez faire là voie suffisammer que l'intestin et l'épiploon se laissent attirer sans peine au d vous ayez sous les yeux, en pleine lumière, non seulement le c portion serrée, mais « tout ce que vous voudrez » du segmen en somme, que rien ne s'oppose au dévidement de l'intestin inguinal. Tant que vous n'avez pas obtenu cette *libre pratique* pas fait un débridement suffisant.

Or, il arrive, dans les hernies congénitales, que les zones soient *multiples*, étagées de bas en haut sur le trajet de la l devez faire sauter successivement une, deux, trois brides, souve et très serrées, et surtout aller *très haut, à l'anneau inguina* encore au-dessus de lui, chercher un étranglement profond.

J'ai vu opérer, et j'ai opéré moi-même, autrefois, de ces he nitales, à collet sus-inguinal, par l'ancienne méthode du dé l'aveugle, avec le bistouri de Cooper; j'ai le souvenir des difficul auxquelles on se heurtait toujours.

Planche XI. — **Kélotomie inguinale.** — Débridement, aux ciseaux, sur l

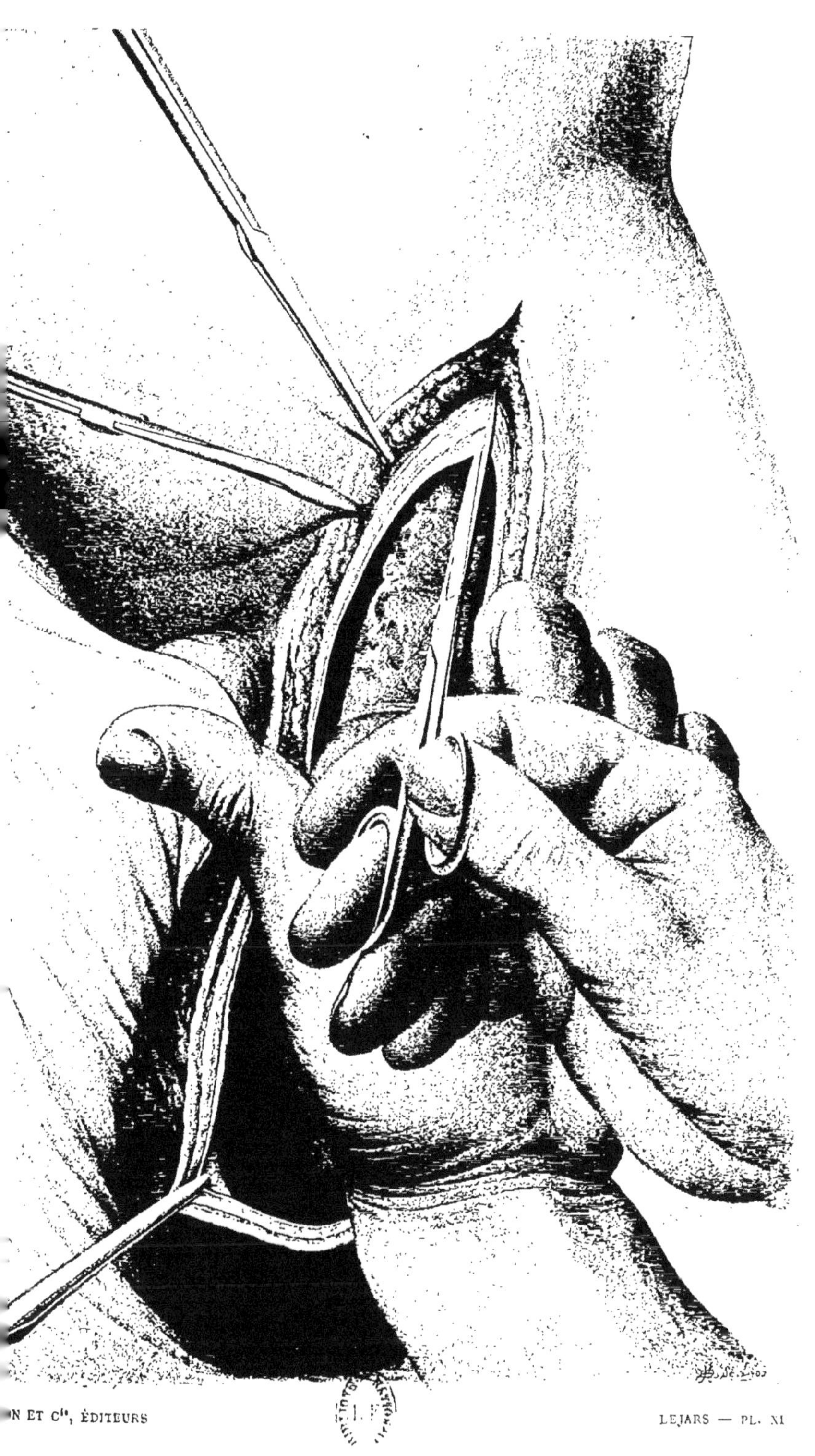

N ET Cie, ÉDITEURS

KÉLOTOMIE INGUINALE

bile; d'une façon générale, on ne devra jamais refermer l'abdomen *sans avoir examiné avec soin la face inférieure et le hile du foie.*

Nous avons dit plus haut que les **traumatismes des voies biliaires seules** avaient rarement donné lieu jusqu'ici à des interventions immédiates [1]. MM. Terrier et Auvray ne citent que les deux faits de Kehr et de Dalton, tous deux suivis d'une guérison rapide.

Il s'agissait, dans le premier cas, d'une plaie par balle de revolver : Kehr trouva la vésicule blessée à son sommet et la ferma par une double rangée de sutures; le blessé de Dalton avait reçu un coup de couteau, et l'intestin faisait hernie à travers la plaie : la vésicule présentait près du sommet un orifice de 2 centimètres de diamètre, on la sutura, et, pour plus de sûreté, on « l'entoura de gaze iodoformée, dont l'extrémité sortait dans l'angle supérieur de l'incision abdominale ». Au second jour, la gaze fut retirée, et la plaie se réunit sans écoulement biliaire.

Ce sont là des exemples encourageants, et de nature à faire admettre la laparotomie précoce, lorsque la douleur, les phénomènes de réaction péritonéale, la matité, fournissent de suffisantes présomptions d'une rupture des voies biliaires.

En pareille occurrence, on fera la laparotomie médiane sus-ombilicale, qui, d'ordinaire, grâce à une rétraction convenable du bord droit de la plaie, donnera assez de jour pour pratiquer sur la vésicule ou les gros conduits biliaires les manœuvres nécessaires.

Une fois la bile évacuée, et la région sous-hépatique soigneusement détergée, on ira tout droit à la vésicule, en soulevant le bord antérieur du foie, et l'on procédera ensuite à l'inspection des canaux hépatique et cholédoque.

I. ***Plaies et ruptures de la vésicule.*** — Si la vésicule est blessée, on se conduira différemment, suivant l'étendue et la nature des lésions : une perforation circulaire, une fissure de quelques centimètres, voisine du fond, voire une fente longitudinale, occupant une portion notable de la face inférieure, mais de bords nets et fraîchement cruentés, pourront être fermés

[1] Et cela, parce que l'atténuation des accidents initiaux rend le diagnostic fort incertain. Cette réaction bénigne du péritoine s'explique bien par l'asepsie (au moins, relative) de la bile normale. Une fois passé le shock du début, on ne constate tout d'abord qu'une douleur plus ou moins vive dans la région sous-hépatique, souvent irradiée à l'épaule droite, une légère sensibilité diffuse de l'abdomen, quelques vomissements et pas d'indices d'infection grave; bientôt se montre une tuméfaction fluctuante, de volume variable, mais développée surtout dans la moitié droite du ventre; enfin, au cours de la seconde semaine, paraît, en général, l'ictère, accompagné (s'il y a rupture totale du cholédoque) de décoloration des matières fécales. L'épanchement biliaire ne provoque donc qu'une irritation modérée du péritoine et s'enkyste, et quelques blessés ont pu guérir seuls ou à la suite d'une ou plusieurs ponctions. Mais on ne saurait compter sur cette évolution bénigne; si les voies biliaires sont malades, si la bile est septique, la péritonite généralisée éclate avec sa gravité habituelle; de plus, même dans les formes atténuées, de brusques accidents peuvent survenir à une période tardive, et la « dérivation » totale de la bile dans l'abdomen jette les blessés dans un état d'amaigrissement et de déchéance rapidement graves. Ce sont là autant de raisons de l'intervention précoce.

Bien entendu, la question se présente tout autrement, avec les plaies par arme blanche et par balles : le fait seul de la plaie pénétrante crée une indication précise (voy. *Plaies de l'abdomen*).

par une **suture immédiate** — ce sera une manière de *cholécystotomie idéale — traumatique*.

Pour suivre sans danger cette manière de faire, la solution de continuité devra être récente, les bords en seront régulièrement avivés, excisés dans toute leur zone contuse et déchiquetée (plaies d'armes à feu), enfin la réunion sera conduite suivant une technique correcte. Le mieux est de faire **deux plans de sutures**, comme pour l'intestin; deux surjets, au catgut ou

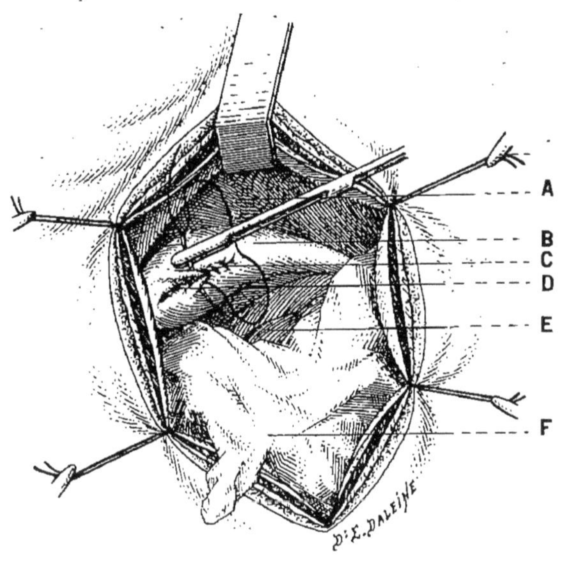

Fig. 293. — Suture de la vésicule biliaire.

A, face inférieure du foie, relevée par l'écarteur. — B, vésicule biliaire. — C, réunion de la vésicule : surjet d'*adossement séro-séreux*. — D, surjet profond, d'*union totale*. — E, duodénum. — F, compresse isolante.

mieux à la soie : le premier charge *toute la paroi*, réalisant ainsi une première suture, de rapprochement mécanique, en quelque sorte, qui est recouverte et « enfouie » par la seconde. Le second surjet est, en effet, passé à la Lembert : il est séro-musculaire, et destiné à adosser, par leur face externe, aussi largement que possible, les deux lèvres de la plaie (fig. 293).

On fera bien, après cette réunion totale, et alors même que l'état du foyer et des lésions le rendent parfaitement légitime, de ne pas fermer complètement la plaie de laparotomie, et de laisser un drainage de sûreté, que l'on supprimera, s'il y a lieu, dès le second jour, et qui ne retardera même pas la cicatrisation finale.

Pour aller vite, quand la déchirure vésiculaire est irrégulière, on pourra purement et simplement l'**aboucher à la peau**, en réalisant une *cholécystostomie* d'urgence; et, plus tard, si les grosses voies biliaires sont indemnes, la fistule ainsi créée se fermera d'ordinaire sans peine ou à l'aide d'une opération secondaire assez simple.

Enfin, les lésions sont-elles très étendues, la vésicule largement déchirée, noirâtre, souillée, le meilleur parti à prendre sera de l'enlever séance tenante, de faire la **cholécystectomie**, qui ne saurait passer, en somme, pour une opération fort difficile.

Ce qui est difficile, dans l'ablation totale de la vésicule, c'est de *libérer sa face supérieure*, de la séparer du parenchyme hépatique, qui lui forme loge, et cela, d'ailleurs, dans une mesure très inégale, suivant les cas. Certaines vésicules ne tiennent au foie que par une étroite surface, et le décollement

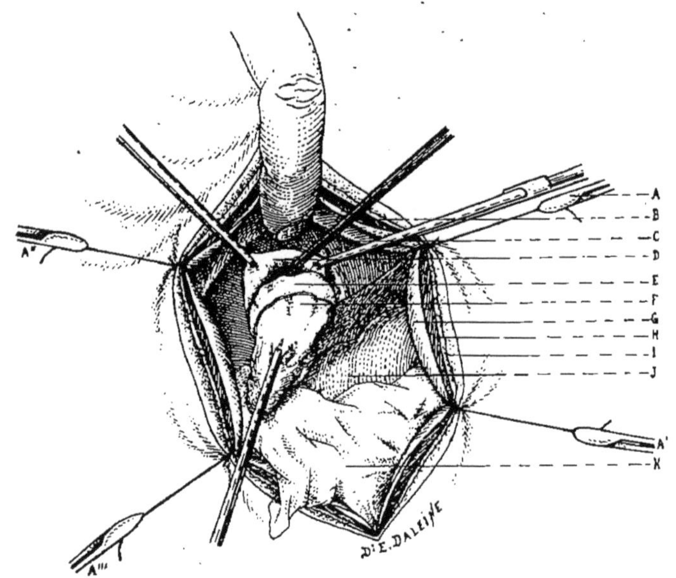

Fig. 294. — Cholécystectomie : clivage du plan hépato-cystique.

AA', fils écarteurs des lèvres de la plaie. — B, sonde cannelée clivant le plan hépato-cystique. — C, doigt relevant le bord antérieur du foie. — D, enveloppe séreuse de la vésicule, sectionnée et relevée. — E, face supérieure de la vésicule. — F, la vésicule vide, maintenue et abaissée par une pince. — G, péritoine. — H, muscle droit. — I, aponévrose. — J, première portion du duodénum. — K, compresse isolante.

ne présente pas le moindre obstacle; quand l'adhérence est large, on procédera avec beaucoup de prudence et de méthode pour ne pas arracher le tissu hépatique et provoquer un suintement sanguin, toujours malaisé à arrêter.

Les lambeaux vésiculaires seront réunis et amarrés avec une pince, et, au niveau du fond ou de l'un des bords, on amorcera le décollement, qui sera poursuivi doucement, au doigt et à la sonde cannelée : il y a là un *plan de clivage*, en quelque sorte, qui facilite beaucoup la besogne, quand on a su le trouver et le suivre (fig. 294).

A notre sens, ce procédé vaut mieux que la dissection au thermocautère, qui n'est jamais complètement hémostatique, et qui, du reste, servira, une fois la décortication terminée, à assécher les points qui saignent. Une fois la vésicule libre et rabattue, la fin de l'opération devient des plus simples : une bonne ligature — qu'il est même utile de faire double — sur le canal cystique, la section et la cautérisation du pédicule terminent la besogne.

II. ***Plaies et ruptures des conduits biliaires***. — Les traumatismes des gros conduits biliaires prêteraient à des interventions, dont nous donnerons simplement un aperçu, à la suite de MM. Terrier et Auvray.

Naturellement, on ne lierait pas le canal hépatique blessé : peut-être pourrait-on tenter de le suturer, et l'on serait probablement forcé de s'en tenir au drainage, en limitant autant que possible le foyer par des lamelles aseptiques [1].

Quant au cholédoque, s'il était blessé en long et incomplètement, on se conduirait comme on le fait après la cholédochotomie : on chercherait à en pratiquer *la suture, au moins partielle,* accompagnée du drainage. Lors de section ou de rupture complète, il ne resterait plus qu'à lier les deux bouts et à recourir à la *cholécystentérostomie* d'urgence.

Les laparotomies tardives [2] — qui presque seules ont été faites jusqu'ici — se sont bornées à l'évacuation de l'épanchement biliaire, plus ou moins enkysté, à la détersion de la face interne de la poche adventice et au drainage. A cette date, les lésions traumatiques des voies biliaires sont presque toujours masquées par des adhérences [3], et l'on ne peut plus en reconnaître le siège.

TRAUMATISMES DE L'HYPOCONDRE GAUCHE
PLAIES ET RUPTURES DE LA RATE

Les traumatismes de l'hypocondre gauche peuvent être, eux aussi, fort complexes, et, suivant la direction de l'instrument vulnérant, la base du poumon, le diaphragme, la rate, l'estomac (grosse tubérosité), le lobe gauche du foie, l'intestin, sont susceptibles d'être intéressés. Indications et interventions se règlent alors sur les mêmes principes que pour les traumatismes

[1] Ainsi en fut-il dans un cas de Subbotié (de Belgrade) : enfant de treize ans, heurté par une lourde poutre au niveau de l'arcade costale droite et renversé ; douleurs abdominales, hoquet, vomissements, météorisme ; au bout de quarante-huit heures, on fait la laparotomie : liquide bilieux dans le ventre ; longue déchirure du ligament gastro-hépatique, vésicule vide, intacte, canal cystique et canal cholédoque intacts, rupture des deux branches du canal hépatique. Le pouls faiblissant, on ne cherche pas à suturer et l'on tamponne. A l'autopsie, on ne découvre pas d'autres lésions, à part une fissure superficielle de la face convexe du lobe droit du foie. (*Wiener klin. Wochenschrift*, 1901, n° 9.)

[2] Elles ont été commandées, d'ordinaire, par des accidents graves, succédant à une période plus ou moins longue de bénignité apparente.

[3] Signalons cependant un fait instructif de Cholzow : Ouvrier de vingt et un ans, coup de tampon dans la région du foie. Vomissements, douleurs abdominales, subictère ; au onzième jour, ascite. Au treizième jour, évacuation, par ponction, de 5 litres 400 de liquide ressemblant à du thé et contenant de la bile ; sept jours après, nouvelle ponction de 6 litres ; vingt-sept jours après, troisième ponction (encore 6 litres). Laparotomie, quatre jours plus tard : le côlon transverse et l'épiploon sont imbibés de bile et adhérents au foie, ainsi que les anses grêles voisines. Après libération, on reconnaît, au fond de la vésicule, une perforation de 1 centimètre de large, à bords friables. Cholécystectomie, ligature du canal cystique, tamponnement. Guérison en quatre semaines. (B.-N. Cholzow, Ueber traumatische Rupturen der Gallenwege. *Annalen der russischen Chirurgie*, 1900, Hft. 2 et 3.)

analogues de l'hypocondre droit. Nous nous bornerons à l'exposé de la **chirurgie d'urgence de la rate**.

Elle trouve à s'exercer dans trois éventualités : dans les ***ruptures***, dans les ***plaies par armes blanches ou par balles***, dans les ***hernies traumatiques*** de la rate.

I. ***Ruptures de la rate***. — Leur symptomatologie est fort peu précise, fort peu « localisatrice ». Pour conclure à la rupture splénique, on se fonde sur deux seuls éléments : sur les signes d'*hémorragie interne grave*, et de réaction péritonéale, — sur l'existence d'une *contusion violente*, ayant porté sur la *base du thorax*, l'*hypocondre* ou le *flanc gauches*. Ils suffisent souvent à fournir les indications pressantes d'une intervention.

Je n'ai qu'à rappeler ici les ruptures des rates paludiques, sur lesquelles Vincent [1] a insisté, et qui peuvent succéder à une agression fort atténuée, ou même survenir spontanément. La notion d'un état pathologique antérieur de la rate est toujours importante, et de nature à fournir des présomptions sérieuses sur la localisation des lésions traumatiques.

Toujours est-il que, devant les accidents d'hémorragie intra-abdominale grave, il est toujours sage d'opérer, et de n'accorder aucune confiance aux moyens de seconde main, tels que la compression, les applications glacées, etc., qui, lors de rupture étendue d'un organe aussi vasculaire, sont vraiment illusoires.

On ouvrira le ventre sur la ligne médiane sus-ombilicale : lieu d'élection, surtout dans les cas où le diagnostic du siège reste incertain ; s'il le fallait, un débridement latéral, transversal, élargirait la voie, qui doit toujours être d'emblée très large, pour éviter les déchirures et faire le nécessaire, en pleine lumière.

Après l'évacuation du sang épanché, on procédera, du doigt et de l'œil, à l'examen de la rate, de son bord antérieur, aisément accessible, de sa face externe, de sa face interne, et j'ajouterai, autant que possible, *des deux portions de cette face interne séparées par l'épiploon gastro-splénique*. Nous allons voir dans un instant un exemple de rupture de la portion postérieure, masquée par ce ligament, qui fut méconnue et devint la cause de la mort.

Que faire, lorsqu'on a trouvé la rate rompue?

L'intervention la plus sûre, c'est ***la splénectomie***. Le plus souvent, la nature même des lésions de la rate, profondément fissurée, divisée en segments multiples, broyée, et la violence de l'hémorragie ne laisseront pas le loisir de penser à aucune autre détermination.

Avec une incision suffisante, et une rate peu hypertrophiée et non adhérente, l'ablation totale ne saurait passer pour une opération très complexe,

(1) Vincent, Sur le pronostic et le traitement des ruptures de la rate. *Revue de chirurgie*, juin 1893, p. 449.

et les succès d'une intervention précoce et hardie sont aujourd'hui nombreux (¹).

Une fois le ventre ouvert, le sang et les caillots rapidement détergés, dès que l'on a découvert la rupture splénique (²), il faut « aller au pédicule », le saisir entre les doigts, et l'hémostase provisoire ainsi réalisée sans précipitation, le pincer avec deux clamps courbes (fig. 295). Ceci fait, la rate ou les débris de la rate sont « amenés » hors du ventre, et les deux segments du pédicule en éventail sectionnés tout près du hile, en dehors des clamps ; on lie d'abord chacun des deux moignons, par une ligature enchaînée, un nœud de Lawson Tait, par exemple ; on réunit ensuite les deux ligatures, et il est même prudent d'enserrer par un fil complémentaire, sur la tranche, les plus gros troncs vasculaires.

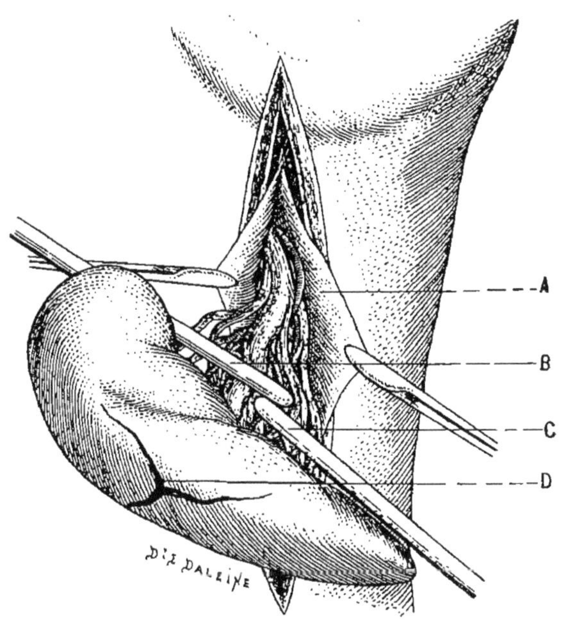

Fig. 295. — Pincement du pédicule splénique.

A, péritoine pariétal repéré avec des pinces. — B C, les deux clamps appliqués sur les deux moitiés, supérieure et inférieure, du pédicule en éventail, et dont les extrémités chevauchent l'une sur l'autre. — D, déchirure de la rate.

En présence d'une grosse rate adhérente, la besogne devient autrement pénible, et il peut être utile de commencer par pincer le pédicule, en étages, et par le sectionner, avant d'achever de décortiquer et d'extraire l'organe. J'ajoute que la splénectomie devient, par elle-même, dans

(¹) Une observation de Paul Delbet peut servir de type. Contusion violente de l'hypocondre gauche par un brancard de voiture ; signes d'hémorragie interne. On pratique la laparotomie, on trouve le ventre plein de sang et l'on reconnaît que l'hémorragie procède d'une déchirure de la rate. Pincement du pédicule, excision de l'organe, ligature, toilette du ventre et réunion totale de la paroi. Guérison. La rate était sillonnée par une fente transversale de 5 centimètres de long et de 1 centimètre de profondeur. (Rapport de M. Le Dentu, *Acad. de méd.*, 27 déc. 1898.) Dans le travail récent de E. Berger, nous trouvons 67 cas de splénectomie pour ruptures de la rate, avec une mortalité de 43,3 pour 100 ; l'auteur a réuni 127 observations de laparotomie pour ruptures et plaies de la rate, et la mortalité générale est de 41 pour 100 (80 splénectomies avec 43,7 pour 100 de mortalité). Il convient d'ajouter qu'ici encore la coexistence fréquente d'autres blessures viscérales aggrave notablement le pronostic : la mortalité monte à 51 pour 100, pour ces cas compliqués ; elle tombe à 34,6 pour 100 pour les cas non compliqués. (E. Berger, Die Verletzungen der Milz und ihre chirurgische Behandlung. *Arch. für klin. Chir.*, Bd. LXVIII, Heft 3, p. 768, et Heft 4, p. 865.)

(²) Il arrive que la rate soit presque entièrement détachée ou, du moins, qu'un gros segment flotte librement dans le ventre, au milieu du foyer sanguin.

ces hypertrophies malariques ou leucémiques, d'une gravité incontestable.

Il resterait, pour les cas où l'ablation serait impraticable, une dernière ressource, le **tamponnement serré**, ou encore la **ligature isolée des vaisseaux spléniques** (1) : pratiques de pis aller, de résultat fort aléatoire (2).

Si la rupture est peu étendue, peu profonde, bien accessible, on pourrait, à l'exemple de Luigi Lamarchia (3), chercher à la **suturer** et à réaliser de la sorte l'hémostase. Le fait en question est, du reste, assez intéressant pour être relaté brièvement.

Il s'agit d'un garçon de quinze ans, qui avait reçu, une demi-heure avant, un violent coup de poing à l'hypocondre gauche; il était pâle, le pouls petit, la respiration difficile, le ventre ballonné, enfin, il présentait tous les signes d'une grave hémorragie interne. Comme il souffrait depuis longtemps déjà de cette région, on pensa à une rupture de la rate, et la laparotomie fut faite immédiatement, la laparotomie médiane. Il s'écoula du ventre environ 1 litre de sang liquide, et il fallut, pour voir clair, compléter l'incision par un débridement transversal, à la hauteur de l'ombilic.

On découvrit alors *une rupture de la rate, qui commençait à la face interne, croisait le bord antérieur et se prolongeait d'environ 2 centimètres sur la face convexe* : elle avait plus de 1 centimètre de profondeur au niveau du bord antérieur; le sang continuait à s'en échapper abondamment. La plaie fut réunie par des fils de soie profonds, qui pénétraient à 1 centimètre, au moins, de chacune des lèvres, en plein parenchyme, et des sutures superficielles. L'hémorragie s'arrêta, et l'abdomen fut refermé. Pourtant le blessé succombait une heure et demie après l'opération, et, à l'autopsie, on constatait, *sur la portion de la face interne de l'organe située en arrière de l'épiploon gastro-splénique, une fissure verticale* de 4 centimètres de long et de 1 centimètre de profondeur. Quant à la suture, elle tenait parfaitement.

En somme, le fait n'est pas très encourageant (4), et dans ces mêmes condi-

(1) La division de la rate en territoires vasculaires non communicants donne à cette pratique des chances de succès, tout en créant le danger d'une complication secondaire : le sphacèle du segment anémié. (Voy. Vanverts, *De la splénectomie*. Thèse de doct., 1897, p. 40 et 140.)

(2) Le *pincement à demeure* ou la *ligature des vaisseaux du pédicule* vaudront toujours mieux que le tamponnement. Dans ces cas, où la rate adhérente se déchire et saigne davantage à la moindre tentative de décortication, il faut aller tout de suite en dedans, au pédicule, chercher à le découvrir, à le comprimer entre les doigts, puis à le saisir avec une ou plusieurs pinces longuettes. On s'efforcera ensuite d'en faire la ligature, en conduisant le fil tout autour avec une grande aiguille courbe et mousse. Battle eut beaucoup de peine à l'exécuter : il avait fait la laparotomie médiane sus-ombilicale et découvert une profonde déchirure sur la face externe de la rate; il essaya en vain de passer une ligature autour des vaisseaux du pédicule et il dut faire une seconde incision le long de la ligne semi-lunaire gauche, pour y réussir. Le blessé mourut le sixième jour, de péritonite. Bien qu'une des branches de l'artère splénique eût échappé à la striction, l'hémostase était complète. (Voy. Vanverts, *loc. cit.*, obs. CCLXXXI, p. 334.)

(3) L. Lamarchia, *Centralblatt für Chirurgie*, 11 janvier 1896.

(4) Ici encore, il faudrait employer de gros fils, se servir, autant que possible, d'une aiguille mousse et serrer très doucement. Le tissu splénique se coupe plus facilement encore que celui du foie; il est vrai que la capsule, épaissie et scléreuse, à la suite des périsplénites anciennes, peut devenir alors d'une certaine résistance et fournir aux sutures un suffisant appui. Chez une jeune fille de dix-neuf ans, opérée par Rehn cinq heures après l'accident, il y avait trois ruptures de l'estomac, dont une perforante; et sur la rate, dont le pôle inférieur était écrasé et « décapsulé »,

tions de rupture courte, périphérique, peu profonde, si la suture est difficile et le parenchyme trop friable, le tamponnement bien fait est susceptible de fournir un heureux résultat, comme en témoigne l'observation de Loison [1].

II. ***Plaies de la rate.*** — Ici, en dehors des accidents d'hémorragie interne, on constate encore quelquefois l'hémorragie abondante, par la plaie, et, suivant les préceptes que nous défendions plus haut, le fait seul de la *plaie pénétrante* devient une indication majeure.

Bien entendu, pas plus que pour l'intestin ou le foie, on ne comptera sur le débridement timide de l'orifice d'entrée pour donner accès facile et permettre l'exploration et les manœuvres de l'hémostase. On aura recours d'emblée à la laparotomie médiane, ou encore et avec avantage, si la localisation et la direction de la plaie semblent témoigner nettement d'une lésion splénique, à la laparotomie latérale sur le bord du droit, qui, plus rapprochée du foyer, donnera, si l'incision est assez longue, une bonne voie d'accès.

Mais la plaie occupe parfois la *face postéro-latérale du tronc* ou la *région lombaire supérieure*, et les traumatismes de ce genre (coups de couteau, plaies d'armes à feu surtout) peuvent intéresser, avec la rate, le rein, le diaphragme, le lobe gauche du foie.

L'intervention obéira toujours à la même méthode : débridement large de la plaie, exploration du foyer; si l'on constate alors que le rein n'est pas seul atteint, que le ventre est ouvert et que le sang continue à sourdre de la profondeur, sans perdre de temps à des tentatives illusoires, on fera la laparotomie médiane, après avoir tamponné la plaie lombaire, ou encore, par un trait transversal, parallèle au rebord costal gauche, et branché sur l'incision postérieure, on s'ouvrira une voie latérale : pratique toute naturelle, en somme, mais qui ne donne jamais autant de jour que la laparotomie franche.

Le reste de l'opération sera conduit comme tout à l'heure : compression digitale et pincement du pédicule splénique, déblaiement hâtif du foyer, extraction et ablation de la rate.

La **splénectomie** est, de fait, l'intervention nécessaire, en présence de déchirures étendues de l'organe : elle peut et doit être rapidement menée [2].

une fente de 4 centimètres. Cette fente fut suturée en grande partie, et sur la rate, l'hémostase faite au thermocautère. Drainage, guérison. (Die Verletzungen des Magens durch stumpfe Gewalt. *Arch. für klin. Chir.*, Bd. LIII, 383.)

[1] Le blessé avait reçu un coup de pied de cheval sur la face antérieure de l'hypocondre gauche, et la laparotomie fut pratiquée au bout de 24 heures. Après avoir évacué une grande quantité de sang noir qui remplissait l'hypocondre et fusait dans le bassin, on découvrit une déchirure de 2 ou 3 centimètres, « divisant suivant le plan frontal le pôle supérieur » de la rate. Les lésions ne parurent pas suffisantes pour justifier la splénectomie. Une grosse mèche composée « de plusieurs longues compresses de gaze aseptique roulées dans une feuille de gaze iodoformée » fut tassée entre la partie supérieure de la rate et le diaphragme, l'extrémité libre sortant par l'angle supérieur de l'incision abdominale. Le tamponnement fut retiré au cinquième jour. Guérison. (Loison, Rupture traumatique de la rate. Laparotomie. Tamponnement. Guérison. *Soc. de chir.*, 23 janvier 1901, p. 40.)

[2] Et cette promptitude de l'intervention ne suffit pas toujours à sauver le blessé. Un jeune homme de vingt-deux ans se tire un coup de revolver dans la poitrine (au niveau du 7e espace intercostal gauche) à 7 heures 1/2 du soir. Transporté à l'Hôtel-Dieu, il est opéré à 8 heures 1/2 par M. Morestin : on agrandit la plaie d'entrée et l'on constate que le diaphragme est perforé;

Seules les fissures et les érosions superficielles, ou encore certaines plaies par balles de revolver, éloignées du hile, pourraient se prêter à la suture [1]. Quant au tamponnement, c'est, là encore, un pis aller.

Hernies. — Il arrive parfois que, dans les plaies larges de l'hypocondre ou du flanc gauches, la rate prolabée fasse hernie, en totalité ou partiellement. Vanverts en a relevé 29 observations, 6 seulement datent des vingt-cinq dernières années.

Si l'organe hernié est en même temps blessé et s'il donne du sang, aucune hésitation n'est de mise : ***il faut l'enlever*** [2], et l'on peut dire que souvent la besogne est déjà à moitié faite [3].

Est-il intact, de surface encore lisse et tendue, et récemment hernié, on en pratiquera d'abord une désinfection soigneuse, par le lavage à l'eau bouillie, puis la plaie sera débridée, la région voisine et le pédicule examinés attentivement, et, si rien ne paraît plus s'y opposer, la **réduction** sera pratiquée, et la paroi abdominale réunie.

On ne pourra naturellement suivre la même méthode quand la hernie datera de quelque temps, que la partie herniée sera étranglée, noirâtre, flasque, de mauvais aspect; on ne saurait plus songer à réduire. Le mieux sera d'exciser au thermocautère ce moignon déjà en voie de sphacèle, ou d'en pratiquer la ligature à la base et de réséquer au bistouri ou aux ciseaux toute la portion proéminente. On aura soin d'assurer par quelques fils d'arrêt l'accolement du moignon à la paroi. La rate tout entière est-elle dehors et se présente-t-elle sous cet aspect, l'*ablation totale* est le seul parti à prendre.

TRAUMATISMES DE LA RÉGION LOMBAIRE RUPTURES ET PLAIES DU REIN

Les reins peuvent être atteints par des voies diverses et leurs lésions traumatiques sont assez souvent combinées à celles des autres viscères abdominaux, de l'intestin, du foie, de la rate : il en résulte une *aggravation*

incision parallèle au rebord costal gauche : il jaillit du ventre une énorme quantité de sang; on cherche la rate : elle est coupée en deux; le pédicule est lié et l'organe enlevé. L'intervention a duré un quart d'heure. Mais l'anémie était déjà trop profonde; le blessé ne reprend pas connaissance et succombe quelques heures après. (MORESTIN, Plaie de la rate par coup de feu. Splénectomie. Mort. *Soc. anat.*, 7 oct. 1898.)

[1] Elle a été pratiqué 2 fois pour des plaies par armes à feu (1 mort), et 10 fois pour des plaies par instruments piquants et tranchants (sans mort); mais il s'agissait de plaies étroites, de gravité atténuée. (E. BERGER, *loc. cit.*)

[2] Ajoutons : l'enlever tout entier, même si la hernie traumatique n'est que partielle; autrement, il faudrait procéder d'abord à une besogne d'hémostase dont nous avons vu les difficultés et les dangers.

[3] On devra faire naturellement tous les débridements nécessaires pour pouvoir extraire l'organe entier sans déchirure, examiner soigneusement le pédicule et faire une bonne ligature. Ces splénectomies paraissent être, d'ailleurs, d'un pronostic bénin.

considérable du pronostic et une complexité toute spéciale des interventions d'urgence.

Sur 200 cas de contusion du rein, Tuffier [1] a relevé 23 déchirures du foie, 11 ruptures de la rate, 1 fois des contusions du pancréas, de l'estomac et de l'intestin, 2 fois une contusion de la vessie et du poumon, 1 fois la rupture de la plèvre, 15 fractures des côtes, 14 fractures des membres, 4 fractures du bassin, 4 fractures de la colonne vertébrale : soit une proportion de 20 pour 100 de « lésions concomitantes ». Or, sur 113 déchirures du rein *non compliquées*, il compte 49 morts, soit 43 pour 100 ; et sur 55 ruptures *compliquées*, 48 morts, soit 87 pour 100.

Il y a donc là, en pratique, une première donnée fort importante et qui s'applique aux deux types principaux des lésions traumatiques du rein : aux ***contusions***, aux ***plaies***.

Contusions. — Il faut reconnaître que la chirurgie d'urgence proprement dite et les interventions immédiates trouvent rarement leurs indications dans la grande majorité des contusions rénales ; mais on ne saurait, sans le plus grand danger, faire de l'abstention « d'emblée » une règle générale de conduite, et des exemples personnels l'ont démontré à un grand nombre de chirurgiens.

I. ***Cas légers.*** — Un homme est renversé par une voiture et heurte violemment, de son côté gauche, le bord du trottoir : il perd connaissance, et nous le trouvons, quelques instants après, très pâle, le pouls petit, la respiration pénible, dans un état de shock des mieux caractérisés. On le réchauffe, on le ranime, et, au bout d'une heure, le pouls, quoique toujours fréquent, a repris de la force, la peau est redevenue chaude, le facies meilleur ; il souffre vivement dans la région lombaire et le flanc gauches, et une première miction est composée de sang rouge, presque pur.

Pourtant le palper du flanc, très gêné, il est vrai, par la douleur, ne révèle aucune tuméfaction nette, le reste du ventre est souple et indolent. Et, bien que les mictions restent sanglantes, l'état ne s'aggrave nullement dans les heures qui suivent, la température est normale, le pouls est bon. **Contusion légère ou moyenne du rein, hémorragie modérée, ne créant par elle-même aucun danger immédiat**, telle est la conclusion qui paraît s'imposer et qui ne conduit à aucune détermination immédiate [2].

Les lésions de cet ordre sont parfaitement susceptibles de guérir seules, l'immobilisation dans le décubitus dorsal, l'enveloppement du ventre dans une épaisse couche d'ouate et une ceinture de flanelle bien serrée, le régime lacté, l'administration des antiseptiques urinaires, salol, etc., constituent les bases d'un traitement rationnel et sage qui donnera souvent d'excellents résultats.

II. — ***Hématurie abondante, apparition rapide d'une « tumeur***

[1] Tuffier, *Arch. gén. de méd.*, 1888, t. XXII, p. 591 et 697 ; 1889, t. XXIII, p. 335.

[2] Et, de fait, la douleur lombaire persiste et l'urine contient du sang pendant quelques jours, puis tout disparaît et le blessé guérit sans incident.

rénale ». — La question est déjà un peu différente, lorsque l'intensité évidente du traumatisme, l'abondance de l'hématurie, l'apparition rapide d'une « tumeur rénale » témoignent, en dehors même des signes d'une hémorragie inquiétante, de ruptures étendues du parenchyme. Voici un fait qui servira d'exemple et permettra de donner un corps à la discussion des indications, souvent alors difficiles à bien dégager :

Un homme d'une trentaine d'années, très vigoureux, de santé excellente, reçoit à pleine volée un coup de pied de cheval dans le flanc gauche. On le rapporte chez lui dans un état très alarmant, presque sans pouls et sans respiration, et ce n'est qu'avec les plus grands efforts que son médecin parvient à le « faire revivre ». Mais l'aspect général est tellement grave, qu'on ne doute pas de l'existence d'une rupture viscérale, et que l'on s'empresse de se mettre à la recherche d'un chirurgien.

Nous voyons le blessé environ cinq heures après l'accident : la situation n'est plus la même, le facies est bon, coloré, la parole et la respiration faciles, le pouls est bien frappé, la température de 37°,2; il n'y a pas eu de vomissements dans la journée et des gaz ont été rendus par l'anus. Le cathétérisme ne ramenait jusqu'alors que du sang presque pur et en petite quantité; il est pratiqué de nouveau et le liquide retiré, d'abord épais et très rouge, devient plus clair et finit par présenter tous les caractères de l'urine. Le blessé se plaint vivement de l'hypocondre et du flanc gauches, mais de cette région seulement, et il montre très nettement la zone douloureuse; le reste du ventre est indolent, absolument souple, sans aucune matité, et le palper s'y exerce profondément sans déceler rien d'anormal. Le flanc gauche, à sa partie supérieure, est tendu et la paroi se durcit au moindre contact; pourtant, par une exploration douce et progressive, on arrive à reconnaître qu'il existe bien là une tuméfaction profonde, mais qui ne descend que de deux travers de doigt environ au-dessous des fausses côtes, et ne se prolonge nullement dans la fosse iliaque. J'ajoute encore qu'il n'y a aucun indice de contusion pleuro-pulmonaire.

Contusion du rein gauche, rupture probablement assez étendue de l'organe, hématome péri-rénal : tel semble devoir être le diagnostic. Que faire?

Il n'est pas douteux qu'il n'existe aucune lésion des viscères abdominaux : l'émission des gaz, le palper du ventre, tout le démontre. On ne trouve donc aucune espèce d'indication d'une laparotomie exploratrice, et, s'il faut agir, c'est à la région lombaire qu'on devra porter le bistouri. Mais quelles sont les raisons d'agir? L'hématurie est très modérée, l'état du pouls, etc., indique l'absence de toute hémorragie inquiétante, et l'hémostase paraît assurée.

Je m'abstiens donc d'une intervention immédiate. Et voici ce qui se passe. L'hématurie persiste quelques jours, sans plus d'abondance, et l'état général ne cesse pas d'être satisfaisant. Mais la température s'élève, vers le cinquième jour, à 38 degrés, 38°,5, 39 degrés, et peu à peu la tumeur du flanc grossit, tout en conservant une consistance très dure, qui ne fait, en quelque sorte, que s'accroître. Devant cette fièvre qui ne tombait pas, une incision fut pratiquée : elle conduisit dans une *vaste poche péri-rénale*, d'où s'échappa en abondance un liquide noirâtre, mêlé de sang, d'urine et de pus; les parois de la cavité étaient tapissées de fausses membranes grisâtres, gangreneuses, qui rappelaient tout à fait le phlegmon diffus; en avant, la *paroi postérieure du côlon descendant* apparaissait, disséquée et friable. Deux jours après, une *fistule stercorale* se constituait, et, bien que le blessé ait finalement guéri, il n'est pas douteux qu'une intervention immédiate eût été infiniment préférable.

L'incision secondaire et le drainage du foyer ont eu lieu trop tard, et l'ulcération de la paroi du gros intestin est attribuable, à n'en pas douter, à ce contact prolongé du contenu septique de la poche : dès que la fièvre parut, l'intervention s'imposait.

Les péripéties de cette observation n'en sont que plus instructives : elles montrent fort nettement quelle est l'évolution ordinaire des accidents dans les faits de ce genre, et comment doivent être comprises les indications.

Il n'y a pas de signes d'hémorragie alarmante par elle-même; mais, dès les premières heures, on constate une **tuméfaction du flanc** et de la région lombaire, qui, combinée à l'**hématurie** et à la violence dûment avérée du choc, ne laissent pas de doute sur l'existence d'une rupture du rein.

Le meilleur parti à prendre, à notre sens, c'est d'opérer le plus tôt possible, d'ouvrir le foyer, de faire l'hémostase et de prévenir ainsi les accidents d'infection; tout au moins, si certaines conditions de milieu, etc., empêchent de réaliser ce programme, on immobilisera le blessé, au lit, sur le dos, on comprimera le flanc avec un gros tampon d'ouate et un large bandage de flanelle, enfin on surveillera de près la température, et l'on agira sans tarder, si la fièvre survient et se caractérise [1].

De fait, les *hématomes péri-rénaux* sont susceptibles de se résorber [2], mais sous la réserve qu'ils soient et qu'ils restent aseptiques [3]; or, cette condition est loin d'être toujours réalisée. Si les accidents tardent parfois et laissent croire à une évolution toute bénigne, ils éclatent souvent au sixième, dixième jour, plus tard encore : la collection grossit, la fièvre s'élève, l'état général s'altère et, finalement, on est contraint d'intervenir au milieu de difficultés plus grandes et avec des chances de succès moindres que dans les premiers jours.

Ces phlegmons péri-néphrétiques, consécutifs à une déchirure du rein, ne

[1] Une poussée fébrile, dans les premiers jours, n'est pas un signe certain d'infection : on peut observer de pareilles ascensions thermiques, parfois fort élevées, à la suite de tous les grands épanchements sanguins, même aseptiques (hémothorax, hématocèles rétro-utérines, etc.).

[2] Il faut faire une place à part aux épanchements péri-rénaux *uro-hématiques*, sur lesquels Tuffier a attiré l'attention et qui supposent une rupture simultanée de l'uretère ou du bassinet. Dus au mélange du sang et de l'urine, ils s'accroissent rapidement, pendant les premiers jours, et acquièrent un volume considérable : vers le dixième jour, en général, « l'hématurie reparaît et la tumeur s'affaisse », la collection uro-hématique se vide dans le bassinet, et la guérison s'ensuit, au bout d'un mois et demi à deux mois — s'il n'y a pas eu d'infection. (Voy. Tuffier et Lévi, Épanchements uro-hématiques péri-rénaux par contusion du rein. *Presse médicale*, 1895, p. 153, et A. Dordonnat, Thèse de doct., 1896.)

[3] On n'oubliera pas qu'*un cathétérisme malpropre est souvent le point de départ de l'infection ascendante du foyer péri-rénal.*

se présentent pas, en effet, comme des abcès hématiques purs et simples, comme des collections de dimensions variables, mais bien circonscrites, d'évacuation et de détersion faciles, que l'incision simple et le drainage suffisent à guérir. Ce sont, dans l'immense majorité des cas, des *phlegmons urineux* et ce que nous avons constaté, chez le blessé cité plus haut, montre bien quelles en sont les tendances et les dangers.

Enfin, on aurait tort de croire qu'en attendant pour ouvrir l'hématome on soit absolument assuré d'une hémostase définitive : un fait de M. Peyrot [1] démontre le contraire d'une façon frappante.

Il s'agit d'un maçon de dix-huit ans, qui tombe d'un échafaudage et dont le côté gauche porte sur un tas de moellons. Les accidents paraissent d'abord fort atténués, et, au bout de quinze jours, le blessé est envoyé à Vincennes. Il rentre à l'hôpital un mois et demi après sa chute : « le côté gauche est tuméfié, rougeâtre, douloureux à la pression; la percussion révèle une matité qui remonte en haut jusqu'au sixième espace intercostal, descend en bas jusqu'à la crête iliaque et s'étend transversalement jusqu'à une ligne verticale qui passerait, dans le flanc droit, à quatre travers de doigt de l'ombilic. En palpant ce vaste empâtement, on éprouve, surtout à la partie antéro-interne de la tuméfaction, une sensation de fluctuation profonde ».

L'opération est pratiquée, et une incision, conduite de la partie moyenne de la douzième côte à la crête iliaque, mène rapidement dans la vaste cavité. « Elle est pleine de caillots que l'on commence à enlever avec la main. Pendant que l'on pratique cette évacuation, *du sang frais, rouge, s'écoule et bientôt semble jaillir du fond avec abondance*. Je porte aussitôt le poing dans le fond de la poche pour faire la compression sur la partie où doit se trouver le rein, et, en même temps, sur ma prière, mon collègue et assistant, M. Bazy, agrandit rapidement de 4 à 5 centimètres, par en bas, le long de la crête iliaque, l'incision primitive. Alors, à deux mains, la cavité est rapidement vidée de tous ses caillots; une éponge achève d'enlever ce qui reste, et l'*on aperçoit deux ou trois gros vaisseaux, par chacun desquels s'écoule un jet volumineux de sang rutilant. Trois longs clamps sont portés sur ces vaisseaux ouverts* : l'hémorragie est arrêtée. On reconnaît alors qu'il s'agit de vaisseaux de la partie supérieure du rein. Celui-ci, aplati, presque méconnaissable, siège à la partie interne et un peu postérieure de la poche, au-dessous de sa partie médiane. Il semble donc sensiblement abaissé. La rupture siégeait à sa partie supérieure. Les pinces sont laissées à demeure.... » Le blessé guérit.

En résumé, dans ces ruptures avec hématome rapide et volumineux, si l'intervention n'est pas urgente, au sens propre du mot, elle gagnera, en général, à être précoce; elle sera toujours, faite de bonne heure, moins dangereuse et moins compliquée.

III. ***Hémorragie menaçante***. — Ailleurs, l'hémorragie commande d'agir séance tenante : soit qu'elle se traduise par des hématuries profuses

[1] *Bull. de la Soc. de chir.*. 21 mars 1894.

et répétées, ou par une énorme tuméfaction de la région lombo-abdominale et par tous les signes de l'anémie aiguë et progressive. Il y a lieu de noter, du reste, que, hormis le cas exceptionnel d'une rupture de l'artère ou de la veine rénales et surtout d'une rupture simultanée du péritoine, ces hémorragies *rétro-péritonéales*, pour rapides et considérables qu'elles soient, n'ont pas ces allures pseudo-foudroyantes des grandes hémorragies « dans le péritoine »; aussi n'est-ce le plus souvent qu'au bout de quelques heures ou le lendemain que « le péril hémorragique » est devenu assez grave pour commander l'opération immédiate.

Chez un blessé de Tuffier, le lendemain matin, on constate « une énorme tuméfaction occupant l'échancrure ilio-costale, en même temps que la région abdominale et la région lombaire. Du côté des lombes, la saillie est telle qu'elle fait paraître les apophyses épineuses déprimées.... Les urines contiennent du sang rouge. » Le membre inférieur correspondant est parésié et le malade se plaint de fourmillements dans les extrémités. Une grande incision lombaire ouvre un double foyer rempli de caillots, l'un sous-cutané, l'autre profond, communiquant par des déchirures du muscle sacro-lombaire : *le rein présente, sur sa face postérieure, une rupture de 5 centimètres, d'où s'échappe du sang rutilant*; l'apophyse transverse de la première vertèbre lombaire et la douzième côte sont fracturées.

C'est encore le lendemain que, chez un blessé de Lucas-Championnière, les phénomènes d'hémorragie interne paraissent s'accentuer, et que l'on intervient : on trouve un épanchement sanguin d'au moins 1 litre et *le rein écrasé à sa partie supérieure et divisé en deux.*

On n'oubliera pas que *l'hématurie n'est pas toujours en rapport avec l'abondance de l'hémorragie péri-rénale* : elle peut même manquer ou se réduire à des proportions fort restreintes, dans le cas où le rein est totalement rompu ou écrasé et alors précisément que l'hémorragie interne est le plus considérable.

TECHNIQUE DE L'INTERVENTION

Qu'elle soit immédiate, ou que les indications d'urgence ne soient posées qu'à une date plus ou moins retardée, c'est par la **voie lombaire** que l'on interviendra.

La *laparotomie médiane* n'est indiquée que dans les cas où l'on a lieu de penser à un épanchement intra-péritonéal, à une lésion concomitante des viscères abdominaux, — peut-être aussi chez l'enfant, dont le feuillet pariétal postérieur du péritoine est si peu doublé de graisse qu'il se rompt le plus souvent avec le rein [1].

[1] La *rupture intra-péritonéale* est très rare chez l'adulte. Souligoux en a rapporté un cas très instructif : contusion de la région lombo-abdominale droite par le passage, en écharpe, des roues d'un chariot ; urines sanglantes, mêlées de caillots allongés, d'un rouge foncé ; vomissements noirâtres, mauvais pouls ; ventre ballonné, douloureux, surtout dans le flanc droit. Laparotomie médiane, cinq heures après l'accident : on trouve dans le ventre du sang et de l'urine, pas de lésion

Quant à la *voie para-abdominale*, elle n'est nullement applicable à ces interventions : elle n'ouvre pas un jour suffisant sur le pédicule rénal.

Faites donc coucher votre blessé sur le côté sain, un coussin placé sous le flanc, et la cuisse du côté blessé légèrement fléchie.

Pratiquez d'emblée **une très grande incision** : vous n'aurez jamais trop large accès dans la profondeur, surtout chez les sujets gras, et, en s'ouvrant tout de suite une voie suffisante, on épargne beaucoup de temps — et de sang. Cherchez la douzième côte, et rapidement touchez du doigt la ligne des apophyses épineuses, le bord externe de la masse sacro-lombaire, la crête iliaque.

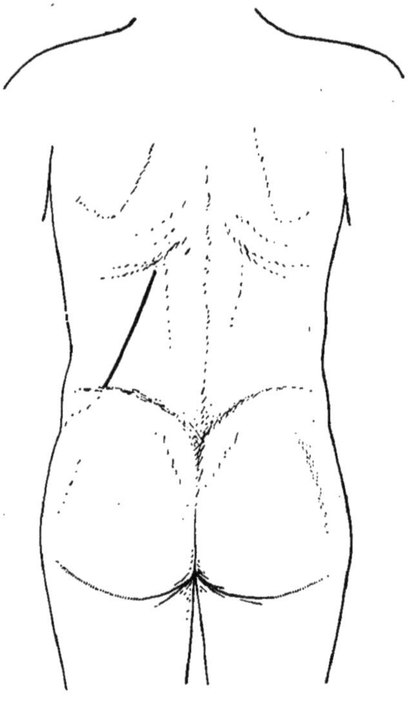

Fig. 296. — Tracé de l'incision lombaire, destinée à la découverte du rein. — Elle sera prolongée, s'il y a lieu, en avant, le long de la crête iliaque.

L'incision commencera à la partie moyenne de la douzième côte et descendra obliquement jusqu'à la crête iliaque, qu'elle viendra joindre en son milieu ou un peu en avant (fig. 296) ; — s'il le faut, vous la **prolongerez encore le long de la crête**, jusqu'auprès de l'épine antéro-supérieure.

Vous avez à traverser la peau, les fibres postérieures du grand oblique, le petit oblique, l'aponévrose du transverse, dédoublée pour recevoir le muscle carré lombaire. En réalité, vous avez, dans la traversée de la paroi, deux **repères** principaux : le *bord externe du carré lombaire*, qu'il faut découvrir d'abord, puis la *graisse jaune péri-rénale*, sur laquelle vous tomberez tout de suite, après avoir sectionné une mince lamelle aponévrotique (fig. 297).

Dans les interventions pour ruptures du rein, la situation se simplifie encore d'ordinaire : presque toujours les plans sous-cutanés et musculaires sont imprégnés de sang, ou même on rencontre une première collection hématique, qui communique profondément avec l'épanchement péri-rénal ; même en dehors de cette éventualité, dès qu'on a sectionné la peau et les premières couches musculo-aponévrotiques, on rencontre une paroi tendue, fluctuante, noirâtre, qui bombe et s'offre d'elle-même au bistouri.

viscérale ; le sang vient de la région rénale droite, et l'on sent, au doigt, le rein déchiré. Deux gros drains, entourés de gaze stérilisée, sont laissés dans la plaie. L'urine passe naturellement, en grande partie, dans le pansement, et une fistule transpéritonéale s'établit. Au quatorzième jour, néphrectomie secondaire, par voie lombaire, décortication sous-capsulaire et ablation du rein écrasé. Guérison. (Fossard, *Soc. anat.*, 13 avril 1900, p. 399.)

Ouvrez-la donc, en vous tenant prêt à ce qui va se passer : un flot de sang va s'échapper de la profondeur, et du sang rutilant jaillir en abondance, si un gros vaisseau est intéressé. Il faut s'attendre à ces incidents dramatiques, pour n'être pas surpris et faire sans hésitation tout le nécessaire. Une bonne précaution, lorsqu'on dispose d'un aide sûr, consiste à lui faire appliquer largement le poing sur la paroi abdominale antérieure et comprimer l'aorte; cette main de l'aide servira encore tout à l'heure à refouler dans la plaie le rein ou ses débris et à vous le rendre plus aisément accessible.

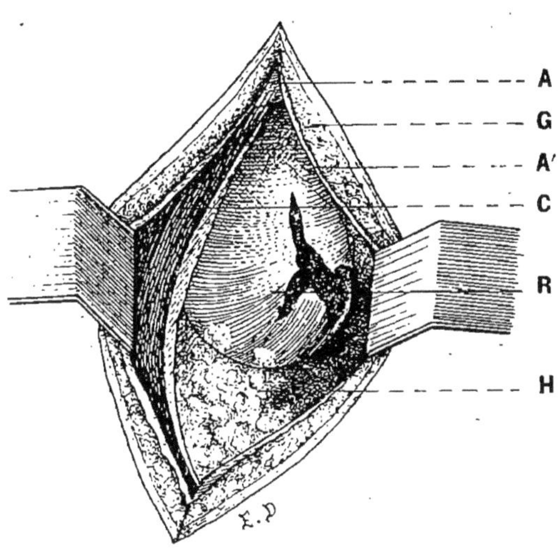

Fig. 297. — Incision lombaire, découverte du rein blessé ou rompu.

AA', aponévrose (feuillet superficiel). — G, graisse sous-cutanée. — C, muscle carré lombaire, au-dessous duquel on aperçoit le feuillet aponévrotique profond. — R, extrémité inférieure du rein, largement déchirée. — H, graisse péri-rénale, infiltrée de sang.

Une fois incisé le foyer péri-rénal, le reste de l'opération sera conduit de façon différente, suivant les lésions :

A. ***Ruptures vasculaires. — Hémostase.*** — Un ou plusieurs vaisseaux de calibre sont déchirés, du sang rouge s'échappe violemment de la profondeur.

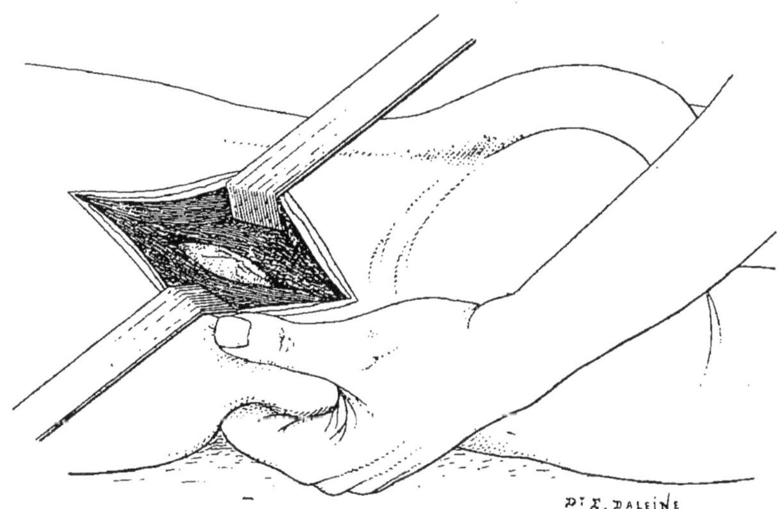

Fig. 298. — Refoulement du rein dans la plaie lombaire.

Tout de suite plongez le doigt, la main, le poing vers la région qui saigne, vers le pédicule, vers l'aorte, et comprimez en masse : c'est affaire de sang-froid et d'énergie. Détergez rapidement de l'autre main la cavité encombrée de caillots, avec des compresses aseptiques, épongez le sang épanché et faites « place nette ». Soulevez alors peu à peu votre main qui comprime, en épongeant toujours, et, pendant qu'un large écarteur expose bien le fond de la plaie, cherchez à voir *d'où vient le sang*, et pincez *ce qui donne.*

Si vous avez bien fait l'hémostase provisoire avec vos doigts plongés au fond de la plaie, si surtout, une fois passée la première alerte, une fois le foyer détergé et devenu mieux explorable, vous avez pu reconnaître la situation du rein et glisser vos doigts jusqu'au pédicule, vous ne pincerez pas au hasard, à l'aveugle, et, sans mettre un nom, bien entendu, sur les vaisseaux que vous saisirez, vous serez sûrs, au moins, de ne pas créer de lésions irréparables en jetant vos clamps sur la paroi de l'aorte ou de la veine cave.

En pareille circonstance, il n'y a pas de règle à formuler, sauf celle-ci : pincer ce qui saigne et aller toujours au pédicule, — aller en dedans, vers la colonne vertébrale, pour comprimer le pédicule, pour le pincer, s'il est blessé lui-même, ou si, en désespoir de cause et devant l'impossibilité de se rendre maître de l'hémorragie, on doit se résoudre à sacrifier le rein.

Quand l'hémostase est ainsi assurée par des pinces, on cherchera à se rendre compte de l'état du rein et, pour cela, la manœuvre représentée figure 298, qui le refoule dans la plaie lombaire, sera fort utile. S'il est broyé ou divisé en deux, on pratiquera la néphrectomie; s'il peut être conservé, on remplacera, dans la mesure du possible, les pinces par des ligatures. Ce sera souvent là une besogne dangereuse, et mieux vaudra, au lieu de courir le risque d'une hémorragie nouvelle, laisser les clamps en place, en les soutenant par un tamponnement de la cavité et un large pansement extérieur.

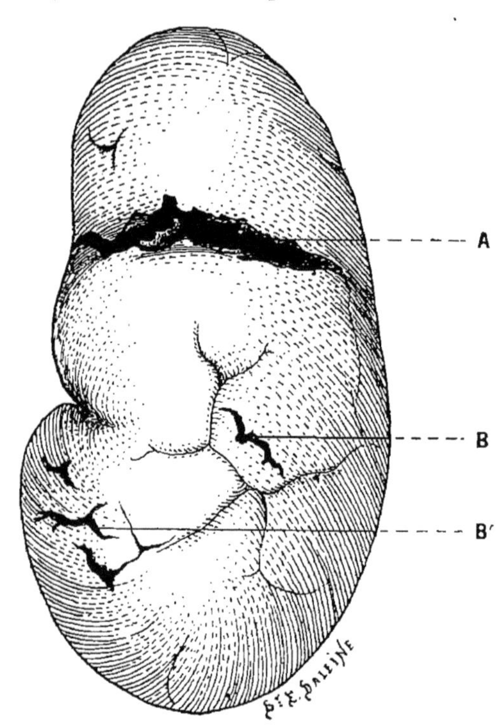

FIG. 299. — Rupture transversale de la partie supérieure du rein.

A, la fissure béante. — BB', ruptures superficielles. — (Figure empruntée au mémoire de P. GÜTERBOCK, Beiträge zur Lehre von den Nierenverletzungen. *Arch. für klin. Chir.*, 1895, Bd. LI, II, p. 257, fig. 1.)

On aurait tort d'exagérer la fréquence de ces hémorragies profuses, émanant de gros vaisseaux ouverts, et, plus souvent, — les faits opératoires en témoignent, — une fois évacuée la collection péri-rénale, on se trouve en présence d'un suintement en nappe, très abondant, sans doute, mais qui ne crée pas de péril immédiat.

B. ***Rupture plus ou moins étendue du rein sans division complète et sans broiement.*** — On trouve, sur la face postérieure du rein, vers sa partie moyenne, le plus souvent, quelquefois sur sa face antérieure, une *fente plus ou moins profonde*, béante, et qui donne du sang rouge (fig. 299).

En pareil cas, *l'opérateur doit s'efforcer avant tout de conserver l'organe*, et, pour arrêter l'hémorragie, deux procédés sont applicables : la **suture**, le **tamponnement.**

La **suture** a donné un excellent résultat entre les mains de Tuffier. Pour qu'elle soit réalisable, il est nécessaire que l'organe soit assez mobile, pour pouvoir être bien exposé et suffisamment accessible. Elle doit être faite *en plein parenchyme*, comme pour le foie.

Avec une aiguille de Reverdin courbe, on traverse les deux lèvres de la déchirure, à 1 centimètre 1/2 ou 2 centimètres de leur bord : on passe de la sorte un nombre suffisant d'anses de gros catgut ou de soie, que l'on serre

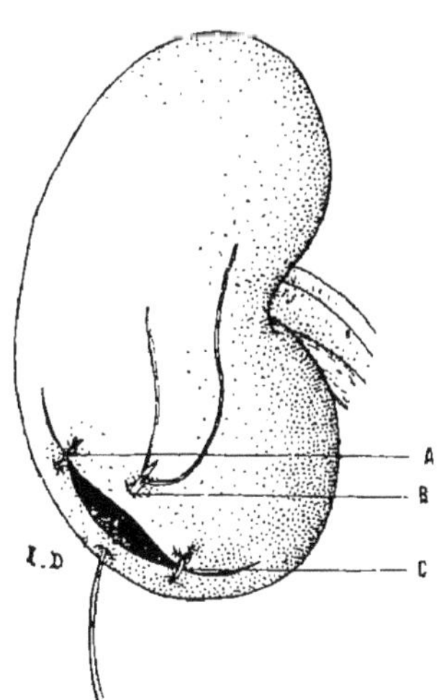

Fig. 300 — Suture du rein.
A, C, les deux fils extrêmes, déjà serrés. — B, passage d'un fil intermédiaire.

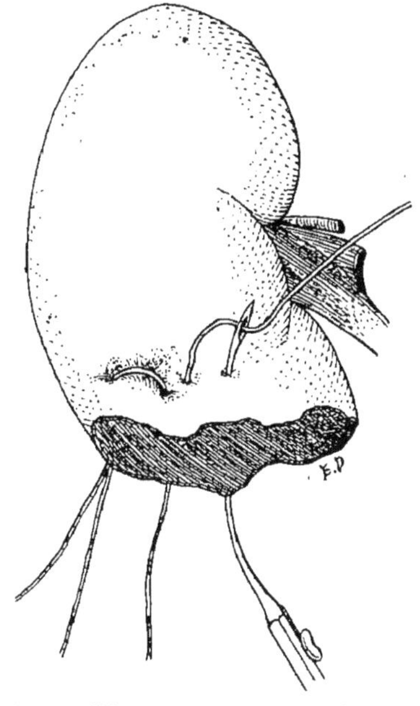

Fig. 301. — Hémostase du rein, par des sutures en *anses trans-parenchymateuses.*

doucement et progressivement. C'est, en somme, la réunion du parenchyme, qui suit la néphro-lithotomie (fig. 300).

Il est toujours prudent de compléter la suture par un tamponnement, et seul il est réalisable dans certaines conditions. Ici encore, c'est le **tamponnement à la Mickulicz,** profondément placé, qu'il faut utiliser.

C. ***Rupture complète du rein.* — *Broiement.*** — Le rein est-il divisé en deux et totalement rompu du bord convexe au bord concave : que faire? L'enlever sera le plus souvent le seul parti à prendre, et cela surtout si la division siège à la partie moyenne, qu'elle intéresse largement le bassinet, et que, à part même la difficulté de réaliser autrement l'hémostase, la conservation de l'organe ne soit d'aucun bénéfice réel.

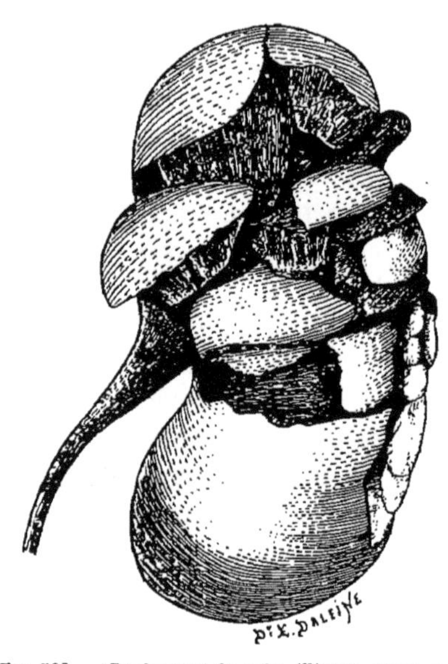

Fig. 302. — Broiement du rein. (Figure empruntée au mémoire de P. Güterbock, cité plus haut, p. 249, fig. 2.)

Mais si la rupture n'a porté que sur l'une des extrémités, en respectant le hile et la partie centrale, et si l'on découvre, en haut ou en bas, ce segment détaché, en général assez facile à extraire, on pourra se contenter de faire cette extraction et chercher à **réaliser l'hémostase de la surface de rupture** du moignon, **par des sutures en masse** ou **des anses transparenchymateuses** disposées comme ci-dessus (fig. 301).

Devant un broiement complet, tel que celui qui est représenté figure 302, l'ablation totale est seule rationnelle et *la néphrectomie devient alors une manœuvre hémostatique.* C'est une véritable **néphrectomie par morcellement**, au sens propre du mot, que l'on est appelé à faire, et une néphrectomie **sous-capsulaire.**

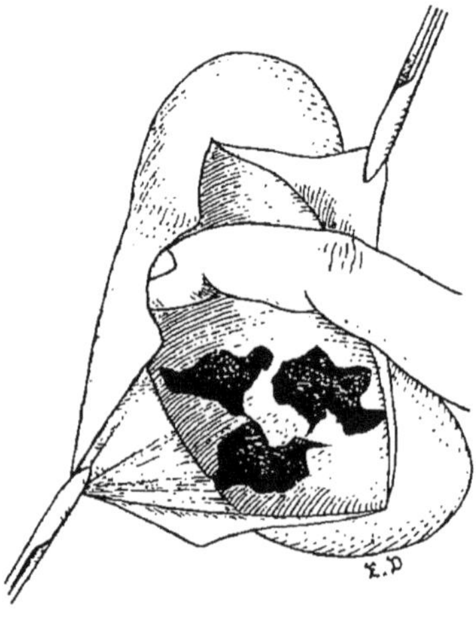

Fig. 303. — Néphrectomie sous-capsulaire; décortication, avec le doigt, du rein blessé. — Les lambeaux de la capsule propre sont repérés avec des pinces; l'index poursuit le décollement capsulaire. (Demi-schématique.)

Pratiquement, on procédera de la façon suivante : la capsule propre est déchirée et souvent largement décollée au niveau des fentes qui séparent les divers segments du parenchyme broyé; profitez de cette décortication toute faite, enlevez un premier, un second fragment, poursuivez le décollement de la capsule propre (fig. 303), dénudez l'organe jusqu'au hile, jusqu'au pédicule, et attirez-le doucement au dehors : vous jetterez alors un clamp sur les vaisseaux et l'uretère, et vous sectionnerez le pédicule à un bon centimètre en dehors, dans le hile.

Ceci fait, et sans hâte, vous substituez au clamp une bonne et solide ligature. Cherchez l'uretère, en dessous des vaisseaux, et liez-le d'abord séparément ([1]); puis traversez le pédicule, avec un passe-fil mousse, d'une anse de soie forte et liez-le en deux paquets, en utilisant, si vous savez bien le faire, le nœud de Lawson Tait.

Mettez toute votre attention à cette ligature, d'importance vitale, et rappelez-vous que ces pédicules rénaux sont souvent friables, qu'ils se coupent aisément sous un fil brusquement serré. Sur la tranche, vous serez prudent en entourant d'un *fil de sûreté* la coupe béante de l'artère rénale. Ne sectionnez les deux chefs de votre ligature qu'après vous être assuré qu'elle « tient bien » et qu'une fois les vaisseaux rétractés sur la colonne vertébrale elle reste intacte et solide.

Plaies du rein. — Du siège et de la profondeur d'une plaie lombaire, on ne saurait conclure d'emblée à une lésion rénale : l'**hématurie** devient alors le principal signe révélateur, puisque l'écoulement d'urine par la plaie reste un phénomène tout exceptionnel, en dehors des blessures du bassinet, de l'uretère ou des grands calices. Il faut y joindre, suivant les cas, l'hémorragie par la plaie ou les indices d'hémorragie interne, la douleur des lombes et du flanc, souvent irradiée jusqu'au testicule, l'apparition plus ou moins rapide d'une « tumeur » péri-rénale. En somme, l'examen du blessé — même dans les premières heures — fournira, sinon toujours une certitude, du moins des présomptions très suffisantes.

Or, en présence d'une plaie du rein, et au moment des premières décisions à prendre, il est utile d'avoir présentes quelques données générales, qui se dégagent de l'expérience commune et des statistiques :

1° **En dehors des blessures des gros vaisseaux du hile ou des lésions très étendues du parenchyme**, les **plaies du rein**, par elles-mêmes, ne sauraient passer pour très graves, et, en somme, elles **guérissent aisément**;

2° Les **blessures concomitantes des organes voisins**, des viscères abdominaux, en particulier, deviennent, lorsqu'elles existent, un **élément d'aggravation** considérable du pronostic;

3° Pour cette dernière raison, les plaies qui siègent hors de la région lombaire, les **plaies antérieures, abdominales** en particulier, — et aussi les plaies **par armes à feu**, — sont de **gravité bien supérieure**, et ce fait dûment établi doit influer non seulement sur le pronostic, mais sur les indications à poser d'urgence.

Ces ***indications*** varient donc, en pratique, suivant les caractères de la plaie et les accidents observés.

A. S'agit-il d'une ***plaie étroite***, d'une ***piqûre***, d'un coup de poinçon ou de stylet — ajoutons même d'une plaie par arme à feu de petit calibre et de faible puissance (petit revolver, carabine) — siégeant, bien entendu, dans la région lombaire, et ne relève-t-on, comme le fait est à peu près constant, ***aucun accident inquiétant***, l'abstention « surveillée » sera le plus

([1]) Sectionnez-le aussi séparément, et ne manquez pas d'en cautériser la tranche et de détruire la muqueuse du « moignon ».

tage parti à suivre : le blessé sera maintenu rigoureusement au lit, dans le décubitus dorsal, une vessie de glace appliquée sur le flanc. On surveillera attentivement l'urine, la température et la région péri-rénale [1].

B. Ailleurs, la gravité évidente et immédiate des accidents commande sans détours l'intervention. Là encore, ce seront l'***hémorragie par la plaie***, les signes d'***hémorragie interne*** ou les ***hématuries profuses*** qui créeront ces indications d'urgence. Elles se poseront rarement, en pratique, au moins dans les premières heures.

Bien entendu, on aura recours à l'incision lombaire, qu'il vaudra mieux, si la plaie est peu étendue, faire franchement au lieu d'élection, sans chercher, par un débridement toujours malaisé, à se créer une voie trop souvent insuffisante et peu utilisable. Le reste de l'intervention sera conduit comme à la suite des ruptures et l'on s'attachera à combiner, autant que possible, les nécessités de l'hémostase avec la conservation, au moins partielle, de l'organe[2] Si l'on trouve une plaie du bassinet ou de l'uretère [3], on pourra tenter d'en pratiquer la suture qui, du reste, sera toujours suivie du drainage [4].

La réunion de l'uretère sectionné est d'une technique fort délicate :

[1] Et l'on interviendra par l'incision lombaire, aux premiers indices d'une complication septique secondaire.

[2] C'est ce que fit M. Adenot (de Lyon), dans un cas très intéressant, où la guérison ne fut obtenue, d'ailleurs, qu'après de multiples complications. Coup de revolver dans le côté gauche, orifice d'entrée au niveau de l'avant-dernière côte; pas d'accidents graves immédiats; quatre heures après, aggravation subite, signes d'anémie aiguë, pouls très petit et presque incomptable, extrémités froides, dyspnée; opération à la septième heure : incision verticale postérieure, excision de la 11e côte; on découvre le péritoine pariétal, troué d'un orifice à l'emporte-pièce, on l'agrandit et l'on tombe dans une cavité pleine de caillots noirâtres; un jet de sang violent, noirâtre, s'échappe de la profondeur, on jette le doigt sur le point qui saigne, on déterge aux tampons, et l'on reconnaît alors, sur la face antérieure du rein, un second orifice, d'où jaillissait le sang, et qui conduit dans le parenchyme « éclaté ». Arrêt de l'hémorragie par tamponnement. Treize jours après, la radiographie décèle la présence de la balle, dans la région lombaire, relativement superficielle : on la découvre, en effet, dans l'épaisseur du muscle carré lombaire, par l'incision ordinaire de la néphrectomie. Dans la suite, accidents d'infection grave de la loge rénale, qui nécessitent plusieurs incisions de drainage, et se prolongent cinq semaines. Guérison finale. (E. Adenot, Plaie du rein gauche par coup de feu. *Gaz. des hôp.*, 1898, nos 95 et 96.)

[3] Notons ici que les ruptures sous-cutanées de l'uretère sont absolument exceptionnelles; Morris n'en relève que deux observations certaines, dans quatre autres faits, la lésion de l'uretère est probable, et dans cinq autres, on ne peut l'admettre que d'après les complications ultérieures de rétrécissement du conduit et d'hydronéphrose (*Edinburgh med. Journal*, 1898). Dans un cas récent (à la suite du passage d'une voiture sur le tronc, et avec de multiples traumatismes) M. O. Hildebrandt a constaté une rupture longitudinale de l'uretère droit, longue de 1 centimètre, et située à 1/2 centimètre au-dessus de l'embouchure vésicale; en présence des douleurs croissantes, de l'impossibilité d'uriner, de la petitesse du pouls, on crut à une rupture de la vessie; elle fut ouverte au-dessus du pubis, mais elle était indemne, et ce fut à droite, en bas et en arrière, en suivant l'infiltration du tissu prévésical, que l'on découvrit une cavité remplie de liquide urineux. A ce moment le blessé succomba et le reste fut constaté à l'autopsie. (Ueber einen Fall von Ureterriss. *Beitr. zur klin. Chir.*, Bd. XXXVII, 3, p. 782.)

[4] Keen insiste sur l'utilité des interventions conservatrices, la néphrectomie immédiate devant être réservée aux cas d'attrition complète du rein ou de blessure de ses gros vaisseaux. Sur 19 plaies par armes à feu, il compte 10 guérisons, dont une après néphrectomie, et 9 morts, dont 4 après néphrectomie. Sur 8 plaies par armes blanches, 2 morts sans opération et 6 guérisons, dont 4 après néphrectomie. Ajoutons que 117 faits de ruptures ont donné 67 guérisons et 50 morts; la néphrectomie fut pratiquée 22 fois avec 56,4 pour 100 de mortalité. La mortalité n'est que de 44,2 pour 100 dans 95 autres cas; il est vrai que la néphrectomie a été naturellement réservée aux traumatismes les plus graves. (The treatment of traumatic lesions of the kidney, with tables of 155 cases. *Transact. of the Amer. surg. Assoc.*, 1894, Bd. XIV.)

l'*anastomose termino-latérale* ou *latérale* paraissent seules susceptibles de fournir une restauration durable avec canal perméable.

A. *Anastomose termino-latérale.* — Le bout inférieur est lié avec une soie ; à 1/2 centimètre au-dessous de la ligature, on pratique une boutonnière longitudinale de 1 centimètre environ : à travers cette boutonnière, on va « invaginer » le bout supérieur — préalablement incisé sur une hauteur de 6 millimètres — par deux fils latéraux passés comme figure 304.

Chacun des fils (catgut fin) porte une aiguille à ses deux extrémités : les

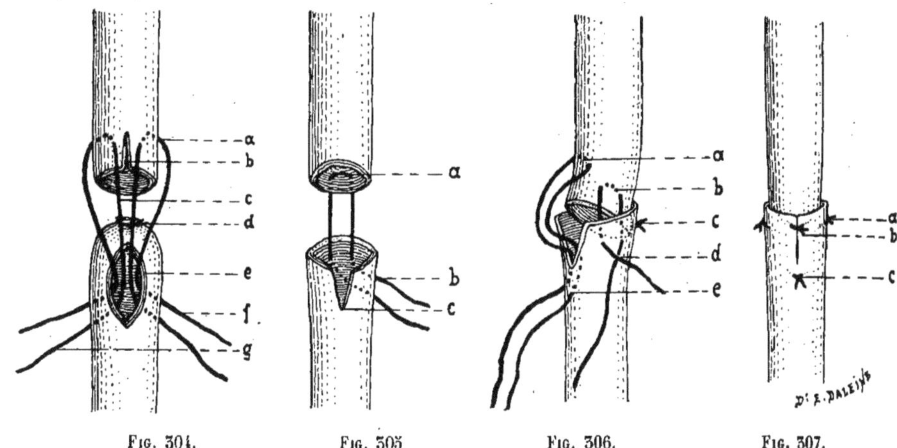

Fig. 304. Fig. 305 Fig. 306. Fig. 307.

Fig. 304. — Réunion de l'urétère. — Invagination du bout supérieur dans une boutonnière du bout inférieur (Van Hoock).
a, l'un des fils latéraux, traversant en anse le bout urétéral supérieur. — *b*, débridement du bout supérieur. — *c*, l'autre fil latéral. — *d*, ligature du bout inférieur. — *e*, boutonnière du bout inférieur. — *f*, *g*, les deux chefs de chacun des fils, traversant le bout inférieur, l'un au-dessus de l'autre.

Fig. 305. — Réunion de l'uretère. — Invagination du bout supérieur dans le bout inférieur fendu (Gubaroff). — *Fil postérieur.*
a, anse du fil à la face interne du bout supérieur. — *b*, les chefs du fil traversant le bout inférieur. — *c*, fente du bout inférieur.

Fig. 306. — Réunion de l'uretère. *Id.* — *Fils latéraux* et *fil antérieur.*
a, anse du fil antérieur. — *b*, anse du fil latéral. — *c*, fil postérieur noué. — *d*, chefs du fil latéral. — *e*, chefs du fil antérieur.

Fig. 307. — Réunion de l'uretère. *Id.* — *La réunion achevée.*
a, fil latéral noué. — *b*, fil complémentaire, sur la fente du bout inférieur. — *c*, fil antérieur noué.

deux aiguilles traversent le bout urétéral supérieur, à 3 millimètres de la section, de dedans en dehors, sur la même ligne horizontale — puis elles pénètrent dans la boutonnière et traversent le bout urétéral inférieur, cette fois encore de dedans en dehors, mais sur la même ligne verticale.

En serrant et nouant les deux fils, on « emboîte » le bout supérieur dans la boutonnière du bout inférieur [1].

Variante, indiquée par Gubaroff [2] : le bout inférieur est fendu longitudinalement en avant ; on passe un premier fil, postérieur, en anse (fig. 305), comme ci-dessus ; puis deux fils latéraux, puis un fil postérieur (fig. 306),

[1] Van Hoock. — Experimental union of the ureter after transverse division. *Journal of the American medical Association*, 1895, n° 9.

[2] Gubaroff. — Ueber ein Verfahren zur Restitution des durchschnitteten Ureters vermittelst direkter Vernähung derselben. *Centralbl. f. Chir.*, 2 février 1901, p. 121.

qui achèvent l'emboitement. Un point complémentaire réunit les deux lèvres de la fente (fig. 307).

Tout autour de cette première ligne de réunion, on adosse, du mieux possible, en gaine complémentaire, le tissu conjonctif péri-urétéral.

B. *Anastomose latérale* (¹). — La technique est celle de l'entéro-anastomose. Les deux bouts sont liés, et maintenus côte à côte dans une longueur de 1 centimètre 1/2.

Sur l'un et l'autre, en regard, on ouvre une boutonnière longitudinale de 1 centimètre. On réunit les deux lèvres postérieures par un surjet de catgut fin, perforant; puis les deux lèvres antérieures. Par-dessus on réunit, en un second plan, le tissu conjonctif péri-urétéral.

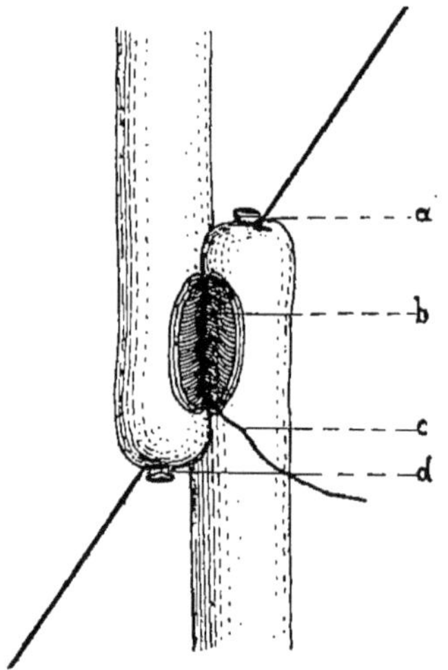

Fig. 308. — Réunion de l'uretère. Anastomose latérale.

a, ligature du bout inférieur. — *b*, suture des lèvres postérieures de la double boutonnière. — *c*, chef terminal de surjet postérieur, qui va se continuer en avant. — *d*, ligature du bout supérieur.

Lorsque l'uretère a subi une perte de substance étendue, toute réparation directe est impossible; l'abouchement du bout supérieur dans le côlon, ou dans la vessie, s'il s'agit d'une plaie basse (urétéro-néo-cystostomie), reste alors la seule pratique utilisable (²).

Dans quelques conditions rares, le fait seul d'une **large plaie béante** et parfois même la **hernie du rein** ne laissent aucune hésitation sur la détermination nécessaire.

Les **hernies traumatiques du rein** sont exceptionnelles et d'ordinaire l'organe n'est pas prolabé en masse, mais se montre seulement à l'extérieur par l'une de ses extrémités. S'il est intact, chaud, de coloration à peu près normale, *si le pédicule est lui-même indemne*, la réduction, après désinfection soigneuse, s'impose, et d'ordinaire elle est très facile : chez un blessé de Brandt (³), la réduction fut pratiquée d'abord par un paysan, mais elle ne se maintint pas, et de nouveaux efforts de toux projetèrent de nouveau l'organe au dehors, et heureusement, car il était divisé jusqu'au hile, « comme si l'on avait fait une section avec un long couteau ». Le pédicule fut lié par transfixion et le rein excisé. Seize jours après, la guérison était complète. Telle est, en effet, la seule conduite à tenir quand l'organe hernié est gravement

(¹) Monari. — Ueber Ureteranastomosen. *Beitr. zur klin. Chir.*, 1896, t. XV, p. 721.

(²) Ajoutons que la nécessité de la réunion immédiate de l'uretère se présente surtout après les traumatismes *chirurgicaux*, lorsque l'uretère, adhérent à une grosse tumeur abdominale, a été sectionné ou même réséqué sur une certaine étendue. En pareil cas, une fois le canal réparé, on aura soin de réunir au-devant de lui le péritoine pariétal postérieur, tout en drainant, s'il y a lieu, l'espace rétro-péritonéal.

(³) *Wiener med. Woch.*, nov. 1873. — Voy. d'autres faits, *in* thèse de Brodeur, *De l'intervention chirurgicale dans les affections du rein*, 1886.

blessé ou qu'on le trouve froid, noirâtre, flasque, profondément altéré.

Enfin, l'opération immédiate est encore tout indiquée, lorsqu'on est en présence d'une plaie « par voie abdominale » ; du reste, le plus souvent, en pareille occurrence, les phénomènes d'hémorragie intra-péritonéale indiqueront suffisamment le parti à prendre. C'est alors à la laparotomie qu'il faut recourir, et c'est par le ventre qu'on devra aborder le rein, après avoir recherché et traité les lésions viscérales concomitantes.

C. La situation est beaucoup moins nette dans ce qu'on pourrait appeler les ***cas moyens***. Le blessé a reçu un coup de couteau ou une balle à la région lombaire, il urine du sang, et la douleur, la tension du flanc, ne vous laissent pas de doute sur la blessure du rein; toutefois les accidents n'ont rien de pressant, et l'examen du ventre, qui doit toujours être pratiqué fort attentivement, ne vous révèle aucune douleur, aucun ballonnement, aucune matité suspecte, pas plus que les indices fonctionnels ne témoignent d'une pénétration intra-péritonéale.

Que faire? Se contenter d'une « toilette » extérieure de la plaie et de la thérapeutique « de surveillance » ; suivre, en un mot, la pratique ancienne, qui, nous l'avons dit, fournit une assez forte proportion de résultats heureux : ce sera prudent dans certains milieux et lorsqu'on peut suivre le blessé de très près et remplir sans tarder les indications, s'il s'en présente de nouvelles.

Mais il sera, certes, préférable de débrider la plaie, d'ouvrir la loge rénale, d'explorer le rein, et, si l'on ne trouve pas de lésions graves du parenchyme, d'évacuer au moins le sang épanché et les caillots, de déterger le foyer, et d'y laisser un tamponnement aseptique. On préviendra de la sorte les complications ultérieures et, de toute façon, on abrégera, en la rendant plus simple, l'évolution de la plaie. Et souvent, en suivant cette méthode vraiment chirurgicale, on découvrira des lésions insoupçonnées, silencieuses dans les premières heures, et auxquelles on pourra d'autant mieux remédier, qu'on agira dans un foyer encore tout récent et non infecté.

Ajoutons enfin que l'intervention d'urgence peut s'imposer à une date relativement lointaine, par le fait d'une hémorragie secondaire ou des accidents d'infection et d'infiltration d'urine.

TRAUMATISMES DE LA RÉGION HYPOGASTRIQUE RUPTURES DE LA VESSIE

Ruptures de la vessie. — Elles sont **intra-péritonéales** ou **extra-péritonéales**, elles ouvrent une voie à l'urine, en arrière, dans le péritoine, ou en avant, dans l'espace pré-vésical : l'infection péritonéale ou l'infiltration urineuse dans l'espace pelvi-rectal supérieur sont les conséquences inévitables de l'une ou de l'autre variété.

Or, les ruptures de la face postérieure, péritonéale, de la vessie, sont les plus fréquentes : elles sont fatalement (1) mortelles, si l'on ne sait les reconnaître à temps, et, à temps aussi, faire la seule intervention applicable. C'est bien là, s'il en fût, de la chirurgie d'urgence.

La symptomatologie est loin d'avoir toujours, au moins dans les débuts, une netteté suffisante pour lever tous les doutes, et cela explique les laparotomies tardives, et pratiquées seulement sous la pression des accidents péritonitiques.

Un homme en état d'ivresse est renversé par une voiture dont les roues lui passent sur le bas-ventre; il perd connaissance, et, durant les premières heures, il présente tous les phénomènes d'un « shock abdominal » intense : pâleur, pouls petit, refroidissement des extrémités, ventre un peu ballonné, sensible à la pression, sans localisation bien nette de la douleur. Il n'urine pas; quelquefois il souffre d'envies répétées et impérieuses, il fait des efforts et sans résultat.

Vous pratiquez le cathétérisme, et, à votre surprise, la sonde ne ramène pas d'urine, ou seulement quelques grammes d'une urine fortement chargée de sang. Vous attendez quelques heures encore, et les choses restent en l'état : pas de miction, pas d'urine par le cathétérisme. Du reste, on ne sent pas, à la région hypogastrique, le relief arrondi et tendu de la vessie dilatée : assez souvent même, on y constate de la sonorité, et c'est latéralement, vers les fosses iliaques, que la percussion révèle une matité plus ou moins diffuse, qui d'ordinaire se déplace, comme celle de l'ascite, quand on change l'attitude du blessé. Parfois même toute la région sous-ombilicale devient le siège d'une sorte de tuméfaction étalée, et donne au palper la sensation d'un empâtement diffus, vaguement fluctuant.

Dès lors, la rupture de la vessie et le libre épanchement de l'urine dans la grande cavité péritonéale deviennent à peu près certains : et la certitude est suffisante pour autoriser, pour nécessiter l'incision de la ligne blanche.

Cependant les difficultés du *diagnostic précoce* sont souvent beaucoup plus sérieuses.

Il arrive que la miction ne soit pas complètement suspendue, et que le blessé puisse émettre encore, en bavant, une petite quantité d'urine, toujours restreinte, il est vrai; — il arrive aussi, et plus souvent, que la sonde, pénétrant sans doute à travers une large déchirure, donne issue à une notable quantité d'urine et même à de l'urine claire. Pourtant, en pareil cas, le contraste entre ce cathétérisme « positif » et la vacuité apparente de la région hypogastrique est de nature à éveiller les soupçons.

En somme, tout en tenant compte des faits exceptionnels, et qui relèvent de lésions, exceptionnelles aussi, l'étude des observations permet de conclure

(1) Ledderhose admet cependant la possibilité d'une guérison, sans intervention sanglante, de quelques ruptures intra-péritonéales; dans quelques autres cas, la péritonite se localise et se cantonne en foyers péri-vésicaux, dont l'incision ultérieure suffit; il a ouvert, de la sorte, au dix-septième jour, une collection sus-inguinale droite, intra-péritonéale et encapsulée, au fond de laquelle on reconnut une rupture postéro-inférieure de la vessie, laissant passer deux doigts; drainage et sonde à demeure; guérison en trois mois. (Zur Behandlung der intra-peritonealen Blasenzerreissung. *Arch. für klin. Chir.*, 1902, Bd. LXVII, p. 898.) Ce sont là des anomalies heureuses, rien de plus.

que les anomalies de la fonction vésicale sont toujours assez accusées, après ces ruptures, pour qu'on puisse en tirer de suffisantes présomptions, sans attendre les réactions de la péritonite commençante.

L'analyse clinique devra s'appuyer surtout sur les éléments suivants :

Le **siège** et le **caractère du traumatisme**, qui a nettement porté sur la région sus-pubienne (coup de bâton, coup de pied, chute à plat ventre, roue de voiture), et à un moment où la réplétion de la vessie était au moins probable ;

L'**absence d'émission volontaire d'urine et d'évacuation**, au moins de quelque importance, **par la sonde**; et souvent, par contre, des besoins répétés et douloureux. Le mélange du sang à la petite quantité d'urine retirée par le cathétérisme, ou même le sang pur qui coule en bavant de la sonde, n'ont évidemment de valeur que par leur corrélation avec l'ensemble des accidents précités. A la suite d'une contusion rénale, l'aspect clinique est très différent, à l'analyse, sous les dehors d'une apparente similitude, parfois : la localisation du choc, de la douleur, les données fournies par le palper éloignent, en général, toute confusion durable.

La **vacuité de la zone hypogastrique**, l'absence du relief et de la matité de la vessie ;

Ajoutons qu'en pareille occurrence, le cathétérisme (toujours pratiqué avec une sonde stérilisée et toutes les précautions aseptiques) ne rendra guère d'autre service que la constatation pure et simple de la vacuité vésicale. Que parfois on ait pu faire passer l'extrémité de la sonde (surtout si l'on se sert d'un cathéter métallique) à travers la perforation et la sentir sous la paroi abdominale antérieure, quelques observations en témoignent, mais on fera bien de ne jamais compter sur pareille manœuvre et de ne pas chercher à y recourir.

A côté des ruptures traumatiques proprement dites, une place doit être réservée aux ***ruptures chirurgicales***, qui surviennent sur des vessies malades et contracturées, au cours d'une injection, et aux ***ruptures*** dites ***spontanées***.

Des premières, nous dirons peu de chose : le chirurgien qui les provoque en a d'ordinaire une « sensation » nette, et la brusque chute de toute résistance à l'injection révèle immédiatement le passage du liquide dans le tissu cellulaire péri-vésical; on voit parfois alors la région hypogastrique se soulever, si l'injection est poursuivie, puis la saillie disparaître rapidement, à mesure que la diffusion s'accomplit. D'ordinaire il s'agit, en effet, de ruptures *extra-péritonéales*.

Quant aux **ruptures spontanées**, très rares en somme, les variétés pathogéniques en sont nombreuses : elles se révèlent par des signes tout semblables à ceux que nous avons étudiés plus haut, et quelquefois se produisent avec une brusquerie toute traumatique — au cours de l'accouchement, après de violents efforts, etc. L'état pathologique antérieur de la vessie [1] et de l'urèthre constitue un élément important de diagnostic.

[1] C'est ici le lieu de rappeler les perforations consécutives aux ulcérations de la muqueuse

J'ai vu, il y a de nombreuses années et à une époque où le traitement d'urgence de ces graves accidents était encore fort hésitant, une rupture de la vessie — par surdistension — chez un prostatique. Il fut apporté à l'hôpital avec un ventre énorme, et qui paraissait rempli par une ascite considérable : depuis trois jours il n'avait pas uriné; on le sonde, on pénètre dans la vessie sans trop de difficulté : pas d'urine. On laisse la sonde à demeure et, durant les quelques heures qui précédèrent la mort, il ne s'écoula pas une goutte de liquide. A l'autopsie, on trouva dans l'abdomen 5 ou 6 litres d'urine et une large perforation de la vessie (1).

Il est souvent difficile de préciser d'avance si la rupture est *intra-* ou *extra-péritonéale*, et, d'ailleurs, il n'est pas très rare qu'elle soit **mixte**, en quelque sorte, et que la voie ouverte soit disposée de telle sorte que l'urine s'échappe dans le péritoine, tout en filtrant dans le tissu cellulaire prévésical; on trouve assez souvent noté, dans les relations opératoires, que l'incision, faite d'abord au-dessus du pubis, découvre une loge de Retzius remplie d'urine et de sang, et que, plus haut, en incisant le péritoine, on le trouve aussi inondé. En pratique, nous allons le voir, il est sage de toujours craindre la rupture intra-péritonéale, beaucoup plus fréquente, du reste, que l'autre variété.

Cette dernière, quand elle est bien et dûment isolée, peut siéger en deux points : sur la **face antérieure**, sur le **bas-fond**.

En se diffusant dans la cavité de Retzius, le liquide distend peu à peu la paroi abdominale et donne lieu à la formation d'une tumeur arrondie, qui rappelle par sa forme, sinon par sa consistance, la vessie distendue. Or, ici encore, le cathétérisme ne ramène pas d'urine; ou bien, si l'évacuation est de quelque abondance, le relief hypogastrique ne s'affaisse pourtant pas — il s'accuse, s'étend et se diffuse de plus en plus — et l'infiltration gagne plus ou moins vite la loge périnéale supérieure et les côtés de l'anus.

Les accidents sont d'ailleurs plus ou moins rapides et graves, suivant l'étendue de la solution de continuité vésicale : ils sont toujours moins pressants que lors d'inondation péritonéale, tout en nécessitant, comme nous allons le voir, dès que le diagnostic est assuré, l'intervention rationnelle.

Que faire, donc, en présence d'une *rupture intra- ou extra-péritonéale de la vessie?*

vésicale, aux tumeurs, à l'ouverture de certaines collections péri-vésicales. (Voy. WAGNER, Ueber nicht traumatische Perforation der Blase und ihre Folgezustande. *Arch. für klin. Chir.*, 1892, Bd XLIV, p. 308.)

(1) Il en fut de même chez un *rétréci* dont Michel a rapporté l'histoire : depuis deux ans il souffrait d'une dysurie très accusée; au cours d'une crise de rétention complète, il ressent une douleur subite dans le ventre, et, dès lors, les accidents péritonitiques se développent rapidement; il entre à l'hôpital, trois jours après, dans un état très alarmant : on constate un rétrécissement infranchissable et, en présence des vomissements, des douleurs abdominales, de l'œdème de la paroi hypogastrique, on diagnostique une rupture de la vessie. Incision hypogastrique, suivie d'un simple drainage, le malade étant mourant. A l'autopsie, on trouve, sur le côté de la vessie, une perte de substance des dimensions d'une pièce d'un franc; elle est située au-dessous du point où le péritoine s'infléchit pour remonter sur le rectum et la séreuse paraît s'être perforée secondairement. (*Soc. de méd. de Nancy*, 25 janvier 1899.)

I

INTERVENTION DANS LES RUPTURES INTRA-PÉRITONÉALES

Si vous avez des raisons suffisantes d'admettre la rupture intra-péritonéale, le devoir est net et sans réplique : **ouvrir le ventre, évacuer l'urine épanchée, faire un lavage à l'eau salée bouillie, rechercher et fermer la plaie vésicale**, ou, du moins, l'isoler, par des manœuvres et un drainage appropriés, de la grande cavité péritonéale et dériver l'urine au dehors. Cette règle ne souffre pas plus d'exception que de retard dans son application : tout autre procédé d'atermoiement ou d'hésitation engage votre responsabilité d'une façon redoutable [1].

Or, l'intervention dans ses éléments principaux n'est pas, en réalité, si difficile, qu'avec de l'initiative et une parfaite conscience de « ce qu'il faut faire », elle ne soit exécutable dans la plupart des milieux.

Incisez sur la ligne blanche, de la symphyse jusqu'à deux ou trois travers de doigt au-dessous de l'ombilic, et *ouvrez tout de suite le péritoine*, souvent, du reste, soulevé par une nappe liquide, — comme dans la laparotomie ordinaire. Cela vaut mieux, en général, que de commencer par ouvrir la loge pré-vésicale, en refoulant le cul-de-sac péritonéal, qu'il faut bien finir par inciser à son tour.

Dans quelques faits, on a suivi la marche suivante : la cavité de Retzius a été d'abord ouverte, évacuée, détergée, et la face antérieure de la vessie ne présentant aucune trace de rupture, on prit le parti de l'inciser et d'aller, avec le doigt, explorer la face postérieure, *de dedans en dehors*. La technique inverse est infiniment préférable, car elle permet de réaliser tout de suite, et avec moins de dangers d'infection, le « gros œuvre » de l'opération.

Le péritoine ouvert, laissez couler l'urine qui, d'ordinaire s'échappe aussitôt en bavant, et facilitez-en l'expulsion par quelques pressions sur la région ombilicale et les flancs, tout en prévenant l'issue de l'intestin. Ceci fait et le liquide évacué aussi complètement que possible, introduisez une large compresse aseptique sous l'angle supérieur de votre plaie, couvrez-en l'intestin et placez le blessé *dans la position déclive moyenne*, en aidant de la main le refoulement en haut de la masse intestinale. La position inclinée vous servira beaucoup, et si vous ne disposez pas de lit spécial, il sera toujours possible, avec quelque industrie, de la réaliser quand même (Voy. fig. 231).

Il reste du liquide dans le bassin et dans les fosses iliaques, épongez-le avec des compresses aseptiques et ne vous occupez tout d'abord que de bien assécher la région : vous gagnerez ainsi beaucoup de temps et vous en

[1] La mortalité, encore fort élevée, des ruptures intra-péritonéales de la vessie *opérées*, est attribuable, pour une grande part, au retard de l'intervention, qui n'a eu lieu souvent qu'à la période péritonitique ; sur 45 cas réunis, Alexander relève 22 guérisons, et 23 morts (dont 14 par péritonite). (*The American Association of genito-urinary surg.*. 1901. *Boston med. and surg. Journal*, 1901, n° 5.)

perdrez beaucoup moins qu'en allant tout de suite, dès le ventre ouvert, avec le doigt, à l'aveugle, au milieu de l'urine épanchée, chercher à reconnaître la perforation. Remplacez votre compresse de « protection intestinale » qui est trempée, elle aussi, et ce premier travail de détersion achevé, **regardez** au fond du bassin.

On aurait tort de s'attendre à voir la vessie saillante et accessible et la rupture bien exposée et s'offrant d'elle-même, en quelque sorte : la vessie vide est affaissée et rétractée derrière le pubis; si la solution de continuité est large et proche du sommet, vous la découvrirez tout de suite : plus souvent, *il faudra la chercher*.

Pour cela, plongez deux doigts jusqu'au fond du cul-de-sac de Douglas et ramenez en haut et en avant la paroi postérieure, flasque et plissée, de l'organe, maintenez le sommet relevé, et sur toute son étendue, examinez la paroi ainsi mise en lumière.

Vous pourrez trouver des lésions de type différent : un trou, presque circulaire, **une fente**, plus souvent, dont la longueur varie de 1 à 12 centimètres, qui, dans les cas les plus communs, mesure de 4 à 6 centimètres, verticale ou oblique, rarement transversale.

Rappelez-vous que la séreuse est toujours rompue *au delà* des autres tuniques, entr'ouvrez les lèvres de la fissure que vous avez tout d'abord aperçue, et assurez-vous des dimensions exactes de la rupture totale.

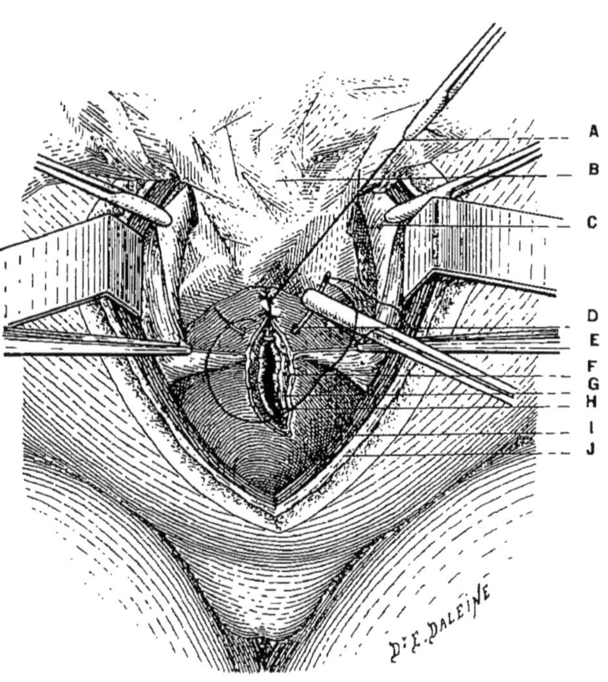

Fig. 309. — Rupture mixte de la vessie, intra- et extra-péritonéale. 1er plan de suture : *réunion totale* des deux lèvres (moins la muqueuse).

A, chef originel du surjet à la partie toute postérieure de la plaie. — B, compresse, protégeant l'intestin. — C, péritoine pariétal. — D, aiguille traversant en masse les deux lèvres, sans charger la muqueuse. — E, pince repérant les deux moitiés du cul-de-sac péritonéal abdomino-vésical. — F, tunique externe de la vessie. — G, tunique musculaire. — H, muqueuse. — I, grand droit. — J, aponévrose.

Enfin, il sera tout exceptionnel de rencontrer des *fentes multiples*; pourtant, une fois reconnue la solution de continuité, on aura soin d'explorer soigneusement tout le bas-fond et les faces latérales.

Il faut **fermer cette rupture.** La besogne est relativement simple, quand la vessie est ouverte près de son sommet ou à la partie supérieure de sa face postérieure; elle est souvent malaisée, quand la rupture siège tout en bas et en arrière. C'est alors surtout que vous apprécierez l'*utilité de la position inclinée.*

Repérez d'abord les deux lèvres de la déchirure, avec deux pinces à forcipressure ou deux pinces de Kocher, si vous voulez aller très vite, et beaucoup mieux avec deux anses de fil passées dans chacune d'elles, non loin de leur tranche; ces *anses directrices* seront tenues et doucement tendues, sans traction brusque, par votre aide.

Une aiguille de Reverdin assez fine et très courbe, une aiguille à bascule, une aiguille courbe ordinaire, vous serviront à exécuter la suture. Comment la ferez-vous?

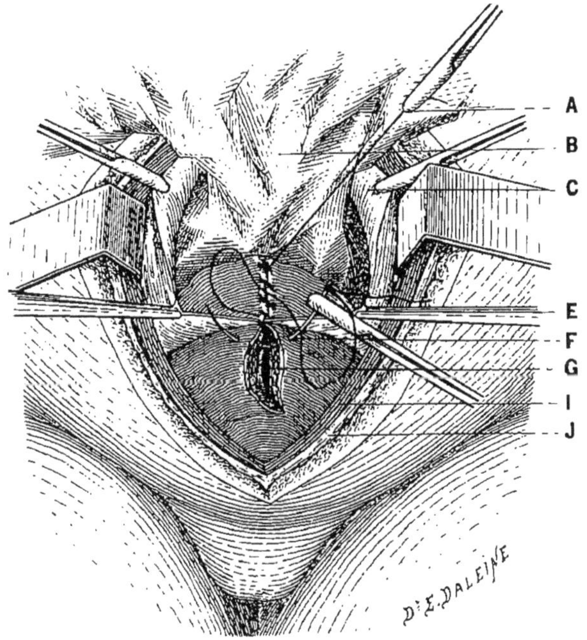

FIG. 510. — Rupture mixte de la vessie, intra- et extra-péritonéale. Continuation du 1er plan de suture sur la portion extra péritonéale.

A, chef originel du surjet à la partie toute postérieure de la plaie. — B, compresse, protégeant l'intestin. — C, péritoine pariétal. — E, pince repérant les deux moitiés du cul-de-sac péritonéal abdomino-vésical. — F, aiguille chargeant les tuniques externes de la vessie. — G, tunique musculaire. — I, grand droit. — J, aponévrose.

On suture la vessie [1] comme on suture l'intestin, *par adossement large des surfaces séreuses*, avec cette différence, toutefois, qu'ici, l'on ne craint pas de rétrécir la cavité et qu'on peut réaliser, en toute sécurité, un adossement très étendu, une véritable plicature de la paroi.

Vous ferez donc **les deux plans que voici.**

Vous les ferez tous deux en surjet ou à points séparés : quand on est forcé d'agir à une assez grande profondeur, le surjet est souvent malaisé à bien appliquer et à bien serrer, et la suture entrecoupée est plus facile et plus sûre.

Le premier plan, le **plan profond** (fig. 509 et 510), rapproche **en masse** les deux lèvres, moins la muqueuse : le fil pénètre dans la lèvre gauche, à 1 centimètre de la plaie, traverse la séreuse et la couche musculaire, sort au contact de la face externe de la muqueuse, charge, de l'autre côté, la

[1] La portion intra-péritonéale de la vessie.

couche musculaire et la séreuse, et reparaît à la surface, en un point symétrique à l'orifice d'entrée. S'il s'agit de points séparés, les fils sont distants de 1 centimètre environ.

Le second plan, le **plan superficiel**, est destiné à recouvrir, à « enfouir » le précédent, en réalisant un véritable **pli de la paroi vésicale** (fig. 311). Il est conduit « à la Lembert » autrement dit, le fil pénètre dans la paroi de dehors en dedans, à 1 centimètre ou $1^{cm},5$ de la plaie, charge la séreuse et la couche musculaire sur une largeur de 1/2 à 1 centimètre, et, après avoir passé en pont sur la ligne de suture sous-jacente, exécute, sur l'autre lèvre, la même traversée : en prenant ainsi *beaucoup d'étoffe*, on réalise une « plicature » beaucoup plus aisée et plus solide. Les fils extrêmes devront être placés au delà de la rupture, à droite ou à gauche, ou bien en haut et en bas, en tissu sain, pour « amorcer » le pli, en lui donnant plus de longueur. Du reste, la fissure séreuse, qui déborde toujours la zone de rupture totale, conduit tout naturellement à mettre ce précepte en pratique.

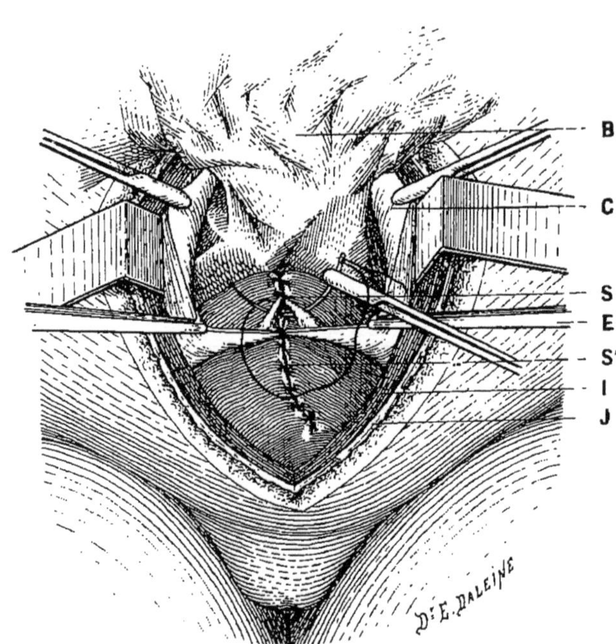

FIG. 311. — Rupture mixte de la vessie. — 2e plan de suture : surjet d'*adossement*.

B, compresse, protégeant l'intestin. — C, péritoine pariétal. — S, surjet d'adossement, sur la portion intra-péritonéale. — E, pince repérant les deux moitiés du cul-de-sac péritonéal abdomino-vésical. — S', premier plan de suture. — I, grand droit. — J, aponévrose.

Quand la lésion occupe la *partie toute postérieure* de la vessie et les confins du bas-fond, l'extrémité la plus reculée de la fente est toujours d'occlusion malaisée : il faut commencer par elle et mettre tous ses soins à exécuter correctement ces premiers points.

La rupture siège-t-elle **sur le sommet** ou **se prolonge-t-elle sur la face antérieure**, il y aura lieu de modifier quelque peu la technique, suivant les circonstances :

a. La rupture est suturée, d'abord, par un premier plan profond (fig. 309 et 310) ; puis un second plan est pratiqué, à la Lembert, d'arrière en avant (fig. 311) et, au niveau de la réflexion péritonéale antérieure, *le surjet passe directement de la vessie au feuillet pariétal* (fig. 312), sur lequel il se continue en reconstituant le cul-de-sac vésico-abdominal. La partie postérieure de la ligne de réunion se trouve, de la sorte, incluse et abandonnée dans le ventre : il ne reste plus qu'à compléter la suture d'adossement, sur le segment extra-péritonéal.

Quand le traumatisme est récent, que la solution de continuité est nette, que la paroi vésicale est saine, cette suture totale avec fermeture immédiate du ventre est de pratique légitime, surtout si l'on prend soin de laisser un drainage hypogastrique pré-vésical.

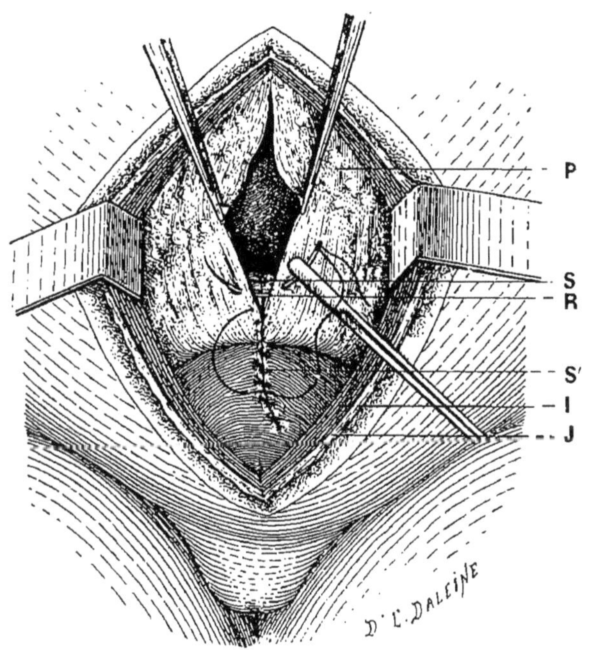

Fig. 312. — Rupture mixte de la vessie. — Continuation du surjet d'adossement sur le péritoine pariétal antérieur et reconstitution du cul-de-sac vésico-abdominal.

P, péritoine pariétal antérieur. — S, portion intra-péritonéale de la plaie, suturée. — R, réunion du péritoine pariétal. — S', portion extra-péritonéale de la plaie. — I, grand droit. — J, aponévrose.

b. Si la rupture se prolonge peu sur la face postérieure de la vessie, on pourra chercher utilement à l'**extérioriser**, en procédant de la façon suivante : le péritoine pariétal antérieur est décollé, sur une courte étendue, à la partie inférieure de la plaie, et quelques points de suture le réunissent et l'accolent à la tunique séreuse de la vessie, *en arrière de la ligne de réunion, qui, de la sorte, devient tout entière extra-péritonéale* (¹).

Enfin, dans certains cas, la suture vésicale est impossible à exécuter correctement, ou, d'emblée, elle parait tellement compromise, par le fait de l'attrition et des lésions anciennes de la paroi, qu'il serait de la dernière impru-

(¹) Hellendall étudie et recommande cette méthode, ce décollement du péritoine pariétal, dont les deux volets sont *ramenés en écran derrière la perforation* et suturés à la face postérieure de la vessie et rapporte un fait de Madelung. (Ueber die operative Behandlung der traumatischen intra-peritonealen Ruptur der Harnblase. *Inaug. diss. Strasbourg*, M. O. Hildebrandt a eu recours à la même technique « d'extériorisation » pour une rupture médiane de 10 à 12 centimètres de long, qui commençait sur la face antérieure de la vessie, à 2 ou 3 centimètres au-dessous du sommet, et se prolongeant sur la face postérieure, presque jusqu'à la base de la prostate; le péritoine pariétal fut réuni à la tunique séreuse de la face postéro-supérieure de la vessie le plus loin possible, de façon à mettre « hors du péritoine » toute la rupture. (Ueber die extra-abdominale Versorgung intra-abdominaler Blasenrisse. *Beitr. zur klin. Chir.*, 1903, Bd. XXXVII, 3, p. 776.)

dence de l'abandonner dans le ventre. Le **drainage** constitue alors la seule ressource et, bien fait, il peut être suivi de bons résultats.

S'agit-il d'une rupture toute postérieure, qui se poursuit jusqu'au fond du cul-de-sac de Douglas, et dont l'extrémité déclive est impossible à atteindre : faites avec le plus grand soin la toilette du péritoine et, derrière la vessie, tout au fond, introduisez un gros drain, enveloppé d'un sac de gaze aseptique, et entouré de lamelles, et, naturellement, laissez une sonde à demeure. Roux a obtenu par cette méthode la guérison de son blessé : durant les deux premières semaines, toute l'urine s'écoula par le drain rétro-vésical, puis elle reprit peu à peu la voie uréthrale. Ce n'est point là une technique de choix, mais c'est une ressource d'urgence fort précieuse.

La rupture siège-t-elle près du sommet, nous avons un autre artifice pour suppléer à la suture, impraticable ou trop précaire : ce sera d'en réunir les lèvres, dans la mesure du possible, à la peau ou, à la rigueur, aux plans aponévrotiques de la région hypogastrique, de faire une manière de **cystostomie de nécessité.** Un tamponnement sus-vésical, à la gaze aseptique, complétera l'occlusion péritonéale.

Quelle qu'ait été la pratique adoptée, avant de fermer le ventre, on procédera à une toilette soignée — à sec, avec les tampons et les compresses aseptiques — ou encore, si l'accident « date » déjà et qu'il existe des indices d'irritation péritonéale, par un grand lavage à l'eau bouillie salée chaude.

II

INTERVENTION DANS LES RUPTURES EXTRA-PÉRITONÉALES

L'intervention sera évidemment plus simple, en général, lors de rupture extra-péritonéale [1] occupant la face antérieure de la vessie. Il s'agit, en somme, d'une simple incision hypogastrique, et ce débridement large, qui ne saurait passer pour une opération complexe, pourra suffire et rendre des services considérables dans de nombreuses conditions.

De fait, la sonde à demeure ne répond qu'à une partie des indications ; du moins, lorsque l'infiltration hypogastrique est bien et dûment constituée, il n'y a pas d'autre traitement rationnel que celui de toute infiltration : l'incision simple et la dérivation assurée de l'urine.

Pratiquez donc l'incision sus-pubienne et n'oubliez pas que tous les plans infiltrés vous paraîtront, comme au périnée, d'une épaisseur considérable : **incisez sur la ligne médiane,** que l'ombilic et la symphyse vous indiquent toujours suffisamment ; allez jusqu'à l'aponévrose, plus ou moins teintée par

(1) Ce qui ne veut pas dire que l'intervention soit moins urgente ; la mortalité de ces ruptures extra-péritonéales en témoigne d'une façon frappante : J.-F. Mitchell en a rassemblé 90 cas, autour d'un fait personnel. Dans 63 pour 100 de ces observations, la rupture siégeait sur la face antérieure et communiquait avec l'espace de Retzius ; or, la mortalité s'élève à 83 pour 100 et reste encore à 70,8 pour 100, si l'on ne tient compte que des faits des quinze dernières années. (J. F. MITCHELL, *Annals of surgery*, février 1897.)

le sang, mais, en somme, parfaitement reconnaissable, sectionnez-la, et, au-dessous d'elle, pénétrez dans le foyer pré-vésical, rempli de sang et d'urine. Ouvrez-le de bas en haut, et, à la partie supérieure de l'incision, refoulez avec le doigt, puis avec un écarteur les tissus mous sous-pariétaux, en masse; vous aurez, de la sorte, mis en sûreté le cul-de-sac péritonéal. Videz et épongez la loge pré-vésicale : d'ordinaire, la rupture se laissera voir alors, sans grande difficulté.

Si la rupture *est nette et relativement récente*, et, — autre condition nécessaire — si elle *n'est pas trop bas située* derrière la symphyse, ou trop profonde et inaccessible, **vous la suturerez.**

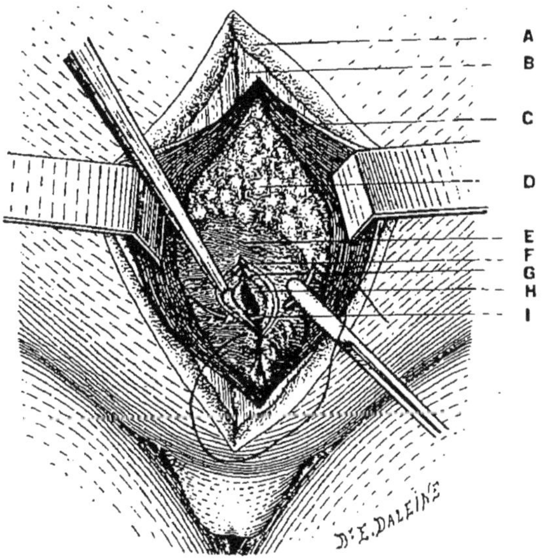

Ici encore, le premier temps consistera à l'exposer, et l'amener au dehors, en traversant ses deux lèvres par une ou deux anses de fil, qui serviront à les soulever et à les tendre. Quant au mode de réunion, c'est encore à l'*adossement large* qu'il faudra recourir : *suture en masse des deux lèvres musculaires*, par un surjet ou des points séparés, qui n'intéressent pas la muqueuse (fig. 313); *suture terminale à la Lembert*, par un autre surjet ou une autre série de points, qui plient et accolent, aussi largement que possible, la face externe de la paroi (fig. 314). Ainsi pratiquée, **la ligne de réunion forme crête en dedans de la vessie**, et l'application étendue des deux lames du pli assure l'occlusion hermétique.

FIG. 313. — Rupture extra-péritonéale de la vessie. 1er plan de suture : surjet de *réunion totale*.

A, graisse sous-cutanée. — B, aponévrose. — C, muscle droit. — D, graisse pré-vésicale, refoulée. — E, sommet de la vessie. — F, couche externe, fibro-cellulaire, de la vessie. — G, couche musculaire. — H, muqueuse. — I, aiguille chargeant les deux lèvres, moins la muqueuse.

Il est souvent prudent de ne réunir qu'à ses extrémités la plaie hypogastrique et d'y laisser un gros drain.

La rupture est-elle *étroite*, la paroi *friable* et contuse, le foyer très septique et *de vilain aspect*, si l'on est *mal outillé* et qu'il faille *aller très vite*, on ne cherchera pas à faire la suture, **on drainera.** Les anses de fil « directrices » seront, de chaque côté, reliées à la peau, et quelques fils nouveaux compléteront ce « rapprochement » vésico-cutané, sinon, à proprement parler, cet abouchement régulier ([1]).

([1]) On fera, en somme, une *cystostomie de nécessité*. Telle fut la pratique du professeur

La paroi se coupe-t-elle sous la moindre traction, n'insistez pas : placez un gros drain, par la perforation, *jusque dans le fond de la vessie*, entourez-le, au niveau du foyer hypogastrique, de quelques lamelles aseptiques, fixez-le, par deux points, à la peau ambiante et, à son extrémité, ajustez un long tube de caoutchouc, qui fera *siphon* et viendra plonger, au bas du lit, dans un récipient. Nous reparlerons plus loin de ce *drainage-siphon*, — pratique d'urgence, s'il en fût, — et des services qu'on en peut attendre.

La situation est toujours plus difficile lorsqu'on se trouve en présence d'une **rupture siégeant au voisinage du col** et d'une **infiltration basse**, dans le périnée postérieur, aux côtés du rectum, telle qu'elle se produit, en particulier, dans les **lésions vésicales consécutives aux fractures du bassin**.

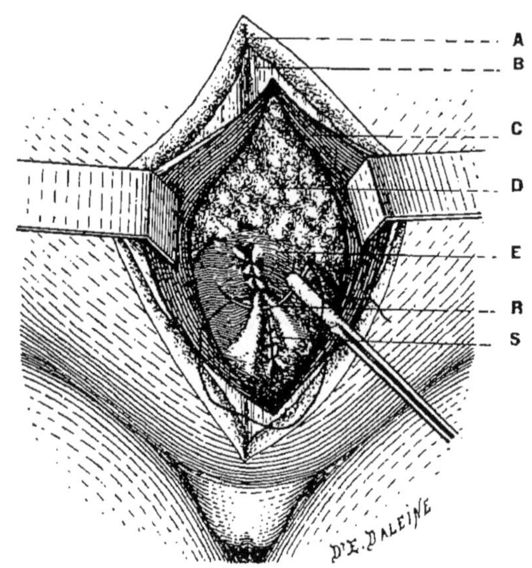

Fig. 314. — Rupture extra-péritonéale de la vessie. 2e plan de suture : surjet d'*adossement*.

A, graisse sous-cutanée. — B, aponévrose. — C, muscle droit. — D. graisse pré-vésicale. — E, sommet de la vessie. — R, surjet d'adossement. — S, surjet profond, de réunion totale.

Placer une sonde à demeure et inciser largement la zone d'infiltration périnéale : telle est la pratique de choix, lorsqu'elle est réalisable; mais il arrive — et le fait est commun à la suite des fractures du pubis — qu'on ne puisse faire le cathétérisme. C'est pour des éventualités de ce genre qu'on a proposé et exécuté quelquefois l'uréthrostomie périnéale, qui n'est pas sans présenter, dans un pareil foyer, de très sérieuses difficultés. A mon sens, il vaut mieux recourir au drainage hypogastrique, faire la cystostomie sus-pubienne et assurer par le drain-siphon la dérivation de l'urine, tout en incisant le périnée (voy. plus loin *Cystostomie d'urgence*).

Plaies de la vessie. — Il est utile d'étudier à part les plaies **accidentelles** et les plaies **chirurgicales**.

Les plaies accidentelles sont produites le plus souvent par des agents contondants : épieux, piquets, fourches, tiges de toute nature, et la voie

Le Dentu en présence d'une longue rupture extra-péritonéale de la vessie, qui s'étendait du sommet au voisinage du col, sur la face antérieure. La paroi était trop infiltrée et trop gravement altérée pour se prêter à une suture. On se contenta de réunir de chaque côté, par quelques points, les bords de la rupture vésicale aux lèvres de la plaie pariétale. La guérison eut lieu lentement. (R. Petit. Large rupture extra-péritonéale de la vessie. Guérison. *Ann. des mal. des org. gén.-urin.*, 1897, n° 6.

d'attaque est double ; la pénétration a lieu *par la paroi abdominale antérieure* ou *par la zone périnéo-cruro-génitale*, autrement dit par le rectum, le vagin, le périnée, le trou obturateur : ce sont alors de véritables empalements. Les **plaies par armes à feu**, qui sont loin d'être rares et toujours graves, ont des voies d'entrée multiples, perforent le plus souvent l'organe de part en part, et, **en pratique, doivent toujours être tenues pour intra-péritonéales.**

Les autres variétés de plaies peuvent n'atteindre la vessie que dans la région anté- ou sous-péritonéale, au niveau de l'espace sous-pubien ou du trigone, mais elles peuvent aussi *traverser de part en part* le réservoir vésical, comme Delagenière [1] en a rapporté un intéressant exemple.

Il s'agissait d'un charpentier, qui, en tombant d'un échafaudage, s'était empalé sur un piquet, qui avait pénétré dans le périnée. Du côté gauche du périnée existait « une plaie longue de 4 centimètres environ, partant en arrière, près de l'ischion, et se dirigeant en avant, vers la racine des bourses. En l'explorant avec le doigt, on reconnaît qu'elle est très profonde, et l'on peut sentir une accumulation considérable de caillots sanguins. Une sonde en gomme, poussée doucement, y entre dans toute sa longueur. Le cathétérisme ramène de l'urine mêlée de sang ; le ventre est douloureux à la pression sur la ligne médiane, au-dessus du pubis.

L'intervention consista d'abord à explorer profondément avec le doigt la plaie du périnée, ce qui permit de constater que l'urèthre n'était pas rompu, « mais disséqué et réduit à la simple épaisseur de ses parois propres » ; on tamponna provisoirement le fond de la cavité avec une compresse stérile. Puis le *ventre fut ouvert* (dans la position inclinée) *du pubis à l'ombilic* : les anses intestinales, rouges et enflammées, baignent dans un liquide noirâtre formé d'urine et de sang ; quant à la vessie, elle est distendue par des caillots qui lui donnent une coloration ardoise et présente, *sur la face postérieure, une petite plaie transversale de 2 centimètres de long*, qui donne passage à un liquide noirâtre. Les bords de la plaie sont repérés avec des pinces, puis réunis par un surjet de catgut sur la muqueuse et un surjet de soie fine adossant les surfaces séreuses. Un grand lavage à l'eau stérilisée chaude est alors pratiqué et le péritoine refermé, en laissant un drain dans le bassin, en arrière de la vessie.

Enfin (3e temps) l'incision est prolongée jusqu'au pubis, la face antérieure de la vessie bien découverte, amarrée avec deux pinces et incisée : on évacue les caillots et l'on reconnaît, *sur la face latérale gauche du trigone vésical, une plaie large de deux doigts*, par laquelle se montre la compresse introduite dans la plaie périnéale. Après un essai de suture, on prend le parti de renouveler le tamponnement par le périnée et l'on réunit la brèche hypogastrique de la vessie autour d'un siphon. Le blessé guérit.

Nous souscrivons entièrement, pour notre part, aux conclusions de Delagenière, et le pronostic, autrefois désespéré, de ces plaies de la vessie ne saurait être amélioré que par l'intervention hâtive et complète.

(1) H. Delagenière, Plaie avec double perforation de la vessie par instrument contondant. Laparotomie et cystostomie sus-pubienne ; guérison. *Arch. prov. de chir.*, avril 1898, p. 240.

Donc, si la plaie siège sur la paroi abdominale antérieure, on agira sagement, **en pratiquant le plus tôt possible l'incision médiane sus-pubienne**, et, s'il reste quelque doute sur l'existence d'une lésion intra-péritonéale, en faisant d'emblée **une boutonnière au cul-de-sac vésico-abdominal** : s'il y a du sang et de l'urine dans le ventre, le diagnostic devient certain, et la voie est suffisamment élargie pour réaliser la besogne nécessaire. Ne trouve-t-on rien dans le ventre, la boutonnière péritonéale est immédiatement refermée, et l'incision, poursuivie jusqu'au pubis, permet de découvrir toute la zone pré-vésicale et la face antérieure de la vessie.

On se conduit alors suivant les indications que nous avons plus haut formulées, et, si la plaie, à bords contus et lacérés, se prête mal à la réunion, on se borne à en rapprocher les bords de la peau par quelques points de suture et à installer un bon drainage.

Lorsqu'aucune perforation n'est constatée sur la face vésicale antérieure, mais que la vessie apparaît *noirâtre, dure* et *remplie par des caillots*, on l'ouvrira verticalement sur une longueur suffisante, pour mener à bien l'évacuation et la détersion complètes, et l'on terminera encore par une cystostomie de nécessité.

Autres éventualités : la plaie d'entrée occupe la zone basse et siège au périnée, au rectum, etc.

Commencez par l'agrandir suffisamment, pour la déterger et en apprécier la direction et la profondeur, et aussi, quand l'infiltration existe déjà, pour en arrêter la diffusion. Ne vous attendez pas, par cette voie toujours malaisée et à une telle profondeur, à pouvoir faire autre chose qu'un tamponnement plus ou moins régulier et provisoire et tout de suite recourez à **l'incision hypogastrique**, suivant la technique indiquée.

Les plaies ***chirurgicales*** de la vessie se départagent en diverses variétés; elles ont lieu au cours des laparotomies — dans les kélotomies, — dans les opérations sur le rectum, le vagin et l'utérus. Nous aurons à rappeler ces accidents à l'occasion de la hernie étranglée, etc.

Quand la vessie est ouverte dans une laparotomie, le parti à prendre est simple et d'exécution beaucoup plus facile que dans les déchirures, souvent mal exposées, qui sont produites au fond du vagin ou dans une région herniaire : il faut faire, séance tenante, une bonne suture par la méthode de l'adossement large plus haut étudiée, et, l'intervention achevée, laisser une sonde à demeure, et, s'il n'y a pas d'autres contre-indications, refermer le ventre. La « taille » malencontreuse se produit d'ordinaire pendant l'incision de la paroi [1] et, dès que l'erreur est reconnue, le premier soin doit être d'isoler soigneusement avec des compresses aseptiques le reste du ventre et de ne poursuivre l'opération qu'une fois la réunion vésicale dûment pratiquée.

[1] C'est là un accident dont on devra toujours se garder, en n'ouvrant d'abord le péritoine qu'à la partie moyenne de l'incision sous-ombilicale et au niveau d'*un pli qui se laisse bien soulever*. (Voy. fig. 227). Lors de grosses tumeurs ou de volumineuses collections pelvi-abdominales, la vessie, refoulée en avant, est encore relevée en masse, pour ainsi dire, tirée en haut, et s'expose sur une grande étendue. On ne trouve pas alors de feuillet qui se laisse plisser et détacher, on pénètre dans une sorte de feutrage rougeâtre, qui saigne en nappe : il faut s'arrêter, et aller chercher le péritoine plus haut, à l'angle supérieur de l'incision.

RUPTURES ET PLAIES DE L'UTÉRUS

Les lésions traumatiques de l'utérus, à l'état de vacuité [1], exceptionnelles d'ailleurs (je parle des traumatismes « par voie abdominale »), ne prêtent à aucune indication spéciale; si l'on trouve l'utérus blessé, au cours d'une laparotomie pour plaie de l'abdomen, on suture la solution de continuité, et c'est encore le meilleur moyen de faire l'hémostase.

Ce qui va suivre s'applique aux **ruptures** et aux **plaies de l'utérus gravide** — et l'on peut ajouter, à partir du troisième mois. De fait, à une date plus précoce, le globe utérin est encore inclus dans le bassin, et « s'expose » fort peu aux agents traumatiques « abdominaux ».

I

RUPTURES ET PLAIES DE L'UTÉRUS GRAVIDE (EN DEHORS DU TRAVAIL)

Ces **ruptures**, qui succèdent à un choc sur le ventre, à un coup de pied, etc., se produisent par le mécanisme de l'éclatement, et la paroi utérine cède d'abord par sa face séreuse; elles occupent d'ordinaire la face antérieure, elles peuvent être incomplètes, n'intéressant que la séreuse et une épaisseur variable de la tunique musculaire, ou complètes et *perforantes*. Elles se continuent, en général, sur leur pourtour, par une série de fissurations plus ou moins largement irradiées.

L'hémorragie est l'accident capital de ces ruptures, elle peut être rapidement mortelle.

Elle crée l'indication immédiate de la laparotomie. On évacuera soigneusement le sang et les caillots, et l'on procédera à la réunion de la déchirure utérine, qu'elle soit incomplète ou complète, réunion hémostatique, comme nous l'avons dit plus haut, et qui permettra — peut-être — à la grossesse de poursuivre son évolution. Ce n'est que devant des lésions très étendues, et irréparables, que l'on devrait pratiquer l'extraction du fœtus et des annexes, par la plaie élargie, et l'hystérectomie totale ou supra-vaginale.

Quant aux **plaies**, l'histoire en est un peu plus complète, grâce au mémoire de MM. Estor et Puech [2], basé sur 40 faits, mais la « chirurgie d'urgence » ne laisse pas que d'en être encore un peu hésitante, le nombre des observations détaillées ne fournissant qu'une base assez précaire aux conclusions pratiques.

Voici d'abord — en exemples — le résumé des deux interventions fort intéressantes de Schwartz et d'Albarran.

(1) Voy. à l'article *Curage et curettage utérin d'urgence* les perforations utérines.

(2) ESTOR et PUECH. Des plaies pénétrantes de l'utérus gravide. *Revue de gynécologie et de chirurgie abdominale*, 10 déc. 1899, n° 6, p. 965. — Voy. aussi P. REBREYEND, *Les plaies perforantes de l'utérus*. Thèse doct. de Paris, 1901.

Une jeune femme de vingt-deux ans, enceinte de six à sept mois, reçoit dans le ventre, à gauche de la ligne médiane, un coup de couteau, qui crée une plaie oblique, de bas en haut et de droite à gauche, remontant jusqu'à quelques centimètres de l'ombilic, et donnant issue à une anse grêle de 90 centimètres et à « deux pieds de fœtus ». On intervint sept heures après l'accident.

Lavage de l'intestin hernié; la plaie abdominale est élargie, et l'on constate alors que « le fond de l'utérus a été ouvert par une incision transversale, intéressant la paroi antérieure, d'un côté à l'autre des cornes utérines », et qui laisse passer tout le fœtus, excepté la tête, encore incluse dans la cavité. L'abdomen est rempli de caillots.

La plaie utérine est agrandie aux ciseaux, « en appliquant des pinces à forcipressure sur les grosses veines qui saignent », et la tête est extraite, puis le placenta. Lavage de l'abdomen et de la cavité utérine à l'eau bouillie tiède, puis suture de l'utérus par douze points de catgut n° 4, qui adossent exactement les deux bords de la section. Réduction de l'intestin hernié, toilette du ventre, et réunion de la paroi.

La blessée succomba quatre jours et demi après l'opération ([1]).

Il s'agissait, dans le fait d'Albarran, d'une jeune femme de dix-neuf ans, enceinte d'environ quatre mois et demi, qui s'était tiré, dans la région ombilicale, un coup de revolver (calibre 8); elle était dans un état demi-comateux, les extrémités refroidies, la température à 36°,5, le ventre légèrement ballonné. La laparotomie fut pratiquée cinq heures après l'accident. Le ventre contenait une grande quantité de sang mêlé à de la sérosité (deux litres).

On découvrit cinq plaies de l'intestin grêle, quatre occupant le tiers supérieur de l'iléon, une cinquième située à 40 centimètres de l'angle duodéno-jéjunal. Cette dernière fut suturée: le segment d'intestin (long de 20 centimètres), qui correspondait aux quatre autres, fut réséqué : entérorraphie circulaire.

Sur l'utérus, on découvrit, au niveau du fond, *un orifice à travers lequel passait une longue anse de cordon ombilical*, et sur la paroi postérieure, très bas, un autre trou, le trou de sortie de la balle.

« Après l'avoir bien lié avec de la soie, écrit Albarran, je réséquai la portion procidente du cordon ombilical et je réduisis le moignon dans l'intérieur de l'utérus; ensuite, je suturai avec de la soie forte les deux orifices que la balle avait faits dans l'utérus. »

Nettoyage de l'abdomen; réunion de la paroi, après avoir laissé deux mèches dans le cul-de-sac de Douglas. — Guérison ([2]).

La gravité des accidents, dans ces deux faits, commandait sans réplique l'intervention immédiate. Alors même que la situation est moins pressante, les indications générales, que nous poserons dans le chapitre suivant

([1]) *Bull. de la Soc. de chir.*, 1887, t. XIII, p. 628.
([2]) *Bull. de la Soc. de chir.*, 1895, p. 243. — Le lendemain, expulsion d'un fœtus d'environ quatre mois.

(voy. *Plaies de l'abdomen*), trouvent ici leur entière application, et la laparotomie d'urgence sera le plus sage parti à prendre.

Une fois le ventre ouvert, vous pouvez vous trouver en présence de lésions utérines fort diverses, compliquées ou non de procidence, partielle ou totale, du fœtus et des annexes, et la détermination ne laissera pas que d'être souvent difficile.

Prenons d'abord l'éventualité la plus simple : la **plaie est incomplète**, et la paroi utérine est entamée à une profondeur variable, *sans que la cavité soit ouverte,* sans que les membranes soient intéressées.

La réunion pure et simple est alors seule indiquée, et, encore une fois, c'est le meilleur procédé pour arrêter l'hémorragie, — réunion par des points séparés, de catgut ou de soie, qui pénètrent à 1 centimètre ou 1 centimètre 1/2 de la tranche, et chargent, en plein, le muscle utérin.

Mais voilà autre chose. La **plaie est perforante,** elle a donné issue au liquide amniotique, le fœtus est mort, mais *rien ne prolabe* : fœtus et annexes restent complètement inclus dans la cavité utérine.

Ici encore — au moins si les lésions de la paroi utérine sont peu étendues — vous agirez prudemment en vous bornant à fermer la plaie par une bonne suture. L'avortement, qui, d'ordinaire, ne tardera pas, sera un mode d'évacuation utérine toujours plus simple et moins périlleux que l'opération césarienne.

Les conditions sont différentes lorsqu'**une partie du fœtus ou des annexes se montre herniée, hors de la déchirure.** Faut-il *réduire,* suturer la paroi utérine par-dessus, et *attendre l'expulsion spontanée* par les voies naturelles? Faut-il, séance tenante, *agrandir la déchirure et vider l'utérus*?

Nous avons vu qu'Albarran se contenta de lier l'anse procidente du cordon, de refouler le moignon dans l'utérus, et de suturer; son opérée expulsa le lendemain un fœtus d'environ quatre mois, et guérit. Ce sera là, semble-t-il, la conduite tout indiquée, en présence de la hernie d'une petite portion des annexes.

Si l'on trouve, hors de l'utérus, un membre fœtal, et surtout lorsqu'il s'agit de grossesses déjà avancées, la réduction sera moins aisée, et aussi le maintien de la réduction. De plus, sur un gros utérus distendu, la suture est difficile à faire exacte et solide, et l'on aura lieu de craindre que la plaie réunie, si elle est étendue, ne cède ultérieurement, au cours des efforts d'expulsion.

Quoi qu'il en soit, on devra tenir la réduction du petit membre prolabé et la réunion utérine pour le parti le plus heureux, et ne recourir à une intervention plus large que devant une nécessité évidente.

S'agit-il d'un prolapsus plus considérable du fœtus et des annexes, trouve-t-on dans le ventre ou même hors du ventre tout le contenu de l'utérus blessé, la conduite à tenir est naturellement toute tracée.

Achevez d'extraire le fœtus, après avoir élargi la plaie utérine, — derrière lui, amenez le placenta, qui, d'ordinaire, se présente à l'orifice, plissé et décollé, dès que l'utérus est vide et commence à se rétracter. Au besoin, décollez peu à peu, doucement, la zone encore adhérente du placenta, et enlevez-le, avec les membranes.

Ceci fait, si la paroi utérine n'est pas trop délabrée, si la déchirure est unique, de bords assez nets, et, pour tout dire, qu'une réparation paraisse assez facile, vous pourrez procéder à la suture — à points séparés — en passant vos fils jusqu'au contact de la muqueuse, sans la perforer, en chargeant une bonne épaisseur de paroi musculaire, et en réalisant un accolement très large et aussi précis que possible des deux tranches.

Dans des conditions inverses, devant une hémorragie menaçante, et devant un utérus troué en plusieurs points, éclaté, fissuré, on devrait en faire l'ablation, en pratiquant soit l'hystérectomie supra-vaginale, soit l'hystérectomie totale. (Voy. fig. 315 et suiv. et planche IV). Ce sera, bien souvent, le meilleur parti.

II

RUPTURES DE L'UTÉRUS PENDANT LE TRAVAIL[1]

Nous ne saurions aborder ici la question obstétricale; nous noterons seulement que les « signes de rupture » sont loin d'être uniformes et toujours saisissants : une violente hémorragie extérieure, l'arrêt des contractions, l'altération rapide du facies, la petitesse et la fréquence du pouls, signalent parfois l'accident; ailleurs, il n'y a pas d'hémorragie par le vagin, l'expulsion de l'enfant et du placenta peut s'achever, et ce sont les phénomènes d'hémorragie interne ou de péritonite commençante qui révèlent la grave complication.

Les ruptures utérines tuent par deux procédés : l'*hémorragie* et l'*infection*. Et la mort par hémorragie est de beaucoup la plus fréquente.

Ce n'est pas, d'ailleurs, l'hémorragie immédiate qui tue, en général; les femmes survivent, d'ordinaire, plusieurs heures, et supportent parfois de longs et pénibles transports; elles succombent à une seconde hémorragie, souvent provoquée par l'expulsion, spontanée ou artificielle, de l'enfant.

On doit tenir grand compte de ce fait, car il démontre, à la fois : 1° que l'on a, dans la majorité des cas, le temps d'intervenir; 2° qu'il est sage de se garder de toute manœuvre obstétricale, destinée à terminer l'accouchement avant d'être prêt à faire, séance tenante, la laparotomie.

Les ruptures sont *complètes* ou *incomplètes*. — Complètes, elles intéressent, sur une longueur variable, toute l'épaisseur de la paroi utérine, et s'étendent assez souvent au col, au vagin, au ligament large, à la vessie;

(1) On peut observer, d'ailleurs, pendant le travail, des ruptures *traumatiques* par choc extérieur. Ainsi en fut-il dans l'observation de M. Maygrier : une femme en travail reçoit un coup de pied dans le ventre; on l'amène à l'hôpital dans l'état le plus alarmant : les contractions ont disparu, l'enfant est mort; au palper abdominal, on ne peut reconnaître qu'une vaste zone de crépitation sanguine. Pendant qu'on s'apprête à extraire l'enfant, la blessée succombe. A l'autopsie, on trouve, sur le devant de l'utérus, un gros caillot de 650 grammes, avec du sang liquide dans le bassin et les fosses iliaques; sur la face antérieure du corps utérin, au-dessus de l'anneau de Bandl, on constate une large et profonde déchirure qui, pourtant, ne pénètre pas dans la cavité, et que des éraillures superficielles prolongent tout autour. (*Soc. obstétricale de France*, 23 avril 1892.)

elles sont intra-péritonéales, le sang coule dans le ventre; quant à l'enfant, il passe aussi, très souvent, par la déchirure, en partie ou tout entier. — Incomplètes, les ruptures ne portent que sur la muqueuse et le muscle : la coiffe péritonéale, intacte, se décolle et forme poche, et, dans cette poche adventice, qu'on a prise maintes fois pour la cavité utérine, le fœtus ou telle partie fœtale peuvent aussi se trouver inclus; lors de rupture latérale, le sang s'épanche dans le ligament large, et crée d'énormes hématomes, qui se diffusent, et décollent au loin le péritoine.

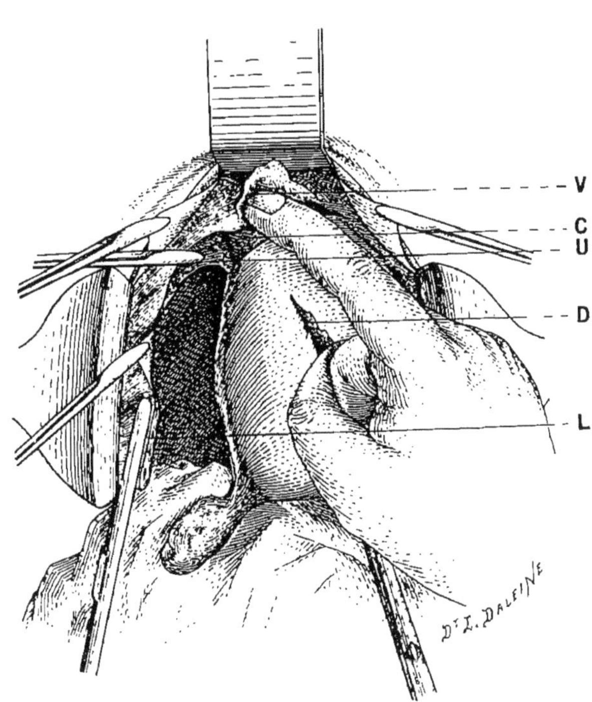

Fig. 315. — Hystérectomie abdominale totale. — Pincement et section du ligament large gauche ; décollement du péritoine vésico-utérin.

V, le doigt décollant le péritoine antérieur. — C, paroi vaginale. — U, artère utérine gauche, pincée. — D, déchirure utérine. — L, pincement du bord supérieur du ligament large gauche.

Il est clair que, si le danger d'hémorragie reste menaçant, l'infection péritonéale directe n'a pas de raison de se produire dans la rupture incomplète, fermée; mais, en pratique, on ne saurait faire fonds de cet élément de bénignité relative : *a*, la poche séreuse adventice est parfois trouée en quelque point, aux limites du décollement, et la barrière n'existe plus [1]; *b*, le diagnostic de la variété de rupture est, en règle, fort difficile à poser, et l'on s'y trompe souvent, même à l'exploration manuelle endo-utérine.

La conclusion qui s'impose est celle-ci : dès que l'on a des raisons suffisantes d'admettre une rupture utérine, *il faut faire, le plus vite possible, la laparotomie*. Toutes les manœuvres par la voie basse doivent être tenues, à l'heure présente, pour illusoires et dangereuses; à peine le tamponnement pourrait-il servir, comme moyen d'attente, pour un transport inévitable [2].

J'ai eu l'occasion de pratiquer, à l'hôpital Beaujon, une laparotomie de ce

(1) Varnier, Du traitement des ruptures de l'utérus. *Rapport au Congrès d'obstétrique, de gynécologie et de pédiatrie*. Nantes, 1901, et *Annales de gynécologie et d'obstétrique*, 1901, p. 249.

(2) Ou encore dans les ruptures peu étendues, très bas situées et incomplètes : toutes conditions qu'il est malaisé de déterminer nettement.

genre, très tardive, d'ailleurs, et dans des conditions désespérées; j'en ai conservé l'impression d'une opération dramatique, qui exige beaucoup de sang-froid, mais qui ne présente pas, en somme, de difficultés techniques particulières.

Faites donc une grande incision, dans la position horizontale ou très légèrement inclinée, et attendez-vous, dès que le ventre sera ouvert, à voir s'échapper un énorme flot de sang; évacuez-le, épongez-le rapidement avec de grandes compresses, puis, refoulant et recouvrant l'intestin, faites incliner, alors seulement, l'opérée.

Vous avez devant vous l'utérus, et, par la déchirure béante, hernié tout entier ou presque, l'enfant mort. Commencez par l'extraire; la besogne est parfois toute simple; l'enfant et le placenta sont passés dans le ventre. Ailleurs, une partie fœtale se présente seule dans la brèche : saisissez-la et, encore une fois, videz l'utérus.

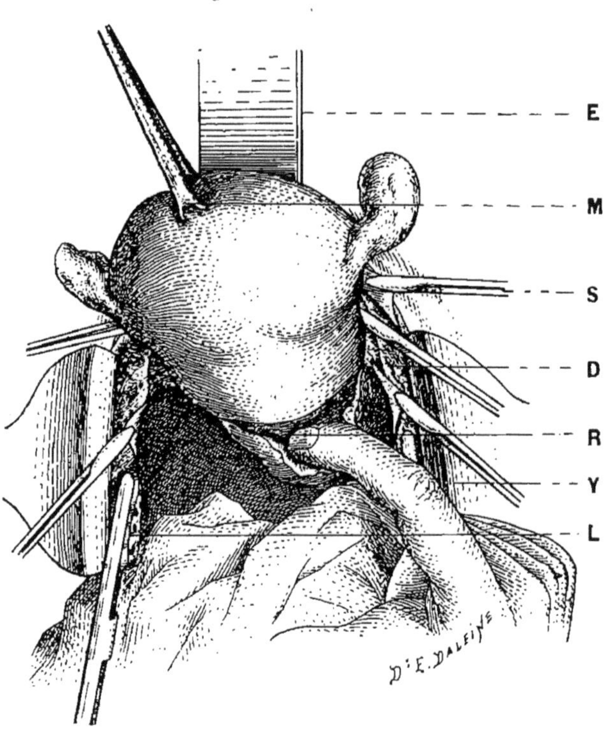

FIG. 316. — Hystérectomie abdominale totale. — Décollement du péritoine postérieur.

E, écarteur placé sur l'angle inférieur de la plaie abdominale. — M, utérus saisi et relevé avec une pince. — S, péritoine pariétal repéré. — D, paroi abdominale. — R, doigt décollant le péritoine postérieur. — Y, valve latérale. — L, pincement du bord supérieur du ligament large gauche.

Ceci fait, tout de suite, allez aux vaisseaux, aux ligaments larges : pincez le ligament large gauche, sur les deux tiers de sa hauteur, coupez-le; au-dessous, le long du bord utérin, décollez au doigt le tissu cellulaire lâche et découvrez le gros paquet des vaisseaux utérins : pincez-le au ras du col, coupez-le, écartez-le d'un coup de doigt, et descendez encore un peu, toujours au contact du col, jusqu'à l'insertion vaginale. En avant, dans le cul-de-sac vésico utérin, un trait de bistouri, de gauche à droite, incise le péritoine, — en arrière, un autre trait semblable; du bout de l'index, décollez vite, mais régulièrement, et sans quitter le plan utérin, la vessie (fig. 315); en arrière, décollez aussi le feuillet recto-utérin (fig. 316), mais il tient davantage, ne vous attardez pas : il n'y a rien à craindre de ce côté.

Incisez donc le vagin sur le bord gauche et en avant, prolongez l'incision, en avant et en arrière, de gauche à droite, en faisant basculer à droite l'utérus ; saisissez le col ou ce qui le représente, hardiment, avec une bonne pince à traction, accentuez la bascule (fig. 317), et, sur le bord droit, au pied du ligament large droit, et toujours au ras de l'utérus, pincez et coupez l'autre artère utérine : il ne reste plus qu'à jeter un clamp et à donner un coup de ciseaux pour que la masse vous reste dans la main (Planche IV).

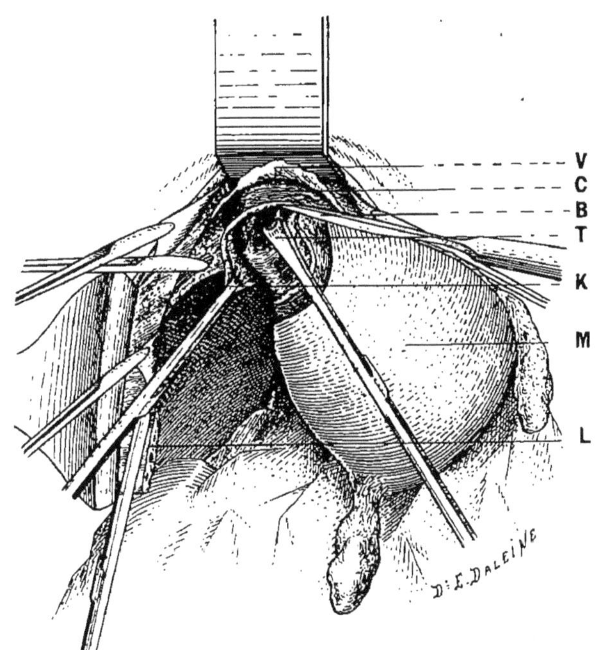

Fig. 317. — Hystérectomie abdominale totale. Section du vagin, bascule de l'utérus.

V, péritoine vésico-utérin, rétracté. — C, paroi vaginale. — B, section du vagin de gauche à droite. — T, col saisi et relevé avec une pince. — K, lèvre inférieure de la section vaginale, repérée par une pince. — M, utérus. — L, Pincement du bord supérieur du ligament large gauche.

Cela saigne encore, parfois, si la déchirure s'étend aux ligaments larges ou aux organes voisins, mais vous avez du jour, pour bien « exposer » la plaie, pincer ce qui donne et tout à l'heure pratiquer les réparations nécessaires.

Il reste à remplacer les pinces par des ligatures, de solides ligatures, bien serrées, mais avec grand soin, car les tissus se coupent aisément, — et à terminer l'opération. Comment?

Si la déchirure était incomplète, ou que, complète, elle fût toute récente et qu'aucune manœuvre n'ait eu lieu par la voie basse, on pourrait fermer le vagin (fig. 318) et « péritoniser » régulièrement toute la ligne transversale de suture (fig. 319). Il en est rarement ainsi, et le drainage vaginal, par une lamelle aseptique, reste le plus souvent indiqué.

Telle est l'*hystérectomie abdominale totale pour rupture utérine*[1] ;

[1] M. Loussot en a publié une très intéressante observation d'hystérectomie abdominale totale, pratiquée à la campagne, dans une chambre de ferme, et suivie de guérison. (*Gazette des hôp.*, 1898, p. 1067.)

Planche IV. — **Hystérectomie abdominale totale.** — Le ligament large droit est sectionné, les deux utérines pincées, le col libéré et relevé, l'utérus « basculé » à gauche : pincement terminal du ligament large gauche.

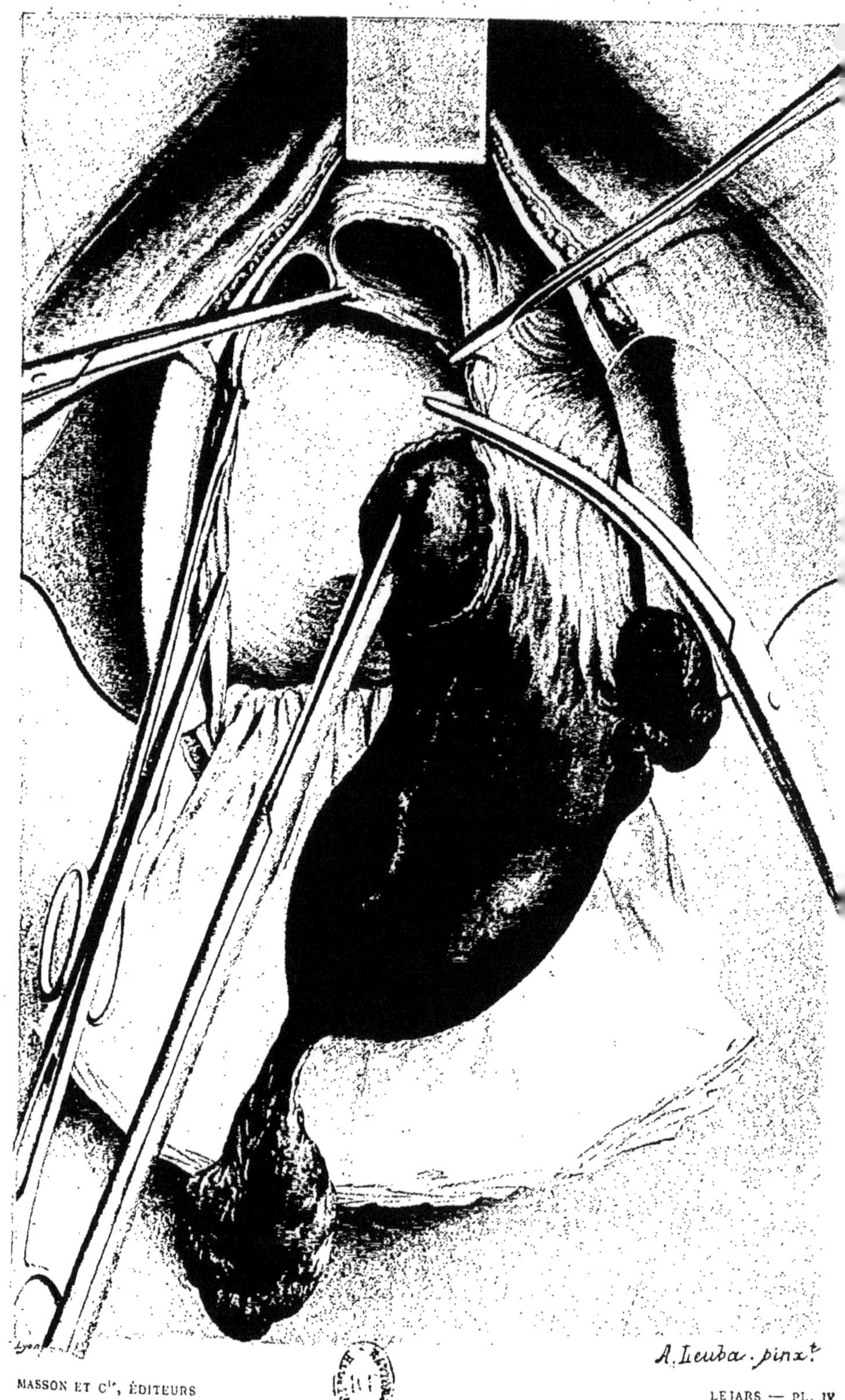

MASSON ET Cie, ÉDITEURS

On pourra lui substituer, si la technique en paraît plus rapide et plus simple, l'*hystérectomie supra-vaginale* : elle comporte les mêmes temps, mais, au lieu de descendre jusqu'au vagin et de l'ouvrir, c'est le col, au-dessus de l'insertion vaginale, que l'on sectionne de gauche à droite, en faisant basculer l'utérus [1]; la suture utérine ne serait applicable qu'aux déchirures peu étendues, régulières, toutes fraîches, et dont l'hémostase et l'affrontement pourraient être réalisés dans les meilleures conditions possibles.

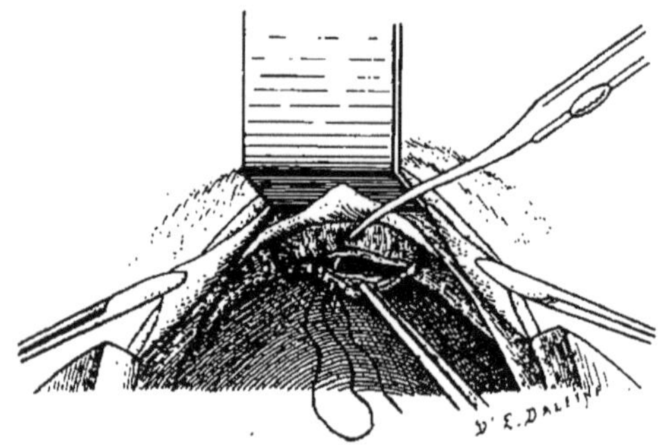

Fig. 318. — Hystérectomie abdominale totale. Fermeture du vagin.

Enfin les déchirures de la vessie, du vagin, des ligaments larges, devront être réunies à leur tour.

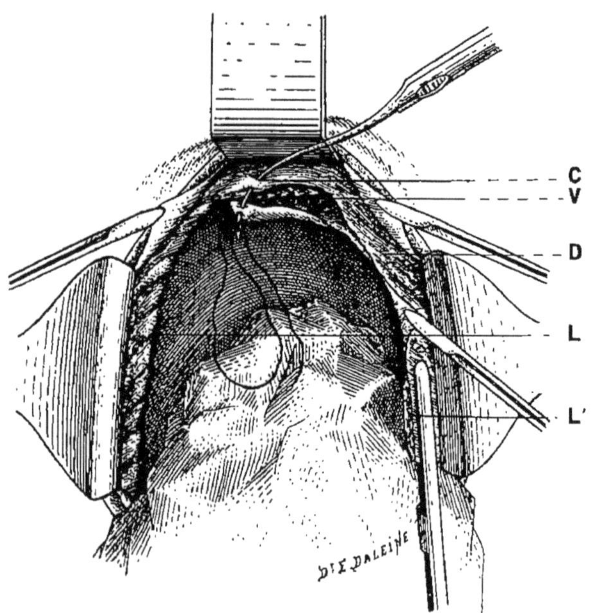

Fig. 319. — Hystérectomie abdominale totale. — Péritonisation terminale.
C, péritonisation antérieure. — V, Suture de la paroi vaginale. — D, section du ligament large droit. L, ligament large gauche réuni. — L', Pincement du bord supérieur du ligament large droit.

(1) Dans un cas où la déchirure siégeait en bas et en avant et se compliquait d'un large décollement sous-péritonéal, Hartmann, après avoir pratiqué l'amputation supra-vaginale, supprima le col, puis « extériorisa » le moignon dans l'angle inférieur de la plaie, en fermant, au-dessus de lui, le péritoine par un gros catgut qui réunissait la lèvre droite à la lèvre gauche et chargeait au passage la face postérieure du moignon utérin. — Tamponnement du foyer « d'extériorisation » : réunion du reste de la paroi. Guérison. (*Annales de gynéc. et d'obst.*, 1901, t. LVI, p. 280). — Quant à l'amputation de Porro, avec pédicule à la paroi, ce n'est qu'un procédé de pis-aller.

LES GRANDES HÉMORRAGIES DE L'ULCÈRE DE L'ESTOMAC ET DU DUODÉNUM

Au cours de l'ulcère gastro-duodénal, deux accidents — deux accidents terribles — pourront commander l'intervention d'urgence : les **hématémèses profuses**, la **perforation**. Les perforations seront étudiées plus loin, au chapitre des péritonites.

Nous disons : hématémèses *profuses*, hémorragies dont l'abondance est telle d'emblée, qu'elle crée à bref délai et à la première récidive l'imminence de la mort (1).

Un homme de quarante-quatre ans, grand, vigoureux, avait été soigné, il y a quelques années, pour des vomissements de sang, qu'un traitement médical, bien institué et bien suivi, avait enrayés. La santé était redevenue satisfaisante, à part quelques douleurs et quelques troubles digestifs persistants. Après quelques jours de malaise vague, il est pris tout à coup de nausées et remplit de sang rouge une pleine cuvette : l'anxiété est extrême, la face pâle, les extrémités froides, le pouls misérable. On le ranime, on le réchauffe lentement. A quelques heures de là, nouvelle hématémèse, tout aussi considérable, bientôt suivie d'une selle noirâtre ; la région épigastrique est tendue, douloureuse, l'affaissement est si grave et reste si menaçant, malgré les injections répétées de sérum artificiel, que la moindre hémorragie nouvelle sera mortelle, à n'en pas douter.

Voilà comment la question se pose, en pratique, et la réponse ne saurait être remise au lendemain. Ceux qui ont assisté à ces drames se rappelleront avec quelle angoisse ils se sont demandé, cette fois encore : *que faire* ?

Il n'est pas douteux qu'un certain nombre de ces cas d'apparence désespérée, de ces anémies suraiguës, ne se terminent quand même par une survie inattendue. Leube (2), Mickulicz (3), Hayem (4) et bien d'autres en ont fourni la preuve.

Nous en avons vu, pour notre part, deux exemples dans ces dernières années : dans les deux cas, nous étions appelé auprès du malade, pour tenter, s'il y avait lieu encore, une intervention ; l'état général nous sembla vraiment trop précaire pour que la moindre anesthésie, la moindre secousse opératoire eût quelque chance d'être supportée. Or, ces deux malades, contre toute attente, se rétablirent peu à peu et les hématémèses ne reparurent

(1) Il y a là une situation clinique toute différente de celle qui résulte des hématémèses de quantité médiocre et répétées, bien qu'elles finissent, à la longue, et par le fait de l'anémie progressive qu'elles entraînent, par nécessiter aussi le recours chirurgical, et que l'intervention opératoire, la gastro-entérostomie, donne même, dans les cas de ce genre, ses meilleurs résultats.

(2) LEUBE, Die chirurgische Behandlung des Magengeschwürs. *Arch. für klin. Chir.*, Bd. LV, 1, p. 69, et *Congr. de chir. allem.*, 21 avril 1897.

(3) MICKULICZ, *Ibidem*, p. 84.

(4) HAYEM, *Académie de médecine*, janvier 1898.

pas. L'immobilité complète dans la position horizontale, la diète **absolue** (1), les lavements d'eau chaude, la glace en permanence, les injections sous-cutanées de sérum artificiel, constituent les éléments d'une thérapeutique qui n'est pas sans efficacité réelle. En somme, nous cherchons à favoriser l'hémostase spontanée, qui n'en reste pas moins entièrement subordonnée au calibre du vaisseau lésé, aux caractères anatomiques de l'ulcère et à une série de conditions sur lesquelles nous n'avons aucune prise.

D'autre part, *l'intervention opératoire ne saurait passer pour une besogne simple, réglée, bénigne.* Il est arrivé, à plusieurs reprises, une fois l'estomac ouvert, qu'on n'ait pas trouvé l'ulcère, constaté quelques jours après, à l'autopsie : sur 15 cas rassemblés par Savariaud (2), 5 fois l'ulcère ne fut pas reconnu. Chez une opérée de Tuffier, il fut impossible, malgré une large gastrotomie, de découvrir le point qui saignait; à l'autopsie, on ne reconnut qu'avec beaucoup de peine « sur la petite courbure, une très petite exulcération, en coup d'ongle, de la muqueuse, au centre de laquelle on apercevait la lumière d'un minuscule vaisseau » (3). Les ulcères du cardia, de la partie profonde du duodénum, sont très peu accessibles; ceux de la paroi postérieure de l'estomac, qui font corps avec le pancréas, ne se prêtent guère à des manœuvres utiles d'hémostase; les ulcères calleux du pylore peuvent entraîner à des opérations fort complexes. Ce que sera l'intervention? on ne le sait jamais d'avance; où siège l'ulcère? on ne le sait, en réalité, pas davantage. Le chirurgien doit être conscient de ces difficultés, elles expliquent le taux fort élevé de la mortalité post-opératoire (4).

Enfin nous sommes appelés parfois auprès de malades si profondément anémiés, que toute tentative équivaudrait à une mort certaine, immédiate, dont nous porterions — il faut bien l'ajouter — toute la responsabilité (5).

A juger froidement, sans illusions et sans vaine crainte, on déduira donc, à notre sens, de l'analyse des faits, les données générales que voici : un vomissement de sang très abondant de 1/2 litre, 1 litre (6), révèle une lésion

(1) Absolue, dans le sens le plus strict du mot. On fera bien, cependant, de faire prendre au malade, par cuillerées à bouche, une solution contenant de 5 à 10 grammes de chlorure de calcium (P. Carnot).

(2) SAVARIAUD, *De l'ulcère hémorragique de l'estomac et de son traitement chirurgical.* Thèse de doct., 1898.

(3) TUFFIER, Exulcération simplexe de l'estomac à grande hémorragie; gastro-entérostomie; mort. *Bull. de la Soc. de chir.*, 1902, 4 déc., p. 1166.

(4) En réunissant les 15 faits de Savariaud aux 5 observations de Pinatelle (*Application de la gastro-entérostomie en dehors des sténoses anatomiques du pylore.* Thèse de Lyon, 1902), on relève, sur 20 opérations, 12 morts. Or, comme le font remarquer A. Mathieu et J.-Ch. Roux (Des indications opératoires dans les hémorragies de l'ulcère gastrique. *Gaz. des hôp.*, 23 avril 1903, n° 48, p. 473) « la mort est survenue dans le plus grand nombre des cas par collapsus et non par persistance de l'hémorragie, ce qui laisse supposer que l'écoulement sanguin aurait cessé de lui-même, et que le malade aurait pu guérir sans le choc opératoire ».

(5) On doit se garder, d'ailleurs, de conclure sur le seul aspect du malade : le pouls devient alors le meilleur indice; s'il est tout petit, incomptable, *s'il se relève à peine, après les injections sous-cutanées de sérum, pour retomber aussitôt, la résistance vitale doit être tenue pour singulièrement compromise.*

(6) Voici la formule de M. Dieulafoy : « Tout malade qui vomit d'*un seul coup* 1/2 litre, 1 litre de sang, surtout si ces hématémèses se répètent une deuxième, une troisième fois en vingt-quatre heures, ce malade-là succombera presque fatalement, s'il n'est pas opéré à temps. » (*Presse méd.*, 19 janvier 1898, p. 35, et *Clinique méd. de l'Hôtel-Dieu*, 1897-1898.)

vasculaire grave, ne laissant à l'hémostase spontanée que des « chances » précaires : il est donc sage, tout en recourant aux divers moyens médicaux, de *se tenir prêt à intervenir, si l'hémorrogie reparaît*. On se souviendra que le pronostic, encore très sombre, de ces opérations, relève, pour une grande part, au moins, de la date retardée à laquelle on se décide à les faire et de l'état d'anémie *incurable* des opérés.

TECHNIQUE DE L'INTERVENTION

Pour être complexes et de péripéties variées, ces interventions n'en sont pas moins soumises à quelques règles communes, à ***une méthode***.

Là encore, on fera tout pour « aller vite », et pour prévenir, dans la mesure du possible, le shock : autrement dit, l'anesthésie sera pratiquée à l'éther et très prudemment; les membres seront enveloppés d'ouate et, au besoin, liés à la racine; une injection sous-cutanée ou intra-veineuse de 600 à 1200 grammes de sérum artificiel sera pratiquée avant l'opération, et *continuée pendant toute sa durée*.

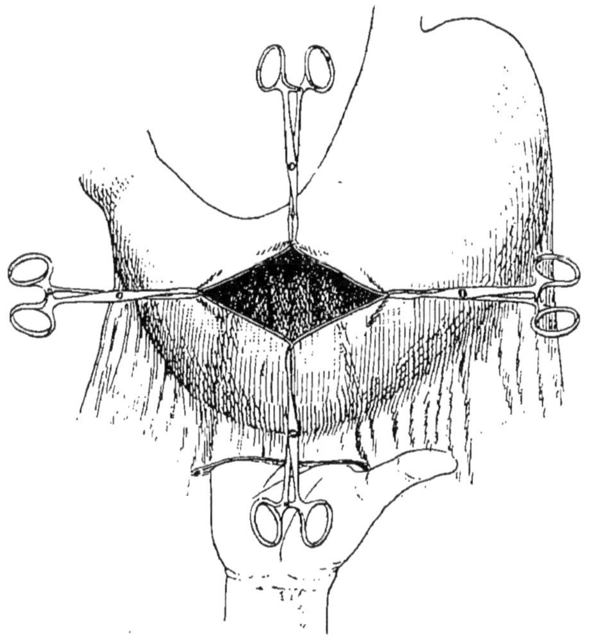

Fig. 320. — Exploration de la face postérieure de l'estomac ; la main introduite dans l'arrière-cavité des épiploons (d'après Savariaud, *loc. cit.*).

Faites donc la laparotomie **médiane sus-ombilicale** et **faites-la grande**, car vous aurez besoin de toutes vos aises pour explorer et manier un estomac souvent distendu et adhérent. L'incision descendra de l'appendice xiphoïde à l'ombilic ou au-dessous, et, tout de suite, les deux bords et l'angle inférieur seront garnis de compresses, qui maintiendront l'intestin.

I. ***Exploration extra-stomacale***. — Vous avez devant vous l'estomac et vous pouvez, en vous aidant d'écarteurs [1], en explorer, à l'œil et au

[1] Et en réclinant le lobe gauche et le bord antérieur du foie.

doigt, la face antérieure, la petite courbure, une bonne partie de la grande courbure, le pylore.

Voyez s'il existe *des adhérences* à la paroi abdominale, au foie, au côlon transverse; si quelque point se distingue par *une coloration particulière*, blanchâtre ou ecchymotique; si vous trouvez, au palper, *quelque zone indurée, quelque plaque*. Mais d'avance ne comptez pas trop sur ces stigmates extérieurs, et surtout ne vous arrêtez pas devant un estomac d'apparence toute normale : **ouvrez-le toujours.**

La découverte d'un signe visible ou palpable — adhérences, couleur spéciale, induration — fournit un repère et marque le point où devra porter l'incision de l'estomac. Aussi, lorsqu'on n'a rien constaté sur la face accessible, sera-t-il bon d'examiner tout de suite la *face postérieure*, grâce à la manœuvre suivante, indiquée par Savariaud : près de la grande courbure, au-dessous de l'artère gastro-épiploïque, incisez le ligament gastro-colique, entre deux vaisseaux, et, au doigt, élargissez la déchirure : c'est une porte ouverte dans l'arrière-cavité, et, par là, trois doigts, ou la main entière pénètrent derrière l'estomac (fig. 320).

Ne perdez pas de temps dans cet examen, *du dehors*, souvent négatif, et faites vite la **gastrotomie.**

II. ***Exploration endo-stomacale.*** — Avant d'ouvrir l'estomac, vous le *viderez*, car le lavage préliminaire n'a pu être fait; autrement dit, après l'avoir attiré hors de la plaie abdominale et soigneusement isolé et entouré d'un lit de compresses, vous l'évacuerez avec le trocart aspirateur [1] : l'orifice de ponction jalonnera ensuite la ligne d'incision.

Cette **incision** devra être longue, elle aussi : on ne fait rien d'utile, en promenant son doigt, à travers un étroit orifice, sur la muqueuse gastrique; vous inciserez **en long, parallèlement aux courbures,** et plus près de la grande courbure, si quelque repère local ne commande pas le choix d'un autre territoire.

Ceci fait, amarrez, avec des pinces de Kocher, les deux angles de la fente et la partie moyenne des deux lèvres, qui seront largement éversées; vous aurez ainsi libre accès, et après avoir épongé ce qui restait de sang et de liquide dans l'estomac, vous commencerez l'**examen méthodique de ses parois, le tampon à la main.**

S'il s'agit d'un vieil ulcère calleux de la petite courbure ou de la paroi postérieure, ou d'un vaisseau de calibre qui saigne, il peut arriver qu'il « saute aux yeux » tout de suite. On ne comptera pas sur une besogne aussi aisée, et c'est en détergeant, en frottant doucement la muqueuse, avec un tampon de gaze mollement serré, qu'on ira à la recherche des ulcérations plus récentes, plus superficielles ou momentanément asséchées.

Explorez d'abord, au doigt et surtout à l'œil, la *muqueuse antérieure*, que vos pinces évaginent de plus en plus par la plaie, puis la *petite courbure*, en grande partie accessible, enfin la *paroi postérieure*.

[1] C'est la pratique indiquée par M. Terrier.

Pour bien voir cette paroi et en scruter les plis, deux doigts, introduits dans l'estomac, peuvent la pincer et l'attirer au dehors, si elle est mobile. Ici encore, la manœuvre représentée (fig. 320) peut être très utile [1] : sous la compresse inférieure par une fente du ligament gastro-colique, votre aide introduit deux doigts ou, vous-même, vous faites passer deux doigts de votre main gauche, soigneusement enveloppés d'une compresse aseptique; et là, derrière l'estomac, vous en soulevez la paroi postérieure, et vous en « exposez » successivement les différents segments que vos doigts refoulent, en s'en coiffant.

Restent le *pylore*, le *cardia* et la *grosse tubérosité*.

Portez le doigt jusqu'à l'orifice pylorique, qui doit l'admettre, s'il est sain. Si vous ne pouvez le franchir, si vous le trouvez épaissi, mamelonné, induré, prolongez de ce côté l'incision de la paroi stomacale antérieure. Une fois les lésions ainsi mises en lumière, vous prendrez tel parti qui vous semblera nécessaire.

Pour explorer le *cardia* et la *grosse tubérosité*, on se servira de deux larges écarteurs, introduits dans l'estomac ouvert : l'un supérieur, qui relèvera le lobe gauche du foie, l'autre latéral, qui réclinera la paroi. La saillie des côtes et la profondeur variable de la région sous-diaphragmatique rendent la manœuvre toujours difficile.

On ne saurait trop insister sur la nécessité d'inspecter minutieusement **toute la muqueuse**, en exerçant à sa surface un léger frottis, surtout aux points qui semblent d'apparence et de teinte anormales. C'est le seul moyen de ne pas laisser passer ces érosions toutes de surface, qui n'en donnent pas moins lieu à des hématémèses mortelles.

III. ***Hémostase***. — Voici, d'ailleurs, quelles éventualités se présentent, au cours de cette recherche, et quels sont les procédés d'hémostase à utiliser :

1° Vous avez trouvé un **ulcère typique, non adhérent, de la petite courbure ou d'une des faces** : au fond de cet ulcère, qu'un tampon déterge, un vaisseau donne du sang, quelquefois en jet.

L'**excision totale suivie de gastrorraphie** est le procédé le plus sûr quand les dimensions du foyer le permettent.

Circonscrivez l'ulcère par deux traits semi-lunaires, et rapidement « enlevez le morceau ». Cela saigne beaucoup : comprimez l'une des lèvres, et, sur l'autre, pincez les artérioles qui donnent en jet; répétez la même manœuvre sur la tranche opposée; jetez quelques fils sur les vaisseaux de calibre, et tout de suite commencez le surjet total, qui traverse toute la paroi et qui, lui, est hémostatique. S'il est suffisamment serré et de points rapprochés, le suintement sanguin cesse, et vous complétez alors la réparation de la brèche par un surjet séro-musculaire d'adossement. Autant que possible, les deux incisions seront menées suivant le grand axe de l'estomac, et la réunion pratiquée verticalement (fig. 321).

Lors d'*ulcère de la petite ou de la grande courbure*, qu'il y ait, ou non, une érosion de la coronaire stomachique ou de la gastro-épiploïque, on

[1] Bien entendu, si l'arrière-cavité des épiploons est restée libre.

jettera d'abord **deux pinces sur l'artère** (C, fig. 321), en amont et en aval de la zone à exciser, en trouant l'épiploon correspondant; puis on fera l'**excision** et la **réunion**, comme tout à l'heure, et les pinces seront remplacées par des ligatures ([1]).

Ajoutons que, si l'excision était impraticable, la *ligature double extra-stomacale de l'artère* resterait une intervention fort utile. Roux ([2]) y recourut chez une femme, en pleine hémorragie : là encore, la guérison se maintenait trois ans après.

2° Vous trouvez un **ulcère de la paroi postérieure, ulcère calleux, cratériforme, adhérent,** et qui « creuse » dans le pancréas; un gros vaisseau est ouvert, le pylorique, la pancréatico-duodénale, la splénique peut-être.

La situation est fort menaçante, chez un malade anémié qui ne survivra pas à une opération longue.

Il y a, sans doute, une voie rationnelle, la suivante : attaquer la zone adhérente par **l'arrière-cavité des épiploons**, en soulevant l'estomac, dégager la paroi peu à peu, faire l'hémostase directe, puis cureter et cautériser, s'il le faut, le foyer pancréatique, exciser les bords de l'ulcère, et réunir. C'est à l'opérateur de juger si l'état de son malade autorise pareille tentative.

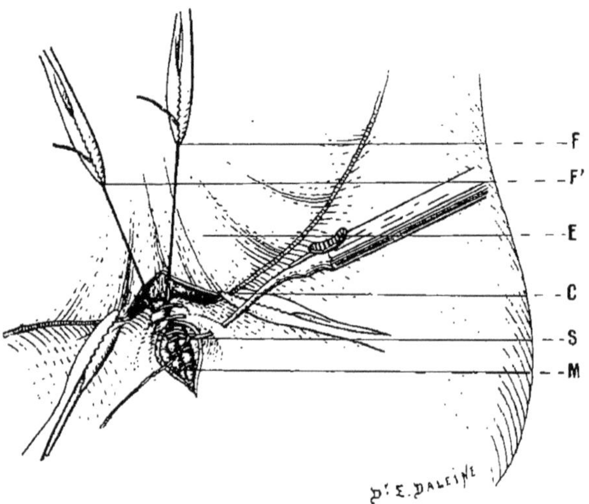

Fig. 321. — Réunion de la petite courbure, après excision d'un ulcère.

F, fil initial de la suture profonde. — F', fil initial de la suture d'adossement. — E, épiploon gastro-hépatique. — C, artère coronaire, pincée. — S, surjet séro-musculaire. — M. surjet profond.

Sinon, il faudra se borner à des moyens d'hémostase toujours assez précaires. On cherchera à **saisir**, avec une pince de Kocher, **le vaisseau qui saigne** et à glisser sur cette pince une ligature médiate; on s'efforcera d'en découvrir et d'en étreindre les deux bouts. Si l'on ne trouve pas de vaisseau de calibre érodé (et le grattage prudent du foyer, avec une fine curette, peut être utile, en pareil cas), on cautérisera l'ulcère avec le thermo-cautère au

([1]) Roux et Mickuliez ont obtenu deux beaux succès en traitant ainsi des ulcères de la petite courbure, compliqués d'érosion de la coronaire. Le malade de Roux (*Congrès français de chirurgie*, 1893, p. 401) était « un gros brasseur allemand, qui évaluait à 1 litre 1/2 sa première et à 2 litres sa seconde hémorragie stomacale : le fait est qu'il était exsangue. On trouva à la petite courbure, non loin du pylore, un ulcère rond circonscrit, qui avait rongé l'artère coronaire. *La ligature double de l'artère, l'excision de la région ulcérée, la suture* furent couronnées de succès. » Dans le cas de Mickulicz (*loc. cit.*, p. 5), il s'agissait aussi d'un ulcère, occupant la petite courbure, et qui avait érodé la coronaire stomachique : l'excision et la suture furent suivies d'une guérison qui se maintenait encore trois ans après.

([2]) Thèse de Savariaud, obs. VIII.

rouge sombre, méthode bien infidèle, toute de nécessité et qui ajourne simplement le péril.

Peut-être vaudrait-il mieux passer hardiment, *en plein tissu pancréatique*, *une série d'anses verticales* de catgut qu'on nouerait tout doucement et qui exerceraient une compression en masse.

3° **Ulcère du pylore et du duodénum.** — S'il est petit, mobile, non compliqué de sténose ni d'induration étendue, l'**excision** sera le procédé de choix, elle se fera **en long** et l'on réunira **en losange** les bords de l'excision.

Un pylore sténosé, transformé en une tumeur calleuse, commanderait la *pylorectomie d'urgence*. Elle a été pratiquée par Elliot [1] : chez une femme de trente-sept ans qui vomissait du sang en abondance depuis huit jours et dont l'anémie était extrême, il trouva une tumeur pylorique du volume du poignet : séance tenante, il réséqua le pylore et un segment de l'estomac, représentant à peu près le cinquième de l'organe. L'opérée succomba d'épuisement, au quatrième jour. Et de fait, en pareilles conditions, peu de chirurgiens se résoudront à tenter une intervention de ce genre : mieux vaudra cautériser largement l'ulcère, lier l'artère pylorique et terminer par la gastro-entérostomie, qui, elle, peut être menée très vite [2].

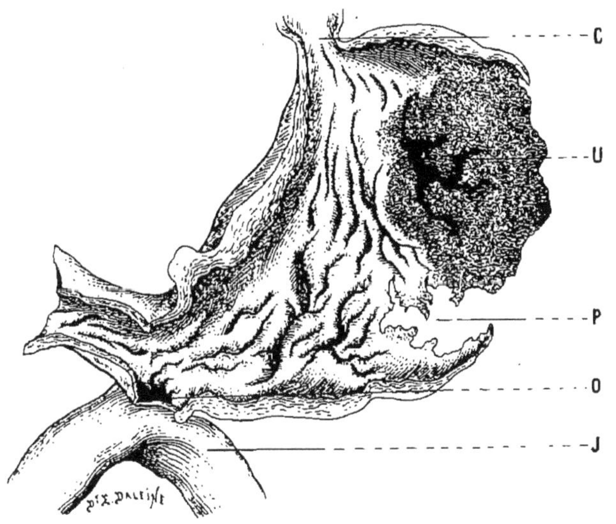

Fig. 322. — Large ulcère perforant de la grosse tubérosité (gastro-entérostomie).

C, cardia. — U, ulcère. — P, perte de substance. — O, orifice gastro-intestinal. J, anse grêle.

Enfin on doit avouer qu'il est des cas absolument désespérés, quoi qu'on fasse, et qu'on trouve parfois *des lésions telles qu'aucune intervention ne saurait donner de résultat durable*. Ainsi en était-il chez la malade dont l'estomac est représenté figure 322.

Elle avait été soignée l'année précédente, pour des accidents graves d'ulcère de l'estomac, et, depuis, les douleurs, les troubles digestifs, les hématémèses, se reproduisant de temps à autre, n'avaient jamais cessé. Elle était entrée de nouveau dans le service de M. Fernet, vomissant le sang en quantité considérable et dans un état d'anémie extrême. Je fis la laparotomie :

(1) Elliot. Observation rapportée par Cutler. *Boston med. and surg. Journal*, 1897, p. 54-57.
(2) Mais qui ne donne, dans les cas d'hémorragies profuses, que des résultats fort aléatoires.

je trouvai un estomac épaissi, induré sur toute son étendue, partout adhérent, je l'ouvris sur une petite étendue et je me contentai de faire très rapidement — car le temps semblait presser beaucoup — une gastro-entérostomie antérieure. La pauvre femme survécut quelques jours, *sans nouvelle hémorragie*, et s'éteignit doucement.

A l'autopsie, la paroi stomacale, dans toute sa moitié droite, mesurait *plus d'un centimètre d'épaisseur*; la partie centrale de la grosse tubérosité était occupée par un large ulcère perforant, et il existait à ce niveau un véritable *trou béant, à bords déchiquetés et gangreneux* (P, fig. 322), qui s'ouvrait dans un foyer rempli de caillots anciens et de détritus de tout ordre, occupant la face interne de la rate. Qu'aurions-nous pu faire en pareille occurrence? la gastro-entérostomie était la seule opération qui restât praticable.

4° **Ulcères superficiels, exulcératio simplex.** — Ici, la grosse difficulté, c'est de découvrir l'ulcère, le coup d'ongle, l'érosion. L'a-t-on trouvé, il suffit de passer une série de fils en anse comme ci-contre (fig. 323) : la **muqueuse, de chaque côté de la zone saignante, est plissée et adossée comme on adosse la tunique séro-musculaire, dans les sutures de toute la paroi**; il est utile de faire, à droite et à gauche, deux plis de muqueuse et de faire pénétrer les fils en pleine couche musculaire, pour charger suffisamment d'étoffe et réaliser une striction suffisamment solide et hémostatique.

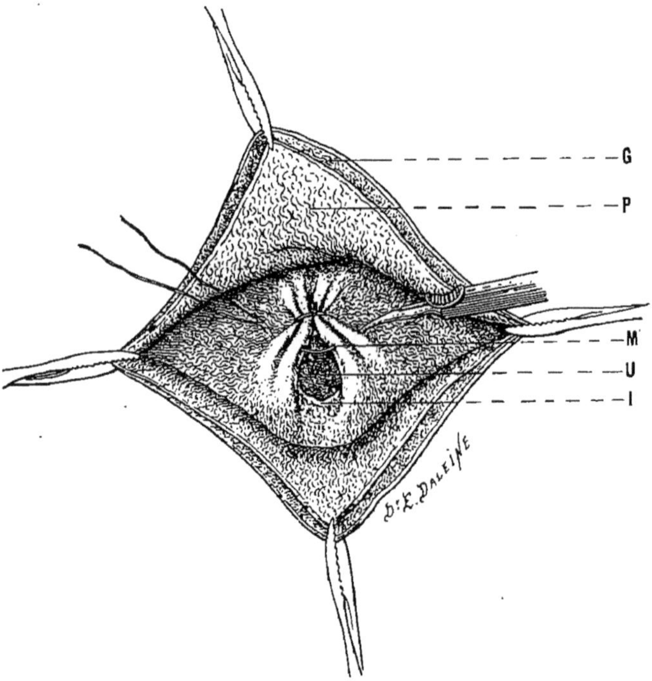

Fig. 323. — Hémostase par adossement d'un ulcère superficiel.

G, lèvre supérieure de l'incision gastrique. — P, surface interne de l'estomac. — M, muqueuse plissée deux fois de chaque côté de l'ulcère. — U, ulcère. — I, bord inférieur de la surface ulcérée.

C'est ce que fit Cazin, avec un éclatant succès, chez le malade de Dieulafoy. « Une incision de 10 centimètres fut pratiquée sur la face antérieure de l'estomac, parallèlement aux courbures, un peu plus près de la petite courbure, et l'opérateur retourna l'estomac comme un doigt de gant, pour rendre l'exploration facile. L'estomac était vide; il ne contenait ni sang, ni liquide et, quant à l'ulcère simple, cet ulcère qui saute aux yeux, quand il existe, il n'y en avait pas.... M. Cazin, au moyen de la tarlatane stérilisée, épongea avec le plus grand soin la muqueuse stomacale et alors apparaît une tache cruorique ayant la dimension d'une pièce de cinquante centimes, siégeant sur la muqueuse de la face postérieure, non loin de son extrémité supérieure.

Cette surface exulcérée ayant été légèrement frottée avec un tampon, l'hémorragie reparut aussitôt sur une étendue de la dimension d'une pièce de cinq francs. A l'aide de points transmuqueux au catgut, la muqueuse, dans tout le territoire saignant, et même au delà, est enfoncée dans une sorte de pli, étreint par les anses des fils. On s'assure que l'hémostase est obtenue, puis on ferme la plaie stomacale avec trois plans de suture [1]. » L'opéré guérit parfaitement.

5° Enfin, car il faut tout prévoir et le fait s'est reproduit plusieurs fois, **vous ne trouvez rien à l'exploration endo-stomacale**, malgré un examen aussi sérieux que possible de la muqueuse. Faut-il refermer l'incision purement et simplement, et s'en remettre aux chances d'une hémostase temporaire, qui deviendra peut-être définitive? Non. Il ne faut pas davantage fixer à la paroi les lèvres de la plaie stomacale, comme l'a fait Salzer dans un cas, en comptant sur la voie ainsi conservée pour tenter ultérieurement l'hémostase. Le mieux est de faire — et très vite — une **gastro-entérostomie antérieure**, en utilisant, pour plus de simplicité, la fente exploratrice de l'estomac.

LA GASTROSTOMIE D'URGENCE [2]

Il est telles conditions où, devant un malade profondément émacié, qui « meurt de faim », la gastrostomie devient, au sens propre du mot, une opération d'urgence. Bien entendu, on ne devra jamais attendre cette phase

[1] Dieulafoy, *loc. cit.*

[2] Je ne veux dire qu'un mot de la *gastrotomie d'urgence*, que pourrait nécessiter, tout exceptionnellement, la présence d'un corps étranger volumineux, aigu et vulnérant. La laparotomie médiane sus-ombilicale serait alors indiquée, et la paroi stomacale antérieure serait incisée, comme pour la recherche de l'ulcère, parallèlement à ses deux courbures : l'extraction faite, la paroi gastrique serait réunie suivant la technique ordinaire. Mais il faut répéter que ce n'est presque jamais là une opération d'urgence immédiate, et, pour *les corps étrangers de l'estomac et de l'intestin* la « cure de bouillie » conserve toute sa valeur, au moins dans les premiers jours : on fera prendre en « surabondance » de la purée de pommes de terre, des bouillies, des panades, pour enrober le corps étranger (épingles) et distendre le canal intestinal, et l'on obtiendra le plus souvent, de cette méthode simple, les meilleurs résultats.

ultime, lors de cancer de l'œsophage ou de rétrécissement infranchissable, pour recourir à une intervention si bénigne et si précieuse, et qui demande à être pratiquée tôt, pour donner tous ses résultats; mais, dans la réalité, ces faits d'inanition aiguë ne sont pas exceptionnels, et l'ouverture de l'estomac s'impose, séance tenante, comme une suprême ressource de salut.

Rappelez-vous que ces opérations devront, avant tout, être *aussi courtes*

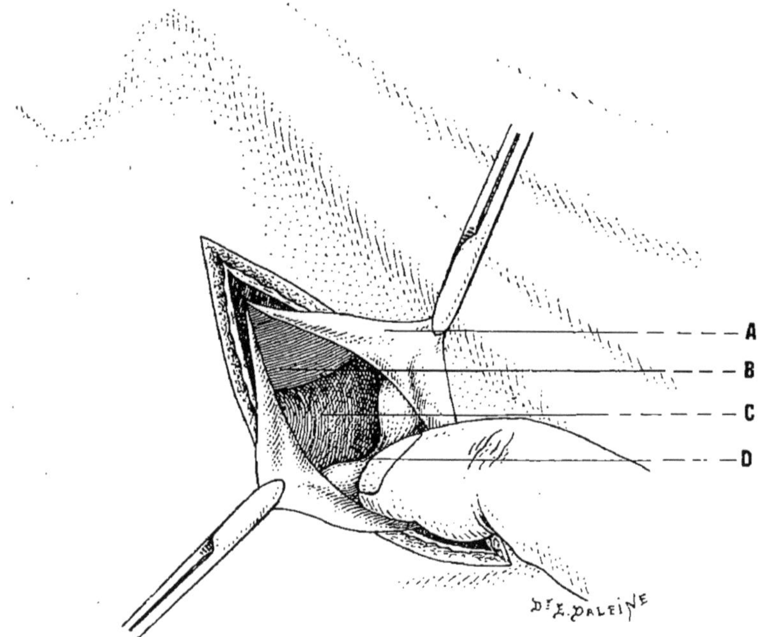

Fig. 524. — Gastrostomie. — 1er *temps* : Incision parallèle au rebord costal et recherche de l'estomac.

A, feuillet pariétal du péritoine, repéré par une pince. — B, lobe gauche du foie. C, estomac. — D, côlon transverse, abaissé par un doigt.

que possible; méfiez-vous de l'anesthésie générale, chez un sujet cachectique, dont la vie est déjà, si je puis dire, en équilibre instable : la cocaïne est alors tout indiquée.

L'orifice de gastrostomie doit être aussi rapproché que possible du cardia, il doit être extrêmement étroit : telles sont les deux règles fondamentales qui doivent présider à l'opération, et qui, dûment observées, permettront d'obtenir un orifice continent, en utilisant un procédé simple et rapide.

Un bistouri, une pince à disséquer, une pince de Kocher, quelques pinces à forcipressure, une aiguille intestinale de Reverdin ou une aiguille fine à suture suffiront à l'instrumentation : comme fil, du catgut ou de la soie n° 0 et n° 1, et quelques crins de Florence.

La région étant « préparée », reconnaissez le rebord costal gauche, d'ailleurs saillant chez ces malades émaciés, l'appendice xiphoïde, le cartilage de la 10e côte, mobile sur celui de la 9e.

A 2 centimètres en dedans du rebord costal, faites une incision parallèle à ce rebord (fig. 324), de 7 à 8 centimètres de long, qui finisse, en haut, à deux doigts de l'appendice xiphoïde, en bas, à la hauteur de la 9e côte. Coupez vite et à longs traits, sans vous attarder à quelques artérioles, qui seront pincées et tordues tout à l'heure, les divers plans de la paroi : la peau, — l'aponévrose superficielle — un premier plan musculaire, épais (le grand droit), un second plan musculaire, plus mince (le transverse). Voilà le feuillet fibro-séreux profond. Soulevez-le, avec la pince, ponctionnez-le au bistouri, et, sur le doigt, achevez de le sectionner jusqu'aux extrémités de la plaie : tout de suite, repérez-le avec deux pinces.

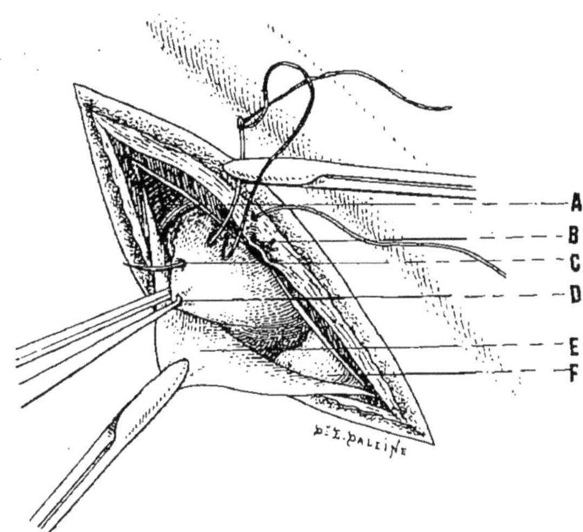

Fig. 325. — Gastrostomie. — 2e *temps* : Fixation à la paroi du cône stomacal.

A, lobe gauche du foie. — B, point en U, latéral, noué. — C, aiguille traversant la couche séro-musculaire de l'estomac, pour faire le point axile. — D, pince amarrant le sommet du cône stomacal. — E, feuillet pariétal du péritoine. — F, côlon transverse.

Vous apercevez, en haut, le lobe gauche du foie : soulevez-le, l'estomac est dessous. J'entends parler des cas où l'estomac est très rétracté, et masqué par le côlon transverse ; *d'un doigt, abaissez le côlon, puis relevez doucement le bord du foie; vous êtes sur l'estomac*, reconnaissable par sa consistance et par son aspect. Sa paroi est épaisse et donne une sensation tout autre que celle de l'intestin ; elle apparaît d'un gris blanchâtre, lisse, striée de petits vaisseaux, verticaux, qui remontent vers l'arcade vasculaire de la petite courbure.

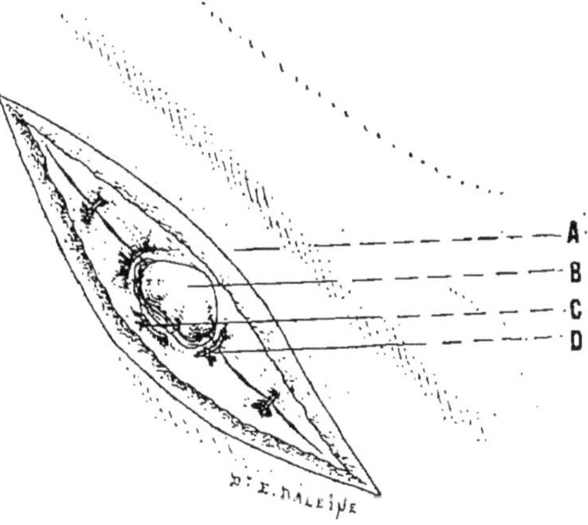

Fig. 326. — Gastrostomie. — Le cône stomacal est fixé à la paroi et prêt à être incisé.

A, D, points commissuraux. — B, cône stomacal. C, point latéral.

Avec deux doigts, faites un pli à la paroi gastrique antérieure, et rendez-vous compte de sa mobilité;

se laisse-t-elle aisément soulever et « amener », saisissez-la, avec la pince de Kocher, *le plus haut possible, le plus près du cardia et de la petite courbure*, et tirez hors de la plaie le petit cône stomacal ainsi amarré par son sommet. Si l'estomac, très rétracté, très induré, enveloppé d'adhérences et de ganglions, ne « prête » pas, vous devrez jeter la pince plus bas, plus près de la ligne médiane, car il est indispensable que le cône à fixer soit de hauteur suffisante, et puisse être relié à la paroi, sans traction extrême et sans tiraillements.

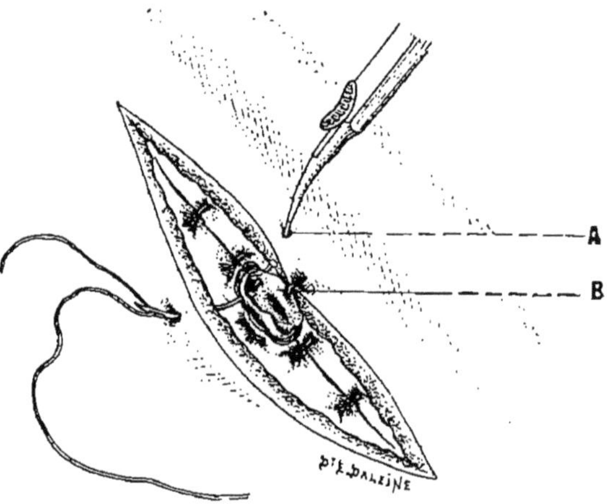

Fig. 327. — Gastrostomie. — 3e *temps* : Incision et affrontement à la peau de la cupule muqueuse.

A, aiguille plaçant l'un des points commissuraux. — B, point latéral.

Ce petit cône de paroi gastrique antérieure, fixez-le aux deux lèvres de la plaie pariétale par quatre points en U, transversaux, quatre anses de soie fine, deux latérales, deux axiles, passées comme le montre la figure 325, chargeant les tuniques séro-musculaires de l'estomac, d'une part, et, de l'autre, traversant toute la paroi, du péritoine à l'aponévrose. Ceci fait, réunissez, en dessus et en dessous, la plaie pariétale, par un ou deux points (fig. 326).

Incisez donc le sommet du cône au bistouri, sur une longueur de 5 ou 6 millimètres et rappelez-vous que la muqueuse, très lâche et très mobile, fuira devant l'instrument et ne se laissera pas ouvrir du premier coup : amarrez avec la pince cette membrane plissée que vous apercevez au fond de la petite brèche et ponctionnez-la, de la pointe, aussi étroitement que possible. Tout de suite, vous voyez s'éverser la surface grisâtre de la muqueuse, quelques gaz s'échappent, et un peu de liquide, que vous détergez aussitôt.

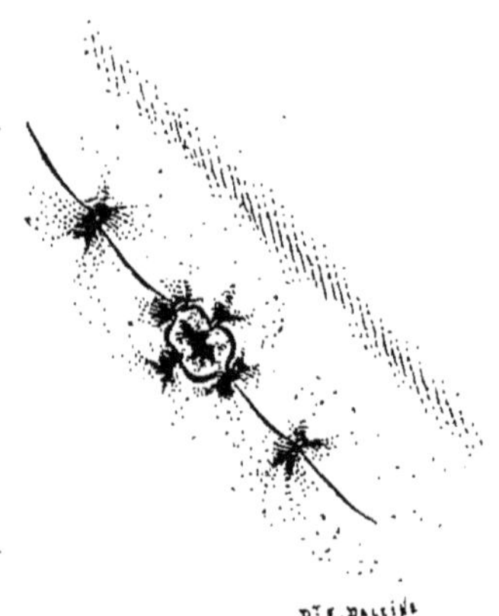

Fig. 328. — Gastrostomie : l'opération terminée, petit orifice ourlé de muqueuse ; paroi réunie.

Vous allez ourler à la peau, par quatre points de fin catgut (fig. 327), le pourtour de la petite cupule muqueuse : quelques sutures cutanées sur le reste de la plaie, et l'opération sera terminée.

Vous aurez, de la sorte, au centre d'une étroite collerette muqueuse (fig. 328), exactement affrontée à la peau, un orifice tout juste suffisant à laisser passer une sonde n° 12 ou 13. *N'y mettez rien*, et faites un pansement sec, aseptique. Vous n'emploierez la sonde qu'au moment des gavages.

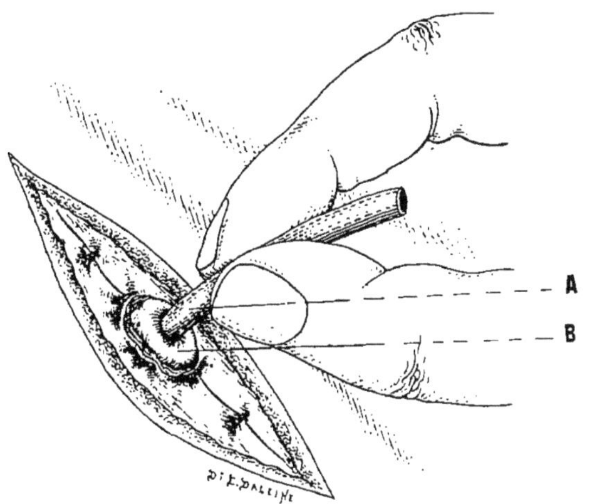

Fig. 329. — Gastrostomie (procédé de Fontan). — La sonde est introduite à frottement dans l'orifice, et refoule en dedans le cône stomacal.

A, sonde. — B, cône stomacal, en voie d'*inversion*.

Au bout de quatre ou cinq heures, vous pourrez introduire dans l'estomac une première ration de lait; mais, parfois, vous ferez bien d'utiliser, séance tenante, la fistule gastrique que vous venez de créer.

En procédant de la sorte, vous ferez une excellente opération, qui, tout en ayant le mérite capital de la rapidité, ne le cédera pas, quant au fonctionnement ultérieur, aux méthodes plus compliquées; — sous la réserve que les gavages soient toujours pratiqués avec une sonde petite, insinuée fort doucement dans l'orifice, qu'ils soient toujours lents et d'abondance graduée et progressive, enfin que la région reste dûment à l'abri, sous un pansement, des irritations extérieures.

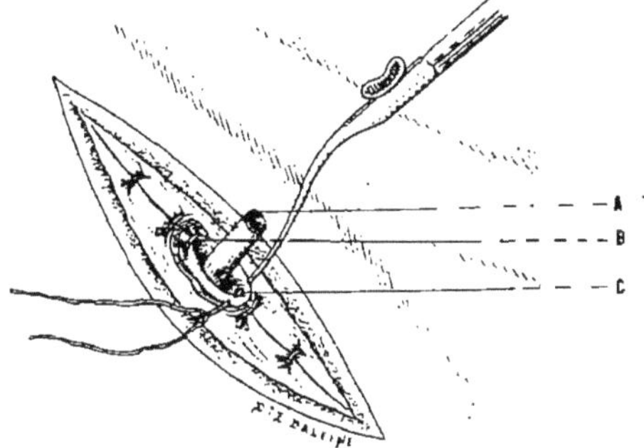

Fig. 330. — Gastrostomie (procédé de Fontan). — Le cône gastrique est *inversé* en entonnoir, le pli est « fixé » par deux points commissuraux.

A, sonde introduite dans l'orifice. — B, point commissural, déjà noué, et accolant les deux parois inversées, qu'il maintient. — C, second point commissural, à la Lembert.

Une fois le cône gastrique fixé à la paroi, il vous sera, du reste, souvent loisible, sans y mettre plus de temps, de terminer la gastrostomie « à la Fontan », en modifiant comme il suit le second temps opératoire.

Au sommet du cône gastrique, faites une étroite ponction (tuniques séro-musculaire et muqueuse), juste suffisante pour que le bout d'une sonde n° 12 y passe à frottement; en poussant la sonde avec quelque effort (1), vous déprimez le petit cône (fig. 329), vous l'inversez dans la cavité stomacale; il ne reste

(1) La manière de faire de Fontan est un peu différente : c'est avec la pince qui a soulevé et qui amarre le sommet du cône, qu'on le refoule de dehors en dedans; avec un bistouri étroit, on ponctionne alors le fond de l'entonnoir, et l'on y introduit la sonde.

plus qu'à passer un point de Lembert, en B, un autre, symétrique, en C (fig. 330) et vous avez réalisé un orifice en entonnoir saillant dans l'estomac, et dont le pourtour forme valvule [1].

OCCLUSION INTESTINALE

Un jeune homme de vingt ans, plein de santé, vigoureux travailleur des champs, est pris brusquement, quelques heures après le repas du soir, d'une violente douleur dans le ventre, une sorte de colique intense, qui tout de suite s'accompagne de sueurs froides, de nausées, de pâleur, d'une angoisse indéfinissable. Bientôt il commence à vomir, et toute la nuit, sans sommeil, les vomissements et les douleurs, les crampes abdominales ne cessent pas. Dans la soirée du lendemain, les souffrances se sont un peu apaisées, mais l'abdomen est uniformément ballonné; depuis la veille, il n'y a eu ni selles, ni émission gazeuse. Par malheur, cette accalmie trompeuse en impose : on administre un purgatif.

Dans la nuit, la situation s'aggrave singulièrement : le lendemain matin, le facies grippé, le pouls misérable, le refroidissement des extrémités, les vomissements sales et fétides, sinon fécaloïdes, la distension de ventre, la permanence de l'arrêt stercoral absolu, ne laissent aucun doute sur l'issue prochaine. Pourtant on tente un dernier effort : on fait une grande injection de sérum artificiel, et, après une anesthésie toute superficielle, on ouvre le ventre, on découvre très vite un *volvulus de l'S iliaque*, on pratique sans peine la détorsion, on va refermer le ventre, quand le malade cesse de respirer. Il est mort : l'opération n'a pas duré dix minutes, mais la stercorémie était trop profonde, et l'heure était passée de toute intervention de salut.

Voilà un type d'**occlusion aiguë**, dans sa forme la plus typique, la plus évidente; nous reviendrons, du reste, sur les détails de l'observation

Autre exemple. Un enfant de quatre mois, nourri au sein, est apporté à l'hôpital Laënnec : depuis trente-six heures, il n'a rendu ni matières, ni gaz,

[1] Rappelons ici, pour sa simplicité, le procédé de P. Poirier : incision oblique parallèle au rebord costal; extraction d'un cône de paroi gastrique antérieure; fixation de ce cône à la paroi par quatre points cardinaux, qui ne traversent que le péritoine et la lame musculaire profonde; incision (séro-musculaire) d'un centimètre au sommet du cône, *décollement large de la muqueuse*, qu'on perfore d'un coup de sonde cannelée, pour introduire une sonde n° 14; réunion de la paroi (lame musculaire superficielle et aponévrose) et suture de la peau, à laquelle on relie, par quatre points, les lèvres de l'incision séro-musculaire de l'estomac. La muqueuse, flottante et inversée, formerait valvule, au fond du trajet. (*Bull. de la Soc. de chir.*, 8 mai 1900, p. 475.) Le nombre des procédés séduisants est considérable et, après en avoir utilisé plusieurs, on revient toujours à cette conclusion générale que nous formulions plus haut : *orifice aussi haut que possible, aussi étroit que possible* : telles sont, en ce qui concerne le chirurgien, les conditions de la gastrostomie continente. A la longue, les trajets obliques se redressent, les valvules s'affaissent. Si l'on a du temps, le procédé de Marwedel est encore celui qui paraît donner les résultats les plus complets. (Voy. Barozzi, *Considérations sur la gastrostomie en général et sur le procédé de Marwedel en particulier, dans les sténoses cancéreuses de l'œsophage*. Thèse de doct., 1898.)

et, après chaque tétée, il vomit presque aussitôt le lait qu'il vient de prendre, mélangé d'un liquide verdâtre, fétide; depuis la veille, *du sang*, en quantité assez notable, *est expulsé par l'anus*. Le pouls est d'une fréquence extrême, les traits tirés. On sent, dans le flanc gauche, *une tumeur cylindroïde, consistante, mobile*. On pose le diagnostic d'*invagination*, et, de fait, il existe une invagination iléo-colique de 25 centimètres de long, occupée à son centre par un boudin noirâtre et sphacélé.

Autre exemple encore. Un malade, soigné pour une coxalgie ancienne, est pris brusquement de vomissements : il rend presque aussitôt la moindre quantité de liquide. Après une première selle, dans la journée, l'arrêt stercoral devient complet. Pourtant l'abdomen ne se météorise pas, et le ballonnement reste localisé à la région sus-ombilicale. Le facies s'altère, le pouls faiblit rapidement. La laparotomie permet de trouver *une bride épaisse* qui enserre et coude l'origine du jéjunum.

Il servirait peu de multiplier les faits. Dans la forme aiguë, franche, que je tiens à dégager d'abord, ils se présentent à une étude sérieuse, avec une netteté qui ne devrait pas tromper. Et les caractères de cet iléus vrai procèdent de deux facteurs, toujours combinés : l'**arrêt stercoral, brusque et complet**, — la **stercorémie**.

La brusquerie du début, sans préparation, en pleine santé, sans indices avant-coureurs et « révélateurs », se retrouve, en effet, chez la plupart des malades qu'on peut interroger; et ce début s'accuse d'ordinaire par une douleur angoissante, suivie presque aussitôt de nausées et de vomissements.

Le signe capital : c'est l'**arrêt stercoral complet**, c'est **l'absence de toute expulsion, par l'anus, de selles et de gaz.** Voilà ce qu'il faut rechercher et vérifier. Voilà la preuve.

On parle beaucoup trop de cette soi-disant vidange du bout inférieur qui pourrait continuer encore, une fois l'occlusion établie, et cette vieille formule se perpétue de livre en livre et, ce qui est pis, s'éternise dans la mémoire des diverses générations médicales, toujours accompagnée de cette autre formule dont nous reparlerons : que le vomissement fécaloïde est le signe pathognomonique de l'occlusion intestinale et de l'étranglement herniaire. Le fait est vrai, sans doute, dans sa teneur générale : ce qui est grave, ce qui est désastreux, c'est de faire du vomissement fécaloïde l'élément nécessaire du diagnostic, de l'attendre pour intervenir.

Donc, il arrive, il peut arriver que le malade ait rendu encore, dans les premières heures, quelques matières par l'anus, mais, dans l'occlusion vraie, c'est là un incident tout initial et transitoire; le barrage est total et définitif : rien ne passe.

Je viens de dire qu'**on ne doit pas attendre le vomissement fécaloïde** de fait, il peut manquer, et le troisième malade dont plus haut je rapportais l'histoire et dont l'intestin grêle était enserré à l'origine du jéjunum, ce malade n'aurait jamais vomi de matières stercorales : ses vomissements étaient bilieux, verdâtres, et seraient restés tels jusqu'à la fin. D'autre part, la date d'apparition du vomissement stercoral est variable suivant la hauteur de l'obstacle, suivant l'état d'atonie du muscle intestinal : il révèle toujours, quand il paraît, un état déjà fort grave, et il marche toujours de pair avec une stercorémie déjà profonde.

Remarquez bien que je n'ai nulle intention de contester la valeur diagnostique considérable d'un pareil signe : souvent, trop souvent, quand nous sommes appelés, il existe déjà, et, par sa présence même, supprime toute hésitation. Mais il n'est jamais indispensable au diagnostic. **Le malade atteint d'occlusion aiguë ne rend ni selle, ni gaz par l'anus, et vomit tout ce qu'il prend** : voilà, à notre sens, la formule pratique, qui se confirme et se complète par les accidents d'infection spéciale et par l'état du ventre.

Dès le moment où l'occlusion est établie, le malade est **en puissance de stercorémie.** Je ne veux pas entrer dans le mécanisme des réactions générales au cours des étranglements intestinaux : étude complexe, obscure encore et mystérieuse par de nombreux côtés, et qui exigerait de faire le départage entre les influences mécaniques exercées sur les plexus sympathiques et l'infection coli-bacillaire. Je ne puis que rappeler les expériences — que nous indiquerons plus loin, au chapitre de l'*Étranglement herniaire* — et qui ont démontré que l'anse étranglée se paralyse, se distend, devient très vite perméable aux microbes intestinaux, et ouvre la voie à leur diffusion dans les vaisseaux de sa paroi et dans le péritoine.

En pratique, cette intoxication, qui s'aggrave et « s'accumule » d'heure en heure, se traduit très vite par des indices tout spéciaux : le facies pâle, tiré, avec l'enfoncement des yeux et les marbrures violacées des pommettes, le pouls très fréquent (120, 130 et plus), très petit, dépressible, irrégulier et intermittent, le refroidissement des extrémités, du nez et de la langue, les teintes violettes de la peau, l'abaissement thermique, la respiration fréquente, superficielle, anxieuse. Le tableau n'est complet qu'aux périodes avancées, mais, dès le début, le pouls et le facies sont déjà « révélateurs ».

Enfin, **regardez ce ventre**; il est **ballonné, tendu, sonore, douloureux** en quelque point, mais sans que vous trouviez cette sensibilité diffuse de toute la surface, qui signale la péritonite. Et ce météorisme augmente, lui aussi, d'heure en heure, ou, du moins, si le volume total ne s'amplifie que lentement, la tension générale s'accuse davantage : on sent que les intestins *sont à plein* dans la cavité abdominale et refoulent en masse la paroi.

Ne vous attendez pas à retirer toujours de cet examen des données plus précises sur le siège et la nature de l'obstacle. Recherchez les divers signes que nous allons étudier, mais ne demandez pas plus que vous n'obtiendrez le plus souvent. Dès maintenant, devant l'**arrêt stercoral complet, les signes de stercorémie, le ballonnement croissant du ventre**, vous avez tout ce qu'il faut pour poser le diagnostic d'occlusion aiguë et pour en tirer les conclusions pratiques qui s'imposent.

Quelles seront ces conclusions? Qu'allez-vous faire ou proposer?

Votre premier devoir, ce sera de *ne pas perdre de temps* : en sens inverse de l'intoxication générale, les chances de salut, la résistance vitale, décroissent d'heure en heure. Et, ici encore, qu'on me permette une réflexion.

On a beaucoup trop de tendance, en général, à ramener l'histoire clinique de l'occlusion à une question *mécanique*; on dit : l'intestin est étranglé, la paroi est en imminence de sphacèle, elle va se perforer et la péritonite généralisée va suivre. — Oui, sans doute, c'est bien là l'évolution naturelle du processus et l'occlusion mène tout droit à la péritonite par perforation qui, de temps en temps, — et nous en donnerons des exemples, — termine la scène. Mais le plus souvent les malades ne meurent pas de péritonite : *ils meurent d'infection stercorémique.* C'est la stercorémie qu'il faut prévenir, qu'il faut enrayer; c'est elle qui tue, en s'aggravant sans trêve.

Donc, ne quittez pas votre malade, *ne remettez pas au lendemain,* n'assumez pas cette responsabilité terrible de l'attente ou des procédés fatalement inefficaces. Je ne parle pas du purgatif : le malade dont je donnais l'observation au début de ce chapitre, ce beau garçon de vingt ans, **en est mort**; combien d'autres ont reçu « le coup de grâce », si je puis dire, de cette médication ignorante, à laquelle s'appliquerait mieux un autre nom. Mais n'ayez recours qu'avec beaucoup de prudence — et comme à une dernière et définitive épreuve, si vous la croyez utile — aux deux excellentes méthodes du lavement électrique et de l'entéroclyse : dès qu'elles ont échoué, ne répétez pas une expérience inutile, **préparez-vous tout de suite à l'intervention.**

Cette intervention, ce sera la ***laparotomie*** ou l'***entérotomie de Nélaton***. Et voilà où le problème se pose en des termes fort complexes, en vérité, si l'on tient compte de toutes ses données.

Ouvrez les livres de pathologie, étudiez la bibliographie considérable du traitement de l'occlusion intestinale, et de ces lectures et de ces recherches vous ne retirerez guère que l'impression assez confuse d'une dualité déconcertante de doctrines. Vous entendrez parler les laparotomistes et les entérotomistes, et les uns et les autres chercheront à vous convaincre par la comparaison, toujours discutable, de statistiques toujours incomplètes.

Or, il me faut bien prendre un parti, moi, chirurgien isolé, livré à ma seule initiative, et le prendre tout de suite, devant mon malade atteint d'occlusion aiguë et qui demain peut-être sera mort. Eh bien, pour prendre ce parti, je me baserai : 1° **sur l'état général du malade et la date de l'occlusion**; 2° **sur le milieu dans lequel je me trouve.**

La laparotomie est l'intervention rationnelle, l'intervention de choix, et c'est celle que je pratiquerai toujours, si je suis appelé de bonne heure, si la résistance vitale du malade est encore satisfaisante, et que je pratiquerai encore, même à une période avancée, si je me trouve dans *des conditions suffisantes pour la faire bien et vite.* J'ajoute — et ma conviction est appuyée sur des faits — qu'avec de la volonté ces conditions peuvent être réalisées plus souvent qu'on ne pense.

Il n'en est pas moins vrai que c'est là une opération difficile et périlleuse, qui exige, non seulement une méthode sûre et l'habitude de la chirurgie du ventre, mais encore une assistance éclairée. Sous ce rapport, la différence est grande entre la hernie étranglée et l'étranglement interne : partout, à toute heure, dans tous les milieux, un praticien, qui a du savoir et de l'initiative, doit pouvoir faire la kélotomie : on ne saurait, en aucune manière, appliquer à l'occlusion intestinale la même formule intransigeante.

Si vous êtes seul, sans aides utilisables, sans outillage et aussi sans éducation pratique suffisante, vous agirez sagement en ne faisant pas la laparotomie, et le conseil sera souvent presque superflu. Mais il comporte un corollaire indispensable : vous ne resterez pas, pour cela, inactif et **vous ne prolongerez pas plus longtemps l'essai infructueux des procédés de seconde main; vous ferez, séance tenante, l'entérostomie de Nélaton.**

Je dis l'**entérostomie** et non l'**anus contre nature**, et, de fait, les deux opérations sont loin d'être identiques. L'anus contre nature éveille tout de suite l'idée d'une infirmité définitive, ou tout au moins de cure ultérieure toujours longue et malaisée; d'une large voie créée à la paroi intestinale et par où le contenu stercoral s'échappera dès lors en totalité.

L'entérostomie présente des caractères tout différents : elle suppose une brèche intestinale juste suffisante pour l'évacuation et le drainage de l'intestin distendu; ultérieurement, une fois rétablie la « circulation intestinale » régulière, elle est, en général, aisée à fermer. Nous retrouverons, du reste, un peu plus loin, ces détails de technique.

Ce sera encore à l'entérostomie que nous aurons recours en présence d'un *malade profondément déprimé*, d'une *occlusion relativement ancienne* et d'accidents tels de *stercorémie* qu'une opération, qu'une anesthésie générale de quelque durée auraient pour résultat presque fatal une mort immédiate. Et, bien que, trop souvent, dans ces occlusions méconnues ou mal traitées, nous ne puissions, à l'heure tardive où nous intervenons, qu'ouvrir l'intestin au plus vite, et comme « par acquit de conscience », nous ne devons pas oublier les survies inespérées et les résultats paradoxaux, qui, de temps en temps, sont observés. C'est chose bien grave pour un chirurgien que de contresigner, en quelque sorte, un arrêt de mort, en disant : il est trop tard, il n'y a plus rien à faire, pas même l'entérostomie; pour l'y déterminer, les signes de mort prochaine doivent être évidents.

En résumé, dans l'occlusion aiguë, **la laparotomie reste la méthode d'élection,** au moins tant que la résistance vitale est encore suffisante ; **l'entérostomie est toujours un procédé de nécessité**, mais qui, avec l'avantage de la simplicité et de la bénignité, présente, dans un certain nombre de cas, une efficacité indéniable.

Malheureusement, — et c'est là le gros écueil de la méthode de Nélaton et qui devra toujours en restreindre l'application, — on ne saurait préciser d'avance quelle sera cette efficacité, et toujours il reste un point noir, un inquiétant aléa : l'*obstacle*. L'intestin se vide par l'orifice artificiel, la distension tombe, la paroi reprend quelque tonicité, les phénomènes de résorption stercorale s'atténuent, c'est bien; mais, au niveau du segment étranglé, les lésions intestinales progressent et s'aggravent, pour aboutir au sphacèle, à la perforation, à l'infection généralisée du péritoine : *le malade échappe à la stercorémie, il meurt de péritonite.*

Cette issue est, du reste, loin d'être constante et l'on aurait tort d'en exagérer la fréquence, en se basant sur cette doctrine exclusivement et aveuglément mécanique de l'iléus, que nous rappelions plus haut.

De fait, ici comme dans l'étranglement herniaire, les facteurs sont multiples; le jeu musculaire de la paroi, la distension progressive du bout supérieur au-dessus d'un barrage d'abord incomplet, prennent une part considérable à l'évolution des lésions locales. Il n'est pas douteux que le fait seul de l'évacuation du bout supérieur, tout en faisant tomber les accidents de résorption, ne réagisse aussi sur le foyer proprement dit de l'occlusion, en y suspendant, en y arrêtant quelquefois le processus de stase vasculaire et de mortification consécutive. J'ajouterai même que, toutes choses égales d'ailleurs, ce résultat heureux aura d'autant plus de chances de se produire que l'entérostomie aura été moins tardive et que la paroi intestinale aura subi encore moins de déchéance.

En pratique, l'entérostomie peut être suivie d'une guérison complète; quel qu'en soit le mécanisme, au bout de quelques jours, le cours normal des matières se rétablit. Plus souvent, les accidents graves d'intoxication disparaissent, mais le barrage stercoral se maintient, et, à une date ultérieure, une laparotomie secondaire s'impose; il arrive enfin, qu'après une sédation passagère des accidents, la reprise des vomissements, porracés cette fois, dénonce, avec tout le cortège des symptômes habituels, la péritonite, très rapide d'ordinaire, et qui ne tarde pas à terminer la scène.

A ces éventualités, ajoutons-en une quatrième encore : celle qui se réalise à la suite des *entérostomies tardives*, quand l'intoxication, *trop avancée et désormais incurable*, poursuit et achève son cycle fatal au bout de quelques heures. A plusieurs reprises, nous avons vu mourir ainsi, presque immédiatement après une entérostomie toute simple et sans chloroforme et à la suite d'une énorme évacuation, des malades apportés à l'hôpital au troisième, quatrième jour d'une occlusion [1]; à l'autopsie, on ne trouvait pas de péritonite, pas de perforation, un peu de liquide sanglant dans le ventre, et rien de plus.

On aurait, certes, des éléments plus précis d'appréciation et de pronostic

[1] Ajoutons toutefois que, malgré le refroidissement, la pauvreté du pouls et toutes les menaces d'une fin prochaine, vous ne pouvez prévoir avec certitude cette déchéance irrémédiable, et vous ne devez pas refuser au malade la ressource suprême de l'entérostomie. Vous assisterez à des résurrections inespérées; j'en ai eu un nouvel et frappant exemple, chez une femme que j'opérai *in extremis*, au sixième jour d'une occlusion. On ne sentait plus le pouls radial, les extrémités étaient froides et violacées, la respiration anxieuse, le ventre énormément distendu : je suis convaincu que la moindre dose d'éther ou de chloroforme eût « achevé » cette pauvre femme en quelques instants. Je me contentai d'une anesthésie superficielle à la cocaïne et, en grande hâte, j'incisai dans la fosse iliaque droite; j'amarrai la première anse grêle, je la fixai et je l'ouvris. Ce fut une débâcle immense. La malade, presque agonisante, se releva doucement : elle cessa de vomir, elle se reprit à uriner et, dès lors, les injections de sérum artificiel, à haute dose, devinrent efficaces; le lendemain, elle avait *une selle spontanée, par l'anus*. En pratique, il faut se conduire comme s'il n'était jamais trop tard pour intervenir.

si l'on pouvait, d avance et par l'examen du ventre, déterminer ***le siège et la nature de l'iléus***. Si l'on veut éviter des mécomptes, on ne fera pas trop de fond sur les signes de palpation et de percussion — fort intéressants, du reste — qui ont été fournis de divers côtés. Ils ne sont pas indispensables pour établir le diagnostic ferme d'occlusion aiguë, et ce diagnostic nous suffit, en pratique, pour régler notre conduite. De plus, ils ne sont guère reconnaissables que dans les premières phases de l'affection; plus tard, et à une date qui varie beaucoup, le météorisme, devenu considérable, recouvre et masque toutes les distensions localisées.

Avec ces réserves, il n'en est pas moins utile de chercher à définir, s'il est possible, le type originel des accidents.

Rappelez-vous donc que l'occlusion aiguë, brusque, franche, totale d'emblée, que nous étudions ici, correspond aux types anatomiques suivants :

L'***invagination aiguë*** ;

Le ***volvulus*** et les ***diverses torsions*** ;

L'***étranglement par brides, par diverticules***, ou l'***incarcération*** dans un orifice intra-abdominal, naturel ou accidentel ;

Quelquefois l'***obstruction brusque*** par certains corps étrangers, en particulier par les calculs biliaires.

Le premier examen du malade, son âge, ses antécédents, pourront fournir quelques indications préliminaires : l'invagination est plus fréquente chez l'enfant; la préexistence d'une affection aiguë de l'abdomen, d'une appendicite, d'une maladie pelvienne, une cicatrice opératoire, feront penser d'emblée à l'étranglement par brides.

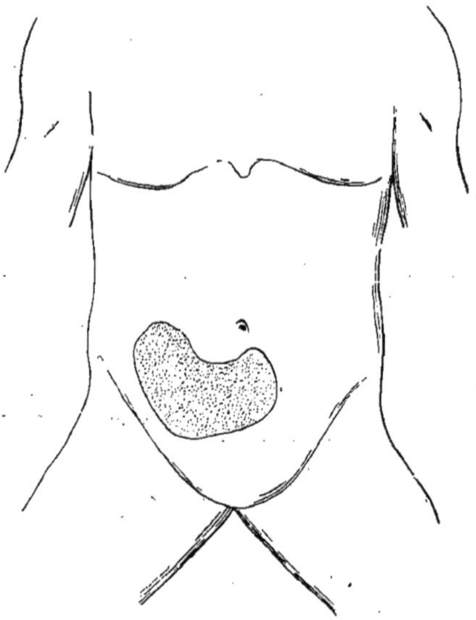

Fig. 331. — *Signe de von Wahl.* — Schéma des résultats du palper abdominal dans un cas d'occlusion intestinale. — Tumeur en fer à cheval, résistante, de contours nets, dans la région sous-ombilicale droite. — Il s'agissait du *double nœud intestinal*, représenté figure 341. (Von Zœge-Manteuffel, Zur Diagnose und Therapie des Ileus. *Arch. für klin. Chir.*, 1891, Bd XLI, p. 587, obs. 4.)

Cherchez le cæcum : est-il dilaté et la fosse iliaque droite remplie d'un boudin distendu, sonore, qui clapote sous la main, vous en concluez que le barrage siège sur le trajet du gros intestin; est-il vide, et la fosse iliaque flasque et dépressible, l'obstacle occupe le territoire du grêle, et d'ordinaire le météorisme est médiocre et dilate l'abdomen en un *relief arrondi, central*, en laissant les flancs et les fosses iliaques déprimés. Tout cela, encore une fois, ne se reconnaît qu'aux périodes initiales et sur les ventres suffisamment maigres pour se prêter à pareille recherche.

On a fait beaucoup de bruit en Allemagne de ce qu'on est convenu d'appeler le *signe de von Wahl*. Il consiste en ceci : au-dessus de l'obstacle, l'anse étranglée se distend, se paralyse et s'immobilise; elle se sépare et se distingue, de la sorte, de la masse intestinale ambiante et figure *une sorte de tumeur, de boudin épais, qui se signale par sa résistance au palper et par sa tonalité spéciale à la percussion*. Les figures ci-dessus (fig. 331 et 332), empruntées au mémoire de von Zœge-Manteuffel, donneront une idée des formes diverses que peuvent présenter ces zones de distension initiale.

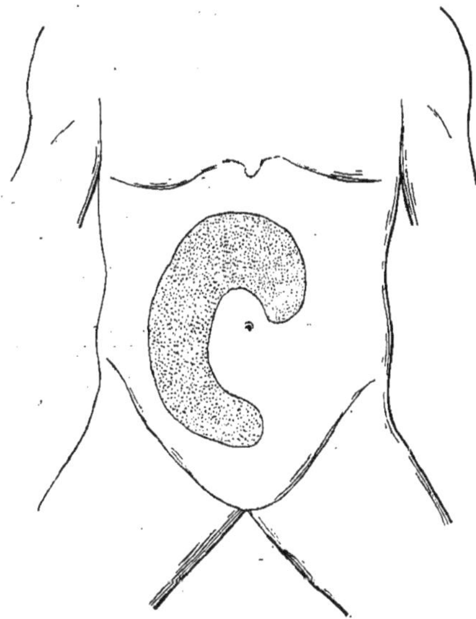

Fig. 332. — *Signe de von Wahl*. — Schéma des résultats de la palpation abdominale dans un cas d'occlusion intestinale. — Tumeur nette, naissant dans la fosse iliaque gauche, croisant la symphyse, remontant sur toute la hauteur de la moitié droite de l'abdomen et contournant l'ombilic en haut. — Torsion complexe du côlon ascendant. (Von Zœge-Manteuffel, *loc. cit.*, p. 598.)

Enfin, c'est surtout dans l'invagination que l'exploration du ventre révélera parfois des indices probants, en permettant de découvrir une *tumeur* véritable, *tumeur cylindroïde, consistante, mobile*. Ajoutons que, dans les invaginations étendues du gros intestin, *le toucher rectal — qui, du reste, est de rigueur dans toutes les formes d'occlusion* — peut fournir des données utiles et faire sentir, à quelque distance de l'anus, l'extrémité du long boudin.

Occlusion chronique. — On l'a dit avec beaucoup de justesse : ce qui crée l'incertitude des indications dans l'occlusion intestinale, c'est, le plus souvent, l'incertitude du diagnostic. Nous reviendrons plus loin sur les *formes complexes*, d'apparence clinique trompeuse et d'interprétation difficile; avant cela, en regard de l'occlusion aiguë typique que nous venons d'étudier, nous placerons l'*occlusion chronique bien caractérisée*.

Un homme d'une cinquantaine d'années est apporté à l'hôpital, en toute hâte, avec le diagnostic d'étranglement interne : il a été vu, dans la journée, par plusieurs médecins, qui, tous, ont conclu à l'urgence d'une laparotomie. On a tout préparé pour l'intervention immédiate.

Pourtant, en examinant le malade, la première impression cadre mal avec une situation aussi menaçante : il parle facilement, d'une voix claire; le facies est pâle, fatigué, souffrant, mais sans avoir ce cachet spécial, ces marques d'épuisement qu'on trouve d'ordinaire dans l'iléus vrai; la peau est chaude; le pouls est fréquent, c'est vrai, un peu petit, mais bien frappé. Il n'y a eu, depuis la veille, nous dit le malade, aucune selle, aucune émission gazeuse; le ventre est souple, un peu ballonné, un peu douloureux et tendu dans les fosses iliaques, mais il ne donne pas, à la main, cette sensation de « tension à plein » dont nous parlions à propos de l'occlusion aiguë. Les vomissements ont été fréquents dans la première partie de la journée, mais ils ne se sont pas reproduits depuis quelques heures. Enfin, l'interrogatoire démontre que la constipation est habituelle, qu'elle était très tenace dans ces derniers temps et que, si les accidents ont acquis depuis la veille une intensité particulière, le malaise existait depuis plusieurs jours.

Sur ces indices, on renonce à l'idée d'une intervention et l'on administre un lavement électrique, suivant les principes que nous exposerons bientôt. Les contractions intestinales sont très accusées; à plusieurs reprises, l'eau salée injectée dans l'ampoule rectale est expulsée : au bout d'une vingtaine de minutes on obtient deux gaz bien sonores et bien authentiques, accompagnés d'une petite quantité de matières liquides. Le diagnostic d'*obstruction intestinale* est dès lors évident. On met fin à la séance d'électrisation. A deux heures de là, le malade a une selle copieuse, suivie, durant la nuit, de douze autres selles : c'est une débâcle sans fin.

Les faits analogues ne se comptent pas : ils se marquent tous par des accidents « préparatoires » de durée variable, une constipation tenace ou entrecoupée de débâcles, des douleurs de ventre et du ballonnement, par un arrêt stercoral toujours moins complet, l'émission de quelques gaz et même de quelques matières liquides, au moins dans les premiers jours, la rareté des vomissements fécaloïdes, malgré la date le plus souvent assez éloignée des premiers symptômes, par l'atténuation des phénomènes généraux, qui ne revêtent pas le caractère d'intoxication profonde de la stercorémie aiguë.

Ce n'est pas que l'obstruction ne puisse se manifester par un début brusque et qu'elle ne puisse, au bout de quelques jours, revêtir le grave appareil symptomatique de l'iléus vrai : pourtant, il y a toujours quelque trait manquant ou effacé, et la marche progressive, traînante, des premiers accidents, les crises prémonitoires d'arrêt stercoral incomplet, rendront, le plus souvent, à une judicieuse analyse, le diagnostic possible.

Enfin, le palper du ventre, la voussure, l'empâtement, surtout localisé, dans les régions latérales, sur le trajet du côlon, les masses bosselées, épaisses, plus ou moins dures ou dépressibles, que l'on retrouve dans l'une et l'autre des fosses iliaques, au cæcum et à l'*S* iliaque, quelquefois l'exploration du rectum au doigt ou à la sonde et l'encombrement qu'on y constate, confirment encore les données de l'examen fonctionnel.

Eh bien! même en présence d'une **obstruction stercorale** des mieux caractérisées, méfiez-vous du purgatif et surtout ne vous y attardez pas, et recourez aux deux excellentes méthodes que nous allons étudier tout-à-l'heure : le *lavement électrique* et l'*entéroclyse*. Bien administré, le lavement électrique est le traitement héroïque, dans les accidents de ce genre. A la rigueur, dans les cas tenaces et graves, quand toutes les tentatives ont échoué et que les accidents d'intoxication sont pressants, l'entérostomie reste une précieuse ressource; d'ordinaire, elle est suivie, à bref délai, d'une débâcle par l'anus, qui témoigne d'un réveil de la contractilité intestinale. Il est très exact de dire, en termes généraux, que le meilleur moyen de rendre à l'intestin sa tonicité et sa vigueur fonctionnelle, c'est de *mettre fin à la stase de son contenu* et de *faire tomber la distension du bout supérieur.*

Dans les autres types d'occlusion chronique, qu'elle relève d'une ***obstruction du calibre intestinal par un néoplasme*** [1], de la **compression par une tumeur**, tumeur du petit bassin, du mésentère, etc., ou d'une ***invagination chronique***, la conduite du chirurgien sera naturellement variable, suivant les circonstances.

Voilà une femme de soixante-dix-neuf ans (et je cite une de mes observations), très cachectique, très amaigrie, qui, depuis quinze jours, vomit, souffre du ventre et reste obstinément constipée. Quand nous sommes appelé, elle vient d'avoir un abondant vomissement fécaloïde : l'abdomen est tendu en masse, sans que le palper ni le toucher rectal laissent percevoir de tumeur; la langue est sèche, l'état général mauvais.

Aucune hésitation n'est possible : il faut faire, au plus vite, l'entérostomie de Nélaton et s'en tenir là. L'incision est faite dans la fosse iliaque gauche, et le doigt, plongé dans le ventre, rencontre *une masse épaisse, bosselée, adhérente, occupant l'S iliaque*; on pratique, au-dessus, un anus contre nature, un large abouchement à la paroi.

Ailleurs, avant l'exploration intra-abdominale, on reconnaît le néoplasme intestinal ou para-intestinal, et ses caractères cadrent bien avec la déchéance de la santé générale et les antécédents du patient.

C'est à l'anus contre nature, définitif le plus souvent et constitué comme tel (voy. *Technique*) qu'il convient de recourir tout de suite, dans l'immense majorité de ces faits. Alors même que la tumeur serait bien mobile, qu'elle paraîtrait bien circonscrite, qu'on aurait des doutes légitimes sur sa malignité, le moment serait mal choisi — en pleine infection stercorémique — pour pratiquer une excision complète : mieux vaut se borner d'abord à l'entérostomie, quitte à poser plus tard, une fois la crise passée et après une exploration plus aisément et plus complètement faite, à poser, dis-je, s'il y a lieu, les indications d'une entérectomie. — Nous verrons plus loin quel parti il convient de prendre, lorsqu'on se trouve en présence d'un néoplasme intestinal, au cours de la laparotomie.

La situation n'est plus la même, s'il est avéré que les accidents sont dus à la **compression exercée par une tumeur extérieure**, telle qu'un fibrome

[1] On n'oubliera pas, du reste, que l'occlusion aiguë, brusque, inattendue, peut éclater au cours de l'évolution d'un néoplasme intestinal, jusqu'alors latent. Un exemple entre autres : un homme d'une soixantaine d'années est apporté à la Maison municipale de santé, dans un état des plus alarmants : accidents d'iléus complet, datant de deux jours, vomissements fécaloïdes, ballonnement considérable du ventre, pouls misérable. La crise a débuté *subitement*, sans aucune « préparation », et tout de suite elle a revêtu les caractères d'une extrême gravité. On trouva, à l'ouverture du ventre, un volumineux cancer de la fin de l'intestin grêle; on pratiqua l'entérostomie, au-dessus, sans autre résultat, d'ailleurs, qu'une courte survie.

utérin, un sac de grossesse extra-utérine, une hématocèle, un kyste de l'ovaire enclavé, une tumeur du mésentère, etc. En pareille occurrence, l'arrêt stercoral peut relever d'un double facteur : de la compression même causée par la masse croissante de la tumeur et des coudures de l'intestin tiraillé et adhérent.

S'attaquer d'emblée à la cause, à l'agent de compression, en ouvrant le ventre et en procédant d'urgence à une extirpation, à une évacuation, au décollement des adhérences, sera souvent la plus sage détermination à prendre, l'entérostomie étant réservée *aux mauvais cas*, où l'attente a été trop longue, où l'intoxication est trop avancée, où les conditions de milieu ne permettent rien de plus.

Un exemple. — Un jeune garçon de vingt ans, sourd-muet, nous est amené avec des accidents larvés d'occlusion : ils datent de plusieurs jours et ils ne sont que la répétition de crises analogues qui se sont déjà manifestées à plusieurs reprises. La constipation est complète, au moins pour les matières solides et liquides, depuis deux jours; quelques gaz passent encore; les vomissements n'ont aucun caractère; le ventre est ballonné, sensible dans la fosse iliaque droite et la région sous-ombilicale : enfin à la limite de ces deux régions, à trois travers de doigt au-dessus de la symphyse pubienne, on sent aisément une tumeur vaguement arrondie, tendue, et qui dessine même quelque relief à la paroi. Dire la nature exacte de cette tumeur serait d'autant plus difficile que l'examen reste nécessairement incomplet à cause du ballonnement.

Toujours est-il que, les accidents s'étant aggravés dans la journée, elle indique fort nettement la voie à suivre : nous pratiquons la laparotomie et nous découvrons un *kyste hydatique du mésentère*, gros comme les deux poings, qui est d'abord vidé de son contenu, liquide clair et débris de vésicules, puis décortiqué peu à peu : l'intestin affaissé reprend son calibre, et le lendemain le malade allait à la selle.

En somme, la laparotomie est rarement indiquée dans l'occlusion chronique — typique. Le **lavement électrique** ou l'**entéroclyse** doivent être, le plus souvent, utilisés tout d'abord et suffisent dans un certain nombre de faits; sinon, c'est à l'**entérostomie** ou à l'**anus contre nature** définitif qu'il convient de recourir.

Pseudo-occlusions. — Jusqu'ici nous avons considéré des situations nettes, suffisamment nettes, tout au moins, pour fournir les éléments d'une pratique rationnelle au médecin instruit et consciencieux, surtout s'il est pénétré de cet axiome fondamental, que les accidents d'occlusion, même sous leur forme chronique, sont toujours d'une gravité menaçante et qu'ils exigent des décisions immédiates.

La formule conserve toute sa valeur, quelles que soient les anomalies du tableau clinique, dans les ***pseudo-occlusions***, dans les ***iléus paralytiques***, dont nous voulons parler.

Un homme de trente-neuf ans est apporté à la Maison municipale de santé dans un état lamentable : depuis quarante-huit heures, il n'a eu ni selle, ni émission gazeuse; les vomissements sont devenus fétides et noirâtres, le ballonnement du ventre est considérable, surtout dans la zone sus-ombilicale, les douleurs sont atroces, le facies est grippé, le pouls très fréquent et tout petit. N'y a-t-il pas là tous les signes d'une occlusion aiguë, des plus graves? Tel est, en effet, mon diagnostic, et, bien décidé à ne pas quitter le malade sans avoir, par un procédé quelconque, rétabli le cours des matières, je commence par faire une séance d'électrisation. J'obtiens quelques contractions douloureuses : rien de plus.

Il n'y avait pas de temps à perdre. Le ventre est ouvert dans la zone sus-ombilicale, où le météorisme était le plus développé, et, tout de suite, s'échappe de la plaie un côlon transverse de volume monstrueux. Il est maintenu sous une compresse aseptique, et nous livre passage pour explorer le reste du ventre. Or, le côlon descendant et l'*S* iliaque étaient distendus, eux aussi : *il n'y avait, nulle part, trace de bride, de tumeur, de coudure, aucun obstacle,* l'intestin était également dilaté et atone sur toute la longueur.

Que faire? Refermer le ventre purement et simplement eût été imprudent : je pratiquai une étroite *entérostomie* sur le côlon transverse, et, à peine l'intestin fut-il fixé à la paroi et incisé, qu'une énorme quantité de gaz fit bruyamment irruption par cet orifice, mêlée de matières liquides jaunâtres. Le reste de l'incision fut réuni. Au bout de quelques jours, les selles reparurent par l'anus, le malade se rétablit parfaitement, et, deux mois après, je fermais sans difficulté la petite ouverture intestinale. Depuis, la guérison s'est maintenue, et l'opération date aujourd'hui de huit ans.

Autre fait. Une femme de quarante ans nous est envoyée, d'un service de médecine, avec des *vomissements fécaloïdes*, un ventre très ballonné, et uniformément ballonné, un pouls petit, et toute l'apparence d'une intoxication avancée. La laparotomie est faite séance tenante. Je trouve l'intestin un peu rouge à sa surface et, dans le ventre, un peu de liquide séreux, mais, cette fois encore, *aucune trace d'occlusion mécanique, aucun obstacle.* Une anse grêle est attirée entre les lèvres de la plaie, qu'on réunit en dessus et en dessous, et reste ainsi au dehors, maintenue par une sonde aseptique passée dans son mésentère : c'est, en somme, le premier temps de l'anus de Maydl (voy. plus loin) et plus tard, si les accidents ne cessent pas, nous le compléterons. Eh bien! dans la soirée même, les selles reparaissaient spontanément et une débâcle se produisait, une débâcle de *matières liquides, sans bouchons, sans masses épaisses et durcies*, comme le fait a lieu après les obstructions proprement dites.

Il est inutile de multiplier les observations, mais j'en veux rapporter une autre encore.

Un commis des postes de trente-cinq ans commence à souffrir du ventre le 15 janvier 1898; il entre le 19 dans le service de M. Debove : la face est pâle, anxieuse, un peu grippée, le pouls fréquent et assez petit, la langue d'un blanc jaunâtre; il y a eu, la veille et dans la nuit, des nausées et quelques vomissements sans caractère; pas de selles depuis plusieurs jours, mais quelques émissions gazeuses. Le ventre est gros, surtout distendu dans la région sus-ombilicale, d'une consistance uniformément pâteuse, sans induration, sans relief en aucun point. On administre un lavement électrique, sans résultat. Le lendemain, l'état restait à peu près le même : les vomissements étaient toujours rares et composés seulement d'un peu de liquide bilieux, le ventre n'était pas plus tendu. Autre lavement électrique, sans plus de succès.

Dans la nuit, la situation s'aggrava, et, le matin, on me montra une pleine cuvette d'un liquide nettement fécaloïde. La laparotomie est pratiquée séance tenante, j'ajouterai même avec le regret d'avoir tardé quarante-huit heures. Le péritoine ouvert, il s'écoule un peu de liquide clair, séreux, et je tombe sur un épiploon épais, très graisseux, et que le premier examen me montre *parsemé de granulations jaunâtres, arrondies, dures*, grosses comme des grains de millet ou de chènevis et présentant toute l'apparence de *granulations tuberculeuses*. Ce semis granuleux se continue dans toute l'épaisseur de l'épiploon et à la surface de l'intestin. Or, l'exploration de la cavité abdominale ne fait découvrir aucune bride, aucune zone d'adhérences, aucun segment aplati de l'intestin; l'*S* iliaque était distendu tout aussi bien que la première portion de l'intestin grêle. Pas d'obstacle. Le ventre est refermé. *Dans la soirée, le malade allait spontanément à la selle*, et une garde-robe copieuse — mais liquide — témoignait de la brusque cessation de l'occlusion paralytique [1].

Qu'il s'agisse, en réalité, de paralysie ou de contracture spasmodique, *segmentaire*, les troubles fonctionnels de la musculature intestinale sont seuls susceptibles de donner une explication satisfaisante des observations de ce genre, observations bien authentiques et bien complètes, puisqu'elles comportent l'examen direct, au cours de la laparotomie.

Quelle que soit, du reste, la pathogénie, en pratique, nous devons raisonner de la façon suivante :

1° Ces **occlusions paralytiques, ces pseudo-occlusions, ces occlusions sans obstacle mécanique, n'en sont pas moins des occlusions graves** [2]; pour être due à l'atonie de la paroi, la stase du contenu intestinal n'en est pas moins suivie de stercorémie, et la mort peut en être la conséquence.

[1] *Société de chirurgie*, 1898, et GUILLEMARE, *Les formes aiguës de la péritonite tuberculeuse*. Thèse de doct., 1898, n° 340.

[2] Il convient de signaler ici les accidents dus à l'*embolie des artères mésentériques* ou à la *thrombose des veines mésaraïques*, accidents qui revêtent assez souvent le type clinique de l'iléus, et qui ont donné lieu à un certain nombre d'interventions d'urgence. Le début est, en général, très brusque, et d'emblée, les douleurs sont d'une intensité extrême, elles occupent surtout l'épigastre et le pourtour de l'ombilic et conservent jusqu'à la fin ce caractère de continuité et d'acuité anormales; le ballonnement devient rapidement considérable; les vomissements fécaloïdes peuvent survenir et se combiner à un arrêt stercoral complet. Ajoutons pourtant que les *selles sanglantes*, abondantes et précoces sont fréquemment observées. Il faut connaître l'existence de cette rare et terrible affection, sans s'illusionner, toutefois, ni sur la possibilité du diagnostic, ni sur les résultats de la laparotomie, que, dans le doute, on est amené fort légitimement à pratiquer. — Les mêmes accidents de pseudo-iléus peuvent survenir à la suite de la *pancréatite hémorragique*, et avec des allures toutes semblables : à l'ouverture du ventre on trouve, dans l'épiploon et le mésentère, un semis de nodules gris-jaunâtres, qui représentent autant d'îlots de *nécrose*

J'en ai eu la preuve sans réplique chez un malade de cinquante-six ans, entré à l'hôpital pour une fracture de cuisse, et qui, brusquement, deux jours après, fut pris de tous les accidents de l'iléus. Les lavements électriques restèrent sans résultat, l'entérostomie ne donna issue qu'à une quantité minime de gaz et de liquides, et le malade succomba au troisième jour. A l'autopsie, soigneusement faite, on ne trouva *aucune espèce d'obstacle, intra ou extra-intestinal* : la paralysie intestinale restait seule en cause.

2° Nous n'avons d'avance **aucune certitude sur la nature et la pathogénie de l'occlusion**; nous pouvons présumer de l'existence de telle ou telle variété d'iléus, nous ne voyons que les symptômes, et c'est d'après les symptômes, dûment interprétés, que nous devons prendre nos décisions. Or, dans ces occlusions paralytiques, si les apparences sont assez souvent celles de l'iléus aigu, il y a pourtant, dans l'évolution, dans le mode de début, dans les antécédents, dans l'état général, tels indices qui cadrent mal avec la forme typique. On en conclura simplement à la nécessité de donner une large part à l'épreuve du lavement électrique, avant toute autre intervention.

Ces pseudo-iléus sont le triomphe de l'électrisation, j'entends de l'électrisation bien conduite, et qui n'est pas prolongée hors de limites raisonnables. Si l'on échoue, après deux ou trois séances, et que les accidents généraux s'aggravent, on fera la laparotomie.

Il est utile de connaître l'existence de ces formes anormales, car la déception est grande et l'inquiétude reste très vive, quand, une fois le ventre ouvert et dûment exploré, « on ne trouve rien ». Le fait seul de la laparotomie, et peut-être de la « mise à l'air » et du maniement des anses intestinales, peut suffire à réveiller la contractilité de leur paroi; et, dans plusieurs cas, le retour spontané des selles, au bout d'un nombre variable d'heures, en a témoigné.

Pourtant il nous semble imprudent de refermer le ventre, sans plus, et cela d'autant mieux que les laparotomies « blanches » laissent toujours, quelque soigneuse exploration qu'on ait faite, une arrière-pensée, une défiance, en somme, très légitime. Attirer une anse à la plaie, sans l'ouvrir, et l'y maintenir toute prête pour une entérostomie ultérieure, constitue une pratique simple, qui a réussi plusieurs fois. Quand la distension intestinale est notable, et que les accidents pressent, il sera plus sûr de pratiquer tout de suite une étroite *entérostomie de décharge*, qui, en libérant la paroi intestinale, lui restitue assez vite, en général, la contractilité perdue.

En résumé, dans l'occlusion intestinale et ses diverses formes, les interventions d'urgence seront les suivantes : 1° ***l'entéroclyse;*** 2° ***le lavement électrique;*** 3° ***la laparotomie***, suivie des manœuvres nécessaires à la

graisseuse. La laparotomie, suivie de l'évacuation pure et simple de l'épanchement sanguin, a été parfois bienfaisante (HAHN, Ueber die operative Behandlung bei Pancreatitis hemorrhagica. *Deutsche med. Woch.*, 1901, n° 1.)

découverte et à la levée des différents types d'obstacles ; 4° ***l'entérostomie de Nélaton*** et ***l'anus contre nature***.

Bien appliqués, l'entéroclyse et le lavement électrique réussiront dans les obstructions stercorales, dans les iléus paralytiques, dans les phases initiales d'autres formes encore : elles figurent, du reste, en pratique, et méritent de figurer comme des manœuvres préliminaires, d'usage constant. Elles ne deviennent dangereuses que lorsqu'elles sont mal administrées, ou que, trop prolongées, elles font perdre du temps.

I

ENTÉROCLYSE

Elle consiste à injecter par le rectum, le plus haut possible, sous une pression moyenne, une quantité de liquide aseptique et tiède, qui varie, mais qui dépasse, en général, plusieurs litres.

Le terme d'injections forcées par l'anus ne correspond nullement à l'entéroclyse bien faite, méthodique et inoffensive : en poussant avec force et brusquerie, dans le gros intestin, un volume énorme de liquide — et cela surtout, lors d'occlusion — on s'expose d'abord à un accident, qui est loin d'être théorique et qui s'est plusieurs fois réalisé, les *ruptures*, et, de plus, en surchargeant et en irritant la paroi intestinale, on se place dans les plus mauvaises conditions pour obtenir le résultat désiré.

L'injection doit être **lente** et **progressive** : c'est sous cette réserve seule qu'elle pourra être très abondante, sans devenir dangereuse. Or, c'est par l'abondance du liquide injecté et par sa pénétration à un niveau élevé de l'intestin, que la méthode peut être efficace.

Placez donc le malade dans le décubitus dorsal, en travers de son lit, dans la position de la taille, les membres inférieurs bien recouverts et soutenus, le bassin légèrement élevé par un coussin ou un drap plié, la hanche gauche plus haute et le corps un peu incliné sur le côté droit. Vous avez besoin, pour l'injection :

1° D'un **tube** ou d'une **grosse sonde de caoutchouc**, de 25 à 30 centimètres de long, au moins ; au besoin, d'un tube Faucher, qui est parfaitement utilisable, ou encore d'une sonde œsophagienne. Chez l'enfant, une sonde uréthrale en caoutchouc rouge, du numéro 25, par exemple, suffira ; chez un adulte, si vous n'avez pas d'autre instrument, vous pourrez vous en servir, à la rigueur, mais d'ordinaire, sans grand profit. Avec un tube court et peu volumineux, l'injection ne pénètre qu'avec peine au-dessus de l'ampoule rectale : or, le point capital consiste précisément à porter d'emblée le liquide aussi haut que possible. Votre sonde, quelle qu'elle soit, aura été bouillie et sera largement enduite de vaseline stérilisée.

2° D'un **bock-laveur**, d'une contenance de 2 à 4 litres, muni d'un tube de caoutchouc, ou encore d'un entonnoir, ou de tout autre appareil d'injection, agissant par la seule pression du liquide.

3° **D'eau bouillie**, à la température de 37 à 38 degrés. La nature du liquide est, de fait, assez indifférente; il agit par sa masse et non par ses caractères : la seule condition qu'il doive remplir, ce sera de ne pas être irritant pour la muqueuse intestinale et de ne pouvoir être nocif par l'absorption. L'eau bouillie tiède remplit au mieux, et avec le plus de simplicité, ces *desiderata*. L'huile constitue aussi un excellent liquide d'injection, et facile à se procurer. C'est l'huile que Cantani a employée de préférence.

Votre patient est donc devant vous, dans le décubitus dorso-latéral droit. Vaselinez abondamment la région anale et procédez à l'introduction de la sonde. Conduisez-la d'abord, sur l'index gauche, jusque dans l'ampoule, puis continuez à la faire glisser doucement, à petits pas, en la tenant toujours près de l'anus et en reculant vos doigts à mesure qu'elle pénètre; poussez-la d'abord en arrière directement, puis un peu à gauche et en avant; surtout ne brusquez rien, laissez-vous guider par le chemin qui s'ouvre sous votre pression douce, retirez-vous un peu, quand vous vous sentez arrêté par une résistance, et tâtez le terrain à côté, à gauche, en avant, en arrière, en tournant un peu le tube, en vrillant un peu. D'ordinaire, l'obstacle principal siège à la partie supérieure de l'ampoule, où l'inflexion de l'intestin, le plissement de la muqueuse, le sphincter d'O'Beirn entravent le passage. La force ne sert de rien, *il faut ruser comme avec l'urèthre*.

On arrive, de la sorte, à faire pénétrer la sonde à une grande profondeur, 20, 25, 30 centimètres et plus, jusqu'à 40 et 50 centimètres; on ne saurait donner de règle, si ce n'est celle-ci : introduire la sonde aussi loin qu'on peut la faire pénétrer **sans forcer**.

Ceci fait, ajustez à l'extrémité extérieure de votre sonde rectale le tube en caoutchouc du bock-laveur ou de l'entonnoir, et soulevez le récipient à une hauteur suffisante pour que le liquide ne pénètre dans l'intestin qu'à une pression modérée. En pratique, cela veut dire qu'on n'élèvera pas le réservoir de plus de 75 à 80 centimètres au-dessus du plan horizontal du malade et qu'on n'atteindra cette limite que progressivement; commencez par soulever le réservoir à 30 ou 40 centimètres, et, si le niveau du liquide s'abaisse régulièrement, si le malade ne souffre pas, augmentez peu à peu la pression. On obtient, par cette méthode lente, une pénétration beaucoup plus profonde et l'injection peut être beaucoup plus abondante, sans danger.

Quelle sera la quantité injectée? Sous les réserves qui viennent d'être formulées, elle pourra dépasser, sans dommage, plusieurs litres (2 litres chez l'enfant, 4 à 6 litres chez l'adulte); mais, encore une fois, on ne saurait d'avance préciser davantage. On injectera, à pression faible, le plus possible de liquide [1]. Il sera bon, surtout au début de la manœuvre et quand la

[1]) On se rendra compte, du reste, par la percussion, par le clapotement, des étapes de l'injection dans le gros intestin, au moins jusqu'à l'obstacle.

sonde n'a pu être introduite très loin, de comprimer avec les doigts le pourtour de l'anus, pour prévenir le reflux et l'expulsion du liquide.

L'opération finie, on retire rapidement la sonde, et le malade, remis sur son lit, est laissé horizontalement dans l'immobilité. Le liquide introduit est expulsé plus ou moins vite, au milieu de coliques souvent très pénibles : si le résultat a été négatif, il revient clair ou à peine souillé par le lavage du bout inférieur; autrement, l'expulsion est accompagnée de gaz et ramène, avec les dernières portions de l'injection, des masses fécales durcies.

Dans les cas heureux, la débâcle n'est pas toujours immédiate, alors même que l'émission des gaz a témoigné de la levée du barrage : elle ne se produit qu'au bout de quelques heures.

C'est surtout dans l'*obstruction stercorale* que ces grands et profonds lavements sont appelés à rendre des services, et aussi dans les *phases récentes de l'invagination intestinale*, en particulier chez l'enfant. On sait, en effet [1], que le liquide introduit de la sorte, s'il est en quantité suffisante [2], peut franchir la valvule de Bauhin et pénétrer dans l'intestin grêle; mais, comme l'ont établi Dauriac et Lesage, la condition même de cette pénétration profonde [3], c'est l'injection lente, progressive et à faible pression [4].

II

LE LAVEMENT ÉLECTRIQUE

Il est d'application moins générale que l'entéroclyse, pour cette seule raison qu'il exige une instrumentation appropriée. Si vous n'avez pas à votre disposition une bonne machine à courant continu, ne perdez pas votre temps à faire contracter les muscles de la paroi abdominale avec les petites machines faradiques; peut-être, dans certaines formes peu tenaces d'obstruction stercorale, et comme adjuvant des grands lavages, ce *massage électrique* de la paroi — et, par elle, de l'intestin — pourra-t-il être de quelque utilité : dans les cas graves, ne vous y attardez pas. Soyez assurés d'avance que vous n'obtiendrez rien.

Ce qui, précisément, compromet parfois le traitement électrique, ce qui

[1] Voy. l'exposé de la question dans la thèse d'HENRI ANGERANT, *Les grands lavages de l'intestin. Étude historique, critique et expérimentale*. Paris, 1894, n° 378.

[2] D'après Lesage et Dauriac, pour que du liquide pénètre abondamment dans l'intestin grêle, il faudrait en injecter par le rectum : 1 litre environ chez le nouveau-né, 2 litres chez l'enfant, 8 litres chez l'adulte; chiffres naturellement approximatifs. (DAURIAC et LESAGE, Des grands lavages de l'intestin grêle. *Gazette des hôpitaux*, 17 oct. 1897.)

[3] L'obstruction stercorale occupant le plus souvent un des segments du gros intestin, il ne saurait être question, bien entendu, d'atteindre ni de franchir la valvule.

[4] Nous n'avons pas parlé de l'injection d'eau gazeuse, du fameux lavement d'eau de Seltz; nous ne croyons pas qu'il ait la moindre propriété particulière; lorsqu'on vide un ou plusieurs siphons à travers une sonde introduite dans le rectum, on utilise simplement la pression du gaz comme agent de pénétration du liquide, et, à ce titre, en cas d'urgence, le procédé peut être utile. Quant aux insufflations gazeuses dans le rectum, c'est une pratique illusoire ou dangereuse.

peut en faire méconnaître la réelle valeur et la bienfaisante efficacité, c'est le mauvais emploi qu'on en fait — en l'appliquant mal, — *en généralisant ou en prolongeant trop ses indications.*

Dans les **obstructions**, dans l'**iléus paralytique** en particulier, la méthode électrique est excellente, quand on l'utilise avec une technique correcte et qu'on sait l'abandonner à temps. J'ai vu opérer Boudet (de Paris) et j'ai été frappé des résultats qu'il obtenait; depuis, j'ai eu recours maintes fois au lavement électrique et je lui dois de nombreux succès.

Il faut une bonne machine, une batterie à courants continus de type variable, mais susceptible de donner 50 milliampères, — j'ajouterai une machine en bon état d'entretien et dont le maniement soit bien connu. Les deux fils conducteurs seront reliés : l'un, à une large plaque métallique couverte de peau de chamois imbibée d'eau salée et qui sera appliquée, comme nous allons le dire, sur la paroi abdominale antérieure; l'autre, à l'excitateur rectal, composé d'une grosse sonde en gomme percée d'un œil à son extrémité, et d'un mandrin métallique central : le mandrin est appareillé avec le fil et constitue l'électrode; la sonde est mise en communication, par une tubulure latérale, avec un tube de caoutchouc et un injecteur.

Le malade étant couché sur le dos, les cuisses fléchies et écartées, commencez par introduire l'excitateur rectal, en prenant les précautions indiquées au chapitre précédent, et cherchez à le faire pénétrer aussi haut que vous pourrez. Ceci fait, mettez-le tout de suite en rapport avec le fil correspondant au *pôle positif* de la pile.

Mouillez bien la plaque abdominale, reliez-la au fil du *pôle négatif* et appliquez-la sur le ventre, au niveau du flanc gauche, par exemple. Vous aurez soin de la changer de place toutes les quatre ou cinq minutes, en la faisant passer successivement sur l'une et l'autre des fosses iliaques, sur le flanc droit, sur la région ombilicale, etc.

Dès lors, le circuit est fermé, mais, si le courant passe, il est très faible, car vous avez laissé au zéro la manette du graduateur. Avant de la tourner, vous ferez l'injection rectale.

C'est de l'*eau salée tiède* qu'il faut injecter et très lentement [1], en élevant peu à peu votre irrigateur et en n'ouvrant qu'à demi le robinet. Vous faites passer ainsi 1/2 litre environ, 1 litre, si l'intestin est tolérant, et, déposant votre appareil sur une tablette ou un meuble quelconque, à faible hauteur, vous laissez la pénétration du liquide se poursuivre doucement, pendant toute la durée de l'intervention.

Cette eau salée protège la muqueuse intestinale, en l'isolant du contact direct de l'électrode, et, en même temps, elle diffuse l'action électrique et devient une sorte de *large électrode liquide.*

Le moment est venu de **donner du courant.** Tournez la manette progressivement, en vous souvenant que l'intensité du courant pourra varier de

[1] De fait, l'ampoule rectale est parfois *très intolérante* et se refuse à conserver la moindre quantité de liquide, si l'injection est pratiquée avec quelque brusquerie.

10 à 50 milliampères. Les types de graduation sont encore variables avec les machines : quand on est familiarisé avec son appareil, quel qu'il soit, on se rend compte du nombre de divisions à employer. Ne vous attardez pas trop dans les intensités basses, commencez par elles, pour « tâter le terrain », et, si rien d'anormal ne se produit, si le malade supporte bien l'électrisation, augmentez assez vite la force du courant, jusqu'à un nombre de divisions qui correspondent à 35 ou 40 *milliampères.*

Ne vous attendez pas, du reste, à ce que le malade témoigne tout de suite de sensations spéciales; il ressentira, au bout de quelques minutes, une cuisson au niveau de l'électrode abdominale et, au moment des variations brusques du courant, quand vous déplacerez la manette et que vous ferez jouer le commutateur, une douleur plus ou moins vive : les contractions intestinales douloureuses, les crampes, les coliques, les besoins de défécation ne se montreront qu'un peu plus tard.

Toutes les cinq ou six minutes, il est utile, en général, de renverser le courant, en faisant passer d'un côté à l'autre le levier du commutateur; pour prévenir la contraction violente qui signale ce renversement, on ramène d'abord au zéro la manette et, la commutation faite, on restitue au courant son intensité antérieure.

Les besoins de défécation deviennent, d'ordinaire, de plus en plus intenses et pénibles, à mesure que l'électrisation se prolonge; sur les ventres maigres, les contractions intestinales se dessinent parfois sous la paroi; assez souvent l'eau salée injectée dans le rectum reflue brusquement au dehors et même entraîne l'excitateur, si l'on n'a pas soin de le maintenir. On en est quitte pour suspendre quelques instants la manœuvre et pour faire pénétrer une nouvelle quantité d'eau salée.

Quand l'intervention réussit d'emblée, cette expulsion de l'eau salée est accompagnée parfois de l'émission d'un gaz ou de plusieurs gaz, dont l'explosion, toujours de bon augure, est à la fois la confirmation du diagnostic et l'assurance de la guérison. On continue la séance et, assez souvent, elle se termine alors par l'évacuation d'une certaine quantité de liquide épais, de purée fécale, quelquefois par la débâcle complète. Ces débâcles dépassent, dans quelques cas, tout ce qu'on peut imaginer; j'ai vu, à plusieurs reprises, des flots de matières inonder le lit, le parquet, le chirurgien lui-même.

Ne comptez pas trop sur cette débâcle immédiate : faites une bonne séance d'un quart d'heure, de vingt minutes, si le malade n'est pas trop fatigué; avez-vous obtenu quelques gaz « authentiques » et quelques matières, arrêtez-vous; la cause est gagnée, le résultat se complétera tout seul ou par quelques moyens simples, dans les heures qui vont suivre.

Si vous n'avez rien obtenu, il faudra bien vous arrêter aussi, et alors se pose, à mon sens, la grosse question, celle qui engage gravement notre responsabilité, celle qui peut faire de la méthode électrique, si recommandable, une méthode meurtrière, par la faute de certaines idées systématiques. Cette question, la voici : devant ce premier échec, allons-nous remettre à sept ou huit heures de là une nouvelle séance, et, si nous échouons une seconde fois, attendre encore sept ou huit heures de plus?

Remarquez bien qu'en matière d'occlusion, nous n'avons jamais de lumières bien complètes sur la pathogénie, **du moins est-il sage, en pratique, de n'accorder qu'une créance restreinte au diagnostic de la nature de l'occlusion.** Ce sera donc l'état général du malade et le caractère des accidents qui guideront notre conduite.

Si le ventre n'est pas très ballonné, si les vomissements sont rares, si le pouls et le facies sont bons, s'il y a *de grandes probabilités pour l'obstruction stercorale* ou *des raisons de soupçonner le pseudo-iléus*, nous laisserons reposer quelques heures notre malade, en le surveillant, et, si l'arrêt stercoral persiste, nous ferons une seconde séance, mais sans attendre une demi-journée; au bout de deux ou trois heures, en général, une nouvelle électrisation pourra être supportée. Que les séances puissent être répétées ainsi, à plusieurs reprises, et donner finalement un résultat, je n'en disconviens pas, mais la méthode ainsi comprise ne s'applique qu'aux formes chroniques et paralytiques, et alors seulement elle est justifiée.

En présence d'accidents aigus, graves, s'il est utile de faire une première séance, l'insuccès doit servir à la confirmation du diagnostic et commander une **opération d'urgence.**

III

LA LAPAROTOMIE DANS L'OCCLUSION INTESTINALE

C'est toujours une intervention grave et difficile, il faut le reconnaître; grave, elle le sera d'autant moins, qu'elle sera plus précoce, plus brève, plus simple. Le plus souvent, en ouvrant le ventre, on ne sait pas ce qu'on trouvera, on ne sait pas même si l'on trouvera l'obstacle, on peut être conduit à pratiquer une résection intestinale, une entéro-anastomose : on doit être prêt à tout.

Faites donc tout ce qu'il faut pour ne pas perdre de temps : opérez dans une pièce bien chauffée, enveloppez d'ouate et de flanelle les membres et la poitrine du malade, injectez sous la peau 5 à 600 grammes de sérum artificiel avant de commencer l'anesthésie; employez l'éther autant que possible et confiez-en à un aide sûr l'administration prudente.

Le *lavage préalable de l'estomac* est une excellente précaution, indispensable quand les vomissements sont abondants et déjà fécaloïdes : autrement, on s'expose à la mort brusque par l'inondation des voies respiratoires. Des faits assez nombreux ont montré que ce n'était pas là une crainte chimérique; pareil accident nous est arrivé, chez un malade, il est vrai, profondément déprimé : l'anesthésie était à peu près complète, lorsque survint brusquement une abondante régurgitation fécaloïde, qui remplit la bouche et s'épancha hors des lèvres ; la respiration s'arrêta aussitôt, et malgré nos efforts prolongés, malgré la trachéotomie faite séance tenante, il fut impossible de ranimer le malade.

On fera toujours la **laparotomie médiane**, quel que soit le siège présumé de l'obstacle ; l'incision sera menée d'abord de l'ombilic au pubis, et plus tard agrandie, s'il y a lieu ; l'ouverture du péritoine sera faite très prudemment, au niveau d'un pli soulevé avec la pince et bien isolé : souvent, en effet, l'intestin distendu, qui est « à plein » dans la cavité abdominale, courrait les plus grands risques d'être blessé.

L'acte chirurgical se partage en deux temps : 1° ***chercher l'obstacle*** ; 2° ***rétablir la perméabilité de l'intestin.***

1° Recherche de l'obstacle. — Le ventre ouvert, des anses grêles s'échappent au dehors et sont retenues sous des compresses aseptiques *montées* [1] : il arrive que, dans cette éviscération partielle et involontaire, l'obstacle se montre. N'y comptez pas.

Quoi qu'il en soit, avant toute autre manœuvre, une première exploration intra-abdominale avec la main est utile, quand l'examen extérieur a fait découvrir, par avance, une tumeur, une masse boudinée, une anse dilatée, tendue et immobile, en quelque zone déterminée. Glissez donc doucement les doigts sous la paroi soulevée, pendant que votre aide maintient sous une compresse le paquet intestinal, et dirigez-vous de ce côté : soigneusement faite et rapide, cette première recherche réussit quelquefois dans l'invagination, les obstructions, le volvulus.

Reste-t-elle négative — et sans la prolonger à l'aveugle — refoulez la masse intestinale à gauche, sous les mains de votre aide, et, dans la fosse iliaque droite, **cherchez le cæcum.**

La manœuvre est fort malaisée lors de météorisme considérable : elle est totalement illusoire, lorsque l'aide ne sait pas empaqueter l'intestin et le maintenir sous ses doigts recourbés. *Il faut voir le cæcum* et ne pas se borner à le sentir.

Est-il aplati, vide, l'obstacle porte sur le grêle, plus haut, et en remontant le long de l'iléon et du jéjunum, vous devez l'atteindre. Le cæcum *est-il distendu,* le barrage occupe le gros intestin : suivez donc le côlon ascendant et le transverse ; s'ils sont dilatés, eux aussi, rejetez à droite la masse grêle et inspectez le côlon descendant et l'*S* iliaque.

Pareilles manœuvres ne s'exécutent bien que sur un intestin de distension moyenne. Autrement, on devra recourir — si l'on ne peut faire mieux, comme nous allons le voir — au **dévidement progressif** dont nous avons déjà parlé à l'occasion des plaies de l'intestin : on prend pour point de départ la première anse grêle dilatée qui se présente, on la repère entre les doigts de l'aide ou par un fil passé dans le mésentère, et l'on explore, sur toute

[1] C'est là une règle qui ne doit pas souffrir d'exception, surtout dans ces laparotomies mouvementées : aucune compresse ne doit rester dans le champ opératoire sans être repérée par une pince.

leur continuité, les deux bouts par *segments successifs*, qu'on extrait tour à tour du ventre pour les y faire rentrer aussitôt.

Méthode longue et pénible, c'est vrai, et qui ne vaut pas l'éviscération totale d'emblée, c'est vrai encore, mais qui pourtant, lorsqu'on est mal aidé, lorsque le malade est très déprimé, lorsqu'on la conduit patiemment et régulièrement, reste encore précieuse.

L'éviscération totale consiste à pratiquer tout de suite une longue incision, de l'appendice xiphoïde au pubis, à extraire du ventre toute la masse intestinale qu'on recouvre immédiatement de compresses aseptiques chaudes, et à mettre de la sorte, d'emblée, en plein air, la zone d'étranglement. De fait, on a les lésions sous les yeux, et les recherches se trouvent ramenées à une simple constatation.

Avant d'aller plus loin et de procéder à la levée de l'obstacle ou aux diverses besognes nécessaires, on réintègre dans l'abdomen tout le reste de l'intestin, en ne gardant au dehors que le segment intéressé.

Et cette réintégration est souvent, il faut bien le dire, de la plus grande

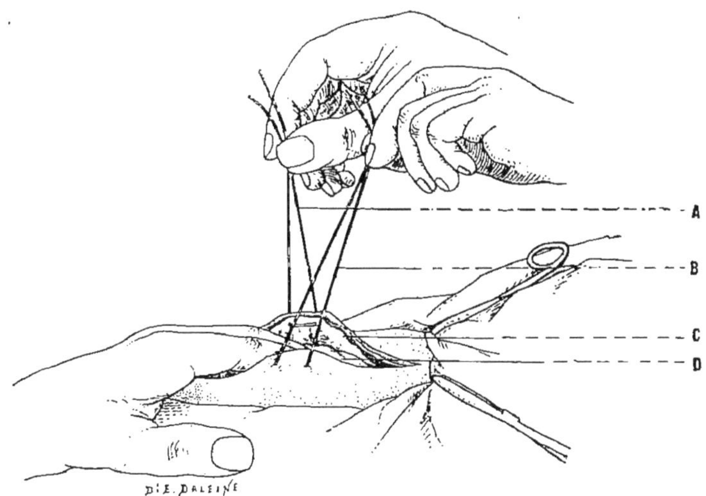

Fig. 333. — Réintégration de la masse intestinale dans le ventre. — *Les deux bords de l'incision abdominale sont soulevés avec une anse de fil.*

A, B, les deux fils tracteurs. — C, péritoine pariétal antérieur. — D, compresse étalée à la surface de l'intestin.

difficulté : la meilleure pratique sera d'envelopper toute la masse d'une large compresse que l'on glissera de chaque côté sur les bords de l'incision abdominale et à travers laquelle la main étalée refoulera peu à peu le contenu éviscéré; en soulevant les deux lèvres de la paroi abdominale, l'aide facilitera beaucoup la manœuvre. Un bon procédé, recommandé par Roux, consiste à faire traverser en masse chacune des lèvres abdominales par une anse de fil, que l'aide soulève (voy. fig. 333).

Enfin, lors de météorisme considérable, le meilleur procédé et le plus expéditif consiste à **vider l'intestin par une courte incision** pratiquée à son bord libre, sur une anse déclive et bien isolée par un rempart de compresses. Les ponctions capillaires sont beaucoup moins efficaces et plus dangereuses que cette incision franche qu'on suture, séance tenante, à trois plans, comme toute plaie intestinale.

En dehors même de toute éviscération, lorsqu'une fois le ventre ouvert on tombe sur des anses énormément gonflées, qui entravent toute exploration et toute recherche intra-abdominale, cette **entérotomie de décharge** préliminaire rendra beaucoup de services.

Pour certains types d'occlusion, les volvulus, les torsions en masse de l'intestin grêle, l'éviscération totale devient une nécessité; elle constitue, dans tous les cas, un excellent et rapide procédé d'exploration, mais sous la réserve qu'elle soit exécutable sans trop de danger. Or, elle provoque toujours un shock plus ou moins considérable [1], et, pour être rapidement menée, elle exige une assistance éclairée et beaucoup de sang-froid. Il est bon d'être prévenu.

2° **Rétablir la perméabilité de l'intestin.** — Tel est le second temps de l'intervention, qui résume une série d'actes opératoires plus ou moins complexes, suivant le type de l'occlusion et la nature des lésions découvertes.

A. ***Brides ou anneaux***. — Ce qu'on est convenu d'appeler l'étranglement par brides correspond à des variétés anatomiques diverses, dont il est utile de définir au moins les types principaux.

La ***bride***, en effet, lorsqu'elle est fixe à ses deux extrémités et tendue comme un pont de la paroi antérieure ou postérieure de l'abdomen au mésentère, aux mésocôlons, à l'un des viscères, ou encore d'un segment à l'autre de l'intestin, la bride peut être un agent de **striction**, de **coudure**, de **torsion**.

La **striction** reproduit absolument le mécanisme de l'étranglement herniaire : sous la bride étranglante, d'épaisseur et de résistance variables, grosse parfois comme un crayon, comme le petit doigt, et qui figure le collet, vous trouvez les deux bouts de l'anse enserrés, déprimés, en imminence de sphacèle et de perforation parfois, et au-dessous, la partie moyenne de l'anse, dilatée, tendue, immobile, noirâtre, parsemée aussi, si les accidents sont un peu anciens, de plaques gangreneuses.

En pratique, vous procéderez comme pour la hernie étranglée : vous **sectionnerez la bride** prudemment, sur le doigt, si vous pouvez le glisser au-dessous d'elle, ou sur une sonde cannelée, ou bien vous la **détacherez d'un de ses points fixes**, ou encore, si elle est volumineuse, courte et intimement accolée à l'intestin sous-jacent, vous l'**inciserez directement**, lentement, couche par couche, jusqu'à ce que, réduite aux lamelles profondes, elle se laisse rompre aisément sous la pression du doigt.

[1] Voy. une bonne étude de l'éviscération dans la thèse de Louis TIXIER, *Pratique de l'éviscération en chirurgie abdominale. Du shock abdominal. Étude clinique et expérimentale.* Thèse de doct. de Lyon, 1897.

Ceci fait, vous examinerez de près toute la longueur de l'anse et le « contour de la portion serrée », vous la détergerez soigneusement, vous la laverez à l'eau bouillie chaude et vous jugerez de sa vitalité (1). Est-elle bien vivante, avant de l'abandonner dans le ventre, il faudra encore la vider, faire passer, par des pressions douces et progressives, son contenu dans le bout inférieur. C'est là une précaution nécessaire après la levée de tout étranglement interne.

Plus fréquemment encore les brides provoquent la **coudure** du tube intestinal, qui, fixé et suspendu en un point, s'infléchit, se plicature sur lui-même et devient aussi complètement imperméable que sous la compression circulaire d'un anneau.

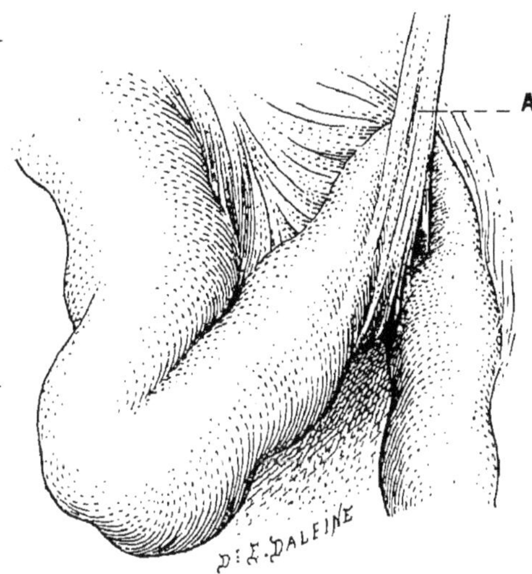

Fig. 334. — Coudure de l'intestin par une bride.
A. Bride verticale coudant l'intestin.

Chez un de nos malades, tout l'intestin était aplati et vide; seuls, l'estomac, le duodénum et la partie supérieure du jéjunum étaient énormément distendus, et, de fait, le météorisme était *exclusivement localisé à la zone sus-ombilicale*. Or, à la jonction de la partie dilatée et de la partie vide, je trouvai *une bride verticale, de 4 ou 5 centimètres de long et du volume d'une plume d'oie* (fig. 334), descendant de la paroi postérieure de l'abdomen et qui venait s'insérer et s'épanouir sur la face antérieure de l'intestin : il présentait, à ce niveau, une *plicature profonde qui en obstruait toute la lumière*, et le segment en amont, par sa distension, contribuait encore à rendre l'éperon plus complet.

La section ou l'excision du tractus fibreux devront être soigneusement pratiquées; je dis l'**excision**, car on s'exposerait, en ne poursuivant pas les expansions péri-intestinales de la bride, à laisser persister des inflexions et des plissements de la paroi, susceptibles de servir d'amorces à d'autres coudures.

Le mécanisme des accidents est analogue, lorsque les deux bouts d'une anse repliée sont accolés l'un à l'autre comme deux canons de fusil et fusionnés par des adhérences; pareille disposition se retrouve parfois à la

(1) Cet examen doit être poursuivi avec grand soin sur le bout supérieur, à une distance suffisante de la zone d'étranglement. De fait, à la suite d'une occlusion prolongée, les *lésions du bout supérieur*, sur une longue étendue parfois, sont loin d'être rares : éraillures de la muqueuse, ulcérations en surface (ulcères par distension, de Kocher), ulcérations progressives, qui érodent peu à peu toutes les tuniques et se terminent par autant de perforations. Tel est le point de départ de certaines complications, tardives et mortelles, qui succèdent aux interventions. Nous retrouverons des faits du même genre à propos de l'étranglement herniaire (voy. *Hernies étranglées*).

suite des hernies étranglées, sur l'anse réduite, et peut servir de point de départ à l'occlusion secondaire (voy. *Hernie étranglée*). Quelle qu'en soit l'origine, cette variété anatomique exige, pour la levée du barrage, un véritable travail de dissociation, une dissection lente et attentive des parois adhérentes.

Enfin, il est aisé de comprendre comment la **torsion** d'une anse sur son axe mésentérique ou sur elle-même peut être produite et maintenue par des adhérences, de grosseur et de longueur diverses. Nous en reparlerons tout à l'heure, à propos du volvulus.

Chez un malade de L. Rehn [1], il s'échappe, à l'ouverture du ventre, une anse distendue, sur laquelle on cherche à s'orienter; en la suivant de haut en bas, on trouve d'abord *deux adhérences* allant du mésentère à l'S iliaque, et, un peu plus bas, on tombe sur le foyer de l'occlusion : *une troisième bride*, mince, s'étend de la paroi gauche de l'abdomen au mésentère et s'applique à la surface d'une anse grêle à demi tordue sur son axe mésentérique : la bride est aisément rompue et la détorsion devient alors toute simple. — L'opéré mourut, et à l'autopsie, on découvrit *une quatrième bride* et un second foyer d'étranglement : la bride, épaisse cette fois, occupait la région cæcale et formait pont au-dessus du bassin; une anse d'iléon était étranglée au-dessous d'elle.

Cette multiplicité des occlusions par brides paraît être, du reste, assez rare. Mais on aurait tort de croire que l'on rencontrera toujours, dans les cas de ce genre, un cordonnet fibreux, bien isolé, bien net et tout prêt, semble-t-il, à la section. Ce sera souvent toute une large expansion fibreuse, toute une nappe d'adhérences, et l'arrêt stercoral relève alors de **coudures multiples.**

Ainsi en est-il souvent, lorsqu'une longue anse d'intestin est appliquée et soudée à la surface d'une tumeur, d'un kyste de l'ovaire, d'un cancer pelvien, d'un foyer suppuré, d'une hématocèle [2], dans un ancien foyer d'appendicite [3], ou encore dans une région qu'une opération antérieure a largement dépouillée de son péritoine.

C'est le mécanisme le plus fréquent des **occlusions post-opératoires** : *l'adhérence et la coudure de l'intestin au niveau des pédicules*, des zones cruentées et dépouillées du péritoine, des drainages abdominaux; il convient de signaler surtout les gros pédicules d'ovariotomie [4], et encore les surfaces de section des ligaments larges après l'hystérectomie vaginale [5]. Chez une femme qui avait succombé au huitième jour à des accidents d'iléus, nous

[1] L. Rehn, Ueber Behandlung des acuten Darmverschlusses. *Arch. für klin. Chir.*, 1892. Bd. XLIII, p. 298.

[2] Voy. Carle, De l'occlusion intestinale au cours de l'hématocèle péri-utérine. *Bull. méd.*, 1890, n° 33, p. 385.

[3] Marion a bien étudié ces occlusions post-appendiculaires. (Appendicite et occlusion intestinale. *Gazette des hôp.*, 24 nov. 1900.)

[4] Confectionnés à la manière ancienne, par la ligature en masse, et sans péritonisation.

[5] Giresse, *Contribution à l'étude des occlusions intestinales post-opératoires consécutives à l'hystérectomie vaginale.* Thèse de doct., 1896.

avons constaté qu'un long segment d'intestin grêle adhérait à la surface des pédicules, et que, pour être molles encore et facilement décollables, ces adhérences n'en créaient pas moins des inflexions multiples et enrayaient totalement la circulation intestinale.

Tel n'est pas le seul mode pathogénique de ces occlusions. En mettant de côté celles qui procèdent d'une *faute opératoire*, d'une ligature étreignant l'intestin, d'un tampon oublié, etc., d'autres relèvent de l'*étranglement par brides*, que nous venons de décrire : il s'agit alors d'une bride ancienne, ou d'une frange épiploïque, d'une languette mésentérique, d'une longue adhérence, qu'on a négligé d'exciser, et qui « reprend pied » en tel ou tel point, et forme pont. D'autres encore sont attribuables à la contracture intestinale, et, plus souvent, à sa paralysie (voy. plus haut : *Pseudo-occlusions*) : or, l'infection joue un rôle indéniable et prépondérant dans la pathogénie de ces *paralysies intestinales post-opératoires*.

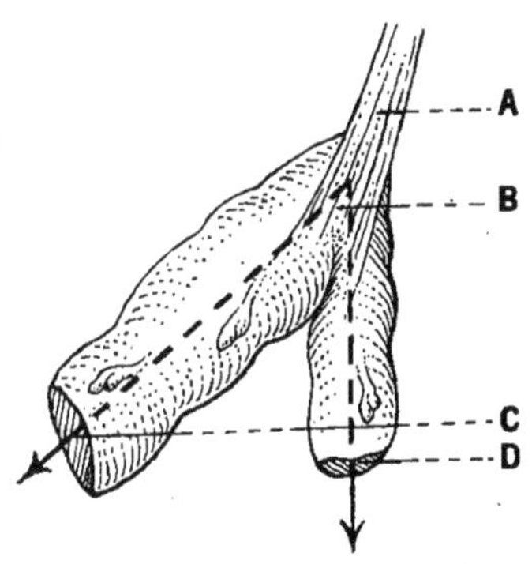

Fig. 335. — Coudure de l'angle gauche du côlon transverse et *ligament phréno-colique*. (D'après Bérard et Patel, *loc. cit.* ([2]).

A, ligament phréno-colique. — B, angle gauche du côlon transverse coudé à angle aigu. — C, côlon transverse, *ptosé*. — D, côlon descendant.

Enfin MM. Adenot et Jaboulay ([1]) ont révélé un mode d'iléus, dont l'existence a été plusieurs fois vérifiée, et qu'il est important de rappeler : *l'inflexion exagérée et la coudure de l'angle colique sous-costal gauche*. Voilà le fait, brièvement : à l'état normal, l'angle de réunion du côlon transverse et du côlon descendant est suspendu à la troisième côte gauche par un ligament en éventail, ligament phréno-colique, qui se prolonge sur ses deux côtés et le maintient ouvert; dans certaines conditions, l'éventail est réduit à une cordelette, insérée juste au sommet de l'angle, qui tire sur cet angle, et tend à le fermer de plus en plus (fig. 335). Après l'ablation d'une volumineuse tumeur abdominale, la « chute » du côlon transverse complète cette fermeture et crée une coudure véritable; ajoutez à cela que les anses grêles distendues s'incurvent au fond de la coudure, s'emboîtent et figurent un paquet, un bloc cunéiforme, qui complètent le barrage ([2]).

Pratiquement, en présence des accidents d'iléus post-opératoires, on aura recours d'abord au lavement électrique, appliqué comme nous l'avons indiqué plus haut. S'agit-il d'une hystérectomie vaginale, le tamponnement sera retiré, et, au doigt, ou avec un tampon monté, on *dégagera les surfaces*

([1]) Adenot (de Lyon), Contribution à l'étude des occlusions intestinales après la laparotomie. *Gazette hebd.*, 1895, et Des occlusions intestinales post-opératoires. *Revue de chirurgie*, 1896, p. 15. — Voy. aussi Legueu, *Revue générale*, in *Gazette des hôpitaux*, nov. 1895, et Lenclos, Thèse de Nancy, 1899.

([2]) Du reste, en dehors même de toute intervention, cette coudure de l'angle gauche du côlon, qu'elle relève d'une disposition particulière de l'appareil de suppression ou de brides pathologiques, peut être l'origine d'occlusions, chroniques le plus souvent, aiguës quelquefois. (Voy. L. Bérard et M. Patel, Les occlusions intestinales par coudure de l'angle colique gauche. *Revue de chir.*, 10 mai 1903, n° 5, p. 590.)

ligamentaires et le pourtour de l'orifice profond, et cette manœuvre, faite de bonne heure, sera très souvent efficace.

Après une laparotomie, et devant l'échec dûment constaté de l'électrisation, on rouvrira le ventre, et tout de suite, *on ira au pédicule, au foyer opératoire*. Ne trouve-t-on rien à ce niveau, on devra chercher l'obstacle, en suivant la méthode générale formulée ci-dessus et l'on n'oubliera pas d'examiner l'*angle colique gauche*. On ferait disparaître la coudure et le tassement en sectionnant la bride de suspension et en dégageant les anses grêles. Ou encore, si l'angle colique était « remonté » trop haut et malaisé-

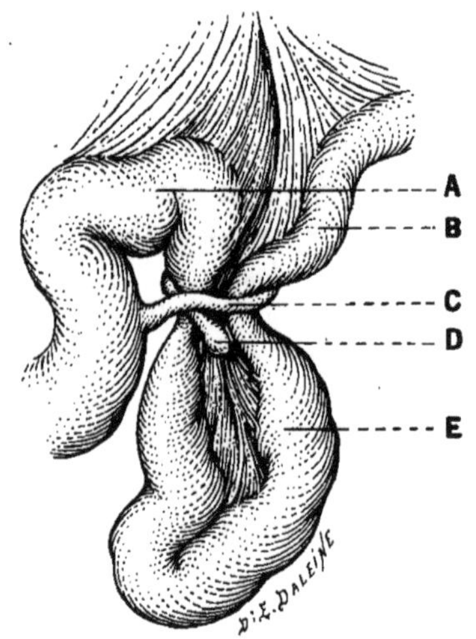

Fig. 336.
Occlusion par diverticule de Meckel.
Nœud diverticulaire simple.

A, bout supérieur de l'anse étranglée, distendu. — B, bout inférieur rétracté. — C, diverticule noué autour de l'anse. — D, ampoule terminale du diverticule. — E, anse étranglée.

(D'après Bérard et Delore, *loc. cit.*)

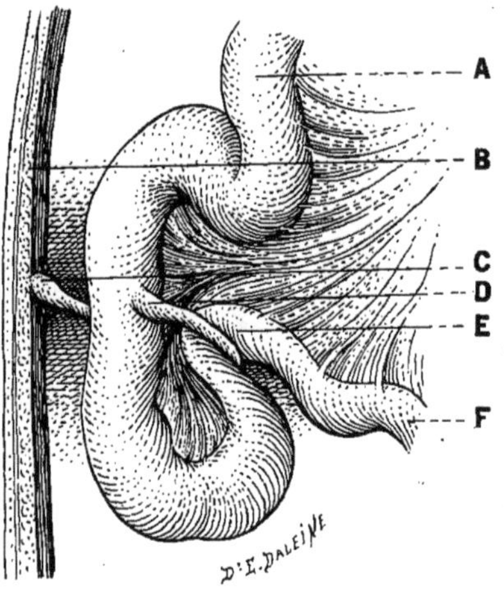

Fig. 337.
Occlusion par diverticule de Meckel. Diverticule fixé à la paroi et formant anneau.

A, bout supérieur. — B, paroi abdominale. — C, ampoule terminale du diverticule, adhérente à la paroi. — D, implantation du diverticule sur l'intestin. — E, coudure du bout inférieur sur l'anneau diverticulaire. — F, bout inférieur.

(D'après Bérard et Delore, *loc. cit.*)

ment accessible, on aurait recours à l'entéro-anastomose, en abouchant le côlon transverse au côlon descendant [1].

Les **brides** ne sont pas toujours constituées par des tractus fibreux, restes de péritonite locale, récente ou ancienne; l'**épiploon adhérent**, l'**appendice iléo-cæcal**, les **diverticules intestinaux** [2] peuvent devenir, par un méca-

[1] Tel paraît être, d'ailleurs, le meilleur parti à prendre dans toutes les occlusions de ce genre, la section du ligament phréno-colique étant d'ordinaire difficile et périlleuse. (Terrier, *Société de chir.*, 16 avril 1902, p. 467.)

[2] L'étranglement par le diverticule de Meckel est loin d'être exceptionnel. Le mécanisme est, du reste, variable, suivant les caractères du diverticule : s'il est libre et terminé par une extrémité renflée, non adhérente, il peut s'enrouler autour d'une anse intestinale et constituer les *nœuds à anse simple* ou *à anse double* que Parise a bien étudiés (*Bull. de l'Acad. de méd.*, 1841, t. XVI, p. 373); s'il est adhérent et fixé par son extrémité au mésentère, à la paroi abdominale, à un organe voisin, il crée un véritable *anneau*, ou encore une sorte de pont, sur lequel l'intestin se coude et se plie. Enfin un autre mode pathogénique, c'est l'*invagination* : *le diverticule se retourne en doigt de gant, de dehors en dedans*, et entraîne derrière lui la paroi intes-

nisme tout semblable, des agents d'occlusion (fig. 336 et 337). Comme nous allons le dire, la levée de l'obstacle exige alors des précautions particulières.

Il arrive, qu'en effet, l'appendice, les diverticules intestinaux, ou encore certaines longues brides fibreuses, restent libres à leur extrémité et s'enroulent autour d'une anse ou d'un paquet d'anses intestinales, en figurant des spirales, des nœuds plus ou moins complexes, dont l'étude descriptive n'aurait qu'une importance toute relative.

De fait, il faut couper et exciser le cordon d'étranglement, canaliculé ou non, *en modifiant toutefois la technique, lorsqu'il s'agit de l'appendice ou d'un diverticule de Meckel.*

Ces diverticules sont *en communication large avec l'intestin* [1], ils contiennent assez souvent des matières stercorales, et, dans tous les cas, leur cavité doit être tenue pour septique : la meilleure pratique sera donc d'appliquer sur le diverticule, tout près de son implantation intestinale, deux pinces de Kocher, de le couper entre les deux et tout de suite de cautériser soigneusement au thermocautère les deux moignons. On cherchera alors à dégager et à extraire le reste du cordonnet, en recourant, s'il le faut, à de nouvelles sections, toujours précédées du double pincement et suivies de la cautérisation, et l'on n'oubliera pas que le bout terminal est souvent adhérent au mésentère ou à la face externe de l'anse et demande à être énucléé doucement, comme le pavillon d'une trompe adhérente.

Quand le diverticule est enlevé et l'intestin libéré, on termine en fermant le moignon originel, par le procédé de l'encapuchonnement qui sera indiqué plus loin (voy. *Appendicite*).

Les ***anneaux***, qui peuvent donner lieu à de véritables hernies internes, sont aussi de types différents : l'*hiatus de Winslow*, les *fossettes péritonéales*, des *orifices accidentels de l'épiploon* ou *du mésentère* peuvent figurer le collet de ces hernies. On observe tous les degrés de lésions, depuis le simple engouement, encore réductible, jusqu'à la striction étroite et au sphacèle; mais Jonnesco [2] a conclu, de l'étude des faits connus, que le plus souvent l'étranglement est peu serré : il s'agit plutôt d'une *coudure brusque de l'intestin sur le bord de l'anneau,* et l'on peut mener à bien la réduction, ou mieux l'extraction, sans débridement.

Ces **hernies rétro-péritonéales** comptent, du reste, parmi les éventua-

tinale; ou encore il s'invagine tout seul et vient former tumeur dans la cavité intestinale et l'obstruer. (KÜTTNER, Ileus durch Intussusception eines Meckel'schen Divertikel. *Beitr. zur klin. Chir.*, 1898, Bd. XXI, II, p. 289.) MM. L. Bérard et X. Delore ont étudié ces divers types de l'étranglement *diverticulaire*; ils ont réuni trente-deux observations de laparotomie : sur ce nombre, il y a 23 morts et 9 guérisons. (De l'occlusion intestinale par le diverticule de Meckel. *Revue de chir.*, mai et juin 1899.) Sur 183 cas d'occlusion « par diverticule de Meckel », M. H. Hilgenreiner en relève 72 qui n'ont pas été traités chirurgicalement et se sont tous terminés par la mort; 102 ont été opérés, le résultat n'est connu que pour 100, et il n'y a que 28 guérisons. — Cette mortalité élevée tient sans doute pour une large part à la date, en général, tardive, de l'opération. (H. HILGENREINER, Darmverschluss durch das Meckel'sche Divertikel. *Beitr. zur klin. Chir.*, 1902, Bd. XXXIII, p. 702.)

[1] Il faut retenir qu'en règle, le diverticule de Meckel s'implante sur une des dernières anses de l'iléon, à une distance du cæcum, qui varie de 70 centimètres à 1 mètre.

[2] JONNESCO, *Hernies internes rétro-péritonéales.* Thèse de doct., Paris, 1890.

lités exceptionnelles; elles répondent aux variétés suivantes : *hernies duodénales, hernies péri-cæcales, hernies intersigmoïdes, hernies de l'hiatus de Winslow*, cette dernière étant la plus rarement observée.

A l'ouverture du ventre, on trouve un sac volumineux, encadré par les côlons et contenant l'intestin grêle tout entier ou en grande partie; l'incision de la paroi antérieure de ce sac, outre qu'elle peut être dangereuse en ouvrant des vaisseaux de calibre important, découvre les anses grêles enfermées dans une vaste poche, mais elle ne suffit pas à remettre les choses en état; il faut chercher l'orifice en se guidant sur le siège connu des fossettes herniaires. Et la besogne est loin d'être facile, d'autant mieux que l'extrême rareté des interventions ne permet guère de donner de règles précises.

Si l'orifice est étroit et s'oppose à toute tentative « d'extraction », on devra le débrider, en se souvenant qu'il est *bordé le plus souvent de très gros vaisseaux masqués par les plis séreux*. Sans trop compter sur les points d'élection du débridement que l'étude des faits anatomiques a permis de déterminer, le plus sûr procédé sera encore d'**explorer soigneusement, avec les doigts, tout le pourtour de l'anneau** et de **rechercher les battements artériels** : la section sera faite alors très prudemment **du côté qui paraîtra indemne de tout danger vasculaire**.

Les difficultés sont grandes surtout pour la **hernie étranglée de l'hiatus de Winslow**, encerclé d'organes si importants; Bardenheuer conseille d'élargir l'hiatus à droite et en arrière, ce qui est, en somme, peu explicite; Trèves, dans un cas de ce genre, dut abandonner l'intervention : « Dans les tissus situés en avant de l'anneau, on sentait battre une artère, manifestement l'artère hépatique. J'essayai de réduire, ce qui fut facile, 2 ou 3 pieds d'intestin grêle; mais la réduction d'une autre anse intestinale qui occupait également l'anneau fut absolument impossible. Il était également impossible d'agrandir l'orifice, à travers lequel passait l'intestin, car la chirurgie abdominale, même moderne, n'a pas encore démontré qu'on pourrait impunément couper simultanément l'artère hépatique, la veine porte et le conduit biliaire. On abandonna toute tentative, le malade ne se remonta pas après l'opération exploratrice et mourut environ six heures après avoir été ramené dans son lit. » Au moins aurait-on pu faire, en désespoir de cause, l'entérostomie.

Rehn [1] fut plus heureux et réussit à dégager une anse grêle étranglée dans l'hiatus de Winslow; il s'agissait d'un vieillard de soixante-dix-sept ans; à l'ouverture de l'abdomen, on trouve plusieurs anses grêles distendues et noirâtres; en suivant l'une d'elles dans le sens où elle paraissait le plus injectée, on éprouve tout à coup une résistance et l'intestin cesse de « venir ». On reconnaît alors que *l'anse pénètre dans l'hiatus de Winslow*, derrière l'estomac, et qu'elle est très fortement fixée à ce niveau. Une traction plus prononcée finit par la dégager. Elle est longue de 15 centimètres et paraît

[1] Rehn, *loc. cit.*, f. V, p. 310.

en bon état. Au-dessous, l'intestin est vide, mais une fois l'anse libérée, il commence à se remplir. On referme le ventre. Le malade succomba au bout de quarante-huit heures : on retrouva l'anse étranglée à 1 mètre 1/2 environ de la valvule de Bauhin; au-dessus, l'intestin était considérablement distendu; au-dessous, il était affaissé et vide. C'était un cas d'occlusion secondaire par paralysie.

Morestin [1] a publié une observation fort curieuse d'*étranglement à travers un orifice accidentel du mésentère*; il découvrit tout d'abord une anse grêle distendue et pelotonnée en un volumineux paquet; en l'examinant de près, il reconnut la disposition complexe que voici : la partie moyenne de l'anse s'était infléchie en arrière et introduite dans une sorte de fente longitudinale, située en plein mésentère; de plus, le segment ainsi étranglé

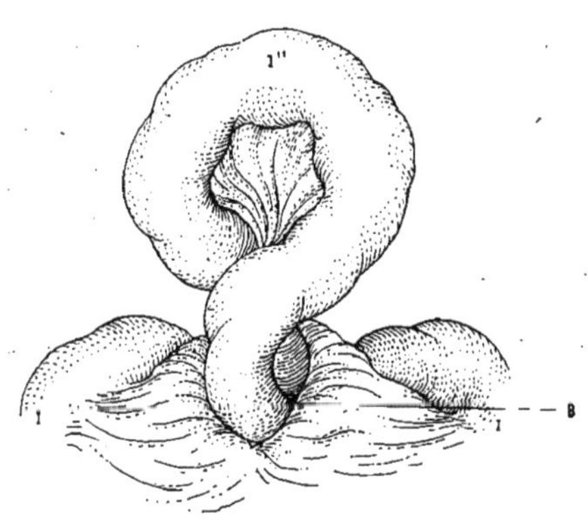

Fig. 338. — Anse tordue et étranglée dans un orifice mésentérique. (Cas de Morestin.)

B, orifice mésentérique. — I, I', les deux côtés de l'anse. — I'', portion étranglée et tordue de l'anse.

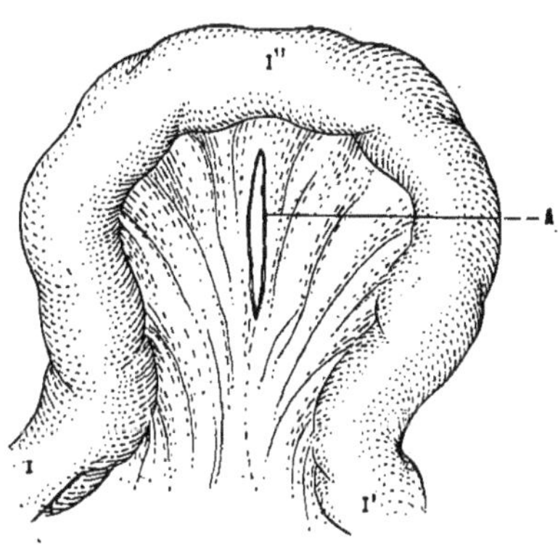

Fig. 339. — L'anse représentée figure 309, après réduction : la fente mésentérique. (Cas de Morestin.)

A, fente mésentérique. — I, I', I'', l'anse détordue et libérée.

s'était tordu sur lui-même (fig. 338 et 339). Morestin commença par le détordre, puis il élargit l'anneau mésentérique, et pratiqua la réduction. Guérison.

B. ***Volvulus et torsions***. — Il y a tout d'abord, dans les occlusions de ce genre, un précepte général à poser : faire une **grande incision** et une **large éviscération**, et c'est là une condition nécessaire, tout aussi bien pour reconnaître la nature exacte de l'iléus que pour procéder à l'intervention qui s'impose. A l'ouverture du ventre, on voit s'échapper des anses distendues, souvent de volume colossal, et, si l'accès n'est pas suffisant, on n'obtient que des notions incomplètes ou fausses.

Ceci est vrai pour toutes les variétés de torsions et, en particulier, pour le volvulus.

Dans le **volvulus**, l'intestin est tordu sur l'axe de son mésentère et cela

(1) *Société de chirurgie*, 10 oct. 1899.

sur une longueur variable et avec un nombre de tours variable aussi : la torsion porte sur le gros intestin, l'*S* iliaque le plus souvent, ou sur l'intestin grêle.

Le volvulus de l'*S* iliaque représente le type le plus commun. Il arrive que l'anse tordue soit tellement monstrueuse, qu'elle empêche toute manœuvre et masque tout entier le champ opératoire : l'évacuer, ou, du moins, en réduire le volume par une courte incision, qu'on suture séance tenante, constitue parfois une précaution préliminaire indispensable. Toutefois, on devra être prévenu que l'on ne vide jamais qu'un segment et qu'il a été nécessaire, dans certains cas, de répéter deux et trois fois, en des points différents, l'entérostomie de décharge.

Pour rendre de bons services dans les faits de météorisme extrême, ces incisions de l'intestin n'en sont pas moins d'un réel danger, et les précautions minutieuses qu'elles commandent ne sont pas toujours faciles à prendre, au milieu du flot de liquide stercoral qui jaillit au dehors. Elles ne sauraient être tenues pour une méthode de choix : il sera plus rapide et plus sûr d'agrandir d'emblée l'incision de laparotomie et d'extraire au dehors, sous des compresses aseptiques chaudes, toute la masse intestinale.

Le diagnostic devient alors évident, et, en refoulant sur le côté les anses distendues, on parvient à découvrir leur pédicule mésocolique tordu. Le sens de la torsion est un élément de grande importance, qui n'est pas toujours aisé à définir d'emblée; le plus généralement, elle a lieu *de droite à gauche, dans le sens des aiguilles d'une montre*, mais ce n'est pas là une règle constante; on ne peut émettre de conclusion ferme qu'après l'examen de la masse tordue, intestin et mésocôlon, bien à découvert. Quand le météorisme ne permet pas cette inspection complète, on commencera la manœuvre de détorsion de gauche à droite, et la résistance éprouvée indiquera bientôt si l'on a pris le mauvais chemin.

En effet, c'est à la **détorsion** qu'on devra toujours s'adresser, d'abord, si l'anse n'est pas gangrenée : l'étude des observations montre qu'elle réussit souvent, au moins quand les lésions ne sont pas trop anciennes et que l'on suit une bonne technique.

Rappelons-nous bien qu'on ne fait rien d'utile — pour ne rien dire de plus — en tirant sur telle ou telle portion de l'anse, qui paraît « venir », ni en procédant par déroulements partiels : **il faut détordre en masse** et, pour cela, embrasser entre les deux mains tout le paquet tordu.

Placez donc sur l'une des faces votre main droite, largement étalée à plat, la main gauche sur l'autre face, et faites rouler toute la masse, de gauche à droite (fig. 340) : allez doucement, sans à-coup, c'est un mouvement de pivot qu'il faut réaliser, une rotation sur place, *in toto*; quand le déroulement est amorcé, vous voyez les sinuosités de l'intestin s'effacer et se redresser peu à peu; un demi-tour effectué, poursuivez dans le même sens en ramenant les mains à leur position primitive, sans laisser perdre le travail acquis.

On décrira, de la sorte, un, deux, quelquefois trois tours, jusqu'à ce que l'intestin redressé ait repris sa continuité directe et qu'il soit possible de le suivre tout au long. Ce qui complique la manœuvre de détorsion, c'est à la fois l'*épaississement* et l'*infiltration du pédicule mésentérique*, quand l'accident est déjà un peu ancien, et les *adhérences*. Une fois la détorsion achevée, la disparition de l'obstacle est signalée souvent par une évacuation spontanée de gaz et de matières liquides; mais il est toujours d'excellente pratique d'introduire dans l'anus — et aussi haut que possible — avant même de commencer la manœuvre de déroulement, une sonde de gros calibre ([1]) : par cette voie toute prête, l'anse se vide rapi-

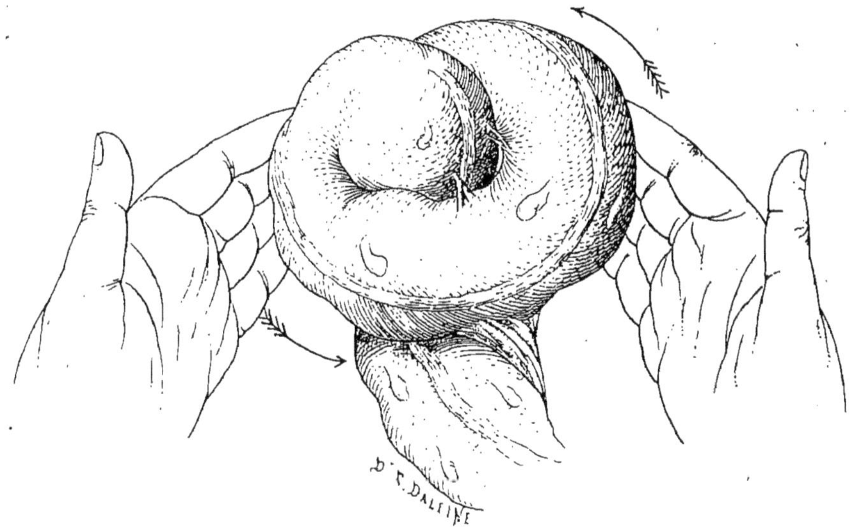

FIG. 340. — *Détorsion* d'un volvulus. — Les deux mains agissent sur l'intestin *de droite à gauche*, en sens inverse du mouvement des aiguilles d'une montre.

lement, sous une pression douce, et devient plus facile à réintégrer dans le ventre.

Nous avons signalé tout à l'heure l'induration du mésocôlon qui, épaissi et infiltré, se déplisse mal; ajoutons que, pour les mêmes raisons, il a souvent grande tendance à se plisser de nouveau, autrement dit, l'anse détordue reprend avec la plus grande facilité sa torsion première ([2]). De là les *récidives du volvulus*, qui sont loin d'être exceptionnelles.

On y remédiera en complétant l'intervention par la **fixation de l'S iliaque à la paroi abdominale antérieure**. Pratiquement, c'est le mésocôlon iliaque, près de son attache intestinale, que l'on réunira au péritoine pariétal : la lèvre gauche de l'incision abdominale sera largement éversée en dehors,

([1]) Braun recommandait déjà cette pratique. (Ueber die operative Behandlung der Achsendrehung der Flexura sigmoïdea. *Arch. für klin. Chir.*, 1892, Bd. XLIII, p. 161.)

([2]) Après la torsion, écrit Roux, le mésentère reste plus long et « l'anse interceptée pendant l'accès continue à flotter comme un bouquet plus ou moins ténu, prête à se tordre de nouveau ou à capturer à la façon d'un lazzo une anse voisine, ou l'épiploon, ou tout autre organe à sa portée ». (Onze cas d'occlusion intestinale aiguë. *Revue méd. de la Suisse romande*, 20 janvier 1894, p. 1.) Dans les faits de volvulus rapportés dans ce mémoire, la torsion était du type « rectum en avant » et la détorsion se fit de gauche à droite.

avec deux écarteurs ou par la traction de deux anses de fil, et *une série verticale d'anses de catgut ou de soie traverseront, d'une part le péritoine pariétal, à la hauteur du bord externe du grand droit, d'autre part, le mésocôlon,* en évitant les gros vaisseaux. Ce procédé très simple est préférable à la colopexie proprement dite, le passage des fils dans une paroi intestinale distendue et amincie étant toujours une besogne assez délicate.

La détorsion, ainsi faite, est la méthode de choix dans le volvulus; on peut ajouter qu'en pareil cas deux interventions sont seules applicables : la détorsion, la résection. La gravité de la seconde est trop avérée pour qu'elle ne doive pas être considérée comme un pis aller, comme une dernière ressource, à laquelle la grangrène de l'anse ou des adhérences inextricables peuvent seules contraindre l'opérateur. L'entérostomie, l'entéro-anastomose n'ont pas leur raison d'être en présence d'une torsion irréduite, qui équivaut à un sphacèle inévitable.

Les mêmes indications sont applicables aux **volvulus de l'intestin grêle** : extraire hors du ventre le paquet d'anses tordues, l'examiner et pratiquer la *détorsion en masse, de gauche à droite,* le plus souvent, à l'opposé du mouvement des aiguilles d'une montre; de droite à gauche, si l'enroulement s'est fait en sens inverse de la direction ordinaire.

Il n'est pas rare que des brides, des adhérences de longueur et de type variables, la trompe ou l'appendice quelquefois, ou encore un diverticule de Meckel (voy. plus haut) jouent le rôle, en quelque sorte, de *retinacula* et maintiennent l'intestin [1] : le déroulement ne saurait alors devenir efficace, si l'on ne prend soin de reconnaître d'abord ces brides et de les rompre.

Enfin, il existe une variété toute spéciale de torsion de l'intestin grêle, sur laquelle Pierre Delbet [2] a appelé l'attention : la **torsion totale du mésentère.** Le volvulus porte alors sur l'intestin grêle tout entier et il en résulte, à l'ouverture du ventre et lors des premières recherches, un aspect tout spécial, qui peut faire croire tout d'abord à une hernie rétro-péritonéale.

Dès l'ouverture de l'abdomen, « les anses de l'intestin grêle, écrit P. Delbet, se précipitent pour faire hernie... j'agrandis l'incision jusqu'à 3 centimètres au-dessus de l'ombilic et je laisse sortir quelques anses, qui sont recueillies entre deux compresses chaudes. Je puis alors introduire la main droite dans le péritoine et, convaincu que l'obstacle siège très bas, je vais d'abord à la recherche de l'S iliaque. Celle-ci est vide et complètement aplatie. Je me dirige alors sur le cæcum qui est également revenu sur lui-même. Je cherche à saisir la dernière anse grêle, anse cæcale, mais elle est immobile, collée contre la paroi postérieure de l'abdomen, si bien que je ne

(1) Voy. Bérard et Delore, De l'occlusion intestinale par torsion du mésentère. *Congrès de chir.*, 1899, p. 411.

(2) P. Delbet, Occlusion intestinale par torsion de la totalité de l'intestin grêle et de son mésentère. *Bull. de la Soc. de chir.*, 1er juin 1898, p. 618, et Rapport de Routier, *Ibidem*, 15 juin 1898, p. 658.

puis ni l'amener ni la suivre. Je laisse sortir de nouvelles anses intestinales qui sont, comme les premières, recueillies entre des compresses chaudes et inclinées sur le côté gauche de l'abdomen. L'examen par la vue devient alors possible et je trouve la disposition que j'ai décrite. L'anse cæcale, aplatie, tordue, s'engage en se courbant sous un repli péritonéal, en même temps qu'une autre anse grêle, rouge et fortement distendue. L'anse cæcale, tiraillée entre le cæcum, d'une part, et le repli péritonéal, de l'autre, est immobile, aplatie contre la paroi postérieure de l'abdomen; l'autre anse, qui ne peut être que la première anse jéjunale, est mobile par sa partie moyenne; entre les deux extrémités de cette anse distendue, le mésentère apparaît visiblement tordu. » L'éviscération totale fut faite immédiatement et le paquet d'intestin grêle, saisi à pleines mains, soulevé et détordu de haut en bas et de gauche à droite. « Après un tour et un quart, exécutés de la sorte, l'intestin et le mésentère se retrouvèrent dans leur disposition normale. »

Aux deux faits de P. Delbet, il faut ajouter ceux de Reynier [1], Monod, Mignon [2], et conclure que, dans ces formes exceptionnelles d'occlusion, l'*éviscération totale* permet seule un diagnostic et une intervention utile.

A côté du volvulus, et bien loin derrière lui sous le rapport de la fréquence, il convient de rappeler : 1° les **torsions de l'intestin sur son axe propre**; 2° l'**enroulement réciproque de deux segments d'une même anse ou de deux anses voisines**. La pathogénie de ces « étranglements rotatoires » est très obscure : il faut, en pratique, prendre les faits tels qu'ils sont et chercher à « dénouer » la situation, c'est le mot propre, le plus simplement possible.

La **torsion sur l'axe** a été surtout observée au cæcum, à la jonction de la portion libre et de la portion fixe. Von Zoege-Manteuffel [3] a étudié ces *torsions cæcales* : elles dépassent rarement 80 degrés, mais elles peuvent atteindre jusqu'à 180 degrés, en entraînant alors dans le mouvement rotatoire la fin de l'intestin grêle et du mésentère voisin. En récidivant, elles déterminent des sténoses cicatricielles; aussi von Zoege-Manteuffel conseille-t-il, en pareille occurrence, et lorsque l'examen du cæcum dénote une profonde altération de sa forme et de sa paroi, de préférer la résection d'emblée à la détorsion suivie de fixation.

Quant aux **enroulements complexes** de plusieurs anses ou de plusieurs segments d'anse (fig. 341), ils ne sauraient se prêter à aucune technique réglée d'avance.

C. ***Invagination***. — Rappelons brièvement qu'elle est fréquente chez l'enfant; qu'elle peut être multiple; que, le plus souvent *descendante*, elle peut être exceptionnellement ascendante; qu'elle acquiert parfois des

(1) *Bull. de la Soc. de chir.*, 24 juin 1898, p. 684.
(2) *Ibid.*, 29 juin 1898, p. 705.
(3) V. Zoege-Manteuffel, Die Achsendrehungen des Cæcums. *Arch. für klin. Chir.*, 1898, Bd. LVII, v, p. 841.

dimensions considérables, une invagination iléocolique pouvant se prolonger jusque dans le rectum.

Ici, l'occlusion se caractérise par une **tumeur**, souvent très nette à l'examen préliminaire du ventre, et que la main retrouve d'ordinaire sans trop de peine, une fois la laparotomie faite.

Allez donc tout de suite, si par avance vous avez reconnu une tumeur épaisse, allongée, mobile, allez tout de suite de ce côté et attirez-la dans la plaie, hors du ventre. Je parle ici, tout d'abord, des invaginations de longueur moyenne, telles qu'elles se présentent le plus fréquemment : *l'éviscération de la zone invaginée* est alors toujours praticable, et ce sera, dans tous les cas, le premier temps de l'intervention.

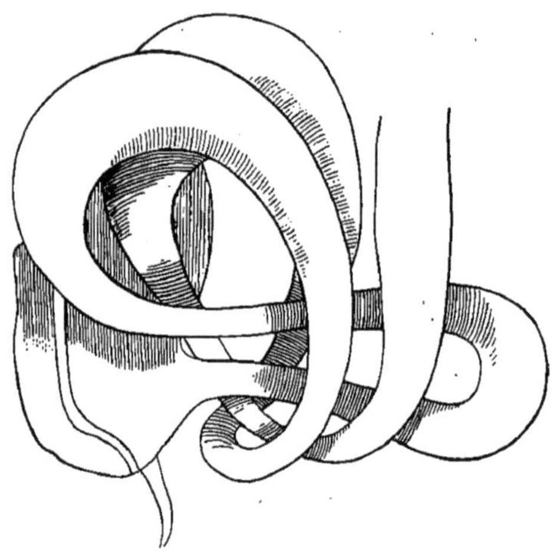

Fig. 341. — Nœud intestinal complexe. (Von Zoege-Manteuffel, Zur Diagnose und Therapie des Ileus. *Arch. für klin. Chir.*, 1891, Bd. XLI, p. 589.)

Ceci fait, examinez la tumeur, précisez-en la topographie et rendez-vous soigneusement compte, à l'œil et au doigt, de l'état de la **gaine** et du **collet**.

Ici encore la réduction, le rétablissement pur et simple de la continuité normale de l'intestin, autrement dit la ***désinvagination***, représente la méthode de choix, lorsqu'elle est praticable. Or, c'est de l'ancienneté des lésions que relève surtout cette réductibilité.

Je suppose donc que la surface de l'intestin, bien que d'un rouge plus ou moins foncé, ait conservé tous les caractères d'une vitalité certaine, qu'elle soit lisse, chaude, bien vascularisée, sans aucune plaque, aucune tache de mauvais aloi, et qu'il en soit de même au niveau de l'inflexion circulaire du bout inférieur, au collet. Vous n'avez aucun moyen de savoir, il est vrai, quelles sont les lésions exactes de la portion engainée, du boudin, et si les deux parois adossées qui le constituent ne portent pas, elles, les traces d'un sphacèle déjà étendu. Cela, vous le saurez plus tard, si vous réduisez, et, d'ailleurs, ces désordres graves du boudin ne vont guère sans des adhérences suffisamment étendues pour empêcher la désinvagination. **Donc, si la gaine et le collet sont intacts, si l'accident paraît assez récent, vous chercherez d'abord à désinvaginer** (fig. 342).

Gardez-vous de saisir chaque bout et de tirer en sens contraire : ce procédé simpliste et tout mécanique réussirait peut-être, si vous aviez affaire à un tube inerte. Ici, vous devez agir sur une paroi vivante et malade, et la technique doit être toute différente.

Désinvaginer, *c'est réduire*; commencez donc, comme pour un taxis, par vider et affaisser la portion herniée, autrement dit, exercez sur le boudin, avec les doigts, une pression douce, progressive, circonférentielle : cherchez à l'**exprimer** hors du collet, et cela sans violence, sans précipitation ; il ne passera pas tout de suite, il faut lui laisser le temps de s'affaisser, de se modeler sous vos doigts. Tout en pratiquant cette *expression* progressive — et c'est la besogne capitale — tenez de très près l'autre bout, le bout supérieur, tendez-le légèrement, *sans traction*, et ne tirez un peu que lorsque la paroi se déplisse, que le collet remonte en s'élargissant et qu'il faut simplement terminer le mouvement et rendre à l'intestin sa complète rectitude.

Ainsi faite, la désinvagination est inoffensive : elle doit être avant tout — comme toute manœuvre sur l'intestin — *un procédé de douceur*. La traction brusque ou violente déchire le collet, les exemples en sont nombreux, et un effort minime suffit souvent à léser la paroi malade. Encore faut-il insister un peu sur l'*expression* et ne conclure à l'irréductibilité qu'après des tentatives sérieuses.

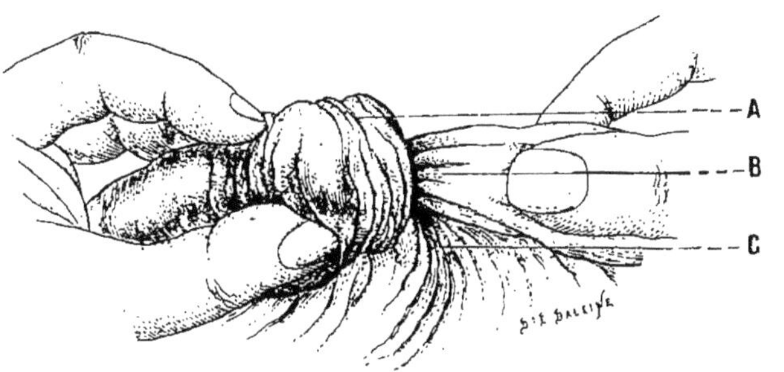

Fig. 542. — Manœuvre de *désinvagination*. — La main gauche *exprime* le boudin, pendant que la droite tend légèrement, *sans traction*, le bout inférieur.

A, tumeur formée par l'invagination. — B, bout inférieur. — C, mésentère.

Si l'on a l'heureuse chance (¹) de mener à bien la désinvagination, on inspectera soigneusement la paroi « dégainée » et, si les résultats de l'examen sont satisfaisants, l'opération sera terminée. Il ne restera plus qu'à déterger la surface de l'anse désinvaginée et à la réintégrer dans le ventre (²), après avoir dûment constaté sa vitalité.

Trouve-t-on quelque point suspect, quelque plaque noirâtre, dépolie ou fissurée, on prendra soin de l'*enfouir* sur une ou deux rangées de sutures à la Lembert. Si les taches gangréneuses étaient multiples, ou que l'une parût d'intégrité douteuse sur une certaine étendue, on devrait la maintenir hors du ventre, en l'encapuchonnant de compresses aseptiques, pour la réduire secondairement, au bout de 24 ou 48 heures, une fois levée toute hésitation.

On ne réussira pas à désinvaginer quand les parois « doublées » sont fortement *adhérentes* ou que le boudin, infiltré et épaissi, est *trop volumi-*

(¹) Le pronostic des laparotomies pour invagination varie, en effet, surtout d'après ce facteur de la réductibilité ou de l'irréductibilité. Sur 53 observations réunies par M. Auvray, depuis 1897, il relève : 28 cas où la désinvagination a été possible, avec 23 guérisons et 5 morts, soit 17,85 pour 100 de mortalité ; 25 cas d'invagination irréductible, avec 9 guérisons et 16 morts, soit 63 pour 100. (M. Auvray, Occlusion intestinale aiguë par invagination, laparotomie, réduction de l'invagination. Guérison. *Gazette des hôp.*, 3 juillet 1900, n° 75.)

(²) Signalons, ici encore, la possibilité des récidives.

neux pour passer à travers un collet plus ou moins rétracté, ou encore, lorsqu'il est occupé par un *néoplasme* [1], comme dans le cas figuré ci-contre (fig. 343).

Veut-on un exemple? Un homme d'une trentaine d'années nous est envoyé

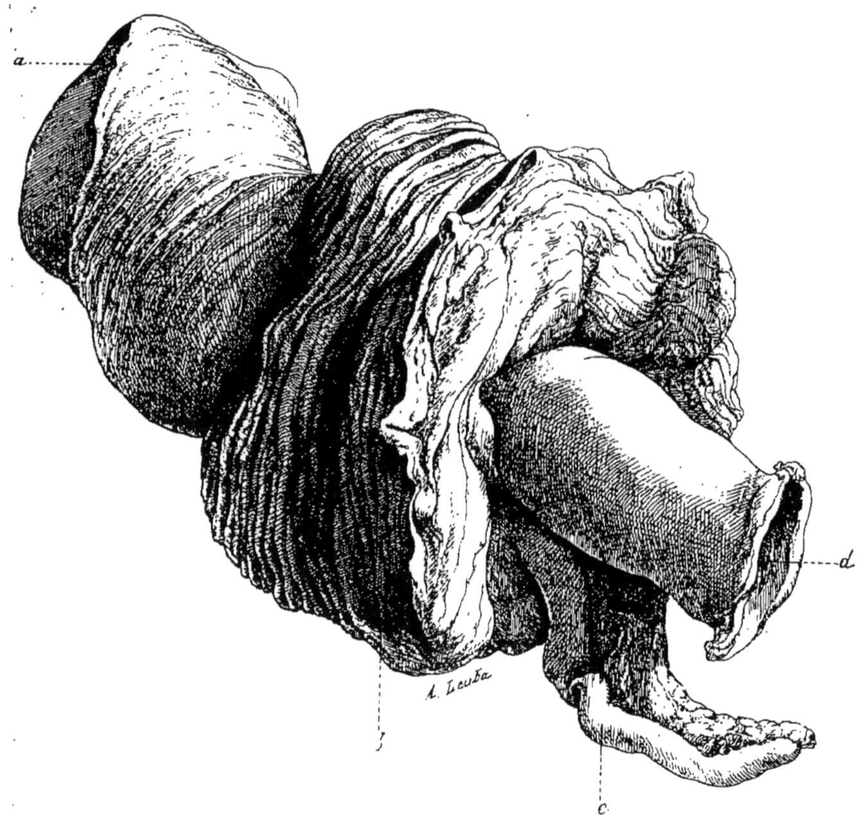

Fig. 343. — *Néoplasme* de la valvule iléo-cæcale, avec *invagination* iléo-colique [2].

a, néoplasme de la valvule formant la tête de l'invagination. — *b*, paroi du cæcum et du côlon ascendant *c*, appendice iléo-cæcal. — *d*, iléon.

à l'hôpital Beaujon, en août 1896, avec des accidents non douteux d'occlusion intestinale. Le ventre est très distendu et le météorisme trop considérable

(1) Lorsqu'il s'agit d'un *polype de l'intestin* (adénomes, lipomes, myomes polypeux, etc.), la désinvagination reste assez souvent exécutable; et ce premier temps, une fois achevé, devra être complété par l'incision de l'intestin, l'ablation du polype (après simple ligature du pédicule) et l'entérorraphie latérale, comme le fit Israël dans le fait suivant, qui peut servir de type : femme de soixante-dix-neuf ans; crises fréquentes d'iléus; occlusion datant de six jours. Laparotomie. médiane : on trouve une invagination du côlon, de 15 centimètres de long, on peut réduire, et l'on sent alors, dans la cavité intestinale, une tumeur polypeuse, grosse comme une prune. Incision de la paroi intestinale à ce niveau, extraction et ablation du polype, suture. La malade guérit (c'était un myome pur). (Hollænder, *Centralblatt für Chir.*, 1896, n° 15, p. 510.)

(2) Figure extraite de notre mémoire : De l'intervention chirurgicale dans les tumeurs du cæcum compliquées d'invagination iléo-colique. *Revue de gynécologie et de chirurgie abdominale*, déc. 1897, n° 6.

pour qu'on puisse sentir dans le ventre aucune tuméfaction nette. Je pratique la laparotomie sous-ombilicale et, en introduisant la main dans l'abdomen pour chercher le cæcum, je trouve presque aussitôt, au milieu des anses grêles dilatées, une *tumeur dure* que j'amène au dehors. C'est une invagination iléo-colique, de 10 à 12 centimètres de long, et dont la gaine me paraît intacte. Je cherche donc à désinvaginer en procédant, bien entendu, *par expression*, je n'obtiens aucun résultat; je tente alors de dégager le collet et de libérer, à la sonde cannelée, le bout engainé; je détruis ainsi quelques adhérences, qui saignent notablement, mais je suis bientôt forcé de m'arrêter sans avoir fait faire le moindre progrès à la réduction, et de pratiquer l'entérectomie.

Quel parti prendre en pareille circonstance? Et, qu'on me permette cette réflexion, il est fort utile d'avoir prévu d'avance ces éventualités, d'être *prêt à tout*, dans cette chirurgie du ventre où les *surprises* se traduisent toujours par des pertes de temps. Que faire?

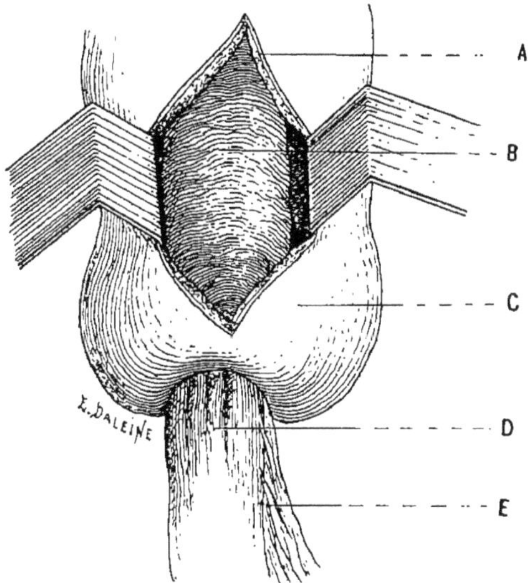

Fig. 511. — Invagination intestinale. — Résection du boudin (1er *temps*).

A, fente de la gaine. — B, boudin. — C, gaine. D, bout supérieur. — E, mésentère.

L'anus contre nature ne sera qu'une ressource bien précaire, car on devra laisser dans le ventre le foyer de l'occlusion, en imminence de gangrène et de perforation; il reste alors une chance à courir, il est vrai, une seule chance, celle-ci : que le boudin se sphacèle seul, se détache et soit éliminé. Je sais bien que c'est là un processus de guérison spontanée de l'invagination et qu'il se réalise quelquefois : la responsabilité n'en est pas moins fort lourde et il faudrait que l'état du malade fût bien compromis pour qu'on dût se résoudre à l'assumer. Ce que nous venons de dire s'applique encore à l'entéro-anastomose, qui demanderait, d'ailleurs, autant de temps que les interventions rationnelles auxquelles il faut recourir.

Ces interventions, c'est la **résection en masse du segment invaginé** ou la **résection du boudin à travers une fente de la gaine**, qui est ensuite refermée.

Si la gaine est le moins du monde suspecte, ou encore si les essais de réduction l'ont notablement endommagée, toute hésitation tombe : la *résection totale* s'impose.

Dans le cas contraire, on pourra recourir à l'intervention que nous allons décrire ([1]); elle présentera même un réel avantage dans les invaginations très longues.

Commencez par conduire un surjet séro-séreux tout autour du collet (D, fig. 345), en le réunissant, sur toute sa circonférence, à la tunique externe du bout invaginé : de la sorte, vous fermez la voie et vous vous mettez en garde contre toute déhiscence et tout glissement ultérieur.

Ceci fait, **incisez en long, sur le bord opposé au mésentère, la paroi engainante** : donnez à votre fente des dimensions suffisantes pour que le boudin devienne bien accessible, et repérez-en les deux lèvres avec quelques pinces fines ou quelques anses de fil qui permettent de les écarter et d'élargir ainsi l'hiatus.

Le boudin apparaît alors (fig. 344) : près de sa base, **coupez-le franchement dans ses deux tiers antérieurs** (fig. 345), vous sectionnez de la sorte les deux parois accolées (C, fig. 345), et vous ouvrez la cavité centrale, où votre doigt pénètre et se rend compte de la largeur suffisante du collet.

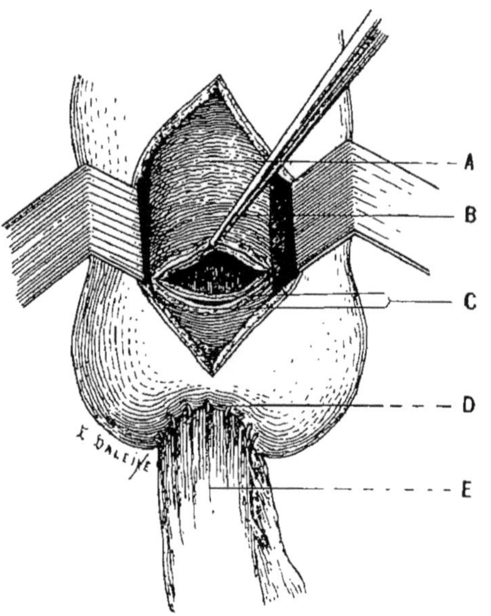

FIG. 345. — Invagination intestinale. — Résection du boudin (2e *temps*).

A, boudin. — B, pince écartant la lèvre inférieure de l'incision du boudin. — C, les deux parois du boudin. — D, collet suturé. — E, bout supérieur.

Vous allez rendre définitif l'accolement des deux parois, en passant dans toute leur épaisseur quatre points (fig. 346) : le premier correspond au bord antérieur du moignon, les deux suivants, à ses bords latéraux; le quatrième doit être appliqué au niveau de l'attache mésentérique et *servir de ligature* au segment du mésentère entraîné avec le bout invaginé. Le procédé le plus simple sera de lier ce dernier fil en dedans, dans la cavité du boudin ouvert : vous ferez donc pénétrer votre aiguille d'avant en arrière, vous la ferez glisser derrière la portion non sectionnée du boudin et vous la ramènerez à l'intérieur du moignon : vous lierez alors solidement *tout le pont de tissu ainsi enserré.*

Il ne restera plus qu'à terminer l'excision du boudin, en coupant son tiers postérieur, et, le saisissant avec une pince à griffes, vous en ferez l'extraction. Pour plus de sûreté, il sera utile d'adosser rapidement par un surjet la tranche des deux parois réunies.

([1]) Cette *résection du boudin* a été faite par König, Leszczynski, Senn, Rosenthal, Jessett-Barker, Widenham, Maunsell, Rydygier; le procédé que nous indiquons ici est celui de Jessett-Barker, adopté par Rydygier. (Voy. RYDYGIER, Zur Behandlung der Darminvaginationen. *Verhandl. d. deutschen Gesellschaft für Chir.*, 1895.)

La fente longitudinale est alors refermée (fig. 347), comme toute plaie intestinale; si le volume du moignon épaissi paraissait gêner la suture, on aurait recours à la *réunion en losange*, que nous avons étudiée plus haut.

Enfin, la **résection totale**, lorsqu'elle représente la seule pratique rationnelle, sera exécutée avec la technique indiquée ailleurs. Elle doit toujours être tenue, il faut bien le dire, pour une intervention grave.

Mais on n'en saurait tirer qu'une seule conclusion : l'unique moyen d'améliorer le pronostic opératoire, c'est de réduire au minimum la durée de l'opération et de prendre les précautions les plus minutieuses pour faire toute la besogne de résection et de suture *hors du ventre*, et pour éviter la moindre

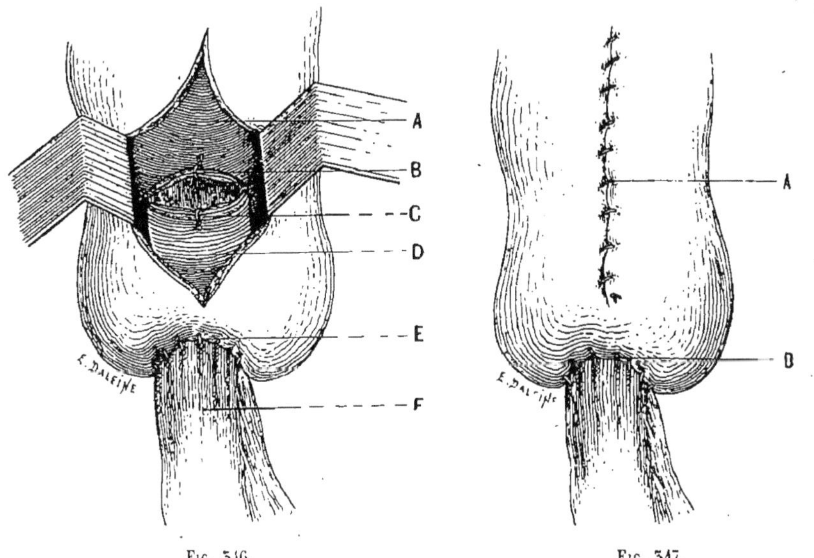

Fig. 346. Fig. 347.

Fig. 346. — Invagination intestinale. — Résection du boudin (3e *temps*).

A, paroi postérieure de la gaine. — B, suture postérieure du boudin. — C, suture antérieure du boudin. — D, moignon du boudin. — E, collet suturé. — F, bout supérieur.

Fig. 347. — Invagination intestinale. — Résection du boudin (4e *temps*).

A, réunion de la gaine. — B, collet suturé.

contamination du péritoine et des anses voisines. Si l'état général est trop grave, alarmant, il reste la ressource — bien précaire — de *fixer les deux bouts à la plaie* [1].

Bien entendu, lorsque la tête de l'invagination est constituée par un néo-

[1] Nous devons rappeler ici les longues invaginations du gros intestin qui viennent prolaber hors de l'anus et pour lesquelles la *résection du boudin prolabé, suivie de la réduction du moignon*, représente l'intervention de choix. Il est assez rare, du reste, qu'on ait alors affaire à des invaginations aiguës; et, assez souvent, un néoplasme occupait l'extrémité du boudin.

Pourtant les accidents étaient aigus et l'opération fut pratiquée d'urgence, dans un fait de Mickulicz, qui peut servir de type : une femme de cinquante-deux ans, constipée depuis quelque temps, est prise d'une violente colique, et, dans les efforts de défécation qui suivent, elle s'aperçoit qu'elle perd du sang et qu'*un segment d'intestin sort de l'anus*. Elle poursuit sa route au milieu de vives douleurs : le prolapsus augmente et s'allonge de plus en plus, la souffrance s'exaspère et des

plasme, la résection s'impose également, et à un double titre. Il convient d'ajouter que ces invaginations néoplasiques revêtent le plus souvent la forme chronique; nous avons réuni 11 observations de ce genre, avec 6 guérisons [1].

D. ***Obstructions***. — Il s'agit, le plus souvent, de l'**obstruction par calcul biliaire** : du reste, le mode opératoire que nous allons indiquer serait applicable à tout autre corps étranger, obturant la lumière de l'intestin.

Une femme de soixante ans, très obèse, est apportée à l'hôpital avec tous les accidents d'une occlusion intestinale aiguë. Les accidents remontent à deux jours; l'arrêt stercoral est complet; il n'y a eu, depuis lors, ni selles, ni gaz, et, quelques instants après son entrée, la malade vomit une pleine cuvette de matières fécaloïdes. La température est à 38 degrés, le pouls fréquent, quoique assez fort, le facies relativement bon. Le météorisme est modéré; à droite, dans le flanc, on révèle au palper une douleur plus vive, mais on ne décèle en aucun point de tension localisée, de tumeur, ni de matité. Depuis longtemps déjà, la malade souffrait du ventre, mais ses réponses sont trop peu nettes pour donner aucune notion précise sur la nature et la signification de ces douleurs.

La laparotomie est pratiquée séance tenante, dans la région sous-ombilicale. Nous trouvons d'abord un épiploon très épais et graisseux et, après l'avoir soulevé, nous apercevons une anse grêle distendue et des anses affaissées et vides; ces dernières sont alors dévidées et suivies, et nous conduisent rapidement *au point de jonction de la partie vide et de la portion dilatée* : à ce niveau, l'intestin est occupé par une **grosse masse ovoïde, dure, compacte**, qui donne tout de suite l'impression d'un énorme calcul biliaire (fig. 348).

L'anse correspondante est tirée au dehors et bien isolée de la cavité abdominale. Après quelques essais de mobilisation du calcul, qui ne donnent aucun résultat, une incision longitudinale est pratiquée à l'intestin, sur son bord convexe, et découvre la surface noirâtre et grenue du corps étranger :

vomissements surviennent. Cinq heures après, elle entre à l'hôpital : elle est dans le collapsus, le pouls à 120, la température à 38°,2; le bas-ventre est douloureux, surtout à gauche, où l'on sent une bride étendue de l'hypocondre à la région inguinale. Il sort de l'anus un « boyau » recourbé en arrière et à gauche, qui mesure 38 centimètres sur son bord convexe et 36 centimètres de circonférence. On trouve le cul-de-sac circulaire de réflexion à 12 ou 15 centimètres au-dessus de l'anus. La circulation paraît suspendue à la partie inférieure de la tumeur. Les tentatives de réduction restent impuissantes.

On pratique aussitôt la résection, après désinfection du boudin à la solution phéniquée, et de la façon suivante : à 2 centimètres de l'anus, le cylindre externe est sectionné en travers sur sa demi-circonférence antérieure, et tout de suite sa tunique séreuse est réunie à celle du cylindre interne, encore intact, par des points de Lembert; on continue ainsi la section du cylindre externe sur toute sa circonférence, en fermant à mesure la fente péritonéale par des points séro-séreux. Le cylindre interne est alors sectionné à son tour, ainsi que le tractus épais constitué en arrière par le méso-côlon : on lie les vaisseaux du méso-côlon et l'on complète l'adossement des deux parois par une nouvelle série de points de Lembert et par un surjet réunissant la tranche des deux muqueuses. Ainsi reconstitué, le moignon se laisse réduire. La malade guérit sans incident. (J. Mickulicz, Invagination und Prolaps des Dickdarms durch den Mastdarm. Resection eines 76 cent. langen Darmstückes; Heilung. *Wiener med. Presse*, 1883, nos 50 et 51.

[1] *Loc. cit.*

on l'extrait sans trop de peine, en le faisant basculer de haut en bas à travers les lèvres de la fente intestinale. Derrière lui s'échappe aussitôt une avalanche de matières stercorales liquides, qui paraît interminable, d'autant plus que, l'anesthésie devenant alors très difficile, les secousses de toux et les efforts projettent à tout instant de nouveaux flots de liquide. Nous cherchons pourtant à suturer notre incision, mais, dans ces conditions et devant la nécessité de finir vite, il nous paraît impossible de mener à bien ce dernier temps, et nous prenons le parti de réunir les deux lèvres de la plaie intestinale à la partie inférieure de l'incision de la paroi, en suturant le reste.

C'est là un procédé tout exceptionnel et de nécessité, et, d'ordinaire,

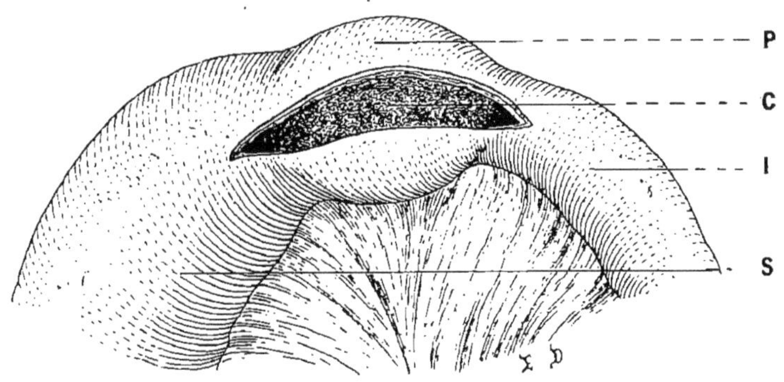

Fig. 348. — Obstruction intestinale par calcul biliaire; *incision de l'anse sur le calcul.*

P, relief du calcul. — C, calcul biliaire. — I, bout inférieur. — S, bout supérieur.

comme nous allons le voir, *l'extraction sera suivie de la réunion de la brèche intestinale.*

Dans ces obstructions par calculs biliaires — ou d'une façon générale par corps étrangers — la **recherche de l'obstacle** est, jusqu'à un certain point, facilitée par ce fait de la présence d'une tumeur, d'une tumeur dure et d'un certain volume, que la main découvre à l'exploration intra-abdominale. Cette exploration n'en doit pas moins être conduite suivant les préceptes formulés plus haut, les notions générales sur le siège ordinaire des calculs ne conservant plus que la valeur d'indications assez vagues, au milieu des anses distendues.

Assez souvent, une douleur localisée ou, du moins, plus intense en une zone définie du ventre, indiquera d'avance de *quel côté* les recherches devront être d'abord dirigées : MM. Kirmisson et Rochard (1) ont montré que cette douleur et ces indices de localisation occupaient de préférence le *côté droit* du ventre. Le point d'arrêt des gros calculs répond, dans la majorité des cas, à la dernière partie de l'iléon ou au voisinage de la valvule de Bauhin (2) ; de plus, l'anse occupée est souvent déclive et prolabée dans le

(1) Kirmisson et Rochard. *Arch. gén. de méd.*, mars 1892.

(2) Voici, sur 35 cas réunis par Lobstein, le siège des calculs oblitérants ; ils occupaient : le duodénum, 2 fois ; le jéjunum, 7 fois ; la partie supérieure de l'iléon, 6 fois ; la partie inférieure de l'iléon, 10 fois ; le voisinage de la valvule de Bauhin, 7 fois ; le côlon et le rectum, 3 fois. (Lobstein, Zur Casuistick des Gallenstein-Ileus, *Beitr. zur klin. Chir.*, 1895, XIII, 2, p. 390.)

bassin ou dans les fosses iliaques. Encore une fois, ce ne sont là que des données très générales, l'obstruction pouvant siéger à la partie toute supérieure de l'intestin, au duodénum [1], ou même sur le trajet des côlons et du rectum [2].

Quand on a découvert l'anse obstruée, le premier soin doit être de l'éviscérer et de l'isoler avec des compresses aseptiques, suivant la méthode constante. Rendez-vous compte tout d'abord de l'*état de la paroi intestinale* et de la *mobilité du calcul*; d'ordinaire le segment obstrué est fortement contracté sur le corps étranger et contribue à l'enclaver, par une sorte de striction spasmodique [3].

C'est un obstacle de plus à la **mobilisation**, qu'il ne faudrait, d'ailleurs, tenter qu'avec beaucoup de prudence. Elle ne saurait être réellement utile que dans les cas où le calcul est proche de la valvule de Bauhin : Clutton [4] découvrit ainsi une grosse concrétion « arrêtée » au-dessus de la valvule, il réussit à lui faire franchir l'orifice et à la faire passer dans le gros intestin; cinq jours après, elle était expulsée avec les selles.

Hormis ces éventualités heureuses, ne comptez pas faire cheminer le calcul; ne cherchez pas davantage à le *morceler*, à l'*effriter*, en le comprimant à travers une paroi intestinale déjà malade et que ces brutales manœuvres compromettraient singulièrement.

Incisez l'intestin, en long, au niveau de son bord convexe, sur le calcul (fig. 348), après avoir installé un double barrage coprostatique et faites la voie suffisante pour que l'extraction soit aisée, autrement dit, dépassez toujours un peu le diamètre longitudinal du corps à extraire. Une pince le saisira et l'attirera au dehors, non pas directement, en bloc et en distendant avec force les lèvres de la fente, mais en *faisant basculer d'abord un de ses pôles*. Ces précautions sont d'autant plus nécessaires que la paroi est souvent altérée déjà et que, par suite de cette contraction spasmodique que nous signalions tout à l'heure, elle est peu complaisante.

Si le calcul se prêtait à quelque déplacement, il serait même assez souvent de bonne pratique de l'amener un peu plus loin, *sous une paroi saine*, qui donnerait plus de sécurité à la réunion ultérieure.

Une fois le calcul extrait, on refermera purement et simplement la voie d'extraction, en **réunissant l'intestin à deux plans**, suivant la technique

[1] Éventualité fort rare, du reste, puisque, aux faits de Naunyn et de Taylor, cités par Lobstein, nous ne pouvons ajouter que l'observation de Montprofit (*Soc. de chir.*, 4 juin 1897) rapportée par Mangourd, dans sa thèse (*Obstruction du pylore par calculs biliaires.* Thèse de doct., 1897), et celle qui figure dans la thèse de Garin (*Contribution à l'étude des complications de la lithiase biliaire. Occlusion intestinale.* Thèse de doct., 1897).

[2] Il est arrivé que le calcul oblitérant fût enclavé à la partie supérieure du rectum et qu'on pût l'extraire par les voies naturelles, après dilatation anale.

[3] A cette contracture — ou cette paralysie — segmentaire de l'intestin revient une part dans le mécanisme du « barrage », que, souvent, le volume du calcul ne suffirait pas à expliquer; après l'extraction du corps étranger, contracture ou paralysie intestinales peuvent persister et donner lieu à des accidents *d'occlusion prolongée*. (Voy. Rehn, Gallenstein-Ileus. *Arch. f. klin. Chir.*, 1900, Bd. LI, p. 305.)

[4] Clutton, *The Lancet*, 1888, t. I, p. 123.

déjà formulée. Si la rétraction était très accusée dans le segment désobstrué et de nature à produire, après suture, un véritable rétrécissement, on utiliserait le procédé de la réunion en losange. Ajoutons seulement que le sphacèle de l'anse nécessiterait l'application de l'un des procédés que nous étudierons dans le chapitre suivant.

Cette obstruction par calculs peut être tenue comme une des variétés d'occlusion pour lesquelles l'intervention est, en somme, le plus simple : sur 31 cas réunis par Lobstein, il compte 12 guérisons et 19 morts, statistique encore fort chargée, il est vrai, mais qui s'explique par la date, souvent très tardive, des interventions.

On suivrait naturellement la même pratique en présence d'une obstruction par entérolithes, par un paquet d'helminthes, etc.; éviscérer l'anse obstruée, l'inciser, l'évacuer, et réunir la brèche, telle sera, en règle, la formule générale de l'intervention.

SPHACÈLE DE L'ANSE

Jusqu'ici nous avons supposé que l'anse *étranglée, tordue, invaginée, obstruée*, avait conservé des caractères de vitalité suffisante, qu'elle était intacte et que sa paroi ne présentait en aucun point de plaques gangreneuses ou trop suspectes, pour permettre la réintégration dans le ventre. La situation est autrement alarmante et difficile, lorsqu'on tombe sur une anse sphacélée, perforée ou non.

Dans ces conditions, le parti à prendre dépendra de deux éléments : 1° de l'**étendue du sphacèle**; 2° de l'**état général**, et de la **résistance** que le malade aura conservée. Nous retrouverons, du reste, à propos de l'étranglement herniaire, les mêmes questions, que nous esquisserons simplement ici.

S'agit-il d'une ***plaque isolée de gangrène sans perforation***, au niveau de la zone de striction maxima, ou d'une perforation unique, étroite, sur une anse qui, une fois libérée et au contact de l'eau bouillie chaude, reprend de la tonicité et une couleur plus franche, on pourra se contenter d'une « réparation » locale, de l'excision de la plaque mortifiée, suivie d'une suture en losange, de l'excision des bords de la perforation, complétée par la même suture. On pourra même utiliser, dans certains cas, cette invagination, cet *enfouissement de la zone suspecte*, dont nous parlerons plus loin (voy. *Hernies étranglées gangrenées*). Ces cas-là seront, il faut bien le savoir, tout exceptionnels.

Plus souvent vous trouverez un ***bout d'intestin*** plus ou moins long, ***perforé*** en plusieurs points, flasque, flétri, noirâtre, fétide dans leurs intervalles, en un mot, un segment mort, septique au premier chef, qu'on pourrait, à la rigueur, se borner à ouvrir largement, dans le sac d'une hernie étranglée, mais que, dans le ventre, il faut, de toute nécessité, **réséquer**.

Ce premier point n'est pas discutable et l'on ne reculera pas devant la longueur, quelquefois considérable, de l'excision nécessaire. Là n'est pas le danger, et il est indispensable que la section porte *en tissu sain*, à distance suffisante de la zone gangrenée.

Tirez donc au dehors toute l'anse malade, en prenant les précautions nécessaires, s'il existe des perforations, pour ne pas inonder la cavité péritonéale, et en jetant, au besoin, quelques pinces, quelques clamps provisoires sur les orifices; isolez avec le plus grand soin l'intestin par une épaisse garniture de compresses et menez très vite l'excision. Deux pinces longuettes, chaussées de caoutchouc, sont placées sur les bouts supérieur et inférieur « à conserver », deux autres clamps ferment l'anse gangrenée, à quelques centimètres de là, et, entre les deux barrages, un coup de ciseaux tranche l'intestin; pour aller vite, saisissez le mésentère en triangle avec deux pinces longuettes, sectionnez-le et enlevez le tout. Le principal est de **se débarrasser tout de suite de toute la portion sphacélée** : vous ferez ensuite, après une détersion soigneuse du foyer, les ligatures et, s'il y a lieu, la réunion appropriée.

C'est ici que les déterminations devront varier, suivant les circonstances.

L'**entérorraphie circulaire totale** trouvera, il faut bien le dire, d'assez rares indications, et les chiffres de mortalité qui résument toutes les statistiques, même les plus récentes, montrent bien la gravité toute spéciale, en pareille occurrence, d'une intervention de quelque durée.

Cette notion une fois bien établie, on ne saurait toutefois poser de règle immuable. S'il n'y a pas de péritonite, si l'intestin n'est pas perforé, si l'on est en mesure de mener vite et bien la réunion intestinale, on la pratiquera, en suivant la technique exposée ailleurs (voy. *Perforations et ruptures de l'intestin*).

Ajoutons qu'on se trouve quelquefois — lors d'invagination iléo-colique, par exemple — en présence de deux bouts d'inégal calibre; pour en réaliser l'abouchement régulier, divers procédés sont applicables.

Tout d'abord, la distension ordinaire du bout grêle, dont on élargit encore la tranche par une *section oblique*, permet assez souvent d'obtenir, sans aucun artifice, une coaptation suffisante avec le bout colique.

Si la disproportion est trop accusée, on pourra réduire le diamètre du bout trop large, en suturant ses deux lèvres sur une certaine étendue, ou encore en excisant, aux dépens de sa face convexe, un triangle dont les deux bords seront réunis.

Le procédé le plus sûr sera de fermer complètement le « gros bout » en cul-de-sac, par deux rangées de sutures qui refouleront en dedans et adosseront largement les deux parois et, ceci fait, à 4 ou 5 centimètres plus haut, sur sa face latérale, de faire une incision longitudinale qui servira à l'abouchement du bout grêle (voy. *Hernies étranglées gangrenées*).

Le gros écueil de toutes ces opérations, c'est qu'elles demandent *du temps*, quelque habitude qu'on puisse avoir de la chirurgie intestinale. C'est pour cela que les divers **boutons anastomotiques**, dont le bouton de Murphy (fig. 349) est le type, peuvent être appelés à rendre des services.

Je ne puis entrer dans l'exposé des procédés si nombreux de réunion de l'intestin « sur tuteur », ni dans la description des modèles variés de boutons [1]. Je me contenterai de dire que le bouton de Murphy devrait figurer dans tout arsenal de chirurgie d'urgence, tout en me permettant d'ajouter qu'à mon sens l'heure est passée de toutes ces méthodes mécaniques de réunion intestinale.

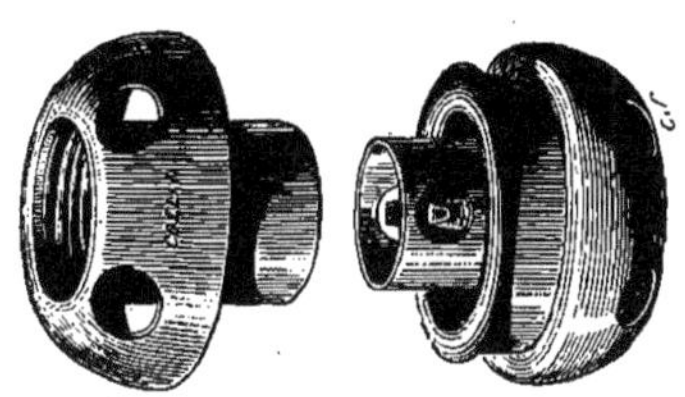

Fig. 349. — Le bouton de Murphy, ses deux moitiés séparées.

C'est la suture qu'il faut apprendre à bien faire, c'est la suture — la méthode primitive, naturelle, simple, vraiment chirurgicale, — qui donnera toujours le plus de sécurité, sans prendre beaucoup plus de temps. Sans grossir le moins du monde les accidents consécutifs à l'emploi des boutons, l'obstruction secondaire, la péritonite tardive par perforation, etc., il est erroné de croire que leur application fasse toujours gagner du temps; et puis, il faut en convenir, l'abandon d'un pareil corps étranger dans l'intestin laisse toujours une arrière-pensée.

Pourtant leur emploi restera utile dans certaines conditions d'urgence et entre certaines mains. Et voici comment on procédera — je prends toujours comme exemple le bouton de Murphy.

Les deux moitiés sont séparées. Montez chacune d'elles sur une pince qui servira à la maintenir pendant l'encapuchonnement.

Tout d'abord, sur chacun des deux bouts, à 3 ou 5 millimètres de la tranche, faites passer une soie, qui traverse toute l'épaisseur de la paroi en faufil. Ne la serrez pas encore : introduisez la moitié correspondante du bouton (fig. 350) et tirez alors doucement sur les deux extrémités du fil, pour plisser la paroi et l'accoler étroitement à la surface du tube central; faites un nœud et régularisez soigneusement l'engainement, en excisant les portions de muqueuse qui dépassent.

Répétez la même manœuvre sur l'autre bout.

Saisissez alors les deux demi-boutons, à travers la paroi, en les tenant bien exactement dans l'axe de l'intestin (fig. 351); rapprochez-les, faites-les pénétrer l'un dans l'autre (fig. 352) et emboîtez-les *à fond* (fig. 353). Ce dernier temps est malaisé, quand on a affaire à des parois intestinales épaisses et que les collerettes, insuffisamment modelées, font une grosse moue à l'extérieur; on devra veiller de près à tous ces détails, avant d'assurer l'ajustement. Enfin, il est quelquefois prudent de mener un surjet séroséreux au niveau du pli circulaire d'adossement des deux parois.

[1] Voy. l'étude des divers types de boutons et des autres procédés de *sutures sur supports*, in Terrier et Baudouin, *La suture intestinale*, 1899.

Le bouton peut d'ailleurs servir à l'anastomose latérale tout aussi bien qu'à la réunion dans la continuité.

Quelle que soit la méthode de réunion adoptée, il n'en est pas moins vrai que, dans les cas d'extrême gravité, où l'on trouve une anse perforée, et un

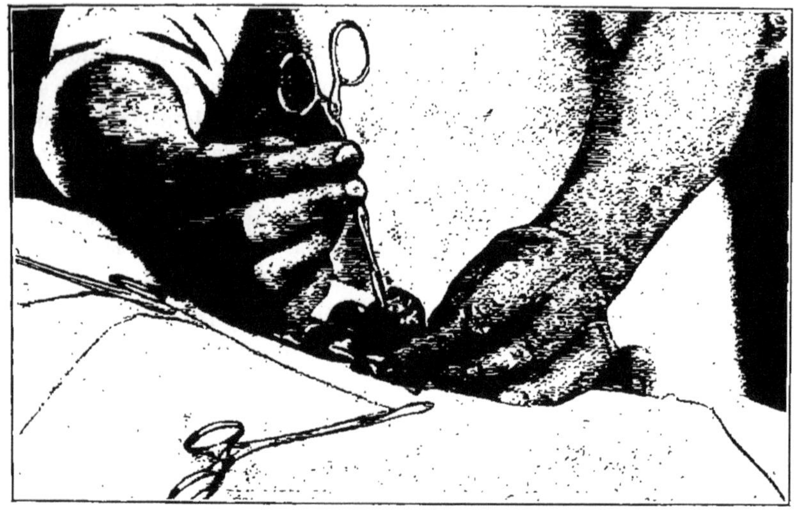

Fig. 350. — Réunion intestinale par le bouton de Murphy (1er *temps*). — L'une des moitiés du bouton (la branche mâle), tenue par une pince, est introduite dans un des deux bouts intestinaux, dont la paroi est accolée par un faufil tout autour du tube central.

péritoine inondé de matières fécales et de pus, toute intervention de quelque

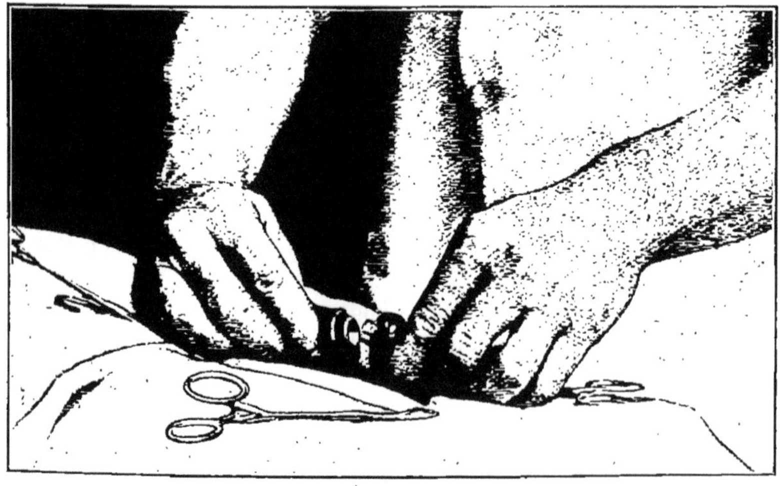

Fig. 351. — Réunion intestinale par le bouton de Murphy (2e *temps*). — Rapprochement et emboîtement des deux moitiés du bouton.

durée doit être proscrite, et, de fait, la résistance vitale est encore plus profondément atteinte, en pareil cas, que dans les ruptures traumatiques de l'intestin, qui se présentent sous des aspects analogues : ici, en effet, il faut tenir compte du long empoisonnement stercorémique, qui a précédé la gangrène et la perforation de l'anse étranglée.

Allez donc au plus vite, et, la résection faite, hâtez-vous d'aboucher les

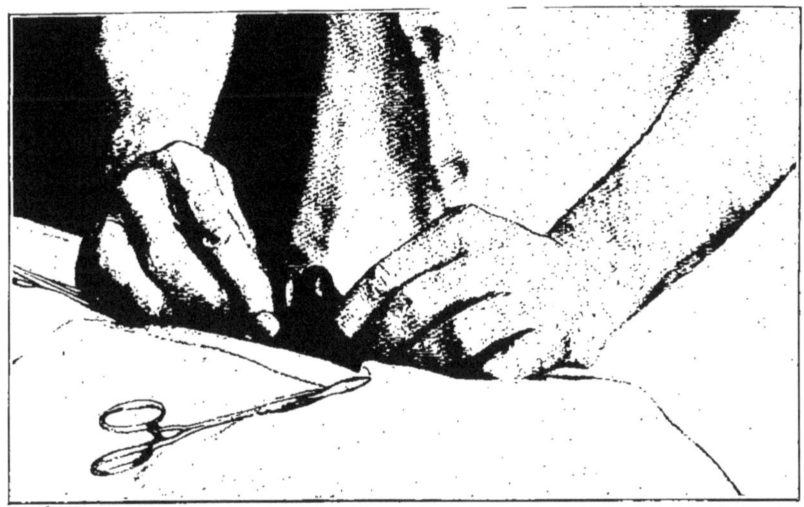

Fig. 352. — Réunion intestinale par le bouton de Murphy (3e *temps*). — Emboitement progressif des deux moitiés.

deux bouts à la paroi. Telle est la formule courante : en pratique, voici comment vous la traduirez.

Les deux bouts et leur mésentère viennent d'être sectionnés; sur la

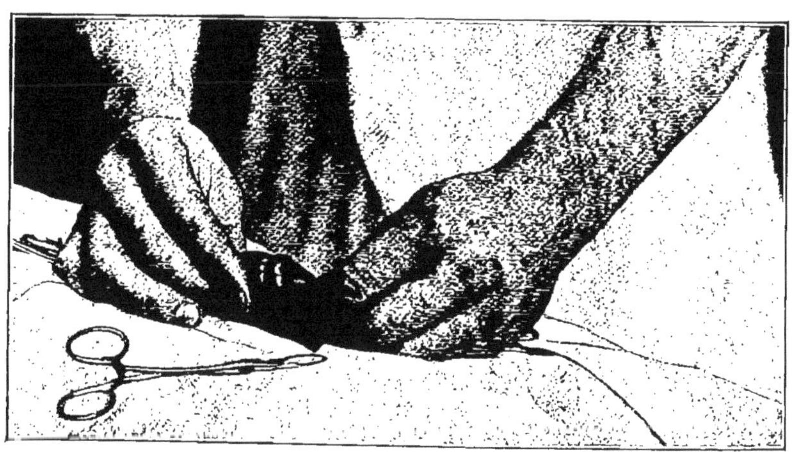

Fig. 353. — Réunion intestinale par le bouton de Murphy (4e *temps*). — Emboitement *à fond* des deux moitiés.

coupe du mésentère, liez les vaisseaux de quelque calibre, puis suturez les deux lèvres de la fente mésentérique par un rapide surjet, que vous arrêterez au contact de l'intestin. Les deux segments sont, de la sorte, rapprochés au niveau de leur bord adhérent : à ce niveau, réunissez-les par quelques points séromusculaires d'adossement, et poursuivez la réunion, sur le tiers postérieur environ de leur circonférence, plus loin, si le temps ne presse pas trop; ceci fait, suturez rapidement aux lèvres de la plaie le reste de leur pourtour. C'est toujours à l'*angle inférieur de l'incision abdominale* que seront placés ces abouchements intestinaux. Bien entendu, on terminera l'intervention par un grand lavage du péritoine, à l'eau bouillie salée chaude.

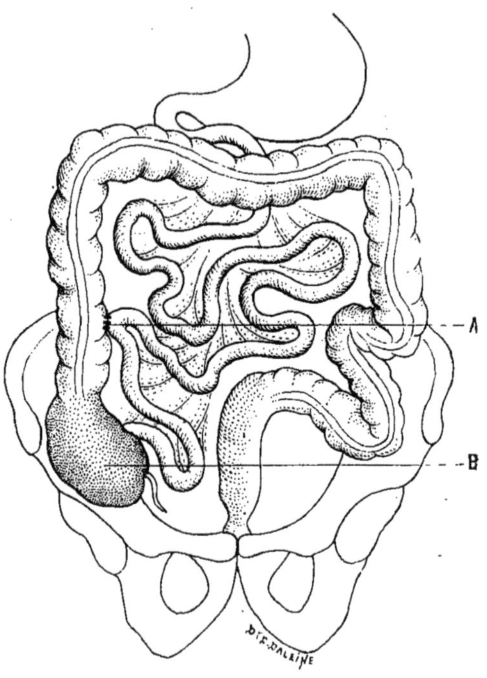

Fig. 331. — Anastomose iléo-colique ; néoplasme oblitérant du cæcum (schéma).

A, anse terminale de l'iléon anastomosée à l'origine du côlon ascendant. — B, cæcum néoplasique.

Enfin l'opérateur doit être prévenu des éventualités qui peuvent se présenter à lui, une fois le ventre ouvert. De fait, il peut rencontrer : *a*. une **masse cancéreuse adhérente et inopérable** ; *b*. **une péritonite**, péritonite par perforation ou péritonite tuberculeuse.

Erreurs de diagnostic, je le veux bien, mais, dans cette question si complexe de l'iléus, il faut compter avec les erreurs, et les prévoir, pour qu'elles ne dégénèrent pas en déroutes, et qu'on soit prêt à tirer de toutes les situations le meilleur parti possible.

Donc, au lieu d'une des formes ordinaires de l'occlusion aiguë, vous trouvez un cancer, cancer de l'intestin grêle encore circonscrit et mobile, cancer de l'anse iléo-cæcale, adhérent et diffusé au loin dans le mésentère, cancers du petit bassin, de la vésicule biliaire, etc., englobant et obturant telle ou telle portion de l'intestin.

Que faire ? Même dans les cas où la tumeur paraît réunir les conditions nécessaires à une ablation relativement aisée, on ne s'y résoudra que si l'état général paraît encore s'y prêter. Trop souvent, après des accidents d'occlusion qui datent déjà de plusieurs jours, on devra « aller au plus pressé » et recourir à l'**anus contre nature** ou à l'**entéro-anastomose**. Bien entendu, aucune hésitation ne subsistera plus, en présence d'une tumeur diffuse et adhérente.

L'anus contre nature restera, assez souvent, la seule ressource utilisable, parce qu'il peut être très vite fait. Sans doute, lorsque l'obstacle néoplasique siège sur un segment élevé de l'intestin, et que l'entérostomie doit porter sur une des premières portions de l'intestin grêle, on fera de meilleure besogne et l'on assurera au malade une survie, en général, plus longue, en *anastomosant l'une à l'autre l'anse qui précède et l'anse qui suit le barrage cancéreux*, mais c'est toujours une opération délicate et de quelque durée, et gênée encore, lors d'occlusion, par la distension du bout supérieur.

Quoi qu'il en soit, la technique de l'**entéro-anastomose** sera la suivante : tirez au dehors tout le segment correspondant de l'intestin, ou du moins, si la tumeur ne se laisse pas déplacer, les deux anses *supérieure* et *inférieure* [1], que vous devez joindre ; voyez tout d'abord à quelle hauteur, sur chacune d'elles, à quelle distance du néoplasme, vous devrez faire l'abouchement, pour qu'elles s'accolent aisément l'une à l'autre, *sans traction, sans coudure* nocive. Si le bout supérieur n'était pas trop distendu, et de paroi trop friable, l'intervention serait conduite suivant la technique déjà indiquée (voy. *Perforations et ruptures de l'intestin*) : le contenu intestinal serait refoulé de bas en haut, et l'on installerait un barrage « coprostatique » (pinces à mors caoutchoutés, drains ou cravates de gaze), qui ne serait levé qu'après la réunion et l'anastomose des deux bouts (fig. 555).

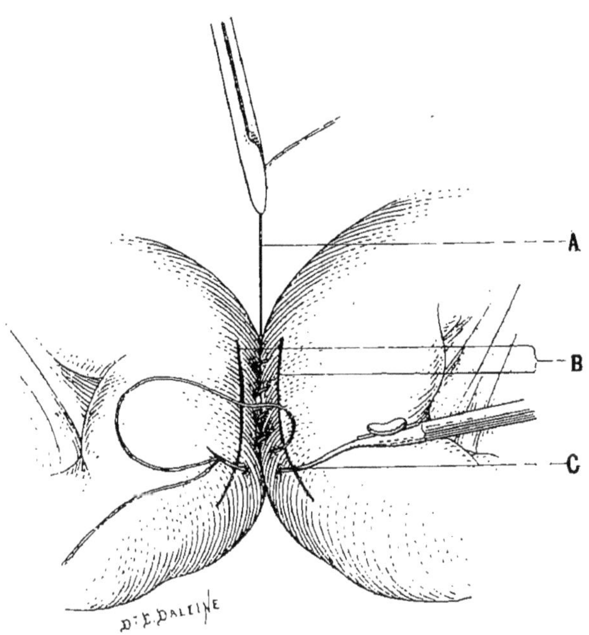

FIG. 555. — Entéro anastomose latérale. — Accolement des deux anses par le surjet séro-séreux postérieur ; tracé des deux incisions.

A, fil originel du surjet. — B, les deux incisions, en regard (tracé). — C, aiguille continuant le surjet postérieur. (Pour la suite de l'opération, voy. fig. 268 et 269.)

C'est là, de toute évidence, la technique la plus sûre, mais elle est loin d'être applicable toujours, et, si la distension est extrême, mieux vaut recourir franchement à l'*incision préliminaire de l'intestin*.

[1] S'agit-il d'un néoplasme iléo-cæcal, vous anastomoserez au cæcum ou à la partie inférieure du côlon ascendant la dernière anse de l'iléon (fig. 554) ; ailleurs, l'anastomose portera sur deux anses grêles, si le cancer occupe la continuité du grêle ; s'il siège sur le gros intestin, vous pourrez réunir le côlon ascendant au transverse (néoplasme de l'angle hépatique du côlon), le côlon transverse au côlon descendant (néoplasme de l'angle sous-costal gauche) et même l'*S* iliaque au segment le plus élevé du rectum.

Protégez donc avec vos compresses toute la portion éviscérée, sauf la zone à inciser, sur le bout supérieur, et commencez par la vider : faites, sur sa face latérale, au point choisi, une incision longitudinale de 6 centimètres, repérez tout de suite la muqueuse avec quatre pinces de Kocher

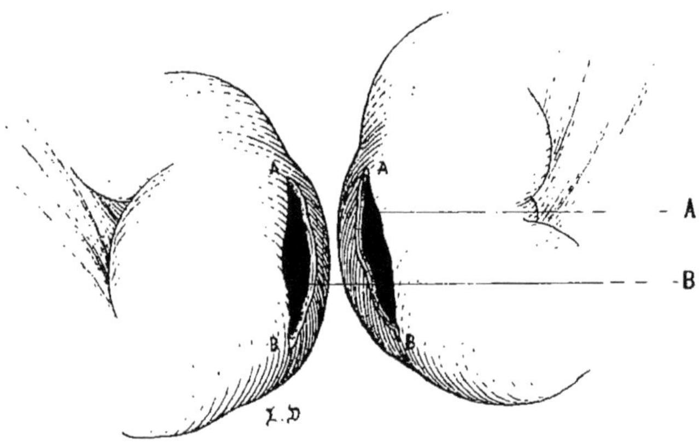

Fig. 556. — Entéro-anastomose après incision préliminaire. — Les deux anses parallèles et les deux orifices en regard.

AB, AB, les deux incisions longitudinales. — A, lèvre antérieure. — B, lèvre postérieure.

et laissez passer le flot de matières stercorales, en le dirigeant, pour qu'il ne quitte pas la voie protégée par les compresses, en l'activant, au besoin, par quelques pressions sur le reste de l'abdomen : quand l'évacuation paraît terminée, ou du moins qu'il ne sort plus rien, détergez soigneusement les lèvres de l'incision et la portion découverte de l'anse, retirez prudemment le lit de compresses souillées, recouvrez et faites maintenir par un aide le segment intestinal supérieur que vous venez d'ouvrir, allez chercher et amenez près de lui le segment inférieur, qu'il faut ouvrir à son tour. Sur sa face latérale, incisez-le, en long, dans la même étendue.

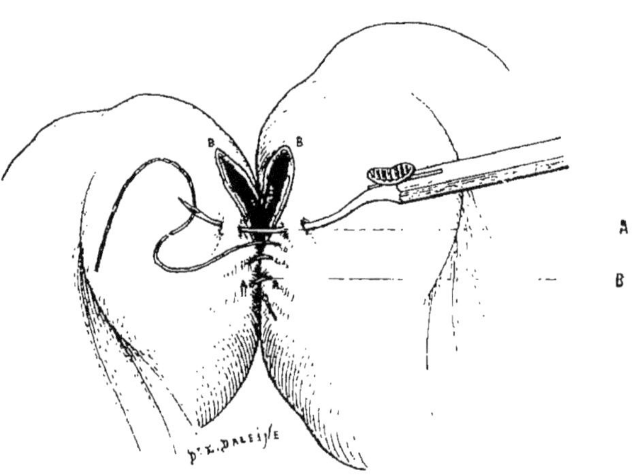

Fig. 557. — Entéro-anastomose, après incision préliminaire. *Réunion des deux lèvres postérieures, sur l'anse relevée.*

AB, AB, les deux incisions longitudinales. A, surjet d'adossement postérieur. — B. origine du surjet.

Vous avez dès lors devant vous les *deux anses parallèles* et les *deux orifices en regard* (fig. 356) : réunissez-les en suivant la technique indiquée à propos de l'entérorraphie circulaire totale.

Reliez d'abord les *deux bords postérieurs* par un surjet séro-musculaire : ce premier surjet est le plus difficile à bien faire; pour l'exécuter, vous pourrez relever les deux anses de bas en haut (fig. 357) : il vaudra souvent mieux procéder d'avant en arrière, et retournant en dehors, avec une pince, chacune des lèvres, faire passer l'aiguille dans leurs tuniques externes, ainsi exposées. Les deux extrémités de ce premier fil sont conservées, en haut et en bas, et serviront tout à l'heure à compléter la suture d'adossement en avant.

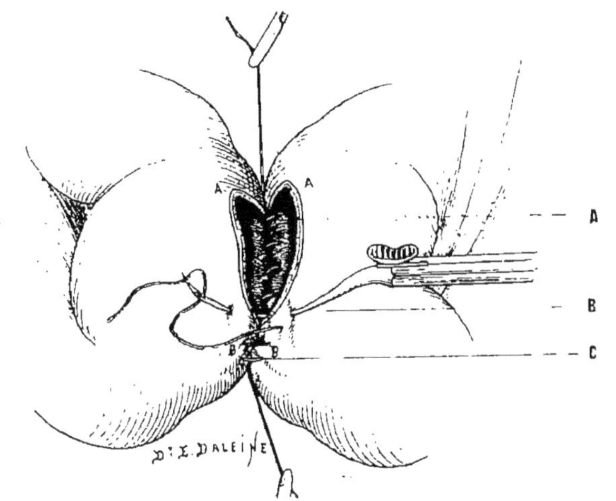

Fig. 558. — Entéro-anastomose après incision préliminaire. — Les deux lèvres postérieures sont réunies. — Continuation, *sur les deux lèvres antérieures*, du *surjet d'union totale*; en haut et en bas, les deux chefs du *surjet d'adossement*, qui tout à l'heure, continué aussi en avant, achèvera la réunion.

AB, AB, les deux fentes longitudinales à aboucher. — A, ligne de réunion postérieure. — B, surjet d'adossement antérieur. — C, continuation du surjet antérieur et du surjet postérieur.

Le second temps consistera à relier les deux bords postérieurs par un second surjet, qui, celui-là, traversera toutes les tuniques, et qui sera continué immédiatement sur les deux bords antérieurs (fig. 558). Il ne restera donc plus qu'à terminer, sur la demi-circonférence restante, la suture d'adossement [1].

Encore une fois, ce n'est pas là besogne de débutant, et l'on fera sagement de renoncer à l'entreprendre, si l'on n'a pas eu tout au moins l'occasion de la répéter correctement sur le cadavre.

L'ENTÉROSTOMIE ET L'ANUS CONTRE NATURE

Il y a lieu, je l'ai dit déjà, de réserver une démarcation suffisante entre ces deux procédés de **drainage intestinal**.

Quand les accidents sont nettement dus à une obstruction cancéreuse des dernières portions de l'intestin, à un cancer du rectum ou de l'S iliaque,

[1] Bien entendu, l'anastomose pourra être établie, ici encore, à l'aide d'un bouton anastomotique; je me contente de répéter que la réunion par suture est la méthode de choix.

ou encore à un néoplasme plus haut situé sur la continuité du tube digestif, mais auquel, pour des raisons diverses, l'entéro-anastomose est inapplicable, en un mot, quand l'orifice de décharge que l'on va créer sur le bout supérieur de l'intestin devra être permanent et définitif, on fera en sorte de lui donner tout de suite les caractères nécessaires à cette permanence, et, *en ouvrant à la peau le bout supérieur*, on cherchera à *fermer*, dans la mesure du possible, *le bout inférieur* : on établira un **anus contre nature**, muni d'un éperon aussi complet, aussi oblitérant que possible.

Tout autres sont les indications à remplir dans l'**entérostomie**, dans l'opération de Nélaton.

Elle est essentiellement destinée à créer une dérivation temporaire, une voie d'attente, qu'on fermera plus tard, ou, du moins, qu'on doit toujours tenir comme provisoire et réaliser dans ce but. C'est grâce à ces caractères et sous la réserve de cette technique spéciale que l'entérostomie, méthode de nécessité, restera une ressource précieuse, dans certaines « situations d'urgence », où la laparotomie, méthode d'élection, ne saurait être pratiquée, et cela pour des raisons qui, sans être des raisons de doctrine, n'en sont pas moins positives (milieu, défaut d'aides, d'outillage, d'expérience).

Entérostomie et *anus contre nature* doivent, par conséquent, figurer au nombre de ces opérations que tout médecin doit savoir faire et qu'il est, en conscience, obligé d'exécuter.

Entérostomie.

On peut être conduit à la pratiquer sur tous les segments de l'intestin, sur l'S iliaque, le côlon transverse, le cæcum, l'intestin grêle. En règle, ***on incise la paroi abdominale dans la fosse iliaque droite, et l'on saisit la première anse distendue qui se présente***. Telle est la formule : elle mérite d'être développée.

Voilà un ventre uniformément ballonné, sur lequel, pour des raisons que nous avons exposées ailleurs, vous avez résolu de pratiquer d'emblée l'entérostomie de Nélaton. Faites, dans la fosse iliaque droite, *à deux doigts environ en dedans de l'épine iliaque antéro-supérieure*, une incision curviligne, de 10 centimètres, dont le milieu réponde à cette épine; incisez la peau, la graisse, dans laquelle vous pincez quelques artérioles (deux, en général), l'aponévrose blanche du grand oblique, et tout de suite la couche musculaire sous-jacente : incisez les muscles en plusieurs fois, doucement, jusqu'à ce que leurs fibres, rétractées, découvrent, au-dessous d'elles, la surface blanc jaunâtre du feuillet fibreux profond.

Déposez alors le bistouri et prenez les ciseaux et la pince à disséquer : avec la pince, soulevez un pli de la toile fibreuse, sectionnez-la; quelquefois, du même coup, vous avez ouvert le péritoine et vous voyez, par le petit orifice, du liquide rougeâtre s'échapper, et apparaître la surface lisse et ronde de l'intestin; ailleurs, vous n'aurez coupé d'abord que le fascia, et il faudra pincer encore la membrane sous-jacente, le feuillet pariétal, vous assurer que le pli est *bien isolé*, et l'ouvrir, de la pointe des ciseaux. L'accolement intime de l'intestin distendu à la face profonde de la paroi nécessite ces précautions.

Le péritoine est entr'ouvert, élargissez un peu l'orifice, pour que le doigt pénètre, et sur l'index gauche (la meilleure des sondes cannelées) qui refoule l'intestin et relève la paroi, poursuivez l'incision péritonéale jusqu'aux deux extrémités de votre plaie. Tout de suite amarrez les deux lèvres du péritoine par quelques pinces, et jetez une compresse aseptique sur les anses qui se présentent et cherchent à prolaber.

Profitez de votre incision pour « jeter un coup d'œil » dans le ventre ou mieux pour faire, avec le doigt, une *exploration sommaire.*

Le liquide qui s'échappe, l'aspect des anses vous révéleront s'il existe de la péritonite et vous fourniront quelques données sur la gravité des lésions intestinales; avec le doigt, qui s'insinue doucement dans la fosse iliaque, dans le bassin, vers le promontoire, dans la région sous-ombilicale, vous obtiendrez parfois des renseignements utiles sur la cause de l'occlusion, vous sentirez une tumeur, un paquet d'anses roulées, etc., et il arrivera peut-être que vous puissiez attirer l'obstacle dans la plaie iliaque et transformer en intervention radicale une opération qui n'était entreprise qu'à titre palliatif.

N'y comptez pas, d'ailleurs, et ne perdez pas trop de temps à cet examen intra-abdominal, qui, par la voie que vous venez d'ouvrir, ne sera jamais que très incomplet. Mais il y a des chances heureuses, qu'on se reprocherait de laisser échapper, en ne consacrant pas quelques instants à cette courte enquête préliminaire [1].

Cherchez le cæcum : il ne faut pas seulement le sentir, mais le voir; glissez donc une compresse aseptique sous la lèvre supérieure de votre plaie, enveloppez et refoulez les anses grêles qui se pressent à la sortie, et découvrez la fosse iliaque. Le cæcum est-il dilaté, c'est sa paroi que vous attirerez au dehors et sur lui que vous ferez l'entérostomie; est-il affaissé et vide, l'obstacle siège plus haut, en un point quelconque du grêle, et, avant de prendre au hasard une des anses qui se montrent, vous pourrez, si les conditions locales le permettent et que le temps ne presse pas trop, chercher la fin de l'iléon, et, en dévidant, remonter jusqu'à l'obstacle.

(1) J'en citerai comme preuve une observation fort curieuse d'Albarran. Une femme de soixante-seize ans est atteinte d'une obstruction intestinale fort grave, que de nombreuses coliques hépatiques antérieures permettent de rattacher à l'enclavement d'un calcul biliaire; toujours est-il que l'épuisement est tel, que, n'osant pratiquer la laparotomie exploratrice, Albarran prend le parti de faire un anus contre nature dans la fosse iliaque droite, au point où siègent les douleurs. Il pratique donc « une petite incision oblique de la paroi abdominale, et, en introduisant le doigt dans la cavité péritonéale pour attirer une des anses distendues de l'intestin, il sent à son intérieur *une masse dure et volumineuse.* Cette anse, amenée au dehors, est incisée et montre *un énorme calcul, de la dimension d'un œuf de poule,* qu'on extrait aussitôt; puis suture immédiate de l'intestin et de la paroi abdominale; l'opération n'a pas duré vingt minutes ». (Thèse de Garin, citée plus haut, obs. II, p. 34.)

PLANCHE V. — **Entérostomie.** — Sur la figure supérieure, les deux points commissuraux sont noués; passage d'un point latéral en anse. — Sur la figure inférieure, suture des lèvres intestinales à la peau.

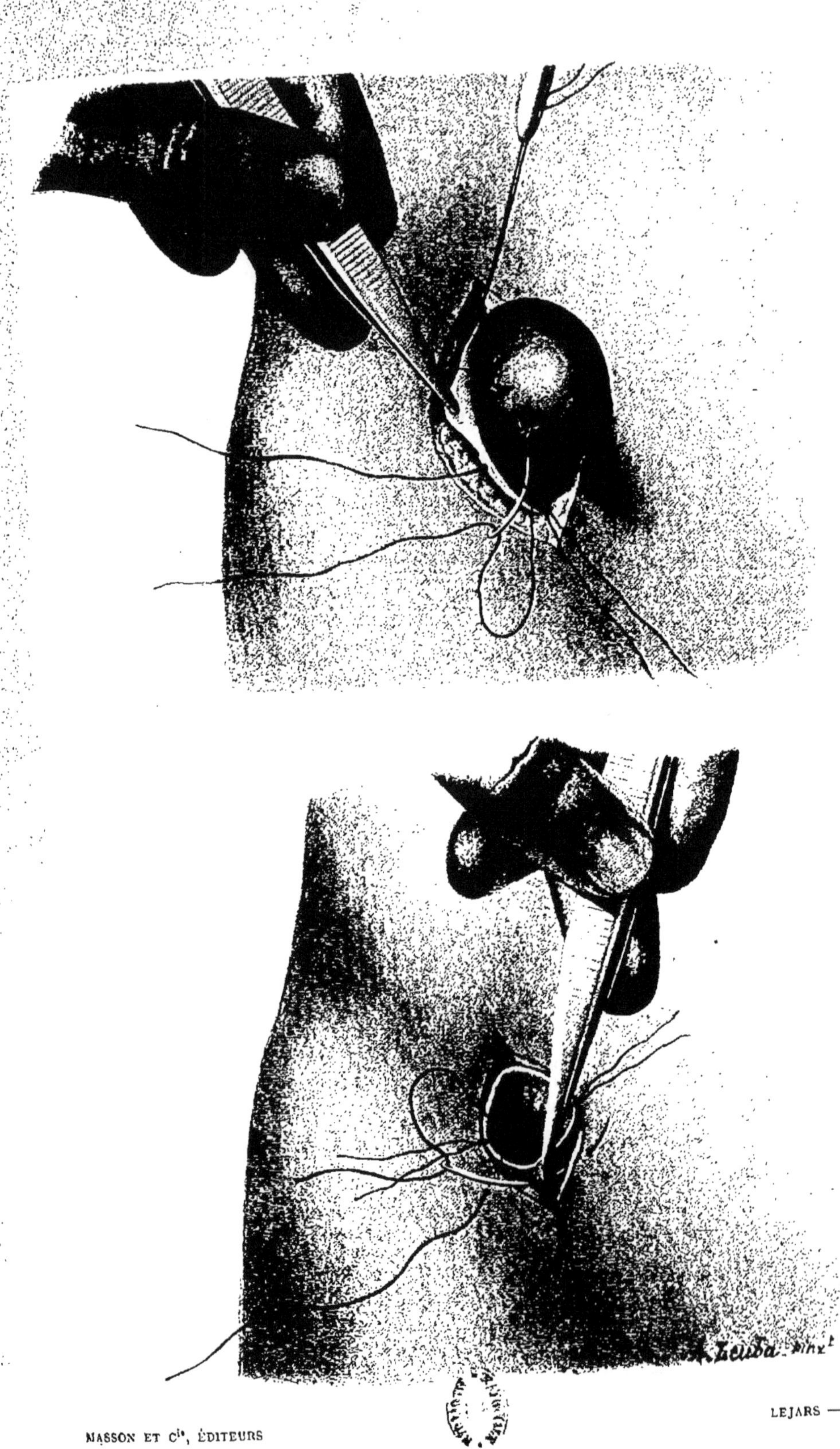

MASSON ET Cie, ÉDITEURS

Encore une fois, ne vous attendez pas à pouvoir mener à bien pareille besogne, et n'insistez pas. Cette laparotomie d'occasion, par une mauvaise voie, deviendrait aisément beaucoup plus dangereuse que l'incision médiane franche, que vous n'avez pas voulu faire. Donc profitez d'un hasard inespéré, s'il se présente : sinon, et sans vous attarder, **prenez une des anses grêles distendues que vous avez sous la main.**

Attirez-la à la partie moyenne de votre plaie, pendant que, de chaque côté, un gros tampon monté ou une compresse retiennent le reste de l'intestin et font « place nette ». Vous allez d'abord fixer à la paroi une petite zone de 3 centimètres de diamètre, prise sur la face convexe de l'intestin, vous ouvrirez ensuite cette ampoule, et vous en réunirez les bords à la peau; vous aurez créé de la sorte un orifice intestinal *étroit, sans coudure, sans éperon.*

Passez donc les *anses fixatrices,* à la soie fine, de la façon suivante (Planche V) : chaque fil est mené d'abord en long dans l'épaisseur de la tunique musculaire, sur 1 centimètre environ : c'est la partie moyenne de l'anse; puis l'aiguille traverse, sur l'une ou l'autre lèvre de la plaie, l'aponévrose, la couche musculaire, le péritoine, et ramène au dehors les deux chefs, qui sont réunis et noués sur l'aponévrose. Chacune des anses est ainsi passée en trois temps, mais on retrouve en sécurité les quelques instants de plus que la manœuvre, ainsi conduite, exigera.

Quatre points suffisent, en général; six points seront préférables : deux à droite, deux à gauche, et deux points transversaux, *commissuraux,* en haut et en bas. J'ai à peine besoin de dire que la traversée des fils dans l'épaisseur de la paroi intestinale demande beaucoup de soin, une aiguille qui pique bien et « n'accroche » pas, un fil très fin, qui soit parfaitement libre dans le chas de l'aiguille, et que l'on mène bien parallèlement aux tuniques.

Quand le segment de paroi intestinale est dûment fixé, le reste de l'opération devient fort simple, et se termine vite. Réunissez d'abord, en haut et en bas, les plans profonds de l'incision, par des points séparés ou mieux un surjet; suturez aussi les extrémités de la plaie cutanée. Alors seulement, **ouvrez l'intestin,** au bistouri ou aux ciseaux, après avoir disposé des compresses tout autour : laissez passer le premier flux de matières et de gaz, épongez, et, **relevant avec une pince les deux lèvres de la fente intestinale, suturez-les purement et simplement, à points séparés, aux lèvres cutanées**; en haut et en bas, faites un *point commissural* tel qu'il est représenté Planche V.

L'opération est finie : pas de drain, pas de canule dans l'orifice intestinal; laissez couler le contenu et aidez l'évacuation par des pressions modérées sur l'abdomen. Ne vous attendez pas à voir toujours se faire une débâcle immédiate : l'intestin a perdu sa contractilité, et le drainage est d'abord tout mécanique, si je puis dire; ce sera souvent dans les heures qui suivent, et à mesure que la tonicité renaîtra, que l'écoulement deviendra considérable. Une bonne pratique consiste à recouvrir tout de suite les deux moitiés de la plaie réunie avec une plaque de gaze collodionnée, qui la protégera, au moins dans une certaine mesure, du contact des matières. Je n'insiste pas sur les soins de propreté minutieuse qui deviennent ensuite indispensables (1).

Diverses éventualités se produisent, quand le malade survit :

A. *Le cours normal des matières ne se rétablit pas*, et l'examen du ventre, une fois tombés les phénomènes graves d'occlusion, montre qu'il s'agit d'un *obstacle incurable*, la voie de drainage artificiel reste définitive.

B. *Le cours normal des matières ne se rétablit pas, mais il devient possible*, par une intervention secondaire, *de lever ou de supprimer l'obstacle*, et l'on supprime, en même temps ou dans une séance ultérieure, la fistule intestino-cutanée.

C. Au bout de quelques jours, *les selles reparaissent*, la défécation par l'anus redevient de plus en plus abondante et *l'orifice d'entérostomie donne passage*, en général, *à une proportion de matières de moins en moins considérable* : il peut arriver qu'il se ferme seul, mais, le plus souvent, il faut recourir à une opération secondaire, du reste fort simple, et qui réussit souvent d'emblée.

Anus contre nature.

Il peut être pratiqué, lui aussi, sur un segment quelconque de l'intestin; le lieu d'élection est l'*S* iliaque et l'incision pratiquée dans la fosse iliaque gauche.

Cette incision sera symétrique de celle que nous avons indiquée tout à l'heure, c'est-à-dire longue d'une dizaine de centimètres, curviligne, et menée à deux doigts environ en dedans de l'épine iliaque antéro-supérieure.

La traversée de la paroi exigera les mêmes précautions (2).

Une fois dans le ventre, on fera bien de *commencer toujours par un examen sommaire de la cavité*, ou du moins de la zone qui en est devenue accessible ; puis *on cherchera l'S iliaque*.

Je dis : on cherchera ; s'il arrive, en effet, que l'*S* iliaque distendue se présente d'elle-même entre les lèvres de la plaie, le fait n'a rien de constant, surtout lors de phénomènes très accusés d'occlusion : ce sont alors des anses grêles qui apparaissent d'abord, et qu'il faut refouler et écarter sous une

(1) Ce liquide stercoral, qui stagne depuis un temps variable, « en vase clos », dans l'intestin étranglé ou obturé, devient tout particulièrement septique et irritant : il crée de véritables ulcérations des bords de l'orifice, et, si l'affrontement muco-cutané n'a pas été suffisamment exact, si l'on n'a pas soin de couvrir de vaseline les lèvres et le pourtour de la plaie, ces ulcérations peuvent gagner, en profondeur, jusqu'au péritoine.

(2) Lorsque rien ne presse et que l'on intervient pour des accidents d'occlusion chronique relevant d'un néoplasme rectal, au lieu de fendre purement et simplement les muscles de la paroi, on pourra les dissocier, suivant le procédé indiqué par Hartmann : la peau incisée, on ouvre à la sonde cannelée un des interstices du grand oblique, et l'on place un écarteur à cheval sur chacune des lèvres; on ouvre de même un interstice du petit oblique, et l'on place deux autres écarteurs transversaux; il ne reste plus qu'à dissocier le transverse et à ouvrir le péritoine (H. Hartmann, Technique de la colostomie. *Revue de chir.*, 10 nov. 1900, n° 11, p. 613).

compresse, pour découvrir et amener au dehors l'S iliaque et pratiquer l'anus artificiel aussi bas que possible.

Verneuil l'a enseigné depuis longtemps : quand on ne trouve pas l'S iliaque dès l'ouverture du ventre, c'est **en dedans, vers la symphyse sacro-iliaque, vers le promontoire**, qu'on devra la chercher. On la reconnaîtra à ses *bosselures*, à ses *bandes longitudinales*, aux *appendices épiploïques graisseux* appendus à sa paroi.

Saisissez-la donc doucement entre les doigts et attirez-la au dehors; quelquefois elle est adhérente et fixée par un néoplasme diffus, et l'on devra remonter un peu plus haut pour trouver une portion saine et mobilisable. De toute façon, quand on l'a découverte, il faut s'assurer, de l'œil et du doigt, que la paroi en est encore intacte, dans la zone que l'on a choisie pour créer la voie artificielle.

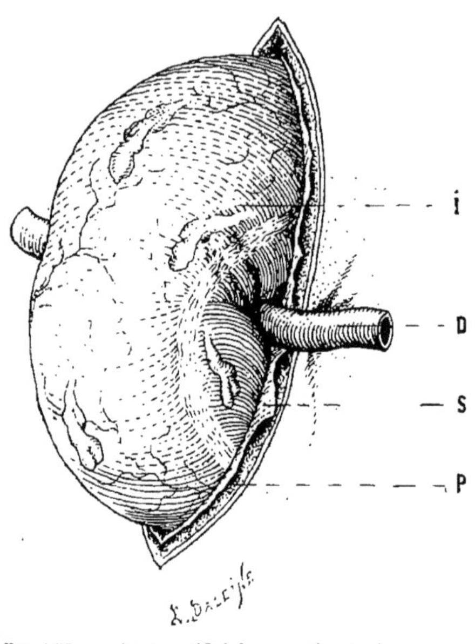

Fig. 559. — Anus artificiel, *procédé en deux temps*. — L'anse éviscérée est maintenue sur un bout de sonde aseptique.

I, S iliaque (*bosselures, bandelettes, appendices épiploïques*). — D, bout de sonde aseptique passée dans le méso-côlon. — S, péritoine pariétal. — P, incision de la paroi.

I. ***Procédé en deux temps*** [1]. — Si la situation ne paraît pas trop pressante et qu'il n'y ait pas d'urgence absolue à donner tout de suite issue au contenu intestinal, le procédé le plus simple sera le suivant : attirez hors de la plaie une anse complète; faites pénétrer, au travers de son mésentère, une tige stérilisée quelconque, un bout de sonde aseptique, une baguette de verre, etc., qui, croisant le grand axe de la plaie, s'appuie sur ses deux berges et forme chevalet (fig. 559); réduisez un peu les deux bouts, distendus et pro-

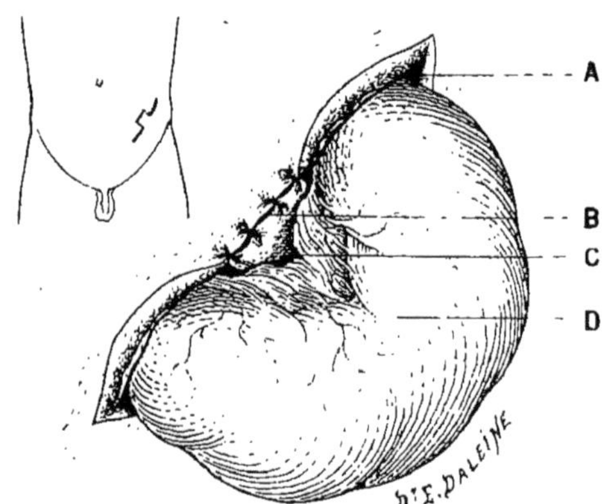

Fig. 560. — Anus artificiel en deux temps, procédé d'Audry-Jeannel. — L'anse maintenue par un pont de peau passé dans le mésocôlon.

A gauche, schéma de l'incision cutanée. — A, angle supérieur de l'incision. — B, pont de peau passé à travers le méso et suturé à la lèvre opposée de la plaie. — C, mésocôlon troué pour faire voie au pont de peau. — D, anse éviscérée.

(1) Procédé de Maydl-Reclus.

éminents, de l'anse herniée, et rétrécissez la plaie à ses extrémités par un ou deux points. Vous pourrez encore substituer à la tige de soutien, à la baguette de verre, un *pont de peau*, en pratiquant l'incision comme elle est indiquée figure 360 : on troue le méso entre deux vaisseaux, et, par la brèche, on fait passer transversalement le petit lambeau, qui est suturé à l'autre lèvre cutanée [1].

Tout est fini ; faites un pansement aseptique, et, au bout de quarante-huit heures, vous pourrez exciser, au thermo-cautère, sur la face convexe de la portion *éviscérée*, une calotte de paroi. Assez souvent, dans les formes chroniques, à la suite de cette simple fixation de l'anse au dehors, on observe une sédation marquée des accidents [2], et qui permet d'attendre, avant de compléter l'intervention, que les adhérences assurent une garantie suffisante.

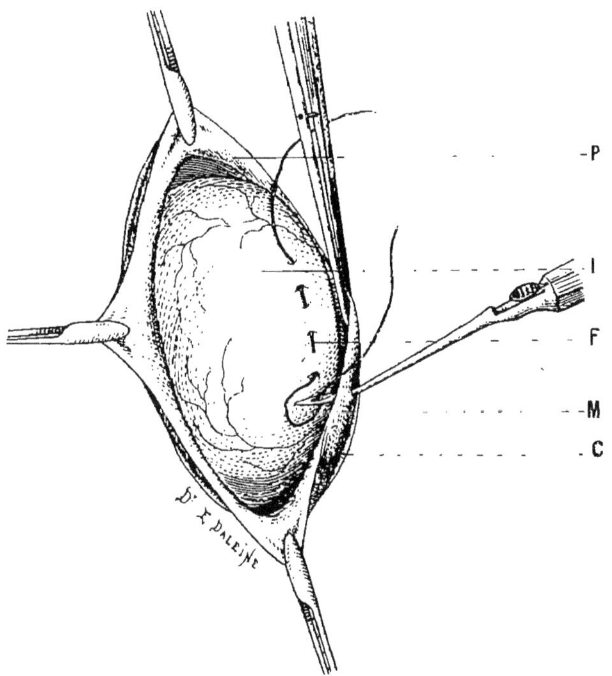

FIG. 361. — Anus artificiel en un temps. — Passage des anses transversales fixatrices.

P. péritoine pariétal. — I, S iliaque. — F, fil passé, en travers, dans la tunique musculaire de l'intestin (l'aiguille traverse toute la paroi et le ramène au dehors). — M. muscles de la paroi. — C, peau.

Cette nécessité de l'ouverture plus ou moins retardée de l'intestin est de nature à restreindre notablement les applications de ce procédé en deux temps à la chirurgie d'urgence. D'ordinaire, quand l'obstruction est complète et la stercorémie menaçante, **il faut ouvrir une voie immédiate aux matières stercorales accumulées**, et la méthode de choix sera la suivante :

II. ***Procédé en un temps***. — Faites l'incision iliaque gauche, comme tout à l'heure ; repérez le péritoine avec des pinces, cherchez l'S iliaque, et,

[1] Procédé d'Audry-Jeannel. (AUDRY, Un nouveau procédé de colostomie iliaque ; colostomie transpariétale, *Arch. prov. de Chir.*, 1892, T. I, n° 4, p. 347. — JEANNEL, De la colostomie iliaque d'après le procédé d'Audry, *Arch. provinc. de Chir.*, 1894, T. III, n° 2, p. 96.)

[2] Dans certains cas de pseudo-iléus, cette éviscération pure et simple a été suivie d'une brusque cessation des accidents et d'une rapide débâcle. J'en ai cité un exemple plus haut.

cette fois encore, attirez dans la plaie une anse complète, deux bouts et le *méso intermédiaire.*

Vous allez réunir cette anse, par une couronne de points en U, au péritoine pariétal et à la paroi musculo-aponévrotique de chaque côté, un des points transversaux chargera le méso, comme le montre la figure 362 (¹), et ce sera le meilleur moyen de constituer *un éperon très large*, une manière d'opercule qui barrera le passage dans le bout inférieur (²).

Vous pouvez conduire vos fils *perpendiculairement à l'intestin et aux lèvres de la paroi*, et la technique en sera peut-être facilitée ; mais ces anses verticales ont la plus grande tendance à « couper », pour peu que vous les serriez ; de plus, l'accolement intestino-pariétal n'est jamais continu et régulier.

Il vaut mieux, à ce double point de vue, faire des **anses transversales, dont la partie moyenne chemine dans l'épaisseur de la tunique musculaire de l'intestin, et dont les deux chefs, après avoir traversé toute la paroi, viennent se nouer sur l'aponévrose** (fig. 361).

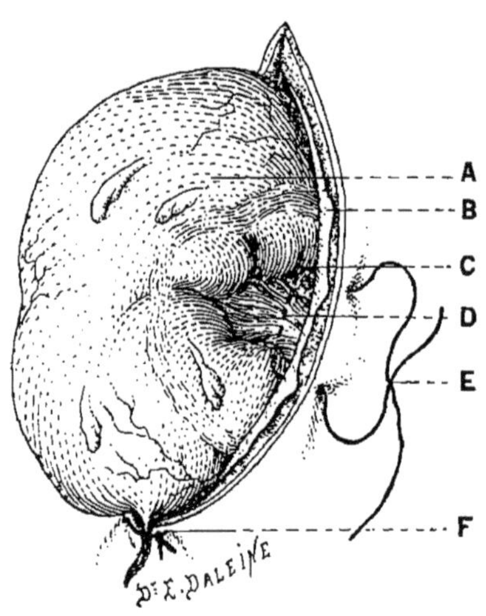

Fig. 362. — Anus artificiel en un temps : points latéraux chargeant le méso et accolant les deux bouts.

A, S iliaque. — B, péritoine pariétal. — C, point latéral, en anse chargeant le mésocôlon. — D, mésocôlon plissé. — E, réunion, sur la peau, des deux chefs de l'anse transversale. — F, point commissural inférieur.

Ceci fait, la réunion de la plaie est complétée, s'il y a lieu, à ses deux extrémités, puis l'anse est ouverte en long, au bistouri ou au thermo-cautère, ou même on excise un segment ovalaire de paroi, au niveau de la face convexe proéminente, et *les bords de l'ouverture sont immédiatement réunis à la peau par quelques points de suture au catgut.* Naturellement aucun tube quelconque n'est laissé dans l'intestin.

Enfin, on devra **se garder de faire trop large** l'anus contre nature : ces dimensions exagérées ne sont nullement nécessaires au drainage régulier des matières et elles exposent singulièrement aux accidents ultérieurs de prolapsus.

(¹) De la sorte, les deux bouts s'accolent comme deux canons de fusil ; il peut, d'ailleurs, être utile de compléter l'accolement par quelques points latéraux, surajoutés.

(²) Je parle ici, bien entendu, de ces cas où les caractères reconnus de l'obstacle (néoplasme inopérable, etc.) commandent la création d'un anus contre nature définitif. Autrement, on devra toujours pratiquer la colostomie sur le type de l'entérostomie plus haut décrite, c'est-à-dire fixer à la paroi *une portion relativement étroite de la circonférence intestinale* et ouvrir une voie suffisante au drainage, mais *susceptible de se prêter à une réparation ultérieure facile.* On fera bien, alors, de ne pas hernier l'anse tout entière, et de passer les points en U à une certaine distance de l'insertion mésocolique (fig. 361).

APPENDICITE

Il est peu de maladies dont l'histoire soit étayée, à l'heure actuelle, sur des travaux plus nombreux, sur une observation plus vaste : pathogénie, anatomie pathologique, formes cliniques, tout a été décrit, étudié, discuté, ce qui ne veut pas dire que tout soit encore connu. Les dernières résistances médicales, appuyées sur la vieille doctrine de la typhlite, ont fini par céder en partie, et aujourd'hui, par un revirement un peu déroutant en apparence, c'est un médecin éminent qui s'est fait le promoteur passionné et intransigeant de l'opération hâtive, alors que la pratique de l'opération remise, *à froid*, rallie de jour en jour un plus grand nombre de chirurgiens [1].

Ce conflit d'opinions contradictoires n'a pas manqué de jeter un certain désarroi dans l'esprit médical, et c'est là un danger, un danger grave. Il faut s'entendre, et, sans s'attacher à une formule systématique et simpliste, chercher dans l'analyse éclairée, soigneuse et *individuelle* des faits, les grandes indications.

Avant tout, posons ce principe immuable : ***toute appendicite doit être opérée; la date seule de cette opération pourra varier; on la fera d'urgence dans un certain nombre de cas ; on la fera plus tard, à froid, aussi souvent qu'on le pourra*** [2].

La supériorité de l'opération « à froid » n'est pas discutable : elle est bénigne, elle est complète, en permettant de rechercher toujours et de réséquer l'appendice, elle assure la guérison définitive, avec le minimum de dangers. Qu'il y ait donc un bénéfice considérable à pouvoir attendre, pour intervenir « à froid », on ne le conteste guère [3]. Or, l'expérience a démontré que, par l'application immédiate et rigoureuse du *traitement d'immobilisation*, un nombre élevé d'appendicites aiguës rétrocèdent, se cantonnent, et perdent leurs allures extensives et inquiétantes du début, pour se transformer en un processus tout local, qui finit par s'éteindre et se résoudre, sur place, et permet de reporter, à un jour meilleur, l'opération nécessaire.

Toutes les appendicites aiguës n'obéissent pas à ce traitement; au bout

(1) Nous n'avons pas besoin de rappeler les longues discussions, encore toutes récentes, de l'Académie de médecine et de la Société de chirurgie.

(2) Et cette doctrine n'est point spéciale à l'appendicite. Opérons-nous, en pleine crise fébrile et douloureuse, en pleine pelvi-péritonite, les *salpingo-ovarites*? Non, certes; et même s'il s'agit de volumineux pyo-salpinx, si les accidents deviennent pressants, nous préférons recourir d'abord à une intervention palliative, provisoire, en quelque sorte, à l'ouverture pure et simple de la poche par le vagin (voy. *Colpotomie*), réservant à plus tard, une fois tombés les accidents d'infection aiguë, l'opération complète et définitive. Nous ne faisons pas autre chose pour l'appendicite, qui, dans la fosse iliaque, s'enveloppe d'adhérences, se cantonne, s'isole de la grande cavité, comme la trompe au fond du bassin. Toutefois, on ne saurait le nier, le danger est, dans l'appendicite, toujours un peu plus grand, par le fait du processus gangreneux et des perforations, souvent inattendues, et la surveillance doit être plus rigoureuse encore.

(3) Sur ce point, tout au moins, l'opinion *chirurgicale* paraît unanime.

d'un temps très court, l'expérience est faite et la question jugée, l'*opération d'urgence* s'impose.

Toutes les appendicites aiguës sont loin d'être soumises, dès le début, à ce traitement, traitement d'urgence, s'il en fût, et qui n'a rien de commun avec l'expectation banale, encore moins avec les médications agressives et néfastes, si rebelles à déraciner; quand nous voyons le malade, la maladie en est déjà à un stade avancé, irrémédiable, de son évolution : de là, de nouvelles indications de l'opération immédiate.

Voilà comment, à notre sens, le problème doit se poser : fidèle à notre méthode, nous ne chercherons pas à accumuler les statistiques, ni à tracer des cadres à étiquettes sonores et toujours plus ou moins schématiques; nous présenterons des exemples, et, en face de la réalité, en face de notre responsabilité, nous nous demanderons ce qu'il faut faire.

I. *Vous êtes appelés dans les premières heures qui suivent le début des accidents.*

Autrement dit, vous avez **d'emblée** la direction complète (et l'entière responsabilité) du traitement.

Sous la réserve que le diagnostic soit bien établi (¹), et que les conditions « extérieures » s'y prêtent, il sera tout indiqué d'agir immédiatement, et c'est au cours de ces premières vingt-quatre ou trente-six heures que l'opération systématique est tout à fait rationnelle : elle sera bénigne, en général (et les statistiques le prouvent), simple, radicale, l'appendice, encore libre ou à peu près, étant facile à découvrir et à exciser; elle préviendra toutes les mauvaises chances d'une évolution toujours inconnue.

En pratique, on doit reconnaître que pareille conduite se heurte souvent à des obstacles matériels insurmontables.

S'il en est ainsi, instituez, séance tenante, ce que j'appelais tout à l'heure le **traitement d'immobilisation**, celui que Jalaguier a si bien formulé. Immobilisation générale du corps, dans le décubitus dorsal, immobilisation de l'intestin : tels sont, en effet, les deux éléments fondamentaux de la thérapeutique rationnelle, et nos seuls moyens d'action.

Pas de transports, pas de déplacements du malade : laissez-le dans son lit, sur le dos, à plat, immobile, inerte. — *Pas de purgatifs, pas de lavements.* — *Rien à prendre*, pas de bouillon, pas de lait, rien : quelques gouttes d'eau de Vichy ou d'eau bouillie sur la langue pour tromper la soif, à la rigueur, une cuillerée à café d'eau de Vichy toutes les deux heures, et c'est tout.

Glace en permanence sur le ventre : non pas ce petit sac, appliqué au hasard sur la paroi, qui roule et glisse à tout instant, et qui ne saurait avoir qu'une vague action de présence; mais deux ou trois larges vessies en caoutchouc dûment garnies de glace concassée, dûment renouvelées, dès que la glace fond, et qui recouvrent les deux fosses iliaques et le milieu du ventre.

(¹) Et il est loin de l'être toujours à cette période : « Si j'avais été un interventionniste pressé, écrit Jalaguier, j'aurais opéré ainsi deux fièvres typhoïdes, deux entéro-colites grippales, une colique néphrétique et même une pneumonie droite. » Enfin, s'il est désirable que le chirurgien puisse être appelé dès le début des accidents appendiculaires, en pratique il n'en va pas toujours ainsi, et souvent par suite d'obstacles matériels insurmontables.

Opium à l'intérieur, en pilules de 1 centigramme toutes les deux ou trois heures ; pour un enfant de 4 à 5 ans, on peut donner 5 centigrammes en vingt-quatre heures, pour un enfant de 10 à 15 ans, la dose moyenne est de 10 centigrammes ; pour un jeune homme ou un adulte, on peut aller jusqu'à 15 centigrammes en vingt-quatre heures (1).

Enfin *soyez très sobres d'explorations locales* : faites-les du bout du doigt, avec toute la légèreté possible ; gardez-vous de les répéter plusieurs fois par jour : à ce stade initial, une fois posé le diagnostic, elles vous apprendront peu de chose ; c'est à l'état général, au pouls, à la température, aux réactions abdominales, qu'il faut demander des renseignements.

Une *surveillance étroite, journalière* est la condition expresse de la légitimité de ce traitement. Faites-le, d'emblée, dans toute sa rigueur ; n'ajoutez rien, ne retranchez rien ; ne vous bornez jamais aux à peu près : c'est une *méthode précise* que vous devez appliquer ; à ce prix seul, elle est efficace.

J'ai dit plus haut que le temps d'épreuve est court, et que, au bout de vingt-quatre heures au minimum, de cinq à six jours au maximum, vous serez fixés.

Voici, en effet, ce que vous observerez, sous l'influence du **traitement d'immobilisation**, immédiat et rigoureux.

a. Certaines formes *douloureuses et fugaces*, qui se rapportent fort bien à la *colique appendiculaire* de Talamon, céderont très vite, parfois brusquement, et c'est pour cela que l'acuité initiale des douleurs ne doit pas en imposer.

Un petit garçon de douze ans, en pleine santé, a été pris la veille au soir, de vives douleurs dans la fosse iliaque droite ; la douleur est restée le phénomène dominant, elle a provoqué l'insomnie, une grande agitation et une fatigue, dont témoignent la pâleur et la physionomie souffreteuse. Il n'y a eu qu'un seul vomissement alimentaire, qui ne s'est pas renouvelé. Le pouls est un peu fréquent, bien frappé et fort ; la température n'a pas dépassé 37°,5. Le ventre n'est pas ballonné : il est sonore dans toute son étendue, et aussi dans la fosse iliaque droite : à ce niveau, la moindre pression réveille toujours la plus vive sensibilité, surtout au point de Mac Burney. L'absence de fièvre, de réaction abdominale, de tout indice infectieux, devait éloigner toute idée d'intervention immédiate ; diète absolue, glace, opium : les accidents douloureux cessèrent au bout de vingt-quatre heures, et tout disparut, sans laisser même dans la région appendiculaire de traces appréciables.

Il arrive que la souffrance soit d'une *intensité extrême et déconcertante*. On m'appelait un soir, d'urgence, auprès d'une malade, une jeune femme de vingt-cinq ans qui, depuis le matin, *criait de douleur*, et il en était résulté une surexcitation, une fatigue des traits, un affolement du pouls, qui en imposaient aisément. Cette douleur occupait avec la plus grande netteté la région de l'appendice, elle avait débuté brusquement, elle s'irradiait dans le reste du ventre, tout en conservant au point originel son maximum d'acuité. L'hypothèse d'une appendicite perforante suraiguë avait

(1) On fera bien, toutefois, de ne pas abuser de l'opium ou de la morphine, qui peuvent agir, de façon nocive, sur les reins, et qui, d'autre part, masquent les réactions abdominales.

été émise, et la malade adressée à l'hôpital en vue de l'opération urgente.

Or, le ventre n'était nullement ballonné, il n'y avait pas eu de vomissements, le pouls, assez fréquent, était très plein, la température à 37°, la langue humide, le facies n'avait point le cachet spécial de l'infection; j'ajoute qu'au bout de quelques heures, la souffrance s'atténuait considérablement, et que le palper iliaque, devenu facile, demeurait entièrement négatif. Avec l'opium et la glace, *le lendemain tout avait disparu* : il restait seulement, au point de Mac Burney, une sensibilité très nette, qui témoignait bien de l'origine des accidents.

A maintes reprises, j'ai été témoin de ces bruyantes entrées en scène, suivies d'une pièce qui tourne court.

Donc, si la douleur, avec son début brusque, et sa localisation spéciale, représente un des éléments les plus importants du diagnostic de l'appendicite, **elle ne saurait, à elle seule, tenir lieu d'indication opératoire**, sous la réserve que les phénomènes locaux et généraux soient en contradiction avec ces bruyantes apparences [1].

b. Ailleurs, l'entrée en scène est marquée par une ascension thermique brusque (38°,5, 39°), des vomissements, et le *point de côté iliaque*, mais le pouls est fort, plein, de fréquence moyenne, le ventre n'est douloureux que dans la fosse iliaque, le facies est bon; au deuxième ou troisième jour, la température retombe tout d'un coup à 37°. C'est un feu de paille. La douleur iliaque persiste encore quelque temps, sans qu'il se forme de « plastron », souvent même sans qu'il reste, au palper, rien d'appréciable.

c. L'appendicite aiguë, commune, résiste plus longtemps, et, même dans les cas heureux, soumis d'emblée au **traitement d'immobilisation**, et qui se « refroidiront », la fièvre et les accidents réactionnels ne s'atténuent que progressivement; il y a là une période d'observation, d'attente, d'angoisse quelquefois, où la responsabilité du médecin est gravement engagée.

Dans les cas heureux, dont je parle, la douleur, le ballonnement du ventre se cantonnent plus ou moins vite à la région iliaque, les vomissements deviennent plus rares et cessent, le pouls est plein, régulier, il ne dépasse pas 100 à 110, il est en corrélation normale avec la température (38°,5 à 39°,5), ou la suit dans ses oscillations journalières.

Quant à la constipation, elle est et reste, d'ordinaire, complète : pas de selles, pas de gaz. Ce n'est point là une complication, c'est un symptôme, un symptôme constant qu'il faut respecter, et qui cédera spontanément, à la fin de la crise aiguë. L'émission spontanée de gaz par l'anus devient ainsi un précieux indice.

Au 2e, 3e ou 4e jour, le palper découvre, dans la fosse iliaque droite, un empâtement, une induration en nappe, qui s'étale, semble faire corps avec la paroi abdominale, et figure une sorte de **plastron**, épais et dur. Ce plastron — s'il a et s'il conserve ces caractères — révèle le processus d'enkystement,

[1] Toutefois la diffusion rapide de la douleur, qui s'étend, dès les premières vingt-quatre heures, le long du côlon ascendant et, à gauche, au-dessous de l'ombilic, est toujours un signe important, qui doit faire craindre une forme grave, toxi-infectieuse, compliquée d'adénopathie mésentérique précoce (Quénu).

la barrière d'adhérences qui se crée et s'étend autour du foyer; à ce titre, il est d'une heureuse signification.

Vers le 5e ou 6e jour, la température s'abaisse et tombe plus ou moins vite à la normale, le pouls se ralentit du même pas, la constipation cesse; le plastron, qui s'est diffusé parfois sur une large zone, ne s'accroît plus, durcit encore à sa partie centrale, en s'affaissant, en s'assouplissant à son pourtour, et devient, au palper, de moins en moins douloureux.

Ce moment « critique » est celui, aussi, où la surveillance se relâche trop souvent : on s'empresse de purger le malade, on cède à ses instances, en l'alimentant trop vite; que de rechutes n'ont pas d'autre cause, et sont délibérément inscrites au passif de la méthode!

Je ne saurais mieux faire que de transcrire les sages préceptes de Jalaguier : On ne donnera la première tasse de lait que 24 heures après la défervescence accomplie (37°), et le régime lacté exclusif sera maintenu jusque vers le 15e jour.

Le premier laxatif (huile de ricin ou calomel) ne sera administré que 24 ou 36 heures après la fin de la crise, on ne purgera pas davantage dans les jours qui suivront, et l'on se bornera, pour assurer la régularité des selles, aux laxatifs, aux suppositoires, aux lavements glycérinés.

Le sac de glace ne sera supprimé qu'au bout de plusieurs jours (après la défervescence); enfin le malade sera laissé au lit jusqu'à la fin de la troisième ou quatrième semaine.

Ce n'est pas là encore la guérison, ce n'est que le premier temps : le second temps comporte la résection « à froid » de l'appendice, qui ne suivra pas immédiatement ou à quelques jours de distance la fin de la crise aiguë, mais qui supposera toujours, pour justifier son titre, un répit de quinze à vingt jours dans les formes atténuées, de six semaines, au moins, après les formes sévères.

Tels sont les principes de la méthode fort sage — *lorsqu'elle est bien comprise et bien appliquée* — de l'intervention retardée, « à froid ». Une surveillance étroite, nous tenons à le répéter encore, en est la condition essentielle; et, lorsque cette surveillance, par suite de l'éloignement, du milieu, etc., n'est pas possible, les risques sont trop graves, et *l'opération hâtive devient une mesure de prudence.*

D'ailleurs, à tous les stades, à toutes les heures de la crise aiguë, il faut se tenir prêt à intervenir, et dès que les allures de l'affection cessent d'être franchement bénignes, ***le doute doit toujours être inscrit aux indications de l'opération immédiate***.

A cette condition seule, la méthode est légitime.

Et, de fait, alors même que le traitement « d'immobilisation » est institué d'emblée et régulièrement suivi, l'évolution est loin d'être toujours celle que nous venons d'esquisser :

A. Dès les premières vingt-quatre ou trente-six heures l'aggravation rapide des accidents, la discordance du pouls et de la température, l'agitation, le faciès grippé, le ballonnement dénoncent une **forme septique hypertoxique**.

Une petite fille de treize ans est prise brusquement le dimanche, après déjeuner, d'une vive douleur dans le ventre, à droite; elle se couche, elle vomit un peu, et, quelques heures après, le médecin appelé constate un point douloureux très net dans la fosse iliaque droite, un peu d'endolorissement du ventre, une température de 38°. L'état local et général reste à peu près stationnaire le lendemain, mais, le soir, le thermomètre marque 39°, le ventre est un peu ballonné, il n'y a pas de vomissements. La nuit est agitée. Le mardi matin, la température est à 38°, toujours pas de vomissements, mais le pouls est à 125, le facies un peu tiré et anxieux, le ventre météorisé, très sensible sur toute sa surface : dans la fosse iliaque droite, la palpation est d'abord très difficile, car, au moindre contact, *la paroi se contracte, durcit et se tend*; pourtant, en procédant avec lenteur, on arrive à affaisser la paroi : on ne sent rien, qu'une tension vague; la percussion décèle à peine une légère diminution de sonorité. Au point de Mac Burney, la douleur est extrêmement vive, et, bien que la pression soit pénible sur tout le ventre, c'est toujours à ce niveau précis qu'elle devient intolérable.

L'opération est décidée et pratiquée d'urgence, quelques heures après; *sous le chloroforme, le palper iliaque ne fournit pas plus de renseignements*, on ne trouve pas de collection, pas de masse, à peine quelque trace d'empâtement, tout en dehors.

J'incise la paroi et le péritoine : il s'écoule environ trois cuillerées à bouche de liquide louche, et je tombe sur la face externe du cæcum; en arrière, je sens et je découvre l'appendice, encapuchonné de fausses membranes jaunâtres, au milieu desquelles est répandu un peu de pus : je le décolle, je l'extrais et je le résèque à sa base, au thermocautère, après ligature au catgut. Il est *sphacélé et perforé à son extrémité*. J'explore ensuite la cavité latéro-cæcale : elle est tapissée d'une fausse membrane puriforme, et nulle part elle n'est fermée; sur le cæcum, *sur les anses grêles voisines*, je retrouve les mêmes fausses membranes, que je décolle prudemment avec des tampons : la paroi cæcale paraît très friable, elle saigne sous le frottement, et je ne puis pousser jusqu'au bout la décortication de l'enduit puriforme, pour ne pas entamer et affaiblir les tuniques de l'intestin. Pourtant, quoiqu'il n'y ait pas d'adhérences et pas de limitation, le foyer septique ne paraît pas s'étendre encore loin de la région iliaque. Un drain est laissé, en dehors du cæcum, et la plaie partiellement réunie.

Bien qu'il n'y eût pas d'accidents péritonitiques proprement dits, pas de vomissements, l'état infectieux resta inquiétant pendant trois jours, et les abondantes injections sous-cutanées du sérum artificiel nous rendirent cette fois encore les meilleurs services. A partir du quatrième jour, tous les accidents cessèrent, et la guérison s'acheva sans incident.

Il est peu de cas où l'initiative chirurgicale soit plus urgente que dans ces *formes septiques* de l'appendicite : en pratique, nous devons nous conduire devant elles comme devant une péritonite par perforation.

C'est le pouls qui fournit, alors, **les indications majeures** et qui signale le danger; s'il est petit, mauvais, au-dessus de 115 chez l'adulte, de 125 à 130, chez l'enfant, avec une température de 38° ou même 37°,5, si la **discordance** [1] s'accentue, et qu'il augmente de rapidité à mesure que la température s'abaisse, quelle que soit la bénignité apparente des autres symptômes, toute hésitation doit disparaître, tout retard peut être un arrêt de mort : ***opérez, opérez tout de suite.***

B. Le processus paraît suivre d'abord une marche régulière; lorsque, au 3e, 4e, 5e jour, les accidents reprennent, les vomissements reparaissent, la fièvre monte, et surtout le pouls devient fréquent, petit, « discordant ». Ces arrêts d'une évolution régressive qui semblait dûment établie, ces *brusques retours infectieux* commandent, eux aussi, l'opération d'urgence.

Un dentiste de vingt-cinq ans se présentait à nous avec des symptômes d'appendicite très bénigne. L'affection avait débuté, quelques jours avant, par une douleur vive, mais depuis, à part la douleur et quelques vomissements, les réactions générales étaient absolument nulles. On sentait, dans la fosse iliaque, *un cordon*, du volume du pouce à peu près, qui semblait collé à la partie externe de la région, *compact, presque dur*. La température était de 38°,2 ; le pouls à 100, bien frappé. Rien ne pressait.

Au bout de deux jours, le ventre commença à se ballonner un peu, à devenir sensible; le facies était tiré, le pouls moins bon : « il y avait quelque chose de changé », la bénignité de l'évolution n'était plus franche; je m'empressai d'opérer. Et bien m'en prit. Je trouvai, en dehors du cæcum, un peu de liquide puriforme, et, au milieu de cette petite cavité, l'appendice, à peine entouré de quelques adhérences lâches, *sphacélé, flétri et verdâtre* dans ses deux tiers inférieurs. En dedans, *la grande cavité péritonéale n'était nullement défendue*, et nul doute que l'infection ne s'y fût rapidement propagée. Le malade resta quelques jours encore dans un état un peu inquiétant, vomissant un peu; trois semaines après, il était guéri.

C. *Vers le 6e jour*, alors que la défervescence devrait se produire, *la température reste élevée ou remonte*, elle décrit de grandes oscillations, les douleurs deviennent plus aiguës, *le plastron s'accroît, grossit*, et souvent se ramollit, il cesse de figurer une nappe indurée, et prend la forme d'une épaisse voussure, très douloureuse à son centre et près de l'épine iliaque : cette fois encore, l'épreuve est faite, et la poursuivre plus longtemps serait créer un danger, **il faut opérer.**

Il arrive que cette « reprise » des accidents succède à une défervescence complète, qui s'est prolongée plusieurs jours et qu'elle se présente avec les caractères d'une véritable *rechute*. Comme nous le disions plus haut, les écarts de régime en donnent souvent l'explication; mais, alors même que la surveillance ne s'est pas ralentie, il est des foyers mal éteints qui se rallument, dès que l'*immobilisation* cesse d'être absolue. Ceux-là encore ne se prêtent pas au « refroidissement » : *il faut opérer*, et *les rechutes revêtent, à ce point de vue, la signification d'indications pressantes.*

(1) La discordance s'accuse parfois en sens inverse, comme le fait remarquer Jalaguier : la température reste élevée et le pouls tombe à 60 et même 50; la signification est la même. Ces indications tirées du pouls ne sont pas constantes, c'est vrai : elles ne conservent pas moins, dans la grande majorité des cas, à une étude attentive, une valeur indéniable.

Je ne citerai que deux exemples fort démonstratifs.

Un jeune garçon de seize ans, constipé, souffrant un peu du ventre depuis quelques mois, est pris de douleurs vives dans la fosse iliaque : on le met au lit séance tenante, et l'on institue le traitement. Au 3e jour, on trouvait, dans la région appendiculaire, une sorte de tractus épais, induré, allongé obliquement, et douloureux au palper : il y avait eu deux ou trois vomissements, au début, mais tout avait cessé ; l'état général était excellent, le pouls à 90, la température ne dépassait pas 38°. C'était, s'il en fût, une forme résolutive de l'appendicite.

Une semaine plus tard, alors que, depuis quatre jours, la température était retombée à 37° et que la crise semblait disparue — le petit malade étant resté au lit et la surveillance du régime ne s'étant point ralentie — la fièvre reparait brusquement (38°,5), la douleur se montre de nouveau, et, en deux jours, la petite masse latéro-cæcale avait triplé de volume, elle se dessinait à la paroi, elle était manifestement fluctuante. L'opération s'imposait : je fis l'incision iliaque, et j'ouvris un *volumineux abcès rétro- et latéro-cæcal,* au fond duquel il me fut impossible de trouver l'appendice ; seuls quelques débris rougeâtres, appendus à l'extrémité du cæcum, paraissaient en figurer les traces ; la paroi cæcale était saignante et très friable, et j'eus quelque crainte de voir se produire ultérieurement une fistule stercorale. Heureusement aucun accident de ce genre ne survint, et la cavité drainée se ferma régulièrement.

Autre cas, que j'ai suivi jour par jour depuis le début. Un jeune garçon de quatorze ans est pris, le 20 février 1900, de vomissements et de douleurs abdominales ; la température monte à 39°. Je le vois deux heures après : le facies est un peu anxieux, le ventre ballonné, la douleur très nette et très vive au point de Mac Burney ; le pouls est à 110, régulier, assez bon. Aucune médication n'a encore été administrée, et le traitement d'immobilisation est institué tout de suite avec la plus grande rigueur : glace, opium, diète absolue (une demi-cuillerée à café d'eau de Vichy toutes les quatre heures), immobilisation complète ; l'enfant est isolé, sous la surveillance d'une garde-malade éprouvée, qui le soigne depuis longtemps pour une autre affection. Les douleurs se calment, les vomissements ne se reproduisent pas ; dès le second jour, le *plastron iliaque* était très perceptible ; au 4e jour, la température tombait à 37°,5 le matin, et ne dépassait pas 38°,2 le soir ; au 6e jour, elle était normale matin et soir. Le lendemain on obtint une selle avec un lavement à la glycérine ; on continue les applications de glace, on ne donne que du lait, par toutes petites quantités, et le séjour au lit, sur le dos, est rigoureusement maintenu. Cependant le plastron s'étend encore, s'épaissit, devient plus douloureux : c'est une grosse masse qui remplit toute la fosse iliaque. Au 10e jour, la température remonte à 38° ; au 12e jour, l'opération est pratiquée : je trouve un énorme abcès *sous- et rétro-cæcal,* et, tout au fond, je découvre et j'enlève l'appendice sphacélé dans sa moitié inférieure, et perforé ; large drainage. Après quarante-huit heures d'inquiétudes, la situation devient tout à fait satisfaisante ; la vaste cavité s'assèche et se comble en un mois. La cicatrice est solide.

Voilà donc toute une série d'éventualités, qui commandent l'intervention d'urgence ; et la méthode de l'opération retardée, « à froid », n'est complète et n'est justifiée, que si l'on tient compte de ces accidents d'évolution et des nécessités opératoires qui en dérivent.

Et ces nécessités sont plus fréquentes et plus pressantes encore dans la seconde série de faits, que nous allons passer en revue.

II. ***Vous n'êtes appelés qu'au bout d'un certain nombre de jours, pendant lesquels l'appendicite est restée non traitée ou mal traitée.***

Ici, les données du problème sont tout autres : la situation n'est plus entière, si je puis ainsi dire, et l'infection a pris les devants. Vous n'êtes plus en présence d'une maladie qui commence, mais d'une maladie constituée, à un stade plus ou moins avancé, et qui souvent ne se laisse plus enrayer.

On tiendra toujours le plus grand compte de la date initiale des accidents et de leur durée, en les rapprochant des termes ordinaires de l'évolution régressive que nous avons étudiée plus haut.

Est-il temps encore de recourir au traitement d'immobilisation? Peut-on le faire sans danger, et avec un bénéfice réel? Telle est la première question à poser. Une réponse affirmative engage trop lourdement notre responsabilité, pour qu'elle ne doive pas toujours être donnée en pleine liberté d'esprit, sans arrière-pensée, *sur des éléments indiscutables de bénignité.*

A. Vous constatez tous les signes d'une « résolution » commençante : température qui décroît, pouls « concordant », plus de réactions abdominales, douleurs modérées, plastron dur. La crise a été bénigne, et le « refroidissement » est en voie de se faire spontanément : bien entendu, vous n'aurez qu'à suivre et à seconder le processus.

Soyez méfiants, toutefois, *soyez toujours méfiants*, et assurez-vous, par une analyse attentive, minutieuse et *suivie*, qu'il s'agit d'un mieux-être authentique et d'une résolution franche. N'oubliez pas ces accalmies trompeuses, dont certaines formes septiques de l'appendicite ne sont que trop coutumières. Les exemples ne manquent pas.

Un homme d'une trentaine d'années est pris, un lundi, d'accidents appendiculaires : on le met au lit, on le purge, et l'on applique de la glace sur le ventre [1]. Cependant les douleurs s'apaisent, et le jeudi, le malade se lève pour déjeuner à table. Cette équipée est suivie d'une recrudescence, d'apparence légère. Je ne le vois que le samedi soir : le facies est un peu tiré, mais non grippé, la température à 38 degrés, le ventre à peine sensible dans le flanc droit (le malade est, d'ailleurs, d'une très forte corpulence, et le palper abdominal difficile) ; mais le pouls, à 115, intermittent, petit, la respiration fréquente, gênée, témoignent de la gravité réelle de la situation. Je déclare

[1] Cette étrange association du purgatif et de la glace est loin d'être exceptionnelle : elle trahit une méconnaissance absolue du principe même du « traitement d'immobilisation ». On ne saurait d'ailleurs, trop insister sur les méfaits des purgatifs ; que de fois des appendicites, d'ailleurs bénignes, ne sont-elles pas brusquement aggravées à la suite de cette malencontreuse et irrationnelle médication.

l'opération urgente, et je fais les plus expresses réserves sur le lendemain, non sans provoquer une douloureuse surprise. J'ai rarement vu une suppuration appendiculaire aussi étendue : la fosse iliaque est remplie d'une nappe purulente, qui descend dans le petit bassin, qui remonte derrière le côlon ascendant et qui se prolonge, en haut, dans un foyer sous-diaphragmatique ; en dedans, le pus fuse, sans limites, entre les anses intestinales; l'appendice est énorme, plusieurs fois perforé; il est réséqué sans difficulté, grand lavage à l'eau bouillie, drainage multiple, opération aussi rapide que possible; injection continue de sérum artificiel. Rien n'y fait : le malade succombe le dimanche.

Une jeune fille de vingt-deux ans nous est amenée, souffrant, *depuis quelques jours*, dans la fosse iliaque droite : la douleur a débuté brusquement, mais elle s'est notablement atténuée, et quoique très nette encore au point de Mac Burney, elle est loin d'avoir l'acuité que l'on constate ordinairement; il y a eu quelques vomissements bilieux, le ventre est un peu gros, mais dépressible, et la sensibilité ne se retrouve que dans la région iliaque droite : à ce niveau, la paroi se défend, tout en permettant, quand on insiste, un palper profond, qui ne découvre *aucune tuméfaction appréciable*. Le pouls est à 110, bien frappé, la température à 38°, le facies coloré, la parole très facile, tout à fait normale, et notre malade nous raconte sans aucune fatigue ce qui s'est passé depuis deux jours. Nous restons un certain temps auprès d'elle, notre impression reste satisfaisante. C'était le soir, à dix heures : nous faisons donner de l'opium, appliquer de la glace sur le ventre et supprimer toute ingestion liquide, et nous attendons au lendemain.

Le lendemain, à huit heures et demie, la situation a changé; le ventre est plus ballonné, plus sensible, le pouls fréquent, les traits tirés. Nous opérons séance tenante : nous trouvons *un appendice perforé, un foyer mal limité, des fausses membranes sur les anses grêles voisines, du liquide louche dans le ventre*. Malgré tous nos efforts, la malade meurt dans la nuit.

B. Vous rencontrez une *appendicite aiguë* nettement caractérisée, *d'allures franches*, cette fois encore : pas de température excessive, pas de vomissements, pas de ballonnement.

Si les accidents ne remontent qu'à peu de jours, 3, 4, 5 jours, et surtout, si vous découvrez un plastron dûment étalé et induré, vous pouvez recourir à la méthode, sous la réserve qu'elle soit appliquée immédiatement, dans toute sa rigueur, et non à titre d'essai plus ou moins vague.

A mesure que le début s'éloigne, la persistance de la fièvre, en dehors même de tout indice d'infection grave, dénonce la suppuration et témoigne d'un processus, qui échappe désormais à toute autre action que l'action chirurgicale. Au delà du 8e, du 10e jour, la température reste à 39 degrés; bien que le pouls soit bon et de fréquence moyenne, bien que vous constatiez un « plastron », et que le foyer appendiculaire soit vraisemblablement localisé, vous ne gagnerez rien à attendre, et vous ferez courir à votre malade de graves dangers. Rappelez-vous ces énormes foyers suppurés, rétro-cæcaux et rétro-coliques, intra-cæcaux, pelviens, qui étonnent toujours, lorsqu'on les ouvre, et qui s'accroissent et progressent dans la profondeur, sans réaction spéciale, et sans que l'examen le plus minutieux permette d'en soupçonner l'extension.

Enfin, dans une appendicite qu'on ne connaît pas, dont on n'a pas, dès le début, suivi jour par jour l'évolution, la surveillance sera plus rigoureuse encore, s'il est possible; au moindre accident, au moindre arrêt de la régression commencée, si le pouls devient plus fréquent, si la température remonte, si le plastron grossit, ne demandez pas un plus ample informé, **opérez.**

C. Toute hésitation tombe, et l'***intervention d'urgence, d'emblée, immédiate, s'impose*** dans les éventualités suivantes, qui sont, aujourd'hui encore, monnaie courante dans la pratique journalière.

1° ***Vous constatez un abcès iliaque.*** — Un exemple, entre tant d'autres. Jeune fille de dix-neuf ans, vigoureuse et de belle apparence : début il y a dix jours, par une vive douleur dans la fosse iliaque droite; depuis deux jours, vomissements, qui sont devenus nettement porracés.

La température est de 40°,5 dans le vagin, le pouls à 130, bien frappé pourtant; le facies pâle, souffrant, mais sans être grippé. Le ventre est sensible sur toute sa surface; il est très douloureux dans la fosse iliaque droite; à ce niveau, malgré la résistance de la paroi, le palper reconnaît sans peine une *très grosse masse tendue, mate, fluctuante*, qui remplit toute la région, remonte jusqu'à trois travers de doigt au-dessus de l'épine iliaque antéro-supérieure et se prolonge en dedans jusqu'au bord du droit. Tout à l'heure, sous l'anesthésie, nous verrons cette masse se dessiner en relief à la paroi abdominale. Dès maintenant, il est manifeste que la fosse iliaque est le siège d'une *volumineuse collection*. Par le toucher rectal, on retrouve, en haut et à droite, de la douleur, de l'empâtement, je dirais volontiers de la fluctuation, si l'exploration, trop pénible, ne devait être fort brève et incomplète. Par le toucher vaginal, alors que l'utérus est mobile et qu'il n'y a, du reste, aucun antécédent pelvien, on constate aussi, au fond du cul-de-sac droit, de l'empâtement et de la douleur.

Voilà, s'il en fut, une situation nette, et, j'ajouterai, des indications pressantes. La présence d'une *collection iliaque*, la *fièvre*, les *signes de réaction péritonéale*, rien ne manque, et tout concorde à imposer une intervention immédiate, et déjà tardive, en réalité, si l'on songe à la date initiale des accidents et au volume de l'abcès.

L'incision iliaque est donc pratiquée, séance tenante, sous l'éther : la paroi sectionnée, nous rencontrons d'abord une nappe d'épiploon épaissi et adhérent; en la soulevant, nous donnons issue à un flot de pus fétide, et notre doigt pénètre dans une cavité considérable, qui descend dans l'excavation et se continue, derrière l'utérus, jusqu'au fond du cul-de-sac de Douglas : il s'écoule une quantité de pus qu'on peut évaluer sans exagération à un litre. Quand la poche est évacuée et détergée aux tampons, nous découvrons, en dehors et en arrière du cæcum, l'*appendice, gros, noirâtre, perforé à son extrémité* : on le décortique doucement, on le dégage de haut en bas, et, après ligature à la base, on le sectionne au thermo-cautère. L'opération est terminée par un drainage *avec un gros drain* enveloppé de gaze iodoformée et par la réunion très incomplète de la plaie à ses deux extrémités. — La malade guérit après une assez longue suppuration de la poche, qui n'était que trop explicable par ses dimensions anormales et le retard de l'intervention.

Dans les faits de ce type, toutes les indications sont réunies, et **le devoir strict du médecin est d'ouvrir ou de faire ouvrir la collection purulente, non pas le lendemain, mais tout de suite, dans les heures qui vont suivre.**

Ailleurs, vous vous trouvez en présence de réactions générales moins pressantes; mais vous constatez encore avec netteté une **collection fluctuante**, et, sur ce seul indice, votre conduite devra être la même.

Jeune fille de vingt et un ans : début brusque par *point de côté* dans la fosse iliaque droite; un peu de fièvre dans les premiers jours, quelques vomissements alimentaires, constipation opiniâtre; pourtant, la crise est peu bruyante et, quand nous la voyons, au 6e jour, l'état général est satisfaisant; la température ne dépasse pas 38°, le pouls est à 110; pas de vomissements; le ventre n'est pas ballonné, mais il reste très douloureux dans la fosse iliaque droite, et, à ce niveau, on sent avec une grande netteté une *masse arrondie, grosse comme une mandarine, manifestement fluctuante*. La collection purulente n'est pas douteuse.

L'incision iliaque est pratiquée : on tombe dans un gros abcès fétide, qui se prolonge en bas jusqu'à la hauteur de la branche horizontale du pubis; dans le pus, nous trouvons un *corps étranger* allongé, cylindrique, formé de matières stercorales durcies. Nous ne voyons aucune trace de l'appendice, et nous restons très prudent dans nos recherches, pour ne pas rompre les adhérences et ouvrir dans le péritoine la cavité, qui paraît complètement fermée. Drainage, réunion partielle. Un mois après, la malade était guérie.

Sans doute, le danger est moins menaçant dans ces formes de suppuration bien enkystée et qui ne provoquent autour d'elles que des réactions bénignes. Mais le lendemain n'en reste pas moins toujours incertain : en ouvrant ces abcès, en les ouvrant tout de suite, on obéit simplement à un précepte très salutaire et très sage de chirurgie générale. Du reste, ne vous fiez pas à ces accalmies, à cette évolution atténuée et trompeuse : le foyer infectieux se diffuse silencieusement, et *vous trouverez toujours des lésions beaucoup plus graves que vous ne les aviez soupçonnées*.

Donc, voici une première règle établie, — et les exemples pourraient être multipliés sans fin, — **dès que vous constatez une collection fluctuante dans la fosse iliaque droite**, avec ce début brusque et cette douleur localisée qui signalent l'appendicite, **opérez, et opérez tout de suite**.

2° Mais la fluctuation est loin d'être toujours nette, et souvent ce sera, non pas une collection fluctuante, mais une **grosse masse empâtée et douloureuse**, que vous sentirez dans la fosse iliaque.

Un homme de vingt-huit ans ressent une vive douleur dans le côté droit du ventre en sautant à cheval. La douleur persiste et s'accentue, des vomissements surviennent, et nous le trouvons, trois jours après, dans l'état suivant : il est pâle, le facies grippé, le pouls petit; la température est de 38°, le ventre est excavé : à la palpation, la douleur est très vive dans la fosse iliaque droite et spécialement à égale distance de l'épine iliaque et de l'ombilic, au point de Mac Burney. La fosse iliaque est occupée par une *masse empâtée, presque dure, qui figure un boudin volumineux.*

Nous l'opérons séance tenante : c'est le cæcum qui apparait d'abord dans la plaie; en le décollant d'avant en arrière, nous ouvrons une *vaste collection purulente rétro-cæcale*, au milieu de laquelle l'appendice, gangrené et perforé en plusieurs points, est découvert, dissocié et réséqué. Drainage. Guérison.

Autre cas beaucoup plus bénin d'apparence, mais où le volume de la masse péri-cæcale n'en témoignait pas moins de l'existence d'un abcès et de l'urgence de l'opération. Jeune homme de vingt-cinq ans : début par un frisson et une douleur modérée, mais brusque, dans la fosse iliaque droite. Il vomit ce jour-là; il n'a pas vomi depuis; mais les douleurs ont continué, sans que la température dépassât 38°. Nous le voyons au 10e jour : le ventre n'est pas ballonné; il existe une douleur très vive au point de Mac Burney, et dans la fosse iliaque le palper révèle une *masse épaisse*, figurant une voussure oblique de deux travers de doigt de large environ, voussure *empâtée, de consistance inégale, mais nullement fluctuante.* Incision iliaque : sous une épaisse couche d'épiploon et de fausses membranes, nous ouvrons une *collection purulente*, au fond de laquelle l'appendice, gros, épais, ulcéré à sa pointe, est retrouvé, isolé et excisé. Drainage. Guérison.

Remarquez que le volume de la masse perceptible — et je parle des faits où la résistance de la paroi gêne relativement peu la palpation — n'indique pas, de façon précise, le volume de la collection purulente profonde; autrement dit, **lorsque vous ne constatez, dans la fosse iliaque, qu'un boudin relativement peu épais, vous ne devez nullement en conclure qu'il n'y a pas de pus, et beaucoup de pus.** Il suffit de rappeler les abcès rétro-cæcaux, sous-cæcaux, intra-cæcaux, dont nous reparlerons plus loin, et surtout l'**appendicite pelvienne.**

Un homme de cinquante-deux ans, très vigoureux, tombe malade dans la première quinzaine d'octobre : douleurs dans les deux fosses iliaques, sans localisation précise, pas de vomissements, fièvre assez élevée (39°, 39°,5); sous l'influence du traitement institué, les accidents s'amendent au bout d'une huitaine de jours, et la crise paraît si bien conjurée, que le malade se lève et reprend en partie ses occupations. Trois jours après, il est forcé de s'aliter de nouveau. Je le vois, douze jours après le début des premiers accidents : la température oscille entre 38°,5 et 39°,5, le pouls est à 105, bien frappé, l'aspect général est bon, la langue humide, il n'y a pas de vomissements, la douleur est continue et très vive, elle siège dans la fosse iliaque droite, où le palper la réveille, et surtout derrière le pubis; les envies d'uriner sont fréquentes, mais non douloureuses; l'examen ne révèle qu'un empâtement très limité, en bande étroite, le long du bord externe de la fosse iliaque droite. Devant cette *rechute*, la fièvre, les douleurs, j'insiste pour une intervention immédiate : l'incision iliaque me conduit sur le cæcum adhérent; en décollant son bord externe, avec précaution, j'ouvre le foyer, et un flot de pus, extrêmement fétide, se fait jour au dehors; je pénètre alors dans une poche **intra-pelvienne, qui occupe toute la moitié droite du bassin**, et qui descend si bas, que mon doigt réussit avec peine à en atteindre le fond; elle est détergée aux tampons et aux compresses, et, après excision d'un tractus noirâtre et gangrené, qui paraît être un fragment de l'appendice, sans poursuivre les recherches, on draine. Pendant les dix premiers jours, l'écoulement, par les drains, conserva une fétidité extrême; sous l'influence de l'eau oxygénée, elle finit par disparaître et le foyer se combla dès lors rapidement.

Le toucher rectal, chez l'homme, le toucher rectal ou *vaginal*, chez la femme, sont fort utiles, dans ces appendicites à forme pelvienne, et servent à déceler le foyer appendiculaire ou la collection profonde : combinés au palper iliaque, ils permettent de reconnaître, le plus souvent sur le côté, en haut et à droite, une douleur, une zone empâtée, une masse fluctuante, qui confirment le diagnostic. Cette exploration par voie pelvienne est d'autant plus importante, au moins dans les cas douteux, que le point de Mac Burney manque souvent, ou se trouve reporté très bas, sur l'arcade, et que la fosse iliaque reste, en grande partie, libre. Les accidents recto-vésicaux, le ténesme rectal, le ténesme vésical, la fréquence des mictions sont aussi des indices de valeur, mais inconstants.

Je conclurai donc encore : lorsque ***vous sentez dans la fosse iliaque une masse épaisse, empâtée, douloureuse, les accidents généraux fussent-ils très peu pressants, opérez, opérez tout de suite.*** Encore une fois, vous serez étonnés et effrayés, presque toujours, des lésions que vous découvrirez dans la profondeur et de leur contraste avec les résultats de l'exploration externe.

3° Ailleurs, et trop souvent encore, c'est la **péritonite généralisée**, qui s'est constituée plus ou moins insidieusement, et que vous trouverez établie dans la place, lors des opérations tardives.

Que de fois m'est-il arrivé, dans la chirurgie d'urgence des hôpitaux, de rencontrer, à l'incision iliaque, ce liquide brunâtre, louche, sale, qui baigne les anses intestinales, à peine agglutinées, et qui traduit la forme la plus maligne de l'infection péritonéale, ou encore, à l'ouverture du ventre, de voir l'intestin recouvert de fausses membranes puriformes, et de faire jaillir des flots de pus, après la rupture de quelques adhérences, de toute la grande cavité, péritonite purulente diffuse, autre variété, qui ne laisse pas toujours perdre tout espoir, comme nous le verrons. Appendicites au cinquième, sixième, onzième jour quelquefois, appendicites à début brusque, mais d'allures trompeuses, sans réactions bruyantes, sans fièvre élevée, sans vomissements, au moins durant les premiers jours, et dont l'insidieuse évolution donne le change et fait croire à une bénignité réelle, à une sédation positive.

Devant ces péritonites d'origine appendiculaire, une autre question se posera quelquefois : celle des **limites de l'opérabilité.**

Pour nous, il n'y en a pas d'autres que les signes certains de l'agonie proche, le refroidissement des extrémités, et la disparition du pouls. Que la survie soit tout exceptionnelle, cela n'est pas douteux; que la mort soit peut-être fatale, dans cette variété d'infection péritonéale suraiguë, où l'on trouve dans le ventre un liquide louche, fétide, brunâtre, qu'on a comparé à du bouillon sale, nous n'avons pas d'éléments pour le contester; toujours est-il que d'avance nous ne savons pas ce que nous trouverons dans le ventre, que très souvent il s'agit de sujets jeunes, pourvus d'une résistance vitale inattendue; pour peu qu'ils puissent encore supporter l'incision de la paroi et le lavage (et le sérum en injections sous-cutanées ou intra-veineuses est alors d'un grand secours) (1), notre devoir est de leur assurer cette suprême ressource.

Telles sont les principales indications de l'opération d'urgence, au cours de l'appendicite; j'ajoute encore : ***dans le doute, on opérera.***

Cette dernière formule, pour intransigeante qu'elle puisse paraître, n'en est pas moins l'expression même de la prudence, de la pratique sage; j'ajouterai *qu'elle s'applique même aux cas où le diagnostic d'appendicite n'est pas nettement établi* — sous la réserve, bien entendu, que les accidents soient pressants.

On a vu, à une certaine époque, de l'appendicite partout, on en voit encore, mais nous ne parlerons pas de ces erreurs de diagnostic, relevant d'un examen superficiel, d'une interprétation hâtive, et qui conduiraient, certes, qui ont conduit parfois à des opérations au moins inutiles et irrationnelles (2). A côté de ces faits, il y en a d'autres où, tout en se trompant sur le point de départ des accidents, on a bien fait d'intervenir, sous la pression de ces mêmes accidents.

Je me contente de rappeler que certaines **péritonites par perforation**, certaines formes de **péritonite tuberculeuse aiguë**, simulent parfaitement l'appendicite, et je citerai, dans le chapitre suivant, des faits de ce genre. Brun, croyant opérer une appendicite, a rencontré un kyste de l'ovaire à pédicule tordu (3) et les faits de ce genre ne sont pas exceptionnels : j'ai opéré d'urgence, il y a deux ans, pour une appendicite, une jeune fille de

(1) Sous la réserve toutefois, que les reins fonctionnent et que l'infection, la toxi-infection (Dieulafoy) ne les aient pas encore trop gravement atteints. Quand l'injection de sérum, à doses abondantes, n'est pas suivie d'une diurèse relativement rapide, le pronostic doit être presque toujours tenu pour désespéré; et ceci est vrai dans toutes les infections, comme nous avons pu le vérifier maintes fois.

(2) Confusion possible avec la colique néphrétique, l'entéro-colite, l'embarras gastro-intestinal, la simple indigestion — la fièvre typhoïde au début. Il convient d'insister sur cette dernière éventualité : *a.* au début d'une dothiénentérie de forme un peu anormale, la douleur iliaque est attribuée à l'appendicite; c'est une erreur de diagnostic, pure et simple, qui peut aboutir à une intervention inutile, et même, en l'état, périlleuse; *b.* le processus typhique porte primitivement sur l'appendice et l'ampoule cæcale, on constate une tuméfaction iliaque, une masse empâtée péricæcale, et très légitimement on est conduit à opérer.

(3) BRUN, Kyste de l'ovaire à pédicule tordu pris pour une appendicite. *Société de chirurgie*, 31 mars 1897.

dix-huit ans, chez laquelle j'ai trouvé un kyste dermoïde de l'ovaire droit, également tordu [1]. Les ruptures de grossesse tubaire donnent lieu à de pareilles erreurs. Legueu y a insisté, et moi aussi, dans un cas récent, ayant porté le diagnostic d'appendicite grave, je suis tombé, à l'incision iliaque, dans une « inondation sanguine péritonéale » ; toute la besogne opératoire n'en a pas moins été faite, par cette voie, et la malade a guéri.

Sans doute, la pâleur toute spéciale lors d'hémorragie interne, la présence d'une tumeur volumineuse lors de kyste tordu, les antécédents et le relevé des premiers accidents permettront assez souvent d'élucider le problème; mais on ne s'attardera pas à en poursuivre la solution, on n'attendra pas que les données se précisent : il faut agir, et l'on peut dire, en pareille occurrence, que l'exactitude du diagnostic passe au second plan, puisque l'intervention, la même intervention s'impose.

Enfin, ce sont surtout les **annexites droites** qui peuvent revêtir, dans certains cas, toutes les apparences de l'appendicite aiguë suppurée, alors que, chez d'autres malades, annexite et appendicite, en se combinant, donnent lieu à un complexus très particulier et très intéressant.

Je ne saurais exposer ici l'histoire de ces formes mixtes, ni surtout rechercher les origines de cette association morbide. En chirurgie d'urgence, nous devons insister seulement sur les deux éventualités suivantes : 1° **on croit à une annexite aiguë**, à une pelvi-péritonite d'origine annexielle, **alors qu'il s'agit, en réalité, d'une appendicite**; 2° **l'annexite aiguë est prise pour une appendicite** et opérée, comme telle, **par l'incision iliaque**. — Enfin, la coexistence ou la **combinaison de l'annexite et de l'appendicite** sont loin d'être rares, mais elles se présenteront surtout dans les cas subaigus ou chroniques, qui n'exigent pas de détermination immédiate.

Attribuer à une pelvi-péritonite annexielle des accidents péritonéaux aigus qui relèvent, en réalité, d'une appendicite perforante, c'est là une erreur parfois fort malaisée à éviter et dont les conséquences peuvent être d'une gravité terrible.

Bouilly [2] en a donné et commenté plusieurs exemples frappants : dans les cas de ce genre, « les symptômes de l'appendicite sont, pour ainsi dire, frustes : la douleur est d'emblée diffuse dans tout l'abdomen, ou au moins dans la région hypogastrique; cette douleur n'est pas plus ou guère plus localisée dans la fosse iliaque droite que dans toute autre région du ventre; elle a pu débuter en un siège éloigné du cæcum et, en particulier, dans la fosse iliaque gauche; la palpation est rendue illusoire par la sensibilité péritonéale et la tension des parois de l'abdomen. En un mot, il est facile de constater qu'on est en présence d'une poussée péritonéale aiguë; il est presque impossible d'en déterminer la lésion causale et initiale ».

[1] G. Niot, *De la torsion du pédicule des kystes dermoïdes de l'ovaire droit*. Thèse de Paris, 1901.

[2] Bouilly, Appendicite ou annexite. *Congrès franç. de chir.*, 29 oct. 1898. — Voy. aussi les thèses de Leroy (E.), *Diagnostic différentiel de l'appendicite et des affections péri-utérines*, 1897, n° 79, et de A. Barnsby, *Appendicite et annexite, coexistence des deux affections, pathogénie, symptômes, traitement*, 1898, n° 317.

L'examen local peut contribuer à entretenir la méprise : la sensibilité, l'empâtement que l'on constate dans le cul-de-sac postérieur ou latéral droit ne sont parfois que la révélation du siège pelvien de l'appendicite; les volumineuses collections péri-appendiculaires fusent dans le cul-de-sac de Douglas et deviennent accessibles au toucher vaginal tout aussi bien qu'au toucher rectal.

Le diagnostic doit donc être établi « sur des nuances », selon l'expression de Bouilly : les accidents revêtent d'emblée une allure plus grave, l'infection est plus accusée, la fièvre plus élevée dans l'appendicite, dont l'évolution est, en général, progressive, alors que le début bruyant de la pelvi-péritonite annexielle est suivi d'ordinaire d'une sédation assez rapide. Il n'y a, en somme, aucun élément pathognomonique, et la seule conclusion qui s'impose, c'est la nécessité d'intervenir sans retard, dès les premiers accidents péritonéaux et sans attendre une nouvelle démonstration inutile, qu'une mort inattendue a trop souvent donnée [1].

Dans une autre série de faits, **on a posé le diagnostic d'appendicite aiguë; on pratique l'incision iliaque, et c'est un pyo-salpinx, haut situé, que l'on découvre.** L'erreur est, en somme, d'importance médiocre, et, bien que la voie iliaque n'ouvre pas un accès très commode, l'opération peut être poursuivie et menée à bien par l'incision de l'appendicite.

Une femme d'une vingtaine d'années est apportée à l'hôpital avec des accidents péritonéaux alarmants : ils ont débuté brusquement, la veille, par une douleur vive dans la fosse iliaque droite, qui s'est rapidement diffusée à tout le ventre; elle reste toujours très accusée, surtout dans la région appendiculaire; le ballonnement est très considérable, les vomissements fréquents et verdâtres, la température à 39 degrés. Malgré la douleur et la distension du ventre, on reconnaît nettement que la fosse iliaque est occupée par une masse fluctuante. Le toucher vaginal ne révèle aucune notion importante : c'est à peine si le cul-de-sac droit paraît un peu empâté et douloureux.

Nous portons le diagnostic d'appendicite suppurée, et l'incision iliaque est pratiquée séance tenante : elle nous conduit, une fois le péritoine

[1] L'exemple suivant en est une nouvelle preuve. Une femme de trente-cinq ans entre à l'hôpital Beaujon le 11 février 1896 : en janvier elle a fait une fausse couche suivie de pertes abondantes qui ont duré trois semaines; il y a quinze jours de vives douleurs ont commencé à être ressenties dans la fosse iliaque droite et les hémorragies ont reparu. La constipation est opiniâtre; il n'y a pas de vomissements. Au toucher, on trouve, dans le cul-de-sac postérieur, une masse de la grosseur d'une orange, qui est perceptible par le palper abdominal, masse de contours assez nets et qui paraît fluctuante. On porte le diagnostic de pyo-salpinx droit et l'intervention est remise à quelques jours. Le 13 février l'état s'aggrave brusquement, à la suite d'une vive douleur suivie de syncope, qui fait penser un moment à une rupture de la poche; pourtant l'orage se calme, la douleur s'apaise et l'examen ne montre aucune modification de la situation locale. La laparotomie médiane est pratiquée le 15 : on découvre une poche jaunâtre, recouverte d'épiploon adhérent et qui occupe la partie médiane de l'entrée du bassin; aux premiers essais de décortication, elle se crève et donne issue à une grande quantité de pus; on constate alors que la cavité se prolonge jusqu'au fond du cul-de-sac de Douglas; sur ses parois, on reconnaît les annexes, des deux côtés, recouvertes de fausses membranes, mais saines; à droite, une traînée purulente mène jusqu'à la fosse iliaque, où l'on trouve *l'appendice énorme, sphacélé et perforé* On le résèque, on déterge aussi soigneusement que possible toute cette vaste cavité, dans laquelle on laisse un drainage. La malade meurt dans la journée.

ouvert, sur *une tumeur rougeâtre, ovoïde, tendue, qui se prolonge dans le bassin* et qui est retenue dans la région iliaque par des adhérences en nappe, molles et récentes pour la plupart. En suivant cette tumeur en bas, il est aisé de constater qu'il s'agit, en réalité, d'*un gros pyo-salpinx*.

Après l'avoir bien isolée avec des compresses aseptiques, nous la ponctionnons d'abord et nous retirons un verre et demi de pus phlegmoneux; puis l'orifice de ponction est fermé avec une pince longuette, et la masse annexielle, facilement décortiquée, se laisse extraire par l'incision iliaque, en attirant derrière elle la corne utérine droite, qu'on voit apparaître au fond de la plaie. Ligature du pédicule, tout près de l'utérus, et section au thermocautère; drainage du foyer.

Si la salpingectomie d'urgence *par voie iliaque* paraissait d'exécution trop malaisée, on se ferait du jour en prolongeant l'incision au-dessus de l'arcade de Fallope, et peut-être vaudrait-il mieux fermer la plaie et recourir d'emblée à la laparotomie médiane.

Chez une autre malade, nous avions constaté, au milieu d'accidents généraux analogues et tout aussi pressants, une collection iliaque, que le début brusque, l'évolution des symptômes, la localisation de la douleur et surtout le siège élevé de l'abcès, nous avaient fait rapporter à une appendicite aiguë : l'incision iliaque ouvrit effectivement une grosse poche purulente, fermée de toutes parts, et qui se prolongeait en bas dans l'excavation; bien que nous n'ayons pas vu l'appendice, les caractères de cette poche, sa paroi épaisse, sa continuité jusqu'au contact de l'utérus, le pus phlegmoneux et sans odeur, nous firent admettre qu'il s'agissait aussi d'une collection salpingienne, d'*un pyo-salpinx haut situé et partout adhérent*. La poche fut drainée, la malade guérit, et depuis, quelques douleurs persistantes, l'empâtement du cul-de-sac droit, nous ont confirmé dans notre hypothèse.

Enfin, ce diagnostic entre les *abcès* d'origine *salpingienne* et d'origine *appendiculaire* peut devenir complètement impossible dans ces faits anormaux, mais aujourd'hui bien connus, d'**appendicite avec abcès iliaque gauche**. Termet et Vanverts [1] ont bien étudié cette prédominance des symptômes à gauche dans certaines formes d'appendicite.

Chez une de nos malades, cette localisation était si nette, qu'elle devait faire penser tout d'abord à une suppuration d'origine annexielle.

Il s'agissait d'une jeune fille de vingt et un ans, très adipeuse, de santé excellente jusque dans les derniers jours, et qui n'avait commencé à souffrir que le 4 novembre 1895. Le début ne semblait pas avoir été fort bruyant; la douleur siégeait dans les deux fosses iliaques, mais surtout *à gauche*; elle ne tarda pas à s'irradier dans l'abdomen, en s'accompagnant de constipation opiniâtre et de vomissements. La malade était entrée, le 4 novembre,

[1] Termet et Vanverts, De la prédominance des symptômes à gauche dans l'appendicite. *Gaz. des hôp.*, 1897. — Voy. aussi P. Bardet, *De quelques formes anormales d'appendicite avec abcès iliaque gauche*. Thèse de doct., 1898.

dans le service de M. Fernet, qui nous la montra le 12. L'état s'était aggravé, il y avait un arrêt stercoral complet, les vomissements étaient devenus verdâtres, et, malgré le tympanisme considérable, on sentait manifestement, *dans la fosse iliaque gauche*, une masse volumineuse, profondément fluctuante, qui paraissait la remplir tout entière. A droite, la palpation ne réveillait aucune douleur spéciale, elle était sensible comme sur le reste de l'abdomen, et rien de plus. La malade était vierge, assez mal réglée, et la période menstruelle avait été brusquement interrompue au début des accidents actuels.

S'il était indéniable que nous nous trouvions en présence d'une collection iliaque ou ilio-pelvienne suppurée, compliquée d'une réaction péritonéale inquiétante, la pathogénie en restait fort obscure, et nous nous attendions à une « surprise ».

Dans la journée, je pratique l'incision iliaque gauche, et je tombe sur une nappe d'épiploon épaisse et adhérente, au-dessous de laquelle on sent une grosse poche tendue; pendant que je la soulève doucement, la paroi de la poche se rompt et un flot de pus s'échappe, du pus très fétide, d'odeur intestinale; quand l'évacuation est terminée, je pénètre dans une vaste cavité, *qui se prolonge de gauche à droite* et paraît *se diriger vers la fosse iliaque du côté opposé*. Grand lavage et drainage. Les accidents inquiétants disparaissent, la malade guérit, mais il resta, pendant plusieurs mois, un trajet fistuleux qui fut curetté à plusieurs reprises et qui s'étendait de gauche à droite, probablement jusqu'aux débris non résorbés de l'appendice.

Encore une fois, s'il est utile, en chirurgie d'urgence, d'être instruit de ces faits anormaux, il faut savoir ne pas trop demander à une exploration souvent illusoire, à un diagnostic fatalement incomplet, ne pas attendre des vérifications pathogéniques tardives, mais agir sans retard, en suivant les indications positives et suffisantes fournies par les accidents d'infection péritonéale; ***dans le doute, il faut agir.***

L'OPÉRATION DE L'APPENDICITE

I. Prenons d'abord le cas le plus simple, peut-être aussi le plus fréquent: celui d'une collection purulente, qui remplit la fosse iliaque droite. Ce que nous allons dire de la préparation et des temps préliminaires s'applique, du reste, à toutes les formes.

Votre malade est couché horizontalement sur le dos, les membres bien recouverts et maintenus; il est endormi doucement à l'éther ou au chloroforme. Le pubis est rasé et toute la surface du ventre, ou du moins toute la zone sous-ombilicale est savonnée, brossée et désinfectée par le procédé ordinaire.

S'il existe une grosse poche saillante et tendue, on fera bien de se méfier d'un brossage ou de frottements trop énergiques, qui pourraient rompre l'abcès : j'ai vu, sous la main d'un aide aussi vigoureux que zélé, une collection qui faisait relief à la paroi s'affaisser subitement : elle avait éclaté; heureusement, le pus n'eut pas le temps de se répandre dans le péritoine, et il n'en résulta aucun accident.

Avant d'opérer, ne négligez jamais de faire **une dernière exploration sur le malade bien endormi** et dans la résolution musculaire complète (fig. 363). Souvent l'affaissement de la paroi abdominale, *qui ne se défend plus*, laissera se dessiner dans la fosse iliaque droite une voussure plus ou moins nette, ou

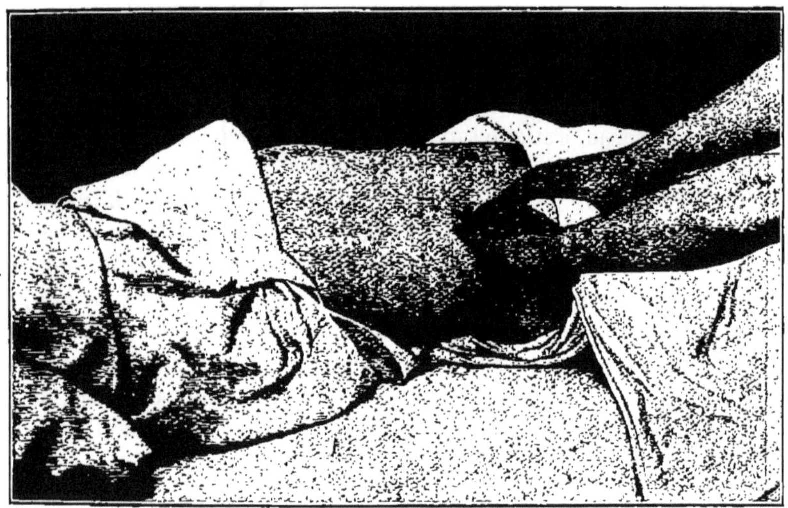

Fig. 363. — Exploration de la fosse iliaque droite. — Les doigts infléchis des deux mains dépriment doucement la paroi iliaque, de dedans en dehors.

encore vous reconnaîtrez, à l'*inspection oblique*, une asymétrie notable entre les deux moitiés du ventre.

L'examen au palper fournira des données plus précieuses; vous trouverez le plus souvent l'une ou l'autre des dispositions suivantes : une **poche bien fluctuante**, tendue, circonscrite, bien limitée en dedans, — un **boudin épais**, compact, de fluctuation obscure ou partielle, ou bien bosselé à sa surface et de contours mal définis en bas et vers la ligne médiane, — une **petite masse indurée**, arrondie ou noueuse, bien détachée, et qu'on prendrait volontiers pour l'appendice lui-même.

Quelquefois la tumeur perçue à l'état de veille semblera presque disparue : ne vous arrêtez pas, poursuivez quand même votre opération et vous aurez bientôt l'explication du fait. Ajoutons que si, une fois le malade endormi, la palpation iliaque continue à donner l'impression d'un **empâtement diffus**, que le **ventre** ne s'affaisse pas, qu'**il reste gros et tendu**, les craintes de péritonite généralisée se confirment singulièrement.

Tout cela ne perdra pas de temps et l'on obtiendra, par ce rapide examen pré-opératoire, des indications utiles qui préviendront des surprises.

Faites une **incision** d'environ 10 centimètres, légèrement courbe, à un doigt en dedans de l'épine iliaque antéro-supérieure, qui en marque le milieu (fig. 364). S'il existe une grosse poche fluctuante, l'incision portera en plein sur sa partie moyenne; dans les autres cas, il sera toujours bon de se *rapprocher*, autant que possible, *du bord externe de la fosse iliaque.* Nous allons voir pourquoi.

Sous la peau, deux ou trois artérioles sont pincées et **l'aponévrose du grand oblique** est franchement incisée sur toute la longueur de la plaie cutanée : une pince repère chacune des lèvres de la fente aponévrotique. Vous êtes sur le plan musculaire (le petit oblique et le transverse).

Il arrive parfois que l'abcès se soit déjà fait jour à la paroi et qu'on voie

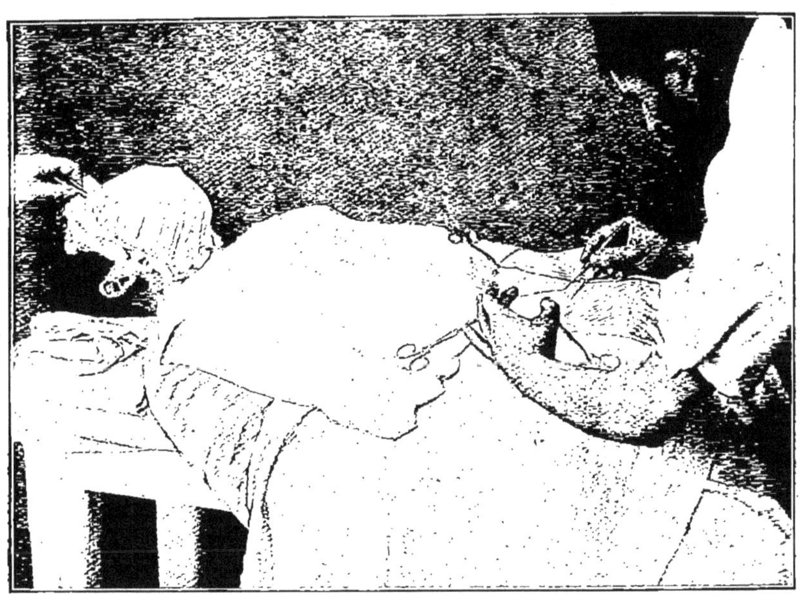

Fig. 364. — Opération de l'appendicite. — Champ opératoire; l'incision.

sourdre du pus, dès que l'aponévrose est sectionnée, c'est un « bouton de chemise »; le doigt peut suffire alors à élargir l'ouverture déjà faite en dissociant les muscles infiltrés et ramollis, et à ouvrir largement la collection profonde.

Incisez le **plan musculaire** au bistouri, à longs traits, suivant la direction de la plaie cutanée (fig. 365), sans vous attarder à chercher d'interstices, ni à relever le bord inférieur des muscles; chez l'homme, cette couche est souvent épaisse; traversez-la sans vous arrêter, jusqu'à ce que vous ayez aperçu la surface blanchâtre qui la sous-tend. C'est le *fascia transversalis* et, sous lui, le **péritoine** : ici, allez prudemment et *regardez*, pendant qu'un écarteur, deux écarteurs, s'il est possible, exposent le fond de la plaie.

Assez souvent cette couche profonde est œdématiée, jaunâtre, saillante, et deux doigts y sentent la fluctuation toute proche : vous pouvez alors sans crainte ouvrir au bistouri ou aux ciseaux le *fascia* infiltré, puis faire au péritoine une boutonnière (fig. 366) d'où sort un flot de pus : deux pinces sont appliquées tout de suite sur les lèvres de la fente, que les ciseaux élargissent sur le doigt, en haut et en bas, et que de nouvelles pinces repèrent aussitôt.

L'abcès est ouvert : laissez couler ce pus d'une fétidité souvent extrême : avec des tampons montés, détergez la cavité que vous venez d'ouvrir, sans faire saigner la paroi, et renseignez-vous, à la vue et au doigt, sur la présence de diverticules.

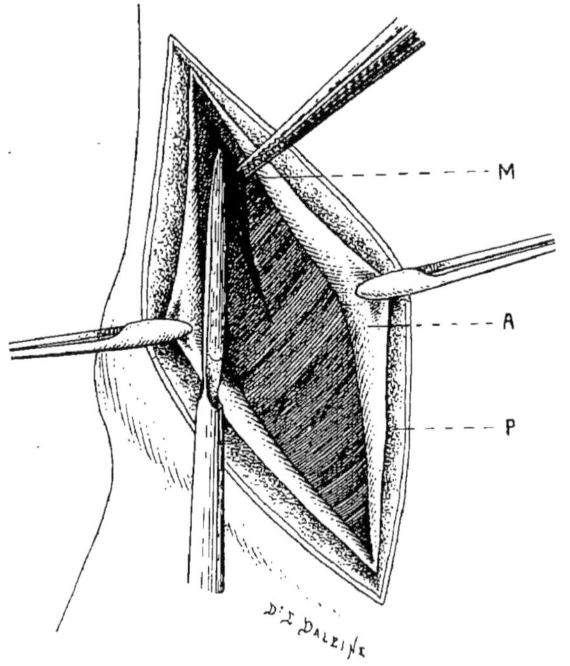

Fig. 365. — Opération de l'appendicite. — *L'aponévrose du grand oblique est incisée et repérée ; section du plan musculaire.*

M, plan musculaire (petit oblique et transverse). — A, aponévrose. P, peau.

En haut, sous le cæcum, la cavité se prolonge souvent : vous voyez un filet de pus sourdre de ce côté, un coup de tampon vous montre l'orifice, que le doigt agrandit doucement. Suivez aussi, sans rien déchirer, sans rompre d'adhérences, la cavité *par en bas* : votre doigt plonge à une profondeur variable, vers le promontoire, vers l'excavation pelvienne, quelquefois jusqu'au cul-de-sac de Douglas : il est commun, dans cette variété « à grosse collection » que nous étudions en ce moment, que l'abcès soit divisé en deux loges : une loge supérieure, latéro-cæcale, une loge inférieure, pelvienne, à peine séparées l'une de l'autre par un fragile barrage de fausses membranes, que le doigt traverse sans peine.

Cette exploration vous a convaincus que la poche, pour énorme qu'elle soit quelquefois, n'en est pas moins *close de toutes parts*, et, sous la lèvre antérieure de la plaie, vous voyez le cæcum adhérent ou une nappe épiploïque soudée au péritoine pariétal et formant aussi barrière.

Gardez-vous de détruire ces adhérences salutaires ; sans rien rompre, détergez soigneusement avec les compresses et les tampons montés, tous les coins et recoins de la poche.

Rappelez-vous d'ailleurs — et j'aurai l'occasion d'en parler encore à propos des autres « types opératoires » — que cet enduit jaunâtre, que ces fausses membranes puriformes, qui recouvrent le cæcum, sont souvent très adhérentes, que *la paroi intestinale est très friable*, au-dessous d'elles, et qu'une friction trop énergique courrait grand risque de l'entamer gravement, de l'amincir ou de la trouer. C'est en dessous du cæcum, autour de l'ampoule cæcale, qu'il faut surtout insister : c'est là, en effet, le siège ordinaire, la porte d'entrée des collections diverticulaires que nous avons déjà signalées.

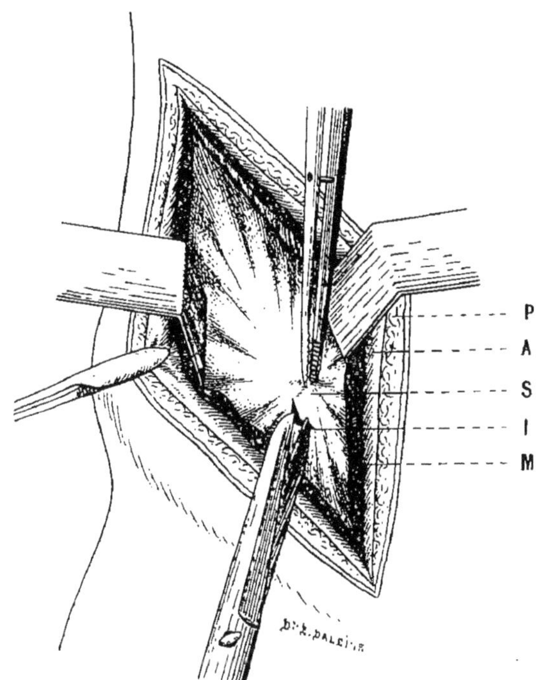

Fig. 366. — Opération de l'appendicite. *Incision du fascia profond et du péritoine.*

P, peau. — A, aponévrose. — S, pli soulevé par une pince. I, boutonnière. — M, plan musculaire.

Au cours de ce nettoyage, vous avez vu peut-être ou senti l'appendice, ou quelque cordon épais, quelque masse pelotonnée, qui lui ressemble [1]. En pratique, il n'y a pas de système, et les doctrines absolues perdent tous leurs droits. Aussi ne dirons-nous pas : l'*appendice ne doit pas être recherché.* S'il se présente vite, s'il est facile à trouver et à isoler, sans faire de décollements étendus, sans rompre d'adhérences protectrices, pourquoi renoncer, de parti pris, à compléter ainsi l'opération? Il ne saurait être indifférent de laisser dans la place un appendice sphacélé, perforé, putréfié, et nous avons vu, à plusieurs reprises, des fistulisations prolongées succéder à des interventions qu'on avait dû borner à l'incision simple de l'abcès. Autre raison encore : la recherche (et j'entends toujours la recherche très prudente) de l'appendice vous conduira souvent *à trouver et à ouvrir des foyers secondaires,* sous-cæcaux ou intra-cæcaux, *qui seraient passés inaperçus.*

A notre sens, la pratique la plus sage sera donc celle-ci : **examinez toujours attentivement les parois de la poche que vous venez d'ouvrir** : si l'appendice se montre de lui-même, d'emblée, au fond du foyer, en dehors et en arrière du cæcum le plus souvent, ne manquez pas d'en faire la décortication et l'excision : s'il ne paraît pas, cherchez-le doucement, du doigt, au point où il se rencontre d'ordinaire, **en arrière du cæcum, au-dessous du cæcum** : ne quittez pas, dans cette recherche, la fosse iliaque; ne vous aventurez pas en dedans, en rompant au hasard et à l'aveugle ce

(1) Méfiez-vous toutefois de ces apparences, que l'œil ne confirme pas, et gardez-vous de commencer, à l'aveugle, une décortication qui pourrait fort bien porter sur une anse grêle adhérente, pelotonnée, méconnaissable, et créer de graves dangers.

qui résiste, soulevez peu à peu le bord externe du cæcum et l'ampoule, en décollant sans effort, en clivant doucement les adhérences.

Grâce à cette méthode, vous ne dépouillerez pas le cæcum de sa couche musculaire, vous ne perdrez pas le bénéfice de la forme circonscrite, de l'abcès fermé, en rompant les barrières protectrices. Arrêtez-vous de bonne heure, si vous ne trouvez rien, n'insistez pas : le but de votre opération n'est pas de réséquer l'appendice, mais d'ouvrir largement et de drainer le foyer ; et la recherche toute simple et toute bénigne dont je parle n'est faite que *pour ne pas perdre l'heureuse occasion d'extraire aisément un appendice bien exposé, bien accessible, et qu'il serait dommage de laisser derrière soi.*

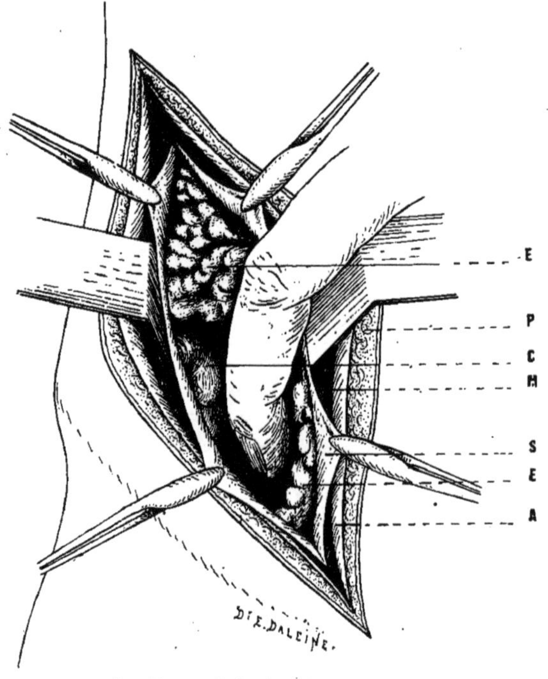

Fig. 567. — Opération de l'appendicite.
Relèvement de la nappe épiploïque.

EE, épiploon adhérent. — P, peau. — C, cæcum.
M, plan musculaire. — S, péritoine. — A, aponévrose.

Ceci fait, il **faut drainer, avec des drains.** Un seul drain suffit lors d'abcès de volume moyen, s'il est bien placé, jusqu'au fond du foyer. Lorsque la cavité est considérable, et qu'elle se prolonge, en haut, derrière le côlon ascendant, parfois jusqu'au foie, en bas, dans l'excavation pelvienne, deux gros drains seront portés, avec une pince, dans l'un et l'autre des diverticules, jusqu'au fond, et sortiront côte à côte par le milieu de la plaie; entre eux, une lamelle stérilisée sera mollement chiffonnée, sous la lèvre antérieure.

La réunion sera très incomplète; pourtant, si le foyer n'est pas de dimensions extrêmes, qu'il ait pu être bien détergé, qu'on ait réséqué l'appendice, que le drainage soit bien assuré, on se souviendra de la fréquence relative des éventrations à la suite des incisions iliaques, et l'on fera bien d'amorcer au moins la réunion de la paroi, à l'une et à l'autre des extrémités de la plaie.

Un pansement abondamment ouaté et maintenu par un bandage de flanelle, bien serré et retenu par des sous-cuisses, terminera l'opération — opération simple, en somme, puisqu'elle peut se borner et se borne souvent à l'incision d'un abcès iliaque.

II. Mais la situation est loin d'être toujours aussi simple, il faut être prêt à tirer parti d'autres éventualités opératoires.

Et d'abord, au lieu de rencontrer immédiatement une collection sous-pariétale, il vous arrivera souvent **de tomber sur le cæcum adhérent ou sur une nappe épaisse d'épiploon**.

Vous avez fait votre incision, comme tout à l'heure, et, après avoir sectionné la peau, l'aponévrose, le plan musculaire, vous découvrez la surface grisâtre et fibreuse du *fascia transversalis* : coupez-le doucement au bistouri, ou mieux, soulevez un pli, que vous inciserez aux ciseaux (fig. 366), et complétez la fente en haut et en bas; vous êtes sur le péritoine, sur un tissu grisâtre, épaissi, sous lequel rien ne dénonce la présence d'un foyer purulent : le doigt, qui explore toujours et marche à l'avant-garde, ne sent qu'un gâteau compact, tendu, ou mollasse, irrégulier, dépressible.

Prenez garde; vous allez tomber sur le cæcum adhérent, et dont la fusion est parfois si intime avec le péritoine pariétal, qu'il est arrivé à plusieurs de l'entamer et de l'ouvrir. Choisissez donc un point où la lame péritonéale se laisse un peu soulever, *et ne vous éloignez pas de l'épine iliaque* : sectionnez ce pli, du bout des ciseaux, et guidez-vous avec le doigt, qui décolle légèrement les adhérences, pour achever l'incision; naturellement les deux lèvres en sont tout de suite repérées.

Vous voyez dans la plaie la paroi cæcale, adhérente au péritoine pariétal, et, qui, dès lors, vous servira d'écran; elle est reconnaissable, d'ordinaire, à sa direction, à ses bosselures, quelquefois à sa bandelette antérieure : ne vous arrêtez pas trop à ces détails : lorsque, dans une opération d'appendicite, l'incision étant pratiquée « en bon lieu », on rencontre d'abord un segment intestinal adhérent, cet intestin est le cæcum, et **c'est en dehors de lui, en relevant, en décollant son bord externe et sa face postérieure, qu'il faut poursuivre les recherches**.

D'autres fois, plus souvent peut-être, après avoir ouvert le péritoine, avec les précautions plus haut indiquées, vous arrivez **sur une masse épiploïque**, ramassée en bouchon, en corde verticale, plus ou moins épaisse, en nappe infiltrée et compacte : ici encore, **allez en dehors**, suivez avec le doigt, de dedans en dehors, l'épiploon adhérent, et commencez à le décoller de ses adhérences externes : d'ordinaire, au cours même de cette manœuvre préliminaire, vous verrez sourdre ou jaillir le pus.

A s'engager au hasard dans cette gangue épiploïque, on la déchire, on la fait saigner, et l'on risque fort de se perdre. Encore une fois, **relevez-la de dehors en dedans** (fig. 367 et planche VI), et poursuivez doucement du doigt le décollement des adhérences, en dehors et en arrière du cæcum, vers la masse indurée profonde que vous sentez et qui vous dirige. Le plus

---

PLANCHE VI. — **Opération de l'appendicite**. — Sur la figure supérieure, libération et refoulement de la nappe épiploïque et de la face externe du cæcum; sur la figure inférieure, l'abcès latéro-cæcal est ouvert; extraction de l'appendice, sphacélé à son extrémité.

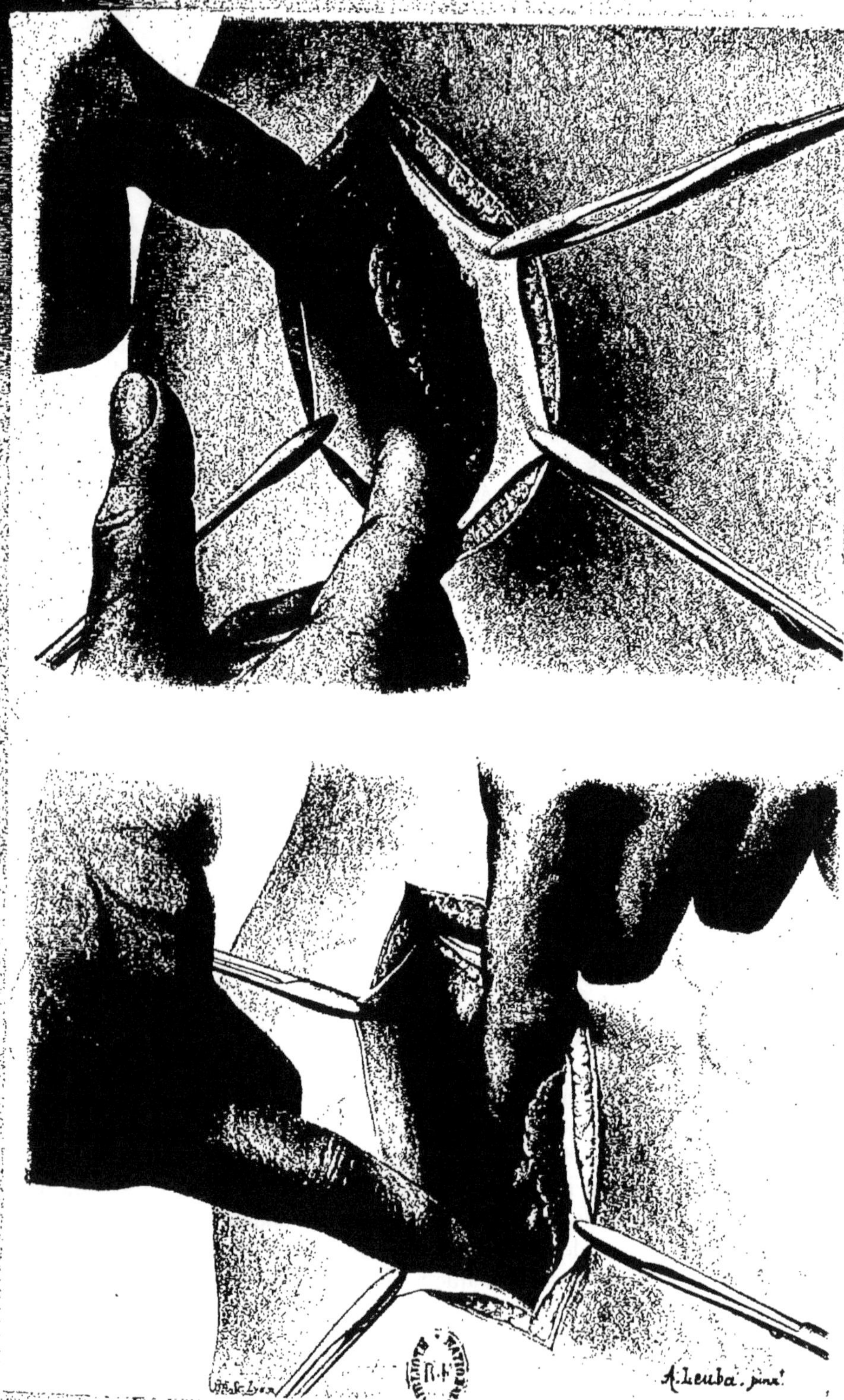

MASSON ET Cie, ÉDITEURS

souvent, c'est là, *en dehors et en arrière du cæcum*, que vous ouvrirez le foyer purulent; mais il est de siège, en somme, assez variable, et si vous ne trouvez rien, que des adhérences molles, au lieu d'élection, poursuivez vos recherches, en suivant toujours la paroi cæcale, en vous guidant sur elle, en ne cessant jamais de conduire avec méthode, sans hâte, sans force, sans à-coup, votre besogne de dissociation.

Le foyer est quelquefois *très haut situé, rétro-colique* plutôt que rétro-cæcal, ou même voisin de la face inférieure du foie, et c'est en remontant peu à peu, que vous finirez par l'atteindre. Ailleurs, c'est *en bas*, vers le bassin, ou *en dedans*, vers le promontoire, que vous sentez une induration, une masse empâtée : longez d'abord la face externe de l'ampoule cæcale, puis sa face postérieure, en explorant le devant de la symphyse sacro-iliaque, en vous dirigeant vers l'angle iléo-cæcal : c'est dans cette zone, au-dessous, en dedans, autour de l'ampoule, que vous trouverez l'accès des foyers pelviens ou intra-cæcaux.

Dès que la paroi a été incisée, une compresse aseptique, appliquée sous la lèvre antérieure de la plaie, a recouvert le cæcum ou l'épiploon (fig. 377), et les enveloppe à mesure qu'on les soulève; une autre est glissée dans l'angle supérieur ou inférieur de la brèche, suivant que vos recherches sont exercées de l'un ou de l'autre côté; or, pendant que progresse la besogne de libération, des tampons montés retiennent, écartent et protègent les divers plans décollés, isolent et cloisonnent, à tout instant, le foyer opératoire.

Vous êtes sur l'abcès; il est ouvert, après la rupture de quelques dernières adhérences, et souvent une odeur d'une fétidité extrême signale l'issue du pus, brunâtre et sanieux. Détergez aux tampons la cavité, d'ordinaire moins vaste que dans la variété précédente, souvent multiple et cloisonnée. Avec le doigt, détruisez doucement ces brides et ces tractus, toujours sans effort, et méfiez-vous des cloisons tendues, résistantes, qu'il faut respecter.

Vous pouvez vous en tenir là, faire un bon drainage et terminer l'opération, dont le but principal est, en somme, rempli. Ici encore, je me contente de dire que rien ne vous empêche de chercher à la compléter, en procédant à une recherche prudente de l'appendice, *en cherchant tout au moins, s'il n'est pas là, tout près, à votre portée, et d'extraction facile*, et en vous bornant, si vous ne trouvez rien, à cette simple constatation.

Or, la topographie et l'aspect de l'appendice ne rappellent alors que de loin l'anatomie normale. Nous savons qu'il est appendu à l'ampoule terminale du cæcum et que son insertion répond à la fin de la bandelette longitudinale antérieure : l'une et l'autre notion peuvent servir; mais on n'oubliera pas qu'il peut occuper, dans l'appendicite, un siège très différent : il est parfois **latéro-cæcal**, et se montre tout de suite, au fond de la collection purulente évacuée (planche VI); plus souvent, il est **rétro-cæcal**, et remonte plus ou moins haut derrière le cæcum, accolé, adhérent à sa paroi postérieure; ailleurs, il est **sous-cæcal**, et descend vers le bassin, en croisant la symphyse sacro-iliaque; enfin, et c'est alors que la découverte crée le plus de difficultés, il se cache **en dedans de l'ampoule cæcale,** derrière la terminaison de l'iléon, ou vient se loger au milieu des anses grêles qui limitent en dedans le foyer. C'est alors surtout qu'en s'obstinant à le poursuivre on s'exposera à faire naître, sans aucun bénéfice, les plus graves dangers.

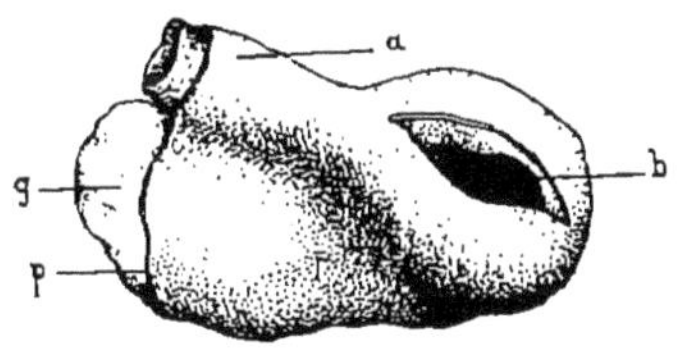

Fig. 368. — Appendice réséqué.

a, corps de l'appendice. — *b*, extrémité renflée de l'appendice, contenant un volumineux corps étranger. — *g*, *ganglion*. — *p*, méso-appendice.

Ce qui est certain, c'est qu'il est toujours en rapport, par quelque point, avec le foyer suppuré que vous venez d'ouvrir, ou du moins avec l'un des foyers suppurés, s'il en existe plusieurs. Explorez donc avec soin les parois de l'abcès ou des abcès, bien détergées, bien asséchées avec des tampons : l'appendice apparaît souvent sous la forme d'un *cordon rougeâtre, épais*, englué d'adhérences (fig. 368), ou bien il se montre comme une *masse noueuse, recroquevillée*, encapuchonnée de fausses membranes puriformes; ailleurs, il est *rompu*, vers sa partie moyenne, ou même *presque totalement détruit*, on n'en trouve plus que des débris méconnaissables : à plusieurs reprises, il nous est arrivé de découvrir très nettement, sur le cæcum, sa zone d'implantation, comme un petit oignon cylindroïde, à bords frangés : il avait été *détaché en masse* et rompu à sa base.

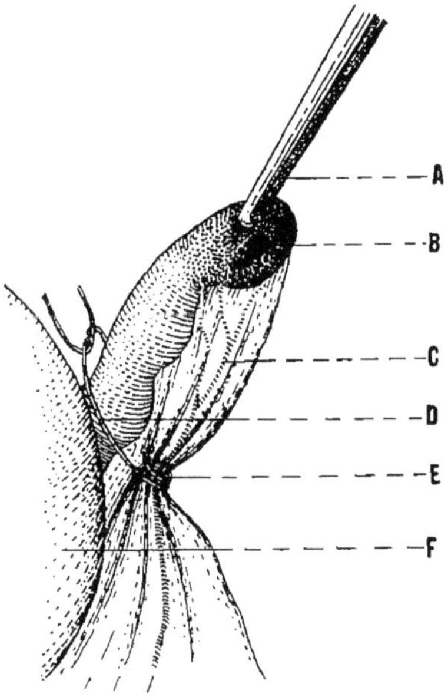

En résumé, si vous avez l'heureuse chance de le reconnaître vite et sans faire de dégâts, décollez-le doucement, au doigt, comme une masse annexielle, en le suivant de très près, en libérant d'abord son extrémité, et en poursuivant peu à peu, jusqu'à sa base : il vous arrivera d'érailler ou de déchirer le méso-appendice, épaissi et friable; l'hémorragie qui en résulte n'a rien d'inquiétant : une pince bien placée, un tampon maintenu quelques instants en ont aisément raison.

Fig. 369. — Ligature de l'appendice et du méso.

A, pince soutenant et présentant l'appendice. — B, extrémité sphacélée de l'appendice. — C, méso. — D, ligature de l'appendice à la base, par les deux chefs du fil, ramenés autour de lui. — E, ligature du méso (nœud de Lawson Tait). — F, cæcum.

Vous prendrez soin de **bien dégager l'appendice jusqu'à son insertion cæcale** pour le lier tout près de là, le plus près possible; s'il est fragmenté, divisé en tronçons, ou qu'il s'effrite sous la moindre pression, vous ferez toujours tout le nécessaire pour retrouver le petit moignon attenant au cæcum et pour le traiter comme nous allons le dire.

Liez l'appendice et son méso-vasculaire, et, pour cela, procédez comme il suit :

L'appendice est-il parfaitement libéré jusqu'à son implantation, le méso court et de largeur moyenne, faites pénétrer, avec un passe-fil, une aiguille de Reverdin, une pince, une anse de catgut et de soie à la base du repli séreux, et pratiquez le nœud de Lawson Tait (fig. 369).

Vous aurez souvent besogne plus facile en passant un fil simple, dont les deux chefs étreignent d'abord solidement le méso, puis, ramenés en avant et en arrière de l'appendice, l'enserrent à son tour dans un double nœud. Sur l'appendice, il faut serrer toujours *lentement*, *progressivement* : la paroi se coupe avec la plus grande facilité et, dans certains cas, toute espèce de ligature devient, de ce fait, impraticable (voy. plus bas).

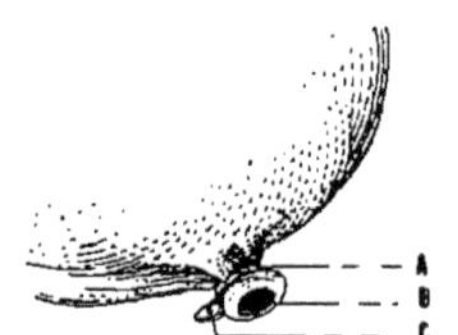

Fig. 370. — Appendice lié, sectionné et cautérisé.

A, ligature enchaînée de l'appendice et du méso. — B, cavité centrale du moignon appendiculaire, après cautérisation. — C, méso sectionné.

Quand le méso est épais, tassé, rétracté, et l'appendice recourbé, sinueux ou recroquevillé, vous vous trouverez bien de *saisir d'abord le méso avec une pince de Kocher et de le sectionner aux ciseaux*; de la sorte, vous vous donnerez du jeu, vous pourrez mieux déplisser et attirer l'appendice et aller jeter une ligature *plus près de son attache*. Appendice et méso sont alors liés isolément.

Sectionnez l'appendice au thermocautère et, sur le moignon restant, *détruisez* soigneusement la *muqueuse* en plongeant à son centre la pointe rougie (fig. 370).

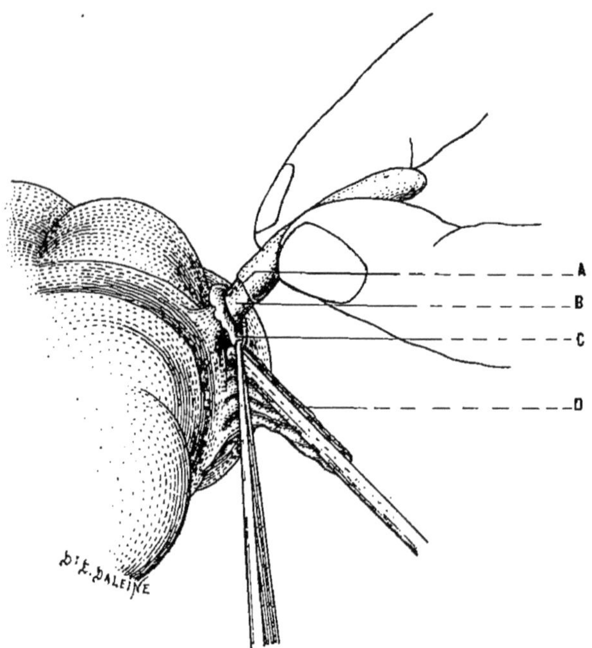

Fig. 371. — Résection de l'appendice : *section circulaire et retroussis de la gaine séro-musculaire.*

A, section des tuniques séro-musculaires. — B, cylindre musculo-muqueux central. — C, manchette séro-musculaire retroussée jusqu'au cæcum. — D, section du méso étreint par une pince de Kocher.

Telle est la technique la plus simple, et très souvent, dans les formes aiguës, la seule applicable; pourtant, on devra, de temps en temps, la modifier comme il suit :

a. Si la paroi de l'appendice, près de sa base, n'est pas trop épaissie et trop friable — et que le temps ne presse pas trop — on fera bien d'*invaginer* la tranche appendiculaire par un fin surjet de catgut, qui en adosse les lèvres, séreuse à séreuse, et d'*encapuchonner* le moignon sous une frange épiploïque ou dans un pli de la paroi cæcale.

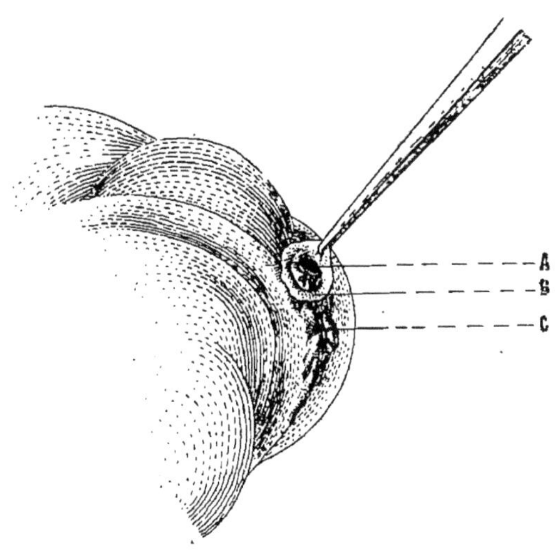

Fig. 372. — Résection de l'appendice : *cylindre musculo-muqueux lié et cautérisé : manchette séro-musculaire.*

A, coupe du cylindre musculo-muqueux. — B, manchette retroussée tout autour. — C, ligature du méso.

Assez souvent, on pourra recourir à la pratique fort séduisante que voici : inciser circulairement la tunique séreuse et musculaire externe de l'appendice à 8 ou 10 millimètres du cæcum, la relever en manchette et la rebrousser en dedans, lâche et décollable [1] (fig. 371) ; lier le cylindre central le plus haut possible, le sectionner, cautériser ou curetter le petit moignon (fig. 372), puis, au-dessus de lui, suturer, séreuse à séreuse, les deux lèvres de la manchette (fig. 373), et largement adosser deux plis de la paroi cæcale (fig. 374).

b. Lors d'appendice très adhérent et de libération très malaisée, il sera utile parfois d'aller tout de suite à son implantation cæcale, de le sectionner, tout près de là, entre deux pinces ou deux ligatures, et de procéder ensuite à la décortication « rétrograde » (fig. 375).

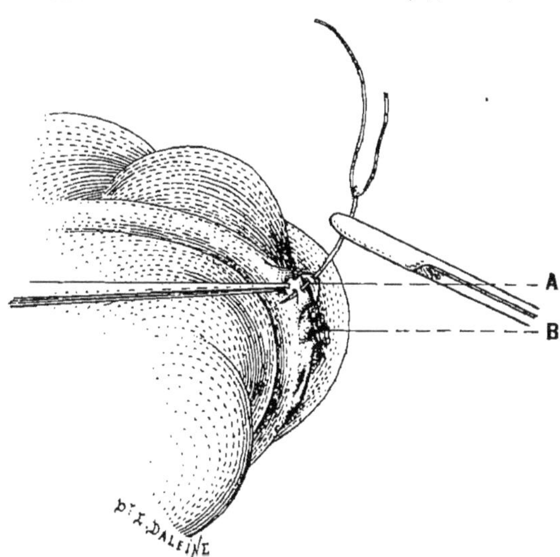

Fig. 373. — Résection de l'appendice : *suture de la manchette.*

A, réunion, à la Lembert, des lèvres de la manchette.
B, ligature du méso.

C'est pour les cas de ce genre que M. Poncet [2] a préconisé l'énucléation sous-séreuse de l'appendice, l'*appendicectomie sous-séreuse*. Après pincement et section, près du cæcum, on saisit avec

(1) Le décollement se fait, en réalité, entre les deux tuniques musculaires.
(2) De l'appendicectomie sous-séreuse, *Congrès de chirurgie*, 1899.

une pince, sur le bout inférieur, le pourtour de la tranche, et l'on réussit à décortiquer toute la tunique séro-musculaire et à « extraire » l'appendice de sa gaine.

c. Enfin, quand on trouve l'appendice rompu, détaché à sa base, ou qu'il se coupe sous le fil, le meilleur parti sera de refouler, en doigt de gant, avec une pince ou la sonde cannelée, dans le cæcum, le court moignon appendiculaire, et de fermer l'orifice, en adossant, par une série de points de Lembert, les deux lèvres de la paroi cæcale (fig. 376).

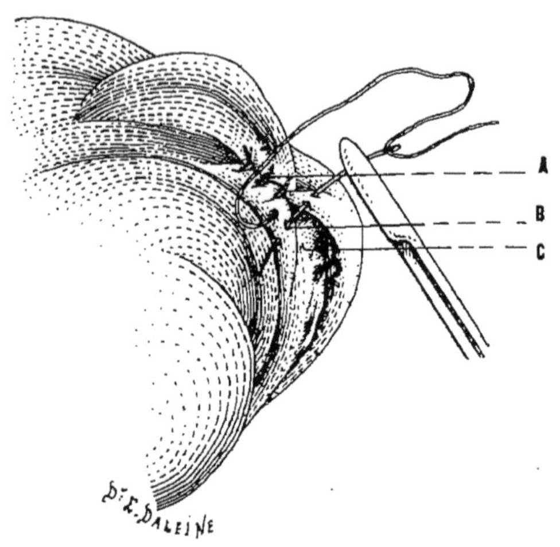

FIG. 374. — Résection de l'appendice : *encapuchonnement sous un pli cæcal.*

A, adossement de la paroi cæcale par un surjet.— B, le surjet, au niveau du moignon appendiculaire.— C, ligature du méso.

Ceci fait, achevez d'assécher le foyer : excisez, après ligature, les bouchons épiploïques ou les franges imbibés de pus ou déchi-

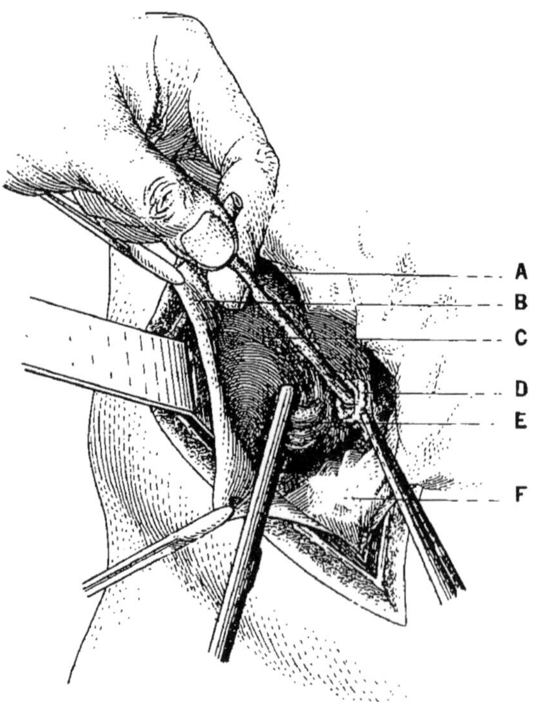

FIG. 375. — Appendicectomie sous séreuse, ou décortication rétrograde de l'appendice.

A, appendice (cylindre musculo muqueux). — B, péritoine pariétal. — C, cæcum. — D, tunique externe de l'appendice retroussee. — E, bout central de l'appendice. — F, compresse isolante.

rés. Si la paroi cæcale avait été éraillée ou « pelurée » en quelque endroit, on y remédierait, autant que possible, par quelques points de suture ou en réappliquant le petit lambeau détaché. Enfin, drainez, comme dans la forme précédente, et bornez-vous à une réunion partielle de la plaie.

III. Le grand avantage des opérations que nous venons de décrire, c'est qu'elles se passent — et doivent se passer — tout entières dans un milieu clos, dans le foyer d'appendicite, fermé par des adhérences qu'on se garde bien de détruire. On n'ouvre pas la grande cavité péritonéale : telle est la garantie fondamentale de bénignité.

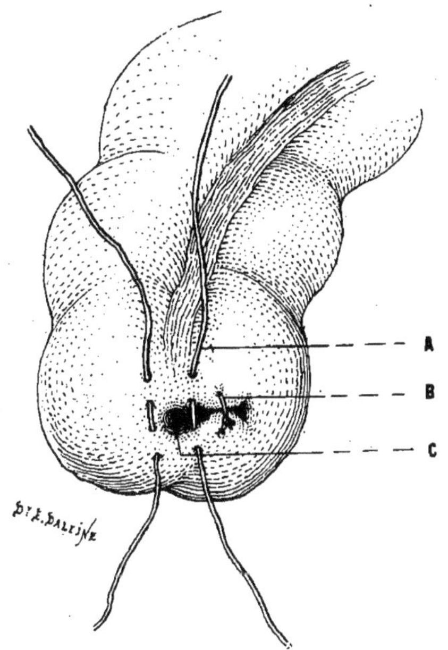

Fig. 376. — Moignon appendiculaire refoulé dans le cæcum ; occlusion de l'orifice cæcal.

A, points séro-musculaires adossant les deux lèvres de la paroi cæcale. — B, point déjà serré. — C, orifice cæco-appendiculaire.

Aussi, lorsqu'on n'a pas constaté, sur le malade endormi, un gros abcès ou une masse épaisse, est-il de pratique excellente de répéter encore l'exploration, une fois la paroi musculaire incisée, à travers le péritoine lui même. Cherchez donc s'il existe une zone indurée, une traînée d'empâtement, un plastron, et dirigez-vous de ce côté : s'il le faut, décollez un peu, sans l'ouvrir, le péritoine de la fosse iliaque ; ne comptez pas toutefois faire jamais une besogne utile et complète par cette voie détournée et sans entrer franchement dans le foyer, mais cherchez à inciser le péritoine dans l'aire de ce foyer, *dans le territoire adhérent.*

Malgré ces précautions, il vous arrivera — et le fait n'est pas rare — de ***pénétrer d'emblée dans la grande cavité péritonéale*** : en arrière, à quelque distance de la lèvre postérieure de l'incision, vous voyez et vous sentez la nappe d'épiploon adhérent, la tuméfaction péri-cæcale, plus ou moins épaisse et saillante, qui dénonce le foyer appendiculaire.

Sous la réserve de certaines précautions, vous pouvez aller de l'avant [1] ; vous réussirez à protéger suffisamment le péritoine, pour qu'il n'ait rien à craindre de l'effusion du pus.

[1] Êtes-vous mal aidé, mal préparé aux interventions abdominales, peut-être serait-il plus sage de ne pas pousser plus loin, *de laisser dans le péritoine, sur le devant du foyer appendiculaire, un tamponnement « à la Mickulicz »* et de faire le pansement ordinaire. Au contact du tamponnement, une nappe d'adhérences ne tardera pas à se constituer, et très vite, au bout de vingt-quatre à trente-six heures, le péritoine sera clos ; dès lors, rien ne vous empêchera plus, si l'abcès iliaque ne s'est fait jour spontanément, de lui donner issue, en toute sécurité, par ce tunnel couvert, que vous avez créé. Ce sera là, en tout cas, une pratique tout exceptionnelle.

Dès que le péritoine est ouvert, glissez **une compresse aseptique** sous sa lèvre antérieure (fig. 377), étalez-la régulièrement dans toute la longueur de l'incision, en la faisant pénétrer de quelques centimètres en dessous de la paroi abdominale : la main d'un aide, appliquée à plat sur cette compresse protectrice, la maintient immobile et **ferme ainsi l'entrée de la grande cavité.** C'est une précaution à prendre *tout de suite*, car, tout à l'heure peut-être, dès les premiers essais de décortication, vous verrez le pus s'échapper.

La tumeur péri-cæcale est souvent recouverte d'une **coiffe épiploïque** : décollez et relevez cette coiffe, de dehors en dedans, comme nous l'avons indiqué déjà (fig. 367), et, à son tour, faites-la maintenir sous une compresse ; vous aurez dès lors un rempart suffisant pour vous prémunir contre l'inoculation de la grande séreuse. Vous pourrez même, avant d'aller plus loin, la fermer complètement, **en réunissant**, par quelques points de catgut, **au péritoine pariétal** de la lèvre antérieure, **la nappe épiploïque** que vous venez de libérer.

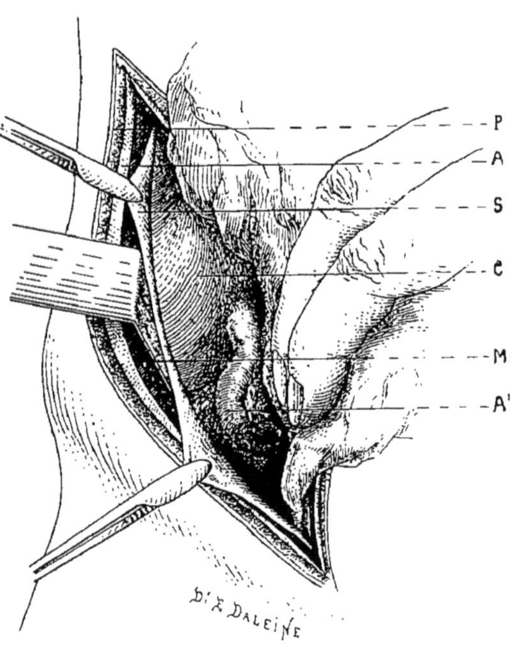

Fig. 377. — Opération de l'appendicite. — Introduction de la *compresse isolante* sous la lèvre antérieure de la plaie.

P, peau. — A, aponévrose. — S, péritoine. — C, cæcum. M, plan musculaire. — A', appendice.

Si vous rencontrez tout d'abord le **cæcum** à découvert, des compresses isolantes, bien placées, bien maintenues, permettront encore de réaliser toute la besogne sans accident ; mais on devra, pour cela, disposer d'un aide sûr, car la septicité des foyers appendiculaires rendrait toute faute extrêmement dangereuse et engagerait gravement la responsabilité de l'opérateur.

Après avoir assuré, de la sorte, la **protection du péritoine**, vous poursuivrez l'intervention comme dans l'hypothèse que nous avons étudiée tout à l'heure. Autant que possible, la collection, s'il en existe, sera ouverte peu à peu et le pus épongé à mesure qu'on le verra sourdre ; une fois l'abcès en grande partie vidé, on agrandira l'ouverture, on asséchera soigneusement la cavité, et, s'il y a lieu, on ira à la recherche de l'appendice. Quand tout est terminé, on retire doucement les compresses isolantes, dont la face externe est souillée, et un chiffonné de gaze aseptique est laissé sur le devant du foyer. Le reste est drainé, suivant la technique ordinaire.

Autre éventualité, plus rare, mais qui se présente parfois, lorsqu'on opère de très bonne heure : on pénètre dans le péritoine libre, on ne trouve pas d'abcès, pas de bourrelet iliaque adhérent, mais, en dehors et en dessous du cæcum, ***une petite masse, encapuchonnée d'épiploon*** : c'est l'appendice épais, boursouflé, en voie de perforation, sans collection péri-appendiculaire. D'autres fois, vous tombez dans une petite cavité latéro-cæcale, à peine bordée par quelques fins tractus et dans laquelle l'appendice apparaît, non perforé encore, mais noirâtre, distendu ou flétri et d'un jaune verdâtre.

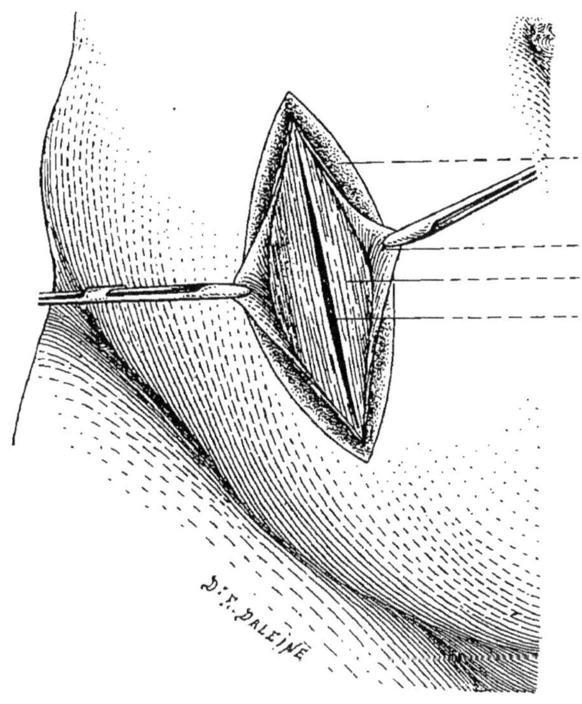

Fig. 378. — Résection de l'appendice; incision de Jalaguier.

P, peau et couche graisseuse sous-cutanée. — O, aponévrose du grand oblique, sectionnée et repérée. — D, feuillet antérieur de la gaine du droit. — M, muscle droit.

Comme tout à l'heure, une compresse aseptique protégera la grande cavité péritonéale ; le capuchon épiploïque, s'il existe, sera doucement décollé, et l'appendice, attiré à l'extérieur, lié et réséqué. On l'enlève comme on fait d'une trompe suppurée, et avec les précautions nécessaires pour ne pas le déchirer.

Ce sera surtout dans ces cas simples, en réalité, que, si l'appendice est de siège anormal, on pourra se guider sur la bandelette longitudinale du cæcum ou encore amener au dehors l'ampoule cæcale pour explorer sa surface et rechercher l'implantation appendiculaire. Toutes ces manœuvres seront toujours exécutées avec la prudence la plus méticuleuse, *en foyer clos par les compresses.*

Enfin, lorsqu'on peut intervenir de très bonne heure, dans les premières vingt-quatre heures, et qu'il n'existe encore ni collection, ni foyer, l'opération se simplifie grandement et la technique devient celle de la « résection à froid » ; on fera bien d'utiliser alors l'incision de Jalaguier, et les figures 378, 379, 380, 381 montrent les divers temps de la « traversée » et de la « réfection » de la paroi.

III. La situation est toute différente et le pronostic autrement grave, lorsqu'***on pénètre dans un péritoine libre, mais déjà infecté, lorsqu'on trouve une péritonite généralisée.***

Il y a lieu, du reste, d'établir des catégories, des degrés dans l'infection de la grande séreuse et les lésions que l'on constate à l'incision iliaque :

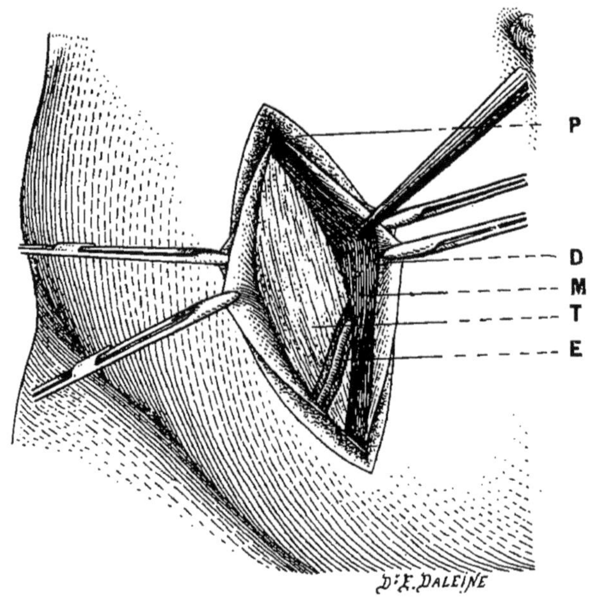

FIG. 379. — Résection de l'appendice ; incision de Jalaguier. Le grand droit est décollé sur son bord externe et rétracté en dedans.

P, peau et graisse. — D, feuillet antérieur de la gaine du droit. — M, muscle droit, rétracté en dedans. — T, feuillet profond de la gaine du droit, fascia transversalis et péritoine pariétal. — E, vaisseaux épigastriques, croisant l'angle inférieur de la plaie.

A. ***Le foyer n'est pas clos sur sa face interne, il est bordé par des anses grêles, reliées seulement par quelques adhérences molles et incomplètes***, et couvertes de fausses membranes jaunâtres et puriformes. En somme, la péritonite est en voie de diffusion, sans être encore — peut-être — généralisée.

Toute la question pratique qui se pose, en présence de ces formes, est la suivante : faut-il faire un lavage? Il fera courir le risque, si la diffusion n'existe pas encore, de la réaliser. Mieux vaut procéder à un soigneux assèchement du foyer, dans tous ses recoins, frotter légèrement, avec des compresses aseptiques, les anses limitrophes et les décortiquer, autant que possible, de leur enduit de fausses membranes, en se souvenant toutefois que cet enduit adhère souvent de façon intime à la paroi intestinale et qu'*un frottement trop dur exposerait à entamer gravement cette paroi* ; enfin, on termine par un drainage profond. Bien entendu, à la moindre menace, on aurait recours au grand lavage du péritoine.

B. Il existe ***des foyers purulents multiples, disséminés au niveau des anses grêles***, isolés plus ou moins complètement les uns des autres par les fausses membranes agglutinantes. C'est ce que l'on a appelé la ***péritonite purulente à foyers enkystés multiples***.

Après avoir évacué l'abcès péri-cæcal, on devra chercher alors à dissocier, à dénouer le paquet d'anses adhérentes qui forme tumeur en dedans du cæcum, les désagréger doucement, ouvrir, évacuer et assécher les foyers que l'on rencontre successivement et les drainer tous.

C. A l'incision iliaque, il s'écoule un ***liquide brunâtre, trouble, fétide*** souvent, ***sorte de bouillon sale***, comme on l'a dit, et les anses grêles se montreront distendues, rougeâtres, à peine agglutinées ; il n'y a aucune trace de limitation.

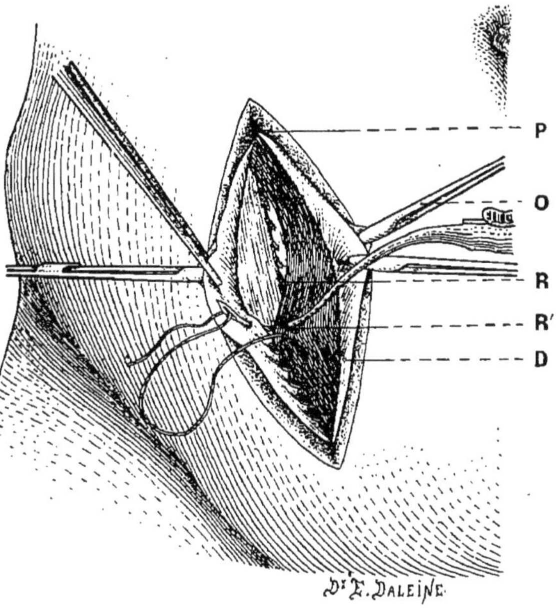

C'est la forme la plus maligne, la plus irrémédiable de l'infection péritonéale, et pareilles constatations équivalent toujours, pourrait-on dire, à un pronostic désespéré. Que faire pourtant ? Laver abondamment le péritoine, suivant la technique que nous allons exposer dans un instant, extraire et réséquer vite l'appendice qui, d'ordinaire, en pareil cas, se présente sans difficulté, la perforation ayant eu lieu d'emblée dans le péritoine, drainer les fosses iliaques et le bassin, et demander au lavage du sang une dernière ressource.

Fig. 380. — Résection de l'appendice : réfection de la paroi, après l'incision de Jalaguier.

P, peau et graisse. — O, aponévrose superficielle, repérée par une pince. — R, surjet réunissant le plan fibro-péritonéal, profond. — R', réunion du bord externe du droit au bord externe de sa gaine fibreuse[1]. — D, feuillet antérieur de la gaine du droit.

Ce qui crée la gravité extrême de ces infections généralisées d'emblée, c'est encore ce fait, qu'on les opère toujours trop tard, alors que l'empoisonnement est définitif ; la limite de curabilité, quoique difficile à déterminer, est toujours fort courte, et une laparotomie, pratiquée dans les premières heures qui suivent l'inoculation du péritoine, aurait seule quelques chances de succès.

D. La ***péritonite purulente diffuse*** laisse, en général, un peu plus de recours, au moins chez les sujets jeunes et dont la résistance vitale n'est pas encore trop épuisée. Des guérisons assez nombreuses ont été obtenues. Demoulin [2], en réunissant, autour d'un cas personnel, les statistiques de Tuffier et Hallion, de Guérin, de Jacob, de Richardson, arrive à un total de 89 cas, avec 29 guérisons et 60 morts, soit une mortalité de 66 pour 100 et 33 pour 100 de guérisons. J'ai guéri plusieurs péritonites appendiculaires de ce type ; en voici un exemple :

(1) Quelques points séparés suffisent parfaitement, quand le droit est épais et large.

(2) Demoulin, *Arch. gén. de méd.*, 1894, p. 70.

Garçon de seize ans; l'affection avait débuté brusquement dans la nuit du 18 au 19 mars et nous étions au 21 : l'état du petit malade était lamentable; le facies grippé, les vomissements incessants et verdâtres, le pouls misérable, la sensibilité marquée de tout le ventre, tendu et ballonné, ne laissaient pas de doute sur la complication péritonitique.

Je pratiquai d'abord l'incision iliaque droite : je tombai dans un foyer suppuré, au milieu duquel je trouvai deux petites boulettes, dures et stratifiées, de matières fécales; l'appendice fut découvert aisément en arrière et en dehors du cæcum; il était sphacélé et à demi rompu à sa partie moyenne, il fut isolé et réséqué.

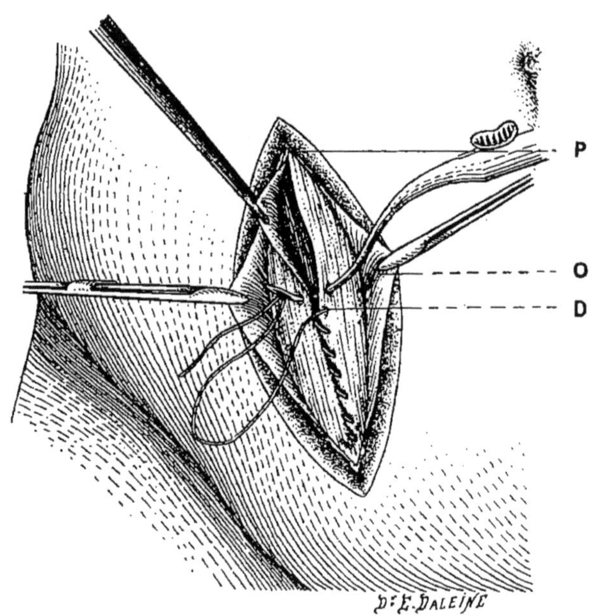

Fig. 381. — Résection de l'appendice; réfection de la paroi, après l'incision de Jalaguier.

P, peau et graisse. — O, aponévrose superficielle. — D, surjet réunissant le feuillet antérieur de la gaine du droit.

Cependant le pus continuait à couler en abondance de la partie interne, et, en soulevant la paroi, il me fut facile de reconnaître que les anses intestinales baignaient complètement dans le liquide purulent, sans adhérences, sans la moindre trace d'enkystement. Je pratiquai alors une seconde incision médiane, et, par la double voie, je me mis en devoir de faire un grand lavage à l'eau bouillie, que je poursuivis jusqu'à ce que le liquide reparût entièrement clair. Le lavage ramena une quantité de pus considérable qui s'échappait de toutes les régions de l'abdomen. Deux gros drains furent laissés dans la plaie iliaque, un autre dans l'incision médiane, puis les deux plaies à peine rétrécies, à leurs extrémités. On pratiqua, pendant une dizaine de jours, d'abondantes injections de sérum artificiel; le petit malade reprit rapidement ses forces et, le 4 juin, il était complètement guéri.

Le grand lavage péritonéal nous paraît être, dans les faits de ce genre, la seule pratique à suivre; mais il ne sera efficace que sous la réserve d'être très abondant et *total*, dans la mesure du possible.

Pour cela, la voie iliaque est insuffisante; on y joindra une *incision médiane* et même, s'il le faut, une *seconde incision iliaque, à gauche*. Par ce double ou ce triple accès, on pourra établir un véritable courant de liquide, qui balaiera le pus et portera l'irrigation dans tous les points de l'abdomen.

C'est l'eau bouillie ou légèrement salée qui conviendra le mieux : elle est, du reste, facile à se procurer partout, elle ne provoque aucun danger d'intoxication et, par la grande surface péritonéale, une certaine quantité de liquide s'absorbe toujours, et l'on sent d'ordinaire le pouls remonter et reprendre de la force, au cours du lavage. Un bock-laveur stérilisé [1], ainsi que son tube de caoutchouc, et une longue canule de verre, constituent la meilleure instrumentation; la canule est portée successivement dans les diverses incisions et promenée le plus loin possible au milieu des anses intestinales, et le lavage est continué jusqu'à ce que le liquide revienne clair. Il est bon de laisser dans le ventre une certaine quantité d'eau bouillie.

Ceci fait, on installe le drainage : un gros et long drain est introduit jusqu'au fond du cul-de-sac de Douglas et sort par l'angle inférieur de l'incision médiane; un ou deux autres sont placés dans les fosses iliaques; il sera de bonne pratique de les envelopper d'un sac de gaze aseptique, troué à son extrémité pour le passage du tube, mais on se gardera de remplir le sac de lamelles qui, rapidement imbibées, forment bouchon, compriment le drain et obstruent la voie. Quelques points aux deux bouts des incisions préviendront l'éviscération ultérieure, tout en laissant la plaie largement béante.

Appendicites de siège anormal. — Jusqu'ici nous n'avons étudié que les cas où le foyer appendiculaire occupe la fosse iliaque droite ou les régions toutes voisines, où l'incision iliaque, telle que nous l'avons figurée, légèrement modifiée ou allongée, s'il le faut, suffit à le découvrir. Mais la collection suppurée, d'origine appendiculaire, est susceptible d'affecter exceptionnellement des localisations anormales, qui obligent à reporter l'incision parfois très loin de la région iliaque.

La tumeur peut être **médiane, sous-ombilicale**, et nous en avons plus haut cité un exemple; elle est souvent, alors, de diagnostic complexe et se laisse aisément confondre avec une collection d'origine pelvienne.

Toujours est-il qu'il est tout indiqué — et les incertitudes du diagnostic ne sont qu'une raison de plus — de recourir alors à la laparotomie médiane ou encore à l'incision verticale sur le bord externe du droit. Une fois dans le ventre et le diagnostic établi ou confirmé, on prendra, pour ouvrir le foyer, les précautions de *protection péritonéale* que nous avons plus haut indiquées.

Nous avons signalé aussi l'**appendicite avec abcès iliaque gauche.** C'est à gauche aussi qu'on en pratiquera naturellement l'ouverture et le drainage, quitte à se créer plus tard, si le trajet tarde à se fermer ou reste fistuleux, une voie plus directe, par la fosse iliaque droite, pour aller chercher et extraire les débris de l'appendice, « à froid ».

[1] Ou un grand entonnoir de verre.

Dans l'**appendicite pelvienne**, l'abcès peut être *accessible par la fosse iliaque*, ou bien, *totalement inclus dans le bassin*, il ne se dessine au-dessus de l'arcade crurale par aucun relief, aucune tuméfaction : l'incision, même très basse, tombe alors en péritoine libre. Ces collections, exclusivement pelviennes, soulèvent la paroi antérieure du rectum ou le cul-de-sac postérieur du vagin : nous avons dit quelles similitudes elles présentent souvent avec les suppurations d'origine génitale, et l'on ne saurait douter qu'un certain nombre de *colpotomies* d'urgence (voy. plus loin) n'aient ouvert, en réalité, des abcès appendiculaires.

C'est là, du reste, une voie tout indiquée (1), qui ne permet que l'incision pure et simple de la collection suppurée, mais qui a le mérite d'une exécution facile et qui assure un drainage déclive : elle exige seulement que le vagin soit suffisamment large. Chez l'homme, l'incision pré-rectale, celle que nous décrirons pour les abcès de la prostate, utilisée par Delanglade (2), présente des avantages du même genre et répond à des indications analogues. Enfin, l'une et l'autre de ces *voies basses*, colpotomie ou incision pré-rectale, serviront heureusement à compléter le drainage, dans certaines collections incisées par *voie iliaque*, mais trop vastes et trop irrégulières pour qu'un drainage à rebours suffise à les assécher.

Mais l'incision iliaque restera, dans la mesure possible, la méthode de choix : pour peu que le foyer pelvien déborde l'arcade, c'est par le ventre qu'on interviendra d'abord ; par la *voie haute*, on fera besogne plus complète, on pourra ouvrir les diverticules et les poches secondaires, et, s'il se présente, réséquer l'appendice. On incisera parallèlement à l'arcade crurale, et *tout près d'elle* ; une fois sur le feuillet pariétal du péritoine, s'il se plisse, s'il paraît libre à sa face interne, on le décollera doucement, au doigt, de haut en bas, et d'avant en arrière, jusqu'au niveau de la tuméfaction profonde, et on ne l'ouvrira qu'à ce niveau, le plus bas possible, dans la zone adhérente. Ajoutons que, si l'incision conduit dans le péritoine libre, on pourra néanmoins poursuivre et ouvrir le foyer, en prenant les rigoureuses précautions décrites plus haut et se servant comme d'un écran de l'intestin et de l'épiploon qui, presque toujours, lui forment plafond. Enfin on drainera toujours très largement, avec deux gros drains conduits tout au fond de la poche pelvienne.

Ailleurs, c'est bien **au-dessus de leur siège ordinaire** que se présentent les collections suppurées ; on les trouve dans la **région péri-rénale, sous le foie**, et même **en arrière et au-dessus du foie**, figurant une variété toute spéciale d'abcès sous-phréniques.

Quand la tumeur occupe la région du rein, qu'elle fait relief en arrière ou sur le côté, on la traitera comme tout abcès péri-néphrétique, par l'incision lombaire ou par l'incision latérale, sur la zone de pleine fluctuation ou sur

(1) Monod et Vanverts, Du traitement des abcès pelviens d'origine appendiculaire. Avantages de l'incision vaginale. *Arch. gén. de méd.*, mai 1898, p. 513. Voy. aussi Lapointe, Appendicite avec foyers péritonéaux à distance. *Presse méd.*, 10 oct. 1900, p. 255.

(2) Delanglade, *Bull. de la Soc. de chir.*, 1900, p. 604.

la partie la plus nettement accessible de la masse profonde. Il nous est arrivé deux fois d'inciser, par les lombes, de ces collections aiguës péri-néphrétiques, dont le pus brunâtre et fétide et le prolongement inférieur révélaient nettement le point de départ.

Chez une autre malade, il s'agissait d'un abcès **anté-rénal** et qui remontait jusqu'à la face inférieure du foie.

C'était une femme de dix-neuf ans qui, quelques jours après avoir accouché d'un fœtus macéré, avait commencé à souffrir d'abord dans la fosse iliaque droite, puis plus haut, sous le foie; en même temps la fièvre avait paru et, bien que le reste du ventre fût indolent et que les réactions péritonéales fussent très atténuées, l'état général n'en était pas moins un peu inquiétant, le pouls fréquent, le facies pâle et un peu tiré, la langue sèche. On avait pensé à une infection d'origine utérine, et à une suppuration secondaire péri-rénale.

A la partie toute supérieure du flanc, on sentait une masse tendue, épaisse, qui se prolongeait en avant jusqu'au bord externe du droit et montait en haut jusqu'au foie : cette masse, extrêmement douloureuse, était fluctuante dans la profondeur, et le palper bimanuel, pratiqué avec une main sous les lombes et une autre vers le flanc, avait paru démontrer que la fluctuation se continuait en arrière, dans la région lombaire.

L'incision commune de l'abcès péri-néphrétique fut donc pratiquée d'abord, mais il devint tout de suite évident que la loge rétro-rénale était indemne, et aussi, que la collection était malaisément accessible par cette voie. La plaie fut immédiatement réunie et l'incision reportée en avant sur le relief antérieur de la tumeur. Je tombai dans une poche entièrement adhérente à la paroi, fermée de toutes parts et contenant une grande quantité de pus noirâtre, d'une odeur intestinale des plus caractérisées; je me contentai de drainer. La malade guérit sans incident.

Enfin, ces abcès aberrants pourront être situés plus haut encore, dans la région du foie et du diaphragme : ils peuvent être **sous-hépatiques, sous-phréniques, intra-hépatiques**. Parmi ces collections, les unes sont **en continuité directe avec le foyer originel, péri-appendiculaire**, dont elles représentent un diverticule plus ou moins éloigné; l'examen des parois de la cavité, après l'incision iliaque, permet de les découvrir, et, grâce à un débridement suffisant, de les vider et de les drainer par la même voie.

Les autres rentrent dans le cadre des *abcès à distance*, et nécessitent une intervention spéciale : incision le long du rebord costal droit, donnant accès dans l'espace sous-hépatique; incision transpleurale des abcès sous-phréniques ou intra-hépatiques, après résection de la 10e, 9e ou 8e côte, en arrière ou au niveau de la ligne axillaire. Chez le malade de Loison[1], il s'agissait d'une suppuration hépatique secondaire; l'incision iliaque avait eu lieu le 11 octobre, l'abcès du foie fut ouvert le 6 décembre; il s'était fait

[1] LOISON, Des suppurations intra- et péri-hépatiques d'origine typhlo-appendiculaire. *Revue de chirurgie*, avril 1900, p. 523.

jour sous la peau; incision de 10 centimètres, au niveau de la 10e côte, sur la ligne scapulaire et résection d'un segment de côte : l'abcès sous-cutané communiquait par les 9e et 10e espaces, avec un foyer profond, intra-hépatique, du volume d'un gros œuf de poule, qui donnait issue à du pus verdâtre.

Ailleurs, la collection haute, péri-hépatique, existe seule, ou seule attire l'attention; on l'ouvre, et l'on reconnaît alors qu'elle se prolonge de haut en bas et qu'elle est d'origine appendiculaire. Jalaguier en a relaté une observation fort curieuse, dans laquelle il dut réséquer la 9e côte pour pénétrer dans l'abcès : « on constatait, immédiatement au-dessous du rebord costal droit, à trois travers de doigt de la ligne médiane, l'existence d'un point fluctuant, sans œdème ni changement de couleur à la peau. En arrière, au niveau du 8e espace intercostal élargi, je trouvai un autre point fluctuant, et la fluctuation était nettement perceptible du point antérieur au point postérieur. Il existait un léger degré d'œdème, en arrière, mais sans rougeur de la peau. »

« L'affection avait débuté, vingt jours auparavant, par un point de côté, avec douleurs de ventre et constipation. Mais, d'après l'évolution et le siège de la collection, on avait pensé à une pleurésie purulente diaphragmatique. La 9e côte fut réséquée dans la ligne axillaire; on dut inciser le diaphragme pour pénétrer dans la cavité purulente : il en sortit d'abord du gaz, puis une grande quantité de pus bien lié, fétide, d'odeur fécaloïde. Après lavage, on put reconnaître que la paroi postérieure de la poche était formée par la face convexe du foie et que la cavité se dirigeait en bas, vers la fosse iliaque, en suivant le côlon ascendant » [1].

Enfin nous reviendrons ailleurs sur l'*appendicite herniaire* (voy. *Hernies étranglées*).

PÉRITONITES

L'ensemble des faits, aujourd'hui considérable, et l'expérience journalière démontrent sans réplique qu'en présence de la péritonite aiguë diffuse, la seule chance de salut, c'est l'intervention pratiquée à temps. Et, au milieu de la complexité extrême des « situations cliniques », il est important de préciser d'abord les éléments d'une doctrine pratique qui puisse servir de guide.

Or, la gravité de la péritonite se mesure : 1° *à la virulence des foyers d'inoculation*; 2° *à l'étendue de la surface d'absorption péritonéale*; 3° *à la date plus ou moins éloignée de l'infection première*; autrement dit, elle relève, avant tout, du degré de l'empoisonnement général, et l'évolution de ce processus toxique résulte de facteurs multiples, souvent combinés, plus souvent encore difficiles à apprécier d'avance. Il y a donc toujours une

[1] JALAGUIER, *Bull. de la Soc. de chir.*, 1er déc. 1897, p. 710.

part d'inconnu, une part d'irrémédiable dans chaque cas particulier : il y a des formes dont l'incurabilité est fatale, peut-être d'emblée, tout au moins à la période où l'intervention trouve à s'exercer, mais, à part un certain nombre de faits où l'imminence de la mort est certaine, nous n'avons pas le droit de souscrire à cette condamnation sans renvoi, sur le seul témoignage des phénomènes cliniques.

D'autre part, notre action se résume, en somme, en quelques termes fort simples : l'**évacuation du liquide septique épanché**, le **drainage du péritoine**, et, s'il y a lieu, la **suppression du foyer originel** de l'infection. Quant à la conception initiale de la désinfection du péritoine, au sens propre du mot, elle ne saurait être réalisable, comme Körte [1] y insistait déjà : c'est un leurre que de chercher à détruire, à la surface et dans l'épaisseur de la grande séreuse, les agents pathogènes, et ce serait un danger, si l'on appliquait à ce but illusoire les procédés et les moyens d'une antisepsie trop énergique. Ici, encore, **la guérison ne sera l'œuvre que de la réaction vivante de l'organisme**, et nous ne saurions faire autre chose que d'**aider**, que de **soutenir cette réaction**.

La question capitale revient donc toujours à celle-ci : l'organisme est-il encore en état de réagir?

Il ne le sera plus, si l'empoisonnement est trop profond : d'où l'indication formelle de l'opération précoce, si les circonstances nous rendent maîtres de l'heure, de l'opération non retardée, immédiate, dès que le diagnostic est établi; l'infection croît d'heure en heure, et la remise au lendemain équivaut souvent à un arrêt de mort. Nous ne pouvons rien sur la virulence de l'agent causal; nous ne pouvons rien sur la forme anatomo-pathologique de la péritonite : n'est-ce pas la meilleure raison pour concentrer tous nos efforts sur le seul facteur qui relève de notre initiative?

Ces données générales s'appliquent à toutes les variétés de péritonites. Nous avons eu déjà l'occasion d'étudier la péritonite appendiculaire et, plus loin, nous parlerons de la péritonite d'origine herniaire. Nous aurons ici spécialement en vue : 1° ***la péritonite à pneumocoques***; 2° ***la péritonite puerpérale***; 3° ***la péritonite par perforation*** — non traumatique. Nous allons voir qu'il existe une échelle de gravité ascendante entre ces diverses formes.

I

PÉRITONITES A PNEUMOCOQUES

Plus fréquente chez l'enfant [2], la ***péritonite à pneumocoques*** est la plus curable de toutes, lorsqu'elle se présente sous sa forme typique, *enkystée*.

(1) Körte, Die chirurgische Behandlung der allgemeinen citrigen Bauchfell-entzündung. *Arch. für klin. Chir.*, Bd. XLIV, 3, p. 612.

(2) Le nombre des faits observés chez l'adulte (au-dessus de seize ans) est d'ailleurs, relativement

Une fillette de quatre ans (et je transcris ici, comme exemple, une observation de M. Brun) (¹) a été prise, il y a trois semaines, d'une violente douleur de ventre avec fièvre, diarrhée et vomissements. Depuis, les vomissements et la diarrhée ont cessé, mais les douleurs de ventre ont persisté. Traitée au début pour une fièvre typhoïde, l'enfant est envoyée à l'hôpital avec le diagnostic d'appendicite.

La moitié sous-ombilicale de l'abdomen est modérément distendue; la cicatrice ombilicale est déplissée et la peau est rouge et amincie à son niveau; matité uniforme et absolue de toute la moitié inférieure de l'abdomen; la limite supérieure de la zone mate est une ligne courbe à concavité inférieure, dont la partie la plus saillante est à l'ombilic : au-dessus de cette ligne, il y a du tympanisme. On a la sensation d'une fluctuation assez vague. Le diagnostic posé est : *péritonite purulente enkystée à pneumocoques*. Laparotomie médiane sous-ombilicale : « Après l'incision des plans musculo-aponévrotiques, je tombe sur une poche contenant au moins un litre de pus vert pistache, bien lié... ; le doigt, après évacuation, fait le tour d'une vaste cavité tapissée de fausses membranes et complètement isolée des anses intestinales refoulées en haut et en arrière. Lavage à l'eau bouillie, drainage. » Guérison sans incident.

Dans la plupart des cas publiés, l'évolution a été la même : début brusque par une violente douleur, point de côté abdominal qui siège autour de l'ombilic, quelquefois dans la fosse iliaque droite, mais sans avoir la netteté de localisation de la douleur appendiculaire; elle s'accompagne de vomissements bilieux, de diarrhée, — et ce dernier symptôme, souvent persistant, revêt une suffisante constance pour être d'une grande valeur diagnostique, — de fièvre, parfois très élevée, 39°,5, 40 degrés. Mais cet orage initial s'apaise, les accidents d'infection générale restent atténués, l'affection traîne, et c'est d'ordinaire au bout de deux, trois semaines, que l'intervention a eu lieu (²). Comme on l'a fait remarquer avec raison, le fait seul de cette *longue durée* est le meilleur témoignage d'une forme bénigne, et non généralisée.

D'ordinaire, c'est à la **zone ombilicale** que se cantonne cette péritonite suppurée à pneumocoques; de là, elle peut remonter dans le flanc droit et presque sous le foie : le grand kyste purulent est immédiatement **sous-pariétal**; il refoule en masse, en haut ou latéralement, l'intestin et l'épiploon. Il se révèle donc, à l'examen, par une distension plus ou moins nette de la moitié inférieure et droite de l'abdomen et par une matité complète qui, occupant la région sous-ombilicale, se termine souvent en crois-

élevé : sur 106 cas réunis par J. Jensen, et « authentifiés » par l'examen bactériologique, 48 se rapportent à l'adulte, 58 à l'enfant. (J. Jensen, Ueber Pneumokokkenperitonitis. *Arch. für klin. Chir.*, 1903, Bd. LXIX, p. 1134 et Bd. LXX, p. 91.)

(¹) Brun, Péritonite à pneumocoques chez l'enfant. *Presse médicale*, 27 février 1897, nº 17. — Voy. aussi la leçon du professeur Dieulafoy, Péritonite à pneumocoques. *Clin. méd. de l'Hôtel-Dieu*, 1896-1897, p. 396.

(²) Dans un fait de M. Malapert, rapporté par M. Richelot à la Société de chirurgie, les premiers accidents remontaient à *vingt-neuf jours*; la laparotomie donna issue à trois litres de pus franc; la malade (c'était une fillette de neuf ans et demi) guérit. (*Bull. de la Société de chirurgie*, 17 mars 1897, p. 220.)

sant à sa partie supérieure, la partie médiane du croissant atteignant ou dépassant l'ombilic, et les cornes venant se perdre dans les fosses iliaques; dans ce même territoire, la fluctuation profonde est plus ou moins appréciable.

Un autre signe important, sur lequel Brun a attiré l'attention, c'est le **déplissement** et la **saillie de l'ombilic** et souvent une **rougeur** étendue à toute la zone péri-ombilicale. Ne savons-nous pas, d'ailleurs, que l'ouverture spontanée à l'ombilic a été de temps en temps observée?

Dans cette première variété, ***l'intervention*** n'affecte pas, sans doute, les caractères de nécessité immédiate, que nous allons trouver dans les autres variétés, dans la péritonite par perforation; elle n'en sera pas moins urgente, et il convient d'ajouter que, grâce aux allures ralenties de l'affection et aux hypothèses qu'elle suscite d'ordinaire à ses débuts, le chirurgien n'est appelé, le plus souvent, qu'au moment où l'indication opératoire n'est plus discutable.

Mais la péritonite à pneumocoques peut être, elle aussi, *généralisée* : chez un opéré de Walther (¹), il existait « un épanchement purulent absolument libre dans la cavité abdominale, les anses intestinales flottant dans le pus sans traces d'adhérences ». Il s'agissait d'un malade de M. Hanot, soigné pour une pneumonie et qui présenta brusquement des accidents abdominaux graves, caractérisés surtout par de l'occlusion. Le pus était mélangé de *paquets de fausses membranes* et contenait du pneumocoque pur. Cette forme diffuse est plus fréquente chez l'adulte, bien qu'elle s'observe aussi chez l'enfant, et de pronostic toujours grave : sur 58 faits recueillis chez des enfants, il y a 33 péritonites enkystées, avec 31 guérisons; 25 péritonites diffuses, avec 21 morts (²). — L'action chirurgicale n'en est que plus nécessaire et plus urgente, en dehors, toutefois, de ces cas de pneumonie généralisée, à localisations multiples, pleuro-pulmonaires, cardiaque, méningée, etc., où la suppuration peritonéale n'a qu'un rôle tout effacé et secondaire.

Dans le type ordinaire, *à grand kyste purulent*, l'opération est d'ailleurs fort simple. C'est une *incision d'abcès*, rien de plus, en réalité : et cela ne doit être rien de plus, car le principal souci du chirurgien sera, précisément, de respecter cet enkystement préservateur et ce revêtement de fausses membranes qui protège l'intestin.

Faites donc l'**incision médiane sous-ombilicale, en pleine matité**; sectionnez la peau et la ligne blanche; ouvrez le péritoine épaissi à la partie

(¹) WALTHER, *Bull. de la Soc. de chir.*, 19 mai 1897, p. 382. — Jalaguier (*Ibid.*, 28 avril 1897, p. 323), sur 4 laparotomies pour péritonites à pneumocoques, a eu 3 guérisons et 1 mort; dans ce dernier cas, le ventre était rempli de pus, et l'on trouva, à l'autopsie, un foyer méconnu derrière la rate, et un autre derrière le foie.

(²) J. JENSEN, *loc. cit.* — Des 33 péritonites enkystées, 1 guérit sans opération, 32 furent opérées, avec 30 guérisons (les 2 morts survinrent tardivement, à la suite de complications secondaires); des 25 péritonites généralisées, 12 furent opérées, 4 guérirent. — Sur 48 péritonites à pneumocoques « de l'adulte », il y eût, en bloc, 38 morts et 10 guérisons; 14 malades furent opérés, 9 guérirent.

moyenne de votre incision, en un point nettement tendu, nettement fluctuant, pas trop près du pubis, au-dessus duquel la vessie peut être retenue, pas trop près de l'ombilic, où vous pourriez tomber à la limite des adhérences. En pratique, du reste, la ponction de la poche se fait, en général, avec la plus grande simplicité : dès que le pus paraît, plongez votre doigt dans la cavité et, sur lui, complétez l'incision en bas et en haut, en la prolongeant, s'il y a lieu.

Laissez couler ce pus, d'ordinaire jaune verdâtre, bien lié, sans odeur, *mêlé de grumeaux, de paquets de fausses membranes*, qui sont, jusqu'à un certain point, caractéristiques. Le foyer est de dimensions variables, mais toujours vastes ; il s'étend dans les fosses iliaques, dans le bassin, jusqu'au cul-de-sac de Douglas, il contient souvent plusieurs litres de liquide.

Quand l'évacuation est terminée, **lavez** la poche **à l'eau bouillie chaude**, et déjà vous voyez la masse intestinale redescendre et le foyer se rétrécir [1]. **Drainez** avec un ou deux gros drains qui plongent jusqu'à sa partie déclive et, par quelques points de suture, réduisez, par en haut, la longueur de votre incision.

Tout est fini : vous restez en présence d'une sorte d'*empyème abdominal*, que vous traiterez comme à la plèvre et qui se comblera beaucoup plus vite, en général ; toutefois, on n'oubliera pas que des poussées secondaires peuvent se produire et quelques clapiers mal drainés de la poche devenir le point de départ de nouveaux foyers, ou encore que d'autres suppurations pneumococciques ont été observées au cours de la convalescence [2].

Dans la forme diffuse, on se conduira comme dans toute péritonite purulente généralisée.

II

PÉRITONITES PUERPÉRALES

Ici, le pronostic devient autrement grave, d'autant mieux que la péritonite n'est d'ordinaire qu'une des localisations d'une septicémie suraiguë. C'est encore au degré de l'intoxication générale que se mesurent les quelques chances de salut ; et la péritonite suppurée, à grand épanchement, est toujours celle qui laisse le plus de ressources à l'intervention.

I. ***Péritonite à grand kyste purulent.*** — De fait, on peut se trouver en présence, comme dans le type précédent, d'un **vaste abcès péritonéal**, d'une cavité purulente énorme, mais entourée et cloisonnée sur toute sa périphérie par des fausses membranes. L'incision, pratiquée à temps, a été suivie, dans quelques cas de ce genre, d'une guérison très simple.

[1] Ne manquez pas d'explorer attentivement, sans rien rompre, les parois de la poche, et souvenez-vous des diverticules et des collections secondaires, voisines.

[2] Chez une malade de Brun, il fallut, un mois après la laparotomie, inciser la plèvre et vider un empyème à pneumocoques. (*Loc. cit.*)

Exemple : Une femme de vingt-deux ans est prise, trois jours après ses couches, d'un frisson violent et de fièvre, oscillant entre 39°,8 et 40°,8; au bout de quelques jours, on trouve le ventre volumineux, mat dans presque toute son étendue, très douloureux; il y a de la diarrhée, l'affaiblissement est rapide et une tache ecchymotique, à la région trochantérienne, indique l'apparition d'un foyer métastatique. On fait la laparotomie, qui donne issue à quatre litres de pus, et l'on constate la présence de fausses membranes très épaisses, ressemblant à une sorte de gelée purulente; elles sont enlevées avec la main. Lavage du foyer avec huit litres de solution de sublimé au millième. Deux drains sont laissés aux angles de la plaie, l'un vers l'épigastre, l'autre dans le bassin. Il s'écoule, pendant les premiers jours, une abondante quantité d'un liquide séro-sanguin : l'écoulement se tarit au 8e jour. La température retombe progressivement à la normale, et la guérison se produit sans autre incident (1).

Autre exemple. Une multipare de trente-deux ans est prise de frissons, d'une fièvre très élevée (40 degrés) et bientôt présente les signes d'une péritonite. On évacue, par la ponction aspiratrice, 3 litres de pus, et cette première intervention est suivie d'une amélioration notable; mais le pouls redevient petit et fréquent, la paroi abdominale s'œdématie et l'on pratique l'incision médiane sous-ombilicale. Évacuation de la cavité purulente, lavage à l'eau boriquée et salicylée chaude, drainage. Guérison (2).

Il est aisé de recueillir un certain nombre de faits de ce genre, caractérisés par un début brusque et violent des accidents, d'ordinaire au bout de six à dix jours après l'accouchement ou l'avortement, une fièvre très élevée, de la diarrhée, mais sans les indices d'infection septique grave que nous allons signaler dans d'autres variétés; l'affection ne se juge pas en quelques jours, en vingt-quatre ou trente-six heures quelquefois, comme dans la septicémie puerpérale suraiguë : elle se prolonge, elle traîne, sans que l'aggravation générale soit de jour en jour bien marquée. Le ventre grossit peu à peu, devient empâté, compact, mat sur une grande étendue; la paroi s'œdématie parfois, surtout dans la région péri-ombilicale. En somme, on voit se produire et évoluer un véritable *phlegmon par diffusion du péritoine*.

Comme l'a indiqué P. Noble (de Philadelphie) (3), il s'agit assez souvent, dans ces cas, d'annexes primitivement malades, qui, sous la poussée de l'infection *post partum*, deviennent le point de départ de la suppuration aiguë, mais, en somme, circonscrite.

Ces péritonites purulentes en foyer représentent donc une forme toujours grave, mais souvent curable, et curable par une intervention, en général, simple : l'**incision sous-ombilicale médiane**, **l'évacuation** et le **lavage**.

Quelques points demandent pourtant à être précisés. Et, d'abord, l'emploi des solutions antiseptiques pour le lavage est, comme dans le type précédent,

(1) RAYMOND (de Limoges), *Assoc. franç. pour l'avanc. des sciences*. Limoges, 1890, et *Revue de chir.*, 1890, p. 920.
(2) BUFALINI, *Raccoglitore med.*, 1897, n° 3. — Voy. encore MAURY, *Medical News*, 3 oct. 1891, p. 401.
(3) P. NOBLE, *Amer. gynecol. and obstr. Journal*, avril 1895.

d'utilité contestable et de danger certain : ce qu'il faut demander surtout à ces injections, c'est une *détersion mécanique*, une « mise au net » aussi complète que possible de la cavité suppurée, le nettoyage, le « rinçage » de tous ces culs-de-sac et de tous ces clapiers : pour cela, elle doit, avant tout, être très abondante, être neutre, être d'une température suffisamment élevée. C'est encore l'eau salée bouillie, à 40 degrés, qui constitue le liquide de lavage à la fois le plus approprié et le plus facile à obtenir.

D'autre part, le drainage exige les mêmes soins et demande à être aussi « mécaniquement » réalisé ; autrement dit, à être toujours en mesure de prévenir toute stagnation dans les parties déclives. Aussi, lorsque la collection se prolonge dans l'excavation et envahit le cul-de-sac de Douglas, est-il d'excellente pratique de créer de ce côté une voie de décharge en drainant par le vagin.

Pour réaliser ce **drainage abdomino-vaginal**, on commencera par laver et désinfecter le vagin, — précaution qu'il sera toujours utile de prendre d'avance dans toute intervention de ce genre, — puis un gros trocart sera porté, entre deux doigts qui le guideront, jusque derrière le col, pénétrera dans le cul-de-sac postérieur et ramènera le drain de haut en bas. Ou encore, et le procédé est plus sûr, lorsqu'on est mal aidé, une longue pince, un clamp courbe par exemple, sera porté en arrière du col, et, entre ses deux branches écartées, qui soulèvent fortement le cul-de-sac postérieur (fig. 382), on fera l'incision de la paroi vaginale par le ventre : la pince, pénétrant alors par la brèche, saisira le drain et l'entraînera. — La portion intra-vaginale de ce drain sera entourée de gaze aseptique, chiffonnée sans tassement.

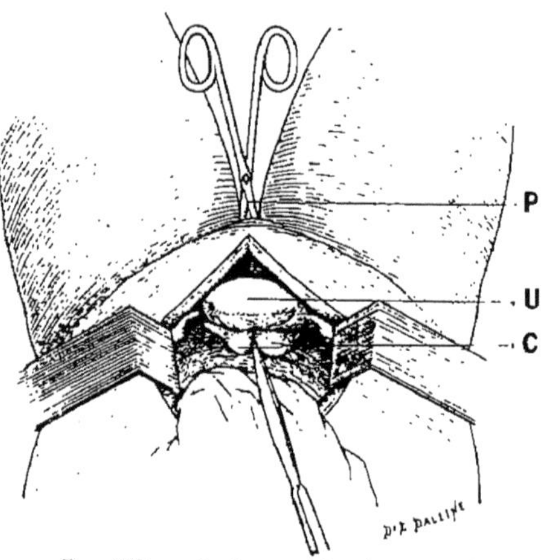

Fig. 382. — Drainage abdomino-vaginal.

P, longue pince courbe, soulevant le cul-de-sac postérieur. — U, utérus. — C, incision du cul-de-sac postérieur entre les mors de la pince vaginale qui le soulève.

Enfin, quand, une fois le foyer évacué, on découvre la trompe remplie de pus ou rompue, l'ablation en deviendra le complément nécessaire de l'opération. On devra, d'ailleurs, se garder d'aller trop loin dans ces interventions complémentaires, qui prennent du temps et compliquent une besogne opératoire dont le principal mérite doit être la brièveté ; un drainage très large et bien installé constitue l'indication fondamentale à remplir.

II. ***Péritonite suppurée diffuse.*** — A côté de ces péritonites à grands kystes purulents, mais avec un pronostic singulièrement plus sombre, nous devons placer la ***péritonite suppurée diffuse***, d'une marche autrement rapide et qui crée en un temps fort court une déchéance telle de la résistance vitale, que la laparotomie arrive le plus souvent trop tard.

Les exemples encourageants ne sont pourtant pas très rares.

Les premières observations de Bouilly, qui datent de 1889 (¹), sont fort connues : une jeune femme est prise de frissons le surlendemain de son accouchement; au 11ᵉ jour, la température est de 41 degrés, la palpation du ventre est impossible à cause de la sensibilité des parois, la dyspnée est intense, relevant tout autant de l'infection que de la gène mécanique du diaphragme. Laparotomie de 5 à 6 centimètres, suffisante pour passer la canule et la diriger avec la main dans tous les sens; lavage à l'eau bouillie et légèrement additionnée de liqueur de Van Swieten; la température tombe immédiatement, tous les accidents cessent, guérison en treize jours.

Autre succès chez une femme accouchée le 10 juin 1887, prise des accidents de l'infection le 12, en pleine infection le 25, et tellement compromise, qu'on hésite à intervenir. Même laparotomie, courte, même lavage : guérison.

Encore un autre exemple (²) : accouchée de vingt-deux ans, péritonite suppurée diffuse, pouls petit, fièvre élevée, respiration gênée et superficielle. Laparotomie : on évacue 1 litre de pus, on décolle des fausses membranes verdâtres fibrino-purulentes, et dans le bassin, jusqu'au fond du cul-de-sac de Douglas, on ouvre de nouvelles collections purulentes enkystées; grand lavage à l'eau salée; tamponnement du cul-de-sac de Douglas avec de la gaze iodoformée, qui sort à l'angle inférieur de la plaie abdominale. Le résultat est immédiat : le pouls et la température tombent, les vomissements et la diarrhée cessent. De temps en temps se produisent encore quelques élévations thermiques dues à la rétention purulente; enfin la malade guérit, tout en conservant un trajet fistuleux.

Les faits se ressemblent tous, et l'on retrouve toujours, dans ceux qui se sont terminés par la guérison, les fausses membranes fibrineuses et cloisonnantes, cette tendance à l'enkystement, malgré la grande extension du processus de suppuration péritonéale, ces foyers multiples plus ou moins isolés : en un mot, si l'on ne constate plus un gros abcès du péritoine, on trouve d'ordinaire des *abcès multiples*, plutôt que des anses libres baignant dans une nappe de pus.

De là les principes de l'**intervention**, qui doit être, avant tout, rapide et simple. Une longue incision, qui ouvre la voie à l'éviscération des anses distendues, est inutile et peut devenir dangereuse, en prolongeant la durée de l'opération et en multipliant les difficultés de la réintégration de l'intestin : faites donc une laparotomie sous-ombilicale de 7 à 8 centimètres et n'ouvrez le péritoine que très prudemment, au niveau d'un pli soulevé avec la pince; n'oubliez pas que l'intestin dilaté est appliqué derrière lui, en contact immédiat, et très vulnérable.

(¹) *Congrès franç. de chir.*, 1889.

(²) F. v. Winckel, Ueber die Köliotomie bei der diffusen eitrigen puerperalen Peritonitis. *Therapeutische Monatshefte*, avril 1895.

Ceci fait, laissez couler le liquide; avec le doigt, rendez-vous compte des caractères du foyer et descendez vers le bassin; vers le cul-de-sac de Douglas, où siègent le plus souvent les collections secondaires : puis commencez le lavage à l'eau salée bouillie chaude, et portez successivement la canule dans l'une et l'autre fosse iliaque, dans le bassin, en haut vers l'épigastre, en arrière vers la région rénale, poursuivez la manœuvre jusqu'à ce que le liquide revienne bien clair [1].

Tout est fini; ne cherchez pas à détacher les fausses membranes qui recouvrent les anses limitrophes du foyer : ce serait de mauvaise besogne, et bien illusoire; de plus, en les décollant, vous auriez vite fait d'entamer la paroi intestinale, à laquelle elles adhèrent, et de « pelurer » avec elles la couche musculaire; contentez-vous de les assécher du mieux possible par le frottement doux d'une compresse.

Donc, **incision courte, lavage et drainage** (drainage pelvien, iliaque, abdominal), tels sont les termes capitaux de notre action chirurgicale [2] : la nature fait le reste, s'il en est temps encore.

Enfin, nous voyons reparaître ici encore la ***forme septique suraiguë de la péritonite***, dans laquelle les lésions locales n'ont qu'une part restreinte, toute la scène étant occupée, pour ainsi dire, par les accidents d'intoxication générale; l'intervention ne reconnaît plus alors que des indications peu fréquentes, tant est rapide la marche de l'infection.

III

PÉRITONITES PAR PERFORATION

Une femme d'une trentaine d'années est prise brusquement, peu après un repas, d'une douleur aiguë dans le ventre; elle s'affaisse et se traîne jusqu'à son lit, pâle, froide, angoissée; bientôt les vomissements surviennent, exagérant encore la souffrance; ils sont alimentaires, bilieux, verdâtres; ils deviendront parfois, au bout de très peu d'heures, fécaloïdes.

Vous êtes appelé, vous trouvez une malade profondément affaissée, la face grippée, le pouls fréquent et misérable, les extrémités froides, la respiration pénible; depuis le début des accidents, il n'y a eu ni gaz, ni selles, à peine d'urine. Le ventre est déjà très ballonné, tendu, sonore jusqu'au tympanisme,

(1) Il sera souvent utile, pour faciliter le lavage et la détersion mécanique, d'incliner successivement la malade de l'un ou de l'autre côté ou d'élever et d'abaisser successivement le bassin. Ce « brassage » n'ira pourtant pas jusqu'à l'inversion complète, employée par Evans, dans un cas de pelvi-péritonite puerpérale, où la malade semblait être « à deux doigts de la mort ». On fit la laparotomie qui donna issue à 1 litre de liquide; on injecta alors de l'eau chaude et l'*on retourna la malade sur le ventre*; à trois reprises, on recommença la manœuvre, jusqu'à ce que l'eau revînt claire. Un gros drain fut laissé dans le ventre. Au bout de quelques jours il se boucha et il fallut rouvrir la plaie et reprendre les lavages. Guérison. (*Medical Record*, 12 avril 1890, p. 407.)

(2) Signalons ici les applications de l'entérostomie à certaines formes de péritonites, quelle qu'en soit d'ailleurs l'origine, dans lesquelles les accidents de paralysie intestinale et de pseudo-iléus sont prédominants, — l'entérostomie ayant pour but d'atténuer l'empoisonnement stercorémique et, peut-être, de rendre à l'intestin, en l'évacuant, sa contractilité. (DOYEN; HEIDENHAIN.)

d'une sensibilité extrême au moindre contact : vous n'y constatez aucune zone de matité, d'épaississement, et c'est avec peine que vous parvenez à reconnaître que cette douleur superficielle, généralisée, s'accuse davantage, devient plus profonde, plus fixe, plus intense encore en tel ou tel point.

Quel diagnostic allez-vous porter? **Péritonite par perforation**, perforation d'un ulcère de l'estomac ou du duodénum, perforation intestinale au cours d'un *typhus ambulatorius*? ou bien encore **appendicite perforante suraiguë? Étranglement interne?** Ou enfin, **torsion brusque du pédicule** d'une tumeur pelvienne, — **rupture d'une collection abdominale suppurée** jusqu'alors méconnue ou de réactions fort atténuées?

Ces hypothèses doivent se présenter à l'esprit du praticien, et il doit réserver une place pour d'autres encore, qu'il n'aperçoit pas, qu'il ne peut prévoir, pour les *surprises*. Oui, les surprises sont fréquentes dans cette chirurgie abdominale d'urgence : elles sont inévitables parfois, et il faut savoir prendre une résolution, sans attendre un diagnostic précis qui, trop souvent, ne deviendra tel qu'à l'heure où il ne pourra plus servir à rien.

Je n'ai nullement l'intention de dire que l'examen attentif du malade et l'analyse judicieuse de ses antécédents ne puissent fournir des probabilités suffisantes en faveur de tel ou tel diagnostic; mais il reste souvent un *quid ignotum* dans les faits de ce genre : on ne s'y arrêtera pas, car les indications d'une intervention urgente ne prêtent à aucune discussion.

Ce *début brusque*, suivi d'un véritable *shock*, ce *collapsus rapide*, cette *extrême gravité immédiate des accidents* concordent tous, du reste, à faire penser à la **péritonite par perforation**, et la localisation de la douleur initiale et maxima, les commémoratifs, fournissent de nouveaux éléments.

C'est dans la région épigastrique que le « coup de poignard » [1] du début a été ressenti, c'est là, c'est tout au moins dans la zone sus-ombilicale que la sensibilité reste surtout très vive au palper et que le malade continue à souffrir : depuis quelque temps, il avait des maux d'estomac, il était soigné pour de la dyspepsie; ou encore, à quelques mois, parfois à quelques années de là, il a vomi du sang. La situation s'éclaire de plus en plus, et c'est à l'**ulcère de l'estomac** que l'on devra tout d'abord penser, ou à l'**ulcère du duodénum**, d'ordinaire plus latent et dont les traces se retrouvent moins aisément dans les commémoratifs écourtés.

J'ajoute que, dans certaines conditions, devant un malade bien connu, bien suivi et dont l'histoire morbide est soigneusement enregistrée, le diagnostic peut devenir très simple : l'accident était prévu et ne représente que l'un des termes d'une évolution parfaitement étudiée. Mais ce sont les cas obscurs et sans histoire qui nous intéressent surtout.

[1] Le professeur Dieulafoy insiste beaucoup sur l'intensité immédiate de cette douleur soudaine, déchirante, atroce, véritable « coup de poignard péritonéal »; de plus, elle se localise, au début, et reste plus vive, dans la région sous-hépato-gastrique, au-dessus et un peu à droite de l'ombilic. Ces caractères la distinguent de la douleur de l'appendicite, *graduellement croissante*, quelle que soit sa brusquerie initiale. (Perforation de l'ulcère simple de l'estomac. *Clin. méd. de l'Hôtel-Dieu*, 1897-1898.)

Autre chose encore. A la suite de ces perforations brusques de l'estomac ou de l'intestin *dans un péritoine libre*, le ballonnement devient tout de suite considérable et la pneumatose extrême : la paroi abdominale est soulevée, distendue, soufflée, en quelque sorte, par les gaz qui s'échappent librement du tractus gastro-intestinal. Dans l'appendicite perforante, dans l'occlusion aiguë, le météorisme peut acquérir des proportions tout aussi considérables, mais *plus lentement*, *progressivement*, et, du reste, par un autre mécanisme, par la dilatation des anses parésiées, et qui, souvent. décrivent sous la paroi leurs énormes sinuosités.

Détails, sans doute, mais détails importants, dont l'ensemble, bien interprété, permet d'émettre ce *diagnostic de grande probabilité*, au delà duquel nous ne devons rien demander en pareille circonstance. **Perforation gastro-intestinale, appendicite, occlusion**, telles sont, en effet, les trois éventualités qui se présentent le plus souvent à la discussion, et les vomissements fécaloïdes précoces, sur lesquels Duplay a depuis longtemps attiré l'attention, viennent encore accroître les similitudes entre l'étranglement interne et la péritonite par perforation.

Mais, en pratique, l'initiative doit être la même et les ***indications d'urgence sont également pressantes***. N'attendez donc pas de plus amples informations, ne vous attardez pas à ces examens répétés, à ces médications illusoires, *qui tuent par le temps qu'elles font perdre*. Le péritoine est en puissance d'infection aiguë : c'en est assez, je pense, et votre conscience ne sera libérée que lorsque la laparotomie aura été faite.

Pour l'**ulcère perforé de l'estomac**, Mickulicz [1] a montré, que le pronostic opératoire était quatre fois meilleur lorsqu'on intervenait dans les douze premières heures. Et la statistique générale qu'il donnait était éminemment démonstrative : de 1885 à 1894, il recueille 35 laparotomies pour ulcère gastrique perforé; sur ce nombre, une seule guérison, 34 morts, une mortalité de 97,15 pour 100; de 1894 à 1896, 68 opérations avec 32 guérisons et 35 morts, la mortalité tombe à 52,94 pour 100 [2]. L'explication est simple : depuis qu'on connaît mieux ces faits, qu'on les opère plus souvent, on les opère mieux et surtout **on les opère plus tôt**.

Le tableau est loin d'être aussi satisfaisant lorsqu'il s'agit de perforation d'un **ulcère duodénal**. Sur 25 laparotomies rassemblées par Schwartz [3], on relève le chiffre énorme de 22 morts et seulement 3 guérisons, dont une seule fut définitive; or, ces guérisons ont été obtenues chez des malades opérés 2 fois moins de quarante-huit heures, 1 fois moins de trente-six heures après le début des accidents.

[1] MICKULICZ, *loc. cit.*

[2] En 1897, M. Le Dentu concluait à une mortalité moyenne de 66 pour 100, et l'examen des statistiques successives de Michaux, de Chapt, de Chapt et Mauclaire, de Houzé, de Parisier, lui permettait de démontrer l'amélioration progressive des résultats et d'établir cet autre fait, que *la plupart des guérisons correspondaient aux laparotomies pratiquées dans les dix ou quinze premières heures*. (Traitement chirurgical des perforations spontanées de l'estomac. *Acad. de méd.*, 4 mai 1897.)

[3] SCHWARTZ, Diagnostic et traitement des péritonites septiques diffuses produites par l'ulcère perforant du duodénum. *Soc. de chir.*, 5 janvier 1898.

Le cas unique de guérison définitive est trop probant pour n'être pas cité, d'après Schwartz : « Un homme ressent une douleur subite à l'épigastre et est pris immédiatement de nausées. Transporté aussitôt à Guy's Hospital, il est vu par le chirurgien (Dunn), qui trouve une distension tympanique de la région stomacale, de la sonorité péri-hépatique, de vives douleurs dans le ventre, une anxiété inspiratoire caractéristique. On fit immédiatement la laparotomie médiane, pensant à une perforation : on trouva une *perforation de la paroi antérieure de la première partie du duodénum*, qui fut fermée à l'aide de cinq sutures de Lembert à la soie. On nettoya, par une irrigation, — qu'on dut faire incomplète, l'opéré étant très bas, — tant bien que mal le péritoine, qui fut drainé en bas à l'aide d'un tube en verre de Keith, enlevé vingt-quatre heures après. Au bout de dix jours, la température remontant, on fit une laparotomie latérale exploratrice pour rechercher un abcès sous-diaphragmatique. Celui-ci s'ouvrit tout seul deux ou trois jours après et la guérison eut lieu. »

Donc, **opérons tout de suite**, après avoir pris les précautions nécessaires pour que le malade supporte bien l'intervention, que, du reste, nous nous efforcerons de faire courte (enveloppements ouatés, salle chauffée, anesthésie parcimonieuse à l'éther, anesthésie locale, s'il le faut, injection préalable de sérum artificiel), et rappelons-nous que des succès ont été obtenus dans des cas d'apparence absolument désespérée.

Technique de l'intervention. — Nous ferons la laparotomie médiane, **sus-ombilicale**, si la distension est beaucoup plus accusée au-dessus de l'ombilic et que nous ayons des raisons probantes de croire à l'ulcère gastrique; — **sous-ombilicale**, dans l'éventualité la plus ordinaire d'un diagnostic de probabilité; du reste, l'une ou l'autre incision seront, suivant les découvertes et les besoins ultérieurs, agrandies en haut ou en bas. L'ouverture du péritoine devra être très prudente, comme dans tous les faits où la distension abdominale est considérable; mais, ici, l'intestin sera assez souvent éloigné de la paroi, refoulé par la masse gazeuse qui s'échappe bruyamment, dès que la séreuse est entr'ouverte. Avec ces gaz, qui sont déjà un excellent indice de perforation, vous verrez parfois sortir des matières alimentaires, du lait en grumeaux, ou encore un liquide grumeleux, d'odeur aigre, ou fortement coloré par la bile, le tout mélangé au liquide louche ou purulent de la péritonite. La *nature de cet épanchement* fournit tout de suite, lorsqu'il existe, des données utiles sur le siège de la perforation.

Mais il arrive que le liquide péritonéal n'ait aucun caractère spécial, l'estomac étant vide au moment de la perforation, ou encore l'orifice se trouvant en partie obturé par le fait de sa situation, par des adhérences, par le refoulement du foie, qui, sous la pression des gaz épanchés, s'applique comme un couvercle (Guinard) [1] sur la face antérieure de l'estomac.

Laissez couler le premier flot de liquide, épongez, enveloppez de compresses les paquets intestinaux qui se présentent et faites-les refouler laté-

[1] GUINARD, Ulcères perforants de l'estomac. *Congrès français de chir.*, 1898, p. 320.

ralement; si vous concevez quelque doute, allez tout de suite au cæcum et à l'appendice, et, chez la femme, aux annexes. Vous ne trouvez rien de ce côté [1], remontez vers l'estomac et le duodénum, aussi bien une traînée de liquide vous indique parfois la marche à suivre [2].

Quoi qu'il en soit, relevez le foie doucement et examinez la **paroi gastrique antérieure** : dans 80 pour 100 des cas, d'après Mickulicz, c'est là, sur cette paroi antérieure ou dans son voisinage immédiat, *près du pylore ou de la petite courbure*, que vous trouverez l'ulcère perforé, entouré de fausses membranes, et le plus souvent sous la forme d'un orifice arrondi, de largeur variable, laissant quelquefois passer l'index. Une autre perte de substance peut siéger à la face postérieure, en un point exactement superposable (fig. 383). Si vous ne voyez rien sur le devant de l'estomac, explorez avec soin la **petite courbure**, les **environs du cardia**, et tout de suite inspectez le **duodénum** : là aussi, la perforation occupe le plus souvent la **face antérieure** et la **première portion** [3].

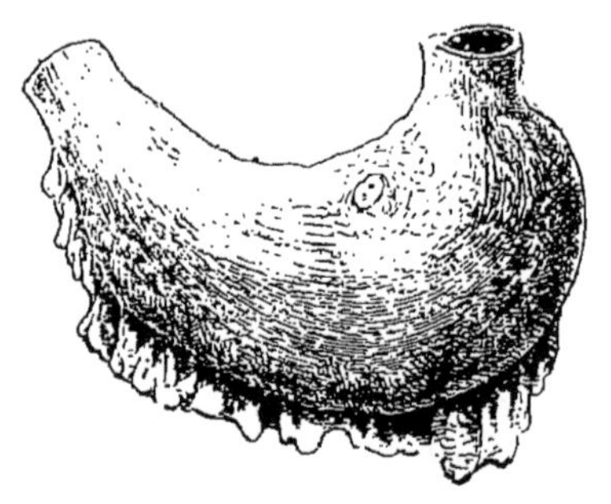

FIG. 383. — Perforation d'un ulcère de l'estomac. (Dieulafoy, *Clin. de l'Hôtel-Dieu*, 1897-1898, p. 89.)

D'ordinaire, sous la pression de la main pendant les manœuvres de recherche, du liquide et des gaz s'échappent de la perforation [4] et servent encore à la dénoncer. Dans un cas de Sieur [5], en se reportant vers le foie, on entendit un bruissement particulier indiquant l'issue de bulles de gaz, et l'on vit sourdre profondément vers le hile du foie un liquide verdâtre mêlé de gaz, analogue à celui que vomissait le malade. Cet écoulement augmentait d'abondance quand on appuyait sur l'estomac, et l'on réussit enfin à découvrir une perforation siégeant sur la première partie du duodénum, au niveau de sa face postéro-supérieure. L'orifice avait des dimensions suffisantes pour admettre l'extrémité du petit doigt; ses bords étaient irréguliers, amincis, et, à la moindre pression exercée sur l'estomac, il livrait passage à un flot de liquide verdâtre.

Supposons d'abord que ***la perforation est trouvée, sur l'estomac***

[1] Ou rien de *suffisant*. — Il faut se garder, en effet, de se tenir pour satisfait, et de borner là ses recherches, si l'on n'a trouvé qu'un appendice peu malade et non gangrené, et ne pas se fier à la localisation apparente de la douleur et à l'absence d'antécédents démonstratifs : chez une malade, je crus que l'appendice était seul en cause, bien qu'il ne fût pas perforé, et, à quelque jours de là, l'autopsie me montra un ulcère rompu de la face antérieure de l'estomac.

[2] D'après Auffray (*Contribution à l'étude de la péritonite suraiguë dans l'ulcère perforé de l'estomac*. Thèse de doct., 1898, n° 427), la progression ascendante des lésions péritonitiques, qui s'accentuent de plus en plus à mesure qu'on monte vers l'estomac, pourrait encore servir de guide.

[3] D'après Collin, l'ulcère du duodénum, dans 242 cas sur 262, occupait la première portion et siégeait à moins de 5 centimètres du pylore; 14 fois il occupait la portion descendante, 3 fois la portion pré-aortique, 2 fois la portion ascendante. Thèse de doct., 1894. — Voy. aussi DARRAS, *De la perforation dans l'ulcère simple du duodénum*. Thèse de doct., 1897, n° 536.

[4] Et c'est précisément pour éviter ces « échappées » du contenu stomacal, que toute la besogne de recherche doit être menée prudemment, avec méthode et sans brusquerie.

[5] SIEUR, *Société de chirurgie*, 1898, et Rapport de Schwartz, cité.

ou le duodénum : qu'allons-nous faire? Comment la fermerons-nous, et comment se terminera l'opération? Nous étudierons ensuite **la conduite à tenir** dans une seconde hypothèse : celle où l'exploration de la partie accessible de l'estomac et du duodénum reste négative.

Il faut, naturellement, s'efforcer de **fermer la perforation**, et le faire sans complication opératoire, sans perte de temps. La pratique la plus simple consistera souvent à l'invaginer en adossant, par un surjet à la soie, dans un large pli, les deux parois voisines; l'excision suivie de la même réunion demande plus de temps. Pourtant, si l'ulcère occupe une base calleuse étendue et très épaisse, il peut devenir indispensable d'en exciser rapidement les bords, d'en changer la forme, de l'allonger, de le rendre ovalaire, par exemple, pour pouvoir plisser et mettre en large contact les surfaces séreuses limitrophes.

Enfin, la paroi est quelquefois d'une telle friabilité qu'elle se coupe sous les fils, et que, malgré tous les soins, la réunion est impraticable.

Quel parti prendre alors? Si l'état du malade le permettait, on pourrait recourir à une résection étendue, losangique, comprenant toute la plaque malade; mais, d'ordinaire, le temps presse à ce moment, et l'on doit, de toute nécessité, se contenter d'artifices sans doute précaires, mais seuls utilisables.

Ce qu'il faut chercher surtout, c'est à **isoler** la région où siège la perforation, que l'on est impuissant à obturer suffisamment. Ramenez donc un segment épiploïque au-devant du point perforé et suturez-le à la face antérieure de l'estomac ou du duodénum, au-devant de l'orifice qu'il bouchera, au moins mécaniquement; cherchez à limiter le foyer en rattachant encore l'épiploon tout autour et à l'estomac et au péritoine pariétal, et, dans la cavité ainsi limitée et que les adhérences achèveront peut-être de fermer, laissez un drainage, un gros drain dans un sac de gaze aseptique.

Mais, seconde hypothèse qu'il faut prévoir, ***vous ne découvrez rien sur l'estomac et le duodénum*** : peut-être la perforation s'est-elle ouverte sur la face postérieure, dans l'arrière-cavité, et, en procédant comme nous l'avons indiqué ailleurs (voy. *Les grandes hémorragies de l'ulcère de l'estomac et du duodénum*), en vous ouvrant une voie à travers l'épiploon gastro-colique, entre la grande courbure et le côlon transverse, refoulé en bas sous une compresse, vous irez à sa recherche; ce sera toujours besogne pénible et dangereuse en de pareilles conditions.

Exemple. Une femme de vingt-cinq ans nous est amenée en pleine péritonite généralisée : ventre distendu, douloureux sur toute sa surface, vomissements brunâtres, pouls à 140, langue rouge et sèche, mauvais facies; les accidents remontent à quatre jours; ils ont débuté brusquement sans que l'on puisse retrouver une localisation nette de la douleur initiale; on apprend seulement que la malade avait autrefois vomi du sang et qu'elle avait « un point » à l'estomac et dans le dos. Laparotomie : grande quantité de pus grisâtre dans le bassin et entre les anses grêles; on cherche l'appendice, qui est libre et normal; l'incision médiane est alors prolongée dans la région sus-ombilicale; l'estomac est très haut situé, d'aspect normal sur toute sa face antérieure, rien au pylore, ni sous le foie; on déchire le ligament gastro-colique, et l'on pénètre dans l'arrière-cavité qui est remplie de liquide puriforme et tapissée de fausses membranes jaunâtres; la traînée se poursuit en haut et à gauche jusque derrière le cardia; on ne réussit pas à trouver de perforation. Les bords de l'hiatus gastro-colique sont suturés au péritoine pariétal, et l'arrière-cavité, ainsi marsupialisée, est drainée par deux gros tubes; lavage au sérum chaud, drainage du bassin. La malade survécut quatre jours, les accidents péritonitiques avaient cessé, le ventre était plat et indolent, elle succomba à une broncho-pneumonie double : à l'autopsie, la perforation fut découverte, sous la forme d'un petit orifice, troué à l'emporte-pièce, à la face postérieure du pylore, tout près du duodénum.

Peut-être aussi la perforation occupe-t-elle un point plus bas situé de **l'intestin** : nous savons qu'en dehors même de la fièvre typhoïde, sur laquelle nous allons revenir, l'intestin peut être le siège d'*ulcères perforants*, de nature diverse, dus à la tuberculose, à l'érosion produite par certains corps étrangers, à l'urémie gastro-intestinale; M. Letulle (1) a étudié ces perforations aiguës de l'intestin grêle, et MM. Kirmisson (2) et Monod (3) en ont rapporté des exemples.

Chez le malade de M. Kirmisson, un enfant de huit ans, « dès que le péritoine est ouvert, il s'écoule un flot de liquide grisâtre, purulent, d'odeur stercorale. Une anse intestinale congestionnée et distendue fait issue à travers la plaie. En déroulant l'intestin grêle, on arrive sur une anse blanchâtre, aplatie et même légèrement rétrécie en un point, comme si l'intestin avait subi à ce niveau une constriction. En exerçant quelques tractions

(1) Letulle, Des perforations aiguës de l'intestin grêle. *Presse médicale*, 1895, n° 18, p. 137. — Barde, *Étude clinique sur certaines formes de perforation de l'intestin grêle. Importance d'un diagnostic précoce.* Thèse de doct., 1895. — Combes, *Des ulcères simples de l'intestin.* Thèse de Toulouse, 1897. — R. Oppenheim et Ch. Laubry ont relaté deux faits de péritonite par perforation au cours de l'*entérite tuberculeuse* : tous deux se terminèrent par une mort rapide; une fois seulement, on intervint par la laparotomie, mais sans pouvoir découvrir la perforation. Or, celle-ci, dans les deux cas, était proche du cæcum et siégeait sur la dernière portion de l'iléon : elle était toute petite, circulaire, et chez le second malade, de la largeur d'une tête d'épingle, et « en partie cachée par une fausse membrane formant clapet ». Enfin elle occupait le centre d'une plaque ulcéreuse. (La péritonite aiguë par perforation au cours de l'entérite tuberculeuse. *Arch. gén. de méd.*, juin 1899, p. 641.) — Nous avons vu succomber un malade dans des conditions toutes semblables, et l'histoire vaut la peine d'être brièvement résumée : il s'agissait d'un homme d'une quarantaine d'années, auquel j'avais pratiqué, deux mois avant, une entérostomie de Nélaton, pour remédier à des accidents fort graves d'iléus; tous les désordres abdominaux ayant cessé, je fermai l'orifice par une entérorraphie latérale. Tout se passa très bien pendant les deux premiers jours : le matin du troisième, je trouvai mon malade mourant avec tous les signes d'une péritonite par perforation tellement avancée, que toute intervention me parut inutile. A l'autopsie, le bassin était rempli de matières intestinales : elles provenaient d'une rupture, bas située, de l'S iliaque, siégeant au niveau *d'une plaque de tuberculose.* Il n'y avait pas d'autres plaques semblables sur le reste de l'intestin. — Ces perforations tuberculeuses sont donc presque toujours une surprise : leur découverte est souvent malaisée, au cours de la laparotomie, et leur occlusion ne laisse pas que d'être difficile aussi : de fait, elle suppose, comme temps préliminaire indispensable, l'excision de la plaque « basale » de tuberculose.

(2) Kirmisson, Péritonite par perforation prise pour une appendicite; laparotomie médiane; guérison. *Bull. de la Soc. de chir.*, 14 mars 1898, p. 279.

(3) Monod, Perforations spontanées ou de cause inconnue de l'intestin simulant parfois l'appendicite. *Bull. de la Soc. de chir.*, 23 mars 1898, p. 297.

douces, on arrive à attirer au dehors la totalité de cette anse intestinale et, à sa partie supérieure, à l'union de la partie dilatée et de la partie rétrécie, on observe *une petite perforation, sous la forme d'un bourgeon rougeâtre, par lequel s'écoule du liquide*; cette perforation siégeait près du bord mésentérique. On fait, au niveau de cette perforation, un double plan de sutures en surjet, à la soie phéniquée fine. Les parois intestinales paraissent assez malades, friables, et, pendant la suture même, il se fait sous nos yeux un hématome dans l'épaisseur du bord mésentérique ». Après un lavage du péritoine et un drainage à la gaze iodoformée, l'abdomen est refermé, et la guérison survint sans autre accident qu'un petit écoulement stercoral, qui dura une quinzaine de jours.

Pensez donc à ces **perforations intestinales** et allez explorer la **région iléo-cæcale** où elles siègent souvent, puis remontez le long de l'intestin : quelquefois une anse aplatie, d'aspect anormal, ou encore un mince filet de liquide intestinal qu'on voit sourdre de quelque côté vous serviront de guide. Une fois trouvé l'orifice, on fait le nécessaire pour l'obturer de façon durable par une suture de Lembert, à large adossement, et après avoir excisé, s'il est utile, le rebord friable et sphacélé.

Du reste, la perforation ne siège pas toujours sur le tube digestif, intestin ou estomac : elle peut occuper la *vessie* (voy. plus haut), la **vésicule biliaire**, et il faut être prévenu de ces éventualités exceptionnelles. Il s'agit, dans ce dernier cas, ou bien de la rupture d'une cholécystite suppurée, ou de la perforation de la paroi vésiculaire, lentement « usée » par un calcul. Une observation récente d'Hochenegg peut servir d'exemple : une femme de quarante-cinq ans présente depuis douze heures des accidents d'occlusion intestinale; on pratique la laparotomie sous-ombilicale, et l'on tombe sur le côlon transverse distendu et prolabé. La plaie agrandie, on essaye de le dégager, et, pendant ces manœuvres, on voit sourdre, de la partie supérieure du ventre, deux litres environ d'une sérosité jaune verdâtre. On se dirige alors, en suivant la traînée liquide, vers la vésicule, et l'on constate vers son milieu une fente de 1 centimètre de long, 1/2 centimètre de large, en partie obstruée par un calcul noirâtre; le reste de la paroi vésiculaire est normal, sans adhérences. Incision du fond de la vésicule, extraction de sept calculs gros comme une noisette; suture de la perforation, dont les lèvres ont été excisées; cholécystostomie. Guérison [1]. Signalons encore — à titre exceptionnel — la rupture des collections pyo-salpingiennes ou des kystes de l'ovaire suppurés [2].

Enfin, on doit prévoir les cas où ***l'on ne trouve pas la perforation*** :

[1] J. Hochenegg, Ein Fall von Perforation, der Gallenblase in die freie Bauchhöhle, geheilt durch Operation. *Wiener klin. Woch.*, 1899, nº 21, p. 565. Chez un malade de M. von Mosetig-Moorhof, les accidents avaient simulé l'appendicite; on trouva l'appendice sain : en soulevant l'épiploon, on vit s'échapper du liquide ascitique mêlé de pus, et un calcul gros comme une noisette; la vésicule était perforée sur sa face inférieure et un autre calcul engagé dans la perforation, cinq autres étaient restés dans la cavité. Extraction, cholécystostomie, guérison. (*Wiener med. Presse*, 16 février 1902, p. 306.)

[2] Voy. H. Fossard, *Rupture spontanée des kystes de l'ovaire*. Thèse de Paris, 1901.

il ne reste plus qu'à terminer l'opération (et cette urgence de finir vite écourte fatalement les recherches) par le lavage et le drainage que nous indiquerons tout à l'heure. Le résultat est alors bien précaire et le sort du malade singulièrement compromis : pourtant, Mickulicz rappelle que la guérison a eu lieu, contre toute attente, dans quelques faits de cette catégorie.

J'ai voulu réserver une mention spéciale aux **perforations typhiques**. En clinique, elles peuvent se présenter de deux façons : 1° **vous ne savez rien ou peu de chose sur l'état antérieur du malade**, vous avez porté le diagnostic de péritonite diffuse par perforation, vous intervenez, et, au cours de la laparotomie, vous découvrez une ou plusieurs perforations de l'iléon ou du cæcum, dont l'aspect ne laisse pas de doute sur leur nature [1] ; 2° **chez un typhique, régulièrement soigné et suivi**, une douleur soudaine en un point de l'abdomen, le ballonnement rapide, l'ascension ou la dépression brusques de la température, le pouls qui devient rapide et misérable, le facies qui se grippe, signalent la perforation : on intervient en toute connaissance de cause.

C'est à cette seconde éventualité que nous devons surtout nous arrêter. Deux exemples : Un homme de vingt-quatre ans est soigné, depuis le 20 novembre 1895, dans le service de M. Fernet, pour une fièvre typhoïde grave; le 1er décembre, vers 7 heures du soir, il se plaint brusquement d'une vive douleur dans la fosse iliaque droite; la température, qui était à 3 heures de 38°,7 et à 6 heures de 38°,3, avait monté de nouveau à 40° à 9 heures du soir. Le lendemain matin, le facies était nettement péritonéal, le pouls à 120, petit, fuyant, le ventre n'était pas ballonné, mais la pression réveillait une douleur extrêmement vive, surtout dans la fosse iliaque droite. Il n'y avait pas eu de vomissements; la température était de 36°,5. M. Fernet porta le diagnostic de perforation intestinale, et je pratiquai la laparotomie à 11 heures du matin.

Le ventre ouvert, je trouvai une notable quantité de liquide séreux mélangé de lait à demi digéré, occupant le bassin et la fosse iliaque droite; une fois ce liquide évacué, je cherchai le cæcum : il était intact, ainsi que l'appendice; je commençai à inspecter de bas en haut l'intestin grêle et je trouvai, *à environ 20 centimètres du cæcum, sur le bord convexe de l'iléon, une perforation circulaire à limbe fort net, laissant passer le*

[1] Exemple : Un jeune garçon de douze ans, malade et alité depuis une dizaine de jours, est apporté à l'hôpital dans un état fort alarmant et avec tous les accidents d'une péritonite grave : le ventre, très ballonné, est mat dans toute la région sous-ombilicale, la douleur diffuse, sans aucune prédominance dans la fosse iliaque droite.

Sans pouvoir faire autre chose que des hypothèses sur l'origine de cette péritonite aguë à début brusque, je pratiquai la laparotomie, et j'évacuai d'abord une abondante quantité de pus séreux qui remplissait le petit bassin et les fosses iliaques. Le cæcum et l'appendice étaient sains; mais, sur l'intestin grêle, approximativement vers le milieu de l'iléon, je découvris, sans beaucoup de peine, les adhérences étant encore rares et molles, *une perforation nettement arrondie, de la largeur du petit doigt*, entourée d'un bord mince, régulièrement découpé et *occupant le centre d'une plaque rougeâtre foncé*; je retrouvai, en me dirigeant vers la fin de l'iléon, *une série de plaques rouge foncé*, de même aspect, sans autre perforation. L'orifice intestinal fut avivé et suturé par deux fils à la soie fine, qui adossaient par un véritable pli la paroi à son niveau. L'enfant mourut le lendemain.

bout de l'index, et par laquelle s'échappait aussi le contenu liquide et jaunâtre de l'intestin; j'en avivai le pourtour et je la suturai par cinq points séparés de soie fine, à la Lembert. Détersion à sec de la cavité abdominale, drainage. Sous l'influence des injections de sérum artificiel, le malade parut d'abord se remonter et nous donna un réel espoir, mais de courte durée : il s'éteignait le 4 décembre. A l'autopsie, on ne trouva pas d'autres perforations.

Autre cas, qui, lui aussi, en dépit de l'insuccès final, nous a laissé la conviction que la laparotomie vaut toujours d'être tentée.

Il s'agissait d'un malheureux étudiant, que j'opérai, en janvier 1900, dans le service de M. le professeur Chantemesse ; la fièvre typhoïde était fort grave, et les indices de perforation dataient de la veille. Le pouls était à 130, petit et fuyant, les extrémités froides, la langue rôtie, le ventre ballonné, empâté, douloureux, surtout dans la région sous-ombilicale droite, la respiration pénible : la situation ne laissait aucune illusion, et ne semblait guère autoriser une tentative opératoire un peu complexe.

Pourtant, je voulus faire un suprême effort pour ce pauvre enfant. Il fut doucement endormi, du sérum fut injecté sous la peau, et j'ouvris le ventre dans la région sous-ombilicale : un flot de pus fétide et noirâtre s'échappa aussitôt, qui paraissait venir de tous les côtés du ventre, mais surtout de la fosse iliaque droite : à ce niveau, les anses grêles étaient toutes recouvertes de fausses membranes jaunâtres, mais à peine adhérentes, et, en suivant l'une d'elles, plus violacée et plus épaissie, j'arrivai presque tout de suite sur une perforation arrondie, de limbe un peu déchiqueté, et qui donnait issue à des matières stercorales. Elle siégeait sur l'iléon, à 20 centimètres environ du cæcum, elle en occupait le bord libre. Après l'avoir mise « en lieu sûr », sous des compresses, et le foyer détergé, je m'assurai que l'appendice était intact, et que le cæcum et l'intestin voisin ne présentaient aucune trace d'autre solution de continuité.

La perforation fut fermée par un double surjet, à la soie, et, après avoir fait passer dans le ventre 10 litres d'eau bouillie très chaude, deux drains furent laissés dans la fosse iliaque et dans le bassin, et les lèvres de l'incision abdominale à peine rapprochées en haut et en bas.

Tout cela avait duré une demi-heure, et le malade avait parfaitement supporté l'opération : le pouls avait repris de la force, il était moins fréquent, le réveil eut lieu sans difficulté, et toute l'après-midi se passa sans incident. — Ce n'était malheureusement qu'une trêve, et la mort survint dans la nuit.

Encore une fois, ce n'est donc pas l'acte chirurgical qui tue, et lorsqu'on voit des malades aussi profondément infectés, presque agonisants, faire preuve encore d'une pareille résistance, n'est-il pas légitime de croire, d'espérer, qu'à une heure moins tardive, nous pouvons les sauver ?

Cet espoir s'est, du reste, réalisé à plusieurs reprises, et, **si les guérisons opératoires sont rares encore, leur nombre actuel suffit pourtant à établir la légitimité et l'urgence de l'intervention.**

J'avais rassemblé en 1896 [1], autour de mes deux premières laparotomies, 25 faits avec 6 guérisons, dont 3 seulement ne paraissaient pas contestables. MM. Monod et Vanverts [2] avaient porté ce nombre à 27, avec 4 guérisons. Mauger [3], dans sa thèse, relate 107 opérations, en y comprenant, il est vrai, les cas de typhus ambulatoires et de péritonites localisées, et 25 guérisons. Les deux statistiques de Keen [4] forment un ensemble de 158 faits, dont 37 guérisons; si l'on y joint les 5 cas rapportés par Harvey Cushing [5], et ceux de Marsden, Davis, Loison [6], Legueu [7], Chevallier [8], Hagopoff, Ricard [9], Heuston, Briggs, etc., on voit que le chiffre des laparotomies heureuses dépasse aujourd'hui la cinquantaine.

Voici, en exemples, les deux faits de Loison et de Legueu. Le malade de M. Loison, un soldat de vingt-quatre ans, est pris subitement, au seizième jour d'une fièvre typhoïde, d'une vive douleur dans la fosse iliaque droite; le pouls, de 90, monte à 120; les signes de péritonite s'accusent, contracture de défense de la paroi, palper douloureux dans toute la région hypogastrique. La laparotomie est pratiquée à la *quinzième heure* : on trouve dans le péritoine une grande quantité de liquide jaune sale, et, à 40 ou 50 centimètres du cæcum, une *perforation de la largeur d'une lentille*. Elle est fermée par une suture en bourse à la soie fine, au-dessus de laquelle on adosse la paroi par cinq ou six points séparés de Lembert. Irrigation de l'abdomen avec du sérum physiologique, dont on fait passer plusieurs litres, à une température aussi haute que les mains peuvent la supporter. Drainage avec un gros drain et deux mèches. Deux mois après, la guérison de la complication abdominale est complète.

Legueu eut affaire à une enfant de quinze ans, qui était au vingtième jour de sa dothiénentérie. Ici encore, les accidents débutèrent par une violente douleur, avec contracture de la paroi; la température, qui était à 39°,4, tombe à 38 degrés, le pouls devient filant et le facies grippé.

[1] *Presse médicale*, 1er juillet 1896, et *Soc. de chir.*, 26 nov. 1896.

[2] Monod et Vanverts, Du traitement chirurgical des péritonites par perforation dans la fièvre typhoïde. *Revue de chir.*, 10 mars 1897, p. 169. — Monod, *Soc. de chir.*, 18 nov. 1896.

[3] H. Mauger, *La perforation typhique de l'intestin et de ses annexes; son traitement chirurgical*. Thèse de doct., 1900.

[4] Keen, Surgical complications and sequels of typhoïd fever. Philad., 1898. *Journ. of the American med. Assoc.*, 20 janvier 1900.

[5] Harvey Cushing, Sur la laparotomie exploratrice précoce dans la perforation intestinale au cours de la fièvre typhoïde. *Arch. gén. de méd.*, janvier 1901, p. 14. — Ces cinq succès font partie d'une série de 11 cas de perforation typhique, opérés au John Hopkins Hospital, en trois ans : ce qui donne une proportion de guérisons de 45,4 pour 100. L'auteur attribue ce résultat à la précocité de l'intervention, la laparotomie exploratrice étant pratiquée dans tous les cas douteux.

[6] Loison, *Bull. de la Soc. de chir.*, 5 déc. 1900, p. 1077.

[7] *Soc. de chir.*, 12 déc. 1900.

[8] Deux opérations pratiquées huit heures et dix heures et demie après le début des accidents : deux guérisons (Rapport de Bazy à la *Soc. de chir.*, 11 juin 1902, p. 662).

[9] Ricard, *Soc. de chir.*, 18 juin 1902, p. 680. — Chez l'opéré de Ricard, on trouva dans le ventre du liquide sanieux, et, vers la fin du grêle, plusieurs anses d'intestin agglutinées par des fausses membranes; en les décollant, on découvrit, sur l'une d'elles, « une surface érodée de la dimension d'une pièce de cinquante centimes, accolée directement à la surface voisine d'une anse intestinale et encadrée d'un bourrelet de fausses membranes. Sur le fond un peu déprimé de cette surface, trois ou quatre points rougeâtres saillants paraissaient témoigner de perforations oblitérées par des bourgeons charnus ». La plaque fut enfouie sous deux étages de sutures. Guérison.

La laparotomie fut pratiquée *six heures* après ce début. On découvrit dans le ventre une certaine quantité de liquide puriforme et, à 25 centimètres du cæcum, une perforation à l'emporte-pièce, de la largeur d'une pièce de 50 centimes, occupant le bord libre de l'intestin, qui est, à ce niveau, « très épaissi et très friable ». Tous les fils coupent, et, devant l'impossibilité de suturer la perforation, Legueu prend le parti de l'obturer avec l'épiploon : il étale, au-dessus d'elle, « en capuchon protecteur », un segment épiploïque, qu'il fixe dans cette situation, en le suturant, à son pourtour, avec la paroi intestinale voisine. Lavage avec deux litres d'eau bouillie, gros drain.

Il y eut une fistule stercorale, qui se ferma seule. Un mois après, la guérison était obtenue.

Il n'est pas douteux que le pronostic de ces laparotomies dérive, pour une large part, des deux conditions suivantes : **la date de la fièvre typhoïde, la date de la perforation**.

Chez un typhique en pleine intoxication, à la période d'état, on comprend, en effet, que les résultats soient loin d'être brillants; les guérisons ont trait, pour la plupart, à des malades opérés pendant le stade de défervescence, après la troisième semaine, ou même dans la convalescence, mais on ne saurait voir là rien de constant.

Quant à la **précocité de l'intervention**, elle est d'une importance trop frappante pour qu'il soit utile d'y insister; mais, en pratique, elle est **subordonnée à la précocité du diagnostic**. Plus vite sera dépistée la perforation, plus vite la laparotomie suivra, et plus nos malades auront des chances de salut.

Or, il paraît bien que le début des accidents ne doive pas échapper, dans la plupart des cas, à une surveillance attentive; les réactions, sans être bruyantes, n'en sont pas moins suffisamment démonstratives. Une *douleur brusque*, en un point du ventre, dans une des fosses iliaques, est souvent signalée, douleur qui persiste, que la pression réveille, et qui est suivie de cette *contracture de la paroi*, si caractéristique; la *température subit un brusque écart*, elle monte ou descend tout à coup, de 1 degré, 1°,5; le *pouls* devient *très fréquent*, petit, mauvais; le facies se grippe : c'en est assez, sans attendre les vomissements, qui manquent ou tardent, le hoquet, le ballonnement du ventre, et le reste; on n'oubliera pas que les indications sont, ici, plus pressantes que dans toute autre péritonite par perforation.

L'opération, d'ailleurs, n'est pas, en général, fort complexe, et doit être menée, bien entendu, avec toute la rapidité possible [1]. On fera la laparotomie médiane [2], et, tout de suite, *on ira au cæcum*, après avoir évacué le pus; la perforation siège, en effet, le plus souvent sur les 60 derniers centimètres de l'iléon, parfois sur le cæcum lui-même, ou encore sur l'appendice [3]. Examinez donc le cæcum et l'appendice, puis remontez, sur le

(1) L'anesthésie locale, à la cocaïne, est, le plus souvent, tout indiquée.

(2) L'incision iliaque, ou l'incision sur le bord du droit, à droite, ouvrent un accès direct sur le foyer ordinaire des lésions, cæcum et fin de l'iléon ; pourtant, dans le doute et en présence d'une péritonite généralisée, la laparotomie médiane conserve tous ses avantages.

(3) Il ne s'agit pas, ici, des *appendicites para-typhoïdes*, à foyer localisé, mais des perforations

grêle, en le détergeant, segment par segment. La perforation ne tardera pas, d'ordinaire, à se montrer ; souvent, un agglomérat de fausses membranes jaunâtres, une traînée de pus, fétide et stercoral, vous indiqueront le foyer.

Amenez hors du ventre l'anse perforée, et mettez-vous en devoir de suturer la perforation. Nous avons vu que la friabilité de la paroi rendait parfois ce temps difficile : on ne perdra pas de temps à exciser le limbe de l'orifice, et l'on s'efforcera de le fermer par une suture en bourse, et de l'enfouir sous un pli d'adossement de la paroi voisine, avec des points séparés à la Lembert, qui chargent beaucoup de paroi et qu'on serre lentement et doucement. Si l'on échoue, il faut renoncer, croyons-nous, à toute intervention longue, à toute résection [1], et se contenter de la greffe intestinale ou épiploïque, ou mieux, aboucher purement et simplement la perforation intestinale à la plaie. La détersion du péritoine et le drainage, tels que nous les indiquerons tout à l'heure, sont naturellement le complément indispensable de l'opération.

Il peut arriver qu'on trouve deux ou plusieurs pertes de substance, d'ordinaire dans la même zone intestinale [2], et aussi que l'une d'elles passe inaperçue. Cette *multiplicité des perforations* a été considérée comme la grosse pierre d'achoppement de ces interventions : elle est heureusement beaucoup plus rare qu'on ne l'avait cru ; Mauger, sur 107 opérations, relève 95 perforations uniques, 12 perforations doubles.

Ce qui est plus grave, ce sont les perforations *successives*, et c'est là un nouvel élément d'incertitude, dont il convient de tenir compte pour le pronostic. Un opéré de Routier meurt *au 10e jour* : il y avait, à l'autopsie, *deux nouvelles perforations* ; un opéré de Brun, *au 7e jour* : *cinq nouvelles perforations* ; une fillette, opérée par Morestin, reste en excellent état pendant *dix-neuf jours*, puis succombe rapidement : on constate, à l'autopsie, la parfaite guérison de la première perte de substance, et *une nouvelle perforation* [3].

En dépit de ces incertitudes et de ces mauvaises chances, la laparotomie

aiguës de l'appendice, survenant au cours de la fièvre typhoïde, et ayant pour siège *une plaque ulcérée appendiculaire*. Boutecou, Alexandroff ont opéré des cas de ce genre.

(1) L'entérectomie est signalée 9 fois dans les observations réunies par Mauger, avec une seule guérison : il est évident qu'elle doit être réservée aux très larges pertes de substance ou aux perforations multiples trouant en écumoir un segment d'intestin, alors que toute autre pratique est irréalisable.

(2) Signalons la perforation d'un diverticule de Meckel, dont Boinet et Delanglade (*Arch. gén. de méd.*, oct. 1899) et Heurtaux (de Nantes) ont donné des exemples. L'observation de Heurtaux, rapportée dans la thèse de Mauger, est d'autant plus intéressante, que le patient subit deux laparotomies successives, et guérit parfaitement. C'était, il est vrai, pendant la convalescence de la fièvre typhoïde : douleur soudaine dans la fosse iliaque droite, vomissements, ballonnement du ventre ; laparotomie iliaque droite : on tombe presque immédiatement sur la perforation, qui occupe un diverticule de Meckel, gros comme l'index, d'une longueur de 4 à 5 centimètres, à environ 30 centimètres de la région iléo-cæcale. Suture, lavage, drainage. Cinq jours après, accidents d'occlusion intestinale : laparotomie médiane sus-ombilicale, qui montre des adhérences intestinales en surface, sans brides ; libération, lavage à l'eau salée chaude. L'enfant (garçon de dix ans) guérit.

Bien entendu, si l'on trouve perforés l'appendice ou un diverticule de Meckel, il faut en faire la résection.

(3) Ajoutons que, devant les indices d'une perforation nouvelle, il serait tout indiqué de rouvrir le ventre, comme l'a fait Harvey Cushing. On agirait de même, en présence des accidents d'occlusion intestinale, secondaire, qui ont été plusieurs fois observés.

immédiate n'en reste pas moins l'unique recours contre la mort inévitable; et le nombre croissant des guérisons témoignent de sa légitimité et des résultats inespérés qu'elle pourra donner.

Qu'on ait ou non trouvé et suturé une perforation gastrique ou intestinale, le dernier temps de la laparotomie doit être la **détersion** et la **toilette du péritoine** — et le **drainage.**

Je dis détersion, et, en effet, dans la plupart des cas, on fera bien de s'en tenir au nettoyage *à sec,* avec les tampons et les compresses aseptiques en procédant avec méthode, en passant de l'intestin à la paroi, au cul-de-sac de Douglas, aux fosses iliaques, aux hypocondres, etc. On s'efforcera d'évacuer tout le liquide, de « mettre au net », sans frotter durement, sans chercher à décoller les néo-membranes adhérentes. Cette pratique est la plus sage, tout au moins, lorsque la généralisation n'est pas démontrée.

En présence d'une péritonite suppurée diffuse, et surtout lorsque le péritoine est inondé de matières intestinales, le **lavage du péritoine** retrouve son indication, sous la réserve qu'il soit pratiqué à l'eau bouillie salée chaude [1], et assez abondant, pour que l'irrigation du ventre soit intégrale, et que *le liquide revienne clair.* On drainera alors, comme nous le disions plus haut, avec de gros drains entourés de gaze aseptique.

Je rappelle seulement ici les services que l'on peut attendre, à la suite de ces laparotomies pour péritonites, de la sérothérapie artificielle, et les résultats qu'elle donne souvent concordent parfaitement avec les idées que nous exposions, au début de ce chapitre, sur le mécanisme de la guérison dans ces infections et sur la part considérable que la réaction propre de l'organisme vivant prend alors à la guérison. Le sérum artificiel est un adjuvant de la plus grande efficacité dans cette lutte contre l'infection — sous la réserve d'être utilisé à hautes doses [2] et longtemps.

ABCÈS DE L'ABDOMEN

Nous étudierons, sous ce titre : 1° les abcès ***de la paroi abdominale antérieure***; 2° les abcès de l'***hypocondre droit,*** abcès du foie, abcès sous-phréniques; 3° les abcès ***péri-néphrétiques***; 4° les abcès ***hypogastriques***; 5° les abcès de la ***fosse iliaque.***

(1) Un bock-laveur dûment stérilisé (voy. p. 2) ou encore un simple entonnoir de verre, muni d'un tube de caoutchouc et d'une canule — bouillis — serviront à ce lavage.

(2) Au moins, lorsque le fonctionnement rénal est conservé.

I

ABCÈS DE LA PAROI ABDOMINALE ANTÉRIEURE

Je ne ferai que rappeler les **abcès sous-cutanés**, **abcès superficiel de l'ombilic**, avec son relief arrondi, rouge et fluctuant, — **abcès des parois latérales**, étalés souvent en large nappe, qui restent longtemps indurés et « tabulaires » avant de se ramollir et de figurer une collection, — et aussi les **abcès de la gaine du droit**, d'observation rare, qui durcissent et s'immobilisent, lorsqu'on fait asseoir le patient.

L'incision précoce est le seul traitement, et ne présente aucune difficulté.

Il en va autrement des **suppurations profondes, pré-péritonéales**, qui revêtent souvent des allures déconcertantes, et qu'il faut savoir reconnaître de bonne heure et ouvrir correctement.

Exemple. Un homme d'une soixantaine d'années, de forte corpulence, diabétique, m'est amené à l'hôpital Beaujon, dans l'état suivant : il est malade depuis quinze jours, fièvre, frissons, quelques vomissements, douleurs abdominales intenses, qui ont débuté assez brusquement ; dans toute sa moitié inférieure, de l'ombilic au pubis, la paroi abdominale est surélevée par une voussure rouge, qui s'étale et fuse dans les flancs ; cette voussure est empâtée, presque dure, au palper ; elle se continue avec une plaque épaisse, qui fait corps avec la paroi, qu'on saisit et déplace, entre les deux mains largement écartées, comme une tumeur. Je pratique une incision médiane sous-ombilicale, je sectionne la peau et la ligne blanche, et c'est au-dessous d'elle, **derrière la paroi musculo-aponévrotique**, que j'ouvre une collection purulente, de plus d'un litre et demi. Il y a là, immédiatement au-devant du péritoine, une cavité de 10 centimètres de profondeur, et de plus de 15 centimètres de diamètre ; c'est le type du **phlegmon sous-ombilical** de Heurtaux.

On n'attendra donc pas que la fluctuation devienne évidente, superficielle, dans ces nappes phlegmoneuses sous-pariétales, qui présentent et gardent plus ou moins longtemps la dureté du sarcome, même dans les formes aiguës — et l'intervention précoce est, ici, de la plus haute importance. On fera l'incision médiane, couche par couche, et l'on se souviendra que le pus est *en arrière* de la ligne blanche[1].

[1] On trouve assez souvent, dans ces phlegmons, des sortes de corps étrangers : calculs de l'ombilic, formés de matières sébacées et de scories, kystes sébacés. Dans un cas opéré par Demoulin, on « découvrit dans la cavité un corps de la grosseur d'un noyau de cerise qui offrait l'aspect d'un kyste sébacé. On reconnut que ce corps était effectivement constitué par du sébum, mais qu'il ne présentait pas de membrane d'enveloppe.... Il s'agissait donc, en définitive, d'un abcès consécutif à la pénétration d'un calcul de l'ombilic dans le tissu cellulaire profond de la région, ou à l'inflammation d'un kyste sébacé, dont on retrouvait le contenu ». (Duplay, Sur un cas d'abcès profond de la région ombilicale. *Bulletin médical*, 3 janvier 1897, n° 1.)

II

ABCÈS DES HYPOCONDRES — ABCÈS SOUS PHRÉNIQUES ABCÈS DU FOIE

L'hypocondre droit, et toute cette zone *intra-thoracique* de l'abdomen, que limite en haut la cloison mobile du diaphragme, peuvent devenir le siège de suppurations profondes, dont le diagnostic est souvent difficile et qui nécessitent, pour être ouvertes et drainées, des interventions un peu spéciales. Dans ce cadre rentrent les abcès et les kystes hydatiques suppurés du foie et les abcès sous-phréniques.

Je ne saurais entrer dans une étude détaillée de ces collections hépatiques et péri-hépatiques, ni, en particulier, reprendre la longue histoire de l'abcès

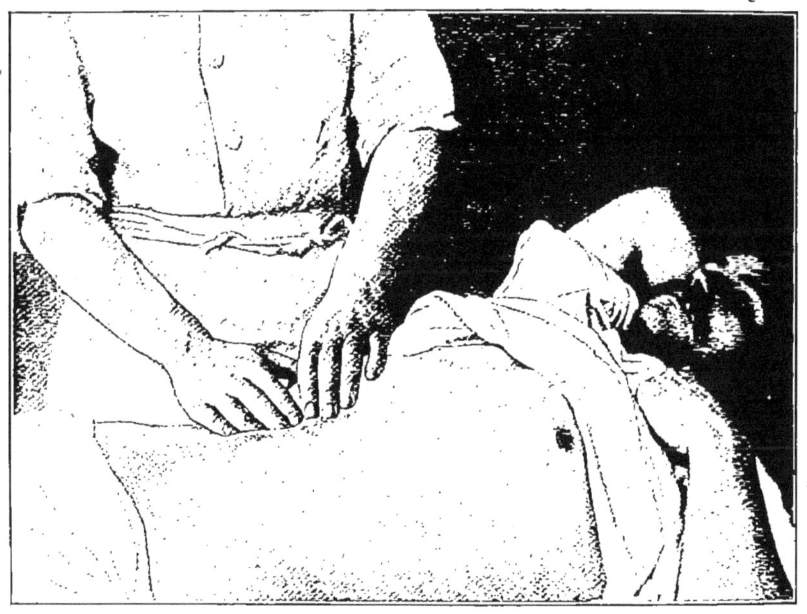

Fig. 381. — Exploration de la région sous-costale droite ; recherche d'une collection hépatique ou sous-hépatique.

du foie; je tiens pourtant à faire remarquer que le drainage précoce est ici, comme pour tout abcès, superficiel ou viscéral, le traitement nécessaire, en ajoutant que, dans certaines conditions, le volume de ces collections suppurées, leur siège, et les désordres locaux et généraux qu'elles provoquent, imposent, d'urgence, l'intervention.

Deux éventualités se présentent, en pareille occurrence : 1° la collection **se dessine en relief** dans un espace intercostal, au-dessous du rebord costal, ou à la région épigastrique; 2° la collection est **intra-thoracique** et reste **incluse** dans la profondeur de l'hypocondre.

A. ***Abcès se dessinant à la paroi.*** — Il s'accuse par une saillie plus ou moins accentuée, ou, du moins, se traduit, au palper (fig. 384), par une tumeur fluctuante, douloureuse, qui ne laisse pas de doute sur sa nature, s'il en reste parfois sur sa topographie exacte. Dans quelques cas, on trouve même la peau rougie, sous-tendue par une nappe d'œdème, et, au-dessous d'elle, une fluctuation toute superficielle : la collection s'est fait jour — en bouton de chemise — à travers la paroi, et la conduite à tenir ne prête alors à aucune difficulté : incision immédiate et large de l'abcès sous-cutané, débridement de l'orifice de communication, et drainage de l'abcès profond. Quel que soit le siège du foyer initial, toute autre manœuvre est inutile.

L'incision pure et simple convient aussi aux **abcès sous-phréniques**, qui viennent « faire voussure » à l'épigastre ou sous le rebord costal (fig. 385) : incision verticale, médiane ou latérale, qui suffira, si elle est assez longue, à l'évacuation et au drainage du foyer, et qui devra parfois être complétée, en présence d'une poche de grandes dimensions, par un débridement obli-

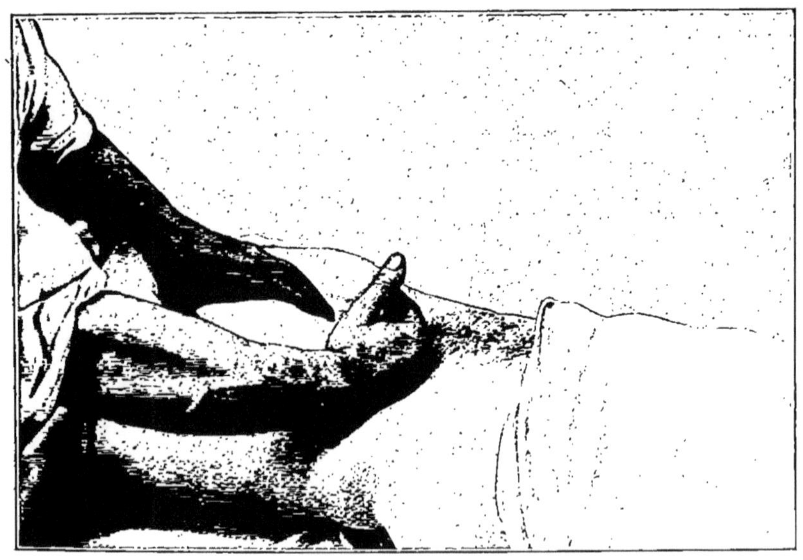

Fig. 385. — Exploration de la région sous-costale droite; limite inférieure d'une voussure sous-hépatique.

que, le long du rebord costal. D'autres collections se développent à la partie toute postérieure de la zone sous-phrénique, et fusent dans la région lombaire : elles sont parfois rétro-péritonéales et cantonnées dans l'espace intermédiaire au bord postérieur du foie et aux attaches verticales du diaphragme ; bien qu'elles puissent reconnaître des origines diverses, elles succèdent le plus souvent à l'appendicite.

Elles revêtent, en somme, les apparences d'un abcès périnéphrétique très élevé : c'est en dessous des dernières côtes, en arrière, le long du bord externe de la masse sacro-lombaire, que se révèle le maximum de douleur, et, par le palper bimanuel, on retrouve, au même niveau, une tuméfaction profonde descendante.

C'est aussi en arrière qu'on ouvre les abcès de cette variété : l'incision suit le bord externe de la masse sacro-lombaire, dans son tiers supérieur, et remonte un peu obliquement, à hauteur variable, sur les dernières côtes.

Enfin une place à part doit être réservée aux *abcès sous-phréniques gazeux*. Deux exemples : un homme de quarante ans, qui était entré dans le service de mon collègue, M. Courtois-Suffit, avec des accidents abdominaux fort graves, douleurs violentes, vomissements, ballonnement du ventre, etc. La douleur était nettement localisée à l'hypochondre droit; à ce niveau et à l'épigastre, régnait une voussure considérable, qui contrastait avec l'état de la zone sous-ombilicale et donnait à l'ensemble de l'abdomen un aspect comme *bilobé*; sur toute la voussure, on trouvait une **sonorité tympanique**, qui masquait entièrement la matité hépatique.

Je pratiquai, le 22 juillet 1897, une incision médiane sus-ombilicale de 25 centimètres environ; le tissu cellulaire sous-péritonéal était épaissi et infiltré, et, dès que je l'eus traversé et qu'une boutonnière fut faite au péritoine, une abondante quantité de gaz, d'une fétidité extrême, s'échappa bruyamment, mêlée de pus. Il sortit au moins un litre de ce pus grisâtre et nauséabond, toujours accompagné de grosses bulles gazeuses : nous étions dans une vaste cavité, fermée de toutes parts, dont la paroi supérieure était figurée par le diaphragme, l'inférieure par le foie et l'estomac, refoulés et abaissés, et qui se prolongeait en arrière, entre le diaphragme et le foie, jusqu'aux extrêmes limites que le doigt peut atteindre. Lavage à l'eau bouillie, deux gros drains. Guérison complète, qui ne s'est pas démentie ([1]).

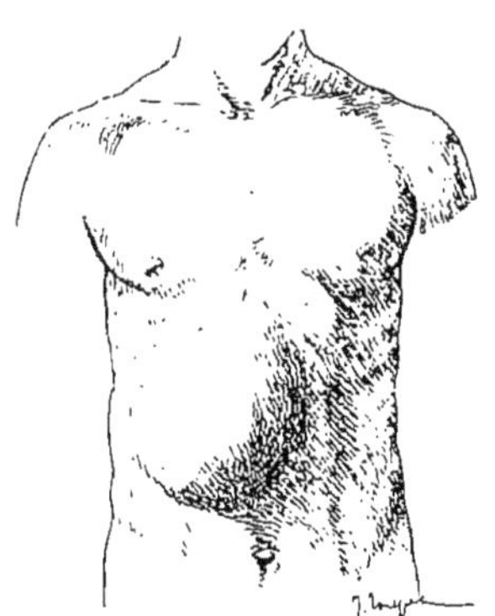

Fig. 386. — Abcès gazeux sous-phrénique; *bosse épigastrique*.

Une femme de quarante et un ans, amaigrie, cachectique, et de l'aspect le plus misérable, souffrant depuis longtemps de l'estomac, est prise tout à coup, le 17 novembre 1901, de douleurs extrêmement vives dans l'étage supérieur du ventre, de ballonnement, de vomissements, de fièvre. On trouve, deux jours après, une volumineuse voussure épigastrique, sonore dans toute son étendue, et dont la sonorité masque entièrement la matité hépatique; au même niveau, on perçoit le bruit d'airain, et tous les signes du pyo-pneumothorax. A l'incision médiane épigastrique, je pénètre dans une énorme cavité, remplie de gaz et de pus, qui se prolongeait très loin sous le diaphragme, surtout à gauche : drainage. Durant les premiers jours, tous les liquides ingérés passaient par la plaie, puis l'alimentation redevint peu à peu meilleure; une fistule persistante nécessita une intervention complémentaire. Guérison complète ([2]).

([1]) Abcès gazeux sous-phréniques. *Bull. de la Soc. de chir.*, 1897, p. 645.
([2]) Les suppurations de la zone sous-phrénique. *Semaine médicale*, 26 mars 1902.

Ces abcès gazeux sous-phréniques procèdent le plus souvent d'une perforation gastrique ou duodénale, et la brusquerie ordinaire des accidents initiaux est caractéristique. Plus ou moins vite, une *voussure* se dessine à la *région épigastrique* ([1]), voussure souvent considérable, qui se détache en relief et « fait bosse » sur la paroi (fig. 386); elle est entièrement sonore, et d'une sonorité tympanique, sur le malade couché : lorsqu'on le fait asseoir, une zone mate, plus ou moins haute, apparaît à la limite inférieure de la voussure (fig. 387); au-dessus, le tympanisme persiste ([2]).

En pareil cas, il faut inciser *en plein relief*, sur la ligne médiane épigastrique ou sur le bord du droit; dès qu'une boutonnière est faite au péritoine, des gaz fétides et du pus s'échappent avec bruit; il ne reste plus qu'à prolonger suffisamment l'incision, en se gardant, toutefois, d'aller trop bas et de franchir la barrière adventive, souvent fragile, qui circonscrit la collection pyo-gazeuse.

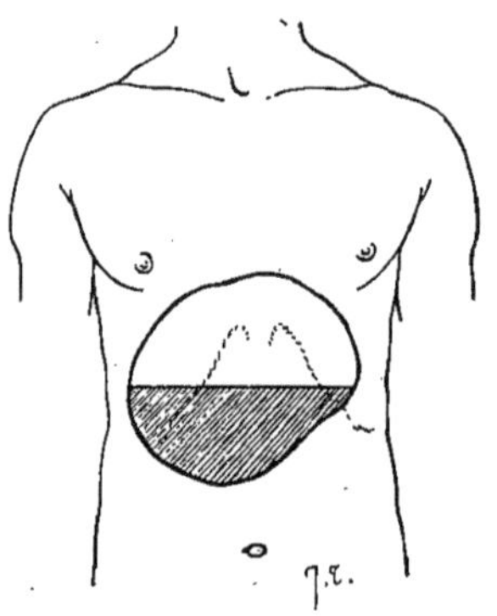

FIG. 387. — Abcès gazeux sous-phrénique; zone sonore en haut, zone mate en bas sur le *malade assis*.

Quant à la perforation ([3]), il serait, en général, irrationnel de la rechercher, en pareil foyer : l'indication fondamentale à remplir, c'est d'ouvrir l'abcès et ses diverticules, d'en déterger les parois, d'installer des drains au fond de tous les culs-de-sac, ou de laisser la plaie béante.

Devant une **collection intra-hépatique**, abcès ou kyste hydatique suppuré, les conditions ne sont plus les mêmes : si la poche est adhérente à la paroi, l'incision pure et simple, dans l'aire adhérente, reste, bien entendu, tout indiquée; mais, ces adhérences suffisantes, vous n'avez aucun moyen sûr d'en reconnaître l'existence et encore moins d'en évaluer l'étendue; à inciser d'emblée, *jusqu'au pus*, quels que soient le relief et la tension de la poche, vous courez le risque de laisser le pus sourdre dans la grande séreuse et l'infecter. Ce pus s'échappe au dehors, en jet, dès que la voie est ouverte, c'est vrai; mais, à mesure que la poche se vide, elle se rétracte et remonte, parfois très haut, et, fatalement, verse dans le péritoine la fin de son contenu. Ce contenu peut être stérile, dans certains abcès du foie, mais il est bien établi, aujourd'hui, que **cette stérilité du pus hépatique est loin d'être constante**, et qu'on ne saurait, en aucune façon, compter sur elle.

([1]) Bien entendu, ces abcès gazeux ne pointent pas toujours à la région épigastrique; ils peuvent être inclus dans l'un ou l'autre hypochondre, et seulement accessibles par la voie transpleurale (voy. plus loin).

([2]) On peut trouver aussi, dans la zone sonore, le bruit de pot fêlé, le bruit d'airain, le tintement métallique; enfin, lorsqu'on secoue doucement le malade, la *succussion*, le clapotis caractéristique du mélange liquide et gazeux.

([3]) Assez souvent elle est assez petite et s'oblitère seule, au bout d'un temps plus ou moins long. Ailleurs elle est large et déchiquetée : une fistule persiste, et une intervention ultérieure peut être indiquée. Signalons enfin deux éventualités fort graves : les destructions très étendues de la paroi gastrique, irrémédiables; les perforations multiples, donnant lieu à des abcès multiples, de découverte et d'évacuation le plus souvent très malaisées.

C'est donc agir sagement que de réserver la pratique de Stromeyer-Little, le « coup de sabre », l'incision d'emblée jusqu'au pus, aux abcès qui pointent sous une peau rouge et œdématiée, et qui sont en imminence d'ouverture spontanée. Hormis ces cas, — exceptionnels, en somme, — vous ferez meilleure et plus sûre besogne en procédant comme il suit :

Incisez, couche par couche, la paroi abdominale, sur la tumeur dont vous voyez ou sentez le relief, jusqu'au péritoine; incisez-le à son tour; s'il **adhère sur une surface assez large**, allez de l'avant, sans hésiter, non toutefois sans avoir dûment vérifié, du doigt, que la nappe d'adhérences est continue et la barrière suffisamment solide. Incisez donc la poche fluctuante comme un simple abcès; assez souvent vous devrez traverser une couche de parenchyme hépatique, assez peu épaisse, en général, autour de ces collections superficielles, saillantes et adhérentes, que nous étudions : sectionnez-la franchement au bistouri, quitte à passer le thermo-cautère au rouge sombre sur les deux lèvres de la brèche, s'il survenait quelque suintement sanguin abondant.

Cette intervention revêt parfois un réel caractère d'urgence, non seulement dans les gros abcès du foie, compliqués d'accidents septiques menaçants, mais aussi dans les kystes hydatiques suppurés. Je n'en saurais donner de meilleur exemple que celui d'un malheureux homme de cinquante-quatre ans, qui me fut adressé dans un état lamentable : amaigri, ictérique, épuisé par des transpirations profuses et une fièvre journalière, à grandes oscillations, il souffrait, depuis un mois, de douleurs extrêmement vives et continues, qui avaient débuté brusquement au niveau de l'hypochondre droit, et qui, de là, s'irradiaient dans tout le ventre. La moitié droite de l'épigastre était occupée par une voussure arrondie, qui soulevait le rebord costal, voussure manifestement fluctuante et douloureuse. Une incision longitudinale fut menée, le long du bord externe du droit, sur le grand axe de la tumeur : celle-ci faisait corps avec le péritoine pariétal, qui ne se laissait ni plisser ni décoller; ponction au bistouri et incision, de haut en bas, sur toute la longueur de la plaie : il s'écoula une abondante quantité de pus et de vésicules hydatiques; lavage à l'eau bouillie, deux drains. Tout cela n'avait duré qu'une dizaine de minutes. Les accidents tombèrent aussitôt, dix jours après l'ictère avait disparu, et la guérison fut complète et durable, comme nous avons pu nous en assurer depuis. Il n'est pas douteux que le « coup de bistouri » donné plus tôt eût épargné beaucoup de douleurs au malade, et prévenu cette « déchéance » générale, qui ne laissait pas que d'être menaçante à bref délai.

La technique est un peu moins élémentaire dans la seconde hypothèse que voici : vous avez incisé, cette fois encore, sur le relief, vous ouvrez le péritoine, avec les précautions de rigueur, et **vous trouvez la tumeur libre, sans adhérences**. Que faire?

Protéger, isoler la grande cavité péritonéale, avant de donner voie au pus : c'est une loi immuable de chirurgie abdominale. Et comment?

Si la tumeur n'est pas trop saillante et trop tendue, ni la coque trop mince, vous l'accolerez à la paroi, par une couronne de points en U, qui circonscriront la « zone à inciser ». Commencez toujours par le bord inférieur, et remontez, de bas en haut, sur les deux faces; servez-vous d'une aiguille courbe, qui chemine dans l'épaisseur de la paroi du kyste ou de l'abcès, bien parallèlement à la surface; chargez un pont d'une certaine longueur, et nouez les deux chefs sur l'aponévrose, sans trop serrer : c'est un adossement exact que vous devez obtenir, rien de plus, et le tissu hépatique, toujours friable, se couperait sous une striction forte. Ne craignez pas de consacrer quelques minutes à bien placer vos points en U, à bien installer la barrière protectrice : c'est du temps gagné, en sécurité.

Mais voilà une grosse masse tendue, sphéroïde, qui bombe à travers la plaie et dont la paroi amincie est toute prête à « crever », ou bien, encore, un premier point, malheureux, a été perforant, et du liquide coule; n'insistez pas, glissez une compresse sous la tumeur, à l'angle inférieur de la plaie, glissez-en d'autres sur les côtés, en haut, et complétez l'enveloppement périphérique : ouvrez alors le kyste ou l'abcès, et laissez passer le flot de liquide, mais n'oubliez pas que ces poches distendues se vident souvent très vite et se rétractent, et, dès que le premier jet s'est écoulé, amarrez les lèvres avec des pinces. Tout à l'heure, vous les réunirez à la paroi par une série d'anses, comme plus haut, qui seront passées successivement, à mesure que les compresses protectrices seront retirées, une à une.

Exemple : Une jeune fille de dix-huit ans, née en Algérie, où elle a séjourné douze ans, où elle a été soignée pour des accidents palustres mal caractérisés, entre dans mon service, en avril 1900, avec tous les symptômes d'un abcès du foie. Le début remonte à huit jours : il a été marqué par une brusque douleur dans l'hypochondre droit, des frissons et de la fièvre. A son entrée, la température est de 39°,9, le pouls fréquent, le facies terreux, la douleur extrêmement vive, occupant toujours la région hépatique, pour s'irradier, de là, dans la fosse iliaque et dans tout l'abdomen.

Le foie déborde les fausses côtes d'un travers de main; il figure, là, un relief volumineux, qui soulève la paroi, et l'on sent, au palper, une voussure arrondie, qui occupe la face convexe de l'organe et descend jusqu'au bord inférieur, très net, voussure obscurément fluctuante, d'une sensibilité extrême.

Le diagnostic de **suppuration intra-hépatique** paraissait s'imposer, et l'intervention était urgente.

Je fis une incision verticale sur le bord externe du droit et je tombai immédiatement sur le foie, renflé en une sorte de « bosse », ovoïde, rougeâtre et non adhérent. Après avoir exploré la fosse iliaque et m'être rendu compte que l'appendice était indemne, j'étalai, au-dessous du foie, deux larges compresses aseptiques qui l'isolaient complètement de la grande séreuse, et je me mis en devoir de l'inciser au niveau de la voussure : après avoir traversé une coque de 3 centimètres environ, j'ouvris un gros abcès, qui contenait au moins un litre de pus, épais et rougeâtre, et qui me parut unique et sans diverticules. Une fois la cavité intra-hépatique vidée et détergée, je suturai, tout autour, le foie à la paroi par une série de points en anse, au catgut — et j'y laissai deux drains. La malade sortait le 7 mai, guérie sans fistule.

Avec quelque soin cette incision franche, au centre d'un rempart de compresses isolantes, suivie de la fixation secondaire de la poche, est un procédé rapide, qui donne d'excellents résultats.

Pourtant, il est moins sûr que la pratique suivante : la tumeur est découverte et « entourée », **ponctionnez-la**, videz-la, en grande partie, du moins, par le trocart; dès qu'elle est suffisamment affaissée, fixez-la par les points d'adossement, en couronne, et, alors seulement, sur le trocart, ouvrez-la largement.

Cette **ponction préalable** devient nécessaire lorsqu'on se trouve en présence non plus d'une collection « à fleur de parenchyme », mais d'un kyste central, d'un abcès profondément inclus (on le suppose, du moins) qui détermine une voussure étendue du foie, sans qu'aucun signe extérieur en précise le siège. Ponctionnez avec un trocart aspirateur, en plein tissu hépatique, ne craignez pas d'aller profondément, à 4, 5 centimètres, et, au besoin, répétez les ponctions dans d'autres directions : le pus sourd, laissez-le couler et videz la poche autant que possible, puis, le trocart restant en place, adossez le foie à la paroi par un nombre suffisant de points en U, et, ceci fait, sectionnez le parenchyme, largement, jusqu'au foyer, au bistouri s'il y a peu de tissu à traverser, au thermocautère si la brèche doit être profonde. Quelques points, reliant à la peau les lèvres de l'incision hépatique, compléteront l'opération.

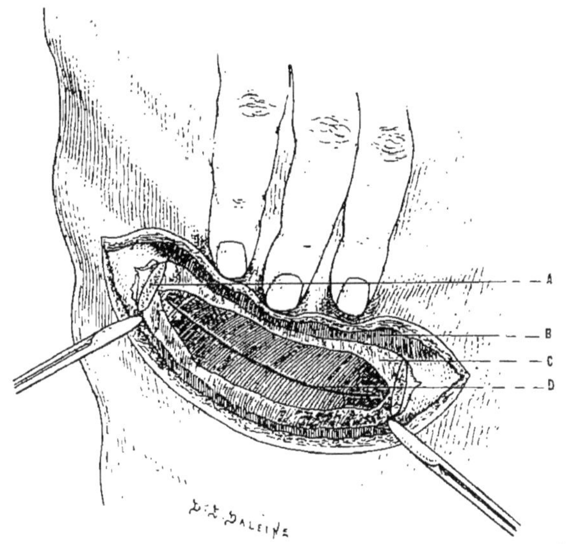

Fig. 588. — Incision transpleurale d'une collection sous-phrénique; *occlusion temporaire de la plèvre*, incision diaphragmatique.

A, côte réséquée. — B, paroi intercostale. — C, feuillet pariétal de la plèvre, que les doigts appliquent, avec la paroi intercostale, au contact du diaphragme. — D, incision du diaphragme.

Grâce à ces diverses manœuvres, la collection intra-hépatique sera « extériorisée », et traitée dès lors comme tout abcès : grand lavage détersif à l'eau bouillie, drainage avec deux gros drains, pénétrant jusqu'au fond de la poche, sans mèche, pansement humide; l'attitude assise de l'opéré sera le plus souvent fort recommandable.

B. ***Collections hautes, intra-thoraciques.*** — Ici, plus de relief apparent, plus de tumeur appréciable au palper épigastrique ou sous-costal : la base du thorax est évasée en masse, et les derniers espaces intercostaux élargis et distendus, la matité remonte jusqu'à l'angle de l'omoplate et se termine, en haut, par une ligne à convexité supérieure, un dôme; totalement aboli au même niveau, le murmure respiratoire reparaît brusquement, avec des caractères normaux, aux confins de la zone mate. Le foie est à peine abaissé au-dessous du rebord costal; tout se passe au fond de l'hypochondre, dans le thorax; **il y a là, dans la région sous-diaphragmatique, une collection profonde, hépatique ou péri-hépatique, à laquelle vous devez ouvrir une voie.**

Et, de fait, les accidents sont parfois si pressants, au moment où nous voyons le malade, que l'intervention s'impose sans retard. Ainsi en était-il chez une femme d'une trentaine d'années, qui nous fut envoyée avec des accidents menaçants de dyspnée, une fièvre élevée, un pouls très accéléré et très petit, un facies pâle, tiré, anxieux; la base du thorax, à droite, était considérablement élargie et occupée par une large voussure postéro-latérale, le foie était à peine abaissé, mais la matité remontait jusqu'à l'omoplate, et il était évident que toute la moitié du thorax était le siège d'une énorme collection.

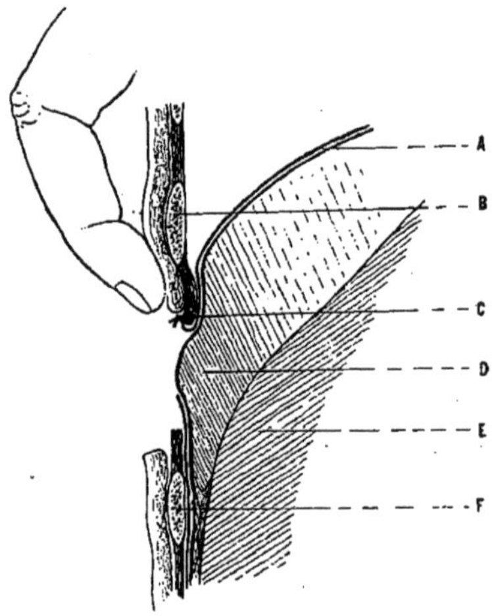

Je pratiquai, le long de la 9e côte, une incision postéro-latérale de 15 centimètres, j'excisai un segment de 10 centimètres de cette côte; au-dessous, je fendis la paroi, et j'en réunis la lèvre supérieure au diaphragme par une rangée de points en U. Le diaphragme incisé, j'ouvris tout de suite une vaste cavité kystique suppurée.

Fig. 389. — Incision transpleurale d'une collection sous-phrénique (schéma).

A, diaphragme. — B, 8e côte. — C, zone supérieure de la paroi intercostale, et feuillet pariétal de la plèvre, que le doigt affaisse jusqu'au contact du diaphragme. — D, abcès sous-phrénique. — E, foie. — F, 10e côte.

C'est, en effet, **l'incision transpleurale** [1] qui, seule, est applicable à ces collections hautes, intra-thoraciques, et voici, en pratique, comment sera conduite l'intervention.

On devra, en règle, réséquer toujours une côte, quelquefois deux : l'incision simple d'un espace intercostal ne fournirait pas de jour suffisant, et deviendrait aisément dangereuse, en gênant les manœuvres de « protection pleurale »; elle serait applicable seulement à certaines collections, qui

[1] C'est, d'ailleurs, par cette voie transpleurale, que l'on est amené le plus souvent à intervenir, dans les collections sous-phréniques. Sur 60 observations, provenant de la pratique de Körte, et rapportées par M. Grüneisen, 41 fois l'abcès fut ouvert, après résection costale, par la plèvre. Ajoutons que ces 60 opérations ont donné, en bloc, 40 guérisons et 20 morts. (M. GRÜNEISEN, Ueber die subphrenischen Abscesse, mit Bericht über 60 operirte Fälle. *Arch. für klin. Chir.*, 1903, Bd. 70, 1, p. 1.)

pointent dans un espace intercostal, et qui, d'ailleurs, rentrent dans la catégorie plus haut étudiée.

Donc réséquez la 8e, 9e ou 10e côte, d'ordinaire la 9e, sur une longueur de 10 à 12 centimètres, au moins, à partir de son angle postérieur. Le malade étant couché sur le côté gauche, et bien soutenu, faites une longue incision postéro-latérale **le long de la côte et d'emblée jusqu'à la côte** : à la rugine courbe, soigneusement, sans échappée, décortiquez-la de son périoste, coupez-la, en arrière, tout près de l'angle, et, relevant le segment osseux, achevez de le dénuder, en dessous, et, d'un second coup de pince, excisez-le.

Dans le lit de la côte, incisez la paroi, doucement, à petits traits successifs. Voici, en effet, ce que vous pourrez rencontrer :

a. Vous pénétrez dans **une coque plus ou moins épaisse, jaunâtre, dans laquelle toutes les couches sont fusionnées et confondues** : vous n'avez qu'à poursuivre votre incision, qui vous conduira bientôt dans le foyer purulent ;

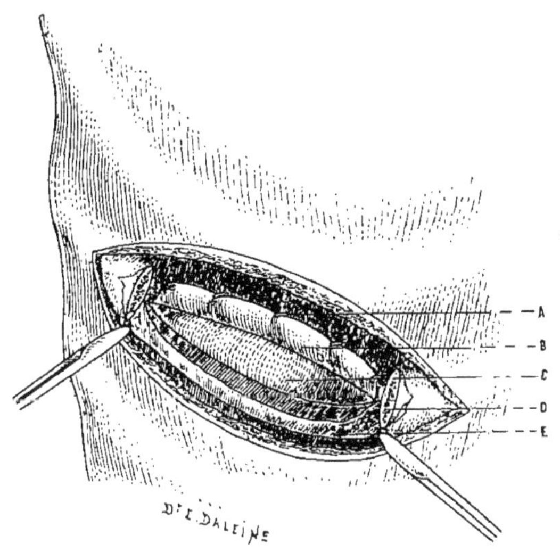

Fig. 590. — Incision transpleurale d'une collection sous-phrénique : *le diaphragme est incisé et suturé aux lèvres de l'incision pariétale.*

A, réunion de la lèvre supérieure de l'incision diaphragmatique à la paroi ; occlusion définitive de la cavité pleurale. — B, face supérieure du diaphragme. — C, face convexe du foie. — D, extrémité antérieure de la 9e côte réséquée. — E, lèvre inférieure de l'incision pariétale.

b. La paroi, c'est-à-dire le périoste costal et le feuillet pariétal de la plèvre, une fois traversée, vous entrez **dans la plèvre**, non point dans une cavité béante, mais dans un espace séreux, une sorte de fente plus ou moins étroite, que pourtant vous distinguez sans peine ; mais cet espace n'est libre que sur une courte étendue, il est **cloisonné et fermé par des adhérences**, et les deux feuillets pleuraux, soudés l'un à l'autre dans l'aire diaphragmatique, forment cloison, au-dessus de la brèche ouverte. Du doigt, rendez-vous compte que la cloison est suffisamment continue et solide — et cette fois encore, poursuivez votre route, en incisant le diaphragme. D'ailleurs, il sera toujours de bonne précaution de doubler la barrière, en suturant à la paroi la lèvre supérieure de l'incision diaphragmatique.

c. Autre chose : **vous entrez dans la plèvre, libre**, et c'est à cette éventualité qu'il faut toujours penser.

Que le pneumothorax ne vous soit pas un épouvantail : votre incision est très basse, le cul-de-sac costo-diaphragmatique est rempli et fermé par la grosse tumeur qui soulève et distend le diaphragme, l'air n'aura pas de tendance à s'engouffrer violemment par la voie ouverte, et vous pourrez, sans hâte, prendre vos précautions. Faites donc appliquer les doigts d'un aide — ou, vous-même, appliquez vos doigts gauches sur la paroi, comme le montre la figure 388; qu'ils abaissent le rideau intercostal jusqu'au contact de la voussure diaphragmatique, et qu'ils ferment l'accès pleural (fig. 389) non seulement à l'air, mais surtout au contenu du foyer profond, qui, tout à l'heure, pourra se rompre trop tôt.

A cette **occlusion provisoire**, substituez, avant d'aller plus loin, une **occlusion définitive**, en adossant par une ligne de sutures les deux feuillets, pariétal et diaphragmatique.

Pour cela, incisez, comme l'indique la figure 388, la couche séreuse et un peu des fibres musculaires du diaphragme, relevez, de la sorte, un court lambeau, que vous réunirez, par un surjet ou des points séparés, à la lèvre supérieure de l'incision pariétale.

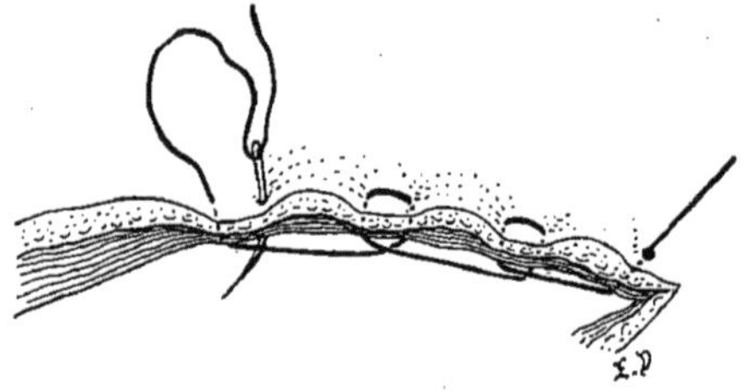

FIG. 391. — Surjet à point rétrograde (stepp-sutur) pour la marsupialisation.

Vous pourrez encore, avec une aiguille courbe, et des fils en U, charger, d'une part, une certaine épaisseur du diaphragme, de l'autre le lambeau pariétal, et, de la sorte, les mettre en large contact.

Cette manœuvre préliminaire devra toujours être menée avec beaucoup de prudence, surtout lorsqu'on sent, au-dessous du diaphragme rebondi et aminci, une collection fluctuante, toute prête à jaillir; et les doigts, qui ferment la plèvre, au-dessus, ne quitteront pas leur faction. Si le pus se montre, ouvrez tout de suite largement, et, avec les doigts introduits dans la poche, appliquez étroitement le diaphragme à la paroi et suturez-le, dès que le premier flot de liquide est passé.

Il serait mieux encore, devant ces collections très tendues et de rupture imminente, de faire d'abord une ponction aspiratrice, et, une fois le diaphragme un peu affaissé, de pratiquer les sutures d'adossement et d'ouvrir.

Ailleurs, la collection est intra-hépatique, et vous pourrez, d'emblée, inciser toute l'épaisseur du diaphragme, et réunir les deux tranches de l'incision aux lèvres de la brèche pariétale (fig. 390 et 391).

Quel que soit le procédé que les circonstances vous imposent, ne manquez pas de réaliser une « fermeture pleurale » aussi hermétique que possible, et de la compléter, en avant ou en arrière. Ce rideau tiré, vous êtes tranquille, — en cavité close, — et vous pouvez achever la besogne d'évacuation, de lavage et de drainage.

Je rappelle seulement qu'on pourra se trouver en présence d'un **abcès sous-phrénique simple**, d'un abcès sous-phrénique **en communication** plus ou moins large **avec une collection intra-hépatique**, d'un abcès **intra-hépatique**, simple ou diverticulaire, encore inclus dans le parenchyme, et qu'on ouvrira comme il a été indiqué plus haut; enfin d'une collection **hépato-**

sus-hépatique, se continuant à travers le diaphragme, **avec un foyer pleural enkysté, intra-pulmonaire, médiastinal** (abcès en gourde), qu'il faudra, lui aussi, ouvrir aussi largement que possible, déterger et drainer.

III

ABCÈS PÉRINÉPHRÉTIQUE

Un homme de trente-six ans, après une journée de fatigue, est pris de douleurs dans la région « du rein », de frissons et de fièvre; il s'alite. On pense d'abord à un simple « tour de reins » et le traitement est institué en conséquence; cependant la douleur devient plus aiguë, tout en se localisant nettement au côté gauche, la fièvre persiste, élevée, l'état général est mauvais, les urines sont normales. Au quinzième jour, à l'entrée du malade, voici ce que l'on constate : la température oscille de 38°,5 à 39°,5, la langue est d'un blanc jaunâtre, sale, le facies tiré, pâle; il n'y a aucune réaction abdominale, et tout est limité au flanc et à la région lombaire gauche.

En tenant la main droite sous les lombes, pendant que l'autre reste appliquée en avant, sur le flanc, on reconnaît sans peine que toute la région comprise entre les fausses côtes et la crête iliaque est occupée par une masse énorme, douloureuse, fluctuante. Du reste, en faisant tourner le malade sur le côté droit, on s'aperçoit que la région lombaire gauche figure un relief très accusé, et qu'une voussure large, arrondie, saillante, en soulève la partie médiane : au niveau de cette voussure, la fluctuation est toute proche et superficielle, et la peau, légèrement rosée, garde l'empreinte du doigt.

Abcès périnéphrétique, en bissac, collection sous-cutanée, collection profonde : tel est le diagnostic qui s'impose — et qui commande une intervention immédiate, déjà trop tardive. Longue incision verticale sur la voussure lombaire : sous une peau épaisse, on ouvre un volumineux abcès, et, dès que le premier flot de pus est évacué, on reconnaît, sur la paroi profonde, en dehors du relief externe de la masse sacro-lombaire, **une fente longitudinale**, où passent trois doigts, et par laquelle le pus continue à fuser. C'est l'orifice de communication par où l'abcès péri-rénal a fait sa trouée jusque sous la peau.

On l'élargit au doigt, et une nouvelle coulée purulente s'échappe au dehors. Lavage à l'eau bouillie. On peut alors se rendre compte de la topographie de la poche profonde : elle mesure toute la hauteur du flanc; fermée de toutes parts, elle est traversée, en haut et en bas, par un certain nombre de brides; on sent mal le rein, refoulé en masse sur le devant de la cavité purulente.

Dans les faits de ce genre — et ils ne sont pas très rares — l'intervention, n'est, en somme, qu'une incision d'abcès sous-cutané; un seul point doit être relevé : il faut toujours chercher l'orifice transpariétal, parfois assez petit et comme valvulaire, pénétrer dans cet orifice, et l agrandir, de haut en bas, au doigt ou avec les ciseaux, jusqu'au voisinage du cul-de-sac déclive de la cavité profonde ; c'est le seul moyen d'assurer le drainage, et, par suite, de hâter la réparation.

Mais on ne devrait jamais voir de pareilles suppurations ni attendre ces fusées sous-cutanées. Les accidents fébriles, la douleur localisée et l'exploration bimanuelle qui montre le flanc « rempli », la région lombaire sous-tendue par une masse épaisse et diffuse, et qui révèle la fluctuation profonde, suffisent amplement au diagnostic :

Il faut inciser. Et voici comment :

Faites coucher le malade sur le côté opposé, le dos en pleine lumière ; cherchez rapidement la 12e côte, la crête iliaque, la ligne épineuse ; à quatre travers de doigt de la ligne épineuse, menez une incision longitudinale, un peu oblique, qui commence à la 12e côte ou un peu au-dessous, et descende presque jusqu'à la crête iliaque ; coupez la peau, la nappe sous-cutanée, souvent œdémateuse, l'aponévrose superficielle, et poursuivez d'arrière en avant, sans trop vous inquiéter des couches successives que vous traversez en gardant toujours le contact du bord externe de la masse sacro-lombaire, vers cette tumeur profonde, tendue, presque dure, qui devient de plus en plus nette ; ne vous inquiétez pas de la brèche énorme qu'il vous faudra parfois ouvrir : si vous conservez bien votre direction première, vous n'avez rien à craindre, et, encore une fois, allez de l'avant, *à la tumeur*. Assez souvent, vous sectionnerez une ou deux artérioles lombaires, que vous pincerez.

Dès que le pus sourd, ne manquez pas d'agrandir l'orifice, **en bas surtout**. Autant l'ouverture large, très large, de l'abcès profond est nécessaire, autant sont inutiles et dangereuses toutes les manœuvres intra-cavitaires, auxquelles on se livre parfois : laissez couler le pus, faites un grand lavage « détersif » à l'eau bouillie chaude, puis, du bout du doigt, explorez rapidement la cavité et cherchez s'il ne reste pas, en haut ou en bas, quelque diverticule, quelque cul-de-sac isolé ; mais bornez-vous à cette vérification simple, ne vous mettez pas en devoir de rompre les brides (qui saignent), de décoller les fausses membranes, de « régulariser » la poche : drainez. **Drainez avec deux gros drains**, pénétrant jusqu'au fond de la cavité, et fixés à la paroi par un fil ; laissez tout béant, à peine un ou deux points de suture, sur la peau, en haut, si l'incision est très longue.

Rappelez-vous que le suintement est d'ordinaire considérable, dans les premiers jours ; faites donc un pansement abondamment ouaté, et tenez-vous prêt à le renouveler, quand il sera « traversé ».

Ajoutons que l'incision lombaire reste indispensable et urgente, **alors même qu'il s'est produit une évacuation purulente par l'anus ou par les bronches**. Je fus appelé à voir, il y a quelques mois, une malade d'une quarantaine d'années, qui avait été prise, huit jours avant, et très brusquement, de douleurs dans le flanc droit, de frissons et de fièvre ; le diagnostic de phlegmon périnéphrétique avait été posé, et, quelques heures avant mon arrivée, une vomique abondante avait eu lieu. On trouvait encore une masse volumineuse dans la région rénale droite; la température, qui s'était abaissée, remontait dès le lendemain, et, quelques jours après, l'incision lombaire ouvrait un vaste foyer, qui fusait jusqu'au diaphragme, sans qu'il fût possible, du reste, d'apercevoir la perforation. Après lavage et drainage, la guérison suivit, sans incident.

Cela est vrai, d'ailleurs, pour toutes les collections suppurées profondes, et si l'évacuation par voie viscérale, par le tube digestif ou l'arbre respiratoire, est parfois un accident heureux, lors de diagnostic hésitant ou de foyer malaisément accessible, ce n'est jamais un dénouement qu'il faille attendre et tenir pour une guérison.

A côté de ces abcès périnéphrétiques, de type classique, postérieurs, il se présente, dans la même région, d'autres suppurations aiguës, nécessitant, elles aussi, une incision précoce, je veux parler des **abcès anté-rénaux** et **des pyonéphroses**.

Certaines collections de l'atmosphère péri-néphrétique sont développées tout entières, **en avant, dans le flanc**, et c'est en avant qu'elles doivent être ouvertes.

Que ces collections suppurées anté-rénales soient de pathogénie diverse, le fait n'est pas discutable; et, si certaines d'entre elles ne représentent que l'abcès périnéphrétique banal, de localisation antérieure, d'autres sont d'origine appendiculaire [1], pancréatique ou rénale.

Une jeune fille de dix-sept ans entre dans mon service avec une fièvre élevée (39°,5), un facies pâle et fatigué, des douleurs vives dans le flanc droit, où l'on sent une volumineuse tumeur. Tous les accidents datent d'une quinzaine de jours; il n'y a rien dans l'urine, il n'y a pas de réaction abdominale. La tumeur est globuleuse, saillante en avant, nettement séparée du bord inférieur du foie: elle occupe tout le flanc droit, elle est tendue, de fluctuation obscure, douloureuse; par le palper bimanuel, on la retrouve, en arrière, dans la région lombaire, mais beaucoup moins nette et moins accessible. Incision verticale dans le flanc, parallèle au bord externe du grand droit; je tombe dans le péritoine libre, et je découvre tout de suite une grosse voussure rougeâtre, fluctuante, recouverte par le feuillet droit du mésocôlon, et qui, manifestement, occupe le rein; par une série de points en U au catgut, j'adosse la paroi abdominale à la surface de la tumeur, et je circonscris, de la sorte, une zone isolée de la grande séreuse; dans cette zone, incision verticale au bistouri, qui traverse une coque épaisse de 1 centimètre environ, et ouvre un abcès, contenant 200 grammes de pus. Drainage avec deux gros drains, après que les lèvres de l'incision rénale ont été réunies par quelques fils, à la peau. Guérison rapide.

Quels que soient la pathogénie et le siège de ces collections suppurées du flanc, rénales ou anté-rénales, la technique de l'intervention devra se modifier, suivant que **la tumeur sera, ou non, adhérente à la paroi abdominale**, et l'examen local vous permettra assez souvent d'en être, par avance, informés. Faites donc une incision verticale, latéro-abdominale, en pleine tumeur,

[1] Nous en avons rapporté un exemple plus haut (voy. *Appendicite*).

et suivant son grand axe : sectionnez directement la peau, la graisse, l'aponévrose superficielle, et les trois lames musculaires. La tumeur est-elle **adhérente** (et vous pouvez, dès lors, vous en assurer), vous l'ouvrirez, en sectionnant la dernière couche fibreuse, et vous la traiterez comme un simple abcès.

Ailleurs, après avoir sectionné doucement, et sur un pli, le feuillet fibro-séreux, vous entrez **dans le péritoine libre**, et vous découvrez la surface rougeâtre de la voussure, recouverte par le feuillet péritonéal postérieur : par une série d'anses de catgut, qui adossent l'un à l'autre ces deux feuillets séreux, établissez une barrière ; isolez, en dedans, en haut, en bas, la partie médiane, saillante de la collection, et alors, incisez-la. Tout à l'heure, quand le contenu sera évacué, vous compléterez la « marsupialisation », en reliant à la peau, par quelques points, les deux lèvres de la poche, souvent épaisses et toujours friables.

C'est encore le même procédé de marsupialisation — mais plus simple, ici, où le péritoine manque — qui sera utilisé pour l'ouverture des **pyonéphroses** en arrière, par la voie commune, **la voie lombaire**.

Une jeune femme nous est envoyée d'un service de médecine, dans un état fort inquiétant : fièvre, mauvais pouls, teint terreux, langue sèche, urines purulentes, douleurs dans la région rénale droite. On sent, à ce niveau, une grosse tumeur, bosselée, fluctuante, douloureuse, aussi accessible par le flanc que par la région lombaire, et que la maigreur de la malade permet de palper et de reconnaître aisément. C'est un gros rein suppuré ; les accidents rénaux remontent d'ailleurs, à plusieurs mois, mais, à la suite d'un accouchement récent, ils se sont rapidement aggravés. On ne trouve rien à l'examen du rein opposé.

La néphrotomie était urgente. Incision lombaire oblique ; on pénètre dans la capsule graisseuse, et, tout de suite, on découvre la surface bosselée et fluctuante d'un rein volumineux, qu'une main d'aide, appliquée sur le flanc, refoule dans la plaie. On l'entoure de compresses, et on l'incise en long, sur son bord convexe : grande quantité de pus grumeleux, mêlé d'urine ; on relie alors les deux lèvres de la coque parenchymateuse aux deux lèvres musculo-aponévrotiques de l'incision pariétale, par quatre points de catgut, et l'on draine.

Sur un malade obèse, l'opération peut devenir fort malaisée : on en viendra à bout, en plaçant bien le patient, en faisant très longue la brèche pariétale, en poursuivant, d'arrière en avant, à quelque profondeur qu'il faille pénétrer, l'incision commencée « en bonne place », jusqu'à la graisse péri-rénale. Avant d'inciser la collection rénale, on aura soin de faire saillir le rein le plus possible en arrière ; il sera « marsupialisé », par quelques points, dans cette position, et, naturellement, on laissera la plaie béante. Je ne parle ici, bien entendu, que de la néphrotomie d'urgence, sans insister sur les résultats ultérieurs et sur les interventions secondaires qui pourront s'imposer [1].

[1] Voy. l'excellente thèse d'A. Gosset. *Étude sur les Pyonéphroses*, 1900.

IV

ABCÈS HYPOGASTRIQUE

Quelques mots seulement sur ces collections, rares, en somme, et qui reconnaissent, elles aussi, des origines multiples : péri-cystite suppurée, appendicite, annexite, etc.

L'abcès hypogastrique se présente, d'ailleurs, avec un aspect des plus caractéristiques : tumeur exactement médiane (fig. 392), tendue, globuleuse, se terminant par un contour arrondi, cintré, plus ou moins près de l'ombilic, et débordant de chaque côté la zone des droits. On dirait le globe vésical distendu : l'erreur a été commise, et l'on aura toujours soin d'évacuer la vessie, avant tout examen ([1]).

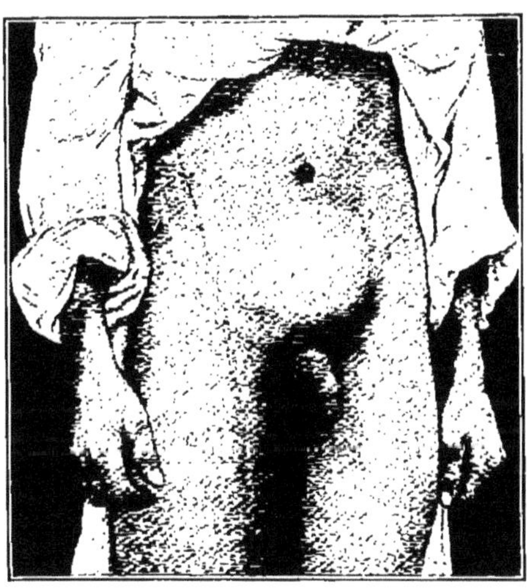

Fig. 392. — Abcès de la cavité de Retzius.

Cette tumeur se prolonge, en bas, derrière le pubis; au toucher rectal, on la retrouve, plus ou moins nettement, soulevant la paroi rectale antérieure (fig. 393). Elle est le siège d'une fluctuation profonde, et toutes les explorations y réveillent une douleur aiguë; la peau hypogastrique, d'abord libre et mobile, devient, au bout d'une période toujours assez longue, œdématiée, rouge, et témoigne de la suppuration qui progresse et se rapproche.

Complétez votre examen, par un palper soigneux des régions voisines, de la fosse iliaque droite, où, parfois, le point de Mac Burney vous révélera l'origine appendiculaire de la collection hypogastrique ([2]) — et par le toucher vaginal, chez la femme.

([1]) Je fus appelé un jour, en toute hâte, à voir un malade, atteint, me disait-on, d'un énorme phlegmon de la cavité de Retzius. Je trouvai un garçon d'aspect souffreteux, avec de la fièvre, des douleurs abdominales, et, à la région hypogastrique, une voussure considérable, tendue et douloureuse; « il avait des envies fréquentes et pénibles d'uriner, et urinait très peu ». J'étais appelé par un homme très consciencieux, et je mis tous les ménagements possibles à parler du cathétérisme : il sortit quatre litres d'urine, et, du coup, le phlegmon avait disparu. C'était un embarras gastrique fébrile, avec rétention d'urine : le malade urinait par regorgement. — Devant une tumeur médiane et arrondie de l'hypogastre, il faut toujours penser d'abord : à la *vessie distendue*, à l'*utérus gravide*.

([2]) Voy. Tuffier, Abcès pré-vésicaux par appendicite. *Semaine médicale*, 1894, p. 557. — Schwartz, Monod, Brun, ont relaté des faits analogues.

Quel que soit le point de départ probable, l'incision sera conduite de la même façon : elle sera **médiane, verticale, et suivra la ligne blanche**, du pubis jusqu'à 8 ou 10 centimètres au-dessus. Attendez-vous à traverser une

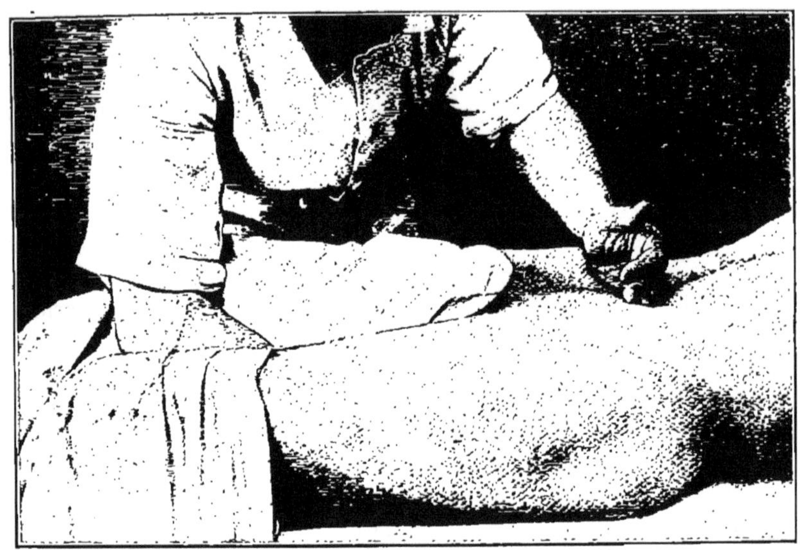

Fig. 593. — Exploration d'un abcès hypogastrique par le palper abdominal et le toucher rectal combinés.

couche **très épaisse** de tissus, et ne vous attardez pas trop à les reconnaître : ce qu'il faut, avant tout, c'est « garder la ligne médiane ». Allez donc franchement, d'avant en arrière, par traits successifs, sans disséquer, en coupant la peau, une nappe fibro-celluleuse feutrée, un plan fibreux épais (la ligne blanche ou le bord interne de la gaine d'un droit), une autre nappe feutrée, œdémateuse, jaunâtre, ponctionnez la collection près du pubis et ouvrez-la, *de bas en haut*.

Ceci fait, en écartant les deux lèvres de la brèche, vous examinerez les parois de la poche prévésicale, et ses diverticules, et vous pourrez, s'il y a lieu, intervenir sur le foyer originel.

V

ABCÈS DE LA FOSSE ILIAQUE

Nous ne reprendrons pas actuellement la question des abcès péricæcaux (voy. *Appendicite*); nous avons surtout en vue l'***abcès de la fosse iliaque, succédant à une infection utéro-annexielle, après l'accouchement ou l'avortement.***

Il n'est pas superflu de répéter que l'incision de ces abcès est une besogne d'urgence, qui devrait être menée à bien sans retard, dès qu'on a des indices certains de la présence du pus. Le fait suivant servira, je pense, après tant d'autres, à mettre en lumière cette formule simple, quoique souvent méconnue en pratique.

J'ai fait autrefois l'autopsie d'une femme d'une quarantaine d'années, qui était entrée à l'hôpital pour une soi-disant *sciatique*, pour des douleurs occupant très exactement le trajet du nerf à la face postérieure de la cuisse et au genou. Or, l'examen fit découvrir *une masse diffuse remplissant la fosse iliaque droite* et masquée en partie par l'adiposité extrême et l'œdème de la paroi, un utérus gros, entr'ouvert, sécrétant un liquide fétide, une température de 38°,5. La malade mourut subitement, dans un effort, au moment où l'on allait intervenir. J'ai rarement vu, dans un ventre, autant de pus que chez cette femme : *la fosse iliaque et le bassin en étaient pleins et une épaisse traînée se poursuivait à travers l'échancrure sciatique*, jusqu'à la face postérieure de la cuisse et jusqu'au creux poplité. De plus, la veine iliaque externe contenait une notable quantité de pus, de pus authentique, et les deux poumons étaient farcis d'embolies capillaires.

Pourquoi laisse-t-on trop souvent des phlegmons iliaques acquérir de pareilles dimensions? Parce qu'on attend trop longtemps la fluctuation, la fluctuation nette, d'ordinaire très tardive. Il faut bien savoir que le phlegmon iliaque se présente, à ses débuts, et demeure durant une longue période, sous la forme **d'un empâtement large, d'un plastron dur** : combinée à la fièvre, à la douleur, à l'œdème de la paroi quelquefois, cette induration en masse témoigne suffisamment de la présence du pus.

Incisez donc sans attendre : la collection vous surprendra toujours par son abondance.

L'incision sera menée, ***à deux travers de doigt environ au-dessus de l'arcade crurale, parallèlement à l'arcade, dans sa moitié externe*** — à gauche, vous commencerez donc au milieu de l'arcade et vous remonterez jusqu'à la hauteur de l'épine iliaque antéro-supérieure (fig. 394).

Rappelez-vous que les vaisseaux épigastriques croisent le ligament de Fallope, en glissant à sa face profonde, à un travers de doigt en dedans de son milieu : en gardant les limites internes que nous venons d'indiquer, en effondrant la paroi profonde d'abord *au centre* de la ligne d'incision, vous ne les verrez pas.

J'ajoute que rien ne doit être moins déconcertant que la section de l'épigastrique; deux pinces jetées sur les deux bouts, et remplacées ensuite par deux fils, ont aisément raison de l'incident, et, pour peu que le foyer se prolonge en dedans, on n'hésitera pas à poursuivre l'incision de ce côté; il arrive pourtant que, sous une paroi infiltrée et au milieu de l'œdème phlegmoneux, l'artère soit malaisée à saisir et à lier : on en sera quitte pour faire une forci-pressure et une ligature médiates.

Donc, sectionnons hardiment les divers plans de la paroi : s'il existe une épaisse nappe d'œdème sous-cutané, l'*aponévrose du grand oblique, toujours blanche et reconnaissable*, vous servira de repère : incisez-la à son tour, en long, d'un bout à l'autre de la plaie; laissez alors le bistouri.

Parfois les couches sous-aponévrotiques seront infiltrées de pus et le moindre effort du doigt suffira pour ouvrir la grande poche, déjà en voie de rupture spontanée.

Mais je suppose une intervention précoce, telle que nous la formulions plus haut. Avec le bout du doigt et la sonde cannelée, que vous traînez sous la lèvre inférieure de l'aponévrose, décollez et réclinez en haut le bord inférieur de la couche musculaire, puis déchirez la lame fibreuse profonde, le fascia transversalis, en faisant mordre le bout de la sonde cannelée, *en bas et en arrière, vers le bord postérieur de l'arcade, vers l'excavation* (fig. 394). Le plus souvent, au cours de cette manœuvre, le foyer sera ouvert, vous verrez sourdre le pus et vous n'aurez plus alors qu'à élargir l'orifice sous la pression du doigt.

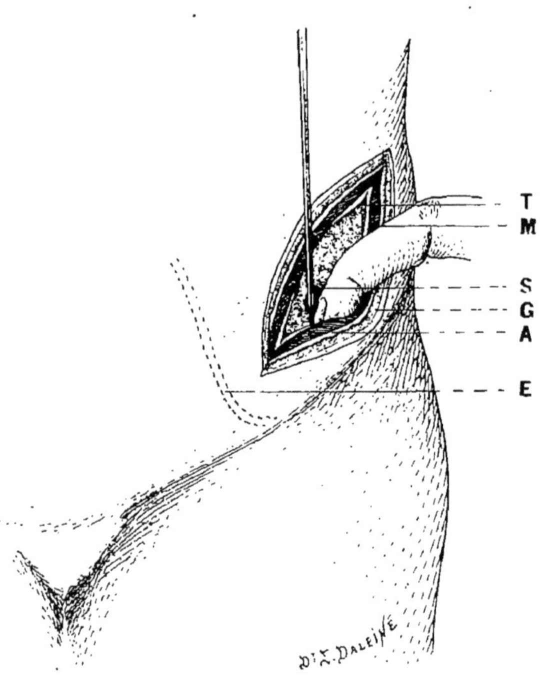

Fig. 394. — Incision iliaque d'une collection suppurée. — Le doigt et la sonde cannelée décollent et relèvent, de très bas en haut, la nappe graisseuse sous-péritonéale, œdématiée.

T, fascia transversalis. — M, couche musculaire. — S, sonde cannelée et index allant à la recherche de la collection profonde. — G, couche graisseuse sous-cutanée. — A, aponévrose du grand oblique. — E, trajet de l'artère épigastrique.

Autrement, vous tomberez dans la nappe graisseuse sous-péritonéale, infiltrée par l'œdème, et vous n'aurez aucune peine à poursuivre la dissociation, avec le doigt ou la sonde, *toujours vers le bassin*, et en relevant à mesure le cul-de-sac péritonéal, que, du reste, vous n'apercevrez même pas, en général.

Le décollement du péritoine iliaque, au moins dans la zone limitrophe de l'arcade, est toujours une besogne simple et inoffensive, si l'on prend soin de décoller **de très bas en haut**, et l'on peut atteindre, de la sorte, des collections suppurées situées assez bas dans l'excavation [1]. Dans les phlegmons iliaques, encore relativement récents et d'extension médiocre, que nous considérons ici, on ne tarde pas à donner issue à un flot de pus, et le doigt

[1] C'est la laparotomie sous-péritonéale (Pozzi). Elle n'a plus que des indications restreintes, et, si la collection suppurée est profondément située dans le bassin, c'est à la voie vaginale qu'il faut s'adresser. (Voy. plus loin *Colpotomie*.)

achève de simplifier la poche en rompant, toujours avec prudence, les brides qui la cloisonnent encore.

Un drainage avec deux gros drains accolés en canons de fusil et portés jusqu'au fond de la poche termine l'opération [1].

ACCIDENTS AIGUS DUS A LA TORSION DES PÉDICULES

Une femme de trente-trois ans est prise tout à coup, le matin, dans son lit, d'une douleur atroce dans le ventre; elle pâlit, perd connaissance, le pouls et la respiration s'arrêtent : on la croit morte. Pourtant, au bout de quelques instants, on reconnaît que le cœur bat encore, et, avec des efforts désespérés, on parvient à la ranimer un peu : le pouls reste misérable, la respiration très faible, le ventre est ballonné et d'une sensibilité extrême. Durant toute la journée, on répète les injections intra-veineuses et sous-cutanées de sérum; vers le soir, l'issue fatale semble enfin conjurée, le ventre est toujours gros et sensible, mais il n'y a pas de vomissements, pas de réaction péritonéale grave.

La situation s'améliore très lentement, sans qu'aucun accident pressant paraisse commander une intervention d'urgence. L'abdomen ayant perdu sa tension initiale et une partie de sa sensibilité, il devient possible de l'explorer et l'on découvre *une volumineuse tumeur qui occupe toute la région sous-ombilicale et remonte vers l'hypochondre gauche*, tumeur de contours mal dessinés, de consistance très ferme et qui donne une vague sensation de fluctuation profonde. Par le toucher vaginal, on trouve un utérus volumineux, encadré, à droite et en arrière, d'une masse empâtée; dans le cul-de-sac droit, on ne perçoit en aucune façon le pôle inférieur de la tumeur abdominale. L'examen est, d'ailleurs, notablement gêné par la douleur qui persiste et que la pression exagère.

Je pratique la laparotomie le 18 septembre 1897 : je trouve un gros kyste de l'ovaire, haut situé dans le flanc gauche, *adhérent sur toute sa surface à l'épiploon et à la paroi* : il est *noirâtre*, manifestement *rempli de sang*; je le ponctionne et j'extrais, en effet, 1 litre 1/2 environ d'un liquide noirâtre, hématique, foncé; à ce moment, l'écoulement s'arrête, bien que la tumeur kystique conserve encore un gros volume; j'incise alors sa paroi antérieure, après l'avoir convenablement isolée avec des compresses aseptiques, et j'évacue une abondante quantité de caillots. Le reste de la poche est décortiqué et tiré hors du ventre et le pédicule devient accessible : *il est tordu trois fois sur lui-même, de droite à gauche*, noirâtre et bour-

[1] Lorsque la collection purulente se prolonge très bas, le drainage abdomino-vaginal peut devenir tout indiqué, mais on ne devrait procéder qu'avec les plus grandes précautions à la ponction du cul-de-sac de Douglas, qu'on ne voit pas ou qu'on voit mal, car la perforation de la vessie ou du rectum a été plusieurs fois observée.

souflé, adhérent aux anses intestinales voisines et à l'artère iliaque externe; il est libéré, lié et sectionné. L'utérus est occupé par plusieurs petits fibromes et les annexes droites figurent une masse kystique prolabée et adhérente; mais l'état de la malade nous paraît commander un prompt achèvement de l'opération, et nous croyons préférable de nous en tenir à l'ablation du kyste tordu, quitte à enlever plus tard, par le vagin, si la nécessité s'en présente, l'utérus et les annexes droites. Détersion sèche, aux tampons, de la région cruentée par la dissociation des adhérences, et drainage à la Mickulicz. La guérison eut lieu sans le moindre incident.

Voilà un exemple typique du **shock violent qui accompagne souvent la torsion brusque des pédicules** : ici, malgré l'intensité extrême des accidents initiaux, l'hémorragie resta intra-kystique, il n'y eut pas de rupture, pas de phénomènes de péritonite septique, mais on conçoit aisément que, dans d'autres conditions, une intervention immédiate devienne la seule ressource de salut.

Or, la torsion peut être observée : sur le pédicule des ***kystes de l'ovaire***, sur celui des ***fibromes***, des ***salpingo-ovarites*** [1], sur le pédicule de la ***rate mobile***, enfin sur le ***grand épiploon*** [2].

La *torsion brusque* — c'est la seule que nous ayons ici en vue et qui fasse naître des indications d'urgence — s'annonce toujours par une **douleur aiguë et soudaine**, compliquée d'un shock plus ou moins accusé; cette douleur ne manque jamais, elle est caractéristique.

Quant aux accidents, ils revêtent les allures d'une ***hémorragie continue et grave***, celles de l'***occlusion intestinale***, celles de la ***péritonite***.

On voit tout de suite quel intérêt pratique nous avons à grouper et à rapprocher tous ces accidents abdominaux à début brusque : *iléus*, *péritonite par perforation*, *appendicite perforante suraiguë*, *rupture de grossesse extra-utérine*, *torsion des pédicules*, auxquels il faut toujours penser, qui peuvent se présenter sous des apparences toutes semblables et d'un diagnostic fort incertain, mais qui tous, sans hésitation, sans retard, commandent la même initiative, la même intervention d'urgence.

Les faits de mort rapide, par ***hémorragie***, à la suite de la torsion des kystes de l'ovaire, sont loin d'être exceptionnels. « Un jour, écrit Spencer Wells, j'arrivais à Brixton avec M. Bowler de Kensington pour opérer une dame, quand on m'apprit qu'elle venait de mourir subitement deux heures avant notre arrivée. L'examen nécroscopique montra que la mort était due à

(1) Ces torsions salpingiennes sont, du reste, plus fréquentes qu'on ne l'avait cru : j'en ai observé cinq cas dans le cours de ces dernières années. Il s'agit le plus souvent d'*hydro-salpinx*; notre interne et ami, M. F. Cathelin, en a réuni 35 faits dans un mémoire important, où il a repris toute l'histoire de ces torsions et fourni une séduisante théorie pathogénique (La torsion des hydro-salpinx. *Revue de Chir.*, février 1901, n° 2, p. 253).

(2) Et encore, sur *l'appendice*, *le diverticule de Meckel*, sur certains *myomes* ou *lipomes pédiculés de l'intestin*, sur les *tumeurs* et les *kystes du mésentère*. Cette dernière variété — pour exceptionnelle qu'elle soit — n'en est pas moins fort grave; la torsion mésentérique entraînant celle de l'intestin et l'occlusion intestinale vraie. (Voy. E. Payr, Ueber die Ursachen der Stieldrehung intra-peritoneal gelegener Organe. *Archiv f. klin. Chir.*, 1902, Bd. LXVIII, 2, p. 581.

une vaste extravasation sanguine qui s'était faite d'abord dans le kyste ovarien, puis, après la rupture de ce dernier, dans la cavité abdominale, et qui était évidemment due à la torsion du pédicule produite par la rotation du kyste non adhérent. » J'ai vu succomber une malade brusquement, dans des conditions toutes semblables (1).

Dans les cas moins foudroyants, l'accident se révèle par tous les signes d'une grave **hémorragie interne** : petitesse et dépression progressive du pouls, refroidissement des extrémités, hypothermie, état syncopal; en somme, la situation est toute semblable à celle qui suit la rupture des kystes fœtaux tubaires et l'urgence de la laparotomie est tout aussi pressante.

Ailleurs, la torsion se présente sous les traits de l'***occlusion intestinale*** ou, plus souvent, de la ***pseudo-occlusion***. Arrêt des selles et des gaz, vomissements, qui deviennent rapidement fétides, noirâtres ou même fécaloïdes, ballonnement du ventre : on constate tous les symptômes de l'iléus et l'on pense à l'étranglement interne ou au volvulus.

Ce type clinique peut se retrouver aussi bien dans la *torsion aiguë des salpingo-ovarites* que dans celle des kystes ou des fibromes, et une observation de Pierre Delbet (2) nous en fournira le meilleur exemple : une femme de trente-neuf ans se promenait dans la rue, le 20 février 1892, vers quatre heures du soir, lorsqu'elle est prise subitement d'une horrible douleur dans la fosse iliaque gauche. « Sous l'influence de cette douleur syncopale, elle tombe et ne peut se relever. On la ramasse et on la transporte à la Charité.... Pendant le trajet, elle est prise de vomissements qui continuent toute la nuit et jusque dans la journée du lendemain. Je la vois vers midi. Les vomissements se sont reproduits une vingtaine de fois, ils n'ont pas le caractère fécaloïde. La malade n'a rendu ni matières, ni gaz par l'anus..., le facies est rouge, le pouls assez plein, bien qu'un peu rapide, la température normale; l'abdomen est plutôt rétracté que ballonné. Les douleurs spontanées ont toujours pour siège la région iliaque gauche; la palpation, particulièrement dans cette région, les augmente à un tel point que tout examen sérieux est impossible.... *Les symptômes d'occlusion étaient très nets, absence de selles et de gaz, vomissements*. Comme le début avait été très aigu, très brutal, je pensai qu'il s'agissait soit d'un étranglement par bride, soit d'un volvulus. »

La laparotomie fut immédiatement pratiquée. Le péritoine ouvert, la main est glissée dans la fosse iliaque gauche, puis dans le petit bassin, et, après avoir déplacé quelques anses mollement adhérentes, on découvre une tumeur qui est amenée sans difficulté hors de l'incision. Elle est absolument noire et formée de deux parties adossées, à peu près comme le serait une anse intestinale dont les deux bouts adhéreraient l'un à l'autre par leur bord mésentérique. Le pédicule est très mince, du volume du petit doigt à peu près, et l'on y voit nettement des replis en volute qui indiquent une *torsion*

(1) Voy. d'autres exemples dans la thèse de G. Kisseloff, *Contribution à l'étude de la torsion des kystes de l'ovaire*. Thèse de 1897.
(2) Delbet, *Bull. de la Soc. anat.*, 1892, p. 300.

évidente. On crut d'abord à un volvulus et l'on se mit en devoir de détordre; mais, après avoir fait exécuter à la tumeur trois demi-tours, aucune circulation ne s'étant rétablie et le pédicule restant très grêle, on reconnut qu'il s'agissait bien d'une tumeur appendue à la corne utérine gauche et, le pédicule lié et sectionné, on l'enleva. C'était une grosse trompe, pliée en haut et remplie de sang. La malade guérit sans incident.

Il arrive, du reste, dans les faits de ce genre, que les phénomènes d'iléus soient réellement dus à un *obstacle mécanique* au cours des matières, à la compression de l'intestin par la tumeur énormément distendue et enclavée dans le bassin, à la soudure ou à la torsion des anses voisines et adhérentes [1].

D'ordinaire, l'évolution est celle des *pseudo-occlusions* : l'arrêt stercoral est incomplet, les vomissements n'ont pas de caractère spécial, mais ils se répètent, la douleur persiste, le météorisme s'accentue peu à peu, l'état général devient mauvais et, pour être moins indiscutables que dans les premiers jours, les indications n'en deviennent pas moins urgentes devant la continuité ou la reprise des vomissements et les accidents de stercorémie menaçante.

Enfin, la torsion s'annonce le plus souvent par des réactions péritonéales bruyantes, qui deviennent plus ou moins rapidement celles de la ***péritonite aiguë***. La péritonite peut se manifester d'emblée, par le fait de la *rupture du kyste* [2], ou ne se produire que plus lentement, sous des allures primitivement atténuées et bénignes, qui se transforment et s'aggravent bientôt, la gangrène et la suppuration du kyste provoquant une véritable septicémie péritonéale.

On comprend quel intérêt vital on aura toujours à ne pas attendre ce sphacèle confirmé et cette généralisation de l'infection. Une jeune femme de vingt-trois ans, enceinte de trois mois, est prise, le 7 janvier 1893, en pleine santé, de violentes douleurs, de vomissements, d'abord alimentaires, puis bilieux, incessants, qui se prolongent depuis le début de la crise jusqu'au 11. On fait d'abord le diagnostic de péritonite, peut-être de pérityphlite, et l'on institue un traitement d'attente. « En dépit de tout, l'état s'aggrave, la douleur abdominale et les vomissements persistent, le ventre se

[1] Voy. une observation de Remy, de Cincinnati (*Medical News*, 1891, n° 2, p. 299), rapportée *in* thèse de Bénard, *Contribution à l'étude de la torsion du pédicule des kystes de l'ovaire et en particulier de l'occlusion intestinale consécutive à cette torsion*. Thèse de doctorat, 1898, n° 379.

[2] A côté de ces ruptures kystiques consécutives à la torsion du pédicule, il nous faut signaler ici les *ruptures traumatiques*, résultant de chocs extérieurs (chutes, coups de pied, etc.), quelquefois de certaines manœuvres d'exploration, de massage, etc. L'accident est loin de se révéler toujours par des phénomènes aussi caractérisés que ceux de la torsion du pédicule : l'affaissement du ventre et la réduction brusque de la tumeur en sont les meilleurs signes; et les réactions péritonéales varient naturellement, suivant la nature et la septicité du liquide. Quoi qu'il en soit, la laparotomie doit être considérée, en pareil cas, comme une intervention d'urgence, permettant d'évacuer le liquide, d'extirper le kyste et de faire la toilette du péritoine. La péritonite commençante ou confirmée ne rend que plus pressantes les indications. (Voy. Émile Arnal, *De l'intervention chirurgicale dans la rupture traumatique des kystes de l'ovaire*. Thèse de doctorat, 1898, n° 454.)

météorise et, dit M. Bouilly, je suis appelé à voir la malade le 12. Elle présente bien les signes classiques d'une péritonite aiguë généralisée, avec facies hippocratique, pouls petit, etc. Le ventre est très ballonné, surtout dans la région sous-ombilicale, très sensible à la palpation. Cependant on peut se rendre compte par l'examen des détails suivants :

« On constate à la région hypogastrique une tumeur médiane, débordant surtout à droite, fluctuante, très douloureuse, immobile, dont on constate également la présence dans le cul-de-sac vaginal antérieur. En arrière de cette tumeur, qui remonte presque jusqu'à l'ombilic, on constate la présence d'une autre tumeur moins élevée, inclinée à droite, qui se continue manifestement avec le col de l'utérus. On reconnaît donc facilement le kyste déplacé en avant et sur la ligne médiane, et l'utérus développé par la grossesse en arrière du kyste et incliné à droite. Je fais d'emblée le diagnostic de *torsion du pédicule* et conclus à la nécessité d'une intervention aussi rapprochée que possible. »

Laparotomie. — Le kyste est de paroi noirâtre et infiltré de sang; on retire par la ponction environ 3/4 de litre d'un liquide sanguinolent, et, le kyste étant amené à l'extérieur, on constate « que le pédicule a subi une torsion très prononcée, qu'il est très raccourci et très infiltré de sang; on doit faire exécuter au kyste un tour et demi sur son axe de gauche à droite, pour que le pédicule soit détordu et redevienne étalé : la torsion s'est donc faite de droite à gauche, de manière à représenter un tour et demi de spire ». La malade guérit et la grossesse poursuivit son cours normal [1].

Ailleurs, l'explosion soudaine de la crise fait penser d'abord à la **péritonite appendiculaire**. Une malade de cinquante ans est prise brusquement, le 1er mai 1896, d'une douleur atroce qui, ayant débuté dans le flanc droit, se généralise rapidement dans tout l'abdomen. En même temps apparaissent des vomissements, d'abord bilieux, puis rapidement porracés. Le pouls est petit, fréquent, un peu irrégulier, mais il n'y a pas d'élévation de température.

En présence de ces symptômes, on pense à une appendicite, mais la malade rappelle une consultation de Constantin Paul, datant de vingt-deux ans, et qui concluait à la présence d'un kyste dermoïde. On songe alors à une *torsion pédiculaire*, et l'examen physique confirme cette opinion. Le ventre est ballonné, douloureux à la pression; la douleur est diffuse, aiguë, plutôt calmée par une pression profonde. L'utérus, au toucher, est mobile, de dimensions normales, porté en avant : sur son côté droit, repose le pôle inférieur d'une tumeur de la grosseur d'une tête d'adulte, donnant l'impression d'un assemblage de parties dures et de parties molles. La laparotomie, pratiquée par Walther, montre qu'il s'agissait, en réalité, d'un *fibrome à pédicule tordu* [2].

Dans les faits qui précèdent, la **notion antérieure d'une tumeur pel-**

[1] Observation rapportée dans la thèse de PAUL BARON, *Torsion du pédicule des kystes de l'ovaire*, 1898, obs. XVIII.

[2] E. PLANQUE, *Contribution à l'étude de la torsion des fibromes utérins*. Thèse de 1897, obs. II.

vienne fut d'un appoint considérable pour le diagnostic, et c'est là un renseignement de valeur capitale, qu'il faut toujours rechercher avec soin. Souvent aussi, la *torsion brusque et serrée* a été **précédée de crises atténuées**, relevant d'une *torsion lente et incomplète* : depuis une date variable, les malades souffraient du ventre et, de temps en temps, les souffrances devenaient plus aiguës, s'accompagnaient de vomissements, de météorisme, puis tout rentrait dans l'ordre ou du moins reprenait la marche chronique habituelle. Chez toutes les malades, où nous avons constaté, au cours d'une ovariotomie, la torsion pédiculaire [1], on retrouvait, dans les commémoratifs, des crises répétées de ce genre, dont la pathogénie avait été méconnue.

Les deux exemples que voici mettront bien en lumière cette évolution en plusieurs temps.

Une femme de quarante ans est prise *brusquement* de douleurs dans le bas-ventre, le matin, en faisant son ménage; elle vomit à plusieurs reprises, tout cela dure seulement quelques heures. A son entrée dans nos salles, elle ne souffre plus; nous trouvons dans le cul-de-sac postérieur une petite masse haut située et non douloureuse, à droite, une tumeur grosse comme une orange, mobile, haute, lisse, indolente, rien dans le cul-de-sac gauche. Au bout de quelques jours, la malade, qui ne souffre plus, réclame sa sortie.

Cette première crise avait eu lieu le 3 juin. Le 19, en descendant de chemin de fer, à la suite d'un mouvement violent, notre malade est reprise brusquement des mêmes douleurs avec vomissements; cette fois encore, les accidents cessent au bout de quelques heures. La laparotomie est pratiquée le 21 : je tombe sur une tumeur noirâtre, libre, à laquelle adhèrent seulement quelques franges épiploïques; ponctionnée, elle donne issue à 250 grammes de liquide séro-hématique; je l'extrais et je reconnais qu'il s'agit d'une *poche tubaire à pédicule tordu*. A la face postérieure de ce pédicule, on découvre des traces noirâtres de sphacèle, indices d'étranglement. L'ovaire n'a pas suivi la trompe dans son mouvement de torsion. La masse est enlevée : il s'agit des annexes gauches. A droite, on trouve un hydrosalpinx légèrement adhérent au fond du cul-de-sac de Douglas : ablation. Guérison très simple [2].

Autre fait, plus grave. Malade de cinquante-deux ans : depuis un an, accroissement de volume du ventre, pesanteur douloureuse, désordres digestifs, etc. Il y a trois mois, *brusquement*, douleur aiguë, déchirante, dans le côté droit de l'abdomen, suivie de vomissements et d'accidents très inquiétants de péritonisme qui se prolongent une semaine; on constate alors l'existence d'une grosse tumeur. En décembre, les douleurs reprennent avec la même brusquerie : vomissements peu abondants, sans caractère, état nauséeux, constipation, ballonnement du ventre, facies tiré, diminution notable de la quantité d'urine, pouls à 100, 110, assez bon, pas de

(1) D'après Terrillon, la torsion du pédicule s'observerait dans 6 pour 100 des kystes de l'ovaire, environ; mais la proportion serait beaucoup plus élevée, si l'on tenait compte des cas de torsion peu serrée, n'ayant pas provoqué d'accidents du côté du kyste. (O. TERRILLON, De la torsion du pédicule des kystes de l'ovaire. *Revue de chirurgie*, 1887, t. VII.)

(2) L'observation et la pièce ont été présentées à la Société Anatomique par M. F. Cathelin : salpingite gauche à pédicule tordu; hydrosalpinx droit prolabé, juillet 1900.

fièvre ; le palper est très douloureux : on constate pourtant une volumineuse tumeur très tendue, rénitente, qui remplit toute la zone sous-ombilicale et se prolonge, à gauche, presque jusqu'au rebord costal, tumeur exclusivement abdominale, qu'on parvient à peine à retrouver par le toucher vaginal; l'utérus est petit, refoulé derrière le pubis.

Les accidents s'aggravent vite, la tumeur paraît grossir encore et se tendre. On porte le diagnostic de *kyste de l'ovaire à pédicule tordu*, et la laparotomie est pratiquée dans les premiers jours de décembre. A l'ouverture du péritoine, il s'écoule une notable quantité de liquide rougeâtre, et l'on trouve effectivement un gros kyste, de paroi noirâtre, épaisse, infiltrée, relié par des adhérences molles à l'épiploon et à la paroi; par la ponction, on retire un liquide rouge, ayant l'aspect du sang presque pur. On décolle et l'on extrait toute la masse : le pédicule, gros comme le pouce, est *tordu deux fois sur lui-même*, noirâtre, fissuré. Section après ligature, toilette du bassin, réunion totale. La guérison a lieu sans le moindre incident.

Au cours des accidents aigus, l'examen du ventre est parfois considérablement entravé par la douleur et le météorisme; de plus, certaines tumeurs de volume médiocre, telles qu'un fibrome pédiculé ou un hydrosalpinx, peuvent en imposer, dans ces conditions, pour un volvulus, une invagination, une anse parésiée et dilatée au-dessus de l'obstacle.

La situation **élevée**, exclusivement **abdominale**, du kyste ou du fibrome, est un élément précieux de diagnostic. Elle peut devenir aussi une cause d'erreur, lorsque toute connexion paraît manquer avec les organes pelviens. Une femme de cinquante-sept ans était apportée à l'hôpital Beaujon, le 10 mai 1896, dans un état très inquiétant : depuis trois jours, elle n'avait eu ni selles ni gaz, les vomissements se répétaient, verdâtres et fétides, le pouls était fréquent et petit, la température à 37°,7, le facies tiré; les accidents avaient débuté tout à coup, sans cause appréciable; mais, depuis longtemps, la malade souffrait dans la fosse iliaque droite, et, depuis cinq ans, elle était sujette à des constipations prolongées et tenaces, suivies de débâcles. Nous n'avions pas d'autres renseignements.

Nous sentions *dans la fosse iliaque droite* une masse dure, arrondie, immobile, grosse comme les deux poings, extrêmement douloureuse; *par le toucher vaginal on ne parvenait pas à la retrouver;* l'utérus paraissait de volume normal, et l'exploration des culs-de-sac restait négative. Ce que représentait cette tumeur iliaque, il était certes bien difficile de le dire exactement, mais l'urgence d'une intervention n'en était pas moins évidente.

La laparotomie sous-ombilicale fut donc pratiquée le jour même : elle nous fit découvrir un kyste de l'ovaire droit, adhérent sur toute sa surface à l'intestin grêle et au cæcum, et dont la paroi était parsemée de plaques noirâtres et putrilagineuses et le contenu suppuré; il était appendu à la corne utérine par un pédicule du volume du doigt, *tordu plusieurs fois sur lui-même et sphacélé* dans la plus grande partie de sa longueur. La tumeur fut décortiquée et extraite, la loge qu'elle occupait soigneusement détergée aux tampons et drainée. Après une période d'amélioration, qui put faire croire à un résultat heureux, la malade, très cachectique, finit par s'éteindre, sans réaction, au 5e jour. Il n'était pas douteux que cette torsion ne fût très ancienne et que le péritoine ne fût depuis longtemps en puissance d'infection, par le fait du sphacèle progressif du kyste.

Malgré ces difficultés d'interprétation, la **constatation d'une tumeur** est un élément de diagnostic extrêmement précieux : 1° lorsqu'elle a été découverte et **nettement reconnue à une date antérieure,** elle permet de porter un diagnostic presque certain ; 2° lorsqu'on assiste aux premières phases de la crise aiguë et que l'on peut conclure des examens successifs que la tumeur a subi **une ampliation notable,** qu'elle a **grossi rapidement** durant les premières heures ou les premiers jours qui ont suivi, on trouve là encore une donnée des plus importantes ; 3° enfin, le fait seul de l'existence d'une tumeur bien et dûment perçue en un point de l'abdomen, rapproché des accidents brusques que nous avons plus haut décrits, suffit encore, en pratique, à faire cesser les incertitudes ; vous avez là un substratum physique aux réactions fonctionnelles, un *corpus delicti,* que vous pouvez interpréter mal, mais que le plus simple bon sens vous commandera d'aller reconnaître « sur place ».

Nous avons dit qu'il fallait encore ranger dans le groupe des accidents, que nous décrivons ici, la ***torsion brusque du pédicule de la rate mobile***.

Le tableau clinique est alors semblable à celui que nous venons d'étudier : presque toujours, l'entrée en scène est celle de la péritonite. Une des observations de Hartmann [1] nous en fournira le meilleur exemple.

« Une jeune fille de dix-huit ans, qui avait, à part des fièvres intermittentes et une grosse rate douloureuse, toujours joui d'une bonne santé, fut prise brusquement, le 26 mars 1893, deux heures après son déjeuner, de douleurs abdominales, de vomissements, d'un état de malaise tel, qu'elle dut cesser sa promenade et entrer dans une pharmacie. Transportée chez elle, elle continua à vomir durant les deux jours qui suivirent. Après une atténuation passagère, les accidents reprirent en s'aggravant, et la malade entra à l'hôpital Bichat, avec des symptômes de péritonite, le 8 avril 1893.

« La face est pâle, les yeux excavés, le pouls petit, à 120 ; la température reste cependant normale. Le ventre est ballonné, tendu, douloureux à la moindre pression. A part la région hypogastrique, les hypochondres, le flanc gauche et la partie la plus postérieure de la fosse iliaque, la percussion dénote partout de la matité. Une incision médiane nous montre, à travers l'épiploon rougeâtre, épaissi, mollement adhérent, une masse brune, sous-jacente. Après relèvement de l'épiploon, il s'écoule 2 à 300 grammes de liquide citrin, un peu rougeâtre, mêlé de flocons fibrineux, et nous apercevons la

(1) Hartmann, Note sur quatre cas de rate mobile. *Comptes rendus du Congrès français de chirurgie*, 1895, obs. I, p. 499. — Voy. dans ce mémoire l'indication d'une série d'autres faits semblables ; dans la presque totalité des cas, les accidents de péritonite ont brusquement cessé, après l'ablation de la tumeur, sans lavage ni drainage du péritoine. Il s'agit, en effet, d'après Hartmann, de *péritonites aseptiques*. (Voy. Hartmann et Morax, Note sur la péritonite aiguë généralisée aseptique. *Ann. de gynécol.*, 1894, t. I, p. 193.)

rate, énorme, se présentant par sa face convexe, qui d'extérieure est devenue antérieure. Nous l'attirons au dehors, décollant de sa face profonde des anses d'intestin grêle, rouges, tomenteuses, agglutinées par des enduits fibrineux. Nous arrivons ainsi sur *le pédicule, du volume du cordon ombilical, deux fois tordu sur lui-même, dans le sens des aiguilles d'une montre*. Nous le détordons, puis le lions avec un double fil de soie entre-croisé, faisant par-dessus le tout un nœud de sûreté. Les vaisseaux sont thrombosés. L'épiploon attiré est réséqué. » Guérison, confirmée deux ans et demi après.

Ici encore, il est assez rare que l'attention n'ait pas été attirée antérieurement du côté de la rate : au cours même de la crise aiguë, l'étendue de la matité, le volume et le siège de la tumeur fournissent, au moins, des indications suffisantes pour conclure à la nécessité d'une intervention et se tenir prêt à la faire complète.

Enfin signalons les **torsions du grand épiploon**, qui portent d'ordinaire sur les épiplocèles, mais qui peuvent aussi, la hernie étant réduite, revêtir tous les caractères d'accidents exclusivement abdominaux.

J'en ai observé un frappant exemple [1] chez un marchand de vin, de quarante-quatre ans, qui avait été pris, quatre jours avant, de douleurs brusques dans la fosse iliaque droite ; le ventre était météorisé, il y avait des vomissements verdâtres, une température de 38°,5, un pouls à 100, bien frappé.

On sentait, dans la fosse iliaque droite, une masse empâtée, douloureuse, de limites assez vagues en dedans, mais de volume considérable : elle donnait l'impression d'une « tumeur appendiculaire » énorme. A droite aussi, on trouvait une hernie inguinale, d'ailleurs réduite, fort ancienne, et qui n'avait jamais été le siège d'accidents graves : le doigt pénétrait librement dans le canal inguinal largement dilaté.

Je pratique une incision iliaque oblique, et je tombe sur un gros paquet épiploïque adhérent, que je cherche d'abord à libérer et à relever de dehors en dedans ; il ne recouvre aucun foyer : épais, compact, noirâtre et ecchymotique par places, il donne la sensation d'une sorte de tumeur bosselée, à gros noyaux, et se prolonge très loin, en haut. L'incision est agrandie longitudinalement jusqu'aux fausses côtes ; alors seulement il devient possible de décortiquer et d'extraire toute la masse. Elle est constituée par le grand épiploon tout entier ; en haut, il se rattache au côlon transverse par un pédicule, gros comme les deux pouces, long de 4 à 5 centimètres, dur, fibreux, noirâtre, *tordu sur lui-même un grand nombre de fois*. Cette torsion est très serrée, et les tours très rapprochés : bien qu'il soit malaisé d'en préciser le sens, il semble qu'elle ait lieu de droite à gauche. Le pédicule est lié au gros catgut, en chaîne, à 2 centimètres environ du côlon transverse : on le sectionne et l'on enlève tout l'énorme paquet épiploïque [2].

[1] L'observation est publiée dans la thèse de M. GEORGES BRUNET, *Essai sur une forme spéciale d'épiploïte chronique et sur la torsion de l'épiploon*. Paris, 1900, p. 59, obs. III.

[2] J'amenai ensuite l'appendice, qui n'était nullement adhérent et ne portait aucune trace d'in-

Hochenegg[1] a publié un fait presque identique. Son malade était porteur d'une grosse hernie inguinale congénitale, et, la veille du début des accidents, il n'avait pu la réduire qu'avec beaucoup de difficultés. Toujours est-il qu'on ne trouvait plus rien dans le canal inguinal, mais que l'on sentait, dans la fosse iliaque droite, une tuméfaction mate et douloureuse, qui, dès le lendemain, avait grossi encore, en s'accusant plus nettement, et acquis le volume d'une tête d'adulte. Ces constatations physiques, combinées à la fièvre (38°,5), à la fréquence et à la petitesse du pouls, aux vomissements, firent croire, là aussi, à l'appendicite. On fit une incision verticale, dans la ligne mammaire, sur la tumeur, et, dès que le péritoine fut ouvert, il s'écoula environ 2 litres d'un liquide hématique, et une tumeur d'un bleu noirâtre, grosse comme une tête d'adulte, et dont la nature épiploïque fut tout de suite reconnue, apparut dans la plaie; cette tumeur n'était nullement adhérente, et se terminait, en haut, par un cordon à peine gros comme l'index, et *tordu trois fois de droite à gauche*. Au-dessus, on retrouvait le reste de l'épiploon sain. Ablation de la tumeur, après ligature et section en partie saine; réunion de la plaie abdominale; cure radicale de la hernie. Guérison en 26 jours.

Il faut donc penser à ces *torsions épiploïques intra-abdominales* et l'on conçoit qu'elles puissent donner le change et faire croire à l'appendicite. Pourtant la « tumeur » épiploïque ne ressemble pas complètement au plastron appendiculaire [2] : elle est plus allongée, de l'arcade crurale au rebord costal, plus « interne » aussi; de plus, ici, comme dans toutes les torsions, la fièvre est discrète, elle ne dépasse guère 38° à 38°,5 ; une appendicite de pareil volume aurait provoqué une toute autre réaction thermique; la constatation d'une hernie ancienne, *récemment réduite*, devrait servir d'appoint au diagnostic [3]. Or, la hernie, réduite, réductible ou irréductible, est signalée dans tous les faits actuellement connus [4] de torsion épiploïque.

Dans toutes ces torsions aiguës, la laparotomie s'impose à une heure plus ou moins hâtive, suivant la forme et la gravité des accidents; mais on peut répéter ici cette formule, dont la chirurgie d'urgence nous montre si souvent le bien-fondé : ***on ne se repentira jamais d'avoir opéré trop tôt, et les lésions que l'on trouvera, une fois le ventre ouvert, dépasseront toujours les prévisions***.

Souvent, en pratique, la laparotomie, dans ces conditions, sera tout d'abord une laparotomie de recherche : vous n'avez pas de diagnostic assuré,

flammation récente; pourtant il me sembla un peu gros et épaissi, et je le réséquai; puis, pour ne pas prolonger l'opération, je me contentai de capitonner au catgut l'orifice interne du sac inguinal. Les deux premières journées se passèrent sans incident; dans la soirée du second jour, mon malade, alcoolique invétéré, fut pris brusquement de *delirium tremens*, de forme suraiguë, et succomba dans la nuit.

(1) Hochenegg, Ein Fall intra-abdomineller Netztorsion. *Wiener klin. Woch.*, 1900, n° 13.

(2) Vignard et Giraudeau, Torsion intra-abdominale du grand épiploon, *Archiv. provinc. de chir.*, 1er avril 1903, n° 4, p. 206.

(3) En réalité, le diagnostic paraît n'avoir jamais été fait jusqu'ici.

(4) MM. Vignard et Giraudeau en ont rassemblé 20, auxquels il faut joindre les observations plus récentes de Riedel (*Congr. de chir. all.*, 1902); Nordmann, 2 cas (*Freie Verein. d. Chir. Berl.*, 8 déc. 1902); Zeller (*ibid.*); Quénu (*Soc. de chir.*, 26 mai 1903, p. 520).

vous avez senti une tumeur, sur la nature de laquelle vous ne pouvez faire que des hypothèses : il faudra donc procéder toujours avec beaucoup de prudence. Une fois le ventre ouvert, allez tout de suite à la région où la tumeur a été perçue; rappelez-vous que presque toujours elle sera enveloppée d'anses intestinales, mollement adhérentes d'ordinaire, mais qui n'en doivent pas moins être décollées doucement et méthodiquement : cette tumeur, ce kyste peut être rempli de pus, de paroi sphacélée et friable, et la moindre brusquerie pourrait, en la déchirant, inonder le péritoine.

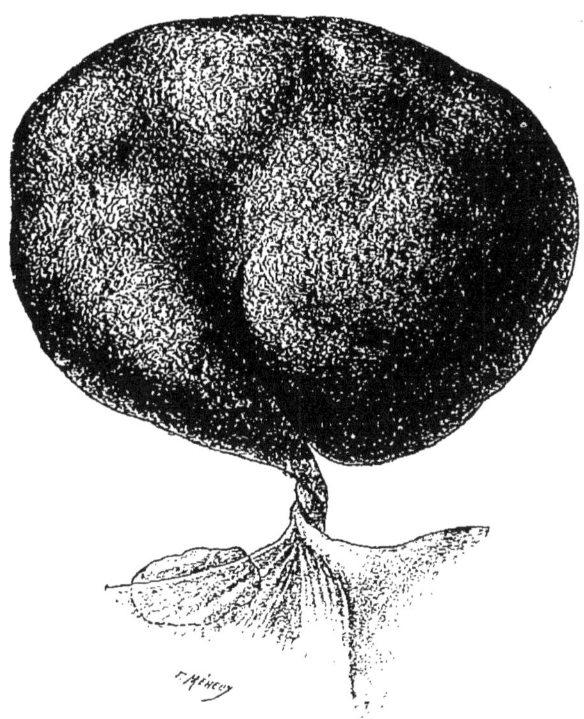

Fig. 595. — Salpingite à pédicule tordu. (Legueu.)

Découvrez-la donc peu à peu, en protégeant à mesure l'intestin ambiant avec des compresses aseptiques, et ne vous attendez pas à faire d'emblée le diagnostic, dès que vous aurez la masse sous les yeux. Sans doute, s'il s'agit d'un kyste volumineux, quand vous l'aurez bien isolé, vous le reconnaîtrez sans peine, malgré la coloration et l'aspect de sa surface; mais, s'il est petit ou de médiocre grosseur, s'il s'agit d'un fibrome pédiculé, d'un hydrosalpinx, rattachés à leur base utérine par un long pédicule (fig. 595), entourés et masqués par les anses voisines, vous ne verrez d'abord qu'une *tumeur rougeâtre ou noirâtre, qui ressemblera au cæcum dilaté, à une anse grêle tordue, et dont la bizarrerie d'apparence sera tout d'abord déconcertante.*

Pour sortir d'embarras, cherchez à l'isoler sur tout son pourtour, et vous arriverez fatalement sur une partie rétrécie, qui s'en détache, que vous suivrez, elle aussi, en la libérant, et qui vous donnera la clé de l'énigme. Efforcez-vous toujours non seulement d'isoler la tumeur, mais de l'attirer hors du ventre, en la soulevant, sans pression, entre les deux mains : certaines tumeurs tordues ne se laissent pas mobiliser et restent solidement appliquées dans la profondeur; la détorsion du pédicule permet seule, lorsqu'elle est praticable, de les extraire du ventre.

Pour peu que la tumeur soit fixe et volumineuse, *ponctionnez-la*, après avoir pris les précautions nécessaires pour la protection de l'intestin, et vous retirerez toujours du sang, et assez souvent du pus. Enfin, ne craignez pas d'agrandir l'incision abdominale, de vous faire *beaucoup de jour* pour manœuvrer à l'aise, c'est-à-dire *avec beaucoup de sécurité*.

Une fois la tumeur reconnue et tirée hors du ventre, on en pratiquera l'**ablation**, fort simple, lors de kystes de l'ovaire ou de fibromes pédiculés de l'utérus : le pédicule, toujours relativement grêle, est lié, très près de la corne utérine ou de son implantation, sectionné et cautérisé au thermo-cautère. Il en est de même des salpingo-ovarites [1].

Les fibromes utérins non pédiculés peuvent donner lieu à **une autre variété de torsion, à laquelle prend part l'utérus lui-même** : la tumeur, implantée largement près du fond de l'utérus, l'entraîne dans son mouvement tournant et s'en fait comme un pédicule.

En pareil cas, la besogne opératoire devient un peu plus complexe et l'ablation du fibrome est d'ordinaire la condition nécessaire de la détorsion. Le fait suivant de R. von Holst [2] nous servira d'exemple.

A l'ouverture du ventre, sur la ligne blanche, il s'écoule une certaine quantité d'ascite sanglante, et la tumeur se présente avec une couleur noirâtre et une consistance pseudo-fluctuante. Le péritoine est fortement vascularisé dans toute la zone abdominale inférieure, un peu rugueux au doigt, mais il n'y a pas d'adhérence avec la tumeur. Après avoir attiré celle-ci au dehors, on se rend aisément compte de ses rapports avec l'utérus.

Il s'agit d'un fibrome très vasculaire, plus gros qu'une tête d'enfant, *inséré largement sur le fond de l'utérus : celui-ci est tordu de telle façon que les annexes droites se trouvent en avant et à gauche, et les annexes gauches à droite, près du promontoire; la torsion est d'environ 120 degrés*. Cette torsion a provoqué une stase considérable dans la tumeur et une péritonite exsudative. Le fibrome, implanté sur le fond élargi de l'utérus, s'est développé dans le ligament large gauche, en repoussant en haut la trompe et l'ovaire.

Après application du lien de caoutchouc, on réussit à énucléer la tumeur en conservant les annexes gauches. La loge qu'elle occupait est alors fermée par des sutures en étage, à la soie; puis l'utérus, qui gardait toujours une tendance à reprendre le mouvement de torsion, fut fixé à la paroi abdominale.

Dans ces torsions utérines, les interventions deviennent donc plus complexes : l'**ablation du fibrome** doit en être toujours le premier temps; s'il est isolé, bien encapsulé, quel qu'en soit le volume, on aura recours à la **myomotomie**; la paroi utérine sera incisée, en long, sur le grand axe de la tumeur, et celle-ci rapidement décortiquée. C'est là une besogne souvent fort simple, et le suintement sanguin abondant qui l'accompagne s'arrête

(1) Et encore des fibromes pédiculés de l'utérus. (Voy. MACÉ, *Contribution à l'étude de la torsion du pédicule des fibromes sous-séreux de l'utérus*. Thèse de doct., 1897, n° 284.)

(2) R. VON HOLST, Ein Fall von Torsion eines subserösen Myoms. Myomotomie. Heilung. *Centr. für Gynæk.*, 1894, n° 40, p. 967.

par l'accolement et le froncement des parois suturées de la cavité. (Voy. fig. 397 et 398.)

Dans des conditions différentes, lors de fibrome très considérable, implanté par une très large base, entouré d'autres noyaux fibromateux, lorsque, sur une étendue notable, la paroi utérine se trouve transformée, une fois la tumeur énucléée, en une coque amincie, feuilletée, trop compromise pour permettre une réfection durable et utile de l'organe, on sera conduit à faire l'**hystérectomie abdominale supra-vaginale ou totale.** Ce sera là, il faut le dire, une éventualité tout exceptionnelle [1].

L'ablation de l'organe tordu est encore le meilleur parti à prendre, lorsqu'il s'agit de l'**étranglement du pédicule splénique**.

Une fois découverte, la rate est extraite du ventre, le pédicule détordu et lié par deux fils enchaînés, auxquels on fera bien de joindre une ligature de sûreté, ou encore la ligature des gros vaisseaux sectionnés sur la tranche du pédicule. Comme le fait remarquer Hartmann, les splénectomies pour rates mobiles sont grandement facilitées par le fait même du prolapsus de l'organe, et l'absence d'adhérences; il suffit de faire une incision suffisante pour attirer la rate au dehors, et avoir le pédicule sous les yeux et sous la main.

Aussi le pronostic des splénectomies pour rates mobiles est-il bien supérieur à celui des splénectomies pour rates leucémiques ou paludéennes : sur 48 cas réunis par Hartmann, la mortalité est de 6,2 pour 100, alors qu'elle se chiffre à 58 pour 100 dans l'hypertrophie paludéenne, à 100 pour 100 dans la leucémie [2].

Après l'une ou l'autre de ces interventions, la toilette du péritoine, à sec, avec les tampons ou les compresses aseptiques, suffit le plus souvent. De fait, si l'on opère de bonne heure, à temps, les exsudats péritonitiques que l'on rencontre ne paraissent pas être de nature septique, comme l'ont montré les recherches d'Hartmann et Morax [3]. Plus tard, naturellement, si la poche s'est sphacélée, s'est rompue, si l'on trouve une péritonite généralisée à liquide louche et purulent, on devra recourir au lavage. La nécessité du drainage sera subordonnée, elle aussi, à l'âge et à la nature des lésions péritonéales; il faut ajouter, toutefois, que pour peu que l'on conserve le moindre doute, on fera sagement de drainer.

[1] Dans un cas de J.-L. Faure, on ne s'aperçut qu'à l'examen de la « pièce » que le pédicule de la tumeur « était formé par l'isthme utérin et les pédicules vasculaires des annexes, *tordus* et presque complètement atrophiés ». (Fibrome utérin avec torsion de l'utérus, *Bull. Soc. de chir.* 19 mai 1903, p. 515.)

[2] Hartmann, *loc. cit.*, p. 504.

[3] *Loc. cit.*

RUPTURES DE GROSSESSE TUBAIRE

Une jeune femme de vingt-six ans, légèrement souffrante depuis une huitaine de jours, est prise tout à coup, le 31 janvier 1897, vers six heures du soir, d'une violente douleur dans le ventre; elle s'affaisse, perd à demi connaissance, ne se ranime que très incomplètement, malgré les soins qu'on lui donne, et quelques heures après, on la transporte à l'hôpital Beaujon, où je suis appelé.

Je la trouve très pâle, les pupilles dilatées, le regard vague, la respiration pénible : elle répond mal aux questions, qu'il faut répéter à plusieurs reprises pour attirer son attention; la dépression est très marquée et paraît s'accentuer de plus en plus; le pouls est très fréquent, 130 ou 135, petit, fuyant, les extrémités sont froides, ainsi que le nez et la *langue*. Une injection sous-cutanée de sérum artificiel, faite au moment de l'entrée, a paru relever quelque peu l'état du pouls et lui rendre quelque force, mais le résultat a été très éphémère et s'est maintenu à peine un quart d'heure.

Le ventre est volumineux, sans être tendu : il n'est mat que dans la zone toute déclive, dans les fosses iliaques et à l'hypogastre : à ce niveau, la palpation fait reconnaître, du reste sans grande netteté, une masse qui paraît remonter à deux travers de doigt au-dessus de la symphyse et qui se prolonge du côté gauche : définir les contours exacts, la consistance, les caractères de surface de cette masse, est absolument impossible; on constate simplement qu'elle existe. Au toucher vaginal, le col est mou, entr'ouvert, l'utérus gros, mais l'exploration des culs-de-sac, et spécialement du cul-de-sac postérieur, reste négative. Pourtant ces quelques indices, l'absence des règles depuis trois mois, ou du moins la substitution d'écoulements très irréguliers aux périodes menstruelles, jusqu'alors normales, enfin l'explosion soudaine des accidents et les signes évidents d'une hémorragie interne grave nous font porter le diagnostic de ***rupture « cataclysmique » d'une grossesse extra-utérine***.

Il n'y avait pas de temps à perdre, et le seul fait de l'hémorragie intra-abdominale, continue et menaçante, commandait l'intervention immédiate.

Je fis la laparotomie médiane, après une anesthésie superficielle à l'éther et pendant que l'on continuait, au bras, l'injection sous-cutanée de sérum. Le péritoine était noirâtre : à peine ouvert, il s'échappa un flot de sang rouge et de caillots, et je me trouvai dans *un véritable lac sanguin qui remplissait tout le ventre*.

Très vite, je plongeai la main dans le bassin, derrière l'utérus, et je reconnus, à gauche, une masse épaisse, que je relevai et attirai rapidement au dehors : *c'était la trompe gauche, distendue et rompue, et dont la déchirure saignait abondamment*. Deux clamps sont appliqués près de la corne utérine, d'une part, et sur le bord externe du ligament large, de l'autre, et la tumeur annexielle est enlevée en masse. Tout de suite les deux pédicules sont liés à la soie et cautérisés.

Je m'occupai dès lors à « déblayer » la cavité abdominale, j'évacuai à pleines mains les caillots, et j'épongeai, du mieux possible, le sang liquide avec des compresses aseptiques. Un tamponnement à la Mickulicz fut laissé dans le cul-de-sac de Douglas, et la paroi réunie. On avait injecté sous la peau 1200 grammes de sérum pendant l'opération; une heure après, on injecte encore 400 grammes. Le collapsus cessa, le réveil eut lieu sans trop de peine, et le lendemain matin, le pouls, quoique fréquent encore, était redevenu assez fort, et tout danger immédiat semblait écarté.

J'ai rarement vu d'hémorragie comparable à celle-là, et devant de pareilles *inondations*, ce qui étonne, c'est que la malade vive encore. On n'attend pas pour chercher et lier une grosse artère qui saigne au fond d'une plaie : on ne doit pas attendre davantage pour arrêter une hémorragie en péritoine libre, dont le danger est tout aussi grand. Les indications ne se discutent pas, et, après avoir été témoin de ces ruptures « cataclysmiques », on n'a plus besoin d'arguments, on ne se préoccupe plus que des moyens pratiques de ***réaliser, séance tenante, l'hémostase***. Nous reviendrons dans un instant sur cette question capitale (1).

Ailleurs, pour être moins brutale d'emblée, l'hémorragie tubaire n'en crée pas moins, au bout d'un laps de temps souvent très court, ***par sa continuité, par ses répétitions***, la nécessité pressante d'agir. La première crise a été tolérée sans accident irrémédiable, l'hémostase spontanée paraît s'être faite, quand se reproduit brusquement, à quelques jours de là, toute la scène de l'anémie suraiguë. En voici un exemple.

Une femme de trente-sept ans commence à souffrir du ventre vers le milieu de décembre 1897. Le 28, brusquement, elle est prise d'une douleur aiguë dans la fosse iliaque gauche, accompagnée de pâleur, de refroidissement, et d'une angoisse générale qui lui donne la sensation d'une mort prochaine. L'état syncopal se prolonge plusieurs heures, puis les accidents initiaux paraissent s'amender, en laissant derrière eux une sensibilité diffuse et très accusée du ventre, et un affaiblissement qui oblige la malade à ne pas quitter le lit.

Quelques jours après, elle entre à l'hôpital, où le diagnostic de grossesse tubaire rompue est assez facilement établi : le col est mou; dans le cul-de-sac gauche et en avant, on sent une grosse masse douloureuse, qui paraît se prolonger très loin dans la fosse iliaque; le ventre est volumineux, empâté, surtout dans la zone sous ombilicale, douloureux à la moindre pression, et le palper très difficile.

Deux jours après son entrée, le matin, peu après la visite, la malade *pâlit tout à coup et perd connaissance* : elle est froide, le pouls misérable, la pupille dilatée, et c'est à grand'peine qu'on parvient à la ranimer. Grâce aux

(1) Voy. un magistral exposé de la question dans le Rapport de P. Segond, Traitement des grossesses extra-utérines. *Congrès de gynécologie, Marseille*, 1898.

injections de caféine et de sérum artificiel, aux frictions sèches, aux enveloppements chauds, aux inhalations d'oxygène, la crise s'atténue peu à peu, le pouls devient meilleur, se soutient, la peau redevient chaude; enfin, le danger immédiat semble conjuré.

La laparotomie est pratiquée : je tombe sur un épiploon noirâtre, infiltré de sang, tendu en nappe continue au-devant des viscères abdominaux, et soulevé, surtout à gauche, par le relief d'une collection fluctuante. Pendant que je cherche à le relever, la collection est ouverte, et une avalanche de liquide hématique s'échappe, inondant tout le champ opératoire, le chirurgien et son aide : dans le fond du bassin, à gauche, *du sang rouge bouillonne avec force*; j'y plonge la main, et j'extrais rapidement *un fœtus de 10 centimètres et une grosse masse placentaire*; ceci fait, j'isole en bloc le kyste tubaire et je l'attire au dehors, où il est enlevé, après pincement du ligament large. Dès lors, l'hémorragie paraît arrêtée : avec les compresses aseptiques, je déterge et j'assèche l'énorme cavité, dans laquelle je laisse un tamponnement. La malade guérit sans incident.

Ici donc, l'**hémorragie s'était faite en deux temps** (1); l'hémostase apparente n'était qu'un leurre, la déchirure tubaire continuait à verser du sang, et, si quelques adhérences, quelque poche ébauchée, entravaient un peu la diffusion, la malade n'en restait pas moins en danger permanent de mort par hémorragie. Dans ces conditions, si les indications ne revêtent pas le même caractère de nécessité immédiate que dans le type précédent, elles n'en sont pas moins pressantes, et l'opération urgente.

Autre hypothèse et autre exemple. La rupture date déjà d'un certain nombre de jours, elle a été suivie d'un épanchement de sang considérable et s'est accompagnée des phénomènes ordinaires d'ictus hémorragique, mais le péril immédiat a été conjuré.

Cependant la fièvre paraît et s'élève rapidement; le pouls se déprime, devient mauvais, des vomissements surviennent, le ventre se ballonne, se tend et grossit de plus en plus; la collection intra-abdominale, que l'on percevait avec plus ou moins de netteté, grâce à un début d'enkystement, subit un accroissement soudain : en somme, on se trouve en présence d'une **infection** confirmée, et, pour être d'une nécessité vitale moins immédiate, l'intervention n'en doit pas moins être considérée comme urgente.

Une femme de quarante-cinq ans ressent dans le côté droit, vers le milieu d'octobre 1897, une douleur vive, qui dure peu, mais qui reparaît avec une violence beaucoup plus grande, le 30 : elle s'accompagne alors d'irradiations dans toute la zone sous-ombilicale et dans les lombes, d'une dépression

(1) Autre fait : femme de 35 ans, opérée le 30 mars 1901; le début avait été brusque, syncopal, menaçant, puis une trève était survenue, le pouls avait repris de l'ampleur : quarante-huit heures après, nouvel ictus, pâleur, affaissement du pouls, ballonnement considérable du ventre. Laparotomie : on trouve le péritoine littéralement plein de sang, on le vide et on le déterge à la hâte, et l'on extrait sans difficulté les annexes droites, composées d'un ovaire kystique et d'une trompe, gravide de trois semaines environ, et rompue dans son tiers interne. Ablation. Guérison sans incident. (Les Hémorragies par rupture de la trompe gravide. *Gaz. des hôp.*, 16 janvier 1902, n° 6, p. 49).

générale très marquée, de refroidissement, de ballonnement du ventre. La crise initiale s'atténue les jours suivants, mais bientôt la fièvre paraît, et monte à 39 degrés, 39°,5, des frissons se produisent chaque jour, le ventre se ballonne davantage et devient très sensible sur toute sa surface, les vomissements bilieux se répètent. Elle entre à l'hôpital dans cet état.

On constate la présence d'*une masse énorme, qui remplit presque tout l'abdomen*, remonte à trois travers de doigt au-dessus de l'ombilic et se prolonge des deux côtés en empiétant surtout à droite ; cette masse est vaguement limitée à son pourtour, mate, pseudo-fluctuante, très douloureuse; on ne la retrouve pas au toucher vaginal.

Laparotomie : on tombe tout de suite sur une pseudo-membrane noirâtre qui fait corps avec le péritoine pariétal, et qui est soulevée par la collection sous-jacente; on l'incise, et, l'ouverture étant agrandie jusqu'aux extrémités de la plaie abdominale, on voit faire irruption au dehors *une quantité considérable de caillots noirs, de sang fétide et sirupeux, de grumeaux* : la cavité se prolonge bien au-dessus de l'ombilic et descend jusqu'au fond du cul-de-sac de Douglas, où l'on sent, à gauche, une masse épaisse, engluée d'adhérences et de caillots, qu'il ne paraît pas prudent de chercher à décortiquer. Les accidents tombent à la suite de l'opération, et la guérison est complète au bout d'un mois et demi.

Sans doute, ces *indications retardées* se présentent sous un tout autre aspect que l'indication formelle, immédiate, qui procède de l'hémorragie diffuse en péritoine libre; leur place est pourtant marquée dans cette étude, et, à notre sens, lors de ruptures de la trompe gravide, la chirurgie d'urgence trouve à s'exercer dans trois éventualités : 1° lors d'***hémorragies « cataclysmiques »***; 2° lors d'***hémorragies graves répétées***; 3° lors d'***infection d'un vaste épanchement sanguin intra-péritonéal, résultant d'une hémorragie antérieure.*** Nous parlerons plus loin, à propos de la colpotomie d'urgence, des indications à remplir dans l'hématocèle proprement dite.

L'hémorragie cataclysmique ne saurait guère, comme nous le disions plus haut, prêter à discussion — au moins dans cette forme brutale et terrifiante dont nous avons donné un exemple. Si, d'avance, la malade est connue, si elle a été examinée, suivie, si l'on a reconnu ou tout au moins soupçonné la grossesse extra-utérine en évolution, la situation devient très nette : j'ajouterai même que la possibilité de pareils accidents engage gravement la responsabilité du praticien, s'il n'a pu faire au moins tous ses efforts pour mettre en pratique la formule de Pinard : **avant cinq mois, toute grossesse extra-utérine diagnostiquée commande l'intervention chirurgicale.** Mais on ne saurait oublier que ce diagnostic est loin d'être courant, et, dans la chirurgie d'urgence en particulier, on se trouve souvent en présence d'un événement brusque, inattendu, avec peu ou pas de commémoratifs et sans éléments d'interprétation utiles.

On a dit qu'il fallait, en pareil cas, penser à la grossesse extra-utérine, et, de fait, la rupture tubaire doit être inscrite, avec l'iléus, la péritonite par perforation, la torsion des pédicules, l'appendicite perforante, dans la série de ces accidents abdominaux, à début soudain, à rapides allures, qui commandent une décision immédiate. Que le diagnostic soit souvent difficile et les surprises fréquentes, personne ne songe à le nier, et l'examen le plus consciencieux sera quelquefois impuissant à éviter des erreurs; mais, en pratique, ce qu'il nous faut, c'est un **diagnostic d'intervention**, autrement dit, des indications nettes. Ce diagnostic-là, nous pouvons toujours l'obtenir.

Je parle, bien entendu, d'un diagnostic basé sur un examen sérieux et sur des raisons positives : on ne fait pas de chirurgie d'urgence avec des impressions et des terreurs. La douleur brusque, l'état syncopal, l'ictus péritonéal, signalent toutes les ruptures tubaires et revêtent parfois, au moins au début, un aspect fort alarmant, alors qu'en réalité l'hémorragie est de celles qui s'enkystent et dont l'abondance ne crée pas de péril vital.

Cela est bien vrai : mais lors d'anémie aiguë, les accidents ont un tout autre caractère de gravité et surtout d'*aggravation progressive*; le pouls qui se déprime de plus en plus jusqu'à *devenir* incomptable, la pâleur, le refroidissement qui s'étend et remonte, le collapsus qui s'accentue, représentent des éléments d'interprétation fort précise, et, ici encore, au lieu de courir les chances d'une hémostase problématique et d'assumer une responsabilité aussi lourde, **dans le doute, on opérera.**

J'ajoute qu'**il faut toujours opérer**, et que, s'il n'est jamais trop tôt d'intervenir dans les ruptures « cataclysmiques », on peut presque dire *qu'il n'est jamais trop tard*. Que la mort soit fatale et inévitable, après certaines hémorragies tubaires [1], on ne saurait le nier : en pratique, si la décision est vite prise et que l'on concentre tous ses efforts à la réaliser le plus tôt possible, on arrive le plus souvent « à temps »; et des faits aujourd'hui nombreux sont là pour le démontrer; la laparotomie d'urgence donne 84,7 pour 100 de guérisons, l'expectation, 85,8 pour 100 de morts [2]; de pareils chiffres nous paraissent sans réplique, et l'on fera bien de ne pas s'arrêter devant l'aspect, menaçant à bref délai, de la malade, de passer outre, et de tenter hardiment la dernière ressource; ce sera très souvent et dans les conditions les plus désespérées en apparence, le salut et la vie [3].

[1] En cela, surtout aux périodes avancées de la grossesse tubaire; sur 56 faits de ruptures mortelles, Maygrier comptait 9 morts *instantanées* (MAYGRIER, *Terminaison et traitement de la grossesse extra-utérine*. Th. agrég., 1886). Un fait publié par H. Verneuil (de Bruxelles), doit être cité à ce propos : il allait pratiquer l'opération d'une grossesse tubaire droite; pendant la préparation de la malade, le kyste se rompt : tout de suite le ventre est ouvert, et bien que dix minutes ne se soient pas écoulées depuis le moment de la rupture, le péritoine contient déjà près de 1000 grammes de sang épanché; le jet de sang qui s'échappait de la déchirure tubaire était comparable à celui d'une artère de gros calibre. (H. VERNEUIL, Grossesse extra-utérine. Rupture du kyste. Laparotomie. *La Clinique*. Bruxelles, 28 juillet 1898, n° 30, p. 597.)

[2] D'après CESTAN, *Des hémorragies intra-péritonéales et de l'hématocèle pelvienne*. Thèse de doct., 1894; *Revue générale*, in *Gaz. des hôp.*, 1894, n° 80, p. 801, et n° 82, p. 821). — Choyau rapporte 30 faits où l'expectation fut suivie de mort. (*Contribution à l'étude de l'inondation sanguine péritonéale par rupture de grossesse tubaire*. Thèse de doct., 1896.)

[3] Un exemple, entre beaucoup d'autres, car la rupture tubaire est fréquente, et fréquentes aussi les guérisons, par la laparotomie immédiate. Femme de 35 ans : en mars 1903, elle est apportée dans notre service avec tous les signes de l'hémorragie cataclysmique; nous l'opérons séance tenante : le ventre est plein de sang, la trompe gauche rompue : elle guérit. Trois mois après, on la ramène

Technique de l'intervention. — L'opération est dramatique et émouvante, mais elle ne présente pas, en général, de difficultés spéciales de technique, si l'on sait garder son sang-froid et qu'on ait pleine conscience de ce **qu'il faut faire.**

Elle n'exige pas de matériel instrumental compliqué : l'outillage commun de toute laparotomie, bistouri, pinces, ciseaux, aiguilles, quelques clamps droits et courbes, suffit. Le plan incliné est utile [1], et, si l'on ne dispose pas de lit spécial, on peut y suppléer de façons diverses, comme nous l'avons indiqué ailleurs.

L'anesthésie sera très prudente : on s'en passerait, au besoin. Avant l'opération, on fera faire une injection sous-cutanée de sérum (intra-veineuse, si l'urgence s'en présentait), et l'on continuera l'hypodermoclyse jusqu'à la fin, pratique excellente dans toutes les interventions d'extrême urgence, où le shock opératoire et l'anesthésie pourraient suffire, à eux seuls, à précipiter le dénouement.

Ne négligez jamais la « préparation » et les soins aseptiques : il ne sert de rien d'arrêter l'hémorragie, si, quelques jours plus tard, la malade doit mourir d'infection, et les péritoines remplis de sang sont des milieux de culture aussi parfaits que dangereux.

Faites l'**incision médiane sous-ombilicale**, allez vite jusqu'au péritoine, qui apparaît noirâtre et plus ou moins soulevé par la nappe sanguine sous-jacente : ouvrez-le à la partie moyenne de la plaie, au niveau d'un pli que vous incisez doucement aux ciseaux ; *méfiez-vous de la vessie*, rappelez-vous que, refoulée par le sang, elle est souvent appliquée, collée à la face profonde de la paroi, et déborde largement la symphyse : il est arrivé à plusieurs chirurgiens de l'ouvrir. Du reste, pareil accident n'a rien qui doive dérouter, l'important est de s'en apercevoir à temps avant d'avoir fait des délabrements étendus : on suture la brèche et l'on poursuit.

Vous entr'ouvrez une boutonnière péritonéale, le sang paraît : complétez-la en haut et en bas, sur votre doigt. Vous êtes dans le ventre, c'est-à-dire dans une énorme masse de sang, qui fuse de tous côtés et qui masque tous les viscères.

Ne perdez pas de temps à l'éponger ; jetez rapidement hors du ventre, à pleines mains, les caillots, et tout de suite **plongez la main dans le bassin, derrière l'utérus**, toujours reconnaissable. C'est là, en arrière de l'utérus,

de nouveau, un matin ; même tableau, pâleur extrême, pouls fuyant, incomptable, extrémités froides et violacées, ventre distendu, douloureux, aspect des plus précaires ; les accidents ont débuté la veille au soir, bruyamment, après un « retard » d'une dizaine de jours ; laparotomie : l'hémorragie intra-abdominale est aussi énorme que la première fois, la trompe droite est « éclatée » à son tiers interne ; parmi les caillots, je trouve un petit fœtus d'un mois environ. Guérison. Ces récidives des grossesses tubaires et des ruptures ne sont pas, d'ailleurs, exceptionnelles.

[1] Sous la réserve que l'inclinaison ne soit pas trop forte, et que, surtout, l'on n'incline la malade qu'après la grosse besogne de l'évacuation ; autrement le sang reflue et s'accumule sous le diaphragme, au fond des hypocondres, et la détersion finale devient très malaisée et très incomplète.

PLANCHE VII. — **Rupture de grossesse tubaire.** — Le kyste fœtal rompu est extrait, et le ligament large pincé avec un clamp (position inclinée moyenne).

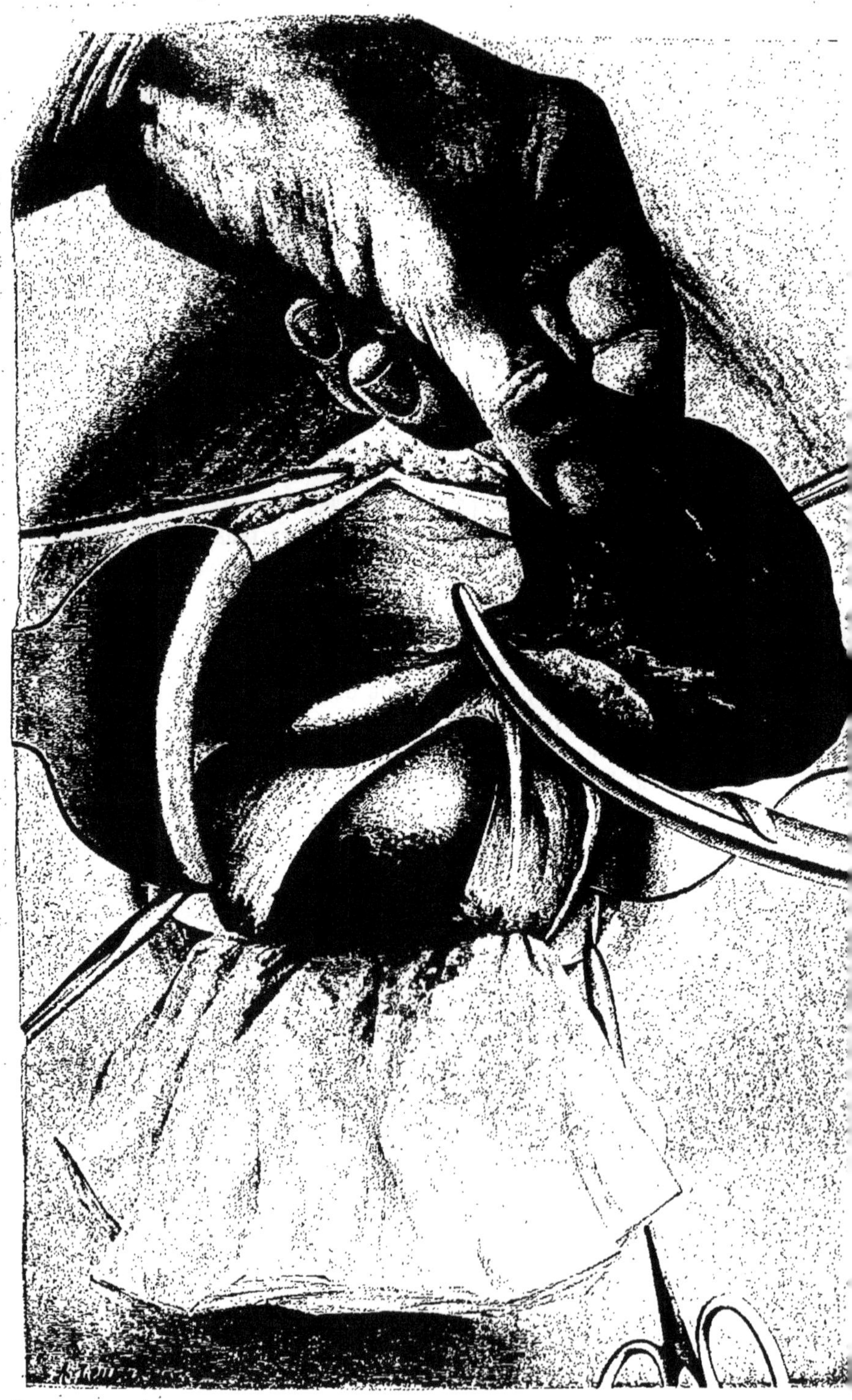

MASSON ET Cie, ÉDITEURS

RUPTURE DE GROSSESSE TUBAIRE

que « cela saigne » : à droite ou à gauche, vous sentez la masse épaisse, mollasse, friable, du kyste tubaire rompu; **avec les doigts infléchis, énucléez et ramenez de bas en haut tout le contenu du cul-de-sac de Douglas, et tout de suite en dehors, saisissez et pincez le bord externe du ligament large** (Planche VII). Si la tumeur est bien pédiculée et se laisse bien soulever, bien extraire, un long clamp courbe, appliqué au-dessous d'elle, suffira à étreindre le ligament large; plus souvent, vous jetterez obliquement deux clamps, l'un près de la corne utérine, l'autre sur le bord externe du ligament.

C'est le **temps capital** de l'opération; quand il est achevé, l'hémostase est faite; il ne reste plus qu'à enlever la tumeur et à remplacer les clamps par des ligatures. Toute autre tentative d'hémostase, tout pincement partiel, toute compression à l'aveugle ne servira qu'à faire perdre du temps et du sang : **on ne devient maître de l'hémorragie que par l'ablation totale des annexes, par le pincement total du ligament large**.

Faites tout de suite les **ligatures** : si vous n'avez placé qu'un clamp unique, ce sera la double ligature enchaînée, ordinaire, ou celle de Lawson Tait : rappelez-vous que le ligament est souvent friable, en pareil cas, qu'il se coupe aisément, et, pour éviter cet accident, *faites passer vos fils à distance suffisante des clamps*, pour que les tissus prêtent et se laissent plisser et étreindre sans rupture.

Quand on a mis deux clamps, on répétera la manœuvre sur l'un ou l'autre segment et l'on fera bien de solidariser les deux moignons, en liant deux des chefs correspondants : s'il reste un petit pont de ligament entre les deux clamps obliques, qui ne se rejoignent pas, la précaution qui vient d'être indiquée n'en sera que plus nécessaire : au besoin, et si quelque suintement sanguin persistait, les deux moignons étant rapprochés et le pont intermédiaire repéré et soulevé par une pince, un fil de sûreté enserrerait le pédicule en masse au-dessous des deux premières ligatures. *On ne donnera jamais trop de soin à la confection de ce pédicule étanche,* mais il ne faut pas grossir les difficultés de la besogne, qui demande surtout à être conduite sans précipitation [1].

Alors seulement on fera la **toilette du ventre**. On a dû parfois, devant l'état menaçant de l'opérée, se borner à une évacuation incomplète et terminer à la hâte, en laissant dans l'abdomen une quantité plus ou moins abondante de sang. Ce sera toujours un pis aller, et, grâce aux injections continues de sérum artificiel, on pourra, en général, mener l'intervention jusqu'au bout et faire une détersion soigneuse, avec les tampons et les compresses aseptiques, des anses intestinales et de l'épiploon souillés de sang, des fosses iliaques et du cul-de-sac de Douglas. Après cette toilette soigneuse, on pourra refermer le ventre. Si la détersion péritonéale a dû être écourtée, on drainera *avec un drain.*

[1] Si l'on a l'habitude des opérations pelviennes, on pourra sectionner directement, aux ciseaux, de dehors en dedans, le ligament large, en pinçant « à mesure » les vaisseaux qui donnent : on les liera ensuite sur la tranche, que l'on fermera par un surjet. (Voy. plus loin.)

S'agit-il d'une grossesse ***tubo-interstitielle***, la technique devient plus compliquée.

Lorsque le kyste fœtal est de volume moyen et qu'il n'est développé qu'en partie dans l'épaisseur de la corne utérine, l'**extirpation, avec section en coin et suture consécutive du tissu utérin**, est encore réalisable, et donne d'excellents résultats, comme en témoigne le fait suivant.

Une femme de trente-cinq ans est apportée dans notre service, avec des accidents abdominaux qui nous font penser à une grossesse tubaire compliquée. Cependant rien ne presse, et, le diagnostic restant un peu obscur, on attend au lendemain. La situation s'est alors considérablement aggravée : la pâleur est extrême, le pouls tout petit, filant, presque incomptable,

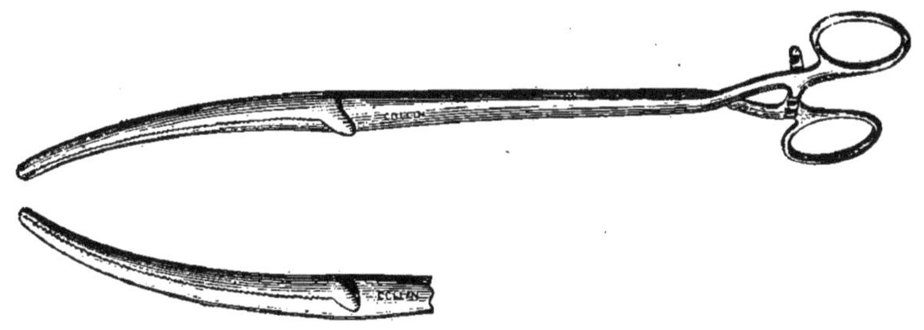

Fig. 396. — Pinces courbes pour la forcipressure en masse.

la respiration pénible ; le ventre est distendu, très douloureux sur toute sa surface : les signes d'hémorragie interne ne sont que trop évidents.

Séance tenante, après une éthérisation prudente, et sous l'injection continue de sérum artificiel, je pratique la laparotomie. Il s'échappe du ventre un énorme flot de sang et de caillots, et tout de suite nous découvrons, à droite, une grosse tumeur noirâtre, fissurée à sa partie supérieure : par la fissure, le suintement sanguin continue, très abondant. Après avoir rapidement vidé le bassin et les fosses iliaques, la malade est mise dans la position inclinée, et le kyste fœtal apparaît fort net. Il est du volume d'une tête d'enfant : il occupe **le tiers interne de la trompe et la corne utérine droite** ; en dehors, le reste de la trompe et le pavillon ont conservé leur aspect normal, ainsi que l'ovaire, qu'on aperçoit en dessous ; l'utérus est gros, mais sa corne droite est deux fois plus grosse, à elle seule, que tout le reste de l'organe.

J'ouvre le kyste et j'extrais un fœtus de 12 centimètres de long ; puis le ligament large est pincé et sectionné, en dehors du pavillon tubaire et de l'ovaire, et la section poursuivie, de dehors en dedans, au-dessous de la tumeur, en jetant des pinces sur les vaisseaux successivement ouverts ; la corne utérine est entaillée au bistouri, et un large coin en est excisé, qui comprend toute la moitié interne, correspondante, du kyste fœtal. L'ablation est, dès lors, complète.

Ligature isolée des vaisseaux du ligament large, dont les deux lèvres sont réunies par un surjet ; adossement des deux versants de la brèche utérine, par un premier surjet interstitiel (fig. 397), et par un second surjet, superficiel, à la Lembert (fig. 398), qui se continue avec celui du ligament large (fig. 399). — A gauche, les annexes sont saines. Réunion de la paroi abdominale, après avoir laissé un petit drain dans le cul-de-sac de Douglas.

La malade a parfaitement guéri.

Hormis les cas de ce genre, l'impossibilité de constituer un pédicule interne ou la nécessité de faire une résection considérable de la paroi utérine conduisent à l'hystérectomie totale ou mieux supra-vaginale; et, suivant la formule de Segond ([1]) : « Toute grossesse interstitielle, reconnue par laparotomie, relève immédiatement de l'opération de Porro, de l'hystérectomie abdominale, supra-vaginale ou totale. »

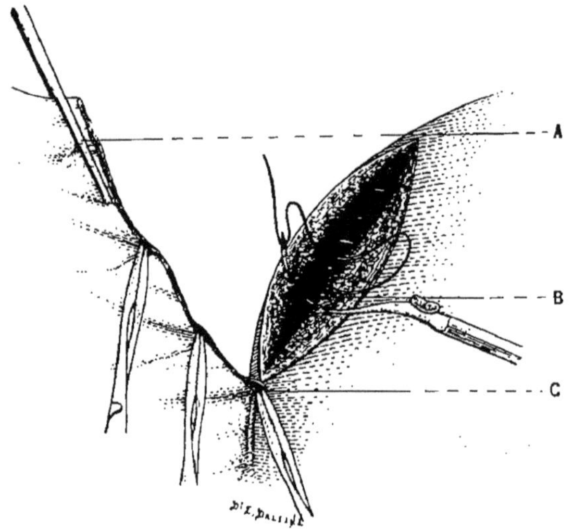

Fig. 397. — Grossesse tubo-interstitielle rompue. — Le kyste fœtal est extirpé après section du ligament large et *résection en coin* de la corne utérine. — *Surjet interstitiel sur le tissu utérin.*

A, bord externe du ligament large, étreint par une pince de Kocher. — B, surjet interstitiel. — C, artère utérine pincée, ainsi que les autres artères du ligament large.

Quand la rupture a lieu sur un kyste fœtal plus âgé, **au delà de cinq mois** ([2]), la besogne opératoire devient naturellement plus complexe et l'extirpation totale d'une poche volumineuse, adhérente, friable, qui se déchire et saigne à flots, peut présenter de grandes difficultés et de grands dangers : une fois extrait le fœtus et le cordon lié, on cherchera s'il est possible de marsupialiser la poche, en abandonnant le placenta. Ce placenta est-il largement décollé, l'hémostase ne sera réalisable que par l'ablation totale, aussi rapidement menée qu'on le pourra; on se fera beaucoup de jour, et, tout de suite, on ira au pédicule supéro-externe, d'une part, à la corne utérine, de l'autre, pour y jeter des clamps, et l'on poursuivra la décortication du kyste fœtal, de dehors en dedans et d'arrière en avant.

Ablation totale, pincement et ligature de toute la ligne d'attache pelvienne, de tout le pédicule vasculaire des annexes : tel est le pro-

([1]) *Loc. cit.*, p. 15.

([2]) Ces ruptures tardives sont, du reste, plus rares. Sur 422 cas de ruptures rassemblés par Choyau (Thèse citée), l'âge de la grossesse ectopique est indiqué : la rupture s'était produite 33 fois dans le 1er mois; 99 fois, dans le 2e; 70 fois, dans le 3e; 19 fois, dans le 4e; 8 fois, dans le 5e, et 1 fois, dans le 6e. — Voy., du reste, sur la question si importante de la conduite à tenir, en présence de ces grossesses tubaires de plus de 5 mois, les travaux du professeur Pinard (*Documents pour servir à l'histoire de la grossesse extra-utérine*, 1892, et *Bull. de l'Acad. de méd.*, 6 août 1895) et le beau rapport de P. Segond (*loc. cit.*).

gramme à remplir, de toute nécessité ([2]). Ici encore, l'hystérectomie abdominale s'impose parfois : elle est seule applicable aux grossesses interstitielles.

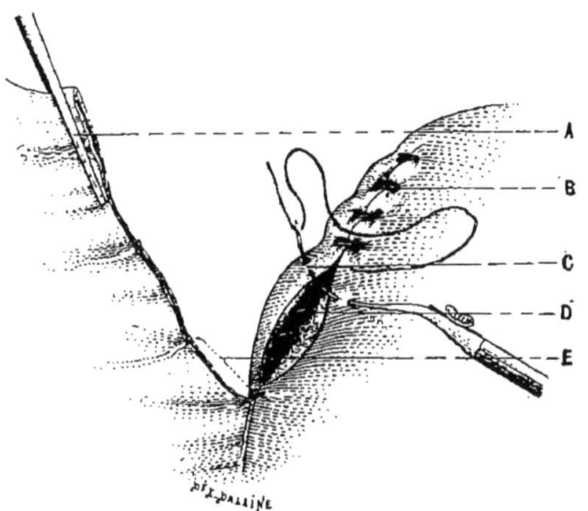

Fig. 398. — Grossesse tubo-interstitielle rompue. *Réunion utérine : surjet d'adossement.*

A, bord externe du ligament large, pincé. — B, réunion de la plaie utérine. — C, surjet d'adossement à la Lembert. — D, surjet interstitiel. — E, artères du ligament large, liées isolément.

Les mêmes indications se retrouvent, lorsqu'on intervient, non plus sous la poussée d'une hémorragie interne menaçante à bref délai, mais pour mettre fin à des **hémorragies qui se répètent** à courts intervalles.

L'épanchement est alors moins énorme, la diffusion moins complète : il n'en est pas moins vrai que le foyer hémorragique n'est pas éteint, que la rupture tubaire saigne toujours, comme on s'en aperçoit bientôt, et que, pour faire besogne utile, il faut encore **extirper le kyste fœtal.**

Ce n'est que dans la troisième hypothèse, que nous avons plus haut indiquée, quand les indications d'intervenir sont fournies par les **accidents d'infection** d'un vaste foyer sanguin intrapéritonéal, procédant d'une rupture qui remonte déjà à une certaine date, c'est alors seulement que l'**incision simple**, l'évacuation et la détersion du foyer, **suivie de drainage**, pourront être tenues pour suffisantes; encore devons-nous ajouter que l'opération sera toujours plus complète et les suites mieux assurées, si l'on réussit à extirper, sans dommage, les « restes » de la grossesse ectopique.

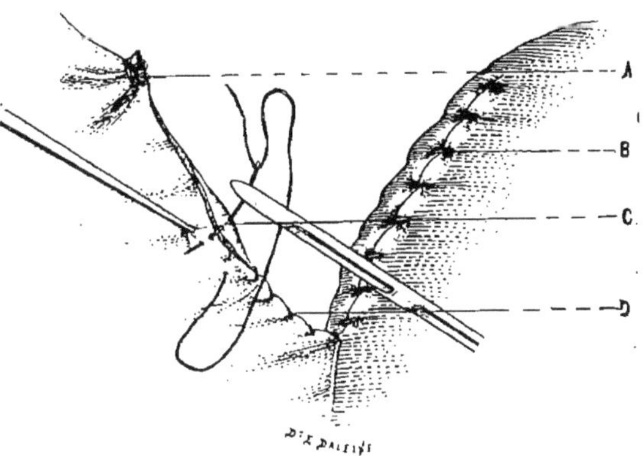

Fig. 399. — Grossesse tubo-interstitielle rompue. *Suture du ligament large.*

A, bord externe du ligament large, lié isolément (utéro-ovarienne). — B, réunion utérine. — C, surjet d'adossement des deux feuillets du ligament large. — D, bord supérieur, reconstitué, du ligament large.

([1]) On ne comptera pas, dans ces hémorragies profuses, en nappe, sur le tamponnement, quelque serré qu'on puisse le faire, pour obtenir un résultat positif : il sera toujours insuffisant et ne donnera qu'une sécurité trompeuse et bien vite démentie.

ORGANES GÉNITO-URINAIRES

LA COLPOTOMIE D'URGENCE

Il est un certain nombre de *collections rétro-utérines suppurées, sanguines* ou même *séreuses*, qui s'accompagnent d'accidents douloureux et fébriles et de réactions péritonéales plus ou moins vives, et dont l'*évacuation immédiate, par le vagin*, est à la fois très simple et très utile. Bien entendu, l'urgence n'est plus, alors, celle de la hernie étranglée ou de l'hémorragie cataclysmique, que nous venons d'étudier dans le précédent chapitre ; l'opération n'en est pas moins pressante, et il est fort désirable qu'elle puisse se faire vite et bien dans la plupart des milieux : à ce titre, elle rentre dans notre cadre.

Une femme de quarante-deux ans nous est amenée à l'hôpital de la Pitié en septembre 1892. Depuis cinq semaines, elle souffre du ventre, et les douleurs, qui s'irradient dans les fosses iliaques et dans les lombes, l'ont contrainte de cesser tout travail et de s'aliter : depuis lors, elles n'ont fait que s'aggraver, malgré diverses médications, et s'accompagnent de constipation, de ballonnement du ventre, de quelques vomissements. La malade est pâle, les traits sont tirés, la température oscille entre 38°,5 et 39 degrés, le pouls est fréquent.

Le ventre est souple, pourtant, au moins dans la plus grande partie de sa surface, mais il devient tendu, empâté, dans la région hypogastrique et iliaque gauche. Au toucher, on trouve le col refoulé fortement en avant et à droite ; en arrière et à gauche, il est encadré par une volumineuse tumeur, extrêmement douloureuse, mollasse plutôt que fluctuante : par le toucher rectal, on reconnaît mieux encore la collection *qui remplit tout le cul-de-sac de Douglas*, et, en combinant à l'un ou l'autre toucher le palper abdominal, on constate que la tumeur se prolonge notablement au-dessus de la limite supérieure et qu'ainsi explorée avec les deux mains elle devient manifestement fluctuante.

J'ajoute que la muqueuse vaginale était tomenteuse, dépressible, *œdématiée*, et qu'à l'examen direct, après l'introduction d'une valve, la muqueuse des culs-de-sac postérieur et latéral gauche était soulevée en un *bourrelet rougeâtre*, comparable, toutes proportions gardées, à celui de la muqueuse gingivo-génienne, dans la périostite dentaire.

Grosse collection suppurée rétro-utérine, saillante et accessible par le vagin : tel était le diagnostic évident. Je fis d'abord une ponction avec un trocart aspirateur (je ne le ferais plus aujourd'hui, c'était ma première colpotomie) et je ramenai du pus : séance tenante, *j'incisai alors en travers le cul-de-sac postérieur, au niveau de ce bourrelet œdémateux* que je viens de signaler; j'arrivai, en deux traits de bistouri, dans un abcès, d'où s'échappa une abondante quantité de pus (il y en avait bien un demi-litre) et mon doigt pénétra dans une vaste poche rétro-utérine, dont il me fut impossible d'atteindre le fond; après un grand lavage à la liqueur de Van Swieten dédoublée, je laissai dans l'incision une mèche iodoformée (je laisse maintenant toujours un drain, nous verrons tout à l'heure pourquoi) et je tamponnai mollement le vagin. La fièvre tomba aussitôt, et ma malade guérit sans le moindre incident. Vingt-huit jours après, elle quittait l'hôpital.

Autre exemple. Femme de trente-trois ans. Il y a huit jours, début brusque des douleurs, que la malade compare à des « tranchées »; elles deviennent de plus en plus aiguës et occupent surtout le côté droit du ventre. Température 38°,5, 39 degrés; on sent, à la partie inférieure du ventre, à droite, une sorte de plastron empâté et douloureux qui se perd dans le bassin.

La vulve et le vagin sont œdématiés; derrière le col, repoussé en avant et difficile à reconnaître derrière le pubis, *grosse masse vaguement arrondie, saillante* sous la nappe d'œdème, fluctuante, quoique très tendue, extrêmement douloureuse.

Colpotomie postérieure le 8 mai 1898 : j'évacue une abondante quantité de pus grumeleux et fétide et je pénètre dans une cavité irrégulière, au fond de laquelle je crois sentir une trompe épaisse et sinueuse. Lavage à l'eau bouillie. Un gros drain dans la poche. Tamponnement vaginal. La malade quittait l'hôpital Beaujon le 31 mai, guérie. Elle a été revue par mon élève et ami, le Dr Fonvielle (1) : elle travaille et ne souffre plus.

Encore un fait, celui-là d'autant plus étrange, que l'énorme collection purulente rétro-utérine, sans fièvre, sans réaction, *ne s'était révélée tout d'abord que par de la rétention d'urine et ne s'accusait que par des phénomènes de compression.*

Il s'agissait d'une femme d'une soixantaine d'années, jusqu'alors bien portante et qui, depuis trois jours, ne pouvait uriner seule. Un confrère, appelé auprès d'elle, avait, non sans difficulté, pratiqué le cathétérisme, et il avait découvert une grosse tumeur qui remplissait le vagin. De fait, en entr'ouvrant les lèvres, très œdématiées, de la vulve, on voyait *la paroi postérieure du vagin soulevée par un relief volumineux,* que l'on suivait, au doigt, sur toute sa hauteur et qui, en haut, remplissait et distendait le cul-de-sac de Douglas; le col utérin était inaccessible, la vessie était fortement refoulée en avant, et les sondes, pour y pénétrer, devaient être introduites presque verticalement de bas en haut. Cette grosse masse, qu'on retrouvait assez mal, d'ailleurs, à cause de l'épaisse paroi, par le palper abdominal, était manifestement fluctuante. Je l'incisai par le vagin : il s'écoula plus de 1 litre d'un pus brunâtre et sans odeur; à mesure que la poche se vidait, l'utérus redescendait et reprit sa position normale; le soir même, la malade urinait spontanément. Elle guérit très vite.

(1) A. Fonvielle, *Considérations sur le traitement des suppurations et des hématocèles pelviennes par la colpotomie postérieure, suivie de drainage.* Thèse de doct., 1898, n° 106.

Voilà donc une première série d'indications fort nettes : ***l'abcès rétro-utérin, qui bombe dans le cul-de-sac postérieur, qui s'accompagne de douleurs aiguës, de fièvre et parfois d'œdème du vagin et de la vulve.*** La voie à prendre pour ouvrir la collection est alors toute tracée par le siège qu'elle occupe et le relief qu'elle dessine en arrière du col. Quel que soit le point de départ de l'abcès, qu'il s'agisse d'une collection péri-salpingienne, de l'ancien abcès du ligament large, d'un kyste de l'ovaire suppuré, d'une hématocèle suppurée, la pratique reste la même et nous verrons que la *colpotomie d'urgence doit rester avant tout une opération simple, une incision d'abcès* [1].

Nous venons de citer l'***hématocèle suppurée***, et, en effet, c'est la suppuration et les accidents qui la signalent qui créent le plus souvent, en pareil cas, les indications d'une intervention rapide. Ici, vous retrouvez d'ordinaire, à quelques jours ou quelques semaines de là, le début brusque, douloureux, plus ou moins atténué, le « retard » plus ou moins avéré, ou, du moins, une inégalité menstruelle; très souvent, les pertes en rouge n'ont pas cessé depuis lors, et, maintes fois, à un examen superficiel, cet avortement intra-abdominal a été pris pour la fausse couche. Mais la fièvre s'est montrée, les douleurs sont devenues plus aiguës et lancinantes, accompagnées souvent de ténesme rectal et de rectite glaireuse; au toucher, vous reconnaissez une volumineuse collection rétro-utérine, qui bombe dans le cul-de-sac de Douglas et soulève plus ou moins bas la paroi postérieure, œdématiée, du vagin. A la période dont nous parlons, c'est un abcès sanguin, un hématome suppuré, rien de plus, et c'est à ce titre que l'incision et le drainage par le vagin sont tout indiqués.

Toutefois, en dehors même de la suppuration, certaines hématocèles très volumineuses, très tendues, et remontant déjà à une certaine date [2], provoquent des douleurs, des phénomènes de compression, des réactions péritonéales, qui font de l'évacuation, pratiquée le plus tôt possible, une opération bienfaisante, facile, bénigne et à la portée de tous.

Bien entendu, cette pratique doit être réservée aux **hématocèles enkystées, qui saillent fortement dans le vagin,** et qui se présentent, en quelque sorte, tout naturellement par cette voie, et la méthode ne saurait, en aucune façon, être généralisée à titre de méthode de choix [3].

(1) Aussi ne saurait-elle donner que de mauvais résultats dans les cellulites pelviennes suppurées, à poches multiples, comme Jean d'Herbécourt l'a bien établi dans sa thèse. (*De la voie vaginale sans hystérectomie, indications, résultats opératoires*. Thèse de doct., 1900.)

(2) La voie vaginale ne saurait convenir, en aucune façon, au traitement des ruptures tubaires récentes, aux hémorragies graves, dont nous parlions plus haut, aux hématocèles à poussées hémorragiques, dans tous les cas, en un mot, où l'épanchement sanguin n'est pas devenu un *hématome* proprement dit, bien enkysté, bien « mort », et dont les parois ne saignent plus.

(3) Ce n'est pas le lieu d'étudier ici les indications générales de la voie abdominale ou de la voie vaginale dans les hématocèles, ou, plus exactement, dans les épanchements sanguins consécutifs aux ruptures des grossesses extra-utérines. Nous ne parlons ici que des collections sanguines enkystées du cul-de-sac de Douglas, qui proéminent dans le vagin, qui évoluent nettement de ce côté, en refoulant l'utérus, la vessie et le rectum : la colpotomie ne sera, là encore, qu'une simple incision, et les accidents de compression douloureuse peuvent la rendre urgente.

Enfin, nous étudierons plus loin certaines ***collections séreuses, pelvi-péritonitiques*** du cul-de-sac de Douglas, dont l'évacuation pure et simple, par la colpotomie, assure une rapide sédation des accidents.

Manuel opératoire de la colpotomie. — Une valve vaginale postérieure (fig. 401), une pince-érigne (fig. 400), un bistouri, de longs ciseaux, droits et courbes, une pince à pansement vaginal, un drain en T ou un gros drain ordinaire, de la gaze iodoformée ou de la gaze simplement aseptique

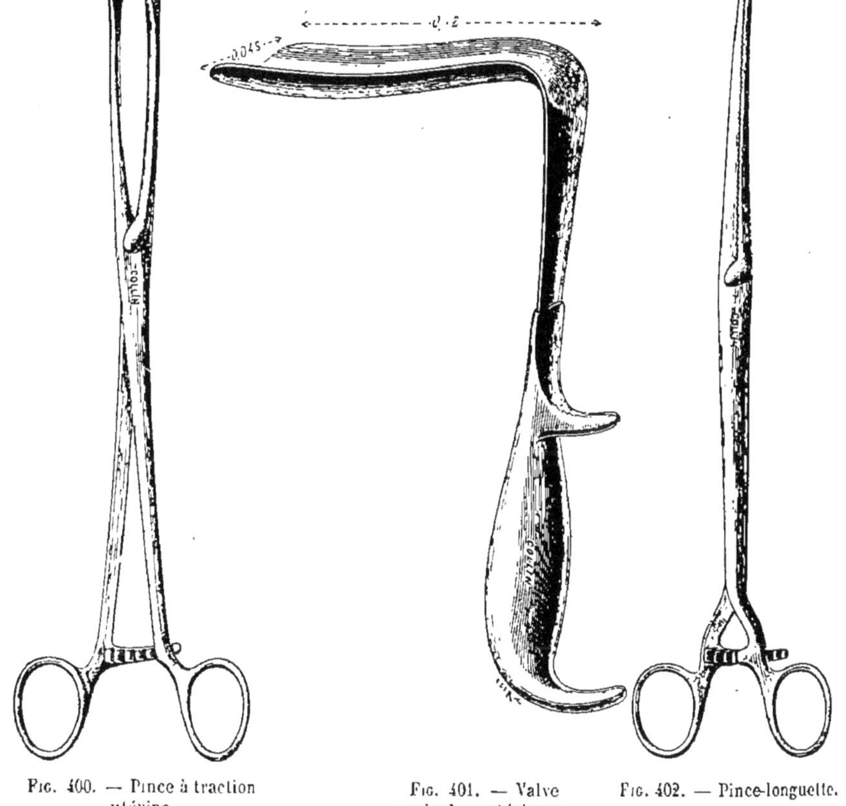

Fig. 400. — Pince à traction utérine.

Fig. 401. — Valve vaginale postérieure.

Fig. 402. — Pince-longuette.

pour le tamponnement ultérieur : voilà tout ce qu'il faut pour faire une bonne colpotomie.

J'ajoute qu'avec une pince-érigne, un bistouri et un drain, on peut, à la rigueur, mener à bien toute la besogne, lorsqu'il s'agit simplement d'ouvrir une grosse collection, saillante ; mais je rappelle aussi que, dans les cas moins élémentaires, où le liquide ne paraît pas « à fleur de muqueuse », on fera bien de compléter la petite instrumentation plus haut indiquée par deux ou trois pinces longuettes (fig. 402). Bien entendu, vous avez là, tout près et tout stérilisés, le laveur, son tube et sa canule de verre.

La malade sera endormie ; si l'intervention doit se borner à la simple incision d'un abcès qui bombe, on pourra se passer de l'anesthésie ou se contenter de la cocaïne; mais, en règle générale, on fera bien de donner le chloroforme ou l'éther, et l'opération en sera toujours plus sûrement et mieux faite.

Faites donc placer votre malade dans l'attitude gynécologique, les cuisses bien écartées et fléchies, les lombes et le haut du tronc un peu soulevés, la région vulvaire à hauteur suffisante pour que vous puissiez, assis devant, manœuvrer en toute aisance et en bonne lumière.

La vulve est rasée, puis lavée et savonnée, ainsi que le périnée, la face supéro-interne des cuisses, et le vagin; dans le vagin, deux doigts frottent successivement les parois, le col, le fond des culs-de-sac et promènent partout l'eau tiède savonneuse; avec une brosse étroite, à manche long, vous complétez, par un brossage léger de la muqueuse, la désinfection mécanique; on pratique alors une abondante injection chaude de liqueur de Van Swieten, dédoublée avec de l'eau bouillie; on lave, à l'alcool et à l'éther, et avec la même solution, toute la région extérieure et quatre compresses bouillies l'encadrent : le champ opératoire est prêt.

Introduisez la valve postérieure, que le relief de la tumeur arrête par en haut, et déprimez doucement la paroi vaginale; vous apercevez le col, ou, du moins, s'il est fortement refoulé en avant, vous découvrez suffisamment sa lèvre postérieure, pour la saisir, l'abaisser un peu et l'amarrer avec la pince-érigne.

Il est toujours bon de s'assurer tout d'abord du col, non pas tant pour abaisser l'utérus, souvent retenu par la tumeur, que pour le fixer, pour fixer avec lui la masse à ouvrir. Si vous n'avez pas de valve, ou que la déviation du museau de tanche vous empêche de le voir, vous pouvez aller à sa recherche avec deux doigts introduits dans le vagin, et conduire sur eux votre pince fixatrice.

Ceci fait, vous avez sous les yeux la tumeur ou du moins la région à inciser. L'aspect du cul-de-sac postérieur n'est, en effet, pas toujours identique.

Quelquefois, c'est une énorme « bosse », arrondie, saillante, en dos d'âne, qui se présente derrière le col et qui descend plus ou moins bas sur la paroi vaginale : le doigt sent là, fort nettement, sous une muqueuse rouge, amincie, une poche tendue, « à plein », que le moindre coup de pointe va crever, — et telle est souvent, en particulier, la forme que revêtent les grosses hématocèles. Ailleurs, le relief est moins nettement dessiné : le cul-de-sac est rempli, nivelé, mais rien ne saille, et une muqueuse œdématiée et boursouflée sépare le doigt de la fluctuation profonde.

La technique, pour simple qu'elle soit, demande donc à être bien réglée, et quelques préceptes, faciles à suivre, permettront de ne pas s'égarer, quel que soit le type des lésions.

Ne cherchez jamais à ponctionner d'emblée la collection au bistouri, fût-elle toute en relief : **incisez d'abord la muqueuse, en travers, d'un cul-de-sac latéral à l'autre, à la base du col** (Planche VIII), n'empiétez pas trop sur les côtés, où siègent les vaisseaux; à mon sens, alors même que la collection est plus développée latéralement, c'est en arrière, par le cul-de-sac postérieur, qu'elle devra être abordée et qu'elle le sera avec le plus de facilité et sans danger.

Repassez votre bistouri, doucement, le tranchant en avant, d'un bout à l'autre de votre incision, pour sectionner le reste de la paroi vaginale : du doigt, refoulez la lèvre postérieure, qui s'écarte sans peine et découvre le pôle inférieur de la poche fluctuante.

Tout cela, bien entendu, est l'affaire d'un instant, et, dans les gros abcès, dans les grosses collections sanguines du cul-de-sac postérieur, en deux traits de bistouri, tout est fini : la muqueuse est sectionnée, la poche est ponctionnée et, d'un coup de doigt, l'accès élargi.

C'est pour les cas un peu plus complexes qu'il est utile de préciser les étapes. Vous pouvez rencontrer les éventualités suivantes :

A. Une fois la muqueuse incisée, ***vous découvrez tout de suite cette poche tendue, noirâtre, violacée ou jaunâtre, d'un gris sale, dont nous parlions tout à l'heure*** (fig. 403) : plongez-y sans crainte la pointe du bistouri, en la dirigeant d'arrière en avant toutefois, ou bien, avec la pointe des ciseaux, faites une boutonnière, et, pendant que le sang ou le pus commencent à sourdre, pénétrez plus avant et retirez-les grands ouverts.

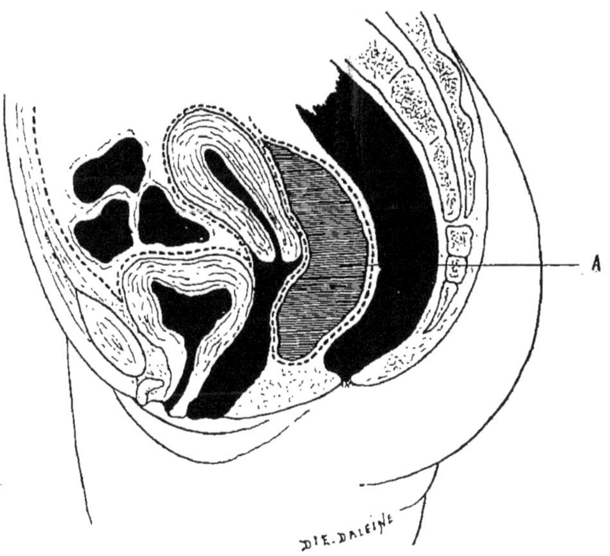

FIG. 403. — Colpotomie : abcès du cul-de-sac postérieur (1er type). *Gros abcès soulevant directement la paroi vaginale postérieure.*

A. la poche remontant en arrière de l'utérus et se prolongeant dans la cloison recto-vaginale.

Laissez passer le premier flot de liquide, et, avec deux doigts faisant bâiller l'incision, détergez aux tampons montés la cavité rétro-utérine et dirigez sur ses parois et dans la profondeur un jet d'eau bouillie, qui active et achève l'évacuation.

S'agit-il d'une **hématocèle**, même suppurée, le fond de la poche est tou-

---

PLANCHE VIII. — **Colpotomie postérieure** — La valve postérieure est appliquée, le col amarré et tiré en avant, la muqueuse vaginale incisée : ouverture, au bistouri, de la collection rétro-utérine.

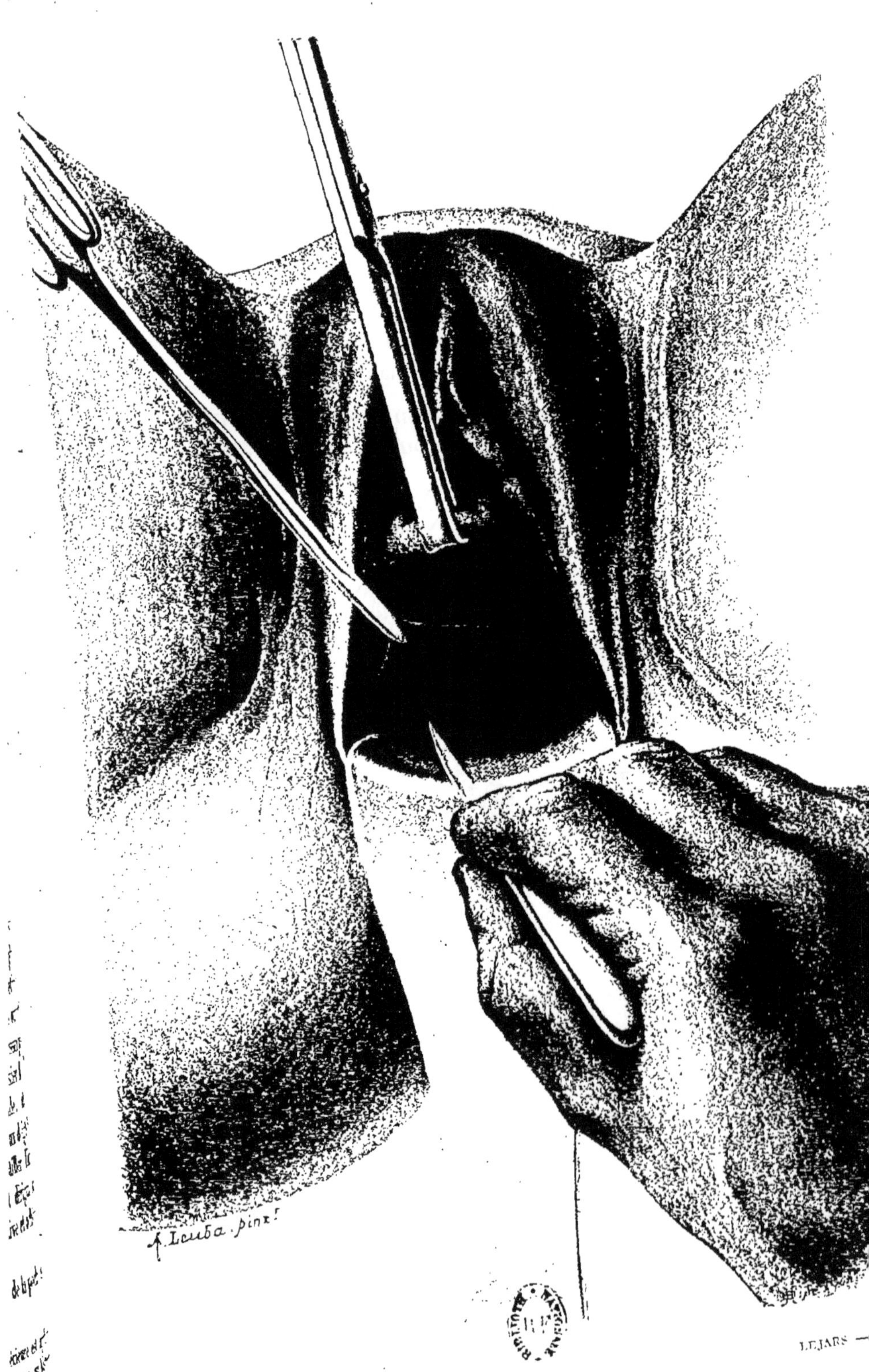
A. Leuba pinx!

jours occupé par un magma de caillots, qu'il faut dissocier, au doigt, pour les extraire; on usera toujours de prudence dans ce déblayage du kyste sanguin et l'on s'abstiendra de frictions trop rudes sur sa paroi interne, surtout si l'on voit du sang rouge se mêler aux caillots [1].

Lorsqu'on a ouvert un **abcès rétro-utérin**, après l'évacuation du pus et le lavage de la poche, on fera toujours bien d'examiner avec le doigt la face interne de la cavité, de rompre les brides qui s'effritent aisément, de rechercher et d'ouvrir les diverticules, les collections secondaires.

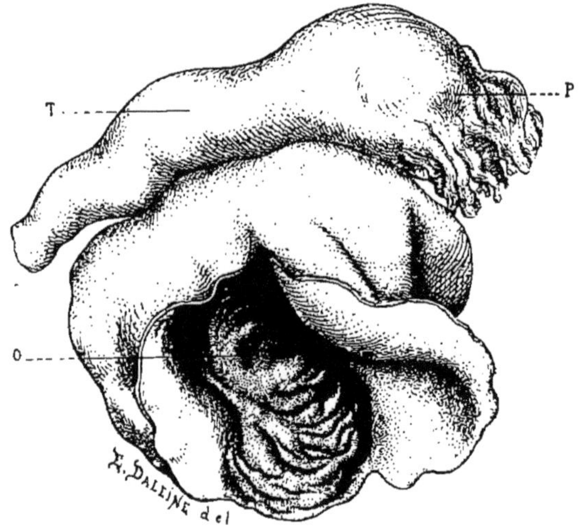

Fig. 404. — Poche purulente ovarienne.

P, trompe épaisse et dilatée, mais relativement peu altérée. O, ovaire transformé en un volumineux kyste purulent.

Cette besogne n'est pas, du reste, exempte de tout danger : elle doit être conduite avec méfiance, et, en somme, une fois vidée la collection principale, l'indication d'urgence est, en grande partie, satisfaite. Avant d'attaquer ces poches qu'on ne voit pas, on devra s'assurer — à deux fois — qu'elles sont bien circonscrites, bien tendues, bien fluctuantes, *on devra se souvenir que les gros plis de la paroi de l'abcès qui se rétracte peuvent en imposer, à un toucher hâtif, et que l'intestin est tout près*. Enfin, plus l'abcès qui bombait derrière le col est volumineux, et plus il a de chances d'être unique.

B. L'incision du cul-de-sac postérieur n'est pas toujours aussi simple que dans ces grosses collections. Il arrive qu'une fois la malade endormie, installée et préparée, la tumeur que vous aviez sentie en relief au fond du vagin n'apparaisse plus, au moment d'inciser, avec autant de netteté : une épaisse nappe d'œdème sous-tend toute la muqueuse et se continue parfois jusqu'à la vulve, elle efface toute saillie, et la collection en paraît devenir ***plus lointaine et plus profonde***.

Incisez franchement, en travers, à la base du col, comme tout à l'heure :

(1) Il nous est arrivé, comme à tant d'autres, de nous trouver en présence d'un suintement sanguin, en nappe, un peu inquiétant; chez une femme de trente-quatre ans, après l'expulsion d'une énorme quantité de caillots, d'un fœtus d'environ quatre mois et de volumineux débris placentaires, du sang rouge parut, semblant émaner de la partie toute supérieure de la poche, et l'écoulement fut si abondant, malgré un lavage très chaud et la compression des tampons, que je me disposais à faire la laparotomie : un tamponnement serré eut raison de l'hémorragie, et la malade guérit sans la moindre alerte.

l'existence même de cet œdème est une preuve nouvelle, et qui ne trompe jamais, du voisinage de l'abcès; incisez la paroi vaginale sur la face postérieure du col, et **poursuivez le décollement, au doigt, en ne quittant jamais cette face postérieure**, qui sera votre meilleur repère, qui vous conduira sûrement, et sans danger, au pus.

Plusieurs fois, j'ai dû remonter ainsi à 2, 3 centimètres, à une distance qu'on trouve toujours plus grande qu'elle n'est, en réalité (fig. 405) : poursuivez votre chemin le long du col, sur le col, en refoulant, en dissociant les tissus infiltrés, avec le bout du doigt et l'ongle, ou encore, sur le doigt, avec l'extrémité d'une pince; ne vous souciez pas du suintement sanguin que donne toujours l'incision vaginale; vous avez, d'avance, bien et dûment constaté l'abcès : par cette méthode, il est absolument certain que vous l'atteindrez.

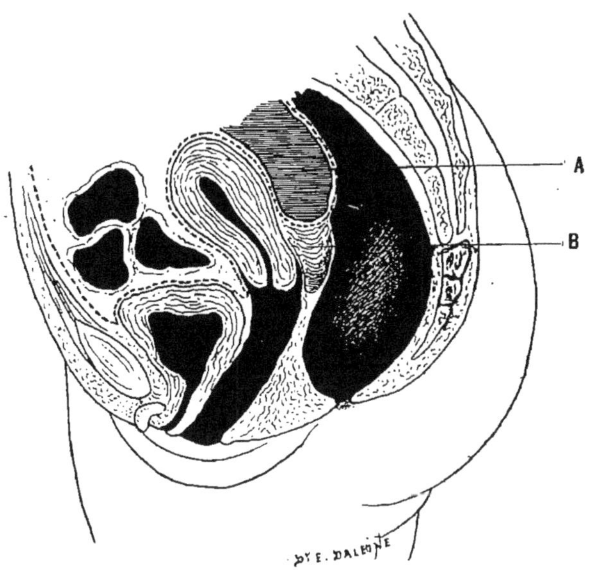

Fig. 405. — Colpotomie : abcès rétro-utérin (2e type).
L'abcès ne fait pas relief sur la paroi vaginale postérieure.

A, collection suppurée. — B, adhérences du cul-de-sac rétro-utérin, qu'il faut dissocier pour pénétrer jusqu'à l'abcès.

C. Autre éventualité, sur laquelle M. Monod a insisté, et que beaucoup de chirurgiens ont eu l'occasion de rencontrer. ***Vous faites la colpotomie, croyant trouver du pus***, vous incisez le cul-de-sac, et, ***à votre surprise, c'est du liquide séreux*** que vous voyez sourdre tout d'abord, en quantité parfois très abondante.

Il n'est pas seul, il est le produit et le témoignage de la pelvi-péritonite secondaire; mais, plus avant, sur les parois de cette loge que vous venez d'ouvrir, vous allez trouver ***une seconde poche, une poche suppurée***, celle-là, un pyo-salpinx, lésion primitive et cause initiale de tout le processus. Exemple (fig. 406) :

Une jeune femme d'une trentaine d'années souffre, depuis six ans, d'une salpingo-ovarite droite, dont les poussées douloureuses ne reparaissent qu'à de longs intervalles. En mars 1898, à la suite de fatigues, survient une crise nouvelle plus aiguë, la température monte chaque soir à 38°,5, 39°, 39°,5, le pouls est fréquent, le ventre un peu ballonné, bien que la sensibilité soit exclusivement limitée à la région hypogastrique, surtout à droite. Le toucher montre très nettement que *le cul-de-sac postérieur est rempli et soulevé par une masse épaisse, mollasse, pseudo-fluctuante*, qui se prolonge dans le cul-de-sac latéral droit, en encadrant la moitié correspondante de l'utérus, et qui est douloureuse à la moindre pression : l'utérus se trouve, de ce fait, immobilisé, sans que l'on constate, dans le cul-de-sac gauche, autre chose qu'un léger empâtement.

Au bout de huit jours de lit, et malgré le traitement (injections très chaudes, applications glacées sur le ventre, régime lacté, purgatifs fréquents), l'état local n'a fait qu'empirer : le ventre est souple et indolent, il n'y a, de ce côté, aucune trace de propagation; mais, derrière le col, la tumeur est devenue très saillante, manifestement fluctuante, et la permanence de la fièvre achève de rendre évidente l'existence de la suppuration.

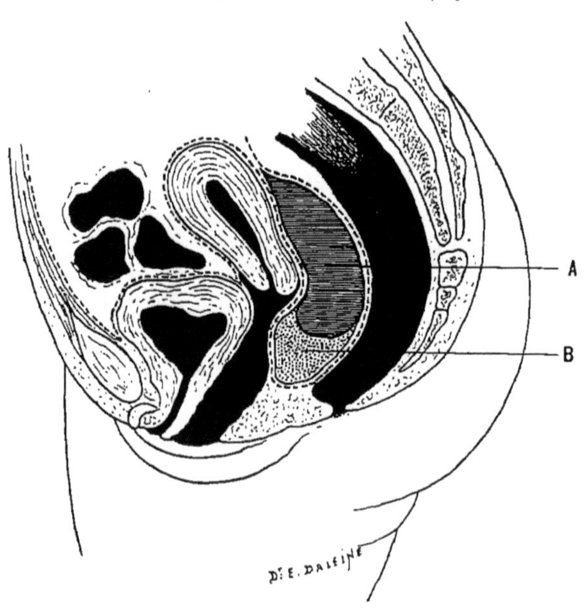

Fig. 406. — Colpotomie : *collection séreuse superficielle, abcès profond* (3e type).

A, abcès. — B, collection séreuse qu'on ouvre d'abord et au fond de laquelle bombe la collection suppurée.

L'*incision du cul-de-sac postérieur* était tout indiquée, au moins à titre d'opération préliminaire : elle se présentait même avec un caractère d'urgence. Elle fut pratiquée, sous l'éther, avec la technique ordinaire. Après incision transversale de la muqueuse et d'une mince couche fibreuse sous-jacente, j'ouvris sans peine la collection qui bombait, et que je croyais pleine de pus : *ce fut du liquide séreux* qui s'écoula, en quantité abondante, et je pénétrai dans *une première poche entièrement lisse*.

Ce n'était pas assez, et, en explorant le fond de ce premier foyer, il nous fut aisé de reconnaître **une seconde poche**, approximativement de la grosseur d'un œuf, de surface arrondie, tendue, fluctuante : elle était adhérente de toutes parts et semblait parfaitement isolée; une pince-longuette, conduite sur le doigt, saisit et déchira sa paroi inférieure, donnant issue à un flot de pus, d'apparence phlegmoneuse. La face interne de la cavité était tomenteuse et facilement saignante : elle fut lavée à l'eau bouillie et drainée profondément.

Nous avions donc rencontré **successivement deux foyers** : un foyer de

pelvi-péritonite, rempli de **liquide séreux**; un foyer profond, **suppuré**, qui n'était autre qu'un volumineux **pyo-salpinx**.

Les cas de ce genre sont loin d'être rares, et leur importance est très réelle, puisque, ici, la besogne ne saurait être complète, si la seconde poche, celle de l'abcès, n'est pas vidée, à son tour. Et cette évacuation, qui se fait presque toujours « à couvert », au doigt, exige toutes les précautions que nous avons plus haut énumérées [1].

Je tiens à rappeler encore une autre variété de faits, dans lesquels *on ne trouve pas*, une fois vidée la collection séreuse qui remplit le cul-de-sac de Douglas, *de collection suppurée profonde*; les annexes, malades sans doute, ne sont pourtant le siège d'aucune tumeur fluctuante, d'aucun abcès : ***la pelvi-péritonite paraît être seule en cause***, et les accidents aigus, et surtout les douleurs, tombent rapidement, après la colpotomie, bien qu'on n'ait pas rencontré de pus.

Une femme de vingt-trois ans, qui depuis longtemps souffrait du ventre, entre à l'hôpital Beaujon, dans l'état suivant : la veille, les douleurs ont reparu brusquement, elles s'étendent à tout l'abdomen, mais avec une acuité beaucoup plus marquée dans la région sous-ombilicale, à droite : l'abdomen est ballonné; le facies un peu tiré; il y a eu, le premier jour, quelques vomissements bilieux, qui, depuis, se répètent de temps en temps; le pouls est bien frappé, mais fréquent (120), la température n'est qu'à 37°,5 : en somme, nous trouvons tous les signes d'une pelvi-péritonite de forme assez sérieuse, que le toucher vaginal confirme, en montrant l'utérus en grande partie immobilisé et le cul-de-sac postérieur occupé par une masse mollasse et très douloureuse.

La situation reste la même durant les huit jours qui suivent, mais la tumeur saillante derrière le col s'accuse de plus en plus, *elle bombe nettement dans le vagin*, elle devient manifestement fluctuante.

Je pratique la *colpotomie postérieure*, et j'ouvre sans difficulté la poche saillante, qui contient environ 250 grammes *d'un liquide séreux, louche*; je pénètre alors dans une cavité rétro-utérine, cloisonnée de brides, au fond et sur les côtés de laquelle on ne constate aucune autre collection perceptible : elle paraît tapissée, à droite et à gauche, par une sorte de gangue annexielle, adhérente et immobile. Un drain entouré de gaze est laissé dans le cul-de-sac de Douglas, et le vagin tamponné. Après cette intervention, qui ne devait être, dans notre pensée, que palliative et préliminaire, les douleurs cessèrent tout à coup, les accidents de réaction péritonéale disparurent et le résultat parut si satisfaisant à la malade, que seize jours après elle quittait l'hôpital, remettant à plus tard, s'il y avait lieu, une intervention plus complète, et pouvait reprendre son travail.

Une jeune femme de vingt-cinq ans est prise, à la suite de ses règles,

[1] On ne saurait trop mettre en garde les opérateurs contre les surprises et les dangers de ces « effondrements » profonds, et c'est là, pour nous, ce qui limite à des bornes relativement étroites les indications de la « voie vaginale sans hystérectomie ». Dès que la besogne opératoire, par la colpotomie postérieure, cesse d'être très simple, elle devient étrangement périlleuse.

d'une très vive douleur dans la fosse iliaque droite, qui la force à s'aliter : des vomissements bilieux, du ballonnement du ventre, très sensible sur toute sa surface, ne tardent pas à survenir, et, au bout de quelques jours, la malade nous était adressée en vue d'une intervention urgente sur les annexes.

Au toucher, on trouvait l'utérus peu mobile, bien qu'il n'existât, dans les culs-de-sac latéraux, qu'un empâtement diffus ; mais *le cul-de-sac postérieur était rempli par une collection fluctuante*, qui toutefois ne bombait pas en avant, comme il arrive assez souvent ; de plus, la douleur, à ce niveau, restait extrêmement vive.

Je résolus d'ouvrir d'abord le cul-de-sac postérieur, pour évacuer cette collection, quelle qu'elle fût et pour me rendre compte de l'état exact des lésions, quitte à faire plus, ultérieurement, s'il le fallait.

Je fis donc la colpotomie le 22 mars 1898 : j'évacuai *une quantité très abondante de liquide séreux, au moins un demi-litre* ; et je pénétrai alors dans une cavité, incomplètement fermée, au-devant et sur les côtés de laquelle je sentais très bien les annexes : celles de gauche me parurent entièrement normales ; les annexes droites étaient prolabées et adhérentes, et, de ce côté, l'ovaire était un peu volumineux, mais il n'y avait *pas de poche, pas de masse fluctuante, pas de pus*. Je me contentai de laisser une petite bandelette de gaze aseptique dans la cavité, et je suturai le reste de l'incision. Tamponnement vaginal. Ici encore, les douleurs s'atténuèrent brusquement et les accidents cessèrent. J'ai revu cette malade huit mois plus tard, dans un état excellent et ne souffrant plus.

Nous citerons encore un troisième fait, d'autant plus intéressant que l'évolution des accidents et le volume de la tumeur étaient de nature à faire penser à une hématocèle.

Il s'agissait d'une femme de vingt-sept ans, qui avait été prise brusquement, le 3 avril 1898, de violentes douleurs abdominales et de vomissements verdâtres ; quarante-huit heures après, survenait une métrorragie abondante, et les pertes avaient continué depuis.

On sentait, en arrière et un peu à droite du col, une masse arrondie, volumineuse, sensible plutôt que réellement douloureuse, et qui paraissait remonter jusqu'à deux travers de doigt au-dessus du pubis.

Le 26 avril 1898, je fis la colpotomie et j'incisai cette collection rétro-utérine : *ce fut du liquide séreux que je vis sortir*, et en quantité très abondante, qu'on pouvait évaluer à deux grands verres. Là encore, je trouvai une cavité fermée, pas de bosselures saillantes, pas de masse ramollie, aucune trace de collection profonde ; je drainai simplement. Fin mai, la malade sortait de l'hôpital, et, ne souffrant plus, reprenait sa vie ordinaire.

Ces faits nous semblent démontrer qu'il existe une forme de ***pelvi-péritonite à grand épanchement séreux***, dans laquelle la colpotomie postérieure, en évacuant purement et simplement la collection, est susceptible de faire cesser brusquement les douleurs et les accidents de réaction péritonéale, et de rendre ainsi, à titre d'opération d'urgence, de réels services.

J'ai à peine besoin de dire qu'on ne devra admettre cette variété que sous bénéfice d'inventaire et de sérieux examen, autrement dit qu'on devra toujours, une fois ouverte la collection séreuse et quelle qu'en soit l'abondance, en explorer minutieusement du doigt la face interne, et rechercher les poches profondes dont nous parlions plus haut.

Quel qu'ait été le résultat de la colpotomie, **le drainage**, et un bon drainage, **en est le complément nécessaire**, et surtout lorsqu'on a ouvert, comme l'éventualité est la plus fréquente, une collection suppurée.

Le drain devra être porté et maintenu **tout au fond de la poche, et de la seconde poche, de l'abcès** dans les faits où deux foyers se superposent : pour qu'il s'y maintienne, on se servira utilement du drain en T, qu'on peut, à la rigueur, confectionner extemporanément, mais un drain ordinaire tiendra bien en place, s'il est suffisamment appuyé et soutenu par le pansement vaginal.

Hormis les cas où un suintement sanguin notable nécessiterait quelque tamponnement, on s'abstiendra de laisser des mèches ou des lamelles dans la poche : le drain seul y sera placé, émergera de l'incision, et sera coupé à peu près à mi-hauteur du vagin ; puis des bandelettes de gaze stérilisée seront chiffonnées tout autour de lui et rempliront le vagin, sans tassement serré.

Quand la température tombe après l'intervention et ne remonte pas, ou encore lorsqu'il s'agit d'un liquide peu septique, comme le contenu d'une hématocèle non suppurée, le liquide séreux de la pelvi-péritonite, on fera bien de laisser plusieurs jours le tamponnement vaginal : au quatrième, cinquième, sixième jour, plus tôt, naturellement, si la température en fournit l'indication, il sera retiré, le drain enlevé, et, après une grande injection chaude, qui pénétrera dans la poche, on pourra se contenter souvent d'un nouveau tamponnement, sans drainage, et continuer dès lors, tous les deux jours, ou tous les jours, les injections. Lorsqu'on a ouvert une grosse poche, et surtout une poche profonde, **on se gardera de supprimer trop tôt le drainage**, qui est la meilleure garantie d'une guérison simple et quelquefois durable.

En effet, la colpotomie, telle que nous venons de l'étudier, doit être tenue pour une opération d'urgence : elle a rempli son rôle, lorsqu'elle a fait tomber les accidents aigus et pressants, qui avaient paru la rendre de nécessité immédiate ; et, à notre sens, c'est à ce titre d'*opération d'urgence* et pour remplir ces indications, qu'elle rend les services les meilleurs et les moins discutables [1].

[1] Voy. dans la thèse de Jean d'Herbécourt, plus haut citée, les indications de la colpotomie comme *voie d'exploration, voie de drainage, voie d'ablation, voie d'accès pour certaines opérations plastiques.*

CURAGE ET CURETTAGE UTÉRINS D'URGENCE

Les indications du curage ou du curettage d'urgence se présentent dans deux conditions :

1° Dans l'***infection utérine*** *post partum* ou *post abortum* ;

2° Dans les ***hémorragies utérines***, dues à la ***rétention partielle ou totale du placenta*** ou des membranes, après l'accouchement ou les fausses couches.

Nous ne saurions aborder ici l'étude du *curettage obstétrical* proprement dit ([1]). En dehors même de l'accouchement, les nécessités du curettage se présentent très fréquemment.

Vous êtes appelé auprès d'une femme atteinte depuis quelques jours d'accidents septiques inquiétants. Elle est pâle, les traits tirés, la langue blanche et sèche, le pouls fréquent (120, 125 ou plus) et petit; la température, qui souvent s'est élevée brusquement à la suite d'un ou de plusieurs frissons, oscille entre 38°5 et 40 degrés; le ventre est douloureux, un peu ballonné ; le vagin donne passage à un écoulement noirâtre ou gris sale, fétide; vous constatez que le col est gros, entr'ouvert, que le fond de l'utérus remonte plus ou moins au-dessus de la symphyse, que les culs-de-sac sont douloureux.

En interrogeant la malade, vous apprenez qu'*une perte de sang assez abondante et subite* a été le point de départ des accidents, ou du moins qu'elle les a précédés de peu, et cette perte succédait elle-même à un « retard » de durée variable. La conclusion devient alors fort simple : fausse couche, endométrite septique consécutive, liée probablement à la rétention de débris placentaires dans l'utérus, nécessité urgente d'un curettage, qui permette de déterger et de désinfecter, dans la mesure du possible, la cavité utérine.

C'est là, en clinique, une des éventualités que l'on rencontre le plus souvent. Que de fois, en particulier, dans la pratique journalière des hôpitaux, n'assistons-nous pas à la répétition de cette même histoire! Elle se retrouve surtout après les fausses couches des premiers mois, cachées parfois, négligées presque toujours, dans une certaine classe de la population.

L'***infection*** éclate, dans certains cas, immédiatement après l'avortement ou dans les premiers jours qui le suivent, et ce sont là d'ordinaire les formes

([1]) C'est l'élévation thermique qui fournit alors la principale indication. Toutefois MM. Pinard et Wallich conseillent de ne pas curetter avant la fin du troisième jour qui suit l'accouchement, et de recourir, en attendant cette date, à l'injection intra-utérine ou à l'irrigation continue. « Si, après une première injection intra-utérine, la température reste élevée et le pouls fréquent, curettage.... Notre expérience nous a appris qu'il est un moment de choix pour le pratiquer, c'est à la deuxième élévation de température, la première n'ayant pas cédé à l'injection intra-utérine ou lorsque la température se maintient élevée, après qu'on a cessé l'irrigation continue. » (Pinard et Wallich, *Traitement de l'infection puerpérale*, 1896.)

les plus graves. Mais elle peut être retardée, en quelque sorte, et les accidents septiques, d'abord larvés, traînants, négligés, eux aussi, ne s'accusent par des réactions aiguës et bruyantes qu'au bout d'un nombre variable de jours. Le même fait s'observe à la suite de l'accouchement et j'ai vu plusieurs fois des malades, mal soignées, je dois le dire, qui s'étaient « relevées » tant bien que mal, et qui nous arrivaient, au bout de quinze, vingt, trente jours, avec de la fièvre, des douleurs, un état infectieux menaçant, des écoulements sanieux par le vagin, un très gros utérus : à plusieurs reprises, j'ai retiré, en pareil cas, de volumineux fragments de placenta, voire des placentas entiers, putréfiés et infects.

Il y a, d'ailleurs, des degrés dans cette endométrite septique par rétention et, depuis la forme atténuée initiale, que caractérisent presque exclusivement la fièvre, la sensibilité utérine, les écoulements fétides, on peut suivre toute une série d'aggravations progressives, qui mènent tout droit à la septicémie mortelle. J'ai à peine besoin de dire que le fait seul de l'élévation thermique, après l'accouchement ou la fausse couche, doit éveiller les inquiétudes et provoquer, sans retard, une première intervention, l'***injection intra-utérine*** : est-elle insuffisante à faire tomber la fièvre, le curettage s'impose. J'ajouterai seulement que le curettage ne sera, le plus souvent, dans les formes graves où l'infection s'accuse par des signes généraux menaçants, que le premier temps, que l'un des termes de l'intervention thérapeutique : les injections sous-cutanées de sérum artificiel, répétées et à hautes doses, en deviendront le complément indispensable. Je pourrais citer nombre de cas où la sérothérapie artificielle, pratiquée suivant la méthode qui a été exposée plus haut, m'a paru devenir le facteur principal du salut.

Voilà donc une première série d'indications fort nettes.

Les ***hémorragies***, procédant de la même pathogénie, en suscitent une seconde [1].

Elles se présentent, d'ailleurs, à deux dates différentes et sous un double aspect.

Une femme, après un retard de deux mois, par exemple, est prise tout à coup d'une abondante métrorragie et expulse une grande quantité de sang et de caillots. Mais l'hémorragie ne s'arrête pas après cette apparente délivrance, le sang persiste à suinter en masse, et parfois c'est une nappe continue qui s'écoule hors de la vulve, en créant des accidents d'anémie rapidement menaçants. Les injections chaudes, le tamponnement, rien n'y fait, et ce sont là, du reste, en pareille occurrence, des moyens incomplets et indirects, plus dangereux qu'utiles.

En pratique, il ne faut jamais oublier cette formule : si l'utérus saigne,

(1) Nous n'avons à nous occuper ici que des rétentions placentaires *compliquées* ; lorsque l'avortement a eu lieu sous les yeux du médecin et que l'expulsion de l'arrière-faix tarde à se produire, on pourra recourir à certaines pratiques dont l'exposé ne saurait trouver place dans ce chapitre. (Voy. en particulier Colomby, *Recherches sur la rétention du placenta dans l'avortement. Exposé. Traitement.* Thèse de doct., 1898, n° 220. Bibliographie.) A notre sens, l'extraction rapide du placenta « retenu » sera toujours le meilleur parti à prendre.

c'est qu'il n'est pas vide, c'est qu'il contient encore des débris de l'œuf rompu; **on ne fera l'hémostase qu'en l'évacuant**; l'injection intra-utérine suffira parfois à réaliser cette évacuation; plus souvent, c'est au curage ou au curettage d'urgence qu'il faudra recourir.

Autre chose. Après une fausse couche ou après l'accouchement, l'hémorragie initiale est relativement peu considérable; mais la femme continue à perdre du sang, en quantité variable, et vous la voyez, un mois, deux, trois, quatre mois après, quelquefois, très anémiée, au moment d'une recrudescence de la métrorragie. Là encore, votre conduite est toute tracée, et le curettage, pratiqué le plus tôt possible, représente le seul parti à prendre. Il n'est pas rare de trouver alors des débris placentaires qui ont revêtu l'apparence de véritables polypes (voy. fig. 407).

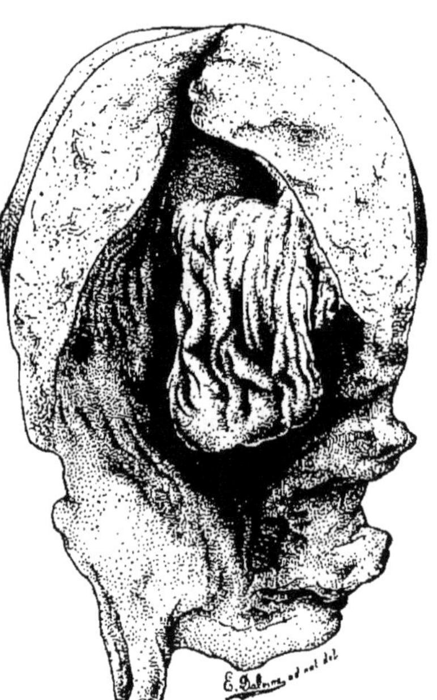

Fig. 407. — Polype *placentaire* intra-utérin d'apparence fibrineuse.

Technique de l'intervention. — Vous ferez le curage digital ou le curettage proprement dit; l'une et l'autre méthode reconnaissent leurs indications.

Curage utérin, au doigt. — C'est le procédé de choix, lorsque, dans les jours qui suivent l'accouchement ou l'avortement, il s'agit de déblayer la cavité utérine de fragments placentaires, plus ou moins volumineux, et adhérents.

Il n'exige aucune instrumentation spéciale, mais, pour remplir toutes ses promesses de simplicité, d'efficacité et de bénignité, il doit toujours être tenu pour une « opération » véritable, pratiqué avec une méthode précise et une asepsie rigoureuse.

L'anesthésie générale sera toujours utile, et l'état général de la malade pourra seul en être une contre-indication.

Endormie ou non, faites placer la femme dans la position gynécologique, les cuisses maintenues par des supports ou par des aides « de fortune » ou amarrées au lit par un des artifices plus haut figurés. Rasez [1], lavez et

[1] C'est là une précaution indispensable, et qui paraît pourtant peu répandue dans la pratique courante. On rase une malade à qui l'on va pratiquer une courte incision du col, opération parfaitement bénigne : on ne la rase pas avant de procéder aux manœuvres complexes du curage ou du curettage, *post partum* et *post abortum*, alors que les dangers d'infection sont autrement graves. Il y a là une anomalie que, pour ma part, je ne m'explique pas. J'en dirai autant de la limitation du champ opératoire, par des compresses aseptiques (des compresses bouillies, qu'on peut préparer partout); il n'est pas douteux que nous verrions moins d'infections puerpérales atténuées, moins de salpingites, moins de phlébites, si les règles strictes de la technique chirurgicale étaient, ici, toujours appliquées.

savonnez la région vulvo-périnéale et la partie supérieure des cuisses, lavez soigneusement à l'eau chaude savonneuse les parois du vagin et ses culs-de-sac; si vous disposez d'une brosse convenable, brossez-le légèrement sur toute sa surface, faites une grande injection à l'eau bouillie chaude, et, *alors seulement*, commencez l'opération proprement dite Encore une fois, toutes ces précautions sont de rigueur et ces préliminaires font partie intégrante de l'acte opératoire.

Votre intervention comprend deux temps : 1° **pénétrer dans la cavité utérine, jusqu'au fond**; 2° **décoller et extraire les débris placentaires.**

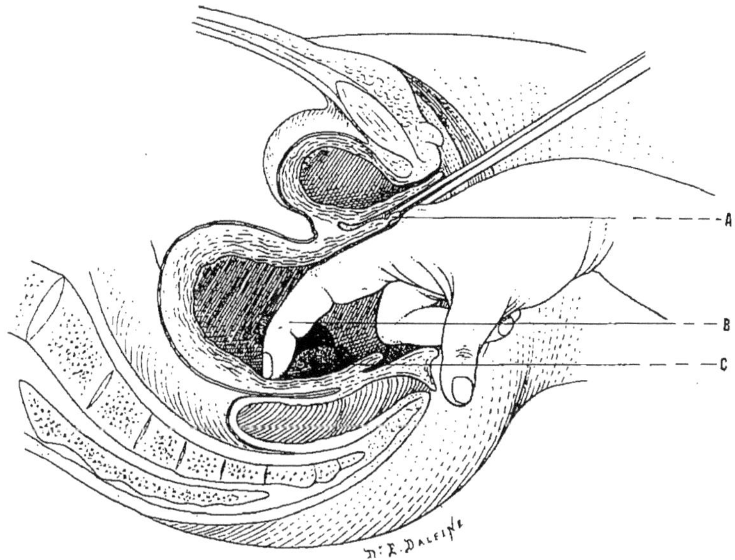

Fig. 408. — Curage utérin, au doigt.

A, pince amarrant la lèvre antérieure du col : cette pince n'est utile que dans quelques cas. — B, index recourbé *décrochant* la masse placentaire. — C, masse placentaire adhérente.

Si l'accident est récent et le canal cervical dilaté, le premier temps n'offre pas de difficulté; d'ailleurs, lorsque l'utérus reste « habité », le col est toujours entr'ouvert et dilatable, et, avec quelque ténacité, le doigt se crée un chemin.

Appliquez donc largement votre main gauche sur l'hypogastre [1], pour refouler, abaisser, et maintenir le corps utérin; introduisez dans le vagin l'index et le médius droits, et, s'il le faut, une partie de la main, poussez l'index doucement dans la traversée cervicale plus ou moins béante, et, s'il s'agit d'un avortement du premier mois et que l'accident date de plusieurs jours, attendez-vous à rencontrer, **au-dessus de l'orifice interne**, un autre obstacle, une sorte d'**anneau étroit, épais, dur**, qui vous barre l'entrée de la « vraie » cavité utérine. Parfois la cloison semblera complète, et vous pourriez croire que réellement vous êtes « au fond », si votre main hypo-

[1] Recouvert, bien entendu, d'une compresse bouillie.

gastrique ne vous affirmait qu'il n'en est rien. Du bout de l'index, et toujours sans brusquerie, sans force, appuyez donc au centre de cette sorte de dôme, vrillez un peu, mais surtout continuez à exercer une **pression centrale, douce, patiente** : vous n'aurez souvent partie gagnée qu'au bout de plusieurs minutes, cinq, dix, quinze minutes, mais vous réussirez toujours à franchir le défilé, et vous sentirez peu à peu le « sphincter » (1) s'assouplir et céder devant votre doigt.

Vous voilà donc, cette fois, en pleine cavité utérine : **allez jusqu'au fond**, sans hâte, orientez-vous, et reconnaissez le terrain par un toucher attentif. Le plus souvent, c'est en arrière ou près des cornes que vous trouverez les reliquats placentaires. Commencez par les décoller, et, pour cela, procédez de très haut en bas, en accrochant, du bout de l'index, le rebord supérieur du gâteau adhérent, que vous rabattrez, comme l'indique la figure 408, en décortiquant la paroi utérine. Assurez-vous que la libération est complète, avant d'en venir à l'extraction.

Si le col est large, l'index ramènera sans trop de peine les fragments au dehors, ou même vous pourrez introduire deux doigts dans l'utérus; s'agit-il d'une masse très volumineuse, d'un placenta entier, vous utiliserez l'excellente manœuvre de P. Budin, l'**expression abdomino-vaginale** : l'index et le médius droits se placeront dans le cul-de-sac postérieur, qu'ils refouleront le plus haut possible, en prenant appui sur la face postérieure de l'utérus; pendant ce temps, la main hypogastrique exercera une contre-pression sur le fond et la face antérieurs de l'organe redressé : de la sorte vous énucléerez le « corps étranger placentaire » qui sera projeté hors du col. Ajoutons que parfois vous devrez extraire par fragments le contenu utérin, en vous aidant de l'injection continue, qui balaie les détritus et ranime la contractilité.

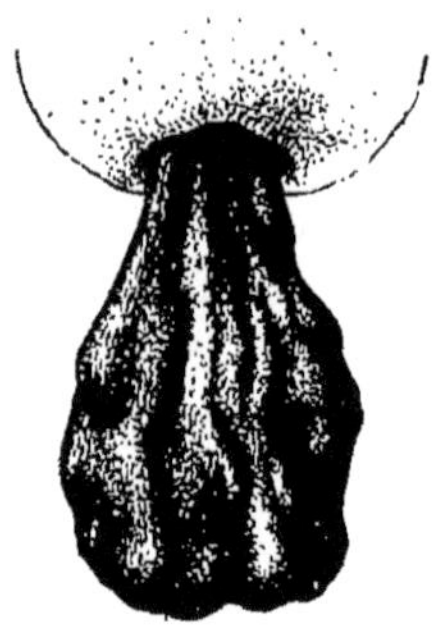

Fig. 409. Faux polype placentaire.

Si le bloc désinséré s'engage en partie dans le col et se montre à demi hernié dans le vagin, vous pouvez vous servir d'une pince, pour achever, par une traction prudente, l'extraction; mais là devra rigoureusement se borner l'emploi de la pince, **vous ne l'utiliserez jamais dans l'utérus, et comme agent de désinsertion.** Alors même que vous trouvez la disposition figurée ci-contre (fig. 409) et que la masse « utérine » se montre à l'orifice externe sous forme d'un pseudo-polype noirâtre, c'est avec le doigt — et non avec la pince — que vous interviendrez; c'est le doigt, qui, pénétrant dans la cavité cervico-utérine, décrochera et refoulera, de haut en bas, le segment profond, cavitaire, toujours plus volumineux qu'on ne l'avait supposé.

Une abondante injection intra-utérine, à l'eau bouillie très chaude, est le complément nécessaire de l'intervention; enfin, quand la masse placentaire est putréfiée, friable, et s'écrase sous la moindre pression, vous ferez bien,

(1) Pinard et Wallich, *loc. cit.*

après avoir, au doigt, « évacué » tout ce que vous pourrez, d'achever par un soigneux curettage la « mise au net » de la cavité utérine.

Curettage. — Il conserve donc des indications assez nombreuses, et, en particulier, il est la méthode de choix lorsqu'*il n'y a pas de grosses masses placentaires retenues dans l'utérus*, ou adhérentes à la paroi, mais que *la cavité est plus ou moins élargie et béante, et la muqueuse souillée de débris de membranes et de caillots putréfiés*. C'est, en somme, l'éven-

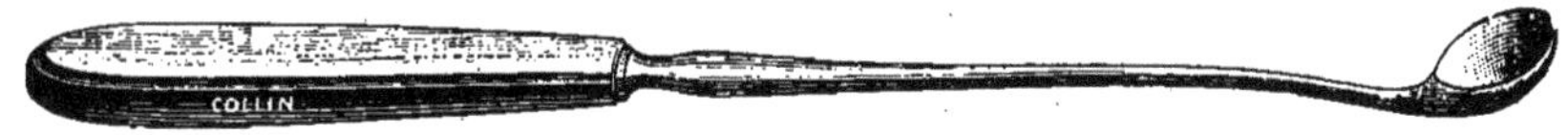

Fig. 410. — Curette à double courbure.

tualité ordinaire dans l'infection utérine *post partum* ou *post abortum*. On doit reconnaître, de plus, qu'il peut être mené à bien dans presque tous les milieux et qu'il ne nécessite pas un outillage complexe.

Une valve vaginale postérieure [1] (fig. 401), une pince de Museux, une curette (fig. 410, 411, 412), un hystéromètre, un laveur (fig. 385) voilà, en somme, tout ce qu'il faut pour pratiquer un curettage d'urgence. Si vous pouvez y joindre un jeu de bougies de Hégar, une sonde à double courant [2], une pince à pansement utérin, vous aurez une instrumentation complète.

L'important, c'est d'avoir une **bonne curette** et un **bon laveur** bien stérilisable, et bien stérilisé, et pourvu d'une canule en verre assez petite pour pénétrer à l'aise dans l'orifice utérin.

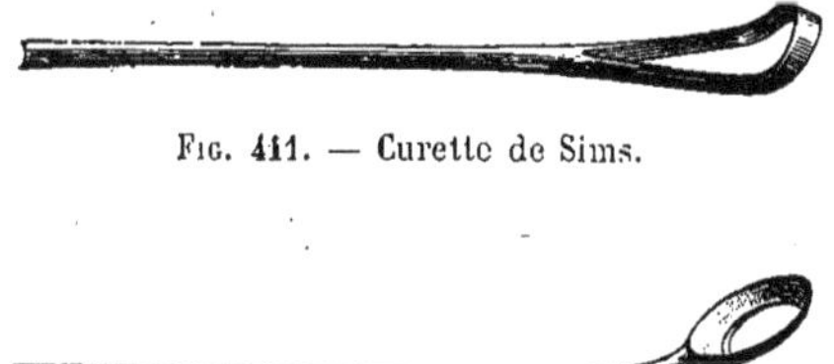

Fig. 411. — Curette de Sims.

Fig. 412. — Curette à tige malléable.

Quant aux curettes, vous avez le choix entre de nombreux modèles, dont les principaux sont ceux de Récamier-Roux, de Sims, de Simon, et c'est à l'usage que s'accusent les préférences de chacun; pour ma part, je me sers plus volontiers de la curette fenêtrée (de Sims) (fig. 411) pour le curettage proprement dit, et d'une grosse curette ordinaire (fig. 410) pour le « déblayage » de la cavité utérine, encombrée de gros fragments de placenta, et je pense qu'avec une curette de Sims, moyenne, et une curette ordinaire, large, on aura l'outillage nécessaire à toute espèce de curettage d'urgence.

Introduisez la valve postérieure, découvrez le col, saisissez avec la pince de Museux sa lèvre postérieure et doucement abaissez-le à la vulve. C'est le temps douloureux, quand l'anesthésie n'a pas été pratiquée : les lésions

[1] Encore est-il souvent possible de s'en passer, et d'atteindre le col, en déprimant avec deux doigts la paroi vaginale postérieure.

[2] Elle est loin d'être indispensable, elle aussi; pour notre part, nous ne nous en servons jamais, quelle que soit la variété de curettage. Une canule en verre bien manœuvrée, avec un col dûment dilaté, suffit, en somme, à toutes les indications.

périmétritiques, récentes ou anciennes, le rendent plus pénible et empêchent parfois de le compléter; il est, du reste, inutile que le col soit amené très bas et l'on se gardera de toute traction brusque ou violente.

Le col est sous vos yeux : dans les cas dont nous parlons, il est souvent béant ou suffisamment ouvert pour laisser passer la curette moyenne dont vous vous servez; ce n'est pas, d'ailleurs, à l'orifice externe que siègent, d'ordinaire, l'obstacle et la résistance, mais plus haut, comme nous l'avons indiqué; or, il est utile que le passage soit assez large, non seulement pour donner accès à la curette, mais pour laisser s'écouler librement au dehors les « produits » du curettage.

Faites donc pénétrer d'abord l'hystéromètre, qui vous renseignera sur les dimensions de la cavité utérine, sur sa direction et, jusqu'à un certain point, sur les caractères de son contenu; faites-le glisser doucement, sans appuyer, sans « vriller »; dès que vous sentez une résistance, *ne tentez jamais de la forcer*, portez en haut ou en bas le manche de l'instrument et cherchez la voie : c'est un cathétérisme qu'il faut faire, et qui, le plus souvent, est sans difficulté réelle [1].

Si la traversée cervicale vous a semblé étroite, si la curette n'y passe pas ou n'y passe qu'à frottement, vous pouvez recourir à une dilatation extemporanée — immédiate, progressive, — avec les bougies de Hégar. Il suffit, en général, de passer trois ou quatre numéros, toujours « sans forcer », mais en ayant soin de faire pénétrer la bougie de 4 à 5 centimètres, autrement dit, de lui faire franchir l'orifice interne, qui demande surtout à être dilaté. Avec une pince à pansement utérin qu'on introduit fermée et qu'on retire en ouvrant progressivement les mors, on peut aussi réaliser une dilatation préliminaire, mais le procédé est moins régulier, moins sûr, et, si d'urgence on est forcé d'y recourir, on songera toujours aux fissurations possibles et l'on procédera très lentement, en répétant la manœuvre sur tout le pourtour du canal cervical.

Ceci fait, la curette est introduite, et la besogne varie suivant le contenu de l'utérus.

Conduisez d'abord la curette *jusqu'au fond de la matrice*, qu'elle vient toucher et non heurter, et dont l'hystéromètre nous a, d'ailleurs, indiqué déjà la hauteur; de là, faites-la redescendre sur la paroi postérieure, tout au long, de haut en bas, en appuyant doucement, et sans penser à ce fameux cri utérin, que vous ne devez pas entendre. Les utérus mous et friables ne crient pas sous la curette; ce n'est pas l'oreille, c'est la main qui doit vous guider : c'est la main qui vous donnera cette sensation spéciale de frottement sur un tissu plus résistant, plus compact, et vous permettra de conclure que la besogne est achevée. Les traînées de curette seront bien longitudinales, bien adjacentes, pour que toute la surface soit détergée, et le même travail sera répété sur la paroi antérieure, sur les bords droit et gauche.

(1) Bien entendu, lorsqu'il s'agit d'un accouchement ou d'un avortement récent, que le col est béant et la cavité utérine largement dilatée, l'hystéromètre n'est d'aucune utilité, et, mal conduit, pourrait devenir aisément dangereux : *c'est au doigt qu'il faut explorer l'intérieur de l'utérus*, et, d'ailleurs, le précepte est général, et rien ne vaudra jamais l'exploration digitale intra-utérine.

C'est le fond et les cornes qui sont le moins aisés à curetter exactement : on y parviendra en traînant l'instrument d'un bord à l'autre ou d'avant en arrière; c'est à ce niveau encore qu'il faudra craindre surtout les fausses routes et les perforations : sur la paroi postérieure, tout près de la corne ([1]). Il m'est arrivé deux fois, au cours de curettages préliminaires d'une hystérectomie, de trouer ainsi la paroi utérine (sans qu'il en résultât, du reste, le moindre accident), et, dans les deux cas, c'était au point qui vient d'être indiqué que la paroi utérine avait cédé sous un coup de pointe de l'instrument. Les coups de pointe sont, de fait, toujours dangereux et *la curette ne doit jamais travailler du bout*. Si la perforation n'est d'aucune importance, quand l'hystérectomie doit suivre immédiatement, il n'en serait pas de même dans un curettage pour endométrite septique puerpérale, et je veux à peine rappeler que l'accident est devenu désastre entre certaines mains, la perforation ayant été d'abord méconnue ([2]). Pareilles fautes n'ont pas d'excuse.

Il est utile, au cours du curettage, de ramener plusieurs fois l'instrument hors du col, pour charrier à l'extérieur les débris de muqueuse et les caillots; l'injection intra-utérine balaie le reste, comme nous le dirons dans un instant.

Que vous ayez pratiqué le curage digital ou le curettage, le point capital, c'est de **vider complètement l'utérus**, de n'y rien laisser; l'*écouvillonnage* et le *lavage intra-utérin* permettront d'apporter les derniers soins à la réalisation de ce programme.

Déposez donc la curette et, après avoir enroulé autour de l'hystéromètre ou d'une pince utérine d'une bandelette de gaze iodoformée, salolée ou simplement aseptique, introduisez dans la cavité béante ce tampon cylindroïde

([1]) Il est difficile, en l'absence d'un nombre suffisant de faits précis, de déterminer le siège le plus fréquent des perforations. D'après Villard (*Les accidents du curettage de l'utérus*. Thèse de doct., 1899, n° 199), il semble qu'elles occupent le plus souvent le fond de l'utérus. L'accident peut se produire, sans doute, en tous les points de l'utérus, mais il est plus à craindre au niveau de la zone supérieure, du dôme, et le fait s'explique, d'ailleurs, par le jeu de la curette, en dehors de toute question de friabilité maxima.

([2]) Il est bon, toutefois, de rappeler quelques faits de ce genre. — Une femme, après un avortement, appelle le médecin. Celui-ci essaie à plusieurs reprises le curage digital, puis introduit une pince dans l'utérus, croit saisir une membrane et amène à la vulve *une anse d'intestin*. Veit, appelé en toute hâte, à peine une heure après l'accident, réduit assez difficilement l'intestin et fait l'hystérectomie vaginale. Deux jours après, la femme était morte de péritonite septique. (Rapporté par Martin, *Presse médicale*, 9 juin 1894, p. 84.)

Autre cas. — Femme de trente-huit ans, accouchée un mois auparavant. Pertes continuelles. Curettage, pratiqué en ville par un médecin, sous chloroforme. A la fin du curettage, l'opérateur put enfoncer son instrument jusqu'au manche et se crut dans la cavité utérine très agrandie. Lavage intra-utérin au sublimé à 1/1000 : le liquide ne ressort pas, mais l'opérateur n'y prend pas garde. A son réveil (9h40), la malade est pâle et se plaint de vives douleurs abdominales; à midi, douleurs abdominales excessives, pouls filiforme. A 2 heures, perte de connaissance. A 3 heures, *elle était morte, six heures et demie après l'injection intra-péritonéale de sublimé*. (Cité par Jayle. Thèse de doct., 1895.)

En général, la perforation s'annoncerait par une brusque sensation de résistance vaincue et par la pénétration de la curette : il faudrait s'arrêter immédiatement, achever très vite le déblayage utérin, s'abstenir de toute injection et tamponner l'utérus. S'agit-il d'une endométrite infectieuse ou bien ne reconnaît-on l'accident qu'après avoir pratiqué une abondante injection intra-utérine, la laparotomie s'impose, suivie de la suture de la perforation ou, si les lésions sont trop graves, de l'hystérectomie. (Voy. P. Rebreyend, *Les plaies perforantes de l'utérus*, Th. doct. Paris 1901.)

et frottez successivement, en long, les faces et les bords; ayez soin que l'extrémité de la tige soit bien encapuchonnée par la gaze, et, avec ce capuchon terminal, frottez le fond de la cavité. Ces frictions, faites avec méthode et sans rudesse, achèvent la détersion mécanique, et, à notre sens, cette instrumentation toute simple, facile à réaliser partout, vaut mieux que tous les écouvillons. La manœuvre de ces derniers est, du reste, toute semblable.

On pourra imbiber le tampon cylindroïde d'eau phéniquée, de glycérine créosotée, de teinture d'iode, et, à plusieurs reprises, exercer une friction antiseptique à la surface de la muqueuse. Nous croyons peu à l'efficacité de ces actions de contact qui durent quelques secondes, et nous ne croyons pas davantage que les injections intra-utérines de divers liquides antiseptiques soient d'une utilité avérée, ni surtout recommandables dans les cas d'urgence; outre qu'elles compliquent la manœuvre, en nécessitant l'usage d'une seringue, et d'une seringue stérilisée, elles sont, encore une fois, trop vite balayées par le lavage terminal, pour qu'on puisse compter sur une efficacité réelle, et, d'autre part, l'emploi de solutions puissantes et caustiques créerait trop de dangers.

Contentez-vous de déterger soigneusement avec les petits tampons montés, puis de « rincer » abondamment l'utérus, que vous venez de vider, et de curetter. L'eau bouillie pure et simple, ou additionnée d'une faible quantité de bichlorure ou de biiodure (1 pour 4000, un quart de liqueur de Van Swieten et trois quarts d'eau bouillie), sera le liquide le mieux approprié à ce « rinçage », à cette injection intra-utérine de la fin, qu'il faut toujours faire très abondante. Vous ferez donc passer avec la sonde de Tarnier ou la canule en verre dont vous disposez, librement introduite dans la cavité utérine, un ou deux litres d'eau bouillie chaude, en ne donnant, au début surtout, que peu de pression, en retirant plusieurs fois la canule, pour laisser l'utérus se vider et vous assurer que le reflux s'exécute parfaitement; enfin, le vagin sera nettoyé à son tour.

Gardez-vous de jamais rien faire qui ressemble à un tamponnement utérin, ni d'encombrer, sous prétexte de drainage, la cavité et le col d'une mèche épaisse, qui, bientôt imbibée et tassée, fera tampon : c'est là une pratique irrationnelle qui, même lors d'hémorragie, ira contre son but, en empêchant l'utérus de revenir sur lui-même et de se rétracter.

Ici encore, *c'est la paroi musculaire de l'utérus qui complète l'hémostase, si la cavité a été bien et totalement évacuée.* Contentez-vous d'introduire avec la pince une lanière étroite de gaze aseptique, qui jalonne la traversée cervicale, et remplissez le vagin, sans le bourrer, de lamelles de gaze chiffonnée.

Certains utérus continuent à saigner abondamment, même après le curage et le curettage, et l'injection intra-utérine très chaude (45 degrés) ne modère qu'en partie le suintement; il est alors tout indiqué de faire un véritable tamponnement du vagin, qu'on ne laissera, du reste, en place que juste le temps nécessaire (vingt-quatre ou quarante-huit heures).

Une bandelette étroite de gaze est introduite, comme tout à l'heure, jusqu'au fond de la cavité utérine; puis de longues lamelles à plusieurs doubles sont tassées successivement dans le cul-de-sac postérieur, dans le cul-de-sac antérieur, au-dessous du col, et superposées jusqu'à la vulve; on est toujours surpris, dans les premiers temps, de la quantité considérable de gaze que peut contenir la cavité vaginale; cet entassement est nécessaire, si l'on veut faire un tamponnement efficace; il est inoffensif, si l'on y procède avec méthode, sans violence, en déprimant profondément avec la valve ou avec les doigts la paroi vaginale postérieure et en écartant bien les parois vulvaires.

Après ces interventions, qu'il y ait eu ou non tamponnement proprement dit, c'est la température qui sert de réactif. S'il n'y a pas de fièvre, on fera bien de laisser plusieurs jours (cinq à sept jours) le pansement vaginal; si la température reparaît ou continue, on devra recourir, sans tarder, aux injections, et quelquefois les indications d'un nouveau curettage pourront se présenter. Il convient d'ajouter que ce sera là une éventualité toute exceptionnelle, si l'opération a été menée régulièrement et aseptiquement.

PLAIES DE LA VULVE ET DU VAGIN

Il y a lieu de distinguer : 1° les plaies résultant de *chutes à califourchon*, sur une arête mousse ou tranchante, ou sur un corps pointu (empalement vaginal); 2° celles qui se produisent *pendant le coït*.

J'ai été appelé en hâte, il y a quelques années, auprès d'une jeune fille, qui avait brisé sous elle son vase de nuit et s'était largement entaillé la grande lèvre droite : l'hémorragie avait été considérable, elle s'arrêta par un tamponnement imbibé de sérum gélatiné. Les *chutes à califourchon*, sur le bord d'une planche ou d'un baquet, une barre de lit, un dossier de chaise, etc., sont effectivement le plus souvent en cause, lors de plaies vulvaires; ces plaies, d'étendue variable, occupent la face interne des grandes et des petites lèvres : *elles saignent énormément*, et l'hémorragie s'explique par la rupture du bulbe vaginal, qui s'écrase et se coupe sur la branche ischio-pubienne [1]. Au cours de la grossesse et lors de varices vulvaires, elle peut devenir mortelle.

On ne comptera pas sur les pinces ni sur la ligature : le mieux, après avoir détergé toute la région (et le vagin) avec l'eau bouillie très chaude, sera de faire un *tamponnement* très serré, bien maintenu par un bandage en T ou un double spica croisé sur le périnée, et par le rapprochement des cuisses. Quelques points de réunion profonds, hémostatiques, pourront être utiles.

L'hémorragie est encore redoutable lors d'*empalement par le vagin*, de

[1] TUFFIER et LÉVI, Chutes à califourchon chez la femme; hématômes et déchirures vulvaires. *Semaine médicale*, 1895, p. 277.

chutes sur un piquet, une fourche, etc., ou après les coups de corne; mais elle peut s'accompagner alors de lésions profondes, fort graves : déchirures du vagin, du cul-de-sac postérieur, perforation de la vessie, du rectum, du péritoine, hernie traumatique par le vagin. Un examen précis sera donc, avant tout, indispensable et, si l'on découvre une perforation viscérale, on se conduira comme nous le dirons plus loin, pour le rectum; quant à l'hémorragie, la suture sera toujours le meilleur moyen de s'en rendre maître, combinée au tamponnement.

Les *déchirures vulvo-vaginales qui succèdent au coït* ne sont pas exceptionnelles : elles siègent le plus souvent dans le cul-de-sac postérieur ou sur la paroi postérieure du vagin, mais leurs variétés sont nombreuses. J'ai vu mourir d'anémie aiguë, il y a quelque vingt ans, une jeune femme, qui avait eu, au cours des premiers rapports sexuels, une rupture, pourtant assez courte, de l'hymen et de la petite lèvre. Chez les hémophiles, ces plaies vulvaires, fissures multiples et arrachement de l'hymen, déchirures des petites lèvres, suffisent, en effet, à provoquer des hémorragies profuses et menaçantes à bref délai. Ailleurs, on trouve une fente, transversale souvent et plus ou moins profonde, sur la paroi vaginale postérieure ou dans le cul-de-sac de Douglas : le rectum peut être perforé [1], et l'on a vu des péritonites généralisées succéder à l'effondrement de ce cul-de-sac. Il faudra donc toujours procéder à une exploration très complète en présence d'un accident de ce genre; lorsque l'on ne découvre qu'une fissure saignante de la vulve ou du vagin, ne pas trop s'attarder à « pincer le vaisseau », mais faire la suture de la plaie, *en prenant beaucoup de tissu* : ce sera, là encore, le meilleur procédé d'hémostase.

LA PÉRINÉORRAPHIE D'URGENCE

La déchirure du périnée peut être, elle aussi, le fait de certains traumatismes; mais, le plus souvent, elle succède à l'accouchement; et, sans insister sur le mécanisme de l'accident ni sur les moyens de le prévenir, nous nous contenterons de rappeler qu'il est trop fréquent et de conséquences trop graves, pour que la réparation immédiate ne soit pas œuvre de nécessité. C'est là une intervention que tout praticien doit savoir faire, et bien faire. Même en laissant de côté les ruptures complètes, les cloaques, et les infirmités que, dans certains milieux, les femmes traînent durant des années, que de métrites, que de procidences, que de désordres pelviens seraient évités, si la réunion du périnée déchiré était toujours pratiquée séance tenante.

Je dis : séance tenante, et, en effet, la restauration périnéale doit, en règle, suivre immédiatement la délivrance, ou, du moins, si l'état de

(1) Et une fistule recto-vaginale en résulter. (NANO, *Soc. de chir. de Bucharest*, 23 oct. 1902.)

l'accouchée paraît exiger un répit, ne tarder que le moins possible, de quelques heures : de la sorte, vous fermez la voie à l'infection, et vous utilisez des tissus fraîchement cruentés; enfin, l'acte opératoire peut être mené assez vite, pour n'ajouter que peu, en somme, à la fatigue de la malade. **Il faut en finir tout de suite** : la formule reste, à tout point de vue, la plus sage.

Vous vous trouverez, d'ailleurs, en présence de lésions variables et de déchirures plus ou moins profondes, et voici les trois éventualités principales, par ordre de gravité, et aussi de fréquence décroissante : **1° rupture incomplète**, limitée à la fourchette, ou « mordant » plus ou moins sur le périnée, mais sans intéresser l'anus; **2° rupture complète**, de la fourchette à l'anus inclusivement, ouvrant, du vagin au rectum, tout le périnée, et se prolongeant même sur la cloison recto-vaginale; **3° rupture centrale**, en plein périnée, laissant intacte une bandelette de tissu au-devant de l'anus et à la fourchette, et s'ouvrant à la paroi postérieure du vagin.

1° ***Rupture incomplète***. — Quelques mots suffiront. Pas de serre-fines, faites une réunion « chirurgicale », c'est-à-dire qui n'affronte pas seulement la muqueuse et la peau, mais toute l'épaisseur des tissus divisés.

Donc, si la brèche intéresse le périnée et s'étend à quelque profondeur, vous passerez d'abord, avec l'aiguille de Reverdin ou une aiguille courbe quelconque, deux ou trois points transversaux, *profonds*, qui pénètrent et sortent à 5 ou 6 millimètres des lèvres de la plaie, et qui glissent au-dessous du fond de la brèche; serrez-les doucement, assez pour appliquer en large contact les deux versants, assez peu pour ne pas couper des tissus mâchonnés et friables.

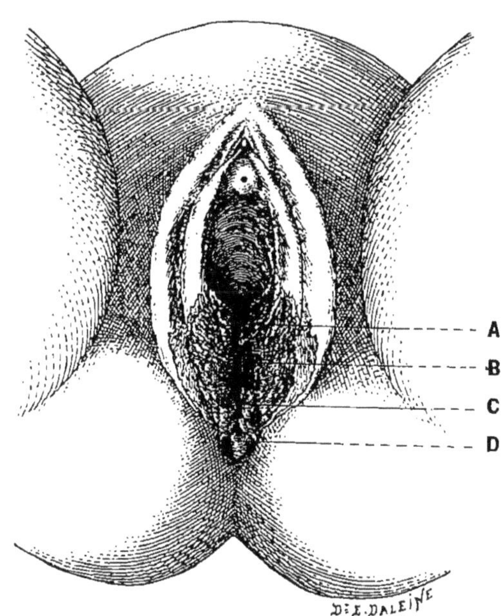

Fig. 115. — Rupture complète du périnée.

A, Débris de la paroi vaginale. — B, Paroi latérale, cruentée, de la rupture. — C, Rectum. — D, Anus béant, déchiré au niveau de la commissure antérieure.

Ceci fait, un certain nombre de points superficiels complètent l'affrontement de la muqueuse et de la peau.

Quel fil employer : catgut, soie, crin de Florence ou fil d'argent? Si vous avez du bon catgut, fin et solide, il vous rendra les meilleurs services, et, les sutures faites, vous n'aurez plus à y toucher; pour ma part, je lui donne depuis longtemps la préférence et je fais, au catgut, toutes mes périnéorraphies. On pourra encore réserver le crin pour les points profonds, et le fin catgut pour l'affrontement superficiel.

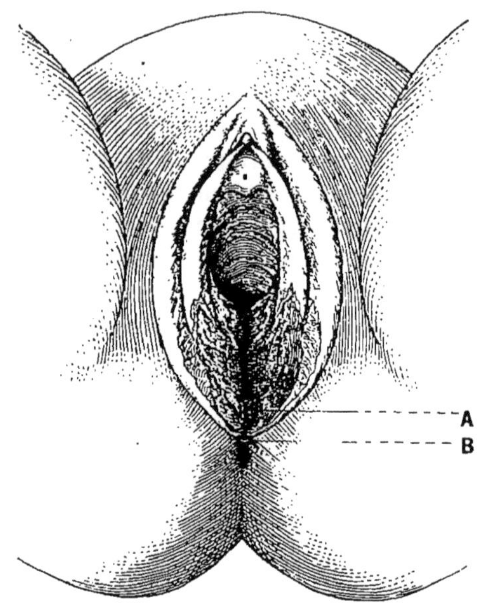

Fig. 414. — Déchirure complète du périnée; périnéorraphie. — 1er temps : *Réfection de la paroi rectale.*

A, surjet réunissant la portion extra-muqueuse de la paroi. — B, point commissural antérieur de l'anus.

2° **Rupture complète.** — Il faut réunir successivement : *a.* la paroi *rectale*; *b.* la paroi *vaginale*; *c.* l'*angle dièdre intermédiaire.*

L'anesthésie sera presque toujours indispensable. La malade étant placée dans la position gynécologique, lavez abondamment et « préparez » toute la région, puis reconnaissez le terrain (fig. 413) : en avant, les débris de la fourchette et de la paroi vaginale : en arrière, les deux moitiés du sphincter anal et la fente rectale; soyez sobres de régularisations, d'excisions : les lambeaux cruentés n'ont pas besoin d'avivement, et leur aspect contus, mortifié, n'est souvent qu'apparent; contentez-vous d'ébarber les languettes effilochées et noirâtres, mais ne cherchez pas, en supprimant trop d'étoffe, à obtenir deux lèvres régulières et droites.

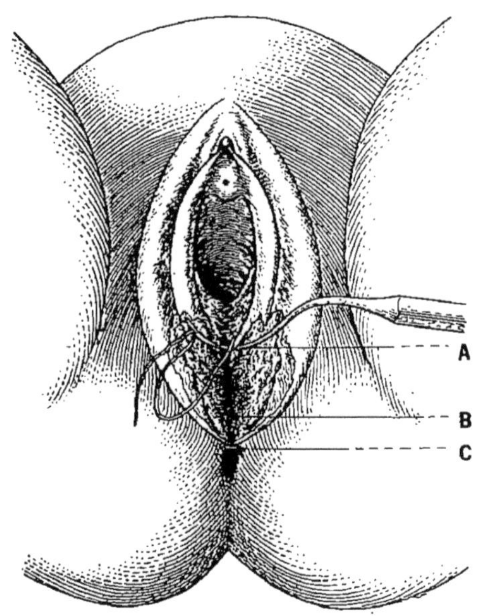

Fig. 415. — Rupture complète du périnée : périnéorraphie. — 2e temps : *Réfection de la paroi vaginale.*

A, aiguille chargeant toute la paroi, d'avant en arrière. — B, surjet rectal. — C, point commissural antérieur de l'anus.

Réunissez d'abord la paroi rectale, le V rectal. — Si la déchirure est très large, amarrez les deux côtés du V, au niveau de sa base, à l'anus, avec une pince de Kocher : tendez-les également, et commencez, tout en haut, la suture, *au-dessus de l'angle supérieur du V.* De là, votre surjet (catgut ou soie fine) descendra à points rapprochés, en ne chargeant *que la paroi extra-muqueuse*, jusqu'à l'anus : à ce niveau, vous l'arrêterez, après avoir affronté soigneusement la commissure anale antérieure (fig. 414).

A la paroi vaginale, au V vaginal, maintenant. Là aussi, faites un surjet, de très haut en bas, qui commence à l'angle supérieur du V, mais qui charge toute la paroi, comme l'indique la figure 415, et qui, en bas, restaure la fourchette.

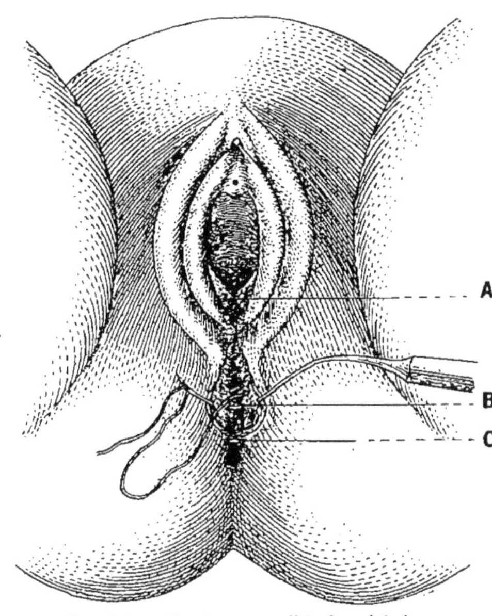

Fig. 416. — Rupture complète du périnée. 3e temps : *Réunion de l'angle dièdre périnéal.*

A, surjet vaginal. — B, surjet rapprochant les parties molles du périnée. — C, aiguille passant « tout au fond » de l'angle dièdre.

Dès lors, l'anus est reconstitué, la vulve a repris sa forme : il vous reste à combler la partie centrale, **l'angle dièdre périnéal**, et c'est le temps capital, la clef de voûte de la réparation.

Cette fois encore, pour faire besogne utile, il vous faudra mettre en contact, sur toute leur « profondeur », les deux versants de la brèche, et cela jusqu'au fond, tout au fond, sans laisser le moindre cul-de-sac, la moindre fissure, le moindre espace mort. Tout le secret d'une bonne périnéorraphie est là.

Si le « creux » n'est pas trop profond, vous pourrez, avec une aiguille à grande courbure, placer d'un côté à l'autre, trois ou quatre fils, qui passent au-dessus du sommet de l'angle dièdre, et qui l'encadrent tout entier.

Le plus souvent, il sera mieux d'accoler et de fusionner, par un ou deux surjets superposés, au catgut, les tissus périnéaux ; vous verrez la brèche se rétrécir et se fermer progressivement, et se réduire à une simple fente antéro-postérieure (fig. 416).

Il ne vous restera plus qu'à

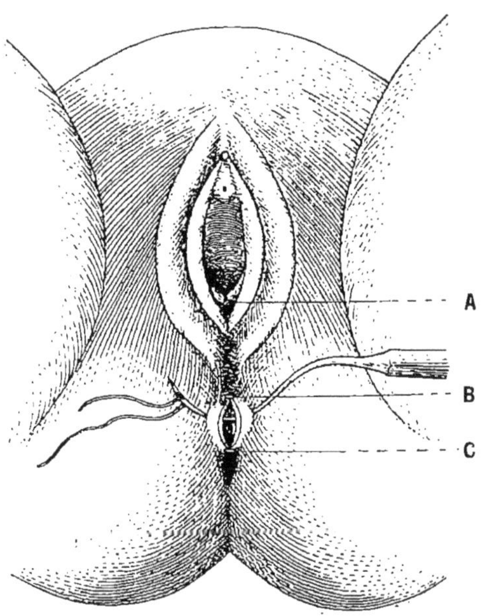

Fig. 417. — Rupture complète du périnée : périnéorraphie. 4e temps : *Suture de la peau du périnée.*

A, point de la fourchette. — B, réunion à points séparés de la peau du périnée.

suturer la peau, à points séparés (fig. 417); le point déclive, périanal, sera passé en demi-cercle, au-dessus de l'anus, pour froncer et consolider la commissure antérieure.

3° ***Rupture centrale***. — Ici, l'intervention sera plus complexe. Vous êtes en présence de deux orifices, de deux « trous », **l'un sur la paroi vaginale postérieure, l'autre en plein périnée** : si vous vous bornez à fermer l'un et l'autre, vous laisserez entre eux tout le foyer centro-périnéal, contus, dilacéré, et vous aurez fait une besogne très précaire.

Le mieux est de compléter délibérément la rupture, du côté du vagin; de fendre le pont de tissu qui comprend la fourchette et qui sépare les deux orifices, vaginal et périnéal. Ceci fait, vous vous trouvez en présence d'une vaste rupture incomplète, et, après avoir détergé et régularisé (sous les réserves plus haut formulées) le foyer grand ouvert, vous réunirez la paroi vaginale, de très haut en bas, d'abord, puis, le corps périnéal, par un ou plusieurs surjets superposés. La suture cutanée complétera la restauration.

ABCÈS VULVO-VAGINAUX

Quelques mots seulement des abcès de la région vulvo-vaginale : *bartholinite aiguë suppurée — abcès de la grande lèvre — abcès sous-uréthraux*.

La *bartholinite aiguë suppurée* est d'observation commune : un gros œdème unilatéral de la vulve doit toujours faire penser à l'abcès de la glande vulvo-vaginale — ou au chancre. Lors de la bartholinite, la grande lèvre est tuméfiée et rougeâtre, dans son tiers inférieur surtout, mais la peau est restée mobile, et plus ou moins souple, et c'est en dedans, sur la face muqueuse, que le relief se dessine, obstruant l'entrée du vagin, et se prolongeant dans la petite lèvre déplissée.

C'est aussi *en dedans* qu'il faut inciser (fig. 418) — inciser de bonne heure, en long, et sur une étendue suffisante pour que l'évacuation soit complète, d'emblée, et le drainage assuré. Nous savons, en effet, que les fistules ne sont pas rares, à la suite de ces suppurations : une ponction étroite est toute faite pour aboutir à ce résultat.

On ne guérit ces abcès « mal ouverts » et fistuleux, qu'en excisant la poche, besogne assez délicate, en général, et qui n'est efficace que sous la réserve d'être complète; le curettage ne suffit pas : il faut fendre la coque d'un bout à l'autre, et disséquer successivement les deux moitiés, en taillant dans le tissu de la grande lèvre, jusqu'au fond, jusqu'au cul-de-sac terminal et à ses diverticules. Cela saigne beaucoup : la réunion par des points profonds est hémostatique.

Le *phlegmon de la grande lèvre*, plus rare d'ailleurs, revêt un autre aspect; il occupe toute la hauteur de la lèvre qui est tout entière rouge, tendue, œdématiée, fluctuante, et dont la tuméfaction s'accuse tout autant, sinon plus, sur la face cutanée que sur la face muqueuse; du côté de la vulve, la petite lèvre est entièrement libre. Si l'on prend entre le pouce et les doigts les deux extrémités de la grande lèvre phlegmoneuse, on a la sensation d'une voussure allongée, et d'une fluctuation qui se transmet d'un pôle à l'autre. Livrés à eux-mêmes, ces abcès s'ouvrent assez souvent en dehors, à la peau, ou encore dans le sillon nympho-labial. Il faut les inciser du côté où ils proéminent et « se présentent » le mieux, et, le plus souvent, une bonne incision à la face externe de la grande lèvre, en pleine voussure, est la meilleure voie de drainage.

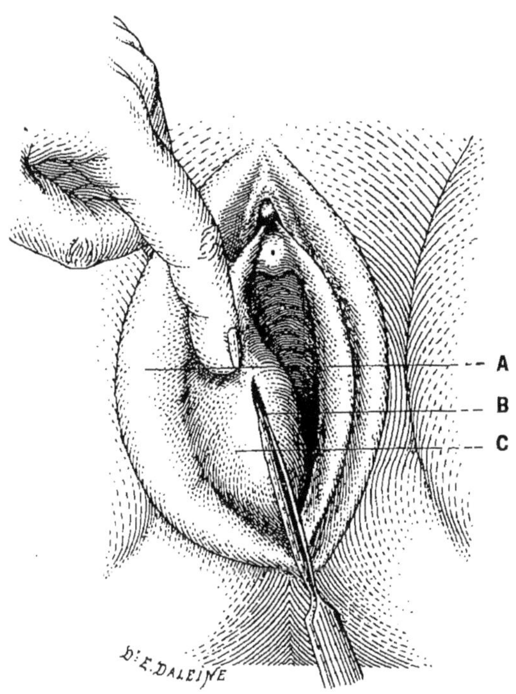

Fig. 418. — Abcès de la glande vulvo-vaginale. Incision, en dedans, sur la muqueuse.

A, grande lèvre. — B, commencement de l'incision longitudinale. — C, relief de l'abcès, à la face interne de la grande lèvre.

Enfin, on ne saurait oublier les *abcès sous-uréthraux*, les abcès du septum uréthro-vaginal ([1]). Ils se développent à la face inférieure de l'urèthre, et figurent à l'entrée du vagin, un peu en arrière du méat, une voussure rouge, vaguement arrondie, qu'on prendrait, au premier aspect, pour une uréthro-cystocèle; mais la tumeur, recouverte d'une muqueuse œdématiée, est très douloureuse, fluctuante, et l'on constate, en faisant pénétrer le doigt dans le vagin, qu'elle ne se prolonge pas sur la paroi vésico-vaginale, et qu'elle forme bosse au-dessous de l'urèthre; en la comprimant, on fait sourdre, d'ordinaire, quelques gouttes de pus au méat. On devra inciser ces abcès longitudinalement, sur la ligne médiane, et assez tôt pour qu'ils ne s'ouvrent pas dans l'urèthre ([2]).

([1]) Ils ne sont pas aussi exceptionnels qu'on pourrait le croire, d'après les classiques. M. Calavassy, en 1894, en avait réuni 16 faits (*Des abcès du septum uréthro-vaginal*, Thèse de Lyon, 1894); j'en ai observé trois cas très nets dans ces dernières années.

([2]) Ce qui n'est pas, en effet, une terminaison heureuse : l'abcès s'évacue mal, l'urine y pénètre, et l'affection a la plus grande tendance à devenir chronique.

NÉPHROTOMIE D'URGENCE

Vous êtes appelé auprès d'un malade qui, depuis deux, trois, quatre jours, *n'urine plus*; c'est un lithiasique : il a souffert, à maintes reprises, de coliques néphrétiques des mieux caractérisées ; l'anurie s'est montrée à la suite d'une dernière crise, toute récente, et dont les douleurs ne sont pas encore éteintes. Brusquement, ou après quelques jours d'oligurie, toute miction a été supprimée.

Bien entendu, votre premier soin sera de *vérifier le fait de la vacuité vésicale* : vous ne sentez rien au palper hypogastrique ; pratiquez le cathé-

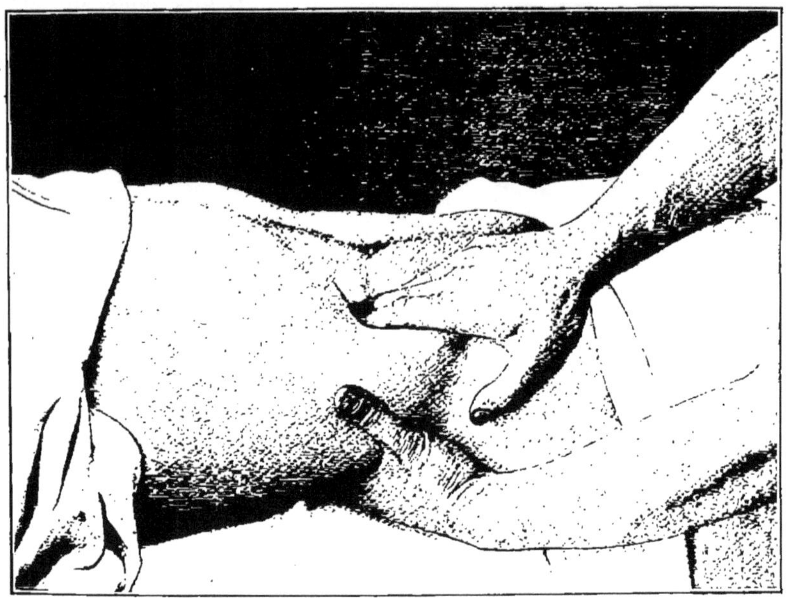

Fig. 419. — Exploration bimanuelle du rein.

térisme : rien ne passe. Il est donc bien avéré qu'il s'agit d'une *rétention rénale*.

Ici, les antécédents lithiasiques, la crise qui vient à peine de finir, ne laissent aucun doute sur la nature et la pathogénie de l'anurie ; j'ajoute que la localisation des douleurs, au cours de la dernière colique néphrétique, signale le côté où siège l'obstacle, où devra porter l'intervention. Et l'examen physique du rein et de l'uretère confirme et complète souvent ces indications premières : au palper bimanuel (fig. 419) vous trouvez le rein gros et douloureux, et la douleur se prolonge le long de l'uretère, où la pression la réveille, sur une ligne verticale qui rejoint le milieu de l'arcade crurale, ou encore, par le toucher rectal, au-dessus de la prostate, et nous allons voir que les résultats de cette exploration directe, dans certains faits d'allures moins nettes, deviennent l'élément indispensable du diagnostic.

Obstruction du col du bassinet ou de l'uretère par un calcul enclavé : telle est donc, chez votre anurique, l'hypothèse que vous devez faire et qui se vérifie presque toujours. Et, tout de suite, répondons à une objection qui se présente.

Cette obstruction calculeuse, elle est unilatérale, ou, du moins, est-il tout exceptionnel et tout improbable que l'accident se produise simultanément des deux côtés : que devient donc l'autre rein, et comment expliquer l'*absence totale d'excrétion, alors que l'une des voies paraît seule condamnée?*

L'autre rein manque quelquefois ; ou bien il est atrophié, scléreux, hors de fonction : ou encore, sur ce rein déjà malade, les lésions de l'autre rein, de l'autre uretère, réagissent par mécanisme réflexe, et suspendent une activité physiologique déjà compromise. En manière de conclusion pratique, ne comptez pas sur « l'autre rein » pour faire cesser l'anurie, et ne perdez pas de temps à provoquer, de ce côté, une dérivation le plus souvent impossible.

La situation est autrement difficile, lorsque l'anurie s'établit d'emblée, sans douleurs « préparatoires », sans le cortège de la crise néphrétique. S'agit-il d'une anurie par obstruction, par rétention rénale, et non d'une *anurie vraie, par défaut de sécrétion?*

Lorsque l'obstruction calculeuse est bien en cause, il est rare que l'on ne découvre pas, dans l'histoire du malade, les indices de la lithiase, crises néphrétiques atténuées, graviers, mictions sanglantes, etc. ; il est rare aussi que, dans les jours qui ont précédé l'accident, le malade n'ait ressenti quelques douleurs lombaires, ou même n'ait uriné un peu de sang. C'est encore du sang, que l'on verra souvent, à défaut d'urine, sourdre de la vessie vide, au cathétérisme explorateur. Enfin, alors même que le rein est inaccessible au palper, la douleur provoquée par la pression profonde, en avant, au niveau du flanc, ou en arrière, dans l'angle costo-vertébral, et aussi la contracture douloureuse, la « défense » de la paroi, sont autant de signes révélateurs, qui dénoncent le rein malade, le rein « à opérer ».

Cette « défense de la paroi », que nous avons signalée déjà dans l'appendicite, dans les ruptures traumatiques de l'intestin, etc., acquiert, ici encore, une valeur clinique de premier ordre et devient parfois le principal élément du diagnostic, ou même le seul.

Ainsi en fut-il chez un opéré de Legueu : il avait été pris, cinq jours avant, d'une douleur subite dans le flanc et de vomissements ; l'anurie était dès lors établie, et les accidents urémiques n'avaient pas tardé à éclater. « Du côté gauche, et seulement de ce côté, la palpation du flanc réveillait une contracture réflexe, une sorte de défense de la paroi abdominale, et c'est sur ce seul fait, ajoute Legueu, que je posai le diagnostic d'obstruction calculeuse récente de l'uretère gauche » [1].

Donc, il y a, le long de l'uretère ou dans le bassinet, un obstacle méca-

[1] Legueu, *Mercredi médical*, 25 juillet 1894.

nique, un barrage infranchissable, au-dessus duquel l'urine stagne, à si haute tension que la filtration rénale est suspendue. Que faire? ***Inciser le rein, et, à travers le parenchyme, ouvrir et drainer le bassinet.*** C'est la néphrotomie.

A quelle date aurez-vous recours à cette intervention de salut? L'état général du malade devra fournir la réponse.

L'urémie, voilà le danger, danger d'autant plus grave qu'il ne se traduit pas d'emblée par des réactions bruyantes, que l'intoxication s'accumule et progresse lentement, jusqu'au jour, où, tout à coup, elle se révèle irrémédiable. Épiez donc avec grand soin tous les indices de l'urémie commençante : l'assoupissement, interrompu parfois par de l'agitation et du subdélire, les vomissements, la sécheresse de la langue, le rétrécissement de la pupille, les tressaillements musculaires; n'attendez pas d'autres raisons d'agir, opérez le plus tôt possible.

Je sais bien que la période de tolérance se prolonge parfois et qu'on a vu l'anurie se poursuivre cinq, huit, dix, douze jours; je sais aussi que l'expulsion spontanée des calculs ou graviers obturateurs et la débâcle urinaire ont été observées au cinquième jour [1]. Mais, d'autre part, l'éclampsie urémique peut éclater au troisième jour et la formule pratique, sage, devra être la suivante : si l'urémie s'établit d'emblée et s'aggrave rapidement, la néphrotomie précoce, *dans les deux ou trois premiers jours*, sera tout indiquée; si l'anurie est bien tolérée et les accidents atténués, *on n'attendra pas au delà du cinquième jour* (Legueu) l'éventualité heureuse, mais fort aléatoire, de l'expulsion spontanée.

Enfin on peut ajouter qu'il n'est jamais trop tard pour intervenir : dans les situations les plus alarmantes, en pleine urémie convulsive, des guérisons ont été obtenues, contre tout espoir. Chez l'opéré de Duret [2], un médecin, deux crises d'anurie se succèdent à quelques jours d'intervalle : la première dure deux jours, et la miction reparaît; la seconde se prolonge, se complique de vomissements, d'une prostration considérable, enfin, sous les yeux mêmes du chirurgien, d'une crise convulsive extrêmement violente : la face est cyanosée, la respiration stertoreuse, le pouls petit et irrégulier.

La néphrotomie est pratiquée séance tenante, sans chloroforme. La couche adipeuse sous-cutanée et la capsule graisseuse du rein étaient d'une épaisseur énorme : le rein avait le volume de deux poings, il était absolument immobile et fixé à la colonne vertébrale. Ce fut à une grande profondeur que l'on parvint à inciser l'organe sur son bord convexe, et que l'on pénétra, avec le doigt, jusqu'au bassinet, où furent laissés deux gros drains. Dans la nuit, l'urine traversa le pansement, et, dès le lendemain, la miction

[1] Loumeau en a rapporté plusieurs exemples, celui-ci entre autres : un homme de cinquante-deux ans, lithiasique, en est à sa seconde crise d'anurie : somnolence; le rein gauche est gros et douloureux; douleur au niveau du bas-fond vésical, à la terminaison de l'uretère et sur son trajet abdominal. Au cinquième jour, expulsion de gros graviers et d'une quantité considérable d'urine. Guérison. (*Soc. de méd. et de chir. de Bordeaux*, 8 juillet 1898.)

[2] Observ. in thèse de A. Vailhen, *De l'intervention chirurgicale dans l'anurie calculeuse*, 1896.

par l'urèthre commençait à se rétablir. L'opéré guérit et reprit l'exercice de sa profession.

Chevallier [1] pratiqua la néphrotomie, chez une femme de 63 ans, au quatorzième jour d'anurie; la malade était à demi comateuse, en hypothermie (35°,7) ; elle guérit.

Ces résultats de la néphrotomie d'urgence appliquée à l'obstruction calculeuse de l'uretère sont naturellement tout différents de ceux qu'elle peut donner dans l'anurie cancéreuse, où, du fait même de l'affection causale, la survie demeure toujours précaire.

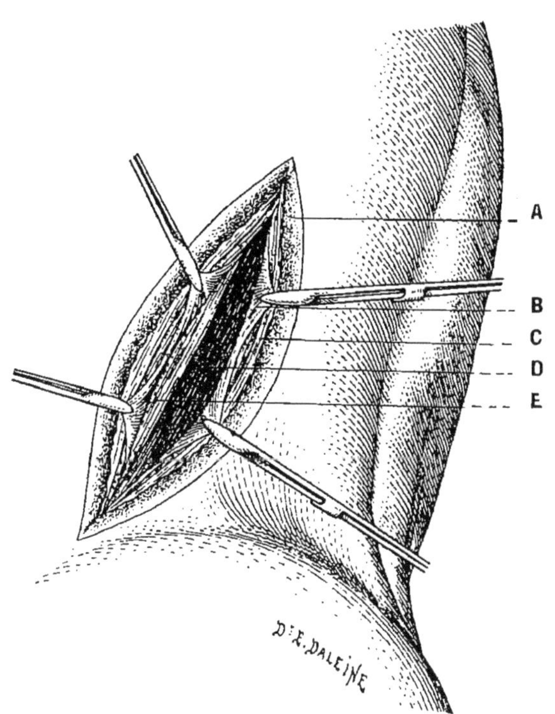

FIG. 120. — Néphrotomie d'urgence : incision.

A, Graisse sous-cutanée. — B, lèvre interne de l'aponévrose du transverse. — C, plan superficiel. — D, muscle carré lombaire. — E, feuillet fibreux profond.

Anurie cancéreuse. — Sous ce titre, je veux parler de l'anurie qui succède à la compression des uretères, au cours de l'épithélioma du col utérin ou de ses récidives.

Ici, le début est, d'ordinaire, indolent et progressif ; autrement dit, l'arrêt complet de la miction est précédé d'une oligurie, méconnue parfois, et qui dure plus ou moins longtemps.

L'accident survient, d'ailleurs, à deux périodes différentes et sous deux formes très dissemblables :

a. L'anurie se montre comme le *terme ultime d'une déchéance depuis longtemps irrémédiable* ; depuis longtemps aussi les reins sont malades, et la pyélo-néphrite ascendante est installée et progresse : la cessation complète du fonctionnement rénal ne fait qu'avancer un peu le terme fatal.

b. L'anurie éclate, *inattendue*, chez une femme vigoureuse, *alors même que le cancer utérin n'a pas encore été reconnu*. C'est au cours de l'examen — pendant qu'on cherche la signification de cette anurie brusque — qu'on le découvre.

Il n'est pas douteux que, dans cette dernière éventualité, le pronostic de la néphrotomie d'urgence ne soit tout autre.

(1) CHEVALLIER, *Assoc. franç. d'urol.*, oct. 1896.

Ici encore, nous redirons qu'il faut la pratiquer le plus tôt possible, sans attendre un dénouement spontané, auquel la nature même de l'obstacle enlève toute vraisemblance.

Une question, plus difficile parfois à résoudre, est celle du « rein à néphrotomiser ». De fait, vous n'avez pas ici l'indication de la dernière crise néphrétique. Explorez les deux régions rénales : vous provoquerez, en général, d'un côté, une sensibilité plus vive, de la douleur, et vous sentirez plus ou moins nettement que le rein est gros et abaissé : c'est de ce côté-là que vous devez agir, c'est d'après des indices de ce genre que la plupart des opérateurs « ont choisi ».

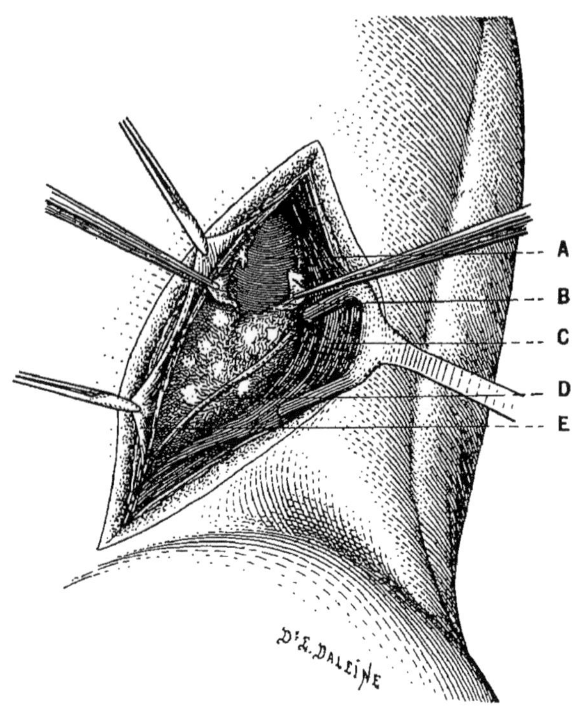

Fig. 421. — Néphrotomie d'urgence.
Découverte du rein; ouverture de la capsule adipeuse.

A, pôle supérieurs du rein. — B, capsule adipeuse, dissociée avec deux pinces à disséquer. — C, muscle carré lombaire, dont le bord externe est récliné en dedans. — D, grand nerf abdomino-génital. — E, aponévrose du transverse.

Technique de la néphrotomie d'urgence. — La néphrotomie d'urgence, telle que nous l'entendons, est et doit être une opération simple; *découverte du rein par voie lombaire, incision de l'organe sur son bord convexe, jusqu'au bassinet, drainage* : tel doit être le programme, réalisable partout.

Placez bien votre malade, endormi prudemment à l'éther ou au chloroforme; qu'il soit couché sur le côté « opposé », sur le côté droit, si vous opérez à gauche, la cuisse droite étendue, la cuisse gauche demi-fléchie; qu'un coussin cylindrique et dur soit glissé en travers, sous lui, excavant et relevant l'espace costo-iliaque droit, pour élargir et tendre l'espace costo-iliaque gauche; qu'un autre coussin, épais, adossé à la paroi abdominale antérieure, la soutienne et empêche le tronc de basculer en avant.

Vous avez devant vous la région lombaire bien exposée, depuis les dernières côtes jusqu'au dessous de la crête iliaque, depuis le rachis jusqu'aux confins externes du flanc. Lavez et préparez tout ce large espace, car vous avez besoin, surtout chez les obèses, de beaucoup de place et d'une longue incision.

Faites cette **incision** oblique, à quatre travers de doigt de la ligne médiane, sur le relief externe de la masse sacro-lombaire; qu'elle commence au-dessus de la 12e côte, et qu'elle vienne finir à la crête iliaque, vers sa partie moyenne. Si le jour était encore insuffisant pour aborder un rein énorme, adhérent, enfoui dans la graisse, vous auriez la ressource de prolonger l'incision, d'arrière en avant, le long de la crête iliaque, ou de débrider en travers, à mi-hauteur, la lèvre externe.

Dites-vous bien que, si la brèche doit être parfois énorme, en pratiquant l'incision qui vient d'être indiquée et en allant couche par couche jusqu'à la graisse profonde, vous n'avez rien à craindre, vous ne vous égarerez pas, vous ouvrirez nécessairement la loge rénale.

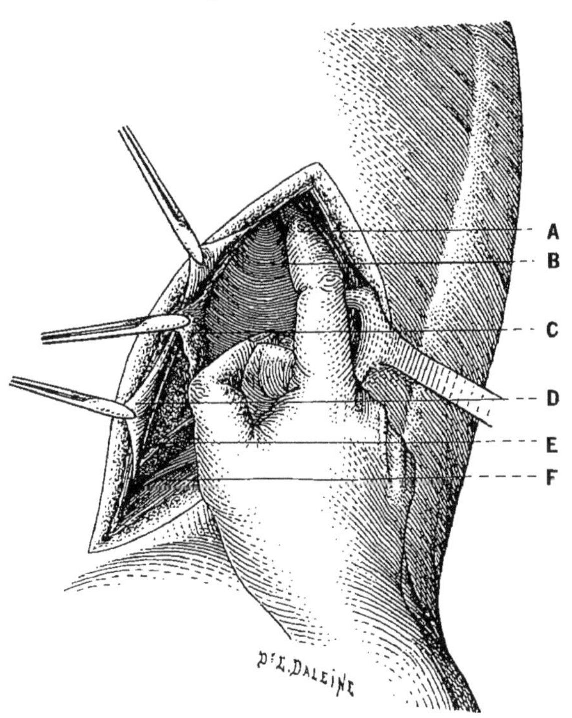

Fig. 422. — Néphrotomie d'urgence. Extraction du pôle supérieur du rein.

A, les doigts en crochet décalotant en abaissant le pôle rénal supérieur. — B, rein. — C, capsule adipeuse. — D, aponévrose du transverse — E, grand nerf abdomino-génital. — F, bord externe du carré lombaire.

Incisez donc la peau, la nappe graisseuse sous-cutanée, les fibres postérieures du grand oblique et du petit oblique, l'aponévrose du transverse (fig. 420) : vous êtes sur le mince feuillet fibreux profond, déjà traversé parfois de pelotons graisseux, et, en dedans, vous réclinez, sous un grand écarteur, le *bord externe du carré lombaire*, excellent repère, toujours bien visible. Jetez tout de suite quelques pinces sur les artérioles inter- et intra-musculaires qui donnent du sang et sectionnez la toile fibreuse profonde.

Voilà la *graisse périrénale*, peu abondante et lâche parfois, et au milieu de laquelle, en quelques tours de doigt, on a découvert et isolé le rein ; ailleurs et plus souvent, accumulée en un énorme lipome, qu'il faut dissocier et creuser rapidement. Aidez-vous des deux pinces à disséquer pour ouvrir la nappe périphérique, toujours plus dense et parfois comme encapsulée (fig. 421) et, le chemin frayé, allez tout de suite **chercher le rein.**

Il est gros, d'ordinaire, abaissé, violacé : dégagez-le en refoulant avec le doigt, d'arrière en avant, sur ses deux faces, la gaine adipeuse, et faites ce que vous pourrez pour l' « amener » tout entier au dehors; ayez soin de bien « décaloter » le pôle supérieur, qui tient toujours, et, avec les doigts en crochet, de l'entraîner en l'abaissant (fig. 422).

Avec une incision suffisamment longue et bien écartée, un rein de volume moyen et une atmosphère graisseuse assez lâche, cette *énucléation lombaire* (fig. 423) n'est pas malaisée, si l'on a bien isolé l'organe, et si le poing d'un aide ou la main libre de l'opérateur le refoule d'avant en arrière, par le flanc. N'insistez pas toutefois si le rein est énorme, adhérent, enclavé dans une gangue indurée, ne vous acharnez pas à l'extraire, au risque de le déchirer; libérez soigneusement le bord convexe et le plus possible des deux faces, et maintenez-le entre les lèvres de la brèche profonde avec un gros tampon glissé en dehors jusqu'au pédicule, pendant que vous incisez *au bon endroit.*

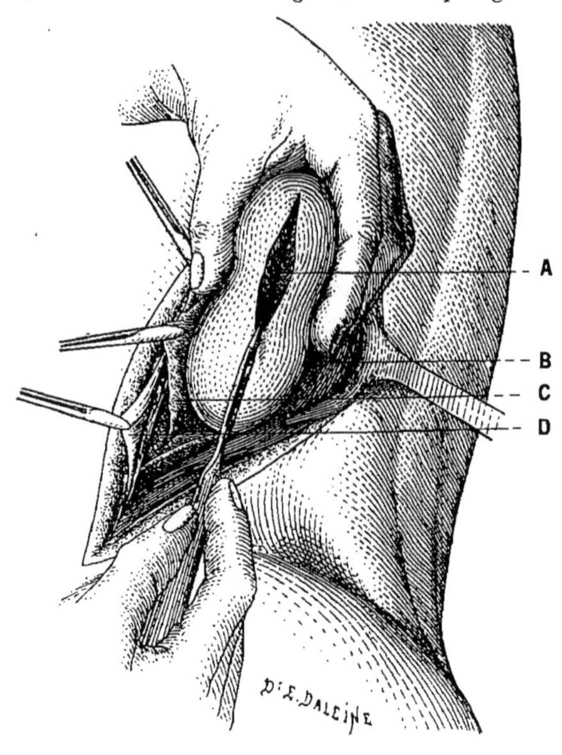

FIG. 423. — Néphrotomie d'urgence. — Le rein, extrait par la plaie lombaire, est maintenu par la main gauche et incisé sur son bord convexe.

A, incision du bord convexe. — B, carré lombaire. — C, capsule adipeuse. — D, aponévrose du transverse.

Le bon endroit, c'est le *bord convexe* (voy. fig. 424 et 425) : c'est là qu'il faut inciser, en son milieu, sur une longueur variable suivant le volume du rein, mais qui sera d'ordinaire de 3 ou 4 centimètres. Incisez au bistouri : si le rein est énucléé, fixez-le entre les doigts, en comprimant le pédicule; s'il est seulement attiré dans la brèche lombaire, un tampon monté, glissé profondément, remplira le même but.

Donc, fendez le parenchyme hardiment jusqu'au bassinet, jusqu'à l'urine; que votre incision soit bien orientée suivant le bord convexe (fig. 423), et vous aurez peu de sang, ou, du moins, si le suintement en nappe est abondant, il s'arrêtera aisément par la compression du pédicule ou du parenchyme lui-même.

Ne vous attendez pas à voir s'échapper un flot d'urine; le plus souvent, vous ne verrez sourdre que quelques cuillerées d'urine louche et purulente.

Allez, du doigt, à travers la brèche rénale, *explorer la cavité du bassinet* :

vous y sentirez souvent des calculs, grosses concrétions la remplissant toute

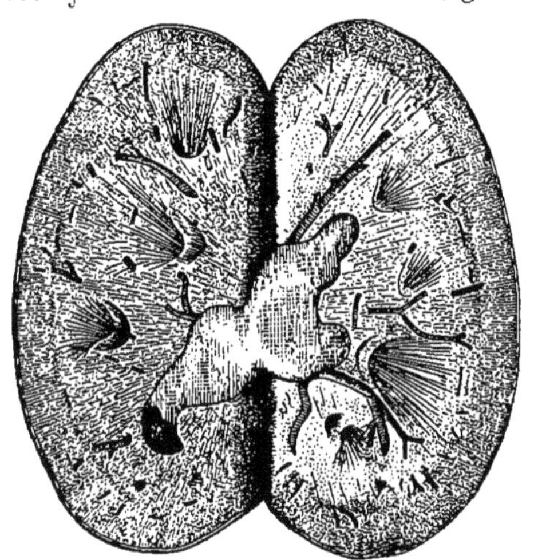

Fig. 424. — Coupe médiane du rein passant par le bord convexe et montrant son peu de vascularité en opposition avec la figure 425. (Tuffier et Lejars.)

(fig. 426), calculs multiples, irréguliers, branchus, pénétrant dans les calices et jusque dans la substance rénale, graviers entassés. Il faut les extraire : la pince de Kocher, une pince à forcipressure, suffiront d'ordinaire à saisir les calculs libres et à les « amener »; ceux qui sont enclavés dans le parenchyme ou dans le col du bassinet nécessiteront parfois une incision plus longue du bord convexe, qu'on raccourcira ensuite par quelques points passés en plein tissu rénal.

Tout cela est simple, en somme, et se résume dans la formule que voici : **ouvrir le bassinet par le rein, le vider et le drainer**. Et cette exploration du bassinet vaut toujours d'être faite : elle permettra quelquefois, par l'extraction des calculs obturateurs, de rétablir d'emblée la voie normale d'excrétion.

Un homme de soixante-huit ans, opéré par Pousson [1], était « en anurie » depuis douze jours; il avait eu de nombreuses coliques néphrétiques, surtout à droite, et l'origine des accidents n'était pas douteuse. La néphrotomie fut pratiquée : on trouva six calculs dans le bassinet; trois étaient libres dans les calices; deux gros étaient enclavés dans la substance rénale; un autre, de la forme et du volume d'une bille, obturait l'entrée de l'uretère : on les enleva tous les six. Quatre heures après, l'opéré rendait — par l'urèthre — 600 grammes d'urine; il en rendit 12 litres, dans les trois jours qui suivirent, sans tenir compte de celle qui mouillait le pansement.

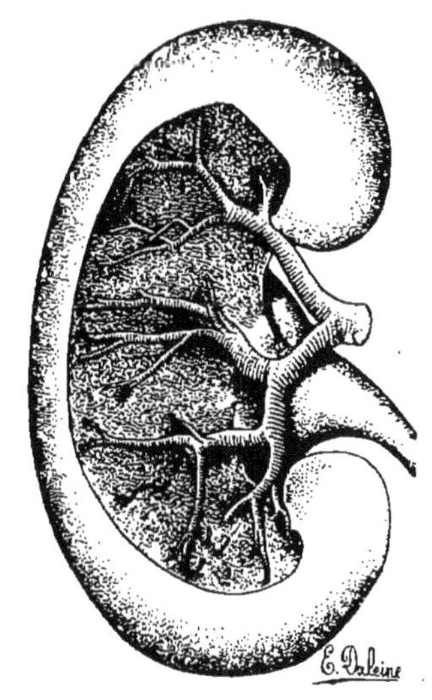

Fig. 425. — Artères du rein, suivant ses faces superficiellement. (Préparation de Tuffier et Lejars.)

Devons-nous aller plus loin dans cette recherche de l'obstacle, explorer l'uretère [2], le cathétériser, l'ouvrir même?

[1] Pousson, *Soc. de méd. et de chir. de Bordeaux*, 24 juin 1898.

[2] Dans l'uretère, le calcul s'enclave d'ordinaire, soit *à la partie supérieure*, soit en bas, *non loin de l'embouchure vésicale*. Dans la première éventualité, en explorant l'uretère, au doigt, par la plaie lombaire, on a réussi parfois à sentir la concrétion, et l'on a pu, de bas en haut, *la refouler*

Non, en règle générale, et dans les conditions d'urgence où nous nous plaçons : quand le rein est ouvert, le bassinet évacué et drainé, la besogne est achevée; et, d'ailleurs, l'expulsion spontanée du calcul urétéral a été assez souvent observée à une date plus ou moins éloignée.

Ainsi en fut-il dans le fait de M. Lucas-Championnière ([1]); la néphrotomie

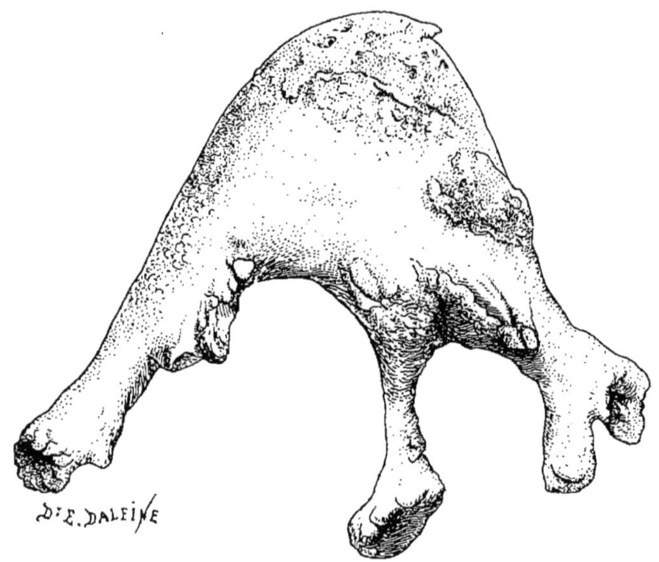

Fig. 426. — Énorme calcul remplissant le bassinet et les calices.

d'urgence fut pratiquée au 5e jour de l'anurie : le rein gauche fut incisé au thermocautère, il s'écoula un flot de pus fétide et une grande quantité d'urine, mais il n'y avait pas de calcul dans la cavité du bassinet, qui fut simplement drainé. Au 25e jour, la miction normale se rétablit; au 32e jour, on retira de la vessie un gravier du volume d'un gros pois Dès lors, la fistule lombaire se ferme et la guérison se complète.

dans le bassinet et l'extraire. L'observation de Legueu peut servir d'exemple : « Dans le bassinet (ouvert par la néphrotomie) je trouvai quelques calculs friables qu'il fut facile d'extraire en poussière. Je me mis alors en devoir de cathétériser l'uretère.... Une sonde-bougie s'engagea facilement dans l'orifice supérieur et s'arrêta à 3 centimètres environ du rein. Au même niveau, la palpation extérieure de l'uretère me faisait sentir une induration localisée, arrondie, du volume d'une fève, donnant l'impression d'un ganglion lymphatique. Mais une sonde cannelée introduite à travers le rein et l'uretère jusqu'au même point me donna une sensation nettement calculeuse.... Ce calcul, il me fut possible de le faire remonter par pression jusque dans le bassinet, d'où il fut extrait. » Une sonde introduite dans l'uretère descendit alors jusque dans la vessie. Israël parvint aussi à faire rétrograder de bas en haut, jusque dans le bassinet, un calcul enclavé dans l'uretère, à 10 centimètres environ de son orifice vésical. Ce sont là des interventions très heureuses, et le cathétérisme urétéral constitue évidemment un complément tout indiqué de la néphrotomie, mais il exige quelque habitude, et, pour peu qu'il présente des difficultés, qu'il complique et prolonge l'opération, mieux vaut s'en tenir à l'indication fondamentale : *le drainage du bassinet*.

([1]) Observation publiée par Demelin, in *Ann. des mal. des org. gén.-urin.*, t. VI, p. 438. — Dans un cas de Vignard (de Nantes), la miction ne se rétablit définitivement qu'au bout de quarante-huit jours, après l'expulsion par l'urèthre d'un calcul gros comme un haricot. (*Congrès d'urologie*, oct. 1898.)

Avant de finir, une dernière question se pose : Faut-il marsupialiser le rein, réunir à la paroi lombaire et à la peau les deux lèvres de l'incision rénale? Oui, si vous avez ouvert un rein très altéré, transformé en une vaste poche purulente : quelques points, reliant à la peau les bords de cette poche, serviront à mieux « extérioriser » le foyer septique, et préviendront des complications locales (fig. 427).

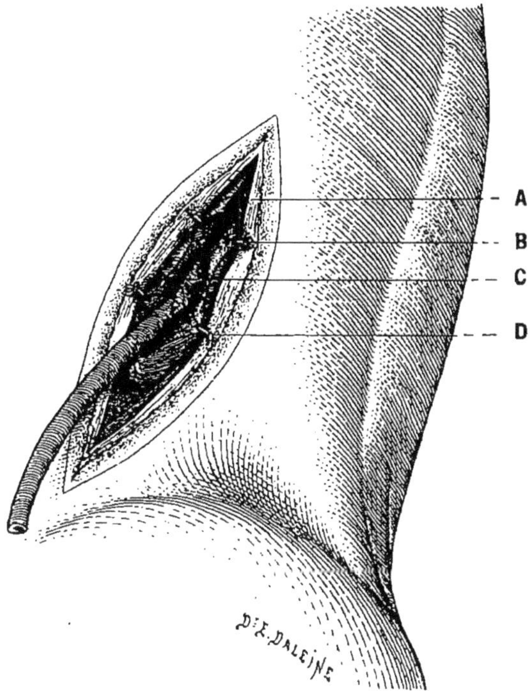

Fig. 427. — Néphrotomie d'urgence.
Le rein ouvert est fixé à la paroi et drainé.

A, paroi musculo-aponévrotique. — B, C, les lèvres de l'incision rénale réunies à la paroi par quelques points. — D, drain pénétrant jusqu'au bassinet.

Hormis ces indications particulières, contentez-vous d'introduire, jusque dans le bassinet, un gros drain ou deux drains moyens, accolés en canons de fusil, faites-les sortir et fixez-les à l'angle inférieur de la plaie lombaire ; laissez un autre drain ou une lamelle chiffonnée dans la capsule adipeuse, s'il y a quelque suintement sanguin, et fermez partiellement la brèche.

Telle est la néphrotomie dans l'anurie calculeuse, opération d'urgence, s'il en fut.

Dans l'*anurie cancéreuse*, la technique sera la même, simplifiée encore, car elle devra se borner à une courte incision du rein sur son bord convexe, et à l'introduction d'un drain dans le bassinet.

Encore pourrait-on se contenter d'amorcer la section du bord convexe sur 2 centimètres et compléter la brèche avec une pince de Kocher, qui serait poussée jusque dans le bassinet, qu'on ouvrirait alors et qu'on retirerait ouverte. Un drain serait placé dans le tunnel ainsi creusé.

En règle générale, on fera mieux, et l'on ne perdra pas plus de temps, en sectionnant franchement le parenchyme, jusqu'au bassinet, dont le drainage devra toujours être bien assuré. C'est là, encore une fois, le temps principal et le but de l'intervention.

INFILTRATION D'URINE

Un homme d'une cinquantaine d'années nous est apporté dans l'état suivant : vieux rétréci, urinant avec plus de difficulté depuis quelques semaines, il a ressenti brusquement, au début d'une miction laborieuse, une sorte de craquement, de détente soudaine, et, depuis lors, aucune goutte d'urine n'a plus passé par l'urèthre.

Cela date de six heures au plus, et déjà nous trouvons le périnée, le scrotum et la verge énormément distendus. Entre les cuisses écartées, les bourses figurent une tumeur grosse comme les deux poings, une sorte de ballon monstrueux couvert d'une peau lisse et rougeâtre, sur le devant duquel descend la verge, triplée de volume, incurvée et renflée en ampoule au niveau du prépuce ; la nappe rougeâtre et œdémateuse se prolonge sur le pubis, en avant, se renfle de nouveau, en arrière, sur le périnée, dont la voussure en dos d'âne s'affaisse lentement de chaque côté. Toute cette vaste zone donne la même sensation d'empâtement, de tension œdémateuse : nulle part on ne trouve de fluctuation.

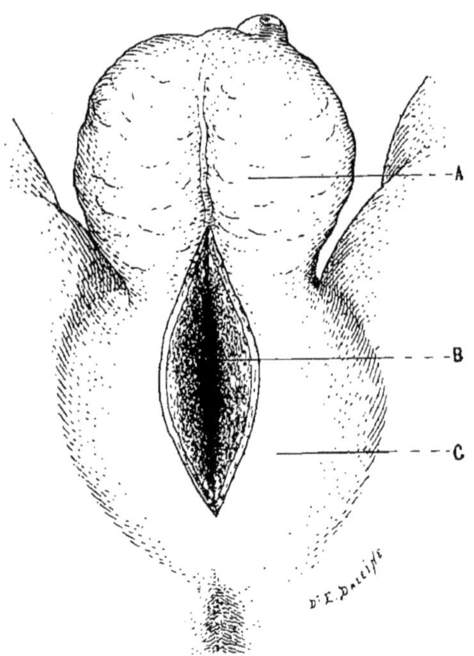

Fig. 428. — L'incision périnéale médiane dans l'infiltration d'urine.

A, scrotum tuméfié. — B, la tranchée ouverte au périnée. C, tumeur périnéale.

La miction est entièrement supprimée ; pâle, anxieux, le malade est secoué de frissons qui se répètent, la température est élevée (39 degrés, 39°,5), le pouls fréquent et petit, la langue blanchâtre et sèche : en somme, il y a tous les signes d'une infection qui s'aggrave d'heure en heure.

Voilà comment se présentera d'ordinaire à vous l'infiltration d'urine, dans sa forme la plus ordinaire, la plus classique, avec quelques variantes, sans doute, suivant la date de l'accident, l'évolution plus ou moins rapide de l'envahissement urineux et la gravité de l'infection. Vous trouverez, dans certains cas, avec une infiltration encore médiocre et de date récente, des phénomènes généraux d'un caractère exceptionnellement alarmant et qui, d'emblée, laisseront prévoir un dénouement fatal, presque inévitable ; ailleurs, l'infiltration revêtira d'emblée toutes les allures du *phlegmon diffus gangreneux*, et le scrotum, la verge, le périnée seront parsemés de plaques noirâtres et flétries de sphacèle.

A quelque période que vous observiez l'infiltration d'urine, la même pratique s'impose, d'urgence, celle-ci :

N'essayez pas de pratiquer le cathétérisme. Ne perdez pas de temps à faire au hasard, sur les zones les plus œdématiées, des incisions superficielles et insuffisantes : ***allez de suite au périnée***.

Faites placer et maintenir le malade dans la position de la taille (fig. 430), lavez et savonnez rapidement toute la région, faites relever les bourses, et, le périnée bien découvert, pratiquez l'intervention suivante. Vous ne sentez pas de fluctuation, pas de collection, vous ne devez pas en sentir : elle n'en existe pas moins toujours, et toujours au périnée. C'est là qu'il faut faire la brèche, *sans autre repère que la ligne médiane, que le raphé,* et ce repère suffit entièrement.

Prenez donc le thermocautère et dites-vous bien ceci : ***j'inciserai sur le raphé, et je continuerai à inciser d'avant en arrière, toujours sur la ligne médiane,*** à creuser le fossé, ***jusqu'à ce qu'un jet d'urine et de pus jaillisse en dehors***. Vous devez aller à une profondeur qui semble parfois considérable, à 3, 4, 5 centimètres, plus encore, entre ces deux versants épais, que figurent les deux moitiés du périnée épaissi et boursouflé de liquide ; peu importe, vous poursuivrez toujours votre route, sans hésitation, sans arrêt, jusqu'au flot de liquide.

Faites donc cheminer le couteau rougi d'avant en arrière, de la racine des bourses jusqu'à un ou deux doigts de l'anus (fig. 428), et, à longs traits méthodiques, sectionnez peu à peu cette gangue d'un gris noirâtre que forment les tissus périnéaux infiltrés, et au milieu de laquelle vous ne reconnaissez rien, vous n'avez besoin de rien reconnaître ; sous cette seule réserve de rester dans le plan médian, vous ne blesserez rien, vous ne rencontrerez pas de vaisseaux, vous ouvrirez nécessairement le foyer.

L'urine et le pus sont souvent projetés avec force, inondant le lit et le chirurgien, mais ne vous attendez pas à toujours rencontrer une abondante quantité de liquide ; ce qu'il faut, c'est ouvrir une collection remplie d'urine et de pus : à ce moment le but de l'opération sera réalisé.

Agrandissez toutefois l'ouverture du foyer profond, pour que le drainage soit aussi large que possible, et, avant de déposer le thermocautère, pratiquez tout de suite des *incisions de décharge* sur le scrotum, sur les côtés de la verge, sur la région pubienne, toujours en long et suffisamment espacées (deux travers de doigt) pour éviter le sphacèle des points intermédiaires : du reste, si le gonflement n'est pas extrême, deux ou trois longues incisions pubio-scrotales et un certain nombre de ponctions disséminées, avec la pointe rougie, suffisent à ouvrir toutes les voies au liquide épanché ; sur la verge, en particulier, les ponctions sont toujours préférables et n'exposent pas à des rétractions superficielles gênantes. Tout en gardant cette mesure nécessaire, on multipliera toujours les orifices ou les tranchées de drainage.

Ceci fait, inondez d'eau bouillie chaude tout le champ opératoire, la brèche périnéale, et toutes les incisions que vous venez de faire : exprimez avec les doigts le liquide sanieux, les bourbillons de tissus sphacélés, excisez les escarres, si l'infiltration en est déjà à la période du phlegmon gangreneux, mais, en règle générale, ne cherchez pas à « faire trop » ; pourvu que le périnée soit largement éventré, et cette besogne capitale complétée par quelques bonnes incisions, l'élimination du liquide et des escarres se fera sans peine, et la réparation dépassera le plus souvent tout ce qu'on en attendait.

Toute espèce de drainage est inutile, laissez les brèches béantes et recouvrez toute la région d'un épais gâteau de compresses humides, enveloppées d'une couche d'ouate et maintenues par un bandage en T.

C'est là souvent une intervention de salut, et qui fait brusquement tomber les accidents d'infection urineuse. Durant les premiers jours, on laissera le malade évacuer toute son urine par la brèche périnéale ; ce ne sera que plus tard, quand la crise sera passée et que les tissus se seront affaissés, que l'on tentera de faire le cathétérisme et de placer une sonde à demeure.

Si l'on n'a pas de thermocautère sous la main, l'incision se fera parfaitement au bistouri, et, à la condition d'être médiane, elle ne donnera lieu qu'à un suintement sanguin négligeable ; mais le thermocautère est toujours préférable, non seulement parce qu'il prévient toute perte de sang, mais encore parce qu'il exerce une action spéciale et salutaire sur les tissus infiltrés et en voie de gangrène.

Il est une autre forme d'infiltration d'urine, qui succède aux ruptures de l'urèthre profond **dans la loge périnéale supérieure,** infiltration beaucoup moins apparente à ses débuts, qui envahit le tissu cellulaire du bassin, et vient se montrer *dans les fosses ischio-rectales*, ou encore *à la région hypogastrique*.

Ce que l'on en voit n'est jamais qu'une représentation fort incomplète et trompeuse de ce qui existe réellement, des lésions profondes : la difficulté d'un bon débridement, suffisamment large, et bien placé, la diffusion le plus souvent très étendue de l'urine septique, la date de l'accident initial, tardivement reconnu, et l'infection avancée qui en résulte, contribuent à assom brir singulièrement le pronostic de cette infiltration de l'étage supérieur.

Un exemple. Un vieillard de soixante-cinq ans est apporté, à l'hôpital Beaujon, avec le diagnostic de phlegmon diffus de la paroi abdominale. Très affaissé, répondant à peine aux questions, il finit pourtant par nous apprendre que les accidents ont débuté il y a quatre ou cinq jours, que, depuis lors, il urine à peine, et que le gonflement de la région hypogastrique s'est accru peu à peu.

Aujourd'hui, toute la zone sous-ombilicale de la paroi est occupée par *une tuméfaction étalée, épaisse, d'un rouge vif*, qui donne à la main une sensation d'*œdème dur*, et qui se prolonge en bas sur la région prépubienne et jusqu'à la racine de la verge. Les bourses, le périnée, ne sont le siège d'aucun gonflement ; les fosses ischio-rectales se présentent aussi avec leur aspect normal. Le pouls est misérable, la température au-dessous de 37 degrés, le facies mauvais.

Séance tenante, j'incisai au thermocautère, sur la ligne médiane, et, après avoir traversé une couche de 4 à 5 centimètres, infiltrée d'un liquide sanieux, d'odeur urineuse, je tombai dans une cavité irrégulière, remplie d'urine sale, et de parois grisâtres et sphacélées, *qui occupait la région rétro-pubienne et se prolongeait, en bas et en arrière, dans le bassin,* au niveau d'un vaste décollement, qui avait tout à fait l'aspect du phlegmon diffus, gangreneux. Je lavai et je drainai de mon mieux cet énorme foyer, en me hâtant toutefois, car l'état du malade ne laissait pas que d'être fort alarmant. En effet, il s'éteignait dans la nuit.

Ici donc, l'**infiltration profonde s'était manifestée exclusivement à la région hypogastrique**; plus souvent, c'est **autour du rectum**, **dans les fosses ischio-rectales**, que le gonflement œdémateux et rougeâtre se montre tout d'abord, et c'est de ce côté qu'il faut diriger l'exploration et, le plus tôt possible, inciser.

En effet, comme nous l'avons indiqué plus haut, la gravité toute spéciale de cette seconde forme dérive précisément des difficultés que l'on éprouve à la reconnaître de bonne heure, et de la cellulite pelvienne gangreneuse et diffuse, qui existe déjà, le plus souvent, au moment où paraissent les signes extérieurs; si, de plus, la miction n'est pas totalement supprimée, et si la disposition de la rupture permet encore à une petite quantité d'urine de suivre la voie du canal, toutes les conditions se trouvent réunies pour prolonger une expectation dangereuse.

On ne saurait oublier, du reste, que l'infiltration ne se cantonne pas toujours dans les limites topographiques précises fixées par l'anatomie, et l'on n'exigera pas, pour intervenir, que les lésions se présentent sous l'un ou l'autre des deux types classiques et schématiques que nous venons d'exposer ; le principe général est immuable : dès qu'on a constaté une zone d'infiltration, quel qu'en soit le siège, ***c'est là qu'il faut inciser***, et sans retard, en ayant soin ***de se rapprocher toujours de l'urèthre***, et de faire pénétrer la voie de drainage jusqu'à lui.

J'ajoute que, dans les infiltrations profondes de la loge périnéale supérieure, intra-pelviennes, la cystostomie suivie de l'installation du siphon vésical pourrait trouver parfois des indications, alors que la solution de continuité du canal, cachée et inaccessible, est fort malaisée à aborder et à mettre en communication large avec l'extérieur (voy. plus loin *Cystostomie*).

ABCÈS URINEUX

Quelques indications brèves suffiront, la technique de l'intervention devant suivre, en somme, les règles que nous venons d'exposer pour l'infiltration d'urine.

Vous découvrez, au périnée, sur la ligne médiane, une tumeur en dos d'âne, arrondie ou ovoïde, implantée sur l'urèthre et faisant corps avec lui, tumeur dure, épaisse, obscurément fluctuante, ou bien, à un stade plus avancé, ramollie, rougeâtre et œdémateuse, diffusée plus ou moins loin sur les côtés ou en avant, mais dessinant toujours son relief maximum sur la ligne médiane ou tout près de la ligne médiane, et toujours engainant l'urèthre. Vous avez affaire à un rétréci, qui, depuis longtemps, urine mal, qui, depuis quelques semaines ou quelques jours, urine plus difficilement encore.

Abcès urineux : le siège, l'aspect, la consistance, l'évolution de la tumeur, le passé et le présent urinaires du malade en témoignent.

Incisez-le tout de suite ; n'attendez pas — et ce sage précepte date de J.-L. Petit — que la fluctuation soit « à fleur de peau ». Incisez sur la ligne médiane, sur le raphé, de la racine des bourses à l'anus, et, à longs traits de bistouri, ouvrez la brèche, d'avant en arrière, sans vous inquiéter de l'épaisseur des tissus que parfois vous devez traverser : sous cette coque lardacée, vous trouverez le pus, allez de l'avant, jusque-là.

L'abcès est ouvert, le pus s'échappe, toujours plus abondant qu'on ne l'avait cru, et parfois mêlé d'urine : explorez, au doigt, la cavité sous-uréthrale, en arrière, en avant, sur les côtés.

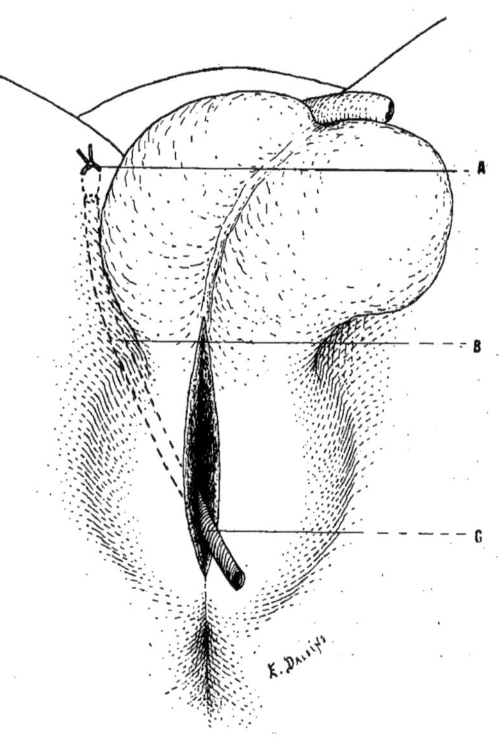

Fig. 429. — Incision et drainage d'un abcès urineux. *Drainage au plafond.*

A, l'extrémité supérieure du drain, fixée tout au fond du diverticule — B, diverticule supéro-externe de l'abcès. — C, l'extrémité inférieure du drain sortant par l'incision périnéale médiane.

En arrière, n'oubliez pas que la collection se prolonge assez souvent et remonte au cul-de-sac au-devant du rectum : incisez donc jusqu'au sphincter anal et mettez à l'air le clapier.

Latéralement, le pus a parfois envahi l'une des fosses ischio-rectales ou toutes les deux : si le décollement se poursuit très loin, faites, à son niveau, une bonne contre-ouverture, et drainez, avec un gros drain.

C'est en avant, ou plutôt **en haut et en dehors, le long de la branche ischio-pubienne, et jusque sur les côtés du corps caverneux**, que le foyer purulent s'est le plus souvent étendu, et ce diverticule supéro-externe est le lieu d'élection des clapiers interminables et des fistules. Ne manquez donc pas de **drainer au plafond**, comme l'enseigne le professeur Guyon (fig. 429)

Pour cela, vous pourrez faire une contre-ouverture tout au fond du cul-de-sac diverticulaire, que votre index reconnaît et soulève, et, par là, faire sortir le bout supérieur du drain que maintiendra une épingle de sûreté. Il sera plus simple de munir d'un double fil le bout supérieur du drain, et avec une aiguille de Reverdin, qui traverse, de dehors en dedans, le fond du diverticule, de ramener, l'un après l'autre, les deux chefs du fil, et de les nouer sur la peau. Sans incision nouvelle, le drain est ainsi fixé « au plafond », en bonne place : il y restera jusqu'à ce que la peau décollée ait suffisamment « repris racine ».

Ne craignez pas, lors d'abcès volumineux, de faire larges et multiples les débridements et de multiplier les drains : c'est le meilleur moyen de raccourcir la durée, toujours longue, de la cicatrisation.

Ailleurs, *à la base, ou le long de l'urèthre pénien*, l'abcès urineux se présente sous la forme d'une petite collection ronde et fluctuante, qu'il faut reconnaître et inciser tout de suite, comme les gros abcès périnéaux, mais qui n'exige qu'un coup de bistouri et un petit drain.

Autre chose. Vous trouvez au périnée une tumeur bien limitée, bien encapsulée, ramollie à son centre, mais dure et calleuse à son pourtour; c'est un vieil abcès, chez un vieux rétréci, et l'incision simple ne suffira pas à « faire fondre » cette *coque* lardacée, ce blindage calleux sous-uréthral : la fistule et le rétrécissement resteront inguérissables.

Il sera tout indiqué de profiter des dimensions restreintes et de la localisation de l'abcès, pour l'*exciser comme une tumeur* (1). Incisez-le d'abord, sur la ligne médiane, et, après vous être assuré que la cavité n'a point de diverticule lointain, circonscrivez par une incision courbe chacune de ses moitiés, et taillez en coin, jusqu'à l'urèthre, en extirpant d'un bloc l'un et l'autre segment du noyau fibreux.

En règle générale — et surtout dans les conditions où nous nous plaçons — vous vous bornerez là. Ce ne sera naturellement que le premier temps — le temps d'urgence — de la cure. Un peu plus tard (2), quand le foyer purulent sera détergé, vous vous occuperez de traiter le rétrécissement.

LES RUPTURES TRAUMATIQUES DE L'URÈTHRE

Infiltration d'urine et *infection urineuse*, d'une part, *rétrécissement serré et précoce*, d'autre part : tels sont les accidents qu'il faut craindre et prévenir, à la suite de toute rupture de l'urèthre.

(1) HORTELOUP, Traitement des abcès urineux. *Ann. des mal. des org. gén.-urin.*, oct. 1891.
(2) De six à vingt jours après l'incision de l'abcès. (Guyon.)

La conclusion pratique est facile à tirer : rendre un libre cours à l'urine; drainer et désinfecter le foyer, et, s'il se peut, rétablir d'emblée la continuité du canal. Ces indications ne sont pas toutes également indispensables à remplir, elles ne sont pas toutes également réalisables, suivant la gravité variable des lésions et la date plus ou moins tardive de l'intervention. D'où la nécessité de sérier les éventualités cliniques et de tracer des cadres.

Nous étudierons successivement : 1° les ***ruptures communes de la portion périnéo-bulbaire de l'urèthre ou de la portion membraneuse, sans fracture***; 2° les ***ruptures de la portion profonde, compliquant les fractures du bassin***; 3° les ***ruptures de la portion spongieuse, de la verge***.

I

RUPTURES COMMUNES DE L'URÈTHRE PÉRINÉO-BULBAIRE

I. Un homme de cinquante-six ans entre à la Pitié le 14 juin 1894 : deux jours avant, il a reçu un violent coup de pied sur le périnée et les bourses; la douleur a été très vive et suivie, un quart d'heure après, d'une abondante hémorragie par le méat. Au bout de quelques heures, le malade *a uriné seul*, et depuis, quoique toujours pénible, la miction continue à se faire spontanément; le passage de l'urine provoque une cuisson intense dans le canal, et, chaque fois, elle balaie devant elle un peu de sang. Les bourses sont fortement ecchymosées, et la teinte noirâtre se prolonge sur le périnée, sans qu'on trouve, à ce niveau, *aucune espèce de tumeur*. On constate seulement l'existence, sur la ligne médiane, au niveau de la portion bulbaire de l'urèthre, d'un point très douloureux.

Que faire? Rien, naturellement, **et surtout pas de cathétérisme**; le malade vide sa vessie; il n'y a aucun indice d'infiltration. Je me contentai de faire faire plusieurs fois par jour, dans l'urèthre, à canal ouvert, des lavages d'eau bouillie. Au bout d'une semaine, le suintement sanguin cessa, et la miction redevint indolente.

Voilà un type de ***rupture bénigne***, un cas léger : le malade urine seul, avec quelque peine et quelque douleur, sans doute, mais suffisamment, pour vider sa vessie : il n'y a pas de tumeur périnéale.

Remarquez que l'uréthrorragie n'en est pas moins fort abondante parfois, dans ces ruptures limitées à la muqueuse; de l'hémorragie par le méat, de l'hémorragie immédiate surtout, on ne peut rien inférer sur la gravité des lésions uréthrales. De plus, et par le fait même du choc traumatique, la miction peut être suspendue durant quelques heures : si l'on est appelé aussitôt après l'accident, il est donc sage d'attendre quelque peu, de ne pas « se ruer » d'emblée au cathétérisme; de « voir venir » la tumeur périnéale, et, si elle ne paraît pas, d'attendre encore que le globe vésical rempli à l'hypogastre, et les envies impuissantes d'uriner témoignent que la voie est barrée ou le mécanisme fonctionnel momentanément enrayé.

Les exemples de ces *ruptures incomplètes, bénignes*, ne sont pas rares, à la suite de heurts d'intensité médiocre ou des contusions obliques qui glissent à la surface du périnée; dans ces dernières années, on en a relevé de nombreux exemples à la suite des accidents de bicyclette, qu'il s'agisse d'un brusque ressaut sur la selle, ou sur le bec de la selle, ou d'une chute véritable.

En pareille occurrence, si la rétention d'urine se confirme, ou encore si la miction, conservée durant les premiers jours, devient plus malaisée et finalement impossible, le cathétérisme est tout indiqué, cathétérisme aseptique, prudent, méthodique, avec une sonde molle, qu'il faudra prendre d'abord un peu grosse (16 ou 17), car le spasme entre pour une part dans le mécanisme de ces rétentions, que l'obstruction n'explique pas.

La sonde sera conduite doucement *le long de la paroi supérieure du canal* : si l'on ne réussit à introduire qu'un petit numéro, après des tentatives peu nombreuses, courtes, sans effort, on pourra la laisser à demeure, et suppléer jusqu'à un certain point à l'insuffisance de son calibre en l'adaptant à un siphon (voy. plus loin); mais la surveillance devra toujours être minutieuse, et, au premier indice de tuméfaction périnéale, on aura recours, sans tarder, à l'uréthrotomie externe. Si nul accident ne survient, on substituera le plus tôt possible à la première sonde un autre numéro plus élevé.

Cette pratique a souvent réussi; simple, elle est, en somme, rationnelle dans les *déchirures partielles de la paroi uréthrale*, et abrège la durée de la guérison; mais elle n'est applicable que sous les réserves qui viennent d'être formulées : quand on ne passe pas dans un urèthre rompu, on ne doit jamais le traiter comme un urèthre rétréci et multiplier les manœuvres avec les sondes fines ou les bougies filiformes : il y a là une solution de continuité béante, toute fraîche, toute prête à laisser filtrer l'urine dans les tissus péri-uréthraux.

Dans de pareilles conditions, se contenter de mettre à demeure une bougie ou une sonde de calibre insuffisant pour assurer un très libre drainage de l'urine, c'est aller au-devant des complications d'infiltration septique, qui se sont trop souvent réalisées, même avec une sonde relativement grosse, au bout de quelque temps, et surtout si l'on n'a pas installé le siphon, l'urine se fraie toujours un passage entre la sonde et les parois de l'urèthre et s'engage entre les lèvres de la déchirure.

II. Il y a une autre variété de rupture dans laquelle le cathétérisme trouve encore sa raison d'être et de légitimes indications, je veux parler des ***ruptures interstitielles***.

Exemple. Un jeune homme entre à l'hôpital Beaujon, dans l'état suivant : la veille, il a reçu un violent coup de pied au périnée, *il n'a pas perdu de sang par le méat*, mais la miction est impossible et la vessie distendue; en arrière des bourses, on constate *une large ecchymose*, très foncée, mais *sans voussure*, sans aucune trace de tumeur; à ce niveau, le palper est très douloureux et l'urèthre périnéal paraît épaissi et dur.

Le cathétérisme avec la sonde de caoutchouc reste sans succès, mais ne ramène aucune goutte de sang; je parviens à passer — toujours sans blesser la muqueuse uréthrale — une sonde en gomme numéro 10 et la vessie peut se vider lentement. Le lendemain, on passait un numéro 11, quelques jours après, une sonde molle numéro 14. Enfin, la miction volontaire reparaissait et, au bout de trois semaines, le canal avait repris un calibre normal.

C'est là un cas très simple, et le cathétérisme est loin d'être toujours aisé : d'où **le danger très réel de blesser la muqueuse et d'ouvrir l'hématome intra-pariétal**; si la sonde est laissée à demeure, pareil accident peut se produire par le sphacèle et l'ulcération de la muqueuse soulevée et comprimée, et la rupture, **devenue pénétrante**, est dès lors exposée à toutes les complications dont nous avons parlé.

En pratique, lorsque le cathétérisme initial présente de sérieuses difficultés, il sera donc préférable de **recourir d'abord à la ponction hypogastrique**, pour parer à la rétention d'urine, et de remettre au lendemain ou au surlendemain de nouvelles tentatives, **en se tenant prêt à faire l'uréthrotomie à la moindre trace de gonflement périnéal.**

III. Lors de ***rupture complète***, dénoncée par l'*uréthrorragie*, la *tumeur au périnée* et l'*impossibilité de la miction*, aucune hésitation n'est permise : ***il ne faut jamais tenter le cathétérisme, il faut faire d'emblée l'incision périnéale***.

Il est instinctif, en quelque sorte, de chercher d'abord à introduire une sonde, et, à la lecture de presque toutes les observations, l'histoire se répète dans les mêmes termes : on a voulu essayer le cathétérisme, on a échoué, et, après des efforts plus ou moins prolongés, en désespoir de cause, on s'est résigné à l'uréthrotomie externe. Or, l'expérience démontre que ces tentatives de cathétérisme sont presque toujours suivies d'insuccès ; elle démontre encore qu'elles sont de nature *à compliquer et à aggraver toujours les lésions uréthrales*, et que, dans l'hypothèse même où l'on réussirait à passer une petite sonde, ce ne serait là qu'un dangereux expédient, impuissant à prévenir les complications locales ; l'intervention rationnelle, l'uréthrotomie externe sera, de ce fait, simplement retardée et devra être pratiquée dans des conditions plus difficiles et plus périlleuses.

Retarder, pour faire moins bien : tel est le seul bénéfice qu'on puisse attendre — dans l'immense majorité des cas — d'un cathétérisme soi-disant heureux.

Un homme tombe à califourchon sur une barre métallique ; vous le voyez quelques heures après. *Il a perdu une notable quantité de sang par l'urèthre* et les lèvres du méat sont encore agglutinées par des caillots : *il n'a pas uriné depuis l'accident*, il a des envies plus ou moins impérieuses, mais ses efforts restent inutiles, aucune goutte d'urine ne paraît au dehors, *la vessie est distendue* ; les bourses sont noirâtres ; en les relevant, vous constatez que la plaque ecchymotique se diffuse jusqu'à l'anus : *le périnée est occupé sur la ligne médiane, par une voussure antéro-postérieure* ovoïde, épaisse, qui se continue en avant le long de l'urèthre, l'encadre et paraît faire corps avec lui.

Ne vous attendez pas à rencontrer toujours une tumeur périnéale très volumineuse, très saillante, et n'oubliez pas qu'ici encore les lésions profondes sont, en règle, plus graves qu'elles ne le paraissent, à l'examen extérieur (1). Le fait seul de l'*hématome péri-uréthral* indique l'existence d'une attrition étendue de la paroi du canal et commande l'opération d'urgence. Et plus tôt vous la ferez, mieux vous pourrez la faire.

Technique de l'uréthrotomie externe. — Donc, prenez vos précautions, pour pouvoir remplir toutes les indications : ayez des sondes en caoutchouc rouge, de numéros variés, de fines aiguilles courbes, à suture, ou encore l'aiguille intestinale de Reverdin, ou l'aiguille à bascule, de la soie numéros 0 et 00, du catgut numéros 00, 0 et 2, du crin de Florence.

Le blessé sera endormi ou cocaïnisé : hormis les cas d'extrême urgence, où tout se borne à une incision périnéale, ou certaines contre-indications d'ordre général, l'anesthésie par le chloroforme ou l'éther donnera plus de facilités opératoires et permettra de faire une besogne plus régulière et plus complète.

Position de la taille, réalisée et maintenue suivant les procédés plus haut exposés (fig. 430) ; le scrotum et le périnée sont rasés, brossés, savonnés et désinfectés avec le plus grand soin. Alors seulement, une sonde molle est introduite *dans le bout antérieur* de l'urèthre et glissée *jusqu'à l'obstacle* : elle est rabattue sur le ventre avec la verge et les bourses soulevées.

Faites au bistouri une ***incision longitudinale, médiane, sur le raphé***, qui déborde en avant et en arrière les limites de la voussure périnéale, en empiétant sur la partie postérieure des bourses.

Sous la peau, vous tomberez parfois d'emblée dans le foyer rempli de sang et de caillots, plus souvent il vous faudra sectionner *une seconde enveloppe*, une lame fibreuse, plus ou moins teintée et amincie par le sang, *l'aponévrose périnéale superficielle*; tout cela, du reste, est fort simple et

(1) En voici un frappant exemple. Il s'agissait d'un homme d'une quarantaine d'années, qui n'avait pas fait la chute classique « à califourchon », mais qui était tombé sur le côté, d'abord, puis avait été projeté violemment en arrière. Dans la soirée, il entrait dans mon service : l'uréthrorragie avait été abondante et persistait encore, mais il n'y avait aucune « tumeur » périnéale; on se contenta de faire une ponction de la vessie. Le lendemain matin, la miction était toujours impossible, la vessie distendue, mais le périnée, recouvert d'une large ecchymose, restait plat et d'apparence toute normale. Après une tentative, fort courte et fort modérée de cathétérisme, sans succès, je pratiquai l'incision périnéale médiane, et je tombai dans un vaste décollement en nappe, qui s'étendait de la racine des bourses à l'anus et se prolongeait, de chaque côté, dans la fesse.

Après avoir déblayé le sang et les caillots, je reconnus le bout antérieur, jalonné par la sonde que j'avais d'abord introduite, et, derrière lui, une large déchirure, une sorte d'écrasement du canal, sur une longueur de près de trois centimètres; tout en haut, une étroite bandelette paraissait représenter encore la paroi supérieure. En la suivant avec le bec d'une sonde en gomme numéro 14, j'eus l'heureuse chance de pénétrer tout de suite dans le bout postérieur, qui, lui, correspondait à la portion initiale de l'urèthre membraneux : la sonde étant dirigée presque verticalement de bas en haut, j'entrai dans la vessie et l'urine jaillit au dehors.

Je ramenai ma sonde en gomme d'arrière en avant, dans l'urèthre antérieur, jusqu'au méat, après l'avoir engainée dans la sonde de caoutchouc rouge primitivement introduite et qui servit de conducteur. Ceci fait, les deux lèvres, fort irrégulières et mâchonnées, de la déchirure uréthrale, furent rapprochées, du mieux possible, par des points séparés de catgut, et, par-dessus, les parties molles du périnée réunies en masse, par un double surjet, suture partielle de la peau : deux petits drains et une mèche aseptique chiffonnée furent laissés dans le foyer. — Guérison sans fistule.

vite fait, et se résume d'un mot : **aller tout de suite jusqu'aux caillots.** Ces caillots, enlevez-les avec le doigt et les tampons, détergez soigneusement la cavité grande ouverte, et, une fois le champ libre, **orientez-vous.**

A l'angle antérieur de la plaie, vous voyez poindre l'extrémité de la sonde qui vous sert de repère et vous indique l'urèthre. La rupture est, d'ailleurs,

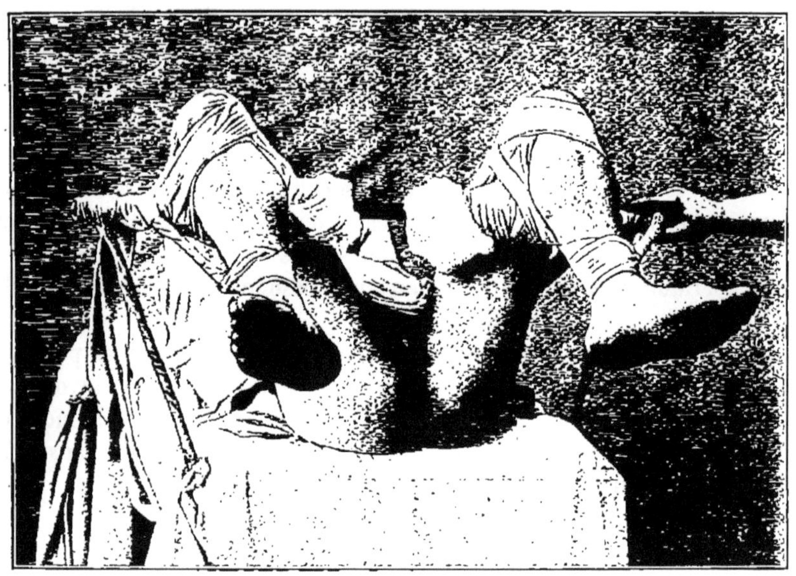

Fig. 430. — Position de la taille, pour l'uréthrotomie externe.

de type différent et nécessite des manœuvres ultérieures plus ou moins complexes.

A. ***Rupture de la paroi inférieure seule.*** — Il arrive que la paroi inférieure de l'urèthre soit seule intéressée, que la fente s'écarte et bâille de largeur variable, mais que **la paroi supérieure**, réduite parfois à une simple bandelette, s'**étende encore comme un pont d'un bout à l'autre** (fig. 431).

Cherchez à utiliser ce pont intermédiaire en faisant glisser au-dessous de lui le bec de la sonde : pour cela, *appliquez votre index gauche en long, sur la perte de substance, d'un bout de l'urèthre à l'autre*, et, le canal ainsi complété, sur cette paroi inférieure *artificielle*, poussez doucement la sonde, en arrière, vers l'orifice postérieur, dans lequel, ainsi dirigée, vous aurez parfois l'heureuse chance de la sentir s'engager. Le gros œuvre de l'opération est alors accompli : il ne restera plus, si les conditions locales s'y prêtent, qu'à suturer la déchirure.

Ailleurs, cette manœuvre simple échoue. *Faites sortir la sonde à la plaie périnéale, d'une longueur suffisante, pour pouvoir la saisir aisément de la main droite et en présenter le bec directement à l'orifice postérieur.*

La bandelette commissurale, autrement dit la portion intacte de la paroi supérieure, vous conduira nécessairement jusqu'à lui : suivez-la donc : avec une pince, le bout d'une sonde cannelée, un stylet, dégagez et relevez les débris de paroi recroquevillée qui masquent l'orifice; entre eux, au-dessous d'eux, faites doucement glisser l'extrémité de la sonde, sans force, sans brusquerie; si vous êtes dans le bon chemin, elle le suivra d'elle-même; si vous éprouvez de la résistance, retirez-la et recommencez. C'est affaire de patience et d'adresse, et non de hasard, et la manœuvre n'est jamais, d'ailleurs, aussi pénible qu'après la rupture totale.

Une fois la sonde introduite jusque dans la vessie, il faudra donc, en règle, procéder à la **suture de l'urèthre**, au moins lorsque l'intervention

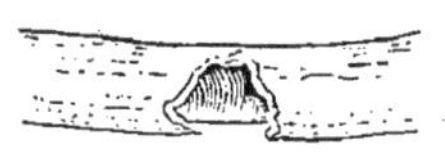

Fig. 431. — Rupture de la paroi inférieure de l'urèthre. — Une sonde est introduite dans le canal. (Schéma.)

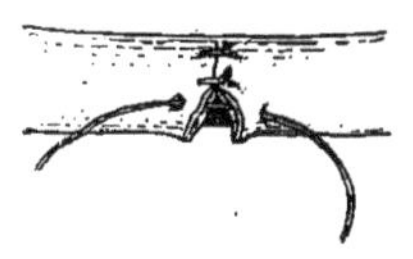

Fig. 432. — Rupture de la paroi inférieure de l'urèthre. — Suture à points séparés. (Schéma.)

n'est pas trop tardive et que les tissus ne sont pas trop infiltrés, trop infectés, trop friables.

Ici encore, la *bandelette commissurale* rendra de grands services et facilitera le rapprochement et la réunion des deux bouts. Passez donc, sur chacune des lèvres, antérieure et postérieure, de la plaie uréthrale, dans l'épaisseur de la paroi, *sans traverser la muqueuse*, des points séparés de soie ou de catgut fin, qui seront distants de 2 ou 3 millimètres seulement; appliquez et nouez-les d'abord sur les côtés, en vous rapprochant de la ligne médiane inférieure où l'écartement est maximum; serrez-les progressivement, pour ne rien couper et pour réaliser une exacte et large coaptation des deux lèvres (fig. 432).

Ceci fait, si le périnée est bien cruenté et d'aspect bien vivant, réunissez en deux étages, au-dessous de l'urèthre, les plans musculo-aponévrotiques et suturez la peau, comme nous allons le dire tout à l'heure; autrement, laissez tout béant (voy. plus loin).

B. ***Rupture totale; écartement des deux bouts.*** — Les manœuvres sont toujours plus complexes et de succès moins assuré, lorsque vous vous trouvez en présence d'une **rupture totale**. Le périnée est fendu, le foyer sanguin grand ouvert et détergé du sang, des caillots et de l'urine; dans la profondeur, vous ne voyez aucune trace de l'urèthre : il est coupé en deux, tout entier, et *les deux bouts rétractés*.

Il suffit de pousser un peu la sonde, que d'avance vous avez introduite par le méat, pour la voir surgir dans la plaie et découvrir le **bout anté-**

Planche IX. — **Rupture de l'urèthre, suture des deux bouts.** — Une sonde est passée dans le canal; une pince soulève et tend la muqueuse uréthrale, pendant que l'aiguille traverse la tunique extra-muqueuse; à droite et à gauche, un premier point est déjà noué.

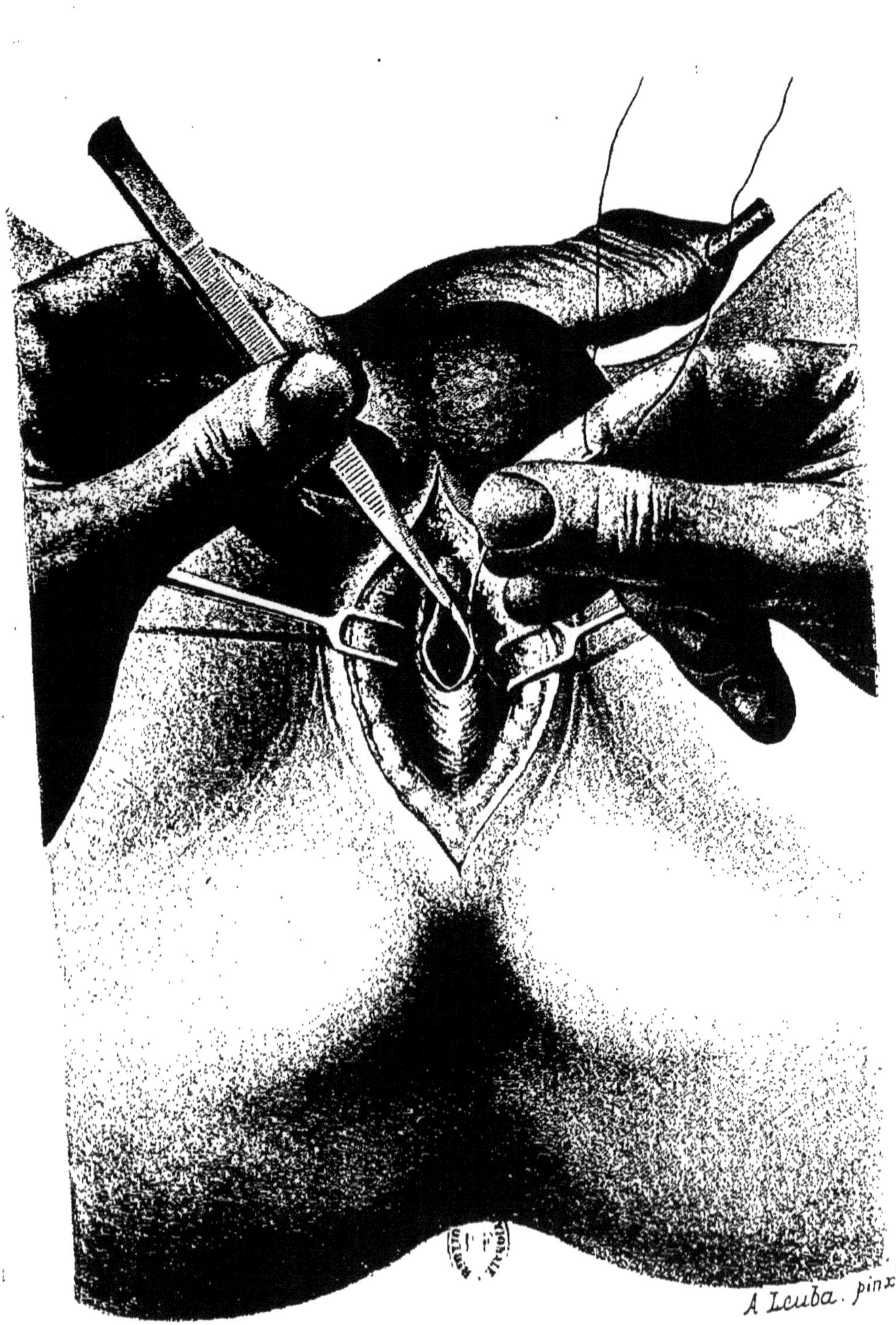
A Leuba. pinx.

rieur : là n'est pas la difficulté ; elle est tout entière dans **la recherche de l'autre tronçon, du bout postérieur**, souvent recroquevillé fort loin en arrière, dévié, effrité, obturé, méconnaissable, et cela, d'autant plus que l'accident datera de plus longtemps et que les tissus, infiltrés et enflammés, se seront modifiés plus profondément.

Commencez par examiner avec grand soin et de très près, tout le champ postérieur de la plaie ; la sonde cannelée à la main, explorez tel petit orifice, telle dépression, tel tubercule rougeâtre et frangé ; si l'instrument pénètre, si vous apercevez la surface lisse de la muqueuse et la lumière d'un canal, amarrez avec une pince le pourtour de l'ouverture [1] et présentez le bec de la sonde (fig. 433), qui glissera sans effort, quand vous serez dans la bonne voie.

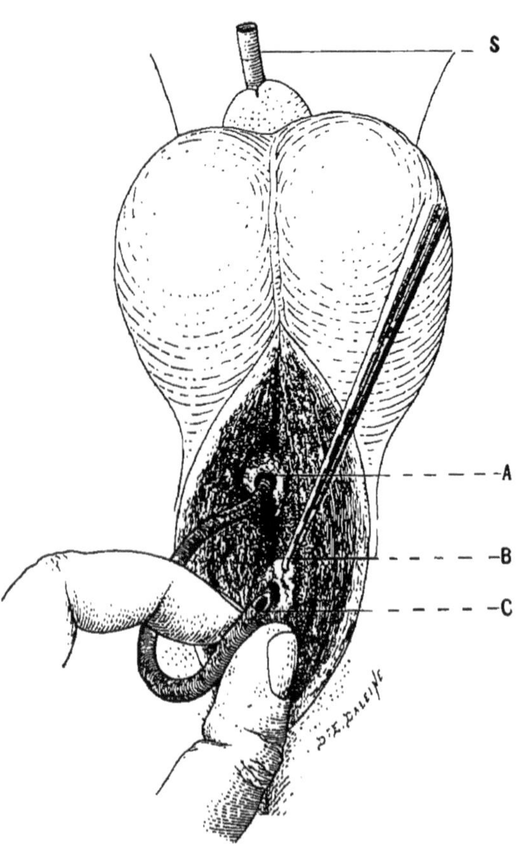

Fig. 433. — Rupture totale de l'urèthre périnéal. Cathétérisme du bout postérieur.

S, sonde introduite par le méat. — A, bout antérieur d'où émerge la sonde. — B, entrée du bout postérieur, repérée avec une pince. — C, le bec de la sonde insinué dans le bout postérieur.

Un peu d'urine qui sourd goutte à goutte du tronçon vésical devient un précieux repère : si le malade n'est pas endormi, des efforts volontaires de miction peuvent être, de la sorte, très utiles ; un aide qui déprime la région hypogastrique ou encore qui introduit le doigt dans le rectum et repousse en avant l'urèthre postérieur, rendra souvent aussi de réels services.

Si l'on ne trouve rien, il ne faut pas craindre d'élargir l'incision, de la prolonger en arrière (sans jamais, toutefois, intéresser le sphincter anal), ou de se faire du jour, en complétant, *par une incision transversale, prérectale*, le trait antéro-postérieur : nous dirons bientôt que, pour les ruptures de la portion membraneuse profonde, c'est là une pratique tout indiquée.

(1) Gardez-vous, toutefois, de dévier, de « faire loucher » l'orifice : la pince ne doit servir qu'à l'ouvrir, en soulevant la lèvre supérieure ; deux fils passés symétriquement dans la paroi uréthrale, et qui sont également tendus en haut et en avant, sont toujours préférables.

On trouve le bout postérieur. — Supposons d'abord que les recherches périnéales aient fini par aboutir : vous avez trouvé le bout postérieur, vous avez passé la sonde jusque dans la vessie, la voie est rétablie artificiellement.

Cette fois encore, dans les traumatismes récents que nous avons en vue, il faut faire plus et compléter l'intervention par un second temps : **la suture de l'urèthre rompu.**

Pour cela, vous ramènerez d'abord les deux bouts au contact par *des sutures d'appui*, et vous achèverez la réunion par un nombre suffisant de *points d'affrontement.*

Passez donc, dans l'un et l'autre tronçon, trois ou quatre fils fins, mais solides, qui chargent une bonne épaisseur de paroi : attirez en avant la tranche postérieure avec la pince à disséquer et serrez doucement ces premiers fils, qui réalisent un premier rapprochement, une coaptation préliminaire ; **c'est surtout au niveau de la paroi supérieure du canal qu'il est important de placer d'abord deux bons fils d'appui** : le reste de la besogne en est singulièrement facilité.

S'il le faut, si la paroi uréthrale est trop friable ou trop lacérée, ces premiers fils la *traverseront tout entière* et le résultat n'en sera pas moins bon, comme le démontre, entre autres, l'observation suivante de Lennander [1].

Il s'agit d'un homme de quarante-six ans, qui, dans une chute de bicyclette, avait eu le périnée violemment contus par la roue postérieure. Il cherche à uriner, il ne vient que du sang. Le lendemain matin, son médecin essaie inutilement d'introduire divers cathéters. Le blessé entre le soir à la clinique d'Upsal, et, à dix heures, sous l'éther, on procède à l'opération.

A l'incision du raphé périnéal, fortement proéminent, on tombe dans une grande cavité remplie de sang et d'urine. Une sonde introduite par le méat permet de reconnaître le *bout antérieur* de l'urèthre rompu ; *l'orifice postérieur se montre au sommet d'un petit tubercule conique, qui représente le bec de la prostate*, tout à fait isolé des parties molles voisines. Les deux bouts sont distants d'au moins 3 centimètres 1/2.

Ce ne fut pas sans difficulté que la paroi supérieure du canal fut suturée par trois catguts n° 2, qui *la traversèrent dans toute son épaisseur*, et qui furent noués en dedans de l'urèthre. Une sonde de Nélaton n° 14 fut alors passée jusque dans la vessie et fixée au prépuce par quelques points au crin de Florence. Sur cette sonde, la paroi inférieure de l'urèthre fut réunie par trois crins de Florence, qui ne pénétraient pas dans la muqueuse. Tamponnement à la gaze iodoformée ; toute la plaie périnéale est laissée béante et la sonde mise en communication avec un siphon. La guérison fut très simple, et l'urèthre se réunit par première intention ; au 20e jour la sonde à demeure fut retirée, et la miction ne tarda pas à redevenir normale.

En effet, la première indication à remplir, dans ces **ruptures complètes à grand écartement**, c'est de ramener en regard, en contact, les deux seg-

[1] Lennander, Ueber die Behandlung der Ruptur der hinteren Harnröhre mit vier Fällen von Ruptur der Pars membranacea, darunter eine Fahrradverletzung. *Arch. für klin. Chir.*, 1897, Bd XLIV, 3, p. 479, obs. I.

ments, et de rétablir, au moins, une ébauche de continuité ; je veux dire que si la paroi uréthrale est trop écrasée, trop ramollie pour prêter à une réunion circonférentielle régulière, **il n'en sera pas moins toujours utile de rapprocher autant que possible** et d'affronter en masse, sur une étendue si restreinte soit-elle, **les deux bouts autour de la sonde** : ce sera autant d'acquis pour le travail de réparation ultérieure.

Il sera, en somme, assez rarement indiqué de pratiquer d'emblée **la réunion totale uréthro-périnéale**.

Elle devient légitime dans les opérations précoces, où le foyer, de dimensions relativement restreintes, ne contient que des caillots et peu d'urine et ne s'accompagne pas de décollements importants : après la suture régulière de l'urèthre par un nombre suffisant de points extra-muqueux, on réunit en deux étages les plans musculo-fibreux du périnée, et cela, s'il est possible, *par un même surjet, que l'on continue d'un étage à l'autre*, pour mieux solidariser toutes les couches et supprimer tous les espaces morts. La peau est ensuite suturée sans drain. C'est là, en quelque sorte, l'opération idéale, et elle a donné d'assez nombreux succès.

Mais si l'on trouve les tissus péri-uréthraux infiltrés, phlegmoneux, décollés au loin, on devra recourir au drainage et laisser un drain au contact de l'urèthre suturé, en ne réunissant que partiellement les plans superficiels, ou même laisser toute la plaie béante et la tamponner à la gaze aseptique. Ajoutons que, dans les cas où la suture uréthrale est matériellement impraticable, c'est là encore le seul parti à prendre.

On ne trouve pas le bout postérieur. — Jusqu'ici, nous avons admis que le bout postérieur avait été découvert et une sonde à demeure introduite dans la vessie. Il faut d'avance se poser cette autre question et y répondre : **que ferons-nous, si, après une recherche soigneuse, nous ne trouvons pas le bout postérieur ?**

Deux solutions se présentent : 1° **laisser les choses en l'état**, remplir la plaie périnéale de gaze mollement chiffonnée, et attendre, en vidant, au besoin, la vessie par la ponction hypogastrique ; peut-être, à un examen ultérieur, l'orifice deviendra-t-il reconnaissable, peut-être aussi l'urine se drainera-t-elle suffisamment par la large brèche que vous venez de faire. Bien entendu, une surveillance étroite est de rigueur ; 2° **faire la cystotomie hypogastrique et le cathétérisme rétrograde**.

Quand l'état général et les conditions de milieu s'y prêtent, cette dernière détermination sera la meilleure, et l'opération, bien conduite, rendra au blessé les plus grands services, en permettant de réaliser d'emblée la réparation du canal. La technique ne laisse, d'ailleurs, que d'en être assez délicate (fig. 434).

La région hypogastrique est rasée et « préparée ». Faites une incision médiane sus-pubienne de 8 à 10 centimètres : la réplétion ordinaire de la vessie facilitera beaucoup les premiers temps. Vous tombez, sous la paroi, dans une couche graisseuse jaunâtre, qu'il faut relever en masse et maintenir en haut sous un écarteur ; pendant cette manœuvre, votre doigt récline du même coup le cul-de-sac péritonéal, *que vous ne voyez pas, mais qui remonte avec la graisse*.

Vous sentez dès lors et vous voyez le globe vésical, s'il est distendu; dans le cas contraire, en suivant la face postérieure du pubis, vous arrivez nécessairement sur lui, et deux fils, passés dans sa paroi antérieure, le soulèvent et l'exposent.

Incisez-le sur la ligne médiane au bistouri et dans une hauteur de 4 à 5 centimètres : la manœuvre se complique et se prolonge, lorsqu'on s'obstine à ne faire qu'une boutonnière étroite, et sans le moindre bénéfice, car vous pourrez ultérieurement raccourcir la brèche, autant que vous le jugerez convenable, par une bonne suture. Ceci fait, et les deux lèvres de la plaie vésicale amarrées par un fil, le moment est venu de procéder au cathétérisme « à rebours ».

Avec une large valve et un bon éclairage, on réussit à *voir* l'orifice du col vésical, mais sur un sujet gras, quand la symphyse est haute et saillante et la vessie profonde, et aussi dans les conditions les plus ordinaires de la chirurgie d'urgence, c'est surtout *au doigt* qu'il faudra se guider. On a toujours tendance à chercher le col trop en arrière et l'on se perd dans le bas-fond : *le col vésical est en avant, presque sous la symphyse, ou du moins, dans le prolongement de son axe*.

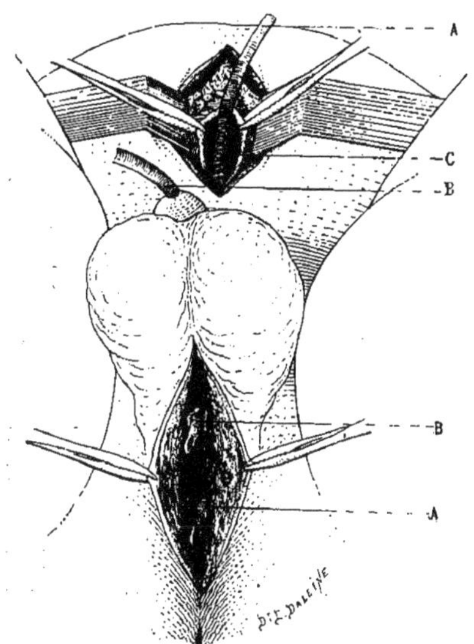

Fig. 434. — Rupture totale de l'urèthre périnéal. *Cathétérisme rétrograde.*

AA, sonde introduite, par la vessie, dans le bout postérieur de l'urèthre et venant se montrer au périnée. — BB, sonde introduite par le méat dans le bout antérieur de l'urèthre. — C, cystotomie.

Introduisez donc l'index et le médius gauches dans la plaie vésicale et faites-les pénétrer tout de suite de haut en bas jusqu'à la base, dans la direction du plancher pelvien; ramenez-les d'arrière en avant, sur la ligne médiane : vous reconnaîtrez le col sous la forme d'une petite élevure, entourée en arrière et sur les côtés d'un demi-bourrelet plus ou moins saillant (le lobe moyen de la prostate) et déprimée à son centre; si le blessé est d'un certain âge, ce relief prostatique est très accusé et devient un excellent repère; ailleurs, on ne trouve pas de relief, à proprement parler, mais on constate toujours un épaississement, une zone indurée demi-circulaire, qui, sous la pulpe du doigt, dessine le pourtour d'une cupule.

Laissez donc l'index sur le point que vous venez de découvrir, et, sur cet index, conduisez une sonde dans l'orifice, une sonde moyenne, d'une certaine rigidité, une sonde en gomme, ou mieux encore un cathéter métallique.

Quand l'instrument se montre au périnée (fig. 434), il ne reste plus qu'à s'en servir comme d'un mandrin ou d'un conducteur, pour lui substituer une sonde à demeure en caoutchouc rouge.

Coupez donc le bec de la sonde molle que vous aviez préalablement fait passer dans l'urèthre antérieur : avec ce bout coupé, coiffez solidement l'extrémité du cathéter vésical, ramenez celui-ci d'un mouvement bref, mais sans brusquerie, à la plaie hypogastrique : *il entraîne avec lui, jusque dans la vessie, la sonde définitive.*

Pour qu'elle le soit réellement, qu'elle reste en place et qu'un incident malencontreux, dans les premiers jours, ne vous fasse pas perdre le bénéfice de ces manœuvres toujours délicates, fixez l'extrémité vésicale à la paroi abdominale par un double fil, collodionné, de chaque côté, sur la peau.

Ou bien encore suivez l'excellente méthode de M. Tillaux : au lieu d'une sonde molle, prenez un long tube en caoutchouc rouge, du même calibre ; faites-le passer dans l'urèthre antérieur, puis, à la suite du cathéter métallique, dans le bout postérieur ; ne le laissez pas dans la vessie, mais *faites-le sortir, à l'hypogastre, d'une longueur suffisante pour qu'il puisse plonger dans un récipient et « faire siphon »* ; percez de trous la portion intra-vésicale : enfin, dans le même récipient, où plonge déjà l'*extrémité vésicale*, faites plonger aussi l'*extrémité uréthrale* du tube : de la sorte, vous aurez largement assuré le drainage de l'urine, et, au bout de quelques jours, vous pourrez remplacer le long tube par une sonde à demeure ordinaire.

On termine l'intervention en rétrécissant par quelques sutures la plaie vésicale, que nous avons supposée assez longue pour donner un accès facile, et l'on réunit aussi partiellement la plaie hypogastrique. Au périnée, on achève la « réparation » dans la mesure du possible.

Toutes ces tentatives de réunion uréthrale, de « remise en état » immédiate, ne sont applicables, bien entendu, qu'aux ruptures relativement récentes et non encore compliquées.

Trop souvent, nous nous trouvons en présence d'une **infiltration déjà étendue** ou d'un vaste phlegmon urineux : l'incision simple, **le débridement très large allant jusqu'à l'urèthre** représentent alors la seule intervention rationnelle. Elle pare aux accidents menaçants : plus tard, on cherchera à tirer le meilleur parti possible de l'état local, toujours singulièrement aggravé par les hésitations du début.

II

RUPTURES DE L'URÈTHRE PROFOND AVEC FRACTURE

Le pronostic est toujours fort sombre dans les ***ruptures de la portion profonde de l'urèthre liées aux fractures du pubis et des branches ischio-pelviennes.***

L'infiltration, en se diffusant dans les plans celluleux intra-pelviens, crée des désordres rapidement considérables : il est malaisé de s'ouvrir un accès direct jusqu'à la lésion uréthrale, jusqu'au foyer proprement dit; de plus, dans la région où l'on doit agir, les manœuvres de cathétérisme du bout postérieur sont fort difficiles, et, si l'urèthre est comprimé ou déchiré par un fragment, il n'est guère possible de songer à une tentative de relèvement, de libération par un procédé quelconque, mais toujours trop complexe en pareil milieu. Il faut aller au plus pressé et se hâter de donner libre cours à l'urine et de prévenir les menaces d'infiltration.

Donc, **s'il existe, à la partie postérieure du périnée**, une « tumeur », **un foyer bien net**, incisez à ce niveau sur la ligne médiane, ou, mieux, **faites une incision en T**, dont la branche transversale croise le devant de l'anus et par cette voie, en réclinant un double volet périnéal, détergez la cavité **et allez à la recherche du bout postérieur.**

S'il est accessible, vous suivez la marche plus haut indiquée; mais, d'ordinaire, vous devrez vous contenter de l'introduction d'une sonde jusque dans la vessie, et la plaie, quelque large soit-elle, devra toujours être tenue béante et mollement tamponnée.

Si vous ne trouvez pas le bout postérieur, si l'urèthre est encastré entre les fragments, vous ne vous contenterez pas de laisser simplement le périnée ouvert : ce serait prendre un parti tout à fait illusoire, car vous ne savez rien de la disposition des fragments ni des lésions de l'urèthre, et vous avez les meilleures raisons de croire que la voie n'est pas libre et ne le deviendra pas, obstruée par un obstacle osseux, que vous ne pouvez mobiliser.

Faites donc séance tenante la **cystostomie sus-pubienne**; tentez, si l'accident est récent et les désordres locaux encore peu « aggravés », le cathétérisme rétrograde, ou bien, en règle générale, installez une sonde à demeure dans la vessie, « un siphonage ».

On aura recours d'emblée à cette dérivation hypogastrique de l'urine, si l'examen du périnée ne fournit aucun indice de localisation précise, quitte à pratiquer le plus tôt possible, si le gonflement se montre et témoigne d'une infiltration commençante, une incision de décharge pré-rectale. Secondairement, à une date variable, quand les premières menaces se seront éloignées, on entreprendra la besogne, toujours fort complexe, de réparation.

III

RUPTURES DE L'URÈTHRE PÉNIEN

J'arrive enfin aux ***ruptures de la portion libre, pénienne de l'urèthre***. L'exemple suivant donnera une bonne idée de leur évolution, de leurs dangers, des indications d'urgence qu'elles font naître.

Un vigoureux charbonnier de vingt-neuf ans entre à l'hôpital Necker, salle Civiale, le 8 mars 1893, avec une infiltration considérable des bourses, de la région hypogastrique et de la verge, qui est noirâtre et d'aspect gangreneux dans ses deux tiers antérieurs. Voici ce qui s'était passé. Le dimanche précédent, 5 mars, le malade, pris de boisson, s'était violemment tordu la verge dans un effort de coït : il avait ressenti une douleur terrible et s'était aperçu tout de suite que du sang coulait en abondance — et en jet — par le méat : il en évaluait la quantité à 1 litre 1/2, nous dit-il. Pourtant, dans le courant de la nuit, il eut une miction normale; le lundi, il continua à uriner, non sans douleur, mais spontanément. Le mardi, l'urine ne coulait plus qu'en bavant et au prix d'efforts considérables; enfin, la miction devint complètement impossible, en même temps que la verge et les bourses se tuméfiaient de plus en plus.

Ce fut dans cet état qu'il fut amené à l'hôpital Necker, dans la soirée du 8, n'ayant pas rendu une goutte d'urine depuis vingt-quatre heures. Dans la nuit, un élève de garde pratiqua, sur les côtés de la verge, deux incisions, essaya, sans succès, de faire le cathétérisme, et ne réussit pas davantage à évacuer la vessie par une ponction capillaire hypogastrique, l'aiguille n'ayant pas, sans doute, pénétré assez profondément dans les tissus œdématiés de la région.

Toujours est-il que, le 9, l'état du malade était des plus critiques : la verge, insensible, noire, monstrueuse, gonflée et tendue, paraissait gangrenée dans sa presque totalité; l'infiltration occupait toute la zone périnéo-scrotale et remontait très haut sur l'hypogastre; les douleurs étaient très aiguës, la langue sèche, le facies terreux, l'infection très profonde.

Après avoir fait de larges débridements au thermo-cautère sur tous les tissus infiltrés, je pratiquai la cystostomie sus-pubienne. Il fallut pénétrer à une profondeur considérable, et ce fut entre deux épaisses murailles de parties molles gorgées d'urine que je sentis le globe vésical; il fut amarré par deux fils, ouvert, et les bords de l'incision fixés par quelques points à la peau.

L'opération fut suivie d'un soulagement immédiat; les progrès de l'infiltration s'arrêtèrent peu à peu. Les bourses, le périnée et la verge reprirent une forme et des dimensions normales; le sphacèle ne porta que sur les enveloppes de la verge, et, à la suite d'une série d'interventions réparatrices, qu'il serait trop long de relater ici, le malade quittait l'hôpital, au bout de quatre mois, urinant bien, et avec une verge « réparée » de façon très satisfaisante. Je l'ai revu deux ans plus tard, engraissé et florissant, ne souffrant d'aucun désordre secondaire, et très satisfait, me déclara-t-il, du fonctionnement des organes qu'il avait failli perdre.

Voilà donc un premier type clinique de rupture de l'urèthre pénien, **la rupture datant de plusieurs jours, compliquée d'infiltration étendue**. En pareil cas, la technique qui vient d'être exposée est la seule rationnelle : toute intervention sur le périnée, gonflé d'œdème, en arrière du segment rompu, ne fournirait, avec des difficultés beaucoup plus grandes, qu'un résultat beaucoup plus douteux.

Allez tout de suite à l'hypogastre, ouvrez la vessie au-dessus du pubis, installez le « siphon » et débridez au thermo-cautère toute la région infiltrée. C'est à la fois le meilleur procédé pour couper court aux accidents généraux et locaux menaçants, et pour arrêter les progrès du sphacèle de la verge [1].

Dans les faits récents, la situation n'est plus tout à fait la même, et les indications demandent à être discutées.

Si la miction est conservée, on pourra se contenter de pratiquer des injections fréquentes de l'urèthre à l'eau bouillie, et, s'il survient quelque gonflement, de faire une longue incision à sa face inférieure.

Quand le blessé urine mal ou n'urine pas, on pourra tenter le cathétérisme, sans insistance, et, pour peu qu'on éprouve de sérieuses difficultés, l'urgence se présentera de créer une voie de décharge. On a le choix entre deux partis : l'*uréthrotomie externe*, l'ouverture au périnée du canal, en arrière du segment rompu; la *cystostomie sus-pubienne*.

Pour notre part, nous donnons la préférence à la *cystostomie,* opération simple, bénigne, qui, grâce au « siphonage », permet un drainage très complet de la vessie, et qui ne laisse pas derrière elle, quand la voie uréthrale est dûment rétablie, de fistule malaisément guérissable. Sur ce dernier point, en particulier, l'uréthrotomie périnéale nous paraît notablement inférieure, et l'expérience journalière démontre, quoi qu'on en veuille dire, que les fistules consécutives sont loin d'être rares et souvent rebelles. Je ferai remarquer, de plus, que l'ouverture de l'urèthre, en arrière de la rupture, n'est plus une intervention aussi simple que plus haut, dans les ruptures de la portion périnéo-bulbaire, où le canal se trouve, en somme, largement ouvert dans le foyer qu'on incise. Pour toutes ces raisons, le drainage hypogastrique nous paraît tout indiqué.

Quant à l'*incision directe*, au point rompu, et à la *suture des deux bouts*, l'opération ne laisse pas, ici, que d'être complexe, de provoquer une abondante hémorragie, et peut-être est-elle moins efficacement « réparatrice » que la « mise au repos », qui suit la dérivation totale de l'urine à l'hypogastre, et le « calibrage » précoce du canal, dès que les accidents primitifs ont disparu [2].

CORPS ÉTRANGERS ET CALCULS DE L'URÈTHRE

Ici, comme pour les corps étrangers des autres conduits muqueux, l'**extraction par les voies naturelles** représente la méthode de choix, sous la réserve qu'elle puisse s'exécuter sans lésions graves de la paroi du canal,

(1) Ces gangrènes totales de la verge par infiltration d'urine sont exceptionnelles, mais s'observent pourtant quelquefois. J'en ai vu un exemple très frappant, chez un homme d'une soixantaine d'années, dont le pénis s'était presque totalement éliminé et n'était plus représenté que par deux petits tubercules sous-pubiens.

(2) L'incision deviendrait toutefois nécessaire, en présence d'un épanchement sanguin considérable et menaçant pour la vitalité de l'organe.

et cette dernière condition est subordonnée à la fois *à la nature du corps étranger* et *à la date plus ou moins hâtive de l'intervention*. Il y a donc toujours le plus grand avantage à faire le plus tôt possible l'extraction, et les accidents sont tels parfois qu'ils créent une urgence immédiate.

En pratique, on peut établir trois catégories, comprenant : I, ***les débris de sondes, de bougies, d'instruments divers***, abandonnés accidentellement dans l'urèthre ou dans la vessie par le médecin ou par le malade lui-même ; II, ***les corps étrangers introduits par le malade***, et de variétés infinies, quoique se rapportant à quelques types généraux ; III, ***les calculs***, émigrés de la vessie et arrêtés en quelque point de la traversée uréthrale, ou nés dans l'urèthre, dans un diverticule de sa paroi, dans la prostate.

Lorsque l'*accident est survenu entre les mains du chirurgien*, la situation est fort nette, et d'ordinaire fort pénible, et l'extraction séance tenante est commandée par d'autres motifs encore que le barrage plus ou moins complet dû au fragment intra-uréthral. S'il est une recommandation à faire, ce sera plutôt, en présence de cette désagréable surprise, de ne pas perdre son sang-froid, de se souvenir que pareille aventure est arrivée aux plus grands chirurgiens, de ne rien brusquer et de savoir, au besoin, si l'on n'est pas suffisamment outillé, remettre à quelques heures les tentatives nécessaires.

Quand la responsabilité du patient est seule en cause, on aura le plus souvent des notions beaucoup moins nettes sur la nature exacte de l'accident; il faudra démêler la vérité dans l'histoire plus ou moins embrouillée qu'on vous racontera, et, d'ailleurs, l'exploration uréthrale directe, qui est de rigueur, dissipera les derniers doutes.

Dans certains cas, les signes fonctionnels seront trop menaçants pour permettre le moindre retard : rétention d'urine, uréthrorragies abondantes ou répétées, douleurs intenses, s'exagérant au moindre mouvement, gonflement de la verge et du périnée, dénonçant l'infection locale et l'infiltration imminente. Alors même que la miction est possible encore et seulement gênée, et que l'alarme est moins vive, le fait seul de la présence du corps étranger, dûment constatée, devient une raison amplement suffisante d'agir vite. On se gardera donc de rien confier aux chances trop précaires d'une *expulsion spontanée tardive*, et ce ne sera qu'à titre exclusivement temporaire — et pour attendre d'être mieux outillé — qu'on pourra remettre l'intervention.

Notre ligne de conduite sera donc toujours bien tracée : 1° ***chercher d'abord à faire l'extraction par les voies naturelles***, en utilisant des procédés et des artifices variés, suivant les caractères du corps étranger; 2° ***si l'extraction est impossible, inciser l'urèthre***, pratiquer l'opération de la « boutonnière », autrement dit l'*uréthrotomie externe sur le corps étranger*.

I

Je suppose d'abord un cas relativement simple : au cours d'un cathétérisme, un débris de sonde reste dans l'urèthre. L'accident vient d'avoir lieu. Que faire?

Rien n'empêche de recourir d'abord à des **moyens tout simples**, sans trop compter sur leur résultat : à la manœuvre d'Amussat père, par exemple. Le bout d'un cathéter métallique s'était brisé dans un rétrécissement : il fit uriner son malade en tenant le méat pincé entre les doigts; quand les efforts lui parurent suffisants et l'urèthre bien distendu, il lâcha brusquement le méat, et *le flot d'urine entraîna au dehors le corps étranger.* On aurait tort de s'illusionner sur l'efficacité de cette propulsion par l'urine, mais, à coup sûr, la manœuvre est inoffensive.

Sentez-vous nettement le bout de sonde à travers l'urèthre, vous pourrez chercher encore à *le mobiliser, à le faire cheminer d'arrière en avant*; mais certaines précautions sont indispensables, si nous ne voulons pas faire de la mobilisation « à rebours » et refouler le corps étranger jusque dans la vessie.

Commencez donc par le *fixer, à sa partie postérieure*, en appliquant fortement le pouce ou les doigts sur le périnée ou sur la face inférieure de la verge, et, une fois cette « cale » installée, tentez de le faire glisser d'arrière en avant, au moins jusqu'à ce qu'il soit devenu accessible, dans la fosse naviculaire, à une pince ordinaire. S'il est très profond, dans l'urèthre membraneux, il sera utile de mettre le doigt dans le rectum, et là, de très haut en bas, le long de la paroi antérieure, de faire ce que vous pourrez pour l'abaisser, pour le dégager, tout au moins pour lui fermer la voie vésicale, pendant les tentatives d'extraction.

C'est là, du reste, une précaution qui ne doit jamais être négligée, même au cours des explorations préliminaires, et l'urèthre a trop de tendance à « engloutir » les corps étrangers mousses, cylindroïdes et réguliers, pour qu'on ne se mette pas soigneusement en garde contre cet accident, le refoulement dans la vessie, qui, dans un grand nombre de faits, complique la situation.

Vous n'avez rien obtenu, n'insistez pas trop longtemps, et venez-en tout de suite à l'**extraction proprement dite**.

Si le bout de sonde n'est *pas trop loin du méat* ou que le refoulement externe l'en ait notablement rapproché, vous réussirez parfois, avec une fine pince à disséquer, avec une pince de Kocher, une pince à forcipressure, une pince tire-balle, à le saisir et à l'attirer au dehors : au besoin, un instrument « de fortune », improvisé séance tenante, un mandrin un peu coudé à son extrémité, qu'on arrive à faire pénétrer dans l'intérieur du fragment de sonde, un fil métallique en crochet, rendront des services, à défaut d'un outillage approprié.

Les difficultés sont tout autres, lorsque le corps étranger occupe *la région périnéo-bulbaire ou membraneuse*, et, si l'on n'a pas sous la main d'instrument utilisable, mieux vaudra remettre à quelques heures l'extraction, non sans avoir expérimenté toutefois les procédés simples que voici :

Prenez une sonde à bout coupé, d'un numéro supérieur à celle qui est restée dans le canal : introduisez-la doucement, et, en maintenant bien fixé le corps étranger, avec l'autre main, cherchez à l'*engainer*, à *le chausser* de votre sonde plus grosse : lorsque la pénétration est amorcée, elle s'achève sans peine, mais le temps délicat consiste précisément à insinuer dans le tube extracteur le bout rompu de la sonde, souvent irrégulier, déchiqueté, et de « prise » malaisée : l'action du doigt « postérieur » est, en pareil cas, fort utile. Nous allons retrouver, du reste, ce procédé de l'**engainement**, à l'occasion des autres types de corps étrangers.

Signalons encore l'artifice suivant : une sonde est brisée dans l'urèthre, on prend une sonde d'égal calibre, on la coupe près de son bec et on l'introduit jusqu'au contact du bout endo-uréthral : *un mandrin métallique traverse alors les deux segments accolés et continus* et permet de les extraire ensemble.

Avec une bougie courbée ou roulée en tire-bouchon à son extrémité, qu'on parvient à faire pénétrer dans la lumière de la sonde et passer par l'œil terminal, on peut aussi quelquefois, en l'inclinant fortement de tel ou tel côté du canal, exercer une certaine traction, un redressement, une mise en marche, qui sera peu à peu complétée.

Reste enfin l'**extraction instrumentale par le méat**, et, si l'on est bien outillé, ce sera encore la meilleure méthode et celle qu'il faudra utiliser la première.

Les modèles de pinces uréthrales, de crochets, de curettes sont, du reste, extrêmement nombreux; mais, avec une bonne pince uréthrale de Collin (fig. 437 et 435), une curette à poussette (fig. 436) ou encore un simple crochet, on pourra — dans l'hypothèse que nous supposons (débris de sonde, de bougie ou d'instrument) — réaliser toutes les manœuvres utiles, et un outillage plus compliqué ne donnera rien de plus.

La pince uréthrale est glissée — fermée — jusqu'au corps étranger (toujours soutenu par un doigt rétropulseur) : on l'ouvre alors, et, s'il s'agit d'une sonde, on s'efforce de ne pas la pincer dans sa largeur, ce qui ne fournirait qu'une prise, en général, peu solide et glissante, mais de la saisir en long. C'est surtout pour les petites sondes ou pour les bougies que la pince rend des services; saisies à quelque distance de leur extrémité, elles se plient sous la traction et n'en sont pas moins tirées au dehors. Pour les sondes de quelque volume, la curette à poussette peut être employée de la façon suivante : on l'introduit fermée dans l'orifice antérieur de la sonde, on la fait pénétrer le plus loin possible, et, l'ouvrant alors, on s'en sert comme d'un crochet rétracteur. Un simple crochet remplira parfois le même but, quoique moins aisément, et toujours avec plus de risques d'érailler la muqueuse uréthrale.

La sonde brisée ou la bougie sont-elles très lointaines, enfoncées dans la région membraneuse ou prostatique, rebelles à toute mobilisation extérieure et aux premières tentatives d'extraction par le méat, il deviendra de bonne pratique — si déjà la chose ne s'est produite involontairement au cours des manœuvres intra-uréthrales — de les refouler franchement dans la vessie, pour les extraire alors, séance tenante, comme un corps étranger vésical, avec un instrument approprié (voy. fig. 438). On n'oubliera pas, d'ailleurs, que ce refoulement vésical ne saurait être qu'un procédé d'exception.

Que l'extraction par les voies naturelles soit l'issue la plus désirable, ce n'est pas douteux, mais elle devra

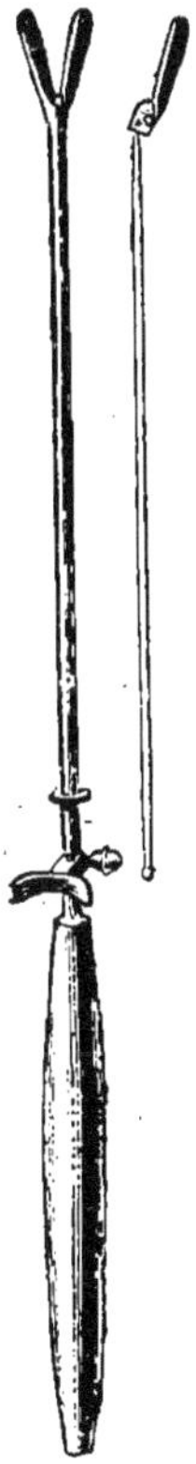

Fig. 435.

Pince à poussette de Collin.

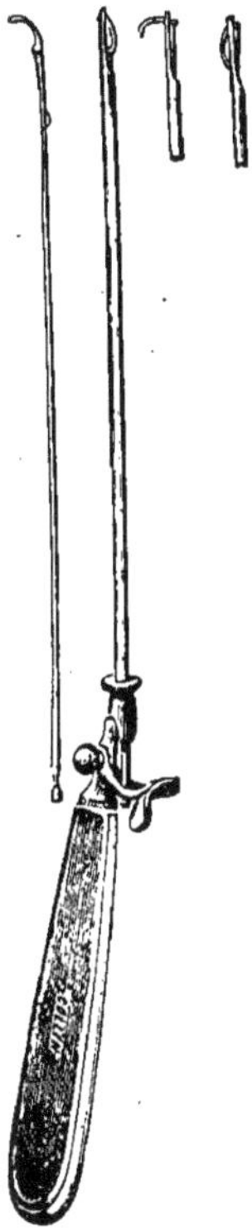

Fig. 436.

Curette à poussette de Collin.

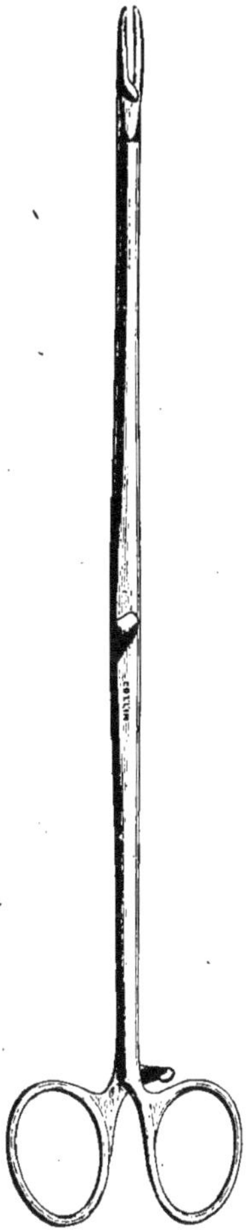

Fig. 437.

Pince uréthrale de Collin.

toujours être œuvre de douceur et d'adresse et non de force : on se gardera de cette ténacité irraisonnée, de cet acharnement, qui prolongent outre mesure les manœuvres instrumentales, et qui, finalement, obligent à faire « la boutonnière » sur un urèthre contus, blessé, saignant, tout préparé aux pires accidents infectieux. Faite de bonne heure, sans lésions graves « préliminaires » de la paroi uréthrale, l'uréthrotomie externe est une opération simple, en somme, bénigne, et qui, grâce à la suture et à la réunion, assure une guérison rapide. (Voir plus loin le manuel opératoire de ces *tailles uréthrales pour corps étrangers*.)

Il arrive que la sonde ou la bougie, brisée plus ou moins loin de son extrémité, *reste, d'emblée, dans la vessie* : en retirant la sonde, on s'aperçoit que le bout manque, ou encore c'est une bougie armée, poussée par un mandrin, qui se détache près de l'armature, et le mandrin revient seul. Encore une fois, ne vous alarmez pas, ne précipitez rien, il n'y a aucun danger pressant, et vous savez la tolérance de la vessie pour les corps étrangers. Donc, si vous n'êtes pas outillé, attendez sans crainte, et remettez au lendemain, à quelques jours même, l'extraction, pour avoir « tout ce qu'il

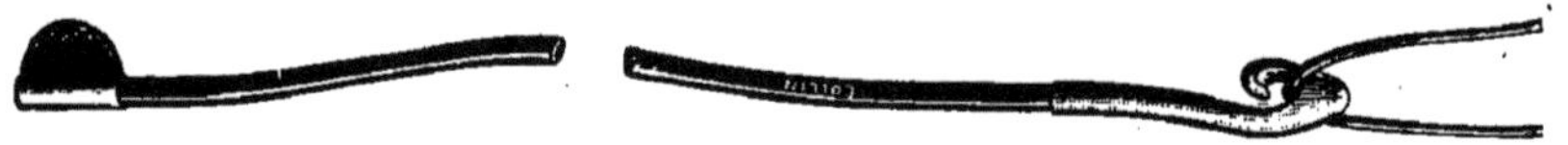

Fig. 438. — Crochet de Guyon pour retirer de la vessie les bougies fines.

faut », c'est-à-dire un petit lithotriteur à mors plats; jusque-là, laissez votre malade au repos. Je me souviens qu'à la Maison Dubois pareille mésaventure m'arriva : une bougie armée, un peu vieille, s'amputa à sa base et resta dans la vessie; je n'avais sous la main que de gros lithotriteurs inutilisables, je fis donner à mon malade un grand bain, et le lendemain, bien outillé, je réussis sans trop de peine à happer la bougie.

On aurait tort, d'ailleurs, de compter sur une extraction toujours aisée, et, lorsque l'habitude manque, dans une vessie de prostatique, à calculs et à colonnes, attendez-vous à ne reconnaître qu'avec peine les « bonnes prises »; on distingue mal, au pincement, la paroi vésicale et le débris de sonde, souvent ramolli et friable. Il faut s'armer de patience, explorer méthodiquement, d'arrière en avant, à droite et à gauche, les deux moitiés de la vessie, s'assurer de la mobilité de la pince, en tirant un peu, peu à peu, avant d'extraire : ici encore, tant que l'on hésite, il est bien probable qu'on ne tient pas le corps étranger.

Enfin, on ne doit pas s'acharner : c'est affaire de conscience que de savoir, à temps, s'avouer vaincu, et de recourir alors à la cystotomie sus-pubienne, qui, elle, fait figure « d'opération », c'est vrai et c'est là son principal tort, mais qui n'en est pas moins, en réalité, plus simple et plus bénigne que des manœuvres intra-vésicales aveugles et prolongées.

II

C'est encore des caractères de *forme* et de *surface*, de la *mobilité* conservée ou de l'*implantation* dans la muqueuse, que l'on peut tirer les éléments d'une classification pratique des autres corps étrangers.

A. Certains d'entre eux (crayons, tiges variées, etc.) se présentent dans des conditions toutes semblables à celles des débris de sondes ou de bougies, que nous venons d'étudier; ils sont **cylindroïdes, mousses, de surface à peu près régulière,** et de longueur variable.

Les mêmes manœuvres externes leur sont applicables, les mêmes tentatives d'engainement, d'extraction avec les pinces, les crochets : pour eux aussi, avec le retard, l'état local se complique et l'extraction par la voie sanglante devient seule praticable.

B. D'autres corps étrangers, allongés et plus ou moins cylindroïdes aussi, sans être pointus, sans se ficher dans la muqueuse, comme les épingles, sont pourtant **munis, sur leur pourtour, d'aspérités,** de prolongements, qui s'arc-boutent aux parois du canal, et se refusent absolument à sortir, alors même que leur voisinage du méat permet de les saisir solidement. Ainsi en est-il des plumes, des tiges de certaines plantes noueuses ou semées de branchioles sur leur circonférence, des bâtonnets à écorce rugueuse ou tailladée, etc.

La traction directe ne réussirait alors qu'en créant de multiples éraillures ou même des entamures profondes de la muqueuse : c'est l'**engainement** qui donne les meilleurs résultats [1].

On peut le pratiquer avec une *grosse sonde à bout coupé*, qui dilate l'urèthre au-devant du corps étranger, dégage de la sorte les premières aspérités arc-boutées, et, poussée doucement d'avant en arrière, — pendant qu'un doigt sert de « cale » dans le rectum ou au périnée, — finit par inclure toute la tige, qu'elle entraîne avec elle au dehors.

La même besogne pourrait s'exécuter encore avec un petit spéculum uréthral (fig. 443), à travers lequel on saisirait l'extrémité de la tige et que l'on ferait progressivement pénétrer.

C'est encore dans ce but que M. Dayot père a recommandé l'emploi d'un *tube de plomb*, qu'on peut fabriquer extemporanément.

On prend une lame de plomb passée au laminoir ou martelée et de l'épaisseur d'une feuille de papier; sur une bougie ou sur une sonde, on enroule cette lame de plomb, de façon à constituer un tube bien régulier et de surface bien lisse : la face externe du tube et la bougie sont vaselinées, puis la bougie, servant de mandrin, est réintroduite dans la gaine de plomb, et l'appareil poussé doucement dans l'urèthre jusqu'au contact du corps étranger, premier temps d'arrêt.

« On prend alors le cylindre en plomb et on le fait glisser sur la bougie

[1] On peut être conduit, d'ailleurs, à imaginer des procédés tout à fait « atypiques », qui varieront suivant la nature du corps étranger, les ressources instrumentales dont on dispose, et l'ingéniosité de l'opérateur. Un malade de Voillemier s'était introduit dans l'urèthre une branche de marronnier, grosse comme une très forte sonde, qu'il avait préalablement « pelurée »; mais « il s'y était pris avec tant de maladresse, qu'il avait entamé le bois avec son canif et soulevé de petites lamelles, dont la partie libre, dirigée en avant, entrait dans les tissus chaque fois qu'il voulait se débarrasser du corps étranger ». Voillemier coupa la branche à 1 centimètre environ du méat urinaire, la fendit sur plusieurs points et la traversa dans toute sa longueur avec un stylet boutonné, de façon à en faire *un paquet d'allumettes*. Avec des pinces, il enleva d'abord les morceaux du centre, et successivement tous les autres. L'opération dura près de trois quarts d'heure. (*Traité pratique des maladies des voies urinaires*, p. 531.)

conductrice, jusqu'à ce qu'on sente de la résistance; deuxième temps d'arrêt. » Les doigts fixent le corps étranger, et, « par une sorte de mouvement de vrille ou mouvement de rotation sur son axe », on fait descendre le tube; quand on suppose que l'engainement est complet, *on aplatit, à travers le périnée, la paroi malléable avec les doigts*, et le corps étranger, ainsi emprisonné, est retiré « dans » la sonde de plomb. Grâce à cet ingénieux procédé, M. Dayot père a pu extraire, dans trois cas, une tige de prèle des marais, un bout de sonde, une barbe de plume de paon ([1]).

C. Lorsqu'on a affaire à des corps étrangers **sphéroïdes**, l'extraction instrumentale est presque seule de mise, et la pince uréthrale (fig. 437), bien conduite, sera le meilleur instrument à employer; je dis, bien conduite, c'est-à-dire glissée jusqu'au contact du corps étranger, ouverte doucement et refermée seulement lorsque les mors auront été insinués le plus loin possible et le corps du délit saisi « par le plein ». Autrement, si la prise est incomplète et hâtive, la pince dérape, sans autre résultat que d'enfoncer un peu plus ce qu'il fallait extraire.

Ailleurs, si le corps étranger est irrégulier, demi-enchâssé dans le cul-de-sac du bulbe ou un diverticule de la muqueuse, ou retenu en place par ses aspérités, il devient utile de le dégager, en passant derrière lui, *en le refoulant d'arrière en avant* : la curette de Leroy d'Étiolles répondait à ce desideratum et l'on se servira avec avantage d'un de ses nombreux succédanés; nous avons indiqué plus haut la curette à poussette de Collin (fig. 436).

Dans ces conditions, l'*uréthroscopie* rendra de grands services, quand on pourra se procurer l'instrumentation nécessaire, non seulement pour confirmer le diagnostic, mais pour permettre une extraction régulière et sans dommage.

D. J'arrive aux corps **pointus**, qui sont si fréquents, aux épingles, épingles simples, terminées par une boule plus ou moins volumineuse, épingles doubles, aiguilles même.

Épingles simples ou doubles sont introduites d'ordinaire par la tête ou par l'anse : elles présentent leurs pointes du côté du méat; ces pointes s'implantent dans la muqueuse et toute tentative de refoulement externe ou d'extraction à l'aveugle n'a d'autre résultat que de rendre plus profonde cette implantation.

Certaines *pinces spéciales*, telles que celle de Reliquet (fig. 439), pourront servir à dégager, à redresser et à extraire l'épingle; mais, en chirurgie d'urgence, il est rare qu'on les ait sous la main.

L'**engainement** trouvera, ici encore, quelques applications heureuses, combiné à certains artifices de dégagement préliminaires : dans un cas de Broussin ([2]), la pointe de l'épingle était fixée dans le gland, à 2 centimètres

([1]) René Dayot, *Nouveau procédé d'extraction des corps étrangers du canal de l'urèthre.* Thèse de doctorat, 1893.

([2]) Broussin (de Versailles), *Corps étranger de l'urèthre (épingle à chapeau) chez l'homme.* Rapport par P. Bazy. *Bull. de la Soc. de chir.*, 15 mars 1898, p. 276.

environ du méat; les deux lèvres du méat furent saisies avec deux pinces à forcipressure et *fortement attirées en avant; la pointe se dégagea*, et, pendant qu'un aide maintenait toujours fortement tendue la paroi uréthrale, on introduisit une sonde à bout coupé, qui coiffa l'épingle; la verge fut enfin ramenée fortement en arrière, et, « dans cette manœuvre, la sonde sortit du canal et, avec elle, la pointe de l'épingle, qui fut saisie et tirée facilement

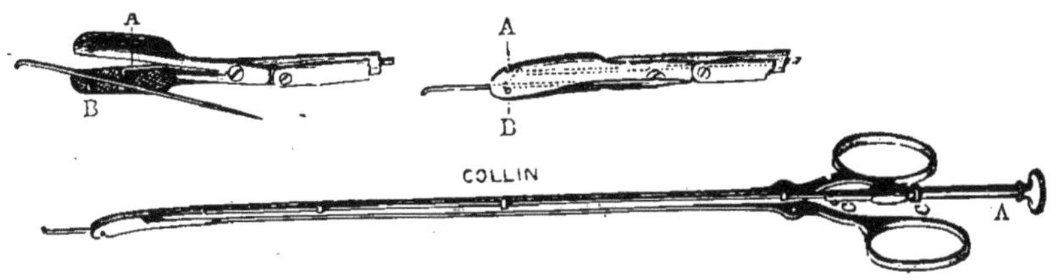

Fig. 439. — Pince de Reliquet pour extraire les épingles.

au dehors ». Le même procédé peut être applicable aux épingles à cheveux, doubles, dont on cherche à enchâsser les deux branches dans une sonde à bout coupé.

Il est bon de tenter d'abord l'extraction directe, par l'un de ces artifices, avant de recourir au procédé de Boinet, à la **version**, procédé fort ingénieux, mais procédé sanglant, en réalité, et qui ne va pas sans certaines lésions de la paroi uréthrale. On l'utilise pour les aiguilles, pour les épingles simples à tête, pour les épingles doubles, à anse.

Pour les *aiguilles*, la manœuvre est de la plus grande simplicité : c'est une extraction à travers l'urèthre, plutôt qu'une version. L'aiguille est fixée en arrière avec les doigts, puis, au niveau de sa pointe, la verge est redressée et coudée en haut : dans ce mouvement, la pointe s'enfonce de plus en plus dans la paroi uréthrale inférieure, traverse la peau et se montre au dehors; il ne reste plus qu'à la saisir et à l'attirer, pour la faire sortir tout entière.

Le premier temps est le même pour les *épingles*, mais leur tête plus ou moins volumineuse les arrête; on ne les extrait pas, *on les retourne, tête en avant*, et tel est le but de la « version ».

L'épingle, nous l'avons rappelé déjà, est le plus souvent introduite par sa tête et c'est la pointe qui se présente en avant et qui s'implante dans la muqueuse. Exagérons cette implantation, cet « embrochement » de l'urèthre : en refoulant la tête, d'une part, en coudant la verge, d'autre part, faisons saillir au dehors la pointe de l'épingle et tirons-la tout entière, jusqu'à ce que la tête « bute » contre la paroi interne du canal (fig. 440) : il nous suffira, dès lors, de ramener fortement en arrière (fig. 441), vers le périnée, vers l'anus, l'épingle émergente, pour pouvoir en diriger, en refouler la tête vers le méat (fig. 442), la rapprocher assez de l'orifice externe pour qu'elle devienne aisément accessible, ou du moins lui donner une « présentation » favorable et la « tendre » à la pince uréthrale par le « bon bout ». La piqûre de l'urèthre saigne un peu, mais guérit sans peine.

S'agit-il d'une *épingle à deux branches*, qui, elle aussi, tourne en dehors ses deux pointes, la manœuvre est analogue. Faites saillir les deux branches à travers toute la paroi inférieure de l'urèthre, tirez-les l'une et l'autre jusqu'à ce que l'anse médiane arrête le mouvement; reportez-les alors fortement en arrière, et, du même coup, vous faites basculer cette anse médiane, vous la ramenez en avant et vous pouvez, en refoulant les deux branches dans cette direction « inversée », la rapprocher plus ou moins du méat. Une pince, un crochet réussiront à la saisir et l'extraction sera toute faite.

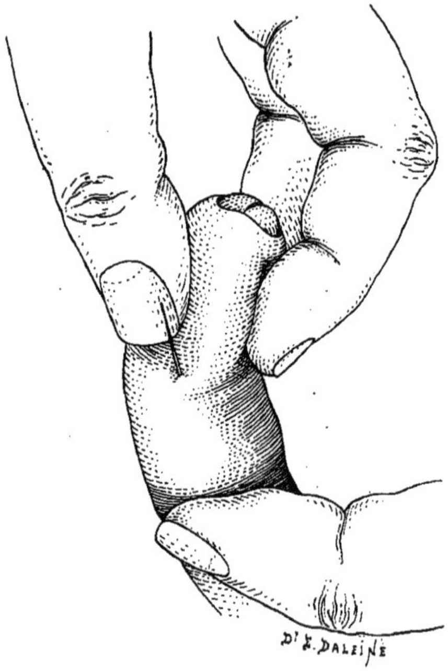

Fig. 440. — Extraction d'une épingle endo-uréthrale par le procédé de la version. — 1er *temps*. La pointe de l'épingle traverse la paroi inférieure de l'urèthre.

Si l'épingle est double, malléable, aisément « redressable » au niveau de son anse, vous pourrez encore, une fois que les deux branches auront traversé la paroi inférieure de l'urèthre, couper l'une d'elles au ras de la peau, et, *en tirant sur l'autre, la redresser* et l'extraire.

Ici encore, nous devrons ajouter : tous ces procédés d'extraction directe et les nombreuses variantes auxquelles ils se prêtent ne sont guère utilisables que dans les cas récents; l'incrustation du corps étranger, les lésions secondaires de la paroi du canal font de l'extraction à ciel ouvert, par l'uréthrotomie, à une date plus ou moins rapprochée, la méthode la plus simple et la moins nocive.

III

C'est aussi l'***opération de la boutonnière*** qui s'impose, en présence d'un **calcul uréthral oblitérant** [1] qu'on ne peut *ni refouler dans la vessie*,

(1) Ces calculs de l'urèthre sont loin d'être rares : Zeissl, en 1883, en relevait 154 observations; Kaufmann, en 1886, en ajoutait 44 autres; Heimann, en 1898 (*Einige Fälle von Steinen in der Urethra.* Thèse de Strasbourg, 1898) en a recueilli, depuis 1886, 37 faits chez l'homme et 11 faits chez la femme. Il faut distinguer, comme l'indique bien V. Lieblein, *les calculs vésicaux arrêtés au cours de la traversée uréthrale* de ceux *qui naissent dans l'urèthre*, ou, du moins, qui, après y avoir séjourné plus ou moins longtemps, s'y accroissent et y acquièrent parfois un volume considérable; les diverticules congénitaux ou pathologiques de la muqueuse uréthrale et ses divers culs-de-sac sont fréquemment le siège de ces concrétions. (Victor Lieblein, Zur Kasuistik der Harnröhrensteine und speciell der Divertikelsteine der Harnröhre. *Beiträge zur klinischen Chirurgie*, 1896,

pour le broyer ensuite, ni *extraire* avec l'outillage approprié, ni *broyer dans l'urèthre.* Et le fait suivant donnera une idée des indications d'urgence que pourront brusquement faire naître ces concrétions endo-uréthrales [1].

Un homme de soixante ans entre à l'hôpital Beaujon, le 4 décembre 1895, dans un état très alarmant et n'urinant presque plus depuis quatre jours. Très obèse (il pèse 102 kilogrammes), grand buveur, goutteux invétéré, il est atteint depuis plusieurs années d'une polyurie constante ; il y a deux ans, il fut atteint d'une rétention d'urine qui dura deux jours et se termina spontanément, à la suite de la chute bruyante dans le vase de nuit d'un calcul. Depuis le 30 novembre, les envies d'uriner sont devenues très fréquentes et douloureuses, et la quantité d'urine émise a diminué de plus en plus. Enfin, aujourd'hui, quelques gouttes à peine sont de temps en temps expulsées par le méat, au prix des plus grands efforts et de douleurs extrêmement vives qui s'irradient dans les aines et dans les reins. La vessie est distendue sans avoir toutefois des dimensions considérables, le facies est tiré, jaunâtre, la langue sèche, le pouls fréquent : il n'y a pas d'élévation thermique.

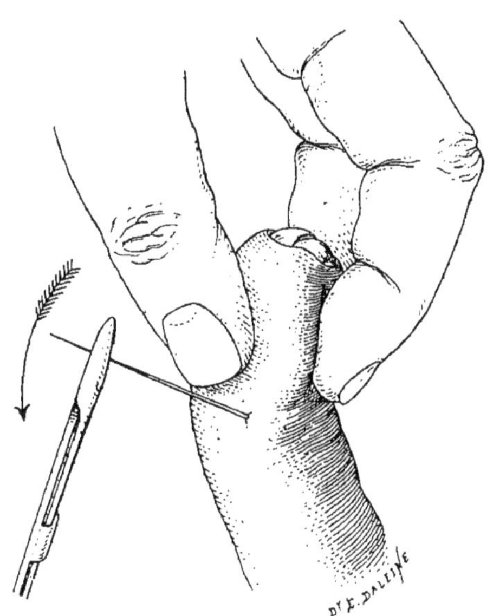

Fig. 441. — Extraction d'une épingle. — 2e *temps*. On fait basculer l'épingle d'avant en arrière, *tête au méat.*

En explorant l'urèthre avec une bougie à boule numéro 14, on est arrêté complètement, dans la région membraneuse, par un *obstacle dur, immobile, qui paraît encastré dans le canal*; les bougies fines ne réussissent pas davantage à le franchir. Par le périnée, en exerçant une palpation profonde, on reconnaît au même niveau *une sorte de noyau vaguement arrondi, de consistance pierreuse*, bien circonscrit, et qui ne donne nullement la sensation d'une virole rétrécie. Du reste, les antécédents que nous venons d'indiquer, l'accident analogue survenu deux ans avant, le début

Bd. XVII, I, p. 141.) Les accidents brusques, qui créent des indications d'urgence, semblent procéder surtout des *calculs vésicaux migrateurs* ou de la *mobilisation accidentelle des calculs endo-uréthraux*.

[1] L'obstruction de l'urèthre par le calcul peut être suivie d'une infiltration d'urine, de développement très rapide et de proportions quelquefois énormes : chez un enfant de deux ans et demi, dont l'observation est rapportée par Heimann (*loc. cit.*), le calcul, gros comme un noyau de cerise, occupait la région membraneuse et l'infiltration s'étendait du genou à la poitrine. Dans un fait de Lannelongue, il s'agissait aussi d'un enfant de deux ans, et le calcul avait déterminé une rétention d'urine, pendant quarante-huit heures, et une infiltration de la verge et du scrotum; il fut extrait avec la curette de Leroy d'Étiolles; il avait le volume d'un gros pois. (Calcul de l'urèthre chez un enfant de deux ans. Infiltration urineuse. *Bull. de la Soc. de chir.*, 22 juin 1880, p. 488.)

brusque des phénomènes actuels paraissent indiquer nettement la nature de l'obstacle, et le choc spécial, que donne une sonde métallique au contact de l'obstacle, confirme définitivement le diagnostic de **calcul enclavé dans l'urèthre**.

J'ai dit qu'il résistait absolument à toute tentative de mobilisation, qu'il s'opposait au passage des moindres bougies, qu'il paraissait remplir totalement la lumière du calcul. Aussi, après un essai très bref avec la pince uréthrale dont nous disposions, l'*uréthrotomie externe* fut-elle immédiatement pratiquée.

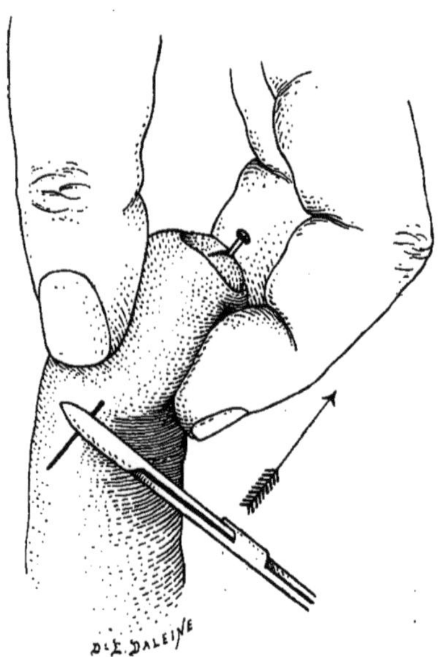

Fig. 442. — Extraction d'une épingle. 3ᵉ *temps*. L'épingle est refoulée, tête en avant, vers le méat.

Le relief du calcul servit de conducteur; l'incision médiane fut faite au périnée, l'urèthre ouvert sans trop de difficulté, en avant de l'obstacle, puis la fente prolongée en arrière, jusque sur la concrétion calculeuse : dès qu'elle fut, de la sorte, à demi « décalottée », un jet d'urine acheva de l'expulser et la vessie se vida rapidement. La plaie uréthrale fut alors réunie et les divers plans périnéaux suturés par-dessus. Sonde à demeure.

Dans les faits de ce genre, lors de **calcul oblitérant et non mobilisable**, la taille uréthrale d'emblée est évidemment le seul parti à prendre.

Ce n'est que pour les corps étrangers moins volumineux ou de forme

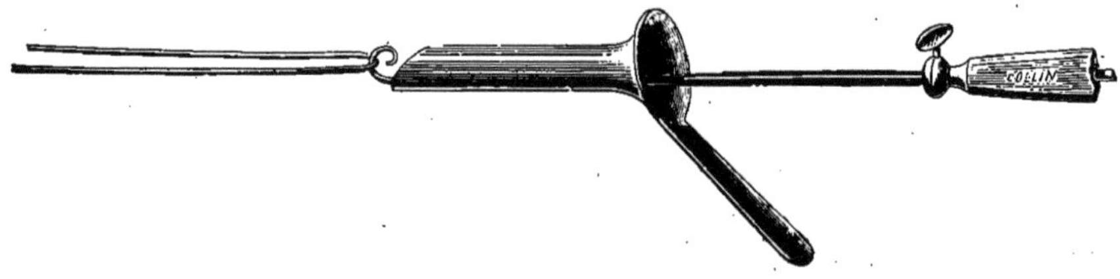

Fig. 443. — Crochet de Collin, avec spéculum protecteur de l'urèthre, pour extraire les épingles recouvertes de produits calcaires.

allongée, qui laissent quelque place entre leur face externe et l'urèthre, que l'on pourra songer à l'*extraction* avec les pinces ou les curettes spéciales, ou au *broiement*, si l'on est outillé pour le faire, et pour le faire bien. Ce n'est pas là, en effet, pour des mains inaccoutumées, une besogne simple, et la paroi du canal peut singulièrement souffrir de tentatives mal dirigées. Mieux vaut, certes, se résoudre tout de suite à l'extraction « à ciel ouvert ».

Nous pouvons donc, à l'heure actuelle, résumer les **indications de la « boutonnière » dans les corps étrangers de l'urèthre.**

Elle doit être pratiquée toutes les fois que *des tentatives d'extraction sérieuses*, suffisantes, mais toujours doucement conduites, *ont échoué*; elle est indiquée d'emblée, lorsqu'un corps volumineux est *implanté dans la paroi*, lorsqu'il est *enveloppé d'incrustations épaisses* qui l'immobilisent, lorsqu'il *occupe la portion toute profonde de l'urèthre* ou qu'il *se prolonge entre les lèvres du col* jusque dans la vessie.

Cette ***extraction à « ciel ouvert »***, par voie sanglante, nécessitera, du reste, des manœuvres diverses, suivant le siège du corps étranger oblitérant et non mobilisable.

Est-il enclavé **dans le segment antérieur de l'urèthre**, à quelques centimètres de l'orifice externe, dans la fosse naviculaire, *le débridement du méat en bas et en arrière*, sur une longueur variable, pourra suffire à donner libre accès jusqu'à lui et à permettre de le déplacer et de l'extraire; on réunit ensuite les deux moitiés de ce gland bifide.

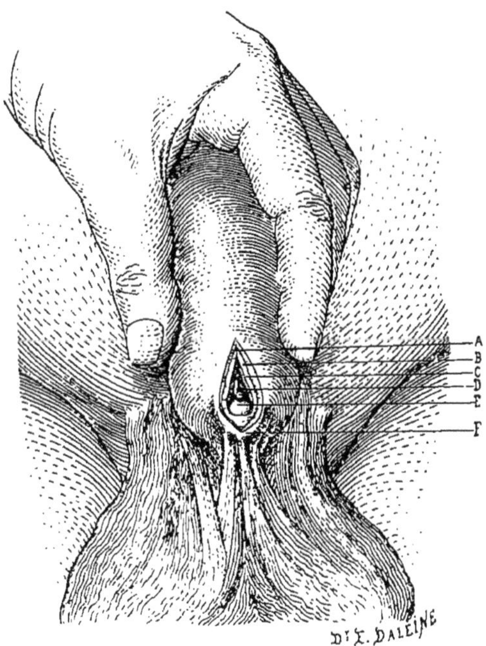

Fig. 444. — Boutonnière de la région pénienne, pour l'extraction d'un crayon [1].

A, couche graisseuse sous-cutanée. — B, gaine fibreuse. — C, gaine musculaire (bulbo-caverneux). — D, paroi uréthrale. — E, bout du crayon. — F, relief du crayon à la région bulbaire.

Plus loin, **le long de la portion pénienne**, la boutonnière s'exécutera de la façon suivante : on fera saillir le corps du délit sur la face inférieure de la verge, en incurvant celle-ci fortement en haut, et là, sur le relief qui se dessine, on incisera directement le corps spongieux (fig. 444) : quelquefois, une courte brèche, à l'une des extrémités du corps étranger, suffira pour le bien saisir, l'isoler et l'amener au dehors; mais, pour peu qu'on éprouve de la résistance, on n'hésitera pas à élargir la fente : autrement, en éraillant l'urèthre, on perdrait le bénéfice réel de l'extraction par la taille. Il n'y a pas lieu de s'effrayer

(1) Il s'agissait d'un crayon ordinaire, enclavé dans la région membraneuse et tout à fait immobilisable : son bout antérieur soulevait fortement la paroi uréthrale inférieure, au niveau du bulbe. Je fis la boutonnière sur ce relief et j'amenai sans peine le corps étranger; réunion de la brèche uréthrale. Guérison.

du suintement sanguin, toujours abondant, mais qui cédera vite à la suture (fig. 445).

Plus loin encore, **au périnée, dans la région membraneuse,** on devra faire l'uréthrotomie externe classique, mais l'uréthrotomie sans conducteur.

C'est le corps étranger lui-même qui tiendra souvent lieu de conducteur ; s'il est trop profond, si l'on ne sent que son extrémité antérieure, on introduira jusqu'à lui un cathéter métallique qui servira de repère à l'incision médio-périnéale. On incisera directement couche par couche jusqu'au cathéter; l'urèthre ouvert, les deux lèvres seront amarrées avec une pince de Kocher ou une anse de fil, et l'on procédera aux manœuvres d'extraction.

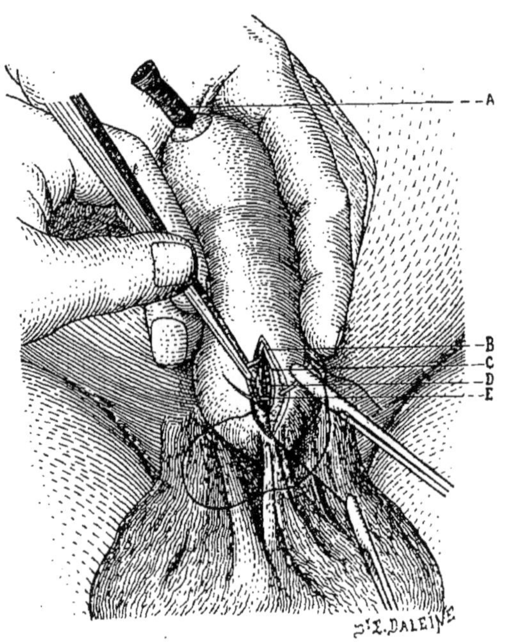

Fig. 445. — Boutonnière de la région pénienne; réunion après l'extraction du corps étranger.

A, sonde à demeure. — B, couche sous cutanée. — C, gaine fibreuse, — D, gaine musculaire. — E, aiguille chargeant les gaines musculaires et fibreuses sans traverser la muqueuse.

Celle-ci faite, la question se pose de la **réunion immédiate de la plaie uréthrale.** Dans des cas relativement récents, quand la paroi n'est pas largement altérée, friable, infiltrée, la suture sera tout indiquée : bien faite, par un surjet ou une série de points séparés, suffisamment rapprochés et qui ne traverseront pas la muqueuse (fig. 446), consolidée par la réunion des plans musculo-aponévrotiques du périnée (fig. 447), elle donnera un résultat excellent et une guérison rapide ([1]).

([1]) On ne saurait donner de meilleur exemple que l'observation publiée par M. Terrier, en 1886, et qui paraît être la première en date : il s'agissait d'un homme de soixante-deux ans, qui s'était introduit dans l'urèthre un lacet de cuir, long de 12 centimètres. Le cathétérisme rencontrait un obstacle à 13 centimètres du méat, juste au-dessous de la symphyse pubienne; en relevant les bourses, on constatait, sur le côté droit de l'urèthre, une tumeur dure, non fluctuante, peu douloureuse, allongée dans l'axe du canal. La miction n'était, du reste, nullement troublée. M. Terrier fit une *incision* de 8 à 9 centimètres *sur le raphé périnéal,* « après la section de la peau, du tissu cellulaire sous-cutané, un cathéter cannelé est introduit dans l'urèthre jusqu'à l'obstacle et les tissus sont incisés en se guidant sur lui. L'urèthre est ouvert sur une étendue de 7 centimètres 1/2 à 8 centimètres. Les parois paraissent normales, la muqueuse saine. Mais, sur la partie droite, on aperçoit un orifice, et cet orifice est rempli par un corps noirâtre, qui n'est autre que le lacet de cuir, enroulé sur lui-même et très ramolli, car il se brise pendant l'extraction, qui se fait cependant sans aucune difficulté. Tout en faisant saillie dans le canal, de façon à empêcher le cathétérisme, le corps étranger s'était aussi creusé une cavité dans le corps caverneux de l'urèthre et c'était lui qui donnait lieu à la tumeur indiquée plus haut ».

Ceci fait, une grosse sonde en caoutchouc rouge est introduite dans la vessie, et, au lieu de

Dans les conditions inverses, il sera plus sage de laisser une partie de la plaie béante, ou tout au moins, après avoir suturé l'urèthre, de ne pas réunir les plans superficiels. Les indications se basent d'ailleurs, ici, sur les raisons que nous avons plus haut exposées, à propos des ruptures de l'urèthre.

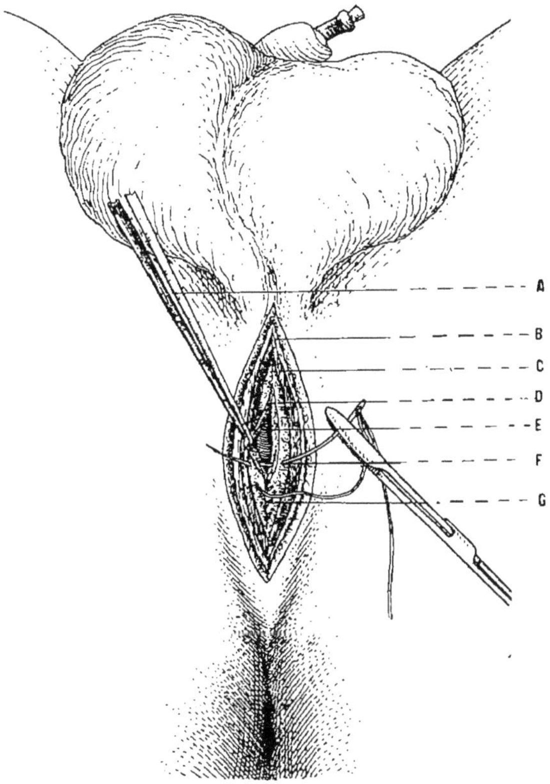

Fig. 416. — Suture de l'urèthre, après l'uréthrotomie externe. *Réunion de la paroi uréthrale.*

A, pince amarrant l'une des lèvres du canal. — B, aponévrose périnéale superficielle. — C, couche musculaire du périnée, bulbo-caverneux. — D, urèthre. — E, sonde placée à demeure. — F, aiguille traversant la paroi uréthrale. — G, surjet réunissant les lèvres de la plaie uréthrale.

Quelques mots seulement des ***corps étrangers de l'urèthre et de la vessie chez la femme.***

La brièveté et la dilatabilité de l'urèthre facilitent grandement l'extraction par les voies naturelles et en simplifient les manœuvres. Or, la dilatation au doigt, bien conduite, sera toujours plus régulière et plus complète : elle a, de plus, l'avantage d'être utilisable partout et de permettre la meilleure des explorations.

Commencez donc toujours par introduire doucement, dans le méat, le bout du petit doigt, dûment lavé et vaseliné, insistez sans brusquerie, lentement, en vrillant un peu, et bientôt la résistance cédera et vous passerez. Avec un peu de temps et de patience, et si la malade est endormie, vous réussirez, sans trop de peine, à faire pénétrer l'index jusque dans la vessie, comme nous le dirons dans un instant.

Je suppose que **le corps étranger soit resté dans l'urèthre,** libre, assez rarement, ou implanté dans la muqueuse, ou enclavé dans une dépression

laisser béantes les lèvres de la plaie uréthrale, on fait la *suture de l'urèthre. Neuf points de catgut sont placés, en ayant soin de ne pas prendre la muqueuse dans l'anse des fils.* La plaie pénétrante est largement béante et laissée telle. Il y eut, au dixième jour, une petite désunion de 1/2 centimètre, mais qui ne tarda pas à se combler. (*Bull. de la Soc. de chir.*, 27 oct. 1886, p. 762.) L'accident datait de plusieurs semaines et les conditions sont évidemment moins bonnes, pour la réunion, dans les interventions tardives, que dans les cas où l'obstruction totale ou presque totale de l'urèthre par le corps étranger nécessiterait l'uréthrotomie d'urgence et immédiate.

de la paroi inférieure : du petit doigt, vous le sentez, vous le reconnaissez, quelquefois vous pourrez le déplacer, le remettre dans l'axe, ou même l'accrocher et l'extraire; du moins, vous avez un conducteur, pour glisser une pince, pince à forcipressure, pince de Kocher, pince spéciale, ou un crochet, le saisir et, toujours sans force, en cherchant la bonne direction, le « dégainer ».

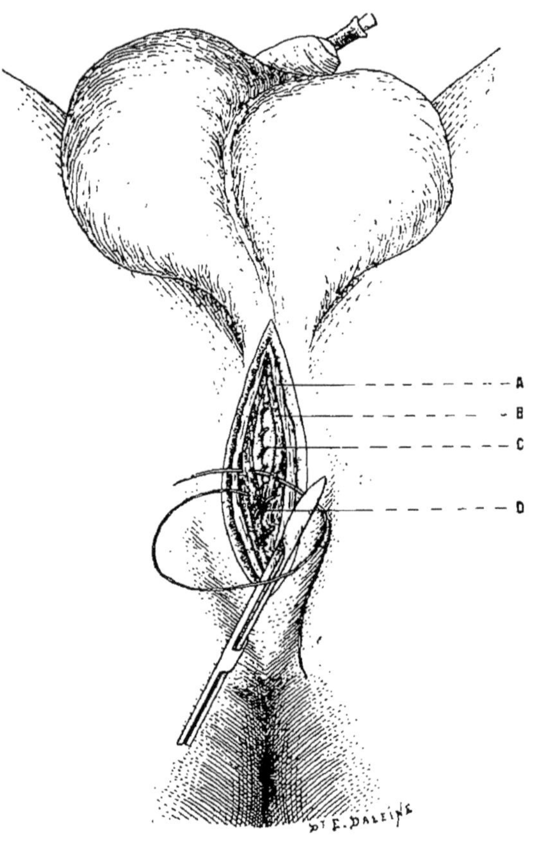

Fig. 447. — Suture de l'urèthre, après l'uréthrotomie externe. *Réunion des plans profonds périnéaux.*

A, aponévrose périnéale superficielle. — B, couche musculaire. — C, paroi uréthrale réunie. — D, surjet réunissant, en masse, les deux lèvres du plan musculaire.

Il arrive pourtant qu'après un long séjour et une épaisse incrustation le corps étranger, souvent méconnu, et tout en provoquant des accidents graves, devienne d'extraction assez complexe. J'ai retiré, de la façon que je vais dire, l'épingle à cheveux représentée figure 448, de l'urèthre d'une fille de dix-sept ans, qui m'était adressée, et qui, de fait, était soignée depuis plusieurs mois pour une cystite tuberculeuse (?) : mictions fréquentes et douloureuses, hématuries, urines purulentes, tout y était. La sonde passait sans notable difficulté, mais elle frottait, en dessous, sur un corps dur; en dilatant le méat, j'aperçus la boucle noire de l'épingle, mais elle était tout à fait immobilisable. J'incisai la paroi inférieure de l'urèthre, sur la ligne médiane, jusqu'au corps étranger, et je parvins alors à le déloger. Il était enfoui dans une sorte de cul-de-sac, constitué aux dépens de la paroi uréthrale. Les deux lèvres de l'incision préliminaire furent aussitôt réunies par quelques points séparés de catgut, et la guérison eut lieu sans accident. Bien entendu, toute *tuberculose* avait disparu, et une confession tardive nous apprit que l'urèthre était habité depuis six mois.

Le plus souvent les corps étrangers séjournent peu dans l'urèthre et sont **« engloutis » par la vessie.** Sans doute, l'extraction n'est pas toujours, en pareil cas, une besogne urgente, et il faut savoir attendre, pour s'outiller; mais le toucher vésical, par l'urèthre, d'une part, le toucher vaginal, d'autre part, permettront des manœuvres simples, qui parfois réussiront d'emblée.

Faites donc — sous l'anesthésie — **la dilatation progressive de l'urèthre**, comme nous l'exposions tout à l'heure, avec le petit doigt, puis avec l'index, et allez explorer la vessie, en vous aidant de la main gauche, qui déprime l'hypogastre. Vous reconnaîtrez le corps étranger, sa forme, sa longueur, sa direction, et vous pourrez, assez souvent, le ramener « au col » par l'une de ses extrémités : deux doigts gauches, introduits dans le vagin, et qui agissent sur le fond de la vessie, d'arrière en avant, aideront beaucoup la manœuvre. Une fois remis « dans le droit chemin », le corps étranger sera parfois expulsé spontanément, ou bien il s'engagera dans l'urèthre, où une pince le saisit.

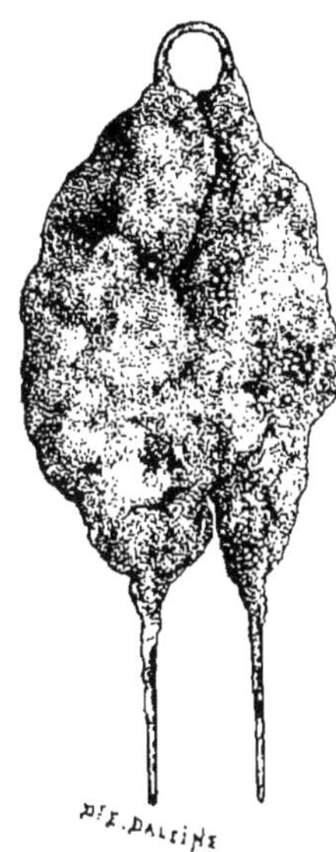

Fig. 148. — Épingle à cheveux, incrustée, ayant séjourné six mois dans l'urèthre (grandeur naturelle).

Ailleurs, après avoir reconnu, déplacé, fixé le corps étranger, avec le doigt uréthral, vous irez au-devant de lui avec un des instruments préhenseurs figurés plus haut, vous ferez « une bonne prise », et, retirant le doigt conducteur, vous achèverez l'extraction.

Ce n'est qu'en présence d'un corps très volumineux et incrusté, ou très long, enclavé dans le bas-fond, ou implanté dans les parois ou le sommet de la vessie, que vous devrez vous ouvrir une plus large voie d'accès, par la taille uréthrale ou vésico-vaginale.

LE CATHÉTÉRISME D'URGENCE
PONCTION HYPOGASTRIQUE ET CYSTOSTOMIE

Ce titre complexe représente la triple série d'interventions que peut commander la ***rétention aiguë d'urine***, suivant les causes et les caractères qu'elle affecte.

Nous ne saurions exposer ici tous les détails du cathétérisme, et nous n'aurons en vue que les **cathétérismes difficiles** ou **pratiquement impossibles**, devant l'urgence immédiate de l'évacuation vésicale.

Le praticien devrait toujours être suffisamment outillé pour faire face à ces éventualités, qui ne laissent souvent place à aucun retard, à aucune préparation. Or, l'outillage minimum, d'extrême urgence, sera représenté à peu près comme il suit :

Sondes métalliques (2 ou 3) de courbures variées et d'*un seul tenant*; la sonde, dite de trousse, en deux moitiés, doit être aussi rigoureusement proscrite que la trousse elle-même [1];

Sondes de Nélaton, en caoutchouc rouge vulcanisé (fig. 449), des numéros

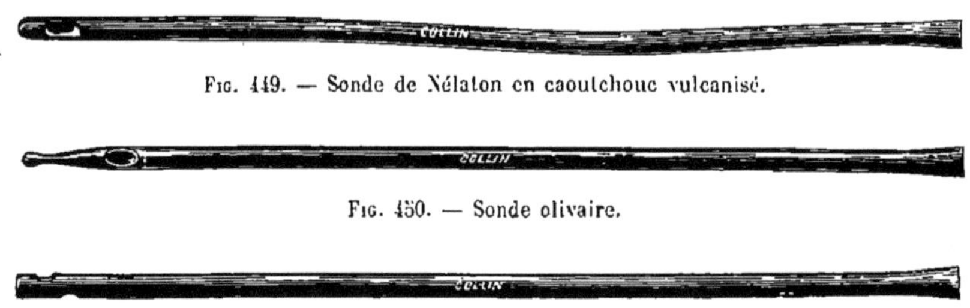

Fig. 449. — Sonde de Nélaton en caoutchouc vulcanisé.

Fig. 450. — Sonde olivaire.

Fig. 451. — Sonde à bout coupé.

12 à 24 surtout, les calibres très gros ou très petits étant d'emploi exceptionnel;

Sondes en gomme, olivaires (fig. 450), surtout des numéros 6 à 18. Sondes béquilles, surtout à grand angle (fig. 452). Sondes à bout coupé (fig. 451), qu'on peut, du reste, improviser avec une sonde ordinaire, en sectionnant l'extrémité avec un bistouri ou un rasoir (et non avec les ciseaux) et en émoussant le pourtour de la tranche;

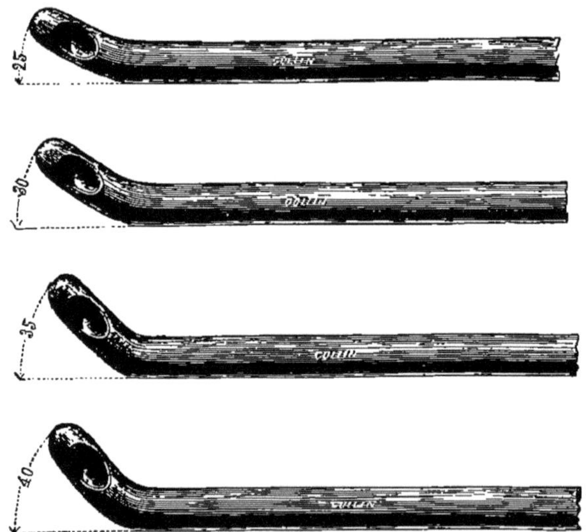

Fig. 452. — Sonde béquille de coudure variée.

Bougies olivaires (fig. 453), des numéros 6 à 18; **bougies filiformes**, auxquelles on peut imprimer, séance tenante, des inflexions diverses en les collodionnant (fig. 454); il est utile d'avoir aussi quelques bougies armées;

Une seringue de Guyon, ou, du moins, une canule uréthrale susceptible d'être adaptée au tube du laveur qu'on utilise.

Le point capital, c'est la *stérilisation pratique et d'urgence* de ce matériel.

Pour le praticien isolé, l'ébullition reste à peu près le seul procédé uti-

[1] La trousse devrait être invariablement remplacée par la boîte métallique stérilisable.

lisable et suffisant, en somme, sous la réserve que l'ébullition soit prolongée de vingt à trente minutes. Sondes et bougies, préalablement bouillies, peuvent aussi être conservées dans un flacon bouché à l'émeri et contenant une solution antiseptique faible.

Les conditions dans lesquelles se présente la nécessité d'un cathétérisme immédiat sont fort différentes, suivant la pathogénie de la rétention aiguë.

I. Alors même que ***la rétention est tout accidentelle***, qu'elle survient au cours d'une maladie fébrile, après un traumatisme, etc., sans qu'il existe aucun antécédent, aucun indice d'un état pathologique proprement

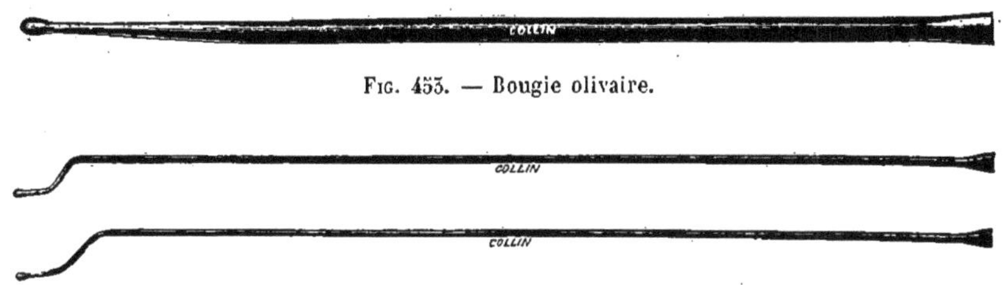

FIG. 453. — Bougie olivaire.

FIG. 454. — Bougie filiforme en baïonnette.

dit des voies urinaires, alors que le passage de la sonde ne paraît devoir être, en quelque sorte, qu'une formalité toute simple, le praticien fera sagement de conserver quelque défiance et de songer **aux lésions latentes du canal, — au spasme.**

Que de fois n'est-on pas surpris de trouver un obstacle dans un urèthre, que l'on avait les meilleures raisons de croire parfaitement perméable : le malade n'avait accusé aucune espèce de trouble de la miction, il urinait très bien, assure-t-il, avant la rétention toute fortuite qui vient de se produire. En réalité, un interrogatoire minutieux révèle un passé blennorragique ancien et certains désordres urinaires de date lointaine, atténués, méconnus, mais dont l'analyse n'est pas moins très probante. C'est *avant le cathétérisme* qu'il faut procéder à cet interrogatoire, à ces recherches préliminaires, et, si l'état du malade ne permet pas d'obtenir des renseignements précis, au moins faut-il se tenir prêt à surmonter les difficultés qu'on pourra rencontrer.

En règle générale, quand vous devez pratiquer le cathétérisme d'urgence dans un urèthre *inconnu*, **prenez d'abord une grosse sonde en caoutchouc rouge** : si le canal est sain, vous passerez sans trop de peine, malgré le spasme. C'est là un fait depuis longtemps établi : une petite sonde provoque une résistance beaucoup plus grande et s'ouvre une voie beaucoup plus difficilement dans un urèthre contracturé qu'un cathéter volumineux, qui dilate et « mate » la paroi.

Si votre grosse sonde ne peut pénétrer jusqu'à « l'urine », vous tenterez le passage avec un numéro inférieur, et, si vous êtes arrêté de nouveau, vous aurez recours aux procédés que nous allons exposer dans un instant.

Une règle doit être posée avant tout, qui s'applique à tout cathétérisme, à toute exploration endo-uréthrale : laver et savonner le gland et le méat, laver le canal à l'eau bouillie avec la seringue de Guyon (bouillie elle-même) ou l'appareil injecteur dont on dispose (également bouilli), se laver les mains, et prendre les précautions nécessaires pour que la sonde stérilisée ne vienne pas se souiller au contact du prépuce, des bourses, ou des doigts qui tiennent la verge, avant d'être introduite dans l'urèthre. Soins préliminaires très simples, en réalité, mais qui sont loin d'être toujours rigoureusement pris : en pratique d'urgence, je dirais volontiers que rien n'est plus rare qu'un cathétérisme aseptique. Autre précaution indispensable : bien placer son malade, couché sur le dos, la tête soulevée, un coussin sous le siège, les cuisses fléchies et légèrement écartées.

Enfin la sonde ou la bougie sera lubrifiée avec de l'huile d'olives ou de l'huile de vaseline liquide, ou encore de la vaseline, stérilisées[1].

II. Les manœuvres deviennent autrement complexes lorsqu'on se trouve en présence d'une **rétention aiguë chez un prostatique ou chez un rétréci** : il n'est que plus indispensable qu'elles soient régulières et méthodiques.

Ne voyons-nous pas trop souvent de ces malheureux urèthres, sur lesquels des tentatives aussi acharnées que maladroites ont été prolongées durant des heures : urèthres déchirés, saignants, criblés de fausses routes, — malades épuisés, infectés, voués à tous les dangers de la fièvre urineuse? Pour les débutants, pour ceux qui n'ont pas l'expérience journalière du cathétérisme, rien n'est plus pénible, plus énervant que cette longue résistance de l'urèthre, que bientôt on est entraîné à vouloir prendre de force.

Or, **la force doit être absolument bannie de toute manœuvre de cathétérisme : procéder avec douceur, avec méthode, avec patience, et savoir s'arrêter à temps** : tels sont les principes fondamentaux qui doivent présider toujours à ces interventions d'urgence.

Voilà un homme d'une soixantaine d'années, prostatique avéré, qui, la veille au soir, après quelque imprudence de régime, a été pris brusquement d'une rétention aiguë. On vous appelle le lendemain matin : vous le trouvez pâle, abattu par l'insomnie et la douleur; la vessie distendue se dessine en relief à la région hypogastrique : il faut la vider *le plus tôt possible, par le procédé le plus simple possible.* Trop heureux encore quand les accidents ne datent pas de plus longtemps, quand des tentatives répétées et brutales n'ont pas été faites déjà, quand le malade n'est pas déjà profondément infecté.

Après avoir « préparé » l'urèthre, comme nous l'avons indiqué plus haut, commencez donc par chercher à introduire *une sonde de caoutchouc rouge* n° 17 ou 18, lentement, posément, en « vrillant » un peu dans la profondeur, en la poussant le plus loin possible : vous réussirez parfois contre

(1) Au bain-marie, en les maintenant une demi-heure au moins dans la solution de carbonate de soude bouillante. On fera bien de proscrire l'huile phéniquée, irritante pour le canal. Le professeur Guyon recommande la pommade suivante : poudre de savon, glycérine, eau, ââ 35 grammes; naphtol-β, 1 gramme.

toute attente, car la congestion joue le rôle majeur dans la pathogénie de ces rétentions et s'allie au spasme. Si la sonde passe [1], vous aurez partie gagnée, avec le minimum de manœuvres intra-uréthrales, et vous la laisserez à demeure.

Vous échouez : faites une tentative avec une *sonde métallique à grande courburé*, de même calibre, en exécutant bien « à fond » tous les temps; autrement dit, la verge étant relevée sur le ventre, présentez le bec de la sonde au méat, la concavité tournée vers la cuisse [2], et faites-la glisser ainsi

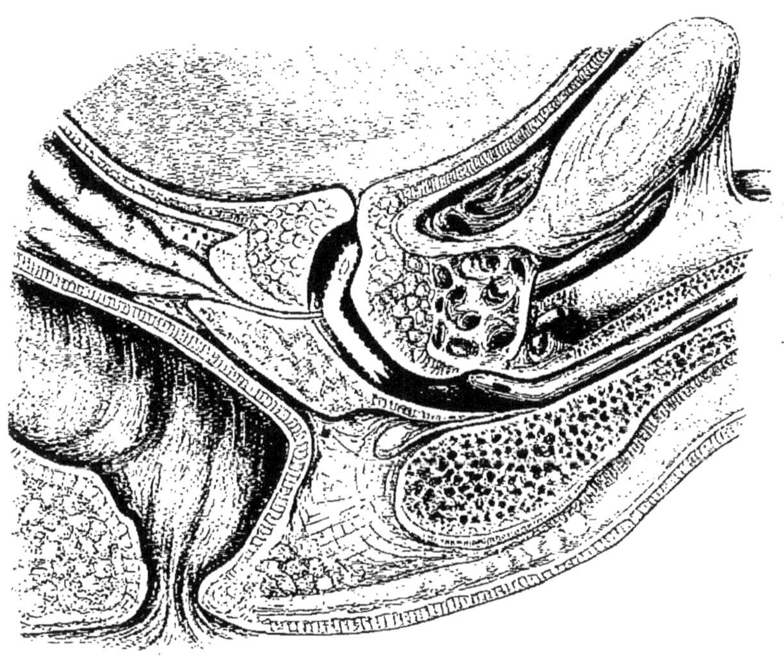

Fig. 455. — Cathétérisme avec une sonde béquille, dans le cas d'hypertrophie portant sur le lobe moyen, le bec suit la paroi supérieure (Forgue).

jusqu'au périnée; ramenez alors le pavillon sur la ligne médiane et, avant de l'abaisser, poussez le bec doucement, aussi avant que possible, en allongeant, en étirant un peu la verge; *alors seulement abaissez le pavillon* sans brusquerie, en continuant à « appuyer du bec » dans la profondeur. Le second temps est le temps capital et aussi le temps dangereux : si la sonde « bute » et refuse de s'abaisser, n'insistez pas, vous n'avez pas pénétré dans la bonne voie; en forçant, vous ne ferez que blesser l'urèthre [3].

Je suppose que ces nouvelles tentatives n'aient pas réussi davantage. En

[1] Il faudra parfois l'introduire presque tout entière, avant « d'arriver à l'urine ».

[2] Quel que soit le cathéter métallique, il est bon de le tenir d'abord dans la direction du pli de l'aine, lorsque vous sondez un malade à gros ventre, et de ne le ramener sur la ligne médiane qu'au 2e temps.

[3] En règle, il faut user le moins possible de la sonde métallique, qui, mal conduite, peut être fort dangereuse; de plus, il faut renoncer à toutes les manœuvres dites « tour de maître », procédé d'Abernethy, etc.

général, elles vous auront du moins fourni quelques données sur la nature de l'obstacle, sur le degré de coudure, d'obstruction de l'urèthre profond.

Prenez une *sonde béquille* (fig. 452), introduisez-la comme la sonde métallique, et, arrivé au périnée, en l'abaissant, cherchez à « enfiler » le détroit prostatique. Les figures 455 et 456 donneront une bonne idée de cette manœuvre de la sonde béquille.

Quand toutes ces manœuvres ont été infructueuses, il ne reste plus qu'à utiliser la série des *sondes en gomme*, bien malléables, dont on incurve l'extrémité avec le doigt, avant de s'en servir : peut-être une fine sonde, bien assouplie, finira-t-elle par s'insinuer dans ce canal tortueux et pénétrer jusque dans la vessie. Elle ne donnera qu'un débit d'urine fort restreint et l'évacuation totale demandera du temps; peu importe, la solution la plus

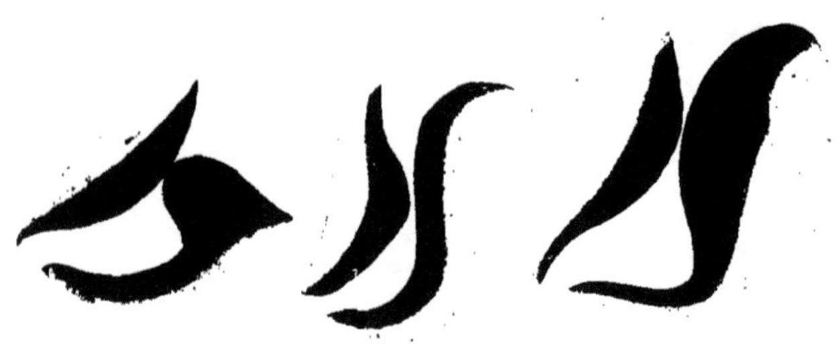

Fig. 456. — Schéma des déformations du plancher prostatique par l'hypertrophie du lobe moyen (d'après Thompson).

simple n'en est pas moins obtenue, et la sonde fixée à demeure, vous ferez bien d'y adapter un long tube de caoutchouc formant siphon, suivant la pratique que nous exposerons tout à l'heure : de la sorte, vous serez tranquille et votre malade aussi.

Si la rétention date de quelques heures seulement et que les conditions de milieu, d'éloignement, etc. (dont il faut toujours tenir grand compte, dans la chirurgie d'urgence que nous étudions) vous le permettent, après l'échec des premiers essais de cathétérisme, sans aller plus loin, vous aurez recours au *grand bain chaud, prolongé*, méthode excellente, au moins dans les cas relativement bénins.

Quand la situation presse et qu'il faut à tout prix et tout de suite vider la vessie, ne vous acharnez pas davantage au cathétérisme, après un nombre raisonnable de tentatives méthodiques, réglées, comme nous venons de le dire; n'insistez pas trop, surtout dans ces urèthres à muqueuse friable et saignante que l'on rencontre assez souvent chez les vieux prostatiques, ou encore lorsque des essais antérieurs ont déjà produit des désordres.

Vous ne devez pas, de toute nécessité, vider la vessie par l'urèthre : **faites une ponction hypogastrique** (fig. 459), pratique élémentaire, simple, bénigne, plus bénigne, certes, que beaucoup de cathétérismes, et rappelez-vous que la *mise au repos* de l'organe, qui suit l'évacuation, exerce toujours une influence heureuse sur la congestion uréthro-prostatique ; qu'après une, deux, trois ponctions de ce genre et un bain prolongé, la rétention cédera assez souvent, ou vous réussirez à traverser sans trop de peine ce canal si obstinément réfractaire.

Vous devrez alors laisser la **sonde à demeure** et prendre toutes les précautions nécessaires pour qu'elle fonctionne bien et qu'elle soit bien supportée. Naturellement, après un cathétérisme laborieux, c'est *la sonde qui passe*, qu'on laisse à demeure ; si l'on a le choix, on donnera la préférence,

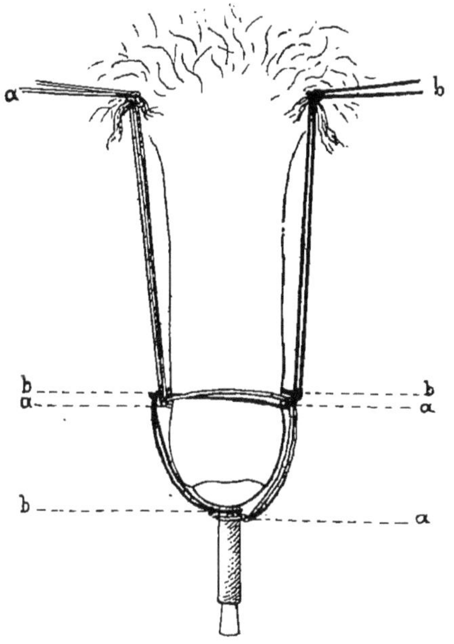

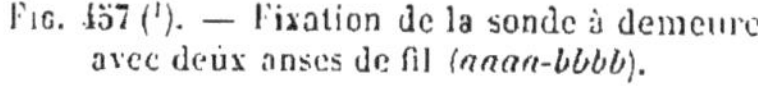
Fig. 457 ([1]). — Fixation de la sonde à demeure, avec deux anses de fil (*aaaa-bbbb*).

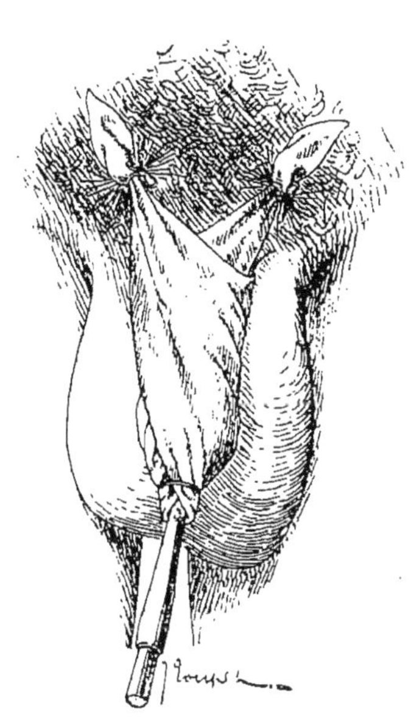

Fig. 458 ([1]). — Sonde à demeure ; « habillement » de la verge dans une compresse triangulaire.

suivant les conseils du professeur Guyon, à la sonde béquille, en gomme, pourvue « d'un grand calibre intérieur » et de « deux yeux largement ouverts » ; elle sera d'un calibre aussi large que possible, pour que l'adaptation soit exacte et complète entre le canal et l'instrument. Enfin on prendra soin de la « mettre au goutte à goutte », et de la bien fixer.

Quand la sonde est en bonne place, tout près du col, l'écoulement de l'urine se fait goutte à goutte, « d'une façon régulièrement continue ». Assurez-vous que la vessie est bien vidée, en appuyant sur le ventre : tirez un peu la sonde, jusqu'à ce que rien ne coule plus ; repoussez-la doucement,

([1]) Ces figures nous ont été obligeamment communiquées par M. Henri Langlois, et sont extraites de sa thèse (*La sonde vésicale à demeure, technique, indications, résultats thérapeutiques*, 1900).

jusqu'à ce que l'urine recommence à sourdre, vous déterminez de la sorte, après quelques tâtonnements, le niveau où le « goutte à goutte » se trouve établi.

Ceci fait, procédez à la fixation. La figure 457 vaut une description. Prenez deux fils de 50 centimètres pliés en deux. Premier fil : l'anse médiane est nouée sur la sonde, tout près du méat; les deux chefs descendent sur le côté du gland; à la hauteur de la couronne, on les réunit par un nœud, puis l'un d'eux passe en avant, l'autre en arrière, encadrant le pénis. Nouez-les une seconde fois, et conduisez-les ensemble jusqu'au pubis, pour les attacher à une touffe de poils. — Second fil : même trajet; l'anse est fixée sur la sonde, les deux chefs s'appliquent à l'autre face du gland; premier nœud, premier entre-croisement avec les chefs du fil précédent; double anneau, en avant et en arrière de la couronne; second nœud, second entre-croisement; traversée directe jusqu'aux poils du pubis.

Enfin, il sera toujours utile d'*habiller* la verge, avec une compresse stérilisée, en triangle, dont la base est appliquée sous la racine du pénis, et dont les deux pointes sont rabattues et emboîtées, comme le montre la figure 458 [1].

Ajoutons que, si vous êtes contraints d'assurer le drainage permanent de l'urine, si l'état local ou général vous en fait une loi, vous avez à votre disposition d'autres interventions, que nous allons bientôt étudier.

La méthode patiente qui doit guider le cathétérisme chez le prostatique est tout autant de rigueur, en présence d'une ***rétention aiguë chez un rétréci***.

Ici, pour ne pas perdre de temps, et ne pas irriter l'urèthre par des manœuvres forcément illusoires, **commencez par explorer le canal avec les bougies olivaires** : vous obtiendrez ainsi des notions utiles sur le degré de striction du rétrécissement, ou des rétrécissements, et vous vous rendrez compte de la possibilité de faire pénétrer une sonde en gomme de moyen ou de petit calibre, ou de la nécessité de recourir d'emblée aux bougies filiformes.

De fait, hormis les cas de *rétrécissements larges*, dans lesquels les accidents de rétention relèvent en grande partie du *spasme*, il est préférable de se servir de *sondes en gomme*, qu'on insinue plus aisément à travers un défilé rétréci; si les plus petites sondes ne passent pas, essayez de faire pénétrer une *bougie filiforme*.

C'est affaire d'adresse, d'industrie, un peu aussi, il faut le dire, de hasard : en tout cas *ce n'est jamais une affaire de force*, et c'est pour cela que les bougies rigides, les bougies de baleine, par exemple, nous paraissent dangereuses; on croit qu'elles pénètrent, on pousse un peu : en réalité, elles ont troué la muqueuse.

Présentez la bougie dans tous les sens, en suivant la paroi inférieure et supérieure de l'urèthre, en relevant la verge, en l'abaissant, en l'inclinant

[1] GUYON et MICHON, Contr. à l'étude de la sonde à demeure. *Ann. des mal. des organes génito-urinaires*, 1895, t. XIII, p. 385.

à droite ou à gauche, en l'étirant légèrement, en la laissant pendre flasque : si l'orifice vous paraît excentrique, coudez le bout de la bougie en baïonnette (fig. 454), tortillez-la en tire-bouchon, imprimez-lui telle sinuosité que vous croirez utile; en la recouvrant ensuite d'une mince couche de collodion, vous rendrez permanente — extemporanément — cette forme et ces inflexions nouvelles.

Avez-vous réussi à passer une bougie, vous ne réaliserez pas séance tenante l'évacuation vésicale, mais, petit à petit, la vessie se videra pourtant, si vous laissez la bougie à demeure : entre elle et le canal, l'urine ne tardera pas à sourdre goutte à goutte, et le ramollissement, l'assouplissement de l'urèthre, au contact du corps étranger, agrandiront assez vite cette voie de drainage continu et lent : assez souvent, le lendemain, vous pourrez remplacer la bougie par une petite sonde.

Donc *laissez la bougie à demeure* : elle ne bouche pas la voie uréthrale, elle l'ouvre peu à peu, et cela suffit, s'il n'y a pas d'accidents pressants. Dans le cas contraire, la *ponction capillaire hypogastrique* viderait la vessie.

Chez la femme, le cathétérisme est d'ordinaire fort simple ; on fera bien, toutefois, de se servir, en règle, de la sonde molle, et de ne jamais se prêter à cette pratique ridicule et surannée du cathétérisme « sous les draps », dont le moindre défaut est d'empêcher la détersion soigneuse de la vulve et du méat, préliminaire de rigueur. — A une période avancée de la grossesse, et lors de certaines tumeurs, l'urèthre est refoulé en avant, derrière le pubis, et la sonde doit être introduite de bas en haut, presque verticalement. — La sonde à demeure est malaisée à fixer : le mieux est d'utiliser la sonde de Malécot ou de De Pezzer.

Ponction capillaire hypogastrique. — En résumé, nous voyons que, dans l'outillage d'urgence nécessité par la rétention aiguë d'urine, nous devons faire figurer l'appareil Potain ou un trocart de petit calibre. Rien de plus simple, en réalité, que cette ponction, sur une vessie distendue, qui soulève la paroi et se présente d'elle-même au trocart, sous la réserve que l'on prenne les quelques précautions indispensables que voici : raser et laver à l'eau bouillie savonneuse et à l'alcool la région hypogastrique, faire flamber, à l'alcool, la canule et le trocart, *séparés l'un de l'autre*, ou les faire bouillir.

La ponction sera faite à un doigt au-dessus du bord supérieur de la symphyse, exactement **sur la ligne médiane** (fig. 459), et le trocart plongé d'emblée à 4 ou 5 centimètres de profondeur, — sans se soucier du péritoine, qui est bien loin, — en plein globe vésical. On aura soin de toujours faire la ponction profonde : sur certaines parois, épaisses, grasses ou œdématiées, on risque de faire une *ponction blanche*, en craignant « d'enfoncer ». Or, il n'y a rien à craindre, si l'on fait pénétrer l'aiguille ou le trocart sur la ligne médiane, au niveau indiqué et si l'on procède sans brusquerie.

Allez donc résolument jusqu'à ce que le liquide paraisse, et, du reste, vous aurez d'ordinaire, quand l'instrument aura pénétré, la sensation très nette que *vous êtes dans une cavité*, dans la vessie.

L'évacuation se fera doucement, sans « trop de vide », si vous employez l'aspirateur; une fois terminée, l'instrument sera retiré d'un mouvement bref, et une compresse bouillie maintenue sur la région. C'est là une bonne précaution, surtout lorsqu'on a dû se servir d'un trocart de quelque calibre, car il arrive assez souvent alors que l'orifice, pour petit qu'il soit,

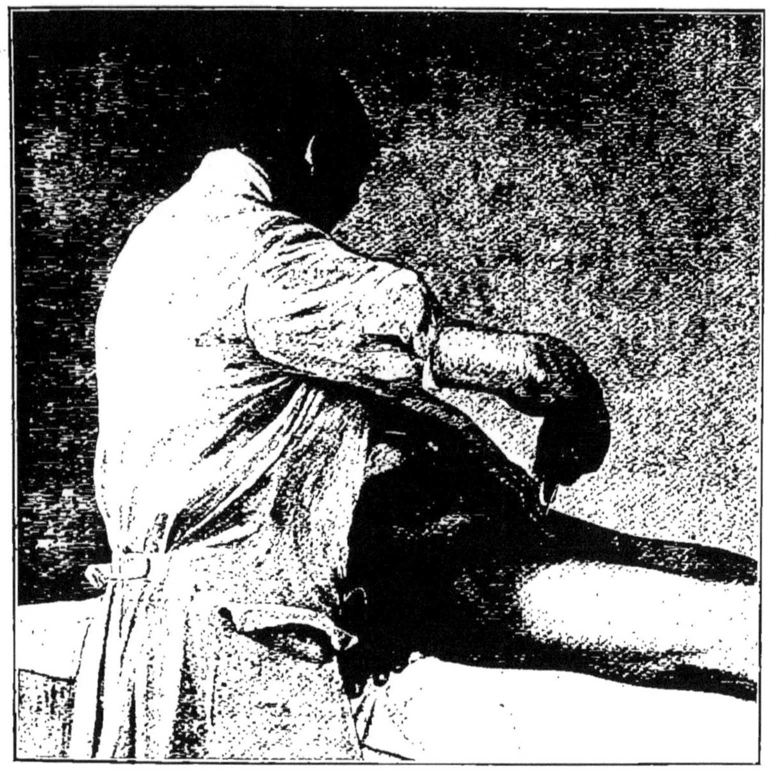

FIG. 459. — Ponction de la vessie.

n'en laisse pas moins sourdre quelques gouttes d'urine. Si la ponction a été capillaire, à proprement parler, l'orifice cutané s'obture séance tenante, et un peu d'ouate collodionnée suffit à le recouvrir.

A la condition d'être aseptique, la ponction peut être répétée un assez grand nombre de fois, et la vessie évacuée de la sorte deux ou trois fois par jour. Pourtant, il y a un terme à cette répétition, et au bout d'un temps variable, suivant le degré de tolérance des patients, l'état de la région, les réactions générales, si l'obstacle uréthral ne cède pas à des tentatives nouvelles, le moment viendra de recourir à une dérivation permanente de l'urine.

CYSTOSTOMIE ET CYSTODRAINAGE

Voilà donc une première indication du ***drainage permanent de la vessie à l'hypogastre***, autrement dit de la cystostomie. Il y en a d'autres.

1° Et d'abord une *indication de milieu*, si je puis dire, contingente, mais qui n'en est pas moins positive, et qui se présente fréquemment dans la pratique rurale.

Vous êtes appelé au loin pour une rétention aiguë, chez un prostatique ou chez un rétréci; vous ne pouvez faire le cathétérisme, vous ponctionnez la vessie, c'est bien, mais *vous allez être dans l'impossibilité matérielle de suivre de près votre malade*, de le revoir plusieurs fois par jour. Le quitterez-vous sans l'avoir mis à l'abri des accidents et des douleurs de la rétention, qui, dans quelques heures, vont se reproduire?

2° Autre chose. *Vous trouvez un malade profondément infecté*, avec des frissons, de la fièvre, un facies terreux, de mauvais augure; l'urèthre, déjà « travaillé » avant vous, est lacéré de fausses routes, saignant, œdématié, extrêmement douloureux; il y a déjà de l'infiltration aux bourses, au périnée, autour de la verge.

D'urgence, vous devez ouvrir à l'urine une voie durable, désinfecter la vessie, mettre au repos complet, pendant une période plus ou moins longue, le canal de l'urèthre.

L'indication ne devient que plus pressante lorsque l'accident aigu s'est produit chez un malade en état d'*infection chronique*, chez un prostatique dont les urines étaient depuis longtemps purulentes.

Donc, ***rétention aiguë compliquée d'infection menaçante, — impossibilité matérielle de répéter les ponctions capillaires*** et d'attendre que la voie uréthrale soit rétablie, — ***insuccès prolongé des tentatives de cathétérisme***, nécessitant une ***répétition excessive des ponctions capillaires*** : telles sont, à notre sens, les raisons qui doivent commander le « drainage hypogastrique » d'urgence.

Je dis le « drainage hypogastrique », et, de fait, il y a deux procédés pour réaliser cette dérivation continue de l'urine à l'hypogastre : la ***ponction avec un gros trocart***, suivie de l'introduction d'une sonde qu'on laisse à demeure dans l'orifice sus-pubien, — la ***cystostomie*** proprement dite.

Vous n'avez pas le choix entre ces deux procédés : l'un, le cysto-drainage, vous est *imposé* par certaines conditions de milieu et d'outillage, l'autre, ***la cystostomie, est l'opération régulière que vous devrez toujours faire, quand vous le pourrez***.

Aucune équivoque ne saurait donc subsister; et je n'ai plus besoin de dire, je pense, que je n'ai jamais songé à opposer l'une à l'autre les deux interventions. Oui, la cystostomie, dont nous allons exposer la technique, est une opération simple, facile, que tout praticien devrait bien faire ; pour ma part, je l'ai pratiquée dans des chaumières, à la campagne, à la lueur de deux chandelles, et avec un outillage « de fortune », et mes malades ont guéri. Cela est vrai, indiscutable ; mais je répète que, dans certaines conditions, le praticien isolé, sans instrument, sans aide, ne fera pas, ne pourra pas faire la cystostomie régulière, et c'est pour de pareilles éventualités, exceptionnelles, je le veux bien et je le souhaite, que doit être réservé le cysto-drainage et qu'il donnera, bien fait, de bons résultats d'urgence (1).

Cysto-drainage hypogastrique. — Donc, si vous êtes contraint d'y recourir, procédez de la façon suivante.

Prenez un gros trocart courbe et une sonde de caoutchouc rouge qui glisse

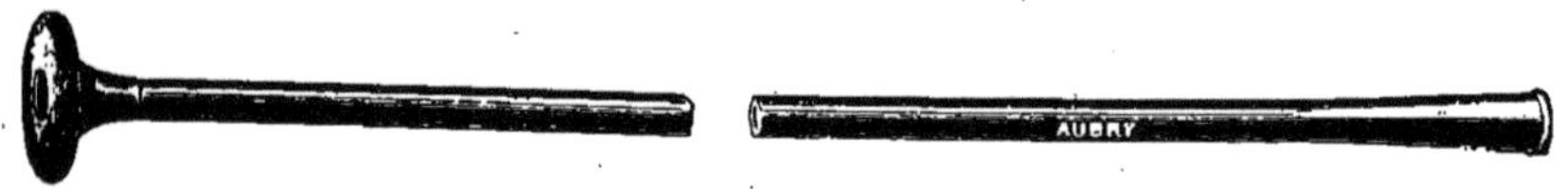

Fig. 460. — Sonde de De Pezzer.

aisément dans sa canule ; le trocart est flambé ou bouilli, la sonde bouillie, l'hypogastre rasé et lavé, vos mains lavées.

Ponctionnez, comme tout à l'heure, sur la ligne médiane, à un travers de doigt au-dessus du pubis ; le trocart retiré, enfoncez bien la canule, qui doit pénétrer suffisamment dans l'intérieur de la vessie, pour ne pas s'échapper, quand le réservoir se videra, puis laissez couler l'urine. Une fois l'évacuation terminée, vous glisserez la sonde de caoutchouc, le plus loin possible, dans la canule, qui sera doucement retirée.

Dès lors, vous aurez une sonde à demeure, dans la vessie : il sera fort utile de compléter l'appareil, en installant immédiatement le **siphon**.

Un tube de caoutchouc assez long pour descendre jusqu'au pied du lit suffira parfaitement ; vous l'adapterez au pavillon de la sonde, directement, ou par l'intermédiaire d'un bout de sonde en gomme, d'un tube de verre, etc., qui servira d'ajutage et sur lequel seront liés les deux segments à mettre en continuité : l'autre extrémité du tube-siphon plongera dans un bocal contenant de l'eau bouillie ou de la liqueur de Van Swieten. Une fois installé, le siphon sera d'abord amorcé par un des artifices connus, et, quand l'urine suintera goutte à goutte à l'orifice terminal du tube, le fonctionnement sera établi, et la vessie se trouvera dès lors en état de *drainage permanent*.

Bien entendu, cet appareillage se prête à diverses modifications, commandées par les circonstances et le matériel dont on dispose : avec deux ou

(1) L'installation du siphon prévient toute infiltration pré-vésicale ; et c'est là, de fait, le principal danger à prévenir, dans l'opération de Méry, le cysto-drainage *de nécessité*.

trois sondes en caoutchouc rouge, emboîtées l'une dans l'autre à leurs extrémités ou reliées par des ajutages improvisés, on organise encore un siphon suffisant, qui vient s'aboucher dans un récipient placé sur une chaise, sur un support quelconque, près du lit.

Ce qui est important, c'est de bien fixer la sonde hypogastrique, au moyen de plusieurs fils collodionnés, sur la peau (si l'on ne dispose pas d'une sonde de De Pezzer (fig. 460), et de veiller à ce que le tube-siphon ne se dérange pas : à ce point de vue, un très long tube est toujours plus commode, car, s'il est bien amarré à l'hypogastre, il permet au malade de se tourner dans le lit et de s'asseoir sans dommage.

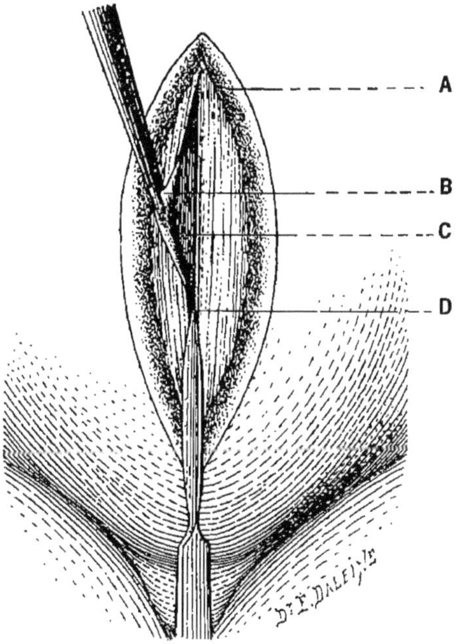

Fig. 461. — Cystostomie sus-pubienne. Incision verticale latérale, au niveau de la gaine du droit.

A, graisse sous-cutanée. — B, lèvre externe, retirée en dehors de la gaine du droit. — C, muscle droit. — D, incision verticale, latérale, parallèle à la ligne blanche.

Cystostomie. — J'ai dit que la cystostomie devait être tenue pour l'opération normale, qu'elle était de technique simple et facile. Elle n'exige pas l'anesthésie générale, et, surtout dans ces conditions d'urgence, la cocaïne suffit parfaitement : il m'est arrivé de la faire, sans aucune anesthésie, chez un vieillard de soixante-dix-sept ans, opéré dans des conditions tout à fait désespérées, et que j'ai revu dix ans après.

L'outillage peut être réduit à ce qui suit : un bistouri et des ciseaux, quelques pinces à forcipressure, une pince à disséquer, une aiguille de Reverdin (ou une aiguille à suture quelconque, courbe et peu volumineuse).

La région est soigneusement rasée, savonnée et « préparée », puis entourée de quatre compresses aseptiques.

Faites une incision verticale médiane, de 4 travers de doigt, qui commence ou finisse au bord supérieur du pubis ; ne craignez pas de prolonger un peu l'incision par en haut, si le sujet est obèse et les plans pré-vésicaux chargés de graisse. Comme nous allons le voir, dans ces cystostomies d'urgence pratiquées sur des vessies distendues, le péritoine est refoulé très haut et une manœuvre très simple permet d'ailleurs, en tout état de cause, de l'éviter.

Donc, incisez rapidement la peau, la graisse, jusqu'à l'**aponévrose de la ligne blanche** : premier repère ; sectionnez en long le plan fibreux jusqu'à la **graisse jaune profonde** : second repère ; il est souvent mieux de faire l'incision franchement latérale et de passer à travers l'un des muscles droits ([1]) : fendez le feuillet antérieur de la gaine (fig. 461), puis le muscle et, au-dessous de lui, ouvrez la lame profonde — toujours jusqu'à ce que vous tombiez sur la nappe graisseuse (fig. 462) ; pour plus de sûreté, commencez tout près du pubis l'incision de la paroi aponévrotique et poursuivez-la, de bas en haut, sur le doigt.

Vous êtes dans la loge pré-vésicale, et, avec le doigt, vous sentez là, tout près, le **globe vésical distendu**. Réclinez la graisse, **de très bas en haut** (planche X), avec l'index et le médius gauches, en la « ramassant » tout entière : avec elle, vous relevez du même coup le cul-de-sac péritonéal, si, d'aventure, il descend plus bas que de coutume ou se rattache au pubis par quelque tractus filamenteux : éventualité exceptionnelle ([2]), encore une fois, et dont vous n'avez pas à vous préoccuper, puisque cette manœuvre toute simple suffit à prévenir tout danger.

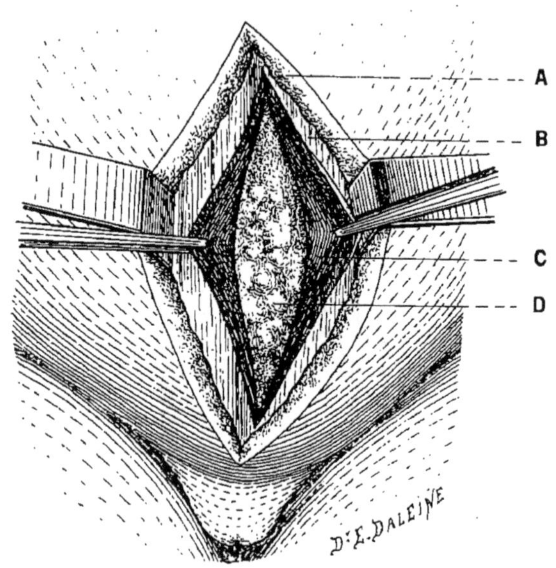

Fig. 462. — Cystostomie sus-pubienne. Incision à travers le droit ; découverte de la graisse pré-vésicale.

A, graisse sous-cutanée. — B, gaine aponévrotique. — C, grand droit incisé en long et rétracté. — D, couche graisseuse pré-vésicale.

La graisse relevée, si votre plaie hypogastrique est suffisamment longue et ses lèvres bien écartées, vous voyez la **face antérieure de la vessie**, c'est-à-dire une paroi arrondie, saillante, violacée, parsemée de grosses veines ; malgré la réplétion, chez les sujets gras, à symphyse très haute et verticale, elle paraît souvent profonde : rappelez-vous que, l'opération étant conduite comme nous venons de le dire, aucune hésitation n'est de mise : ce globe tendu que vous sentez, que vous voyez plus ou moins aisément en arrière du pubis, c'est la vessie, cela ne peut être que la vessie.

Avant de l'ouvrir, passez, avec l'aiguille de Reverdin, deux anses de fil en long, de chaque côté de la ligne médiane, dans l'épaisseur de sa paroi,

([1]) On cherche à ménager, de la sorte, une boutonnière sphinctérienne autour de l'urèthre sus-pubien (Jaboulay).

([2]) Mais dont il faut être prévenu, l'adhérence du cul-de-sac péritonéal à la symphyse pubienne ayant été plusieurs fois constatée. (Rollet, De l'adhérence du péritoine à la symphyse du pubis dans un cas de ponction capillaire de la vessie, *Lyon médical*, 11 janvier 1894.)

sans la traverser autant que possible (planche X); ces deux fils vous serviront de repères et de tracteurs, et tout à l'heure vous rendront service, au moment de la suture vésico-cutanée. Ils ne sont pas, d'ailleurs, indispensables ; si la paroi vésicale est trop friable ou l'organe trop profond, vous ferez tout de suite la ponction, et, au milieu du flot d'urine qui s'écoule, vous parviendrez à amarrer avec deux pinces les deux lèvres de la plaie.

Ponctionnez la vessie sur la ligne médiane au bistouri, entre les deux grosses veines longitudinales qui serpentent sur sa face antérieure — si vous les voyez; faites la ponction à la hauteur du bord supérieur de la symphyse et, le tranchant du bistouri tourné en haut, incisez sur une longueur de 1 centimètre 1/2 à 2 centimètres.

Le suintement sanguin est d'ordinaire très abondant pendant ce temps de l'opération et parfois la plaie est inondée de sang veineux noir; ne vous en inquiétez nullement, ne perdez pas de temps à mettre des pinces, *ouvrez la vessie, c'est le meilleur procédé pour faire l'hémostase*. De fait, dès que le réservoir est ouvert et se vide, cette hémorragie veineuse s'arrête d'elle-même, grâce à la rétraction de la paroi vésicale.

Laissez couler l'urine fétide, noirâtre, souvent mêlée de pus, puis lavez à grande eau « bouillie » le champ opératoire et la vessie. Une fois achevée cette détersion « à la douche », procédez à l'abouchement vésico-cutané; mais, avant cela, ne négligez pas d'**explorer au doigt la cavité vésicale**.

Agir autrement serait renoncer à l'un des principaux avantages de la cystostomie, du drainage « à ciel ouvert » de la vessie; et souvent vous ferez, de la sorte, des découvertes intéressantes et vous compléterez votre intervention de la façon la plus heureuse. Il m'est arrivé plusieurs fois de trouver dans ces vessies de prostatiques, au cours d'une cystostomie pratiquée sous la pression d'accidents aigus de rétention et d'infection, tout un entassement de calculs.

On s'efforcera toujours de **réunir, au moins partiellement, les lèvres de la plaie vésicale à la peau**; car la cystostomie dite idéale, c'est-à-dire la suture régulière et circonférentielle de la muqueuse, étirée en cône, au limbe cutané, n'est pas toujours possible, et, du reste, n'est pas toujours nécessaire.

Si donc la muqueuse a conservé une résistance et une mobilité suffisantes pour se laisser attirer jusqu'à la plaie, vous la réunirez seule par une couronne de points au catgut ou au crin de Florence, en « ourlant » l'orifice sur tout son pourtour.

La pratique suivante est excellente et d'emploi plus général : deux fils *commissuraux* sont passés d'abord aux angles supérieur et inférieur de la plaie vésicale et chargent à la fois, dans leur anse, toute l'épaisseur des deux lèvres pariétales et la couche musculo-fibreuse de la vessie, avec, ou

---

PLANCHE X. — **Cystostomie sus-pubienne.** — L'index gauche refoule la graisse prévésicale; la paroi antérieure de la vessie est soulevée par deux anses de fil et incisée sur la ligne médiane.

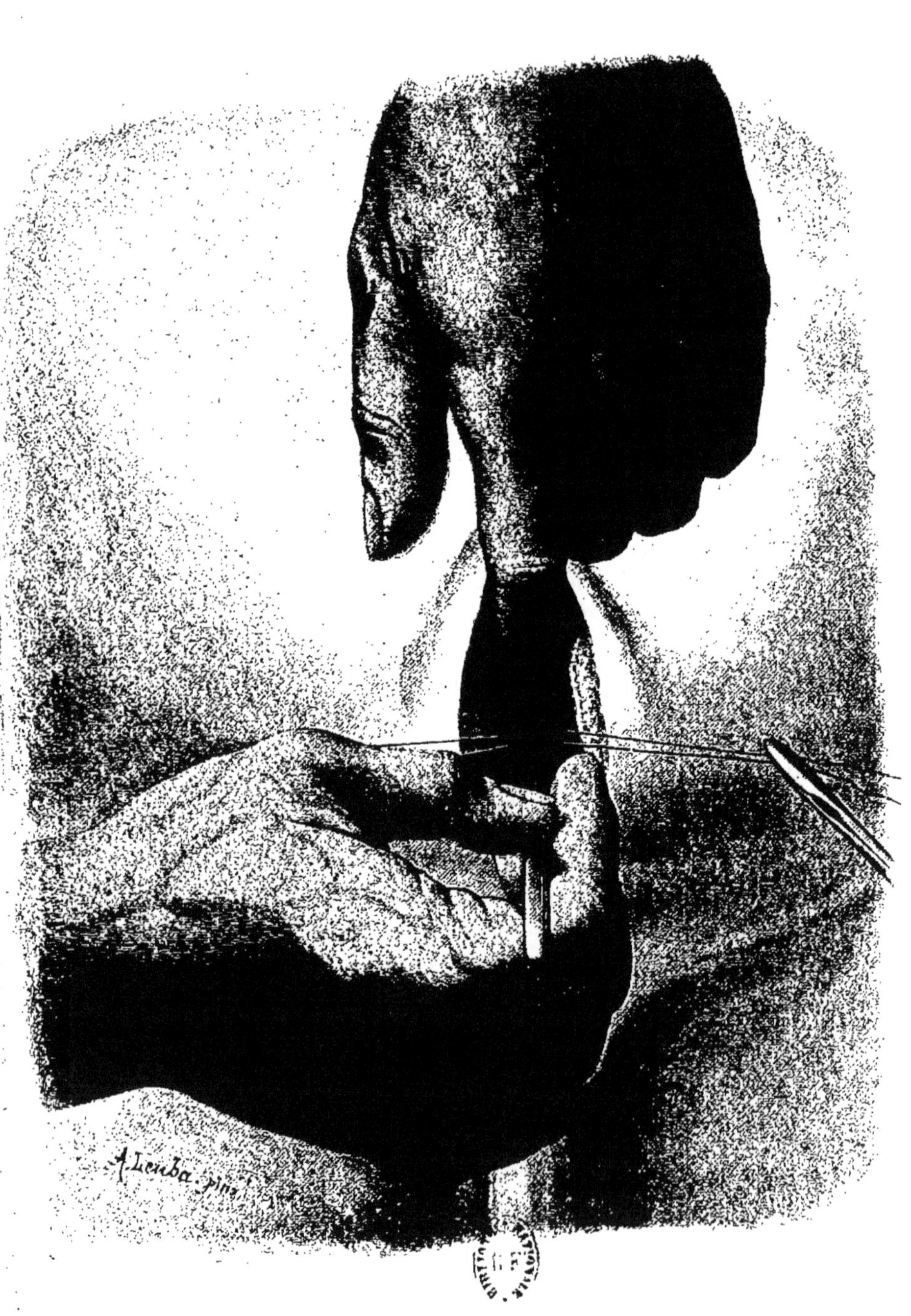
A. Leuba. pinx

mieux, sans la muqueuse. Ce sont les deux points d'attache solide, de réunion fixe; entre eux, de chaque côté, la muqueuse vésicale est alors, par deux ou trois points, adossée à la peau (fig. 463).

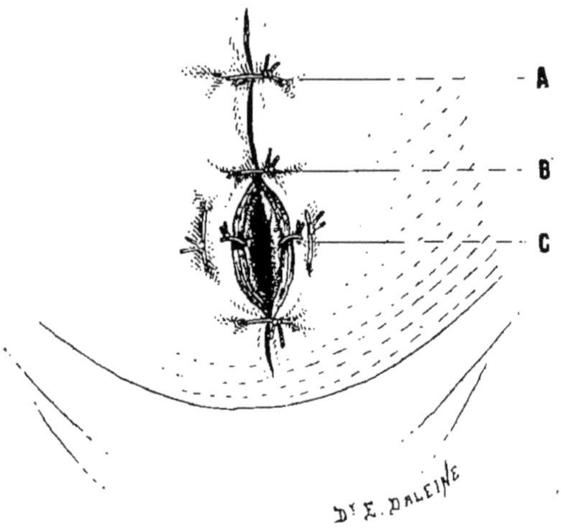

Fig. 463. — Cystostomie sus-pubienne. L'opération terminée.

A, suture de la partie supérieure de la plaie. — B, point commissural supérieur. — C, anses latérales vésico-cutanées.

Enfin, la friabilité de la paroi vésicale rend parfois impraticables toutes ces manœuvres régulières : le mieux est alors de traverser toute cette paroi par quatre ou cinq fils en couronne et de l'affronter *en masse* aux bords de la plaie extérieure ; la réunion ne se fait pas suivant une ligne correcte, mais toutes ces plaies baignées par l'urine « s'arrangent » d'ordinaire avec une facilité singulière et souvent inattendue, et le point capital est d'assurer l'adhérence de la paroi antérieure de la vessie à la paroi abdominale, la « mise en regard » des deux incisions, vésicale et cutanée, et la béance de l'orifice de dérivation urinaire.

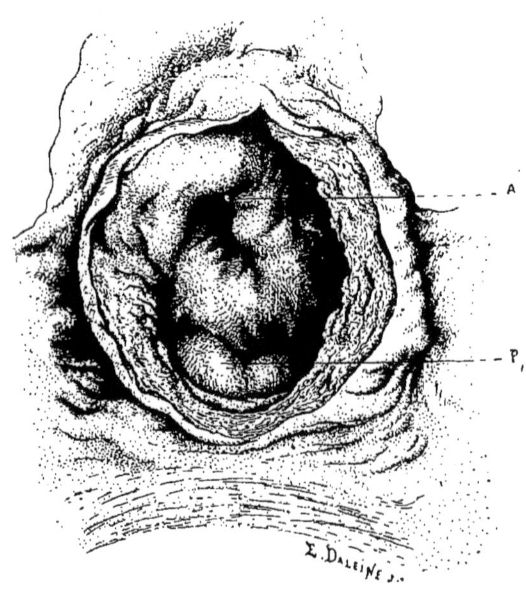

Fig. 464. — Vessie d'un prostatique ayant survécu un an et demi à la cystostomie. (Procédé de Poncet.) (Figure extraite de nos *Leçons de chirurgie*, 1895.)

A, orifice vésical du canal sus-pubien. — P, prostate.

Si la suture a été régulière, on ne laissera rien dans cet orifice, et ce sera souvent le meilleur parti à prendre, ici, du reste, comme pour tous les abouchements de cavités muqueuses à la peau (anus contre nature, cholécystostomie, etc.) ; dans les conditions inverses, on laissera dans la vessie une sonde à demeure, appareillée avec un tube siphon, suivant la pratique que nous avons plus haut exposée. Enfin, la partie supérieure de la plaie pariétale sera rétrécie par quelques points de suture, comprenant l'aponévrose et la peau (fig. 463).

Nous ne saurions insister sur les résultats éloignés de la cystostomie [1]; nous dirons simplement que, dans les cas d'urgence que nous étudions ici, elle doit être souvent considérée comme une intervention de salut, mais toujours comme une intervention temporaire; le méat hypogastrique doit être tenu comme une voie de nécessité, comme une dérivation d'attente. Au bout de quelques jours, quand la crise aiguë sera passée, *on tentera de nouveau le cathétérisme*. De fait, c'est la miction uréthrale qu'il faut s'efforcer de rétablir dans des conditions régulières ou tolérables, et l'urèthre sus-pubien n'est destiné qu'à servir à la réalisation de ce programme.

Si le canal redevient très malaisément perméable, si la vessie est très malade et profondément infectée, on gardera plus ou moins longtemps cet *urèthre contre nature*, qui assurera le drainage de l'urine et permettra la désinfection vésicale; chez certains prostatiques, il sera de pratique prudente de le maintenir pendant une longue période et même indéfiniment (fig. 464); mais les malades eux-mêmes demanderont, en général, à en être délivrés, et, en effet, si l'urèthre et la vessie reprennent un fonctionnement suffisant, son rôle sera terminé.

TRAUMATISMES DE LA VERGE ET DES BOURSES

I. **Traumatismes de la verge.** — Nous avons étudié plus haut les ruptures de l'urèthre pénien. Il arrive que la *fracture* du pénis n'intéresse que les corps caverneux et non l'urèthre; l'absence d'uréthrorragie, la facilité de la miction et du cathétérisme en témoignent. En pareil cas, il n'y aura souvent rien à faire, d'emblée, qu'à laisser le blessé et l'organe au repos; si l'épanchement sanguin était énorme et progressif, l'indication pourrait se présenter d'ouvrir le foyer, de le déterger, et de suturer les bouts divisés du corps caverneux : on n'oubliera pas, toutefois, que c'est là une intervention des plus sanglantes, et, si rien ne presse trop, on se trouvera bien, tout au moins, d'attendre trente-six ou quarante-huit heures.

Les *plaies de la verge*, elles aussi, saignent beaucoup : il faut distinguer, d'ailleurs, celles qui ne portent que *sur le fourreau et le prépuce*, et les *plaies profondes*, qui entraînent ou sectionnent la gaine érectile.

L'enveloppe cutanée est-elle seule en cause (sections ou arrachements plus ou moins irréguliers), on se bornera : 1° à faire l'hémostase complète, en recherchant, pour les lier, les vaisseaux rétractés loin, et en débridant, s'il le faut; 2° à réunir, au moins partiellement; et l'on se gardera des excisions et des régularisations primitives.

Lors de plaies de la gaine érectile, l'hémorragie est un réel danger, et l'hémostase toujours difficile. La compression locale suffit, d'ordinaire, pour une coupure superficielle du gland; il en est tout autrement des sections

[1] Voy. le livre de M. le professeur Poncet, *Traité de la cystostomie sus-pubienne*, 1899.

étendues du corps caverneux (coup de rasoir à la base de la verge). On fera bien d'introduire d'abord une sonde dans l'urèthre, et de s'assurer de l'intégrité du canal ; puis on pratiquera la suture des bouts antérieur et postérieur du corps caverneux, suture à points rapprochés, pénétrant en plein tissu érectile, et réalisant un affrontement aussi exact et aussi solide que possible ; les enveloppes seront réunies par quelques points. Tel est encore le meilleur procédé d'hémostase.

L'urèthre est-il lui-même blessé, on cherchera à installer d'abord la sonde à demeure, puis à retrouver les deux bouts de la paroi uréthrale, qui seront rapprochés et réunis (voy. *Rupture de l'urèthre*) ; une suture des corps caverneux terminera l'intervention, fort complexe. La compression circulaire de la verge, contre le pubis, avec les doigts d'un aide ou un tube de caoutchouc, rendra service, et permettra de « voir clair », en suspendant l'hémorragie.

Quant aux plaies par armes à feu, elles saignent peu, d'ordinaire, et ne nécessitent, primitivement, qu'une détersion soignée et l'installation de la sonde à demeure, sans aucun essai de réparation immédiate.

Certains arrachements ont donné lieu à une lésion rare : *la luxation de la verge* ; le fourreau est violemment tiré en avant et se détache circulairement au niveau de la rainure balano-préputiale, et le corps de la verge glisse tout au fond de cette longue manche vide et vient se loger sous la peau du scrotum, de la région pré-pubienne, de l'aine. S'il n'y a pas de rupture simultanée de l'urèthre, la miction continue à se faire par le fourreau déshabité. Naturellement il faudrait chercher à réduire, autrement dit, rétracter en arrière, le plus loin possible, et distendre la gaine cutanée vide, tout en refoulant la verge en sens contraire et en s'efforçant d'amarrer le gland, sans violence, avec une pince ou un crochet mousse et de le dégager. Si l'on échoue, il ne resterait plus qu'à faire une longue incision sur le *raphé*, à réduire la verge à ciel ouvert, et à reconstituer son enveloppe par une suture régulière.

Enfin nous devons rappeler ici les *strictions de la verge* par un fil, un anneau métallique, etc. L'indication est simple à formuler : sectionner, tout de suite, l'agent d'étranglement. S'il s'agit d'un corps métallique, une pince coupante, une petite scie sont nécessaires — et très souvent, l'intervention du serrurier. Il arrive encore que l'anneau, trop gros et trop dur, résiste à toutes tentatives de section ; le malade de Poncet [1] avait introduit sa verge, quatre jours avant, dans l'anneau d'une massette de cantonnier, pesant 450 grammes : le sphacèle menaçait. Un serrurier déclara que tout essai de sciage était inutile. L'homme étant endormi, M. Poncet fit alors sur la verge plusieurs incisions allant jusqu'aux corps caverneux, par des pressions méthodiques, il vida et affaissa le tissu cellulaire, et, l'organe bien

[1] PONCET, Étranglement de la verge par une massette en acier trempé. *Bull. de la Soc. de chir.*, 16 déc. 1891, p. 756.

vaseliné, il réussit à mobiliser l'anneau, à le faire glisser et à l'extraire. Guérison sans accident. — Ce serait un exemple à suivre.

II. **Traumatismes des bourses et du testicule.** — Signalons d'abord la **luxation du testicule**, sans plaie, accident exceptionnel, mais que sa rareté ne doit pas faire méconnaître : à la suite d'un choc violent sur les bourses, d'une chute à califourchon, du heurt d'un corps roulant, on a trouvé le testicule projeté — sous la peau — hors du scrotum, et luxé sur les côtés de la verge, à la région pubienne, à la région inguinale [1]. L'examen du scrotum, — qui doit toujours être le premier soin du médecin, après ces traumatismes périnéo-scrotaux, — permet de constater que l'un des côtés est « déshabité » : le testicule n'est plus là ; en le cherchant dans les régions voisines, on le trouve sous la forme d'une masse ovoïde, mobile, douloureuse (et d'une douleur toute spéciale), d'ordinaire aisément reconnaissable.

Il faut le *réduire*, et le plus tôt possible : c'est le seul moyen de faire cesser les douleurs, généralement très vives, et aussi de prévenir les adhérences qui rendraient bientôt la manœuvre impraticable. L'anesthésie sera souvent nécessaire. Quant à la technique de la réduction manuelle, elle ne se prête guère à des règles fixes : on s'efforcera, par des pressions douces, de refouler jusque dans le scrotum le testicule luxé, en lui faisant suivre, pour rentrer, le chemin qu'il a pris pour sortir [2].

Si toutes les tentatives échouent, on devra recourir à la *réduction à ciel ouvert*, et, après avoir « préparé » largement toute la région, découvrir le testicule par une incision, qui sera prolongée jusqu'à la bourse correspondante, le libérer, le faire cheminer, et, s'il y a lieu, lui reconstituer une loge et terminer par l'orchidopexie.

Parmi les **plaies** (sections, plaies contuses, arrachements, plaies d'armes à feu), nous distinguerons, en pratique, les trois types suivants :

A. ***Plaies, d'étendue et de profondeur variables, sans luxation et sans lésion grave du testicule.*** — Ce que nous dirons plus loin des plaies des parties molles est ici, de tout point, applicable : quelques détails spéciaux doivent seuls être relevés.

La détersion mécanique du scrotum sera toujours faite avec le plus grand soin : poils rasés, savonnage prolongé à l'eau bouillie chaude, sans antiseptiques, brossage modéré, qui n'écorche pas, qui n'irrite pas la peau toujours si vulnérable.

(1) Voy. Maurice Nicolas, *Luxation traumatique du testicule*. Thèse de Paris, 1899.

(2) Le blessé de Hess (cité par Nicolas, *loc. cit.*) avait été précipité par terre du haut d'une prolonge de canon sur laquelle il était assis ; il était tombé à plat ventre, son sabre pris entre les jambes ; la bourse droite était vide : à la face interne de la cuisse, à 2 centimètres 1/2 du pli inguinal, on trouvait le testicule sous la forme d'une tumeur grosse comme une amande, et très douloureuse. Pour réduire, « l'organe fut refoulé en droite ligne vers le haut, puis on le fit repasser dans l'ouverture artificielle qu'il s'était créée, et, dans un dernier temps, il fut replacé dans les bourses. »

S'agit-il d'une section nette, on réunira, en éversant et affrontant les deux lèvres, et sans trop serrer. Lors de plaies contuses, d'écrasements, on se contentera d'un enveloppement de compressses aseptiques humides; pourtant, dans les plaies à lambeau, il est toujours utile de réappliquer et de fixer par quelques points la peau détachée.

Quand la vaginale est intéressée, après détersion minutieuse, on la réunira par un surjet de fin catgut (fig. 465), en laissant, s'il y a lieu, si le traumatisme date déjà, et que le foyer soit largement souillé, un petit drain à l'angle déclive.

Il arrive enfin que le testicule soit lui-même entamé, et que l'albuginée donne passage à une petite hernie parenchymateuse, d'un brun rougeâtre; rappelez-vous que, par une fente étroite de sa coque, le testicule peut « se vider » tout entier, mais que l'accident se produit surtout dans un foyer qui reste infecté et qui suppure. Vous ferez donc toujours bien de suturer la plaie de l'albuginée; réduisez doucement, avec une sonde cannelée ou le bout d'une spatule, le parenchyme hernié; s'il est noirâtre et sali, excisez-le avec des ciseaux courbes, et touchez au thermo-cautère les points qui saignent; puis, avec une aiguille courbe, fine et pointue, passez des points séparés, à la Lembert, dans les deux lèvres de la coque, lisse, dure, et toujours malaisée à pénétrer; nouez-les lentement et sans striction. Cela demande du soin et quelque prestesse, mais vous réalisez, de la sorte, une parfaite réunion; du reste, si les points d'adossement semblaient trop difficiles à passer, on se bornerait à rapprocher purement et simplement les deux bords de la fente par un surjet (fig. 465). L'important, en somme, c'est de « fermer la porte », et surtout de maintenir aseptique le milieu ambiant.

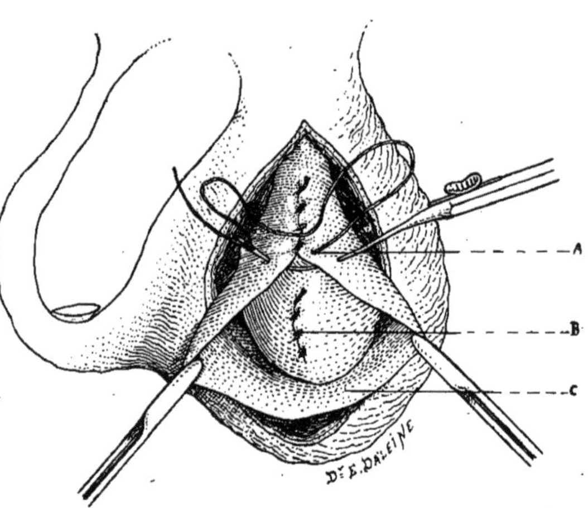

Fig. 465. — Plaie du scrotum, de la vaginale et du testicule. *Réunion de l'albuginée, réunion de la vaginale.*

A, suture de la vaginale. — B, suture de l'albuginée. C, vaginale largement ouverte.

B. ***Plaies compliquées de luxation du testicule.*** — Plaies par écrasement ou par arrachement, le plus souvent, plaies relativement étroites, parfois, mais hors desquelles le testicule hernié, abaissé, étiré, pend, à nu, le long de la cuisse.

La grosse affaire, c'est de le remettre en place, et surtout de l'y maintenir. Commencez — avant toute exploration, toute tentative — par déterger testicule, cordon, scrotum, et toute la région; assurez-vous que la glande est intacte, ou, du moins, qu'elle ne présente que de petites lésions, réparables; que le cordon, allongé, n'est pas rompu ni tordu : faites tout de suite les réparations nécessaires, suture de l'albuginée, ligature des vaisseaux qui donnent.

Ne vous évertuez pas à réduire — de force — à travers une plaie trop étroite qui étrangle; débridez-la en long [1], à son angle inférieur ou supérieur, et, par cette voie plus large, complétez la détersion des plans profonds. Reconnaissez et repérez avec des pinces les lambeaux de la vaginale et de la tunique fibreuse : la projection du testicule hors du scrotum a rebroussé, retourné toutes ses enveloppes; à le réintégrer, de force, au hasard, dans la plaie, on fait de mauvaise et inutile besogne; il n'y a plus de cavité béante pour le recevoir, **mais il y a une cavité virtuelle, la vaginale, qui se reconstituera, si vous en retrouvez les parois, et si vous ramenez le testicule entre ces parois, soulevées et écartées.**

Bien entendu, le traumatisme a souvent détruit, sur une large étendue, les enveloppes, ou les a rendues méconnaissables; de plus, si l'accident n'est plus tout récent, la congestion et le gonflement œdémateux du cordon et du testicule lui ont fait perdre, jusqu'à un certain point, « droit de domicile », dans un scrotum rétracté. Pourtant essayez toujours, en suivant le cordon, de retrouver les débris de la séreuse, et replacez le testicule *au milieu d'eux*, ce qui reste de la cavité vaginale devant toujours être le centre de la loge nouvelle, intra-scrotale, que vous allez créer.

Donc, s'il est quelquefois possible, dans les luxations « toutes fraîches », de réintégrer le testicule tout entier sous sa couverture séreuse que rapproche un surjet, vous devrez le plus souvent compléter l'emboîtement avec les autres enveloppes et la peau.

Cherchez donc à *recouvrir* le testicule, du mieux que vous pourrez, avec ce que vous pourrez; mais ne vous inquiétez pas, si l'étoffe manque ou si elle ne prête pas; faites un pansement aseptique humide, et attendez. Dans les jours qui vont suivre, la congestion tombe, les tissus se détendent, et les choses « s'arrangent » souvent contre toute attente. L'irréductibilité, autrement dit l'impossibilité de « réencapsuler » d'emblée le testicule, n'est jamais une indication de castration primitive, sous la réserve que l'organe et les vaisseaux soient intacts.

C. ***Plaies compliquées de lésions irrémédiables du testicule, luxé ou non.*** — Cette loi de la conservation ne s'applique plus aux cas où le testicule, hernié depuis longtemps déjà et demeuré sans soins, est flétri, séché, noirâtre; où le cordon a été presque arraché; où le testicule enfin, largement blessé, s'est vidé en grande partie et réduit à sa coque fibreuse, alors surtout que la plaie est infectée et que les accidents septiques sont menaçants.

L'ablation de ce testicule, irrémédiablement perdu et dangereux, devient une nécessité immédiate : liez le cordon, le plus haut possible, et coupez-le au-dessous.

[1] Malgaigne donnait ce précepte en 1847 (De la hernie traumatique du testicule. *Revue médico-chir.*, février 1847).

La ligature doit être *enchaînée, très solide* et *très serrée* : prenez donc un gros catgut ou une grosse soie; sans dissocier le cordon, traversez-le, en son milieu, avec un passe-fil ou une pince, chargez l'anse du fil, et ramenez-la en dehors, puis faites le « nœud de Lawson Tait »; ou encore, et plus simplement, si vous n'avez pas l'habitude de l'excellente ligature de Tait, passez au centre du cordon votre catgut ou votre soie, et liez l'un des faisceaux, en serrant à petits coups progressifs et à fond; rabattez alors les deux chefs autour de l'autre faisceau, et liez avec le même soin et la même énergie (fig. 466).

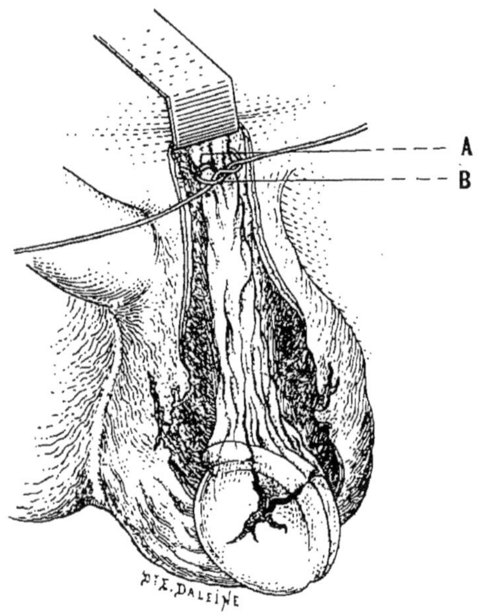

Fig. 466. — Castration d'urgence. — Ligature du cordon.

A, ligature d'une moitié du cordon. — B, ligature de l'autre moitié, avec le même fil.

Vous aurez de la sorte une ligature qui ne dérapera pas, et vous pourrez, à un demi-centimètre plus bas, couper franchement le cordon, sans vous attarder à lier sur la tranche les bouts vasculaires. Ne coupez pas les chefs de votre fil, avant d'avoir sectionné le cordon, et de vous être assuré, une fois encore, que la striction est parfaite et la ligature inébranlable; et, de fait, dès que les chefs sont coupés, le moignon funiculaire remonte et se dérobe.

Il ne reste plus qu'à réparer, du mieux possible, le foyer scrotal, en excisant les lambeaux déchiquetés et inutilisables.

TORSION DU CORDON SPERMATIQUE

Accident rare, sans doute, mais qu'il faut signaler et brièvement décrire . il simule très souvent l'étranglement herniaire, et, lui aussi, il commande l'intervention d'urgence.

Un exemple : l'observation résumée, de Dujon et Chégut [1], nous montrera comment se présente, en pratique, la *torsion funiculaire*. Garçon de quatorze ans, sans antécédents morbides, sans ectopie : à la suite d'une course à cheval, et d'une autre en voiture, il est pris de coliques, on constate que sa bourse gauche est augmentée de volume. Huit jours se passent.

[1] Dujon et Chégut (de Moulins), Un cas de bistournage spontané du testicule simulant une hernie étranglée. *Arch. prov. de chir.*, octobre 1900, n° 10, p. 655.

Le 2 décembre 1899, les accidents s'aggravent : ballonnement du ventre, pas de selles, pas de gaz; « le scrotum, du côté gauche, et la paroi antérieure du canal inguinal du même côté sont fortement distendus par une masse pyriforme à grosse extrémité inférieure, du volume d'une aubergine », très douloureuse, mate. On porte le diagnostic de hernie étranglée, on opère.

Incision sur le canal inguinal et la partie supérieure du scrotum : on découvre une masse allongée, en forme de poire, qui ne ressemble nullement à un sac herniaire; en bas, « il existe une portion distendue, amincie, fluctuante, qui est incisée. Il en sort un verre à liqueur d'un liquide jaune citrin, puis apparaît une masse noire qui est reconnue pour être le testicule. Cet organe présente à son bord supérieur **un petit pédicule autour duquel il est tordu.** Nous le détordons, et nous constatons qu'il avait fait deux tours en marchant dans le sens des aiguilles d'une montre. C'était donc un véritable bistournage. » Le testicule, détordu, est réintégré dans la vaginale, qu'on suture. Le reste de la tumeur inguinale ne représente que l'infiltration œdémateuse du cordon.

Dans les jours qui suivent, une portion du testicule s'élimine, en provoquant la formation d'un petit abcès. Après guérison, l'organe est réduit à un moignon irrégulier, du volume d'une amande.

Ici la torsion s'est produite sur un testicule « descendu » au fond des bourses, normal, et le fait a été plusieurs fois relevé; mais, le plus souvent, l'accident porte sur un testicule « en ectopie », et la mobilité de ces testicules « oscillants » en fournit une suffisante explication.

Comme toutes les torsions, elle débute brusquement, par une **douleur aiguë**, et l'élément douloureux reste d'ordinaire prédominant, et plus accusé que dans la hernie étranglée banale; le tableau se complète par des accidents locaux d'allure **inflammatoire**, tuméfaction du scrotum, qui remonte plus ou moins haut, rougeur, œdème, et par des accidents **abdominaux**, vomissements, arrêt des selles et des gaz, ballonnement du ventre.

On conçoit que, suivant l'intensité relative de ces deux variétés d'accidents, on puisse penser à l'orchite aiguë ou à la hernie étranglée; ajoutons que, si l'on relève, à titre d'étiologie, quelque mouvement violent, chute, saut, efforts [1], etc., il n'y a pas eu de traumatisme proprement dit. D'autre part, la tuméfaction œdémateuse du cordon, qui se prolonge dans le canal inguinal, en impose aisément pour un pédicule de hernie; et, lorsque le testicule tordu est en ectopie sous-inguinale ou interstitielle, la confusion devient presque inévitable. Pourtant la brusquerie du début, les douleurs plus vives, l'arrêt stercoral toujours incomplet, en somme, les allures inflammatoires de la tumeur, sont de nature à éveiller les doutes.

[1] Un jeune homme, opéré par Tuffier, avait fait descendre, cinq mois avant, son testicule, dans les bourses, par des pratiques de massage, qui finalement avaient réussi. Après un effort de défécation, il fut pris brusquement d'accidents analogues à ceux de l'étranglement herniaire, en même temps que le testicule remontait dans le trajet inguinal. Cinq jours plus tard, Tuffier posa le diagnostic de torsion du cordon spermatique, et trouva, en effet, à l'opération, le cordon tordu et le testicule noirâtre, en voie de sphacèle, et qu'il fallut enlever. (TUFFIER, Gangrène, par torsion du cordon d'un testicule en ectopie inguinale. *Bull. Soc. de Méd.*, 30 mai 1905, p. 551.)

Le diagnostic de torsion funiculaire fût-il nettement posé, d'ailleurs, que l'intervention n'en aurait pas moins d'urgence immédiate. Agir tout de suite est le seul moyen de couper court aux accidents, et de sauver le testicule, s'il en est encore temps ([1]).

L'incision est celle de la kélotomie inguinale, qu'on prolonge plus bas sur le scrotum; couche par couche, au milieu d'une nappe œdémateuse et rougeâtre, on arrive sur une poche tendue, qu'on incise comme un sac herniaire : c'est cette poche tendue et fluctuante qu'il faut chercher d'abord. On y trouve le testicule, plus ou moins déformé et malaisé à reconnaître, et, au-dessus de lui, **le cordon tordu.** Faites-vous du jour, par en haut, et détordez, en saisissant l'organe à pleine main, et en tournant de droite à gauche : si, la détorsion faite, la teinte violacée du testicule s'atténue et pâlit, l'indication est de bon augure, et vous ne manquerez pas de le conserver; s'il est noir, terne, dur, s'il présente déjà des plaques brunâtres et flétries, le sacrifice s'impose : le cordon sera lié, au-dessus de la portion tordue, et la castration faite. Ajoutons qu'ici encore on devra pousser le plus loin possible les tentatives de conservation ([2]) ; or, il est arrivé à plusieurs reprises que telle ou telle portion, réellement sphacélée, du testicule, s'éliminât dans les jours qui suivent ([3]); on fera donc bien, si l'organe est suspect en quelque point, de drainer la vaginale et de laisser la voie ouverte.

PARAPHIMOSIS

L'*accident est récent*; le gland, tuméfié et violacé, est entouré, à sa base, par un volumineux bourrelet, qui se prolonge en jabot sur sa face inférieure, au-dessous du frein; mais ce bourrelet est œdémateux, de consistance molle et dépressible encore. Il y a, en réalité, deux bourrelets adossés sur la face dorsale, l'un muqueux, antérieur, l'autre postérieur, cutané : écartez-les, et vous découvrez entre eux la rainure circulaire, l'anneau de striction, très déprimé, très profond, mais encore intact.

Si vous savez vous y prendre, vous allez réduire sans grande peine. Réduire, ici comme partout, veut dire affaisser d'abord, rapetisser l'organe hernié; le gland est hernié à travers l'orifice préputial trop étroit : *commencez par affaisser le gland.*

Laissez donc de côté tous ces procédés illogiques et brutaux, qui consistent à saisir la verge à pleine main, et, de force, à ramener les téguments

([1]) D'après les recherches d'Enderlen, il suffit que la circulation ait été interrompue dans le cordon pendant 22 heures, pour que l'atrophie ultérieure du testicule soit inévitable. (ENDERLEN, Klin. und experim. Studien zur Frage der Torsion des Hodens. *Deutsche Zeitschrift für Chir.*, 1896, Bd. XLIII, p. 177.)

([2]) Pourtant la castration a été le plus souvent pratiquée; sur 19 faits analysés par M. Sasse (Ein Beitrag zur Kenntniss der Torsion des Samenstranges. *Archiv f. klin. Chir.*, 1899, Bd. LIX-III, p. 791), la conservation ne fut tentée que deux fois : dans l'un des cas, le testicule s'atrophia, dans l'autre, il se nécrosa partiellement.

([3]) Voy. A.-L. COSSIN, *De la torsion du cordon spermatique avec gangrène consécutive du testicule.* Thèse de doctorat, 1894.

d'arrière en avant. Ne cherchez pas à recoiffer le gland d'un coup ; faites-le rentrer peu à peu, méthodiquement, sous la calotte préputiale.

Entourez-le d'une compresse mouillée d'eau froide, ou mieux d'une solution de cocaïne au centième, et, à travers cette compresse, pressez-le doucement, d'avant en arrière, et sur tout son pourtour ; au bout de quelques minutes de malaxation, vous obtenez « quelque chose » ; il est moins tendu, il s'affaisse un peu. Ne craignez pas de prolonger cinq et dix minutes ce pétrissage préliminaire.

Alors seulement, des doigts de la main droite disposés en couronne

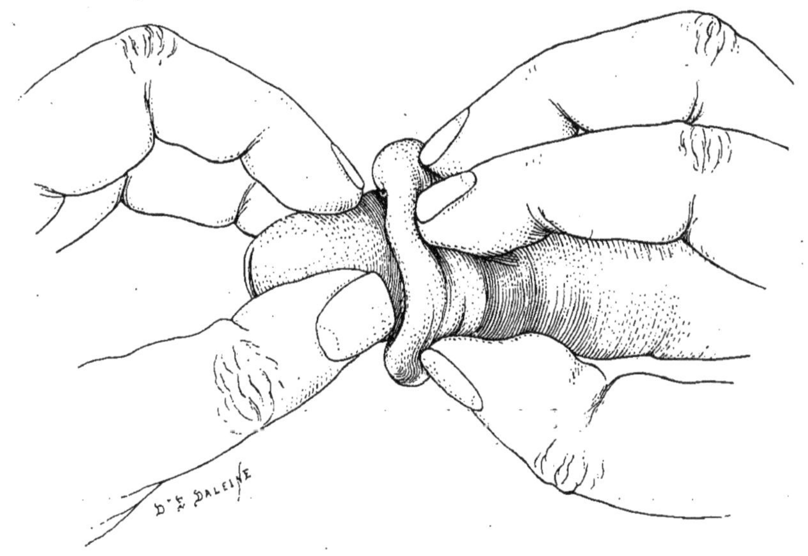

Fig. 467. — Réduction du paraphimosis.

(fig. 467), refoulez d'arrière en avant, en les déplissant, les bourrelets préputiaux, et cherchez à les faire glisser par-dessus la base du gland, que vos doigts gauches compriment et refoulent ; ou mieux, faites porter d'abord tout votre effort sur un point de la couronne, que votre pouce gauche comprime et nivelle ; dès que le réengainement est *amorcé*, en ce point, le reste suit.

Autre procédé : enserrez la verge, entre l'index et le médius de chaque main, et, pendant que vous cherchez à refouler en avant le bourrelet, refoulez le gland en arrière, par des pressions méthodiques, à la couronne d'abord, puis au sommet. — C'est encore un bon moyen de compléter le mouvement, quand le bourrelet commence à céder et à se dérouler.

La manœuvre est autrement malaisée en présence d'un *paraphimosis ancien*, de bourrelets préputiaux énormes, durs, adhérents, d'une rainure ulcérée, saignante.

Sans doute, l'aspect de la verge est toujours beaucoup plus alarmant que l'état n'est grave, en réalité ; et, s'il s'agit d'un simple paraphimosis, s'il n'y a pas de chancre surajouté, ce pseudo-étranglement du gland n'ira jamais jusqu'au sphacèle étendu. Quoi qu'il en soit, ce ne sera qu'un pis aller d'attendre que l'ulcération et la destruction de l'anneau constricteur fassent tomber les accidents.

Essayez donc de réduire, et, avec de la ténacité, souvent vous y réussirez encore; répétez méthodiquement la technique plus haut décrite, mais en insistant sur chacun des temps, en prolongeant la compression préliminaire du gland, en prolongeant les efforts d'affaissement, de déplissement, de refoulement du bourrelet. Ce n'est point là besogne aisée ni manœuvre élégante; n'y mettez jamais d'acharnement : rien ne presse, en somme, je viens de le dire, et, si votre tentative échoue, vous avez un moyen simple d'en finir, et d'en bien finir.

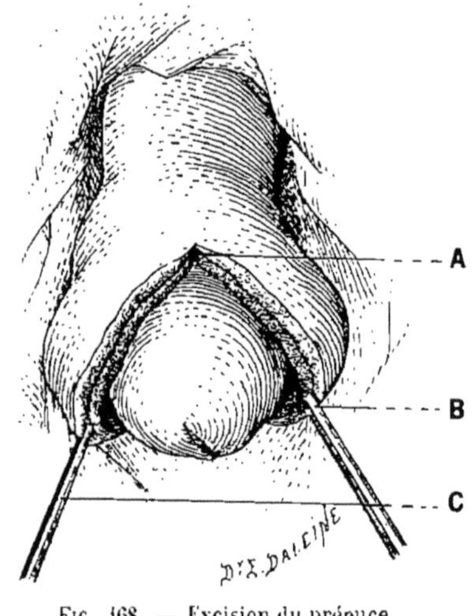

FIG. 468. — Excision du prépuce, lors de paraphimosis. Section médiane dorsale.

A, section médiane dorsale. — B, C, les deux lambeaux latéraux, amarrés par des pinces.

Un débridement, un coup de ciseaux longitudinal, sur la ligne médiane dorsale, sectionnant le bourrelet antérieur, muqueux, et l'anneau de striction, muco-cutané, vous donnera, d'ordinaire, assez de jeu pour réduire.

Faites mieux, et puisqu'il faut recourir à l'instrument tranchant, au lieu de laisser un prépuce déchiré, difforme, épaissi, et dont l'intumescence inférieure, le *jabot*, restera longtemps énorme et gênante, prenez le bon parti de l'exciser tout de suite, de faire la ***circoncision d'urgence*** [1].

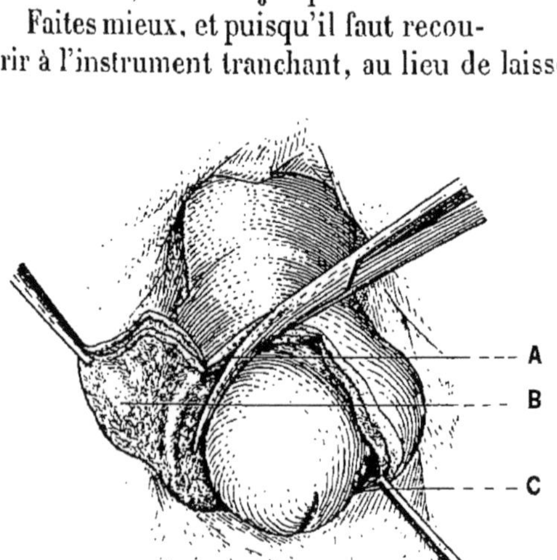

FIG. 469. — Excision du prépuce, lors de paraphimosis. Excision des deux lambeaux latéraux.

A, ciseaux courbes, détachant le lambeau latéral droit. — B, lambeau amarré et éversé par une pince. — C, lambeau latéral gauche.

Lavez et savonnez le gland, les bourrelets, la rainure, le fourreau, lavez à l'eau bouillie et au sublimé ; puis, à la racine de la verge, sous la peau, injectez, en bague, quatre seringues de Pravaz de la solution de cocaïne au centième. Au bout de quatre à cinq minutes, l'anesthésie sera suffisante.

La section médiane dorsale (fig. 468) vient d'être pratiquée : amarrez les deux lambeaux latéraux, les deux oreilles, avec une pince

[1] Voy. E. PELTRE, *Traitement du paraphimosis par la circoncision d'urgence*. Thèse de Paris, 1899.

de Kocher, renversez-les en dehors, autant que le permet l'œdème, et, sans tirer, sectionnez-les à la base d'un trait de ciseaux courbes, jusqu'au frein (fig. 469).

Tout de suite, réunissez, sur chaque demi-tranche, peau et muqueuse, par un surjet de fin catgut : ne le serrez pas trop sur les tissus, qui « ne demandent qu'à se sphacéler », mais tâchez pourtant d'affronter, sans bavures, les deux lèvres cutanée et muqueuse (fig. 470).

Terminez par le frein, le jabot : coupez-le en travers, ou mieux excisez en plein œdème, un pont transversal; ne craignez de faire large la section ou l'excision, si le gland est fortement incurvé, et, après avoir coupé en travers, réunissez en long (fig. 471).

Dans certains cas, on ne peut débrider suffisamment pour réduire, et l'on est conduit à exciser sur place le prépuce « luxé ».

Pratiquez donc une première incision circulaire, sur le devant du bour-

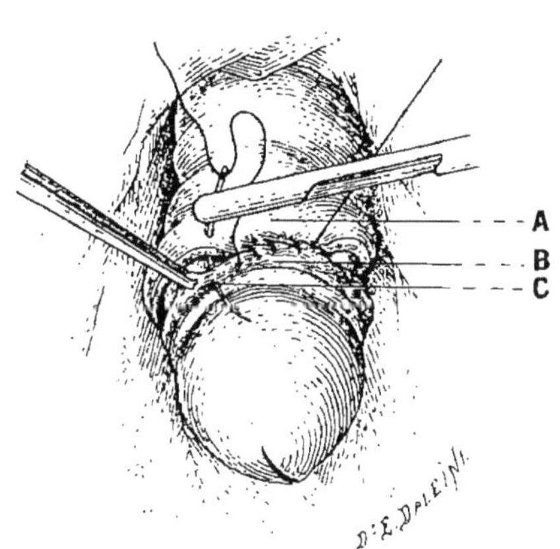

Fig. 470. — Excision du prépuce, lors de paraphimosis. Surjet muco-cutané.

A, peau. — B, muqueuse. C, aiguille conduisant le surjet muco-cutané.

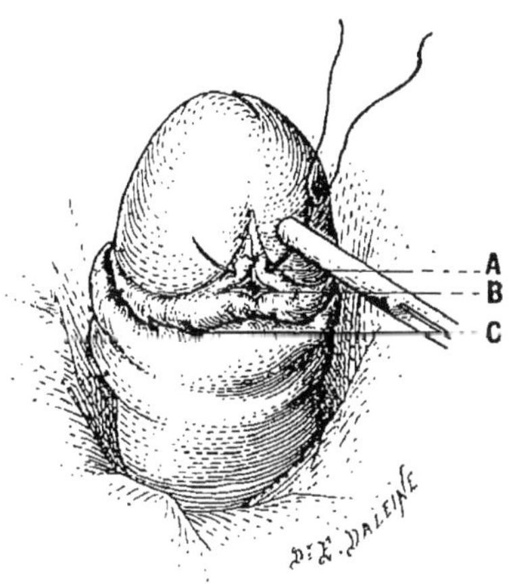

Fig. 471. — Excision du prépuce, lors de paraphimosis. Excision et suture du jabot.

A, réunion de la muqueuse, au niveau du frein excisé. — B, excision transversale. — C, surjet muco-cutané.

relet antérieur, sur la muqueuse, incision qui commence sur la ligne médiane dorsale, et en dessous, croise le frein; en arrière de la rainure, sur la peau, cette fois, tracez une seconde incision, parallèle, qui descend de chaque côté, et, en bas, circonscrit largement le jabot. Sur le dos de la verge, réunissez, par un trait longitudinal, ces deux incisions circulaires, et disséquez, à droite et à gauche, les deux segments du prépuce, ainsi délimités. Ayez soin, au cours de cette dissection rapide, de tailler en coin, en plein œdème dur, et d'assécher autant que possible, entre les doigts, les tissus infiltrés.

Ceci fait, le paraphimosis a disparu, avec le prépuce lui-même : il ne vous reste plus qu'à réunir les deux lèvres cutanée et muqueuse par une série de points séparés, au crin ou au catgut, ou mieux, par un surjet de fin catgut, qu'on arrête à plusieurs reprises, deux ou trois fois, pour pouvoir le serrer suffisamment, sans godronner le pourtour du nouvel orifice préputial.

Un pansement humide termine cette intervention simple et radicale, et la guérison définitive ne tarde pas.

ABCÈS DE LA PROSTATE

Un homme jeune, au cours ou à la suite d'une blennorragie, est pris de fièvre, de frissons, de douleurs aiguës au périnée, à l'anus, à la verge; la miction est pénible, la défécation, surtout, réveille des crises atroces, et le ténesme rectal est presque continu. Les accidents s'aggravent, sans rémission; au bout de quelques jours, on trouve le périnée soulevé en masse, tendu, comme élargi, la peau est légèrement rosée, elle est doublée d'une nappe épaisse, dure, qui se prolonge vers le bassin.

C'est à grand'peine, et au prix de vives souffrances, que le doigt réussit à pénétrer dans le rectum : il découvre, en avant, une volumineuse tuméfaction, asymétrique, plus développée et *plus saillante au niveau d'un des lobes*, tuméfaction œdémateuse à la surface, plus ou moins nettement fluctuante dans la profondeur, et qui se perd, sur tout son pourtour, en un vaste empâtement, diffusé jusque sur les côtés du rectum et jusqu'à l'anus.

Ici, le temps presse, le diagnostic n'est que trop clair, et le lieu de l'incision est lui-même tout indiqué.

Abcès prostatique et péri-prostatique, à marche envahissante et fusant au périnée : c'est au périnée qu'il faut inciser, tout de suite, inciser et drainer largement, comme nous allons le dire. J'ajoute que l'intervention périnéale est commandée, dans ces vastes suppurations, alors même que le malade urine du pus et qu'une voie s'est ouverte dans l'urèthre : pareille voie est, de fait, toujours insuffisante, et le débridement large est le seul moyen de couper court à la diffusion phlegmoneuse et de prévenir les fusées lointaines.

Autre éventualité, plus fréquente. L'étal local et général est moins grave; la suppuration est cantonnée à la prostate et à la loge prostatique, qu'elle ne déborde pas, le périnée est indemne. Au toucher rectal, vous constatez une voussure plus ou moins considérable de l'un des lobes, énorme parfois, ramollie et fluctuante à son centre, indurée sur sa circonférence, mais, tout autour, l'empâtement, la nappe phlegmoneuse se prolongent peu.

Cette fois encore, le diagnostic d'abcès de la prostate n'est pas douteux, et les indications, quoique moins bruyantes, sont tout aussi nettes que tout à l'heure. Incisez, pour faire tomber les douleurs, ces douleurs lancinantes, « en cadence », si caractéristiques et si cruelles, pour faire cesser les accidents infectieux, pour prévenir les décollements et les fistules.

Devant une suppuration aussi étendue, ne comptez pas sur l'ouverture spontanée par l'urèthre ou par le rectum pour assurer la guérison. Que ce soit là une terminaison heureuse de certaines collections très circonscrites et de médiocre volume, on ne saurait le nier; mais, pour un vaste phlegmon prostatique et péri-prostatique, la voie est toujours trop étroite, et le soulagement immédiat n'est qu'une trêve, bientôt suivie de nouveaux accidents.

Ne tenez pas, non plus, pour une méthode thérapeutique, l'ouverture — avec la sonde — de l'abcès saillant dans le canal uréthral. La rétention d'urine n'est pas rare au cours de la prostatite suppurée : en pratiquant le cathétérisme, il pourra vous arriver de « crever » l'abcès, et de voir le pus s'échapper avec l'urine. C'est une chance heureuse, rien de plus, et serait illusoire et dangereux de chercher à faire, du bec de la sonde, par je ne sais quelle manœuvre brutale, un instrument d'évacuation.

Il y a donc seulement ***deux voies*** utilisables : ***le rectum***, ***le périnée***.

Ne faites jamais la ponction rectale, sur le doigt, à l'aveugle, suivant la pratique ancienne, dont l'apparente simplicité masque trop de périls. Rappelez-vous que des hémorragies graves, inquiétantes, ont été plusieurs fois observées à la suite de ces interventions « toutes simples »; rappelez-vous que, pour éviter pareils accidents, il ne suffit pas d'explorer, du bout du doigt, les battements des artères rectales, et de ponctionner entre elles, mais que la prostate est entourée d'un lacis de grosses veines, et que le suintement en nappe, facile à arrêter, si l'on voit clair, peut devenir grave dans ces ponctions profondes, « au jugé ».

Les mêmes objections ne s'adressent plus à **l'incision par le rectum** [1]; dans certaines formes d'abcès, elle se présente comme la voie la plus naturelle, mais sous la réserve expresse que le débridement soit pratiqué à découvert, sous les yeux, et la paroi rectale antérieure bien exposée.

Je suppose donc une collection nettement circonscrite, en relief dans le rectum, ramollie et fluctuante, à fleur de muqueuse, collection occupant l'un des lobes, sans empâtement périphérique. Le périnée est intact, l'abcès est situé bien au-dessus de lui, il bombe dans le rectum, il semble tout prêt à s'y ouvrir. Incisez-le par la voie rectale, en procédant comme il suit.

Endormez votre patient. Couchez-le sur le côté droit, la cuisse droite étendue, la cuisse gauche fléchie, la fesse gauche soulevée par une main d'aide, la région anale en pleine lumière. Faites d'abord une grande injection rectale à l'eau bouillie chaude, après avoir légèrement dilaté l'anus; introduisez une valve de Sims, le plus loin possible, écartez la paroi coccygienne du rectum, pour éclairer et tendre la paroi prostatique.

Vous avez devant vous la tuméfaction : ne vous étonnez pas de trouver le relief moins accusé, à la vue, qu'il ne semblait l'être, tout à l'heure, au

[1] Voy. Lafont, *Traitement des abcès chauds de la prostate par l'incision rectale.* Thèse de doctorat, Paris, 1895; et une leçon de Routier : Causes et traitement des abcès chauds de la prostate. *Presse médicale*, 14 février 1900.

doigt [1]; touchez-le de nouveau, et, à son centre, plongez hardiment la pointe du bistouri à 1 centimètre ou 1 centimètre 1/2 de profondeur; le pus sourd le long de la lame : poursuivez l'incision en long, de haut en bas, et donnez-lui au moins 2 centimètres ou 2 centimètres 1/2 [2].

Ceci fait, et la poche largement béante, vous laissez couler le pus, en

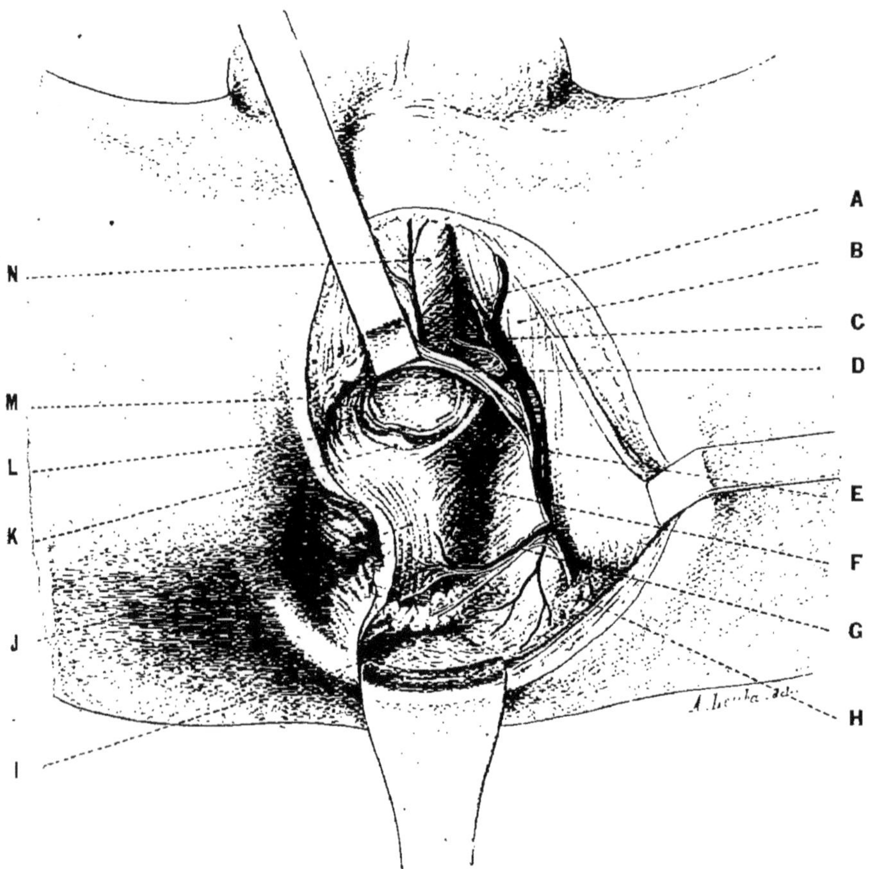

FIG. 472. — Région périnéale.

A, artère périnéale superficielle. — B, muscle ischio-caverneux. — C, branche inférieure du nerf honteux interne. — D, muscle transverse superficiel du périnée. — E. vaisseaux et nerf honteux internes. — F, releveur de l'anus, limitant en dedans la fosse ischio-rectale. — G, artère hémorroïdale inférieure. — H, bord inférieur du grand fessier. — I, loge ano-coccygienne. — J, sphincter externe de l'anus. — K, raphé ano-bulbaire, sectionné. — L, muscle recto-uréthral, sectionné. — M, face postérieure de la prostate. — N, bulbo-caverneux.

activant du doigt l'évacuation, et tout de suite un grand lavage — à l'eau bouillie chaude — achève la détersion.

[1] C'est là un fait d'observation constante, après l'anesthésie, et qui s'explique par la « détente » des muscles péri-prostatiques et, en particulier, du releveur de l'anus. Aussi prendra-t-on soin de reconnaître bien exactement le « terrain », avant d'endormir le malade, et le siège de la bosselure fluctuante.

[2] S'il existe un abcès dans chaque lobe, on les ouvre naturellement tous les deux, par une double incision. D'après Routier, les deux foyers sont toujours indépendants.

Vous pouvez vous en tenir là, et, sans rien laisser dans le rectum, vous contenter de faire répéter plusieurs fois par jour les grandes injections rectales. Si la cavité est profonde, si elle est le siège d'un peu de suintement sanguin, vous ferez mieux d'y chiffonner une lamelle aseptique, qui tombera seule, en général, avec la première selle.

Enfin, si quelque vaisseau se trouve intéressé, vous pourrez en faire, séance tenante, l'hémostase directe.

Hors de ces conditions de « présentation rectale », en présence d'une volumineuse suppuration intra et péri-prostatique, la méthode de choix, c'est l'**incision périnéale**. Elle met à l'abri de tout danger d'hémorragie ou d'infection secondaire, elle ouvre un large accès, un bon drainage déclive, dans la loge prostatique, et prévient, de la sorte, les fusées secondaires et les fistulisations consécutives. Et vraiment, elle ne saurait passer pour une intervention très complexe, de technique malaisée et « spéciale ».

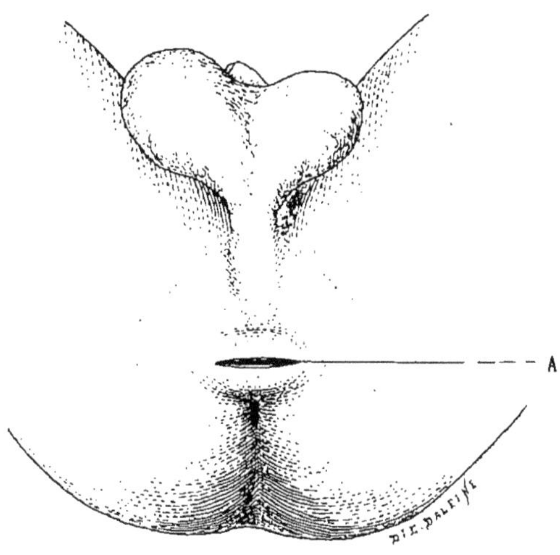

Fig. 475. — Incision périnéale des abcès de la prostate. A, incision transversale pré-rectale[1].

Fendez le périnée, en travers, entre le sphincter anal et le bulbe (fig. 475), et progressez dans la profondeur, en suivant la paroi rectale : vous atteindrez, de toute nécessité, la prostate et l'abcès (fig. 474).

Donc, le malade, endormi, est placé et maintenu dans la position de la taille : lavage rectal préliminaire, « préparation » du champ opératoire.

Faites, *au périnée*, à un doigt au-devant de l'anus, une *incision transversale*[1], d'autant plus large que la collection paraît plus considérable, d'un ischion à l'autre, coupez franchement la peau et les plans superficiels, vous n'avez à craindre aucun vaisseau; reconnaissez le bulbe uréthral, les fibres antérieures du sphincter externe, et le raphé ano-bulbaire, qui se tend et se précise, lorsque vous rétractez avec une pince la lèvre postérieure de la plaie. Sectionnez ce raphé transversalement et réclinez la bulbe en avant sous un extracteur : vous n'êtes pas encore sur la prostate, ni dans la zone décollable qui vous conduira sur elle; vous avez devant vous les bords internes rougeâtres des releveurs (fig. 472), et, entre eux, une lame grisâtre antéro-postérieure (le muscle recto-uréthral)[2]; pincez cette lame, soulevez-la, coupez-la au ras du bulbe, et, cette fois, vous avez la voie libre. Laissez alors le bistouri, et, de la sonde cannelée, creusez la brèche ainsi amorcée, d'avant en arrière, en vous guidant de l'index, qui sent et repère la collection.

[1] Il sera mieux de l'incurver légèrement, en arrière, à ses deux extrémités.

[2] Voy. Robert Proust, *Manuel de la prostatectomie périnéale pour hypertrophie*, 1903.

Lorsqu'il existe une abondante nappe purulente péri-prostatique ou un gros abcès de la prostate, la traversée n'est pas longue, en général, et bientôt vous voyez jaillir le pus : élargissez l'orifice avec le doigt et la sonde, explorez doucement la cavité ouverte et cherchez les diverticules.

En pareille occurrence, toute la besogne peut être menée à bonne fin sans toucher rectal; mais, pour peu que l'abcès soit haut situé, vous ferez bien de vous aider du doigt introduit dans le rectum, en procédant de la façon suivante : faites d'abord l'incision périnéale transverse, et ouvrez la brèche entre le bulbe et l'anus : alors seulement, que votre index gauche,

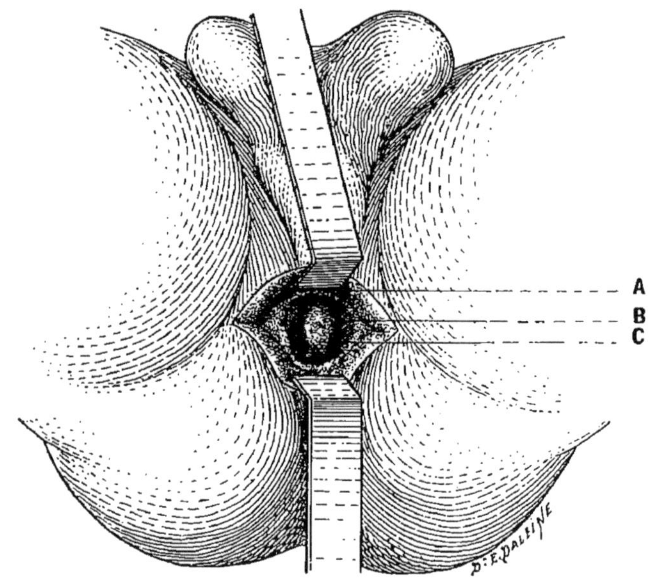

Fig. 474. — Incision des abcès de la prostate. Découverte de la loge prostatique.

A, écarteur réclinant en avant le bulbe uréthral. — B, bords des releveurs. C, relief de la collution péri-prostatique.

ganté, pénètre dans le rectum, contourne la voussure prostatique, prenne appui au-dessus d'elle, et l'encadrant, qu'il la fixe et l'abaisse vers le périnée, au-devant de l'index droit et de la sonde cannelée. Dès que vous êtes arrivé « au pus », vous retirez l'index « rectal », vous le dégantez et vous le détergez soigneusement, avant d'achever l'intervention et le pansement.

Il ne reste plus, d'ailleurs, une fois l'évacuation terminée, qu'à faire un bon lavage dans la poche, et à y laisser un drain, tout au fond, que maintient un pansement aussi bien fermé que possible.

RECTUM ET ANUS

IMPERFORATIONS ANO-RECTALES

Le 5 novembre 1894, j'étais appelé, dans la soirée, à l'hôpital des Enfants-Malades, auprès d'une petite fille de deux jours, qu'on venait d'apporter. *Elle n'avait pas rendu son méconium*; depuis le matin, elle avait vomi, à plusieurs reprises, des matières liquides jaunâtres et son ventre s'était ballonné de plus en plus : un médecin avait reconnu que le rectum était imperforé.

Nous trouvons une enfant assez bien bâtie, mais très pâle et le facies très altéré; le ventre est très volumineux et le météorisme empêche toute palpation précise.

A l'examen du périnée, nous constatons la présence d'*une petite dépression borgne*, au niveau que devrait occuper l'anus, dépression étroite, bordée d'une peau froncée, et qui admet à peine le bout du petit doigt. Les urines sont de coloration normale et le vagin n'a donné issue à aucune trace de méconium.

Il s'agit donc bien d'une imperforation, simple tout probablement et sans abouchement anormal de l'extrémité terminale de l'intestin. Mais jusqu'où remonte cette imperforation? Nos recherches ne nous fournissent, sur ce point, aucune donnée précise. Le périnée paraît de largeur ordinaire et les ischions ne sont pas plus rapprochés que de coutume; pendant les cris de l'enfant, *on ne voit se dessiner aucun relief*, et, au fond de la dépression anale, *le doigt ne sent pas la moindre impulsion*. A quelle hauteur se trouve l'ampoule rectale? Nous n'en savons rien.

L'enfant est couchée sur le dos, les jambes relevées et écartées, le bassin soulevé et le périnée exposé en pleine lumière. On donne très prudemment quelques gouttes de chloroforme.

Une incision antéro-postérieure, médiane, est menée de la fourchette à la pointe du coccyx, qu'on sent, en arrière, assez facilement : elle coupe en son milieu la dépression anale. Sous la peau, nous rencontrons des fibres musculaires rougeâtres, qui sont soigneusement réclinées de chaque côté, et nous pénétrons dans une couche graisseuse, que nous dissocions prudemment au bistouri, puis à la sonde cannelée et au doigt. Le coccyx apparaît en arrière et, pour nous faire du jour, nous en excisons, de trois coups de ciseaux, la moitié inférieure; c'est alors *dans la loge pré-coccygienne* que nos fouilles sont poursuivies.

Nous sommes à une profondeur de plus de 4 centimètres, cherchant toujours, au doigt, le relief d'une poche tendue, ou, à l'œil, une tache noirâtre qui nous dénoncerait l'ampoule. En creusant encore, nous finissons par découvrir *une sorte de poche arrondie, de teinte sombre, fluctuante,* qui nous semble bien caractérisée : deux pinces à forcipressure servent à l'amarrer et, en continuant à la libérer doucement du bout du doigt, elle commence à « venir » et à s'abaisser. Mais, dans ces tentatives, elle se déchire sous les mors d'une de nos pinces et *un flot de méconium s'échappe,* qui ne s'arrête qu'au bout de plusieurs minutes. Un grand lavage à l'eau bouillie chaude déterge toute la région, et il devient alors loisible d'achever la besogne.

Une série de points au catgut relient la muqueuse rectale, abaissée, à la peau, avivée, du pourtour de l'anus ; les deux extrémités de l'incision sont réunies à leur tour et le canal recto-anal se trouve ainsi reconstitué. Pansement avec une compresse stérilisée et de l'ouate.

L'enfant guérit sans incident. La muqueuse formait d'abord une légère procidence qui n'a pas tardé à disparaître. Cinq mois après, l'anus était très régulier et fonctionnait parfaitement, et l'enfant, très vigoureuse, donnait toutes les preuves d'une santé florissante. Je l'ai revue depuis, dans un état tout aussi satisfaisant.

Voilà, si je puis dire, un cas type, et la forme la plus fréquente, sous laquelle se présente la malformation congénitale.

Le diagnostic et l'indication d'urgence sont, ici, d'une grande simplicité; ajoutons qu'il devrait être de règle absolue d'examiner toujours les orifices naturels de l'enfant qui vient de naître : on éviterait ainsi ces interventions pratiquées au cinquième, sixième, quinzième jour, en pleine stercorémie.

Si l'imperforation n'a pas été reconnue d'emblée, on s'aperçoit bientôt que le nouveau-né ne rend pas son méconium ; au deuxième, au troisième jour, il est pris de tous les accidents de l'occlusion intestinale : météorisme souvent énorme, vomissements jaunâtres (méconiaux), gêne respiratoire, facies grippé, refroidissement.

Examinez tout de suite la région anale, vous trouvez l'une et l'autre des dispositions suivantes :

1° **L'anus manque** ; il est remplacé par une **dépression en cul-de-sac**, à peine esquissée parfois, ou même par une crête saillante qui continue le raphé (fig. 475) ;

2° **L'orifice anal existe** bien, mais, à une profondeur variable, 2, 3 centimètres ou plus, le doigt est arrêté par une **cloison**, par un **diaphragme** complet (fig. 476).

Je suppose que l'exploration plus complète, sur laquelle je reviendrai plus loin, nous ait démontré l'absence de toute communication anormale et je remets à plus tard les éventualités exceptionnelles, où le barrage est trop haut pour que le doigt puisse l'atteindre.

Imperforation ano-rectale : voilà donc un premier fait acquis. Est-elle bornée au canal anal, au segment inférieur du rectum, ou se prolonge-t-elle jusqu'à l'S iliaque, jusqu'au promontoire? Mettez le doigt sur le rudiment d'anus ou faites-le pénétrer au fond du cul-de-sac, et cherchez si, pendant les cris et les efforts de l'enfant, quelque chose ne saille pas, ne bombe pas dans la profondeur. La sensation n'a de valeur que si elle est nette, et alors vous avez affaire à une malformation simple; l'ampoule est proche et l'intervention sera facile.

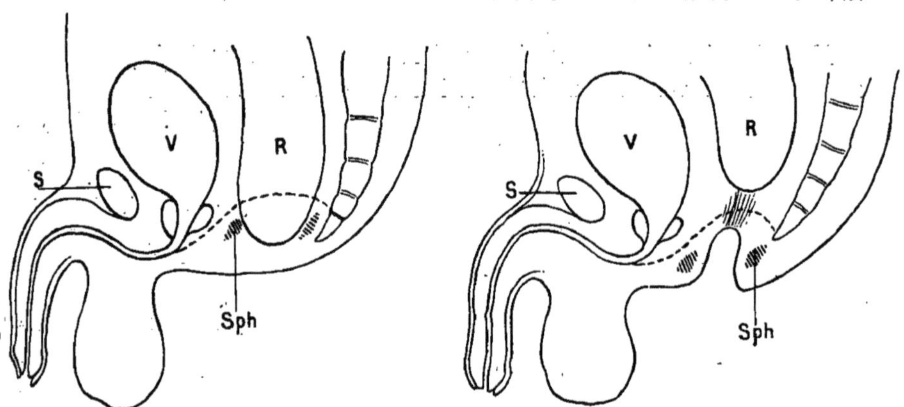

FIG. 475. — Imperforation ano-rectale (1er *type*). *L'imperforation est limitée à l'anus.*

FIG. 476. — Imperforation ano-rectale (2e *type*). L'anus est formé : *cloison ano-rectale.*

S, symphyse pubienne. — V, vessie. — R, rectum. — Sph, sphincter anal.

Figures extraites, ainsi que les figures 443, 452, 453, 454, du travail de Rudolf Frank, *Ueber die angeborene Verschliessung des Mastdarmes und die begleitenden inneren und äusseren angeborenen Fistelbildungen.* Vienne, 1892.

Sinon, si vous ne sentez rien, vous n'avez aucun moyen de savoir à quelle hauteur se trouve l'ampoule (fig. 477), et il est possible que l'intestin soit imperméable sur une grande longueur : le fait devient probable, si le périnée est rétréci, les ischions rapprochés, le détroit inférieur manifestement « en arrêt d'évolution ». L'exploration du ventre, dans les rares cas où le météorisme ne masque pas tout, pourra fournir encore quelques données; dans l'une des fosses iliaques, à gauche ou à droite, on perçoit une anse distendue, mate, épaisse, souvent énorme; jusqu'où descend-elle dans l'excavation? on ne saurait le dire.

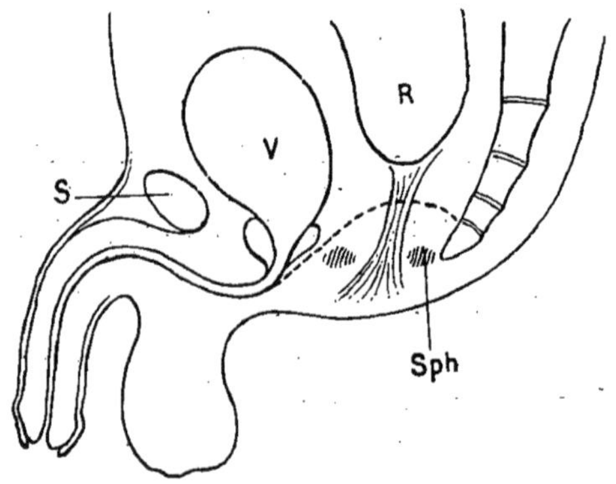

FIG. 477. — Imperforation ano-rectale (3e *type*). *Le rectum est atrésié sur une hauteur variable.*

Ainsi donc, hormis les cas simples que je rappelais tout à l'heure, nous manquons d'éléments précis, et force nous est d'aller « à la découverte ».

Le devoir n'en est pas moins net : ***il faut de suite chercher, par le périnée, l'ampoule terminale, pour l'aboucher à la peau et créer un canal ano-rectal tapissé de muqueuse***; il faut apporter à cette recherche périnéale la plus grande insistance et ***ne recourir qu'en dernier ressort à une autre voie.***

Ne faites jamais de ponctions : si l'ampoule est bas située, l'ouverture au trocart ne vaudra jamais l'incision suivie d'une suture muco-cutanée régulière ; si l'ampoule est haute, le trocart ne sera qu'un instrument de recherches aveugles et dangereuses. Mettez-vous en mesure de pratiquer, séance tenante, l'intervention rationnelle, souvent délicate, mais, en somme, réalisable dans la grande majorité des cas, avec quelque ténacité : du succès dépendra toute la vie de votre petit malade.

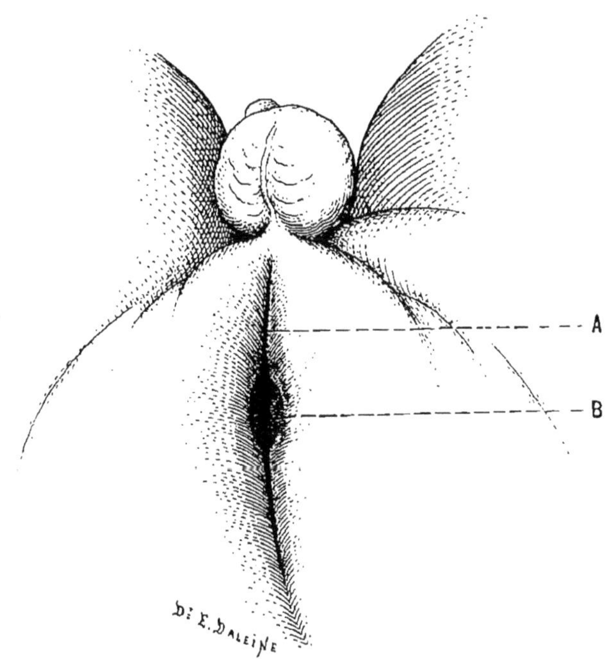

Fig. 478. — Opération de l'anus imperforé (1er *temps*).
Incision médio-périnéale.

A, tracé de l'incision. — B, dépression anale.

L'enfant est bien enveloppé, bien maintenu, couché sur un oreiller dur, les cuisses relevées sur le ventre et écartées, le bassin soulevé. Le chloroforme n'est pas indispensable, et l'on s'en passera, si l'état général semble précaire.

La vessie est vidée avec une sonde qu'on laisse en place; la région est largement lavée, savonnée, « préparée ».

Si l'anus fermé bombe et que la cloison soit très mince, l'opération est de la plus grande simplicité : il est arrivé parfois d'effondrer la membrane avec le doigt, mais cette manœuvre brutale est rarement possible et n'est jamais recommandable, pas plus que la ponction avec un gros trocart; le mieux sera toujours de faire une incision régulière, antéro-postérieure ou cruciale, et de réunir par quelques points peau et muqueuse.

Dans les cas ordinaires, **lorsqu'il faudra, sans indices nets, « aller à la recherche » de l'ampoule**, la marche à suivre sera celle-ci :

Faites sur le périnée une incision médiane antéro-postérieure, qui commence près de la fourchette ou de la racine des bourses et surtout qui affleure et déborde, en arrière, la pointe du coccyx : *faites-la bien médiane, et restez toujours dans le plan médian, au cours de la dissection* (fig. 478). De la sorte, vous coupez en deux la dépression anale et la membrane qui en forme le fond et vous libérez et réclinez les deux lambeaux, *en respectant soigneusement les fibres musculaires* qui doublent la peau.

Dès lors, vous êtes au milieu d'un tissu fibro-graisseux, de cette graisse finement lobulée et dense du nouveau-né. *Ne cherchez pas ce prétendu cordon fibreux*, qui représenterait le segment imperforé du rectum et pourrait, dit-on, servir de guide : peut-être le trouverez-vous, chemin faisant,

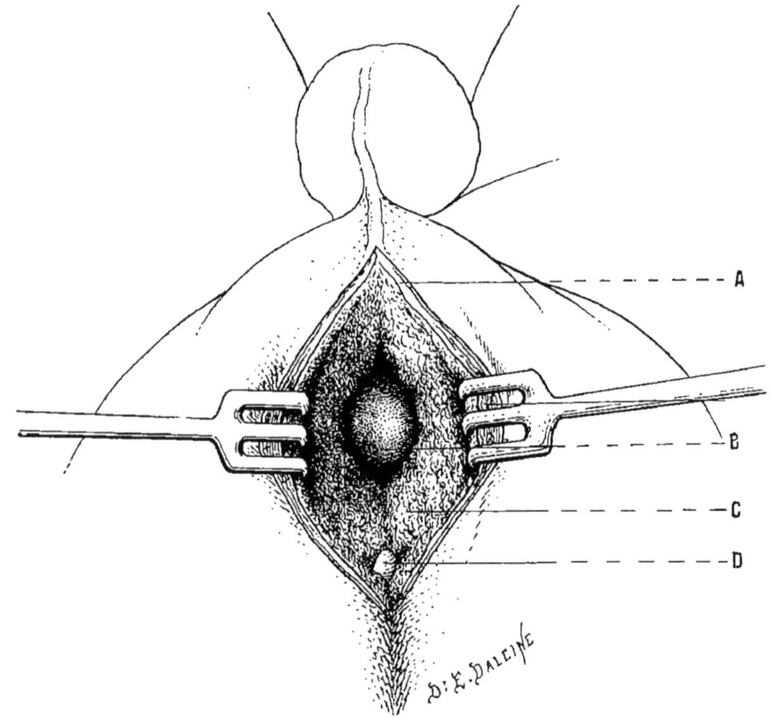

Fig. 479. — Opération de l'anus imperforé (2ᵉ *temps*). — *Découverte de l'ampoule.*

A, lèvres de l'incision cutanée, rétractées. — B, ampoule. — C, graisse péri-rectale. — D, pointe du coccyx.

mais ne perdez pas de temps à le découvrir, et si, par hasard, il semblait vous conduire en avant, méfiez-vous !

De fait, **le danger est en avant** : c'est là que se trouvent l'urèthre, la vessie, souvent très large et adhérente à l'ampoule rectale, le vagin, le cul-de-sac péritonéal, qu'il vous faudra peut-être ouvrir tout à l'heure, mais qu'en tout état de cause il est préférable de respecter.

Poursuivez donc la besogne avec la pointe du bistouri, traînée à petits coups d'avant en arrière, et surtout avec la sonde cannelée et le doigt, cherchez à utiliser toute la longueur de votre incision et à creuser *une brèche et non un puits*, en insistant surtout en arrière, au-devant du coccyx et du sacrum, où vous n'avez rien à craindre.

Mais, s'il faut remonter un peu haut et que l'excavation soit plus étroite que de coutume, la place vous manquera bientôt. N'hésitez pas à suivre le précepte, déjà fort ancien, de Verneuil : **excisez la moitié, les deux tiers**

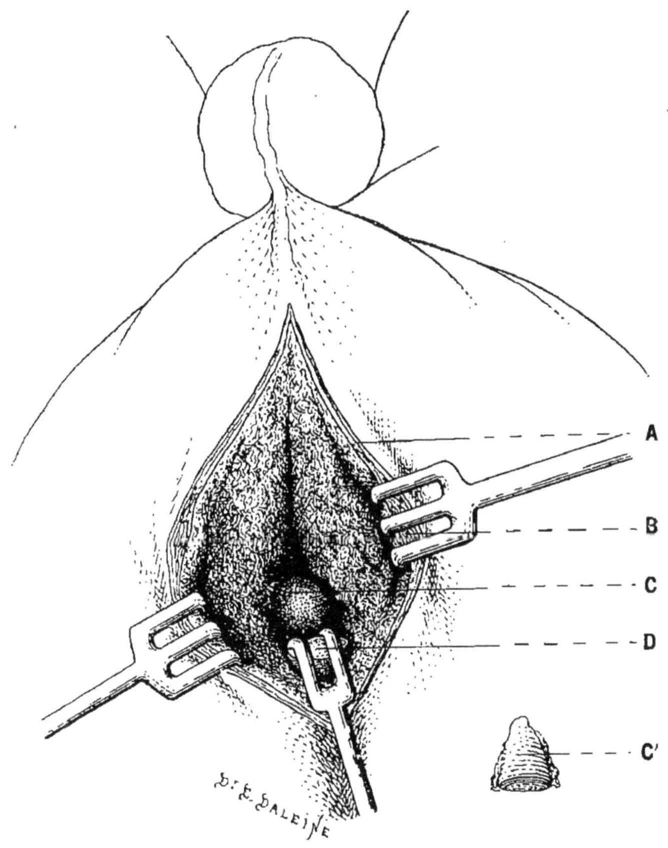

FIG. 480. — Opération de l'anus imperforé (2e *temps*). — *Découverte de l'ampoule, après excision du coccyx.*

A, lèvre de l'incision cutanée. — B, rétraction des bords de la plaie. — C, ampoule. D, coccyx, partiellement excisé et récliné en arrière. — C', portion excisée du coccyx.

du coccyx. Vous apercevez, dans l'angle postérieur de la plaie, sa pointe blanchâtre et cartilagineuse (D, fig. 479) : d'un coup de ciseaux, dégagez chacun de ses bords et sectionnez-le, en travers, aux ciseaux ou au bistouri (fig. 480) : vous serez étonnés de voir combien la résection, même d'un très court segment, vous aura facilité l'accès.

A une hauteur variable, 5, 6, 8 centimètres, l'**ampoule apparaît** (fig. 479) : vous reconnaissez, au fond de la plaie, une tache noirâtre, et le doigt rencontre une surface arrondie, tendue, que les cris de l'enfant ou la pression sur l'abdomen font grossir et bomber ; pourtant ces caractères ne sont pas constants et l'ampoule se présente parfois à demi vide, flasque et de signalement beaucoup moins net. On fera bien de procéder alors avec prudence, de se reporter en arrière et de compléter l'information, avant d'ouvrir.

De fait, une fois l'ampoule trouvée, le premier temps de l'opération est terminé; il ne reste plus qu'à abaisser le plus possible le cul-de-sac intestinal, à l'inciser et à le fixer à la peau, en constituant un anus.

Mettez tous vos soins à ne pas rompre l'ampoule trop tôt; amarrez-la avec deux pinces et poursuivez tout autour le travail de libération, au doigt, en

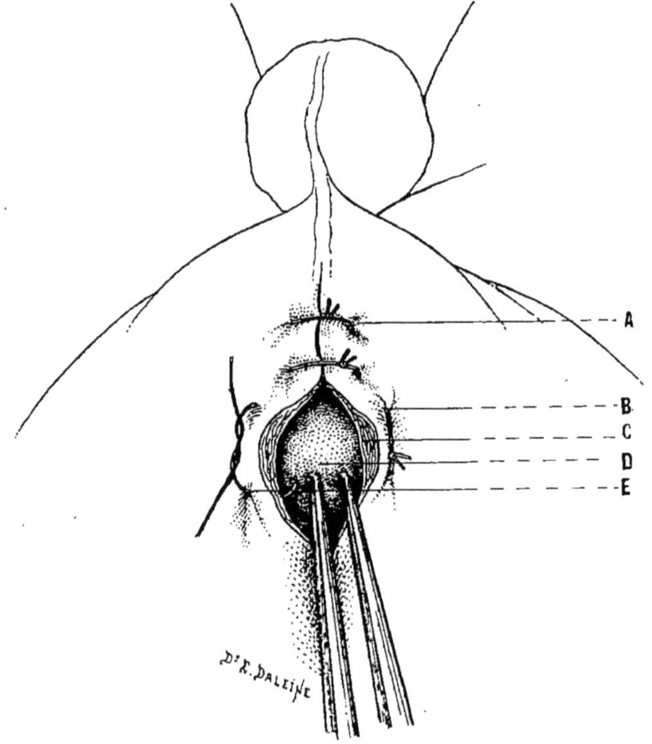

Fig. 481. — Opération de l'anus imperforé (5e *temps*).
Abaissement et fixation de l'ampoule.

A, partie antérieure de l'incision. — B, *anse latérale, nouée.* — C, lèvres cutanées. D, ampoule recto-anale. — E, *anse latérale, mode d'exécution.*

exerçant avec les pinces de douces et progressives tractions (fig. 481) Souvent la paroi est fort mince et se crève sous le moindre effort; l'accident, comme nous le verrons dans un instant, est bénin, en somme, quand il ne surprend pas. Enfin, si la « descente » est trop laborieuse, souvenez-vous qu'il n'est pas indispensable d'amener l'intestin jusqu'au plancher périnéal et de donner à l'anus sa place anatomique; un anus, un peu ectopié en arrière, n'en fonctionne pas moins bien; mais on se gardera d'aller trop loin dans cette voie et de créer, *en arrière du sphincter, un anus incontinent.*

En effet, dans la grande majorité des cas (et M. Kirmisson a fort justement insisté sur ce point) [1], il existe, au périnée, un appareil anal tout fait (Sph, fig. 475, 476 et 477), si je puis ainsi dire, un anneau sphinctérien tout prêt à fonctionner normalement, si l'on abouche l'ampoule en bonne place. La libération et l'abaissement du rectum représentent donc une manœuvre d'importance majeure et, une fois l'ampoule découverte et le succès immédiat de l'intervention par cela même assuré, vous agirez sagement en cherchant à parfaire votre ouvrage, sans craindre de prolonger quelque peu la besogne.

Décollez donc le rectum avec le doigt ou la sonde cannelée, en arrière d'abord, puis en avant, ménagez soigneusement les vaisseaux, ne vous laissez pas aller à couper ces brides, ces tractus, qui semblent s'opposer à l'abaissement : ce sont des *tractus vasculaires*, vous aurez beaucoup de sang et vous courrez le risque d'anémier et de vouer au sphacèle le cul-de-sac intestinal. C'est un **décollement mousse et progressif** qu'il faut faire.

Si « cela tient » trop, n'hésitez pas à poursuivre en avant jusqu'au cul-de-sac péritonéal et à ouvrir, même largement, le péritoine : vous sentirez tout de suite la paroi antérieure céder et « venir », et vous éviterez des déchirures et des désordres, toujours graves et toujours faciles, quand on opère dans un espace aussi restreint. Quelques points réuniront tout à l'heure la brèche séreuse; et ce qui était considéré autrefois comme une complication et un accident opératoire mérite d'être conseillé, à l'heure actuelle, comme un procédé des plus utiles [2].

Je suppose donc que l'**ampoule soit attirée jusqu'au périnée, sans rupture** : avant de l'ouvrir, fixez-la.

De chaque côté, passez dans sa paroi *deux fils horizontaux, en anse* (B et E, fig. 481), qui ne chargent que la couche externe et dont les deux bouts traversent les lèvres de la plaie périnéale et sont noués sur la peau; en avant et en arrière, placez deux points en U, disposés de même (B, fig. 482), et qui appliquent largement la face externe de l'ampoule aux parois cruentées de l'incision des parties molles. Fermez le reste de la plaie, en avant et en arrière, par quelques points profonds; si la dissection a été très étendue, il sera bon de rapprocher d'abord les tissus fibro-graisseux « quelconques » de la profondeur, par un surjet de fin catgut, avant de suturer la peau.

Alors seulement, *incisez l'ampoule*, comme vous feriez de la paroi intestinale, dans un anus artificiel : un flot de méconium s'échappe et l'évacuation se prolonge parfois, hâtez-la par quelques pressions sur le ventre et balayez toute la région par un courant d'eau bouillie tiède.

Les deux lambeaux de muqueuse flottent au périnée : rabattez-les à droite

[1] KIRMISSON, Imperforation ano-rectale traitée par l'anus iliaque; rétablissement de l'anus normal; suppression de l'anus iliaque; guérison. *Soc. de chir.*, 2 janvier 1899.

[2] Sous la réserve, toutefois, qu'un tampon bouche provisoirement la brèche et prévienne l'irruption du méconium.

et à gauche de l'orifice qu'ils entourent *en rebord de chapeau* (Vincent, de Lyon) et suturez-les à la peau (fig. 482) ; au besoin, excisez une bandelette cutanée tout autour de l'orifice pour pouvoir mieux « éverser la muqueuse » et en garnir toute la surface de l'anus ; de la sorte, la ligne de réunion et de cicatrisation est reportée en dehors, et les dangers de rétraction et de rétrécissement absolument écartés. Faites toutes vos sutures au catgut, au bon catgut, qui « tient » bien assez longtemps et qui vous dispensera de toute manœuvre ultérieure.

Une compresse stérilisée, de l'ouate et un bandage en T formeront tout le pansement, qu'il faudra, du reste, renouveler souvent. Des soins de propreté minutieuse seront indispensables pour que la guérison locale soit rapide.

Ici donc l'intervention, sans être facile, a été très méthodique et régulière. Ne vous attendez pas à ce qu'il en soit toujours ainsi.

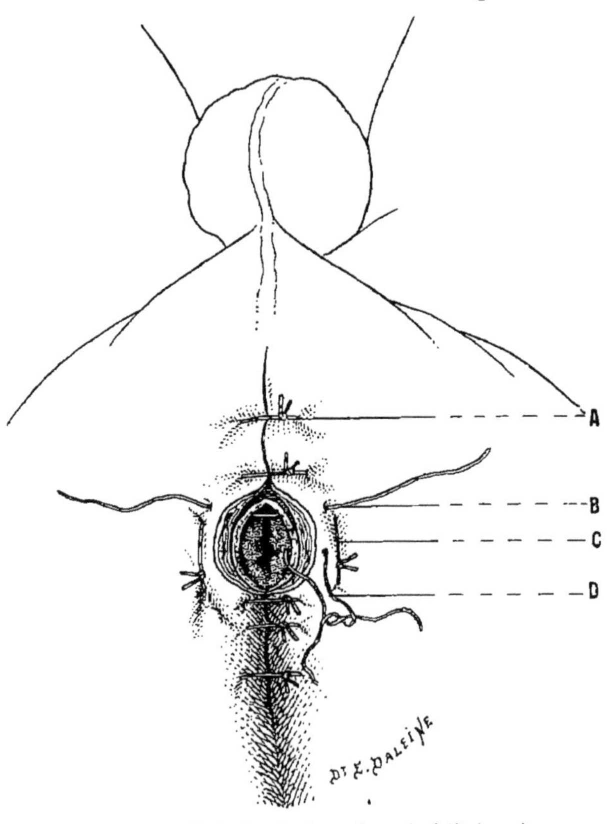

Fig. 482. — Opération de l'anus imperforé (1er *temps*). *Suture muco-cutanée.*

A, partie antérieure de l'incision. — B, *point commissural* antérieur. C, anses latérales. — D, suture muco-cutanée.

A. Et d'abord l'abaissement de l'ampoule au périnée est loin d'être toujours menée à bien, sans rupture ; **la poche méconiale se crève** sous le doigt ou sous la sonde cannelée, au cours des tentatives de décollement, ou se déchire sous les pinces.

Il arrive qu'elle soit tellement distendue, qu'elle remplisse à tel point l'excavation, qu'il soit matériellement impossible de passer tout autour et de chercher à l'abaisser ; en pareille occurrence, le meilleur parti consiste à l'ouvrir franchement, à la vider, en inondant d'eau bouillie le champ opératoire, et, après avoir fermé avec deux pinces les lèvres, à pratiquer, sur le sac rétracté et flasque, la besogne de libération et d'abaissement.

C'est la même conduite qu'on devra tenir en présence de la rupture accidentelle de l'ampoule ; le méconium fait irruption au fond de la plaie, laissez-le couler, lavez à grande eau bouillie, faites bien écarter les deux versants de la brèche périnéale et, quand le foyer est suffisamment détergé, cherchez et pincez les bords de l'ampoule rompue, et, comme tout à l'heure, procédez à sa dissection et à sa « descente ».

On ne se résignera jamais qu'après des tentatives sérieuses et comme à un pis aller, *à laisser le canal périnéal cruenté sans revêtement muqueux*, à ne pas attirer le rectum jusqu'à la peau. Ce ne serait que dans des conditions d'extrême urgence, à la fin d'une opération laborieuse et devant une situation anormalement élevée de l'ampoule et des difficultés toutes spéciales d'abaissement, qu'on serait en droit de terminer au plus vite, en laissant *un gros drain dans la traversée recto-périnéale*. Encore serait-il souvent préférable d'aboucher le rectum tout à fait en arrière et de faire un anus « coccygien ».

B. Autre éventualité, beaucoup plus déconcertante. Après avoir « creusé » très loin, **vous ne voyez rien, vous ne sentez rien qui ressemble à l'ampoule rectale**.

Faut-il s'arrêter et renoncer à la voie périnéale, et peut-on évaluer en centimètres la distance-limite, au delà de laquelle toute recherche devient inutile et dangereuse? Nous ne le croyons pas. Retenons seulement qu'on a parfois trouvé l'intestin à 7 ou 8 centimètres de profondeur et qu'il faut poursuivre avec ténacité la recherche de l'ampoule, *bien convaincu du service vital qu'on rendra à l'enfant, en créant l'anus périnéal*. Toutefois, on devra savoir s'arrêter, quand on ne verra plus rien, quand on n'aura plus de sensations nettes, au fond du foyer, et qu'une dissection, poursuivie à l'aveugle, exposerait aux pires accidents.

Que faire alors? **L'anus iliaque**? Oui, sans doute, si l'enfant est mourant et qu'il paraisse incapable de supporter la moindre prolongation opératoire. Et encore faut-il être prévenu de la résistance très nette et très marquée du nouveau-né, sous la réserve qu'il ne perde pas de sang.

Donc, si les recherches périnéales ont été relativement courtes et bien menées, si l'état général paraît satisfaisant encore, prenez le parti hardiment **d'ouvrir le ventre dans la fosse iliaque gauche** et, par cette voie, **de libérer et d'abaisser l'ampoule terminale**.

De fait, il s'agit, dans les cas de ce genre, d'*absence totale du rectum*, à proprement parler, et comme l'a montré Delagenière ([1]), le gros intestin se termine à la hauteur de la symphyse sacro-iliaque gauche, « au-dessous et en dedans de laquelle il se prolonge environ de 1 à 3 centimètres » ; or, le plus souvent, un pédicule vasculaire, de longueur et de laxité variables, relie cette extrémité à la paroi postérieure du petit bassin.

Chez l'opéré de M. Chalot ([2]), on découvrit, sans peine, derrière les

([1]) P. Delagenière, Absence congénitale du rectum, nouveau procédé d'intervention. *Congrès de chir.*, 1893, et *Arch. prov. de chir.*, juillet 1894.

([2]) Chalot, La colostomie ou sigmoïdostomie périnéale par la voie combinée dans l'absence congénitale du rectum. Succès. *Bulletin de la Société de chirurgie*, 15 avril 1896, p. 318.

annexes gauches, dans la fosse iliaque gauche, sur le bord interne du psoas, « une ampoule rougeâtre, molle, fluctuante, longue de 10 centimètres environ, pyriforme, dont la grosse extrémité, mobile, parfaitement lisse, tournée en bas et en avant vers l'insertion de la trompe gauche, a le volume d'un gros œuf de poule, et dont l'autre extrémité, dirigée en haut et en arrière, parcourue sur sa face antérieure par une bandelette longitudinale, a le volume d'abord du pouce, puis du médius, puis de l'index, et va se continuer nettement avec le côlon descendant. Cette ampoule est arquée comme la partie moyenne (qu'elle représente, d'ailleurs) d'une anse oméga, normale, et flotte en quelque sorte sur un méso parfait, qui affecte la forme d'un petit éventail ; le méso, toutefois, n'existe pas sur la partie supérieure ou arrondie de l'ampoule, partie qui serait entièrement libre, si son fond n'était rattaché par un court cordon cellulo-vasculaire au flanc gauche de l'utérus, en arrière et au-dessous de la trompe » (fig. 483 et 484).

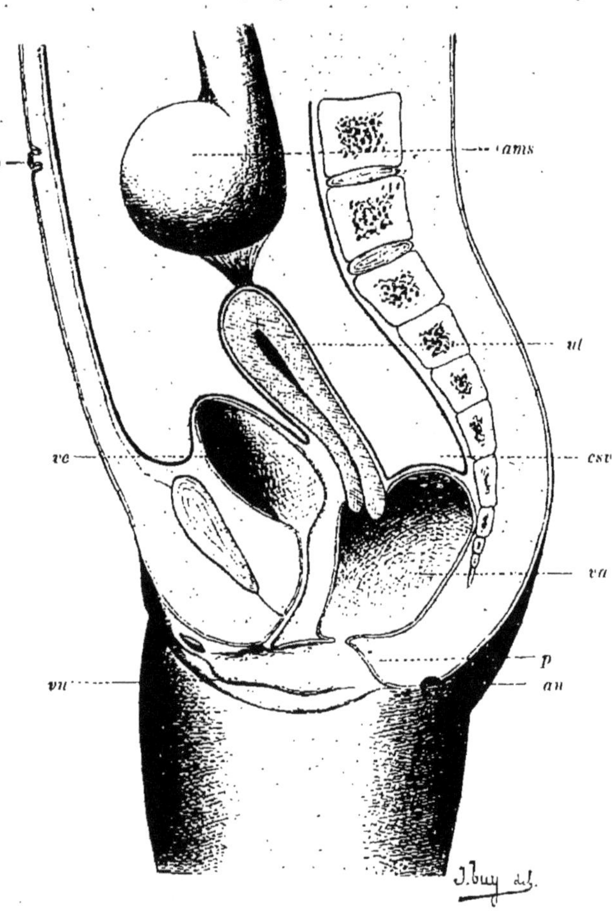

Fig. 483. — Absence totale du rectum ; *ampoule sigmoïde.* (Chalot, *Bull. de la Soc. de chirurgie*, 1896, *loc. cit.*)

p, périnée. — *an*, anus rudimentaire. — *va*, vagin. — *ut*, utérus. — *ve*, vessie. — *ams*, ampoule sigmoïde placée là pour la démonstration, mais en réalité inaccessible à la vue et au toucher par en bas. — *vu*, vulve. — *csv*, cul-de-sac séreux sacro-vaginal. — *o*, ombilic.

En somme, nous ferons la **laparotomie iliaque gauche**, **nous irons à la recherche de l'ampoule colique, et après avoir, s'il le faut, sectionné ses retinacula, nous l'abaisserons, à travers le cul-de-sac de Douglas, jusqu'au périnée.**

Faisons donc, à 1 centimètre en dedans de l'épine iliaque antéro-supérieure gauche, une incision courbe (fig. 485), toute semblable à celle de la colostomie, mais qui commence plus bas (à l'épine pubienne) et remonte jusqu'à la hauteur de l'ombilic : il faut un accès suffisant pour que la manœuvre soit rapide et simple.

Une fois le péritoine incisé, l'intestin grêle est refoulé sous une compresse aseptique (et la position inclinée est utilisable pour ce premier temps) et, d'ordinaire, l'ampoule terminale est assez facilement reconnue; « sa distension, son aspect charnu, ses bandelettes longitudinales, sa continuité avec le reste du côlon », la désigneront suffisamment. On se rendra compte de sa mobilité et, si quelques brides la retiennent au promontoire, aux points

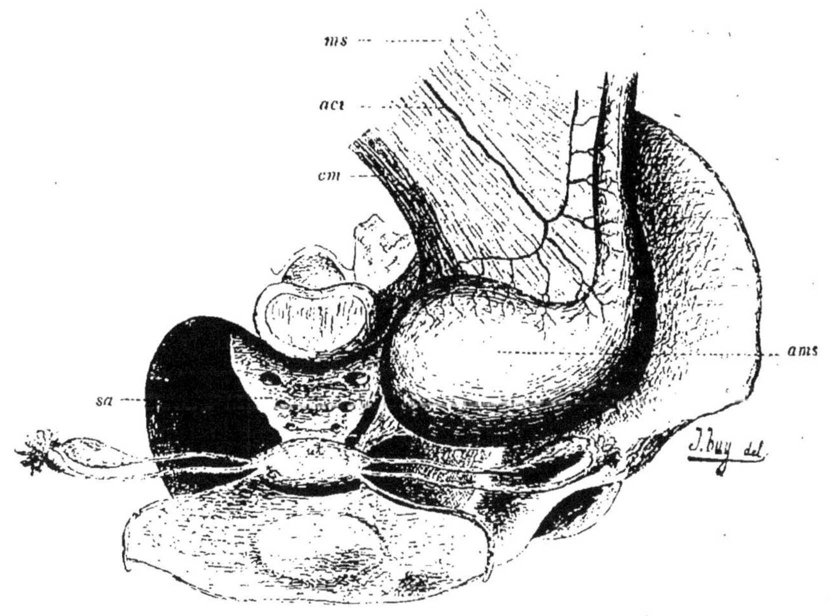

Fig. 484. — Absence totale du rectum; *ampoule sigmoïde*. (Chalot, *loc. cit.*)

ams, ampoule sigmoïde. — *ut*, utérus et annexes. — *sa*, sacrum. — *aci*, artère colique inférieure. *cm*, corde méso-colique. — *ms*, méso-sigmoïde.

voisins du détroit supérieur, à la face postérieure de l'utérus, on les sectionnera avec prudence, en ayant soin de jeter d'abord une ligature sur les travées vasculaires.

On s'assurera que la libération est suffisante pour que l'ampoule puisse descendre de 6 à 7 centimètres au moins (c'est la distance normale du promontoire à la pointe du coccyx) (Chalot). Si le cul-de-sac terminal était trop volumineux pour pénétrer dans l'excavation pelvienne (toujours assez étroite, dans les malformations de ce genre), à l'exemple de Chalot, on l'attirerait au dehors, et, après l'avoir dûment isolée avec des compresses aseptiques, on la viderait par une courte incision, qui serait, séance tenante, fermée par quelques fils ou par une pince.

Ceci fait, l'index droit, introduit par la plaie iliaque, est glissé de haut en bas, le long de la face antérieure du sacrum, jusqu'au fond du cul-de-sac de Douglas, pendant que l'index gauche pénètre dans la brèche périnéale pratiquée au début de l'intervention; de la sorte, il devient très facile de rompre le mince diaphragme qui sépare encore l'abdomen du périnée, le doigt « pelvien » suffit à l'effondrer, ou, s'il le faut, une sonde cannelée, une pince à forcipressure fermée, parvient sans peine à compléter la voie.

Il ne reste plus qu'à faire pénétrer une longue pince courbe, de bas en

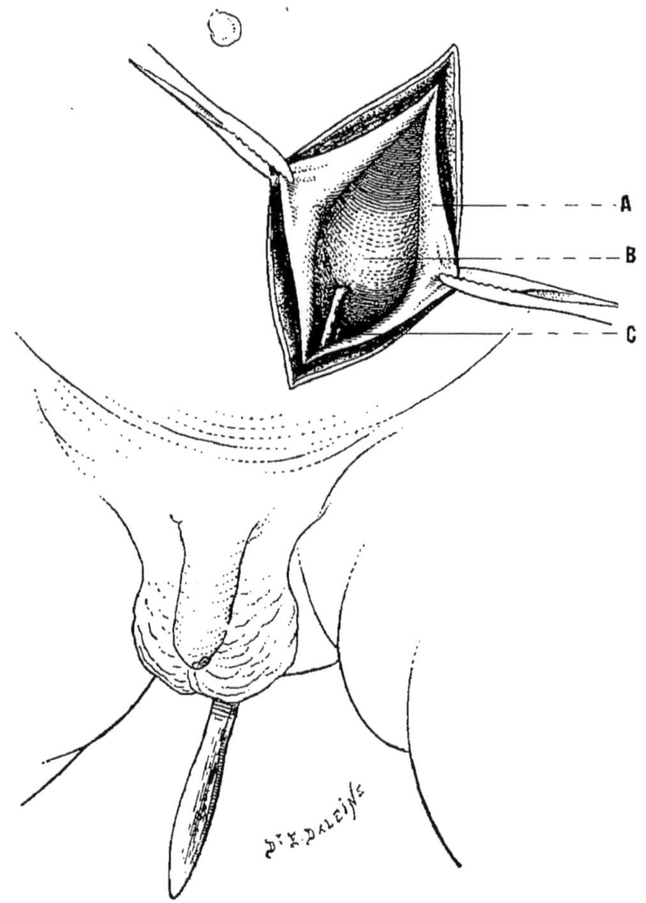

Fig. 485. — Absence congénitale du rectum. — *Laparotomie iliaque et abaissement de l'ampoule terminale.*

A, péritoine. — B, ampoule colique. — C, pince, passée par le périnée, abaissant l'ampoule.

haut, par le périnée, à saisir l'ampoule entre ses mors (C, fig. 485) et à l'abaisser; un fil passé dans la paroi du cul-de-sac et saisi par une pince périnéale peut encore rendre le même service. Enfin, il paraîtra quelquefois plus facile de refouler l'ampoule de haut en bas, avec une pince, jusque dans la plaie basse, où elle sera immédiatement amarrée.

M. Chalot avait dû vider préalablement l'ampoule d'un coup de ciseaux; il ferma la petite brèche par une ligature de soie forte et se servit des deux chefs pour guider l'intestin dans la traversée pelvienne. Les deux chefs furent engagés dans le chas d'une aiguille de Deschamps : « celle-ci, à son tour, conduite le long de la face antérieure du sacrum jusque dans la trouée du cul-de-sac péritonéal, puis dans la plaie périnéale, pendant que le bout de l'index gauche, introduit de bas en haut dans cette dernière, sert à orienter l'aiguille au-devant du coccyx ». En bas, les deux chefs sont saisis et tirés au dehors, faisant descendre à leur suite l'ampoule colique.

Ce second temps achevé, on fermera tout de suite la plaie iliaque. Puis l'ampoule abaissée sera fixée aux tissus périnéaux, ouverte et soigneusement abouchée, suivant la technique exposée plus haut.

Cette méthode rationnelle, relativement simple, si elle est exécutée sans timidité et par une voie suffisamment large, a valu un beau succès à M. Chalot, et l'opéré de Delagenière succomba le 9e jour à une broncho-pneumonie rubéolique.

Elle mérite donc d'être vivement recommandée et permet de restreindre encore les indications de l'anus contre nature. Au moins serait-il toujours temps si, l'incision faite dans la fosse iliaque, on constatait l'existence d'une ampoule de siège anormal et non mobilisable, de l'aboucher purement et simplement à la paroi abdominale.

L'*anus iliaque* n'est donc et ne saurait être qu'un pis aller, qu'une dernière ressource, applicable seulement aux malformations exceptionnelles, où manquent le rectum tout entier et une partie de l'*S* iliaque, et aux cas presque désespérés où la stercorémie menaçante fait une loi, sous peine de mort immédiate, d'aller au plus pressé.

Et la gravité de l'anus artificiel procède à la fois des tristes *résultats immédiats* qu'il donne trop souvent, de la mortalité considérable, et de la *situation précaire* qu'il crée aux enfants qui *survivent*. Le nombre est fort restreint de ceux qui se développent et résistent pendant plusieurs années : on cite comme une curiosité deux opérés qui vécurent jusqu'à quarante-trois ans, et encore cette jeune fille, opérée par Ollier, qui pouvait satisfaire à toutes les exigences de la vie mondaine et « allait se marier ». Heureuses et trop rares anomalies, c'est tout ce qu'on peut dire; si l'opérateur est bien conscient que toute la destinée du petit être qu'il a entre les mains dépend de son intervention, il fera tous ses efforts pour ne créer qu'en désespoir de cause pareille infirmité.

Au moins, si l'anus iliaque est inévitable, conviendra-t-il de lui donner tous les caractères indispensables à un bon fonctionnement et à une occlusion ultérieure facile [1].

[1] Ce qui est loin d'être la règle. Chez une petite fille dont nous avons rapporté l'histoire, « l'infirmité iliaque » ne fut définitivement supprimée qu'à l'âge de quatorze ans, malgré des tentatives opératoires réitérées.

Elle était née avec un anus imperforé et, deux jours après, on avait pratiqué l'anus iliaque. — A deux ans de là, M. Péan rechercha l'ampoule rectale par le périnée, l'ouvrit, et créa un anus normal. Il s'occupa ensuite de fermer l'anus contre nature, mais à trois reprises l'opération réparatrice échoua. D'autres interventions, pratiquées dans les années qui suivirent, eurent le même

Par l'incision iliaque, qui vous a servi à l'exploration de l'ampoule terminale et que vous rétrécissez à son extrémité, attirez l'S iliaque au dehors, non pas l'S iliaque tout entier, mais un *segment de sa paroi antérieure*, qui sera d'abord fixé à la paroi abdominale par une couronne de points séro-musculaires; vous l'ouvrirez ensuite dans une petite étendue, 1 centimètre 1/2 à 2 centimètres, et vous réunirez, au fin catgut, la muqueuse à la peau.

Il est parfaitement inutile de faire un large anus, une large perte de substance à la paroi intestinale : le drainage stercoral est tout aussi bien assuré par un orifice de dimensions moyennes et régulier, les accidents ultérieurs d'éversion de la muqueuse, d'invagination, etc., plus aisément prévenus, et la restauration moins pénible, si toutefois on peut en venir là, — autrement dit, si l'enfant survit et que l'on puisse, par les recherches secondaires, trouver et ouvrir l'ampoule au périnée.

On fera bien de recourir le plus tôt possible à des tentatives périnéales, en s'aidant de l'orifice iliaque pour glisser une sonde dans le bout inférieur et s'en servir comme d'un conducteur.

Ces « proctoplasties » secondaires ont été suivies de résultats très heureux dans les cas de Lannelongue [1], d'Anders [2] et dans une observation de Kirmisson [3] : il s'agissait, dans ce dernier cas, d'un enfant de dix jours, auquel on avait pratiqué, au 4e jour, l'anus iliaque après un débridement périnéal sans succès; l'enfant était « dans un état très précaire, amaigri, les traits tirés ». L'anus iliaque était le siège d'un volumineux prolapsus mesurant 8 à 10 centimètres de longueur. Pendant les essais de réduction et sous l'influence des cris et des efforts de l'enfant, les adhérences se rompent et un volumineux paquet intestinal fait hernie hors du ventre. Il fallait prendre un parti séance tenante. Après qu'on eut réintégré dans l'abdomen les anses prolabées, une sonde fut introduite dans l'orifice intestinal, et, poussée aussi loin que possible, de haut en bas, elle devint facile-

résultat; l'orifice extérieur semblait pourtant réduit à d'étroites dimensions, il n'était guère plus large qu'une pièce de 50 centimes, non proéminent, entouré d'un limbe rougeâtre, et occupant le centre de toute une zone cicatricielle; mais les matières y passaient toujours.

En 1897 (la petite fille avait quatorze ans) je cherchai à obtenir l'occlusion définitive de la fistule, en circonscrivant l'orifice sur tout son pourtour et, après l'avoir invaginé, en réunissant, par étages, ce qui me paraissait représenter les divers plans de la paroi intestinale. Toutes les sutures lâchèrent, et je m'aperçus alors qu'il existait, au-dessous de la paroi et de l'orifice extérieur que j'avais fermé, une vaste cavité, au fond de laquelle se trouvait l'orifice intestinal, lui-même large et béant.

Dans une seconde opération, j'excisai et je curettai la paroi de la poche adventice sous-pariétale, j'ouvris le péritoine et j'attirai au dehors tout le segment de l'*S* iliaque, sur lequel portait la perte de substance, du reste, fort étendue. — Je pratiquai alors une entérorraphie latérale et, par-dessus, je suturai en étages les divers plans de la paroi et la peau.

Cette fois, le succès fut complet, et ma petite opérée, aujourd'hui très florissante, est enfin délivrée de son infirmité. (*Soc. de chir.*, 21 déc. 1898.)

[1] Lannelongue, *Bull. de la Soc. de chir.*, 1884, p. 200.

[2] Anders, Ueber das operative Verfahren bei congenitaler, analer und rectaler Atresie, sowie Ausmündungen des Rectum in das Urogenitalsystem. *Archiv für klin. Chir.*, 1893, Bd. XLV, p. 489.

[3] Kirmisson, *loc. cit.*

ment appréciable par la plaie périnéale. Il fut donc aisé de passer des fils dans la paroi de l'ampoule, de l'attirer à la peau, de l'ouvrir et de la suturer. L'anus contre nature fut fermé dans un second temps, et la guérison fut parfaite. — Cet intéressant exemple démontre bien tout ce qu'on peut attendre de la résistance des jeunes enfants.

Ce que nous venons de dire s'applique aux imperforations ano-rectales proprement dites. Les **abouchements anormaux** du rectum suscitent beaucoup moins souvent des indications d'urgence à remplir.

Si l'abouchement est large et voisin du périnée, s'il siège au scrotum (fig. 487), à la fourchette ou dans le segment inférieur du vagin, l'évacuation stercorale se trouvera, en somme, suffisamment assurée et dans des conditions très supportables, sous la réserve des soins de propreté nécessaires. Il vaudra mieux attendre que l'enfant ait pris assez d'âge et de force pour permettre une opération réparatrice, complète d'emblée.

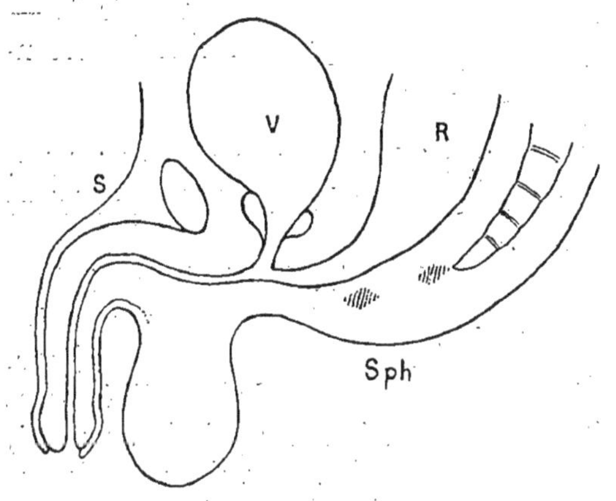

Fig. 486. — Abouchement du rectum dans l'urèthre profond.

Le problème se pose dans des termes un peu différents : **1° quand l'abouchement a lieu dans les voies urinaires** (fig. 486) ; 2° quand **l'orifice ou le trajet anormal sont trop étroits pour servir à un bon drainage du contenu intestinal** (fig. 488) et que les accidents de rétention et d'obstruction stercorale n'en existent pas moins.

Dans l'une et l'autre éventualité, la recherche et l'ouverture de l'ampoule au périnée devra être pratiquée le plus tôt possible; elle fera tomber les accidents de résorption stercorémique, d'une part, et, d'autre part, en dérivant de bonne heure les matières, elle aidera à l'oblitération spontanée ou, du moins, à la rétraction progressive des orifices et conduits anormaux.

Il ne faudra pas compter, bien entendu, sur une occlusion spontanée totale de la voie ectopique, et le plus souvent il sera nécessaire de compléter plus tard le travail de *restitutio ad integrum*. De nombreux faits en témoignent, et la fréquence relative des fistules recto-uréthrales congénitales, en particulier, le démontre bien.

Chez un enfant de cinq ans, que nous avons opéré et guéri [1] d'une fistule de ce genre, les choses s'étaient passées de la façon suivante, qui est, en somme, classique : il était né avec une imperforation de l'anus, et, le lende-

[1] La cure opératoire des fistules recto-uréthrales. *Soc. de chir.*, 18 juillet 1894, et *Leçons de chirurgie de la Pitié*, 1893-1894.

main de sa naissance, il avait été opéré à l'hôpital des Enfants-Malades; le résultat de l'intervention avait été excellent, et l'anus était d'aspect normal et de fonctionnement régulier. Mais l'enfant perdait ses urines par le rectum en quantité variable, toujours assez notable; de plus, l'urine émise par l'urèthre était, de temps en temps, souillée par des matières fécales. Il existait, en effet, à 15 millimètres environ de l'anus, *un trajet recto-uréthral de 4 ou 5 millimètres de diamètre.*

En présence d'une communication bien située et facilement accessible et chez un enfant vigoureux, au lieu d'aboucher simplement l'ampoule terminale au périnée, il deviendrait possible, sans doute, de disséquer la paroi antérieure du rectum, de sectionner le pont intermédiaire et de suturer les deux orifices, en ayant soin d'*abaisser fortement la paroi rectale* et de *supprimer toute espèce de parallélisme entre les deux lignes de réunion*. Mais ce sera toujours là une opération bien complexe pour être tentée chez un nouveau-né, dans les conditions où le plus souvent se présentent à nous les « imperforés », et il sera beaucoup plus sage de se contenter de la recherche et de l'abouchement de l'ampoule.

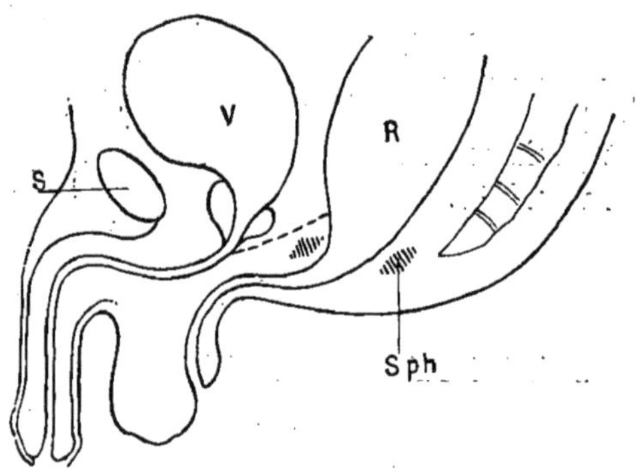

Fig. 487. — Abouchement du rectum à la partie postérieure des bourses.

Ajoutons que, dans ce type de malformations, lors de communications recto-uréthrales ou recto-vaginales supérieures, le bout terminal du rectum dilaté en cul-de-sac au-dessous du trajet anormal n'est pas d'ordinaire très difficile à trouver. Enfin, on a réussi parfois à introduire dans l'orifice uréthral ou vaginal un stylet ou une sonde, qui, inclinée ou recourbée vers le périnée, a servi de conducteur.

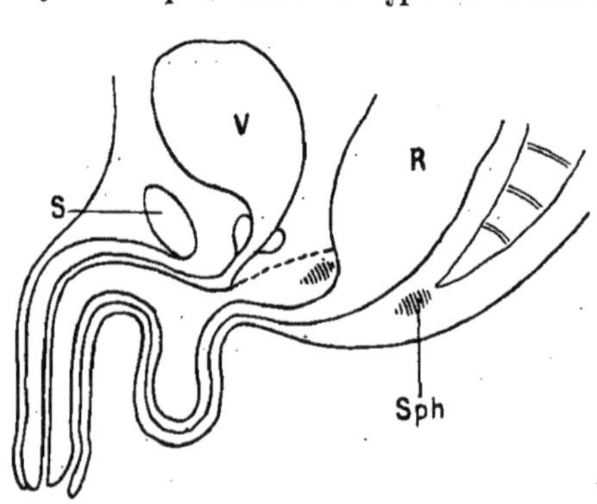

Fig. 488. — Abouchement du rectum à l'extrémité du pénis.

Dans une observation de Duret [1], un stylet, introduit dans l'urèthre, « se dirigea naturellement vers la courbure du sacrum », et, bientôt après, en faisant basculer son extrémité externe, on sentit « l'extrémité boutonnée dans la partie antérieure de la plaie périnéale. Elle n'était

[1] Duret, Sur un cas d'abouchement anormal du rectum dans l'urèthre; opération d'Amussat; guérison. *Comptes rendus du Congrès de chir.*, 1885, p. 628.

séparée du doigt, introduit dans la plaie, que par une cloison de 2 à 3 millimètres de profondeur ». Cette cloison fut ponctionnée au bistouri, et un flot de méconium s'échappa.

Enfin, une part doit être réservée aux malformations exceptionnelles[1], qui sont au-dessus de toute tentative curatrice et ne laissent au nouveau-né que des chances fort précaires de survie; je veux parler des communications larges de l'intestin et de la vessie, des cloaques, etc., faits qui rentrent dans les curiosités d'observation, mais ne prêtent à aucune détermination pratique. Je veux signaler encore les atrésies ou les cloisons qu'on a parfois rencontrées — à l'autopsie — sur des segments élevés de l'intestin et qui condamnent d'avance toute intervention périnéale ou iliaque.

Nous tenons à répéter que ce sont là des anomalies, des exceptions, rien de plus, et que, dans sa forme commune, **l'imperforation ano-rectale est parfaitement curable — sous la réserve d'être reconnue à temps et bien traitée.**

PLAIES, PERFORATIONS ET RUPTURES DU RECTUM

Accidents rares; nous en exposerons simplement les principaux types cliniques, et le sens général des interventions d'urgence qui leur conviennent. Nous étudierons à part : 1° les traumatismes de la ***zone extra-péritonéale du rectum***; 2° les traumatismes de la ***zone intra-péritonéale***, autrement dit les plaies et les perforations pénétrantes; 3° les déchirures traumatiques et les ruptures spontanées, ***compliquées de hernie de l'intestin***.

I. *Toute lésion traumatique du rectum doit etre tenue pour grave*, et les éléments de cette gravité sont, d'une part, l'*hémorragie* (hémorragie primitive et *secondaire*); d'autre part, l'*infection* et l'*infiltration stercorale* des plans celluleux péri-rectaux, des fosses ischio-rectales, etc.

Une règle générale doit être posée tout d'abord : il faut se faire beaucoup de jour, se créer un large accès par les divers procédés de dilatation anale ou même par la voie sanglante, et cela, pour reconnaître le siège et la profondeur de la plaie, pour faire, s'il y a lieu, l'hémostase, et surtout **pour assurer la désinfection et le drainage du rectum.** Ce dernier point est capital, car le rectum, transformé en une sorte de vase clos par un sphincter contracturé, deviendrait bientôt un laboratoire de produits septiques.

Donc vous êtes appelé auprès d'un homme qui, dans une chute, s'est empalé sur une tige pointue; vous le trouvez pâle, défait; il a perdu une notable quantité de sang, et l'hémorragie continue, en nappe, par l'anus. Il

[1] RUDOLF FRANK, *loc. cit.*

n'y a aucune réaction abdominale : l'accident vient d'avoir lieu ou date de quelques heures à peine.

Ne vous contentez jamais de faire le toucher rectal, à l'aveugle, de recueillir quelques notions, quelques présomptions plus ou moins vagues sur les caractères de la plaie, et, après une injection chaude intra-rectale, l'hémorragie paraissant s'arrêter, de laisser un tamponnement.

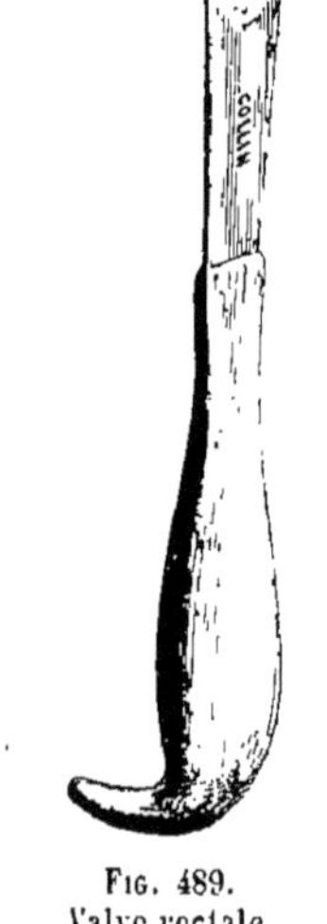

Fig. 489.
Valve rectale.

En agissant de la sorte, vous ne savez pas ce que vous faites et vous vous exposez aux plus cruelles surprises.

Commencez donc, autant que les conditions vous le permettront, par endormir le blessé; pratiquez une bonne et régulière dilatation de l'anus, et irriguez largement la cavité rectale à l'eau bouillie chaude. Ceci fait, affaissez la paroi postérieure avec une longue valve (fig. 489), relevez de même la paroi antérieure, et, faisant pénétrer progressivement les deux écarteurs, détergez la muqueuse avec des tampons ou des compresses, et laissez-vous conduire par le filet de sang qui reparaît et sourd de la profondeur.

Peu à peu vous parviendrez ainsi jusqu'au foyer, et, s'il est haut situé et se dérobe aisément, vous pourrez amarrer, avec des pinces de Kocher, ou une fine pince à griffes, le bord supérieur de la plaie, en ayant soin de n'exercer que des tractions très modérées. A ce moment, inondez de nouveau la région d'eau bouillie très chaude, et, en soulevant ses lèvres avec une pince, avec le doigt, rendez-vous compte de la profondeur de la solution de continuité.

Le sang continue-t-il à couler en abondance, parfois en jet, détergez aux tampons le fond de la plaie entr'ouverte, cherchez le point ou les points qui saignent, et appliquez une ou deux pinces longuettes, que vous laisserez à demeure. Pour peu que la plaie soit haute, en effet, la ligature est bien malaisée; assez souvent, vous pourrez la remplacer — et remplacer aussi les pinces à demeure, qui sont toujours un pis-aller dans les cavités muqueuses — par quelques points de **suture en masse**, rapprochant et adossant jusqu'au fond les deux versants de la plaie, au moins dans la zone saignante.

S'il persiste seulement *un suintement sanguin en nappe* dans un foyer irrégulier et contus, on le *tamponnera* avec une large bandelette de gaze aseptique; à ce niveau et au-dessous, on tamponnera de même le rectum, mais en ayant soin de laisser toujours, au centre des bandelettes chiffonnées, *un gros tube de caoutchouc*, qui déborde, en haut, la limite supérieure du tamponnement et sorte à l'anus. Ainsi disposé, ce tube ne nuira aucunement à l'effet des bandelettes entassées et il rendra le pansement intrarectal supportable, en ménageant aux gaz une voie permanente de décharge.

La **réunion** n'est admissible que dans les plaies fraîches, nettes, peu profondes, bien asséchées, d'autant plus que les fils, nécessairement perforants, pourront s'infecter ultérieurement au contact de la muqueuse, transmettre l'infection dans l'épaisseur et en dehors de la paroi rectale et devenir le point de départ de complications septiques secondaires. Aussi sera-t-il toujours indispensable de continuer plusieurs fois par jour les grandes irrigations chaudes et de constiper le blessé pendant une période suffisante.

J'ajoute que, pour les plaies bas situées et les plaies incomplètes, qui présentent les conditions de date, de netteté et d'asséchement plus haut indiquées, la réunion, soigneusement faite au catgut, est une pratique excellente.

Enfin, je signalerai encore les énormes délabrements rectaux, qui succèdent à certains empalements [1] par des corps étrangers volumineux ou à des plaies d'armes à feu [2]; ici, l'indication fondamentale que nous avons posée en commençant trouve son application la plus rigoureuse : **s'ouvrir une large voie pour désinfecter, tamponner et drainer.**

La dilatation anale ne suffit pas et il faut, d'emblée, **fendre le sphincter et la paroi rectale au niveau de la commissure postérieure**, et, par cette rectotomie remontant aussi haut qu'il est nécessaire, créer une **brèche précoccygienne** considérable.

La section se fera simplement, en somme, au thermocautère, et le meilleur procédé sera le suivant : une *incision transversale* est pratiquée, au bistouri, *au-devant de la pointe du coccyx*, elle ouvre la loge graisseuse recto-coccygienne, dans laquelle pénètre une grosse sonde cannelée : la sonde est dirigée vers la paroi postérieure du rectum, qu'elle vient *perforer à une hauteur variable au-dessus de l'anus*, pendant qu'une large valve soulève et protège la paroi antérieure. Vous avez dès lors un conducteur, et, avec le thermocautère au rouge sombre, vous sectionnez couche par couche tout le *pont ano-rectal* qu'il a chargé.

Ainsi faite, l'opération est sans difficulté réelle ; elle donne beaucoup de jour, et, si le traitement ultérieur est régulier, si les grandes irrigations sont bien faites, on est parfois étonné de la façon dont se réparent de pareils débridements.

II. Lorsque, au cours de l'exploration endo-rectale indiquée plus haut, on constate une ***plaie haut située et pénétrante*** ; ou bien lorsque, sans pouvoir obtenir, par l'examen endo-rectal, de notions précises, les réactions

(1) Stiassny a publié une étude complète de ces plaies par empalement, dont il a rassemblé 127 observations. (Ueber Pfählungsverletzungen. *Beiträge zur klin. Chirurgie*, Bd. XXVIII, 2, p. 351.) L'empalement a lieu non seulement par l'anus, mais par le vagin, le périnée, les fosses ischio-rectales, la région coccygienne, et les lésions se départagent en deux groupes principaux, suivant qu'elles restent cantonnées à la zone sous-péritonéale, ou que, le péritoine ouvert, elles portent sur un segment élevé des organes pelviens. Dans la première hypothèse, on devra presque toujours s'abstenir de toute réunion : on fera l'hémostase et on drainera ; dans la seconde, on devra intervenir d'emblée, et par le ventre, pour rechercher et suturer les perforations. (Voy. *Plaies et ruptures de la vessie*, *Ruptures de l'urèthre*, etc.)

(2) Elles sont d'une gravité toute spéciale, qui s'accroît encore de la fréquence des lésions voisines et surtout des lésions osseuses pelviennes. Quant à la pénétration intra-péritonéale, elle paraît être rare, dans les plaies par armes à feu du rectum : sur 59 cas, terminés par la mort, une fois seulement la balle avait intéressé la portion recouverte de péritoine. (Quénu.)

abdominales commençantes, le ballonnement et la sensibilité du ventre font soupçonner une **perforation complète** : l'hésitation, à notre sens, ne saurait avoir aucune raison d'être, et la responsabilité de l'attente est trop lourde pour que nous consentions à l'assumer [1].

J'entends bien qu'on pourra drainer le rectum, et parfois même introduire un drain ou une bandelette jusque dans la déchirure elle-même ; que l'effraction péritonéale peut être fort restreinte [2] et l'infection rester circonscrite, en tel ou tel point du petit bassin : toutes ces hypothèses se réaliseront de temps en temps, je le veux bien, mais, encore une fois, c'est une thérapeutique de « chances à courir », et, après quelques jours de calme illusoire, la peur de l'intervention immédiate mènera le plus souvent aux pires désastres.

J'ai pu assister à un drame de ce genre, d'autant plus saisissant, que la thérapeutique de « l'expectation armée » avait été appliquée par un de ses plus éminents défenseurs.

Il s'agit d'un homme d'une trentaine d'années, qui, dans la soirée du 27 mars....., s'était introduit, en se baissant (?), dans le rectum, un fil de fer d'environ 45 centimètres de long et de 2 millimètres de large : 25 centimètres à peu près avaient pénétré dans l'intestin. Une douleur brusque et très aiguë survint au moment de l'accident : le blessé put retirer lui-même le fil de fer ; mais la douleur continua, surtout accusée dans la fosse iliaque gauche, et s'étendit, dans le courant de la nuit, à tout le ventre ; pas d'hémorragie par le rectum, rétention d'urine ; trois vomissements verdâtres. Le lendemain 28, l'état de malaise et de souffrance reste le même : il y a des nausées sans vomissements. Le 29, le blessé entre à l'hôpital, il est abattu, le facies mauvais, le pouls à 112, l'abdomen peu météorisé, mais douloureux ; pas de vomissements, pas de gaz ni de selle depuis l'accident. Glace sur le ventre, opium, injections de sérum. Dans la nuit quelques vomissements verdâtres ; mais le 30, le 31 et le 1er avril, la situation paraît s'améliorer, la sensibilité abdominale est moindre, la température normale, bien que le pouls soit toujours fréquent ; dans la nuit du 1er avril, se produit une selle spontanée, molle, sanguinolente, qui s'accompagne d'une douleur profonde dans la fosse iliaque gauche. — Deux selles le 2 avril.

[1] Voy. le mémoire de M. Quénu (Des plaies de la portion péritonéale du rectum et de leur traitement. *Revue de chirurgie*, 1899, n° 1). — M. Quénu est intervenu, *au bout de six heures* : le malade était soigné pour une rectite syphilitique et un rétrécissement du rectum ; au cours d'un lavage rectal, à l'eau oxygénée, un élève se sert d'une sonde en gomme, qu'il enfonce assez profondément, puis il injecte le liquide. Le malade ressent une violente douleur dans le bas-ventre, suivie de deux vomissements, mais, une heure après, l'état général ne fournissait aucun indice bien positif de perforation. Un peu plus tard le facies se grippa, le ventre devint sensible et ballonné. La laparotomie fut pratiquée. Les anses baignaient dans un liquide séreux déjà louche : *sur la face latérale droite du rectum, à 5 centimètres du cul-de-sac de Douglas, on trouve une petite perforation, un peu masquée par une frange épiploïque, très oblique, et entourée d'une zone ecchymotique*. Elle est suturée par une double rangée de sutures à la soie fine. Lavage abondant du petit bassin avec de l'eau bouillie chaude ; on laisse deux gros drains. Le blessé guérit.

[2] Il est possible que l'instrument vulnérant chemine dans l'épaisseur de la paroi rectale, en décollant les tuniques, sans que la cavité péritonéale soit, en réalité, ouverte.

A partir de ce moment, l'aggravation s'accuse lentement, avec des alternatives de mieux et sans réactions violentes; enfin le 6, la péritonite suraiguë généralisée n'est plus douteuse; le pouls est misérable, la langue sèche, le ventre énorme : toute espèce d'intervention *in extremis* paraît inutile, et le blessé succombe dans la journée, au 10e jour, après avoir été, à plusieurs reprises, à la selle, après avoir traversé, du 3e au 7e jour, une période d'accalmie, d'amélioration apparente, qui put faire croire au succès du « traitement médical ».

A l'autopsie, on trouva toutes les lésions ordinaires de la péritonite généralisée, une grande quantité de liquide sanieux et purulent épars entre les anses intestinales, partiellement adhérentes, et remplissant la cavité pelvienne, et, sur la face latérale du rectum, un peu au-dessous de la symphyse sacro-iliaque gauche, *une perforation, large comme une pièce de* 50 *centimes, à bords décollés, fissurés et noirâtres.*

Eh bien, je dis que toutes les discussions et toutes les théories ne prévaudront jamais contre l'enseignement qui ressort d'une observation de ce genre.

La statistique de Quénu montre bien, d'ailleurs, l'extrême danger de ces plaies perforantes de la portion intra-péritonéale du rectum : sur 36 faits, il compte 27 morts et seulement 9 guérisons [1]. La mort survient d'ordinaire très rapidement, et la brusquerie de la terminaison fatale témoigne de la gravité toute spéciale de l'infection.

Donc, s'il existe des signes nets ou des indices suffisants de perforation, ballonnement et sensibilité du ventre, fréquence du pouls, facies, vomissements, **nous ferons la laparotomie le plus tôt possible,** en nous entourant des précautions plus haut indiquées pour toute laparotomie d'urgence.

Le blessé sera placé sur le plan incliné et le bassin soulevé d'abord modérément. L'abdomen incisé sur la ligne médiane sous-ombilicale et la masse intestinale réclinée sous une compresse, on commencera par déterger soigneusement le bassin aux tampons secs, et l'on sera conduit, en général, par le liquide épanché, par les fausses membranes, par quelques adhérences molles déjà constituées, jusqu'au foyer de la perforation, dénoncé aussi quelquefois par une plaque ecchymotique sous-péritonéale (Quénu).

La réunion de la solution de continuité rectale sera parfois malaisée, lorsqu'elle occupe un point bas situé au fond du cul-de-sac recto-vésical [2] :

(1) Sur 36 cas, 6 fois la laparotomie a été pratiquée, avec 4 guérisons et 2 morts; 29 fois il n'y a pas eu d'intervention : 5 guérisons, 24 morts. Ce qui donnerait une mortalité de 33 pour 100 pour les blessés laparotomisés, de 82 pour 100 pour les autres. Comme le note Quénu, ces chiffres n'ont que la valeur d'indications toutes générales.

(2) Ainsi en était-il dans l'observation de Lambotti (Quénu, *loc. cit.*) : il s'agissait d'un empalement par un brancard en fer; la laparotomie fut pratiquée quatre heures après l'accident. Le péritoine était rempli de liquide séro-sanguinolent et le petit bassin contenait des matières fécales moulées; l'*S* iliaque avait été perforé d'outre en outre, il présentait vers sa partie moyenne et au niveau de son bord libre, un trou déchiqueté, admettant facilement l'index, et un autre, sur le bord adhérent. On ferma ces deux orifices. *Une autre perforation siégeait sur le rectum, au fond du cul-de-sac de Douglas,* juste en arrière de la vessie : avec de grandes difficultés, on parvint à y placer trois étages de sutures.

lorsqu'elle est accessible, après excision de ses bords, *on la réunira à deux plans*, comme toute plaie intestinale, *en ayant soin d'adosser largement les surfaces péritonéales*. Avec quelque industrie, une aiguille très courbe et de la patience, on réussira à fermer aussi les *perforations basses*, surtout si l'on pénètre sur chacune des lèvres, à une certaine distance de la plaie, et qu'on charge suffisamment de tissus. Enfin il sera toujours prudent, même lorsque l'accident est tout récent, de laisser un drainage pelvien, constitué par un ou deux drains enveloppés d'un sac aseptique [1].

III. J'arrive à une dernière catégorie d'accidents, exceptionnels, il est vrai, mais d'une gravité extrême et qui nécessitent une détermination immédiate : je veux parler ***des larges perforations rectales, qui donnent issue à l'intestin grêle***, à une anse plus ou moins longue et parfois herniée en paquet hors de l'anus.

Au même groupe se rapportent les ***ruptures spontanées du rectum***, que Quénu a étudiées [2] et dont le fait suivant, — le premier qu'il ait observé, — donnera un excellent exemple. Un homme de quarante-cinq ans, bien portant jusqu'alors, « fut pris, un soir, du besoin d'aller à la garde-robe; pendant les efforts de défécation, cet homme ressentit une vive douleur dans le ventre, s'aperçut qu'il perdait du sang en abondance par l'anus, et vit sortir presque aussitôt de son fondement, chassé par les contractions abdominales, un gros paquet d'intestins ». Les anses intestinales herniées formaient une masse dont le volume peut être évalué à celui d'une tête d'adulte. « Une mensuration approximative donne 2 mètres pour la longueur de l'intestin grêle sorti. »

Que faire, en présence de cette *éviscération soudaine par l'anus*? La réduction directe se présente tout de suite comme une manœuvre instinctive, en quelque sorte; or, c'est, en réalité, le plus mauvais parti à prendre. Outre qu'on ne parvient pas à tout réduire — les faits le démontrent — ce refoulement à l'aveugle, dans le péritoine, d'anses souillées par un contact prolongé avec la muqueuse rectale, et dont la désinfection préalable est toujours fort incomplète, cette réintégration pure et simple — réussît-elle — sera suivie d'une infection presque fatale.

Il faut faire la laparotomie et réduire « de bas en haut », par rétraction, et en se conduisant, d'ailleurs, de façon diverse, suivant l'état de l'intestin hernié.

L'accident est-il *de date relativement récente*, l'anse prolabée intacte et vivante, commencez par irriguer le rectum et son contenu à l'eau bouillie chaude, en portant la canule le plus haut possible et en la guidant du doigt sur tous les points de la surface de l'intestin, en avant, en arrière, et, s'il est possible, jusqu'au pédicule et à la déchirure (qui occupe le plus souvent la face antérieure du rectum).

[1] Ajoutons que la perforation rectale peut se compliquer de diverses lésions, et, en particulier, de la perforation de la vessie; il arrive même que la perforation rectale s'effectue *par la vessie*.
[2] Quénu, Des ruptures spontanées du rectum. *Revue de chirurgie*, 1882, p. 173.

Cette détersion préliminaire exécutée aussi soigneusement que possible, **faites la laparotomie médiane sous-ombilicale**, en vous aidant de la position inclinée : vous découvrez alors l'anse herniée qui s'engage dans la perforation rectale.

Débridez l'orifice, en haut, sur la ligne médiane, s'il y a des indices d'étranglement, puis *tirez doucement, de bas en haut, les deux bouts de l'anse*, après avoir isolé toute la région par un lit de compresses aseptiques, sur lesquelles l'intestin réduit est reçu tout d'abord, examiné et détergé de nouveau. N'avez-vous trouvé à sa surface aucun point suspect, une fois la réduction achevée, *fermez la déchirure rectale*, par deux plans de sutures et un large adossement, et, par prudence, laissez un drainage dans le petit bassin.

La situation est plus complexe, lorsque l'*intestin hernié est flétri*, flasque, froid, *sphacélé* partiellement, ou même déjà perforé.

Réduire dans le ventre un intestin troué ou tellement friable qu'il va se déchirer à la moindre traction, c'est s'exposer à souiller gravement le champ opératoire pelvien, malgré le rempart de compresses isolantes ; il est infiniment préférable de suivre la pratique de M. Quénu [1] ; **on se débarrassera d'abord, par le rectum, de la portion gangrenée de l'anse**, en jetant une ligature à ses deux bouts et en sectionnant au-dessous des fils ; ceci fait, et les deux tranches intestinales détergées du mieux possible, on pratique la laparotomie, et *on les ramène, de bas en haut, dans le ventre*, comme dans l'éventualité précédente, et l'entérectomie est alors régularisée et terminée, comme les circonstances le permettent : entérorraphie circulaire totale si l'état du malade s'y prête encore, abouchement pur et simple des deux bouts à la paroi s'il faut aller au plus pressé.

CORPS ÉTRANGERS DU RECTUM

Nous ne saurions reprendre ici toute la nomenclature des corps étrangers du rectum, ni dresser la liste de tous les instruments, de tous les artifices, qui ont servi à leur extraction. Il nous suffira d'insister sur quelques règles générales et de tracer les grandes lignes d'une méthode.

Et la nécessité de cette méthode n'est pas discutable, si l'on réfléchit aux difficultés souvent considérables de ces extractions, à ces longues séances de tentatives brutales et aveugles, aux déchirures de la muqueuse ou même de la paroi rectale tout entière et aux accidents qui en résultent [2].

[1] Quénu, De l'intervention chirurgicale dans les ruptures spontanées du rectum. *Semaine médicale*, 1888, p. 26.

[2] Il convient d'ailleurs, comme l'a démontré M. Monod, de ne pas exagérer ce « martyrologe » : sur 34 faits colligés par lui, 27 fois le corps étranger fut extrait par les voies naturelles, et, sur ces 27 observations, il y a 5 morts, dont 3 seulement paraissent dues aux manœuvres d'extraction. En somme, ce sont 3 morts « évitables », et c'est beaucoup trop

Vous voilà donc en présence d'un sujet, qui, la veille ou quelques heures avant, s'est introduit dans le rectum un corps étranger, bouteille, chope, verre, morceau de bois, saucisson, que sais-je? Vous avez obtenu des aveux, non sans peine, parfois, et après avoir été souvent appelé sous un tout autre prétexte, pour de la constipation pure et simple. Le scepticisme du médecin doit être sans bornes, surtout lorsqu'il s'agit des orifices naturels.

Je suppose donc que la confession ait été provoquée : vous savez quelle est la nature du corps étranger. Ne vous contentez pas, bien entendu, de ces renseignements et faites une première exploration, qui vous permette de vous « orienter ».

La région anale largement vaselinée, introduisez doucement le doigt dans l'anus : parfois le corps étranger sera tout près, « bien placé », dans l'axe rectal, de surface arrondie, mobile, et l'**extraction avec les doigts** qui l'encadrent, ou **avec une pince**, sera réalisable, sans autre manœuvre. N'y comptez pas trop, et, si vous constatez, dès cette exploration préliminaire, que le corps étranger est logé dans la concavité sacrée, qu'il est *enclavé*, *immobile*, ou qu'il distend toute l'ampoule, n'insistez pas, et tout de suite mettez-vous en devoir de faire *méthodiquement* une besogne toujours ardue.

Endormez le malade, pour peu que l'anesthésie générale soit possible. Cela en vaut la peine, certes, et, sans parler même des douleurs, vous vous épargnerez, de la sorte, beaucoup d'efforts inutiles et d'accidents; mais ne vous résignez pas à l'anesthésie comme à un pis aller, après toute une séance de tentatives désordonnées et vaines : faites-la d'emblée : **c'est le premier temps de votre intervention régulière.**

Placez ensuite votre sujet dans la position de la taille, les cuisses bien écartées, fléchies et soutenues, le bassin soulevé par un large coussin et la région anale en pleine lumière.

Dilatez l'anus, avec les doigts, progressivement, sur tout son pourtour, et aussi complètement que possible.

Ceci fait, explorez et **cherchez, avant tout essai de traction, à vous rendre un compte exact de la « présentation » du corps étranger.**

Suivant leur nature même, les dispositions que ces corps étrangers affectent varient beaucoup, mais on peut, en termes généraux, ramener à *trois types* les éventualités que l'on rencontre :

I. Le corps est **très volumineux, à plein dans le rectum**, et le doigt, qui contourne avec peine son extrémité inférieure, ne réussit que très difficilement à s'insinuer plus haut, le long de la paroi rectale.

II. Le corps, long et cylindroïde, est **enclavé** dans la concavité sacrée. Pierre Delbet [1] a étudié le mécanisme de cet enclavement, dans lequel le coccyx joue un rôle majeur.

[1] PIERRE DELBET, Des corps étrangers du rectum (à propos d'une bouteille). Rapport de G. Marchant, *Bull. de la Soc. de chir.*, 3 nov. 1897, p. 652, et Corps étrangers du rectum. Mécanisme de l'enclavement des corps étrangers longs et volumineux. *Gazette hebdom.*, 11 nov. 1897, n° 90, p. 1069.

Il s'agissait, dans son observation, d'une bouteille mesurant 24 centimètres de long, 57 millimètres de diamètre et 18 centimètres de circonférence dans sa partie la plus large, et c'est effectivement pour les corps étrangers de ce genre que l'enclavement est le plus fréquent et le plus net. La bouteille est introduite *goulot premier* et, une fois « en place », voici comment elle se présente (fig. 490) : elle est couchée presque horizontalement, le goulot en avant et à gauche, le fond est logé dans l'excavation sacrée, et « le coccyx se recourbe au-dessous comme un taquet ».

Comme nous allons le voir dans un instant, si l'on ne commence par abaisser ou par supprimer ce « taquet », et si l'on tire directement sur la bouteille saisie obliquement près de son fond, tout effort restera inutile.

III. Le corps, pointu à ses extrémités ou à l'une d'elles, ou semé d'aspérités à sa surface, est **implanté** dans la paroi rectale, en un ou plusieurs points, et la traction directe, au hasard, sera non seulement illusoire, mais souverainement dangereuse.

Il est donc de toute nécessité de reconnaître d'abord soigneusement le terrain et les difficultés et de poursuivre méthodiquement la besogne comme il suit :

Introduisez dans l'anus une **valve postérieure**, large et longue (fig. 489), et faites-la pénétrer le plus loin possible, en la guidant avec le doigt, entre la paroi rectale et le corps étranger, et en déplissant la muqueuse; ***essayez de passer au-dessus du coccyx et, alors, faisant récliner fortement la valve en arrière, affaissez-le***, redressez-le, déroulez-le aussi complètement que vous le pourrez.

Si le sujet est jeune, le coccyx mobile, le corps étranger de volume moyen, cette rétropulsion ne souffrira guère d'obstacles, et, une fois la valve bien en place, la voie deviendra beaucoup plus libre ; dans les conditions opposées, la manœuvre sera parfois impraticable; et il faudra, après quelques tentatives prudemment conduites, recourir aux procédés à ciel ouvert que nous allons indiquer tout à l'heure.

Je suppose que *la valve soit en place*, ou encore, si l'on manque d'un outillage complet, que les doigts — l'index et le médius gauches — dépriment le coccyx, qui cède et se laisse refouler sans peine. C'est le moment de ***saisir*** et de ***tirer*** le corps étranger.

Les doigts suffiront quelquefois à cette préhension ou, du moins, en mobilisant, en inclinant d'un côté ou de l'autre l'extrémité accessible du corps étranger, ils réussiront à l'*amener dans l'axe*, et l'extraction complète n'exigera plus qu'un minime effort.

Plus souvent, un instrument, pince, davier, clamp, forceps ou tenette, est nécessaire, et d'autant mieux que le corps à extraire est plus gros et qu'il exige, pour sortir, un réel et souvent considérable déploiement de forces. Sur une surface mousse, non glissante, sur le bois, par exemple, tous les instruments « mordent », et, bien appliqués, ne dérapent pas; il en va tout autrement pour le verre, pour une surface lisse, celle des bouteilles, etc., qui présentent, de plus, cet autre inconvénient, d'être fragiles : pinces et forceps glissent sur eux, sans effet utile, et, si l'on exagère la pression des mors, on s'expose à tout briser et à implanter profondément les éclats dans la paroi rectale. Donc, pour exercer une traction efficace sans brisure, on aura soin d'engainer de caoutchouc les mors des pinces ou les cuillers du forceps.

De fait, le forceps — un petit forceps — est un instrument fort approprié à l'extraction des corps étrangers volumineux, qu'il faut « accoucher », en quelque sorte, et il a fourni de bons résultats, sous la réserve, toutefois, que ses cuillers puissent être successivement introduites et bien appliquées.

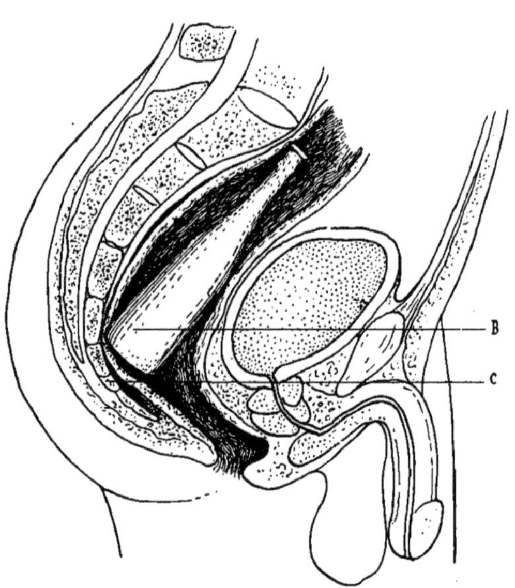

Fig. 490. — Corps étranger *enclavé* du rectum (bouteille).

B, bouteille reposant par son fond sur la base du coccyx.
C, taquet coccygien.

Si le corps est **enclavé**, s'il s'agit, par exemple, d'une bouteille (fig. 490), dont le fond repose sur le coccyx et dont le goulot est senti, en haut et à gauche, par le palper de la fosse iliaque, on s'efforcera d'abord de récliner le coccyx en arrière et de supprimer ainsi le principal obstacle [1] : on peut alors, en tirant le fond en bas et un peu en avant, compléter la bascule et, finalement, extraire la bouteille.

L'**abaissement coccygien** est le temps principal et aussi le temps difficile de cette manœuvre : dès que l'extrémité basse du corps étranger a franchi la pointe du coccyx, le dégagement s'achève d'ordinaire sans trop de peine [2]. Si le coccyx résiste, il est inutile de poursuivre des tentatives de force fatalement illusoires ; quant au morcellement, il ne saurait trouver une indica-

(1) Tout en exerçant une forte pression au-dessus du pubis, ce qui contribue à redresser le corps étranger et à le ramener dans l'axe, MM. Casteret et Daunic ont réussi, de la sorte, à extraire une bouteille de 20 centimètres de long et de 16 centimètres de circonférence, très haut située et presque horizontale, avec la main : pendant qu'on déprimait profondément la région sous-pubienne, la main fut introduite dans le rectum jusqu'à l'interligne métacarpo-phalangien, la face dorsale en arrière, appuyant sur le coccyx, le pouce en avant, et les doigts écartés, dilatant l'ampoule et peu à peu s'insinuant entre les plis de la muqueuse et le culot : finalement, la bouteille, refoulée par en haut, dégagée par en bas, glissa « sur les doigts qui lui formaient cuiller » et fut extraite. (Casteret et Daunic, Extraction d'une bouteille du rectum. *Bulletin médical*, 6 septembre 1902, n° 71, p. 767.)

(2) Voy. une intéressante observation de Bazy (*Bull. de la Soc. de chir.*, 3 nov. 1897, p. 656). Il s'agissait d'une bouteille introduite dans le rectum ; au cours d'une première séance, sous le chloroforme, les tentatives restent vaines ; le lendemain on arrive à placer la valve postérieure et à déprimer le coccyx : sous une traction légère la bouteille vint alors avec la plus grande facilité.

tion qu'en présence des corps étrangers qui se laissent aisément entamer ou écraser et dont les éclats ne sont pas coupants [1].

Lorsqu'on a affaire à une tige **fichée dans la paroi rectale**, le premier soin doit être de **dégager l'extrémité implantée**, avant de faire aucune manœuvre d'extraction; si la tige a pénétré dans la muqueuse par ses deux bouts, et qu'elle se trouve de la sorte arc-boutée d'une paroi à l'autre, il sera utile parfois de la sectionner en deux, de la fragmenter, pour déraciner successivement ses deux moitiés. Une large dilatation du segment rectal inférieur, avec des valves, donne toujours, en pareil cas, d'excellents résultats et facilite singulièrement la besogne.

Cette *extraction par les voies naturelles* reste, sans contredit, le procédé de choix, à la condition qu'elle obéisse toujours à une méthode rigoureuse et qu'on sache s'arrêter devant des difficultés insurmontables, et recourir, à temps, aux débridements nécessaires.

Je suppose que le corps étranger remplisse à tel point le canal anal, qu'il reste insaisissable, qu'il soit impossible de glisser à hauteur suffisante autour de lui mors ou cuiller : ***incisez l'anus, au niveau de sa commissure postérieure***, et sectionnez l'anneau sphinctérien, en remontant plus ou moins haut, toujours sur la ligne médiane postérieure, suivant les besoins. S'il le faut, faites une véritable rectotomie postérieure, au bistouri, cette fois, car vous allez réunir séance tenante.

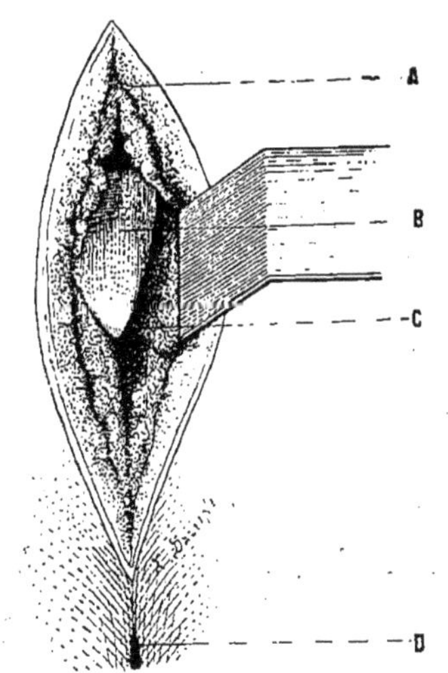

Fig. 491. — Résection du coccyx (1er *temps*). Incision rétro-anale, découverte du coccyx.

A, extrémité supérieure de l'incision. — B, coccyx. — C, loge graisseuse recto-coccygienne. — D, anus.

Commencez donc par laver et « préparer » la région sacro-coccygienne et la portion accessible du rectum; puis incisez la peau *de l'anus à la pointe du coccyx*; à ce niveau, faites pénétrer une grosse sonde cannelée dans le rectum, et faites-la sortir par l'anus; vous n'avez plus qu'à *fendre, sur elle, tout le pont restant de tissus, la paroi recto-anale postérieure et la graisse qui la double* : quelques pinces sont jetées sur les artérioles, et servent en même temps à repérer et à écarter les deux lambeaux. Quand l'obstacle est très haut situé, il peut être nécessaire de prolonger encore la voie d'accès postérieur, en réséquant le coccyx.

Mais la ***résection du coccyx*** est surtout indispensable lorsqu'on rencontre un corps enclavé, par le mécanisme plus haut décrit, et que l'action de la valve « réclinante » demeure incomplète. La rectotomie n'est plus alors

[1] C'est ainsi que Broussin (de Versailles) a pu extraire, par morceaux, avec la pince à forcipressure, un saucisson, qu'un homme de quarante ans s'était fait introduire dans le rectum. (Rapport de Bazy, in *Bull. de la Soc. de chir.*, 3 nov. 1897, p. 659.)

qu'un temps secondaire : c'est l'obstacle coccygien, le taquet coccygien (P. Delbet) qu'il faut, avant tout, exciser, puisqu'on ne peut le réduire et l'abaisser.

Il serait donc de bonne pratique, en pareil cas, de **faire d'abord la résection du coccyx**, si, du moins, le segment sous-jacent du rectum était largement dilaté et de tenter ainsi l'extraction, **quitte à fendre la paroi rectale postérieure, si la manœuvre souffrait encore des difficultés.**

Faites donc une incision cutanée médiane qui commence à un travers de doigt en arrière de l'anus et remonte jusqu'à la partie moyenne du sacrum ; incisez jusqu'à l'os au niveau du coccyx, et dénudez rapidement, au bistouri, sa face postérieure et sa pointe (fig. 491) : saisissez cette pointe avec une pince ou un davier, et réclinez-la en arrière, pendant que le bistouri continue de libérer les deux bords et décolle peu à peu la face antérieure (fig. 492) : arrivé au niveau de la première pièce, sectionnez-la en travers, avec une pince coupante.

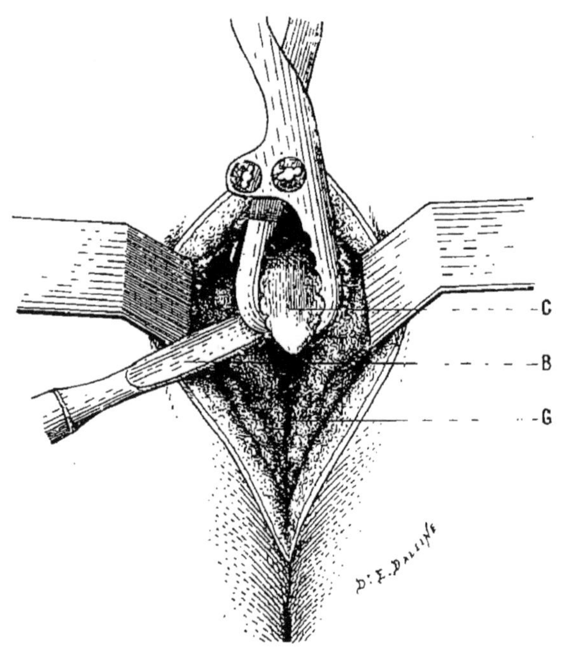

Fig. 492. — Résection du coccyx (2e *temps*). — Le coccyx est saisi avec le davier et luxé en arrière.

C, coccyx. — B, bistouri libérant la face antérieure du coccyx. G, loge graisseuse recto-coccygienne.

C'est l'affaire de quelques instants ; il n'y a rien à craindre, aucun organe à léser, sous la seule réserve qu'on décolle suffisamment la face antérieure, rectale, avant de réséquer. Il arrive très communément qu'en suivant cette face avec le bistouri, et en réclinant fortement le coccyx en arrière, on ouvre d'emblée l'articulation de la première et de la seconde pièce : la désarticulation s'achève de deux coups de pointe, et souvent elle suffira ; si la première pièce était fortement recourbée en avant, on compléterait la brèche avec la pince coupante.

Ceci fait, on reprend les essais de *désenclavement*, qui, en règle, réussissent dès lors sans obstacle, pourvu qu'on puisse mobiliser et saisir le bout inférieur du corps étranger, le fond de la bouteille. Êtes-vous gêné dans cette dernière manœuvre, rien n'est plus simple que de parfaire la brèche, en fendant l'anus et la paroi rectale postérieure, et de vous ouvrir un accès libre et direct.

L'ablation du coccyx n'a aucune importance ultérieure. Quant à l'incision recto-anale, elle sera réunie avec beaucoup de soin. Une première ligne de sutures, ou mieux un surjet de catgut, rapprochera les deux lèvres de la muqueuse, puis une série de points profonds accoleront dans toute leur épaisseur les deux versants de la brèche : ils seront conduits avec une grosse aiguille courbe, une aiguille d'Emmet, si l'on en a une sous la main ; au niveau de la commissure anale postérieure, le sphincter sera, de la sorte, régulièrement reconstitué ; des sutures cutanées achèveront ce travail de restauration.

Il nous reste à dire un mot des ***corps étrangers refoulés très haut dans le rectum ou l'S iliaque*** et devenus inaccessibles par la voie anale : on ne saurait oublier que cette « ascension » malencontreuse est parfois le résultat de manœuvres maladroites d'exploration ou d'extraction, et c'est pour cela qu'il est toujours nécessaire d'appliquer largement une main dans la région iliaque gauche, pour maintenir et abaisser le corps étranger, pendant les tentatives de préhension par en bas.

Dans ces éventualités exceptionnelles, on pourra tenter, par des pressions méthodiques de haut en bas, exercées à travers la paroi abdominale, de mobiliser le corps étranger et de le faire descendre ; le plus souvent, sans grand succès, et, du reste, ces « manœuvres externes » exigeront toujours beaucoup de prudence, si l'on veut éviter les ruptures et les perforations.

Il ne restera plus qu'un parti à prendre : la laparotomie, le long du bord externe du droit, à gauche. On pourra reprendre alors les essais de refoulement, à ciel ouvert ; mais on fera bien de ne pas insister, et le meilleur parti consistera *à inciser la paroi intestinale sur une longueur suffisante, à extraire le corps étranger, et à refermer séance tenante la brèche* par la suture appropriée. Les trois premières observations de ce genre, dont l'une date de 1848, se sont terminées par la guérison [1].

LA DILATATION ANALE D'URGENCE

Nous avons vu que la dilatation anale était une manœuvre préliminaire indispensable dans le traitement des plaies du rectum, des corps étrangers, etc. Dans certaines **contractures douloureuses du sphincter**, dans

[1] Ce sont les faits de Réalli (1848), de Studgaard (de Copenhague, 1878), et un troisième relaté dans l'*Histoire de la guerre d'Amérique*. Le cas de Réalli est particulièrement curieux : il s'agissait d'un paysan qui s'était introduit, huit jours auparavant, un pieu dans le rectum. Le doigt ne pouvait en toucher que le bout, et « il était solidement fixé, de manière à ne céder à aucune des tractions que, avec ce peu de prise, on pût exercer sur lui ». Après avoir incisé la paroi abdominale sur le côté gauche, on sentit distinctement le pieu dans le côlon descendant. On ne put le faire descendre et l'on incisa l'intestin. « Ce ne fut qu'alors qu'on parvint à retirer ce fragment long de 10 centimètres et offrant un diamètre de plus de 3 centimètres à sa base. Suture de la plaie de l'intestin par le procédé de Jobert. Les évacuations recommencèrent le cinquième jour ; vers le quarantième, les plaies étaient cicatrisées. Deux ans après, la santé est parfaite. » — Voy. Poulet, *Traité des corps étrangers*, p. 357.

l'étranglement hémorroïdaire, elle constitue encore une intervention de première nécessité, et que l'intensité des douleurs et des accidents locaux est de nature à rendre parfois immédiatement urgente.

Un homme d'une cinquantaine d'années, de gros embonpoint, hémorroïdaire invétéré, nous est amené dans un état d'angoisse inexprimable. Il y a cinq jours, pendant une selle, une masse volumineuse s'est brusquement herniée hors de l'anus, et toutes les tentatives de réduction sont dès lors restées vaines; la tumeur n'a fait que grossir, s'accompagnant d'un suintement sanguin et sanieux, de douleurs aiguës, lancinantes, de ténesme presque continu et qui s'exagère par crises au moindre mouvement, au moindre effort d'expulsion. Toute défécation est impossible, la miction est elle-même très pénible, la peau est chaude, la langue sèche, la température à 39 degrés.

A l'anus, on découvre un énorme champignon noirâtre et bosselé à son centre, circonscrit, en dehors, par un épais bourrelet circulaire : les bosselures internes sont grisâtres, surélevées, recouvertes d'un enduit putride, d'une fétidité extrême; entre elles, en les écartant, on aperçoit à grand'peine et non sans exagérer encore les souffrances, un orifice étroit, l'anus, qu'elles entourent en couronne et qu'elles rétrécissent en l'obstruant; le petit doigt qui cherche à s'insinuer dans cet orifice rencontre une résistance invincible, une striction circulaire qui l'arrête tout de suite.

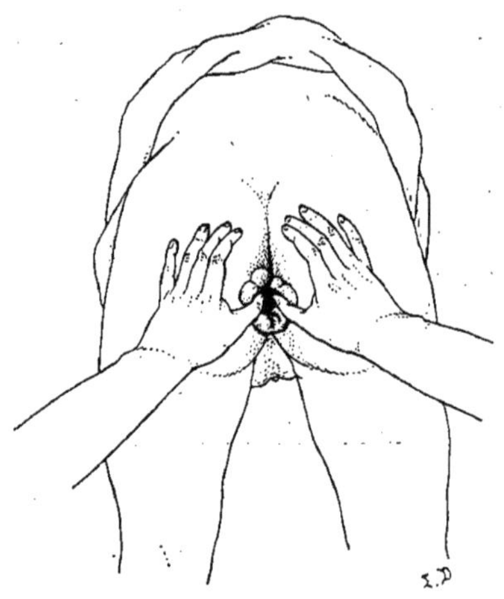

FIG. 493. — Dilatation anale lors d'étranglement hémorroïdaire. — Position des deux mains. — Introduction des deux pouces (¹).

Hémorroïdes internes prolabées en masse, *étranglées* par le sphincter contracturé. Tel est le diagnostic. Que faire?

Sans doute, les grands pansements humides, les longues pulvérisations, l'opium, suffisent parfois à calmer la crise; mais ici, la situation est trop pressante, le malade souffre trop et depuis trop longtemps, les accidents de sphacèle et les complications septiques consécutives sont trop à craindre pour que le traitement d'attente soit encore de mise.

Nous avons un moyen « héroïque » de faire tomber les douleurs et l'étranglement : c'est la **dilatation anale**.

Endormez donc votre patient avec prudence; irriguez largement la région

(¹) Sur la figure, faite d'après une photographie, ce malade est couché sur le ventre, les jambes pendantes au bord du lit. C'est une position exceptionnelle et peu recommandable : en règle, on devra mettre le patient dans la position de la taille, les cuisses fortement relevées et le siège exhaussé; ou encore le malade sera couché sur le côté, la cuisse « supérieure » fléchie, la cuisse « inférieure » étendue.

anale, la tumeur hémorroïdaire et tous les replis. Ceci fait, introduisez doucement l'un de vos pouces, dûment vaseliné, dans l'anus ; introduisez l'autre : portez-les tous deux le plus haut possible, *bien au-dessus de l'anneau sphinctérien,* que vous encadrez solidement sur ses deux côtés. Alors seulement, quand vos deux pouces « dilatateurs » sont bien en place, commencez la distension sphinctérienne (fig. 493).

Ne cherchez pas à la faire d'un seul coup, brutalement, comme s'il fallait briser un obstacle rigide : c'est un muscle vivant, contracturé, que vous devez assouplir. Allez donc *progressivement, sans à-coup, d'un effort continu,* et rapprochez de plus en plus vos pouces des autres doigts qui s'appliquent et prennent appui sur les ischions.

Ne vous contentez pas de dilater « en travers », dilatez *sur tout le pourtour de l'anus* et poursuivez la manœuvre jusqu'à ce que toute résistance ait cédé et que l'orifice reste béant.

Il faut savoir faire la dilatation anale avec les pouces : on la fera bien, si l'on s'astreint aux règles précédentes et si l'on est bien convaincu qu'il ne s'agit pas d'une effraction instantanée, mais d'une distension progressive et complète. Si l'on utilise le spéculum de Trélat ou un dilatateur, on suivra, du reste, la même méthode, *la méthode progressive, successive, qui agit sur tout le pourtour de l'anus et à fond,* et qui, seule, donne le maximum du résultat en créant le minimum de dangers.

PROLAPSUS RECTAL IRRÉDUCTIBLE OU ÉTRANGLÉ

Deux exemples. Un homme de cinquante-cinq ans est apporté dans mon service, avec l'énorme tumeur représentée figure 494. Depuis plusieurs années, le rectum prolabait à chaque selle, et ne « rentrait » que malaisément ; à trois reprises, le prolapsus s'était montré temporairement irréductible, et n'avait fini par céder qu'au bout de vingt-quatre ou trente-six heures et après de nombreuses tentatives.

Cette fois, l'accident datait de la veille, et la « tumeur » n'avait jamais été de pareil volume. Tout essai de réduction était resté vain. On trouvait, proéminant hors de l'anus, une masse cylindroïde, grosse comme les deux poings, lisse et tendue à sa partie centrale, sillonnée de plis transversaux à sa base. Cette masse, d'un rouge foncé, de consistance épaisse, presque dure, surtout dans sa demi-circonférence postérieure, était légèrement incurvée en arrière, occupée à son sommet par l'orifice intestinal, et encerclée, à son émergence, d'un sillon peu profond, qui la séparait de l'anus.

A mon tour, je me mis en devoir de réduire. Le malade étant placé dans la position génu-pectorale, et toute la tumeur largement vaselinée, j'exerçai d'abord sur toute sa surface, et de bas en haut, une compression progressive, pour l'affaisser; puis je refoulai lentement et méthodiquement la partie centrale : je n'obtins aucun résultat; rien ne rentrait, rien ne se déplissait; la tumeur formait une sorte de bloc qui ne cédait à aucune manœuvre.

Pourtant, je crus pouvoir attendre au lendemain, le malade étant maintenu dans le décubitus latéral et le prolapsus enveloppé de compresses humides. Le lendemain, l'irréductibilité était tout aussi complète, mais la surface violacée, noirâtre, terne du « boudin » prolabé, rendait l'intervention urgente.

Je pratiquai « l'ablation du prolapsus » suivant le procédé de Mickulicz, qui sera décrit dans un instant : section transversale antérieure, jusqu'au

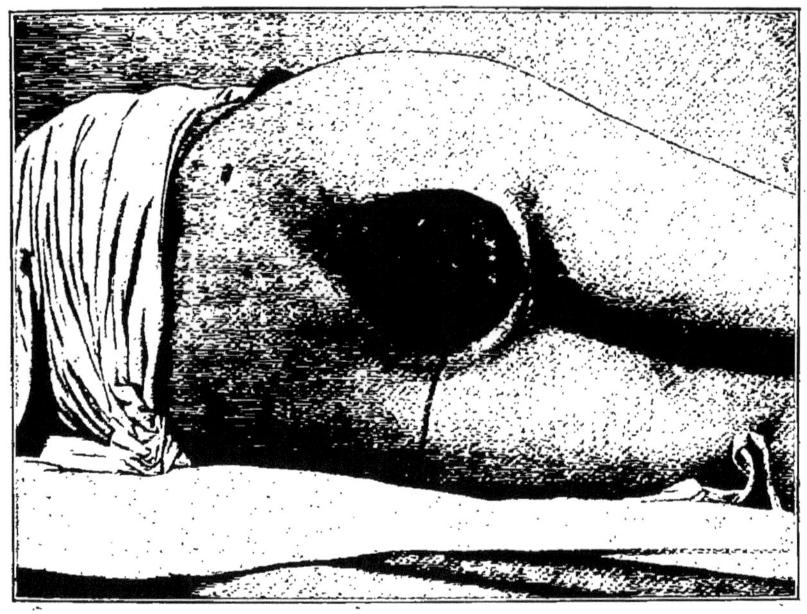

Fig. 494. — Prolapsus rectal étranglé.

cul-de-sac péritonéal, qui était vide, et qui fut tout d'abord fermé par une série de points en anse, au catgut, accolant les deux feuillets en présence; section du cylindre interne, et réunion des deux muqueuses. La moitié antérieure de la tumeur étant ainsi détachée, je procédai de même pour la moitié postérieure : section du cylindre externe, section d'une épaisse nappe graisseuse, représentant le méso-rectum et parsemée de vaisseaux, qui sont pincés et liés; section du cylindre interne et réunion des deux tranches. Il ne restait plus, dès lors, qu'une ligne circulaire de suture, qui se réduisit d'elle-même.

Ces prolapsus **irréductibles** ne tardent pas à se **gangrener** et commandent encore l'extirpation, dans des conditions toujours plus graves.

Une femme de vingt-trois ans entrait, le 8 juin 1897, à l'hôpital Beaujon, avec un prolapsus rectal, *irréductible et sphacélé*, datant de huit jours.

La tumeur était de coloration brunâtre, marbrée de plaques verdâtres, sanieuses, et d'une fétidité extrême. Les accidents généraux étaient, de plus, fort inquiétants : fièvre, pouls fréquent et petit, dyspnée, vomissements verdâtres, presque continus, douleurs très vives, facies pâle, du plus mauvais aspect.

L'ablation fut pratiquée séance tenante; la tumeur prolabée fut divisée en deux valves, et chacune des valves sectionnée successivement, à mesure que les deux tranches correspondantes étaient réunies. En avant, il s'écoula du cul-de-sac péritonéal — vide, là aussi — une cuillerée de liquide noirâtre, fétide; la séreuse était verdâtre, d'apparence cadavérique, sur une hauteur de 2 ou 3 centimètres. Les deux feuillets furent adossés, au-dessus de cette zone mortifiée, suivant la pratique indiquée plus haut.

Cette excision large fut suivie de la sédation rapide des accidents infectieux; la guérison locale eut lieu sans incidents, et, le 26 juin, l'opérée quittait l'hôpital.

Il s'agissait, dans les deux faits que nous venons de citer, de prolapsus *complets*; le prolapsus *muqueux*, dont on sait la fréquence relative chez l'enfant et le vieillard, est susceptible, lui aussi, d'être irréductible ou étranglé : ajoutons que la réduction est, en général, plus simple, et que, en tout état de cause, le pronostic est toujours moins grave.

Devant un prolapsus « en voie d'étranglement », quelle qu'en soit la variété, voici donc quelle sera la marche à suivre :

I. **Le prolapsus « est en dehors » depuis un temps relativement court, il est plus ou moins œdématié et violacé, mais *il n'y a pas encore de sphacèle*.** — Réduisez, ou, du moins, commencez par tenter méthodiquement la réduction. S'agit-il d'un enfant, faites-le tenir devant vous, ou tenez-le vous-même entre vos genoux, la tête en bas; s'il s'agit d'un adulte, faites-le placer dans la position génu-pectorale, le bassin haut soulevé et les cuisses écartées.

L'anesthésie générale sera souvent utile et le décubitus latéral est alors de rigueur, mais en prenant toujours soin de relever le bassin aussi haut que possible.

Ceci fait, la tumeur, sur toute sa surface, et toute la région ambiante étan vaselinées, on recouvre d'une large compresse le boudin prolabé, et l'on commence la manœuvre, en exerçant, avec les deux mains, une pression concentrique, douce, lente, progressive, puis une série de pressions longitudinales, du sommet à la base, sur tout le pourtour de la masse herniée. Ne cherchez point à refouler, dans ce premier temps, cherchez à vider, à déprimer, à « dégager » la tumeur : quand elle se sera, sous votre compression méthodique, assouplie, affaissée, plissée, alors vous réduirez en refoulant.

Il faut refouler *par le centre*, par le sommet, de bas en haut : c'est la « tête » du prolapsus qui doit rentrer la première, et, derrière elle, entraîner le reste. Placez donc vos deux pouces sur les deux bords de l'orifice central, pendant que les doigts écartés de vos deux mains prennent appui sur le pourtour de l'anus, et refoulez directement, dans l'axe de la tumeur; dès que vous sentez, sous vos pouces, la paroi rectale s'infléchir et se mobiliser, insistez et poursuivez, de dedans en dehors, le « réengainement » commencé.

La manœuvre ne devra jamais cesser d'être douce, prudente, patiente : les parois rectales, œdématiées et infiltrées, sont souvent très friables; elles se fissurent, se « pelurent », se déchirent à la moindre brusquerie. Vous n'avez pas, d'ailleurs, à faire œuvre de force, mais à exercer une pression continue, prolongée, *bien dirigée*.

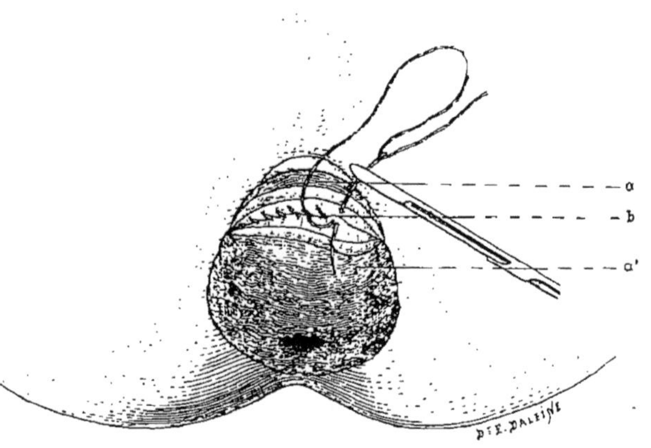

Fig. 495. — Résection d'un prolapsus rectal. (Procédé de Mickulicz.) — 1er *temps :* Section du cylindre externe au niveau de la demi-circonférence antérieure; surjet réunissant les deux feuillets péritonéaux et fermant le cul-de-sac antérieur.

aa', muqueuse. — *b*, adossement, par un surjet, des faces séreuses du cylindre externe et du cylindre interne.

Si vous n'obtenez rien, au bout de quinze ou vingt minutes de « travail » méthodique, si la masse prolabée ne s'assouplit nullement sous la compression, si rien ne cède, ne vous acharnez pas. — La situation n'impose pas de détermination immédiate, dans cette hypothèse d'une irréductibilité récente encore et sans menace de sphacèle imminent. Mais dites-vous bien que vous ne gagnerez rien à attendre; que, hormis le cas de certains prolapsus muqueux, les causes d'irréductibilité ne s'atténueront pas dans les heures qui vont suivre; tout au contraire, et quoi que vous fassiez, la stase congestive va s'accroître, le boudin s'épaissir, se tuméfier, s'altérer de plus en plus, et, en définitive, vous devrez en venir au seul parti rationnel : *la résection*.

II. **La réduction manuelle est impossible, et le prolapsus est *en imminence de sphacèle;* — il est *déjà sphacélé*.** — Dans l'une ou l'autre de ces éventualités, il faut enlever le boudin, comme une tumeur.

Lors de *prolapsus muqueux*, l'excision est, en somme, d'exécution peu complexe : le bourrelet est amarré avec deux pinces et fendu en long jusqu'à la marge, sur la ligne médiane antérieure et sur la ligne médiane postérieure; puis la section est poursuivie, sur la valve gauche, d'avant en arrière, à petits coups, en réunissant, à mesure, les deux tranches muqueuses; la valve droite est sectionnée et réunie par le même procédé.

L'intervention est moins simple en présence d'un *prolapsus complet* : la nécessité d'ouvrir d'abord et avec précaution le cul-de-sac péritonéal antérieur, de réduire, s'il y a lieu, l'intestin hernié et de fermer la cavité péritonéale, doit primer toute la technique de l'extirpation.

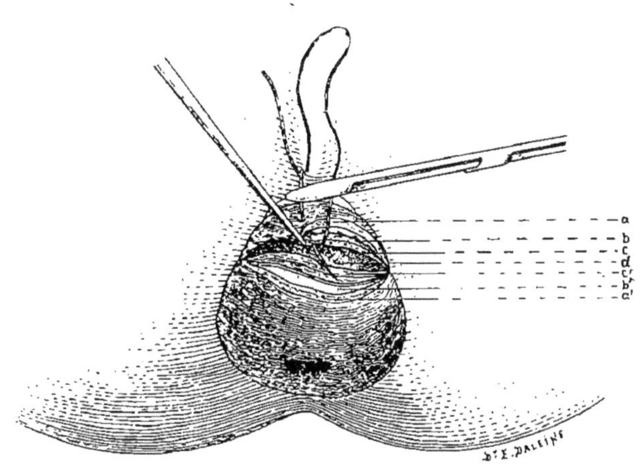

Fig. 496. — Résection d'un prolapsus rectal. — 2e *temps :* Section de la demi-circonférence antérieure, réunion des deux tranches cruentées.

a, cylindre externe. — *b*, surjet adossant les deux feuillets péritonéaux. — *c*, cylindre interne. — *d*, cavité rectale. — *c'*, tunique péritonéale. — *b'*, tunique musculaire. — *a'*, muqueuse.

Allez donc tout de suite au cul-de-sac. Le boudin prolabé étant bien étalé et tendu par deux pinces à traction fixées à son sommet, faites sur la demi-circonférence antérieure, tout près de la base, une incision transversale : sectionnez la paroi du premier cylindre, muqueuse, couche musculaire, séreuse, prudemment, à petits coups, en soulevant avec une pince le feuillet profond, sous lequel vous allez peut-être trouver de l'intestin.

Vous êtes dans le péritoine, dans le cul-de-sac antérieur, autrement dit, dans une fente à parois lisses, qui se prolonge plus ou moins sur les côtés. Réduisez l'intestin et l'épiploon, s'il y a lieu; et, avant d'aller plus loin, fermez le péritoine, en accolant les deux feuillets du cul-de-sac. Pour cela, avec une aiguille courbe et du catgut fin, menez un surjet de gauche à droite (fig. 495), ou encore réalisez l'adossement par une série de points en U. Rappelez-vous que le cul-de-sac se continue latéralement, en croissant, et continuez votre incision et votre suture d'occlusion jusqu'à ses limites.

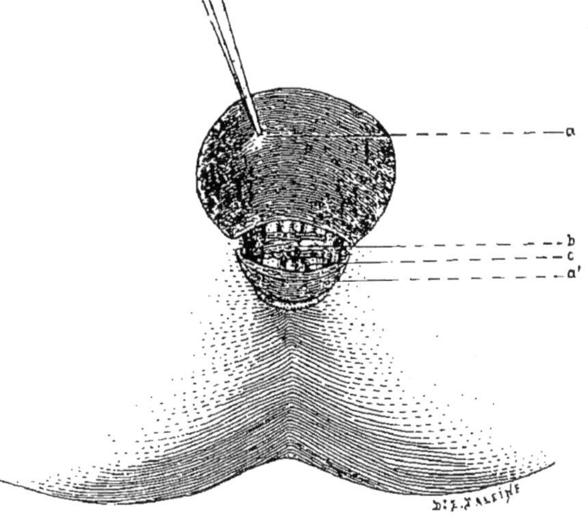

Fig. 497. — Résection d'un prolapsus rectal. — 3e *temps :* Section de la demi-circonférence postérieure, section du méso-rectum, ligatures.

a, le boudin relevé en avant. — *b*, cylindre interne. — *c*, section du méso-rectum. — *a'*, cylindre externe.

Alors seulement, incisez le cylindre profond, séreuse, couche musculaire, muqueuse, jusqu'à la lumière centrale de l'intestin ; et, tout de suite, suturez soigneusement les deux tranches cruentées, par des points séparés, ou un surjet, qui assurent l'hémostase, tout en réalisant un exact affrontement (fig. 496).

Relevez alors le boudin, et incisez, sur la demi-circonférence postérieure, le cylindre externe ; au-dessous de lui, ce n'est pas le péritoine que vous allez trouver : c'est un tissu graisseux, souvent épais et compact, qui figure la partie centrale, interstitielle, du méso-rectum ; dans cette graisse, tassée, œdématiée, attendez-vous à ouvrir d'assez nombreux vaisseaux : pincez-les, sans précipitation, à mesure que votre bistouri les rencontre, et poursuivez jusqu'au cylindre interne (fig. 497). A son tour, sectionnez-le, et, cette fois, le boudin prolabé se détache tout entier.

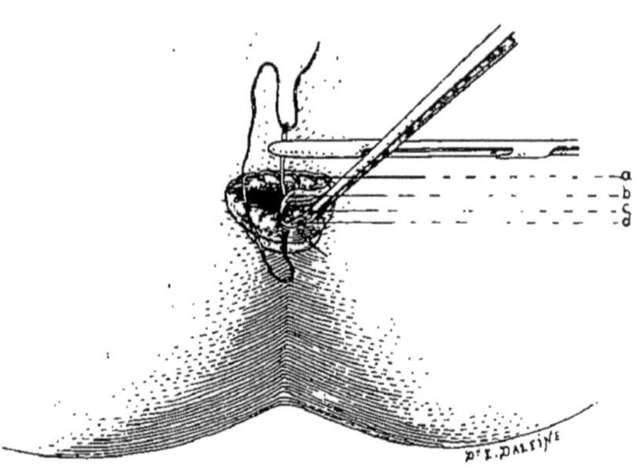

Fig. 498. — Résection d'un prolapsus rectal.
4ᵉ *temps :* Réunion des deux tranches cruentées postérieures.
a, les deux tranches antérieures, réunies. — *b*, cylindre interne. *c*, méso-rectum, sectionné et lié. — *d*, cylindre externe.

Liez avec grand soin toutes ces artères du méso-rectum que vous avez saisies, et ne procédez à la réunion postérieure qu'après avoir complété l'hémostase. Cette fois encore, suturez l'une à l'autre les deux parois sectionnées, et affrontez-les aussi régulièrement que possible (fig. 498).

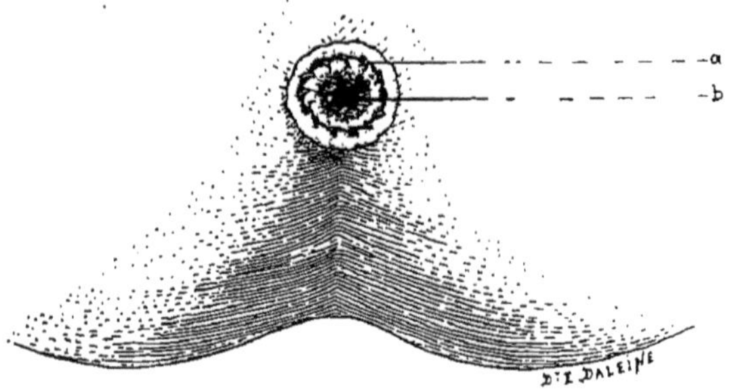

Fig. 499. — Résection d'un prolapsus rectal.
L'opération terminée : ligne circulaire de réunion, qui va se réduire.
a, sutures. — *b*, cavité rectale.

Il ne reste plus qu'une ligne circulaire de sutures (fig. 499), qui se réduit et remonte à une petite distance de l'anus.

Une autre pratique, plus expéditive, a été préconisée par Segond et Nélaton : elle permet de limiter au strict minimum le temps d'ouverture du péritoine, et, à ce titre, elle convient parfaitement aux prolapsus gangrenés, sous la réserve, toutefois, que, par la palpation du segment antérieur du boudin, on ait acquis la conviction que le cul-de-sac péritonéal est vide. Placez, de chaque côté du boudin prolabé, deux pinces longuettes, et, entre elles, sectionnez-le longitudinalement : de la sorte, vous l'avez divisé en deux valves, antérieure et postérieure.

A la base de chacune des valves, transversalement, appliquez une autre longuette. Mettez-vous alors en devoir de sectionner et de suturer, centimètre par centimètre, l'une et l'autre valve, en retirant, au fur et à mesure, la longuette correspondante. L'hémorragie est réduite au minimum et le péritoine, à peine entr'ouvert et fermé aussitôt, est à l'abri de toute infection.

Ces opérations n'ont leur place, ici, qu'à titre de pratiques d'urgence; nous ajouterons seulement, qu'après ces grandes excisions l'anus reste béant, et qu'une recto-périnéorraphie ultérieure est, le plus souvent, nécessaire à la guérison définitive.

ABCÈS DE L'ANUS ET DU RECTUM

Je n'insiste pas sur les petits *abcès sous-muqueux*, abcès tubéreux, abcès phlébitiques : il faut les ouvrir *tôt et largement*, rien de plus, et

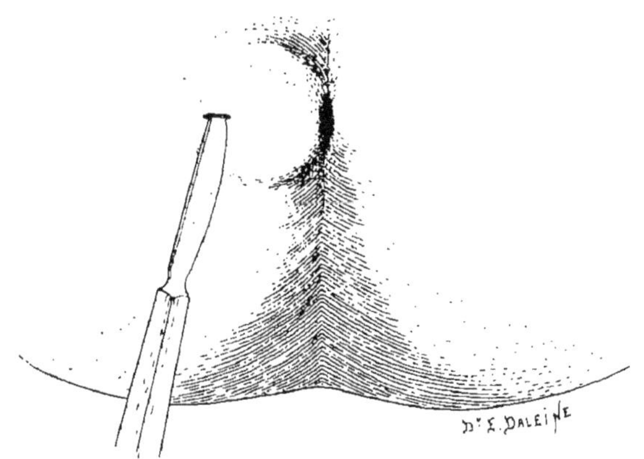

Fig. 500. — Incision d'un abcès de la marge de l'anus (1er *temps*). Ponction de l'abcès, *en dehors*.

nombre de fistules seraient évitées, si cette méthode était rigoureusement suivie.

Le même principe est applicable aux **gros abcès de la marge**, aux **abcès ischio-rectaux**, aux **abcès** profonds de **l'espace pelvi-rectal supérieur**.

L'***abcès de la marge*** sous-cutanéo-muqueux doit toujours être ouvert **comme on débride une fistule**. Vous poursuivez votre incision jusqu'au fond du décollement muqueux, jusqu'au cul-de-sac terminal supérieur, à quelque hauteur qu'il vous faille remonter au-dessus de l'anus : c'est la condition nécessaire d'une guérison sans fistule. Du reste, vous ne sectionnez ainsi que la peau et la muqueuse : le sphincter est en dehors et la collection est développée tout entière à sa face interne.

D'un coup de pointe, ouvrez donc l'abcès au niveau de la marge (fig. 500) : glissez une sonde cannelée dans l'orifice et portez-la, en haut et en dedans, jusqu'à la limite supérieure de la poche, faites-la ressortir, d'une poussée un peu brusque, et coupez au bistouri *tout le pont cutanéo-muqueux* ainsi chargé (fig. 501).

Quand l'abcès remonte haut, on aura soin d'écarter le plus possible la paroi opposée du rectum, et, avec l'index, de guider jusqu'au cul-de-sac

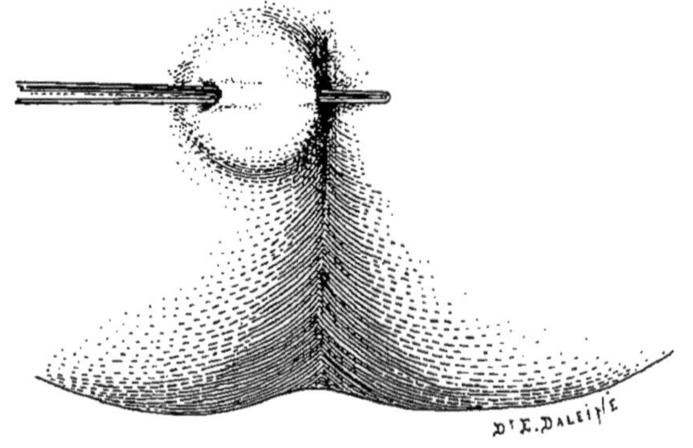

Fig. 501. — Incision d'un abcès de la marge de l'anus (2e *temps*).
La sonde cannelée charge toute la paroi inféro-interne, et ressort sur la muqueuse.
Section du *pont cutanéo-muqueux*.

terminal de l'abcès le bec de la sonde cannelée : là, et là seulement, *tout en haut*, il devra perforer la muqueuse.

Une fois l'incision faite, et bien faite, il ne restera plus qu'à déterger soigneusement la cavité suppurée, et à exciser, au besoin, d'un coup de ciseaux, les lèvres muqueuses, violacées et amincies, en somme, à la *transformer en plaie plate*, qui doit rester telle et guérir comme telle, par bourgeonnement. La lamelle aseptique, qui sera introduite, en guise de mèche, *jusqu'au fond du débridement*, et qui sera renouvelée jusqu'à la fin, n'a pas d'autre but que d'assurer cette cicatrisation « à plat ».

La situation est moins simple en présence d'un volumineux ***abcès de la fosse ischio-rectale***.

Lorsque vous trouvez, entre l'anus et l'ischion, remplissant tout l'espace, le débordant même à la fesse et au périnée, cette masse épaisse, tendue, douloureuse, qui figure une sorte de bloc adhérent, d'empâtement massif, n'attendez pas la fluctuation nette ; la douleur lancinante, la fièvre, et cette induration ischio-rectale que vous constatez, cette voussure, parfois recouverte d'une peau rosée et œdémateuse : tout cela démontre suffisamment la présence du pus. Incisez : tout retard se traduirait par des décollements plus profonds, par une dissection plus étendue de la paroi rectale.

Faites une *incision longitudinale, antéro-postérieure,* ou légèrement oblique en arrière et en dehors, à un doigt de l'anus, *en pleine voussure,* en pleine induration : faites-la très longue, de 8 à 10 centimètres, et sectionnez hardiment la peau, et le reste, jusqu'à la tuméfaction profonde ; sur les deux lèvres de cette vaste brèche, le suintement sanguin s'arrêtera sans

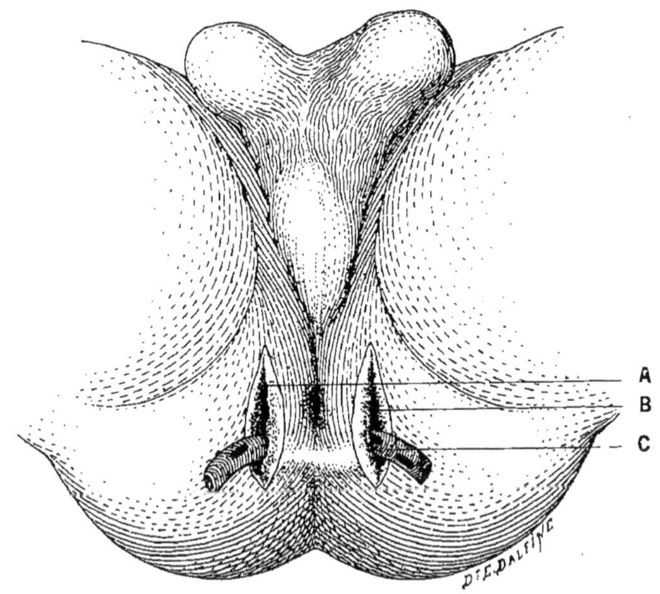

Fig. 502. — Incision d'un double abcès, en fer à cheval, ischio-rectal.
A, incision ischio-rectale droite. — B, même incision à gauche. — C, drain, prenant de l'une à l'autre, en arrière de l'anus.

peine ; si vous êtes seul, vous pourrez, du reste, recourir au thermocautère, tout indiqué lors de phlegmon gangreneux.

Le pus s'écoule, un pus brunâtre, d'une fétidité repoussante, mêlé parfois de débris putrides : par un grand lavage, nettoyez toute cette poche ; puis rendez-vous compte, de l'œil et du doigt, que le pus ne continue pas à sourdre de la profondeur, du plafond de la loge, par un hiatus du releveur.

Inspectez aussi la paroi rectale, l'angle interne du foyer ; simplifiez la cavité : qu'elle devienne *un vaste cône à base superficielle,* dans lequel vous laisserez un gros drain et une lamelle mollement chiffonnée.

Cette *incision para-rectale,* pratiquée de la sorte, suffira et donnera des guérisons rapides et complètes dans les phlegmons d'extension moyenne et bien limités à la loge ischio-rectale, sous la double réserve, toutefois, 1° qu'elle soit *précoce* et qu'elle soit *très large* ; 2° que *la cicatrisation du vaste entonnoir soit bien surveillée* et « dirigée », et qu'elle progresse régulièrement de la profondeur à la surface.

Il en va autrement lorsque le phlegmon, tardivement traité, a décollé et soulève la paroi rectale, qu'on le sent bomber, dans le rectum, à fleur de muqueuse, ou que du pus a été évacué par l'anus.

En pareille occurrence, la fistule, si elle n'existe déjà, est inévitable et vous ferez œuvre de prévoyance en **comprenant dans votre incision la paroi rectale et le sphincter**.

Ponctionnez donc au bistouri la collection extérieure, ischio-rectale, faites passer une forte sonde cannelée de Nélaton, de dehors en dedans, et de bas en haut, jusqu'à l'angle supéro-interne de la poche, jusqu'à la paroi rectale, perforez, ressortez à l'anus, et, avec le thermo-cautère, sectionnez cette épaisse muraille de tissus.

La brèche sera énorme, parfois; elle devra se prolonger toujours jusqu'à

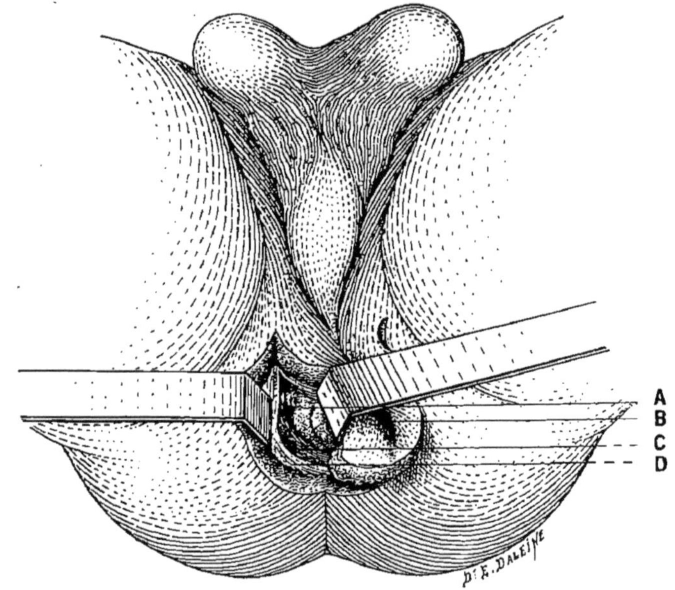

Fig. 503. — Incision d'un phlegmon de l'espace pelvi-rectal supérieur.

A, releveur tendu et soulevé. — B, anus. — C, bord du grand fessier. — D, ischion.

l'extrême limite supérieure du décollement et se cicatriser du fond à la surface. Cela demandera de longs mois, mais ce vaste débridement d'emblée, tout en coupant court à la « dévastation » purulente, aura encore l'avantage de rapprocher la date de la guérison définitive, en prévenant la fistule.

Il arrive enfin que la suppuration ait envahi les deux fosses ischio-rectales et la loge ano-coccygienne, et qu'elle forme, sur les côtés et en arrière de l'anus, un vaste foyer en fer à cheval : on devra pratiquer alors une double incision latérale, et, de l'une à l'autre, au-devant du coccyx, passer un gros drain (fig. 502).

Lors de ***phlegmon*** profond ***de l'espace pelvi-rectal supérieur***, le diagnostic précoce devient souvent épineux. L'examen extérieur ne fournit aucun indice : c'est le toucher rectal qui permet de sentir, sur les côtés de l'ampoule, un empâtement, une masse épaisse et douloureuse, ou même vaguement fluctuante; la fièvre et les accidents généraux ne laissent pas de doute sur la nature de cette tuméfaction.

Il y a le plus pressant intérêt à ouvrir le plus tôt possible ces collections hautes qui n'ont que trop de tendance à se diffuser dans le bassin, d'une part, et qui, d'autre part, deviennent l'origine de trajets fistuleux, de cure extrêmement difficile.

On ira donc, de bonne heure, à leur recherche par la *grande incision antéro-postérieure, ischio-rectale,* qui sera poursuivie d'avant en arrière, couche par couche, à travers le releveur, jusqu'au pus (fig. 503), ou encore par une *incision médiane ano-coccygienne,* qui, en ouvrant la loge graisseuse rétro-rectale, permettra de cheminer jusqu'au releveur et jusqu'à la collection logée au-dessus de lui.

LES HERNIES ÉTRANGLÉES

LES INDICATIONS D'URGENCE DANS LES HERNIES ÉTRANGLÉES

Quand une hernie devient irréductible, tendue, douloureuse, qu'elle se complique de vomissements, de suspension des selles, d'arrêt des gaz : dites qu'elle est étranglée, que le danger est imminent et qu'il est urgent de rétablir la perméabilité de l'intestin.

Ne cherchez pas plus ample informé, n'attendez pas que le « tableau clinique » soit pourvu de tous ses traits ; la hernie ne rentre pas et le malade vomit : c'en est assez pour commander l'intervention immédiate. Je voudrais qu'on rayât des symptômes de la hernie étranglée le vomissement fécaloïde : le vomissement fécaloïde n'est pas un symptôme, on ne doit pas l'attendre, on ne devrait jamais le voir, c'est un accident de la période ultime, c'est un élément de pronostic presque désespéré.

N'hésitez pas davantage, lorsque l'arrêt stercoral paraît d'abord incomplet, que le malade rend encore quelques gaz, bien que la hernie soit nettement irréductible, douloureuse : songez au *pincement latéral* et au sphacèle rapide qui en est la terminaison fréquente.

Une grosse hernie, ombilicale par exemple, était partiellement irréductible : elle le devient tout à fait, elle se tend, elle est douloureuse, des nausées et des vomissements surviennent, bien que, là encore, selles et gaz ne soient pas d'emblée suspendus ; ne faites plus état des vieilles théories de l'engouement, de l'inflammation herniaire : l'indication opératoire est, ici, plus pressante encore, si je puis dire, que dans l'étranglement typique (voy. *Hernie ombilicale*).

A l'heure actuelle, la question est entendue, et, pour chacun de nous, l'expérience a créé des convictions inébranlables : il ne s'agit plus de discuter les indications opératoires, dans les hernies étranglées ou pseudo-étranglées, ***il s'agit de rendre l'opération plus largement et plus sûrement exécutable, dans tous les milieux.***

Or, la conception toute mécanique de l'étranglement herniaire, qui a régné si longtemps, influe encore, pour une part trop réelle, sur les déterminations pratiques.

On a trop de tendance à se représenter l'étranglement comme une barrière, comme un obstacle tout physique, on ne pense qu'à la striction mécanique, qu'à la compression exercée sur l'anse, et c'est la perforation, le sphacèle, que l'on tient pour le principal danger, et qui préoccupent avant tout. La doctrine du taxis et de ses limites d'application n'était-elle pas fondée sur de pareilles données? N'avait-on pas cherché à établir les durées moyennes de résistance de la paroi intestinale, suivant la variété des hernies; ne disait-on pas : jusqu'à la trente-sixième heure, dans tel cas, jusqu'au deuxième, jusqu'au troisième jour, dans tel autre, il y a beaucoup de chances pour que l'intestin soit encore intact, et vous pouvez faire le taxis?

L'idée moderne, celle qui nous fait agir tout de suite et toujours, n'est plus la même. Ce n'est pas la lésion mécanique de l'intestin, sous la striction de l'anneau, qu'il faut craindre surtout, qu'il faut mettre en première ligne dans les raisons d'opérer tôt : ***c'est l'empoisonnement, c'est la stercorémie***.

Dès que la circulation intestinale a cessé dans le segment étranglé, engoué, parésié, immobilisé par un mécanisme quelconque, la résorption commence et le malade est en puissance d'intoxication continue. Et d'avance vous ne pouvez préjuger de la virulence de ce poison. Et toute heure de retard aggrave cette déchéance générale, autrement terrible que les lésions mécaniques de l'intestin, et qui plus tard suffira à compromettre le résultat d'une kélotomie toute simple, mais trop tardive. Que de fois n'ai-je pas opéré, dans la pratique d'urgence des hôpitaux, de ces hernies étranglées datant de quatre, cinq, six, huit jours quelquefois et compliquées de tous les accidents du « choléra herniaire » ; on pouvait s'attendre à trouver de profonds désordres de l'intestin : pas du tout, l'étranglement était peu serré, il n'y avait pas de sphacèle, l'opération, facile, s'achevait en très peu de temps, et le malade succombait, quelques heures après, *à l'empoisonnement stercorémique*, trop profond et trop ancien pour être enrayé par une kélotomie *in extremis*.

C'est pour cela, c'est pour avoir été le témoin attristé de ces désastres, c'est pour avoir guéri, d'autre part, un nombre considérable de hernies étranglées par l'intervention régulière et hâtive, que je formule ***comme un devoir strict, comme une loi sans exception, dans tous les cas, dans toutes les formes, l'intervention immédiate***.

Et quelle intervention? La ***kélotomie.***

J'ai vu les dernières années de l'époque où le taxis était la méthode commune, normale, classique, et l'opération sanglante, le pis aller, la ressource suprême, celle de la dernière heure; j'ai vu faire et répéter, pendant trente-six et quarante-huit heures, les tentatives de réduction manuelle, appliquer la bande de caoutchouc de Maisonneuve, le sac de plomb, traiter par la glace et l'opium les grosses hernies soi-disant enflammées, et puis, quand tout avait échoué, sur un malade épuisé, algide, mourant, enfin ouvrir le sac. Je n'ai pas le souvenir d'avoir vu guérir une seule de ces kélotomies tardives, et la hernie étranglée méritait bien le renom sinistre qu'elle avait conservé.

Aujourd'hui, la formule pratique doit être renversée : le taxis ne doit plus être qu'un procédé d'occasion, tout exceptionnel, et ne reconnaît plus, à mon sens, que des indications rares, et toutes contingentes.

La formule vraie, c'est celle-ci : ***toute hernie étranglée doit être opérée séance tenante*** : il faut s'efforcer de la rendre aussi largement pratique et réalisable que possible. Ne perdons plus de temps à opposer le taxis à la kélotomie, à comparer leurs mérites, à préciser leurs applications respectives : ***apprenons à bien faire la kélotomie, à la faire tout de suite***, et la question de la hernie étranglée deviendra fort simple.

Pour moi, mon siège est fait depuis longtemps; j'ai vu et traité plusieurs centaines de hernies étranglées : je n'ai fait le taxis que trois fois dans des étranglements tout récents, une fois chez un vieillard, et les deux autres dans des conditions d'heure et de milieu qui se prêtaient mal à une intervention opératoire immédiate.

Mais, en chirurgie d'urgence surtout, on doit se garder de poser des lois immuables et tenir compte du milieu; or, il n'est pas douteux que le problème se présente, au praticien isolé, sous un autre aspect que dans le milieu parisien et en particulier dans le milieu hospitalier. Pourtant, je suis de ceux qui pensent que tout praticien devrait savoir faire la kélotomie, et qu'avec des soins et de la volonté il pourrait la faire partout.

Tout en réservant une part plus large au taxis dans ces conditions spéciales, on n'oubliera pas la responsabilité que l'on assume en l'appliquant à certaines hernies, et, à notre sens, la réduction manuelle ne sera légitimement tentée que dans les éventualités que voici :

1° Vous êtes appelé *quelques heures seulement après le début* des accidents, la hernie est de dimensions moyennes, *le pédicule assez large, les réactions abdominales à peine esquissées. Si vous êtes seul*, si le malade vous presse, il sera, en somme, tout rationnel de recourir au grand bain chaud, d'abord, à un taxis modéré, ensuite, sous cette double condition toutefois : **que la kélotomie sera pratiquée sans désemparer, si le taxis échoue, — que la cure radicale sera faite le plus tôt possible, si le taxis réussit.**

Une seule séance, courte et précoce, de taxis méthodique, n'est guère dangereuse; ce qui est grave, c'est le taxis tardif, le taxis prolongé et les séances répétées qu'on remet au lendemain, au soir, à quelques heures de là, et qui deviennent de plus en plus nocives et de plus en plus illusoires. Il n'est permis de tenter la réduction manuelle d'une hernie fraîche que lorsque tout est prêt pour que l'opération suive immédiatement, si l'on ne réussit pas au bout de quelques minutes.

2° Vous avez affaire à un *vieillard*, à un *sujet cachectique*, mauvais terrain pour une opération sanglante : la hernie, qui date de loin, a donné lieu une ou plusieurs fois déjà à des accidents du même genre : elle n'est devenue irréductible que depuis quelques heures.

Là encore, bain chaud et taxis seront tout indiqués; mais, s'ils échouent, l'âge et l'état général du patient feront de la kélotomie hâtive une loi plus rigoureuse encore, car l'empoisonnement stercorémique est alors d'une rapidité et d'une gravité toutes spéciales et, pour ne pas opérer un vieillard, qui, dans les premières heures, eût parfaitement supporté l'intervention, vous vous verrez bientôt forcé d'opérer *in extremis* un agonisant.

Encore faut-il que, *réduit à ces indications restreintes*, **le taxis soit soumis à certaines règles** qui en assurent l'innocuité, et, avant tout, qu'il soit **court et méthodique**.

Donnez le chloroforme ou l'éther, si vous voulez faire un taxis efficace et sans dommage, ou tout au moins, lors de contre-indications graves, faites une piqûre de morphine au niveau du collet; placez bien votre malade et ne vous dites point : il faut réduire; mais seulement : essayons de réduire; après cet « essai loyal », nous opérerons.

Le taxis ne consiste point à refouler en bloc le contenu herniaire à travers l'anneau; remarquez bien — et il suffit, pour s'en rendre compte, d'avoir ouvert un sac de hernie étranglée — que jamais, sous quelque pression que vous puissiez supposer, vous ne ferez rentrer dans le ventre, à travers le collet, l'anse herniée « telle quelle », avec le volume et la tension qu'elle a acquis hors du ventre : il faut d'abord **la vider**, au moins partiellement, **la réduire en l'évacuant**, et le premier temps, le temps capital du taxis, n'a pas d'autre but.

S'agit-il d'une hernie inguinale, le bassin étant soulevé et les cuisses fléchies et écartées, saisissez toute la tumeur avec la main droite, en appliquant les doigts d'un côté et le pouce de l'autre, pendant que les doigts et le pouce de la main gauche sont portés, en vedette, à l'entrée de l'anneau; mais n'exercez tout d'abord aucune pression de bas en haut, aucun refoulement centripète : comprimez le « corps » de la hernie **sur toute sa circonférence, largement, doucement, progressivement**.

Si vous n'obtenez de tous les côtés que cette sensation de masse compacte épaisse, un peu crépitante, que donne l'épiploon, remontez un peu plus haut, non loin du collet, et, comme tout à l'heure, mettez-vous en devoir de pratiquer une compression circonférentielle : il arrive souvent, en effet, que l'anse herniée — qu'il faut vider et réduire — soit enveloppée d'un épais capuchon épiploïque qui remplit toute la moitié inférieure du sac : si vos doigts sont appliqués trop bas, c'est l'épiploon seul que vous comprimez.

Au bout de peu d'instants, d'une ou deux minutes, on commence à « sentir » si l'intestin se laissera évacuer : la résistance est moins uniforme, la tension faiblit un peu : continuez donc à comprimer, toujours largement et sur toute la circonférence, toujours sans brusquerie; c'est plutôt *de la continuité de l'effort que de sa puissance* que dépendra le résultat.

Dès que l'évacuation est « amorcée » et qu'un peu du contenu intestinal a reflué dans le ventre, d'ordinaire avec bruit, le succès est presque assuré; il ne reste qu'à compléter cette « réduction sur place », et alors seulement à faire rentrer l'anse vide et affaissée.

C'est pour ce dernier temps qu'on utilise le refoulement de bas en haut, **toujours par pression latérale, jamais par pression sur le fond de la**

hernie, et les doigts gauches, à l'entrée du collet, obligent les segments successifs de l'anse à défiler en ligne régulière, sans se doubler, se pelotonner, se croiser, et, l'un à l'autre, se fermer la route.

Quand l'intestin a « repassé » le canal inguinal, l'*épiploon* exige un nouvel effort, et si la masse est grosse, épaissie, agglomérée en un paquet compact, ou adhérente, il vaut mieux, certes, renoncer à la réduction totale que de s'exposer à des déchirures et à des hémorragies, d'autant plus graves qu'elles resteront d'abord inaperçues.

Dans les hernies *crurales* et *ombilicales*, la région se prête moins aux manœuvres méthodiques du taxis ; mais, ici encore, le premier temps doit être **la réduction par évacuation**, et le second **la réduction par refoulement**.

Il faut d'abord comprimer méthodiquement la tumeur herniaire sur toute sa périphérie et ne presser jamais directement sur le fond. Assez souvent pour les petites hernies, au bout de quelques minutes de pression, on sent l'intestin qui fuit sous les doigts et rentre brusquement : il n'est pas rare que le sac, enveloppé de graisse ou doublé d'épiploon adhérent, conserve une certaine épaisseur et laisse des doutes sur la réduction complète.

Nous ne dresserons pas ici la liste des **accidents du taxis**, nous les retrouverons plus loin, à l'occasion des interventions qu'ils peuvent nécessiter. Réduit aux indications d'un procédé de nécessité et d'attente, pratiqué avec les précautions et dans la mesure que nous venons de préciser, le taxis est, en somme, peu dangereux par lui-même, mais il peut le devenir encore *par le temps qu'il fait perdre*.

LA HERNIE INGUINALE ÉTRANGLÉE SIMPLE

Ce sera l'opération typique de la ***kélotomie***.

Or, toute kélotomie doit se faire à « ciel ouvert » ; nous ne dirons plus : ouvrez le sac prudemment dans sa portion scrotale, allez du doigt reconnaître l'obstacle, le collet, insinuez jusqu'à lui un bistouri boutonné spécial et sectionnez-le — sans le voir — de tel ou tel côté (en haut et en dehors, le plus souvent), sur quelques millimètres de profondeur.

Non, on ne fait plus le débridement « à l'aveugle », au doigt : on incise largement la paroi inguinale et le sac, *on voit ce qu'on fait, tout ce qu'on fait*, et, du même coup, sont reléguées au second plan toutes les discussions anciennes sur la nature exacte de l'agent de l'étranglement, tous les artifices de technique destinés à éviter les dangers vasculaires, et, ce qui vaut mieux encore, l'intervention d'urgence peut être complétée par une intervention réparatrice durable, par la cure radicale.

Je suppose donc une ***hernie inguinale intestino-épiploïque, commune, récemment étranglée, sans anomalie et sans complications***.

Faites l'*anesthésie* générale à l'éther ou au chloroforme. Si vous êtes seul, si vous avez affaire à un sujet âgé, déprimé, la cocaïne deviendra une précieuse ressource : une fois la région « préparée », vous injecterez en traînée, tout le long de votre ligne d'incision, quatre ou cinq seringues de Pravaz de la solution au centième, vous ferez l'injection dans l'épaisseur du derme et l'apparition d'une crête blanchâtre vous démontrera que vous êtes dans la

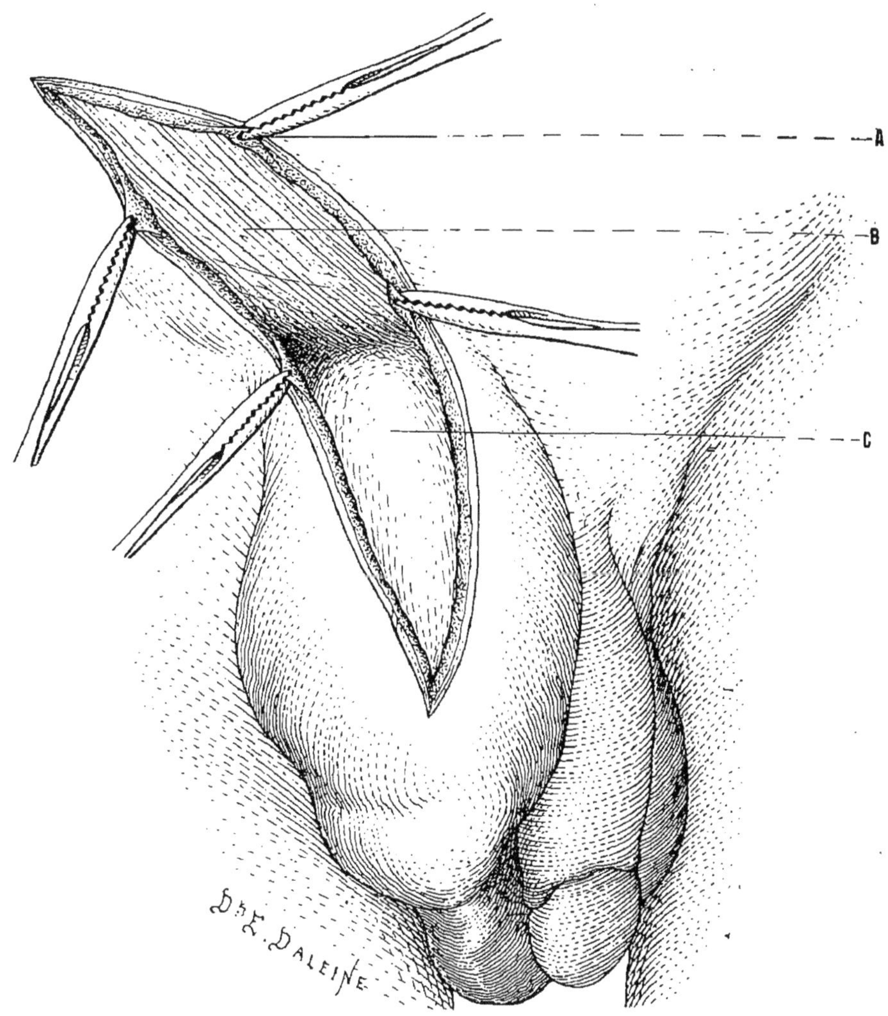

Fig. 504. — Kélotomie inguinale (1er *temps*). — *Incision*.

A, pinces appliquées sur les artérioles sous-cutanées. — B, aponévrose du grand oblique. C, la paroi du sac.

« bonne couche » ; une autre seringue sera poussée dans le tissu cellulaire sous-cutané, et vous garderez près de vous l'instrument et le liquide pour renouveler les piqûres, s'il y a lieu, dans les tissus profonds, dans le plan aponévrotique et autour du sac : douze ou quinze seringues de la solution au centième peuvent être impunément injectées ; elles suffiront et au delà.

La région, — toute la région, — bourses et pubis, est rasée de près, lavée, savonnée et brossée, lavée à l'alcool et au sublimé; n'oubliez pas de désinfecter soigneusement la verge, le gland et le prépuce. Une compresse aseptique est enroulée autour de la verge et fermée par une pince, et le champ opératoire dûment circonscrit.

1er temps. Incision, découverte du sac. — Votre **incision** suivra le grand axe de la tumeur herniaire; elle sera longue, elle descendra jusqu'au

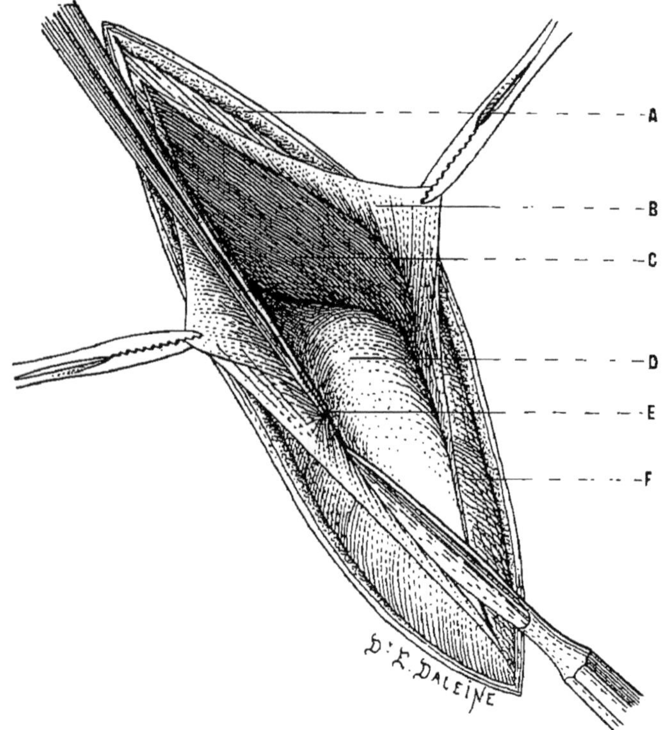

FIG. 505. — Kélotomie inguinale (1er *temps*). — *Incision de l'aponévrose du grand oblique, découverte du sac.*

A, couche graisseuse sous-cutanée. — B, aponévrose du grand oblique, sectionnée et repérée par des pinces. — C, muscle petit oblique. — D, paroi du sac. — E, lèvre externe de la tunique fibreuse, qu'une pince soulève, pendant que le bistouri la dissèque. — F, lèvre interne de la tunique fibreuse.

tiers inférieur des bourses (s'il s'agit d'une hernie scrotale) et surtout remontera haut, **jusqu'au delà du milieu de l'arcade crurale.**

Ce dernier point est d'importance majeure, si vous tenez à faire le débridement à ciel ouvert : ce n'est pas la portion scrotale, **c'est la portion inguinale de la tumeur qu'il vous faut attaquer tout d'abord.**

Coupez donc à longs traits la peau et la graisse sous-cutanée, jusqu'à la *surface blanche et feutrée* de l'aponévrose du grand oblique, qui sera votre premier repère (fig. 504). Dans cette graisse, vous rencontrez quelques vaisseaux, la tégumenteuse et ses divisions, qui croisent l'arcade et se dirigent obliquement vers l'ombilic; il y a d'ordinaire deux, quelquefois trois petits faisceaux vasculaires, composés d'une artériole et de deux veines, souvent de quelque calibre : sectionnez chacun d'eux entre deux pinces ou bien coupez-les franchement et pincez sur la tranche les deux points qui jettent du sang : tout cela est toujours simple et doit se faire, pour ainsi dire, « en marchant ».

2e **temps. Ouverture du sac.** — Vous êtes sur l'aponévrose, et, au-dessous d'elle, sur la face externe, plus ou moins tendue, grisâtre ou violacée du sac.

Incisez lentement la couche aponévrotique jusque sur la partie supérieure du sac, en coupant soigneusement les fibres arciformes de l'anneau (fig. 505). Avec quelque légèreté de main, cette section directe s'exécute fort bien d'emblée; les deux valves aponévrotiques sont tout de suite repérées avec des pinces et vous donnent libre accès sur le collet du sac.

Vous pourrez encore procéder de la façon que voici, plus prudente peut-être : dégagez et soulevez avec la sonde cannelée le pilier externe de l'anneau inguinal qui bride et encadre le collet, glissez la sonde cannelée au-dessous de lui et sectionnez-le aux ciseaux, puis, toujours sur la sonde, qui progresse entre le sac et l'aponévrose, coupez le plan fibreux jusqu'à l'angle externe de la plaie cutanée. Deux pinces qui décollent et tendent le pilier arciforme remplissent le même but.

Si le pédicule herniaire est trop distendu, la paroi aponévrotique trop éraillée, trop intimement fusionnée avec la paroi sacculaire pour se laisser sectionner seule, vous ouvrirez d'abord le sac, dans sa portion scrotale, comme nous allons le dire, et, sur le doigt qui remonte vers le collet, vous couperez toute la paroi, sac et aponévrose.

Qu'elle soit pratiquée tout d'abord ou après incision préalable de l'aponévrose du grand oblique et du collet fibreux, l'**ouverture du sac** exige des précautions minutieuses : l'anse étranglée est souvent « à plein » dans la cavité sacculaire et en contact intime avec la paroi séreuse; ailleurs elle est adhérente et très exposée à être blessée, éraillée tout au moins par le bistouri ou la pointe des ciseaux; de plus, le sac est parfois très épais, doublé de graisse, noirâtre et lardacé dans ses couches profondes.

On a dit — et il faut le répéter toujours — que, **tant que l'on hésite encore, on peut tenir pour certain que l'on n'est pas dans le sac.** En pratique, on aurait tort, d'ailleurs, de grossir les difficultés de ce temps opératoire, qu'on mène toujours à bien, avec quelque soin.

Il sera bon de sectionner sur la sonde cannelée les enveloppes externes, — bien entendu, sans chercher à retrouver des plans anatomiques précis. Si vous avez pratiqué la section aponévrotique préalable, glissez la sonde de haut en bas, sous la première nappe fibreuse, et coupez-la; recommencez, en chargeant toujours quelque épaisseur de tissu. Quand la sonde ne « mord » plus, qu'elle ne soulève plus rien, n'insistez pas; prenez la pince à disséquer et les ciseaux : avec la pince, faites un pli, un petit pli transversal à la paroi restante du sac, voyez s'il se détache bien, soulevez-le et entamez-le doucement avec la pointe des ciseaux, conduite horizontalement (fig. 506).

Il y a toujours là, dans les débuts, un moment d'inquiétude : dites-vous bien qu'en réalité, en suivant point à point la technique précédente, vous ne risquez rien; ce qui est dangereux, c'est d'inciser le sac directement, perpendiculairement à sa surface, avec un bistouri qui coupe trop ou qui ne coupe pas assez, ou encore d'y plonger la pointe des ciseaux : si vous

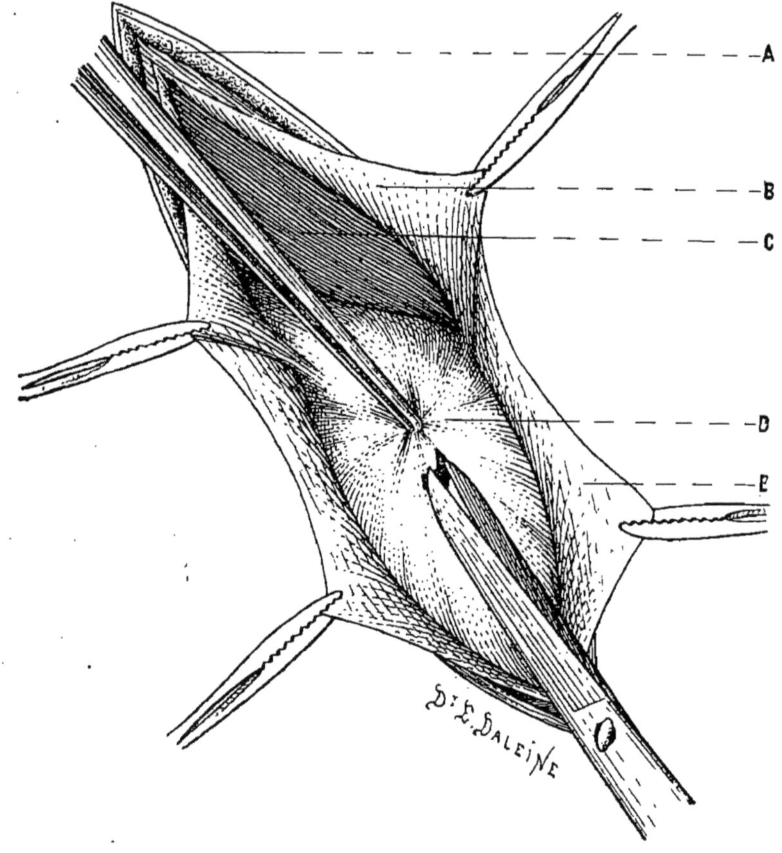

Fig. 506. — Kélotomie inguinale (2e *temps*). — *Ouverture du sac.*

A, couche graisseuse sous-cutanée. — B, aponévrose du grand oblique, sectionnée et repérée par des pinces. — C, muscle petit oblique. — D, paroi antérieure du sac, soulevée avec une pince, pendant que les ciseaux sectionnent la base du pli. — E, tunique fibreuse.

faites un pli, si vous allez en dédolant, parallèlement à la paroi sacculaire, vous ne pouvez produire aucun dommage.

Ne perdez donc pas votre temps à des tâtonnements, à des craintes inutiles; dès que vous avez entr'ouvert le sac, vous en serez prévenus, croyez-le bien, quelquefois par un jet de liquide rougeâtre, toujours par l'apparition d'une surface lisse, libre, séreuse, dont l'aspect ne trompe pas.

Agrandissez un peu la petite brèche, puis, sur votre index gauche introduit, sectionnez la paroi jusqu'à l'anneau d'abord (fig. 507), jusqu'au fond du scrotum ensuite; je rappelle que nous parlons ici d'une hernie simple, sans adhérences; nous verrons, au chapitre suivant, ce qu'il faut faire dans d'autres conditions.

Tout de suite, repérez avec quelques pinces les deux lèvres sacculaires, et, avant de poursuivre et de remonter jusqu'au collet, **détergez le contenu herniaire,** — précaution excellente que Verneuil a si bien formulée, — irriguez doucement, à l'eau bouillie chaude ou à la solution de sublimé, épiploon et intestin, et recouvrez-les d'une compresse aseptique.

3e temps. Débridement. — C'est le moment du débridement proprement dit. Avec l'index gauche, allez au collet, déjà libéré en partie par la section aponévrotique préalable; il est assez rare qu'avec un certain effort, en déprimant le pédicule herniaire avec la pulpe du doigt, vous ne puissiez pénétrer; coupez alors, aux ciseaux, sur ce conducteur (fig. 507 et Planche XI).

Si la striction est trop forte, au moins pouvez-vous remonter, sur le doigt, jusqu'à la bride, la soulever et la tendre, et, sous elle, sans danger, faire passer la branche mousse des ciseaux, de quelques millimètres d'abord, puis un peu plus loin, puis jusqu'au delà de l'obstacle. Au besoin, une sonde cannelée faciliterait la manœuvre; enfin, il est certains étranglements, très profonds et très serrés, pour lesquels le bistouri boutonné est encore le meilleur instrument.

Débridez largement toute la portion coarctée et le goulot rétréci du sac, sur toute sa hauteur; mais, autant que possible, n'exagérez pas, du côté du ventre, l'incision du collet, et *réservez-vous un pédicule*, sur lequel, tout à l'heure, vous pourrez jeter une ligature. Je n'ai pas besoin d'ajouter que le repérage des deux lèvres, avec des pinces à forcipressure, est de rigueur.

Mais il est nécessaire de nous arrêter encore sur le siège et la multiplicité des brides étranglantes et sur la nécessité d'un débridement complet. La règle est toute simple : vous devez faire la voie suffisamment libre pour que l'intestin et l'épiploon se laissent attirer sans peine au dehors et que vous ayez sous les yeux, en pleine lumière, non seulement le contour de la portion serrée, mais « tout ce que vous voudrez » du segment sus-jacent: en somme, que rien ne s'oppose au dévidement de l'intestin par le canal inguinal. Tant que vous n'avez pas obtenu cette *libre pratique*, vous n'avez pas fait un débridement suffisant.

Or, il arrive, dans les hernies congénitales, que les zones de striction soient *multiples*, étagées de bas en haut sur le trajet de la hernie : vous devez faire sauter successivement une, deux, trois brides, souvent très dures et très serrées, et surtout aller *très haut, à l'anneau inguinal interne*, et encore au-dessus de lui, chercher un étranglement profond.

J'ai vu opérer, et j'ai opéré moi-même, autrefois, de ces hernies congénitales, à collet sus-inguinal, par l'ancienne méthode du débridement à l'aveugle, avec le bistouri de Cooper; j'ai le souvenir des difficultés extrêmes auxquelles on se heurtait toujours.

Planche XI. — **Kélotomie inguinale.** — Débridement, aux ciseaux, sur le doigt.

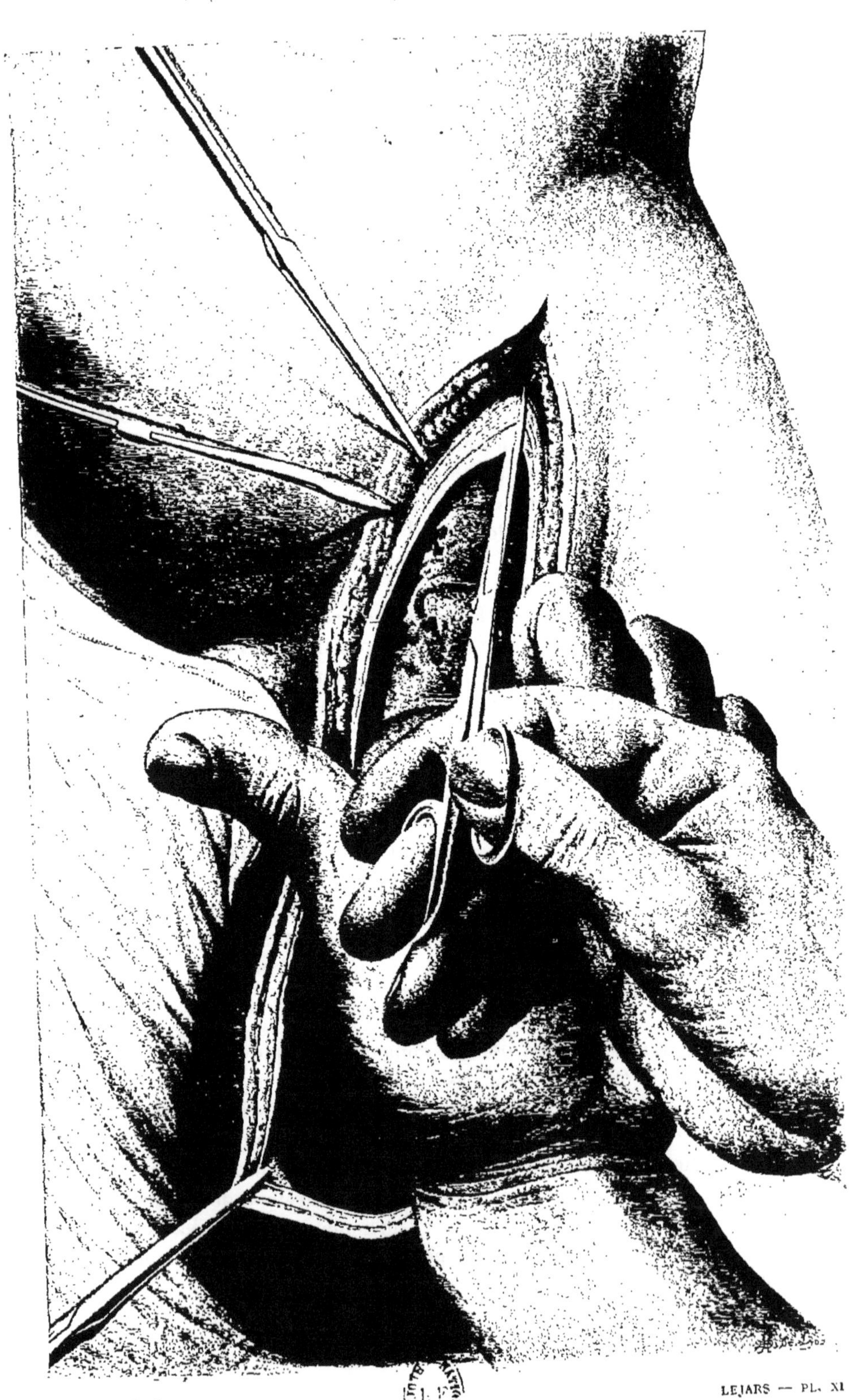

MASSON ET Cie, ÉDITEURS

Par l'incision large que nous venons de décrire, la technique se simplifie singulièrement : *vous abaissez progressivement*, avec les pinces qui l'ont amarrée, la *partie profonde du sac*, à mesure que vous l'incisez, et vous amenez au jour, à découvert, le collet inguinal interne ou sus-inguinal, que vous sectionnez à votre aise.

Je le disais tout à l'heure : ne vous estimez satisfait que lorsque l'intestin

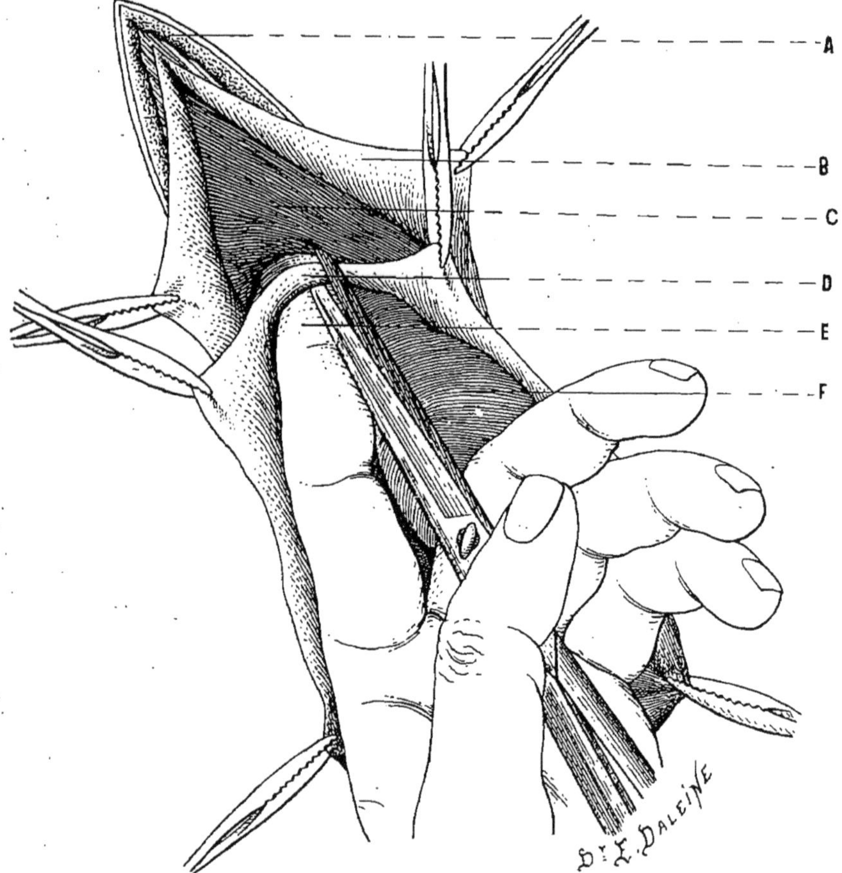

Fig. 507. — Kélotomie inguinale (3e *temps*). — *Débridement*.

A, couche graisseuse sous-cutanée. — B, aponévrose du grand oblique, sectionnée et repérée par des pinces. — C, muscle petit oblique. — D, collet du sac. — E, l'index gauche, s'insinuant au-dessous du collet, et le soulevant, au-devant des ciseaux, qui le débrident. — F, intestin hernié.

descend en toute liberté ; mettez votre doigt dans l'orifice profond, que vous venez de débrider, dans le ventre, et assurez-vous que la voie est grande ouverte, qu'il n'y a aucun obstacle, aucun arrêt, aucune bride tendue.

4e temps. Examen du contenu herniaire ; résection épiploïque. — Donc ***l'épiploon et l'intestin sont attirés dans le sac*** (fig. 508), et vous allez, après un examen minutieux, décider de leur sort et du parti à prendre.

Je les suppose sains, ce qui veut dire ceci : l'épiploon sera souvent épaissi, infiltré, pelotonné, en un paquet compact, et marqué, au pédicule, d'une dépression profonde, d'une sorte d'incisure mousse, mais il est de coloration à peu près normale, seulement plus rouge; il crépite bien sous le doigt, il est simplement plissé sur lui-même sans adhérences, sans fausses membranes jaunâtres; du reste, je vais dire bientôt ce qu'il faut en faire, à mon sens, en tout état de cause.

L'intestin porte une encoche circulaire, d'ordinaire très marquée, au

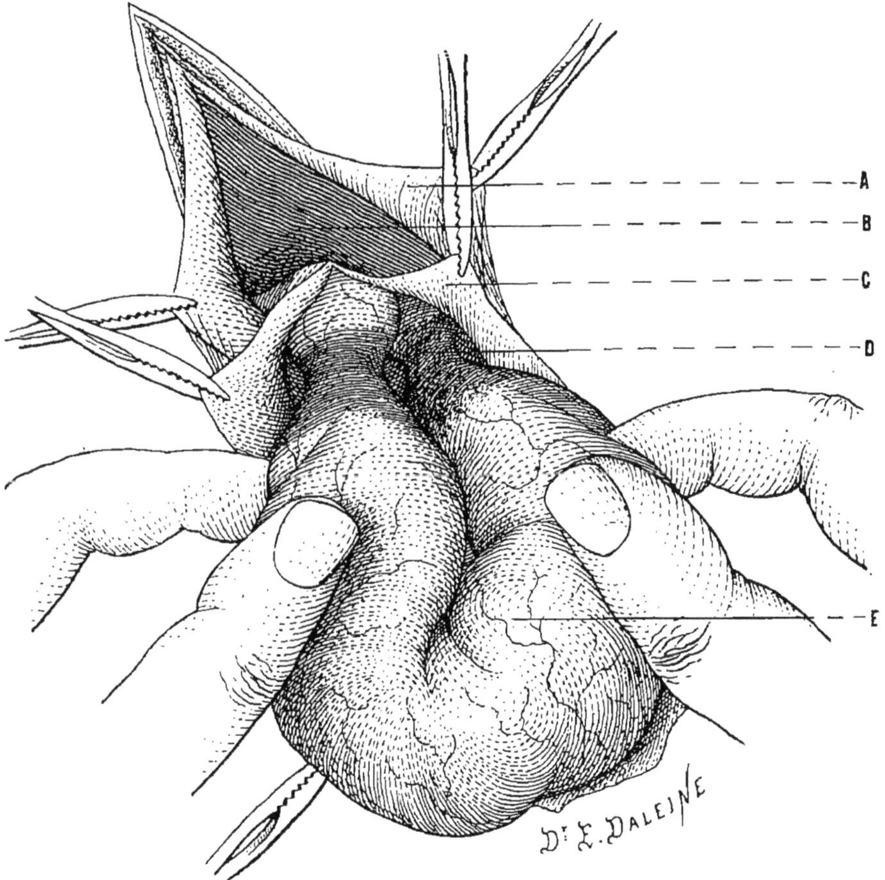

Fig. 508. — Kélotomie inguinale (4e *temps*). — *L'intestin est attiré dans le sac et examiné.*

A, aponévrose. — B, muscle petit oblique. — C, collet du sac, largement débridé. — D, *contour de la portion serrée.* — E, partie moyenne de l'anse herniée.

niveau du « contour de la portion serrée » (D, fig. 508); cette encoche est plus nette sur l'un des bouts, le postérieur en général, plus nette aussi sur l'un des côtés, celui qui répondait plus directement à l'agent de striction.

Examinez bien cette encoche, après l'avoir soigneusement détergée avec une compresse aseptique : voyez si la séreuse est restée continue, si la coloration, violacée et noirâtre, n'est pas, en quelques points, brune, grisâtre, terne. L'anse sous-jacente est noirâtre, elle aussi, et son premier aspect, quand on ouvre le sac, semble toujours inquiétant : inspectez-la sur toute sa surface, cherchez si quelque zone terne, flétrie, dépouillée, grisâtre ou feuille-morte, ne dénonce pas une lésion plus grave que la stase; voyez surtout « quelle figure » elle prend, une fois l'étranglement levé et sous l'afflux de l'eau bouillie chaude.

Au bout de quelques instants, quand le processus n'a pas dépassé la limite des désordres réparables, la paroi intestinale reprend de la tonicité, une coloration plus vive, une circulation manifeste. Vous pouvez donc réduire.

Vous trouverez parfois **quelques lésions partielles**, un peu plus avancées, mais qui n'empêcheront pas encore la réduction, sous la réserve, toutefois, d'une petite « réparation » préliminaire.

Je veux parler des *entamures de la séreuse*, fissurée, décollée, pelurée quelquefois sur une zone de quelques centimètres et mettant à nu la tunique musculaire, bien rouge et bien vivante — ou même de certaines *éraillures*, au niveau du collet, ou sur la continuité de l'anse (résultats trop fréquents des brutales manœuvres du taxis), *qui intéressent la séreuse et la tunique musculaire*, et au fond desquelles la face externe de la muqueuse apparaît refoulée en capuchon — et encore des *éraillures du mésentère*, fentes d'une certaine longueur, quelquefois, ou mâchures irrégulières et saignantes, près de l'insertion intestinale.

Tout cela est réparable, avec du soin, mais tous ces points faibles doivent être remis en état, avant de réduire.

Quelques points de fin catgut ou un surjet réuniront les fissures de la séreuse ou réappliqueront les lambeaux décollés; si la paroi est plus profondément intéressée, vous ferez une véritable suture à la Lembert. De toute façon, il est mauvais de réintégrer dans le ventre un intestin déshabillé de sa séreuse, ne fût-ce que sur une zone étroite : même si la paroi a conservé une suffisante épaisseur pour que toute perforation ultérieure soit improbable, ces surfaces dénudées deviennent le point de départ inévitable d'adhérences, de plicatures, de coudures, de désordres fonctionnels ultérieurs.

Donc, si la séreuse est détruite en quelque point, n'hésitez pas à « enfouir » la petite surface dépouillée sous une suture d'adossement. Il est tout aussi indispensable de réunir les fissures mésentériques, et avec tout le soin nécessaire pour ne pas intéresser les vaisseaux voisins.

Les déchirures mésentériques, qui donnent du sang, sont toujours fort délicates à « réparer » : les pinces, mal appliquées, dérapent et ne font qu'élargir la fente; en épongeant bien, on réussit à pincer l'artériole qui saigne, et le mieux est de passer autour d'elle, un peu au-dessous de ce point, une ligature médiate, qui charge un peu, le moins possible, de tissu mésentérique et qu'on serre très prudemment; un ou deux points de Lembert, au niveau de l'insertion mésentérique, sont parfois nécessaires pour achever l'hémostase.

Vous voilà donc prêts à réduire. Comprimez doucement l'anse herniée et surtout son bout postérieur, le premier sorti d'ordinaire, et qu'il est commode, en général, de faire rentrer le premier : elle se vide en partie sous vos doigts et vous commencez alors à refouler peu à peu l'un des bouts (le postérieur, nous venons de le dire), pendant que l'autre main soutient l'autre et l'empêche de sortir davantage.

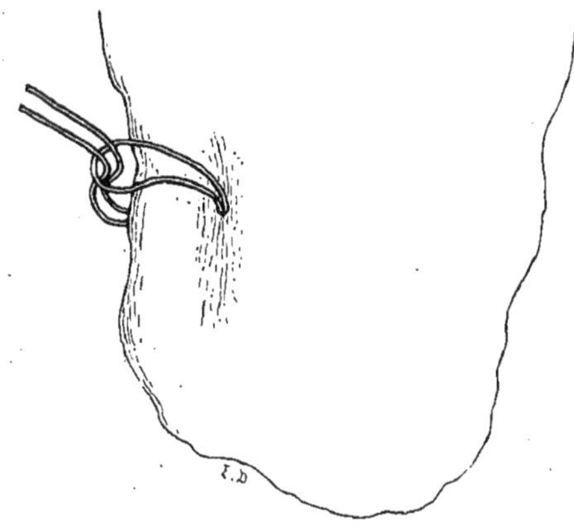

Fig. 509. — Ligature épiploïque. Nœud de Lawson Tait (1er *temps*).

Si l'anse est très longue, cette réduction très méthodique est plus indispensable encore et vous n'oublierez pas que cet intestin vient de subir une stase vasculaire plus ou moins prolongée, qu'il est en état de moindre résistance physique et que des pressions rudes pourront produire ces dégâts, ces éraillures, ces décollements de la séreuse, dont nous parlions tout à l'heure, et plus encore peut-être.

Que faire de l'épiploon? Rappelons que certaines hernies, même très grosses, n'en contiennent pas. S'il y en a très peu, quelques franges, après l'avoir bien détergé, vous pourrez le réduire; à la rigueur, vous pourrez réduire encore un gros paquet épiploïque, s'il a conservé les caractères que nous énumérions plus haut, s'il n'est pas enflammé, s'il se laisse suffisamment déplisser, et encore si, pour des raisons d'un tout autre ordre, vous préférez ne pas faire d'excision; mais, en règle générale, il faut *lier et réséquer l'épiploon hernié* [1].

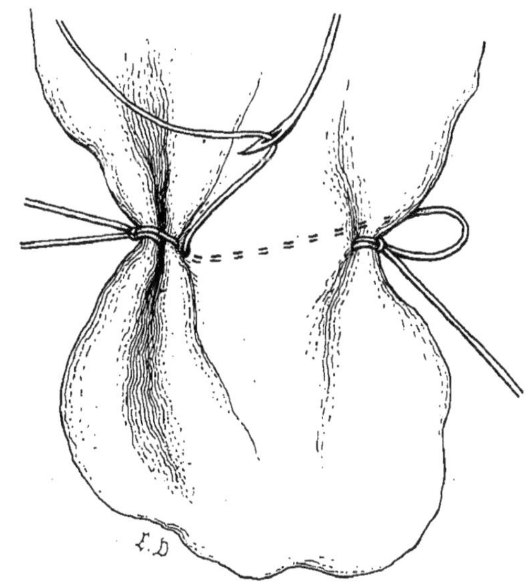

Fig. 510. — Ligature épiploïque par un double nœud de Lawson Tait. — Le nœud est achevé à gauche; à droite, il est en voie d'exécution.

[1] Il faut le lier en *portion saine*, après avoir attiré au dehors un segment intra-abdominal suffisamment long et entièrement libre : on trouve, en effet, assez souvent, des adhérences profondes, au collet et au-dessus du collet, qui, méconnues, maintiennent le moignon épiploïque fixé à la paroi inguinale; de plus, l'épiploon peut être « tordu » au-dessus de l'anneau inguinal interne, dans le ventre. (Quénu, Torsion intra-abdominale sus-herniaire de l'épiploon. *Bull. de la Soc. de chir.*, 20 mai 1903, p. 520.)

C'est plus prudent pour le présent, car vous prévenez, de la sorte, toute infection du péritoine par un épiploon déjà malade; c'est aussi une garantie pour l'avenir, car ces grosses masses épiploïques prolabées resteront souvent au contact de la paroi inguinale, y contracteront aisément des adhérences, et seront toutes prêtes pour les récidives.

La résection épiploïque n'est pas, d'ailleurs, une besogne indifférente, et j'ai vu mourir autrefois deux malades chez lesquels une mauvaise ligature de l'épiploon était seule responsable du dénouement fatal; le fil avait glissé et « fait bague » et *rien ne saigne comme un gros moignon épiploïque, abandonné en plein péritoine.*

Ne faites jamais de ligature simple, même sur un faisceau épiploïque peu épais : vous n'obtiendrez alors une sécurité (apparente) qu'au prix d'une striction extrême, et le tissu, graisseux et friable, se coupera sous votre fil, se déchirera en quelque point, au-dessus du nœud, et cette déchirure, d'abord étroite et méconnue, finira toujours par s'élargir.

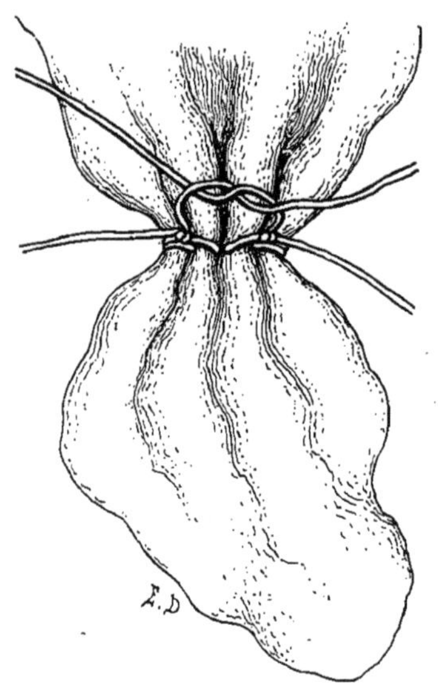

Fig. 511. — Ligature épiploïque par un double nœud de Lawson Tait. — Les deux nœuds sont achevés; on les solidarise, en réunissant les deux chefs antérieurs.

La ligature de l'épiploon doit être — toujours — une ligature enchaînée. S'agit-il d'un segment de médiocre volume, deux fils entre-croisés ou un nœud de Lawson Tait suffiront parfaitement. Passez donc, au travers du pont à étreindre, un double fil ou une anse dont vous sectionnerez le milieu, avec un passe-fil (fig. 512) ou, à la rigueur, une pince à forcipressure; croisez les deux fils et liez, de chaque côté, progressivement et solidement, avec le nœud du chirurgien.

Le nœud de Lawson Tait est de pratique simple, avec quelque habitude; je l'utilise, pour ma part, depuis longtemps, pour tous les pédicules : passez une anse de fil au centre du segment à étreindre, ramenez en avant les deux chefs libres, faites-les glisser dans l'anse et serrez le premier « demi-nœud coulant » (fig. 509); portez alors l'un des chefs en avant, l'autre en arrière, étirez-les bien et réunissez-les, par un double nœud, de l'autre côté, sur la seconde moitié du pédicule à lier. Les figures 509 et 510 en diront, d'ailleurs, beaucoup plus que toute description.

Quand le paquet épiploïque est plus important, il sera nécessaire de pratiquer *plusieurs ligatures en chaîne.* On se trouvera bien, parfois, de lier l'épiploon en deux moitiés avec deux ligatures de Lawson Tait : la première anse est passée à distance suffisante de l'un des bords, le droit, par exemple;

les deux chefs s'y engagent, l'un d'eux est conservé en avant, l'autre « fait le grand tour » en arrière et, à la partie moyenne du segment épiploïque, une aiguille mousse ou une aiguille de Reverdin le ramène d'arrière en avant et permet de le réunir, par une solide ligature, à l'autre chef.

Voilà un premier nœud de Lawson Tait et la moitié droite du moignon dûment étreinte; répétez, à gauche, la même manœuvre et, comme tout à l'heure, à la partie moyenne, par le même orifice, ramenez le chef postérieur, d'arrière en avant, pour compléter la ligature (fig. 510).

Vous obtenez de la sorte un résultat très sûr, et, pour plus de garantie,

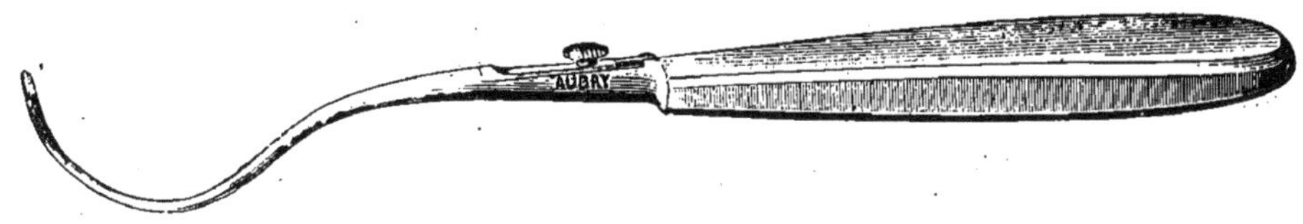

Fig. 512. — Passe-fil courbe.

vous pourrez encore, une fois les deux ligatures achevées et adossées, lier ensemble, en avant, deux des chefs (fig. 511), en arrière, les deux autres : le « système » deviendra ainsi d'une « solidarité » et d'une résistance à toute épreuve.

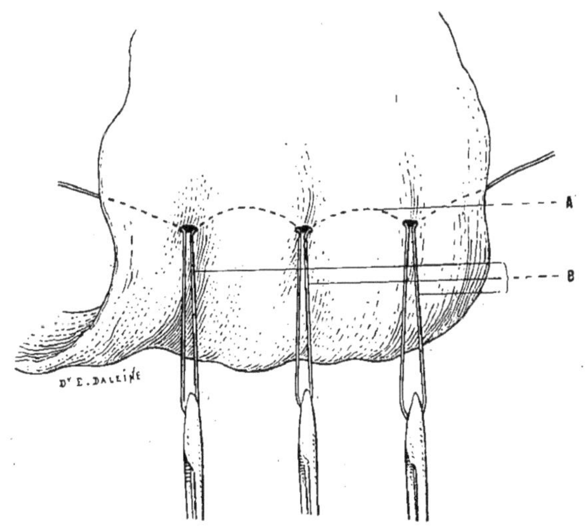

Fig. 513. — *Ligatures enchaînées d'une nappe épiploïque.* L'épiploon est relevé. — Passage des anses de fil.

A, fil commun. — B, anses de fil, traversant l'épiploon de place en place et repérées par des pinces.

Mais il n'est plus possible de lier, en deux moitiés seulement, une **très large nappe épiploïque** : le moignon serait trop gros, de réduction parfois impossible, et, de plus, la striction d'un pédicule trop épais n'est jamais parfaite.

Procédez donc, méthodiquement, de la façon suivante : faites relever devant vous et étaler la nappe épiploïque, prenez un très long fil de catgut ou de soie, et disposez-le sur une des faces, sur la face antérieure, par exemple : avec un passe-fil ou une pince, traversez l'épiploon à 1 centimètre 1/2 de son bord droit, saisissez le fil commun et attirez-en une anse de votre côté, sur la face postérieure, une anse suffisamment longue, pour que vous puissiez tout à l'heure faire la ligature tout à votre aise. Un peu plus loin, à même distance, trouez de nouveau l'écran épiploïque, et ramenez une deuxième anse; recommencez, s'il le faut, trois ou quatre fois. Naturellement chacune des anses perforantes est repérée avec une pince (fig. 513).

Quand cette première partie de la besogne est bien menée, le reste devient simple et se comprend aisément : anse n° 1, coupez-la en son milieu, laissez le bout droit tenu par la pince, prenez le bout gauche, croisez-le avec son voisin, et venez faire une première ligature, avec l'extrémité initiale du long fil commun, sur le bord gauche de votre nappe épiploïque ; anse n° 2, même manœuvre : coupez-la, entre-croisez le chef gauche avec le chef droit que conserve la pince, puis réunissez-le au bout restant de la première anse ; et ainsi de suite (fig. 514).

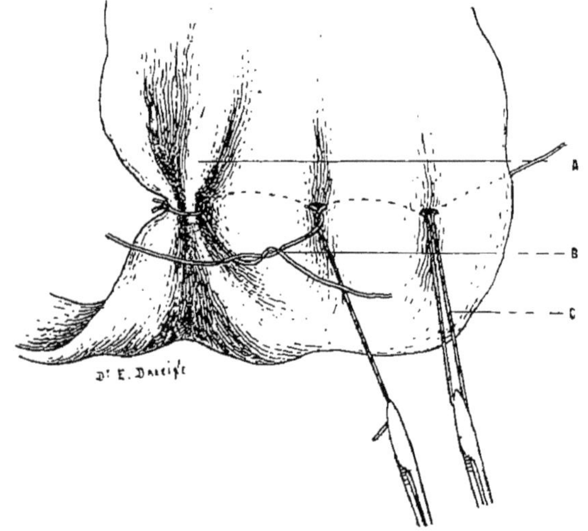

FIG. 514. — *Ligatures enchaînées d'une nappe épiploïque.* Croisement et ligature des fils.

A, segment épiploïque lié. — B, ligature du second segment. C, anse encore intacte.

Encore une fois, cette ligature en chaîne exige du soin et de la méthode ; mais, si l'on dispose bien les pinces-repères, on arrive à l'exécuter vite et bien. Ajoutons qu'un bon fil est indispensable, un fil de grosseur moyenne, mais d'une solidité éprouvée (catgut ou soie).

L'épiploon sera coupé, aux ciseaux, à 1 centimètre environ au-dessous de la ligature : le moignon, bien essuyé avec une compresse aseptique, doit être absolument étanche ; vous sectionnerez alors les chefs du fil, à 5 ou 6 millimètres de chaque ligature, et vous n'aurez plus qu'à réduire.

Quand le moignon est un peu volumineux, ce dernier temps nécessite des précautions : il ne faut jamais refouler rudement, « bourrer » avec les doigts l'épiploon à travers l'anneau ; c'est courir le risque de l'érailler, de le déchirer, de faire céder les fils ; élargissez plutôt le débridement du collet, s'il en est besoin, et faites largement bâiller l'orifice avec des écarteurs, ou encore, présentez le moignon par une de ses extrémités à l'anneau, refoulez doucement cette extrémité ; quand elle aura pénétré, le reste suivra sans peine.

C'est la dernière manœuvre intra-sacculaire ; **je tiens à dire encore qu'elle ne doit vous laisser aucune arrière-pensée et que vous devez avoir la nette conscience que votre intestin est sain ou dûment réparé et votre épiploon bien lié.** Placez alors un tampon monté dans l'anneau (D, fig. 515) et procédez à l'isolement, à la ligature et à l'excision du sac.

5ᵉ temps. Dissection, ligature, excision du sac. — Commencez la dissection dans le canal inguinal, au collet, et poursuivez-la de haut en bas : rappelez-vous que le cordon est le plus souvent en arrière et en dessous, sauf certaines anomalies, que ses éléments sont dissociés d'ordinaire, éparpillés sur la face externe du sac, que le canal déférent est parfois intimement accolé à la paroi séreuse, incrusté en quelque sorte dans ses couches externes, recouvert et masqué par une mince membrane blanchâtre, et cela, surtout, dans les hernies congénitales.

Soulevez successivement les deux lèvres du sac incisé avec les pinces-

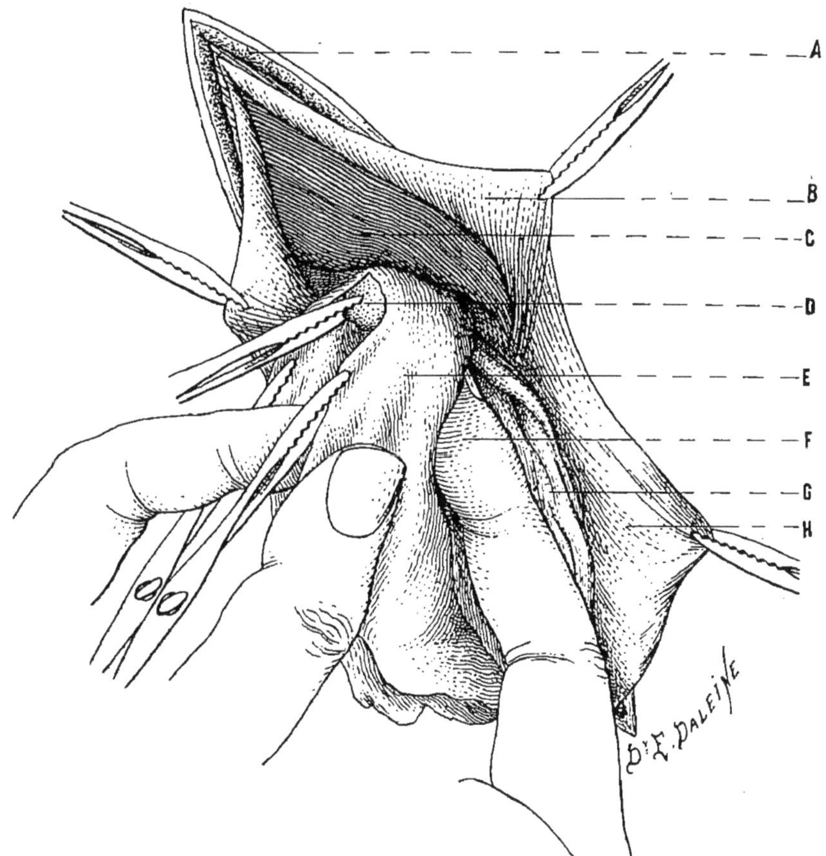

Fig. 515. — Kélotomie inguinale (5ᵉ *temps*). — *Dissection du sac.*
A, B, C, comme figure 507. — D, tampon monté obturant le collet. — E, paroi du sac. — F, le doigt isolant progressivement la paroi sacculaire. — G, cordon. — H, tunique fibreuse.

repères et décollez doucement, de très près, chacune d'elles, du bout du doigt ou de la sonde cannelée ou, mieux encore, avec une compresse; cherchez le cordon, dégagez-le peu à peu, en traînant en long le doigt ou la compresse, gagnez de la sorte la face profonde, et faites le tour complet du collet (fig. 515).

Si la décortication est facile, descendez tout de suite à la portion scrotale, isolez le sac tout entier, relevez-le, et mettez-vous en devoir de le lier au collet, le plus haut possible.

Ce n'est pas là une recommandation banale, le succès de la cure radicale en dépend. Isolez donc le pédicule sacculaire, en avant et en arrière, en l'abaissant, en l'attirant à vous, jusqu'à ce que la *graisse sous-péritonéale apparaisse très nette*.

Méfiez-vous, toutefois, d'un gros peloton graisseux, que vous verrez se

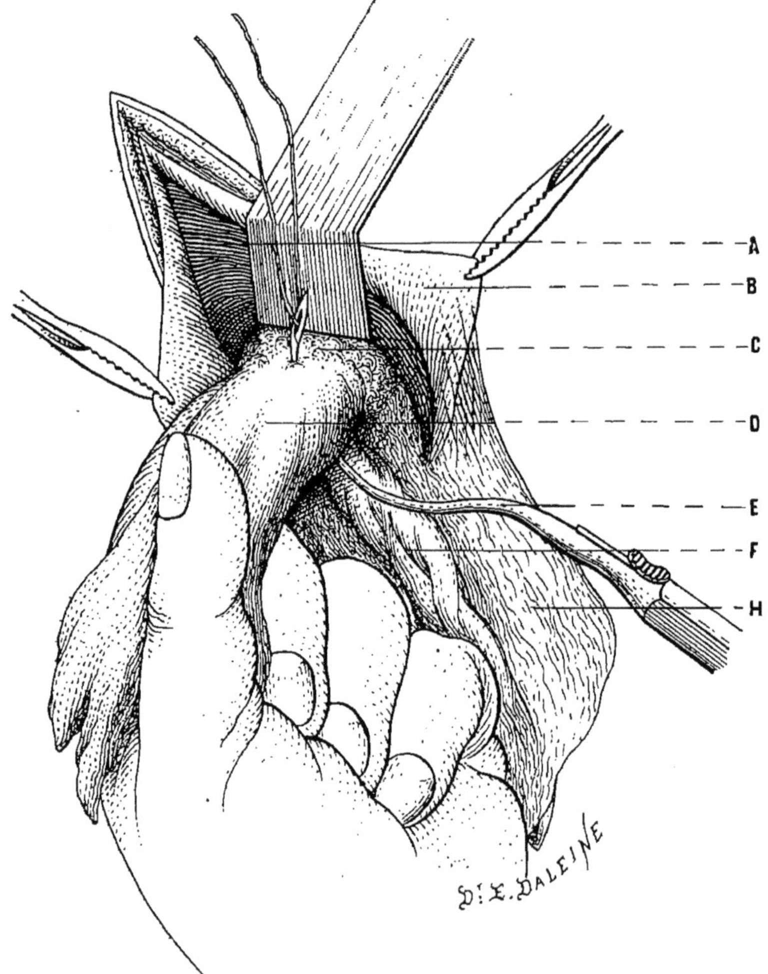

Fig. 516. — Kélotomie inguinale (5ᵉ *temps*). — *Ligature du collet du sac.*

A, muscle petit oblique. — B, aponévrose du grand oblique. — C, collet du sac, isolé très haut, jusqu'à la graisse sous-péritonéale, et que traverse l'aiguille de Reverdin, entraînant une anse de fil. — D, sac. — E, aiguille de Reverdin. — F, cordon. — H, tunique fibreuse.

montrer parfois, en dedans, sur le côté interne du collet, surtout dans les grosses hernies très anciennes, compliquées d'un délabrement considérable de la paroi : ce gros peloton cache souvent la *vessie*, comme nous le dirons au chapitre suivant; en règle générale, ne l'amenez que très prudemment au dehors, et ne serrez le fil, de ce côté, qu'après avoir refoulé la graisse, et vous être assurés que vous n'étreignez que le sac.

La manœuvre sera quelque peu modifiée, si le sac est très adhérent et « tient » beaucoup dans la profondeur, ou encore lorsque, dans les hernies congénitales, il se continue largement en bas avec la vaginale.

Dans l'un et l'autre cas, isolez d'abord le collet, sur tout son pourtour, soulevez-le, poursuivez la libération jusqu'à la hauteur convenable, et liez-le tout de suite; sectionnez-le au-dessous de la ligature, et, rabattant le manchon séreux, achevez *de haut en bas* la dissection.

Lors de hernie péritonéo-vaginale, vous réséquerez « l'excès » de paroi séreuse, et vous conserverez, en bas, juste ce qu'il en faudra pour reconstituer une vaginale, qu'un fin surjet fermera à sa partie supérieure.

Si l'adhérence du feuillet profond était trop intime, rien n'empêcherait d'en laisser une bandelette au-devant du cordon, sous la réserve que le collet eût été dûment isolé, retroussé et lié.

En pareille occurrence, nous avons souvent eu recours à l'artifice suivant : à mi-hauteur du sac, les deux lèvres sont incisées transversalement, jusqu'à la portion non décollable, jusqu'au cordon adhérent à ce niveau. On poursuit, toujours en travers, l'incision de la paroi sacculaire, très minutieusement, à petits coups; puis on relève, en la disséquant, sur le cordon, de bas en haut, la lamelle adhérente, jusque dans l'anneau, en isolant à mesure les deux moitiés latérales, plus aisément décorticables : avec du soin et en prenant son temps (la chose en vaut la peine), on réussit à libérer, de la sorte, le collet assez haut pour faire une bonne ligature. Quant à la portion restante du sac, on la dissèque, à son tour, *de haut en bas*, pour refaire l'enveloppe testiculaire. La paroi est souvent, dans les faits de ce genre, très mince et de fragilité extrême, et nous verrons, dans un instant, comment la ligature au collet devient parfois impraticable, et par quels procédés on peut obtenir l'occlusion indispensable du sac.

Cette **ligature du collet** se fera, en règle, par un double fil enchaîné, autrement dit, vous traverserez le collet — le plus haut possible — avec un passe-fil ou une aiguille de Reverdin; à sa suite vous entraînerez une anse de fil (fig. 516), et vous lierez à la Lawson Tait (voy. plus haut), ou simplement en coupant l'anse, en croisant les deux fils, et en les nouant de chaque côté.

De fait, cette ligature du collet demande aussi à être solide et inébranlable, et rien n'est déroutant comme de voir le sac mal étreint se dérober sous le fil et s'ouvrir de nouveau, et l'intestin reparaître.

Si pareil accident se produit, il faut, de toute nécessité, aller à la recherche des lèvres de l'orifice péritonéal, en écartant largement le fond de la plaie, en la débridant, au besoin, les saisir avec des pinces, et, en les abaissant, reconstituer un moignon de sac, sur lequel puisse être appliquée une nouvelle et meilleure ligature.

Quand l'orifice est trop large, et le collet trop haut sectionné pour qu'un nouveau pédicule soit faisable, on s'en tirera de la façon suivante, et le même artifice sera utilisé, lorsque la dissection très laborieuse du segment sacculaire supérieur (dans les hernies congénitales, en particulier) et les déchirures du collet ne laisseront pas une place suffisante à l'application d'un fil circulaire.

Les deux lèvres, antérieure et postérieure, de l'orifice séreux, seront repérées et tendues avec quatre pinces, et vous les réunirez *l'une à l'autre, d'arrière en avant*, par un nombre suffisant de *points en anse, en capiton*, qui les accoleront sur toute leur longueur. Ce ne sera jamais là qu'un procédé d'exception, de nécessité, auquel on ne se résoudra qu'après avoir fait tout le possible pour créer un vrai pédicule.

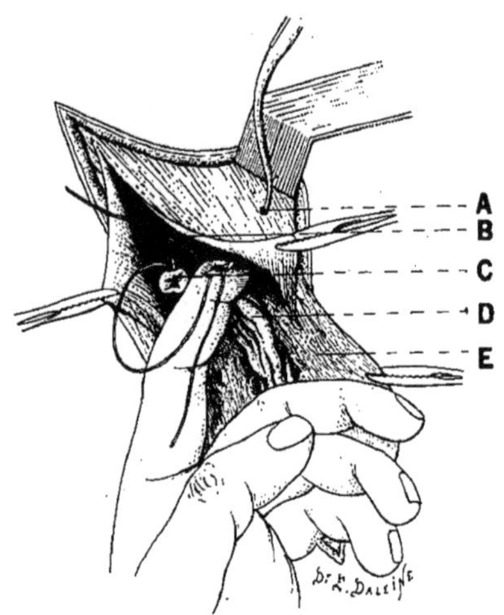

Fig. 517. — Kélotomie inguinale (6e *temps*). *Fixation à la paroi du collet du sac.* (Barker.)

A, aiguille courbe traversant la paroi inguinale, de haut en bas et de dedans en dehors, à la rencontre des chefs sacculaires. — B, muscle petit oblique. — C, collet du sac, lié. — D, cordon. — E, tunique fibreuse.

Une fois le sac lié au collet et réséqué, la partie essentielle de l'opération est terminée et, si le temps presse et que l'état du malade commande d'en finir au plus vite, on pourra se contenter de réunir, par un rapide surjet, les deux lèvres de l'aponévrose incisée, les piliers et la tunique fibreuse, et de suturer la peau.

En règle — et c'est encore un avantage de la kélotomie hâtive — on devra pratiquer une cure radicale complète, et, si je puis ainsi dire, faire bénéficier le malade de son accident, en le mettant à l'abri de toute récidive.

6e ***temps. Cure radicale.*** — La technique suivante, combinaison de plusieurs méthodes, sera d'exécution en général simple et donnera d'excellents résultats — *si la paroi est bonne*, réserve commune à tous les procédés : elle consiste à **refaire** successivement la paroi postérieure, puis la paroi antérieure du canal.

Avant cela, il pourra être utile, dans quelques cas, où la ligature, un peu hâtive, du collet, ne semble pas porter assez haut, de recourir à la pratique de Barker, et de supprimer toute « amorce » au niveau de l'anneau inguinal interne, en déplaçant le moignon sacculaire et en le fixant à la face profonde de la paroi [1] (fig. 517).

[1] Pour cela, vous avez conservé longs les deux chefs de la ligature du sac : glissez l'index gauche sous la paroi, sous les muscles petit oblique et transverse, en le dirigeant en haut et en dedans ; avec un passe-fil mousse ou même une aiguille courbe de Reverdin, traversez cette paroi en sens contraire, et, sur l'index conducteur et protecteur, poussez jusque dans la plaie inguinale l'extrémité fenêtrée de l'instrument : elle charge l'un des chefs du fil sacculaire et l'entraîne (fig. 517).

Tout à côté, un peu plus en dedans, piquez de nouveau et, toujours *le long de l'index sous-*

C'est là, en général, un temps superflu[1], si la dissection et la ligature du sac ont été bien faites. Consacrez donc tous vos soins à la *réparation* proprement dite. Elle portera successivement sur la paroi postérieure du canal et sur sa paroi antérieure.

Rabattez la lèvre inférieure de l'incision aponévrotique, tendez-la bien avec les pinces, qui, dès le début, l'ont repérée, et vous verrez qu'elle se recourbe en gouttière et vient se terminer sur la paroi postérieure, à quelques millimètres au-dessus de l'arcade, par un rebord très net, blanc nacré, qui se détache sur le fond grisâtre du *fascia transversalis* et se prolonge obliquement en dedans jusqu'à l'épine pubienne (E, fig. 519).

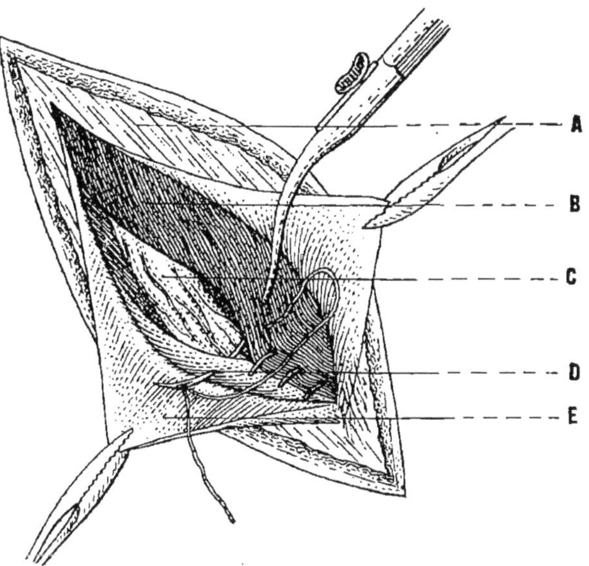

Fig. 518. — Kélotomie inguinale (6ᵉ *temps*). — Cure radicale.
Réfection de la paroi inguinale postérieure, cordon derrière.

A, aponévrose du grand oblique. — B, muscles petit oblique et transverse. — C, cordon, laissé derrière la paroi inguinale profonde. — D, réfection de la paroi postérieure. — E, lèvre inférieure, réclinée, de l'aponévrose du grand oblique.

C'est le *bord postérieur de la gouttière inguinale* : c'est ce bord fibreux, aponévrotique, que vous allez réunir au bord inférieur des muscles petit oblique et transverse (D, fig. 519), qui flotte sous la lèvre supérieure de la plaie, et à la membrane fibreuse commune (tendon conjoint), qui les continue en dedans jusqu'à la ligne blanche.

Si le cordon est étalé, peu épais, peu chargé de graisse, vous pourrez parfaitement le laisser au fond de la gouttière inguinale, et, par-dessus, réunir la paroi postérieure, puis la paroi antérieure du canal, qui, accolées l'une à l'autre, constituent un double plan, très résistant et très solide (fig. 518).

Autrement, soulevez le cordon et mettez-le en réserve, sous un écarteur, pendant que vous refaites son lit; avec la pince à disséquer, relevez et tendez

pariétal, allez chercher le second fil, ramenez-le à son tour dans le plan sous-cutané : il ne reste plus qu'à réunir par un double nœud (B, fig. 519), sur l'aponévrose du grand oblique, les deux bouts qui, derrière eux, tirent le moignon du sac, le font remonter et l'appliquent à la face profonde de la paroi sus-inguinale.

[1] Qui expose, d'ailleurs, à blesser les vaisseaux de la paroi (épigastrique et ses branches). Nous l'avons, pour notre part, entièrement abandonné dans toutes les cures radicales.

le rebord fibreux rétro-inguinal, tout près de son attache pubienne, chargez-le avec l'aiguille de Reverdin courbe, chargez, au-dessus, le tendon plat des deux muscles petit oblique et transverse et passez une première anse de catgut ou de soie que vous nouez et qui sera le point de départ du surjet.

Poursuivez ce surjet, de dedans en dehors, en comprenant toujours dans

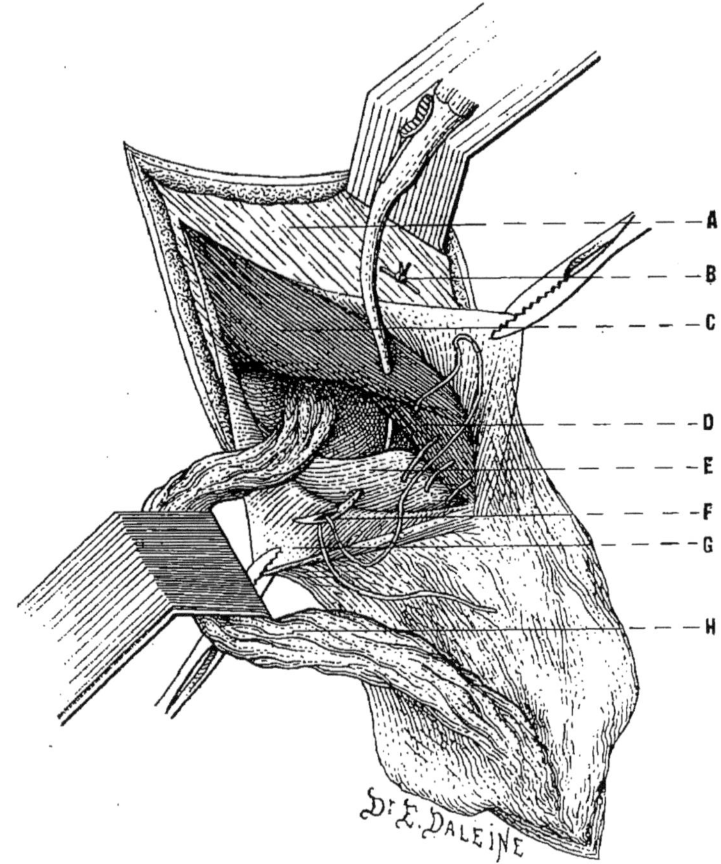

Fig. 519. — Kélotomie inguinale (6e *temps*). — Cure radicale. — *Réfection de la paroi inguinale postérieure.*

A, aponévrose du grand oblique. — B, les deux chefs sacculaires, noués sur l'aponévrose. — C, muscle petit oblique. — D, bord inférieur des muscles petit oblique et transverse. — E, bord postérieur de la gouttière inguinale. — F, aiguille de Reverdin traversant le bord postérieur de la gouttière inguinale et le bord inférieur des muscles petit oblique et transverse, et les réunissant par un surjet. — G, lèvre inférieure de l'incision aponévrotique. — H, cordon récliné.

les anses successives du fil le rebord fibreux en bas, le bord inférieur des deux muscles en haut (fig. 519) ; étirez soigneusement chacune de ces anses et ne craignez pas d'empiéter largement sur le plan musculaire, qui se laisse abaisser et que vous devez amener au contact de la lèvre aponévrotique. Un fil de moyenne grosseur, une aiguille qui n'accroche pas et beaucoup de méthode sont indispensables pour que le rapprochement s'exécute sans déchirure; quand les tissus sont de mauvaise qualité, éraillés, en nappe fibreuse éparpillée, et que la paroi inguinale postérieure est complètement « effondrée », il sera souvent préférable de faire, au lieu de surjet, une série de points séparés, qui chargent *tous les tissus* fibreux et musculaires que l'on peut « ramasser » en haut et en bas.

La suture sera poursuivie le plus loin possible en dehors et ne laissera que l'espace juste nécessaire au passage du cordon, au niveau de l'anneau inguinal profond; les derniers points du côté externe seront conduits très prudemment, en soulevant avec la pince, le plus possible, le rebord fibreux inférieur; de fait, les vaisseaux iliaques ne sont pas loin et, quand la paroi est très appauvrie, on les sent et on les voit battre, quelquefois, à l'angle externe de la plaie.

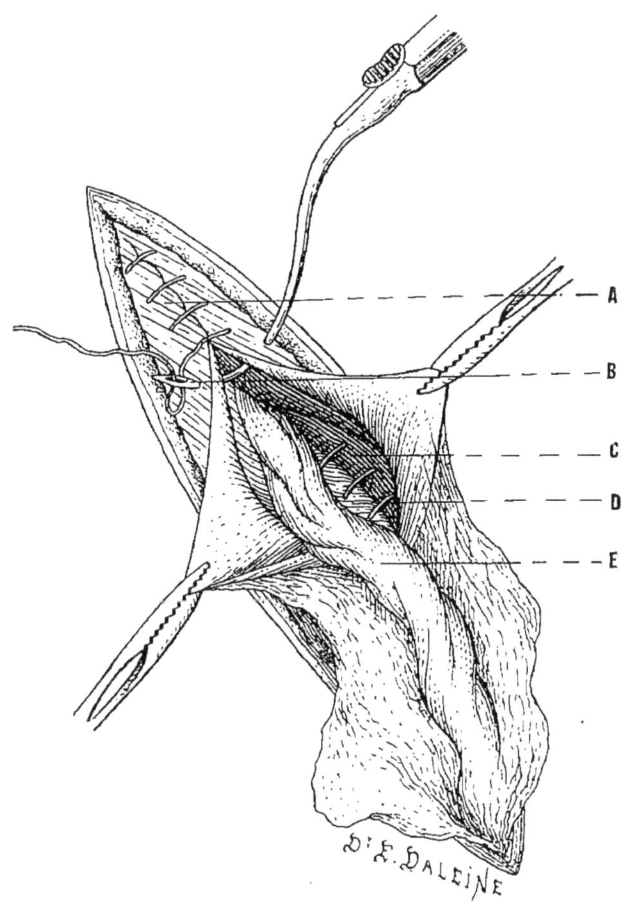

FIG. 520. — Kélotomie inguinale (6e *temps*). — *Réfection de la paroi inguinale antérieure.*

A, incision aponévrotique réunie par un surjet. — B, l'aiguille traversant les deux lèvres aponévrotiques et continuant le surjet. — C, bord inférieur des muscles petit oblique et transverse. — D, ligne de réunion de la paroi inguinale postérieure. — E, cordon remis en place.

La *suture profonde* achevée, remettez le cordon à sa place et, au-devant de lui, réunissez maintenant le *plan inguinal antérieur*, autrement dit, suturez les lèvres de l'aponévrose du grand oblique (fig. 520).

Un bon surjet, à points rapprochés, qui commence à l'angle externe de la plaie et qui se poursuit, en dedans, sur les piliers et jusque sur l'enveloppe fibreuse des bourses, vous donne, s'il faut aller vite, une réunion, en somme, très suffisante — sous la réserve qu'au niveau de l'anneau inguinal externe et des piliers la besogne soit particulièrement soignée.

Vous ne manquerez pas, en pratiquant la suture rétro-funiculaire, de ne charger que le bord postérieur de la gouttière et *de laisser en avant une lame d'aponévrose suffisamment large pour servir de couvercle.* Au niveau des piliers, si la sonde cannelée les a bien dégagés, vous voyez et vous sentez deux tractus fibreux très nets, épais, tendus, qui s'attachent à l'épine pubienne : ce sont ces bandelettes qu'il faut soulever avec la pince et rapprocher l'une de l'autre, en ne laissant entre elles et au-dessous d'elles que l'espace nécessaire à la traversée du cordon : quelques fils complémentaires serviront souvent à ce niveau d'appoint fort utile. Vous ferez mieux encore en suivant la technique de Lucas-Championnière [1] : trois points en U feront glisser l'une sur l'autre, en les doublant, les deux lèvres aponévrotiques, puis un surjet complétera la réunion.

On ne saurait oublier, toutefois, que c'est là une cure radicale secondaire, pratiquée à la fin d'une opération de hernie étranglée, qui, elle-même, n'a pas laissé que d'être assez souvent complexe et longue. On ne saurait donc exiger une réparation inguinale aussi parfaite et aussi minutieuse que dans les cures radicales proprement dites.

Il faut reconnaître pourtant que, dans un grand nombre de cas, on aura tout le temps nécessaire pour compléter régulièrement l'intervention — si l'on sait la faire; au moins devra-t-on toujours, si l'on ne peut faire la réparation à deux plans, réunir, par un bon surjet, les deux lèvres de l'aponévrose du grand oblique, le bord inférieur des deux muscles petit oblique et transverse et « tout ce qu'on pourra trouver » de tissus fibreux, et rapprocher aussi exactement que possible les deux piliers.

Plus bas, on réunira la tunique fibreuse des bourses, enfin la peau sera suturée, sans drain.

Le *pansement* est très important après ces opérations de hernie : le gros point, c'est de bien protéger la ligne de suture et de la mettre à l'abri des souillures et des contacts auxquels la région est exposée.

Une série de lamelles aseptiques, superposées en couche épaisse et collodionnées sur tout leur pourtour et sur leur face superficielle, réaliseront un excellent et très simple abri, et qui vaudra certes mieux qu'un énorme enveloppement ouaté, mal serré, retenu par un spica unilatéral et qui, dès le soir, bâille largement sur son bord interne.

Il en sera autrement si l'enveloppement ouaté est d'épaisseur raisonnable et maintenu par un **double** spica bien méthodique et qui ferme hermétiquement la région au niveau du pli cruro-génital.

A mon sens, toute espèce de médication interne est contre-indiquée dans les jours qui suivent : je n'ai jamais donné d'opium à un opéré de hernie étranglée, et je ne verrais, à l'heure actuelle, que des inconvénients à lui en administrer. Dans les premières vingt-quatre heures, la diète absolue est de rigueur : quelques cuillerées à café de grog ou de lait glacé sont seules permises, si la soif est trop pénible.

Le lendemain, s'il n'y a pas eu de selle spontanée, on donne un lavement

[1] L.-Championnière, *Cure radicale des hernies*, 1892, p. 193.

glycériné, que l'on répète, s'il n'est pas suivi d'effet; au second jour, un purgatif doux deviendra très utile, si la débâcle ne s'est pas produite; l'huile de ricin, à doses fractionnées, par cuillerées à café d'heure en heure, suivant la pratique de Verneuil, rendra, en pareil cas, de très bons services. Il ne faut pas, du reste, trop se hâter de provoquer les selles, et, si l'opéré rend des gaz, rien ne presse.

Il en va autrement chez les vieillards, chez les sujets affaiblis, profondément intoxiqués au moment de l'opération, dont le ventre reste ballonné et qui ne rendent que peu ou pas de gaz : on n'oubliera pas que la *paralysie intestinale* peut créer, dans ces conditions, de graves dangers et devenir mortelle, après une kélotomie très régulière et la levée de tout étranglement. L'anse herniée ne reprend pas sa contractilité; on la retrouve, aux autopsies, distendue comme elle l'était dans le sac : elle constitue un véritable barrage de la circulation intestinale, et la paralysie s'étend, du reste, aux anses voisines. Le lavement électrique est le traitement héroïque de ces complications secondaires, s'il est pratiqué à temps (voy. *Occlusion intestinale*).

Nous allons voir, au chapitre suivant, quels accidents pourront survenir encore à la suite de la kélotomie.

HERNIE INGUINALE ÉTRANGLÉE COMPLEXE

Sous ce titre, nous ne rangerons pas les *hernies gangrenées*, qui seront étudiées dans un chapitre spécial; mais nous grouperons les cas où la kélotomie ne se présente plus avec les caractères d'une opération simple, réglée, relativement facile, en somme; l'opérateur est arrêté, à un moment quelconque de sa besogne, par une disposition particulière, une anomalie, un accident. Pour n'être pas dérouté et prendre, sans retard, le meilleur parti, il doit être instruit, par avance, de ces difficultés, qu'il pourra trouver sur son chemin.

Nous passerons donc en revue : 1° les hernies ***adhérentes***; 2° les ***anomalies du sac*** : double sac, diverticules, hernies propéritonéales; 3° les hernies de ***contenu anormal*** : vessie, appendice, ovaire, trompe, etc.; 4° les hernies ***transformées ou compliquées par le fait d'un taxis antérieur*** : réduction en masse et ses variétés.

Enfin, nous exposerons encore la conduite à tenir en présence des ***accidents qui surviennent au cours et à la suite de la kélotomie.***

I

HERNIES ADHÉRENTES

Vous devez prévoir des adhérences, quand l'étranglement porte sur une hernie ancienne, volumineuse, qui a été plusieurs fois le siège d'accidents douloureux, et qui n'était plus, depuis une date variable, que partiellement réductible.

Vous redoublerez alors de précautions en ouvrant le sac, et vous ne l'inciserez qu'au niveau d'un pli mince et dûment soulevé; si l'intestin ou l'épiploon sont largement agglutinés à la paroi antérieure du sac, pour achever de le fendre, l'index gauche et la sonde cannelée feront doucement et peu à peu la voie aux ciseaux (à bout mousse).

Vous tombez sur un ***gros paquet d'épiploon adhérent qui encapuchonne une anse grêle*** : amarrez soigneusement les deux lèvres du sac avec un nombre suffisant de pinces; soulevez et tendez, de la sorte, l'une de ces lèvres, et, avec le doigt, poursuivez le décollement, au ras de la face interne du sac, d'avant en arrière; procédez de même, sur l'autre lèvre, et descendez alors au fond du sac, dégagez le pôle inférieur de l'épiplocèle et relevez toute la masse, en découvrant l'anse noirâtre qu'elle masquait.

Si les adhérences sont relativement récentes et de rupture aisée, la décortication pourra s'achever tout entière au doigt ou à la sonde cannelée, ou encore avec l'extrémité mousse des ciseaux courbes : elle sera très régulière et très simple, si vous avez soin de *ne pas perdre le contact* avec la paroi interne du sac, de toujours décoller *de très près*.

Mais la fusion est parfois plus intime.

A. Par places, vous rencontrez **d'épaisses membranes blanchâtres, dans l'aire desquelles le sac et l'épiploon font corps** : disséquez-les, aux ciseaux, parallèlement au sac et, au besoin, en empiétant sur lui.

B. Ailleurs, et surtout en bas, **au fond du sac**, au fond des bourses, s'il s'agit de hernies congénitales, ce sont **d'épais tractus, des cordonnets fibreux résistants** et d'éradication presque impossible : ne cherchez pas à les déraciner de force, jetez une pince et coupez au-dessous.

C. Enfin, **de grosses franges d'épiploon** sont parfois **incluses dans des sortes de logettes**, de diverticules, à col étroit, et vous ne pourrez les dégager qu'en débridant ce rebord fibreux : si elles « tiennent » trop, le mieux sera encore de les pincer et de les sectionner; tout à l'heure, avec le sac, vous enlèverez tous ces débris.

La libération de l'épiploon doit être poursuivie *jusqu'au collet, jusqu'au delà*, s'il le faut, une fois le débridement pratiqué : tant que l'épiploon ne « viendra » pas librement, la besogne du décollement ne sera pas complète.

On trouve assez souvent de petites brides qui s'attachent au niveau même du collet et qui laissent bien attirer l'épiploon au dehors, au moins dans des limites suffisantes, en apparence, mais qui empêchent la réduction complète du moignon, après la ligature et l'excision : on s'attachera à rompre ces derniers *retinacula*, et l'on ne se déclarera satisfait que lorsque le doigt, introduit dans le ventre, ne trouvera plus le moindre obstacle et que le pédicule épiploïque aura été « dégluti » par l'orifice herniaire et se sera dérobé dans la grande cavité péritonéale.

L'***intestin adhérent*** est de libération plus complexe, en général, et sa constante friabilité doit imposer les plus minutieuses précautions.

Le doigt suffit à détruire les adhérences molles et glutineuses, sous la réserve qu'il n'agisse qu'à petits coups, l'ongle tourné vers le sac, et qu'aucune traction forte ne soit exercée sur l'anse.

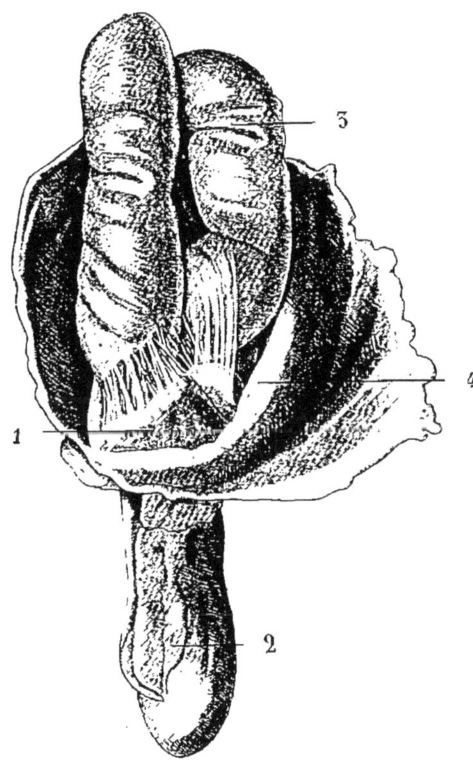

Fig. 521. — Adhérences inflammatoires anciennes fixant l'anse intestinale au fond du sac et déterminant l'adossement *en canons de fusil* de ses deux bouts.

1, fond du sac soulevé par les adhérences. — 2, tunique vaginale indépendante du sac. — 3, intestin adhérent. — 4, sac herniaire ouvert (Scarpa).

Dans d'autres cas, la fusion est ancienne et intime (fig. 521) et la paroi intestinale est réunie à la paroi sacculaire par une nappe fibreuse serrée, ou même, à proprement parler, fait corps avec elle : on devra recourir à une dissection véritable, au bistouri ou aux ciseaux courbes, en tournant toujours le tranchant du côté du sac, en « mordant » sur lui, au besoin.

C'est là une besogne longue et délicate, mais d'importance capitale, et que vous mènerez à bien avec de la patience et de la méthode : commencez donc à la partie moyenne de l'anse et remontez pas à pas sur les deux bouts intestinaux, jusqu'au collet, jusqu'à ce que toute la masse se laisse attirer et soulever. Vous n'avez pas terminé encore, il reste d'ordinaire à la surface de l'anse décortiquée des pseudo-membranes, des plaques fibreuses, des brides, qui la coudent et la déforment : excisez ces brides et ces membranes, une à une, lentement, avec la pince et les ciseaux courbes, détergez, « parez » l'anse à réduire, déroulez-la, ne la laissez pas infléchie en canon de fusil (fig. 521) et toute prête à « faire de l'occlusion ».

Les difficultés sont souvent très grandes, il faut l'avouer, et quelques **accidents** peuvent survenir, qui les accroissent encore.

C'est d'abord l'**hémorragie**, non pas tant l'hémorragie en jet, toute locale, qui résulte de la rupture ou de la section d'un tractus fibreux vasculaire, mais le *suintement en nappe* très abondant, qu'on voit sourdre parfois de toute la surface intestinale décortiquée, cruentée, et qu'on ne sait tout d'abord comment arrêter.

Une compression de quelques instants, avec une compresse aseptique, l'atténue, en général, notablement, et l'on aperçoit alors plus nettement les points principaux qui donnent du sang : une fine ligature, si la pince de Kocher arrive à saisir les petits vaisseaux, un ou deux points à la Lembert, peut-être la pointe fine du thermocautère, très légèrement appliquée, permettent d'assécher une partie de la surface saignante : une nouvelle compression fait le reste, et le léger suintement qui persiste ne doit pas empêcher de réduire, car il cessera, d'ordinaire, une fois que l'anse aura repris sa place, « la liberté de ses mouvements » et sa circulation régulière.

Autre chose sont les **entamures de la paroi intestinale**, les déchirures plus ou moins étendues; elles seront toujours exactement réunies, et tout de suite, avant que l'on ne poursuive la besogne de décortication.

La friabilité est telle, dans certaines hernies, que les perforations se multiplient, que l'intestin se rompt et se fissure, à la moindre pression, au moindre contact; dans une grosse hernie ancienne, étranglée, il m'est arrivé de voir se produire, sous mes doigts, au cours de tentatives extrêmement douces, jusqu'à six « éclatements » de la paroi intestinale; toutes ces petites plaies furent suturées, non sans peine, et le contenu herniaire, soigneusement détergé, se laissa finalement réduire ; la malade guérit.

Le gros danger de ces ruptures, c'est l'épanchement du liquide stercoral qu'elles versent dans la plaie et qu'il faut immédiatement circonscrire avec des compresses aseptiques ; aussi, à la suite de décortications mouvementées, ne devra-t-on procéder à la réduction qu'après avoir détergé minutieusement toute la surface de l'intestin et toute la surface interne du sac ; de plus, le débridement sera toujours assez large pour que la réintégration dans le ventre puisse se faire, en quelque sorte, sans refoulement.

Ajoutons que ces accidents et ces difficultés considérables se rencontrent surtout au cours de *kélotomies tardives*.

Si vous ne pouvez achever la libération intestinale, si le temps presse, une ressource vous reste : *débrider sans réduire*.

C'est un pis aller, mais encore pourrez-vous, de la sorte, sauver quelquefois la vie de votre malade, en remettant à plus tard l'opération complète. En pareil cas, le collet sera incisé largement, et les deux bouts de l'anse, le pédicule herniaire, dégagés au doigt et « mis à l'aise » ; dans le sac, les brides principales, qui infléchissent ou compriment l'intestin, seront sectionnées ou rompues; on s'assurera que le contenu de l'anse se laisse refouler, au moins partiellement, dans le ventre, et que la libre pratique est rétablie.

A ces conditions seulement, et lors d'extrême urgence, il sera permis de se contenter de ce procédé incomplet, dont les suites sont toujours incertaines : de fait, il arrive souvent, dans ces grosses et vieilles hernies adhérentes, que les accidents d'arrêt stercoral tiennent moins à l'étranglement proprement dit du collet qu'à l'inflexion, aux coudures, à l'immobilisation de l'intestin soudé aux parois du sac. Alors même que les brides étranglantes sont rompues, l'anse, qui reste adhérente et immobilisée, reste aussi trop souvent inerte et paralysée.

Dans ce même groupe des hernies adhérentes doivent rentrer les **hernies du cæcum et de l'S iliaque**, dans lesquelles le mésocôlon a « glissé », s'insère à la face postérieure du sac, quelquefois sur toute sa hauteur, et figure là une large *membrane d'arrêt*. De plus, le gros intestin subit assez souvent un mouvement d'inflexion en avant, et sa paroi postérieure se dégage de son enveloppe péritonéale et vient se mettre en contact direct avec le tissu cellulaire des bourses; autrement dit, et sans entrer dans les discussions qui ont pour objet ce point d'anatomie herniaire, la portion du gros intestin qui a glissé hors du ventre n'est pas tout entière dans le sac, une zone variable de sa *paroi postérieure* est *extra-sacculaire*, à découvert, déshabillée de sa séreuse.

Un exemple, d'autant plus démonstratif qu'il s'agit d'une hernie opérée presque immédiatement après le début des accidents :

Grosse hernie inguinale droite, incomplètement réductible depuis plusieurs mois, et qui, dans un effort, s'est brusquement distendue, en devenant irréductible et douloureuse. J'opère, quelques heures après, sans taxis préalable. Le sac ouvert, sans incident, suivant la pratique décrite au chapitre précédent, je trouve le cæcum noirâtre et énormément dilaté, son extrémité inférieure est libre, se laisse soulever et contourner avec le doigt; en arrière et un peu au-dessous, on aperçoit l'appendice recroquevillé; mais, plus haut, *la paroi postérieure de l'intestin fait corps*, pour ainsi dire, *avec le sac*, et cela, sur une longueur de 5 centimètres environ.

Le débridement est complété, et l'on attire au dehors un petit segment du gros intestin; le collet est marqué d'une encoche fort nette, mais il est intact. La réduction pure et simple serait donc tout indiquée, mais l'adhésion intestino-sacculaire crée un obstacle d'abord insurmontable : on arrive bien à réduire le volume du gros intestin, qui se vide sous les doigts, mais la cloison rétro-intestinale n'en devient que plus nette, elle se refuse absolument à toute espèce de refoulement, elle « tient » solidement au sac et ne se mobilisera qu'avec lui.

Les deux lèvres sacculaires sont donc décortiquées et isolées, comme pour l'excision terminale; en arrière, elles se réfléchissent sur une paroi épaisse, tendue, rougeâtre, parsemée de gros vaisseaux, qu'il est assez facile de reconnaître pour la paroi postérieure du côlon ascendant. Nous commençons par la faire rentrer peu à peu dans le ventre, puis la paroi postérieure du sac et son contenu sont refoulés ensemble, et la réduction finit par être complète. On constitue un collet avec ce qui reste de la paroi sacculaire dans la plaie, et, après ligature et excision, on « répare » la région inguinale.

Ces hernies du gros intestin — et ce mode tout spécial d'adhérences sacculaires, *par glissement du mésocôlon* (fig. 522) — sont toujours de cure fort pénible, et, pour ne pas « s'y perdre », il faut bien savoir, par avance, quelles dispositions on rencontrera le plus souvent.

Ce sont de grosses hernies, d'ordinaire, mais il est exceptionnel que l'on puisse prévoir la nature du contenu, sauf dans quelques cas de distension extrême, où les bosselures du gros intestin viennent se dessiner à travers les parois amincies.

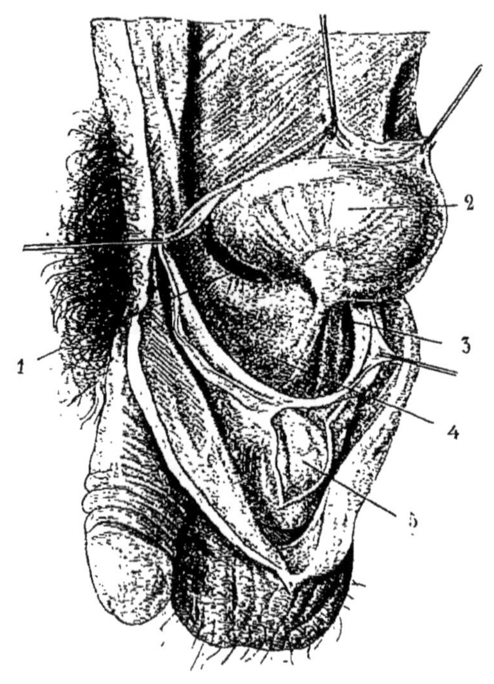

Fig. 522. — Adhérences par glissement de l'*S* iliaque du côlon dans une hernie inguinale.

1, collet du sac. — 2, *S* iliaque relevé, s'insérant par son méso (3) aux parois du sac (4) qui a été ouvert. — 5, le testicule dans la tunique vaginale (Scarpa).

Toujours est-il que la prudence est de rigueur dans l'incision du sac, car l'intestin se tord et s'incurve parfois, de façon à présenter *en avant*, sous le bistouri, sa face postérieure, extra-sacculaire et dénudée. Il faut s'attendre, en effet, à rencontrer des anomalies de situation et de rapports du sac et, avant tout, on devra procéder à sa recherche : reportez-vous donc en dedans, et pour peu que la surface rougeâtre, que vous avez d'abord découverte, ne vous « dise rien qui vaille », ne craignez pas d'isoler largement toute la face antérieure de la tumeur herniaire et de chercher un segment de paroi plus mince et plus aisément plissable.

Une fois le sac ouvert et le gros intestin reconnu, faites d'abord un large **débridement du collet** [1] et, après inspection du « contour de la portion serrée », réduisez le volume du segment hernié, en le vidant, par des pressions douces, sans refoulement.

Vous pourrez alors vous rendre un compte exact du siège et de l'étendue de l'*adhérence charnue naturelle*; dites-vous bien qu'il est tout à fait illusoire — et très dangereux — de chercher à réduire « de force », à « bourrer » l'orifice inguinal interne; cette large bride, qui relie le cæcum ou l'S iliaque à la paroi postérieure du sac, ne cédera pas et ne se laissera mobiliser et refouler qu'avec le sac lui-même. D'autre part, on ne doit ni la rompre ni la sectionner, car ce serait s'exposer à blesser les vaisseaux nourriciers de l'intestin.

[1] Et de la paroi, s'il le faut, une véritable hernio-laparotomie.

Commencez donc par isoler et libérer le *sac*; en haut et en arrière, dégagez-le du cordon et, très prudemment, dégagez en même temps la portion rétro-péritonéale du gros intestin hernié, qui se présente au-dessous de l'anneau, dénudé de sa séreuse, et les tractus vasculaires qui rampent en arrière de l'intestin. Ceci fait, mettez-vous en devoir de pratiquer la réduction *en masse* de la paroi sacculaire postérieure et du contenu qui fait corps avec elle; refoulez d'abord le segment rétro-péritonéal, puis le reste, peu à peu, en faisant glisser, de bas en haut, la paroi postérieure du sac sur le cordon et non l'intestin sur la paroi postérieure du sac. **On respecte l'adhérence intestino-sacculaire, et c'est le sac qu'on décolle et qu'on réduit.**

Bien entendu, cette réascension n'est possible qu'à la faveur d'une incision préalable et suffisante du collet et de la paroi inguinale, et l'on fera bien de se créer d'emblée tout le jour nécessaire ; la **position inclinée** rendra des services dans ces réductions, surtout lorsque des anses grêles ont accompagné le gros intestin dans le sac et que le volume du contenu herniaire est considérable.

Enfin, une dernière ressource resterait, si la libération du sac et le refoulement « en totalité » semblaient impraticables : *le débridement, sans réduction*, dont nous avons parlé plus haut.

II

ANOMALIES DU SAC — SIÈGE ANORMAL DE L'ÉTRANGLEMENT

Il faut s'attendre à tout et ne s'étonner de rien, au cours d'une opération de hernie étranglée, laisser un peu de côté les descriptions théoriques, s'attacher à remplir les grandes indications, et ne s'estimer satisfait que lorsque l'intestin est librement réduit et qu'il a « disparu » dans la cavité abdominale.

Vous trouverez parfois certaines anomalies du sac « extérieur », en général, faciles à reconnaître et qui créent peu d'obstacles.

Vous avez fait l'incision régulière de la paroi inguinale et des enveloppes externes, comme nous la décrivions plus haut, et vous ouvrez une cavité vide ou contenant seulement un peu de liquide séreux ou séro-hématique : pas d'intestin, pas d'épiploon, poche close de toutes parts ; sur sa paroi profonde, une seconde poche se dessine en relief : c'est le « vrai » sac, et vous êtes entrés tout d'abord dans une **bourse séreuse pré-sacculaire** ou dans **un sac diverticulaire**, ancien et définitivement isolé.

Simple incident, en somme, si l'on a soin d'inciser très prudemment la cloison sous-jacente, le sac proprement dit. Ailleurs, une communication étroite vous montrera le chemin de l'une à l'autre poche, de la cavité vide à la cavité habitée; il est inutile d'insister.

Les **hernies enkystées de la vaginale** se présentent sous des apparences assez semblables, et je donnerai comme exemple le fait suivant :

Grosse hernie scrotale gauche, contenant manifestement une abondante quantité de liquide : à l'ouverture du sac, — d'une première poche, — il s'écoule, en effet, beaucoup de sérosité claire, et je tombe dans une vaste cavité, qui contient en bas le testicule, et qui se prolonge en haut jusqu'à l'anneau inguinal; pas d'intestin, pas d'épiploon, la poche est fermée de toutes parts; c'est la vaginale. Sa paroi postérieure est soulevée, jusqu'à mi-hauteur, par une seconde poche, arrondie, tendue, qui est incisée à son tour : cette fois, c'est le sac herniaire, qui est débridé jusqu'à l'anneau (1).

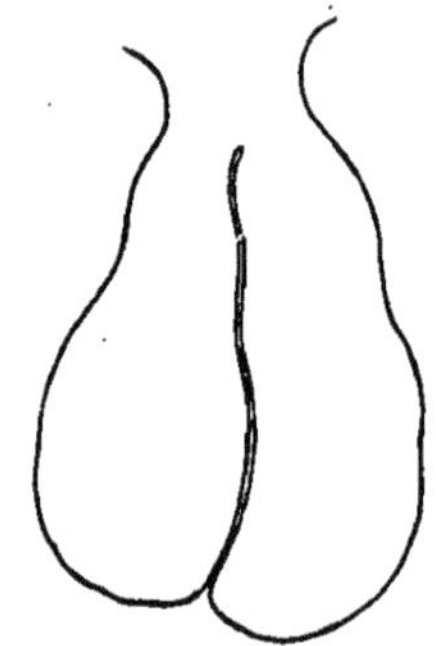

Fig. 523. — Sac herniaire à deux loges.

Ailleurs, le véritable sac, au lieu de se coiffer du feuillet postérieur de la vaginale, s'invagine, de haut en bas, verticalement, dans sa cavité, et apparaît alors au beau milieu de l'hydrocèle. Il suffit de connaître l'existence de ces dispositions anormales pour ne pas être dérouté.

Sacs doubles; sacs diverticulaires. — Mais voici qui semble plus étrange, au cours d'une kélotomie, et je prends comme exemple une de mes observations.

Grosse hernie inguinale droite étranglée, étranglement récent, opération : j'ouvre sans peine un sac qui, de prime abord, me paraît absolument normal; le débridement « à découvert » a été fait comme de coutume; je réduis une anse grêle, de paroi intacte; mais, derrière elle, au collet, je suis tout surpris d'en trouver une autre qui s'engage dans un second sac, situé exactement au-dessous du précédent et séparé de lui par une cloison séreuse commune; je dégage et je fais rentrer cet autre segment intestinal et le ***sac double*** est isolé en masse, lié et réséqué.

De fait, il était nettement ***bilobé*** et le diaphragme médian remontait jusqu'un peu au-dessous du collet (fig. 523); quelquefois, il se prolonge plus haut (fig. 524) et l'on se trouve en présence de deux collets et de deux étranglements : quand la paroi aponévrotique a été d'emblée suffisamment incisée, ces anomalies ne créent pas de difficultés sérieuses.

Ailleurs, le sac pourra présenter, en quelque point de sa face interne, ***un diverticule***, un prolongement en cul-de-sac plus ou moins volumineux, ***qui loge la portion étranglée de l'intestin***, et dont l'orifice d'abouchement intra-sacculaire constitue, à proprement parler, le collet d'étranglement.

Les caractères physiques de la hernie s'en trouvent, d'ordinaire, singulièrement modifiés : elle reste, pour une part, réductible et molle, mais une portion, plus dure et tendue, ne se réduit pas. « La tumeur est molle dans

(1) Il arrive que la cloison mince, qui sépare la vaginale du sac, se perfore et constitue, à ce niveau, un anneau d'étranglement. On trouve alors, à l'ouverture de la vaginale, l'intestin étranglé. (Dupuytren, Bourguet, Berger.)

son ensemble, écrit Pierre Delbet dans une observation très typique ([1]), peu ou pas tendue, sonore à la percussion. A une palpation plus attentive, on reconnaît, en arrière de la tumeur, une masse dure, tendue, douloureuse. » Le sac contenait une anse intestinale volumineuse et « d'aspect absolument normal »; l'anneau laissait aisément passer le doigt. On se mit en devoir de réduire, mais bientôt on s'aperçut que l'intestin s'engageait dans un diverticule du sac, et qu'il était *étroitement étranglé par l'orifice qui faisait communiquer le diverticule et le sac principal.* Il fallut débrider cet orifice, et la striction était telle, que ce débridement fut difficile; l'anse étranglée dans le diverticule présentait des lésions si graves, que la résection s'imposa.

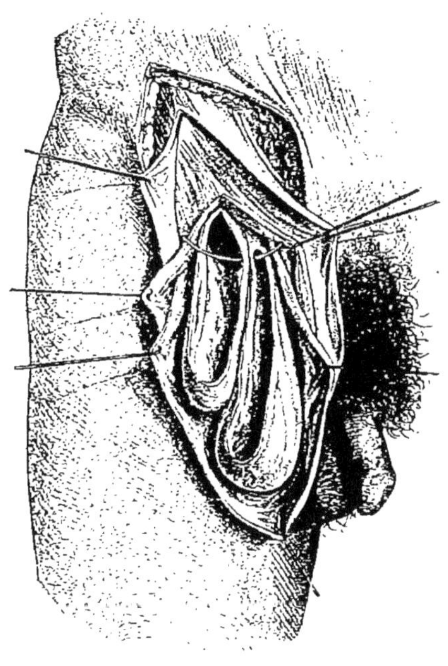

Fig. 524. — Hernie inguinale présentant un *sac double.* — Un fil a été passé dans l'orifice qui fait communiquer les deux sacs. — Plus profondément, on voit l'orifice de communication avec le péritoine (Demeaux).

Ces **diverticules** peuvent siéger, du reste, à des hauteurs variables, et sur l'une ou l'autre paroi; quelquefois, leur orifice de communication est voisin du collet, et nous trouvons, mais en dehors du ventre, une disposition qui rappelle celle de la hernie propéritonéale.

Hernies propéritonéales. — Ici, en effet, il existe encore deux sacs de volume respectif variable et qui communiquent plus ou moins largement mais l'un d'eux est extérieur, **intra-inguinal**, l'autre profond, **intra-abdominal**, logé entre le péritoine pariétal et le fascia transversalis.

Le sac profond se trouve parfois *sur le prolongement* du sac intra-inguinal (fig. 525) : c'est un sablier, plus ou moins infléchi à sa partie moyenne; ailleurs et plus souvent, *il se dévie latéralement*, et son orifice d'abouchement péritonéal se rapproche de celui du sac extérieur (fig. 526).

En examinant les figures 525 et 526, on se rendra compte de toutes les formes intermédiaires, dont témoignent des observations aujourd'hui fort nombreuses. On retiendra, en pratique, qu'il existe **un second sac, profond,** et **un collet d'étranglement profond.**

Quant au sac intra-abdominal, il occupe des régions différentes : le plus souvent, il s'applique derrière la paroi inguinale, *au niveau de la fosse iliaque*; quelquefois, il se prolonge dans le bassin, *en arrière de la branche horizontale du pubis*, ou même il se porte en dedans, *vers la vessie.* Il faut

([1]) Prieur, *Des sacs herniaires diverticulaires.* Thèse de doct., 1893.

être instruit de ces localisations diverses, mais on ne saurait les reconnaître d'avance, dans l'immense majorité des cas, et c'est en opérant qu'on les découvre.

Ces hernies propéritonéales se signalent pourtant, en général, par quelque singularité d'évolution et quelque signe anormal. Ce n'est plus la hernie inguinale étranglée classique, banale : il y a quelque chose de suspect, quelque chose d'inexpliqué; c'est une raison de plus d'intervenir séance tenante, sans taxis. Et voici quelques-unes de ces formes cliniques :

A. Vous ne trouvez **pas de hernie inguinale**, l'anneau et le canal sont libres : **au-dessus de l'arcade, une tumeur ovoïde, allongée, tendue,** plus

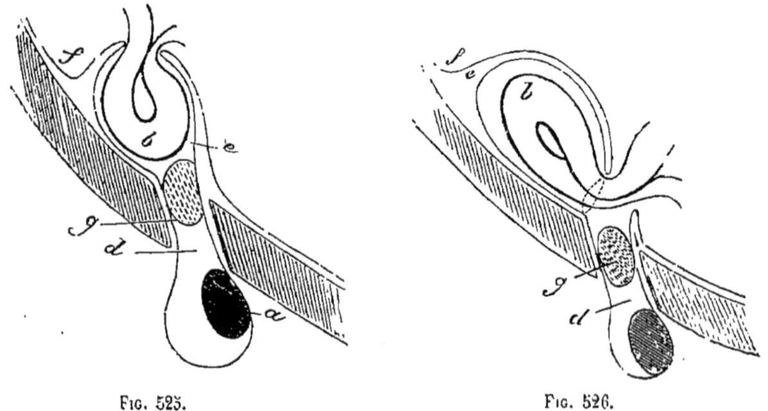

Fig. 525. Fig. 526.

Fig. 525. — Hernie propéritonéale, à sac propéritonéal *superposé* au sac scrotal.

a, testicule contenu dans le diverticule scrotal (*d*) du sac et se réduisant en *g*, quand la hernie est contenue par un bandage. — *b*, intestin étranglé dans le diverticule propéritonéal (*e*) du sac. — *f*, péritoine pariétal (Krönlein).

Fig. 526. — Hernie propéritonéale, dans laquelle le diverticule propéritonéal du sac est situé *latéralement*, par rapport au sac scrotal et à l'orifice herniaire commun (mêmes notations que pour la précédente figure) (Krönlein).

ou moins sonore, soulève la paroi; ou bien, sans qu'il existe de relief, vous constatez, au palper, cette masse sus-inguinale profonde. Le diagnostic est souvent alors celui d'occlusion intestinale.

Exemple. Un homme d'une cinquantaine d'années entre à la Maison municipale de Santé avec des accidents très graves d'iléus, qui remontent à quatre jours. On ne trouve aucune trace de hernie apparente; le ventre est le siège d'un météorisme diffus, et l'on décèle seulement à la région sus-inguinale droite une douleur plus aiguë et une tension plus accusée.

Je pratique la laparotomie sous-ombilicale, et, une fois le ventre ouvert, je me dirige tout de suite vers la fosse iliaque droite. Après quelques recherches, je découvre une anse grêle, qui plonge dans le bassin et reste fixe à son extrémité inférieure; en la suivant de haut en bas, je tombe sur un *anneau circulaire, fibreux, dur*, qui l'enserre, et figure l'entrée d'un sac; cet anneau est situé en dedans et à quelque distance de l'orifice inguinal interne. Je le débride et j'extrais la portion incarcérée de l'anse grêle, épaissie, noirâtre, marquée d'une encoche profonde à son origine. Le sac, cylindroïde, avait une profondeur de 7 à 8 centimètres; il se portait *en bas, en avant et en dedans*, et croisait obliquement la paroi antérieure du bassin. Dans la nécessité de faire vite, on le ferma, à son orifice débridé, par un capitonnage au catgut et l'on réunit la paroi. Guérison [1].

B. Il existe une **hernie inguinale funiculo-scrotale,** mais elle est peu tendue, **en partie réductible,** et pourtant les accidents d'étranglement sont nets et persistent.

Dans certains faits de ce genre, on sent la tumeur profonde et l'on s'aperçoit même qu'elle grossit et se tend davantage, lors des tentatives de réduction de la hernie « extérieure ».

C. Il existe une hernie « extérieure », du reste, nullement tendue, elle se laisse entièrement réduire, mais tout de suite, **dès que la pression cesse, elle retombe,** et il est impossible que l'intestin, qui semble avoir repris sa place, la conserve. C'est du refoulement, ce n'est pas une réduction vraie.

D. Ailleurs encore, il existe, toujours, une hernie « extérieure », on la réduit sans peine, **elle reste réduite, mais les phénomènes d'étranglement n'en continuent pas moins.**

Ajoutons que, dans la plupart de ces cas, on relève, en outre, quelque anomalie du testicule : il n'est pas descendu, ou bien on le découvre au voisinage de l'anneau externe, ou plus profondément, dans le canal. L'***ectopie testiculaire doit toujours mettre en méfiance, dans les hernies.***

Enfin, il arrive que la hernie « extérieure » présente tous les caractères de l'étranglement, et que ce soit seulement au cours de la kélotomie que l'on constate, *après le premier débridement et la première réduction, l'existence d'une autre poche profonde, d'un second foyer d'étranglement.*

Nous disions plus haut qu'après toute kélotomie il fallait que le doigt pénétrât librement dans le ventre et qu'une exploration soigneuse de tout « l'infundibulum péritonéal », de toute la zone qui avoisine le collet, ne révélât absolument rien d'anormal. Pour avoir négligé cette précaution essentielle, on a parfois réduit le contenu du sac intra-inguinal dans le sac propéritonéal et transformé un étranglement extérieur en étranglement profond, ou méconnu le sac propéritonéal. Nous en reparlerons à propos des accidents de la kélotomie.

Quoi qu'il en soit, dans ces hernies propéritonéales, sous quelque aspect qu'elles se traduisent, l'intervention devra être conduite de la façon suivante [2] :

Faites d'abord la kélotomie ordinaire, ouvrez le sac extérieur, incisez son collet : si le sac est vide ou si vous pouvez réduire sans peine le contenu, suivez du doigt l'intestin, et **allez, dans la profondeur, explorer la zone rétro-inguinale, en dehors, en dedans, en bas.**

(1) *Société de chirurgie*, 19 juillet 1899.

(2) Lorsqu'il existe une hernie *extérieure*, étranglée ou non. — S'il n'y a rien dans le canal et que l'on découvre nettement une tumeur, une voussure tendue, au-dessus de l'arcade, on fera l'incision sus-inguinale ; le plus souvent, dans les faits de ce genre, on ne peut poser qu'un diagnostic ferme, celui d'étranglement interne, et c'est alors la laparotomie médiane sous-ombilicale qui pourra seule parer à toutes les surprises.

Assez souvent, vous sentirez **une poche distendue**, plus ou moins grosse, qui, tout de suite, vous donnera l'impression d'un second sac ; ailleurs, ce sera **une anse intestinale dilatée** qui se présentera sous votre doigt, et, en la suivant, vous constaterez qu'elle est fixée à son extrémité, ou qu'elle vient s'infléchir sous une sorte de bride arciforme et tranchante.

Si la réduction de la hernie « extérieure » est impossible ou que l'intestin « retombe » tout de suite, l'existence d'un obstacle profond sera d'emblée démontrée, et vous vous occuperez immédiatement de mettre à découvert et de ***voir*** cet obstacle.

Rien n'est plus périlleux, en effet, et plus irrationnel que ces tentatives de débridement intra-abdominal, au doigt, d'un collet profond, que l'on sent mal.

Vous chercherez d'abord, en abaissant le collet du sac extérieur, en écartant bien votre incision inguinale, à **mettre à découvert l'orifice profond**, et, s'il est voisin de l'anneau inguinal interne, vous y réussirez.

Il est arrivé parfois que la pression du doigt ait suffi à l'érailler et à libérer l'intestin ; plus souvent, il faut le débrider au bistouri boutonné ou aux ciseaux courbes. Mais cette pratique, qui a l'avantage d'épargner la paroi abdominale, est loin de pouvoir être érigée en règle. Et la meilleure méthode consiste à pratiquer franchement la ***hernio-laparotomie***.

L'incision de la paroi inguinale est prolongée en dehors, vers l'épine iliaque, aussi loin qu'il est nécessaire ; et les divers plans sont sectionnés jusqu'au sac rétro-pariétal, qui est largement exposé ; on en reconnaît les rapports et la situation, on recherche le collet, en refoulant et maintenant l'intestin sous des compresses aseptiques.

Deux voies peuvent être alors suivies : si le collet est sous la main, bien accessible, vous le débridez tout d'abord, en prolongeant l'incision sur la paroi antérieure du sac profond, et, avec précaution, vous procédez à l'extraction de l'anse incarcérée, qui est examinée et traitée, suivant la gravité des lésions. Il sera quelquefois plus facile de commencer par l'ouverture de la poche séreuse, dont la mince enveloppe sera minutieusement soulevée, et de poursuivre ensuite le débridement jusqu'à l'orifice d'entrée.

De toute façon, on n'oubliera pas qu'il s'agit là d'un sac herniaire véritable, *à contenu septique*, et d'un intestin étranglé, qui peut être sphacélé et perforé ; comme on opère alors en plein ventre, on prendra toutes les précautions indispensables pour isoler la région avec des compresses et pour parer ou remédier immédiatement à toute souillure.

Ces sacs intra-abdominaux acquièrent parfois un volume considérable et leur collet remonte très haut. De toute nécessité, il faut arriver jusqu'à lui, et, pour cela, recourir, s'il est utile, à un débridement complémentaire de la paroi. Il s'agit alors, à proprement parler, de véritables occlusions intestinales, et l'intervention devient identique. Trendelenburg [1], dans un fait

[1] La moitié droite du scrotum était occupée par une tumeur grosse comme un œuf de poule, peu tendue, indolente à la pression, qui se prolongeait vaguement dans le canal inguinal. Toute la

analogue, pratiqua la laparotomie médiane, et ce sera parfois le procédé de nécessité ; la hernio-laparotomie, aussi large qu'il est nécessaire, reste le procédé d'élection.

Une fois la besogne de réduction profonde achevée, une réunion minutieuse des plans musculo-aponévrotiques de la paroi termine l'opération.

Hernie inguino-interstitielle. — Ici la tumeur herniaire est tout entière (ou presque) *dans la paroi abdominale*, et l'étranglement est très haut, tout en dehors, à l'anneau inguinal interne.

Dans la forme typique (*hernie inguino-interstitielle simple*) le sac ne descend pas au-dessous de l'orifice externe du canal inguinal, mais il ne reste pas inclus dans le trajet, il en déborde largement les limites, en haut et en dedans, il *s'évase et s'étale entre les plans décollés de la paroi*, vers l'ombilic (fig. 527). En règle, l'anneau inguinal externe est très étroit, et le testicule ectopié dans le canal.

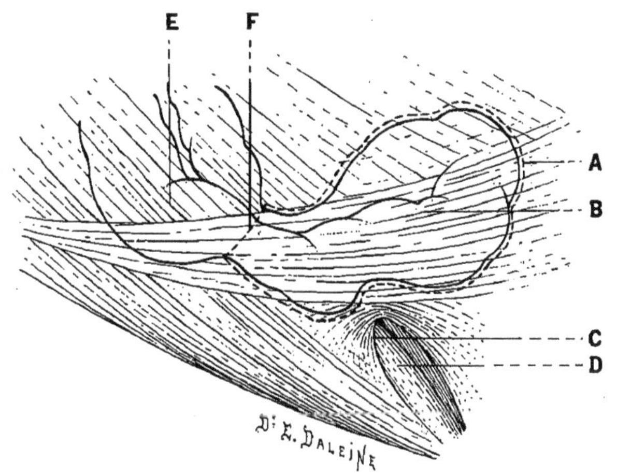

Fig. 527. — Hernie inguino-interstitielle (schéma).

A, le sac intra-pariétal. — B, intestin hernié. — C, anneau inguinal externe, libre. — D, cordon. — E, bout supérieur de l'anse étranglée. — F, collet profond, en haut et en dehors.

Une autre variété est plus rare : le sac est toujours intra-pariétal et développé surtout dans la zone sus-inguinale, mais un prolongement s'en détache en bas, traverse l'anneau externe et descend vers les bourses. C'est la *hernie en bissac*.

Plus fréquente chez l'homme, la hernie inguino-interstitielle s'observe aussi, exceptionnellement chez la femme : Auvray [1] en a réuni 14 cas. — Les accidents d'étranglements sont loin d'y être rares : le diagnostic en est souvent difficile, et la technique de l'intervention est elle-même toute spéciale.

moitié droite de la région hypogastrique était soulevée par une tumeur du volume des deux poings, élastique, douloureuse, qui commençait, en bas, au ligament de Poupart et s'étendait, en haut, jusqu'au voisinage de l'épine iliaque antéro-supérieure, en dedans, jusqu'à trois ou quatre travers de doigt de l'ombilic. *On ouvrit d'abord le sac scrotal* : il contenait de l'épiploon ; on prolongea l'incision sur la paroi antérieure du canal inguinal et l'on tomba au milieu d'anses intestinales distendues, entre lesquelles remontait la corde épiploïque. En la suivant du doigt, en haut et en arrière, *on parvint à un anneau, qui parut être l'agent d'étranglement*. Incision de la ligne blanche, suffisante *pour passer la main, qui réussit à dégager, à ramener dans le ventre, sous une traction moyenne, l'anse étranglée*. On laissa un drain dans le sac intra-abdominal. Guérison. (Rapporté par Hölder, Ueber Hernia pro-peritonealis. *Beitr. zur klin. Chir.*, 1891, Bd VII, p. 271.)

[1] Auvray, Hernie inguino-interstitielle chez la femme (hernie de Goyrand). *Gaz. hebd. de méd. et de chir.*, 10 juin 1900, n° 46, p. 542.

On conçoit, en effet, que, dans la forme simple, exclusivement intra-pariétale, quand rien ne passe par l'orifice inguinal externe, et qu'on se trouve en présence d'une vaste tumeur de la paroi iliaque, tumeur bridée par les couches musculo-aponévrotiques, malaisée à délimiter et à localiser, les hésitations puissent être grandes et justifiées : on pense à une tumeur intra-abdominale, une invagination, un néoplasme intestinal, une collection inflammatoire. Sans doute les variations de volume et de relief que la masse subit du fait des contractions abdominales seraient de nature à en révéler le siège intra-pariétal : quand le patient « serre le ventre », la tumeur s'affaisse. Mais, lors d'étranglement, lors de contracture douloureuse des muscles de la paroi, on ne comptera pas trop sur un pareil signe, et surtout chez un sujet gras. Toutefois, devant des accidents d'occlusion, la constatation de ce gâteau épais, plus ou moins bosselé, douloureux, qui occupe l'une des parois iliaques, doit faire penser à la hernie inguino-interstitielle : si le testicule manque au-dessous de l'anneau, c'est là un appoint des plus précieux. — Enfin, dans la forme en bissac, l'existence du prolongement sous-inguinal éclaire la signification de la grosse tumeur intra-pariétale.

L'intervention est alors toute différente de la kélotomie ordinaire : il faut faire une longue incision oblique, sus-inguinale, suivant le grand axe de la tumeur; découvrir l'aponévrose du grand oblique, distendue et souvent éraillée, la sectionner doucement, car le sac est tout près et mince. — Ceci fait, si quelque doute subsistait, il disparaît, en général, et l'on reconnaît un sac herniaire. Il est ouvert à son tour, détergé, exploré. On se rend compte de la voie que le sac herniaire a suivie dans la paroi, du plan qu'il a décollé, on dégage l'intestin et l'on cherche le collet, *tout en haut et en dehors*. L'étranglement, d'ailleurs, est souvent peu serré, et, comme M. Tillaux l'a fait remarquer, les accidents relèvent en grande partie du mécanisme de la coudure. S'il faut débrider, on le fera en haut et en dehors, en se souvenant que le collet répond à l'anneau inguinal profond et que les vaisseaux épigastriques sont en dedans.

L'isolement du sac et de son vaste prolongement intra-pariétal ne va pas toujours sans difficulté, et l'on est obligé d'entamer aux ciseaux les muscles adhérents; enfin, les grosses hernies laissent une brèche considérable de la paroi, qu'il faut refaire du mieux possible, plan par plan ([1]).

Étranglements rétrogrades. — Il s'agit, en pareil cas, d'une hernie ordinaire, d'un sac ordinaire, et l'étranglement siège bien au collet, mais la portion étranglée n'est pas dans le sac, *elle est dans le ventre*.

Maydl ([2]) a décrit ce type rare d'étranglement sur l'appendice, puis sur la trompe (voy. plus loin). On l'a constaté aussi sur l'épiploon : le sac ouvert, on y trouve un segment épiploïque, plus ou moins épais, plus ou moins adhérent, qu'on libère tout autour, mais dont le bout échappe : ce n'est

([1]) Voy. le procédé de M. P. Berger : La hernie inguino-interstitielle et son traitement par la cure radicale. *Revue de chir.*, 10 janvier 1902, n° 1, p. 1

([2]) Maydl, Uber retrograde Incarceration der Tuba und des Processus vermiformis in Leisten und Schenkelhernien. *Wiener klin. Rundschau*, 1895, n° 2 et 3.

qu'après un large débridement du collet qu'on découvre, plus haut, dans le ventre, ce bout terminal, cette extrémité, adhérente parfois à la paroi abdominale, et le plus souvent sphacélée. Dans un fait de Bayer [1] (fig. 528), il y avait, de plus, une torsion intra-abdominale du segment épiploïque afférent.

L'intestin aussi peut s'étrangler « à rebours », en voici un exemple [2]. Hernie scrotale droite étranglée; kélotomie : le sac est rempli d'un liquide

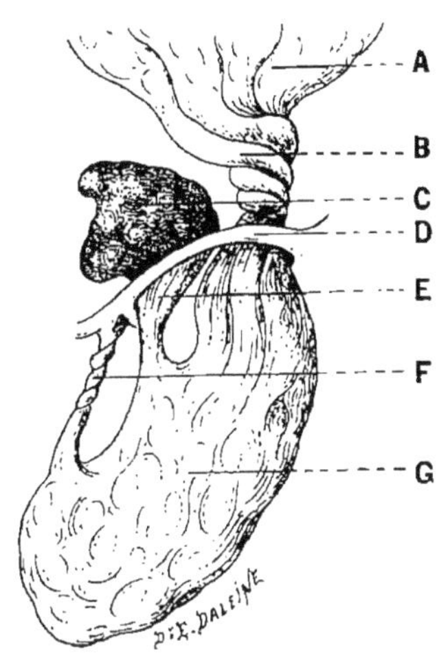

FIG. 528. — Étranglement rétrograde de l'épiploon (fait de Bayer, *loc. cit.*).

A, épiploon. — B, torsion intra-abdominale de l'épiploon, au-dessus du collet. — C, segment d'épiploon, sphacélé par *étranglement rétrograde*. — D, collet herniaire. — E, pédicule de ce segment. — F, petite bride épiploïque, tordue, adhérente au collet. — G, portion intra-sacculaire, non étranglée, de l'épiploon.

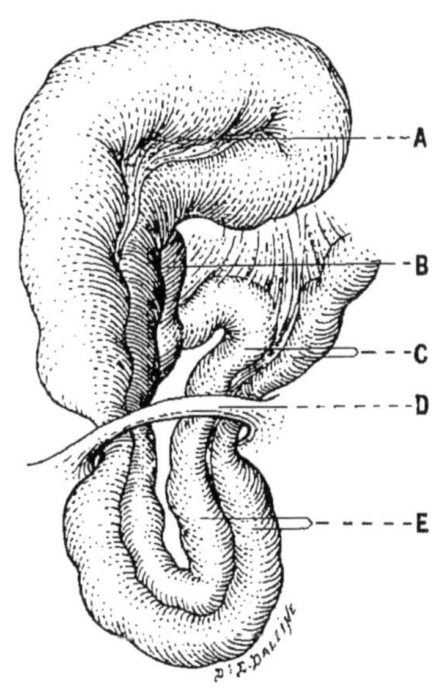

FIG. 529. — Étranglement rétrograde de l'intestin (fait de v. Wistinghausen, *loc. cit.*, schéma).

A, portion médiane de l'anse : étranglement rétrograde. — B, cæcum. — C, les deux bouts originels de l'anse. — D, collet herniaire. — E, portion intra-sacculaire, non étranglée.

louche, très fétide, d'un jaune rougeâtre; il contient deux anses grêles, distendues, violacées, peu malades pourtant, et dont l'aspect contraste avec ce liquide, qui sent la gangrène, et les deux anses semblent indépendantes, comme si elles étaient descendues isolément, côte à côte, dans le sac : au collet il y a quatre bouts. On fend le canal inguinal : du liquide hémorragique, fétide, s'écoule avec abondance du ventre, et l'on amène une anse de 80 centimètres de long, extrêmement dilatée, couverte de suffusions sanguines, noirâtre et sphacélée par places : c'est la portion médiane de l'anse herniée, dès lors reconstituée, et qui figure bien une seule anse grêle, rebroussée de bas en haut, du fond du sac vers l'anneau, et « doublée » pour ainsi dire (fig. 529).

Pour être tout exceptionnel, ce type d'étranglement rétrograde n'en est

(1) C. BAYER, Retrograde Netz-incarceration mit Stieltorsion uber den Bruchring. *Centralbl. f. Chir.*, 1898, n° 17, p. 462.

(2) R. v. WISTINGHAUSEN, Zur Casuistik der retrograden Incarcerationen. *Arch. f. klin. Chir.*, 1902. Bd. 68, 2, p. 419.

pas moins d'une gravité particulière; en pratique, la conclusion doit être celle-ci : on ne cherchera jamais à reintégrer dans le ventre le contenu sacculaire, quel qu'en soit l'aspect, sans avoir attiré au dehors, librement, une portion saine de longueur suffisante, et dûment exploré, par le sac et jusque dans le ventre, toute la zone d'étranglement : devant une disposition anormale, on ne réduira jamais « sans comprendre ».

III

HERNIES DE CONTENU ANORMAL

Sous ce titre, nous signalerons les hernies de la ***vessie***, de l'***appendice***, de l'***ovaire*** et de la ***trompe***, qu'on peut trouver, du reste, **isolées** et étranglées pour leur propre compte, ou **associées à une hernie intestino-épiploïque**. Nous ferons rentrer encore dans le même groupe certains néoplasmes herniaires.

Hernies de la vessie. — On peut, dans une certaine mesure, soupçonner ou reconnaître la cystocèle inguinale, lorsqu'on se trouve en présence d'une hernie libre, réductible, explorable à loisir; les difficultés et les bizarreries de la miction, la constatation, à la partie interne du sac, d'une tumeur arrondie, fluctuante, qui se remplit et se vide avec la vessie, ou d'un gâteau épais, mollasse, qui ne se réduit pas ou se réduit mal, et qu'une injection pratiquée par l'urèthre soulève et distend, ces divers signes, bien analysés, permettent un diagnostic ferme ou mettent tout au moins l'attention en éveil.

Il en va tout autrement dans une hernie étranglée [1], lorsqu'on manque de renseignements utilisables sur son passé : c'est au cours de l'opération qu'on découvre la cystocèle, et souvent qu'on la blesse.

Or, la vessie se présente alors de deux façons : **dans le sac**, ou **en dehors du sac**, pendant sa dissection.

La première éventualité est la plus rare. La kélotomie est faite, le collet débridé, le contenu réduit; en dedans et en dessous, vous apercevez une seconde tumeur, arrondie, tendue, grisâtre ou rougeâtre, grosse comme une noix, un œuf, le poing quelquefois, et *qui vous donne l'impression d'un second sac*. Cette impression a été celle de la plupart des opérateurs qui ont

[1] La cystocèle *isolée* est, d'ailleurs, susceptible de « s'étrangler », et le segment hernié de la vessie devient alors le siège des lésions successives de l'incarcération, jusqu'au sphacèle. E. Martin a réuni 17 cas de hernie étranglée, où le sac ne contenait que la vessie. (Beitrag zur Symptomatologie des eingeklemmten Harnblasenbruches. *Deutsche Zeitschrift. f. Chir.*, Bd LIV, p. 468). Il n'y a pas, alors, naturellement, d'arrêt stercoral, mais, avec les vomissements, les coliques, la douleur, la tension ou l'irréductibilité de la tumeur herniaire, on relève parfois des accidents vésicaux (envies fréquentes et douloureuses, rétention d'urine, etc.) qui pourraient mettre sur la voie du diagnostic — et qui, jusqu'ici, ne l'ont à peu près jamais fait.

rencontré cette hernie intra-sacculaire; quelques-uns ont été jusqu'à l'inciser, et, une fois sectionnée l'enveloppe séreuse, sont tombés dans un lacis feutré de fibres musculaires, les tuniques vésicales.

En pareil cas, l'incision directe de la tumeur suspecte ne doit jamais venir qu'en dernière ligne; commencez par examiner attentivement ce pseudo-sac, **suivez-le, en haut, dans le canal inguinal et dans le bassin**, en élargissant, s'il le faut, le débridement : il vous conduira, d'ordinaire, en dedans, derrière le pubis, à la vessie, et sa signification exacte deviendra évidente.

C'est ce qui arriva dans une observation très caractéristique de Walther [1]; le sac contenait : 1° une volumineuse poche kystique, sortant par la partie interne de l'anneau inguinal; 2° une anse intestinale étranglée occupant la partie externe de l'anneau. La poche kystique descendait jusqu'au fond du sac, absolument libre d'adhérences et recouverte de péritoine. En introduisant le doigt dans le canal inguinal, on put facilement constater que la partie supérieure de cette poche, ramassée en une sorte de pédicule, plongeait dans l'intérieur du bassin et derrière le pubis : il s'agissait d'une *hernie par bascule du fond de la vessie*.

Dans ces conditions, la hernie vésicale se laisse réduire, comme une anse d'intestin, et c'est la première manœuvre à faire; si la portion intra-péritonéale prolabée a entraîné derrière elle un segment de la zone extra-péritonéale, on complétera la réintégration intra-pelvienne en suivant le procédé que nous allons exposer dans un instant.

Le plus souvent, en effet, vous rencontrerez l'autre variété de cystocèle; la vessie herniée ne se montrera pas, à l'ouverture du sac, sous la forme d'un sac supplémentaire, d'une poche bien isolée; non, les premiers temps de la kélotomie seront conduits sans incidents, sans anomalies, et c'est à la fin de l'opération, — quand vous chercherez à décortiquer le sac, — que vous découvrirez, **en dedans et en arrière de lui**, et toujours de ce côté, une épaisse doublure, recouverte et masquée par de la graisse, parfois une sorte de tumeur aplatie, pâteuse, qui se prolonge dans la profondeur, à la partie interne de l'anneau, et que vous attirez de plus en plus, avec le collet.

Le danger est de prendre cette doublure *pour un simple épaississement sacculaire*, pour de la graisse et du tissu fibreux, et de poursuivre le décollement, ou, encore, de s'en tenir là, de jeter la ligature sur ce collet épais, et de le sectionner au-dessous. Dans cette seconde alternative, au bout de quelques jours, un phlegmon urineux et, à sa suite, une fistule urinaire apprendront — un peu tard — la véritable nature de ce soi-disant épaississement, et l'on se repentira d'avoir transgressé ce précepte général, qui commande de ne lier le collet qu'après l'avoir complètement dégagé sur tout son pourtour et réduit à sa membrane propre.

D'autre part, si, conscient de cette nécessité, vous poursuivez à l'aveugle et avec quelque force l'isolement du collet, vous verrez plus souvent se produire ceci : sous la graisse, sous les nappes d'apparence fibreuse que votre

(1) WALTHER, *Bull. de la Soc. anat.*, 5 avril 1895.

doigt a éraillées et écartées, une sorte de masse polykystique apparaît, une série de vésicules, d'ampoules, transparentes et minces, qui peuvent en imposer tout d'abord : ces ampoules, ces pseudo-kystes, ce sont les prolongements en cul-de-sac de la muqueuse vésicale distendue, qui se montrent à travers les fissures de la tunique musculaire : bientôt elles vont se crever, et l'urine qui s'épanche, et l'aspect de la large cavité muqueuse, dans laquelle votre doigt pénètre, ne laissent plus subsister de doute. Si l'on ne pense que trop tard à la cystocèle para-sacculaire, et si la décortication est activement menée, on peut faire à la vessie prolabée une brèche relativement considérable.

Donc tout épaississement, toute tumeur, doublant la paroi du sac, doivent éveiller les soupçons et faire penser à la vessie; l'existence d'une grosse masse lipomateuse est un signe de plus, et un signe excellent, car ce **lipome pré-vésical** manque, en somme, rarement [1].

Sans chercher à poursuivre quand même la libération du sac, commencez par dissocier doucement, et écarter cette graisse; au-dessous d'elle, vous découvrirez une surface grise ou rougeâtre, d'aspect fibroïde, et, en suivant cette sorte de tumeur, vous serez bientôt fixés sur sa nature.

Ne cherchez pas à la séparer de la paroi sacculaire, ou, du moins, ne procédez à cette séparation qu'avec un soin minutieux, en disséquant au ras du feuillet séreux et en cessant d'avancer, dès que l'adhérence devient intime : refoulez alors ce qui reste, en élargissant, s'il le faut, la brèche inguinale. Vous aurez toujours, pendant cette dissection, un suintement sanguin assez abondant, mais qu'un peu de compression arrête vite, et vous ne vous étonnerez pas, non plus, de trouver du sang dans l'urine, pendant les deux ou trois premiers jours.

N'avez-vous reconnu la cystocèle qu'en la déchirant, ne vous laissez pas dérouter par cet accident, fâcheux sans doute, mais qui est arrivé à bien d'autres [2], et dont les suites ne deviennent très graves que si l'on ne sait pas y porter remède séance tenante.

Fermer le collet et protéger le péritoine et la plaie par des compresses, telle est la première précaution à prendre; ceci fait, repérez avec des pinces de Kocher les lèvres de la déchirure, dégagez-les sur une largeur suffisante, pour que la réunion puisse être pratiquée à l'aise et sans tension, régularisez-les aux ciseaux et mettez alors toute votre attention à faire une bonne et solide suture.

Un surjet de fin catgut sur la muqueuse est très utile, pour « amorcer »

[1] Voy. Monod et Delagenière, Contribution à l'étude du la cystocèle inguinale. *Revue de chirurgie*, 1889, p. 701.

[2] En 1893, nous avons réuni 20 cas de lésions opératoires de la vessie herniée (*Revue de chirurgie*, t. XIII, p. 13 et 111). Le professeur Berger note, en 1898 (art. Hernie du *Traité de chirurgie*, t. VI, p. 388), que, sur 59 observations de cystocèle inguinale, 14 fois seulement la vessie a été reconnue au cours même de l'opération et sa blessure a pu être évitée. Dans 40 faits, la vessie fut blessée au cours d'une opération de hernie étranglée ou de cure radicale, et 15 fois l'accident ne fut reconnu qu'au bout de plusieurs heures ou de quelques jours. Voy. aussi Fargin-Fayolle, *Contribution à l'étude des hernies de la vessie*. Thèse de Paris, 1903.

la réunion, rapprocher les deux lèvres et préparer la ligne de suture musculaire, la plus importante : cette fois, vous ne chargerez naturellement que les tuniques externes, aussi largement que possible, pour réaliser, non un simple accolement, mais un adossement étendu, par un surjet à anses rapprochées ou des points séparés. Par-dessus, vous ne craindrez pas de faire encore un surjet complémentaire, sur la couche musculaire superficielle et les tissus fibreux ambiants.

Ceci fait, il ne restera plus, comme tout à l'heure, qu'à isoler du mieux possible et à réduire la cystocèle « réparée ». La fin de la kélotomie sera conduite suivant les règles ordinaires et, si la déchirure a été large et que beaucoup d'urine ait souillé la plaie, vous ferez bien de laisser un drain, à l'angle interne.

En suivant cette pratique, l'accident restera d'ordinaire bénin ou n'aura pour conséquence qu'une fistule urinaire, de cure, en général, assez facile. Lors de blessures très étendues, et si la réunion complète présentait des difficultés considérables, il resterait la ressource de suturer, autant que possible, la plaie vésicale autour d'un drain profondément introduit et fixé, qui assurerait la dérivation de l'urine ; mais on devra toujours faire tous ses efforts pour fermer toute la perforation.

Hernies de l'appendice. — Appendicite herniaire. — On peut trouver l'appendice prolabé avec le cæcum dans un sac de hernie étranglée, intact d'ailleurs ou ne présentant d'autres lésions que la congestion et l'œdème, qui résultent des désordres circulatoires communs à tout le contenu herniaire ; en tout état de cause, et hormis le cas où il faut finir le plus vite possible, on fera œuvre prévoyante *en le réséquant*.

Il n'y a là rien de spécial, et tout autres sont les cas d'***appendicite herniaire***.

Étranglé ou gangrené, l'appendice est alors la cause première des accidents, et ceux-ci revêtent d'ordinaire des allures un peu différentes de la hernie étranglée banale. Ces caractères particuliers pourront faire penser à la hernie appendiculaire, mais sans autoriser le plus souvent un diagnostic ferme.

Parfois il s'agira d'une grosse hernie inguinale droite, ancienne, qui sera devenue subitement douloureuse, irréductible, tendue, qui se compliquera de ballonnement du ventre, de vomissements, d'une réaction péritonéale plus ou moins intense ; mais l'arrêt stercoral sera souvent incomplet ; les gaz, au moins, passeront encore, et vous relèverez plutôt les symptômes de la **péritonite herniaire**, de la hernie enflammée des anciens, que ceux de l'étranglement net et franc. L'aspect extérieur sera, lui aussi, inflammatoire ou même phlegmoneux : la peau rouge, œdématiée, sera parfois doublée de véritables collections purulentes.

L'intervention immédiate est alors tout aussi indiscutable que dans l'étranglement vrai, plus encore peut-être ; et le contenu du sac nous montrera, dans un instant, quels pourraient être les néfastes résultats d'un taxis malencontreux.

Ailleurs, la tumeur herniaire est d'apparition récente, ou ne s'est révélée par un volume appréciable que depuis peu de temps; elle est aussi nettement inflammatoire, elle ferait volontiers penser à un abcès stercoral procédant d'un pincement latéral sphacélé; et, là encore, les accidents d'arrêt stercoral sont incomplets et le tableau est plutôt celui de la péritonite que de l'étranglement proprement dit.

Encore une fois, opérez tout de suite, et voici ce que vous découvrirez :

I. ***Tumeur herniaire petite ou moyenne.*** — Vous faites la kélotomie suivant la technique courante : en incisant le sac, vous le trouverez souvent très épais, composé d'un nombre considérable de feuillets superposés, d'un gris rougeâtre ou jaunâtre, infiltrés de pus; quelquefois il vous faudra traverser une véritable nappe phlegmoneuse, pour l'ouvrir. Ce sont déjà des prémisses suspectes.

Une fois dans le sac, une triple éventualité pourra se présenter.

a. **Il ne contient rien qu'une quantité variable d'un liquide louche, gris rougeâtre, fétide, ou manifestement purulent**; pas d'intestin, pas d'épiploon, rien.

Remontez au collet, d'où le liquide continue à sourdre : votre doigt seul reconnaîtra parfois, dans la profondeur, à l'anneau inguinal interne ou derrière lui, une petite masse arrondie, un cordon cylindroïde et plein; mais, pour obtenir des données précises et faire besogne utile, débridez : vous tomberez alors dans un foyer d'appendicite bas situé, « à la porte » du sac herniaire, que vous venez d'ouvrir. La libération et l'excision de l'appendice, la détersion du foyer, le drainage *par le sac* et la réunion partielle complètent l'opération.

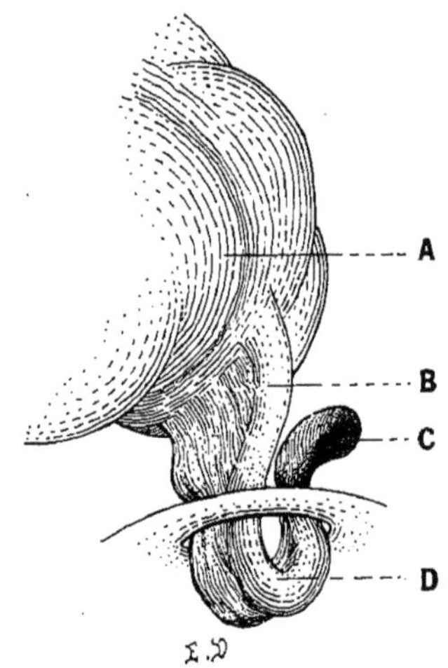

Fig. 530. — Étranglement rétrograde de l'appendice.

A, cæcum. — B, portion originelle de l'appendice. — C, extrémité de l'appendice, sphacélée et perforée par étranglement rétrograde. — D, portion intra-sacculaire, en anse, de l'appendice.

b. **Le sac contient l'appendice seul**, dont les lésions varient depuis la tuméfaction simple et la rougeur jusqu'au sphacèle, aux perforations, à la rupture partielle ou totale. Ce sont, en somme, les désordres de l'appendicite aiguë, et il n'est pas douteux que, dans la plupart de ces hernies étranglées de l'appendice, le processus inflammatoire ne se combine à l'étranglement proprement dit.

Quoi qu'il en soit de la pathogénie, la conduite à tenir ne change pas : après avoir du mieux possible détergé le sac, il faut débrider suffisamment le collet, pour se créer un accès libre dans le foyer profond, et pouvoir attirer et libérer l'appendice jusqu'à son insertion cæcale. Parfois il se présente par sa partie moyenne, son « corps » rougeâtre, distendu, malaisé à reconnaître, qui seul, infléchi en anse, a glissé dans le sac, alors que le bout libre est resté dans le ventre, au-dessus de l'anneau inguinal, où parfois il est perforé (fig. 530).

On n'oubliera pas cette incarcération **rétrograde** (1). On se fera du jour, et, doucement, au doigt, on suivra l'extrémité remontante, pour la décoller et l'extraire. L'ablation de l'appendice sera pratiquée, ensuite, suivant la technique habituelle. (Voy. *Appendicite.*)

Si les accidents sont de date récente, s'il n'y a pas de perforation appendiculaire, pas de liquide fétide et suspect dans le sac, on pourra faire la cure radicale et la réunion totale : dans la plupart des cas, le drainage s'imposera.

c. **Avec l'appendice, on rencontre dans le sac un segment épiploïque** de dimensions variables (2), d'ordinaire très adhérent et sur lequel on tombe d'abord au cours de la kélotomie. C'est après avoir décollé et soulevé la nappe ou le paquet épiploïque qu'on aperçoit, tout au fond, *autre chose* : *l'appendice*, inclus d'une longueur variable dans le sac.

L'intervention est toute tracée et devra consister : dans la ligature et l'excision de l'épiplocèle, dans l'extraction et la résection de l'appendice, qu'un débridement permettra de suivre jusqu'à la hauteur convenable.

Tous les faits que nous venons d'indiquer se présentent, en général, comme des surprises : encore faut-il reconnaître que la tumeur herniaire revêt assez souvent des apparences un peu anormales, un peu suspectes, qui doivent mettre en garde ; de plus, le contenu du sac, après quelques tâtonnements parfois, ne tardera pas à révéler la nature exacte des accidents. On fera purement et simplement l'*opération de l'appendicite dans le sac herniaire débridé.*

II. ***Grosse hernie cæco-appendiculaire.*** — Ici, l'état local sera d'ordinaire plus complexe et la besogne opératoire plus difficile.

Je suppose d'abord le cas le plus fréquent, celui d'une **hernie ancienne, volumineuse, « enflammée »** plutôt qu'étranglée, et d'aspect extérieur nettement inflammatoire. Vous faites la kélotomie, et vous trouvez dans le sac un liquide rougeâtre, épais, fétide, qui fait penser tout d'abord au sphacèle et à la perforation intestinale ; les anses herniées sont agglutinées entre elles et recouvertes de fausses membranes : en les écartant, vous découvrez le cæcum, qui occupe la paroi postérieure du sac, et un foyer d'appendicite. Du reste, le collet est à peine serré, il n'y a pas d'étranglement proprement dit, et, en aucun autre point, l'intestin ne paraît malade. C'est une appendicite en *milieu herniaire*, et la technique serait toute calquée sur celle qu'on

(1) Mouchet (de Sens) en a publié une observation très démonstrative : il s'agissait d'une hernie inguinale droite, chez une femme de soixante-dix ans ; une fois le sac ouvert, non sans difficulté, on arrive à « isoler une petite tumeur dure, d'un rouge lie de vin, à surface lisse. L'anneau, peu serré sur elle, est incisé, et nous cherchons à attirer au dehors l'organe hernié, pour vérifier l'état de ses parois ; nous ne pouvons y réussir. En introduisant le doigt dans le canal inguinal pour savoir quelle est la cause de l'obstacle, nous sentons un cordon irrégulier, dur, qui ne peut pas être l'intestin, et, en allant plus profondément, nous percevons une extrémité libre qui révèle *l'appendice hernié et replié sur lui-même.* Nous l'attirons au dehors en déchirant doucement les tractus cellulo-fibreux qui l'unissent aux parties voisines. » Résection de l'appendice, excision et ligature du sac, drainage sous-cutané. Guérison. (Appendicite herniaire simulant un étranglement de l'intestin ; kélotomie ; résection de l'appendice ; guérison. *Gazette hebd.*, 9 décembre 1900, n° 98, p. 1165.)

(2) Brieger en rapporte une observation très caractéristique (Die Hernien des Processus vermiformis. *Arch. für klin. Chir.*, 1893, Bd. XLV, p. 892).

applique dans la fosse iliaque, s'il ne fallait pas réduire les anses grêles et le cæcum, qui forment les parois du foyer intra-sacculaire.

Aussi commencera-t-on par décortiquer et réséquer l'appendice et « traiter » le foyer péri-appendiculaire; puis on procédera à une désinfection minutieuse de tout le contenu du sac : lavages à l'eau bouillie chaude, détersion sèche aux compresses aseptiques de toute la surface de l'intestin; s'il existe de l'épiploon, on l'excisera après ligature haut située, puis on réduira d'abord les anses grêles, et l'on s'occupera ensuite du cæcum, dont la paroi, souvent infiltrée et friable au contact du foyer, exigera naturellement beaucoup de ménagements.

Il arrive que la lésion appendiculaire originelle soit reconnue moins vite et moins aisément : le sac est rempli d'intestin et d'épiploon adhérents, que l'on décolle avec peine, et ce n'est que vers la fin de l'opération que l'on découvre **à la partie toute postérieure, encastré dans la paroi sacculaire, l'appendice plus ou moins malade.**

Ceci nous amène à une autre série de faits où l'appendicite herniaire se traduit par une **collection suppurée extra-sacculaire.** Chez un malade de M. Gangolphe [1], il s'agissait d'une volumineuse hernie inguino-scrotale droite, irréductible et devenue douloureuse depuis quelques jours : elle était grosse comme une tête d'enfant, « le scrotum était rouge, chaud, très sensible à la pression, à la partie inféro-interne ». Il n'y avait aucun signe d'étranglement. Peu de temps après, on ouvrit un abcès scrotal contenant un bon verre de pus très fétide, mais ne contenant ni gaz, ni corps étrangers, ni matières fécales. Le foyer se cicatrisa rapidement et la cure radicale, pratiquée ultérieurement, fit découvrir l'appendice dans l'épaisseur et à la partie tout inférieure du sac.

S'il n'existe pas d'accidents herniaires bien accusés, c'est là, en effet, la conduite la plus sage; mais il n'en est pas toujours ainsi, et l'appendicite se manifeste assez souvent par des phénomènes à la fois extra et intra-sacculaires : on constate un abcès dans les enveloppes et des signes graves « d'inflammation » herniaire, de pseudo-étranglement à forme péritonitique, qui font une nécessité de l'intervention complète.

Nous en trouvons un exemple dans une observation de M. Aug. Pollosson [2] : ici encore, on se trouvait en présence d'une hernie inguinale énorme, avec un scrotum rouge et phlegmoneux; mais les accidents, d'abord atténués, s'étaient singulièrement aggravés, et les vomissements étaient devenus fécaloïdes. En isolant le sac, « on constate, en dehors de lui et à sa partie postéro-interne, une collection suppurée, du volume d'un œuf, siégeant dans le tissu cellulaire des bourses, en dehors de lui et contre lui. Cet abcès est ouvert et nettoyé avec soin; on incise alors le sac sur sa face antérieure et l'on constate que la hernie contient à la fois une anse volumineuse

[1] GANGOLPHE, Hernies du gros intestin. Appendicite herniaire. *Lyon médical*, 1892.
[2] *In* Thèse de J. CHARNOIS, *Des hernies du cæcum compliquées d'appendicite.* Lyon, 1894, n° 984, Obs. IX.

d'intestin grêle et le cæcum, en même temps qu'une partie du côlon ascendant; en même temps s'écoule une certaine quantité de liquide citrin à peine louche et nullement purulent. Le cæcum est situé sur la face postérieure de la hernie; on voit l'insertion intestinale de l'appendice; on n'aperçoit pas tout d'abord son extrémité libre; mais, *en suivant cet appendice à partir du cæcum, on est conduit dans la cavité suppurée extra-sacculaire*..., et l'on voit qu'en ce point l'appendice ulcéré est presque complètement sectionné ».

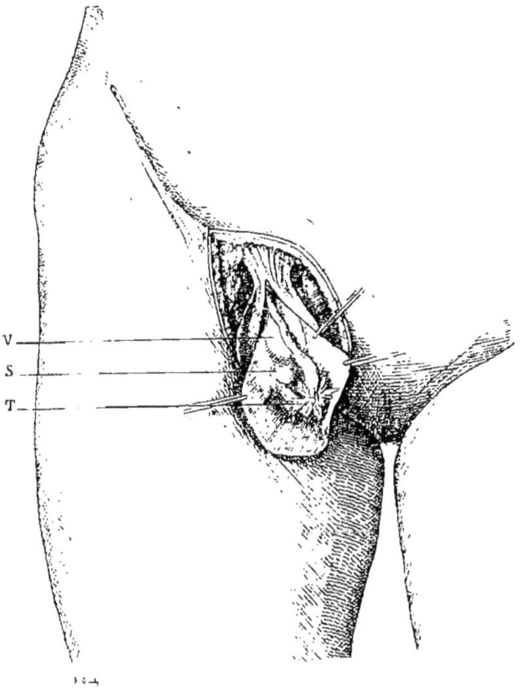

Dans ces conditions, il est tout indiqué d'inciser et de vider d'abord l'abcès, avant d'ouvrir le sac, en un point opposé, sur la face antérieure d'ordinaire, et la besogne de réduction peut devenir extrêmement complexe : au lieu de chercher à réduire quand même le cæcum et la partie attenante du sac, souillée par le pus, et de désinfection toujours malaisée et incomplète, on fera souvent mieux de laisser au dehors le segment cæcal inférieur, après avoir pratiqué un débridement suffisant pour que le cours des matières puisse reprendre librement.

V
S
T

Fig. 531. — Hernie inguinale de la trompe. — Le sac herniaire est largement ouvert (S).

On y voit la trompe et son pavillon T. — En V, un relief de la paroi inférieure du sac indique la situation de la vessie herniée [1].

Hernies de l'ovaire et de la trompe. — Nous nous contenterons de les signaler en quelques mots. Ce sont presque toujours des surprises, que **l'ovaire et la trompe constituent à eux seuls toute la hernie**, ou qu'on les rencontre **dans un sac occupé déjà par de l'intestin ou de l'épiploon.**

Dans la première hypothèse, l'ovarioncie pure et simple peut devenir le siège d'accidents qui rappellent de près ceux de l'étranglement, ou mieux ceux de « l'inflammation » herniaire; bien que certains traits manquent au tableau, l'indication opératoire n'en est pas moins immédiate, en présence

[1] Il s'agissait d'une *hernie simultanée de la trompe et de la vessie*. La malade (une femme de trente-neuf ans) présentait des accidents d'étranglements un peu étranges : la température était à 39 degrés, le ventre ballonné, la langue sèche; la tumeur herniaire (à l'aine droite) était grosse comme un œuf, légèrement rouge à sa surface, d'une irréductibilité complète et très

d'une hernie douloureuse, tendue, irréductible, et dont les enveloppes rouges et œdématiées témoignent d'un processus aigu.

Une fois la kélotomie faite, la conduite à tenir variera suivant l'état constaté de l'ovaire et de la trompe.

Si le contenu du sac est séreux, clair et sans odeur, que les deux organes ne présentent que des lésions toutes superficielles et congestives, que le ligament large, étiré et plissé, qui leur sert de pédicule, soit, lui aussi, intact, on fera bien de les réduire, après le débridement nécessaire, et de terminer par une cure radicale soignée.

Il faut reconnaître que, dans les cas d'étranglement ou de pseudo-étranglement, cette pratique conservatrice est trop rarement applicable : le liquide sacculaire est sanieux et fétide; la trompe, volumineuse, distendue, couverte d'un enduit jaunâtre, qui s'étend sur l'ovaire, et parfois sphacélée par places; le pédicule est éraillé, friable, noirâtre : le sacrifice des deux organes est indispensable. On attirera suffisamment le pédicule, pour jeter la ligature sur une portion bien saine du ligament large, et l'on coupera au-dessous.

Enfin, la trompe peut figurer seule dans une hernie, et nous avons étudié ces **hernies isolées de la trompe** (fig. 531), qui sont plus fréquentes, du reste, à la région crurale. (Voy. *Hernie crurale étranglée.*)

Tuberculose et néoplasmes herniaires. — Ce sont là des éventualités exceptionnelles, il est vrai, si l'on songe à la fréquence des hernies étranglées [1] : il n'est pas moins utile d'être instruit de l'existence possible et des caractères les plus ordinaires de ces complications qui peuvent modifier et les allures cliniques de la hernie et la technique opératoire.

I. La ***tuberculose***, lorsqu'elle revêt la forme d'un ***semis granulique***, limité à la paroi sacculaire, ou étendu au sac et à son contenu, ne crée, en somme, aucune difficulté spéciale à l'intervention : le pronostic ultérieur en est seul singulièrement aggravé.

Vous ouvrez le sac, et vous êtes tout étonné d'en voir la face interne

douloureuse. Le sac contenait une quantité notable d'un liquide rougeâtre, très odorant, et la cavité semblait presque vide et déshabitée. Sur sa paroi inférieure rampait *une sorte de cordon, d'un rouge foncé et noirâtre par places*, qui se terminait en avant en s'épaississant, et en arrière se prolongeait jusque dans l'anneau. Nous reconnûmes vite la trompe utérine : son calibre, ses flexuosités et surtout le bouquet de franges qui en formait l'extrémité, disaient assez sa nature; l'orifice central du pavillon était même dilaté, et la moindre pression en faisait sourdre de grosses gouttes de muco-pus. L'anneau était très serré : *il étranglait réellement le conduit tubaire*, qu'une traction prudente ne pouvait attirer au dehors. Après débridement, j'amenai un assez long bout de trompe saine, et le contraste était fort net entre la portion herniée, noirâtre et flasque, et la portion abdominale, rouge, lisse et bien vivante : un sillon marquait d'ailleurs la limite des deux segments. La trompe fut excisée au thermocautère, après ligature. Au cours de la libération du sac, je constatai une fusion intime entre son feuillet postérieur et une sorte de plan fibreux, gris, dur, qui occupait la partie supéro-interne du triangle inguinal; à un moment, je vis apparaître, sous mon doigt, *une série de petites bosselures transparentes*, et l'une d'elles ne tarda pas à se rompre, donnant issue à un flot d'urine. Réunion de la vessie. Guérison. (Hernie inguinale simultanée de la trompe utérine et de la vessie. Les hernies de la trompe. Les lésions opératoires de la vessie herniée. *Revue de chirurgie*, 1892, p. 12 et 111.)

[1] Cette question de la tuberculose herniaire a pourtant servi de thème à de nombreux travaux, et une série de faits en a été publiée dans ces dix dernières années. Voyez en particulier les mémoires de Jonnesco, Tuberculose herniaire. *Revue de chirurgie*, mars et juin 1891. — P. Bruns (que nous citons plus loin). — Barozzi, *Arch. gén. de méd.*, 7 juillet 1897, p. 85.

recouverte d'une série de granulations arrondies, grisâtres et jaunâtres, parfois discrètes et cantonnées sur une zone restreinte, sur le fond, par exemple, plus souvent répandues abondamment jusqu'en haut. L'intestin et l'épiploon seront parfois de surface entièrement normale, et vous aurez affaire à une *tuberculose sacculaire*, limitée au sac, et, du reste, propagée d'ordinaire à la grande séreuse péritonéale. C'est ce que je constatai chez une femme d'une quarantaine d'années, atteinte, il est vrai, de lésions pulmonaires déjà avancées : la hernie (c'était une hernie crurale) fut réduite, et le sac réséqué; la guérison eut lieu sans autre incident.

Ailleurs, vous vous trouvez en présence d'une *tuberculose herniaire totale*, toujours du même type granulique, mais *commune au sac et à son contenu*. Et là, encore une fois, la kélotomie sera ce qu'elle est dans les cas ordinaires. Deux points seulement méritent d'être relevés.

Le liquide intra-sacculaire sera souvent très abondant, et, après le débridement du collet, une nouvelle quantité du même liquide, clair et citrin, s'écoulera de la cavité abdominale : c'est de l'ascite tuberculeuse, et l'on aura tout bénéfice à profiter de la voie herniaire ouverte pour la vider.

La résection de l'épiploon hernié, farci de tubercules miliaires et quelquefois de noyaux plus volumineux et fibro-caséeux, s'imposera toujours, et l'on s'efforcera, en attirant au dehors son pédicule, de faire porter ligature et section sur une portion saine ou moins infiltrée. En effet, bien que la tuberculose soit souvent disséminée à toute la hauteur du tablier épiploïque, il arrive que la portion herniée soit plus largement compromise, il arrive même que les lésions soient cantonnées encore à ce segment intra-sacculaire.

Donc, ce premier type de tuberculose herniaire n'est qu'une trouvaille opératoire, malheureuse et inquiétante, certes, mais qui ne complique pas la marche de l'intervention.

Il peut en être autrement dans la **forme fibro-caséeuse**, ancienne, lorsqu'il existe de gros noyaux disséminés dans l'épaisseur de l'épiploon et dans la paroi du sac, et surtout des adhérences étendues. Nous avions tout à l'heure la forme ascitique de la péritonite tuberculeuse herniaire : nous avons, ici, l'autre variété, la variété adhérente, agglutinante, qui nécessite une besogne de décortication toujours pénible et parfois périlleuse.

Encore la situation est-elle simplifiée, jusqu'à un certain point, quand **l'épiploon est le siège principal ou unique des lésions** : on en est quitte pour l'exciser largement. Chez un malade de von Bruns [1], l'épiploon, farci de nodules, de volume varié, et la plupart caséeux, se tordait, à sa partie inférieure, en un faisceau, gros comme le doigt, qui adhérait circulairement au sac ; de la sorte, la cavité sacculaire se trouvait dédoublée et transformée, dans son segment inférieur, en un abcès caséeux : il fallut, avec l'épiploon, le sac et l'abcès, sacrifier aussi le testicule.

On conçoit ce qui se passera quand le travail d'adhésion et de coalescence se sera diffusé de l'épiploon aux **anses intestinales voisines** : on retrouve alors le type des hernies adhérentes, mais les adhérences, d'ordinaire plus

[1] P. von Bruns, Tuberculosis herniosa. *Beitr. zur klin. Chir.*, 1892, Bd. IX, I, p. 209.

complexes, rendent encore la décortication plus laborieuse, par le fait de la *friabilité spéciale de la paroi intestinale*.

On sait combien, dans le ventre, au cours d'une laparotomie pour péritonite tuberculeuse, ou encore pendant la libération d'une salpingo-ovarite tuberculeuse adhérente à l'intestin, les déchirures seraient faciles, sans de minutieuses précautions. L'opérateur doit être mis en garde contre ces dangers, car il devra souvent procéder quand même à la libération de l'intestin hernié, les accidents de pseudo-étranglement dérivant, en réalité, des adhérences, des brides et des soudures intra-sacculaires.

II. Ces accidents de pseudo-étranglement compliquent aussi parfois les hernies, dont le sac ou le contenu sont le siège d'un ***néoplasme***, bien qu'on puisse observer aussi l'étranglement vrai.

Sans insister ici sur les ***néoplasmes herniaires et péri-herniaires*** [1], sur lesquels je pense avoir attiré l'un des premiers l'attention, je me contenterai de résumer une observation plus récente, qui pourra tenir lieu d'exemple.

Il s'agit d'un homme de soixante-cinq ans, que j'opérai, à l'hôpital Saint-Louis, pour une volumineuse hernie inguinale droite étranglée, datant de quarante-huit heures : les accidents d'étranglement étaient complets, y compris les vomissements fécaloïdes, la stercorémie semblait profonde, le pouls était petit et le facies très alarmant.

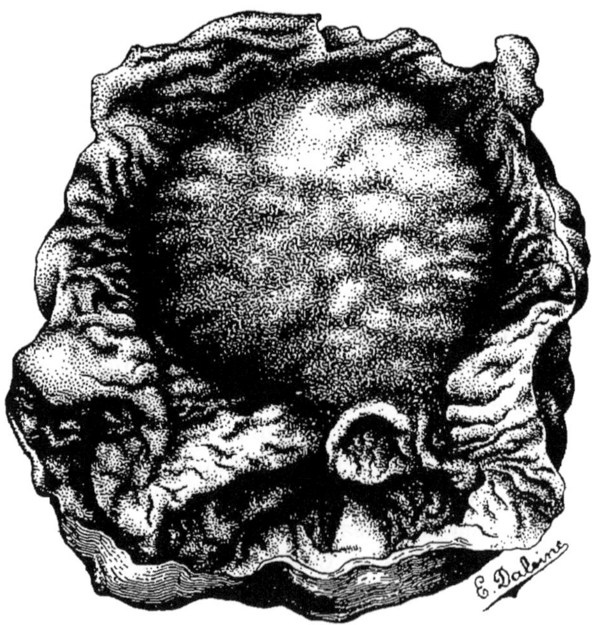

Fig. 532. — Néoplasme du cæcum hernié (sarcome de la paroi postéro-interne, sus-valvulaire).

Je fis la kélotomie, et je trouvai le sac occupé par le cæcum, qui me parut, de prime abord, très distendu et d'aspect tout à fait anormal, et par la partie terminale de l'iléon. L'étranglement était peu serré, et le débridement — à découvert — n'offrit aucune difficulté. Mais, quand je me mis en devoir de dégager le cæcum, je reconnus que tout son segment inférieur faisait corps avec le sac, et qu'il était le siège d'une *grosse tumeur*, *dure*, *bosselée*, qu'on sentait seulement

[1] Néoplasmes herniaires et péri-herniaires. *Gazette des hôpitaux*, 1889, p. 801.

à travers la paroi antérieure, mais qu'on voyait, en arrière, se prolongeant, en nappe épaisse, sur la paroi postérieure du sac. Je n'avais d'autre parti à prendre que de faire un anus contre nature, ou de réséquer le cæcum. Je m'arrêtai à ce dernier.

Je décollai en masse toute la portion herniée, j'attirai dans la plaie le segment inférieur du côlon ascendant et une partie de l'iléon, et, après ligature provisoire avec deux bandelettes de gaze, je pratiquai l'entérectomie, et j'abouchai l'iléon, par une entérorraphie circulaire, à la tranche du côlon, dont j'avais réduit le calibre par la réunion linéaire d'un de ses angles; l'anse iléo-colique fut alors réduite et l'opération terminée, à l'ordinaire. Mon malade, que je croyais perdu, supporta bien l'intervention, et survécut trois jours, dans des conditions qui nous faisaient espérer un résultat heureux : il avait rendu des gaz, ne vomissait plus, et toute réaction abdominale avait cessé. Malheureusement la congestion pulmonaire, qui existait au moment de la kélotomie, ne désarma pas, elle finit par se généraliser et l'emporta. A l'autopsie, la ligne de réunion iléo-colique était intacte, la région avoisinante parfaitement sèche; aucune trace de péritonite; mais les deux poumons étaient transformés en une sorte de bloc noirâtre.

Ce sont là des faits très exceptionnels, et heureusement, car ils rendent presque toujours nécessaire, dans des conditions particulièrement défavorables, la résection du néoplasme herniaire.

IV

HERNIES TRANSFORMÉES OU COMPLIQUÉES PAR UN TAXIS ANTÉRIEUR

En pratique, voici la question telle qu'elle se présente le plus souvent : on a réduit une hernie étranglée, par le taxis, ou vous l'avez réduite vous-même : quelques heures après, vous êtes appelé ou rappelé : les accidents d'étranglement persistent, le malade continue à souffrir et à vomir, le météorisme augmente, et les signes de stercorémie s'aggravent. Que s'est-il passé? Que faire?

Il s'est passé l'une ou l'autre des éventualités que voici : il faut les connaître d'avance, et chercher à étudier la pathogénie de cet étranglement *prolongé* que vous constatez, mais ne pas s'attarder à un diagnostic précis, très souvent impossible, et recourir séance tenante à l'intervention que nous allons dire.

A. Le taxis n'a eu d'autre effet que de **réduire en masse** la hernie, autrement dit, sac et contenu ont été refoulés ensemble, en conservant leurs connexions réciproques, à travers le canal inguinal et l'anneau inguinal interne, dans le tissu cellulaire sous-péritonéal : la hernie est devenue propéritonéale, *en restant étranglée* (fig. 533).

Parfois le refoulement total n'a porté que sur le collet et la partie supérieure du sac, et le fond occupe encore le segment profond du trajet.

B. Le taxis a bien déplacé et mobilisé le contenu du sac, mais, au lieu de le faire rentrer dans la cavité abdominale libre, il l'a **refoulé dans un diverticule** du sac, dans une loge annexe, voisine du collet, propéritonéale le plus souvent, et toute prête à devenir le siège d'une incarcération nouvelle. Quelques auteurs voudraient même que la plupart des soi-disant réductions en masse, signalées tout à l'heure, fussent explicables par ce « mécanisme

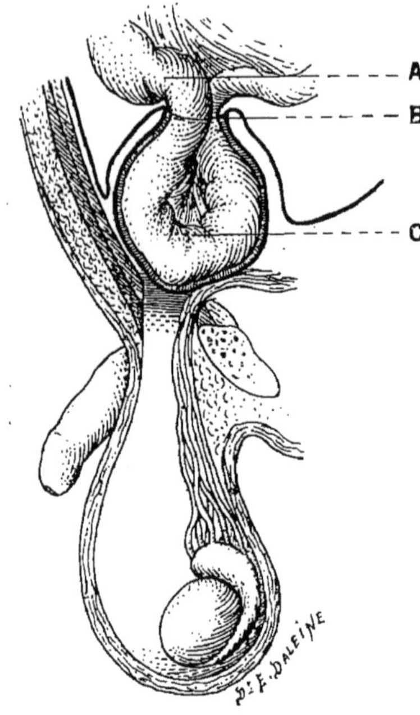

FIG. 533. — Réduction *en masse*.

A, bout supérieur de l'anse étranglée. — B, collet d'étranglement, *réduit* avec le sac. — C, l'anse étranglée et le sac, refoulés en bloc au-dessus de l'anneau.

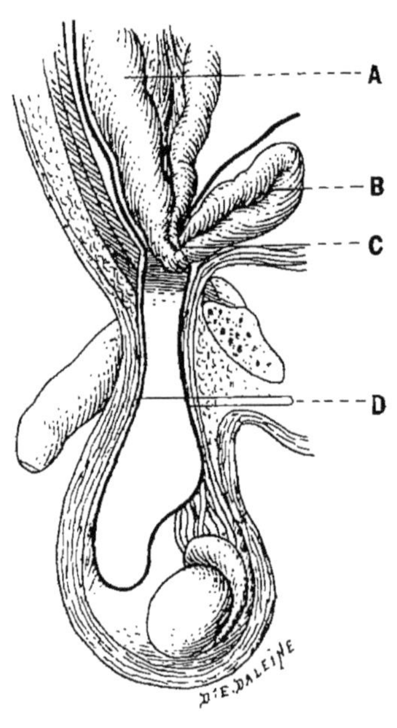

FIG. 534. — Fausse réduction, par rupture du sac et *refoulement de l'intestin dans le tissu cellulaire sous-péritonéal*.

A, bout supérieur de l'anse étranglée. — B, anse refoulée, par la déchirure du sac, dans le tissu cellulaire sous-péritonéal. — C, déchirure du sac. — D, sac vide.

préétabli ». Quoi qu'il en soit, en pratique, le résultat est tout semblable et l'intervention doit être la même.

C. Au cours d'un taxis brutal, **le sac a été déchiré**, rompu, **au-dessous du collet**, et, par la brèche, **l'intestin a été repoussé**, à nu, **dans le tissu cellulaire sous-péritonéal**, tout en demeurant étranglé (fig. 534).

Accident très rare, qu'on ne diagnostique, bien entendu, qu'au cours même de l'opération.

D. Autre accident exceptionnel : sous les pressions répétées, le collet se déchire circulairement, se sépare du reste du sac, **le goulot se détache, et l'intestin rentre dans le ventre, mais toujours enserré par l'anneau constricteur**, qui rentre avec lui (fig. 535). Comme on l'a dit, c'est un étranglement interne substitué à un étranglement herniaire.

E. Enfin, bien que la réduction du contenu herniaire ait été bien et dûment effectuée, l'intestin est venu se couder, se tordre, s'étrangler, de nouveau, au voisinage de l'orifice inguinal interne, sous une bride épiploïque adhérente au collet ou bien encore l'anse, réduite telle quelle, reste infléchie, coudée, plissée par des adhérences, et le barrage persiste (fig. 536).

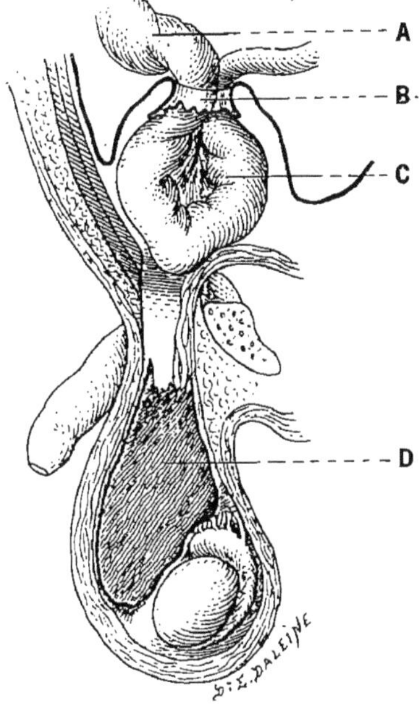

Fig. 535. — Fausse réduction, par *rupture circulaire du sac, au-dessous du collet.*

A, bout supérieur de l'anse étranglée. — B, collet réduit avec l'anse et maintenant l'étranglement. — C, anse étranglée. — D, sac vide.

Pouvez-vous faire le diagnostic de l'un ou l'autre de ces accidents, le diagnostic pathogénique de l'***étranglement prolongé***? Non, la plupart du temps. Lors de réduction en masse, ou dans un sac diverticulaire, lorsque l'anse, mal réduite, reste au contact de la paroi inguinale profonde, vous pourrez retrouver, à la palpation, cette tumeur arrondie, tendue, immobile, dont nous parlions à l'occasion des hernies propéritonéales; au fond du trajet inguinal, ou derrière la paroi, du côté de la fosse iliaque ou de la région hypogastrique, vous sentirez une masse plus ou moins volumineuse, qui se distinguera, par sa consistance, par sa matité, du territoire abdominal voisin. Vous aurez là, en le rapprochant des accidents fonctionnels, un signe excellent, quoique d'interprétation toujours un peu vague. Et même en l'absence de tout indice physique de quelque netteté, la persistance des accidents de l'étranglement aigu commandera sans retard l'intervention.

Deux voies se présentent dans ces conditions : **l'incision inguinale, prolongée**, s'il le faut, et aussi loin qu'il le faut, **à la paroi abdominale**, la hernio-laparotomie; — **la laparotomie médiane d'emblée.**

Dans la majorité des cas, et en particulier lorsque le palper sus-inguinal a révélé la présence d'une tumeur suspecte, on aura l'avantage, en suivant la technique de la kélotomie ordinaire, de se créer un accès, en général, plus direct, plus immédiat, au foyer de l'étranglement prolongé, de faire une opération plus simple, moins périlleuse (au moins en chirurgie d'urgence et avec les moyens dont on dispose), et de pouvoir terminer par l'excision du sac et la réfection de la paroi.

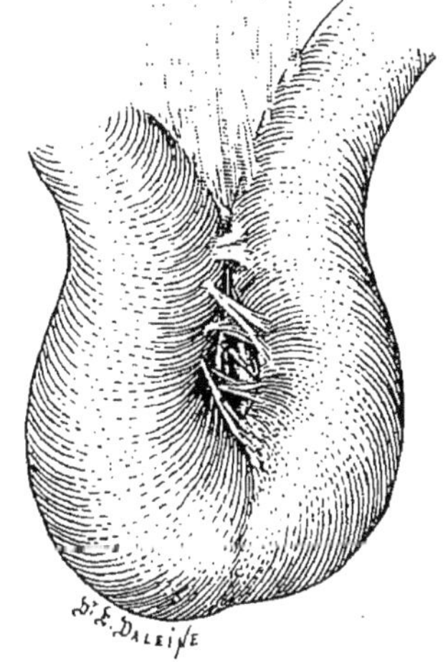

Fig. 536. — Anse en canon de fusil, pliée en deux par des adhérences.

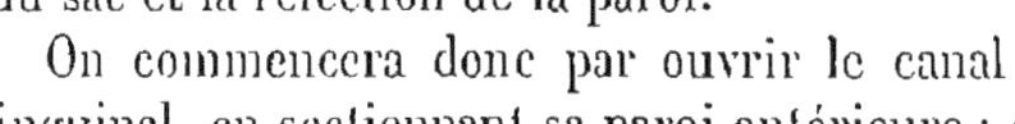

On commencera donc par ouvrir le canal inguinal, en sectionnant sa paroi antérieure : on le trouvera vide, s'il y a eu réduction en masse du sac et de son contenu; ailleurs, on trouvera le sac, mais vide à son tour.

Dans l'une et l'autre hypothèse, *on débridera suffisamment l'orifice inguinal profond*, pour pouvoir explorer, au doigt et à l'œil, les alentours de la région herniaire, et l'on n'hésitera pas à se faire du jour, beaucoup de jour, pour reconnaître d'abord la lésion, et la traiter ensuite. C'est là le point capital; et, s'il arrive parfois qu'on puisse érailler ou sectionner sans peine le collet du sac propéritonéal ou d'un sac refoulé, situé très bas et tout près de l'anneau inguinal interne, ici encore, l'étranglement doit être toujours levé **à ciel ouvert**, et l'on comprend trop bien à quels dangers l'on s'exposerait, en allant chercher et rompre, à l'aveugle, en plein ventre, au milieu d'anses intestinales distendues, ce que l'on croit une bride ou un collet.

Donc l'incision inguinale sera poursuivie en dehors et en haut, aussi loin qu'il sera nécessaire, et j'ajouterai : surtout en haut, parallèlement au bord externe du droit, et aussi près de lui qu'il sera possible. Libérer l'intestin, exciser le sac profond : telles seront les deux parties du programme à remplir, et qui se complétera par une réfection minutieuse de la brèche inguino-pariétale.

La laparotomie médiane serait tout indiquée dans les cas où l'on aurait lieu de supposer un étranglement interne secondaire, où l'examen de la région inguinale et sus-inguinale serait resté entièrement négatif, enfin, dans toutes les conditions où les accidents d'occlusion sont d'une netteté indiscutable, mais d'un mécanisme complètement obscur.

Le taxis peut être suivi encore d'autres complications : il peut réduire un *intestin perforé ou en voie de perforation* (1), un *épiploon sphacélé*, un *liquide sacculaire très-septique*, qui, même sans lésions intestino-épiploïques, suffit à inoculer le péritoine et à produire la péritonite généralisée.

Vous vous trouvez alors en présence d'une infection péritonéale, le plus souvent du type le plus alarmant, du type hypothermique, et la conduite sera celle qui s'impose devant toute perforation intestinale : laparotomie médiane, recherche de l'anse perforée, traitement de la perforation ou des perforations, irrigation et drainage. Il est inutile d'insister sur la gravité du pronostic; nous n'avons qu'un moyen d'atténuer cette gravité : la rapidité de l'intervention, pratiquée tôt et vite (2).

Nous n'ajouterons que quelques mots sur les **accidents qui peuvent**

(1) Perforation que les manœuvres de réduction peuvent, d'ailleurs « compléter ».

(2) Je tiens à signaler encore deux complications, qui, en dehors de tout étranglement, nécessitent aussi la kélotomie immédiate : 1° la contusion grave des hernies, provoquant des accidents de péritonite herniaire, ou suivie même de rupture de l'intestin; j'ai vu mourir, à l'hôpital Beaujon, un homme qui, tombé du talus des fortifications, s'était violemment heurté une grosse hernie inguinale droite; je trouvai à la hernio-laparotomie une perforation de l'intestin et une péritonite purulente généralisée; 2° la rupture spontanée des enveloppes herniaires, suivie de l'éviscération du contenu : accident rare (Mme Katz-Tchébycheff en a réuni 24 cas, dans sa thèse : *De la rupture spontanée des enveloppes herniaires*, Paris, 1901, n° 431), qui suppose, en général, un amincissement, cicatriciel ou autre, de la peau, et succède à un effort, une chute, etc. : l'intestin prolabe au dehors; il faut le déterger du mieux possible, et le réduire, après avoir largement ouvert le sac, puis refaire la paroi.

survenir au cours ou à la suite de la kélotomie, et en compliquer l'exécution ou les suites : ils ont été, pour la plupart, signalés déjà dans l'exposé de la technique opératoire. Nous citerons seulement les suivants :

A. **La blessure d'une artère de calibre**, voisine du collet, de l'épigastrique, par exemple : accident fort grave, avec le débridement *couvert* autrefois en usage, fort bénin, si l'on pratique la kélotomie « à ciel ouvert » : on comprime la paroi, au besoin, en introduisant un ou deux doigts dans le ventre, à travers le collet débridé, et en la pinçant dans toute son épaisseur; on saisit les deux bouts, qui sont liés l'un et l'autre.

Il faut savoir, toutefois, que ces artères sont d'ordinaire très rétractiles, et que le bout supérieur remonte et se perd parfois dans le tissu cellulaire très lâche de la région, où le sang s'accumule en nappe diffuse : on devra, de toute nécessité, rechercher le bout rétracté et faire l'hémostase directe.

B. **La blessure de l'intestin**, pendant l'ouverture du sac, la perforation d'un intestin malade et friable, au cours des manœuvres de libération et de réduction, exigeront la réparation immédiate de la plaie, suivie d'une minutieuse désinfection.

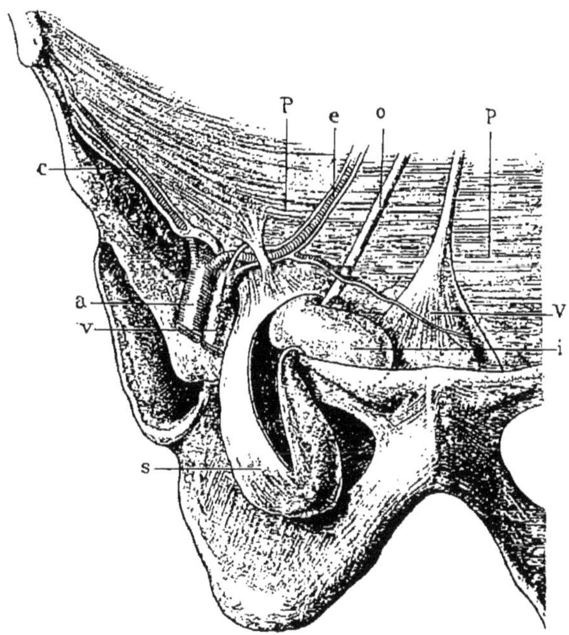

Fig. 537. — Fausse réduction après débridement d'une hernie crurale.

L'intestin *i* est logé entre le pubis et le péritoine dont on voit, *pp*, la face antérieure. — V, vessie. — *o*, cordon de l'artère ombilicale. — *e*, vaisseaux épigastriques. — *c*, vaisseaux circonflexes. — *a* et *v*, artère et veine fémorales. — *s*, sac herniaire ouvert, débridé, vide, mais étranglant encore l'intestin par son collet. (Farabeuf.)

C. **Les fausses réductions**, ou le refoulement de l'intestin dans le tissu cellulaire sous-péritonéal à travers l'incision pratiquée pour le débridement (fig. 537), n'ont aucune chance de se produire, quand l'incision est suffisamment large, que l'on voit ce qu'on fait, que l'on réduit sous ses yeux, et, qu'avant de procéder à l'incision du sac, on explore soigneusement, avec le doigt introduit dans le ventre, toute la zone abdominale pré-herniaire.

D. La réduction faite sans incident, **on voit du sang suinter de la profondeur**, en quantité assez abondante. En pareille occurrence, **on ira toujours voir**, surtout si l'on a lié et réséqué un paquet épiploïque : en effet, l'hémorragie peut venir du *moignon épiploïque*, mal serré, ou dont la ligature a lâché, en partie ou totalement, ou encore d'*une frange excentrique*, qu'on n'avait pas comprise dans la ligature et qu'on a sectionnée avec le reste, ou enfin, d'*une éraillure de l'intestin*, pendant la réduction, et d'un décollement de la tunique musculaire, « pelurée » sur une certaine étendue, d'*une déchirure du mésentère*, qui avait passé inaperçue, dans le sac, sur la membrane plissée et infiltrée, et qui se reprend à saigner dès que, réintégrée dans le ventre, elle s'étale de nouveau librement.

Quel que soit le point de départ de l'hémorragie, on élargira, s'il le faut, le débridement, on ira à la recherche des organes qu'on vient de réduire (et qui, d'ordinaire, sont encore tout près) et l'on fera le nécessaire. *On ne devra jamais lier un sac herniaire, s'il n'est pas absolument étanche, et si un tampon monté, porté jusque dans le ventre à travers l'orifice profond, revient maculé de sang.*

La péritonite secondaire, avec ou sans perforation, créera les indications d'urgence que nous avons exposées tout à l'heure.

Enfin, après la kélotomie, comme à la suite du taxis, on peut observer l'**iléus paralytique**, et cela surtout chez les vieillards, les sujets affaiblis, lors de grosses hernies, le plus souvent, d'ailleurs, sans cause reconnue.

Les accidents sont alors d'évolution moins rapide et moins immédiatement grave que dans les fausses réductions signalées plus haut : il y a d'ordinaire une période d'accalmie, une pause, tout au moins dans les phénomènes douloureux, et c'est au bout de vingt-quatre, trente-six heures que l'absence persistante de selles et de gaz, le retour des vomissements, le ballonnement du ventre, témoignent du barrage intestinal.

On ne saurait trop s'alarmer ni prendre trop vite les mesures qui s'imposent : le lavement électrique est, en pareil cas, la première ressource à mettre en œuvre (Voy. *Occlusion intestinale*) ; s'il échoue, la laparotomie devient d'autant plus nécessaire que, presque toujours, quelque doute persiste sur l'origine réelle de la pseudo-occlusion secondaire [1].

[1] Un autre accident, rare, il est vrai, peut succéder à la réduction de la hernie étranglée, à la kélotomie ou au taxis : l'*hémorragie intestinale*. Elle est précoce ou tardive. Dans le premier cas, les selles sanglantes apparaissent dans les premières heures qui suivent l'intervention, elles se répètent à intervalles plus ou moins rapprochés, durant deux, trois, quatre ou cinq jours ; la perte de sang est parfois très médiocre et les selles mêlées seulement de quelques caillots, mais elle peut devenir très abondante et très grave. Un malade de M. Preindlsberger (Ueber Darmblutungen nach Reposition incarcerirter Hernien. *Wiener klin. Woch.*, 1901, n° 14) est opéré d'une hernie inguinale étranglée ; on trouve dans le sac une anse grêle noirâtre, mais de séreuse lisse, que l'on réduit. Dans la première nuit, quatre selles sanglantes ; le lendemain, autre hémorrhagie intestinale copieuse. Mort dans le collapsus, au cinquième jour. On découvre, à l'autopsie, un segment d'iléon, de deux mètres et demi, noirâtre, de couleur chocolat et dont la muqueuse est semée d'escharres et d'ulcérations. — Tardive, l'hémorrhagie intestinale se produit du cinquième au dixième jour, et sans doute elle a pour siège les ulcérations de la muqueuse consécutives à la chute des eschares. Toujours est-il qu'on fera bien, en pratique, de tenir compte de la possibilité de ces accidents et d'examiner les selles, dans les jours qui suivent l'opération de la hernie étranglée : les applications de glace sur le ventre, le chlorure de calcium à l'intérieur, le sérum à haute dose représenteraient les éléments principaux du traitement ; si les hémorrhagies se répétaient avec une abondance inquiétante, et s'accompagnaient d'accidents de pseudo-occlusion, la laparotomie deviendrait indiquée, suivie de l'excision du segment thrombosé de l'intestin.

LA HERNIE CRURALE ÉTRANGLÉE

Hâtez-vous d'opérer, surtout les petites hernies marronnées [1] ; outre ses dangers habituels, le taxis ne peut s'exercer, ici, que d'une façon peu méthodique, par pression directe, par refoulement en masse. Enfin, l'étranglement est d'ordinaire serré, et l'intestin, coudé sur la vive arête du ligament de Gimbernat, se trouve dans les conditions les plus favorables à un rapide sphacèle.

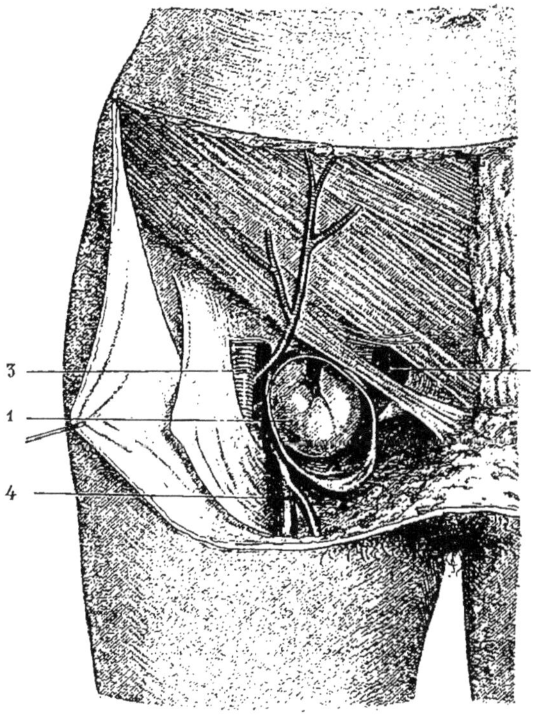

Fig. 558. — Rapports de la hernie crurale. (Le Fort.)
1, anse intestinale contenue dans le sac ouvert.
2, anneau inguinal externe. — 3, artère, 4, veine fémorale.

Faites donc la kélotomie aussi précoce que possible, et, sous cette réserve, l'opération sera, d'ordinaire, assez simple.

Les dispositions préliminaires sont prises, comme plus haut (voy. *Hernie inguinale étranglée simple*), la région rasée et « préparée », le champ opératoire circonscrit par des compresses aseptiques.

Incisez la peau *suivant le grand axe de la hernie* (fig. 559); autrement dit, dans la plupart des cas, pratiquez une incision parallèle à l'arcade crurale, qui longe en son milieu le relief de la tumeur et la déborde largement à ses deux extrémités. Pour notre part, nous préférons cette incision oblique au trait vertical, qui est resté classique : elle donne plus d'aisance pour bien isoler le sac, elle ouvre un accès plus facile jusqu'à l'anneau, et se prête mieux aussi à la cure radicale qui termine l'intervention.

L'incision verticale est réservée à certaines tumeurs herniaires, volumi-

[1] Et même s'il n'y a pas d'arrêt complet des gaz : on n'oubliera pas, en effet, que le pincement latéral s'observe le plus souvent à la région crurale. L'épiploïte simple, d'une part, et, de l'autre, exceptionnellement, l'adénite du ganglion de Cloquet, peuvent simuler la hernie crurale étranglée ; on n'attendra pas que le diagnostic se précise, et, dans le doute, on opérera.

neuses et bosselées, qui descendent bien au-dessous de l'arcade. Du reste, on n'accordera pas trop d'importance à l'un ou l'autre procédé ; qu'on coupe la peau en long ou en travers, le gros point, c'est de faire la brèche suffisante pour manœuvrer à l'aise dans la profondeur.

1er temps. *Isolement du sac herniaire, sans l'ouvrir, comme une tumeur*. — Il est assez inutile de faire un pli à la peau, pour l'inciser : sans perdre de temps, incisez-la directement, après l'avoir bien étalée entre les doigts et le pouce de la main gauche ; au-dessous d'elle, sectionnez doucement une nappe fibro-graisseuse, commune, d'épaisseur variable, dans laquelle rampent quelques veines, tributaires de la saphène.

Vous apercevez le sac herniaire, tout au moins ses enveloppes externes, sa doublure ; le plus souvent, il est entouré d'une épaisse couche de graisse, d'un véritable *lipome*, qui forme tumeur au-dessous et au-devant de lui, et qu'on fera bien de dissocier et d'extirper tout de suite ; sous cette écorce lipomateuse, et parfois immédiatement sous la peau, chez certains sujets très amaigris, le sac proprement dit paraît tendu, rougeâtre ou noirâtre, comme un gros kyste hématique, ailleurs bosselé, polykystique, et de l'aspect le plus étrange.

Eh bien ! **sans chercher à l'ouvrir, dès que vous êtes arrivé sur la doublure graisseuse ou kystique du sac, isolez-le, tout entier, en masse, comme une tumeur**, avec les doigts qui passent sous l'un et l'autre de ses bords, puis décollent et soulèvent sa face profonde (fig. 540), et poursuivez rapidement la dénudation jusqu'au collet, qu'on voit émerger nettement de l'anneau crural. Lorsqu'on a pénétré jusqu'à la *bonne couche* péri-sacculaire, cette dissection mousse s'achève sans difficulté, et les bourses séreuses, qui souvent enveloppent le sac, contribuent à rendre aisée l'énucléation.

Or, ce temps préliminaire simplifie beaucoup le reste des manœuvres ; on a, en quelque sorte, le sac dans la main, bien isolé, bien libre, et l'on peut remonter aisément jusqu'au collet, jusqu'à l'anneau fibreux et au ligament de Gimbernat, que la sonde cannelée découvre et met en pleine lumière, et que tout à l'heure on pourra sectionner, s'il le faut, directement, sous les yeux.

2e temps. *Ouverture du sac. Examen du contenu. Débridement.* — Ceci fait, ouvrez le sac herniaire, sous lequel vous avez glissé une compresse aseptique, et rappelez-vous que les sacs de hernie crurale, dont la cavité est simple, en général, ont une paroi d'ordinaire épaisse et souvent très complexe. Couches graisseuses entremêlées de nappes de tissu fibreux, bourses séreuses et cavités kystiques irrégulières, parfois remplies de sang, doublent cette paroi et en multiplient les étages ; elles lui donnent en certains points une apparence charnue, compacte, striée, qui peut faire penser à l'intestin, et, de fait, le cæcum peut glisser aussi dans ces hernies crurales, ou, dans les sacs anciens, la paroi intestinale faire corps avec la paroi sacculaire.

Allez donc prudemment en besogne, en sectionnant les feuillets successifs sur la sonde cannelée; du liquide rougeâtre s'écoule, ne croyez pas que forcément vous soyez dans le sac, regardez; ce n'est parfois qu'une cavité close, étroite, sans issue vers le ventre, une logette kystique, hygromateuse; allez plus loin, en n'oubliant pas qu'ici encore, tant que l'hésitation persiste, vous n'avez pas ouvert le sac. Pincez et soulevez en pli les couches profondes de la paroi : l'énucléation préalable du sac rend la manœuvre beaucoup plus facile.

Une fois le sac entr'ouvert, complétez la fente en haut et en bas, repérez les deux lèvres avec des pinces, et procédez à l'**examen du contenu.**

Dans la majorité des cas, en particulier dans les hernies marronnées, vous découvrirez au fond du sac, à nu ou recouverte d'une mince nappe épiploïque, une petite anse grêle, noire, tendue et fortement serrée. Bien entendu, le contenu est aussi variable que celui de la hernie inguinale, et l'on voit de grosses hernies crurales, qui contiennent, avec une épiplocèle volumineuse, plusieurs anses grêles, le cæcum ou l'*S* iliaque: c'est l'exception, et le type que nous venons de décrire est le plus ordinaire.

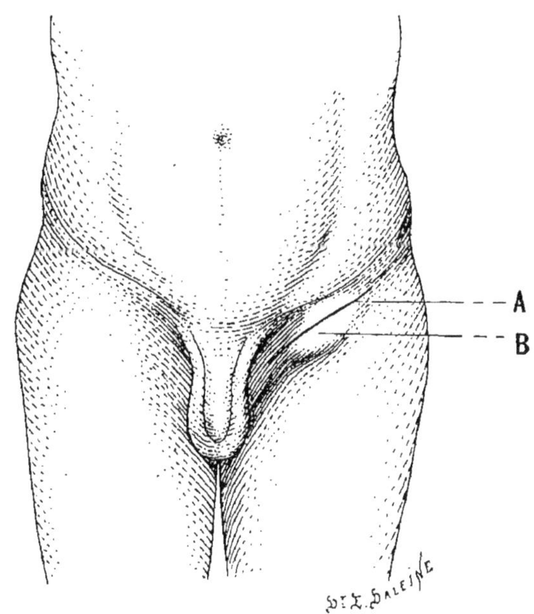

Fig. 559. — Kélotomie crurale. — Tracé de l'*incision parallèle à l'arcade.*

A, incision. — B, relief de la tumeur herniaire.

Quel que soit le contenu, irriguez-le à l'eau bouillie chaude, et détergez-le soigneusement, avant de procéder à l'élargissement du collet et d'attirer au dehors le pédicule du segment hernié.

Je dis « l'élargissement du collet herniaire », et, de fait, la striction peut être rompue et le barrage levé par divers procédés, et le débridement proprement dit, au bistouri ou aux ciseaux, est loin d'être toujours nécessaire.

La Planche XII montre bien quelle est la disposition générale de la zone d'étranglement : en pratique, l'**obstacle est en dedans**, qu'il siège au niveau du fascia cribriforme, ou, plus profondément, au ligament de Gimbernat [1] : ***c'est en dedans qu'il faut toujours agir.***

[1] De fait, l'étranglement paraît occuper, dans un assez grand nombre de cas, l'anneau fibreux du fascia cribriforme, par lequel le sac herniaire se fait jour au dehors et vient se montrer en

Or, la méthode suivante réussit bien souvent et mérite d'être toujours essayée tout d'abord : faites pénétrer votre index droit entre la face interne

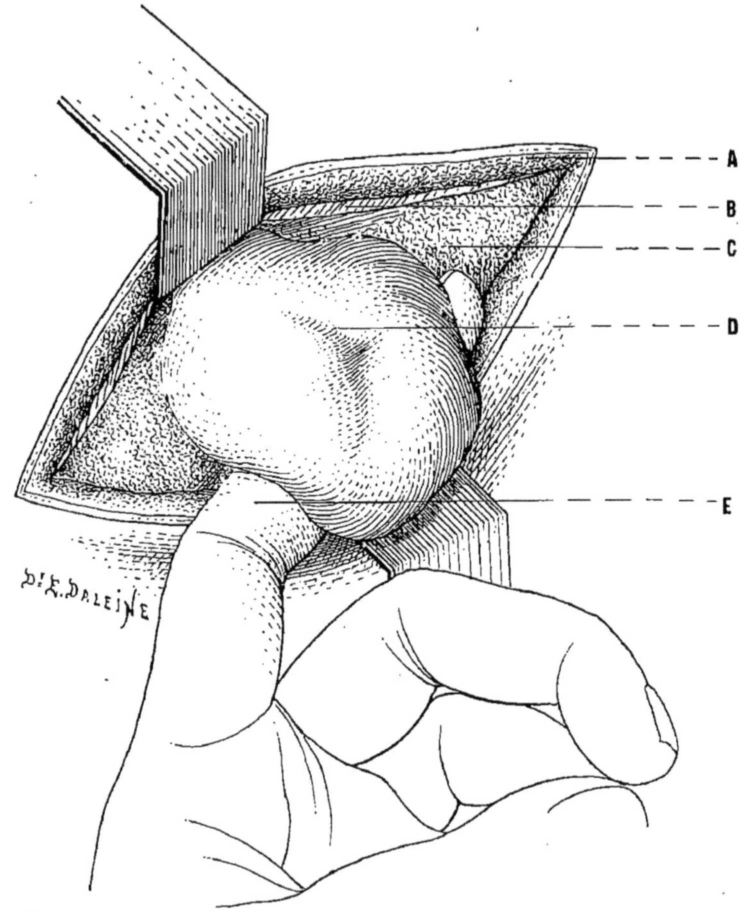

FIG. 540. — Kélotomie crurale. — Isolement du sac, sans l'ouvrir, comme une tumeur.

A, graisse sous-cutanée. — B, aponévrose crurale. — C, région péri-sacculaire. — D, sac isolé en masse. E, doigt, qui dégage le sac et le soulève.

du sac et son contenu, jusqu'au collet (fig. 541), et cherchez, en refoulant doucement l'intestin, et pendant qu'un écarteur relève la paroi antérieure,

relief sous les téguments. Dans les hernies récentes et typiques, on peut, en réalité, reconnaître successivement : un *anneau profond*, à la partie interne de l'anneau crural, en dehors du ligament de Gimbernat; un *trajet*, correspondant à la loge lymphatique du canal crural; un *anneau superficiel*, qui n'est autre que l'un des orifices du fascia cribriforme; une portion *extérieure sous-tégumentaire*, plus ou moins développée, et qui remonte parfois, en s'incurvant, jusqu'à l'arcade crurale ou même au-dessus. Au cours de la cure radicale, lors de hernie moyenne ou petite, on retrouve aisément, avec quelque soin, ces dispositions anatomiques et l'on peut marquer ces étapes. Quant à l'étranglement, il siège à l'*anneau superficiel, cribriforme*, ou à l'*anneau profond, crural*, plus souvent peut-être à l'*anneau superficiel*, mais la localisation exacte de l'obstacle est d'ordinaire plus difficile. En pratique, il est donc préférable de faire porter *en dedans* l'éraillement au doigt ou le débridement proprement dit, et de poursuivre, d'avant en arrière, aussi loin qu'il est nécessaire, pour rendre la voie libre.

à insinuer le bout du doigt en dehors de l'arcade fibreuse tendue, qu'il accroche et franchit peu à peu ; vous parviendrez souvent à charger, de la sorte, sur la pulpe de l'index, le bord interne du collet : ceci fait, en fléchissant la phalangette et en exerçant une traction en dedans, vers le pubis, vous distendrez la bride fibreuse, vous l'érailleerez, vous élargirez suffisamment la voie, pour tirer au dehors les deux bouts intestinaux.

Que ce soit le collet ou le ligament qui résiste, peu importe : si le bout de l'index réussit à pénétrer, il fait effort en dedans sur tout ce qui tient, et, d'autorité, détruit la bride étranglante. Maintes fois nous avons eu recours à ce *débridement mousse* dans la hernie crurale étranglée.

Mais il arrive que l'index ne puisse pénétrer : on pourra, il est vrai, réaliser même besogne avec une branche de ciseaux courbes et mousses, avec

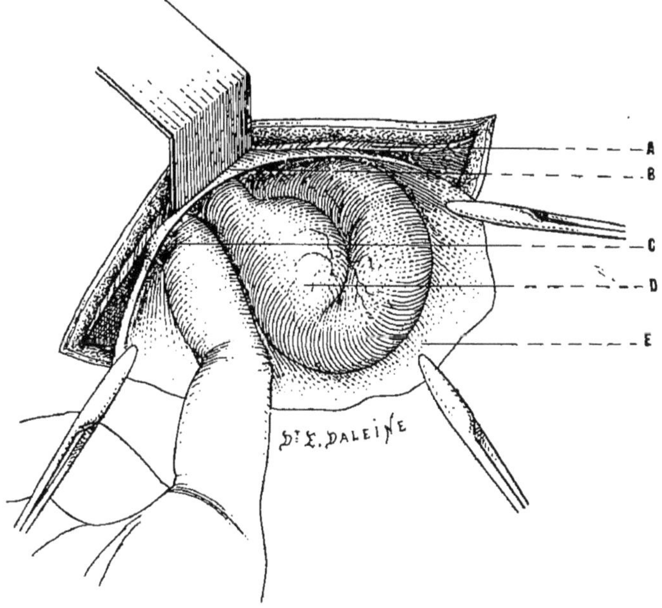

Fig. 511. — Kélotomie crurale. — *Élargissement du collet herniaire, par éraillement au doigt.*

A, aponévrose superficielle. — B, paroi antérieure du sac. — C, *index s'insinuant à la partie interne du collet et l'éraillant par distension.* — D, anse herniée. — E, sac herniaire ouvert.

une sonde cannelée recourbée, avec une longuette courbe ; mais la pratique n'est plus aussi simple et aussi sûre, et mieux vaut alors en venir au débridement proprement dit.

Ici encore, habituez-vous à **débrider à ciel ouvert**, à voir ce que vous allez couper, à faire une dissection régulière plutôt qu'une sorte de ténotomie aveugle.

Reportez en dehors la paroi interne du sac, dénudez bien le *côté interne*

Planche XII. — **Kélotomie crurale.** — Sur la figure supérieure, une sonde cannelée soulève le contour fibreux de l'anneau, qui pourra être isolément sectionné. — Sur la figure inférieure, débridement, sur le doigt, par section simultanée du contour fibreux et du collet.

A Leuba. pinx!

MASSON ET Cie, ÉDITEURS

LEJARS — PL.

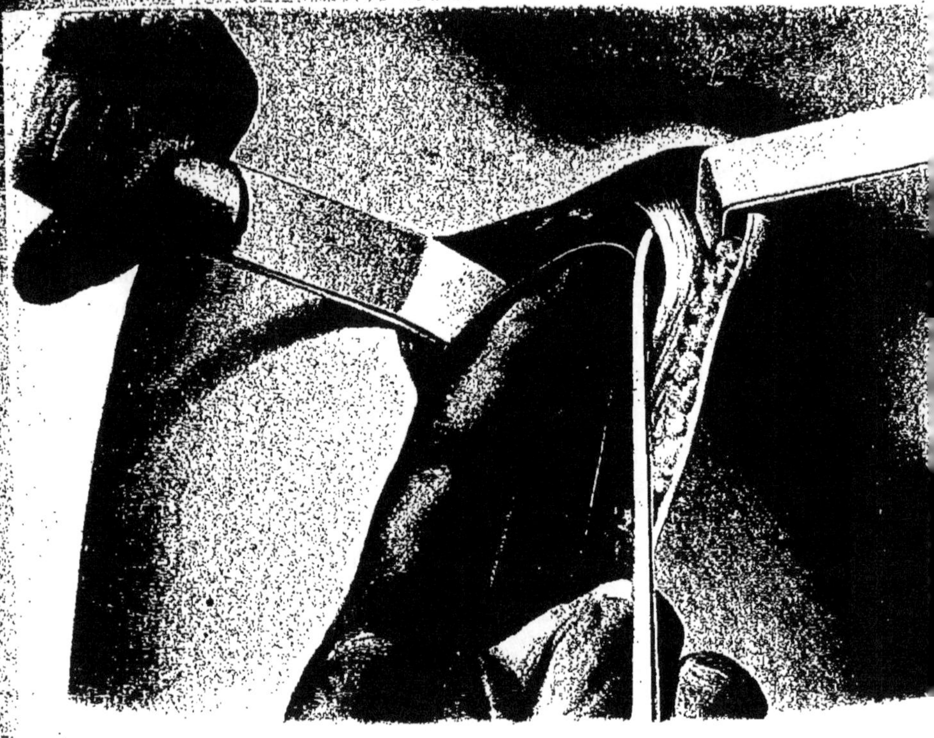

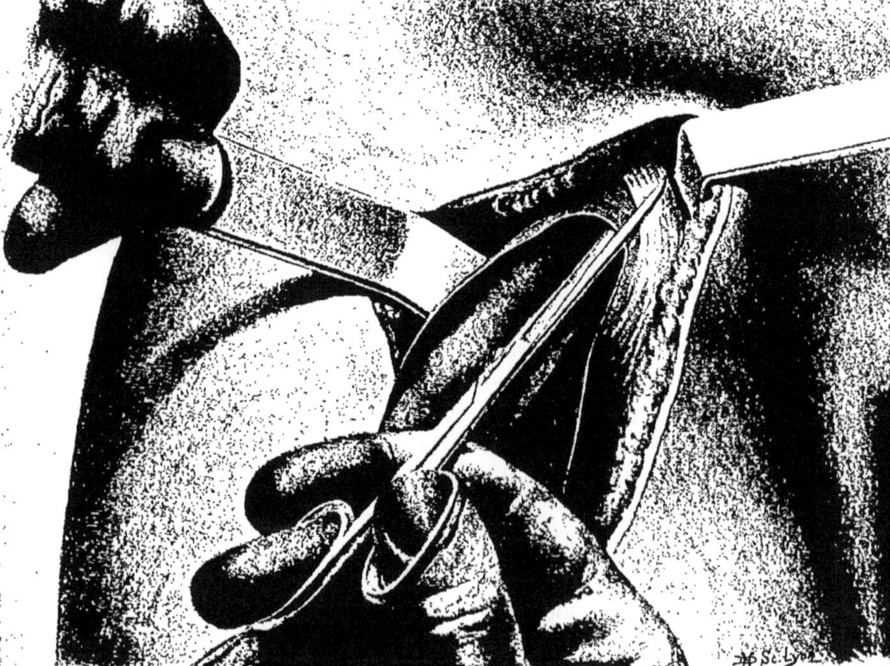

du collet, découvrez le *contour fibreux de l'anneau*, que vous verrez, si votre plaie est assez large et bien écartée, aussi nettement que dans une dissection cadavérique (Planche XII).

Soulevez ce contour fibreux avec une sonde cannelée ou le bout d'une pince et incisez-le au bistouri ou aux ciseaux (Planche XII); s'il adhère trop intimement au collet, pour qu'aucun instrument ne puisse être glissé entre eux, coupez-le directement d'avant en arrière, doucement, et, une fois l'incision amorcée, vous pourrez, par excès de précaution, achever le débridement avec le doigt ou sur la sonde cannelée.

Ainsi conduite, la section du ligament de Gimbernat est simple et inoffensive, et si, d'aventure, quelque artère de calibre rampait sur son bord interne (de ces artères anastomotiques qui relient l'épigastrique à l'obturatrice et dont on a voulu faire, bien à tort, sur la foi de quelques observations exceptionnelles, une sorte d'épouvantail), si l'on intéressait quelque branche artérielle importante, l'accident ne serait pas autrement sérieux qu'à la surface d'une plaie libre : on aurait sous les yeux les deux points qui saignent, le pincement et la ligature n'offriraient aucune difficulté spéciale.

Dès que l'obstacle fibreux a cédé, portez le doigt à l'intérieur du sac, au collet, qui se laisse, en général, distendre sans façon et livrera un large accès au pédicule herniaire. Si le collet, épaissi et rétracté, résistait encore, rien ne serait plus simple que de prolonger l'incision sacculaire jusqu'à lui, *après l'avoir abaissé*, et en prenant soin de repérer immédiatement avec une pince l'angle supérieur de la fente, pour l'abaisser encore tout à l'heure et constituer un pédicule suffisant.

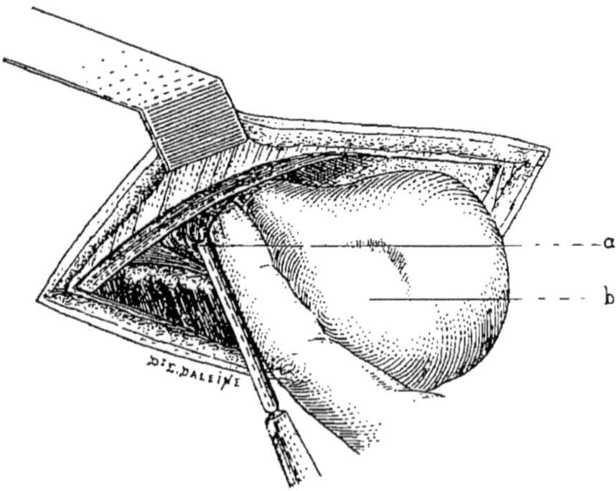

Fig. 542. — Débridement extra-sacculaire de la hernie crurale.

a, bistouri boutonné sectionnant le ligament de Gimbernat, pendant que l'index refoule et protège le sac. — *b*, sac herniaire.

Par l'une ou l'autre méthode, l'élargissement de l'anneau constricteur est, en somme, facile et sans danger; j'ajoute que, chez certaines femmes très grasses, quand l'étranglement est *très haut situé et très serré*, il pourra parfois devenir plus expéditif de recourir au bistouri boutonné, suivant la pratique ancienne. Encore est-il toujours possible, en agrandissant l'incision en dedans, en excisant la graisse (vous n'avez rien à craindre au côté interne de la hernie, les gros vaisseaux (fig. 538) sont en dehors et en arrière), en faisant fortement écarter les lèvres de la plaie, de se créer une voie et de ne pas débrider exclusivement *sur le doigt*.

L'index gauche est glissé, comme tout à l'heure, le long de la face interne du sac, jusqu'au collet, qu'il ne peut franchir, mais au niveau duquel il refoule autant que possible et protège l'intestin; sur ce doigt, qui sert de guide et d'écarteur, on porte le bistouri de Cooper, on le fait passer à plat sur le bord interne du collet, on le retourne alors, tranchant en dedans, et l'on sectionne à quelques millimètres de profondeur : de fait, un débridement très étendu est parfaitement inutile; qu'il soit suffisant pour que l'index pénètre, et l'éraillement fera le reste. Dans quelques cas, on pourra pratiquer le débridement extra-sacculaire (fig. 542).

3e temps. Réduction. — Cure radicale. — L'obstacle est levé : attirez au dehors épiploon et intestin; inspectez le « contour de la portion serrée », réséquez l'épiploon après ligature, suivant la technique plus haut indiquée, et, si l'intestin est intact, réduisez-le. Nous verrons plus loin quelle conduite tenir en présence d'un intestin sphacélé [1].

Il ne vous reste plus qu'à **lier et réséquer le sac** et à pratiquer, dans la mesure du possible, la **réfection du trajet crural.**

L'isolement du sac, « comme une tumeur », qui a été le premier temps de l'opération, vous rendra très facile cette dernière partie. Ici encore, vous aurez soin de l'abaisser autant que vous pourrez et d'amener au dehors la graisse sous-péritonéale, que la sonde cannelée et le doigt refoulent, surtout en dedans, où l'apparition d'un gros peloton graisseux doit toujours mettre en défiance et faire penser à la vessie prolabée.

Le pédicule sacculaire est lié, comme celui de la hernie inguinale. (Voy. plus haut.)

Reste à fermer l'anneau crúral, à faire « ce qu'on pourra » de **cure radicale** : temps accessoire, en somme, dans la hernie étranglée, puisque, aussi bien, la besogne de réparation est loin d'être aussi régulièrement exécutable qu'à la région inguinale.

Toutefois, si l'opération n'a pas trop duré et que l'état du malade le permette, vous ferez bien de terminer comme il suit : à la sonde cannelée, dénudez, en dedans, la paroi profonde de la plaie, en dissociant et en écartant la graisse; vous apercevrez sans peine les fibres du pectiné à travers son mince feuillet aponévrotique; prolongez jusqu'en haut la dénudation, jusqu'à la branche horizontale du pubis, où ce feuillet s'épaissit et devient plus épais et plus résistant.

Vous allez réunir, à ce plan pectinéal, le bord inférieur de l'arcade crurale, ou plutôt *la lamelle fibreuse qui se dégage de ce bord et le prolonge, et qui forme la partie supérieure du fascia cribriformis* [2] : cette lamelle,

[1] Nous avons dit plus haut (voy. *Hernie inguinale compliquée*) ce qu'il fallait faire devant une hernie de contenu anormal. On peut, en effet, rencontrer dans la hernie crurale, quoique plus rarement, le gros intestin, la vessie, l'appendice, l'ovaire.

[2] C'est la méthode de Lucas-Championnière, exposée par A. Termet, dans sa thèse (*Considérations sur la hernie crurale, sa cure radicale par le procédé de J. Lucas-Championnière*, 1898). Le segment supérieur du fascia cribriformis, immédiatement sous-jacent à l'arcade, figure presque toujours une lamelle d'une certaine épaisseur et d'une suffisante netteté, pour être aisé-

vous n'avez pu la disséquer et la relever aussi minutieusement que dans une opération de cure radicale, mais pourtant vous en trouverez toujours, appendu au bord de l'arcade, un segment suffisant pour être rabattu jusqu'au contact du pectiné. L'aiguille de Reverdin courbe traverse donc cette *lamelle sous-inguinale*, ou, à la rigueur, le bord inférieur de l'arcade elle-même, qui parfois se laissera abaisser; d'autre part, elle charge, le plus près possible de son insertion osseuse, l'aponévrose pectinéale et une bonne épaisseur de tissu musculaire : vous passez, de la sorte, une série de points séparés (fig. 543) qu'il est préférable de faire un peu obliques, car ils chargent ainsi

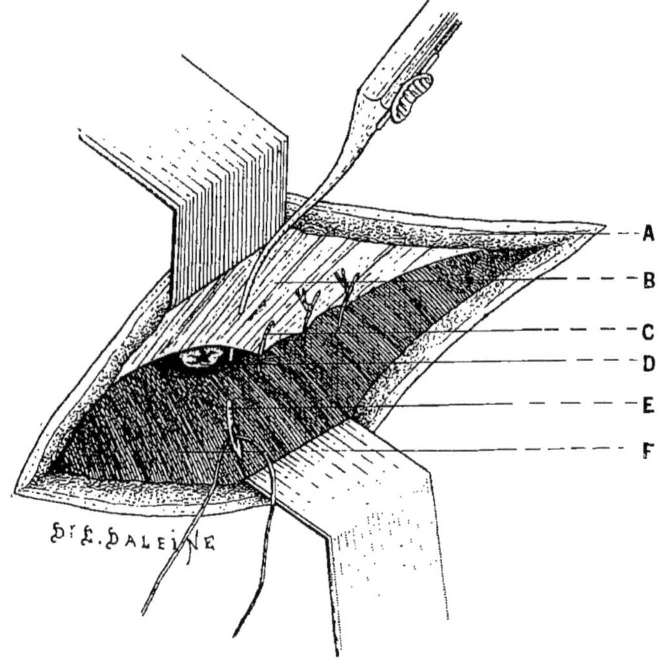

Fig. 543. — Kélotomie crurale. — Réfection de l'anneau; *suture de la lamelle sous-inguinale au plan pectinéal.* (Pour plus de netteté, l'aponévrose pectinéale n'est pas représentée.)

A, graisse sous-cutanée. — B, bord inférieur de l'arcade crurale et lamelle qui la prolonge. — C, suture de cette lamelle, à points séparés, à l'aponévrose et au muscle pectinés. — D, collet du sac, lié. — E, aiguille chargeant *une bonne épaisseur* du plan pectinéal. — F, muscle pectiné.

plus de tissu et coupent moins, — ou encore un surjet à anses rapprochées.

Si la lamelle sous-inguinale est d'une certaine épaisseur, il vaudra toujours mieux la diviser, par une incision verticale, — qui « mord » un peu sur l'arcade — *en deux lambeaux*, qui seront rabattus et suturés l'un et l'autre au plan pectinéal, et réunis entre eux à leur base (fig. 544).

Avec quelque soin, on réussit à fermer exactement l'anneau crural et à recouvrir l'orifice d'un opercule complet; mais, pendant tout ce temps, un écarteur maintiendra les gros vaisseaux dans l'angle externe de la plaie. D'autre part, les premiers points ne seront pas passés *trop loin en dehors*,

ment reconnue et conservée au cours du premier temps de l'opération : c'est cette *lamelle sous-inguinale*, qui sera rabattue comme un écran, comme un opercule, au-devant de l'anneau crural, et suturée au plan pectinéal.

et l'aiguille ne pénétrera dans l'épaisseur du plan postérieur, pectinéal, qu'après une dénudation soigneuse, et lorsqu'on aura parfaitement reconnu les tissus

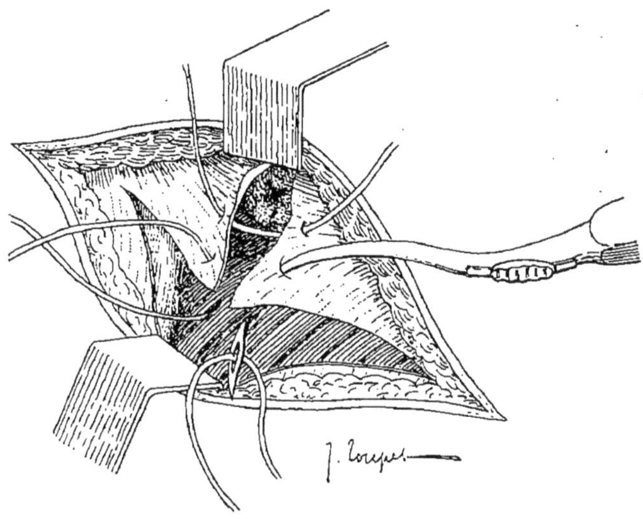

FIG. 514. — Kélotomie crurale. Cure radicale. (Procédé de M. Lucas-Championnière.) — La lamelle sous-inguinale, fendue en deux lambeaux, est rabattue au-devant de l'anneau, et réunie au plan pectinéal.

que l'on traverse. D'ailleurs, c'est surtout en dedans que la réunion est utile.

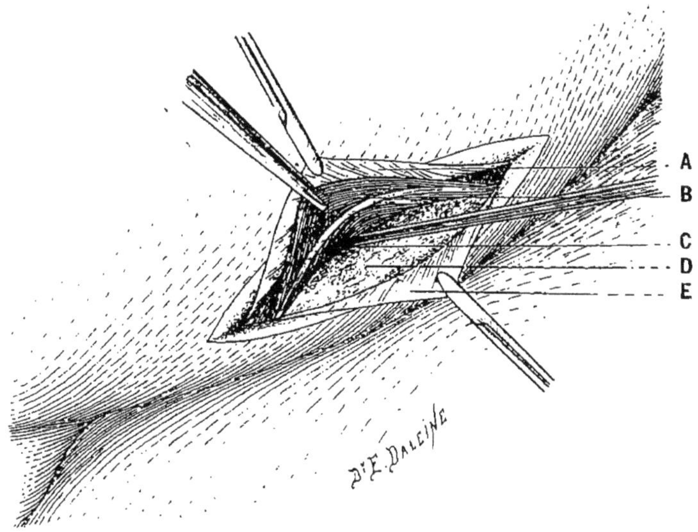

FIG. 515. — Opération de la hernie crurale par voie inguinale.
1er *temps*. — Ouverture du canal inguinal, relèvement du cordon et du bord inférieur des muscles.

A, lèvre supérieure de l'aponévrose du grand oblique. — B, bord inférieur des muscles petit oblique et transverse. — C, sonde cannelée décollant et relevant les muscles. — D. paroi profonde du canal. — E, lèvre inférieure de l'aponévrose du grand oblique.

Encore une fois, s'il est toujours d'excellente pratique de compléter ainsi l'intervention, il n'y a là rien d'indispensable; et parfois la friabilité et la surcharge graisseuse de tous les tissus rendent illusoire toute tentative de suture. Cherchez, toutefois, surtout si vous avez débridé largement, à amorcer le rapprochement par quelques points jetés sur l'angle interne de l'anneau, et, après avoir régularisé la plaie en excisant les pelotons graisseux, réunissez la peau sans drain.

Un large pansement, abondamment ouaté et bien fermé par un spica double, est, ici encore, nécessaire.

Telle est la kélotomie typique dans la hernie crurale. Vous rencon-

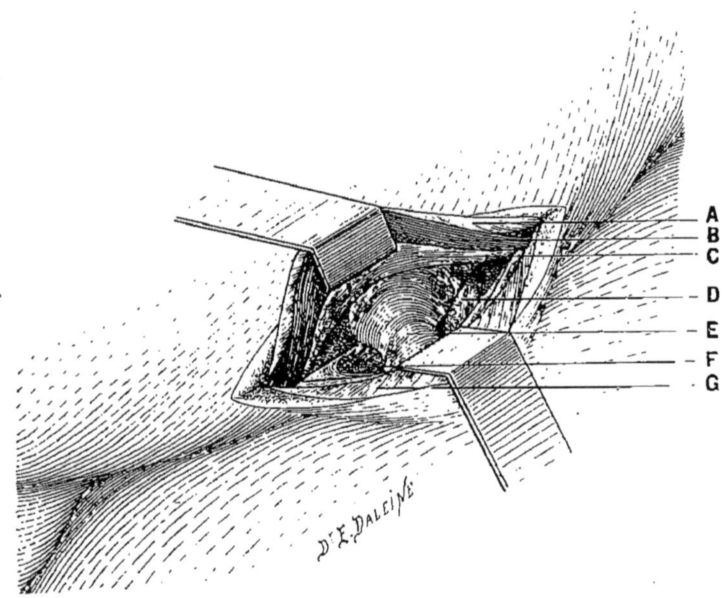

Fig. 546. — Opération de la hernie crurale par voie inguinale. — 2e *temps*. — La paroi postérieure du canal inguinal étant effondrée, on pénètre dans le tissu cellulaire sous-péritonéal, sur le collet du sac.

A, lèvre supérieure de l'aponévrose. — B, muscles petit oblique et transverses relevés. — C, paroi profonde du canal (fascia transversalis) incisée. — D, Veine iliaque externe. — E, collet du sac crural. — F, ligament de Gimbernat. — G, lèvre inférieure de l'aponévrose.

trerez parfois de tout autres difficultés, et vous pourrez vous trouver en présence de ***hernies compliquées***, telles que nous les avons étudiées plus haut, à l'occasion de la hernie inguinale, et nous renvoyons à ce chapitre [1].

Nous insisterons seulement sur un point de technique : en présence d'un sac profond cruro-propéritonéal, d'une hernie du cæcum ou de la vessie, et, d'une façon générale, dans tous les cas où *il devient utile de se faire du jour et de transformer la kélotomie en hernio-laparotomie*, quel procédé

[1] Nous ne ferons que signaler aussi les *variétés exceptionnelles de hernie crurale : la hernie crurale externe*, dans laquelle le sac, au lieu d'occuper l'angle interne de l'anneau crural, passe en avant ou en dehors des vaisseaux fémoraux; la *hernie de Laugier*, à travers le ligament de Gimbernat; la *hernie de J. Cloquet* ou *hernie pectinéale*, qui, après être sortie par l'anneau crural, s'engage entre le pectiné et son aponévrose, à travers une éraillure de cette lame fibreuse et se développe ainsi dans la profondeur, revêtant toutes les apparences de la hernie obturatrice; la *hernie de Hesselbach*, dont le sac se prolonge en diverticules multiples à travers les orifices du fascia cribriformis. Il faut connaître l'existence de ces variétés anormales; mais, en pratique, si l'on suit méthodiquement les divers temps de l'intervention, si l'on s'attache surtout à *bien isoler le sac et son collet*, elles seront une cause de surprise, mais non de véritable embarras.

suivra-t-on pour élargir l'accès, et de quel côté agrandira-t-on l'anneau crural? La voie externe est totalement interdite, c'est la région vasculaire : **l'incision libératrice ne pourra porter qu'en haut.**

Chez la femme, le débridement de l'arcade ne soulèvera aucune difficulté, le contenu du canal inguinal ne constituant aucun obstacle et pouvant être intéressé sans dommage. Sur l'index qui refoule le feuillet pariétal du péritoine, on fendra l'arcade directement en haut et sur la longueur nécessaire : les deux moitiés seront aussitôt amarrées avec des pinces, qui serviront, d'ailleurs, à les écarter, et le péritoine sectionné à son tour, sur le prolongement de l'incision antérieure du collet; on aura, de la sorte, une voie large, qui permettra de mener à bien, sous les yeux, la besogne intra-abdominale; et les divers plans de la paroi seront ensuite soigneusement réunis.

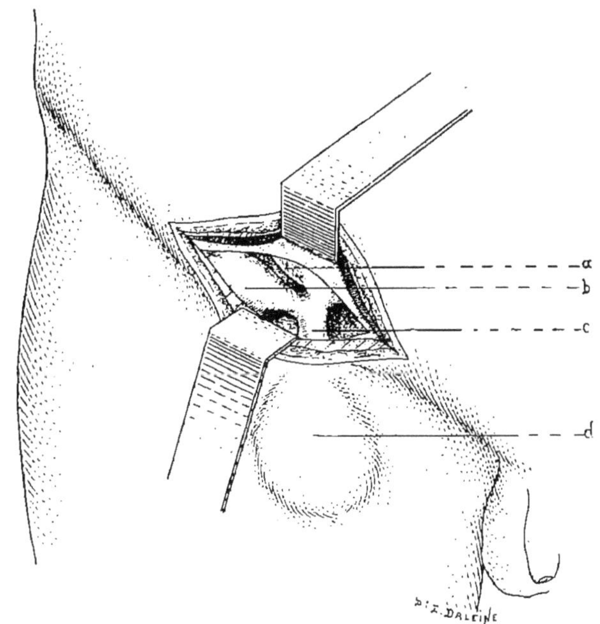

Fig. 547. — Opération de la hernie crurale par *incision sus-inguinale*, lors de hernie pro-péritonéale.

a, cul-de-sac péritonéal, refoulé en haut. — *b*, sac pro-péritonéal iliaque. *c*, collet du sac crural. — *d*, relief extérieur de la hernie.

Chez l'homme, le cordon exige des précautions spéciales. On obtient sans doute un peu de jour en incisant le bord inférieur de l'arcade — jusqu'à lui — et en réclinant fortement, en haut et sur les côtés, la boutonnière; mais c'est là un procédé bien insuffisant.

Le mieux est de recourir à l'une ou l'autre des pratiques suivantes : a. *ouvrir le canal inguinal par une incision parallèle à l'arcade, libérer et soulever le cordon* et le récliner fortement en haut et en dedans sous un écarteur; *faire alors la section verticale de la paroi inguinale*, comme chez la femme; b. *aborder, par une incision sus-inguinale, le collet de la hernie crurale* et la zone ambiante [1].

Comme pour une kélotomie inguinale, l'aponévrose du grand oblique est fendue obliquement sur la paroi antérieure du canal, tout en respectant l'anneau inguinal externe; on pénètre dans le trajet, on relève le petit oblique et le transverse, on décolle et l'on relève le cordon, puis on fend, à

[1] C'est la méthode de Ruggi et de Tuffier (Tuffier, *Opération de la hernie crurale par voie inguinale. Revue de chirurgie*, 1894, p. 240).

son tour, ou l'on effondre à la sonde cannelée *la paroi postérieure du canal, le fascia transversalis, et l'on pénètre dans la zone prépéritonéale.*

Ici, deux voies se présentent : il suffit parfois de dissocier cette couche graisseuse et de décoller de bas en haut le feuillet péritonéal antérieur pour faire le nécessaire, par exemple, pour découvrir un sac diverticulaire intra-abdominal (fig. 547); plus souvent on devra ouvrir le péritoine, et, dès lors, on aura libre accès sur la hernie *a posteriori* [1]. La besogne terminée, le péritoine sera exactement suturé et les divers plans du trajet inguinal reconstitués.

LA HERNIE OMBILICALE ÉTRANGLÉE

La hernie ombilicale étranglée conserve une gravité toute spéciale, et, si la kélotomie ombilicale a perdu le renom sinistre qui lui était attribué autrefois, la mortalité reste toujours élevée. Or, ce pronostic n'est pas imputable à la kélotomie elle-même, mais à la *date trop tardive* à laquelle on se résigne, pour ainsi dire, à la pratiquer.

De fait, à côté des *étranglements vrais, aigus, serrés,* qui se traduisent d'emblée par des accidents caractéristiques, et ne laissent aucun prétexte à l'hésitation et aux atermoiements, c'est à la région ombilicale, dans les grosses hernies ombilicales, qu'on observe le plus souvent ces phénomènes atténués, larvés, d'allure paralytique ou inflammatoire, qu'on désigne du nom de *pseudo-étranglement*, d'engouement, de péritonite herniaire, et qu'on a trop longtemps considérés comme exclusivement justiciables de la méthode expectante, plus ou moins déguisée.

La hernie est ancienne, et mal réductible depuis longtemps; elle est devenue douloureuse, rouge, il y a de la constipation, des vomissements bilieux; mais l'arrêt stercoral n'est pas complet, les émissions gazeuses ne sont pas totalement supprimées, la tumeur herniaire ne donne pas, au palper, cette sensation de distension en masse qui caractérise l'étranglement classique, elle conserve même quelque apparence de réductibilité partielle : engouement, conclut-on, et, après un essai de taxis, inutile presque toujours et souvent nocif, on installe la vessie de glace en permanence, on donne de l'opium, et l'on attend.

Et, dans l'immense majorité des cas, l'intoxication stercorémique pro-

(1) « Dans le cas de hernie étranglée, j'ai été étonné, écrit Tuffier (*loc. cit.*), de la facilité et de la sécurité avec laquelle s'effectuait l'opération *par voie inguinale*.... L'incision inguinale conduit droit sur le collet du sac; une incision longitudinale ouvre alors le péritoine au-dessus de ce collet; faisant rétracter les deux lèvres de la plaie, on a sous les yeux l'anse intestinale herniée avec ses deux bouts accolés en canon de fusil, l'épiploon qui les sépare ou les entoure, le contour de la portion serrée et la région sus-jacente sur lesquelles portent le plus souvent les lésions. Il suffit alors de débrider l'anneau soit par une incision directe de l'arcade crurale, de haut en bas, sur l'ongle ou un instrument quelconque, protégeant l'intestin, soit, suivant l'ancienne méthode, le bistouri agissant de dedans en dehors. Pour moi, je sectionne d'abord l'épiploon aussi haut que possible, je m'en débarrasse, et je tente de dégager l'anse par des tractions douces sur le bout inférieur; en cas d'échec, je débride directement le canal crural ou le collet du sac. »

gresse lentement, sans réactions bruyantes, et poursuit son œuvre, de façon d'autant plus sûre et plus dangereuse : de jour en jour, le facies devient plus mauvais, le pouls plus fréquent et plus petit, le ventre se ballonne, les vomissements deviennent brunâtres et sales, on se décide enfin à opérer, à faire l'opération complexe, que représente souvent la kélotomie ombilicale, dans les vieilles hernies adhérentes, *chez un malade empoisonné et dont la résistance vitale est irrémédiablement compromise.*

Ailleurs, l'expectation semble d'abord de résultat heureux, les accidents locaux ne s'aggravent pas, l'état général se maintient ou paraît se maintenir, quand, au 4e, 5e, 6e jour, plus tard encore quelquefois, les signes d'étranglement s'accusent et se complètent tout d'un coup, et la stercorémie, à la suite de cette longue période d'intoxication lente, revêt d'emblée un caractére des plus menaçants. Alors il faut bien, dans ces conditions presque désespérées, recourir enfin à l'opération nécessaire. En pareille occurrence, l'heure vient toujours où l'on doit se mesurer avec le danger : ***plus on attend, plus on l'aggrave.***

Je conclurai donc que **la kélotomie hâtive est tout aussi urgente** [1] **dans ces formes insidieuses de pseudo-étranglement ombilical que dans l'étranglement proprement dit.** L'opération sera difficile, complexe, dans les grosses hernies, c'est vrai, mais c'est une raison de plus pour opérer tôt: la kélotomie hâtive pourra seule sauver votre malade, et la kélotomie tardive, à laquelle vous serez finalement réduit, ne servira qu'à l'achever.

Pour moi, j'écris ces lignes avec une conviction profonde, et qui est basée sur trop de faits, pour n'être pas inébranlable : j'ai vu autrefois la mise en pratique de la méthode expectante et du taxis répété ; j'ai été maintes fois, dans la chirurgie hospitalière, contraint d'opérer *in extremis* de pauvres femmes, à la dernière période de la stercorémie, et qu'on livrait au chirurgien en désespoir de cause, après avoir épuisé tous les moyens de « perdre du temps ». Souvent la kélotomie était simple, rapide, facile, elle eût réussi sans la moindre entrave dans les premières vingt-quatre ou trente-six heures, elle devenait meurtrière, elle « achevait » la malade, dans les conditions lamentables où j'étais bien forcé de la tenter encore. J'ai opéré, d'autre part, des hernies énormes, adhérentes, gangrenées, chez des femmes âgées, et j'ai guéri mes malades, et toutes les fois que j'ai pu intervenir à mon heure, c'est-à-dire tout de suite, quelle que soit la complexité de l'opération,

[1] Je tiens à rappeler ici, un exemple terrible, que j'ai déjà publié ailleurs : une femme, une belle jeune femme, d'une trentaine d'années, mère de famille, est apportée mourante dans un hôpital : depuis six jours elle est atteinte d'une hernie ombilicale étranglée ; quelqu'un, appelé au début des accidents, pratique le taxis, déclare la réduction faite, met un bandage et se retire. Les accidents persistent et s'aggravent. Nouvelle séance de taxis, qui réussit encore, paraît-il, et, cette fois, pour mieux prévenir la sortie des viscères, on applique sur le ventre, en guise de compression... une pierre. Enfin, la malade est transportée à l'hôpital : le pouls est incomptable, la respiration entrecoupée, la fin est proche. Pourtant je veux tenter une intervention *in extremis*. Après une chloroformisation sommaire, j'ouvre le sac : il contient un peu d'épiploon et une anse grêle, légèrement adhérente, intacte sur toute sa longueur: l'anneau est à peine serré ; débridement, réduction, excision du sac, suture de l'anneau ne demandent guère plus de dix minutes. Mais il est trop tard : la malade s'éteint. (La hernie ombilicale étranglée. *Presse médicale*, 1896, p. 81 et 117.)

j'ai eu d'excellents résultats. Encore une fois, ***ce n'est pas la kélotomie qu'il faut craindre, c'est le retard de la kélotomie.***

Comme nous allons le voir, le mécanisme des accidents est loin d'être toujours identique dans ces omphalocèles étranglées : la striction à l'anneau ne se rencontre que dans un certain nombre de faits, et, très souvent, c'est *dans le sac lui-même* qu'il faut chercher l'obstacle ; l'épiploon, qui occupe si fréquemment, et en si volumineux paquets, les sacs ombilicaux, adhère à leur face profonde, cloisonne leur cavité, bride et coude l'intestin, l'immobilise, le place dans les conditions les plus favorables à l'iléus paralytique, et parfois, sans créer, en tel ou tel point, un barrage total, multiplie suffisamment les entraves à la circulation intestinale, pour qu'elle soit définitivement enrayée.

Que fera le taxis, sur ces hernies adhérentes ? L'anneau ombilical est libre, souvent, et permettra une réduction partielle, qui en imposera : or, l'obstacle n'est pas à l'anneau, il est *dans le sac*, et l'opération à ciel ouvert pourra seule le faire reconnaître et le supprimer.

Technique de la kélotomie ombilicale. — Donc nous ferons la kélotomie précoce, *même et surtout dans les grosses hernies*, et, pour la bien faire, nous procéderons de la façon suivante :

Anesthésie générale prudente [1], s'il le faut, ou mieux, anesthésie à la cocaïne, enveloppement des membres ; lavage et désinfection de toute la paroi abdominale ; nous n'insistons pas sur ces préliminaires communs.

La tumeur herniaire, de forme assez variable, hémisphérique, souvent bosselée, d'aspect parfois absolument phlegmoneux, refoule l'ombilic en haut ou en bas, quelquefois latéralement ; dans les *hernies ombilicales proprement dites*, qui sortent par l'anneau lui-même, l'ombilic, la profonde dépression ombilicale est d'ordinaire tournée en haut ; elle regarde en bas et se perd sur le versant inférieur de la tumeur en dos d'âne, dans les *hernies para-ombilicales*, si fréquentes.

Du reste, ces variétés ne méritent qu'une simple mention : qu'elle soit ombilicale ou para-ombilicale, qu'elle occupe la ligne blanche au-dessus ou au-dessous de l'ombilic, la hernie est d'évolution toute semblable et de cause identique. Remarquons seulement que l'ombilic, profond et déformé, exige une « préparation » toute spéciale : on l'évasera largement, on soulèvera avec une pince de Kocher le fond du cul-de-sac, pour en désinfecter tous les recoins.

Faites une ***incision cutanée verticale, médiane,*** qui croise dans son grand axe la tumeur herniaire ; que les deux extrémités de votre incision dépassent hardiment, en haut et en bas, le pourtour en relief de l'omphalocèle : *à se faire beaucoup de jour, on gagne beaucoup de temps.*

Au centre de la hernie, à l'ombilic et autour de lui, la peau est fort

[1] Extrêmement dangereuse dans ces états stercorémiques, elle doit être aussi économique et aussi courte que possible.

mince, fort adhérente au sac herniaire, et souvent elle forme avec lui paroi commune, et paroi presque transparente et parcheminée. Traînez donc légèrement le bistouri à ce niveau : ouvrir le sac du premier coup, c'est à peine un incident et presque une simplification; mais, accolée à la face profonde du sac, ou de la mince paroi cutanéo-sacculaire, une anse distendue peut s'offrir au bistouri, et il est arrivé maintes fois de la blesser ou de l'ouvrir.

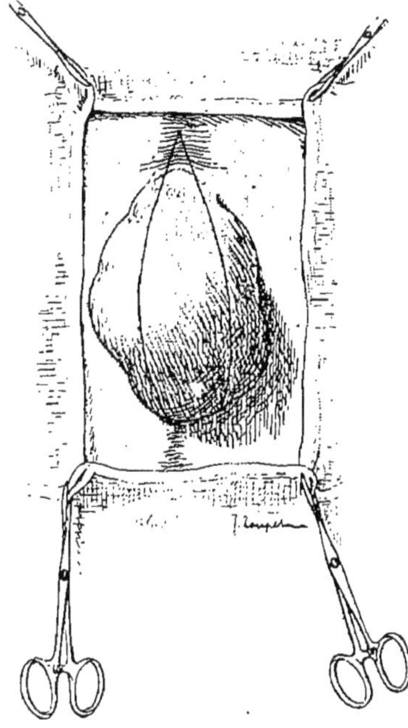

Fig. 548. — Kélotomie ombilicale. *Double incision semi-lunaire.*

Aussi, pour peu que la peau et le sac vous paraissent trop minces et trop intimement fusionnés, au centre de la hernie, *commencez la dissection plus loin*, en haut et en bas, *au point où la graisse paraît*, et poursuivez-la, de la circonférence, aisément libérable, à la partie centrale, adhérente.

Autre pratique, meilleure encore : si la hernie est grosse, la peau mince, violacée, altérée au centre, dédoublez votre incision médiane, *circonscrivez, par deux traits semi-lunaires, un ovale cutané* (fig. 548), que vous exciserez avec le sac : de la sorte, vos deux traits semi-lunaires vous donneront tout de suite accès dans une nappe celluloadipeuse où la fusion sera moins étroite.

1er temps. Isolement et ouverture du sac. Examen du contenu. — C'est que, là encore, le premier temps devra consister, autant que possible, à décoller le sac sur toute sa périphérie, à l'énucléer, à **l'isoler comme une tumeur**. S'il est énorme, bosselé, adhérent à la peau, au niveau de toutes les ampoules distendues, ce serait là besogne préliminaire trop longue et trop laborieuse, avant d'en venir à la besogne principale, intra-sacculaire. Mais, ces cas exceptionnels mis à part, vous aurez toujours le plus grand avantage à pratiquer cette **énucléation préalable, en masse**, d'un sac herniaire, souvent très irrégulier, segmenté, diverticulaire, et que vous aurez dès lors, tout entier, sous les yeux et dans la main.

Ceci fait, **ouvrez-le sur la ligne médiane**, en faisant un pli, en quelque point non adhérent, à sa mince et transparente paroi : agrandissez la boutonnière, glissez le doigt, et, sur lui, achevez de fendre aux ciseaux, de bas en haut et de haut en bas (fig. 550). Cette incision ne sera pas toujours exactement régulière et médiane : par places, vous rencontrerez un épaississement arciforme, une zone adhérente, qu'il faudra décoller et contourner. Si vous avez circonscrit un ovale de peau, vous ferez bien d'ouvrir aussi la paroi sacculaire, suivant vos deux traits semi-lunaires, et, de la sorte, en la décollant au doigt sur sa face profonde, vous exciserez **une calotte médiane**, qui vous donnera large accès.

Je n'ai pas besoin de dire que les deux lèvres seront immédiatement repérées avec des pinces.

Vous êtes en présence du contenu sacculaire, qui n'est pas toujours le même, sans doute, comme nous le verrons plus loin; mais je suppose le cas le plus commun : **une épaisse nappe d'épiploon, adhérent, et recouvrant en opercule une longue anse d'intestin grêle.**

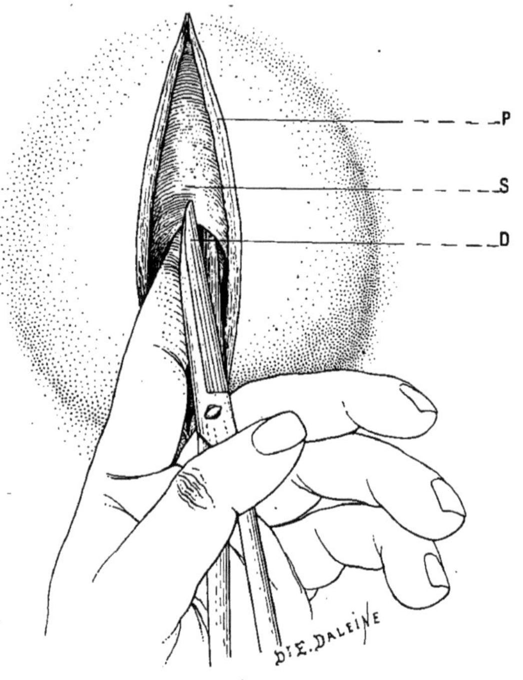

Fig. 549. — Kélotomie ombilicale. — *Incision du sac.*

P, peau. — S, paroi sacculaire. — D, ciseaux sectionnant la paroi sacculaire, sur le doigt.

L'intestin, vous ne le voyez pas tout d'abord : vous ne voyez que l'épiploon, et votre premier soin doit être **de détacher, de mobiliser et de relever cette coiffe épiploïque** : alors seulement vous saurez réellement ce que contient la hernie.

Procédez avec une méthode rigoureuse à ce décollement : rien n'est plus facile que de « se perdre » dans le feutrage d'une grosse hernie ombilicale, si l'on se précipite, au hasard. Tendez l'une des lèvres sacculaires, avec les pinces qui l'ont amarrée, et commencez la décortication, *d'avant en arrière, avec le doigt qui suit de près la face interne du sac* (fig. 550), avec la sonde cannelée ou les ciseaux courbes, fermés, en certaines zones plus adhérentes; pincez et coupez les brides qui ne cèdent pas, pincez de même celles qui se rompent. Sur l'autre face, répétez le même travail. Passez maintenant à la partie inférieure du sac, et, si quelque nappe épiploïque résiste trop, ne perdez pas votre temps, étreignez-la entre les mors d'une longuette, et sectionnez au-dessous.

Vous pouvez dès lors *relever toute la coiffe*, en détruisant peu à peu les *retinacula* qui subsistent encore : dans les sacs aréolaires, à logettes multiples, vous verrez l'épiploon s'engager, s'encastrer en grosses bosselures adhérentes; il faudra énucléer tous ces prolongements, et, pour cela, fendre l'arcade fibreuse qui encadre l'entrée de chaque diverticule.

Le rideau épiploïque est levé : l'intestin apparaît, une anse noirâtre, distendue, très variable, naturellement, de longueur et d'aspect.

Avant d'aller plus loin, irriguez abondamment à l'eau bouillie le contenu sacculaire que vous avez, cette fois, tout entier sous les yeux, puis détergez bien, avec une compresse aseptique, épiploon et intestin, examinez la paroi intestinale et voyez tout de suite si quelque perforation n'est pas toute prête

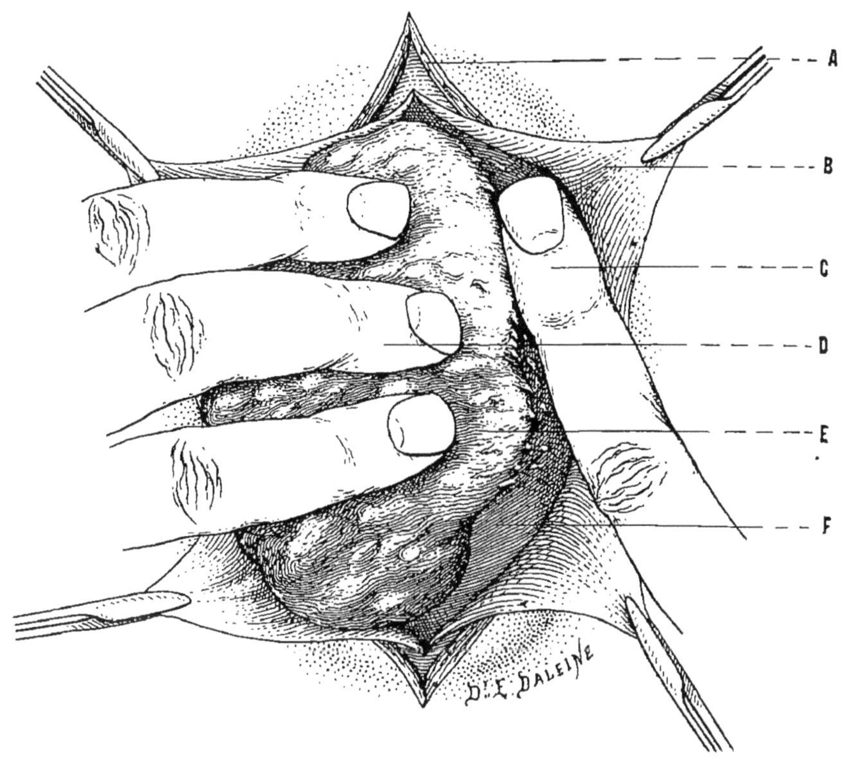

FIG. 550. — Kélotomie ombilicale. — *Décollement de la coiffe épiploïque.*

A, peau. — B, sac ouvert. — C, index *décollant l'épiploon de la face interne du sac.* — D, les doigts gauches *réclinant la coiffe épiploïque.* — E, coiffe épiploïque. — F, anse herniée sous-jacente à l'épiploon.

à s'ouvrir et n'exige pas quelque précaution immédiate, pour que, tout à l'heure, dans les manœuvres qui vont suivre, le contenu intestinal ne s'échappe pas brusquement et ne tombe pas dans le ventre.

2e temps. Débridement. — Il arrive parfois que la striction soit assez peu serrée pour qu'une légère traction suffise à tirer au dehors le contour de la portion serrée et le segment supérieur des deux bouts : le fait se produit, en particulier, dans les étranglements *intra-sacculaires*, dont nous parlions plus haut. Le débridement peut être alors superflu; pourtant il vaudra toujours mieux se créer une voie bien libre, qui évite toute espèce de refoulement forcé du contenu herniaire, et la réparation de l'anneau ombilical n'en deviendra que plus facile.

Débridez donc, où vous voudrez, mais, de préférence, **en haut et à droite**; vous n'avez absolument rien à craindre, si vous suivez la simple pratique que voici :

Rabattez l'épiploon, dégagez bien le bord supérieur de l'anneau, *le cintre*, toujours fort net, et à l'œil et au doigt, et j'ajoute qu'ici encore **il faut le voir pour le débrider.** Au-dessous de lui, glissez un doigt, et sur ce doigt, aux ciseaux, coupez la paroi abdominale fibreuse (fig. 551) : 1 centimètre, 1 centimètre 1/2 d'incision suffisent parfaitement; s'il vous fallait plus, vous feriez une autre entaille sur la ligne médiane, ou en haut et à gauche.

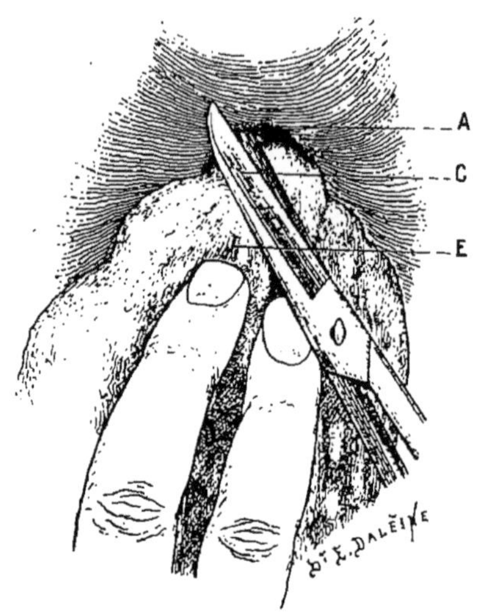

Fig. 551. — Kélotomie ombilicale. *Débridement de l'anneau en haut et à droite.*

A, bord supérieur, *cintre* de l'anneau. — C, ciseaux sectionnant le cintre en haut et à droite. — E, contenu herniaire, que les doigts réclinent en bas.

Achevez tout de suite de vous « débarrasser » de l'épiploon; terminez le décollement de ses adhérences au collet, « amenez » son pédicule, liez-le en chaîne (voy. *Hernie inguinale étranglée simple*) et sectionnez-le; nettoyez bien le moignon et réduisez-le.

Si le paquet épiploïque est très volumineux, et que les ligatures exigent un certain temps, il sera souvent préférable de s'occuper d'abord de l'intestin; jetez un clamp sur le pédicule épiploïque, excisez toute la masse qui encombre votre champ opératoire, et laissez sous une compresse le moignon que vous lierez et réduirez, en terminant.

Dans les très grosses omphalocèles, encapuchonnées d'épiploon adhérent, on fera souvent plus rapide et meilleure besogne, en procédant comme il suit (Planche XIII) :

L'incision cutanée est faite circulairement, sur tout le pourtour de la tumeur herniaire, à distance suffisante de la base d'implantation pour qu'on puisse ultérieurement réunir sans traction; sur la même ligne, on ouvre le sac, prudemment, en le décollant peu à peu de l'épiploon.

On repère avec des pinces le bord externe de l'incision sacculaire, que l'on dégage et rabat; la portion médiane du sac reste adhérente à la peau et à l'épiploon, et c'est cette triple enveloppe, cette triple « coiffe » que l'on va, tout à l'heure, extraire en masse.

Avant cela, allez au pédicule herniaire, pénétrez dans l'anneau, soulevez-le, débridez-le sur la ligne médiane, largement. Vous êtes sur la « racine » de l'épiploon hernié, attirez-la, dégagez-la, et, après l'avoir pincée ou liée par petits segments, coupez au-dessous.

Saisissez alors, avec une pince ou les doigts gauches, la lèvre inférieure de la section épiploïque, le sac et la peau (Planche XIII), rabattez le tout de haut en bas, de dehors en dedans, et, peu à peu, rompant ou coupant les brides, « décalottez » l'intestin.

3e **temps. Réduction**. — A son tour, il est attiré, lui aussi, dans le sac, et je suppose qu'il ne soit pas gravement altéré, qu'il ne porte aucune plaque de sphacèle. Il est examiné sur toutes ses faces et spécialement au niveau de l'encoche, et, sous l'eau bouillie chaude, la paroi reprend une couleur moins sombre, de la tonicité, et les signes de la vie.

Réduisez donc, après avoir réparé, s'il y a lieu, les érosions séro-musculaires, les éraillures mésentériques, etc.

Ce dernier temps est loin d'être toujours simple : lorsqu'il n'existe qu'une seule anse grêle, de longueur médiocre, vous en viendrez à bout, sans peine, en la vidant d'abord, puis en refoulant progressivement l'un des bouts, pendant que vous maintenez l'autre au voisinage de l'anneau. Mais *la masse intestinale est parfois considérable*, elle comprend, avec un segment énorme du grêle, le gros intestin, le côlon transverse en entier, c'est une véritable éventration. Ajoutez à cela la *rétraction de la paroi abdominale*, dans les omphalocèles anciennes, et encore les efforts du malade, qui tousse et respire mal, et vous aurez, par avance, une bonne idée des difficultés que vous pourrez rencontrer dans ce taxis à ciel ouvert.

Or, **vous ne devez jamais faire**, en pareil cas, **de taxis forcé**; vous ne vous acharnerez pas à refouler en bloc ce gros paquet intestinal : s'il résiste à des tentatives méthodiques, si de nouvelles anses prolabent à mesure que vous en faites rentrer d'autres, *débridez plus largement*, sur la ligne médiane, *faites soulever, avec des pinces, les deux bords de l'incision, étalez à la surface de l'intestin à réduire une large compresse*, dont le pourtour est insinué, en ourlet, jusque dans le ventre, *et refoulez alors doucement, en commençant par la périphérie*, comme nous l'avons indiqué ailleurs, à la suite des laparotomies pour occlusion intestinale.

Vous réussirez toujours par ce procédé de la compresse, combiné au débridement large, si toutefois vous avez réalisé d'abord, de façon très complète, le décollement de la coiffe épiploïque.

4e **temps. Réfection de la paroi ombilicale**. — Tout est rentré : assurez-vous que rien ne saigne, qu'aucune bride ne reste adhérente à la face profonde de l'anneau et occupez-vous de la réfection ombilicale; **excision et fermeture du sac, suture de la paroi**.

Si vous avez commencé par isoler le sac comme une tumeur, il sera très simple, en général, d'en rassembler les deux moitiés, d'attirer le collet au dehors, en dégageant bien tout son pourtour, d'y jeter une double ligature enchaînée, et de le sectionner au-dessous. Si vous voulez faire une bonne réunion de la paroi, arrangez-vous pour que le moignon ne reste pas au centre de l'anneau, comme un bouchon, mais qu'il *se rétracte librement*.

PLANCHE XIII. — **Kélotomie ombilicale**. — Très grosse hernie. Figure supérieure : l'incision semi-lunaire est pratiquée, le sac ouvert latéralement, et sa lèvre externe repérée avec des pinces; débridement de l'anneau sur l'index. — Figure inférieure : l'anneau est débridé; ligature en petits paquets et section du pédicule épiploïque, pincement de ses deux extrémités; la coiffe épiploïque, ainsi détachée à sa racine, est rabattue de haut en bas, libérée à sa face profonde, et l'intestin « décalotté ».

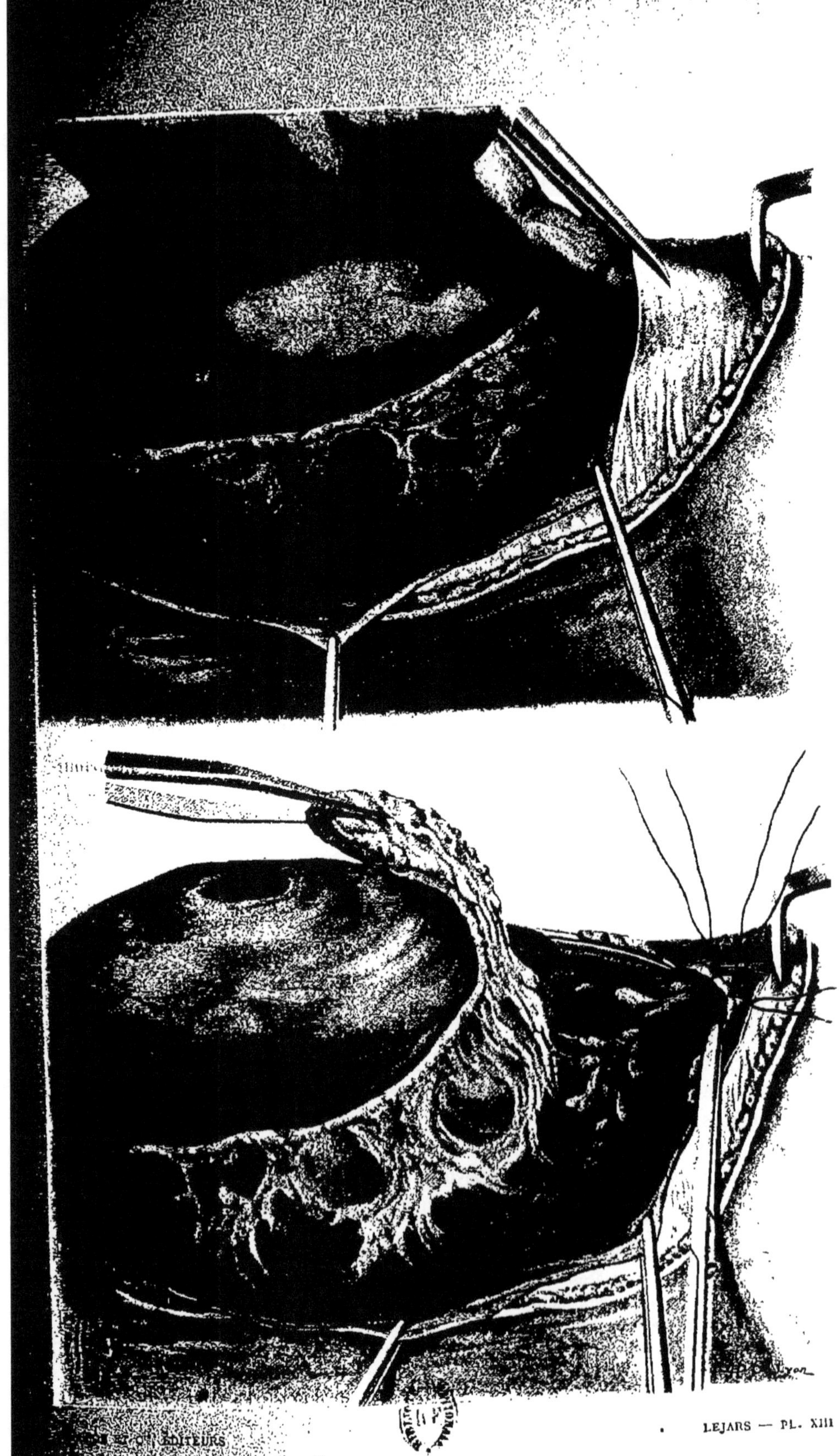

ÉDITEURS

Quand le sac, trop volumineux et trop irrégulier, n'a pas été tout d'abord énucléé, disséquez-le rapidement, à grands traits, en taillant en pleine graisse.

S'il a fallu faire un débridement de quelque étendue, ou fendre la ligne blanche, largement, pour réintégrer un volumineux contenu, la pédiculisation et la ligature du collet deviendront très malaisées ou impossibles : *on réunira par un surjet les deux lèvres péritonéales* comme à la suite d'une laparotomie ; et lorsqu'elles sont très adhérentes, minces, friables, qu'elles se lacèrent sous la moindre striction du fil, on comprendra à la fois dans le surjet le *péritoine* et les *plans profonds de la paroi*, ou encore on adossera, en masse, dans toute leur épaisseur, les deux bords de la plaie, par une série de points en U, comme nous allons le dire dans un instant.

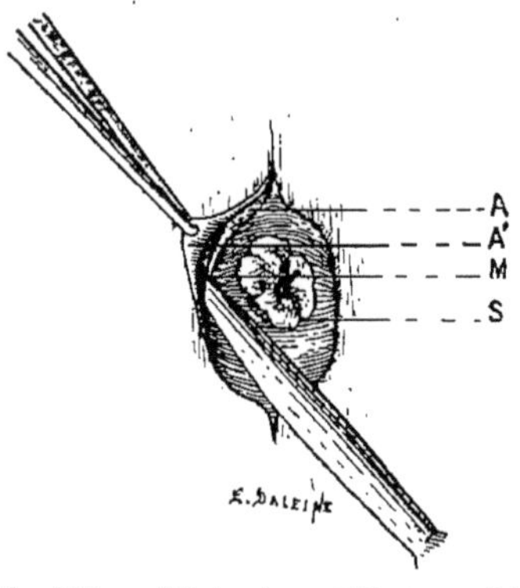

FIG. 552. — Kélotomie ombilicale. — *Réfection de la paroi. — Ouverture de la gaine du droit.*

A, feuillet profond de la gaine. — A', feuillet superficiel. — M, muscle droit. — S, moignon du sac.

En effet, la suture de la paroi, après une kélotomie pour étranglement, ne pourra que rarement être pratiquée avec la technique minutieuse que l'on apporte à une cure radicale : après une opération souvent très complexe, il faut aller vite, et réaliser, le plus brièvement possible, la réparation pariétale. Vous aurez donc recours, suivant les conditions locales et le temps dont vous disposerez, à l'une ou à l'autre des pratiques que voici :

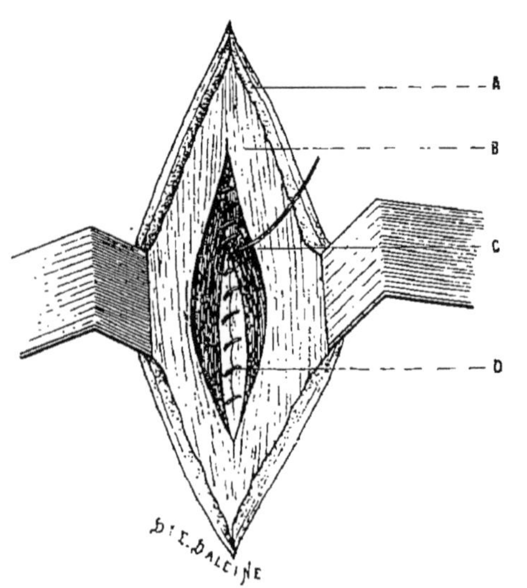

FIG. 553. — Kélotomie ombilicale. *Réfection de la paroi à trois plans.*

A, peau. — B, aponévrose superficielle. — C, suture du bord interne des deux muscles droits. — D, suture de l'aponévrose profonde et du péritoine.

A. L'orifice ombilical est élargi, en haut et en bas, par un débridement de 1 ou 2 centimètres, puis, sur chacun de ses bords, une incision verticale ouvre la gaine du muscle droit (fig. 552). Vous avez, dès lors, après quelque dissection, trois plans à réunir séparément : *le feuillet postérieur de la gaine, le bord interne des deux muscles, le feuillet antérieur de la gaine.*

Faites, sur ce triple étage, un triple surjet (fig. 553) : c'est le feuillet profond qui, d'ordinaire, se prête le moins à une coaptation régulière ; si le ventre est gros et la paroi rétractée, il s'éraille et se coupe.

Que les deux mains de votre aide, appliquées à plat sur les deux versants de la région ombilicale, rapprochent les deux bords à coapter, et que votre aiguille charge, avec la lamelle profonde, un épais segment de tissu musculaire. Des points séparés, placés successivement aux bons endroits, c'est-à-dire aux points où le feuillet fibreux est le plus épais, au niveau des intersections fibreuses du muscle, seront assez souvent préférables au surjet. Cette *suture à trois plans,* qui rapproche les deux bords, comme un double rideau, est la meilleure méthode, quand on a le temps et l'étoffe.

B. Vous avez dû faire, pour réduire, une véritable laparotomie ombilicale, les deux lèvres sont rétractées et se mobilisent mal, le temps presse : *soulevez chacun des bords de la plaie, en masse,* avec les pinces qui les ont amarrés, pendant que les doigts d'un aide maintiennent l'intestin refoulé sous une compresse; *traversez-les, en pleine largeur,* avec une longue aiguille de Reverdin, et passez un, deux, trois, quatre points en U, transversaux : serrez-les progressivement, et réalisez, de la sorte, un adossement véritable, péritoine contre péritoine.

Ces **anses transversales, qui chargent toute la paroi,** offrent une très réelle résistance, et permettent un sérieux effort de coaptation, qui réussira toujours, si l'on procède avec méthode. On retire la compresse protectrice, avant de serrer le dernier fil, et un *surjet complémentaire* relie les deux tranches pariétales, qui « font la moue » en avant.

J'ai eu recours maintes fois à ce procédé de **réunion par application latérale,** non seulement à la fin des opérations de hernie étranglée, mais dans la cure de volumineuses éventrations, et il m'a toujours rendu d'excellents services.

C. Enfin, dans les cas d'extrême urgence, vous serez parfois contraints de vous borner à *suturer purement et simplement les bords de l'anneau,* par quelques points séparés, après les avoir un peu avivés sur leur face interne. Dans les mêmes conditions, si l'orifice est de dimensions médiocres et que le moignon du sac le remplisse, on pourra se contenter, à la rigueur, de cette manière de bouchon.

Quel que soit le procédé de réfection, vous mènerez vite cette besogne terminale, et rapidement aussi vous exciserez les amas graisseux qui encombrent la plaie, la portion amincie et exubérante de la peau, et vous ferez la suture, en appliquant largement les deux valves, parfois fort épaisses, de l'incision. Je n'ai pas besoin de dire qu'un large bandage de flanelle, abondamment ouaté et bien serré, représente le complément indispensable du pansement.

Il faut reconnaître que, si la kélotomie ombilicale est parfois d'une réelle complexité, dans les grosses hernies adhérentes, elle est, en réalité, dans un grand nombre de cas, de pratique assez simple, sous la réserve d'être méthodique. On devra toujours s'efforcer de réduire, même lorsqu'on se trouve en présence d'une omphalocèle énorme, qui « tient partout » et qui exige une laborieuse décortication.

Il restera pourtant une dernière ressource, si la besogne est trop pénible et l'état du malade trop alarmant pour qu'elle puisse être prolongée : *débrider largement l'anneau*, décoiffer l'intestin de la nappe d'épiploon adhérent qui l'enveloppe, et réséquer, s'il est possible, cet épiploon, *détruire les brides intra-sacculaires*, et *laisser la masse intestinale, ainsi libérée, dans le sac*, qu'on referme ensuite. Plus tard, quand les accidents aigus auront cessé, on aura recours à de nouvelles tentatives de réduction.

Je le répète : c'est un pis aller, mais qui peut être fort utile, surtout dans les étranglements intra-sacculaires.

Nous allons voir, au chapitre suivant, quelle conduite il convient de tenir en présence des diverses variétés de *gangrène herniaire*.

HERNIES GANGRENÉES

Nous avons supposé jusqu'à présent que l'intestin hernié était suffisamment sain, pour que sa *réductibilité* ne fît aucun doute et ne laissât aucune arrière-pensée. Il est loin d'en être toujours ainsi : l'anse que vous avez découverte, dans le sac, se présente parfois avec des caractères objectifs, de surface, de coloration, d'habitus extérieur, qui éveillent de légitimes soupçons sur sa destinée ultérieure; elle est ***suspecte***, en un mot, et la réduire telle quelle serait s'exposer à la péritonite secondaire par perforation.

Ailleurs, l'intestin est ***gangrené***, quoique sa ***continuité*** soit ***conservée*** encore et sa paroi physiquement intacte.

Ailleurs enfin, le sphacèle se traduit par une ou plusieurs ***perforations***, par une perte de substance plus ou moins large, qui ont livré passage aux matières et donné naissance à un phlegmon stercoral.

La conduite à tenir en présence de ces diverses éventualités est souvent très complexe; et, pour tirer le meilleur parti possible de ces situations, toujours graves, il est indispensable de s'appuyer, non sur des indications théoriques et sur les résultats de statistiques toujours « courtes par quelque endroit », mais sur des données pratiques aussi précises que possible.

I

ANSE SUSPECTE

Nous avons déjà dit qu'on devait juger de la vitalité de l'anse étranglée, non seulement d'après l'aspect qu'elle présente à l'ouverture du sac, mais d'après celui qu'elle revêt au bout de quelques instants, *une fois libérée, et sous les affusions d'eau bouillie chaude*.

Reste-t-elle par places d'un noir grisâtre, terne, sale, ou d'une teinte brunâtre, roussie, ou encore panachée, tigrée de taches jaunâtres, sur un fond violacé; la surface séreuse a-t-elle perdu son brillant, son poli, est-elle recouverte, en certains points, de plaques pseudo-membraneuses d'un jaune grisâtre, et présente-t-elle, au niveau de ces plaques, et spécialement sur le contour de la portion serrée, des zones d'amincissement, des éraillures profondes : ce sont là autant d'indices d'une intégrité gravement compromise, et, si la circulation peut encore se rétablir et le travail d'ulcération s'enrayer, les chances à courir sont vraiment trop précaires pour qu'on puisse prendre la responsabilité d'une réduction pure et simple.

Que faire alors? **Débrider sans réduire** : ce qui se traduit pratiquement de la façon suivante :

Détergez soigneusement la cavité sacculaire et toute la surface de l'anse suspecte; liez et réséquez l'épiploon; débridez assez largement, pour que *les deux bouts intestinaux se laissent attirer*, en toute liberté, au dehors, *sur une longueur de quelques centimètres*, et assurez-vous, par des pressions douces, que *le passage est dûment rétabli de l'un à l'autre* et que les matières circulent aisément.

Ceci fait, enveloppez l'anse de compresses aseptiques, qui la recouvrent et la protègent de toutes parts, sans la comprimer, et remplissent la cavité béante du sac, amorcez, par quelques points seulement, la réunion cutanée, en haut et en bas, et enfermez toute la région dans un large pansement, abondamment ouaté.

Si l'anse est longue, elle n'a aucune tendance, d'ordinaire, à rentrer spontanément dans le ventre, au moins pendant les premiers jours, et il suffit de bien disposer les compresses enveloppantes autour de son pédicule, pour prévenir tout incident de ce genre.

Autrement, si l'anse est courte, on fera bien de l'assujettir, au collet, ou au fond du sac, par quelques points de catgut : au collet, on passe un fil fin, à la Lembert, dans chacun des bouts, au niveau de la portion saine, et l'on rattache ces deux fils aux bords fibreux de l'anneau; le catgut présente cet avantage qu'il se résorbe seul et « tient » juste le temps nécessaire à la formation d'adhérences suffisantes. On peut encore relier aux parois ou au fond du sac la zone intestinale qui paraît la plus compromise et *circonscrire* ainsi par avance le champ de la perforation probable.

On laisse l'intestin *en observation* pendant un certain nombre de jours, variable suivant les circonstances ultérieures. Si les phénomènes d'étranglement cessent, et qu'il se produise une ou plusieurs selles régulières, si l'anse « en quarantaine » redevient chaude, rouge, uniformément calibrée, on attendra quatre ou cinq jours, en renouvelant le moins possible son enveloppement de compresses aseptiques, et, au bout de ce temps, sans la refouler d'emblée dans le ventre, « on la laissera rentrer ».

De fait, à mesure que le fonctionnement intestinal redevient régulier et que la plaie sacculaire se rétrécit, l'intestin aberrant se rétracte et peu à peu se réduit de lui-même : il suffira de sectionner les fils d'attache, s'il y a lieu, et de panser à plat, c'est-à-dire de laisser libre la région du sac voisine de l'orifice de rentrée, pour hâter et favoriser cette retraite spontanée : bien entendu, si la marche en retour était trop lente, on ne manquerait pas de l'accélérer.

Ailleurs, le sphacèle intestinal continue à progresser et se confirme, et l'anse se perfore, mais la cavité abdominale est défendue : il se constitue purement et simplement un anus contre nature ou une fistule stercorale, qui deviendront plus tard l'objet d'une intervention réparatrice.

Enfin la méthode [1] se prête à quelques variantes, tant sont variables elles-mêmes les lésions herniaires.

Il arrive que l'anse ne soit réellement suspecte que sur une zone limitée, au niveau d'une plaque circonscrite, au collet par exemple : on pourra recourir alors, avec avantage, à la technique de l'*enfouissement*, que nous allons exposer tout à l'heure. La paroi intestinale sera déprimée, plissée en dedans, au niveau de la plaque suspecte, et, au-dessus d'elle, en rideau, en opercule, on réunira, par une double suture à la Lembert, les deux bords de paroi saine qui la circonscrivent de part et d'autre (voy. fig. 554). Dès lors, la réduction sera légitime, s'il n'y a pas d'autre contre-indication [2].

II

ANSE GANGRENÉE ET NON PERFORÉE

Le sphacèle intestinal s'affirme à la fois par la coloration verdâtre, ou bronzée, feuille-morte, par l'aspect dépoli et terne et le refroidissement de la paroi, souvent par une odeur fétide, putrilagineuse, toute spéciale, enfin par l'absence totale de toute reprise de vie apparente, de tout changement de physionomie, après le débridement et au contact de l'eau bouillie chaude. Il est, d'ailleurs, de répartition et d'extension variables, sur l'anse étranglée.

I. ***Sphacèle en plaque circonscrite.*** — Vous trouverez parfois quel-

(1) Elle est, d'ailleurs, d'applications tout exceptionnelles.

(2) Nous signalerons seulement la pratique suivie par Helferich (Ueber die Ausführung der Herniotomie bei der Gangrän verdächtigen Darm. *Arch. für klin. Chir.*, 1891, Bd. XLI, p. 537), dans deux cas, pratique très rationnelle et très intéressante, mais trop complexe, en réalité, pour prendre place, au moins à titre courant, dans la chirurgie d'urgence.

Chez ces deux hernieux, Helferich, trouvant une anse étranglée « suspecte », la laissa au dehors, après avoir mis en communication les deux bouts, par une entéro-anastomose de 4 centimètres, en portion saine. Cet abouchement a pour résultat d'assurer tout de suite un plus libre cours aux matières et de mettre plus complètement au repos l'anse compromise ; de plus, si le sphacèle se confirme et que la perforation ait lieu, les conditions se trouveront être, de ce fait, extrêmement favorables à la guérison rapide et simple de l'anus contre nature. Cette intervention n'a qu'un défaut : sa durée ; elle demanda une heure et demie dans l'un des faits de Helferich, une heure un quart dans l'autre ; au cours d'une kélotomie pour étranglement, cet élément durée est de grande importance, et, d'autre part, le milieu herniaire et les conditions dans lesquelles on opère sont loin de se prêter toujours à l'exécution correcte d'une anastomose intestinale. — L'un des opérés d'Helferich guérit, l'autre succomba, et la durée de l'opération ne fut peut-être pas étrangère à ce dénouement, comme il le dit lui-même.

ques plaques gangrenées, discrètes et de dimensions restreintes, ou même **une seule plaque,** au niveau du collet et de la zone de striction maxima : le reste de l'anse présente l'aspect et les caractères d'une vitalité suffisante.

Il est tout indiqué de « réparer » localement cet intestin, et de le réduire, ou, à la rigueur, de le traiter comme suspect (voy. plus haut). Or, la réparation locale est exécutable par deux procédés : **l'enfouissement de la plaque gangrenée, l'excision de cette plaque, suivie de l'entérorraphie latérale;** l'un et l'autre supposent que le sphacèle n'est pas envahi plus de la demi-circonférence de l'intestin; l'un et l'autre ont deux écueils à éviter : le rétrécissement, la coudure.

L'**enfouissement, l'invagination partielle** [1], se pratique dans le sens longitudinal ou transversal, suivant la direction du grand axe de la plaque : on ramène au-dessus d'elle et l'on réunit l'un à l'autre deux replis de paroi intestinale, comme le représente la figure 554.

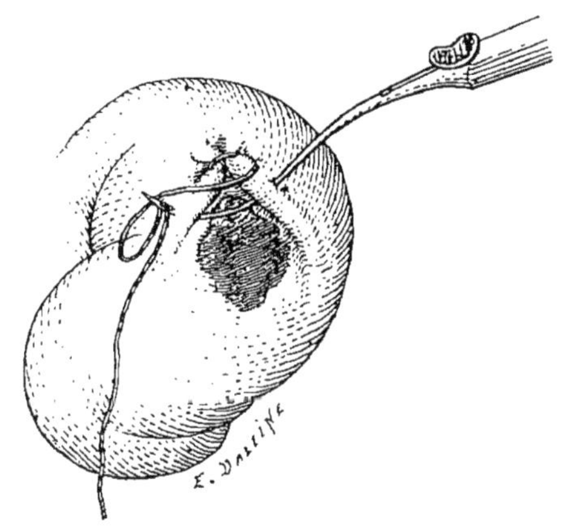

Fig. 554. — Invagination d'une plaque circonscrite de sphacèle intestinal. — La paroi séro-musculaire est adossée par un surjet, sous forme de deux crêtes latérales, qui recouvrent et *enfouissent* la zone sphacélée.

Pour cela, le surjet séro-musculaire devra commencer toujours un peu au delà de la plaque à recouvrir, et finir aussi à distance suffisante de l'autre extrémité, pour que l'adossement soit large et l'enveloppement complet de toutes parts : s'il le faut, un second surjet ou quelques points séparés assureront mieux encore la parfaite coaptation des deux crêtes latérales.

On comprend que, si les dimensions de la zone à invaginer dépassent certaines limites, on puisse être conduit à rétrécir outre mesure la lumière intestinale, si l'adossement est fait en long, ou à produire une coudure brusque, s'il se fait en travers; de plus, la bénignité de la méthode est entièrement subordonnée à la solidité de réunion des deux crêtes, par suite, à l'application large de leurs surfaces séreuses. Ainsi enfouie, la plaque sphacélée s'élimine dans la cavité intestinale, « à couvert ».

On peut répéter l'enfouissement sur deux ou trois zones de gangrène, si leur disposition réciproque et leur étendue le permettent, et nous allons voir que, lors du sphacèle en masse de toute une anse, l'*invagination totale,* dans le bout inférieur, préconisée par Guinard [2], est susceptible de donner d'excellents résultats, dans certaines conditions déterminées.

[1] Martinet (de Sainte-Foy-la-Grande), Rapport de Chaput. *Bull. de la Soc. de chir.*, 1894, p. 246.
[2] Guinard, Traitement des hernies gangrenées par l'invagination totale ou partielle. *Comptes rendus du Congrès de chirurgie*, 1895, p. 455, et *Thèse* de Gröll, 1895.

Si la paroi sphacélée est épaissie, rigide, qu'elle se laisse mal déprimer, que les crêtes latérales soient difficiles à soulever et à mettre en contact, difficiles à réunir, par suite de la friabilité de l'intestin, — si la plaque est trop étendue ou trop irrégulière, — ou encore qu'elle soit prête à se rompre : l'excision, et surtout l'**excision losangique, suivie d'une suture correcte**, deviendra seule réalisable.

Sans doute, elle oblige à ouvrir l'intestin, mais, avec quelque soin, on s'arrangera pour circonscrire le foyer avec des compresses et opérer en « milieu clos »; et puis on n'oubliera pas que, sous la réserve d'une technique régulière, l'*entérorraphie latérale* est une intervention simple, qui réussit sans peine.

Avec les doigts, refoulez donc des deux côtés le contenu intestinal, et installez un double barrage : les doigts d'un bon aide suffiront souvent; si l'on se sert des pinces coprostatiques, il faudra les appliquer en portion saine, autant que possible, l'anse étranglée étant parfois très vulnérable à la compression, en dehors même de la zone gangrenée.

Ceci fait, soulevez la plaque à exciser avec une pince à disséquer, incisez-la d'un coup de ciseaux, et détachez-la sur son pourtour, en mordant de quelques millimètres *sur la paroi saine* et saignante, et en donnant à la perte de substance la forme la plus favorable à une réunion longitudinale ou transversale, qui ménage la perméabilité de l'intestin. L'excision losangique est recommandable dans tous les cas où le sacrifice doit être large; la suture sera pratiquée, comme nous l'avons plus haut indiqué. (Voy. *Plaies de l'intestin*.)

Ces **réparations partielles, locales,** seront fort utiles dans certains cas, et permettront, après une désinfection soigneuse de l'anse, la réduction dans le ventre; toutefois, un segment d'intestin qui porte une plaque authentique de sphacèle devra toujours éveiller la méfiance, et l'on agira sagement, en y « regardant à deux fois », en examinant de près toute la surface de l'anse, après avoir suffisamment attiré au dehors son pédicule, en recouvrant, par une ou deux sutures à la Lembert, les points suspects, grisâtres, éraillés; le travail d'ulcération débute, en effet, par la muqueuse et progresse excentriquement; de plus, des ulcérations se rencontrent parfois au-dessus du segment hernié, et peuvent devenir l'origine de perforations ultérieures.

II. ***Sphacèle en plaques multiples et disséminées.*** — Dans un second type, vous ne trouvez plus une, deux ou trois plaques isolées de sphacèle, de diamètre restreint, mais toute une série de taches verdâtres ou roussâtres, qui maculent toute l'anse étranglée, et qui bientôt, en se perforant, la transformeront en écumoire.

Ce sphacèle en plaques multiples et disséminées fait naître les mêmes indications que le sphacèle total, en masse : et la question se pose de l'*entérectomie suivie d'entérorraphie* ou de l'*anus contre nature*.

III. ***Sphacèle total, en masse.*** — Je rappelle que, dans l'hypothèse présente, l'intestin est sphacélé, mais non perforé, quelle que soit d'ailleurs la longueur du segment étranglé; le sac contient un liquide louche, souvent hématique, fétide, septique toujours, mais il ne renferme pas de matières fécales, pas de pus.

Dans ces conditions locales, si le malade n'est pas trop intoxiqué, si le pouls est relativement bon, la **résection intestinale suivie de réunion immédiate** sera la méthode de choix. L'âge n'est pas, par lui seul, une contre-indication, et de nombreux exemples l'ont démontré. Ce qui est capital, c'est de pouvoir faire bien et vite la besogne opératoire.

Or, il faut le dire et se le dire : la technique est complexe dans les grosses hernies, quand on doit réséquer, avec un long bout d'intestin, un segment considérable d'épiploon graisseux, épais, et sphacélé lui-même; mais, dans la plupart des cas, l'excision et la réunion sont exécutables sans trop de peine, et parfaitement exécutables par quiconque sait bien ce qu'il faut faire, et ne perd pas de temps. Les premières phases de l'opération ont été courtes, l'anesthésie est bien supportée, le pouls ne faiblit pas : allez de l'avant, hardiment, sans tergiversations, sans paroles inutiles, sans essais timides et incomplets, plus dangereux que l'intervention rationnelle et radicale; osez, si vous êtes conscient de la marche à suivre et si vous avez l'outillage de première nécessité : vous ne vous repentirez pas d'avoir osé.

A. ***Invagination totale du segment gangrené.*** — *Le segment sphacélé est-il peu étendu, de paroi dépressible et peu friable, et la rétraction du bout inférieur n'est-elle pas trop marquée,* vous pourrez, à l'exemple de Guinard, tenter l'**invagination totale**. Guinard a réussi à *enfouir* de la sorte un bout gangrené de 9 centimètres, et avec plein succès.

C'est *dans le bout inférieur*, de haut en bas, qu'il faut refouler l'anse mortifiée, et la manœuvre doit être assez méthodique et assez douce pour ne pas provoquer de perforation et de rupture : ce qui supprimerait, du même coup, l'un des principaux bénéfices de la méthode.

Commencez donc par détacher le mésentère tout le long du bord supérieur du segment à invaginer; jetez quelques pinces, s'il y a lieu, sur les vaisseaux qui donnent, et laissez flottant, sous une compresse, ce lambeau mésentérique, que vous « traiterez » une fois l'invagination faite, ou bien, s'il est lui-même sphacélé, excisez-le tout de suite en coin pour le réunir tout à l'heure. Naturellement, les deux bouts intestinaux ont été suffisamment tirés au dehors pour que la manœuvre se poursuive aisément.

Prenez entre les doigts des deux mains le bout inférieur, et, le maintenant de la sorte, cherchez, sous la pression circonférentielle des pouces, à infléchir, à plisser, à faire pénétrer, à « faire déglutir » le segment gangrené; c'est le temps difficile de l'intervention. Quand le pli, la rigole se dessine bien d'un côté ou sur la demi-circonférence, *continuez sur tout le pourtour*, en la suivant avec le bord du pouce, en vous faisant aider, au besoin, par une sonde cannelée ou le bord d'une pince, appliquée à plat.

Lorsque la collerette est complète et le retournement bien circulaire, vous avez fait un grand pas, et le reste, en général, souffrira peu de difficultés : engainez alors le bout inférieur entre les doigts et le pouce d'une main, et de l'autre refoulez progressivement, en agissant toujours de très près et en reculant à mesure que l'intussusception se complète : il est indispensable d'invaginer, non seulement le bout gangrené, mais encore 1 ou 2 centimètres de *paroi saine*, pour que la réunion du collet puisse se faire en bon terrain.

Alors seulement vous procéderez à cette réunion : un surjet périphérique séro-musculaire, renforcé, s'il le faut, par un second surjet, ou par une couronne de points séparés, assurera l'accolement et l'adhérence des deux parois intestinales, et isolera définitivement le boudin gangrené. Un autre surjet rapprochera les lèvres de la fente mésentérique, et il ne restera plus qu'à réduire, sans violence, après une désinfection nouvelle.

Cette méthode séduisante et simple a, certes, sa place marquée dans la chirurgie d'urgence, sous la réserve qu'on n'y ait recours que pour un sphacèle de **médiocre longueur** (10 centimètres au maximum), et *qu'on ne perde pas de temps à l'essayer, lorsque la rigidité des deux bouts et la friabilité du segment intermédiaire montrent d'emblée qu'elle est inapplicable.*

B. ***Résection et réunion par un bouton anastomotique.*** — Si vous avez sous la main un **bouton de Murphy**, ou l'un de ses succédanés, vous trouverez parfois à son emploi de réels avantages, et il serait, en somme, à désirer que le bouton anastomotique fît désormais partie de l'arsenal d'urgence.

Voici donc comment vous procéderez :

Comme tout à l'heure, l'anse herniée doit être suffisamment dégagée et attirée dans le sac, pour que la manœuvre puisse se faire en toute aisance. Vous commencerez par exciser le coin mésentérique, comme nous allons le dire plus bas, puis l'intestin sera évacué et un barrage établi aux deux bouts, par les doigts d'un aide ou l'un des autres procédés.

Tout étant préparé de la sorte, et le bouton, dévissé, ayant été préalablement bouilli, vous sectionnerez l'anse, à ses deux extrémités, *en tissu sain*, et vous enlèverez, comme une tumeur, le segment sphacélé.

Après avoir détergé, avec un tampon imbibé d'alcool, la tranche intestinale et la muqueuse, vous passerez sur le bout A, par exemple, dans l'épaisseur des tuniques, un fil fin, qui sera faufilé tout autour ; puis l'une des moitiés du bouton, tenue par une pince, sera introduite, et les deux chefs de votre suture en bourse, serrés et noués, viendront froncer et appliquer sur le tube central la tranche intestinale circulaire.

Sur le bout B, même manœuvre : faufil circonférentiel, introduction de l'autre moitié du bouton, conduit par une pince, froncement de la paroi intestinale qui s'applique en bourse sur le tube central.

Vous n'avez plus, dès lors, qu'à enclaver les deux moitiés du bouton, pour mettre en continuité les bouts A et B (voy. *Occlusion intestinale*).

Avant de réaliser cet enclavement, — qui est définitif, — veillez de près à certains détails importants : arrangez-vous pour que l'orifice des deux tubes métalliques soit parfaitement libre, que la tranche intestinale ou la muqueuse ne recouvre pas, exubérante, toute la surface du tube pénétrant, et ne figure pas un bourrelet épais et difforme, qui, tout à l'heure, gênera l'accolement. Faites aussi que le double encapuchonnement soit régulier et fixe, excisez, au moins, ce qui dépasse, affaissez les plis, aplanissez les deux surfaces à mettre en contact.

Ceci fait, articulez les deux moitiés du bouton ; ne poussez pas *à fond*, tout d'abord, et vérifiez encore une fois s'il n'y a pas de débris de muqueuse interposés, pas de bourrelet intermédiaire : il serait encore temps de l'affaisser, de l'enfouir avec le bout de la sonde cannelée.

Achevez enfin l'enclavement, en serrant toujours fortement : et pendant cette double pression finale, prenez vos précautions pour ne pas contondre ou même couper la paroi intestinale, en cherchant à refouler les deux demi-boutons par leur centre ; n'agissez que par une pression large exercée sur leur voussure périphérique.

Ajoutons encore, avec Villard [1], qu'il ne faut pas craindre d'insérer un peu de mésentère entre les deux surfaces d'applique et qu'il est nécessaire, tout au moins, que l'insertion mésentérique se prolonge jusqu'au sillon d'adossement ; c'est la condition *sine qua non* de la nutrition des deux bouts, de leur « bonne tenue », et le seul moyen de prévenir le sphacèle et la perforation secondaire. Un rapide surjet réunit les deux bords accolés ou superposés du coin mésentérique, et, après détersion, l'anse est réduite [2].

Les succès dus à ce mode d'anastomose, dans la gangrène herniaire, sont en nombre suffisant pour en démontrer l'utilité.

Il n'est pas douteux — et je répète ici ce que j'ai eu l'occasion de dire, à l'article *Occlusion intestinale* — qu'une réunion par l'intermédiaire d'un corps étranger ne sera jamais une méthode idéale, et les dangers de perforation ultérieure, d'occlusion, etc., ne sont pas niables ; j'ajouterai encore que l'infiltration et la friabilité de la paroi intestinale, que la différence, quelquefois considérable, de calibre des deux bouts, sont de nature à compliquer singulièrement, dans certains cas, l'emploi du bouton.

Ces inconvénients et ces desiderata, très réels, sont rachetés par la simplicité et la rapidité de la manœuvre, au moins dans les cas les plus ordinaires. Mais, encore une fois, on ne saurait faire du bouton anastomotique l'agent indispensable de la réunion intestinale : il faut apprendre à *coudre* l'intestin et à le *bien coudre*, c'est la technique naturelle, et qui donnera toujours, correctement appliquée, les meilleurs résultats.

C. ***Résection et entérorraphie circulaire.*** — Donc, vous êtes en présence d'un intestin gangrené, vous ne pouvez l'invaginer, vous n'avez pas de bouton : devez-vous, pour cela, condamner votre malade aux dangers, immédiats et lointains, de l'anus contre nature, et renoncer d'emblée à réunir l'intestin?

(1) Villard (de Lyon), Traitement des gangrènes herniaires par l'entérectomie et le bouton anastomotique. Quatre cas de guérison. *Comptes rendus du Congrès de chir.*, 1895, p. 460.

(2) La présence du bouton gêne parfois la réduction et nécessite un plus large débridement.

Non, certes; faites méthodiquement ce qui suit, et vous verrez qu'il y a une bonne part d'exagération traditionnelle dans ce qu'on appelle les difficultés et les longueurs de l'**entérorraphie** totale.

Là encore, l'anse est suffisamment éviscérée et maniable.

A ses deux extrémités, à 4 centimètres au moins des limites du segment gangrené, c'est-à-dire en tissu sain et souple [1], faites la *coprostase provisoire* : avec les doigts d'un aide, — avec deux pinces engainées d'un drain, — avec un drain ou une bandelette de gaze, passés dans le mésentère, et qui cravatent l'intestin.

Vous avez refoulé d'avance, des deux côtés, au delà du barrage, le contenu intestinal, et, pour peu que l'anse intermédiaire ne soit pas complètement évacuée, vous jetterez une pince aux deux bouts du segment gangrené, pour pouvoir couper à sec, ou presque à sec, et prévenir toute souillure.

Avant de sectionner l'intestin, occupez-vous du mésentère, taillez et excisez un coin mésentérique, dont la base corresponde exactement à la portion d'intestin que vous allez réséquer, et *ne s'étende jamais au delà*; ne prolongez pas trop loin le sommet du coin, et faites un triangle bas, qui n'atteigne pas les arcades vasculaires de calibre. Vous pouvez fort bien tailler aux ciseaux, en pleine étoffe, le lambeau mésentérique : les vaisseaux sont pincés sommairement, et liés ensuite sur les deux tranches.

Pourtant, quand la membrane est elle-même très altérée et friable, ou qu'une excision très étendue devient nécessaire par le fait de la longueur même de l'anse gangrenée, la section directe expose à perdre du sang et à compliquer la manœuvre : on se trouvera bien, en pareil cas, de *circonscrire, par une double série de ligatures en anses, les deux bords du coin mésentérique*, et d'assurer ainsi l'hémostase et l'exérèse « à blanc » (fig. 555).

Ces anses de fil traverseront toute l'épaisseur du mésentère, d'une face à l'autre, et l'étreindront en petits paquets; on n'en fera pas moins, à la fin de l'opération, la réunion linéaire des deux lèvres mésentériques.

Les deux bouts intestinaux sont tranchés un peu *obliquement*, et l'on procède à l'***entérorraphie***.

Je rappelle seulement la technique générale de l'entérorraphie circulaire, étudiée ailleurs. Mettez d'abord les deux bouts en continuité par **un surjet de rapprochement pur et simple** : autrement dit suturez les tranches postérieures, par un surjet perforant [2], qui charge toute la paroi; arrivé au bord inférieur de l'anse, poursuivez le surjet, sur la tranche antérieure, en sens inverse, cette fois, et remontez jusqu'au bord supérieur.

Ce premier temps peut être mené rapidement, et, une fois que la conti-

[1] Il est capital, en effet, pour faire une bonne suture, que la paroi intestinale ne soit ni infiltrée ni friable et qu'elle se laisse facilement « adosser » : la longueur de l'excision intestinale compte peu; ce qu'il faut à tout prix, c'est une réunion correcte et solide.

[2] Ayez soin que ce surjet *perforant* soit très régulier et qu'il passe très près de la tranche, pour ne pas trop rétrécir le calibre intestinal.

nuité intestinale est, ainsi, mécaniquement rétablie, le **surjet d'adossement séro-séreux**, de réunion physiologique et définitive, sera d'exécution beaucoup plus aisée.

Soulevez l'anse de bas en haut, et, en arrière, le plus près possible du bord supérieur, commencez votre surjet périphérique, descendez, sans hâte,

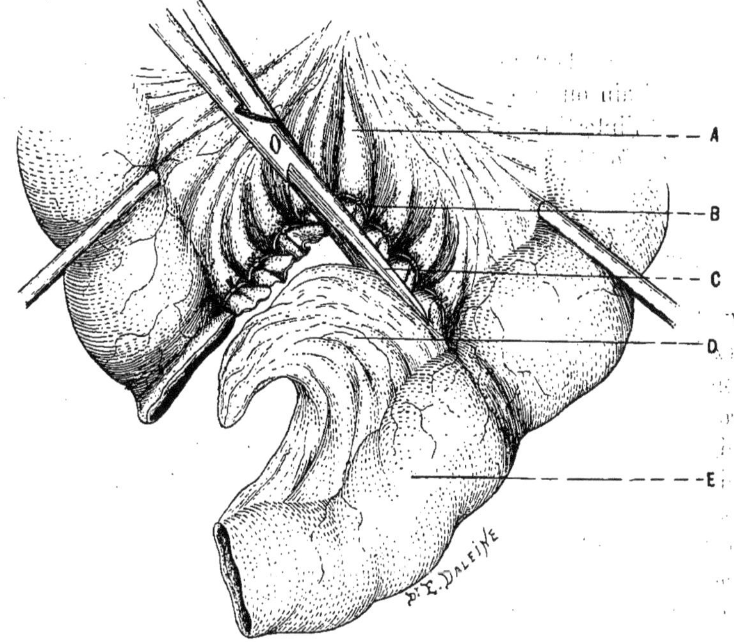

Fig. 555. — Résection intestinale. — *Section du coin mésentérique, après application d'une double série de ligatures.*

A. mésentère. — B, *ligatures en chaîne étreignant le mésentère en petits paquets.* — C, section aux ciseaux des deux bords du *coin mésentérique.* — D, le coin excisé. — E, segment d'intestin à réséquer.

à points rapprochés et réguliers, jusqu'au bord inférieur; rabattez l'anse, et poursuivez votre travail, en avant, pour rejoindre, au bord supérieur, votre point initial.

Ici et là, et spécialement au niveau de l'attache mésentérique, ajoutez, s'il le faut, quelques points séparés complémentaires.

Avec de la méthode, cette suture circulaire s'exécute beaucoup plus vite qu'on ne pense, même lors des premières interventions; il n'est pas besoin d'aiguilles spéciales : une bonne aiguille de couturière suffit parfaitement, si l'on a du fil fin et solide. Ce qu'il faut savoir faire, c'est le point de Lembert, c'est le *point d'adossement séro-séreux.*

Si l'on se met à la besogne résolument, on obtient, de la sorte, des résultats inespérés; l'un de ceux qui m'a le plus frappé a trait à une énorme

---

Planche XIV — **Gangrène herniaire.** — Figure supérieure : le débridement est pratiqué, le segment d'intestin grêle sphacélé est attiré au dehors. — Figure inférieure : entérorraphie circulaire, après l'excision du segment sphacélé; surjet d'adossement séro-séreux.

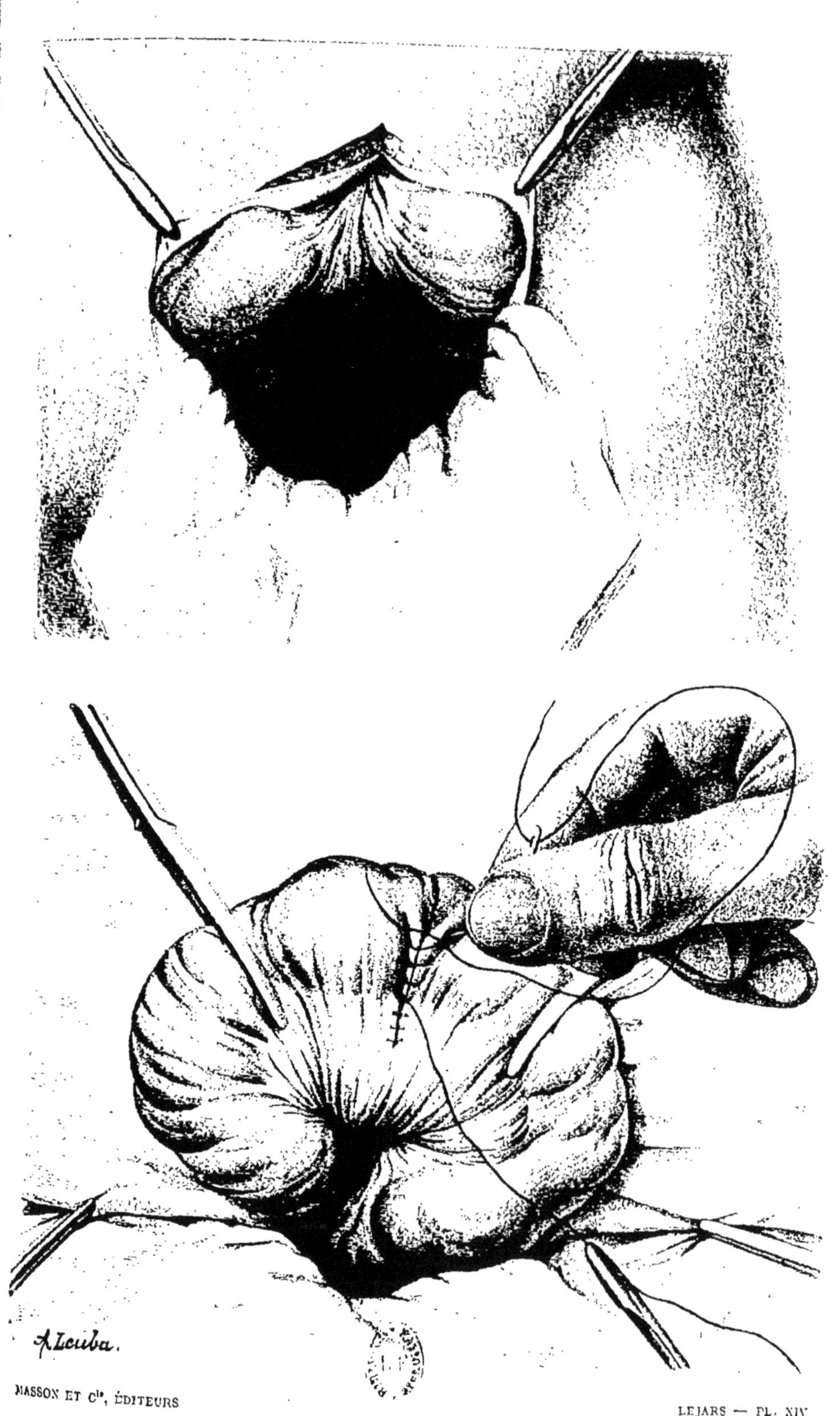
A. Leuba.

hernie ombilicale gangrenée, dans laquelle je dus réséquer 61 centimètres d'intestin [1].

C'était chez une femme de gros embonpoint, dont la paroi abdominale présentait une surcharge graisseuse considérable; je trouvai, dans le sac, un volumineux paquet d'épiploon adhérent, qu'il fallut décoller d'abord, en taillant à pleins ciseaux dans la paroi sacculaire et la graisse ambiante, et une longue anse grêle, semée de nombreuses plaques de sphacèle, d'un gris sale ou d'un jaune terne, feuille-morte; il n'y avait pas de perforation, pas de matières stercorales dans le sac, dont le contenu exhalait une odeur de gangrène, de cadavre, extrêmement pénétrante. Quant à l'anneau ombilical, *il laissait passer le doigt sans peine.*

J'achevai rapidement de libérer l'épiploon, et spécialement de rompre les solides adhérences qui le reliaient à tout le pourtour du collet, et, après l'avoir étreint d'une ligature en chaîne, j'excisai ce volumineux paquet. L'anneau ombilical étant élargi au bistouri, j'attirai au dehors les deux bouts sains de l'anse herniée; je fis passer alors dans le mésentère une double série de ligatures enchaînées, qui circonscrivaient le triangle mésentérique à exciser avec l'intestin.

L'hémostase préliminaire étant ainsi réalisée, deux bandelettes de gaze, enroulées et nouées sur chacun des bouts, à l'origine de la portion saine, servirent de barrages, et, la section étant pratiquée, de chaque côté, entre l'une et l'autre, le segment intermédiaire d'intestin fut enlevé, sans qu'il s'ensuivît aucun écoulement de son contenu. Je me mis alors en devoir de faire une entérorraphie circulaire totale : les deux cylindres intestinaux furent rapprochés et réunis par deux plans de suture; un certain nombre de points séparés, complémentaires, jetés en couronne tout autour de la ligne d'affrontement, achevèrent d'assurer l'adossement large des surfaces séreuses. L'anse reconstituée fut lavée soigneusement à l'eau bouillie et réduite.

A part une fistulette stercorale qui dura peu de jours, la guérison fut simple et complète [2].

D. ***Résection et réunion des deux bouts par implantation latérale.*** — La *réunion, bout à bout*, n'est pas, du reste, la seule méthode applicable, ni toujours la plus sûre. Lorsqu'il existe une grande disproportion de calibre entre les deux segments intestinaux, il sera de meilleure pratique **de fermer en cul-de-sac le segment large, et d'implanter latéralement, un peu plus haut, le segment étroit**, et voici comment [3].

L'anse est *barrée* et coupée à ses deux extrémités, laissez sous une compresse le bout inférieur, étroit, et occupez-vous d'abord du **bout supérieur** :

(1) La longueur d'intestin à réséquer est, d'ailleurs, d'importance médiocre; d'après Trzebicky, on pourrait même supprimer jusqu'à 2m,80 d'intestin grêle, sans nuire gravement à la nutrition Ueber die Grenzen der Zulässigkeit der Dünndarmresektion *Arch. für klin. Chir.*, 1895, Bd. XLVIII, p. 54); en pratique, on ne paraît pas avoir dépassé 1m,86 (Hinterstosser). A la suite de ces longues résections intestinales, le mésentère devient fort embarrassant, l'excision en coin ne pouvant être, sous peine de sphacèle, prolongée trop haut.

(2) *Société de chirurgie*, 6 déc. 1895.

(3) Si l'on a quelque expérience et que l'on sache aller vite, cette réunion par entéro-anastomose latérale doit être tenue, en tout état de cause, pour la méthode de choix.

fermez-le en appliquant ses deux parois par un surjet profond, de rapprochement, et un surjet superficiel, séro-musculaire, d'adossement; faites ce dernier très large, vous avez de l'étoffe, et qu'il remonte de chaque côté, sur une hauteur de 1/2 à 1 centimètre, pour mieux compléter l'encadrement (fig. 556).

Ceci fait, à 3 centimètres plus haut, incisez la paroi intestinale, en long, sur sa face antérieure, et ouvrez *une brèche verticale, qui corresponde au diamètre du bout inférieur.*

C'est dans cette brèche que vous allez l'implanter. Rapprochez l'un de l'autre les deux orifices, la tranche terminale du bout étroit, la fente latérale du bout large, et pratiquez la suture circulaire à deux étages, suivant le procédé indiqué plus haut : réunissez d'abord les deux lèvres postérieures par un surjet d'adossement, puis par un second surjet qui charge toute la paroi, et qui, prolongé sur les deux lèvres antérieures, réalise aussi la coaptation ; achevez alors, en avant, l'adossement séro-séreux (fig. 557).

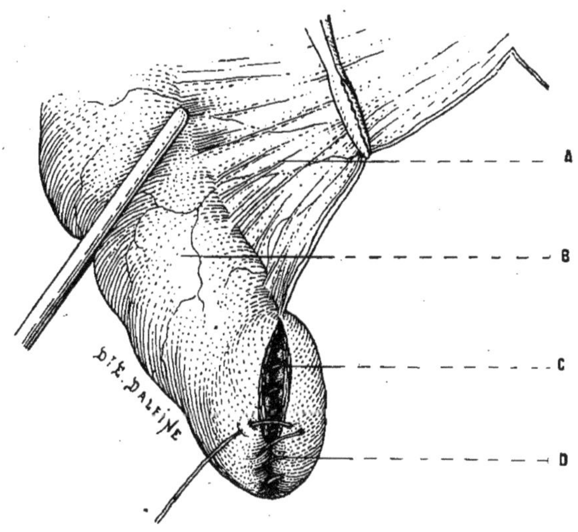

Fig. 556. — Réunion intestinale par implantation latérale. 1er *temps. Occlusion du bout large.*

A, mésentère. — B, bout large. — C, surjet muco-musculaire, *de rapprochement.* — D, surjet séro-musculaire, *d'adossement.*

Avec du soin et quelque habitude, cette anastomose latérale, avec fermeture du gros bout, ne prendra pas plus de temps que les divers artifices utilisés pour réaliser l'abouchement exact de deux segments très inégaux et le résultat sera mieux assuré. Bien entendu, dans cette implantation latérale, les deux lèvres du coin mésentérique se croisent et se superposent : ce qui ne présente aucun inconvénient, sous la réserve que quelques points en anse maintiennent cet adossement.

Quel que soit le procédé de réunion intestinale, on ne *réduira* l'anse « réparée » qu'après avoir vérifié à deux fois la ligne de suture et le mésentère, qu'après s'être pleinement assuré que rien ne saigne, d'une part, et, d'autre part, que l'adossement séro-séreux ne manque en aucun point.

Alors seulement, après une nouvelle et rigoureuse détersion, vous ferez rentrer dans le ventre l'intestin; si, de plus, comme le fait arrive assez souvent, le sac est lui-même, par places, sphacélé, putrilagineux, vous commencerez par exciser tous ces débris, tous ces haillons fétides, avant de vous mettre en devoir de réséquer et de suturer l'intestin; vous vous ferez place nette, et vous n'attirerez les deux bouts abdominaux que sur une nappe de compresses isolantes, qui les garderont des souillures. Il y a là toute une série de précautions, de défenses, qui deviendront, entre les mains d'un opérateur instruit et de sang-froid, de précieux éléments de succès.

Je veux répéter encore qu'il faut *étendre les indications de l'entérec-*

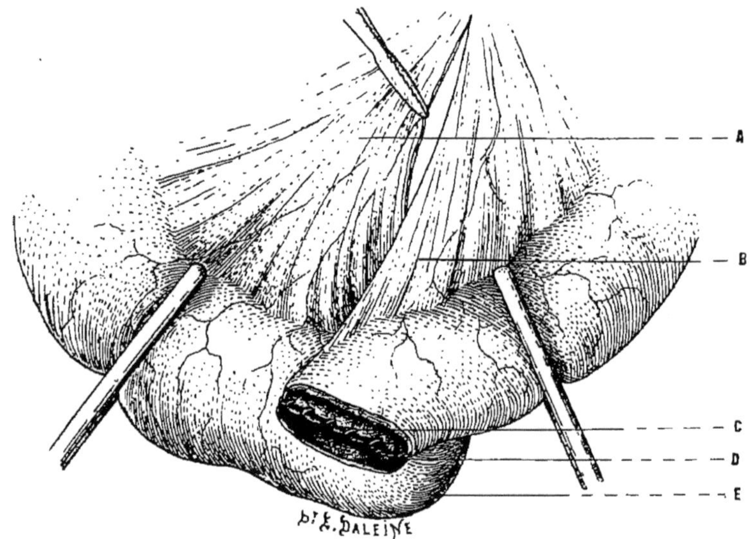

Fig. 557. — Réunion intestinale par implantation latérale. — 2e *temps. Anastomose du bout inférieur et du bout supérieur.*

A, B, les deux segments mésentériques qui se croisent. — C, ligne de réunion des lèvres postérieures. D, cavité du bout inférieur. — E, extrémité fermée du bout inférieur.

tomie suivie de réunion immédiate, dans la gangrène herniaire, et cela surtout lorsque *l'anse sphacélée est encore intacte, non perforée*, et n'a pas versé son contenu dans la cavité sacculaire.

E. **Anus contre nature.** — Pourtant la nécessité de l'**anus contre nature** se présente : 1° lorsque *la stercorémie est si profonde, que toute intervention de quelque durée se jugerait fatalement par la mort*; 2° lorsque, isolé, dénué de l'outillage strictement indispensable, *l'opérateur ne peut pas ou ne croit pas pouvoir*, en conscience, *mener à bien l'intervention complète.*

Or, il ne suffit pas de dire : faites un anus contre nature; en pratique, cela se traduit sous des formes différentes et par divers procédés. Tout en se résignant à ce pis aller, on devra s'efforcer, d'une part, de ménager l'avenir, en donnant à l'ouverture intestinale — s'il est possible — une forme et des dimensions compatibles avec une occlusion ultérieure relativement aisée, et, d'autre part, de supprimer largement ce foyer d'infection que représente la hernie gangrenée.

Donc, si l'anse est courte, vous pourrez vous contenter de l'**inciser sur**

son bord libre, en plein sphacèle, et de rattacher, par quelques points, aux débris du sac et à la peau, les bords de l'ouverture.

Rien de plus simple, en réalité, mais cela ne suffit pas : il faut s'assurer que *la voie est libre, par le bout supérieur*, que l'écoulement et le drainage du contenu intestinal se feront sans peine par l'anus contre nature.

Ne vous attendez pas à voir se produire d'emblée une abondante débâcle par la brèche intestinale : ce sont des gaz surtout qui s'échappent tout d'abord, et le segment supérieur, distendu et parésié, demande quelque répit pour reprendre sa tonicité. Mais cherchez à pénétrer dans les deux bouts, jusque dans le ventre : si le passage est étroit, vous pourrez parfois l'élargir en affaissant le coin mésentérique intermédiaire, lui-même flasque et ramolli. Sinon, vous débriderez, mais avec une prudence extrême, pour ne pas ouvrir la grande cavité péritonéale, en dissociant trop largement les adhérences.

Allez donc doucement, avec le doigt, qui longe la face interne du sac, chercher le collet, la bride saillante et étranglante que vous avez sentie tout à l'heure, à l'exploration endo-intestinale; faites ce que vous pourrez pour le voir, en incisant le sac et la peau de ce côté, en réclinant fortement, mais gardez-vous d'une dissection trop étendue, et, pour cette fois encore, servez-vous du bistouri boutonné.

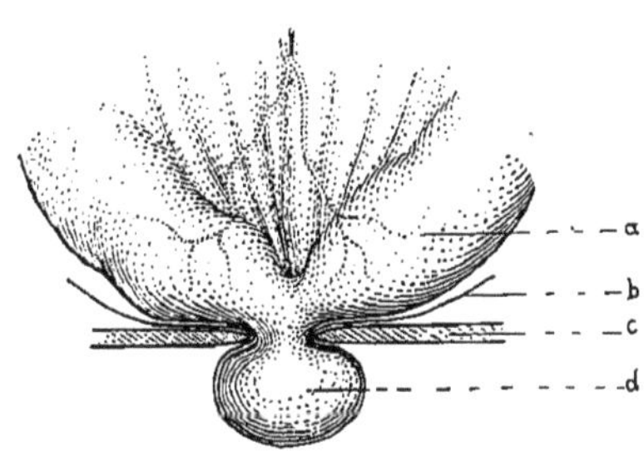

Fig. 558. — Pincement latéral (schéma).

a, anse intestinale. — *b*, péritoine pariétal. *c*, paroi. — *d*, portion « pincée » de l'anse.

De fait, un débridement large serait dangereux, en pareil cas; et, dès que le calibre intestinal sera devenu libre, vous compléterez l'intervention en introduisant dans le bout supérieur un gros drain ou un tube en caoutchouc, qui sera fixé, par un point de suture, à la peau.

Lors de gangrène limitée, de *pincement latéral* (fig. 558), par exemple, il sera permis parfois de faire plus encore : d'**exciser la plaque gangrenée**, et, après ablation large de l'épiploon et du sac, de **réunir très régulièrement les bords de la perte de substance à la peau** : on aura, de la sorte, un anus contre nature de disposition plus nette et de cure ultérieure plus simple, que ces cavités anfractueuses et béantes qui résultent d'une simple ouverture, au hasard.

Les choses se présentent autrement lorsqu'on trouve dans le sac une **anse gangrenée très longue.**

L'ouvrir purement et simplement, c'est livrer à l'élimination spontanée une masse considérable de tissus sphacélés, et laisser la voie libre à de nombreuses complications septiques, qui ne resteront pas toujours cantonnées au territoire sacculaire et péri-sacculaire, et c'est là, pour les hernies ombilicales en particulier, un danger des plus graves : la cavité abdominale est trop voisine pour qu'un pareil foyer d'infection n'y trouve pas de faciles entrées.

Il sera de pratique sage d'*exciser*, aussi largement que possible, *tout ce qui est gangrené* et putrilagineux : d'exciser l'épiploon, après ligature de son pédicule, et, sans toutefois le dégager et l'attirer au dehors, d'exciser la plus grande partie du sac, d'exciser enfin le segment intestinal sphacélé. Deux coups de ciseaux suffiraient pour exécuter cette dernière partie du programme, si l'anse était toujours cadavérisée en masse ; même alors, il faut bien sectionner le mésentère, et le mésentère saigne toujours ; de plus, lors de gangrène par plaques disséminées, la paroi intestinale elle-même donne du sang.

Cela, du reste, ne doit pas arrêter, et quelques précautions fort simples et fort courtes permettront de réséquer — à blanc — un paquet intestino-mésentérique de dimensions considérables.

Quelques pinces et quelques ligatures auront aisément raison des petites artérioles de la paroi intestinale, et les quelques fils qui serviront tout à l'heure à la rattacher à la peau compléteront l'hémostase. Pour le mésentère, étreignez-le par trois ou quatre ligatures en anse, avant de le couper, et, en nouant les deux fils extrêmes, froncez-le en un petit moignon, de façon à rapprocher les deux bouts, tout en obturant l'orifice abdominal.

Suturez ensuite rapidement ces deux bouts l'un à l'autre par leurs bords voisins, et à la peau par le reste de leur circonférence ; et, encore une fois, assurez-vous que la perméabilité est suffisante, et, s'il le faut, libérez le pédicule par un débridement prudemment conduit.

Même dans les conditions les plus lamentables, on peut faire, de la sorte, une meilleure besogne que par l'incision pure et simple : il m'est arrivé, à deux reprises, de réséquer, dans une hernie ombilicale étranglée, chez des femmes âgées et profondément intoxiquées, tout le côlon transverse sphacélé en masse, un énorme paquet épiploïque, un sac doublé d'une épaisse couche graisseuse, et lui-même verdâtre et putrilagineux, et de terminer, en abouchant à la paroi les deux bouts intestinaux, rapprochés l'un de l'autre au niveau de leur bord postérieur : tout cela n'avait demandé que vingt ou trente minutes, et mes malades guérirent, contre tout espoir.

Le dénouement eût été tout autre, sans doute, si j'avais laissé en place *cet amas de chairs pourries* et confié aux seuls soins de la nature l'élimination d'un pareil foyer.

III

ANSE GANGRENÉE ET PERFORÉE — PHLEGMON STERCORAL

Les conditions ne sont plus les mêmes lorsqu'on tombe, en ouvrant le sac, ***dans une cavité remplie de matières fécales et de pus, et que l'anse est perforée plus ou moins largement***. Notre premier soin doit être d'irriguer à l'eau bouillie chaude le sac et son contenu, en détergeant toutes les anfractuosités, en soulevant et décollant la coiffe épiploïque, pour « voir clair » et reconnaître la topographie et l'étendue des lésions gangreneuses.

S'agit-il d'une ou même de quelques *perforations punctiformes, étroites*, sur une paroi intestinale qui est restée vivante, ou encore d'une plaque gangreneuse unique, large, et perforée à son centre, on pourra songer à une intervention réparatrice, s'il n'existe pas d'autres contre-indications, d'ordre général. Les perforations seront avivées et suturées, les plaques larges invaginées ou excisées et réunies à leur tour, et, ceci fait, si l'anse a repris bonne mine, elle pourra, après désinfection soigneuse, être réduite, ou laissée en quarantaine dans le sac, après débridement. Bien entendu, épiploon et sac, sphacélés ou souillés, auront été, au préalable, libéralement réséqués.

On comprend que cette série de manœuvres ne va pas, en pareille occurrence, sans de réels dangers d'inoculation péritonéale.

Aussi l'**anus contre nature** sera-t-il souvent, lors d'épanchement stercoral, le seul parti à prendre, et l'anus contre nature dans sa forme la plus simple et la plus expéditive.

Ouvrir largement le sac, l'irriguer, élargir la brèche intestinale, s'assurer que l'écoulement stercoral se fait bien ou peut se faire, procéder, s'il le faut, à un débridement étroit, et introduire un gros tube dans le bout supérieur, ne rien suturer, laisser la plaie toute béante et recouverte de compresses humides et d'un grand pansement ouaté peu serré : voilà tout ce qu'il convient de faire. C'est ici le cas de répéter : que le mieux serait l'ennemi du bien; tout au plus sera-t-il permis et utile d'exciser les débris sphacélés d'épiploon, de sac ou d'intestin, sans aller jusqu'à la portion vive, sans faire saigner.

Nous n'avons pas besoin d'insister sur le triste avenir de ces kélotomies tardives : même si le malade résiste et survit, il reste exposé à de nombreux dangers, du fait même de l'anus contre nature [1], et il n'en finira qu'au prix d'interventions toujours complexes et qui ne sont pas elles-mêmes sans péril.

Heureusement les gangrènes herniaires se font plus rares, à mesure que le principe sauveur de la kélotomie hâtive se répand, et que les abus légendaires du taxis s'effacent de la pratique courante.

LES HERNIES ÉTRANGLÉES RARES

Nous nous contenterons de fournir quelques indications générales sur l'étranglement et la kélotomie des hernies *ventrales, diaphragmatiques, obturatrices, ischiatiques, lombaires, périnéales*.

Quant aux hernies ***épigastriques*** et à celles ***de la ligne blanche***, dans

[1] Et de sa situation, plus ou moins élevée, sur le trajet de l'intestin grêle : on ne saurait avoir le plus souvent, au cours de la kélotomie, et spécialement dans la hernie ombilicale, aucune notion précise sur la « hauteur » de l'anse étranglée.

la zone sous-ombilicale, ce que nous avons dit plus haut des hernies ombilicales leur est applicable de tout point.

Rappelons seulement la fréquence du *lipome pré-sacculaire*, la *minceur du sac* proprement dit, enfin, lors d'étranglement, la *striction* d'ordinaire très accusée de l'*anneau*.

Le fait suivant fournira un exemple de ***kélotomie épigastrique***.

Il s'agissait d'une très grosse hernie, comme un poing d'adulte, qui se détachait en relief au centre de la région épigastrique : hernie ancienne, irréductible jusqu'alors; les accidents d'étranglement dataient de la nuit, et le taxis, pratiqué en ville, quelques heures après, n'avait donné aucun résultat. Le malade — un homme de soixante-cinq ans — était très déprimé, le pouls petit, le facies mauvais, la douleur très intense, les vomissements déjà brunâtres et fétides.

Je pratiquai la kélotomie à quatre heures de l'après-midi, douze heures environ après le début de la crise.

Incision verticale : sous la peau et une couche graisseuse, amincie et refoulée, j'ouvre, avec précaution, un sac *transparent*, à travers lequel on aperçoit le contenu rougeâtre; il s'écoule une petite quantité de liquide sanguin, et je tombe sur une longue anse grêle, noirâtre, qui remplit seule la cavité sacculaire. Au-dessous d'elle, je découvre un *anneau médian, dur, fibreux, circulaire, très serré* : je parviens avec peine à glisser une sonde cannelée recourbée sous son bord supérieur, et je débride, aux ciseaux, *directement en haut, sur la ligne blanche*. L'anse grêle est attirée au dehors : elle porte une encoche profonde sur ses deux bouts, et le bout supérieur présente, à ce niveau, une éraillure longitudinale, saignante : un surjet de fin catgut réunit, en les adossant, les bords de cette fente superficielle. Réduction. Extirpation et ligature du sac. Réunion des bords avivés de l'anneau et du débridement vertical qui le prolonge par trois points en anse transversale. Guérison.

J

HERNIES VENTRALES

Ce sont les ***hernies de la paroi latérale de l'abdomen*** : elles se font au niveau d'une rupture musculo-aponévrotique sous-cutanée ou d'une *cicatrice* (hernies traumatiques), ou spontanément, en s'insinuant, sur le bord externe du droit, par les orifices de la *ligne semi-circulaire de Spigel*.

Les **hernies traumatiques**, et presque toujours **cicatricielles**, siègent naturellement en des points très divers de la paroi, au niveau de la plaie originelle. Elles s'étranglent, et leur étranglement est souvent très grave : j'en ai vu deux cas mortels.

De plus, la kélotomie présente, en pareil cas, certaines difficultés qu'il faut connaître d'avance : le sac de ces hernies traumatiques est d'ordinaire d'une minceur extrême, au moins dans toute sa portion extérieure, saillante, *il fait corps avec la cicatrice cutanée*, et l'incision doit être menée avec une extrême prudence, d'autant mieux que, dans le sac lui-même, les adhérences du contenu, de l'épiploon, de l'intestin, sont très fréquentes.

Il arrive que l'intestin soit soudé, lui aussi, à la mince paroi cutanéo-sacculaire et, chez un boucher qui avait reçu, l'année précédente, un coup de couteau au flanc gauche, je trouvai une anse grêle ainsi fusionnée, sur une assez longue étendue, avec les enveloppes ; une dissection extrêmement minutieuse fut nécessaire pour l'isoler, et, malgré nos soins, elle était si amincie en certains points qu'elle se déchira : une entérorraphie latérale fut immédiatement pratiquée, et l'accident n'eut pas de suites.

Le *débridement du collet*, à découvert, après avoir libéré et récliné le contenu, et la *réfection terminale de la paroi*, se feront ici comme dans la hernie ombilicale étranglée.

Ajoutons que les accidents relèvent parfois très nettement du mécanisme de la *coudure*, tel que le montre la figure 559 : l'hiatus abdominal est large, il n'y a pas d'étranglement proprement dit, mais l'un des bouts de l'anse, le bout inférieur, est adhérent au bord correspondant de l'anneau, il se coude au niveau de cette zone d'adhérences, de ce point fixe, et la distension progressive du bout supérieur accentue de plus en plus la coudure et complète le barrage.

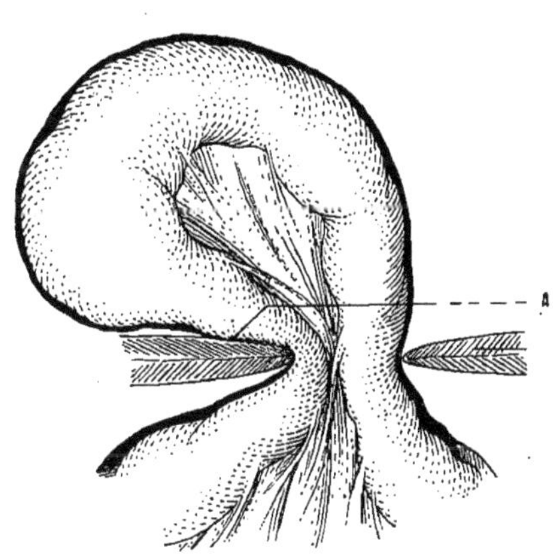

Fig. 559. — Étranglement par *coudure* dans une hernie pariétale de l'abdomen.

A, adhérences du bout inférieur à l'anneau.

Une fois la kélotomie faite, la réduction a lieu sans grande peine, souvent même sans qu'il soit besoin de débrider, mais elle n'est totale et définitive que si l'on prend soin de *libérer le bout adhérent jusque dans le ventre*.

Ce type de coudure est d'une gravité toute particulière, pour la double raison que voici : l'arrêt stercoral n'est pas absolu d'emblée, la tumeur herniaire n'est pas trop tendue, le malade rend encore quelques gaz, et l'hypothèse du pseudo-étranglement se présente tout de suite et fait perdre du temps ; le taxis paraît donner un résultat positif, on croit réduire, et, au moindre effort, la coudure reparaît.

Je ne saurais donner de plus frappant exemple que le suivant : une dame de soixante-deux ans, opérée, il y a vingt ans, d'un kyste de l'ovaire, porte, depuis lors, toute une série de bosselures herniaires de la paroi abdominale, éraillée et transformée en une sorte d'écumoire. A maintes reprises, ces hernies pariétales multiples ont été l'origine d'accidents de pseudo-occlusion. Une crise plus grave se déclare il y a quelques mois : le barrage est d'abord incomplet, les émissions gazeuses ne sont pas complètement supprimées, les vomissements sont rares, les tumeurs sont peu tendues et en grande partie réductibles ; cependant l'empoisonnement stercorémique progresse, le pouls et le facies deviennent mauvais, et le quatrième jour, au moment de l'intervention, un vomissement fécaloïde vient de se produire.

Au-dessous, et à gauche de l'ombilic, une bosselure herniaire, grosse comme le poing, recouverte d'une peau rouge et épaissie, tendue, douloureuse, est manifestement le siège des accidents, les autres tumeurs ayant conservé une indolence et une réductibilité complètes.

La kélotomie est pratiquée; dans le sac, on trouve une anse grêle distendue, rougeâtre, *coudée à angle droit sur le bord droit de l'anneau et adhérente au milieu de cette coudure* : après avoir détaché, au doigt, ces adhérences, la réduction a lieu sans difficulté ; mais l'empoisonnement était trop profond, et la malade finit par succomber.

Quant aux **hernies spontanées de la ligne de Spigel**, du bord externe du droit, elles constituent parfois une tumeur saillante, ou du moins très reconnaissable. Ailleurs, dans une paroi chargée de graisse, ou par le fait de leur développement interstitiel, quelquefois propéritonéal, elles ne s'accusent que par une douleur locale et une tuméfaction aplatie, qui prêtent à diverses interprétations, mais qui n'en laissent pas moins entière l'urgence d'une intervention, devant les accidents avérés d'étranglement.

Nous avons observé deux hernies étranglées de la ligne de Spigel. La première occupait la paroi latérale gauche du ventre, à trois travers de doigt environ au-dessus de l'arcade inguinale : elle avait le volume du poing et l'étranglement remontait à trois jours. La malade, une femme de soixante-dix ans, était dans un état des plus alarmants : le facies, la petitesse du pouls, le refroidissement des extrémités, témoignaient d'une stercorémie profonde. Les accidents fort nets d'étranglement et la présence de cette tumeur tendue, mate, irréductible, légèrement rouge à sa surface, ne laissaient aucun doute sur le diagnostic de *hernie latérale étranglée*.

Je pratiquai, comme suprême ressource, la kélotomie, et une incision verticale ouvrit, *au-dessous d'un feuillet aponévrotique et d'une lamelle musculaire amincie*, un sac bosselé, dans lequel je trouvai un volumineux paquet d'épiploon adhérent, et une longue anse grêle très rouge. L'anneau, très étroit, correspondait exactement, *sur le bord externe du droit, à la ligne demi-circulaire de Spigel* : il était limité, en dedans, par un rebord fibreux très dur, que je sectionnai au bistouri boutonné ; j'attirai alors le pédicule de l'anse, qui ne présentait pas d'altération grave : après résection de l'épiploon, la réduction fut donc pratiquée, suivie de l'excision du sac, d'une suture rapide des lèvres de l'orifice et de la réunion des divers plans de la paroi. La malade succomba quelques heures après.

Dans ma seconde observation, la hernie fut découverte d'une manière toute fortuite, alors qu'on incisait la paroi abdominale, pour faire une entérotomie : on avait cru à un étranglement interne.

Il s'agissait, dans ce dernier cas, d'une de ces petites hernies enfouies dans la graisse et masquées par les diverses couches de la paroi, dont le diagnostic reste souvent fort difficile. On ne saurait que répéter ici le précepte général, auquel il faut obéir en présence des accidents d'étranglement : *explorer soigneusement tous les orifices herniaires, et non seulement ceux des hernies communes, mais les régions herniaires anormales,* et en particulier la paroi latérale du ventre, le long et en dehors du bord externe du droit.

Parfois un peu d'empâtement, une douleur locale, représenteront les seuls indices appréciables : rapprochés de l'ensemble des phénomènes, ils devront fixer toute l'attention, et « ce signe local » méritera toujours qu'on l'analyse de près.

Un fait déjà ancien de M. Terrier [1] est, à cet égard, du plus haut intérêt. Le malade, qui présentait des signes, d'abord atténués, d'occlusion intestinale, était atteint d'une hernie inguinale, mais cette hernie était parfaitement réductible; toutefois la pression des doigts, exercée en dedans de l'orifice interne du trajet inguinal gauche, vers le bord externe du muscle grand droit de l'abdomen, provoquait une assez vive douleur, qui s'irradiait dans tout le reste de l'abdomen. En outre, le malade accusait en ce point des douleurs spontanées plus ou moins aiguës, qui déterminaient, disait-il, des coliques et des nausées.

A ce moment, la palpation ne trouvait, à ce niveau, aucun indice; deux jours après, l'état s'était considérablement aggravé, et, avant l'opération, on put sentir « un peu profondément, derrière la paroi abdominale, un empâtement assez circonscrit, ce qui fit penser que c'était en ce point que devait exister l'obstacle au cours des matières intestinales ».

M. Terrier fit la laparotomie sous-ombilicale et, en soulevant la lèvre gauche de l'incision, il lui fut facile de sentir et même de voir, au-dessous et en dedans de l'orifice péritonéal du trajet inguinal, « *une anse d'intestin grêle qui semblait pénétrer dans la paroi abdominale antérieure.* Cette anse s'enfonçait dans un véritable sac, présentant un collet résistant, mais qui cependant fut assez facilement déchiré avec le doigt ». On retira une anse étranglée de 2 à 3 centimètres, présentant au niveau du collet herniaire une véritable rainure annulaire, sans trace de gangrène imminente. « La cavité du sac herniaire était formée par une sorte de hernie du péritoine, au niveau du bord externe du muscle grand droit de l'abdomen. »

Dans les cas de ce genre, lorsque les données physiques sont trop vagues pour permettre un diagnostic, la **laparotomie médiane** reste, en effet, la méthode de choix; elle donne, du reste, un accès facile sur le pédicule de la hernie, si toutefois l'incision est assez longue pour qu'on puisse suffisamment éverser la paroi correspondante.

Avant de débrider le collet au doigt ou au bistouri boutonné, et de ramener en arrière l'intestin, on protégera le contenu abdominal par une épaisse et large compresse, et l'on circonscrira soigneusement le « champ de la réduc-

[1] Terrier, *Bull. de la Soc. de chir.*, 1878, p. 391.

tion » : on se mettra, de la sorte, à l'abri de l'infection par le liquide septique intra-sacculaire ou par le contact d'une anse gangrenée.

Pour peu que le « signe local » soit assez net, l'**incision directe** sur la tumeur aura l'avantage indéniable de réduire l'opération à une simple kélotomie.

II

HERNIE DIAPHRAGMATIQUE

Nous avons signalé ailleurs les *hernies traumatiques immédiates* qui succèdent à une plaie ou à une rupture du diaphragme, et qui peuvent s'étrangler d'emblée (p. 230).

Le diagnostic est autrement malaisé lorsque l'étranglement survient longtemps après l'accident, et surtout dans les hernies non traumatiques, congénitales ou acquises. Sous ce rapport, les faits se départagent en deux catégories :

A. Il y a eu, à une date plus ou moins éloignée, un **traumatisme avéré, grave, de la zone diaphragmatique** : on trouve une cicatrice cutanée; parfois même, certains désordres fonctionnels, douleurs à l'épigastre et dans l'hypochondre gauche, crises de dyspnée ou de pseudo-occlusion, ont marqué les suites de l'accident initial.

C'est là un élément de première importance, qui doit, tout au moins, devant une occlusion de cause obscure, **faire penser à la hernie diaphragmatique**, et attirer l'attention vers la base du thorax.

L'examen local fournira quelquefois la confirmation de ces indices, si la hernie est de gros volume : la base de la poitrine est élargie, la pointe du cœur déviée à droite (c'est à gauche que s'observe, cinq fois pour une, la hernie diaphragmatique), on constate tous les signes du pneumothorax, mais d'un pneumothorax un peu spécial, dont la sonorité tympanique n'est pas uniforme, et s'entremêle de zones mates, irrégulières.

De cet ensemble, il pourra se dégager une probabilité suffisante pour que, d'emblée, on soit autorisé à intervenir par la voie d'élection, par le thorax; ce sera toujours là, les faits le démontrent, une éventualité rare.

B. Ailleurs, il n'y a **aucun stigmate, aucun souvenir d'un traumatisme antérieur**; vous vous trouvez en présence de tous les accidents d'une occlusion intestinale, dont le mécanisme reste inconnu.

La conduite à tenir est celle que nous défendions plus haut (voy. *Occlusion intestinale*), et la **laparotomie précoce** est, ici encore, tout indiquée.

Quant à l'entérostomie, elle ne saurait naturellement enrayer le processus d'étranglement et de sphacèle : elle ne donnera qu'une simple trêve, comme dans l'observation si instructive de Bérard et Gallois (1).

Il s'agissait d'une femme de vingt-cinq ans, qui, depuis six jours, ne rendait plus ni matières ni gaz par l'anus, et, depuis trois jours, vomissait. Le ventre était « distendu en totalité, avec un ballonnement considérable, sans prédominance dans quelque région ». On pratique un anus contre nature cæcal; le météorisme tombe, et, bien que la température reste à 40°, le soulagement immédiat est très marqué.

Mais, deux jours après, brusquement, la malade accuse « une sensation de déchirement avec douleurs atroces dans le côté gauche du thorax; elle devient livide, anhélante », le pouls est incomptable, les extrémités froides, la température à 36°,6; l'exploration révèle, à gauche, tous les signes du pneumothorax : sonorité tympanique à la base, souffle amphorique, tintement métallique, déplacement du cœur à droite. On ranime la malade, mais les accidents reprennent dans la soirée, et l'on pratique une thoracentèse d'urgence, qui donne 100 grammes de sérosité purulente, fétide, avec beaucoup de gaz.

Au bout de quarante-huit heures, l'état s'est encore aggravé; « un œdème inflammatoire considérable empâte la paroi thoracique gauche ». Une nouvelle ponction donne 200 grammes de liquide fécaloïde, et, par une incision du 5e espace intercostal gauche, on évacue une notable quantité de liquide de même nature et des grumeaux noirâtres stercoraux. Enfin la malade survit encore treize jours et finit par s'éteindre.

On trouve, à l'autopsie, « une hernie diaphragmatique, du côlon et de l'S iliaque, sur une longueur de 1m,10, avec perforation de l'intestin dans la plèvre ».

Encore faut-il que la laparotomie permette de découvrir la hernie diaphragmatique, et le fait est loin de s'être constamment réalisé. A plusieurs reprises, on a dû refermer le ventre, ou établir un anus contre nature, après avoir vainement cherché l'obstacle — et la hernie n'a été reconnue qu'à l'autopsie. Ainsi en fut-il dans l'observation de Schwartz et Rochard (2). « L'exploration du ventre, que le tympanisme rendait, d'ailleurs, fort laborieuse, resta négative. » La main est introduite dans l'hypochondre gauche aussi profondément qu'elle peut l'être et ne perçoit rien d'anormal. Anus contre nature cæcal. A l'autopsie, on trouve le coude gauche du côlon transverse hernié et étranglé à travers un orifice qui occupe la partie toute postérieure du diaphragme.

Des faits de ce genre, on ne saurait tirer qu'une seule conclusion, celle-ci : au cours des laparotomies pour occlusion, où, malgré des recherches méthodiques, « on ne trouve rien », *il est de toute nécessité de ne pas refermer le ventre, avant d'avoir exploré, le plus complètement possible, la face inférieure du diaphragme.*

(1) L. Bérard et E. Gallois, Hernie diaphragmatique étranglée avec rupture du côlon dans la cavité thoracique. *Bull. méd.*, 1898, n° 11, p. 118.

(2) Schwartz et Rochard, Contribution à l'étude de la hernie diaphramatique étranglée. *Revue de chir.*, 1892, p. 756.

S'il est aussi malaisé de reconnaître, par le ventre, une hernie diaphragmatique, on comprend tout de suite que l'intervention ne saurait être menée à bien, par cette voie; et bien qu'on ait réussi, dans quelques cas [1], à débrider l'anneau et à réduire l'intestin, par la laparotomie, en règle, c'est à la voie thoracique qu'il faut s'adresser.

Donc, réunissez la plaie abdominale, en laissant seulement, à la partie toute supérieure, une compresse montée sous le diaphragme. A la face postéro-latérale gauche du thorax, taillez un grand lambeau en U, à convexité inférieure, dont la base, de 10-12 centimètres de large, affleure la 8e côte; très vite, relevez ce lambeau, peau et muscles, dénudez la 9e côte et réséquez-la sur une largeur d'au moins 10 centimètres. Ceci fait, incisez franchement la paroi pleurale (fig. 560), et, pendant qu'un écarteur relève fortement le bord supérieur de la brèche, introduisez une large compresse, en manière de tampon, tout au fond de la cavité.

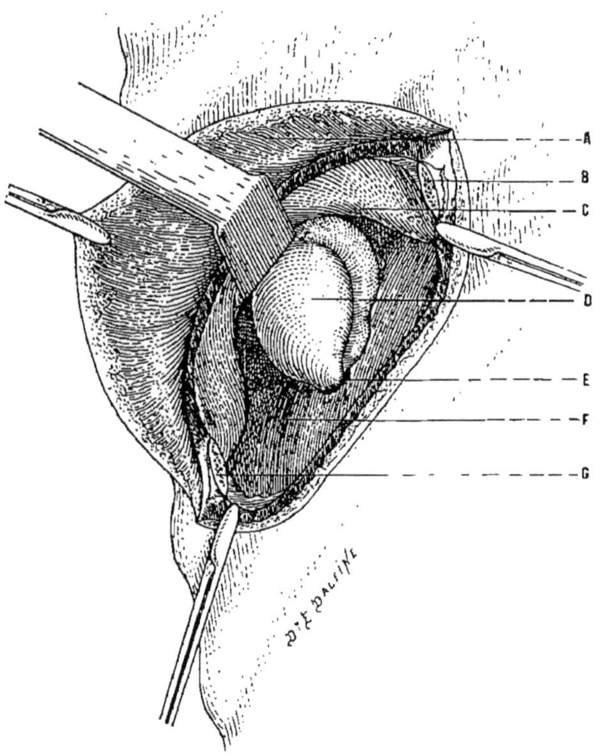

FIG. 560. — Opération de la hernie diaphragmatique étranglée (voie transpleurale).

A, lambeau relevé. — B, bout postérieur de la 9e côte, réséquée. — C, bord supérieur de la paroi pleurale, rétracté. — D, anse herniée, *sans sac*. — E, anneau herniaire. — F, diaphragme. — G, bout antérieur de la 9e côte.

Ne vous attendez pas à trouver un sac herniaire de type classique, le sac manque souvent [2], et l'intestin est à nu, dans la plèvre, ou seulement recouvert d'une sorte de coiffe épiploïque.

Toujours est-il qu'une détersion rigoureuse de la hernie, du diaphragme et de la plèvre ambiante doit être votre premier soin.

[1] Voy. BLUM et OMBRÉDANNE, Hernies diaphragmatiques d'origine traumatique. *Arch. gén. de méd.*, 1896, I, p. 1 et 178. — Et aussi CARL RAYNART, Ueber Zwerchfells Hernien. *Inaug. Dissert.* Freiburg-in-Br., 1900.

[2] Sur 248 cas de hernies diaphragmatiques réunis par Lacher, 218 fois le sac manquait (89,85 pour 100), 28 fois seulement il existait (10,15 pour 100). (*Deutsches Arch. für klin. Med.*, 1880, Bd. XXVII.)

Ceci fait, vous débriderez l'anneau, sur le doigt, glissé doucement jusque dans le ventre, au point qui vous sera le plus accessible; puis l'intestin ou l'épiploon herniés seront attirés dans le thorax, sous vos yeux, pour que vous puissiez inspecter de près « le contour de la portion serrée ». Après ligature et résection de l'épiploon, vous réduirez l'intestin, s'il est suffisamment sain, et il ne restera plus qu'à fermer l'orifice herniaire, à faire une cure radicale.

Pour cela, vous suivrez la pratique exposée plus haut pour les plaies et ruptures de diaphragme : suture des deux bords, avivés, de la perforation, par des points séparés, chargeant le plus de muscle possible; ou encore, si l'orifice est voisin de la paroi, suture de son bord supérieur à la lèvre inférieure de l'incision pariétale et occlusion par accolement.

Que faire, en présence d'une **hernie gangrenée** ? L'anus contre nature pleural ne saurait être tenu que pour un déplorable pis-aller, et la résection intestinale s'impose, comme la méthode nécessaire.

L'intervention intra-thoracique achevée, la compresse montée sous-diaphragmatique sera retirée, et le ventre complètement fermé.

On ne drainera la plaie thoracique que si l'état des viscères herniés et le contenu de la plèvre en font une nécessité.

III

HERNIE OBTURATRICE

La hernie obturatrice étranglée est d'une gravité toute spéciale, qui s'accroît encore : 1° *de la situation profonde de la tumeur herniaire* et des erreurs fréquentes de diagnostic; 2° *des difficultés opératoires* et des *dangers vasculaires* au cours de la kélotomie.

Lorsque la hernie se dessine par **un relief très accusé, à la région des adducteurs, en dedans des vaisseaux fémoraux**, un examen suffisant permettra de la reconnaître sans peine.

Mais il arrive que la tumeur soit peu volumineuse et surtout peu apparente, qu'elle se traduise par une simple tuméfaction diffuse, par l'asymétrie des deux régions correspondantes. La recherche de la *douleur locale*, réveillée par la pression, *à la partie interne du triangle de Scarpa, près de l'épine du pubis*, à la face interne et toute supérieure de la cuisse, deviendra fort importante ; et si la douleur *s'irradie* nettement, *en dedans du membre, jusqu'au genou*, on aura, dans cette donnée, une nouvelle et précieuse indication (1).

Chez la femme, l'entrée du canal sous-pubien est accessible au *toucher*

(1) C'est le signe de Romberg; il résulte de la compression du nerf obturateur, il manque rarement et doit toujours être recherché, surtout dans les cas douteux, où l'examen direct reste négatif (hernie obturatrice interstitielle).

vaginal, et, en portant le doigt en avant et latéralement, on pourra déterminer à ce niveau une « douleur locale », ou même constater l'existence d'une tumeur, d'une bride tendue, qui deviendra caractéristique.

Enfin, on trouvera libres le canal inguinal et le canal crural, ou bien, s'ils sont occupés par des hernies, ces hernies seront réductibles et ne présenteront, pour leur compte, aucun indice d'étranglement.

Rappelons ici qu'à part les cas où la hernie obturatrice a passé complètement inaperçue, les accidents étant rapportés à l'occlusion intestinale, l'erreur la plus fréquente consiste à la confondre avec une *hernie crurale*, ou encore une hernie crurale de type exceptionnel, de la *variété pectinéale*, par exemple.

Ainsi en fut-il dans l'observation fort intéressante de Picqué [1] : « A la partie la plus interne du triangle de Scarpa existait une tumeur peu volumineuse, mais facilement appréciable par comparaison avec la région correspondante du côté opposé, qui est fortement excavée. Cette tuméfaction est profondément située en ce point et difficile à bien limiter; elle semble adhérente par sa partie profonde au squelette, dans un point voisin du pubis. La tumeur est manifestement tendue et douloureuse à la pression. Droit à l'arcade crurale, au niveau de l'anneau, on trouve un empâtement douloureux à la pression; on a également la sensation de la corde épiploïque. » Le diagnostic posé fut celui-ci : hernie crurale exceptionnelle, probablement pectinéale.

Comme le fait remarquer M. Berger, l'erreur est, en pareil cas, très bénigne, puisque *l'intervention permet de la réparer tout de suite.*

Il peut en être autrement lors de la *superposition de deux hernies, crurale et obturatrice* ; mais l'étranglement simultané des deux hernies paraît être une éventualité tout exceptionnelle, et si, par suite de l'erreur commise, on avait pratiqué d'abord la kélotomie crurale, l'examen direct de la région sous-jacente devrait mettre sur la voie du diagnostic exact et du siège précis de l'étranglement.

Quoi qu'il en soit, il faut connaître ces dispositions rares, être bien prévenu de l'existence de la hernie obturatrice étranglée, des formes multiples et souvent effacées qu'elle revêt, la rechercher attentivement, et, en présence d'une hernie inguinale et surtout crurale, d'aspect étrange et de caractères anormaux, *y penser*, et diriger de son côté toute l'exploration.

J'ai à peine besoin de répéter que **le taxis doit être résolument banni** : non seulement il est d'exécution fort malaisée et très irrégulière sur une hernie aussi profondément cachée, et dont le pédicule, en particulier, échappe totalement à l'action des doigts, mais la fréquence des lésions gangreneuses et la période, en général, tardive, à laquelle on est appelé à intervenir, en feraient une manœuvre meurtrière [2].

Il faut faire la kélotomie, la laparotomie devant rester une intervention

[1] Picqué et Poirier, Étude sur la hernie obturatrice. *Revue de chir.*, 1891, t. XI, p. 693.

[2] J'en dirai tout autant de la *traction par le vagin*, avec le doigt recourbé, de l'anse herniée, que le toucher vaginal permet de reconnaître

exceptionnelle, et qui jusqu'alors n'a été pratiquée que pour des erreurs de diagnostic. Or, la kélotomie obturatrice est d'une technique, il faut le reconnaître, particulièrement difficile.

Sans entrer dans des détails, dont l'utilité pratique immédiate ne s'impose pas, il est indispensable d'avoir présentes certaines notions précises d'*anatomie herniaire*.

La hernie obturatrice affecte trois variétés : 1° elle *traverse de part en part*, d'arrière en avant, le *canal sous-pubien* (fig. 561 et 562), émerge de son orifice antérieur, et *vient s'épanouir au-devant du muscle obturateur externe*, recouverte, en avant, par le pectiné; 2° au lieu de sortir du canal sous-pubien par son orifice antérieur, *la hernie s'engage entre les faisceaux supérieur et moyen du muscle obturateur externe*, et se trouve, de la sorte, bridée et cravatée par un double faisceau musculaire; 3° *le sac herniaire s'infiltre de haut en bas entre les deux membranes obturatrices, et reste tout entier en arrière du muscle obturateur externe*, recouvert par lui : sous le pectiné, on ne le trouve pas, on trouve un second plan musculaire, et il faut inciser ce second plan pour avoir accès jusqu'à la hernie.

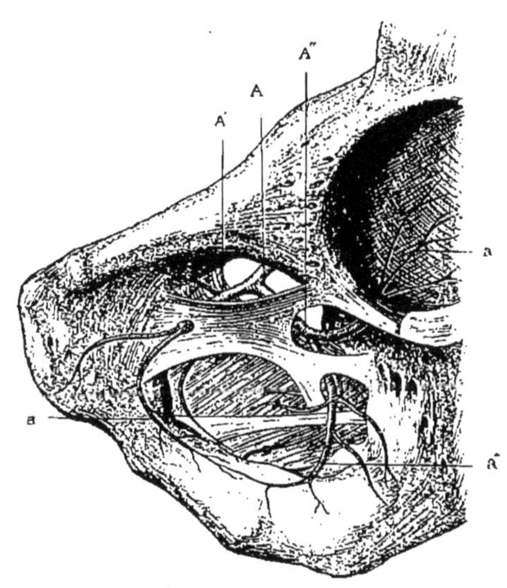

Fig. 561. — Région obturatrice, vue par sa face antérieure après l'ablation des muscles; on y voit les deux membranes obturatrices et les orifices qu'elles laissent pour le passage des vaisseaux (Poirier).

A, tronc de l'artère obturatrice. — A', A'', ses branches de bifurcation. — En haut l'orifice du canal sous-pubien donnant passage au tronc de l'artère obturatrice.

D'autres difficultés naissent des **rapports très intimes et très irréguliers de l'artère obturatrice et de ses branches avec le collet du sac.**

Dans la première variété, la plus commune, quand la hernie suit tout entière le canal sous-pubien, l'artère obturatrice et le nerf se trouvent d'ordinaire en *arrière du collet, et un peu en dehors* : c'est la seule notion de quelque valeur que l'on puisse déduire des nombreux faits observés; et encore n'a-t-elle qu'une signification très restreinte.

Rien de moins constant, en réalité, que ces connexions vasculaires : **on a trouvé l'artère sur tous les côtés du sac**; on a trouvé le collet encadré d'un véritable cercle artériel ; d'avance, on ne peut rien savoir de précis, et les exemples, qui ne manquent pas, d'hémorragies graves au cours du débridement sont là pour en témoigner.

Donc, ce sera une règle constante et une nécessité primordiale, dans la kélotomie obturatrice, de s'ouvrir une voie aussi large que possible, et de n'attaquer le collet qu'à découvert, après avoir constaté, de l'œil et du doigt, la situation des branches artérielles circonvoisines, après s'être fait un jour suffisant pour pratiquer l'hémostase, si l'on vient à les blesser.

Technique de la kélotomie obturatrice. — Le bassin du malade étant soulevé par un coussin épais, la cuisse fléchie et en abduction légère, reconnaissez les battements et la direction de l'artère fémorale, et suivez-la jusqu'à la partie inférieure du triangle de Scarpa; à **un doigt et demi en dedans de l'artère**, ainsi repérée, faites une **incision verticale de 10 ou 12 centimètres** au moins, **qui commence, en haut, à un doigt de l'épine pubienne.**

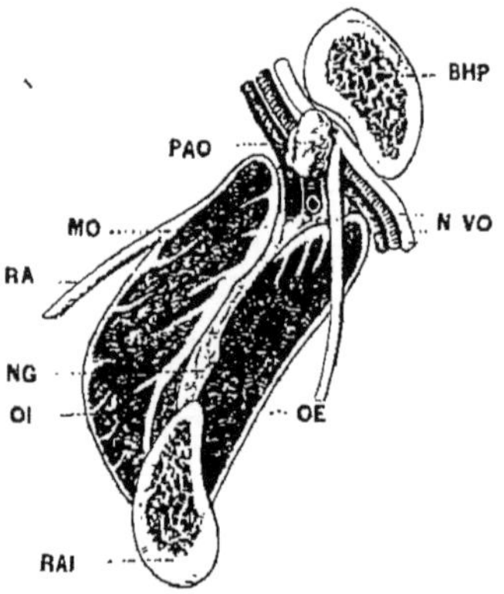

Incisez la peau, la couche sous-cutanée et l'aponévrose, en évitant la veine saphène interne, qui se rencontrera parfois sur votre chemin, en la sectionnant, si elle vous gêne, entre deux ligatures. Reconnaissez les fibres, obliques en bas et en dehors, du *moyen adducteur*, et, sur son bord externe que vous décollez et soulevez, celles du *pectiné*: avec la sonde cannelée et le doigt, à longs traits, ouvrez l'interstice des deux muscles adossés, après avoir mis en sûreté, sous un large écarteur, à cheval, la lèvre externe de la plaie et les gros vaisseaux du triangle de Scarpa.

Fig. 562. — Coupe de la région obturatrice et du canal sous-pubien (Poirier).

BHP, coupe de la branche horizontale du pubis. — RAI, coupe de la branche ascendante de l'ischion. — MO, membranes obturatrices, leur bifurcation. — OI, muscle obturateur interne. — OE, muscle obturateur externe. — NG, nappe graisseuse qui sépare ces muscles. — RA, aponévrose du releveur de l'anus. — NVO, vaisseaux et nerfs obturateurs. — PAO, peloton adipeux du canal sous-pubien.

Dégagez donc le bord interne du pectiné, de bas en haut, jusqu'à son insertion supérieure, et faites-le rétracter à son tour : s'il résiste, si la région est chargée de graisse et l'accès insuffisant, ne craignez pas de « mordre » en travers sur le pectiné, ou même de le désinsérer, sur une courte étendue, de la branche horizontale du pubis. **N'oubliez pas que c'est le pectiné qui recouvre et cache la région obturatrice** : c'est en l'écartant ou en le débridant que vous vous ouvrirez une large voie jusqu'au sac herniaire et à son collet.

Vous êtes sur la hernie (fig. 563), au moins s'il s'agit de la variété la plus commune. Mettez tous vos soins à l'isoler sur tout son pourtour, et, en haut, jusqu'à son orifice d'émergence. Si le collet passe dans une cravate musculaire (2e variété), sectionnez prudemment, après l'avoir décollée à sa face profonde, la languette supérieure, premier faisceau de l'obturateur externe. J'ai déjà dit que, dans le troisième type, rare d'ailleurs, on trouvait, **au-dessous du pectiné, un second plan musculaire**, refoulé et tendu par la hernie sous-jacente : le muscle obturateur, qu'il faut dissocier au niveau de l'un de ses interstices, ou mieux sectionner franchement, pour découvrir le sac.

Ne songez pas à tenter un débridement externe ; d'**emblée** ouvrez le sac, avec les précautions d'usage, et après vous être assuré, du doigt et de l'œil, qu'une artère aberrante ne rampe pas sur sa face antérieure, et ne se présente pas au bistouri.

Après l'examen et la détersion première du contenu, prolongez en haut

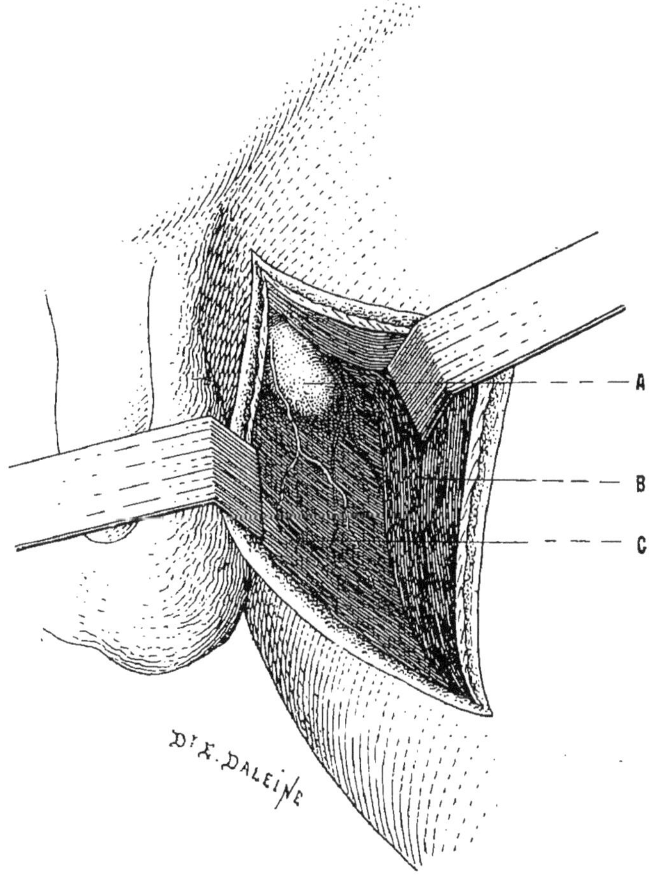

Fig. 565. — Kélotomie obturatrice.

A, sac herniaire et branches de l'artère obturatrice. — B, pectiné, dont le bord interne est relevé en dehors. — C, bord externe du moyen adducteur, récliné en dedans.

l'ouverture sacculaire, en suivant les mêmes règles de prudence qui viennent d'être exposées ; remontez jusqu'au collet, et cherchez si, avec quelque effort, le bout de l'index n'y pourrait pénétrer, et, par éraillement, ne pourrait faire céder l'arcade fibreuse, **en bas et en dedans.** N'obtenez-vous rien, rappelez-vous que l'obstacle est, ici, toujours extérieur au sac, qu'il est dû à la membrane obturatrice, et que c'est cette membrane qu'il faut débrider.

Cherchez donc, en dehors du sac rabattu, un point où vous ne sentiez pas d'artère, ou mieux rendez-vous compte, avant de prendre le bistouri, de la topographie de l'artère obturatrice et de ses branches pour les éviter. **Débridez alors la membrane, dans la zone extra-vasculaire**, avec le bistouri boutonné et à découvert; ne faites pas d'entamure profonde, mais plutôt deux ou trois petites encoches, qui permettront au doigt de s'insinuer et d'achever la besogne, par distension.

Il arrive qu'*un cercle artériel complet entoure le collet* : si l'anomalie est reconnue, on en sera quitte pour débrider entre deux pinces de Kocher, appliquées le plus haut possible; il arrive aussi que l'on ne s'aperçoive de la disposition artérielle que par l'hémorragie, l'hémorragie abondante, profuse, qui complique singulièrement l'opération.

Tamponnez tout de suite, et fortement, sur le plan résistant que constitue, en arrière, la membrane obturatrice, et, soulevant peu à peu vos tampons, cherchez à voir et à pincer les points qui donnent : avec quelque patience, en vous donnant tout le jour nécessaire, vous y réussirez, et le tamponnement à demeure ne restera que comme une ressource exceptionnelle.

Les derniers temps de l'intervention ne présentent rien de spécial : extraction et inspection de l'anse étranglée [1], réparation, s'il y a lieu, réduction; on termine par la ligature et l'excision du sac, et, s'il est possible, on ferme par quelques points l'orifice antérieur du canal sous-pubien.

Ajoutons que l'on peut trouver dans les sacs de hernie obturatrice étranglée, non seulement l'intestin et l'épiploon, mais la *trompe* et l'*ovaire*, l'*appendice*, la *vessie*. Il est utile d'être prévenu de ces éventualités, qui pourraient rendre encore plus complexe une kélotomie qui n'est jamais simple. Lors de hernie gangrenée, de phlegmon stercoral, on suivra les règles exposées plus haut.

Nous avons dit que la **laparotomie** était applicable surtout aux cas de diagnostic douteux. On devra y recourir encore, secondairement, lorsqu'il est impossible de mener à bien le débridement et la réduction, par voie externe. On fera, dans la première hypothèse, la laparotomie médiane, d'emblée; dans la seconde, on pourra prolonger l'incision crurale, en suivant l'arcade de Fallope, le long du bord externe du grand droit.

Si l'on est en mesure de la bien faire, l'opération par voie abdominale permettra une réduction, en général, plus facile, et mettra à l'abri des dangers vasculaires, mais elle exigera une méthode et des précautions rigoureuses, pour prévenir l'infection péritonéale par le contenu sacculaire, toujours septique, et cela surtout, lorsque l'anse est gangrenée et perforée.

La position inclinée est fort utile : on commencera par bien dégager la région obturatrice, par la mettre en pleine lumière, et par l'isoler avec des compresses aseptiques; alors seulement, des tractions douces seront exercées sur l'anse herniée : si elles ne suffisent pas à « l'énucléer », on débridera, sur le doigt, et, les vaisseaux étant sous les yeux, la manœuvre cessera d'être dangereuse. Le liquide du sac se perdra dans les compresses voisines, qui

[1] Il s'agit souvent d'un *pincement latéral*.

seront « changées » séance tenante; si l'intestin est gangrené, il sera immédiatement « amené » au dehors, et la réparation nécessaire pratiquée, suivant une règle constante, « hors du ventre ».

Quant à l'excision du sac, elle ne saurait avoir lieu par voie abdominale; encore pourra-t-on fermer le collet par quelques points en anse (1).

IV

HERNIE ISCHIATIQUE

Nous nous contenterons de signaler en quelques mots cette variété exceptionnelle de hernie, en renvoyant aux mémoires de Wassilieff (2), de Garré (3), et au magistral article du professeur Berger (4).

La figure 564, empruntée au mémoire de Garré, tiendra lieu de description anatomique : la hernie se fait jour, d'ordinaire, *à la partie toute supérieure de la grande échancrure sciatique, au-dessus du muscle pyramidal*, et contracte, à ce niveau, des rapports vasculaires de la plus haute importance, notamment avec l'*artère fessière*. Elle acquiert parfois un volume considérable, plus souvent elle soulève en un relief diffus la partie supérieure ou inférieure de la fesse ; enfin elle peut ne donner lieu à aucune tumeur visible.

Ainsi en était-il chez le malade de Wassilieff : « La fesse gauche a son aspect normal, pas de rougeur, pas d'œdème, pas de tuméfaction appréciable à la vue ou au palper. La pression avec l'extrémité de l'index ne provoque de douleur qu'en un point très limité, sur une surface équivalente à celle d'une pièce de 1 franc. Ce point est situé à 8 centimètres de la ligne médiane, dans la partie supérieure de la fesse, sur le trajet d'une ligne allant de l'épine iliaque postérieure et supérieure à l'angle postérieur du grand trochanter. » Les orifices herniaires étaient libres; il y avait, de plus, des symptômes évidents d'occlusion intestinale, symptômes consécutifs à la douleur fessière, qui avait débuté brusquement, à la suite d'un effort.

Je n'ai pas besoin de dire, qu'en l'absence d'une tumeur appréciable, le diagnostic restera toujours un peu hésitant : **les accidents d'arrêt stercoral**, combinés à l'existence d'**une douleur localisée à la partie supérieure de la fesse, à l'union du 1/3 supérieur et des 2/3 inférieurs de la ligne ilio-trochantérienne**, représenteront alors les éléments cliniques principaux.

(1) Lorsque l'opération a commencé par la voie crurale et qu'on a ouvert le ventre secondairement, on pourra utiliser la première incision pour faire la cure radicale complète; mais on n'oubliera pas que, surtout dans les cas où déjà l'on a perdu du temps, il faut aller vite et savoir se borner au temps capital de l'intervention. (Voy. L. Bérard, De la hernie obturatrice étranglée. *Bull. méd.*, 1898, n° 23, p. 251.)

(2) Wassilieff, Sur la hernie ischiatique. *Revue de chir.*, 1891, p. 199.

(3) Garré, Die Hernia ischiatica. *Beiträge zur klin. Chir.*, 1892, t. IX, p. 198.

(4) Art Hernies du *Traité de chirurgie* (Duplay-Reclus), t. VI, p. 370.

Comment faire la ***kélotomie ischiatique***? En réalité, cette variété de hernie paraît s'étrangler assez souvent, et le taxis ne saurait, ici encore, passer pour la méthode de choix. Il a réussi entre les mains de Wassilieff : il sera, dans d'autres conditions, et surtout lorsque la nature exacte des accidents n'est que tardivement reconnue, inutile ou périlleux.

La kélotomie doit être pratiquée au grand jour, si l'on veut éviter des blessures vasculaires, qui pourraient devenir mortelles, et que les formules de débridement, toujours incomplètes, ne suffisent pas à prévenir. **Débridez en bas et en dehors,** dit-on, parce que l'artère fessière (2, fig. 564) croise, en général, le bord supérieur du collet : cela est vrai, mais seulement dans un certain nombre de cas, et l'on ne saurait prévoir d'avance si la hernie observée rentre dans la règle commune.

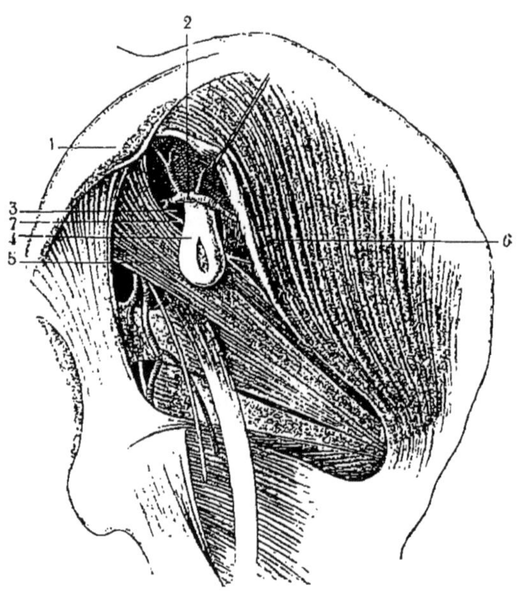

Fig. 564. — Rapports de la hernie ischiatique. (Garré.)

1, épine iliaque postérieure. — 2, artère fessière. — 3. échancrure sciatique. — 4, sac herniaire ouvert. — 5, muscle pyramidal. — 6, moyen fessier. — 7, nerf fessier supérieur.

Il faut donc inciser largement le grand fessier, et, en rétractant ses deux lèvres, découvrir toute la région sous-jacente; l'*incision sera menée obliquement*, suivant la direction du muscle, *de l'épine iliaque postéro-inférieure à la partie moyenne du bord postérieur du grand trochanter* : ce sera, en somme, l'incision de ligature de l'artère fessière, reportée un ou deux doigts plus bas.

Sous le grand fessier, on isolera soigneusement le sac, avant de l'ouvrir, et l'on cherchera à s'orienter, en repérant du doigt, en haut, **le cintre osseux de la grande échancrure,** en bas, **le bord supérieur du pyramidal,** qui croise obliquement toute la région profonde. Puis le sac sera incisé, et le doigt, pénétrant jusqu'au collet, élargira la voie par pression mousse, **en bas et en dehors.**

Si la striction est plus accusée, on débridera, mais toujours après avoir reconnu, de l'œil et du doigt, la situation des artères voisines, et en voyant ce que l'on coupe; ici encore, les *petits débridements multiples*, complétés par la distension au doigt, seront tout indiqués.

Enfin la laparotomie a été pratiquée par Von Hacker dans un fait qui paraît être plutôt une hernie interne au voisinage de la grande échancrure sciatique, qu'une hernie ischiatique proprement dite.

Il s'agissait d'une femme de quarante et un ans, qui présentait tous les accidents de l'étranglement interne (arrêt stercoral depuis neuf jours, vomissements fécaloïdes). Elle portait une hernie crurale gauche, qu'on incrimina tout d'abord; mais la kélotomie montra qu'en réalité elle n'était pas étranglée.

Von Hacker pratiqua le jour même la laparotomie : il découvrit, sur l'iléon, un pincement latéral, ayant pour siège *une fossette du péritoine pariétal, dans la région de la grande échancrure sciatique.* Il réussit à dégager l'intestin, et referma le ventre. Les accidents d'occlusion cessèrent immédiatement, mais l'opérée succomba, au sixième jour, à une broncho-pneumonie [1].

V

HERNIE LOMBAIRE

Les hernies lombaires peuvent occuper différents points de la région limitée en haut par la dernière côte, en bas par la crête iliaque, et qui s'étend de la masse sacro-lombaire au bord postérieur du grand oblique.

Ces points d'élection sont les suivants : 1° le *triangle de J.-L. Petit,*

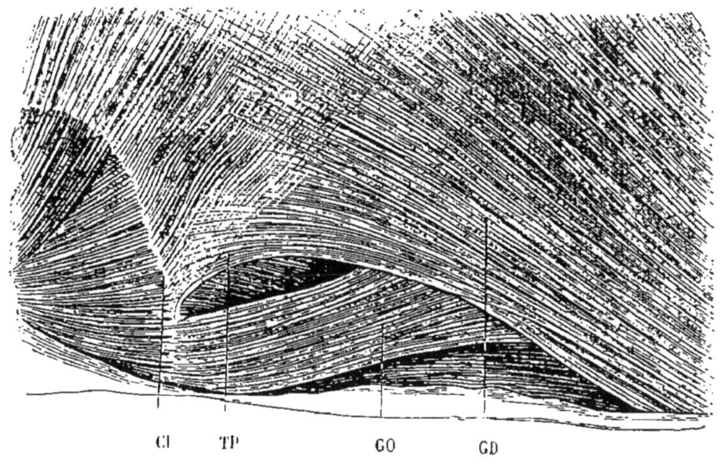

Fig. 565. — Triangle de J.-L. Petit (côté droit).

GD, muscle grand dorsal. — GO, grand oblique. — CI, crête iliaque. — TP, triangle de Petit.

circonscrit par la crête iliaque en bas, le bord antérieur du grand dorsal en arrière, le bord postérieur du grand oblique en avant, et dont le fond est constitué par le petit oblique et l'aponévrose postérieure du transverse; 2° le *triangle de Grynfeld-Lesshaft,* lombo-costo-abdominal, plus

(1) A. Langer, *Ueber einen Fall einer noch nicht beobachteten inneren Hernie* (*Hernia ischiatica incipiens*) *in* Von Hacker, *Chir. Beiträge aus den Erzherzogin Sofien-Spital*, 1892. D'après Langer, cette hernie interne, *à la porte de l'échancrure*, devrait être considérée comme la première étape de la hernie ischiatique.

haut situé, entre les bords écartés du grand oblique et du grand dorsal, et limité, en haut, par la pointe de la 12e côte, en arrière par le bord antérieur du carré lombaire, en avant par le bord postérieur du petit oblique de l'abdomen; 3° une *éraillure du muscle grand dorsal ou du muscle grand oblique*, à leur insertion sur la crête iliaque [1].

Ces hernies peuvent s'étrangler [2], et doivent être opérées; or, la kélotomie ne présentera rien de spécial que la nécessité de fendre et de débrider les plans musculaires correspondants, et de les reconstituer ultérieurement par la suture profonde.

Les artères lombaires ou intercostales inférieures que l'on rencontrera souvent ne créeront, en réalité, aucune difficulté, si l'on a pris soin de faire une incision large et d'opérer « à ciel ouvert ».

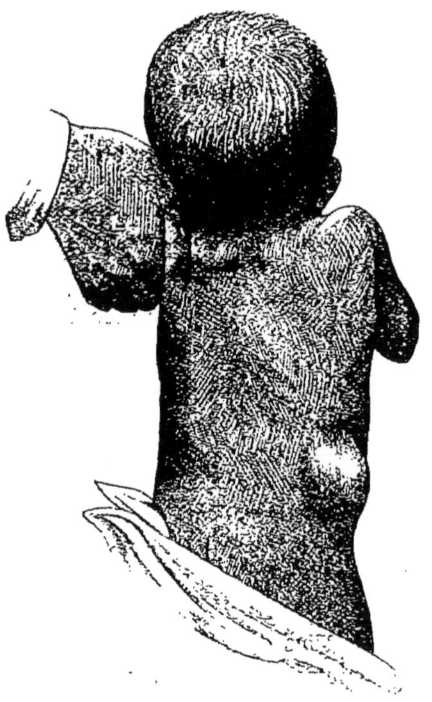

Fig. 566. — Hernie lombaire chez un enfant. (O. Wyss.)

On ne cite, d'ailleurs, que deux cas de *kélotomie lombaire* : ceux de Ravaton et de Hume.

L'opérée de Ravaton guérit, malgré une éviscération post-opératoire et des accidents fort graves de péritonite septique; elle accoucha à terme à quelque temps de là.

Chez l'opéré de Hume, la hernie était volumineuse, gangrenée et paraissait s'être produite par une fente du muscle grand dorsal, en dehors du triangle de J.-L. Petit. Le malade, un homme de soixante-huit ans, portait, depuis quinze ans, la tumeur herniaire, grosse comme le poing, à la région lombaire gauche. Les accidents d'étranglement remontaient à deux jours.

L'incision fut conduite de la 12e côte à la crête iliaque, et, après avoir sectionné la peau, la couche sous-cutanée et un mince feuillet musculaire, dépendant du grand dorsal, on arriva sur le sac. Il contenait une anse grêle sphacélée et l'S iliaque tordu sur lui-même; il communiquait avec le péritoine par un orifice en forme de fente; deux brides tendues d'un côté à

(1) Voyez une étude anatomique de R. von Baracz et A. Bobrzynski : Ueber die Lendengegend mit besonderer Berücksichtigung der Durchtrittsstelle der Lendenhernien. *Arch. f. klin. Chir.*, 1902, Bd. LXVIII, 3, p. 658.

(2) Et même l'étranglement y serait fréquent : sur 49 observations des hernies lombaires acquises, M. Jeannel relève 9 cas d'étranglement, un peu plus de 18 pour 100. Sur ces 9 cas, 5 fois la réduction eût lieu par le taxis; 2 fois la kélotomie fut pratiquée (Ravaton-Hume); 1 fois la mort survint avant toute intervention; un dernier fait est sans renseignements. (Jeannel, La hernie lombaire, *Archiv. provinc. de chir.*, 1902, nos 7, 9, 11, 12; 1903, nos 2, 3, 5).

l'autre du collet avaient provoqué l'étranglement : on les sectionna, et la réduction devint facile; mais il fallut préalablement réséquer la longue anse gangrenée et faire l'entérorraphie circulaire des deux bouts. Dissection et ablation du sac, suture au catgut, de l'orifice péritonéal. L'opéré succomba vingt-quatre heures après [1].

VI

HERNIES PÉRINÉALES, LABIALES, VAGINALES, RECTALES

Ce sont toutes les hernies qui se produisent *à travers le plancher du bassin*; hernies exceptionnelles, mais qui, par cela même, peuvent donner lieu à de graves mécomptes et à de périlleuses confusions.

Sans entrer dans le moindre exposé pathogénique, disons toutefois qu'elles semblent toutes avoir pour point de départ le cul-de-sac de Douglas, le cul-de-sac péritonéal qui sépare la vessie du rectum chez l'homme, l'utérus du rectum chez la femme : c'est le péritoine du « Douglas » qui se déprime et forme sac, en s'insinuant le long des bords antérieur ou postérieur du releveur, en forçant un interstice de ce muscle, en refoulant la paroi rectale ou vaginale.

Hernies périnéales et labiales. — Elles viennent se dessiner, chez l'homme, entre l'anus et le scrotum, latéralement, ou en arrière et en dehors de l'anus non loin du bord inférieur du grand fessier; chez la femme, elles occupent d'ordinaire le tiers postérieur de la grande lèvre (pudendal hernia), et le toucher vaginal permet d'en suivre le pédicule.

Hernies vaginales et rectales. — La *hernie vaginale*, l'élytrocèle, se présente sous deux formes, qui toutes deux peuvent prêter à des accidents d'étranglement : *a.* la paroi vaginale postérieure est refoulée sur toute sa largeur, et figure une volumineuse rectocèle; le toucher rectal, en montrant que la paroi rectale « n'a pas suivi », est un élément capital du diagnostic; *b.* la hernie est pédiculée, rattachée par une sorte de cordon rétréci au cul-de-sac postérieur : on dirait un polype. Elle a naturellement, dans cette dernière variété, plus de tendance à s'étrangler.

La *hernie rectale*, l'hédrocèle, se coiffe de la paroi rectale antérieure qu'elle déprime plus ou moins bas, vers l'anus ou en dehors de l'anus, avec des apparences de prolapsus ou de polype.

Un point à signaler pour ces deux types de hernies « cavitaires », c'est celui-ci : elles peuvent rester incluses dans le vagin ou le rectum, n'attirer nullement l'attention, et passer inaperçues, les accidents étant rapportés à une occlusion intra-abdominale. D'où cette conclusion, banale, mais si importante : qu'il ne faut jamais négliger, en présence d'accidents de ce genre, *l'exploration complète du vagin et du rectum.*

[1] Hume, Case of strangulated lumbar Hernia. *British med. Journal*, 13 juillet 1889, vol. II, p. 73.

LES MEMBRES

LUXATIONS

Il ne saurait entrer dans notre cadre de reprendre ici l'histoire générale des Luxations : nous ne voulons faire qu'un exposé tout pratique des méthodes d'exploration et de réduction : et nous chercherons, en commentant nos dessins et nos photographies, à *montrer* les divers types et la série des manœuvres à exécuter.

I

LUXATIONS DE LA CLAVICULE

Luxations de l'extrémité interne. — Luxations rares : *pré-sternales, rétro-sternales, sus-sternales.* Elles sont aisées à reconnaître, en général, grâce au relief et à la forme de l'extrémité interne, déplacée [1].

La réduction suppose une double manœuvre : le refoulement de l'*épaule en arrière et en dehors*, qui « élargit » l'espace acromio-sternal ; l'*impulsion directe* sur l'extrémité luxée. Elle est, en général, aisée.

Faites asseoir le blessé sur un tabouret, ou, en travers, sur une chaise. Qu'un aide, debout derrière lui, appuie le genou dans l'espace inter-scapulaire, et, de ses deux mains arquées (fig. 567) qu'il ramène *en arrière et en dehors* les deux épaules. Vous, placé devant, vous prenez appui, de vos doigts, sur le sternum, la base du cou, l'autre clavicule, et, de vos deux pouces accolés, vous pressez sur le relief de l'extrémité luxée, saillant au-devant du manubrium, ou, au-dessus de lui, dans la fossette sus-sternale. Vous repoussez ce relief, dans l'axe de la clavicule, en haut et en dehors, ou directement en dehors.

S'agit-il d'une luxation rétro-sternale, c'est avec l'index et le médius, en crochet, que vous chercherez à passer derrière l'extrémité déplacée, à l'attirer vers vous, à la ramener en dehors et en avant.

[1] La fracture de l'extrémité claviculaire interne pourrait cependant prêter à confusion : lors de fracture, le relief osseux, saillant en avant ou en haut, est irrégulier — de ce relief saillant à l'acromion, la longueur est moindre que celle de la clavicule opposée — la réduction est difficile.

Si vous êtes seul, vous ferez coucher le blessé sur un matelas dur, en laissant l'épaule déborder et « porter à faux » ; d'une main, vous relèverez et vous écarterez cette épaule, pendant que, de l'autre main, vous réaliserez l'impulsion directe et la coaptation.

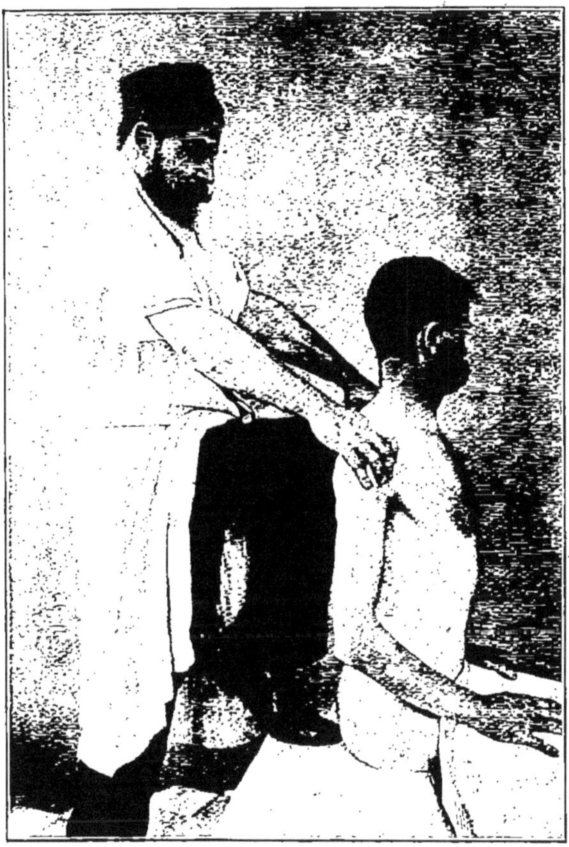

Fig. 567. — Réduction d'une luxation de la clavicule. *Rétraction des épaules en haut et en dehors.*

Une fois réduite, la luxation a d'ordinaire la plus fâcheuse tendance à se reproduire; et la contention est toujours difficile et souvent impuissante. Le double croisé des épaules, figuré plus loin est particulièrement recommandable. Il faut se méfier de tous les appareils complexes qui exercent une pression permanente sur l'extrémité réduite : outre que leur efficacité est toujours problématique, ils exposent à des accidents locaux, et les résultats morphologiques qu'on en peut attendre ne compensent pas les raideurs qui succèdent à leur longue application. Le massage, institué d'emblée et longtemps poursuivi, est bien préférable [1].

Luxations de l'extrémité externe. — *Sus-acromiale* ou *sous-acromiale*.

La luxation *sus-acromiale* est la plus courante des luxations de la clavicule; elle est de réduction très souvent aisée, de contention difficile toujours, impossible parfois.

Là encore, pour réduire, portez ou faites porter les épaules en haut, en arrière et en dehors, et, des deux pouces, appuyant sur le relief de l'extrémité luxée, repoussez-la *en bas et en dedans*.

[1] Ajoutons que, même lors de déformation considérable, la restauration fonctionnelle peut être presque complète; j'ai vu deux luxations de la clavicule droite, l'une en avant, l'autre en haut, qui dataient de plusieurs années, et ne gênaient nullement le travail.

Sans peine, d'ordinaire, si l'épaule est bien « écartée », le heurt s'affaisse et rentre dans le rang; mais, dès que vous cessez de comprimer, il se relève et reparaît, et cela, malgré tous les bandages.

N'est-ce qu'un simple heurt, le mal n'est pas grand; s'il persiste une déformation, le fonctionnement ne s'en rétablit pas moins.

Il en va autrement, lors du *chevauchement irréductible*, ou, pour mieux dire, *incoercible* : l'axe acromio-sternal est raccourci, l'épaule tombe d'autant, et les mouvements en sont notablement gênés.

Ce sont là précisément les indications de la **réduction à ciel ouvert** et de la suture acromio-claviculaire — opération qu'on a parfois pratiquée au bout de plusieurs semaines, en désespoir de cause, mais qu'on a tout intérêt à pratiquer tout de suite, dans les conditions que nous venons d'indiquer (¹).

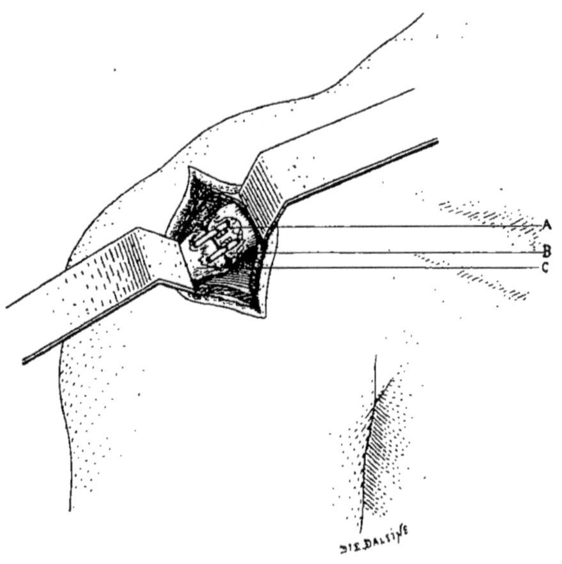

Fig. 568. — Suture acromio-claviculaire.

A, fil d'argent. — B, extrémité externe de la clavicule. C, bord antérieur de l'acromion.

Faites au niveau de l'interligne acromio-claviculaire, et parallèle à cet interligne, une incision d'environ 4 centimètres, que vous prolongerez en V, par un trait parallèle au bord postérieur de la clavicule — si vous n'avez pas assez de jour.

Découvrez le foyer de la luxation, les débris des ligaments acromio-claviculaires, l'extrémité luxée; détergez ce foyer, dépouillez de leur cartilage, au bistouri, les deux surfaces articulaires, et, s'il le faut, pour que la réduction soit complète, excisez un peu du bout claviculaire, à la pince-gouge. Surtout ayez soin que le contact soit large et régulier.

Avec un perforateur (voy. plus loin : *Réunion des os fracturés*) forez deux trous, dans l'extrémité claviculaire, à 1 centimètre du nouvel interligne; forez deux trous symétriques, à pareille distance, dans l'acromion : dans ces trous, vous ferez passer deux fils d'argent ou de soie, qui, dûment tordus ou noués, assureront une exacte coaptation (fig. 568). Il ne restera plus qu'à réunir les débris de ligaments et le périoste par un surjet de catgut, et à

(¹) Poirier et Rieffel, Mécanisme des luxations sus-acromiales de la clavicule; leur traitement par la suture osseuse. *Arch. gén. de méd.*, avril 1891.

suturer la peau. Le membre sera immobilisé dans une grande écharpe de Mayor; dès le 15e jour, on commencera le massage et la gymnastique locale.

Un mot de la luxation *sous-acromiale*, exceptionnelle. On réduit, ici encore, en refoulant l'épaule en haut et en dehors, ou encore, en tirant sur le bras relevé à angle droit, pendant que les pouces, de bas en haut, cherchent à « faire remonter » l'extrémité claviculaire.

II

LUXATIONS DE L'ÉPAULE

C'est la *luxation en dedans, sous ou intra-coracoïdienne*, que vous verrez presque toujours. La luxation en bas, sous-glénoïdienne, s'observe quelquefois; la luxation en arrière, sous-acromiale ou sous-épineuse, est toute exceptionnelle.

Luxations en dedans. — Luxations en bas.

Exploration. — Quelle que soit l'apparente simplicité du cas, ne négligez jamais de la faire, complète, avant tout essai de réduction.

Luxation sous-coracoïdienne (fig. 569). — L'épaule est plate, l'acromion en relief; sous le bec acromial, il n'y a plus rien, un vide, un creux.

Le bras est en abduction : l'axe, prolongé, oblique en haut et en dedans, croise la clavicule vers son milieu; il est impossible de coller le coude au tronc.

Cherchez la coracoïde, malaisée à préciser dans la graisse et l'œdème : suivez du doigt, de dedans en dehors, le bord claviculaire antérieur jusqu'au heurt qu'elle figure, — rappelez-vous qu'elle est située sur la verticale du pli axillaire, — au besoin, menez un ruban, sur la clavicule opposée, entre l'extrémité interne et la saillie coracoïdienne, et reportez-le du côté blessé. Vous avez la coracoïde : sous elle, la débordant un peu en dedans, vous sentez le relief de la tête, qui roule sur place, si vous cherchez à faire tourner le bras.

Portez le coude en dehors, et remontez le long de la face interne du bras, jusqu'à l'aisselle : vous y sentez la tête humérale, arrondie et lisse, qui se découvre de plus en plus, à mesure que l'abduction s'accuse.

Luxation intra-coracoïdienne (fig. 570). — Le coude est peu écarté du tronc, l'axe du bras moins oblique.

Vous sentez la tête humérale presque tout entière en dedans de la cora-

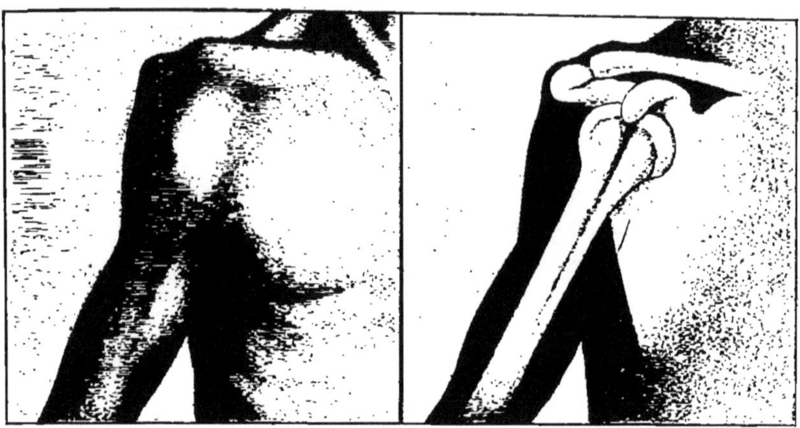

FIG. 569. — Luxation sous-coracoïdienne.

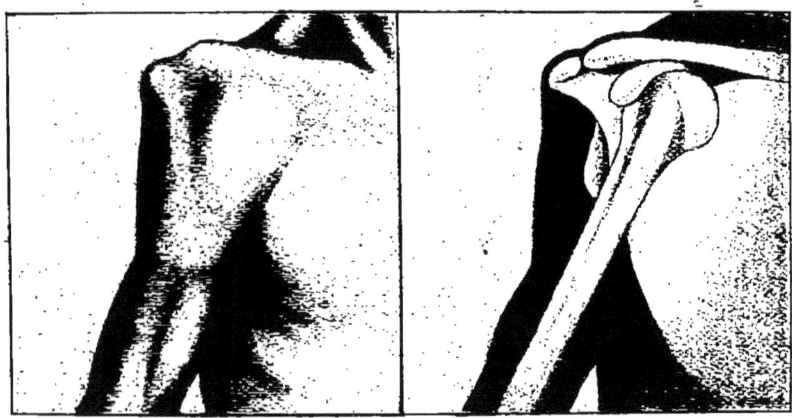

FIG. 570. — Luxation intra-coracoïdienne.

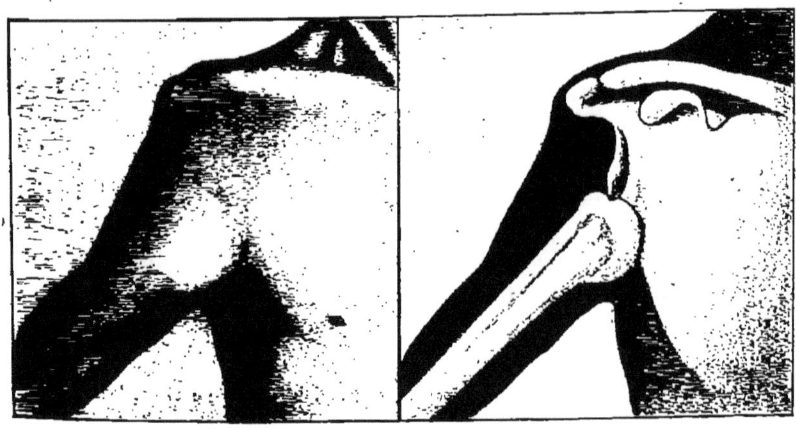

FIG. 571. — Luxation sous-glénoïdienne.

coïde; par l'aisselle, même dans l'abduction forcée, vous ne la retrouvez qu'à peine.

Une étape de plus, et c'est la *luxation sous-claviculaire* : le bras est collé au tronc; la tête se dessine, tout à fait en dedans, entre la clavicule, la coracoïde et les premières côtes; par l'aisselle, elle est inaccessible (¹).

Luxation sous-glénoïdienne (fig. 571). — Le bras est en abduction forte (²).

La tête soulève les téguments de l'aisselle et dessine un relief volumineux, au-dessous de la glène.

La luxation sous-glénoïdienne, d'ailleurs rare, est typique : elle se transforme aisément en luxation en dedans.

Quant aux luxations sous et intra-coracoïdiennes, il est souvent difficile, chez les sujets gras et lors de gonflement considérable, de les distinguer nettement : ce qui importe surtout, c'est de reconnaître qu'*il y a luxation* (³).

Autre question qui doit toujours être posée : la luxation est-elle simple ou *compliquée d'une fracture*? — fracture par arrachement de la grosse tubérosité humérale — fracture de la glène — fracture de l'extrémité supérieure de l'humérus.

Est-elle compliquée de *lésions nerveuses*?

Avant toute manœuvre de réduction, n'oubliez pas d'explorer, par le pincement ou la piqûre, la sensibilité du moignon de l'épaule, suivant le sage précepte de Théophile Anger; si la peau du moignon, innervée par le rameau cutané du circonflexe, est insensible, vous devrez conclure à une lésion grave du tronc nerveux, prévoir et *prédire* l'impotence deltoïdienne, et dégager ainsi, par avance, votre responsabilité.

Réduction. — Deux excellentes méthodes suffisent à toutes les réductions — si l'on sait bien les appliquer et en varier un peu les manœuvres, suivant les exigences de cas particuliers : la *méthode de Kocher*, la *méthode de Mothe*, ou *de la traction dans l'abduction haute*.

A. — *Méthode de Kocher* (⁴)

Luxation sous-coracoïdienne. — C'est là surtout, dans la sous-coracoïdienne *récente*, que la méthode trouve ses plus heureuses applications.

(¹) Il arrive même — tout exceptionnellement — que la tête perfore le grand pectoral et se montre, sous-cutanée, au-dessous du tiers interne de la clavicule.

(²) Dans la luxation « erecta », le coude est en l'air, le bras presque vertical, et la main appuyée sur la tête.

(³) Dans les cas douteux, il est bon d'avoir présentes à l'esprit, les diverses lésions traumatiques du moignon de l'épaule qui peuvent créer une déformation analogue et simuler, de ce fait, la luxation : luxation ou fracture de l'extrémité externe de la clavicule — fracture du col chirurgical de l'humérus (voy. plus loin) — décollement de l'épiphyse humérale supérieure (chez les jeunes sujets, la luxation est exceptionnelle) — fracture du col de l'omoplate (le moignon de l'épaule tombe, le deltoïde est aplati et tendu, mais, si l'on relève le coude verticalement de bas en haut, la déformation disparaît.

(⁴) Ou de Lacour-Kocher, si vous tenez à l'appeler de son vrai nom.

Faites asseoir votre blessé sur une chaise, en travers, le bras luxé du côté opposé au dossier ; un aide, qui n'a besoin d'autres qualités que d'être vigoureux et docile, applique largement ses mains sur les deux épaules, les maintient et les refoule.

Vous vous placez en avant et du côté de la luxation, vous vous baissez d'abord, et, sans hâte, doucement, en priant le blessé de regarder droit devant lui et de lever la tête, vous commencez les manœuvres de réduction.

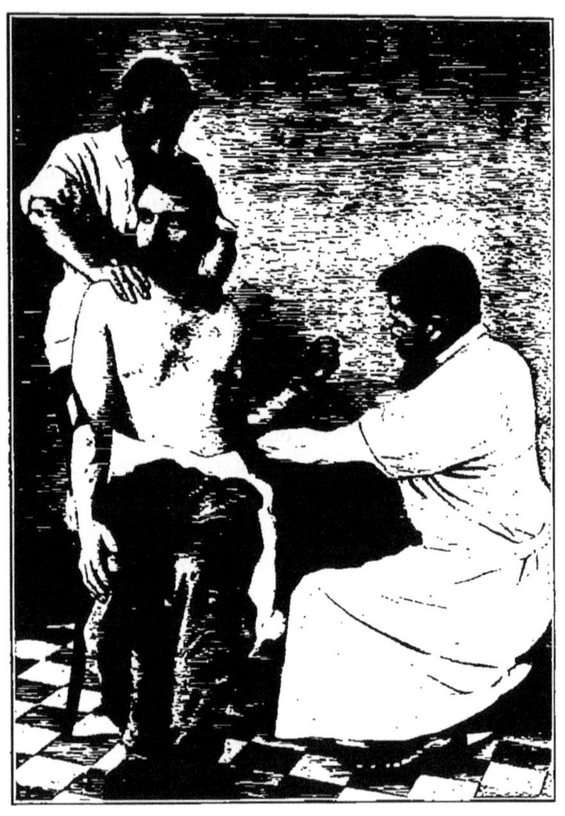

FIG. 572. — Luxation de l'épaule. — Réduction par le procédé de Kocher. 1er *Temps. Le coude est ramené au contact du tronc.*

1er *Temps.* — ***Le coude est ramené au contact du tronc.***

Je suppose qu'il s'agisse de l'épaule gauche.

De votre main gauche, empaumez le coude [1], et, de la main droite, tenant simplement l'avant-bras au-dessus du poignet, rapprochez-le progressivement *jusqu'au contact* de la paroi thoracique, et portez-le en même temps un peu en arrière [2]. Ne vous arrêtez pas, avant que l'affleurement ne soit parfait. C'est votre main gauche qui travaille surtout dans ce premier temps (fig. 572).

Ajoutons qu'il doit être conduit sans brusquerie, sans à-coup. N'oubliez pas que la contracture musculaire prend toujours une large part dans la résistance que vous éprouvez : toute manœuvre violente, en provoquant une douleur plus vive, ne servira qu'à exagérer cette contracture.

(1) Empaumez-le solidement, les doigts en arrière, le pouce dans la saignée.

(2) Le coude doit toucher au tronc, en arrière de la ligne axillaire : point capital. On ne commencera jamais le second temps, avant d'avoir réalisé cette mise en contact. De fait, si le procédé de Kocher échoue entre certaines mains, c'est qu'on cherche à l'exécuter « à la volée », comme je ne sais quel tour prestigieux : il faut marquer tous les temps et les mener successivement « à fond » ; c'est le *seul moyen d'aller vite.*

C'est à un effort lent et continu que les muscles céderont; le blessé souffrira moins, et peu à peu « se laissera faire ».

On regagne toujours, et au delà, le temps qu'on passe à mener « à fond » et à prolonger les premières phases de la réduction.

2e *Temps.* — ***Le coude maintenu au corps, l'avant-bras est porté dans l'axe transversal du tronc.*** — C'est la main droite qui va travailler, dans le second temps ([1]).

Maintenez le coude au tronc, et, toujours du même effort modéré, continu, lent, portez le poignet en arrière, jusqu'à ce que l'avant-bras tombe à

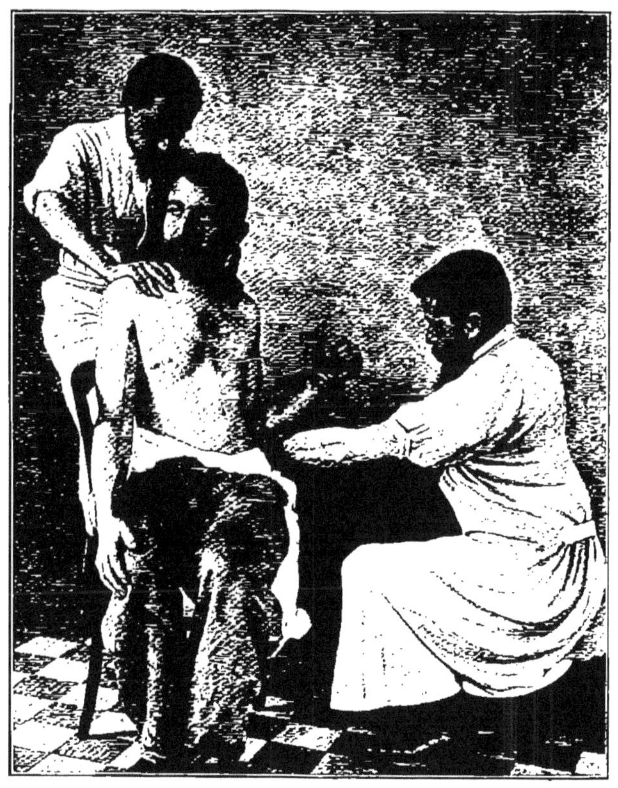

FIG. 573. — Luxation de l'épaule. — Réduction par le procédé de Kocher. — 2e *Temps. L'avant-bras est porté dans l'axe transversal du tronc.*

angle droit sur la partie latérale du tronc, ou, si vous aimez mieux, jusqu'à ce qu'il soit exactement dans le plan transversal du tronc (fig. 573).

Ne craignez pas, cette fois encore, d'exagérer un peu le mouvement, si la résistance ne devient pas trop considérable, et surtout prolongez-le, et ne vous pressez pas trop de passer au temps qui va suivre. Ne vous effrayez pas des gros craquements que vous entendrez souvent, et suivez des yeux la

([1]) C'est le temps le plus important. De fait, la méthode peut s'intituler encore : méthode de *rotation* et d'*élévation*, et l'élévation est impuissante si la rotation n'a pas été bien complète.

tête humérale qui se dessine en relief et se déplace au-devant de l'épaule.

Il n'est pas rare que la réduction s'opère à la fin de cette manœuvre, lorsqu'elle est bien faite et méthodique, ou au moment même où l'on passe à la suivante.

3e *Temps.* — **Élévation : l'avant-bras maintenu dans l'attitude précédente, le coude est soulevé en avant et en haut.**

N'écartez pas le coude [1], laissez l'avant-bras dans l'attitude que vous

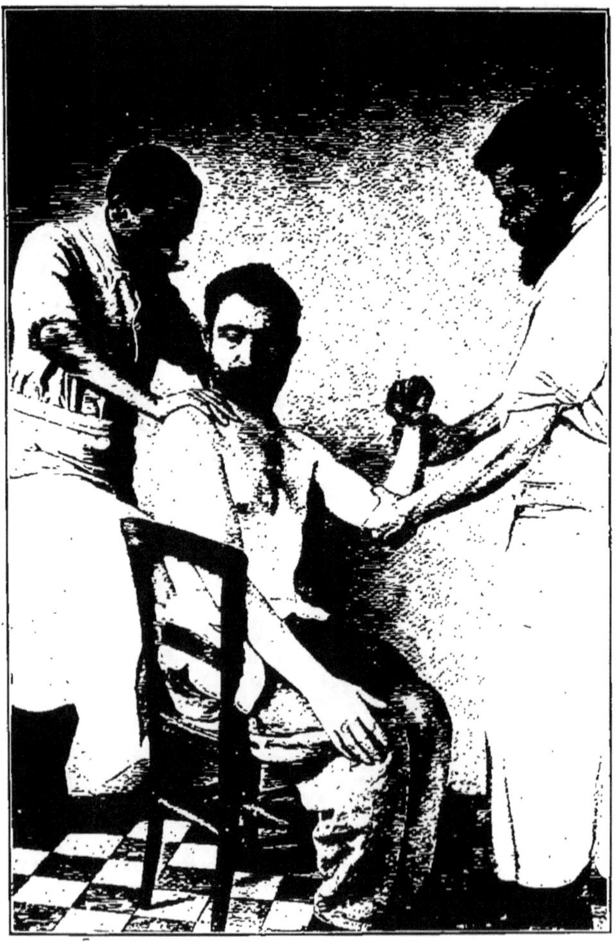

Fig. 574. — Luxation de l'épaule. — Réduction par le procédé de Kocher. — 3e *Temps. Élévation.*

venez de lui donner, et soulevez le membre, en masse, en le portant en avant et en haut : *tirez en élevant*, jusqu'à ce que le bras soit devenu horizontal (fig. 574).

[1] Il faut faire l'élévation directe, dans le plan antéro-postérieur du tronc. On a toujours tendance à porter légèrement le coude en dehors, mais cette élévation en abduction éloigne la tête humérale de la déchirure capsulaire et vicie le mécanisme de la manœuvre.

Encore une fois, un brusque ressaut [1] vous indiquera souvent, au cours de cette *traction en élévation*, que la tête est rentrée dans la cavité, et qu'il est inutile de poursuivre.

4e Temps. — **Rotation en dedans.**

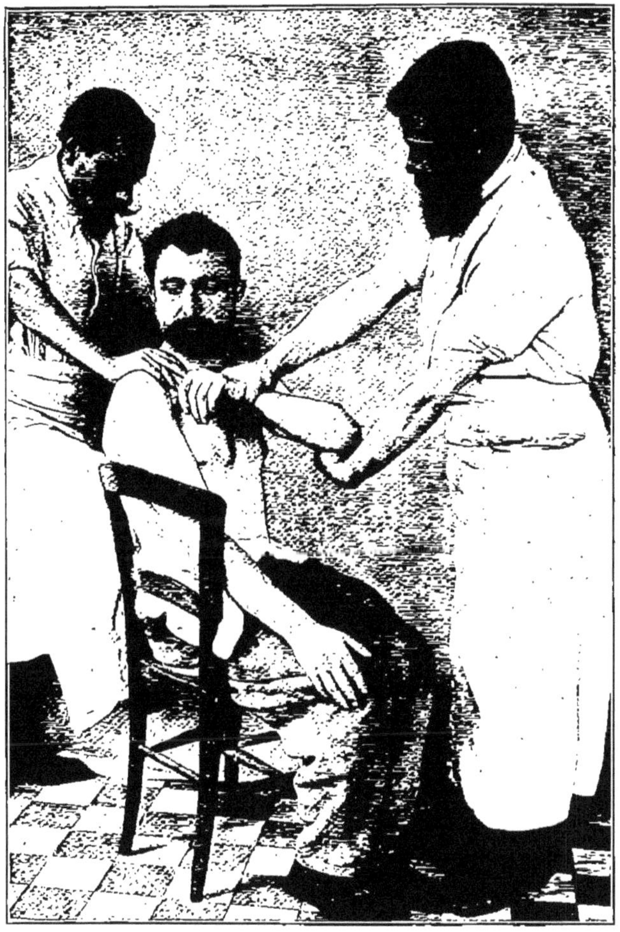

Fig. 575. — Luxation de l'épaule. — Réduction par le procédé de Kocher. 4e *Temps. Rotation en dedans* [2].

Rien ne s'est produit; passez au quatrième temps, que vous ferez d'un coup, très vite [3].

[1] Ajoutons encore la sensation toute spéciale éprouvée par le blessé, et le changement d'aspect du moignon de l'épaule, qui reprend sa forme normale.

[2] Il est important que les deux mains ne changent pas de place, au cours de la réduction.

[3] Mais toujours sans violence. Je ne me lasserai pas de répéter que la « force » doit être résolument bannie de toute manœuvre de réduction. Toutefois ce dernier temps n'est que le complément des autres, destiné à « donner le coup de pouce » à la tête, au seuil de la cavité glénoïde : il doit être rapide.

Tournez le bras en dedans, et rabattez le poignet, par devant la poitrine, vers l'épaule du côté opposé (fig. 575).

Si la réduction n'est pas faite, on recommencera, en insistant davantage sur le 2e et le 3e temps, qui seront menés à fond et prolongés. Dans les luxations sous-coracoïdiennes simples et récentes, le procédé de Kocher, *bien appliqué*, réussit, peut-on dire, à peu près toujours.

Mais il n'est pas le seul applicable, ni le seul qui réussisse; celui de Mothe, que nous allons décrire, fournit des résultats tout pareils, ou encore la traction élastique [1].

Luxations intra-coracoïdiennes. — Ici ne comptez pas trop sur

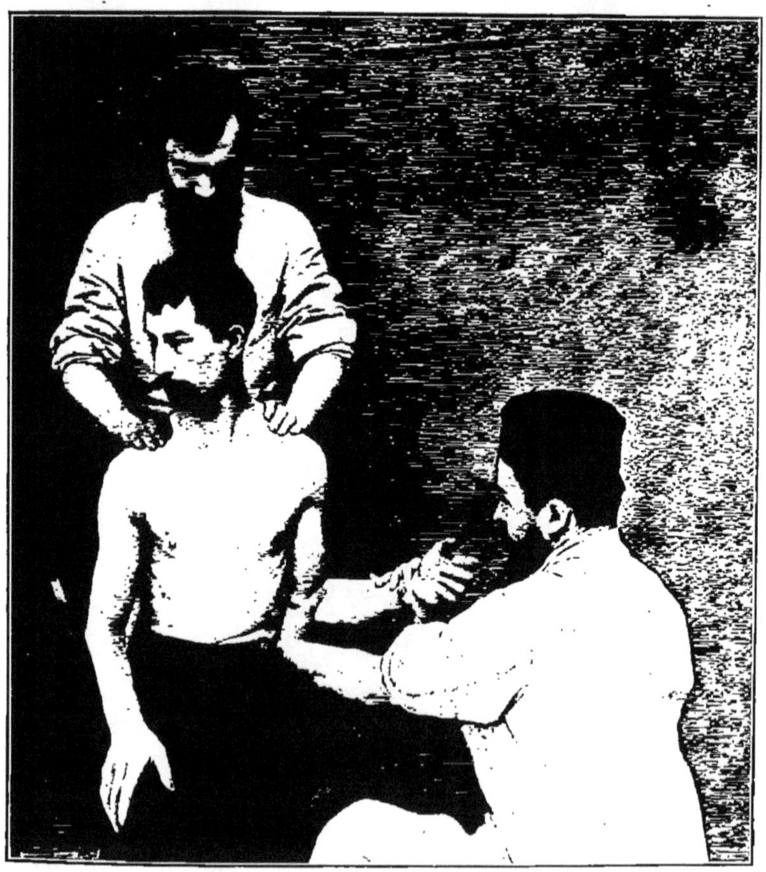

Fig. 576. — Luxation intra-coracoïdienne. — Essai de réduction par le procédé de Kocher. 1re *manœuvre complémentaire : le coude est reporté le plus loin possible en arrière.*

le procédé de Kocher [2] : essayez-le, si vous en avez l'habitude, si vous en

[1] En abduction. (Voy. plus loin.) — Encore une fois, ces méthodes rationnelles, correctement appliquées, suffisent, elles sont à la portée de tous, partout, et nous ne signalerons même pas une série d'autres pratiques, brutales et empiriques.

[2] Le procédé de Kocher s'applique, en règle, aux *luxations sous-coracoïdiennes récentes* et

possédez bien la technique, mais en utilisant l'une ou l'autre des **manœuvres complémentaires** que voici [1].

I. **Prolongez le second temps, la rotation en dehors, tout en refoulant le coude le plus loin que vous pourrez, en arrière, toujours au con-**

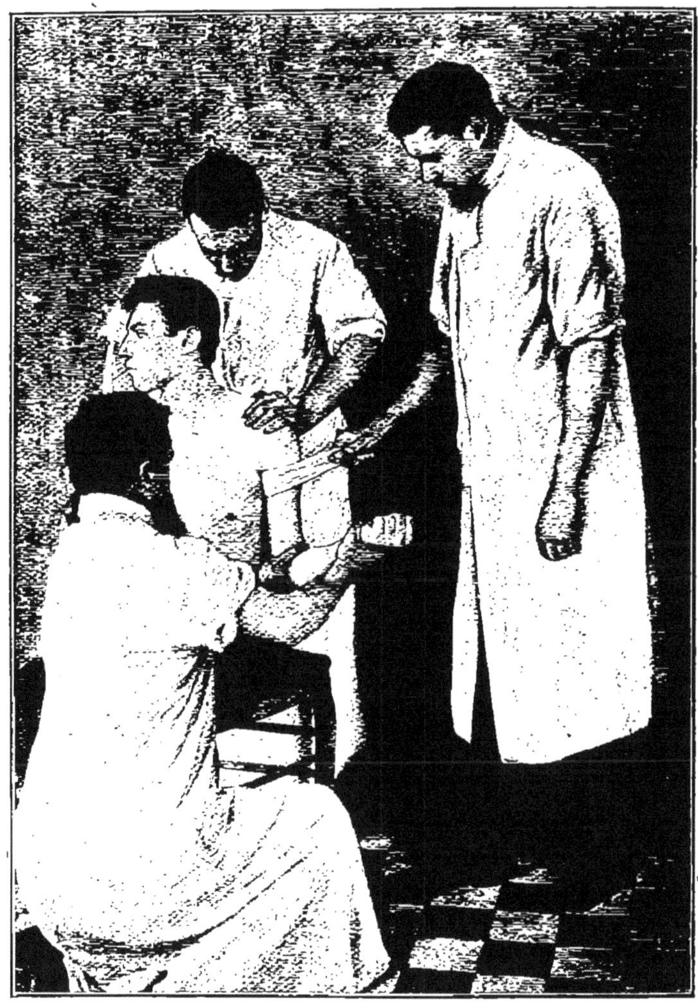

Fig. 577. — Luxation intra-coracoïdienne. — Essai de réduction par le procédé de Kocher. — **2e** *manœuvre complémentaire* : avec une compresse en cravate, on exerce, dans le sens transversal, une traction externe sur le col huméral.

tact du tronc : vous n'obtiendrez que par une pression très lente et très tenace cette attitude extrême (fig. 576).

à certains cas de luxations sous-coracoïdiennes invétérées. (Voy. Ceppi, De la réduction des luxations sous-coracoïdiennes invétérées. *Revue de chir.*, 1882, p. 82.) Exceptionnellement, il est applicable aux luxations intra-coracoïdiennes basses, comme Kocher lui-même, puis Carafi, l'ont montré, mais toujours grâce à certaines modifications de technique. (Carafi, *Revue de chir.*, novembre 1881.)

[1] Toutes deux indiquées par Kocher.

Une fois obtenue, maintenez-la une ou deux minutes, très longtemps, jusqu'à ce que les muscles fatigués laissent la tête descendre, se dégager de la coracoïde et s'abaisser vers l'aisselle.

Alors seulement achevez la manœuvre, sans modifier la rotation exagérée que vous avez imprimée au bras.

II. Autre variante, du reste moins efficace que la précédente, et qu'on peut combiner avec elle.

Appliquez par son plein, sur la face interne du bras, au-dessous de l'aisselle, une compresse pliée en cravate, nouez les deux pointes du côté opposé, et, avec ce lien, **faites tirer sur le col de l'humérus, directement en dehors** (fig. 577).

Ce sera un autre procédé pour dégager la tête [1] et transformer l'intra- en sous-coracoïdienne.

Ici encore, si la tête descend et dessine son relief au-devant de l'épaule, on terminera la réduction par l'élévation et la rotation en dedans.

Ne vous attardez pas à ces tentatives, si la première échoue. La vraie méthode de réduction des luxations intra-coracoïdiennes, c'est la méthode de Mothe, autrement dit, la *traction dans l'abduction haute*.

B. — *Méthode de Mothe, ou de la traction dans l'abduction haute.*

Elle est applicable à toutes les *luxations en dedans* et aux *luxations en bas*. Installez la **contre-extension**, indispensable ici.

Les deux mains d'un aide vigoureux, qui encadrent la partie postéro-supérieure de l'épaule et *fixent l'acromion*, peuvent suffire : vous ferez bien de le seconder par la traction passive de l'alèze pliée en cravate et attachée à quelque point fixe (anneau, espagnolette, etc.).

Il y a diverses façons de disposer l'alèze : si vous mettez le plein sur le bord axillaire de l'omoplate et que vous fassiez passer transversalement les deux chefs, en avant et en arrière du thorax, l'omoplate basculera en dehors, par son extrémité supérieure, et, d'autre part, la constriction de la poitrine deviendra très pénible (fig. 578).

Les deux chefs de l'alèze doivent passer obliquement au-dessus de l'épaule luxée (fig. 579), qu'ils amarrent. Pour plus de sûreté, dans les réductions laborieuses, on pourra recourir à une immobilisation plus complète de l'omoplate par le procédé suivant (fig. 580) : une alèze passe obliquement dans l'aisselle, une autre alèze est appliquée sur l'acromion, et ses deux chefs, descendant en avant et en arrière, viennent se nouer sous le siège de la chaise; enfin, vous vous placez en arrière, le pied droit sur la chaise, le genou dans l'aisselle, contre le bord de l'omoplate, qu'il soutient et refoule; de vos deux mains, vous restez libre d'agir dans le sens convenable.

Donc la contre-extension est en place.

[1] C'est alors la compresse, tirée en dehors transversalement, qui sert de point d'appui, pour la rotation de la tête.

Montez, au besoin, sur un escabeau ou sur une chaise, pour « dominer » l'épaule luxée.

Empoignez solidement, d'une main, la partie inférieure du bras au-dessus des condyles, et de l'autre soutenez simplement l'avant-bras fléchi ; relevez alors le bras dans l'abduction [1], jusqu'à ce qu'il soit dans le prolongement de l'épine de l'omoplate, et tirez *dans ce sens*.

Ne tirez pas à angle droit, je le répète, tirez dans l'abduction haute, quand

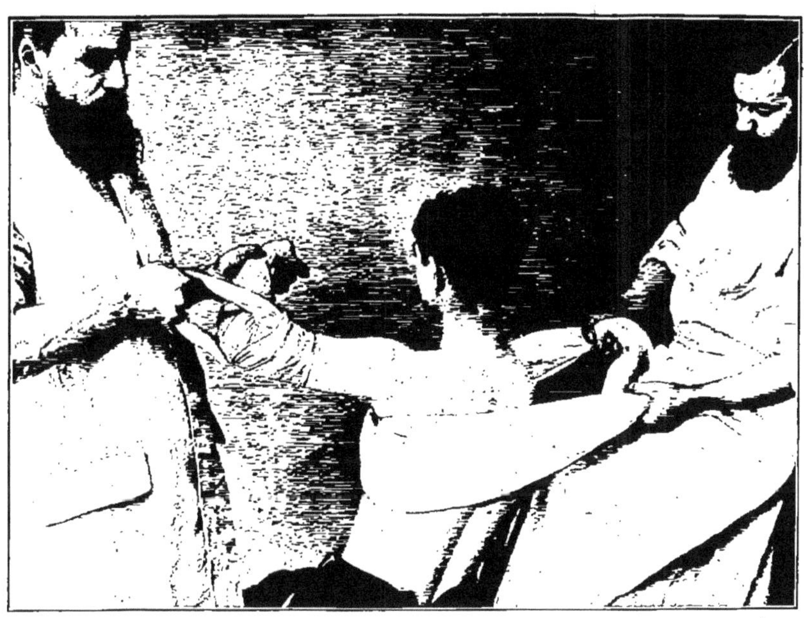

FIG. 578. — *Mauvaise* contre-extension. — L'alèze passe en travers sur les deux faces du thorax, l'omoplate bascule en dehors et l'*effet utile* de la traction exercée sur le bras est considérablement amoindri. De plus, la poitrine est comprimée et la respiration gênée. Enfin, le blessé a glissé sur sa chaise, ce qui rend encore la manœuvre irrégulière. Le seul point qui soit à retenir, ici, c'est la traction sur le bras, avec un lacs, fixé par une bande mouillée (voy. plus loin).

le bras forme un angle obtus avec la paroi latérale du tronc : c'est la seule direction utile ; faites-vous aider, s'il le faut, par deux mains qui s'appliquent, au-dessus des vôtres, sur le bras, et surtout prolongez la traction [2].

C'est le *premier temps* (fig. 581) : assez souvent, si l'effort est bien dirigé, suffisant et suffisamment long, une sorte de déclenchement brusque vous annoncera que la réduction est faite.

Sinon, passez au *second temps* : abaissez brusquement le bras, en bas et en dedans, au devant de la poitrine ; et cela, sans hésitation, d'un seul coup,

[1] Relevez-le progressivement, doucement, par étapes, en tirant toujours dans son axe : vous aurez parfois l'heureuse surprise, dans les luxations sous-coracoïdiennes, chez des sujets peu musclés, « à fibres lâches », de voir la réduction se faire, au cours de cette abduction préliminaire, ou dès que vous aurez atteint la direction utile.

[2] Suivez des yeux les progrès de la tête humérale, qui peu à peu s'abaisse et vient soulever les téguments axillaires ; s'il le faut, faites continuer la traction par un aide et, avec les deux pouces, exercez une propulsion directe (voy. fig. 585).

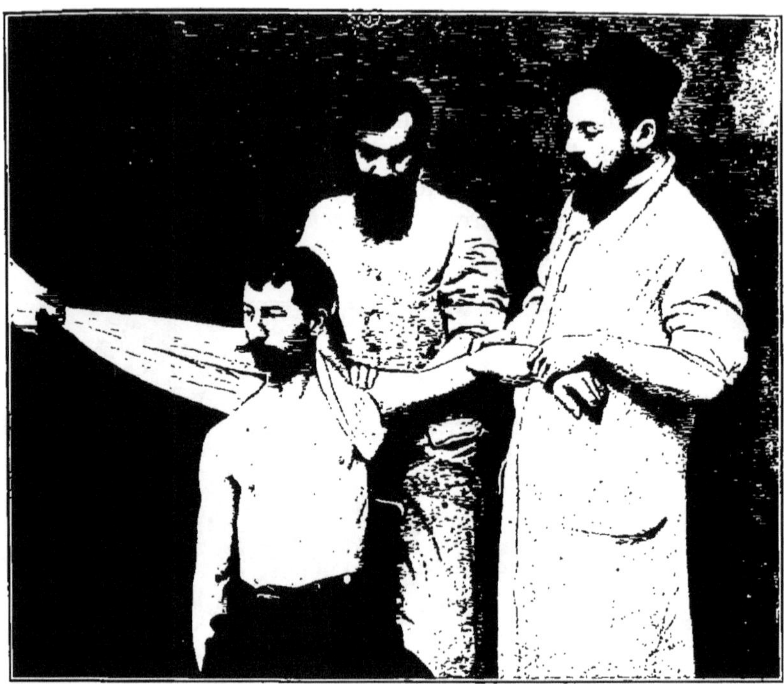

Fig. 579. — Bonne contre-extension : les doigts de l'aide fixent l'acromion, l'alèze en cravate fixe le bord externe de l'omoplate.

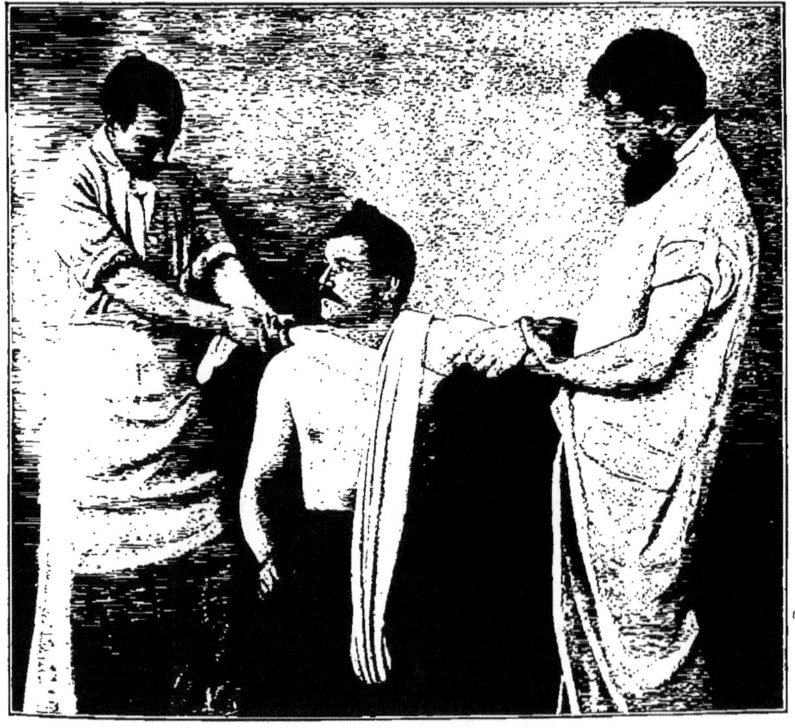

Fig. 580. — Contre-extension par la double alèze et le genou.

au commandement, si la traction est pratiquée par plusieurs personnes.

J'ai vu plusieurs fois la manœuvre échouer par suite de l'irrégularité de ce dernier temps, alors que la tête, bien abaissée, semblait toute prête à reprendre sa place. De fait, les échecs du « Mothe » sont dus le plus souvent à l'une ou l'autre des raisons que voici : 1° la traction haute n'a pas été prolongée assez longtemps, et l'on a rabattu trop tôt, avant que la tête n'ait

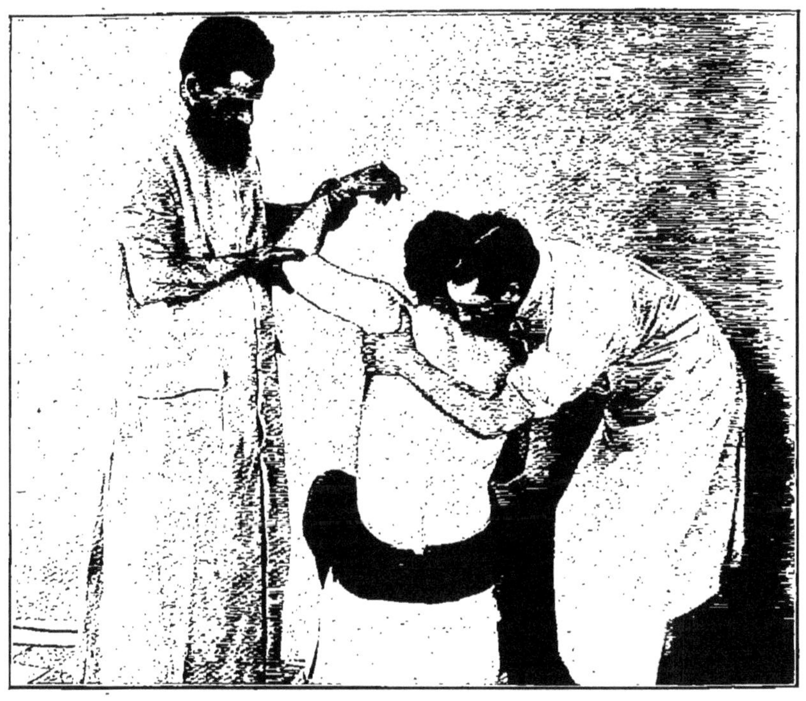

Fig. 581. — Luxation de l'épaule. *Réduction par le procédé de Mothe.* — 1er *Temps* : l'opérateur, dominant l'épaule luxée, exerce sur le bras une *traction oblique en haut et en dehors, dans la direction prolongée de l'épine de l'omoplate.* Ici, pour ne pas masquer l'omoplate, la contre-extension est réalisée par les deux bras d'un aide, dont les mains se croisent sur le bord externe de l'omoplate, immédiatement au-dessous de l'aisselle.

suffisamment « évolué » vers l'aisselle ; 2° on abaisse mal le bras, trop lentement, trop verticalement.

Quand la tête est luxée « très loin » et qu'elle semble prête à fuir de nouveau, dès que la traction se ralentit, on pourra compléter la manœuvre finale du « rabattement » de la façon suivante : les deux mains croisées entourent l'extrémité supérieure de l'humérus, tirent en dehors, et *résistent*, pendant que le coude est brusquement ramené en bas et en avant (fig. 582) : ainsi placées, les deux mains forment point d'appui, en aidant à la bascule, au glissement excentrique de la tête.

Tel est l'excellent procédé de Mothe, nullement inférieur à celui de Kocher.

Dans les luxations **sous-claviculaires**, c'est à lui, et à lui seul, que l'on devra recourir; mais l'abduction se fera lentement, par échelons: on relèvera peu à peu le bras, en tirant dans l'axe, et, à mesure que la tête se mobilisera

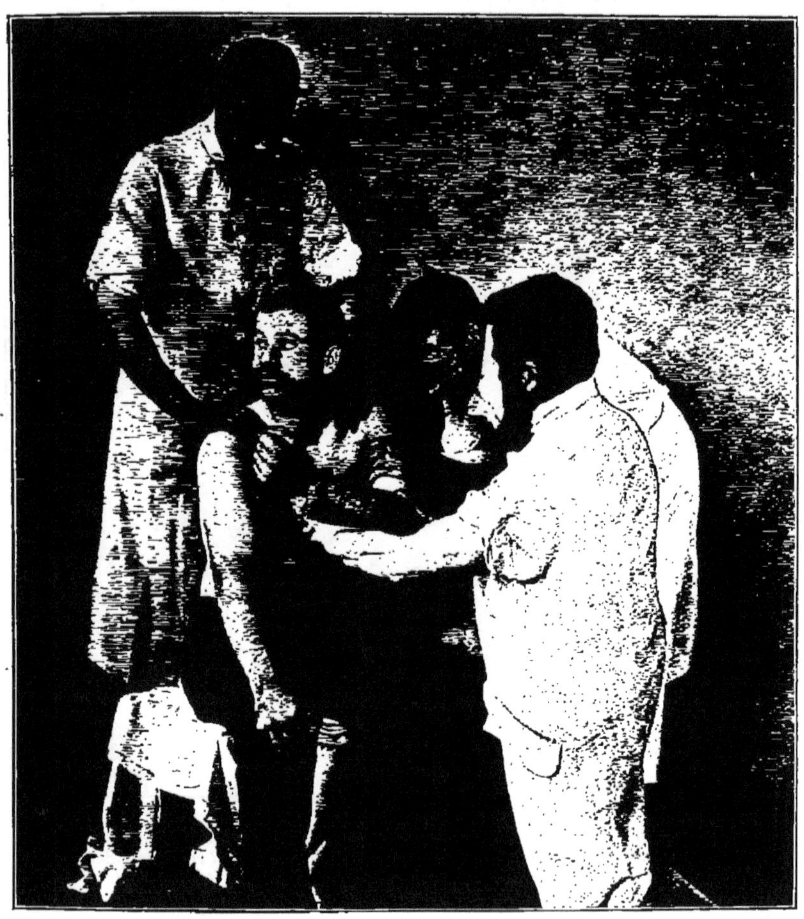

Fig. 582. — Luxation de l'épaule. — *Réduction par le procédé de Mothe.* — 2e *Temps : rabattement du bras en bas et en avant*, ici, combiné à la traction transverse, sur la partie supérieure de l'humérus.

en dehors, on atteindra l'angle droit, on le dépassera, et la traction, oblique en haut, dans la direction de l'épine, achèvera la réduction.

La même pratique est applicable aux luxations **intra-coracoïdiennes d'un degré très avancé**, dans lesquelles l'abduction ne devient possible qu'après avoir abaissé la tête et « donné du jeu ».

Mettez-vous donc en devoir d'exécuter successivement la triple manœuvre que voici :

1er *Temps*. — Empaumez le coude et l'avant-bras fléchi ; écartez doucement le coude du tronc ([1]), jusqu'à ce que le bras forme un angle de 45 degrés environ avec le côté du thorax. Tirez alors sur l'humérus, ainsi placé, dans son axe (fig. 583) ; tirez lentement, en vous faisant aider, s'il le faut.

Ne comptez pas, bien entendu, que vous allez réduire, ni même que vous allez notablement déplacer la tête, par cette traction à angle aigu : elle n'en

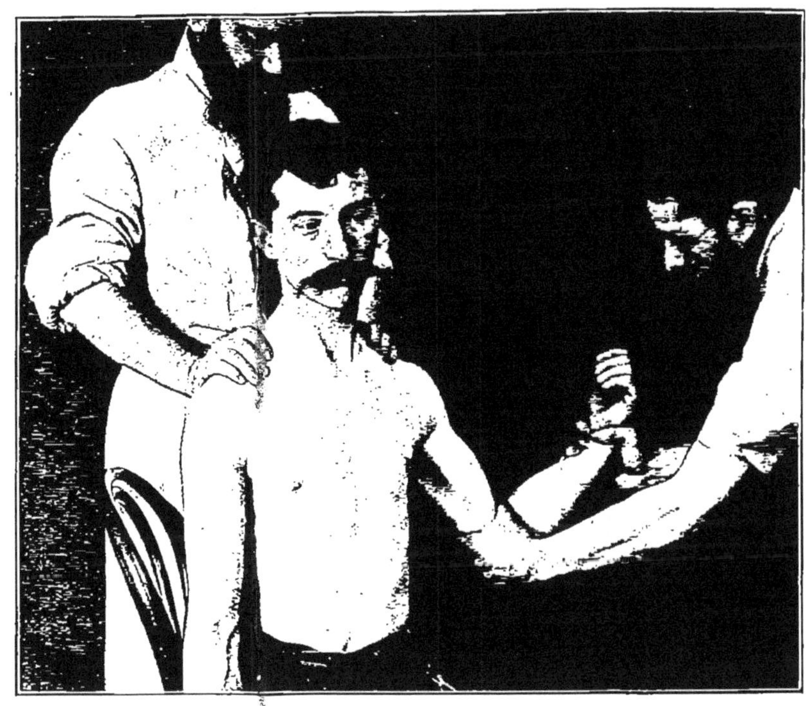

Fig. 583. — Réduction d'une luxation *sous-claviculaire* ou *intra-coracoïdienne élevée*. 1er *Temps : écartement du bras à angle aigu, traction dans l'axe, en bas et en dehors.*

sera pas moins très utile, si vous la prolongez suffisamment, pour assurer le dégagement de la tête, et la « mettre en marche ».

2e *Temps*. — Dès que le mouvement commence à s'accuser, que le bras « vient » un peu, que la paroi antérieure de l'aisselle se soulève, relevez le bras, peu à peu, *en tirant toujours*, jusqu'à l'angle droit (fig. 584).

Au cours de cette élévation progressive, il est utile parfois, surtout si la luxation n'est pas toute récente, d'exercer des mouvements de rotation alternative, en dedans et en dehors, de la tête humérale, — sans forcer toutefois, et, si le blessé n'est pas endormi, sans le faire trop souffrir ([2]).

Ces manœuvres peuvent servir, sans doute, à libérer la tête, à faciliter sa

([1]) De fait, dans ces déplacements extrêmes, le bras est collé à la face latérale du tronc.
([2]) Il ne faut jamais oublier, en pareil cas, que douleur et contracture vont de pair.

migration descendante; mais, conduites violemment, elles étendent et compliquent les déchirures capsulaires, en compliquant, par là même, le mécanisme de la réduction.

3e *Temps.* — Dépassez l'angle droit, et continuez à tirer, ou à faire tirer

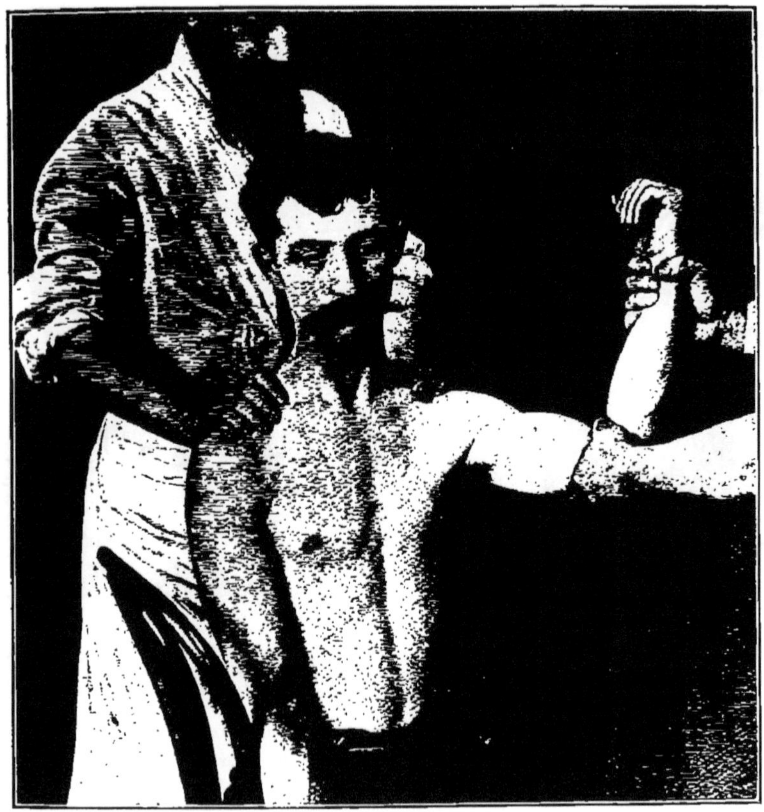

Fig. 584. — Réduction d'une luxation *sous-claviculaire* ou *intra-coracoïdienne élevée*.
2e *Temps : élévation progressive du bras, avec traction continue.*

à angle obtus, dans la *direction utile*, dans le prolongement de l'épine de l'omoplate.

C'est à ce moment qu'il deviendra d'excellente pratique d'activer, par la *propulsion directe*, le mouvement en retour de la tête luxée.

Placez-vous en avant et sur le côté; entourez solidement de vos deux mains le moignon de l'épaule, les doigts sur le bord externe de l'acromion, qu'ils contribuent à fixer, les deux pouces dans l'aisselle, sur le relief apparent de la tête. — Appliquez soigneusement vos deux pouces, le plus loin possible, tout au fond du creux axillaire, en dessous et en dedans du relief osseux, qu'ils refoulent d'un commun effort — en dehors et en haut (fig. 585). Cherchez les battements de l'artère, et faites en sorte que la pression porte en dehors d'elle, en dehors du faisceau vasculo-nerveux.

La propulsion sert surtout à la fin de la manœuvre de traction en abduction progressive, pour activer le « déclenchement » final.

Luxations en bas, sous-glénoïdiennes. — C'est encore au procédé de Mothe que vous vous adresserez, sur le blessé assis, ou mieux

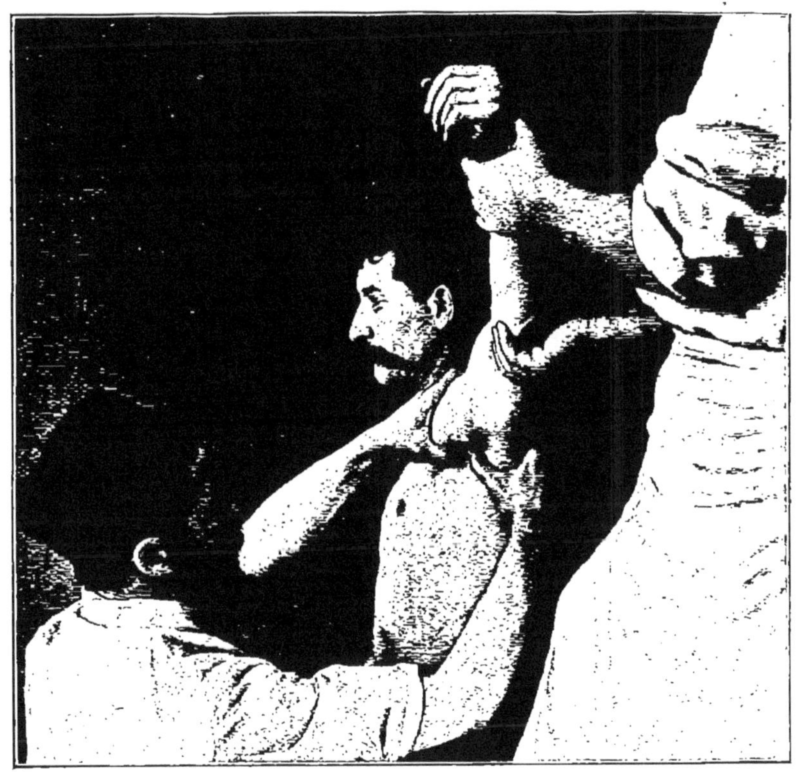

Fig. 585. — Réduction d'une luxation *sous-claviculaire* ou *intra-coracoïdienne élevée*. 3e Temps : *traction dans l'abduction haute et propulsion axillaire.*

couché, car le poids du membre luxé et son attitude forcée rendent extrêmement pénible la station debout ou assise.

Faites donc coucher votre blessé sur le dos, et que l'épaule dépasse le bord du lit; appliquez la contre-extension, comme nous l'avons indiqué plus haut; prenez le bras, au-dessus du coude, et, tout en tirant, exagérez l'abduction, portez-la, comme tout à l'heure, jusqu'à l'angle obtus, et poursuivez alors, dans ce sens, l'extension.

Ce ne sont pas là, en général, des luxations difficiles à réduire; pourtant il sera souvent utile de combiner à la *traction en abduction haute* l'impulsion directe exercée sur la tête « axillaire ».

Amenez le bras dans la bonne direction, et confiez-le à un aide, à deux aides, s'il le faut, dont la besogne toute simple consiste à poursuivre la traction continue, régulière et sans secousse; vous-même, avec les deux mains infléchies, refoulez *en haut et en dehors* (fig. 586) le relief arrondi de la tête luxée.

Il est rare que la double manœuvre simultanée, traction dans le bon sens,

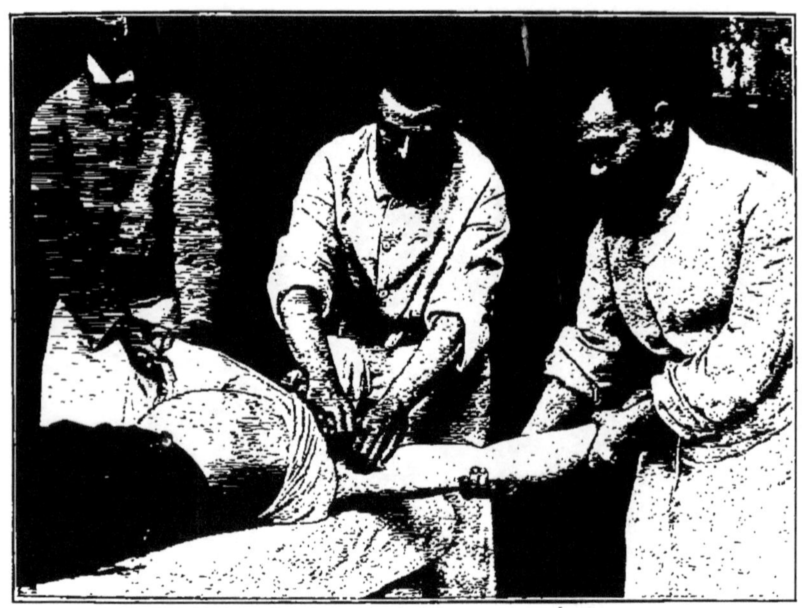

Fig. 586. — Réduction d'une luxation *sous-glénoïdienne*. — Contre-extension. *Traction sur le bras en abduction haute; propulsion directe de la tête.*

impulsion directe, ne réussisse pas au bout d'un temps suffisant pour la défaite des muscles; si la réduction complète tarde à se faire, hâtez-la, par un brusque échappement, en ramenant le bras en avant et en dedans.

Luxations en arrière.

L'épaule est aplatie, surtout en avant; il y a une dépression profonde entre le bec de l'acromion et la coracoïde.

Le bras est reporté un peu en avant, en rotation interne; sous l'angle postérieur de l'acromion (luxation sous-acromiale), ou plus loin, sous l'épine, on voit et l'on sent le relief arrondi, proéminent, de la tête.

Il s'agit presque toujours de la luxation **sous-acromiale.**

Placez-vous devant le blessé, exercez sur le bras une traction oblique en bas, en avant et en dehors, en abduction légère, à angle aigu; en même temps, exagérez la rotation en dedans [1], qui existe déjà.

[1] On a une tendance instinctive à tourner le bras en dehors; la rotation externe ne donne rien.

La réduction succédera à la combinaison de ces deux mouvements.

Si vous avez un bon aide, confiez-lui la traction — oblique, en rotation externe — sur le bras, et vous, placé derrière le blessé, refoulez la tête luxée, en bas et en avant, avec les deux pouces, comme l'indique la figure 587.

Vous pourrez encore employer le procédé de Nélaton père : le bras est placé et soutenu dans l'abduction à angle aigu ; un large cachet, enveloppé

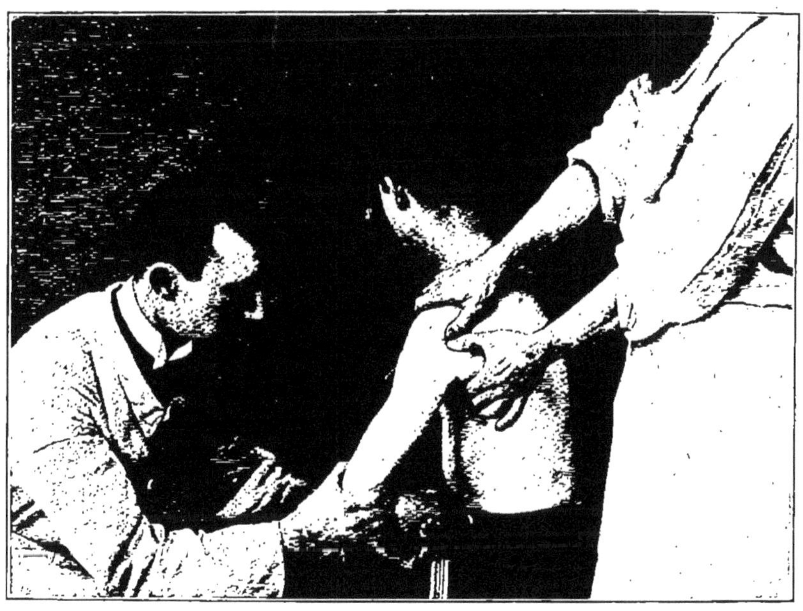

Fig. 587. — Réduction d'une luxation *sous-acromiale*.

de compresses, est appliqué en plein sur la tête luxée, qui saille au-dessous de l'acromion : d'un coup sec, vous la refoulez en place.

La variété *sous-épineuse* est exceptionnelle, et demande à être réduite sous le chloroforme.

Le blessé endormi, on utilise les mêmes manœuvres que tout à l'heure : traction sur le bras, et en avant — propulsion directe de la tête avec les pouces.

Traction élastique (*méthode de Théophile Anger*).

Toutes les variétés de luxation de l'épaule se prêtent à l'application de cette excellente méthode, simple, inoffensive, d'une efficacité à peu près constante (je parle toujours des luxations récentes), si elle est bien conduite, autrement dit, si la traction et la contre-extension sont régulières et prolongées suffisamment.

Votre blessé est assis, il sera couché, si vous y voyez quelque avantage, et la manœuvre sera la même.

Installez la *contre-extension*.

L'*extension* sera pratiquée sur le bras, au-dessus du coude, au moyen d'une « anse de traction », adaptée de la façon suivante :

Pliez en cravate un drap-fanon, un large mouchoir, une serviette; appliquez-en les deux chefs des deux côtés du bras, en laissant l'anse déborder l'olécrâne de deux travers de doigt; avec une bande vieille bien mouillée,

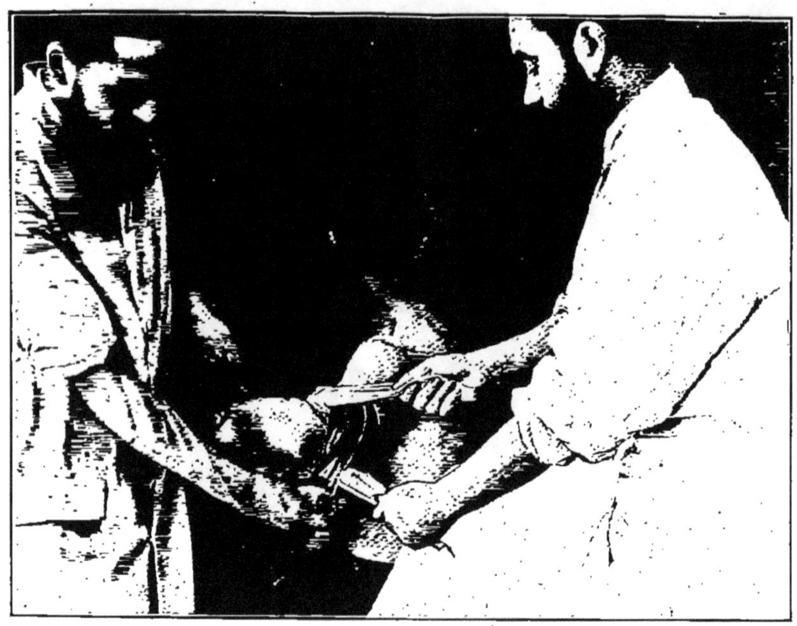

Fig. 588. — Application de l'*anse de traction*.

faites un premier tour, rabattez les chefs et recouvrez-les d'un second tour, relevez leurs pointes, et engainez-les encore, et continuez ainsi à rouler solidement la bande, qui solidarise tout le système : terminez enfin l'enveloppement du bras, dans son tiers inférieur, au moins ([1]). C'est le meilleur moyen de réaliser une traction large, qui ne glisse pas et ne blesse pas la peau.

Vous vous servirez indifféremment de gros tubes ou d'une longue bande en caoutchouc.

Tubes ou bandes seront passés, d'une part, dans l'*anse de traction*, d'autre part, dans un anneau, dans un crochet, dans un « arrêt » quelconque fixé au mur : vous élèverez le bras jusqu'à l'angle droit, en abduction, et vous étirerez suffisamment le tube ou la bande, en les repliant entre les deux points fixes, pour que la traction s'exerce bien. Il est inutile qu'elle soit extrême et douloureuse : elle doit être tolérable, mais assez énergique pour que le bras ne s'abaisse pas, et que la traction continue

([1]) Vous pourrez encore (fig. 588) appliquer le plein de la serviette sur la face postéro-interne du bras, en ramener et en croiser les deux chefs en avant, puis envelopper et fixer tout le système par une bande mouillée; les chefs noués constituent alors l'anse de traction.

s'exerce dans le sens que vous venez de lui donner. Le blessé doit être à un mètre environ du point fixe extérieur.

Mettez tous vos soins à cette préparation : veillez à ce que l'anse de traction ne glisse pas, à ce que la contre-extension se maintienne solidement, assurez-vous que la tension du tube ou de la bande est suffisante. Dès lors, votre rôle est terminé, et la réduction va se faire toute seule. Il suffira d'attendre et de faire attendre le blessé, en surveillant les progrès de la tête et sans vous préoccuper de la teinte violacée et noirâtre que prend bientôt l'avant-bras. Au bout de dix minutes, un quart d'heure, vingt minutes, la réduction sera achevée : vous vous rendrez compte que la tête humérale a repris sa place, et vous n'aurez plus qu'à « déclencher » la traction élastique.

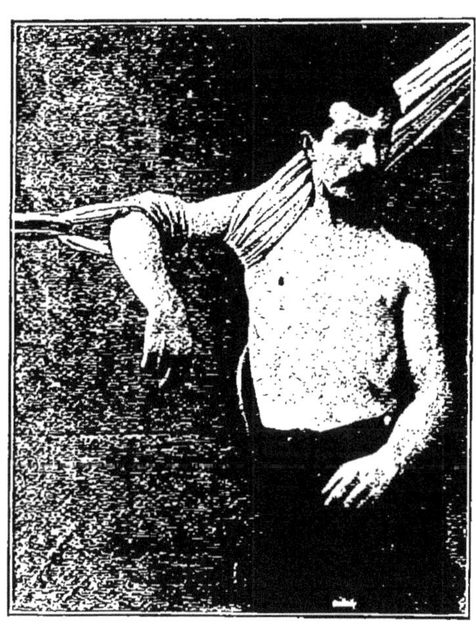

Fig. 589. — Traction élastique.

Cette méthode, essentiellement pratique pour tous, n'a plus à faire ses preuves.

Enfin, toutes les fois que la réduction se présente dans des conditions de difficulté spéciale, lors de luxations datant de plusieurs jours, de luxations compliquées d'arrachements osseux ou de vastes épanchements sanguins, chez les sujets de musculature puissante ou de sensibilité extrême, il reste une précieuse ressource, à laquelle on aurait tort de ne pas recourir le plus largement possible : l'***anesthésie générale, par l'éther ou le chloroforme.*** Dans le sommeil anesthésique, la complète suppression de la résistance musculaire simplifie considérablement la besogne de réduction et dispense de toute manœuvre complexe; la traction dans l'abduction suffit, en général, sans grand effort. Qu'il faille tenir compte de certaines contre-indications de l'anesthésie, cela n'est pas douteux; qu'il faille la conduire avec une prudence spéciale, cela est encore vrai; mais on n'oubliera pas qu'en pareille occurrence il est aussi dangereux qu'illusoire de ne pas attendre la résolution complète pour agir.

Traitement consécutif, après la réduction des luxations de l'épaule. — La luxation est réduite, c'est bien; mais votre rôle ne finit pas là : il faut restituer au membre tout le fonctionnement possible, et, dans ce but, régler, séance tenante, le *traitement consécutif*.

En général, on a beaucoup trop de tendance à immobiliser, et à immobiliser longtemps, les jointures réduites, comme s'il y avait toujours imminence d'un « déboîtement » nouveau, et cette inertie forcée se surajoute aux effets du traumatisme pour atrophier les muscles, enraidir les capsules et préparer une longue impotence.

D'ailleurs, plusieurs éventualités se présentent :

A. Vous avez eu affaire à une *luxation simple, récente, chez un sujet jeune, vigoureux*, vous l'avez *réduite sans grande peine*.

Appliquez une écharpe de Mayor, mais gardez-vous d'y laisser le bras, au repos complet, plus de trois ou quatre jours. Commencez, dès lors, les mouvements passifs et le massage, mouvements de flexion et d'extension, d'abduction prudente, de rotation en dehors et en dedans, prudente aussi ; massage du deltoïde, du grand pectoral, des muscles péri-scapulaires, du bras. Les séances seront journalières, de plus en plus longues, et, dans leur intervalle, le membre sera remis « en écharpe », mais de moins en moins « tenu ». Au bout d'une semaine, vous lui rendrez toute liberté, et mènerez vite la mobilisation active et passive.

J'ai vu des épaules luxées — et réduites — ainsi « travaillées » reprendre au 12e jour leur plein fonctionnement.

B. La luxation était compliquée d'une *attrition violente des parties molles*, et d'un gros épanchement sanguin, elle *datait de plusieurs jours*, elle avait été l'objet de *tentatives plus ou moins brutales*, et *la réduction n'a été obtenue qu'avec beaucoup de difficultés*.

Ici vous avez tout lieu de croire que l'armature péri-articulaire a grandement souffert, que la capsule largement déchirée et les muscles rompus « retiendront » assez mal, dans les jours qui vont suivre, la tête réintégrée. Vous pourrez craindre, non seulement ces déplacements secondaires passifs [1] de la tête humérale, qui, n'ayant plus d'attaches suffisantes, bascule et tombe par son propre poids, mais une véritable luxation récidivée.

Prenez donc vos précautions, enveloppez soigneusement et fixez le membre dans une grande écharpe de Mayor, dûment épinglée et cousue, et qui maintiendra le coude, suivant les conseils d'Hennequin, *dans le sens de la luxation, en avant et en dedans, après une luxation antéro-interne, en arrière et en dedans, après une luxation postérieure*. Laissez le membre ainsi engainé et en tout repos, pendant une semaine, ce qui n'empêchera pas, d'ailleurs, au bout de quatre ou cinq jours, de masser doucement le moignon de l'épaule.

Surtout ne prolongez pas l'immobilisation au delà du terme assigné par la prudence. Rappelez-vous que ces luxations « à grands fracas » sont celles qui créent le meilleur terrain aux rétractions, aux raideurs et aux impotences : contre ces accidents ultérieurs, vous n'avez d'autre recours que le massage et la gymnastique locale, commencés tôt et longtemps poursuivis [2].

[1] HENNEQUIN, Déplacements secondaires passifs de la tête humérale consécutifs aux luxations de l'épaule en dedans. *Revue de chirurgie*, 1891, p. 154.

[2] Voy. plus loin la conduite à tenir en présence d'une *luxation compliquée de fracture humérale*.

III

LUXATIONS DU COUDE

Exploration — C'est la *luxation en arrière*, quelquefois en arrière et en dehors, en arrière et en dedans, que vous observerez presque toujours.

Les luxations latérales, incomplètes, se rencontrent de temps en temps, en dehors surtout.

Enfin la luxation isolée de la tête radiale est loin d'être rare.

Luxation en arrière (fig. 590). — Regardez : le coude est élargi d'avant en arrière; l'olécrâne dessine, en arrière, une forte saillie (qui s'accentue encore, si l'on cherche à fléchir), surmontée d'une encoche (encoche tricipitale). En avant, le pli du coude est très profond, et bordé, en dessus, d'une voussure transversale proéminente.

Suivez l'axe du bras et l'axe de l'avant-bras : leur point de croisement est reporté en avant.

Cherchez l'épicondyle et, au-dessous, à 2 centimètres environ, la tête radiale, arrondie et mouvante : elle n'y est plus, il y a un vide à sa place, et c'est en arrière, que vous la retrouvez, libre, et que vous en reconnaissez la cupule. A côté d'elle, palpez l'olécrâne, libre aussi, et c'en est assez, dans les cas récents et simples, pour conclure.

Lors de gonflement considérable, le diagnostic devient complexe, et les indications précédentes moins nettes : attachez-vous d'abord à *bien repérer la tête radiale* — ceci fait, précisez les rapports de la pointe olécrânienne et de la ligne bi-apophysaire (la ligne transversale qui relie l'épicondyle et l'épitrochlée) en comparant le coude blessé et le coude sain; l'avant-bras demi-fléchi, la pointe olécrânienne est bien au-dessous de la ligne bi-apophysaire, du côté sain; elle est au même niveau, du côté luxé, et, si vous étendez l'avant-bras, elle remonte notablement au-dessus. — Remarquez enfin que, si vous pouvez étendre l'avant-bras, la flexion est impraticable et se heurte à un obstacle mécanique, à une résistance osseuse; d'autre part, si vous fixez bien la partie inférieure du bras, vous imprimez sans peine, au coude luxé, des mouvements étendus de latéralité.

S'il y a doute, songez toujours à la fracture sus-condylienne : l'olécrâne et les apophyses humérales ont conservé alors leurs rapports normaux; l'humérus, mesuré de la grosse tubérosité à l'épicondyle, est raccourci; en fixant le bras au-dessus du coude, et en tirant, d'arrière en avant, sur l'avant-bras, on réduit la déformation.

Luxation incomplète en dehors (fig. 591). — Le coude est élargi en travers, l'avant-bras d'ordinaire inversé en rotation interne. En dedans, un relief volumineux soulève la peau : vous y reconnaissez l'épitrochlée et la trochlée.

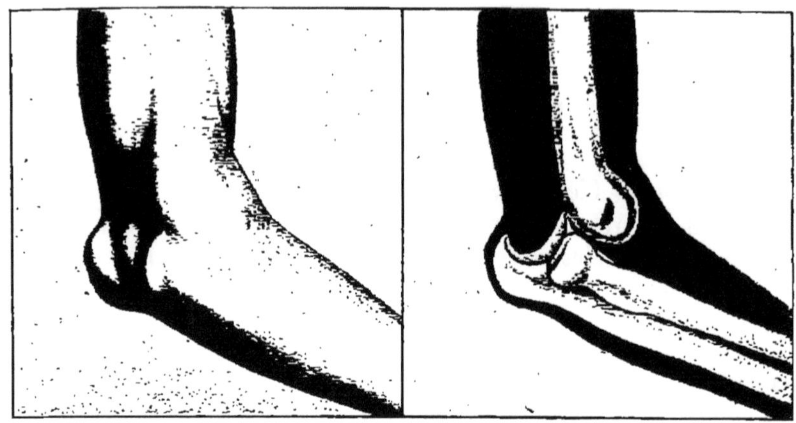

Fig. 590. — Luxation du coude en arrière.

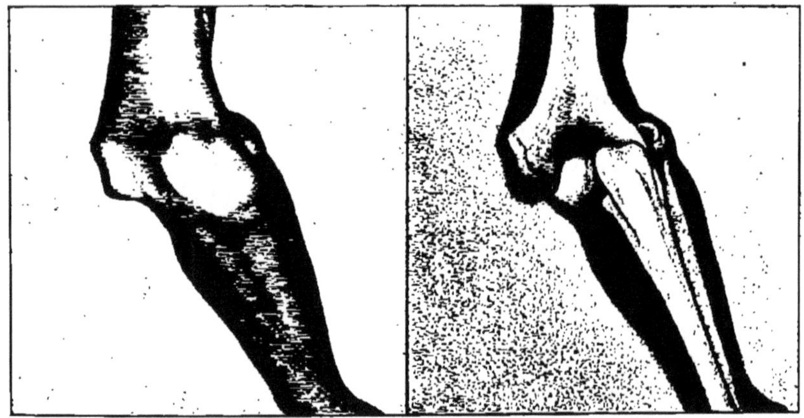

Fig. 591. — Luxation latérale externe, incomplète du coude.

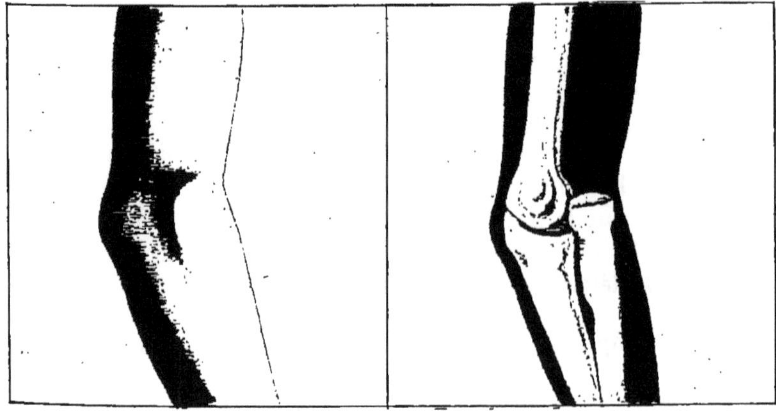

Fig 592. — Luxation du radius en avant.

En dehors, vous voyez et vous sentez la tête radiale, luxée, au-devant de l'épicondyle; en arrière, la saillie de l'olécrâne se dessine, tout en dehors.

Il est fréquent que l'épitrochlée soit arrachée; elle manque, en dedans, sur la trochlée découverte, et parfois vous la retrouverez, au-dessous, libre et flottante.

Dans la luxation complète en dehors, la déformation est considérable et caractéristique : on sent en dessous et en dedans, toute l'extrémité humérale

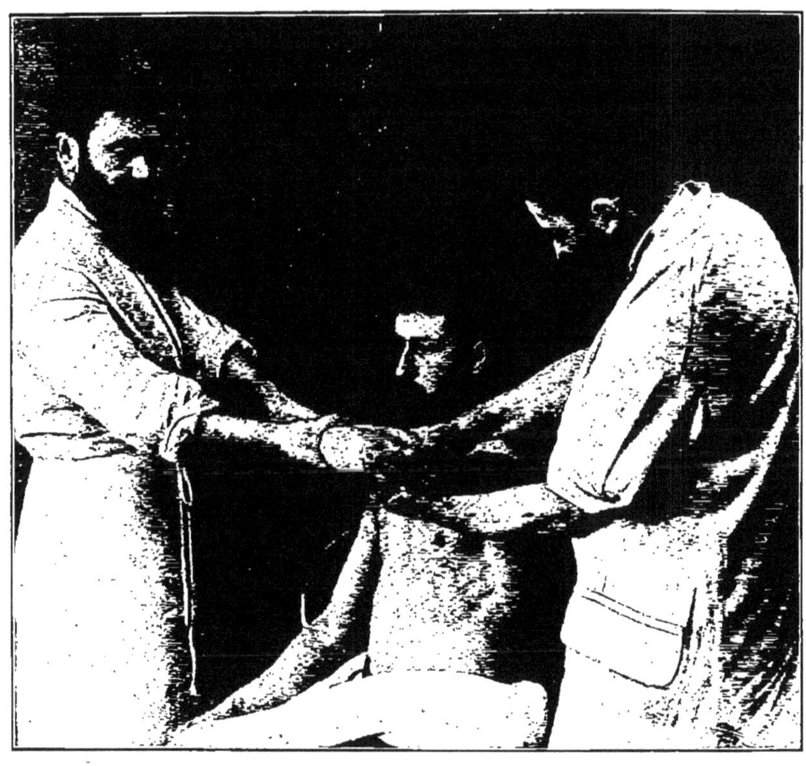

Fig. 595. — Réduction d'une luxation du coude *en arrière.*

dénudée et saillante; en haut et en dehors, on retrouve toute l'extrémité antibrachiale.

Les déformations sont inverses, dans les luxations en dedans, fort rares.

Luxation isolée du radius en avant (fig. 592). — L'avant-bras paraît raccourci sur son bord externe. La flexion est brusquement arrêtée, comme par une sorte de cale.

Cherchez l'épicondyle : il n'y a rien dessous. C'est en avant que vous découvrez la tête radiale.

La luxation isolée peut avoir lieu, exceptionnellement, *en arrière — en dehors*. — La même méthode de recherche (épicondyle) permettra de reconnaître ces déplacements.

Il en serait de même pour la luxation *divergente*, cubitus en arrière, radius en avant, tout exceptionnelle.

Réduction. — Prenons d'abord le type le plus commun : ***la luxation des deux os en arrière, directement en arrière.***

Placez-vous du côté luxé, soulevez le coude et, de vos deux mains, étreignez le bras à sa partie inférieure, en croisant les doigts en avant, en appliquant les deux pouces en arrière, sur le relief très saillant de l'olécrâne : de la sorte, vous réaliserez à la fois la *contre-extension* et la **propulsion** (fig. 593).

La *traction* est faite par votre aide, sur l'avant-bras, d'abord dans l'axe

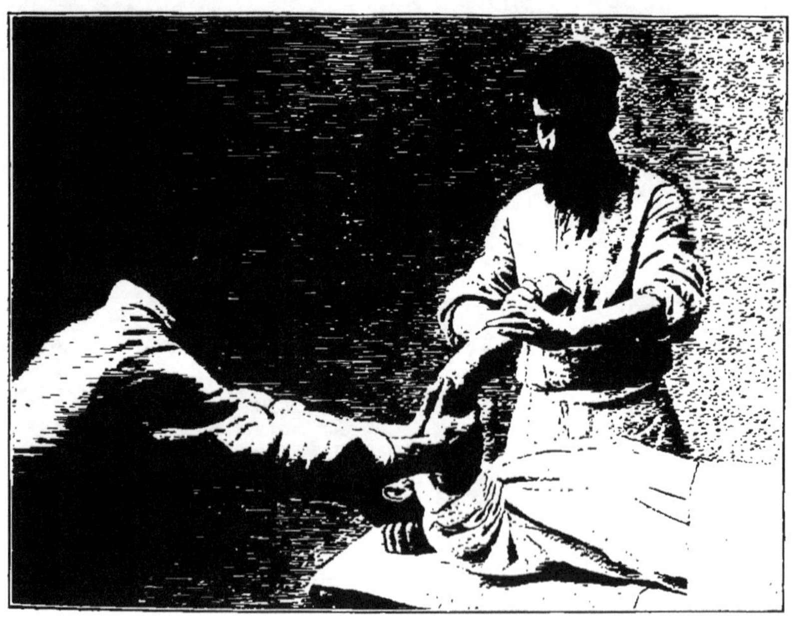

Fig. 594. — Réduction d'une luxation du coude *en arrière.* — 1er *temps* de la manœuvre.

longitudinal du membre, puis dans la *flexion progressive* jusqu'au delà de l'angle droit.

A cette double action synergique, **traction dans la flexion progressive, propulsion d'arrière en avant**, succède en général une réduction très simple.

Il sera souvent mieux d'exécuter la manœuvre sur le blessé couché (fig. 594 et 595).

Tel est le procédé de choix applicable à toutes les luxations en arrière.

Si le blessé est très musclé, que la luxation date de quelques jours et qu'elle résiste à une première tentative, on adaptera, au tiers inférieur du bras une « anse de traction », improvisée comme il a été indiqué plus haut, et un aide spécial assurera la contre-extension, pendant qu'un autre aide, ou deux, s'il le faut, seront chargés de la traction sur l'avant-bras infléchi; vous-même, placé en dehors et près du coude, vous n'aurez plus qu'à réaliser la propulsion directe. Quelques mouvements de rotation de l'avant-

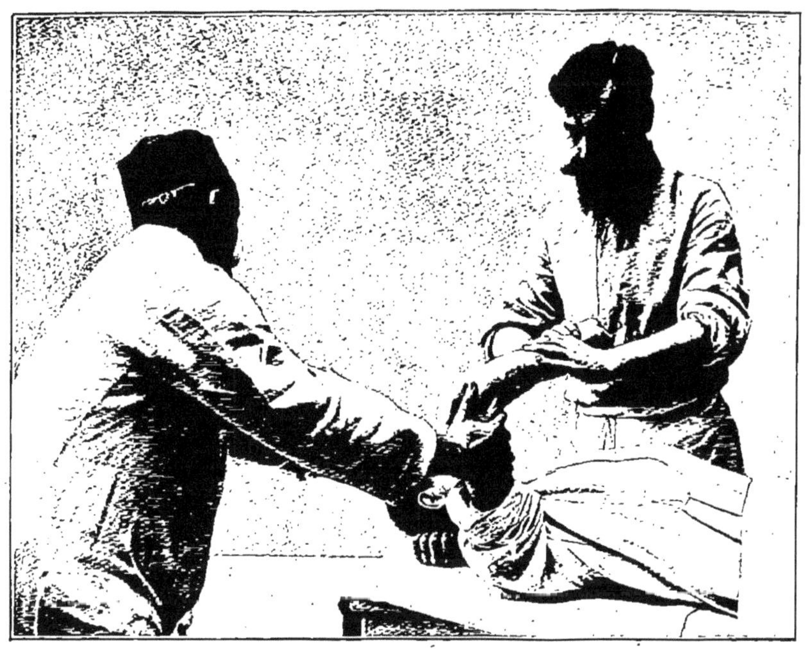

FIG. 595. — Réduction d'une luxation du coude *en arrière*. — 2e *temps* de la manœuvre.

bras en dedans et en dehors, ou même d'inclinaison latérale de l'un ou de l'autre côté, seront utiles, parfois, comme manœuvres préliminaires.

On pourra recourir encore à l'une des manœuvres suivantes [1] :

A. ***Procédé de l'extension forcée.*** — La contre-extension est pratiquée, comme tout à l'heure, au tiers inférieur du bras; faites tirer sur l'avant-bras, d'abord dans l'axe longitudinal du membre, puis dans l'extension forcée, *en le pliant en arrière* (fig. 596); pendant ce temps, refoulez directement l'olécrâne et la cupule radiale en bas et en avant.

Vous réussirez parfois, à l'exemple de Pingaud, mais vous n'oublierez jamais que ce procédé ne convient qu'aux sujets jeunes, aux articulations souples, qu'il expose, s'il est mal surveillé, à des déchirures vasculaires, et qu'il doit rester, en somme, une manœuvre d'exception.

B. ***Procédé d'Astley Cooper, avec le tasseau*** [2]. — Roulez et tassez

[1] On a dit que, dans les luxations récentes du coude en arrière, toutes les manœuvres réussissent. Il n'en est pas moins vrai que la méthode simple, facile et inoffensive, de la propulsion, figurée plus haut, devra toujours avoir le pas sur toute autre variété de tentative.

[2] C'est encore le procédé de la *flexion* ou de la *bascule*.

une serviette en cylindre de 10 centimètres de diamètre environ, ou mieux

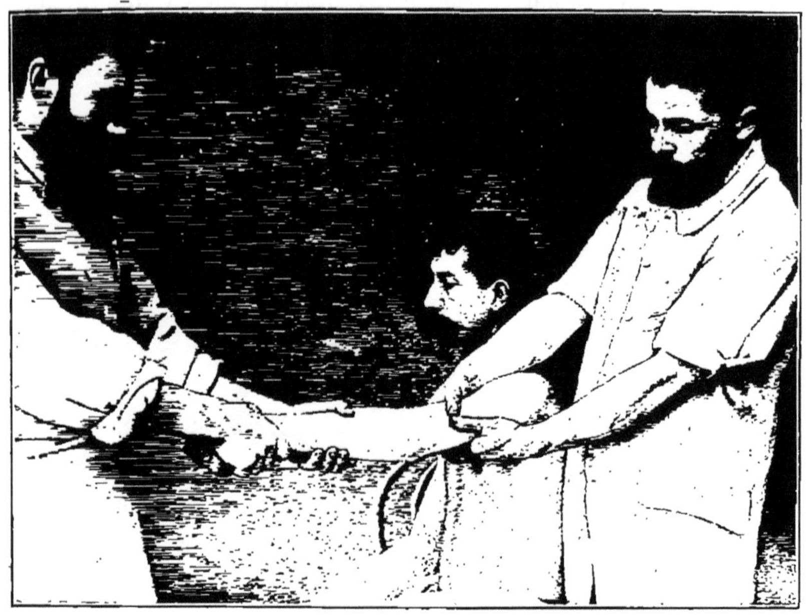

FIG. 596. — Réduction d'une luxation du coude en arrière. — *Procédé de l'extension forcée.*

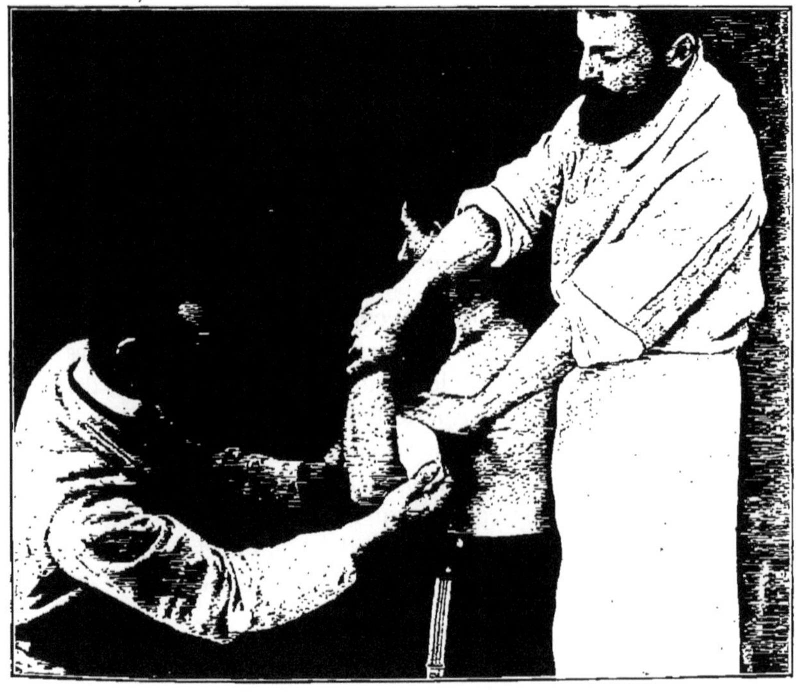

FIG. 597. — Réduction d'une luxation du coude *en arrière.* — Procédé d'Astley Cooper *avec le tasseau.*

prenez une tige de bois, un manche quelconque, que vous enveloppez de linge : appliquez ce tasseau en travers, dans le pli du coude, il servira de point d'appui.

Faites-le tenir à ses deux extrémités pour qu'il ne glisse pas en avant : maintenez le bras de la main gauche, et, de la droite, tenant l'avant-bras au-dessous du poignet, rapprochez-le doucement, lentement, sans à-coups, sans brusquerie, de la face antérieure du bras, en fermant l'angle de plus en plus (fig. 597).

Le sens de la manœuvre est facile à saisir : à mesure que vous relevez le grand bras du levier antibrachial, vous dégagez le petit bras olécrânien.

C. ***Procédé d'Astley Cooper, avec le genou.*** — Le blessé est assis

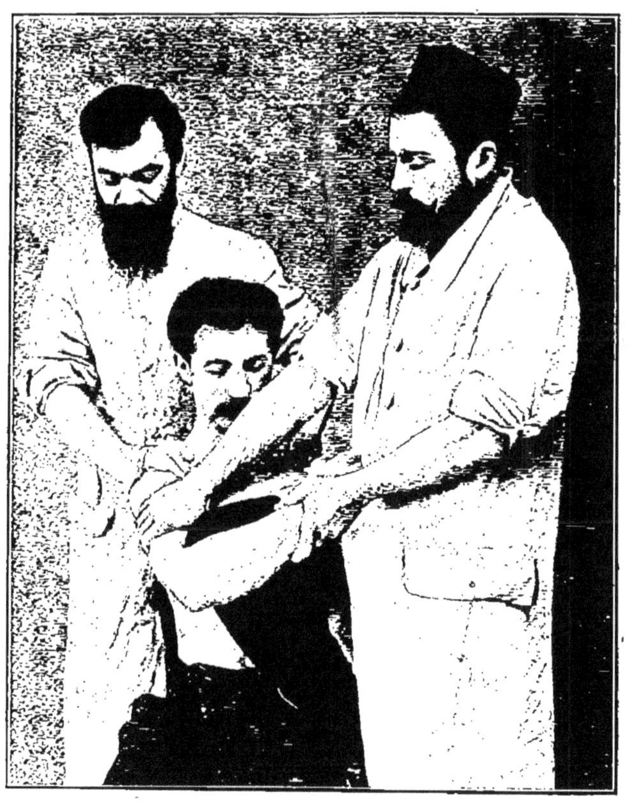

FIG. 598. — Réduction d'une luxation du coude *en arrière*. *Procédé du genou.*

sur une chaise, et je suppose qu'il s'agisse d'une luxation du coude droit.

Vous vous placez à gauche, vous mettez le pied droit sur la chaise, et, prenant le coude luxé, vous appliquez largement sa face antérieure sur le devant du genou (fig. 598), qui dès lors va maintenir et refouler l'humérus, pendant que, sur l'avant-bras, vous exercez **une traction progressive dans la flexion** [1].

Quand l'attitude réciproque du chirurgien et du patient est excellente, c'est-à-dire que le patient est assis sur un siège suffisamment bas, et que le genou de l'opérateur est placé bien perpendiculairement à la face antérieure du membre et le déborde, on peut déployer beaucoup de force, et l'on fera bien de surveiller cette pression intense et localisée, qu'on exerce au pli du coude.

D. Enfin il sera parfois utile de pratiquer, comme l'indique la figure 599, la *propulsion*.

Le blessé est couché, le bras est relevé verticalement. — Le chirurgien passe son avant-bras gauche dans le pli du coude, qu'il encadre et fixe soli-

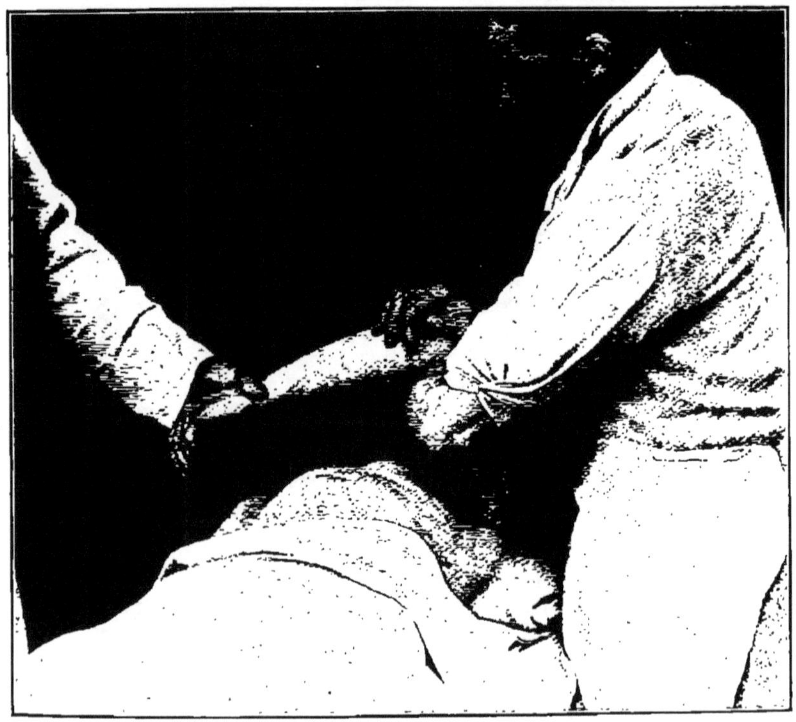

Fig. 599. — Réduction d'une luxation du coude *en arrière*.
Procédé du talon de la main.

dement, — et du talon de la main droite, largement appliqué sur l'olécrâne, il refoule l'avant-bras luxé.

(1) De fait, c'est encore la bascule que l'on cherche à produire, et la réduction a lieu par le même mécanisme que tout à l'heure. « Le chirurgien, écrit A. Cooper, plaçant son genou à la partie interne du coude, dans le pli articulaire, saisit solidement le poignet du blessé et fléchit le membre. En même temps, il presse sur le radius et le cubitus avec son genou, de façon à les éloigner de l'humérus, ce qui dégage l'apophyse coronoïde de la gouttière olécrânienne; pendant que cette pression soutenue est faite avec le genou, l'avant-bras doit être fléchi fortement, mais lentement. La réduction est vite opérée. »

A notre sens, la première méthode : traction et propulsion, suffira à tous les besoins, si elle est bien appliquée.

Échoue-t-on après une ou deux tentatives régulièrement menées, il sera beaucoup plus sage, au lieu de s'adresser à des manœuvres de force, d'endormir le blessé. Là encore, sous le chloroforme ou l'éther, la plupart des difficultés s'aplanissent, et l'on remettra en place les extrémités articulaires de façon beaucoup plus simple, beaucoup moins nocive pour les tissus périarticulaires : la guérison fonctionnelle n'en sera que plus complète et plus rapide.

S'agit-il d'une luxation *en arrière et en dehors, en arrière et en dedans*, d'un déplacement oblique, la marche à suivre sera toute semblable, mais avec cette seule différence, que la propulsion s'exercera obliquement sur les extrémités luxées.

Luxations latérales. — Luxations en dehors.

Complètes ou incomplètes, elles se réduisent, lorsqu'elles sont récentes, **par la propulsion combinée à l'extension ou à la flexion latérale.**

a. Faites tirer purement et simplement dans l'axe de l'avant-bras luxé; pendant ce temps, encadrez de vos deux mains la *partie inférieure du bras, et, avec le pouce, refoulez peu à peu en bas et en dedans l'extrémité antibrachiale.* A mesure que l'olécrâne et la cupule radiale s'abaissent et se rapprochent de leur situation normale, il est utile de faire progressivement fléchir l'avant-bras : un ressaut final, sous la propulsion des doigts, annonce brusquement que la réduction est achevée.

J'ai pu réduire de la sorte deux luxations latérales externes complètes du coude. Je fis maintenir le bras et saisissant le coude à pleines mains, je refoulai fortement en bas, puis en dedans, avec mes deux pouces, la masse antibrachiale luxée : cette propulsion suffit à remettre en place les extrémités articulaires, sans même que la traction fût nécessaire.

b. Faites prendre l'avant-bras par un aide, qui l'infléchit angulairement du côté luxé, pendant que vous maintenez le bras et que vous propulsez, comme tout à l'heure, en bas, puis en dedans, l'extrémité antibrachiale.

Cette propulsion directe, jointe à la flexion latérale externe, est le procédé de choix, qui permet de réduire même les luxations latérales compliquées d'arrachement épitrochléen.

Luxations en dedans. — Les manœuvres devront être toutes symétriques des précédentes. Faites faire la traction dans l'axe de l'avant-bras luxé, ou l'inflexion latérale *interne*, et refoulez à pleines mains l'olécrâne et la cupule radiale en bas et en dehors [1].

[1] Après toute luxation du coude, le précepte du massage et de la mobilisation précoce que nous formulions plus haut pour les luxations réduites de l'épaule, est plus strict encore, si l'on tient à éviter ces raideurs de l'extension, si fréquentes après les traumatismes du coude.

Luxations de la tête du radius.

En avant, en arrière, en dehors. — Placez l'avant-bras en supination, confiez-le à un aide qui tire en extension ; vous-même, appliquez vos pouces sur la tête radiale, et, par impulsion directe, cherchez à la *réemboîter*.

L'obstacle est, ici, constitué par le ligament annulaire, et, s'il se laisse forcer sans trop de peine dans les luxations récentes, au bout de peu de jours la luxation devient de réduction très difficile et souvent impossible, même

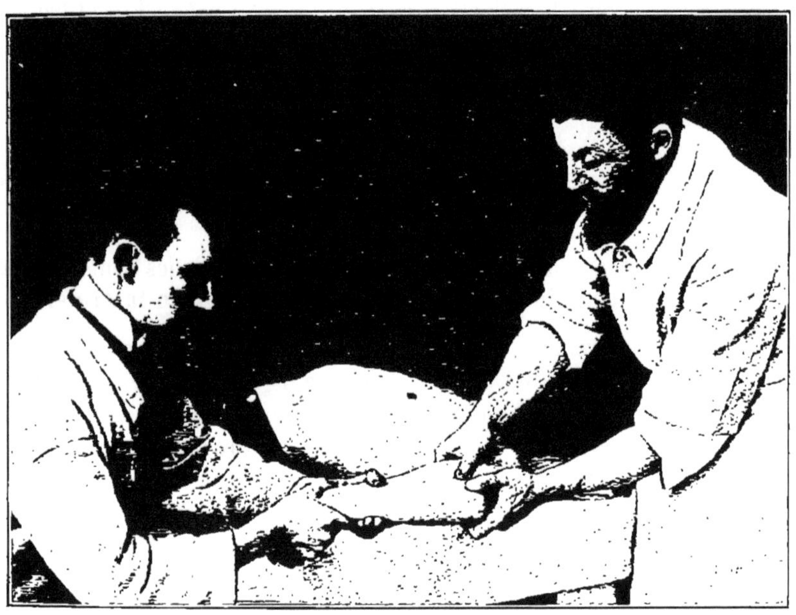

Fig. 600. — Luxation de la *tête du radius*. — Réduction par la traction sur l'avant-bras et la propulsion.

sous le chloroforme. Nous en avons eu la preuve dans un cas de luxation de la tête radiale en avant, qui nécessita l'excision de la tête luxée [1], et c'est là le meilleur parti à prendre, d'emblée, lorsqu'on ne peut réduire.

Il n'entre pas dans notre cadre d'insister sur les diverses *variétés exceptionnelles*. Aussi bien, une règle commune peut-elle être posée : dans toute luxation anormale, dans toute luxation compliquée de fracture ou d'épanchement sanguin considérable, on commencera par endormir le blessé, avant toute manœuvre. Sous le sommeil anesthésique, on se rendra un compte plus exact des lésions et des caractères du déplacement et l'on pourra d'emblée recourir au procédé le plus rationnel.

[1] Sur le traitement des luxations anciennes de la tête du radius en avant. *Revue d'orthopédie*, 1er mars 1898.

III

LUXATIONS DU POUCE

Les luxations métacarpo-phalangiennes en arrière reconnaissent trois variétés : elles sont *incomplètes*, quand les sésamoïdes reposent encore sur la tête du métacarpien ; *complètes*, quand ils reposent verticalement sur sa face dorsale ; *complexes*, quand la phalange s'étant rabattue, ligament glénoïdien et sésamoïdes s'interposent, à plat, entre l'extrémité phalangienne luxée et la face dorsale du métacarpien.

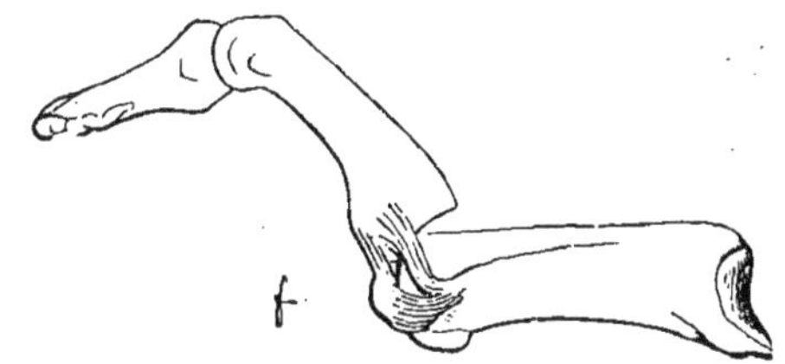

Fig. 601. — Luxation simple incomplète. (Farabeuf.)

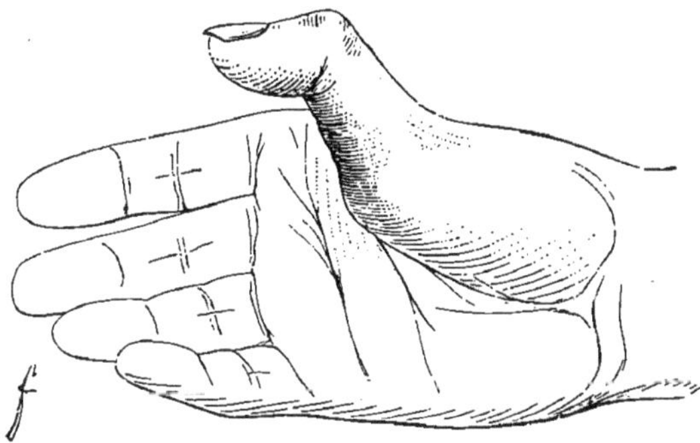

Fig. 602. — Luxation simple incomplète. — Déformation.

Luxation incomplète (fig. 601 et 602). — Ne cédez jamais à la tentation instinctive de fléchir purement et simplement le pouce, de rabattre la phalange. Prenez-la solidement, cette pha-

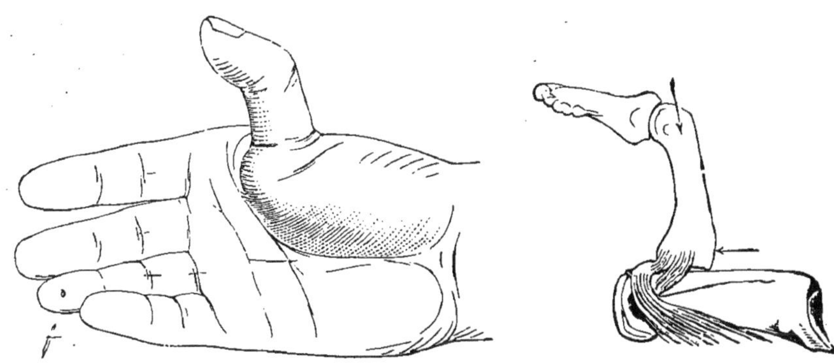

Fig. 603. — Luxation simple complète. — Déformation. (Farabeuf.)

Fig. 604. — Luxation simple complète. — Réduction. — Les flèches indiquent comment il faut appuyer et faire glisser la phalange pour chasser les sésamoïdes. (Farabeuf.)

lange, relevez-la un peu en la renversant en arrière, et refoulez d'arrière en avant et de haut en bas son extrémité antérieure, à laquelle vous faites reprendre, sésamoïdes devant, le chemin qu'elle a suivi pour se luxer.

Luxation complète (fig. 603). — C'est ici surtout que fléchir la phalange devient une manœuvre des plus malheureuses, et qui transforme en variété *complexe*, de réduction toujours pénible, ce qui n'était qu'une luxation complète.

Donc, saisissant à pleine main ce pouce vertical, nous l'inclinerons davantage en arrière, et nous refoulerons alors obliquement, de haut en bas et d'arrière en avant, son extrémité antérieure, qui marchera toujours devant, qui restera étroitement appliquée au métacarpien; quand la jugulaire sésamoïdienne aura franchi le bord du cartilage articulaire, le déclenchement se fera de lui-même et la phalange suivra (fig. 604).

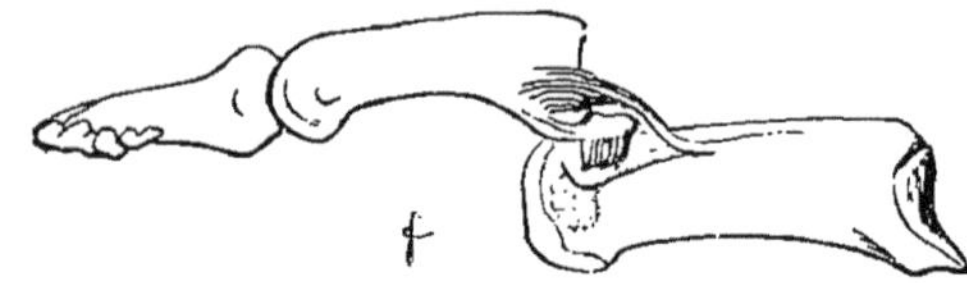

Fig. 605. — Luxation complexe. — Le sésamoïde est retourné et interposé. (Farabeuf.)

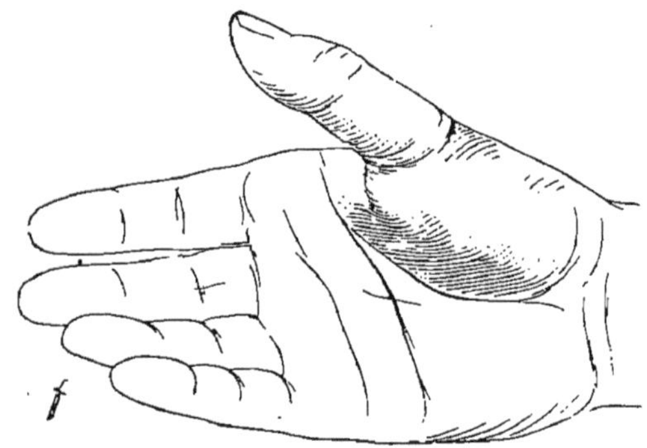

Fig. 606. — Luxation complexe. — Déformation. (Farabeuf.)

Luxation complexe (fig. 605 et 606). — Endormez votre malade, si rien ne s'y oppose : suivez exactement la technique formulée par Farabeuf : « Commencez par tirer dans l'axe jusqu'à donner au

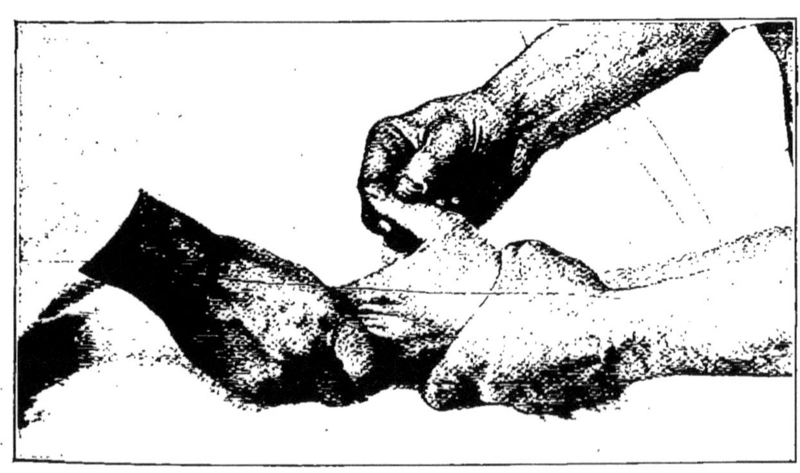

Fig. 607. — Réduction d'une luxation complexe du pouce. — 1er *temps : traction dans l'axe.*

pouce sa longueur et même un peu plus; sans cesser de tirer dans l'axe du métacarpien, redressez la phalange à angle droit, ce qui redresse les osselets et les place de champ sur le dos du métacarpien », puis reprenez la manœuvre indiquée tout à l'heure : faites glisser la phalange d'arrière en avant,

« en l'enfonçant pour ainsi dire dans le métacarpien » elle refoule devant elle les sésamoïdes et, à leur suite, reprend sa place.

Faites donc, régulièrement, la triple manœuvre que voici :

1er *Temps.* — Tirez le pouce, dans son axe, jusqu'à ce qu'il ait repris à peu près sa longueur normale (fig. 607).

2e *Temps.* — Relevez-le, en le tenant comme le représente la figure 608,

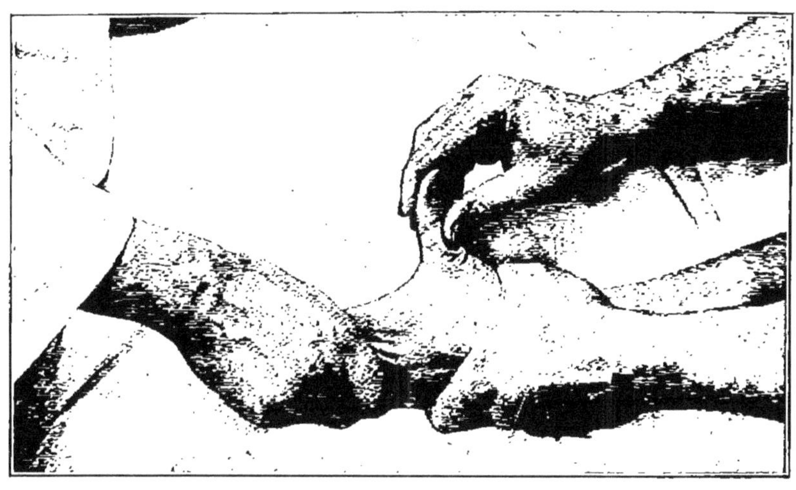

Fig. 608. — Réduction d'une luxation complexe du pouce (2e *temps*).

les doigts en dessous, le pouce en dessus, à la base de la 1re phalange; rele-

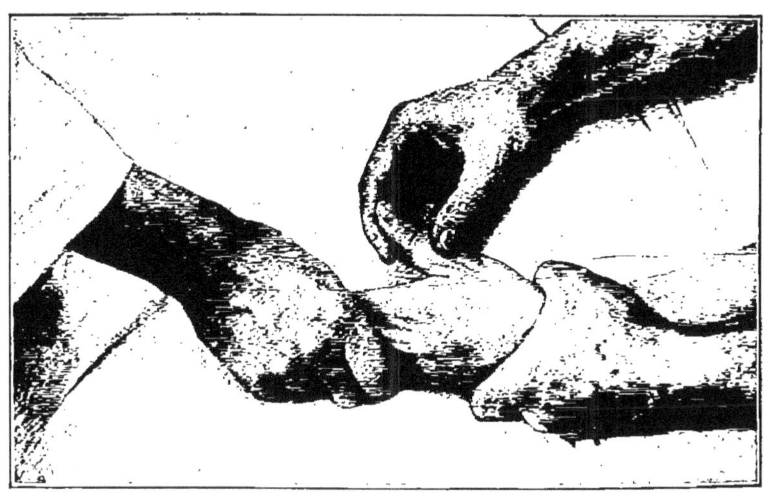

Fig. 609. — Réduction d'une luxation complexe du pouce (3e *temps*).

vez-le jusqu'à le mettre perpendiculaire au métacarpien, et même au delà.

3e *Temps.* — Ne le rabattez pas, ne le fléchissez pas : poussez-le d'arrière en avant, toujours vertical (fig. 608), sur la face dorsale du métacarpien, en le faisant glisser tout d'une pièce, « en enfonçant, pour ainsi dire, la phalange redressée dans le métacarpien ». (Farabeuf.)

4ᵉ *Temps.* — Poussez-le de la sorte, le plus loin possible, en avant ; — alors seulement, abaissez-le sans le fléchir brusquement (fig. 609). — Appliquez votre pouce, largement, sur la base de la 1ʳᵉ phalange, et ne cessez pas de la refouler, pendant que vous l'abaissez.

La pince de Farabeuf devient fort utile, dans certains cas surtout, où le pouce est court, œdématié, et donne peu de prise à la main. La figure 610 dispense de toute explication et indique parfaitement le sens de la manœuvre.

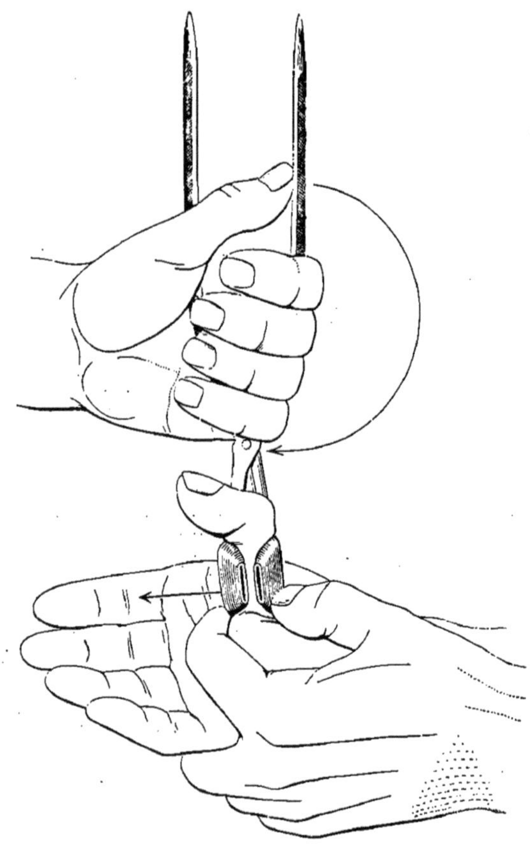

Fig. 610. — Manière de réduire les luxations du pouce, complètes, simples et complexes. (Farabeuf.)

Remarquez bien que le temps principal de cette manœuvre, c'est le redressement vertical de la phalange ; c'est au cours de ce renversement, que les sésamoïdes se dégagent ; s'il est incomplet, si l'on commence trop tôt la propulsion en avant, on échouera.

Faites donc régulièrement et « à fond » toute la manœuvre, répétez-la deux fois, trois fois à la rigueur ; si vous n'obtenez rien, ne vous acharnez pas [1] et utilisez la pratique suivante, conseillée par Farabeuf et par Verneuil.

Sur le bord externe du tendon extenseur, au niveau du relief de l'extrémité phalangienne luxée, faites à la peau — lavée et désinfectée — une boutonnière et introduisez un ténotome pointu, qui longe la surface articulaire et pénètre jusqu'au métacarpien, jusqu'à l'os, en sectionnant, d'avant en arrière, le ligament glénoïdien (voy. fig. 612).

Ainsi divisé, le plan fibreux interposé n'offrira plus de résistance et la

(1) Gardez-vous bien d'aller, à l'exemple de quelques-uns, plonger un trocart jusqu'à la phalange luxée ou sectionner, à l'aveugle, ce qui résiste.

réduction pourra se compléter par une simple manœuvre de traction et de flexion. Sous la réserve des précautions d'asepsie indispensables et, en somme, faciles à prendre, la petite plaie sera insignifiante, et, au bout de quelques jours d'enveloppement ouaté, on commencera la mobilisation de la jointure (¹).

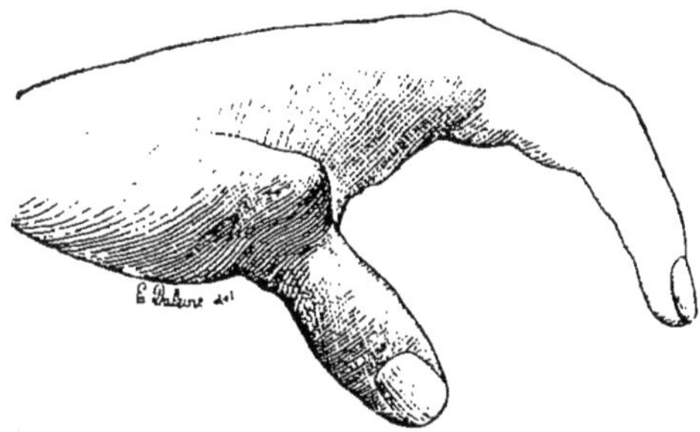

Fig. 611. — Luxation du pouce en avant et en dehors. (Farabeuf.)

Un mot des ***luxations métacarpo-phalangiennes en avant*** (fig. 611).

Traction sur le pouce par un aide; appliquez vos deux mains autour de la jointure luxée, avec les deux pouces refoulez en avant et en dedans l'extrémité phalangienne, pendant que vos doigts abaissent la tête métacarpienne et la dépriment en sens contraire.

Donc, *traction et propulsion directe,* autant que possible, dans le sommeil anesthésique.

IV

LUXATIONS DES DOIGTS

Les luxations métacarpo-phalangiennes des quatre derniers doigts reconnaissent les mêmes variétés que la luxation du pouce : la réduction se fera de même.

Jamais de flexion directe; quelle que soit l'attitude du doigt, **relevez-le d'abord**, renversez-le en arrière, **en appuyant fortement son extrémité luxée sur le dos du métacarpien**; faites-la cheminer **d'arrière en avant**; faites-lui parcourir en sens inverse, la route qu'elle a suivie, poussant devant elle la sangle sésamoïdienne.

Lors de luxation complexe qui résiste à la manœuvre rationnelle, faites a ténotomie du ligament glénoïdien (²) (fig. 612).

(¹) Il peut arriver enfin que toute réduction durable soit impossible : l'excision de la tête du métacarpien devient alors l'intervention nécessaire. J'ai dû y recourir, il y a quelques mois, chez une jeune femme, dont le pouce droit avait été luxé dans un accident de voiture, et soi-disant réduit par un « cocher de fiacre ». La luxation était complexe, elle datait de huit jours, elle résista à toutes les tentatives, sous le chloroforme, et la ténotomie du ligament glénoïdien ne permit qu'une fausse et passagère réduction. Je fis une incision dorsale; avec la rugine courbe, je ramenai, d'avant en arrière, la tête métacarpienne luxée, et je l'excisai, en modelant le col à la pince-gouge. La plaie se réunit *per primam*; au 8ᵉ jour, on commençait le massage. La restauration fonctionnelle a été rapide et complète.

(²) « Le chirurgien, tenant le ténotome comme une plume à écrire, fait une ponction à la peau, à 2 centimètres en arrière de la phalange, immédiatement en dehors du tendon extenseur. L'instrument est maintenu couché sur le dos de la main, parallèlement au tendon et glissé sous les téguments dorsaux, vers la face articulaire de la phalange. Le dos de la pointe rencontre bientôt la surface articulaire et la reconnaît. A ce moment, il faut un peu relever le manche, de façon à abaisser la pointe, qui, sans perdre le contact de la cavité glénoïde de la phalange, vient attaquer sur la face dorsale du métacarpien le ligament glénoïdien interposé. Il n'y a plus alors qu'à sectionner le

Quant aux *luxations des phalangines ou des phalangettes* (fig. 613, 614

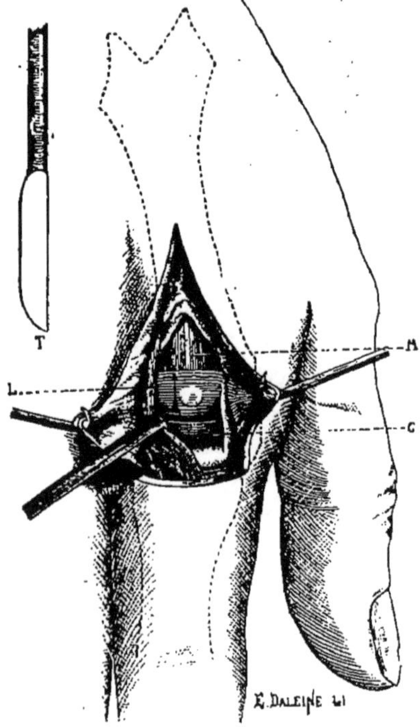

Fig. 612. — Foyer d'une luxation complexe de l'index droit. — Vue postérieure.

G, cavité glénoïde de la phalange luxée. — L, ligament glénoïdien avec l'os sésamoïde contenu dans son épaisseur. — M, dos du métacarpien. (Jalaguier.)

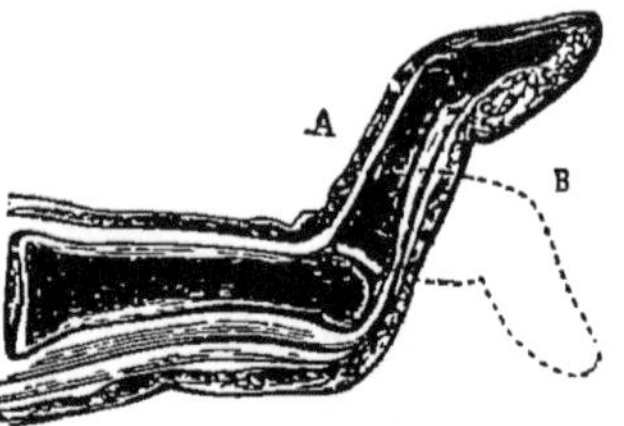

Fig. 613. — Luxation en arrière de la phalangine. (Follin.)

A, phalangine renversée en arrière sur la phalange. — B, phalangine parallèle à la phalange.

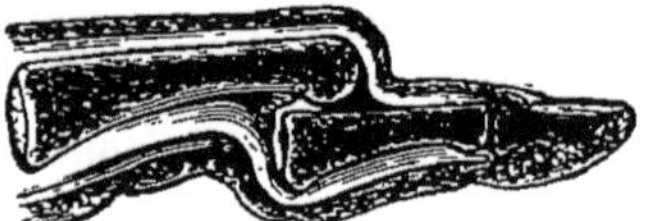

Fig. 614. — Luxation de la phalangine en avant. (Follin.)

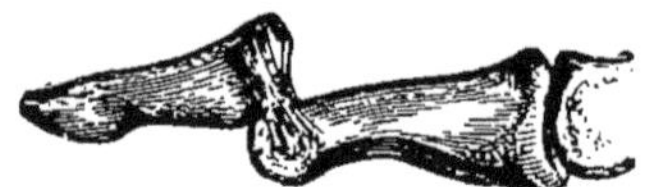

Fig. 615. — Luxation de la phalangette du pouce en arrière.

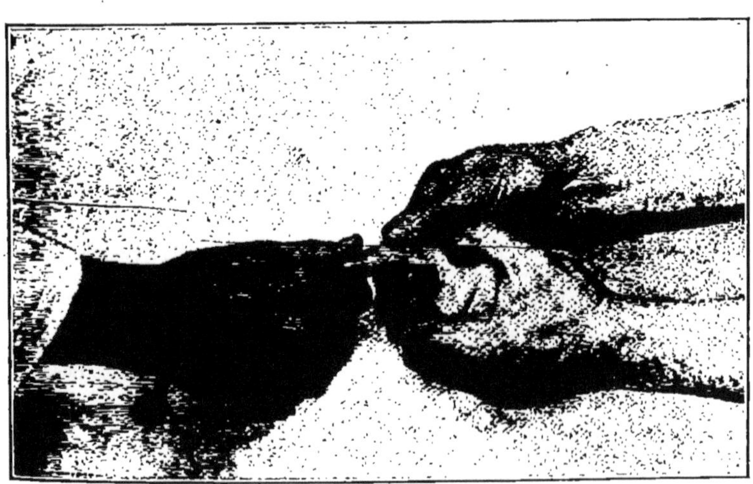

Fig. 616. — Réduction d'une luxation dorsale de la phalangette de l'index.

ligament, ce qui est fait sans peine, mais à condition d'appuyer fortement la pointe sur le métacarpien, pendant qu'on retire l'instrument sur une étendue de 1 centimètre environ » (Jalaguier).

et 615), elles se réduisent, d'ordinaire, sans peine, par la traction et la propulsion combinées.

La figure 616 montre l'attitude des mains et la méthode à suivre. Pendant qu'un aide tire sur le doigt, dans l'axe, vous saisissez la phalange, les pouces en dessus, les deux index croisés en dessous, et vous propulsez l'extrémité luxée.

V

LUXATIONS DE LA HANCHE

Exploration. — Les luxations traumatiques de la hanche sont rares : *4 fois sur 5, c'est en arrière que la tête fémorale se déplace*, et la luxation *iliaque* est celle que l'on rencontre surtout.

Luxation en arrière, iliaque (fig. 617). — La cuisse est en adduction et rotation interne, et l'attitude est fixe; vous pouvez l'exagérer un peu : une résistance insurmontable s'oppose à l'abduction, à la rotation en dehors. — Peu de flexion. — Le membre paraît raccourci.

Cherchez le grand trochanter; il est saillant en dehors et en haut et déborde notablement la ligne de Nélaton-Roser.

Si le blessé est maigre — ou endormi — vous sentirez la tête sous les fessiers, dans la fosse iliaque externe.

Luxation en arrière, ischiatique (fig. 618). — La cuisse est en adduction et rotation interne, fixe. La flexion est très accusée, parfois à angle droit ou même à angle aigu, fixe aussi.

On sent la tête, en bas de la fesse, au niveau de l'échancrure sciatique.

Luxation en avant, obturatrice (fig. 619). — La cuisse est en forte abduction et en rotation externes, fixes; elle est, de plus, assez fortement fléchie.

La tête est au niveau du trou obturateur, en arrière des vaisseaux fémoraux, qu'elle soulève, plus ou moins accessible.

Avec un peu plus de flexion et d'abduction, la tête est au périnée, et la luxation est dite *périnéale*.

Luxation en avant, sus-pubienne (fig. 620). — La cuisse est en abduction et rotation externe, fixes; elle est étendue, ou très peu fléchie.

On ne trouve plus le grand trochanter.

La tête fémorale forme bosse dans le pli inguinal, en soulevant les vaisseaux.

Parmi les formes exceptionnelles, signalons la *luxation sous-cotyloïdienne*, directement en bas : la cuisse est en flexion forcée, sans rotation ni

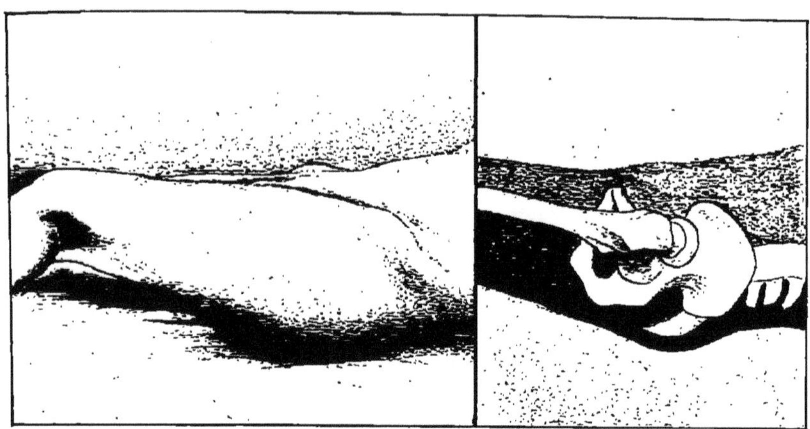

Fig. 617. — Luxation iliaque de la hanche.

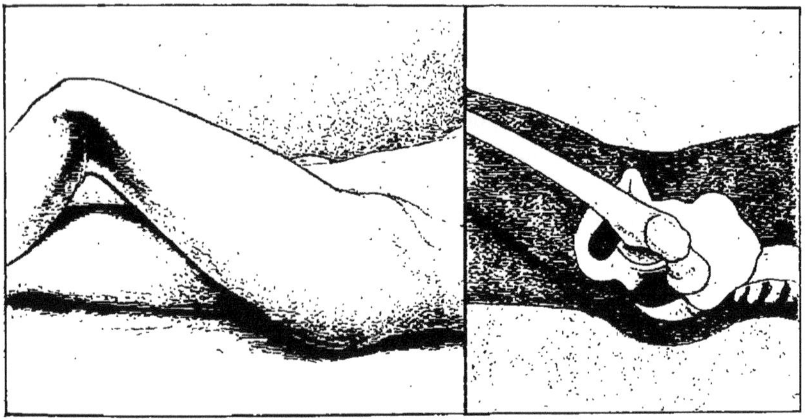

Fig. 618. — Luxation ischiatique de la hanche.

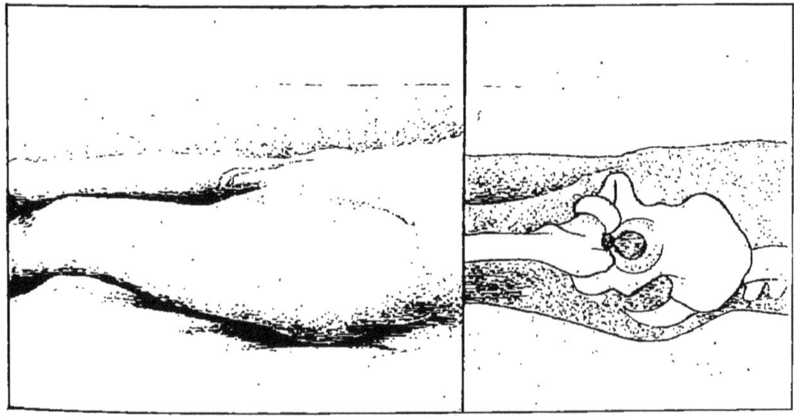

Fig. 619. — Luxation obturatrice de la hanche.

inclinaison, dans un sens ou dans l'autre; la tête est sur la tubérosité de l'ischion.

Rappelons encore que, lorsque les déchirures capsulaires sont très étendues, ou dans les tentatives de réduction, ces luxations peuvent *se transformer*, la tête se déplaçant autour du cotyle, sans y rentrer, et la luxation ischiatique devenir obturatrice, etc.

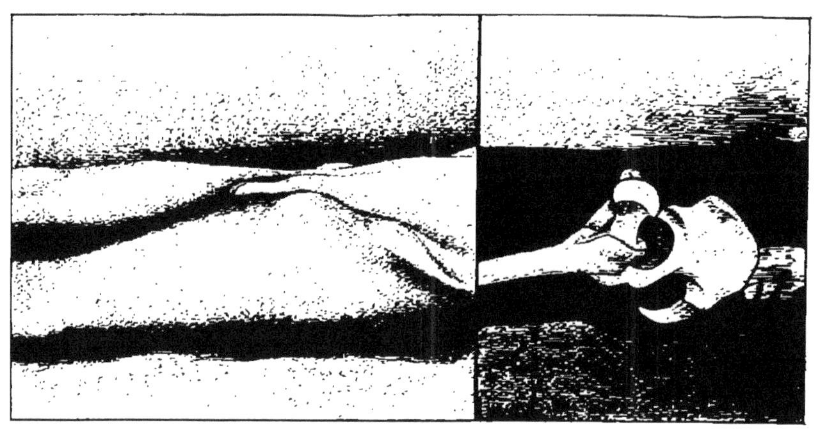

Fig. 620. — Luxation sus-pubienne de la hanche.

Réduction. — Rappelez-vous qu'ici encore elle n'est pas, ne doit pas être une œuvre de force.

L'anesthésie générale est de rigueur.

Luxations iliaques.

Faites coucher votre blessé par terre, sur un matelas dur; placez-vous en avant et un peu sur le côté du membre luxé. Un aide vigoureux applique largement ses mains sur les épines iliaques et s'appuie de son poids sur le bassin, qu'il fixe et immobilise.

1er *Temps.* — ***Soulèvement progressif de la cuisse.*** — D'une main, empaumez solidement la cuisse, au-dessus du jarret; de l'autre, prenez la jambe et commencez par soulever le membre progressivement en pliant la cuisse (fig. 621).

2e *Temps.* — ***Traction verticale sur la cuisse fléchie.*** — Fléchissez-la jusqu'à l'angle droit; alors seulement commencez la traction.

Cette traction sur la cuisse fléchie doit être faite en hauteur, de bas en haut, verticalement : vous *étirez* la cuisse, vous l'attirez à vous, comme pour la détacher du bassin.

C'est à ce moment — et dans ce sens — qu'il faut déployer un effort suffisant, tout en maintenant toujours la cuisse fléchie à angle droit.

Ce temps doit être tenu pour le temps capital : s'il est bien exécuté, sur

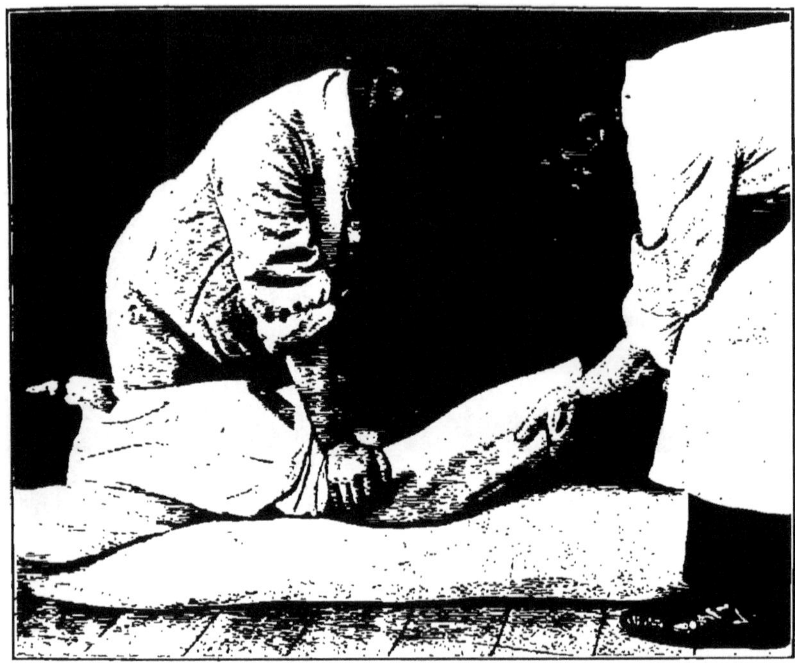

Fig. 621. — Réduction d'une luxation iliaque de la hanche. — 1er *temps ; le bassin est fixé, la cuisse est soulevée progressivement.*

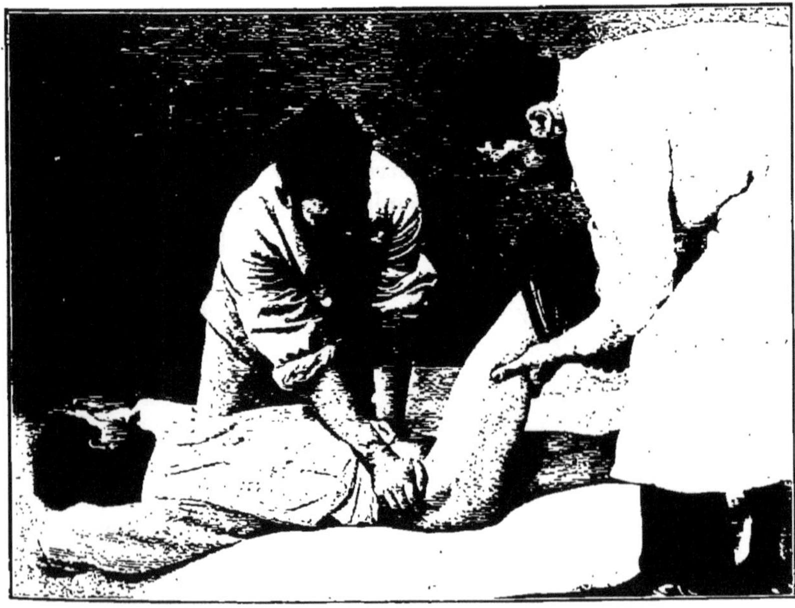

Fig. 622. — Réduction d'une luxation iliaque de la hanche. — Continuation du 1er temps : *flexion progressive de la cuisse.*

la cuisse bien verticale, un brusque ressaut indiquera souvent que la réduction est accomplie, avant même qu'on ne passe au 3e temps.

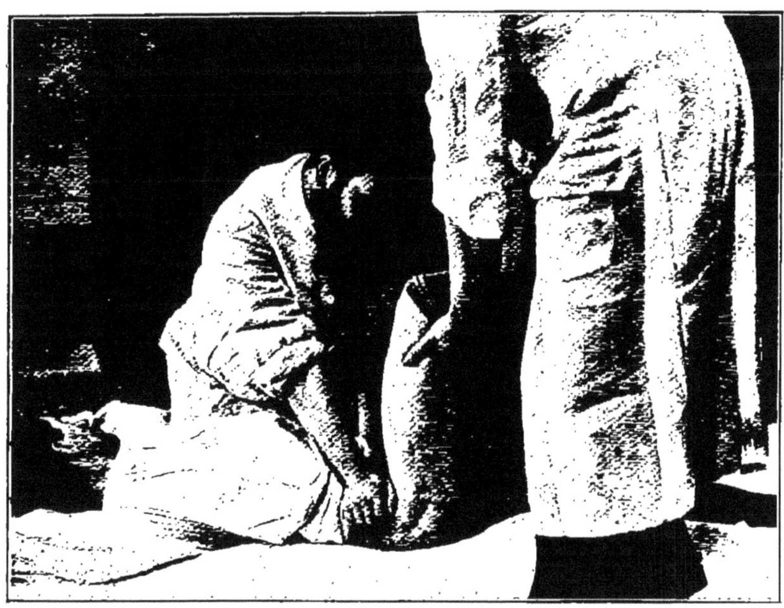

Fig. 623. — Réduction d'une luxation iliaque de la hanche. — 2e *temps : traction verticale sur la cuisse fléchie à angle droit.*

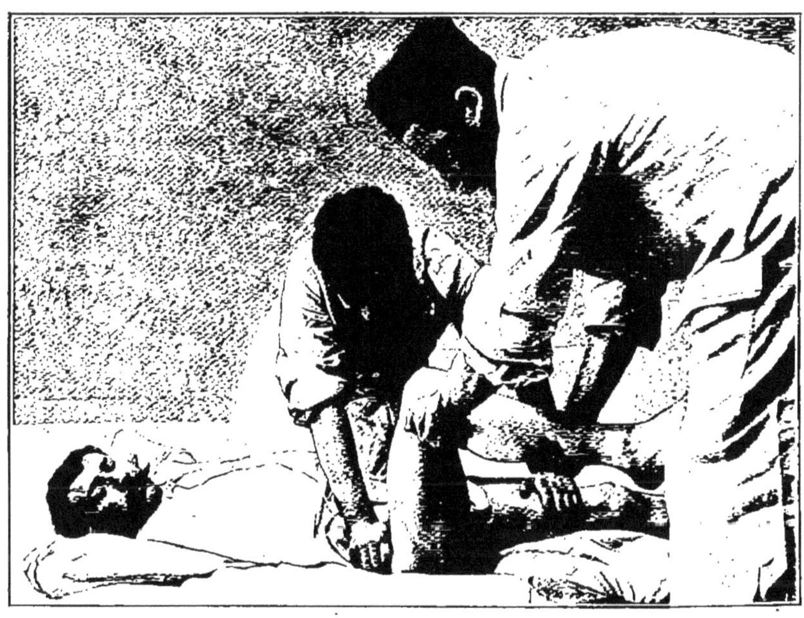

Fig. 624. — Réduction d'une luxation iliaque de la hanche. — 3e *temps : rotation de la cuisse en dehors.*

3e *Temps.* — **Abduction et rotation en dehors.** — Bientôt vous sentirez que quelque chose cède, se décolle : combinez alors à l'élévation la rotation de la cuisse en dehors, et la tête, roulant sous le cotyle, rentrera brusquement.

J'ai réduit plusieurs luxations traumatiques récentes de la hanche en arrière : j'ai toujours été frappé de la simplicité, de la rapidité avec laquelle s'achève la réduction, dès que l'élévation est pratiquée dans le *bon sens*. Tirez sur la cuisse incomplètement fléchie, vous ferez de grands efforts, vous développerez beaucoup de force, sans résultat ; pliez davantage, arrivez à l'angle droit et même un peu au delà, et brusquement, dans une certaine direction, toujours très voisine de l'angle droit, le déclenchement aura lieu.

Cette méthode, qui est celle de Desprès père et que Bigelow a systématisée, est la seule qui doive être utilisée, en règle.

Les procédés qui vont suivre n'en sont que des variantes.

A. ***Procédé de l'épaule.*** — Mettez votre patient en travers, sur un lit

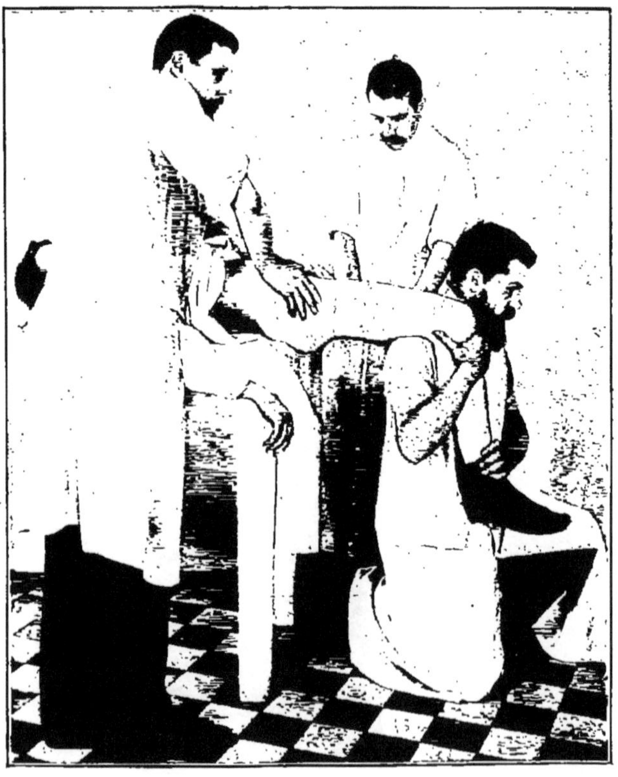

FIG. 625. — Luxation iliaque de la hanche. — *Réduction par le procédé de l'épaule. 1er temps : le genou est chargé sur l'épaule de l'opérateur.*

dur et bas, et faites légèrement déborder le bassin : qu'un aide soutienne et écarte le membre sain, qu'un autre maintienne solidement les deux épines iliaques.

C'est l'épaule droite qui, d'ordinaire, rendra les meilleurs services : placez-vous donc entre les jambes du blessé, s'il s'agit d'une luxation de la hanche droite ; en dehors, s'il s'agit d'une luxation de la hanche gauche.

1er *Temps*. — Baissez-vous, chargez le genou sur votre épaule, disposez-le commodément et amarrez-le de la main droite, pendant que la gauche saisit le bas de la jambe.

2e *Temps*. — Relevez-vous lentement, tout en portant le membre dans

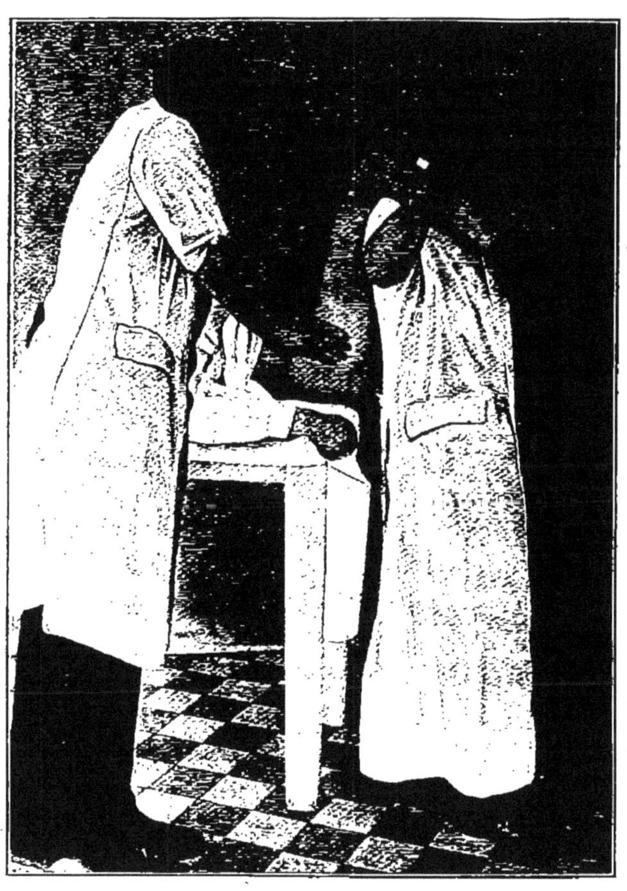

FIG. 626. — Luxation iliaque de la hanche. — *Réduction par le procédé de l'épaule. 2e temps : l'opérateur se relève, en soulevant le membre luxé.*

une légère abduction; quand vous serez debout, la cuisse sera verticale, fléchie à angle droit, sur le bassin immobilisé, et, d'*un coup d'épaule*, il vous sera facile d'exagérer la traction en hauteur, de dégager, de *décrocher* la tête fémorale.

B. ***Procédé de l'alèze*** (Le Fort). — Faites coucher votre blessé par terre; roulez une alèze et faites-la passer en travers sous le jarret ; soulevez alors la cuisse, verticalement, et faites-la soutenir, dans cette attitude, par l'alèze sous-poplitée, dont les deux bouts sont tenus et tirés énergiquement par les aides, le bassin étant, comme toujours, immobilisé.

Prenez alors la jambe, qui pend librement, et, sur son tiers inférieur, exercez une forte pression en bas et en arrière : l'alèze sert de point d'appui, d'axe de réflexion à l'effort, qui se transmet à la cuisse, dans le *bon sens*, et tend à la soulever, à la *désenclaver*.

Vous agissez sur un levier d'une certaine longueur, et la force que vous

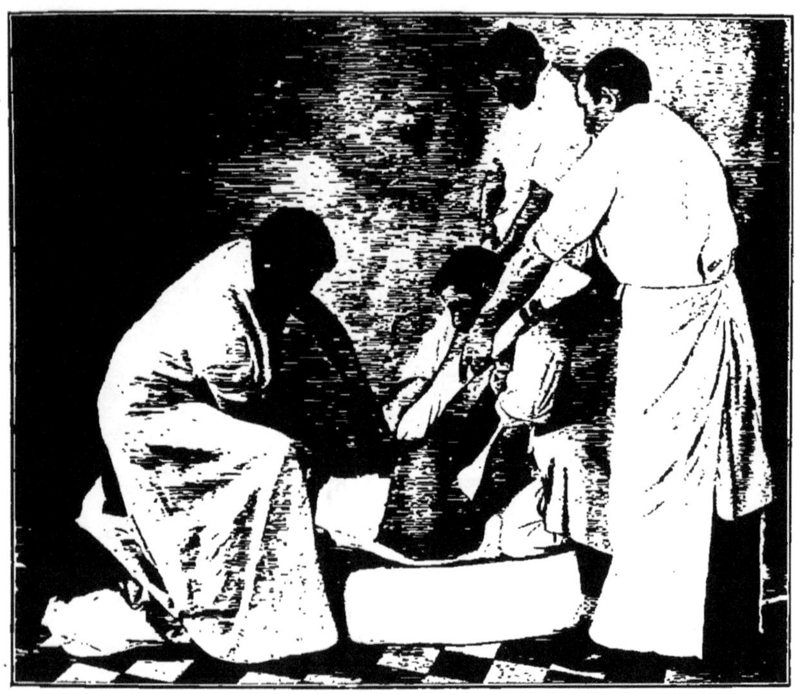

Fig. 627. — Luxation iliaque. — *Réduction par le procédé de l'alèze.*

déployez s'en trouve singulièrement accrue. La condition nécessaire, toutefois, et aussi la difficulté, c'est que « l'alèze de réflexion » reste transversale et rigide.

C. ***Procédé de la poulie au plafond.*** — Dans certains cas de difficulté spéciale, et lorsque l'accident date de plusieurs jours, il peut devenir utile de recourir à des tractions plus intenses et prolongées, ou à la traction élastique.

Or, dans la luxation iliaque, la traction dans l'axe longitudinal du membre doit être résolument bannie : il faut tirer *au plafond*, et, pratiquement, la technique pourra être la suivante :

Appliquez au tiers inférieur de la cuisse, au-dessus des condyles, une anse de traction installée comme figure 629 ; elle sert à fixer la corde, la bande, le tube de caoutchouc. — On trouvera quelquefois sans trop de peine le point fixe ou le point de réflexion supérieur, au plafond, ou l'on pourra l'improviser (anneaux de suspension, crochets, etc.); au besoin, le bord supérieur d'une porte servira. Bigelow a fait construire, dans ce but, un trépied qui porte une poulie à sa partie supérieure.

Donc, le cordonnet de traction verticale se réfléchira au plafond et, en tirant sur son extrémité descendante, vous aurez beaucoup de force pour soulever la tête fémorale, si le bassin est bien immobilisé. Une moufle rendrait encore un meilleur service. Enfin, la traction élastique pourra être

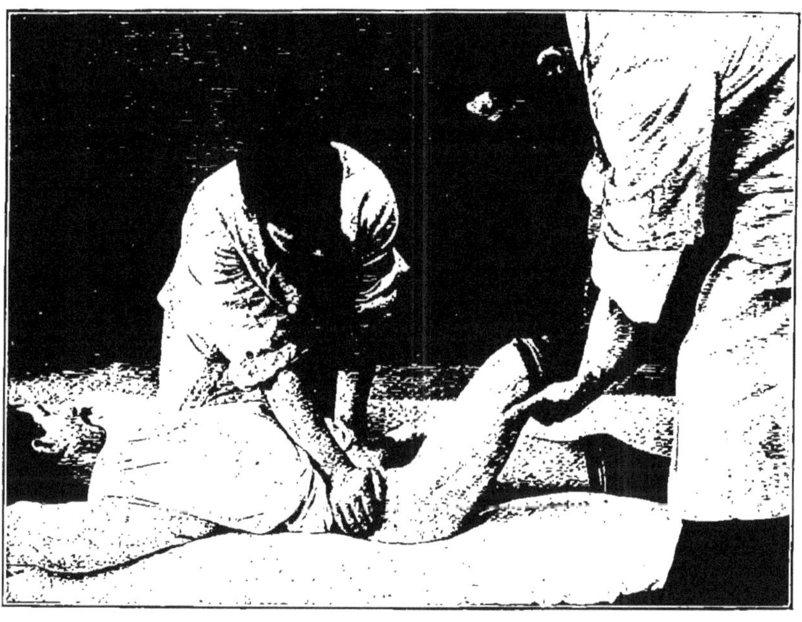

Fig. 628. — Mouvement de circumduction préliminaire, avant la réduction d'une luxation datant de quelques jours.

installée, dans le même sens, avec tous les avantages que nous avons plus haut exposés.

Dans ces luxations, qui ne sont plus toutes récentes, il sera parfois utile, avant de « mettre en train la traction verticale », « d'assouplir » la région par quelques mouvements d'adduction, d'abduction, de rotation en dedans et en dehors (fig. 628).

Luxations ischiatiques.

La manœuvre sera, en somme, la même et se décomposera dans les trois temps suivants : 1° le blessé étant couché sur un matelas par terre, fléchissez la cuisse à angle droit, en la ramenant dans le plan vertical; 2° étirez la cuisse, *directement en haut*; 3° tout en continuant *l'élévation*, portez le membre en abduction et rotation externe. D'ordinaire, c'est à la fin du second temps ou au début du troisième, qu'un brusque craquement annonce que la tête fémorale a franchi l'échancrure cotyloïdienne.

Si l'on pratique trop tôt l'abduction, il peut se produire une transformation, qui est loin d'être rare : la tête roule sous le cotyle, sans y pénétrer, et vient se loger dans la région obturatrice : *la luxation ischiatique devient ovalaire.* Le membre, qui était tout à l'heure en adduction et rotation interne, se place en abduction forcée et en rotation externe : on en est quitte pour recourir à la manœuvre que nous allons exposer dans un instant ; mais,

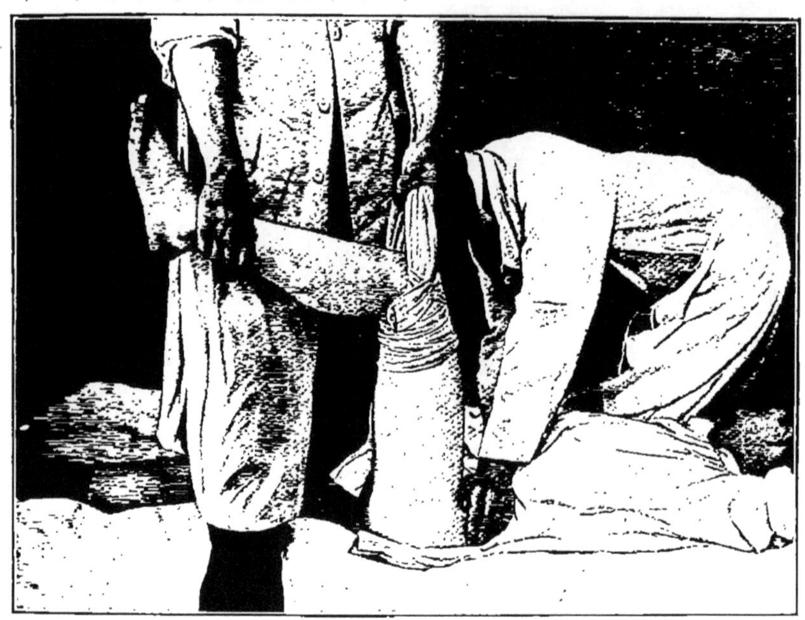

Fig. 629. — Luxation ischiatique. — Traction verticale.

dans certaines luxations compliquées de larges déchirures capsulaires, il arrive que la transformation se répète en sens inverse, et que la tête continue à rouler en arrière, au-dessous, en avant du cotyle, sans pouvoir y rentrer : en pareil cas, c'est par la flexion directe, verticale, à angle droit (fig. 629), par une brusque et énergique secousse, par le procédé de l'épaule (p. 891) en particulier, qu'on réussira à faire sauter la tête par-dessus le rebord cotyloïdien.

Luxations en avant.

Luxation ovalaire. — Là encore les manœuvres de traction « en flexion » sont les véritables manœuvres de douceur et représentent le mode le plus rationnel de réduction.

Avant tout, fléchissez donc la cuisse, peu à peu, jusqu'à la mettre perpendiculaire au plan du tronc et du bassin, que votre aide immobilise ; en même temps, ramenez le membre dans le plan vertical (fig. 632); puis, élevez fortement la cuisse fléchie en rabattant le genou en dedans et en portant la jambe en dehors, pour réaliser l'adduction et la rotation interne progressives (fig. 633). Donc **flexion, élévation, adduction** : tels sont les trois temps de la manœuvre, et les deux derniers doivent se combiner.

Autre procédé, qui peut rendre des services : une alèze obliquement passée sous le périnée assure la contre-extension. Dans l'axe du membre luxé, c'est-à-dire en forte abduction, on exerce une traction énergique par

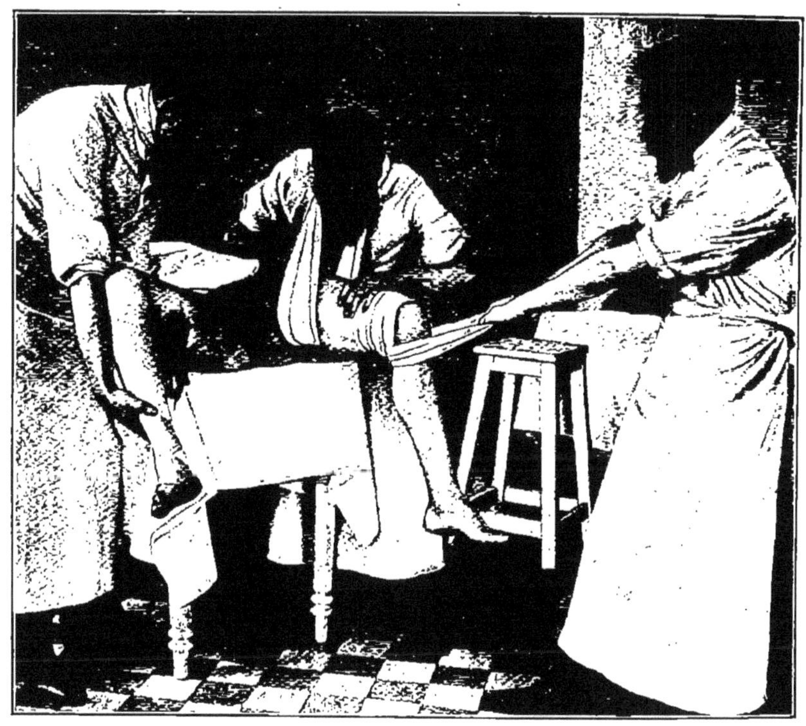

Fig. 630. — Luxation ovalaire. — Traction en dehors.

l'effort combiné de plusieurs aides, et, pendant ce temps, le chirurgien cherche à ramener directement la tête, de dedans en dehors, avec une alèze pliée en cravate et qui embrasse la cuisse à sa partie supéro-interne, ou encore par la manœuvre que voici : l'alèze en cravate encadre la cuisse et vient se nouer sur la nuque du chirurgien : celui-ci s'arc-boute du talon, repousse le genou et la cuisse en dedans avec ses deux mains pendant qu'il renverse le cou en arrière, et, de la nuque, « travaille » de toute sa force sur l'alèze (fig. 630).

Luxation ilio-pubienne. — Ici, il nous paraît tout à fait irrationnel de pratiquer à l'aveugle la traction dans l'axe du membre, traction qui ne pourra, du reste, mobiliser quelque peu la tête luxée qu'au prix d'un déploiement de force considérable, — la flexion est tout aussi illusoire, et, du reste, elle n'ira pas loin en général, à moins d'enfoncer au hasard la tête fémorale dans le bassin.

C'est l'**abduction forcée** qu'il faut faire tout d'abord, et voici comment la manœuvre sera conduite : prenez la cuisse, soulevez-la un peu et portez-la en dehors; écartez-la le plus que vous pourrez : à mesure que vous exagérez l'abduction, le membre se laisse relever davantage, la tête s'abaisse

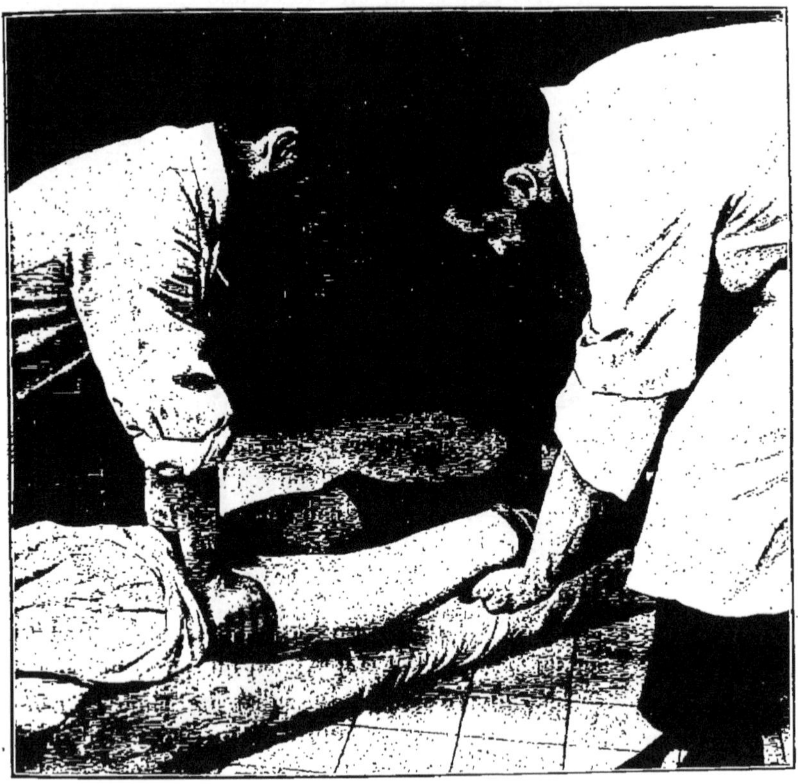

Fig. 631. — Luxation ilio-pubienne. — 1er *temps : Abduction.*

et finalement la luxation devient ovalaire. C'est le *premier temps* (fig. 631).

Pliez alors la cuisse en la rapprochant peu à peu de la verticale, soulevez-la directement en haut, — *deuxième temps* (fig. 632); — puis ramenez-la dans l'adduction et la rotation interne ; c'est le *troisième* et dernier *temps* (fig. 633). En somme, vous transformerez l'ilio-pubienne en ovalaire, et vous réduirez l'ovalaire par la méthode courante.

J'ai réduit de la sorte une luxation ilio-pubienne datant de trois jours et qui avait résisté à de nombreuses — et j'ajouterai, savantes — tentatives antérieures. Tout avait échoué : l'abduction forcée réussit seule à déplacer la tête, qui vint se placer dans le trou ovalaire, et la réduction s'acheva dès lors sans peine.

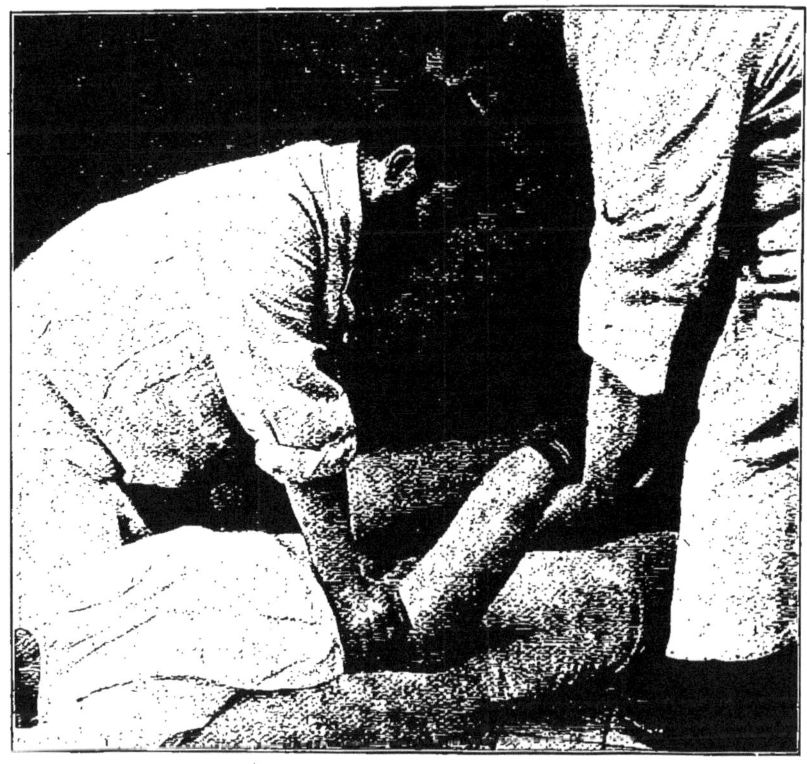

FIG. 632. — Luxation ilio-pubienne. — 2e temps : *Flexion progressive.*

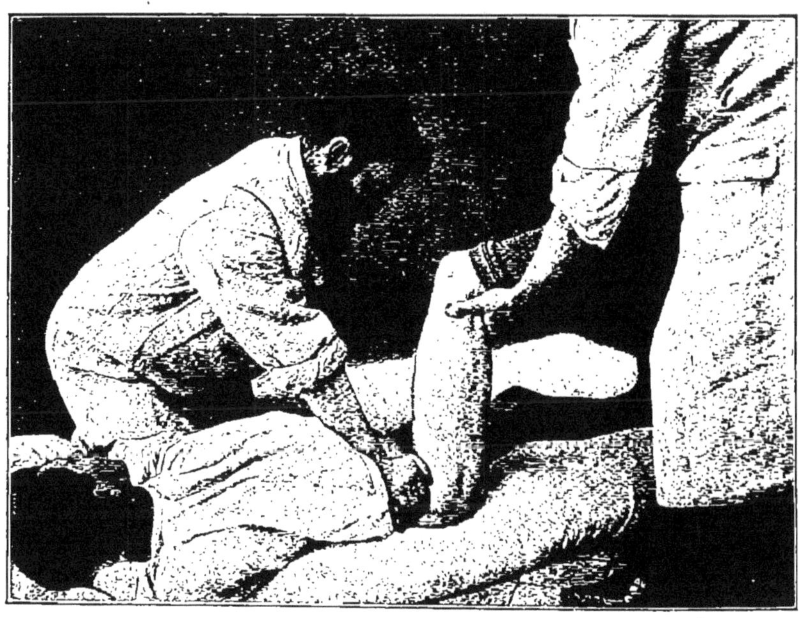

FIG. 633. — Luxation ilio-pubienne. — 3e temps : *Adduction et rotation interne.*

VI

LUXATIONS DE LA ROTULE

Ce sont presque toujours des luxations *en dehors* et qui peuvent répondre à l'un ou à l'autre des trois types suivants : 1° la rotule *repose sur la face externe du condyle externe; elle est devenue antéro-postérieure*, son bord interne regarde en avant et soulève la peau en dehors de la joue externe de la trochlée fémorale (fig. 634). C'est là variété la plus commune (ou, si l'on veut, la moins rare) ; — 2° la rotule s'est *luxée en masse, sans tourner autour de son axe; elle reste transversale* et s'applique au condyle externe par son bord interne seulement : elle figure, de la sorte, en dehors de la

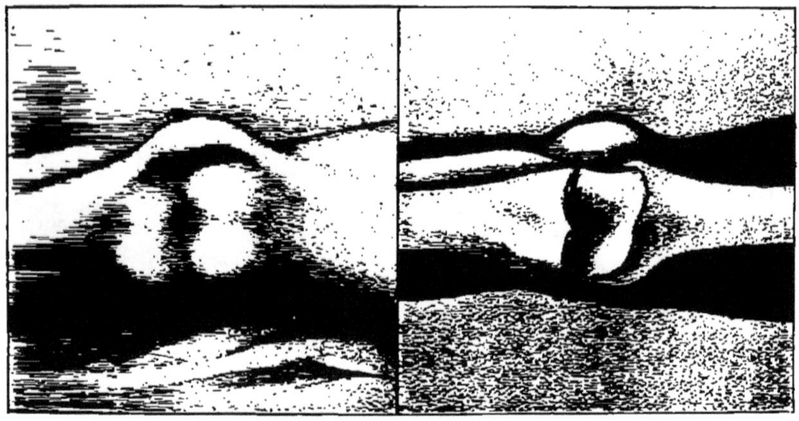

Fig. 634. — Luxation de la rotule en dehors.

trochlée fémorale et à son niveau, comme un battant de table relevé ; — 3° la rotule s'est *tordue autour de son axe vertical, tout en restant au-devant du fémur*; son bord interne est devenu postérieur et repose dans l'échancrure intercondylienne ; son bord externe soulève fortement la peau au-devant du genou. Je n'entre pas dans l'exposé des variétés exceptionnelles, telles que le *renversement sens dessus dessous*, ni des formes incomplètes.

Les difficultés de la réduction sont très variables, non seulement d'après la nature du déplacement, mais aussi d'après l'état de la musculature et de la charpente fibreuse.

J'ai observé une luxation verticale externe (1re variété), dont la réduction fut des plus simples : elle datait de quelques heures seulement et la déformation du genou était des plus caractéristiques ; l'augmentation du diamètre transversal du genou, les deux versants de la trochlée fémorale dessinés en relief sous la peau, l'incurvation en dehors du tendon rotulien et du ligament, qui formaient deux cordes tendues, la rotule appliquée sur le condyle externe, immobile, *de champ*, tout contribuait à donner au genou, d'ailleurs fort maigre, un aspect absolument spécial.

Je fis soulever le talon par un aide, comme je vais le dire dans un instant, et la pression exercée, d'arrière en avant, sur le bord externe, devenu postérieur, de la rotule, ne tarda pas à produire une sorte de ressaut brusque, suivi de la réduction.

En présence d'une luxation rotulienne, quel qu'en soit le type, la pratique à suivre devra être celle-ci (fig. 635) :

Le membre inférieur étant dans la rectitude complète, **faites soulever le talon et fléchir la cuisse jusqu'à l'angle droit** : dans cette attitude —

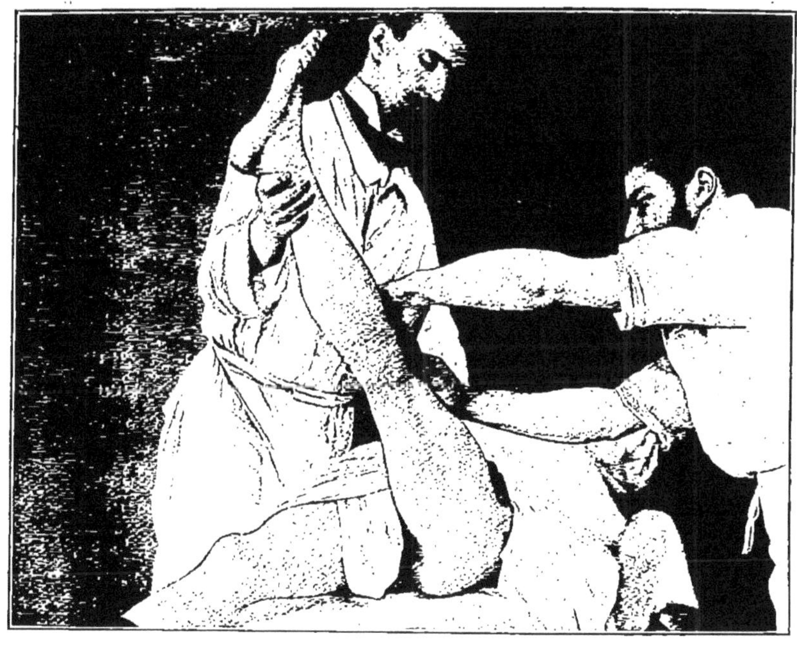

Fig. 635. — Réduction d'une luxation latérale externe de la rotule.

passive — le triceps est relâché au maximum et à ses deux extrémités, et, si le blessé se « laisse bien aller », l'obstacle musculaire n'existe plus.

Occupez-vous alors de **dégager** la rotule et de la **refouler** à sa place : pour cela, embrassez le devant du genou avec les deux mains étalées, et appliquez les deux pouces sur le bord postérieur de la rotule luxée (s'il s'agit d'une luxation verticale externe), *en faisant effort d'arrière en avant, puis de dehors en dedans*. Lors de luxation transversale, en « battant de table », essayez de faire pénétrer les pouces le plus loin possible au-dessous de la rotule, pour *la relever en masse et lui faire franchir la crête condylienne externe*.

Devant une luxation « de champ », par torsion, on reconnaîtra d'abord soigneusement l'une et l'autre face de la rotule, pour appuyer sur la face superficielle et faire la bascule dans le bon sens.

Bien entendu, l'anesthésie générale deviendra utile dans les variétés complexes, et, lorsque la propulsion ne suffira pas, on pourra recourir à d'autres manœuvres de « désenclavement » ; par exemple, on fléchira le genou dans la limite encore permise (et la cuisse étant toujours verticale), puis on l'étendra brusquement : ainsi déplacée, la rotule deviendra parfois mobilisable.

Quand toutes ces tentatives manuelles, et qui ne sauraient se prêter toutes à un exposé didactique tracé d'avance, auront échoué sous le chloroforme, le meilleur parti à prendre sera de faire la réduction à ciel ouvert, non plus à l'aide d'élévatoires insinués par une boutonnière cutanée, mais par une incision franche, suffisamment large pour donner libre accès sur la rotule.

VII

LUXATIONS DU GENOU

Le genou se luxe ***en avant***, — c'est la variété la moins rare, — ***en arrière***, ***en dehors***, ***en dedans*** — et, ce qui constitue la gravité toute spéciale de ces luxations, c'est la **fréquence des lésions vasculaires** et des ruptures de la peau et des parties molles.

En dehors de ces complications, les luxations du genou ne sont pas d'ordinaire d'une réduction particulièrement difficile. La **traction sur la jambe, en extension**, d'une part, et la **pression directe et en sens inverse sur les deux extrémités articulaires, fémorale et tibiale**, d'autre part, résumeront les manœuvres à exécuter.

Luxation en avant. — La déformation du genou est considérable : il est occupé, en avant, par une volumineuse saillie, qui tend et soulève la peau et que l'on reconnaît, d'ordinaire, sans trop de peine, pour l'extrémité supérieure du tibia [1]; au-dessus d'elle, on découvre un autre relief, la rotule, obliquement inclinée vers le fémur. En arrière, le creux poplité est effacé, et soulevé, lui aussi, par l'énorme masse des condyles fémoraux, dont l'interne, surtout, se dessine « à fleur de peau ».

Vue de face, la cuisse paraît plus courte, la jambe de longueur normale : dans sa totalité, le membre est effectivement *raccourci*. Les mouvements de latéralité sont des plus nets. Presque toujours le pied et la jambe sont décolorés, froids, insensibles à un degré variable, et alors même qu'il n'existe pas de complications irrémédiables et que la simple compression est en cause.

La réduction n'en est pas moins urgente.

Vous ferez bien, en tout état de cause, d'endormir le blessé.

Deux mains d'aide encadrent la cuisse à son tiers supérieur et exercent la

[1] C'est le déplacement du tibia qui « donne son nom » aux luxations du genou.

contre-extension ; un autre aide saisit solidement la jambe à son tiers inférieur, et exerce une *traction progressive dans l'axe*, dans la rectitude, sans porter le membre en arrière, ni surtout en avant, sans l'incliner à droite ou à gauche : vous-même, vous appliquez vos doigts aussi largement que possible dans le creux poplité, sous le relief des condyles fémoraux, et vous les « rétractez » en haut et en arrière, « vers vous », pendant que vos deux pouces s'arc-boutent sur l'extrémité tibiale supérieure et la refoulent en bas et en avant.

On fait parfois de meilleure besogne en coiffant de l'une et de l'autre main, et de toute la main, condyles fémoraux et plateau tibial, pour les *refouler en sens inverse*.

Enfin, dans les cas difficiles, il pourra être utile de recourir à la manœuvre suivante : vous vous placez en dehors et en arrière ; une serviette pliée en cravate s'enroule autour des condyles fémoraux, saillants en arrière, et vient se nouer autour de votre cou ; de la sorte, vous « faites effort de la nuque » et vous cherchez à *relever les condyles*, pendant que vos deux mains, appuyées sur le tibia, le *repoussent en bas et en arrière*.

Luxation en arrière (fig. 636 et 637). — Vous aurez recours à des procédés analogues ; mais n'oubliez pas combien la réduction est périlleuse, quand l'artère est tendue sur le bord postérieur du plateau tibial, comme

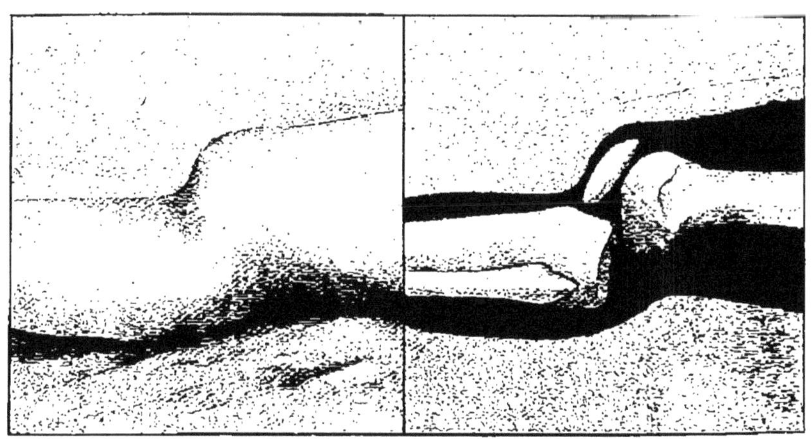

Fig. 636. — Luxation incomplète du tibia *en arrière*.

sur un chevalet, et prête à se rompre : *la moindre bascule de l'extrémité supérieure du tibia en arrière entraînerait la déchirure artérielle.*

L'extension sera donc pratiquée sur le tiers inférieur de la jambe, *dans l'axe, sans relever le pied*, en cherchant, au contraire, à fléchir progressivement le genou, jusqu'à ce que l'extrémité supérieure de la jambe glisse et descende derrière les condyles.

Quant aux **luxations latérales**, en dehors ou en dedans, assez souvent incomplètes, elles cèdent aussi, en général, sans trop de peine, à l'extension et à la coaptation.

Ce n'est donc pas la difficulté de la réduction, qui crée le pronostic toujours grave de ces luxations, c'est la fréquence des **accidents vasculo-nerveux** (1), et des **déchirures cutanées** (luxations compliquées).

En effet, deux éventualités peuvent se présenter :

A. Il n'y a pas de plaie, mais le creux poplité est occupé par une vaste collection sanguine ; le membre est froid, insensible, les battements de la tibiale postérieure et de la pédieuse totalement supprimés : en somme, vous constatez d'emblée tous les signes d'une *rupture de l'artère poplitée*.

Réduisez d'abord, sous le chloroforme ; ceci fait, si l'aspect du membre ne se modifie pas, après avoir appliqué la bande d'Esmarch et « préparé » la région, ouvrez le creux poplité par une large incision, détergez-le du sang et des caillots, examinez soigneusement les gros vaisseaux, pincez et liez les bouts divisés ou écrasés, enlevez « l'Esmarch » avant de compléter l'hémostase, et réunissez.

Cette intervention franche, à ciel ouvert, vaut mieux, certes, que toute attente et tout atermoiement : on ne perd rien à lier les deux bouts de la

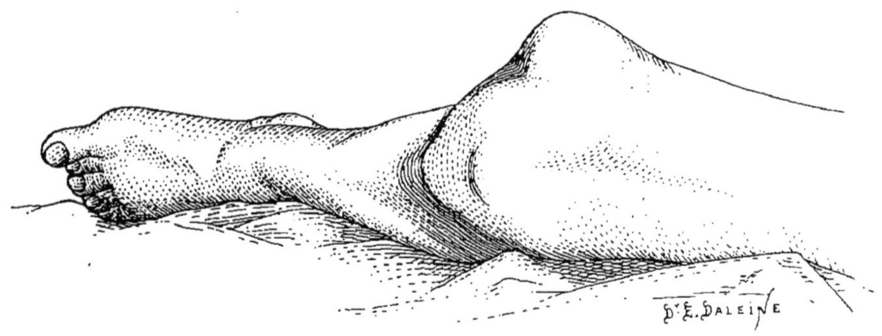

Fig. 637. — Luxation du genou en arrière.

poplitée rompue et obstruée par le recroquevillement de ses tuniques, et l'on gagne, en ouvrant le foyer sanguin, de décharger, de libérer les collatérales, de leur rendre, s'il en est temps encore, leur perméabilité, seul gage du rétablissement circulatoire.

Mais il arrive qu'avec tous les signes d'un barrage complet du gros vaisseau, on ne constate pas d'épanchement sanguin abondant, pas de tumeur poplitée. Après réduction faite, aucune indication immédiate ne se présente plus à remplir : envelopper le membre d'une épaisse couche d'ouate, le soulever légèrement, le réchauffer, voilà tout ce qu'on peut faire, — et c'est bien peu, — en attendant que le sphacèle se confirme ou que la vitalité reprenne partiellement. (Voy. plus loin : *Ruptures des gros vaisseaux*.)

(1) Les accidents nerveux portent sur le sciatique poplité externe, qui est étiré et contus.

B. La luxation est *compliquée*. Dans le creux poplité, en travers, la peau est largement déchirée, et le foyer ouvert.

Il est toujours utile, après une désinfection rigoureuse de la plaie, de *faire d'abord la réduction sous le chloroforme*.

Une fois les extrémités articulaires en place, si le membre conserve ou reprend de la chaleur et que l'on sente battre la tibiale postérieure derrière la malléole, quels que soient les délabrements locaux, on fera tout le nécessaire pour tenter la conservation. (Voy. plus loin : *Écrasements*.)

Alors même que la vitalité du pied et de la jambe serait douteuse, on attendra, pour en venir au sacrifice radical, que la mortification soit dûment confirmée : et cette prudence extrême sera sans danger, si l'on est appelé tout de suite et que l'on puisse faire à temps une complète et rigoureuse détersion du foyer traumatique.

Dans les conditions inverses, quand on constate d'emblée une rupture totale des vaisseaux poplités, que le membre est pâle, froid et insensible, que la plaie est souillée et infectée, l'amputation hâtive est le meilleur parti à prendre. (Voy. encore *Écrasements*.)

VIII

LUXATIONS DU PIED

Les traumatismes complexes — et, en particulier, les luxations — du pied créent des difficultés de diagnostic souvent très ardues ; mal précisés, ils sont souvent mal réduits, et laissent à leur suite des déformations persistantes et des infirmités graves. Aussi est-il de toute nécessité : 1° d'avoir une notion très nette des divers types qui peuvent se rencontrer en pratique, et de leur fréquence relative ; 2° de s'astreindre à une méthode rigoureuse d'exploration.

Or, il faut distinguer parmi les luxations du pied :

1° Les ***luxations tibio-tarsiennes***, qui seront dénommées *d'après le déplacement du pied*.

De fait, c'est le pied tout entier qui se luxe sur la jambe — *en dehors, en dedans, en avant, en arrière*, — et l'accident ne va pas d'ordinaire, surtout dans les variétés latérales, sans fractures malléolaires ;

2° Les ***luxations sous-astragaliennes*** : la jambe et l'astragale restent dans leurs rapports normaux, l'article tibio-tarsien est intact ; *c'est le reste du pied qui se déplace sous l'astragale*, et, comme tout à l'heure, *en dehors, en dedans, en avant ou en arrière ;*

3° Les ***luxations isolées de l'astragale***, qui *s'énuclée à la fois de la mortaise tibio-tarsienne et de ses connexions inférieures*, calcanéo-cuboïdiennes, et se porte en avant ou en arrière, ou encore subit des déplacements complexes, se place *en travers* sur le devant du pied, tourne autour de son

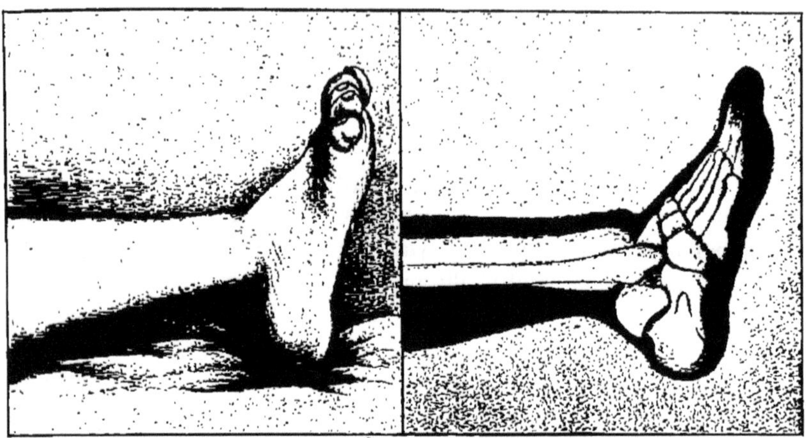

Fig. 638. — Luxation tibio-tarsienne en arrière.

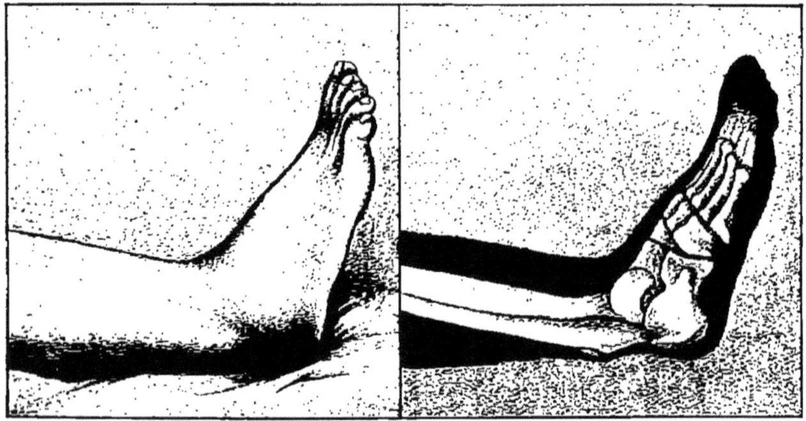

Fig. 639. — Luxation tibio-tarsienne en avant.

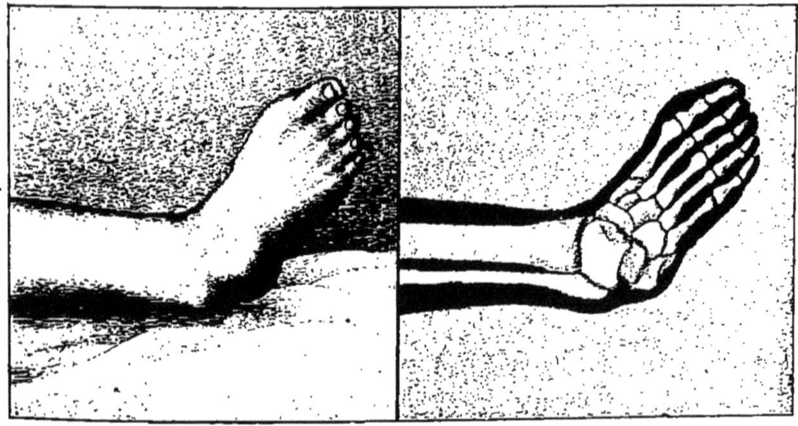

Fig. 640. — Luxation de l'astragale en avant et en dehors.

axe antéro-postérieur et *s'inverse de champ*, poulie en dedans ou poulie en dehors, ou même se renverse complètement *sens dessus dessous*.

Nous dirons ensuite quelques mots des ***luxations médio-tarsiennes***, et ***tarso-métatarsiennes***, et des ***luxations des orteils***.

Un premier point doit être rappelé tout d'abord : à l'inverse des déformations liées aux fractures, celles qui résultent des luxations sont *fixes* et ne cèdent qu'à des manœuvres de force, que nous étudierons plus loin.

Ceci posé — et sans vous en tenir aux apparences que le gonflement souvent considérable rend fort trompeuses — procédez à une exploration méthodique et successive :

Regardez le pied, la pointe, la plante, les bords, après avoir ramené la jambe dans la rectitude et l'avoir étendue horizontalement sur sa face postérieure;

Cherchez les malléoles, en suivant, de haut en bas, les faces latérales du tibia et du péroné; comparez avec le pied sain, et appréciez la distance qui les sépare toutes deux de la saillie du talon, et chacune d'elles, du bord correspondant de la plante;

Examinez la région du tendon d'Achille, et, s'il est possible de faire mettre le blessé debout (en le soutenant) ou mieux de le faire agenouiller sur le bord du lit, inspectez le pied, *d'arrière en avant*, par le talon;

Examinez la face dorsale; prolongez sur le dos du pied la crête du tibia : elle aboutit normalement au second orteil (Tillaux) : voyez donc où elle vient finir, sur le pied blessé;

Alors seulement, cherchez à reconnaître par le palper le relief anormal que vous trouvez de tel ou tel côté, et dites-vous bien que le palper est souvent en défaut et que le fait constaté d'une déviation nette et fixe du pied, dans tel ou tel sens, est un signe certain de luxation.

Cette déviation — en masse — peut se présenter : *dans le sens antéro-postérieur*, — *dans le sens latéral*.

I. — Luxations antéro-postérieures.

A. — ***Luxation tibio-tarsienne (de tout le pied) en arrière*** (fig. 638). — Les deux malléoles sont reportées en avant, et beaucoup plus éloignées de la saillie du talon que sur le pied opposé.

Le dos du pied est raccourci : l'axe de la jambe tombe sur lui beaucoup plus en avant que du côté sain;

La région du tendon d'Achille est fortement excavée, le talon très saillant;

En avant se dessine un relief transversal, plus ou moins abrupt, qui soulève les tendons extenseurs : on reconnaît, au palper, le bord antérieur de la mortaise tibiale (fig. 641 et 642).

La *luxation sous-astragalienne en arrière* (sub talo) — beaucoup plus rare — se présente sous le même aspect; le raccourcissement du dos du pied est plus accusé encore; le relief antérieur est plus allongé et plus convexe; s'il n'y a pas trop de gonflement, on y reconnaît la tête de l'astragale.

Réduction. — Votre blessé est couché sur une table, le pied en dehors, le bas de la jambe est solidement fixé par un aide. Placez-vous devant le pied luxé,

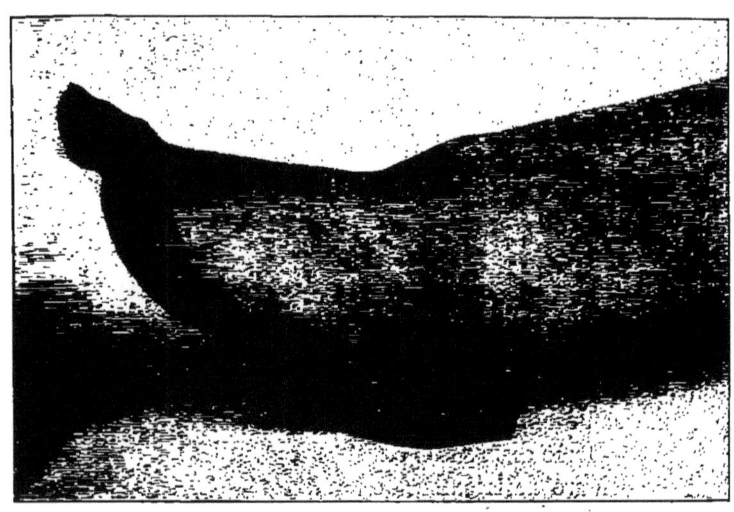

Fig. 641. — Luxation tibio-tarsienne en arrière.

empoignez d'une main le talon, de l'autre la région métatarsienne, tirez à

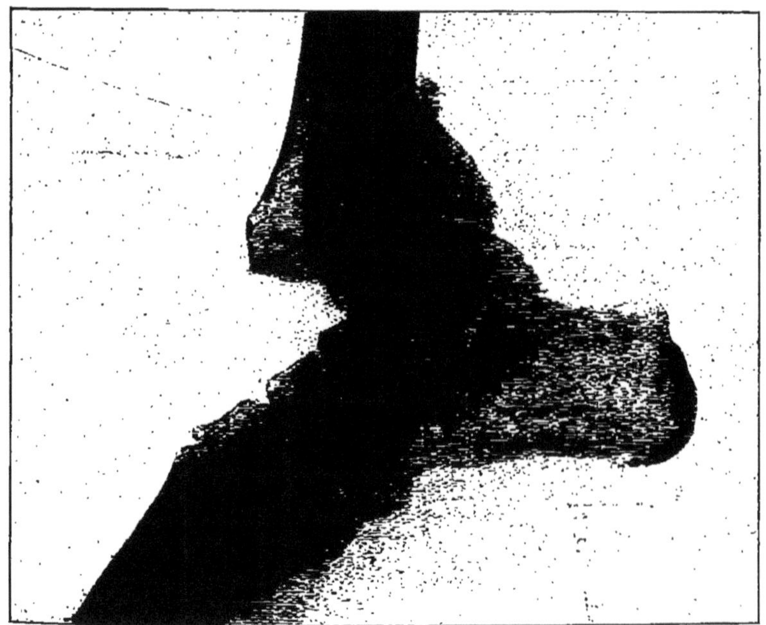

Fig. 642 — Luxation tibio-tarsienne en arrière (radiographie).

vous, d'abord, puis *ramenez fortement, d'arrière en avant, tout en fléchissant peu à peu.*

Dans les luxations sous-astragaliennes en arrière, — autrement dit, quand la tête de l'astragale se dessine en relief à la face dorsale, — il sera nécessaire, comme l'a montré Quénu [1], de *fléchir fortement le pied* pour réduire; et la manœuvre suivante pourra être avantageusement utilisée : appuyez la plante largement sur votre poitrine, le genou étant toujours fléchi, et de vos deux mains, disposées comme plus haut, faites effort *sur le talon, d'arrière en avant, sur la tête astragalienne, d'avant en arrière.*

B. ***Luxations tibio-tarsiennes de tout le pied en avant.*** — ***Exceptionnelles*** (fig. 639). — Malléoles rapprochées du tendon d'Achille; axe de la jambe reporté tout en arrière. Région postérieure du cou-de-pied aplatie ou convexe; dos du pied très allongé. On peut y reconnaître, en arrière, la tête de l'astragale à nu.

Mêmes signes pour la *luxation sous-astragalienne en avant* : le dos du pied est allongé, aplati, excavé en arrière; il n'y a plus de talon, mais, au-dessus du calcanéum, soulevant le tendon d'Achille, l'astragale et les os de la jambe.

Réduction. — Même disposition que tout à l'heure : saisissez, d'une main, l'extrémité inférieure de la jambe, de l'autre la partie moyenne du pied, et, pendant que vous ramenez la jambe en avant, refoulez le pied en arrière.

Il sera utile, là aussi, de mettre la jambe *en flexion.*

II. — Luxations latérales.

A. ***Luxation sous-astragalienne en dehors.*** — L'axe de la jambe (ou la crête du tibia) tombe en dedans du bord interne du pied; les malléoles sont ordinairement fracturées; le pied est déjeté en dehors et renversé en valgus forcé.

Un relief énorme se dessine en dedans, formé par le tibia et l'astragale, qui distendent la peau (souvent déchirée).

La déformation est du même genre, lors de *luxation tibio-tarsienne en dehors* — beaucoup plus rare; en dedans, on ne trouve que l'arête saillante de la malléole interne et la mortaise tibiale.

Réduction. — Le blessé est placé comme nous l'avons dit; vous êtes devant et un peu en dedans : prenez à pleine main le talon d'une part, les métatarsiens de l'autre, tirez à vous, et ramenez le pied de dehors en dedans.

B. ***Luxation sous-astragalienne en dedans.*** — Le pied est déjeté tout entier et renversé en dedans; l'axe jambier tombe en dehors du bord externe de la plante.

Relief externe, très saillant, dans lequel se reconnaît la malléole péronière, le bord antérieur du tibia, et, en dessous, la tête de l'astragale.

Dans la *luxation tibio-tarsienne en dedans*, la déformation est analogue, mais l'astragale est restée à sa place.

[1] Quénu, *Soc. de chir.*, 16 mai 1894.

Réduction. — Placez-vous devant et en dehors, et, des deux mains disposées comme plus haut, ramenez le pied vers vous — ou, encore, embrassez d'une main le cou-de-pied, de l'autre la plante, et pendant que vos doigts refoulent de votre côté, en dehors, le bord interne du pied luxé, que vos deux pouces, largement appliqués sur le relief de la malléole externe ou sur la tête astragalienne, fassent effort en sens contraire.

III. — Luxations isolées de l'astragale.

Celles qu'on observe le plus souvent sont les luxations en avant, c'est-à-dire [1] en avant et en dedans — en avant et en dehors.

I. ***Luxation en avant et en dedans.*** — Pied renversé en dehors en valgus; malléole externe toute proche du bord correspondant de la plante : au-devant d'elle, un creux. En avant du tibia, relief volumineux, dans lequel on reconnait l'astragale (tête, poulie, face inférieure) mobile ou fixe, quelquefois inclinée de champ ou retournée.

Luxation en avant et en dehors (fig. 640). — Pied renversé en varus; malléole externe très saillante; un creux, sur le bord interne, derrière le tubercule du scaphoïde. Grosse « tumeur astragalienne » soulevant la peau, en avant et en dehors, à la hauteur du cuboïde.

Réduction. — Un aide tient le pied entre ses deux mains, par le talon et le métatarse, et l'*étend fortement*; vous-même, placé devant, vous *refoulez*, des deux pouces, la tête astragalienne *en haut et en arrière* [2].

II. ***Luxations en arrière.*** — La moins rare est la luxation directe, l'os est chassé en arrière et se loge au-dessus du talon, entre le tibia et le tendon d'Achille. C'est là qu'on le reconnaît au palper; la cambrure du pied est affaissée, les malléoles plus basses; en avant du tibia, derrière le tubercule du scaphoïde, on trouve une dépression plus ou moins nette.

Deux variantes, tout exceptionnelles : luxation en arrière et en dehors, en arrière et en dedans.

Réduction. — Prenez vous-même le pied et que votre main « postérieure » s'arc-boute solidement sur le talon; ceci fait, *tirez en bas*, de toute votre force, *le calcanéum, pendant que vous relevez le plus possible son extrémité postérieure et que vous abaissez l'avant-pied*; autrement dit, combinez à la traction directe en bas une extension forcée du pied, pour *dégager et ouvrir*, autant que possible, *la loge astragalienne* et chasser l'os en avant, sous la pression du calcanéum relevé (Blatin).

Luxations compliquées. — Elles sont fréquentes et font naître des in-

(1) La luxation directe, en avant, est douteuse.

(2) Comme le déplacement d'ordinaire est *oblique*, en dedans ou en dehors, ramenez d'abord, par une pression latérale, la tête de l'os dans le plan antéro-postérieur, et, alors seulement, pratiquez la rétropulsion.

dications diverses, suivant la date de l'accident, l'état de souillure et d'infection de la plaie, les obstacles à la réduction.

Exemple. Un terrassier est apporté à l'hôpital Beaujon, en octobre 1895, avec une luxation complète du pied droit en dehors, *ouverte*. La déformation est considérable : le pied est déplacé en masse et inversé de telle sorte que la plante est directement tournée en dehors et le bord externe en haut ; à la face interne du cou-de-pied, *le sommet de la malléole interne fait hernie à travers une plaie transversale*, mâchonnée, de 5 à 6 centimètres.

Après brossage, savonnage et « préparation » de tout le pied, on commence par débrider largement cette plaie, et l'on reconnaît que la mortaise tibiale est tout entière « déshabitée » et découverte, et le pied chassé en totalité en dehors : irrigation abondante d'eau bouillie très chaude, détersion de toutes les anfractuosités du foyer articulaire. On procède alors à la réduction, sans trop de peine, en saisissant le pied à pleines mains et le ramenant en bas et en dedans. Deux drains sont laissés aux angles de la plaie sous-malléolaire interne et le pied enveloppé et immobilisé dans un grand pansement ouaté.

Donc, *si le traumatisme est récent*, on suivra la pratique ci-dessus, en appliquant la formule : **désinfection, réduction, conservation.**

Or, pour désinfecter et réduire, il faudra presque toujours *débrider*, — débrider la plaie contuse sous-malléolaire, pour que l'accès soit aussi large que possible, la détersion primitive complète, et le drainage bien assuré. Tout dépendra, en effet, de cette intervention première.

Mais le débridement externe est parfois insuffisant à permettre la réduction, alors surtout que la luxation se complique de fractures malléolaires : on devra recourir à la résection, aussi économique que possible, comme nous allons le spécifier dans un instant.

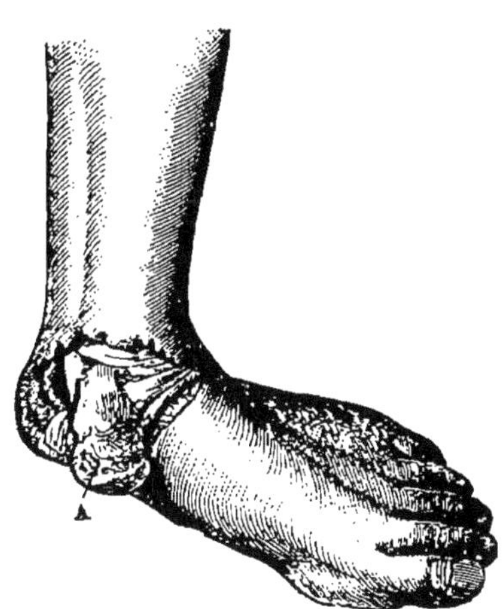

Fig. 615. — Énucléation de l'astragale en dedans.

A, astragale « énucléé ».

En présence d'un *foyer infecté*, souillé de terre, *mal pansé* ou qui est *resté sans pansement* durant plusieurs heures, on cherchera encore, dans la mesure permise, à mettre en pratique la formule conservatrice : grâce aux larges débridements, aux irrigations prolongées d'eau très chaude et d'eau oxygénée, au drainage multiple, on réussira parfois à sauver le membre ; au moins, en laissant « toutes fenêtres ouvertes », rendra-t-on la tentative peu dangereuse. Mais trop souvent les lésions locales seront telles, qu'il ne restera plus que deux partis à prendre : *résection* ou *amputation*.

Je n'ai pas besoin de dire qu'on fera tous ses efforts pour se soustraire à la seconde alternative, pour sauver à la fois le blessé et le membre.

La résection s'impose alors, assez large pour assurer la désinfection et le parfait drainage du foyer, sans créer une perte de substance excessive et une véritable dislocation du pied. L'**extirpation de l'astragale** constitue le type des interventions de ce genre, combinée, s'il le faut, à l'excision partielle de la mortaise et des malléoles, mais en ayant soin de conserver, autant que possible, deux saillies latérales, *deux tuteurs*, qui contribueront pour une grande part à la solidité de la nouvelle jointure. L'immobilisation à angle droit est de rigueur.

Nous verrons plus loin dans quelles conditions l'exérèse totale devient inévitable (voy. *Écrasements*).

Luxations irréductibles. — Qu'elles soient ou non compliquées, le fait seul de l'***irréductibilité*** commande la détermination à prendre. Il y a urgence immédiate lorsque l'astragale, *énucléé*, se montre à nu, dans une large plaie (fig. 643) ; il y a urgence, alors même que la peau est restée intacte, devant l'échec d'une première série de tentatives de réduction faites avec méthode et sous l'anesthésie générale.

On ne gagne rien à attendre ; le lendemain, les jours suivants, les difficultés n'auront fait que s'accroître, et l'insuccès sera plus certain encore. Donc pratiquez sans retard l'opération nécessaire : ***l'extirpation de l'astragale***.

Je ne saurais reprendre ici la technique de cette résection astragalienne, du reste très modifiée et simplifiée, en général, dans ces traumatismes, qui ont déjà réalisé, par eux-mêmes, une partie de la besogne. L'os, qui est arraché à toutes ses attaches, se laisse parfois extraire de la façon la plus aisée.

Ailleurs, le travail de libération est plus complexe : saisir solidement l'os par son extrémité luxée et, avec le bistouri ou la rugine courbe, détruire successivement, patiemment, en suivant de près la surface de l'astragale, *tout ce qui tient* ; soulever l'os, à mesure qu'il cède et « vient », pour aller sous lui, *très loin en arrière*, rompre les derniers trousseaux du ligament calcanéo-astragalien, la clef de voûte, l'agent principal de la résistance : tel est le sens général de la manœuvre à exécuter.

On ne s'astreindra pas à exciser l'astragale *en masse, d'un seul bloc*, si la dénudation postéro-inférieure est trop malaisée et trop longue : *on le morcellera au ciseau et au maillet*, et c'est là une excellente pratique dont je n'ai eu qu'à me louer, pour ma part, dans trois cas d'extirpation astragalienne.

Luxations médio-tarsiennes, du métatarse, des orteils. — La luxation *médio-tarsienne* est une rareté ; Tixier et Viannay [1] n'en ont pu réunir que 9 faits, dont 5 seulement sont indiscutables. Le scaphoïde et le cuboïde se déplacent simultanément sur le calcanéum et l'astragale, et l'avant-pied se luxe sur l'arrière-pied, en bas, en haut, en dedans ou en dehors ; mais la luxation *en bas* a été surtout observée. L'extrémité antérieure du calcanéum et surtout la tête de l'astragale font heurt sur le dos du pied,

[1] Tixier et Viannay, A propos d'un cas de luxation médio-tarsienne. *Arch. prov. de chir.*, mars 1900 ; et *Revue gén., Gaz. des hôp.*, 28 janvier 1900, n° 85.

« épaissi, globuleux et comme ramassé sur lui-même » ; la voûte plantaire est affaissée et la cambrure du bord interne a disparu.

Pour réduire, on exercera une forte pression sur la tête de l'astragale, saillante à la face dorsale du pied, pendant que l'avant-pied, saisi à pleines mains, sera tiré dans l'abduction, pour dégager le scaphoïde. La besogne est fort difficile ; si l'on ne réussit pas après quelques tentatives méthodiques, sous le chloroforme, on fera bien de ne pas s'acharner et de s'en remettre au massage et à la gymnastique locale pour obtenir une restitution fonctionnelle suffisante.

La luxation du *métatarse*, beaucoup moins rare, et qui succède d'ordinaire à des chutes de cheval, est le plus souvent une luxation *en haut* ; les métatarsiens se déplacent sur la première rangée du tarse, et, si la luxation est totale [1], le relief qu'ils dessinent reproduit le contour de l'interligne de Lisfranc.

On réduira, sous le chloroforme, en suivant les indications de Chavasse [2] : « Un aide fixe solidement le talon et le cou-de-pied, l'autre exerce une traction vigoureuse et continue sur l'extrémité du pied saisi à pleines mains. Le chirurgien embrasse alors avec ses deux mains la partie moyenne du pied au niveau du siège du déplacement, les pouces placés sur la face dorsale et les autres doigts sur la face plantaire. Les pouces exercent un mouvement de propulsion en avant et en bas sur la base des métatarsiens, pendant que les autres doigts agissent en sens inverse sur les cunéiformes et le cuboïde. »

La contention est toujours malaisée ; dans certaines luxations incoercibles, il vaudra mieux recourir au massage précoce que de s'attarder à réaliser une immobilisation toujours incomplète.

Enfin, aux orteils, les luxations sont réduites par les procédés utilisés pour les doigts ; au gros orteil, en particulier, on suivra rigoureusement la méthode appliquée aux luxations métacarpo-phalangiennes du pouce (voy. plus haut). En présence d'une irréductibilité complète, on ferait la section du ligament glénoïdien, ou, s'il le fallait, la résection de la tête du premier métatarsien.

FRACTURES SANS PLAIE

Il ne saurait entrer dans notre cadre d'exposer en détail les divers types d'appareils ni d'étudier les nombreuses variétés de fractures des membres. Nous nous contenterons, ici encore, de préciser certains points de pratique et, ajouterons-nous, de pratique d'urgence.

Les premiers secours. — L'appareil de transport. — Un homme se casse la jambe en pleine rue, en plein champ : il faut **le relever, le**

(1) Sur 51 cas réunis par Claudot, on relève 38 luxations en haut : 16 totales, 22 partielles. (*Arch. de méd. milit.*, t. VII, 1886.)

(2) *Revue de chir.*, 10 juillet 1884, n° 7, p. 542.

transporter, et c'est là une besogne souvent dévolue aux premiers venus, mais qui n'en est pas moins importante et difficile. Aussi ne saurait-on répandre trop largement les quelques notions pratiques, qui doivent présider à ces premiers secours.

Le membre fracturé doit être provisoirement immobilisé, sur place, avant tout transport, et cela : 1° pour prévenir les dilacérations du foyer et même les déchirures secondaires de la peau, sous la pression d'un fragment chevauché et pointu; 2° pour atténuer les douleurs. Que de souffrances, que d'*accidents* seraient épargnés, si l'on mettait plus de méthode et moins de précipitation à « relever » les blessés, et si l'on ne s'acharnait pas instinctivement au transport immédiat, coûte que coûte, au hasard, parmi l'affolement et le bruit! Et cela est plus vrai encore pour les fractures du membre inférieur.

On ne « déshabillera » jamais le membre blessé : on coupera ou l'on découdra manches, pantalon et chaussures.

Pour réaliser l'immobilisation provisoire, il faudra des *attelles* et des *liens* : attelles et liens « de fortune », improvisés avec ce que l'on aura sous la main. C'est affaire d'industrie et de présence d'esprit.

En ville, dans les lieux habités, les ressources ne manqueront pas, si l'on prend la peine de les chercher et de les requérir : on fera des attelles avec des planchettes, des lattes, des règles, des mètres, des manches à balai, des barreaux, avec des nattes, du treillis de fil de fer, du carton, des parapluies, des cannes, etc.

Dans les champs ou aux bois, on aura recours aux branches d'arbres, aux larges écorces, aux coussinets fabriqués extemporanément avec des baguettes, de la paille, des joncs, etc., ou encore avec les vêtements enroulés. A la chasse, les fusils, les guêtres, les carniers pourront être utilisés. Je rappelle seulement, que, sur le champ de bataille, les fusils, les sabres, les fourreaux, etc., pourront servir au même but.

En somme, il s'agit d'improviser deux tuteurs latéraux, larges et engainants, qui remontent sur toute la longueur du membre, de façon à immobiliser les deux articulations sus et sous-jacentes au segment fracturé.

Au-dessous de ces tuteurs, de ces attelles « de nécessité », on disposera des coussins improvisés, séance tenante, avec du linge, des coupures de vêtements, de l'ouate, des journaux, de la paille, de la mousse, etc.

Enfin, si l'on ne trouve rien d'utilisable, il restera la ressource de fixer le membre inférieur blessé au membre sain, de les attacher l'un à l'autre, côte à côte, le membre sain tenant lieu d'attelle; pour le bras, c'est le côté de la poitrine qui servira de tuteur.

Quant aux liens, aux lacs, on en fera aisément avec les ceintures, les courroies, les bandes de vêtement déchirées, les mouchoirs, etc.

Il y a, de plus, une **façon de soulever le membre**, pour passer les liens et adapter les attelles. La manœuvre devra être régie par le même principe fondamental : **imprimer le moins de mouvement possible au foyer de**

fracture. On ne lèvera donc jamais le membre par son extrémité; on le soulèvera en masse, en bloc, deux mains d'aide l'empaumant et le maintenant à sa partie supérieure, pendant que deux autres mains étreignent le cou-de-pied et tirent dans l'axe. Plus l'accord sera parfait entre ces quatre mains, plus le maintien sera solide, plus la traction sera soutenue, régulière, sans à-coups, et moins vous provoquerez de douleurs et de dommages. C'est la même méthode qui devra présider à toutes les manœuvres de transport.

Une fois le blessé « dans son lit », on lèvera l'appareil improvisé, et l'on procédera à la réduction et à l'immobilisation définitives.

A notre sens, la ***réduction immédiate*** d'une fracture de jambe, par exemple, est tout aussi urgente que la plupart des interventions étudiées plus haut, et cette réduction constitue, elle aussi, une opération véritable, un acte chirurgical de technique réglée, d'importance majeure. Il n'est pas banal de répéter ces vérités utiles, trop souvent méconnues; le traitement des fractures n'est pas, ne doit pas être une besogne de routine et d'à-peu-près.

Aussi bien, à l'heure présente, tout un groupe de fractures doivent guérir exclusivement par le massage : fractures du péroné, des malléoles, de l'extrémité inférieure du radius, certaines fractures de la rotule, de l'olécrâne, fractures de l'extrémité supérieure de l'humérus, du col fémoral, etc.; ou, du moins, le massage doit-il intervenir presque tout de suite, après une période très courte d'immobilisation ou d'extension continue.

Restreindre le « temps d'appareil » à la durée minima que nécessite le gros œuvre de la consolidation : telle est la formule générale; il n'en est pas moins vrai que toute fracture chevauchée ou susceptible de chevauchement doit être, séance tenante, réduite et immobilisée.

Quant aux procédés d'immobilisation, ils se ramènent, en somme, à quelques types simples, qu'il faut savoir exécuter correctement. L'appareil plâtré, sous ses diverses formes, remplit toutes les indications : le praticien, qui a du plâtre et sait s'en servir, qui, de plus, sait faire une extension continue et appliquer l'appareil d'Hennequin, possède tout ce qu'il faut pour guérir toutes les fractures, *s'il sait les réduire et s'il s'astreint à le faire.*

Ce sera donc sur ***la réduction*** — sur la réduction d'urgence des fractures — que nous insisterons, sur ***les manœuvres qu'elle nécessite***, sur ***les repères propres à en vérifier l'exactitude***, en nous contentant d'exposer ***les appareils les plus simples à improviser***.

FRACTURES DE LA CLAVICULE

S'agit-il d'une fracture transversale ou à peu près, *à peine chevauchée*, ou encore d'une fracture de l'*extrémité externe*, engainez le membre dans une **écharpe de Mayor**, bien appliquée, et massez de bonne heure.

Je dis : une écharpe de Mayor *bien appliquée*; voici comment. Prenez un drap fanon, une grande serviette, assez large pour faire aisément le tour du corps, doublez-la en triangle.

L'avant-bras est fléchi à angle aigu, le coude ramené en avant et en dedans : que la base du triangle, bien tendue, croise le devant du membre, comme l'indique la figure 644, et que ses deux pointes, contournant les deux faces du tronc, viennent se réunir en arrière, par un nœud provisoire,

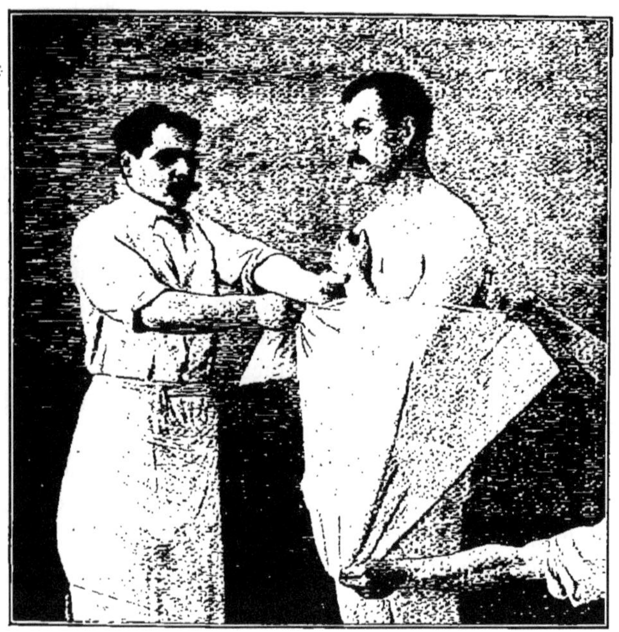

Fig. 644. — *Écharpe de Mayor* : 1er temps de l'application.

que remplaceront ensuite une épingle de sûreté, ou même une bonne couture.

Ceci fait, repliez, de bas en haut et d'avant en arrière, au-dessous de l'avant-bras et du coude, la pointe inférieure, pointe double dont les deux feuillets serviront à l'attache des bretelles. Tirez soigneusement la pointe repliée et façonnez bien la gouttière dans laquelle le membre va reposer (fig. 645). Tout à l'heure, des épingles ou une couture fermeront cette gouttière en complétant « l'encaissement » du coude et de l'avant-bras.

Il ne reste plus qu'à mettre les bretelles : autrement dit, à prendre une bande de toile, à en fixer l'anse médiane en arrière, sur l'écharpe, à rabattre les deux chefs, par-dessus chaque épaule, que protège un coussin d'ouate, — et à les rattacher, en avant, aux deux pointes relevées, bien tirées et bien tendues (fig. 646).

Que de services vous rendra cette excellente écharpe, dûment comprise et dûment appliquée, dans les traumatismes du membre supérieur !

La question se présente sous tout autre aspect lors de fractures complètes, obliques, *chevauchées*, *à grand déplacement*.

La réduction est facile, en général ; le maintien de la réduction — de la coaptation exacte — est à peu près impossible : vous pourrez obtenir un cal de forme régulière, de volume médiocre, de relief assez peu apparent, vous n'obtiendrez jamais, peut-on dire, la continuité absolue, la réparation morphologique idéale.

Mieux vaut en convenir tout de suite, ce qui n'est pas une raison pour laisser les choses en l'état, ou à peu près. Et, de fait, dans ces fractures à

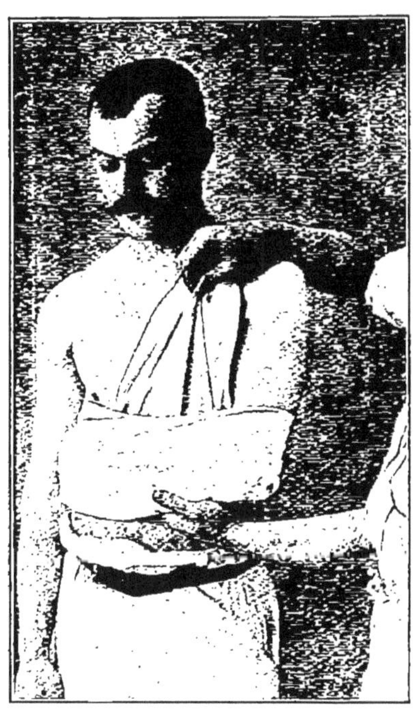

Fig. 645. — *Écharpe de Mayor.* 2e temps de l'application.

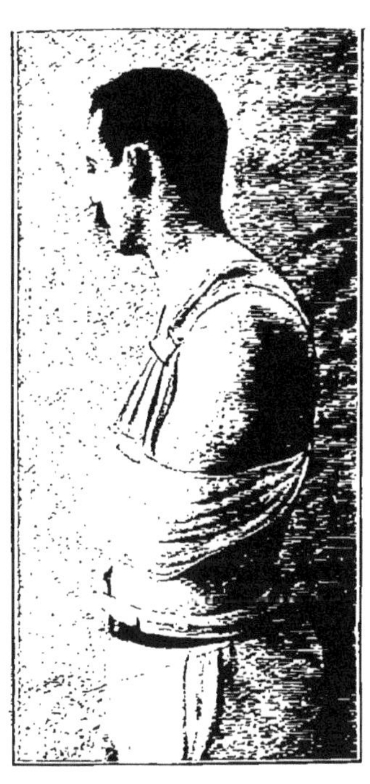

Fig. 646. — *Écharpe de Mayor* appliquée.

grand chevauchement, il y a en jeu d'autres intérêts encore que ceux de la forme extérieure. Ces clavicules raccourcies deviennent une gêne souvent notable au fonctionnement du membre, ces gros cals difformes sont souvent douloureux, si même ils ne créent pas de compressions plus sérieuses.

Donc, ***réduisez*** toujours avec grand soin. Pour cela, faites asseoir le patient sur un siège bas; un aide, debout derrière lui, applique ses deux mains sur le devant des épaules et ramène doucement l'épaule tombante *en haut, en dehors et en arrière* (voy. *Luxations de la clavicule*); vous-même, placé devant, vous réglez et accentuez ce mouvement d'ascension et de rétropulsion, et, saisissant entre le pouce et les doigts les deux fragments, vous assurez leur mise en contact.

La réduction est complète lorsque la clavicule a repris sa longueur, la même longueur que la clavicule intacte, *mesurée de l'article sterno-claviculaire à l'extrémité externe*, souvent saillante et toujours facile à repérer.

C'est dans cette attitude, que votre aide maintient, qu'il faut « faire l'appareil ».

Le nombre est immense des bandages de tout ordre qui encombrent les manuels spéciaux : dites-vous bien que tout assemblage de bandes, quelles qu'en soient l'épaisseur et la complexité, est condamné à glisser et à se disjoindre dans les premières vingt-quatre heures : la surface peut rester séduisante, en dessous le chevauchement s'est reproduit. Il faut du plâtre ou du silicate de potasse pour faire besogne utile.

Pour ma part, je pense que les deux appareils que voici permettent d'obtenir — ce qu'on peut — sous la réserve, toutefois, que la réduction soit

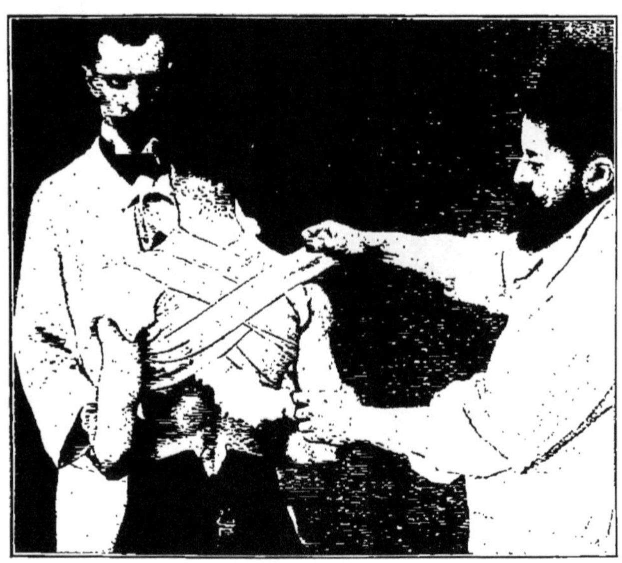

Fig. 647. — Double croisé postérieur des épaules.

bien maintenue pendant toute la durée de leur application et de leur dessiccation.

1° Avec des tampons d'ouate, bien tassés, matelassez les creux sus et sous-claviculaires, l'aisselle, puis enveloppez d'une couche peu épaisse les deux épaules et le haut de la poitrine. Par-dessus, roulez une première bande, très souple, qui décrive d'abord quelques circulaires autour de la poitrine, puis qui remonte obliquement sur l'épaule, descende au-devant d'elle, passe sous l'aisselle, décrive un demi-tour circulaire, dorsal, et, de l'autre côté, chemine de nouveau au-dessous, au-devant, au-dessus de l'épaule, pour revenir obliquement en arrière.

Décrivez, en somme, autour des deux épaules, une série d'anses obliques, qui les ramènent fortement en arrière et en dehors, faites le *double croisé postérieur*, suivant la nomenclature des anciens manuels de bandages, mais en ayant soin d'exercer une forte traction qui efface complètement les épaules, en les rapprochant en arrière, et les immobilise (Th. Anger).

Sur cette première enveloppe roulez une bande de tarlatane plâtrée — ou une bande de toile vieille silicatée — en suivant le même chemin, en décrivant le double croisé postérieur, *rétracteur des épaules* (fig. 647). Faites maintenir la réduction jusqu'à dessiccation complète, et vous aurez un appareil, gênant dans les premières heures ou les premiers jours, mais auquel

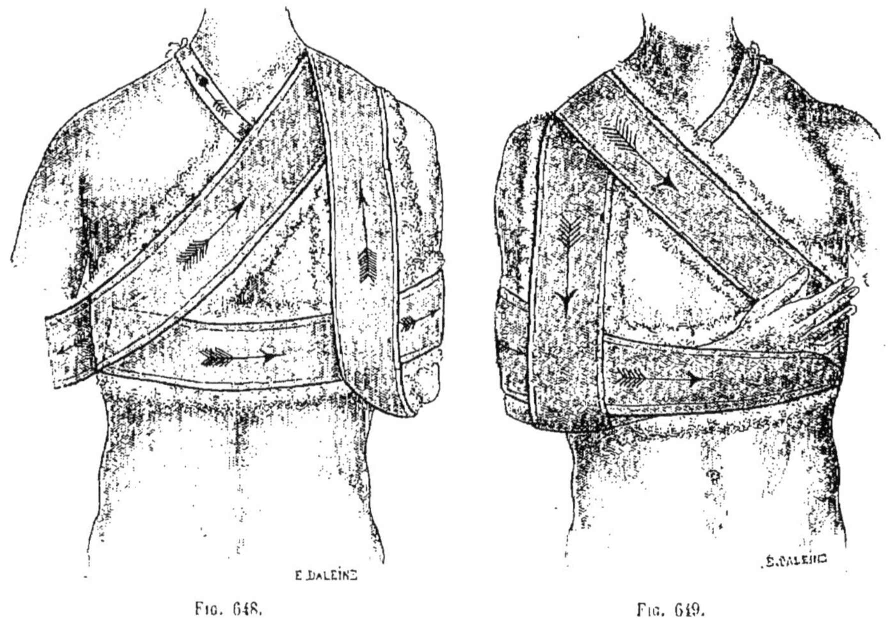

Fig. 648. Fig. 649.

Appareil de Le Dentu.

le patient s'accoutume toujours, et qui, minutieusement appliqué, vous donnera d'excellents résultats.

2° Réduisez, comme tout à l'heure, et faites l'appareil plâtré de M. Le Dentu, que les figures ci-dessous décrivent suffisamment (fig. 648 et 649).

Reste la question de la **suture**. J'ai suturé ou lié une douzaine de clavicules fracturées, à des périodes diverses, et je m'expliquerai nettement sur les indications que je reconnais, pour ma part, à la *réunion opératoire*.

L'indication « morphologique » n'existe pas, en réalité ; en dehors même de la responsabilité que l'on assume toujours, en ouvrant le foyer d'une fracture fermée, et en admettant que la suture soit suivie d'un cal idéal, la cicatrice restera un stigmate à peu près ineffaçable, et tout aussi visible, tout aussi frappant, qu'une légère intumescence de l'os.

Pour nous, la suture n'est indiquée que dans deux éventualités : A. **lors de raccourcissement considérable** de la clavicule, par le fait d'un chevauchement très difficile à corriger ; B. **lors de compression nerveuse**.

En somme, ce n'est jamais là une intervention d'urgence, et nous renvoyons, pour la technique, au chapitre de la *Réunion opératoire des os fracturés*.

FRACTURES DE L'OMOPLATE

Quelques mots seulement : 1° sur les fractures *du corps et de l'épine*; 2° sur celles du *col chirurgical*.

Les fractures de l'épine et celles de l'acromion se révèlent aisément à une exploration soigneuse. Celles du corps, des fosses sus et sous-épineuses sont plus cachées : pour les reconnaître, on applique largement la main sur la région rétro-scapulaire, et l'on fait jouer le bras en dehors et en avant, et, de la sorte, la crépitation se révèle. Un autre procédé, fort recommandable, lorsque l'embonpoint permet d'y recourir, consiste à saisir l'omoplate en travers, dans la zône sous-épineuse, comme le représente la figure 650, et à mobiliser le bras. — L'écharpe de Mayor et le massage résument tout le traitement.

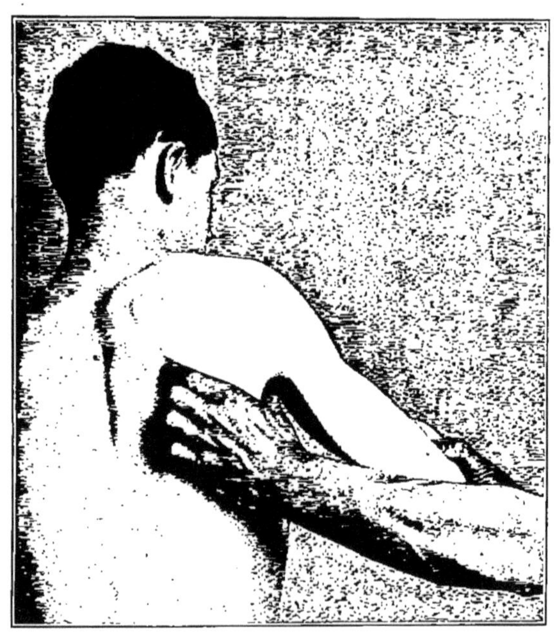

Fig. 650. — Exploration de l'omoplate, pour la recherche d'une fracture.

Quant à la fracture du *col chirurgical*, elle détache, d'un seul tenant, le massif glénoïdien et l'apophyse coracoïde, et, pour rare qu'elle soit, elle vaut d'être bien connue, car elle prête aisément à un diagnostic erroné. L'épaule est tombante, en effet, l'acromion saillant, la région deltoïdienne aplatie : on dirait, à première vue, une luxation de l'épaule. Toutefois, le bras pend verticalement en position moyenne et mobile ; il n'y a pas d'encoche deltoïdienne : c'est une chute en masse du moignon ; enfin, signe capital, appliquez la main gauche sur l'épaule, et, de la droite, saisissez le coude et cherchez à relever le bras, dans l'axe, de bas en haut : il cède, il remonte ; la déformation disparaît, et vous constatez, en général, la crépitation.

C'est dans cette position relevée qu'il convient d'immobiliser le bras.

FRACTURES DU BRAS

Voici une ***fracture de la diaphyse humérale***, avec mobilité considérable, raccourcissement et tassement du bras, au niveau des fragments chevauchés (fig. 651).

Si le blessé doit être transporté ou qu'il faille, pour quelque raison, remettre l'application de l'appareil définitif, enveloppez le bras d'une épaisse couche d'ouate et accolez-le à la partie latérale du tronc, qui sert

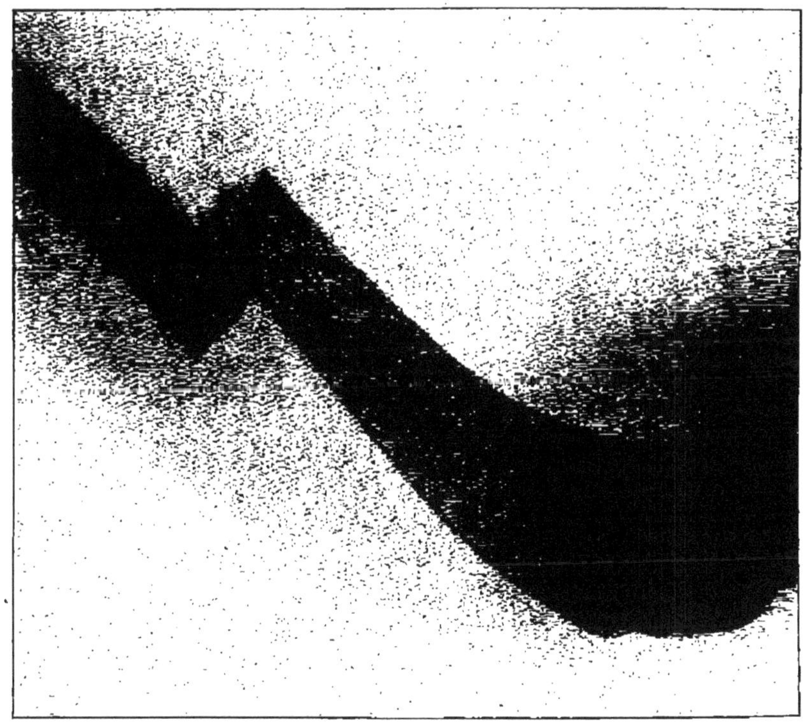

Fig. 651. — Fracture diaphysaire, chevauchée de l'humérus.

d'attelle, par une série de tours de bande, dont les plus déclives encadrent le coude, relèvent et fixent l'avant-bras au-devant de la poitrine.

Le plus tôt possible, immobilisez, après réduction.

Pour réduire, vous ferez asseoir le blessé : une serviette, pliée en cravate, passera sous l'aisselle, et un aide, placé en arrière et monté sur une chaise, s'en servira pour exercer une *traction verticale*. Vous-même, vous fléchirez l'avant-bras à angle droit, et, le tenant d'une main, empaumant, de l'autre, l'extrémité humérale inférieure, au-dessus des tubérosités, vous dégagerez doucement les fragments, et, tirant en bas, dans l'axe, vous rendrez à l'os sa longueur et sa forme normales.

La réduction est correcte, quand l'*épicondyle*, tourné en avant, la *grosse tubérosité humérale* et le *bec de l'acromion* se trouvent *sur la même ligne verticale*.

Il est ordinaire, et de bon augure, d'entendre de gros craquements osseux au cours de ces manœuvres; s'ils manquent, songez à **l'interposition musculaire**, qui est loin d'être rare au bras, et, en inclinant de l'un et de l'autre côté le fragment inférieur, en lui imprimant un mouvement de circumduction légère, cherchez à dégager sa pointe et à rétablir le *contact osseux*.

De plus, si les manœuvres de réduction sont excessivement, anormalement douloureuses, si ces douleurs s'irradient dans tout le membre, si *le refoulement de bas en haut et le heurt des deux extrémités fragmentaires provoquent et exagèrent ces souffrances irradiées*, il y aura lieu de penser à une autre complication possible de ces fractures diaphysaires de l'humérus : **à l'enclavement interfragmentaire du nerf radial** (¹).

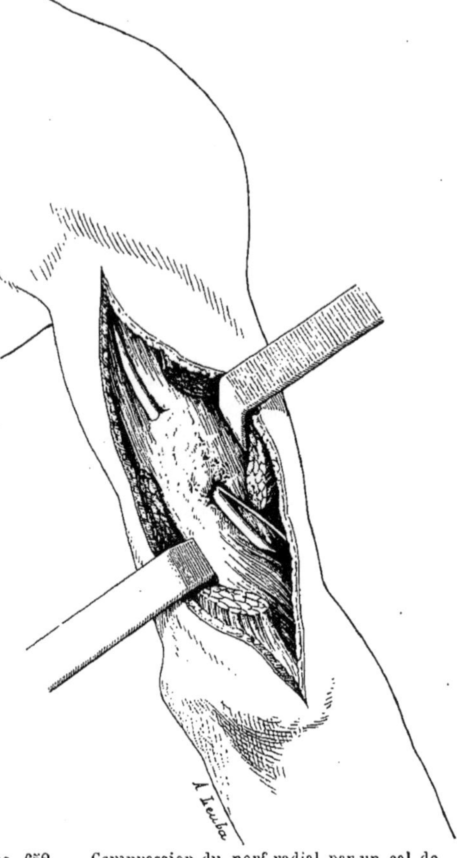

Fig. 652. — Compression du nerf radial par un cal de fracture humérale (le nerf est engainé dans un tunnel osseux).

Par les mouvements d'inflexion, de rotation, de circumduction, dont nous parlions tout à l'heure, on s'efforcera de le mettre « hors de prise »; l'échec de ces tentatives, la persistance d'une vive douleur irradiée et d'un engourdissement de l'avant-bras, après la réduction faite, créeraient l'indication immédiate

(¹) Il faut toujours penser au nerf radial, après les fractures de la diaphyse humérale et vérifier la contractilité des extenseurs (le relèvement du poignet et l'extension des doigts) non-seulement à la suite du traumatisme, mais au cours de l'immobilisation. Si la paralysie initiale est incomplète et non douloureuse, si l'on ne trouve pas les signes d'enclavement inter-fragmentaire, indiqués plus haut, il est tout naturel d'admettre une contusion simple du nerf et d'appliquer l'appareil; les accidents s'atténuent-ils dans les semaines qui suivent, la preuve est faite, et, sous la réserve qu'il ne survienne pas de compression secondaire par le cal, la cure spontanée est à peu près certaine. Une évolution inverse commande l'intervention — et cette intervention, même tardive, donne une proportion considérable de guérisons fonctionnelles. (Voy. notre mémoire avec P.-E. Launois : Résultats des opérations libératrices du nerf radial après les fractures de l'humérus *Revue de chirurgie*, 10 mai 1903, n° 5, p. 574.)

d'une intervention « à ciel ouvert ». La complication n'est, d'ailleurs, trop souvent reconnue qu'à une période tardive (fig. 652).

L'anesthésie générale doit être le préliminaire indispensable de toute réduction malaisée; mais le plus souvent, au bras, il est moins difficile de réduire que « d'immobiliser en bonne réduction », et c'est pour cela qu'***il doit être de règle de ne cesser l'extension et la contre-extension qu'une fois l'appareil sec.***

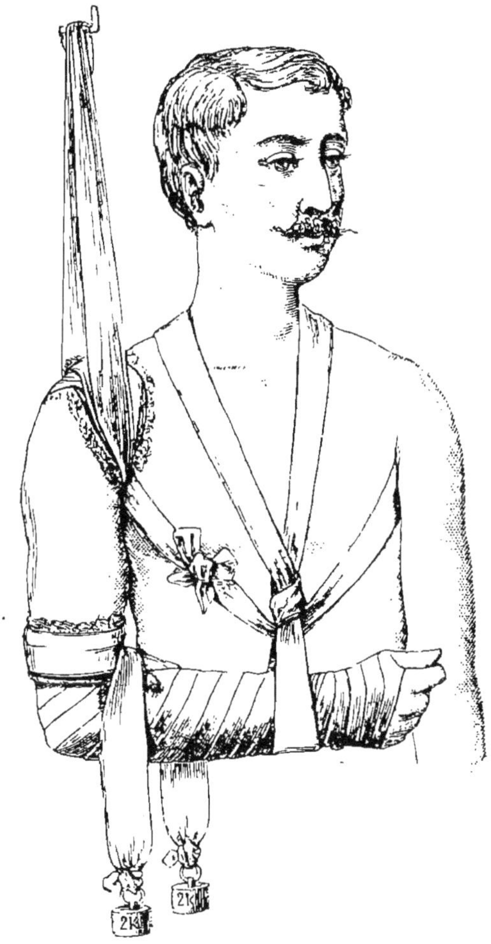

Fig. 653. — Fracture du bras (appareil d'Hennequin). Extension et contre-extension.

Tel est le principe fondamental de l'**appareil d'Hennequin**, qui satisfait, en outre, à cette autre condition générale des appareils de fractures diaphysaires : *l'immobilisation des deux articles supérieur et inférieur.*

Le blessé est assis. Avant tout, occupez-vous d'**installer l'extension et la contre-extension.** Un bandage ouaté entoure le poignet, l'avant-bras, le coude, le cinquième inférieur du bras : une feuille d'ouate, maintenue par une compresse dont les chefs se croisent sur l'épaule, protège l'aisselle. L'avant-bras est fléchi à angle droit et soutenu par une bande disposée comme l'indique la figure 653.

Une large bande, une serviette pliée en cravate passe en étrier sous l'aisselle et va se fixer *verticalement* à un piton, à un anneau de suspension, au cadre du lit, etc. *C'est la contre-extension.*

Une autre bande, d'un mètre, encadre la face postérieure du bras et se croise en avant, à la partie toute supérieure de l'avant-bras, ses deux chefs tombent *verticalement*, et l'on attache à leur extrémité un poids de 2 kilogrammes ou un objet lourd quelconque, représentant approximativement ce poids. *C'est l'extension.*

Cette « préparation » exige une attention minutieuse : c'est sous l'influence de cette traction verticale que les fragments vont reprendre leur situation normale, que la réduction va se faire — toute seule, pour ainsi dire, — pendant que vous procéderez au reste de la besogne préliminaire. Aussi, ne vous pressez pas, laissez les muscles se fatiguer et céder peu à peu.

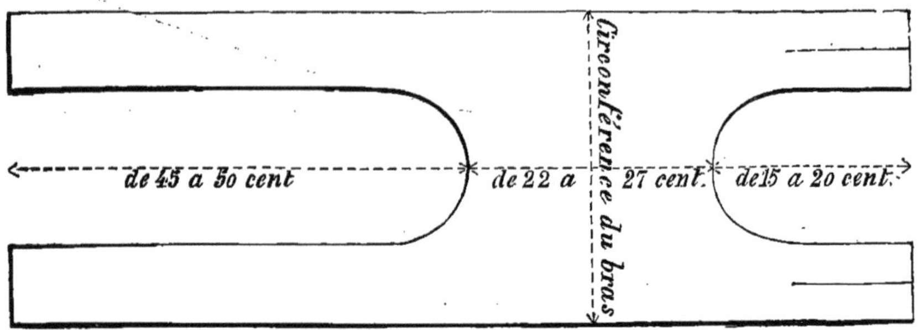

Fig. 654. — Pièce plâtrée de l'appareil d'Hennequin.

Taillez l'appareil comme l'indique la figure 654 : prenez et superposez seize feuilles de tarlatane, en leur donnant une longueur de 1 mètre, et, pour largeur, la circonférence du bras à sa partie moyenne.

Aux bords supérieur et inférieur, faites deux échancrures, l'une de 15 à 20 centimètres au bord supérieur, l'autre de 45 à 50 centimètres au bord inférieur ; la portion intermédiaire, qui figurera le corps de la gouttière, aura la hauteur du bras, mesurée du pli du coude à l'aisselle (22 à 27 centimètres).

On conçoit tout de suite que les deux bandelettes supérieures et les deux inférieures, croisées sur l'épaule et enroulées autour de l'avant-bras, serviront à immobiliser les deux articulations.

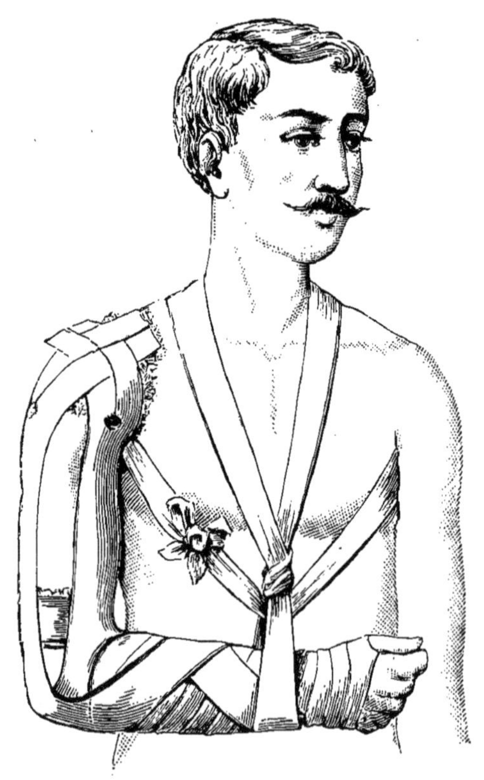

Fig. 655. — Fracture du bras (appareil d'Hennequin). L'appareil appliqué.

Donc, le système d'extension et de contre-extension restant installé, la réduction étant complète et le membre ayant repris sa longueur normale, **appliquez l'appareil**, dûment imprégné de bouillie plâtrée ; encadrez le bord inférieur de l'aisselle avec l'échancrure supérieure, le pli du coude avec l'échancrure inférieure, et rabattez en avant et en arrière, autour du bras, les deux bords de la gouttière. Les deux chefs supérieurs, dédoublés, s'imbriquent sur l'épaule; les deux chefs inférieurs s'enroulent « comme un cothurne » autour de l'avant-bras, pour se réunir au niveau de l'apophyse styloïde du cubitus (fig. 655).

On ne supprime l'extension et la contre-extension — et ce point est essentiel — **qu'une fois la dessiccation de l'appareil bien et dûment terminée.**

Tel est l'excellent appareil d'Hennequin, qui peut être improvisé partout, si l'on en a bien saisi le principe, et qui, en pratique, suffit, à qui sait bien le faire, pour toutes les fractures du bras.

Il arrive que l'on soit contraint d'appliquer l'appareil *sur le blessé couché*; on n'en suivra pas moins les mêmes règles pour la réduction : une bande passée en étrier dans l'aisselle et fixée, d'autre part, à la tête du lit, etc., ou tendue par la main d'un aide, assurera la contre-extension, et l'extension, pratiquée, comme nous l'avons plus haut indiqué, dans l'axe du membre, horizontalement ou à peu près, sera continuée pendant l'application de l'appareil, et jusqu'à complète dessiccation.

Fractures de l'extrémité humérale supérieure. — Ce sont là des traumatismes complexes, s'il en fût, dont le diagnostic reste vague, trop souvent, et qui aboutissent alors, en dernier terme, à une impotence complète du membre.

L'accident date de quelques heures : vous trouvez l'épaule et toute la partie supérieure du bras énormément tuméfiées et déformées, tout mouvement est aboli, toute exploration réveille des douleurs aiguës et des « défenses » musculaires.

Quelles sont, en réalité, les lésions? Contusion simple, luxation de l'épaule, fracture du col chirurgical ou de la tête humérale, fracture et luxation combinées? Il est d'un intérêt capital de fixer ce diagnostic — du moins dans la mesure où il est possible — tout de suite, et pour cela, de recourir, s'il le faut, à l'anesthésie.

Ne perdez pas votre temps à palper, au hasard, en tâtonnant.

Cherchez d'abord le sommet de l'acromion, appliquez le pouce dessous, et voyez s'il « enfonce » : êtes-vous arrêté par un relief saillant, arrondi, dur, qui remplit l'espace sous-acromial, concluez que la tête humérale est à sa place, qu'il n'y a pas de luxation. La conclusion sera inverse, naturellement, si votre pouce « plonge » sans résistance sur le devant du moignon de l'épaule, au-dessous de la pointe acromiale. Et voilà un premier point acquis.

Le pouce restant en place, sous le bec acromial, les doigts encadrant le bord postérieur de l'acromion, vous réussissez, en déprimant peu à peu les parties molles infiltrées, à saisir, à fixer le pôle huméral supérieur. De l'autre main, empaumez solidement le coude, le pôle inférieur; *pressez* alors *verticalement dans l'axe* (fig. 656) : s'il y a fracture, cette impulsion longitudinale provoquera une *douleur aiguë* « au foyer ».

Avec la main « inférieure », cherchez à imprimer au membre une rotation alternative, en dedans et en dehors : s'il y a luxation, « cela ne tourne pas », ou très mal; lors de fracture du col huméral, vous reconnaîtrez que la tête ne bouge pas, sous l'acromion, que *la rotation se fait plus bas*, et qu'elle s'accompagne d'ordinaire de *crépitation*.

Lors de ces chevauchements antéro-internes, où le fragment inférieur, « remonté », se dessine en relief sous la coracoïde, vous pourrez vous con-

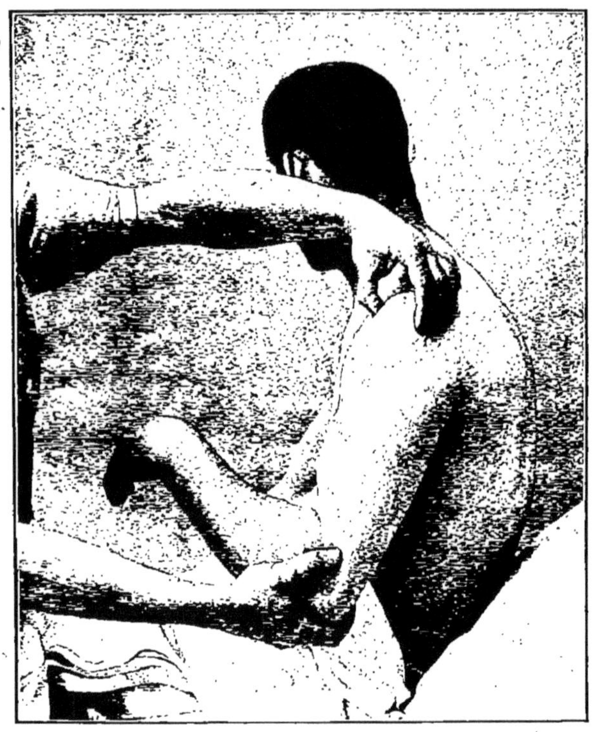

Fig. 656. — Exploration de l'épaule et du bras.

vaincre encore que c'est bien *ce relief sous-coracoïdien qui tourne et remue*, et non la tête, immobile sous l'acromion.

Toujours dans la même attitude des deux mains, portez le coude en dehors, en abduction : le mouvement est, en général, facile, lors de fracture, et vous voyez se dessiner, en haut du bras, une dépression profonde, une *encoche*, à la hauteur de la brisure.

Ces premières explorations, fondamentales, seront complétées par le palper soigneux et « analytique » du moignon de l'épaule, de sa paroi antérieure, de l'aisselle.

1° ***Fracture du col chirurgical, transversale ou à peu près, sans chevauchement, avec un léger glissement du fragment inférieur en dedans*** (fig. 657). — Cas simple, en réalité, qui guérira au mieux par le massage, méthodiquement pratiqué et longtemps poursuivi. Entre les séances, vous maintiendrez le bras dans une écharpe de Mayor.

Mais le déplacement est souvent tout autre et nécessite la réduction et l'immobilisation, au moins temporaire.

2° **Fracture du col chirurgical, oblique, à grand chevauchement** (fig. 658). — Le fragment inférieur remonte en haut, en dedans et en avant, *sous la coracoïde, ou même en dedans de la coracoïde*, il simule la déformation de l'épaule luxée, il peut aller jusqu'à embrocher la peau; le bras, mesuré du bord externe de l'acromion à l'épicondyle, est notablement raccourci.

Que de fois cette fracture a-t-elle été confondue avec la luxation de l'épaule! On cherche à réduire, la saillie sous-coracoïdienne s'abaisse un peu, la déformation s'atténue, on croit « les choses remises en place » tant bien que mal, on immobilise dans une écharpe : à quelque temps de là, le gonflement est tombé, et l'on s'aperçoit que la tête est bien en place, mais que le relief antérieur, que le chevauchement existent toujours, et que l'impotence est complète. Il faut demander alors à une intervention sanglante, toujours assez complexe, la restauration fonctionnelle.

Explorez donc de très près et la saillie antérieure et le « dessous » de l'acromion, et, au besoin, endormez votre blessé : cela en vaut la peine, certes, et l'avenir fonctionnel de l'épaule dépend, en grande partie, de cette première rencontre, du diagnostic que vous allez faire et du traitement qui s'ensuivra.

Sous l'acromion, un palper tenace vous démontrera enfin que la tête « est toujours là »; quant au relief sous-coracoïdien, faites-le saillir, en portant le coude en arrière, et vous pourrez vous rendre compte qu'il n'est point sphérique et régulier, comme la tête humérale.

Il faut *réduire et appliquer l'appareil d'Hennequin.*

Pour réduire, la traction verticale ne suffit pas, en général : commencez par « dégager » le fragment ascendant, en exerçant, au-dessus du coude, une traction oblique en bas et en dehors, traction lente et progressive, à la main, traction élastique, avec un bracelet et des tubes de caoutchouc, installés comme il a été indiqué plus haut.

Ne posez jamais l'appareil plâtré avant que le bras n'ait repris sa longueur, que l'encoche sous-acromiale et que le relief sous-coracoïdien ne se soient effacés, que le bec de l'acromion et l'épicondyle n'aient retrouvé leur situation normale, sur une même verticale; que vos doigts, palpant la face axillaire du bras, ne heurtent plus de saillie hors rang et pénètrent d'emblée jusqu'au fond du creux.

3° **Fractures de la tête humérale ou articulaire supérieure** [1] (du col anatomique, du massif tubérositaire). — Ici, l'on ne sera pas trop exigeant, et l'on ne s'attendra pas à une précision de diagnostic, en fait irréalisable (fig. 660). Ce qu'il faut préciser, surtout, c'est l'absence de déplacement de la tête humérale.

[1] TILLAUX

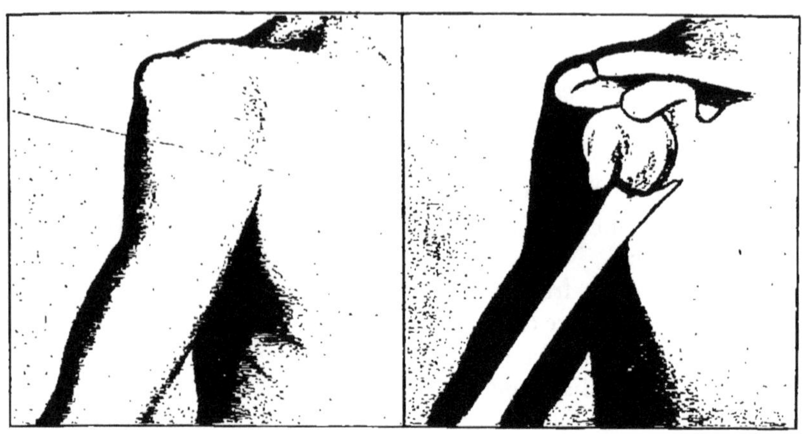

Fig. 657. — Fracture du col chirurgical de l'humérus, avec léger glissement du fragment diaphysaire en dedans.

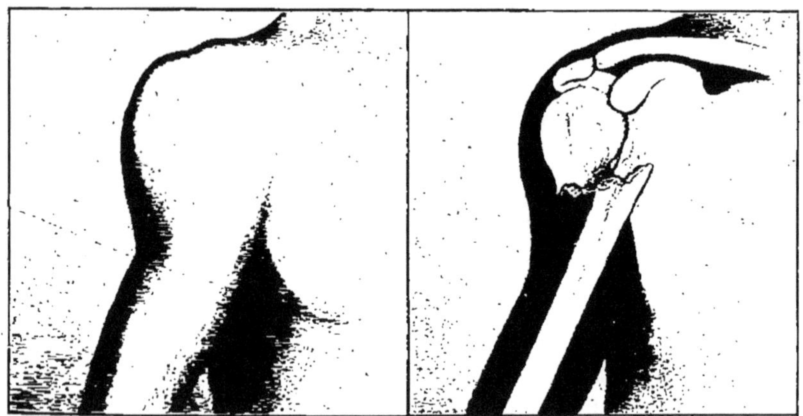

Fig. 658. — Fracture du col chirurgical de l'humérus, à grand chevauchement.

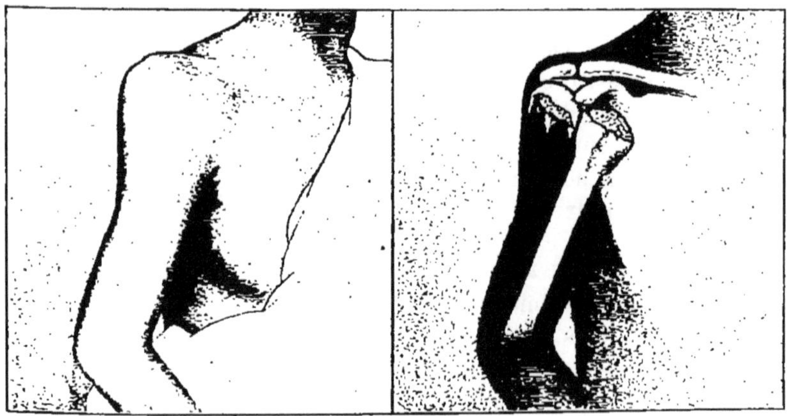

Fig. 659. — Décollement huméral supérieur, avec chevauchement.

Ajoutons que l'abondance de l'épanchement sanguin, que la douleur locale provoquée par l'impulsion dans l'axe ou par la *pression exercée à la jonction de la tête et du col* sont toujours de précieux indices, l'engrènement des surfaces fracturées supprimant souvent toute crépitation.

Ces fractures-là ne doivent pas être immobilisées : une simple écharpe, et le massage, d'emblée; c'est le seul moyen de sauver le fonctionnement de l'épaule.

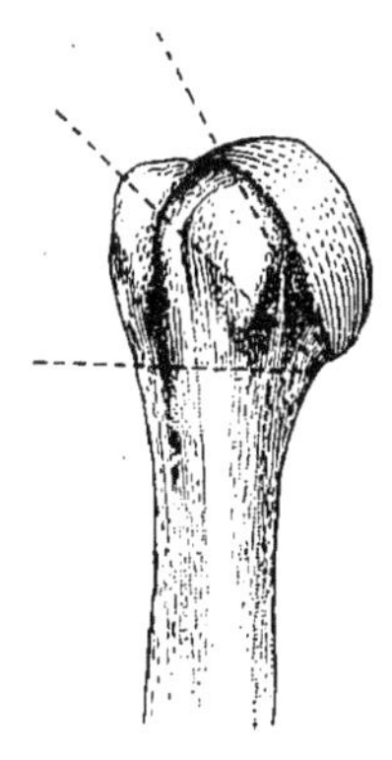

Fig. 660. — Les traits de fracture de l'extrémité humérale supérieure (schéma).

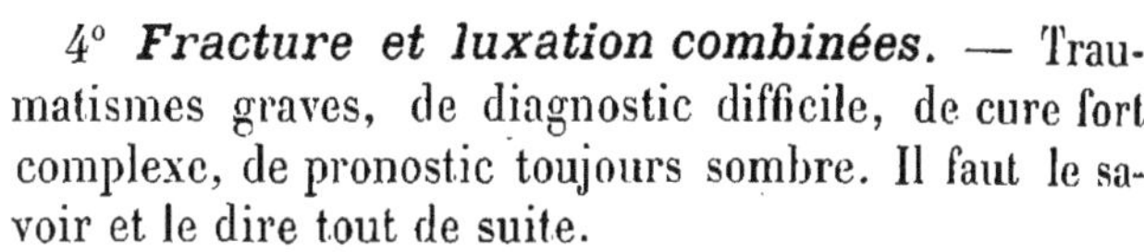

4° **Fracture et luxation combinées.** — Traumatismes graves, de diagnostic difficile, de cure fort complexe, de pronostic toujours sombre. Il faut le savoir et le dire tout de suite.

Vous avez constaté la luxation : la tête, bien reconnaissable, est sous la coracoïde ou en dedans; mais *le bras n'est pas en abduction fixe, il tombe, pendant, le long du corps.*

Si vous cherchez à le faire tourner en dedans ou en dehors, vous constatez que la tête ne bouge pas ou à peine : *la rotation se fait en dehors et en dessous d'elle,* et, au même niveau, vous retrouvez la *crépitation* et tous les signes de brisure.

Luxation de l'épaule, fracture du col chirurgical. Que faire? S'efforcer de réduire, tout de suite, par la manœuvre que voici :

Votre blessé est endormi. Exercez sur le bras, au-dessus du coude, une traction verticale, parallèle au tronc, traction très douce, progressive, qui ne ferait qu'aggraver les délabrements, si vous procédiez avec force et brusquerie, mais qui, méthodique et lente, utilisera les retinacula, les ponts de périoste et de tissu fibreux, reliant encore les deux fragments, et peu à peu, dans une certaine mesure, tout au moins, abaissera la tête, la dégagera, la rapprochera de l'aisselle.

Ceci fait, et pendant qu'un aide maintient ce que vous venez d'obtenir, pratiquez l'impulsion directe, avec les deux pouces, appliqués sur le relief arrondi de la tête, qu'ils refoulent de dedans en dehors, pendant que les doigts s'arc-boutent et prennent appui sur le bord acromial.

Utilisée tout de suite, sur le traumatisme « frais », et pendant l'anesthésie générale, cette méthode s'est montrée maintes fois efficace : naturellement, dès que la réduction est obtenue, on immobilise dans un appareil d'Hennequin.

Échoue-t-on, il ne reste plus qu'à choisir entre deux partis : ne pas mettre d'appareil, et, *d'emblée*, commencer le *massage* et la *mobilisation progressive*, pour sauver au moins « ce qu'on pourra » du fonctionnement de l'épaule; *ouvrir le foyer* par une longue incision antérieure, parallèle au pli pectoro-deltoïdien, dégager et réduire la tête, ou encore, ce qui vaudra souvent mieux, l'extraire.

Autre éventualité, qui, elle, déjoue presque toujours toutes les tentatives de réduction non sanglante : *la fracture occupe le col anatomique et la tête, détachée, est luxée dans l'aisselle.*

Exemple : Grosse femme de cinquante-sept ans, chute sur l'épaule gauche, impotence complète du bras. Le moignon de l'épaule est aplati, l'acromion saillant, la région sous-acromiale dépressible ; en avant, un relief se dessine sous la paroi axillaire, et l'on sent, à ce niveau, une masse dure, vaguement arrondie, en continuité avec l'axe de l'humérus, qui lui communique ses mouvements. Dans l'aisselle, à fleur de peau, pour ainsi dire, autre tumeur,

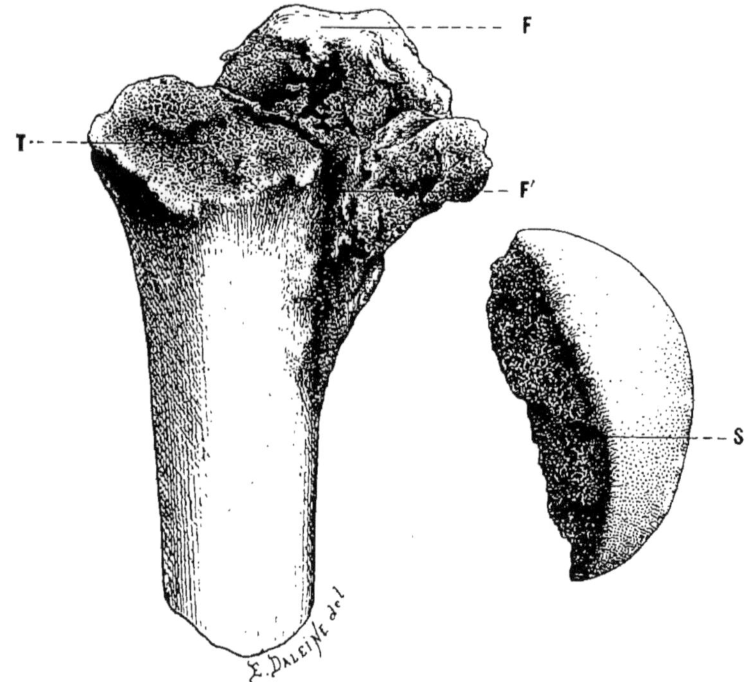

Fig. 661. — Luxation de l'épaule compliquée de fracture.

S, tête humérale détachée et luxée dans l'aisselle. — T, plan de fracture correspondant au col anatomique. FF', grosse tubérosité, également fracturée.

tout à fait distincte du relief précédent, séparée de la face interne de l'humérus, par une rigole fort nette, tumeur ronde, régulière, lisse, sur sa face interne, thoracique, et qui présente tous les caractères de la tête humérale.

De fait, au cours de l'intervention sanglante, on trouva l'extrémité humérale décapitée et saillante sous la coracoïde, et dans l'aisselle, la tête détachée (fig. 661).

Dans ces conditions, tout essai de réduction — par manœuvres externes — est presque toujours illusoire : alors même que l'on réussirait à refouler la tête jusqu'au contact de l'humérus, elle « n'y resterait pas ».

Ici encore, vous n'aurez le choix qu'entre deux méthodes : mobiliser d'emblée, en abandonnant la tête, dans l'aisselle, comme une sorte de corps étranger; ou bien, si elle est gênante, si elle provoque des compressions vasculo-nerveuses, en pratiquer l'extraction, et, cette fois encore, recourir tout de suite à la mobilisation.

5° ***Décollement de l'épiphyse humérale supérieure*** (fig. 659). — Accident fréquent chez les jeunes sujets. Il arrive que le décollement ne soit suivi d'aucun déplacement : c'est la douleur locale, fixe, au niveau de la ligne épiphysaire et l'impotence du bras, qui permettent de faire le diagnostic.

Assez souvent le fragment diaphysaire est porté en haut et en dedans, vers la coracoïde, dessinant un relief arrondi et créant une déformation de l'épaule qui simulent, à première vue, la luxation. Or, les luxations de

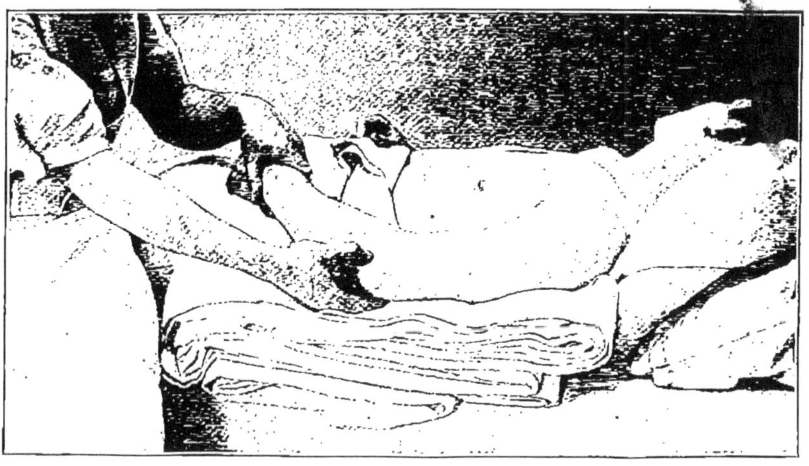

FIG. 662. — Exploration du coude. — *Recherche de la tête du radius.*

l'épaule sont rares, chez les enfants; de plus, l'exploration indiquée plus haut montrera la tête à sa place, sous l'acromion.

Ces décollements épiphysaires *chevauchés* sont d'ordinaire très malaisés à réduire [1], et la réduction à ciel ouvert, d'emblée, pourra devenir nécessaire.

Fractures de l'extrémité humérale inférieure. — Nous n'insisterons pas sur les fractures apophysaires isolées de l'épitrochlée ou de l'épicondyle; mais la conduite à tenir — d'urgence — devient plus malaisée lors de *fractures sus-condyliennes chevauchées*, de fractures *du condyle interne* ou *du condyle externe*, ou devant ces *fractures multiples*, véritables fracas osseux du coude, dont le diagnostic est souvent si difficile à préciser.

Ici encore, sur ce coude gonflé, déformé, impotent, vous devez mettre

[1] Méconnus ou mal réduits, ils laissent des cals vicieux fort gênants, et nécessitent des interventions secondaires, que nous avons étudiées dans un mémoire de 1894. (Les cals vicieux de l'extrémité supérieure de l'humérus et leur traitement opératoire. *Revue de chir.*, 1894, p. 632.)

... à « déterminer » les lésions, et, pour cela, s'il est ... le chloroforme.

...condylienne ou luxation du coude en arrière ? Fracture

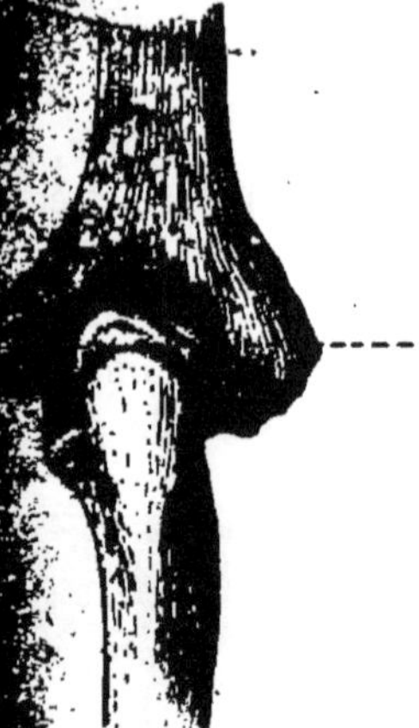

...pports normaux de l'olécrâne ... humérales. — Coude étendu.

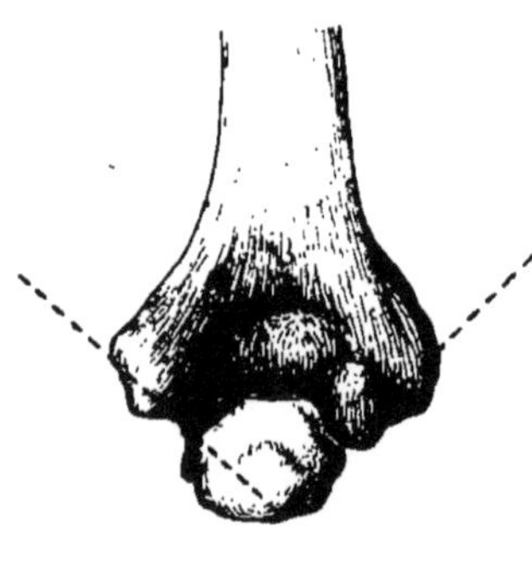

FIG. 664. — Rapports normaux de l'olécrâne et des apophyses humérales. — Coude fléchi.

...terne (de la trochlée), du condyle externe, ou luxation latérale ?

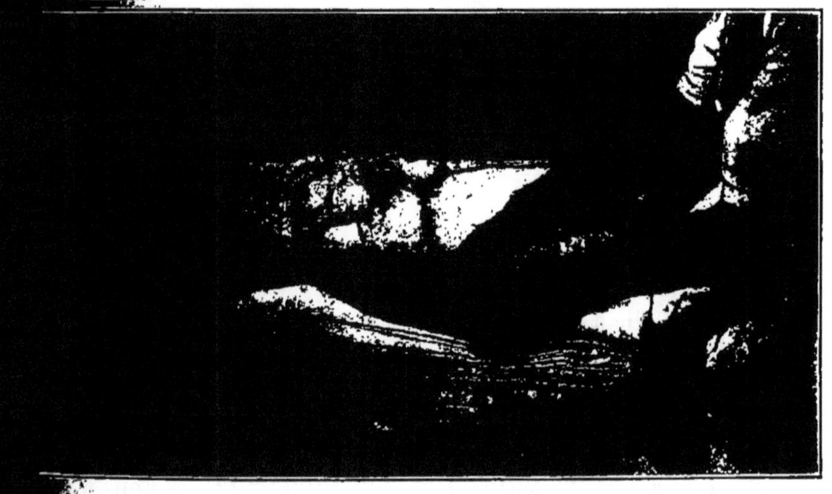

FIG. 665. — Exploration du coude. — *L'olécrâne et les deux apophyses humérales.*

...ont les questions qui se présentent souvent, et dont la solution peut ... difficile, au lendemain d'un violent traumatisme [1].

... ici que les fractures du coude (extrémité inférieure de l'humérus et supérieure des os ...) sont d'une particulière fréquence chez les enfants et les jeunes sujets au-dessous ... Sur 122 traumatismes du coude — radiographiés — chez des enfants, Mouchet a ...ractures de l'extrémité inférieure de l'humérus, 6 fractures de l'olécrâne, 5 fractures ...dius, 1 fracture de l'apophyse coronoïde, 7 luxations du coude en arrière. (A. MOUCHET, ... *l'extrémité inférieure de l'humérus avec radiographies.* Thèse de doct. Paris,

Avant tout, **cherchez les repères** (fig. 662, 663, 664 et 665) : l'olécrâne, l'épicondyle, l'épitrochlée, la tête du radius. Rappelez-vous que, dans la luxation, l'olécrâne déborde largement en arrière le plan des deux apophyses, *avant-bras demi-fléchi*, qu'il remonte bien au-dessus d'elles, *avant-bras étendu*.

La luxation éliminée, vous pourrez rencontrer les types de fractures que voici :

A. ***Fracture sus-condylienne, fortement chevauchée, avec bascule très accusée du fragment inférieur et de tout le coude en***

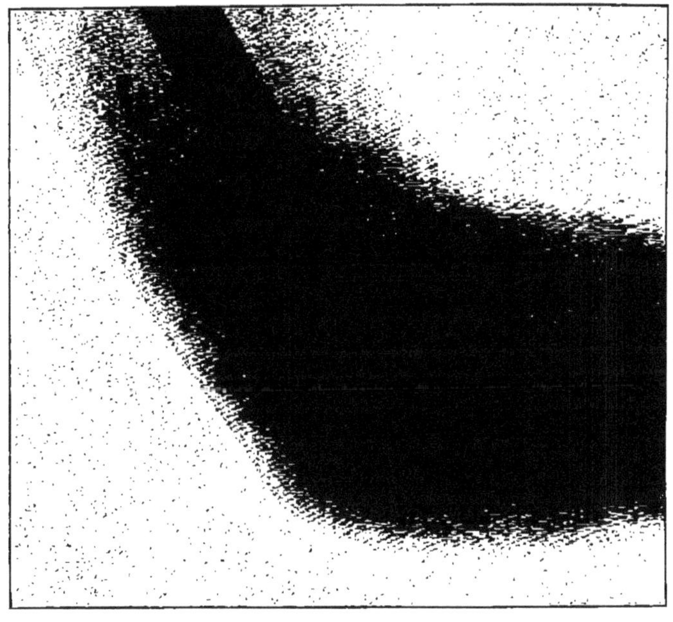

FIG. 666. — Fracture de l'extrémité inférieure de l'humérus. — Chevauchement du fragment supérieur en avant.

arrière, simulant, à s'y méprendre, la déformation de la luxation en arrière (fig. 667).

D'ordinaire, le *trait* est oblique en bas et en avant, et le fragment supérieur glisse au-devant du fragment inférieur, et vient former, immédiatement au-dessus de l'articulation, une « cale » volumineuse, qui, plus tard, entravera singulièrement la flexion.

La figure 666 montre bien ce chevauchement : c'est le coude droit d'une petite fille de douze ans, chez laquelle, au dix-huitième jour de l'accident, à la levée de l'appareil plâtré, on reconnut une entrave fonctionnelle considérable : *la flexion était arrêtée, à l'angle droit, par un obstacle osseux,* une sorte de heurt, dont la radiographie révéla la nature ; l'extension était elle-même fort limitée. Une incision latérale interne conduisit sur le cal difforme, qui fut rompu et modelé : les deux fragments furent alors

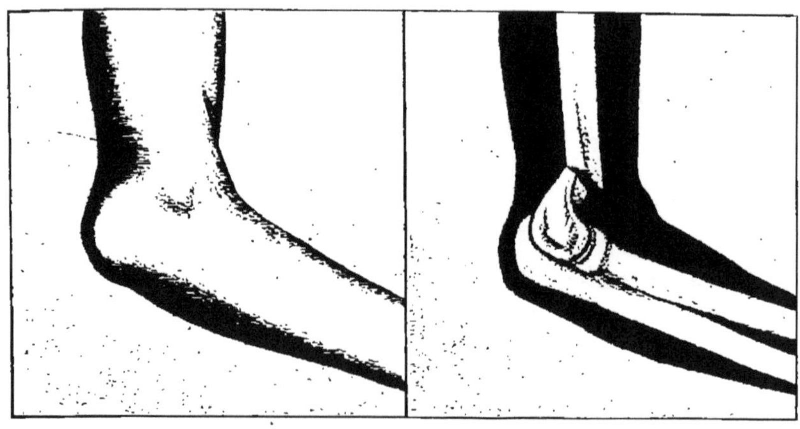

Fig. 667. — Fracture sus-condylienne de l'humérus.

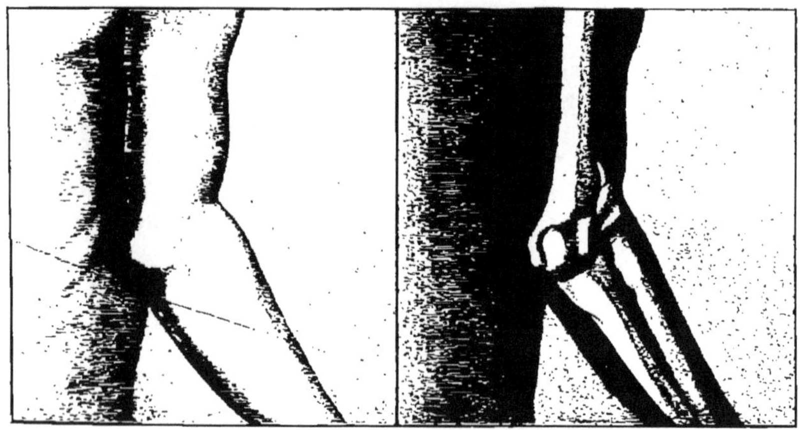

Fig. 668. — Fracture du condyle externe de l'humérus.

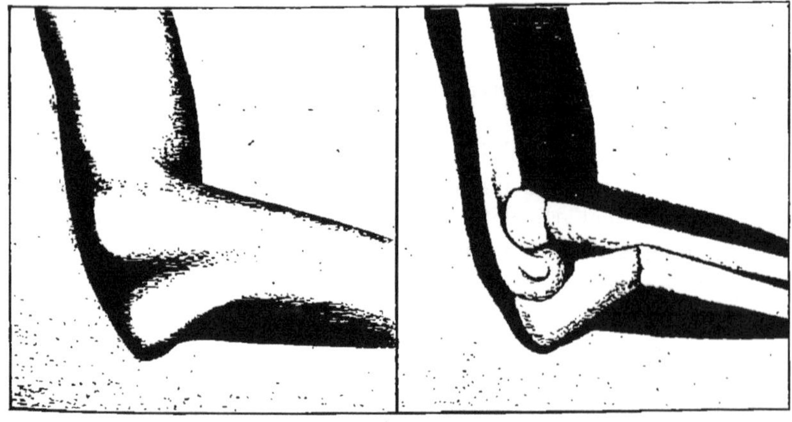

Fig. 669. — Fracture du tiers supérieur du cubitus avec luxation de la tête radiale en avant.

ramenés en ligne, et le coude immobilisé dans la flexion forcée. Au douzième jour, l'appareil était retiré, et l'on commençait le massage et la gymnastique locale : on obtint, cette fois, une articulation mobile et une bonne restauration fonctionnelle.

De fait, la **réduction** — et surtout le maintien de la réduction — dans ces fractures est souvent une besogne fort pénible et de résultat toujours douteux : le coude, gonflé et infiltré de sang, offre peu de prise, et la manœuvre ordinaire — l'avant-bras fléchi — n'est plus suffisante.

Faites donc maintenir le bras à sa partie supérieure, placez l'avant-bras *en extension*, et alors, dans cet axe longitudinal, exercez une traction progressive, qui s'aidera de la coaptation directe, au niveau du foyer de fracture.

Une fois que le fragment inférieur s'est dégagé, qu'il est « descendu », et que le relief antérieur du fragment diaphysaire s'est effacé, essayez de fléchir l'avant-bras, tout *en continuant la traction sur le coude* : si rien ne se déplace, appliquez votre appareil plâtré, comme nous allons le dire, et faites maintenir, jusqu'à dessiccation complète, l'extension et la contre-extension. Immobilisez le coude — et c'est là une donnée générale — non pas à angle droit, mais *à angle légèrement aigu*.

Mais il arrive que toute tentative de flexion reproduise le chevauchement, ou, tout au moins, l'inclinaison en arrière du fragment inférieur : en pareille occurrence, il deviendra utile d'immobiliser le coude *en extension*, mais ce ne sera jamais là qu'une immobilisation provisoire, destinée à faire place, le plus tôt possible, à l'attitude de flexion.

Enfin l'immobilisation — nécessaire lors de chevauchement étendu — sera toujours courte, et c'est là un principe capital, qui s'applique plus étroitement encore aux fractures articulaires proprement dites.

B. ***Fractures isolées du condyle interne ou externe*** (fig. 668). — Qu'il parte du bord interne ou du bord externe de l'humérus, le trait de fracture, oblique, vient aboutir à la gorge de la trochlée : il détache un fragment cunéiforme, à pointe supéro-externe ou supéro-interne, qui comprend l'épicondyle, le condyle, la joue externe de la trochlée (fracture du condyle externe), ou l'épitrochlée et la joue interne de la trochlée (fracture du condyle interne).

Ce fragment oblique remonte ou descend, bascule en arrière ou en avant, et, dans ses déplacements, *entraîne les os de l'avant-bras et dévie le coude* : de là, les apparences de luxations latérales, les subluxations du cubitus ou de la tête radiale.

Or, en pareil cas, la déformation se réduit tout de suite, et se reproduit avec la même aisance, dès que la main se retire; vous constatez une différence de niveau des deux apophyses latérales, épicondyle et épitrochlée, et vous pouvez, en saisissant « par le côté » l'extrémité humérale, mobiliser le fragment en coin, et obtenir la crépitation.

Pour réduire, vous vous aiderez de cette pression directe et de l'inclinaison en sens inverse de l'avant-bras, et vous ferez maintenir l'attitude de réduction jusqu'à dessiccation de l'appareil plâtré.

C. ***Fractures sus et inter-condyliennes*** (fig. 670), ***fractures multiples, fracas osseux du coude.*** — Vous trouverez toute la région énormément tuméfiée, douloureuse, impotente, et, pour faire un diagnostic de quelque précision, tout aussi bien que pour installer l'appareil d'urgence, l'anesthésie générale devient à peu près indispensable.

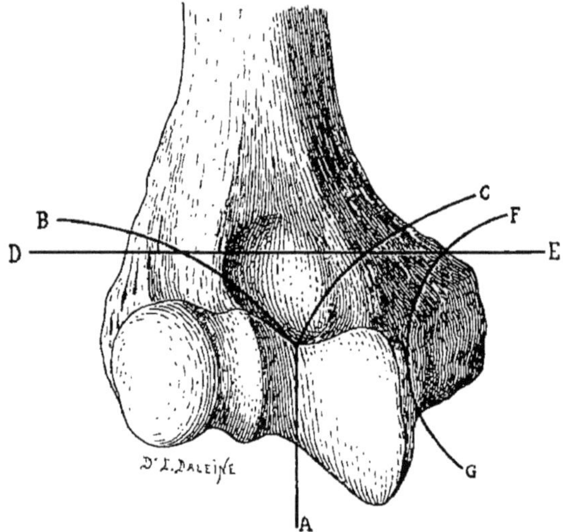

Fig. 670. — Fractures de l'extrémité inférieure de l'humérus (schéma d'après Kocher).

AB, fracture du condyle externe. — AC, fracture du condyle interne. — DE, fracture sus-condylienne. — FG, fracture de l'épitrochlée. — ABC, fracture en Y.

Rendez-vous compte que l'articulation du coude a conservé ses mouvements de flexion et d'extension, que la pronation et la supination de l'avant-bras sont tout aussi exécutables, sans arrêt mécanique. Placez le coude dans la flexion légèrement aiguë, l'avant-bras en demi-pronation, et, comme tout à l'heure, immobilisez dans une gouttière plâtrée (1).

Ces fractures articulaires devront être immobilisées le moins longtemps possible : le massage précoce et la mobilisation, activement poursuivis seront les principaux agents de la guérison fonctionnelle (2).

(1) Il ne faut pas oublier les *complications nerveuses*, qui peuvent accompagner ou suivre, surtout chez les enfants, ces fractures de l'extrémité humérale inférieure. Elles portent le plus souvent sur le cubital, ou encore sur le médian ou le radial. Elles se voient surtout après la fracture sus-condylienne, ou celle du condyle externe; elles sont *précoces* et contemporaines du traumatisme — et l'on fera bien d'explorer toujours le territoire moteur et sensitif des trois nerfs périhuméraux, comme nous le disions plus haut du radial, lors de fracture diaphysaire — *secondaires*, apparaissant quelques jours, ou quelques semaines après le traumatisme — ou *tardives*. Il arrive même que ces paralysies tardives — du nerf cubital, presque toujours — ne se montrent qu'au bout de plusieurs années (dix-huit ans, vingt-deux ans après une fracture du condyle externe de l'humérus). (A. Broca et A. Mouchet, Complications nerveuses des fractures de l'extrémité inférieure de l'humérus. *Revue de chir.*, 10 juin 1899.) Elles semblent liées, alors, aux déviations secondaires du coude, cubitus valgus, cubitus varus, qui succèdent aux fracture infantiles et aux troubles d'évolution consécutifs du cartilage conjugal : à la suite de la fracture condylienne externe, il paraît se produire assez souvent une ossification prématurée du cartilage en dehors, et, l'avant-bras se déviant angulairement dans le même sens, l'olécrâne se rapproche de l'épitrochlée, et le nerf cubital se trouve comprimé. (Voy. Savariaud, Les complications nerveuses des fractures de l'extrémité inférieure de l'humérus chez les enfants. *Arch. gén. de méd.*, 13 janvier 1903, n° 2, p. 65.)

On devra tenir le plus grand compte de l'éventualité de ces complications lointaines, dans le pronostic des fractures de l'épiphyse humérale inférieure, chez les enfants.

(2) Ils suffisent, à eux seuls, lorsque le déplacement est nul ou très peu accusé. Quant à l'immobilisation, elle ne sera pas prolongée au delà de quinze à vingt jours, chez l'adulte, de douze à quinze, chez l'enfant.

C'est aussi dans des cas de ce genre, lors de dislocation complète de l'extrémité inférieure de l'humérus, que la réduction à ciel ouvert et l'enchevillement pourront rendre de grands services, lorsqu'on se trouvera dans

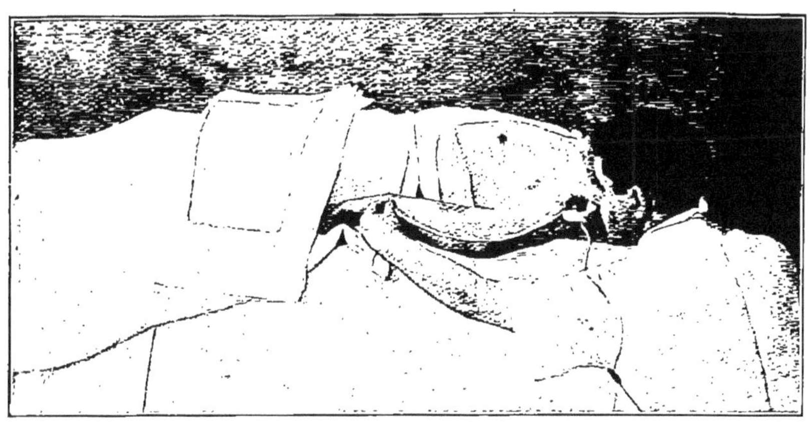

FIG. 671. — Gouttière plâtrée du coude. — Mensuration préliminaire.

des conditions de milieu qui permettront d'en prendre la responsabilité. (Voy. plus loin *Réunion à ciel ouvert et réduction des os fracturés.*)

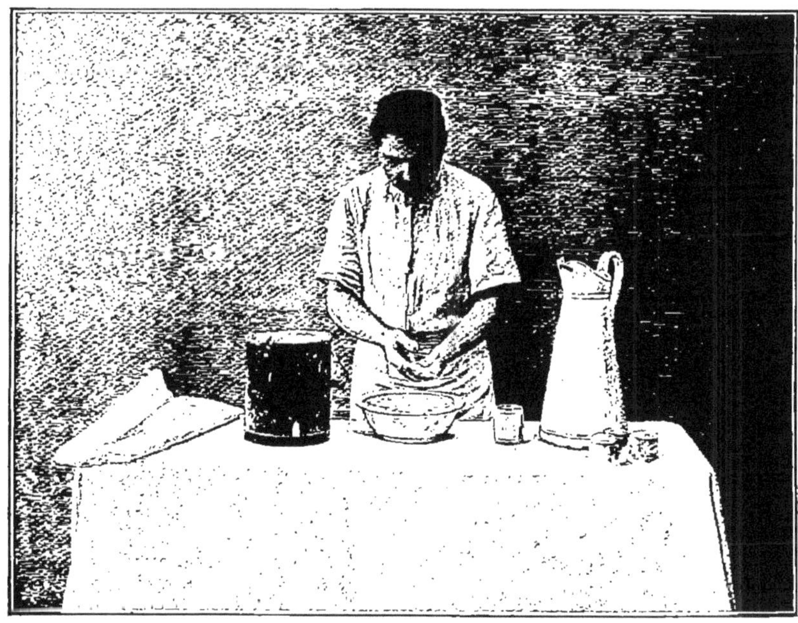

FIG. 672. — Préparation du plâtre.

Immobilisation du coude dans un appareil plâtré. — Voici donc comment vous procéderez, et *ces notions générales s'appliqueront à la confection de tous les appareils plâtrés.*

Pour faire un de ces appareils, il vous faut : *du plâtre*, — du plâtre à mouler,

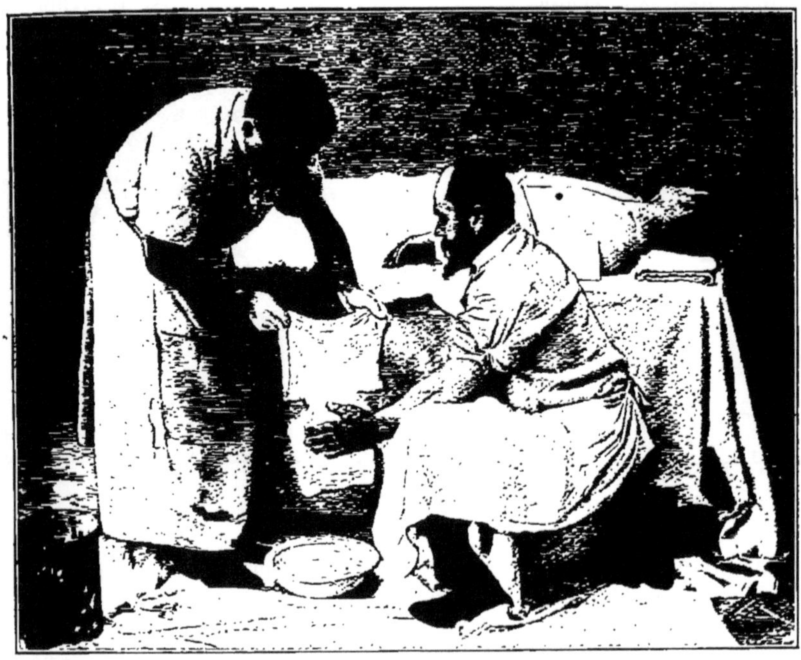

Fig. 673. — Gouttière plâtrée du coude. — L'appareil est imprégné de bouillie plâtrée, et « essoré ».

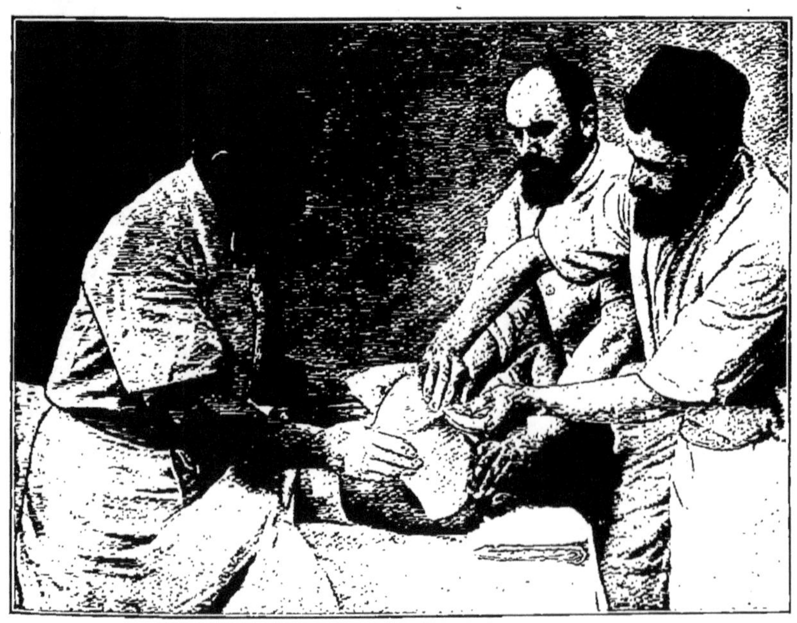

Fig. 674. — Gouttière plâtrée du coude. — Application.

fin, sec et bien tamisé — *de la tarlatane*, que vous remplacerez, au besoin, par de la toile à matelas, de la mousseline, etc., *de l'eau, des bandes.*

Commencez par *tailler la gouttière.* Elle devra remonter jusqu'à la pointe deltoïdienne, et descendre jusqu'au tiers inférieur de l'avant-bras (fig. 671); elle devra envelopper les deux tiers de la circonférence du membre. Or, une fois imprégnée de la bouillie plâtrée, la gaine de tarlatane se rétractera d'un tiers environ : taillez-la en conséquence, et donnez-lui pour largeur le tour complet du bras et de l'avant-bras.

Qu'elle soit composée de seize feuilles de tarlatane : à la hauteur de l'arti-

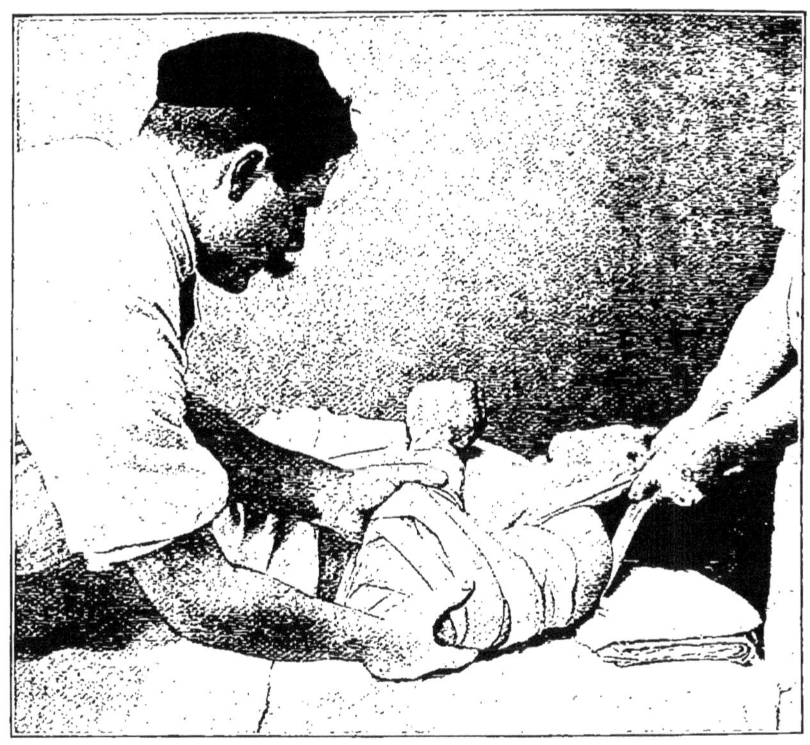

FIG. 675. — Gouttière plâtrée du coude. — Maintien de la réduction, jusqu'à dessiccation complète.

culation, pratiquez, sur les bords, deux incisions obliques, qui permettront tout à l'heure l'imbrication, et qu'un rapide surjet de gros fil serve de « bâti » à la pièce.

Faites le plâtre (fig. 672). Dans une cuvette à demi remplie d'eau tiède, versez-le, en l'éparpillant entre les doigts, et continuez à le « semer », jusqu'à ce qu'il émerge en îlots : alors seulement, plongez la main et « remuez ».

Vous pourrez encore, dans la cuvette, verser un nombre égal de verres d'eau et de verres de plâtre. De toute façon, la bouillie devra prendre une consistance uniforme, crémeuse.

Trempez alors la gouttière préparée, imprégnez-la, malaxez-la bien dans le plâtre liquide : puis faites-la prendre par deux de ses angles et soulevez progressivement, pendant que vos deux mains, glissant à plat sur ses deux faces, la compriment et « l'essorent », de haut en bas (fig. 673).

Si le plâtre est bien fait, si l'imprégnation est suffisante, il sera bien inutile de saupoudrer l'appareil de plâtre sec, comme on le fait souvent.

Appliquez la gouttière, — ne l'appliquez pas directement sur la peau, ou, tout au moins, prenez soin de raser les poils et de vaseliner. — Le mieux est d'envelopper d'abord le membre d'un linge fin ou d'une lame de lint.

Donc la réduction est maintenue et le coude fléchi : étalez la gouttière sur la face postérieure du membre, faites tenir et tendre ses deux angles supérieurs par un aide, pendant que vous rabattez les deux bords, que vous complétez partout l'engainement et que vous imbriquez, au coude, les deux lèvres des incisions (fig. 674).

Il ne reste plus qu'à rouler les bandes soigneusement, de bas en haut, sans à-coup, sans pression brusque, qui pourrait faire basculer les fragments, et à laisser sécher l'appareil.

En effet — et c'est là un point capital — l'extension et la contre-extension « réductrices » devront être maintenues *jusqu'à dessiccation complète de l'appareil,* — jusqu'à ce qu'il ait acquis une solidité suffisante pour jouer son rôle de maintien (fig. 675).

FRACTURES DE L'OLÉCRANE

Ici je dirai, comme pour la rotule : la suture est le traitement de choix, celui qui, bien appliqué et suivi d'une mobilisation suffisamment précoce, donne les meilleurs résultats fonctionnels. Faisons donc la suture *toutes les fois qu'en conscience nous pourrons la faire.*

L'autre mode de traitement, c'est le massage, le massage immédiat, sans aucune tentative d'immobilisation ni de rapprochement. Il donne, lui aussi, d'excellents résultats, surtout dans les faits où l'écartement n'est pas considérable, et l'appareil fibreux péri-olécrânien en partie conservé.

Il n'y a pas d'autre parti à prendre. Ne cherchez plus à ramener les fragments au contact par tel ou tel bandage plus ou moins compliqué, ne discutez plus les avantages respectifs de l'immobilisation en flexion ou en extension : *ne faites pas d'immobilisation.*

Mais vous vous trouverez parfois en présence de *fractures compliquées* de l'olécrâne : quelle que soit l'étroitesse de la plaie, la voie est ouverte, et, dès lors, l'hésitation n'a plus de raison d'être. Comment ferez-vous donc la suture?

Suture de l'olécrâne. — Lorsqu'il s'agit d'une fracture simple, on mettra le foyer à découvert, en taillant et relevant un lambeau cutané rétro-olécrânien, ou plus simplement en pratiquant une incision transversale [1], dont les deux lèvres réclinées donneront un accès très suffisant. Lors de fracture compliquée, vous utiliserez la plaie en l'agrandissant, s'il le faut, dans le sens transversal.

Ici, l'épanchement sanguin est presque tout entier extra-articulaire. Détergez soigneusement tout ce foyer rétro- et péri-olécrânien, excisez, au besoin, les débris effilochés de la bourse séreuse, faites bâiller le trait de fracture, et détergez à son tour le cul-de-sac articulaire.

C'est le premier temps. Passez alors à la *réunion de l'apophyse*. Vous pourrez, suivant le type de la fracture, recourir à l'un ou à l'autre des procédés que voici :

I. **Réunion par deux fils verticaux.** — Avec un perforateur, — et un simple poinçon suffira, — forez deux trous, qui se regardent, dans le fragment supérieur et l'inférieur : forez ces trous obliquement, et faites émerger votre instrument en dehors du cartilage articulaire, sans jamais pénétrer (fig. 676).

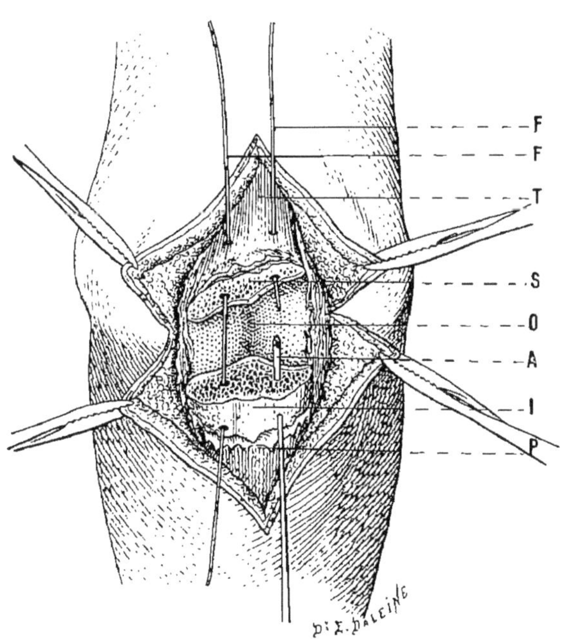

Fig. 676. — Suture de l'olécrâne. — 1er *temps : Passage des fils.*

F. F, les deux fils verticaux. — T, tendon tricipital. — S, surface de fracture. — O, face postérieure de la trochlée humérale. — A, perforateur. — I, fragment cubital. — P, périoste.

Vos deux fils d'argent ou de bronze d'aluminium sont en place : l'avant-bras est étendu, et les mains d'un aide abaissent le fragment tricipital et le maintiennent exactement coapté au fragment cubital, pendant que vous tordez successivement, deux à deux, les quatre chefs. Ceci fait, ils sont coupés à 3 ou 4 millimètres de l'os, infléchis et rabattus à son contact, où le périoste les recouvrira tout à l'heure.

(1) Qu'on fera bien, du reste, de placer toujours au-dessus ou au-dessous du trait de fracture, pour prévenir toute adhérence ultérieure.

Terminez, en effet, l'opération en réunissant, par un surjet de fin catgut, les deux lèvres fibro-périostiques, comme l'indique la figure 677. Enfin la peau est suturée sans drain, et le coude, en flexion, est immobilisé dans une gouttière plâtrée, pendant huit à dix jours. *Cette brièveté de l'immobilisation consécutive est de rigueur*, et constitue l'un des éléments essentiels de succès fonctionnel.

II. **Réunion par un seul fil transversal, en anse.** — Les deux fragments sont perforés de part en part, *de dehors en dedans* : un fil unique les traverse l'un et l'autre, et descend verticalement sur leur bord interne, qu'il encadre (fig. 678); en dehors, les deux chefs sont tordus, coupés et rabattus, comme tout à l'heure. Un surjet fibro-périostique complète le rapprochement en arrière du trait de fracture.

Ce procédé, que nous avons, pour notre part, plusieurs fois utilisé, est excellent aussi : il rend de grands services, en particulier dans les cas où le fragment supérieur, quelquefois les deux fragments, sont divisés par un second trait vertical ou oblique; sur ces pièces de volume très réduit, la suture serait difficilement applicable : le fil « en travers » les accole l'une à l'autre et solidarise tout le système.

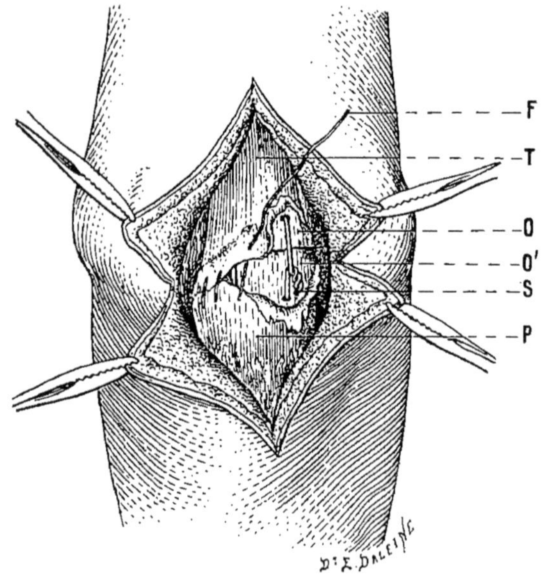

FIG. 677. — Suture de l'olécrâne. — 2e *temps : Réunion des fils, suture périostique.*

F, surjet périostique. — T, tendon tricipital. — O, O', les deux surfaces de fracture, coaptées. — S, un des fils, tordu et rabattu — P, périoste du cubitus.

III. ***Réunion par un seul fil transversal, en anse, traversant le tendon tricipital.*** — C'est une variante du procédé précédent, tout indiquée, lorsqu'on se trouve en présence d'un fragment supérieur très petit, sorte d'éclat osseux appendu au tendon tricipital, et que la lésion ressemble plutôt à une rupture tendineuse qu'à une fracture proprement dite.

Au lieu de chercher à conduire le fil dans l'épaisseur du fragment tricipital, qui se briserait sous l'instrument et n'offrirait ultérieurement aucune résistance, vous le faites passer *dans l'épaisseur du tendon*, en plein tendon, au niveau même de son insertion; en bas, l'autre chef traverse l'olécrâne, à 1 centimètre environ du trait de fracture (fig. 679). La striction et la torsion de l'anse sont suivies d'un exact rapprochement : surjet fibro-périostique. (Voy. plus loin les *procédés applicables aux ruptures tendineuses proprement dites.*)

Suture et mobilisation précoce : voilà donc les deux conditions d'une restauration fonctionnelle aussi rapide et aussi complète que possible, restauration qui sera parfois merveilleuse, chez les sujets encore jeunes et puissamment musclés.

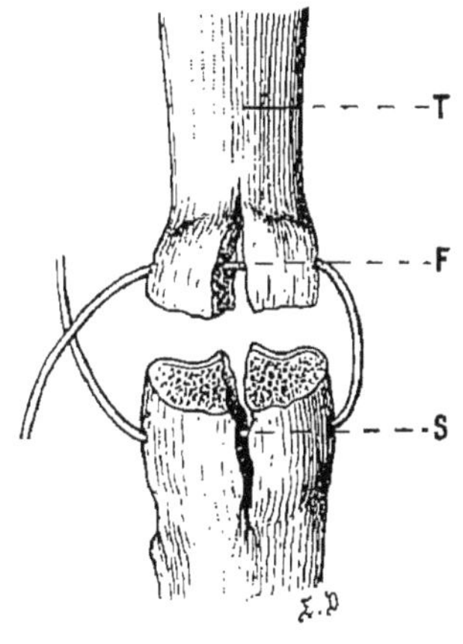

Fig. 678. — Réunion de l'olécrâne, par un *fil transversal, en anse.*

T, tendon tricipital. — F, fragment supérieur, divisé verticalement. — S, fragment inférieur, aussi morcelé.

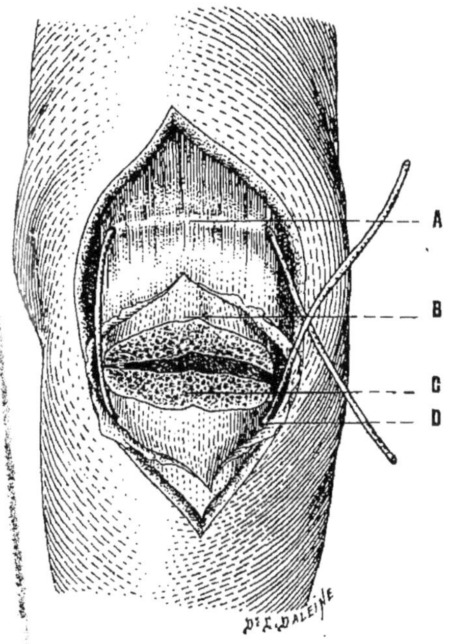

Fig. 679. — Réunion par un fil en anse, *traversant le tendon tricipital. — Cerclage de l'olécrâne.*

A, fil traversant le tendon tricipital, plus près sa face superficielle. — B, fragment olécrânien supérieur. — C, fragment inférieur. — D, fil traversant le fragment inférieur.

FRACTURES DE L'AVANT-BRAS

Dans la fracture de l'avant-bras proprement dite, la fracture des deux os, la réduction et surtout le maintien en bonne position sont loin d'être faciles : fléchissez l'avant-bras à angle droit et faites-le maintenir au-dessous du coude; prenez le poignet et placez d'abord la main en supination complète, puis exercez une traction longitudinale, dans l'axe, qui ne tardera pas à ramener les deux os dans leurs rapports normaux; au besoin, les doigts appliqués sur l'espace interosseux, sur le milieu de la face supérieure de l'avant-bras, et le suivant de haut en bas, achèveraient la coaptation.

Cette attitude en supination complète serait la meilleure; elle n'est guère supportable; tâchez de vous en rapprocher le plus possible, en immobilisant bras et le coude dans une gouttière plâtrée cubitale, étendue de la ... métacarpienne au tiers inférieur du bras. Il est indispensable de « prendre » coude et poignet, si vous voulez éviter la bascule des fragments ... l'espace interosseux.

Mais, ici encore, l'immobilisation sera réduite au strict minimum, deux semaines; le massage et la gymnastique locale termineront le traitement et

FIG. 680. — Fracture de l'extrémité inférieure du radius.

préviendront, mieux que tout bandage, la soudure radio-cubitale, la suppression ou la limitation des mouvements de rotation de l'avant-bras.

La fracture des deux os s'observe, du reste, à diverses hauteurs : en bas, elle simule, à première vue, celle de l'extrémité inférieure du radius (fig. 681 et 682). Enfin, cubitus et radius peuvent être isolément brisés; signalons la *fracture du tiers supérieur du cubitus avec luxation de la tête radiale en avant* (fig. 669); il faut, à la fois, réduire le cubitus chevauché et raccourci et « refouler » en place la tête radiale, puis immobiliser en flexion pendant une première et courte période.

Fractures de l'extrémité inférieure du radius. — S'il n'y a pas déformation, et le fait est loin d'être rare chez la femme, chez les sujets

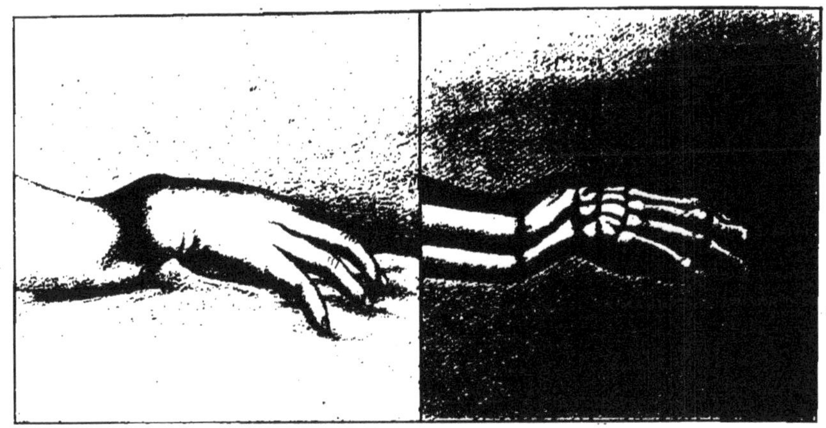

Fig. 681. — Fracture des deux os de l'avant-bras en bas.

âgés, vous n'avez qu'à instituer tout de suite le massage, rien de plus.

Lorsque le dos de fourchette est bien accusé (fig. 680 et 682), *il faut réduire.*

Et cette réduction ne doit pas être un simulacre sans valeur, comme il

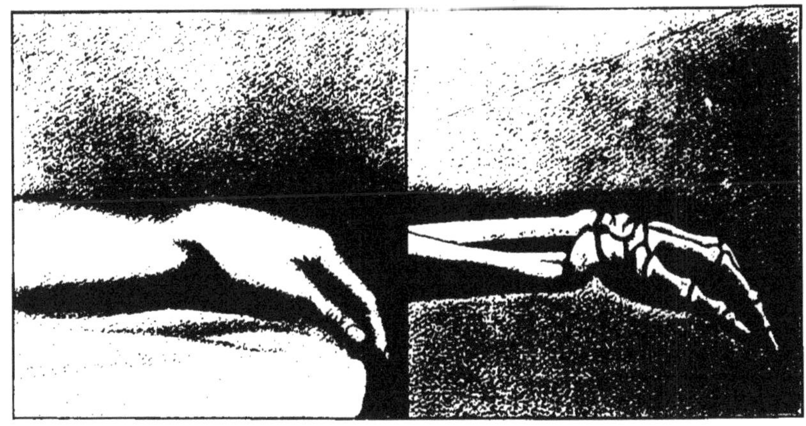

Fig. 682. — Fracture de l'extrémité inférieure du radius.

arrive trop souvent : elle doit être méthodiquement et complètement faite. La déformation ne disparaîtra pas par le massage et s'atténuera à peine avec le temps, et, pour avoir négligé cette manœuvre préliminaire, vous laisserez à votre blessé, non seulement une saillie fort vilaine, mais souvent une gêne fonctionnelle notable de la main.

Pour réduire, un aide tient horizontalement l'avant-bras au niveau de son tiers inférieur et vous présente la face dorsale de la main et du poignet; placé en face, vous disposez vos deux mains, comme le montre la figure 683, les doigts en dessous, les pouces en dessus, au niveau du dos de fourchette, et, de la sorte, exerçant une énergique pression sur le relief

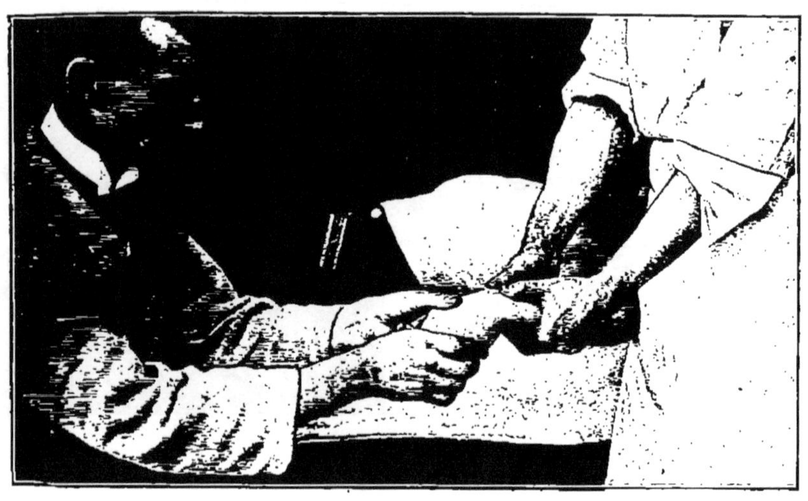

Fig. 683. — Réduction d'une fracture de l'extrémité inférieure du radius.

osseux, vous fléchissez fortement la main, tout en l'inclinant sur le bord cubital.

Ce désengainement exige un effort assez puissant et ne va pas sans une vive douleur, mais il peut se faire très vite, si la triple manœuvre de *pression*, *flexion* et *inclinaison cubitale* est bien combinée, et si l'on ne commence le mouvement, qu'une fois les deux pouces largement appliqués sur le relief dorsal et la main solidement « empoignée ».

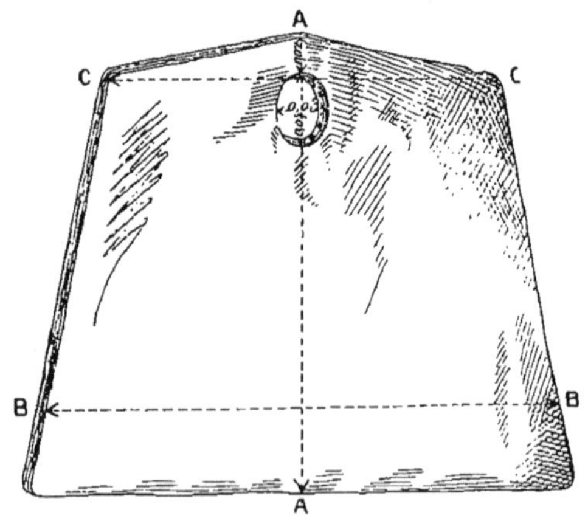

Fig. 684. — Appareil d'Hennequin pour la fracture du radius. Taille de l'appareil ([1]).

Ceci fait, on pourra, sans appareil, commencer le massage; pourtant, quand la déformation est très marquée et que la réduction exige un violent effort, il sera utile d'immobiliser pen-

([1]) L'appareil, composé de douze à quinze feuilles de tarlatane superposées, figure un quadrilatère irrégulier, ayant pour longueur (AA') la distance qui sépare le pli du coude du pli palmaire correspondant aux articulations métacarpo-phalangiennes; pour largeur, en haut la circonférence de l'avant-bras prise à sa partie supérieure (BB), en bas celle du poignet plus 3 centimètres (CC). Au milieu de l'extrémité inférieure du quadrilatère, à 2 centimètres de son bord digital, sera pratiquée

dant une semaine, dans un étui plâtré, disposé comme ci-contre

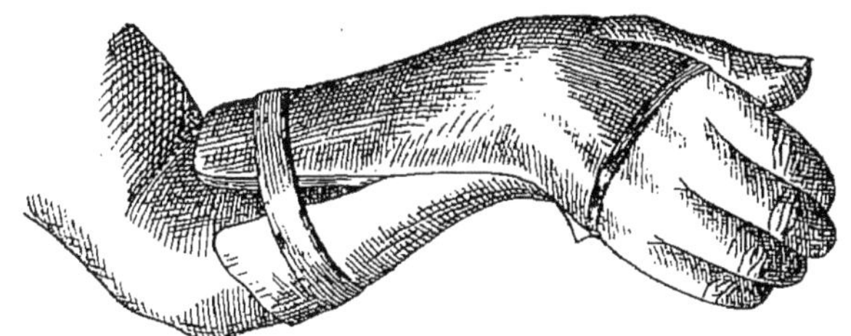

FIG. 685. — L'appareil plâtré d'Hennequin, appliqué.

(fig. 684 et 685); et, encore une fois, le massage achèvera la cure fonctionnelle.

FRACTURES DES OS DE LA MAIN

Les fractures des os du *carpe* sont rares, moins pourtant qu'on ne l'écrit, en général. Elles se reconnaissent à la douleur locale, à la crépitation quelquefois, surtout à la radiographie. Elles se combinent souvent avec des luxations : d'après Fritz de Quervain [1], dans 1/5e des cas, la luxation du semi-lunaire s'allie à la fracture du scaphoïde, et, devant ces traumatismes complexes, qui peuvent laisser derrière eux des troubles fonctionnels graves du poignet, l'excision, d'emblée, du semi-lunaire et du fragment scaphoïdien est tout indiquée. En pratique courante, le massage suffit.

Il suffit aussi, d'ordinaire, au traitement des fractures des *métacarpiens*, beaucoup plus fréquentes: s'il existait une déformation et un déplacement notables, on devrait réduire et immobiliser sur une planchette, au moins quelques jours.

C'est encore par le massage, pur et simple, et la mobilisation que guérissent les fractures des *doigts*, des *phalanges*. Lorsqu'elles sont toutes voisines de l'extrémité postérieure de la phalange, elles peuvent en imposer pour une luxation; si le déplacement est très accentué et difficile à contenir, on pourra, pendant une courte période, immobiliser le doigt infléchi sur une bande roulée [2].

une ouverture ovalaire de 4 centimètres dans le sens longitudinal, de 5 centimètres dans le sens transversal, destinée à livrer passage au pouce. — L'appareil appliqué engaine l'avant-bras comme le montre la figure 685. (HENNEQUIN, Considérations sur le mécanisme, les symptômes et le traitement des fractures de l'extrémité inférieure du radius. *Revue de chir.*, 1894, p. 557, 801.)

(1) FRITZ DE QUERVAIN, Beitrag zur Kenntniss der kombinirten Frakturen und Luxationen der Handwurzelknochen. *Monatschrift f. Unfallheilkunde u. Invalidenwesen*, 1902, n° 5.

(2) Une bande roulée est disposée sous le doigt : une large bandelette de diachylon évidée au niveau des articulations est appliquée et collée sur la face dorsale; à la hauteur de l'ongle, elle est divisée, et les deux chefs remontent latéralement pour se croiser sur le métacarpe (CLAMANN).

FRACTURES DU BASSIN

Nous signalerons brièvement : 1° les fractures *partielles* ; 2° les *grands fracas*, compliqués le plus souvent d'autres lésions osseuses et viscérales graves ; 3° les fractures typiques, la *double fracture verticale*.

Les fractures *partielles* peuvent intéresser la crête iliaque, dont elles détachent un segment plus ou moins large, les épines, la tubérosité ischiatique, etc. ; on les reconnaît à la douleur locale, révélée à une exploration méthodique de la ceinture osseuse pelvienne, quelquefois, pour la crête, en particulier, à une certaine mobilité. Le repos horizontal est le seul traitement à instituer.

Les *grands fracas* s'observent à la suite des traumatismes considérables, des écrasements, etc., et, le plus souvent, ils se combinent à des fractures des membres inférieurs, de la colonne vertébrale, à des contusions graves de l'abdomen, des déchirures de la vessie, etc. ; ce sont surtout ces lésions viscérales qui, avec le shock, commandent la pratique d'urgence.

Quant à la *double fracture verticale*, quel qu'en soit le mécanisme (pression transversale ou antéro-postérieure), elle est représentée par un trait vertical *antérieur*, divisant la branche horizontale du pubis et la branche ascendante de l'ischion, et un trait vertical *postérieur*, tout voisin de la symphyse sacro-iliaque, détachant l'aile du sacrum ou la partie postérieure de l'os iliaque. L'examen doit donc porter toujours de ces deux côtés, en avant et en arrière : par la pression, en travers, sur les deux crêtes iliaques, que les deux mains, largement appliquées, cherchent à rapprocher, on provoque, lors de fracture, une vive douleur, premier et précieux indice ; explorez alors soigneusement le pli génito-crural, en suivant, du doigt, le pourtour osseux du trou obturateur ; en arrière, explorez de même l'épine iliaque postéro-supérieure, la symphyse et toute la zone limitrophe. Le toucher rectal pourra être utile.

A la suite de ces fractures pelviennes, le transport du blessé exige toutes les précautions que nous avons indiquées plus haut, pour les fractures du rachis. (Voy. *Fractures de la colonne vertébrale*, p. 214.) L'immobilisation dans le décubitus horizontal, au moyen de la gouttière de Bonnet ou d'un appareil analogue, résume, en général, tout le traitement de la fracture elle-même ; dans quelques cas, où la moitié détachée du bassin se déplace et « remonte », l'extension continue peut être indiquée.

Enfin les lésions intra-pelviennes et spécialement celles de l'urèthre profond, qui sont loin d'être rares, deviennent une source de difficultés pratiques et l'un des plus sérieux éléments du pronostic. Il faut y penser toujours et tout de suite, après tous les traumatismes du bassin, et se conduire suivant les règles plus haut formulées. (Voy. *Ruptures traumatiques de la portion profonde de l'urèthre avec fracture*.)

FRACTURES DE CUISSE

Je suppose une fracture de la partie moyenne, avec ce chevauchement antéro-externe qui est d'observation courante (voy. fig. 686) : la cuisse est raccourcie, tassée, renversée en dehors, et tout le segment inférieur du membre, la jambe et le pied reposent sur leur face externe. — Le diagnostic est évident, et toute manœuvre d'exploration complexe est inutile et nocive. **Imprimer le moins de mouvements possible au membre fracturé** : telle doit être la règle immuable, et cela, non seulement pour épargner la douleur, mais pour éviter les décollements périostiques, les déchirures musculaires, l'accroissement de l'épanchement sanguin inter-fragmentaire, qui deviennent, dans certaines conditions, une singulière aggravation du traumatisme initial. C'est pour cela que le transport demande à être toujours étroitement surveillé. (Voy. plus loin : *Fractures de jambe.*)

Faites coucher votre blessé sur un matelas dur, la tête basse, sans traversin ni oreillers. Un aide se place du côté du bassin, applique l'une des mains en dedans de la cuisse, sur le pubis et la région périnéale, l'autre en dehors, sur l'épine iliaque, et, de la sorte, assure la contre-extension; un autre aide saisit le pied et le tiers inférieur de la jambe, et tire longitudinalement dans l'axe du membre.

Vous vous tenez en dehors, et, encadrant de vos deux mains le devant de la cuisse, vous refoulez et coaptez avec vos pouces les fragments chevauchés, que la traction fait peu à peu glisser et ramène en continuité.

Si l'inflexion de la cuisse en dehors est très considérable, faites tirer *en abduction légère*, et prolongez la manœuvre, pour que les muscles se fatiguent et cèdent. En général, cette réduction n'offre pas d'obstacles sérieux, et, de plus, elle s'achève sous l'extension continue. Il n'en est pas moins toujours indispensable de réduire, avant d'appliquer l'appareil, et de se rendre compte de la parfaite « réductibilité » de la fracture, en restituant à la cuisse sa longueur et sa forme normales.

Ce sont là, en effet, les deux éléments-témoins d'une bonne réduction : **que l'axe de la cuisse ait repris une absolue rectitude, que le membre blessé ait recouvré la même longueur que le membre sain** [1], et que, sur les deux membres rapprochés côte à côte, **les bords supérieurs des deux rotules se trouvent sur une même ligne transversale**, les bords inférieurs des deux malléoles internes se correspondent exactement, la plante du pied droit prolonge la plante du pied gauche.

Il arrive que la réduction exige quelque manœuvre spéciale, lorsque les fragments, très obliques et pointus, ont pénétré dans les nappes musculaires

[1] Sous la réserve, bien entendu, que le bassin soit « bien placé » et les deux épines iliaques antéro-supérieures sur une même ligne horizontale.

voisines, qui s'interposent entre eux, les brident et les immobilisent; à la traction dans l'axe, en abduction, il faut joindre alors quelques mouvements de rotation, d'inflexion latérale, de circumduction, qui permettent de *dégager les deux bouts* et de les mettre en contact régulier. Bien entendu, l'anesthésie générale est, en pareil cas, du plus grand secours.

Pour le reste, le siège des chirurgiens est fait, et il est tout à fait inutile de rappeler la longue série des anciens appareils; l'immobilisation plâtrée elle-même perd ici la plupart de ses avantages, et, dans ces énormes gouttières plâtrées, véritables ouvrages de maçonnerie, qui enveloppent tout le membre et emboitent le bassin, les fragments se dévient de nouveau et reprennent bientôt, sinon leur chevauchement primitif, au moins leur déviation angulaire externe. Outre les difficultés de leur application et la gêne douloureuse qu'elles provoquent, ces bottes monstrueuses ne sont qu'un trompe-l'œil, et ne donnent que l'apparence d'une réduction bien maintenue.

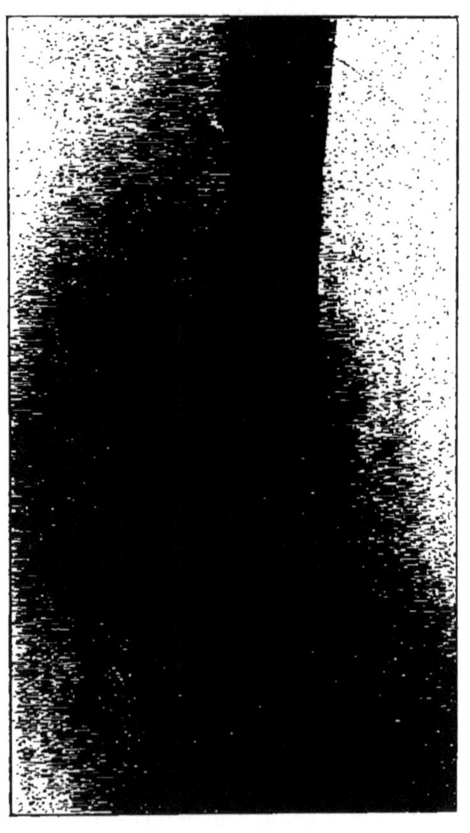

Fig. 683. — Fracture de cuisse. — Chevauchement.

C'est à ***l'extension continue*** qu'il faut s'adresser, en utilisant ***l'appareil de Tillaux*** ou ***celui de Hennequin***.

En chirurgie d'urgence, l'***appareil de Tillaux*** sera partout applicable : *un rouleau de diachylon suffit*, tout le reste peut s'improviser.

Coupez sept à huit bandelettes, de 3 centimètres de largeur environ, et suffisamment longues pour pouvoir s'appliquer sur chaque côté du membre jusqu'au niveau de la fracture et former une anse au-dessous du talon. Quatre à cinq de ces bandelettes seront ainsi disposées en long, collées à la peau, et serviront d'anses de traction; les autres, enroulées circulairement, serviront à les maintenir.

Sans déplacer ni soulever le membre, *collez une première bandelette longitudinale*; puis, *au-dessus du genou, au mollet, au cou-de-pied*, glissez une bande *transversale* et faites-lui faire un premier tour circulaire. — Appliquez une seconde bandelette longitudinale, imbriquée avec la première : décrivez un second tour avec les trois lacs de diachylon circulaires — et ainsi de suite.

Ayez grand soin de faire adhérer vos bandelettes, en long et en travers, par toute leur surface, en les chauffant un peu, s'il le faut; évitez les godets, les plis; que les anses sous-talonnières soient de longueur parfaitement égale; que toute la cuirasse soit régulière, bien imbriquée, et que toutes les parties du système de *traction superficielle par la peau* soient

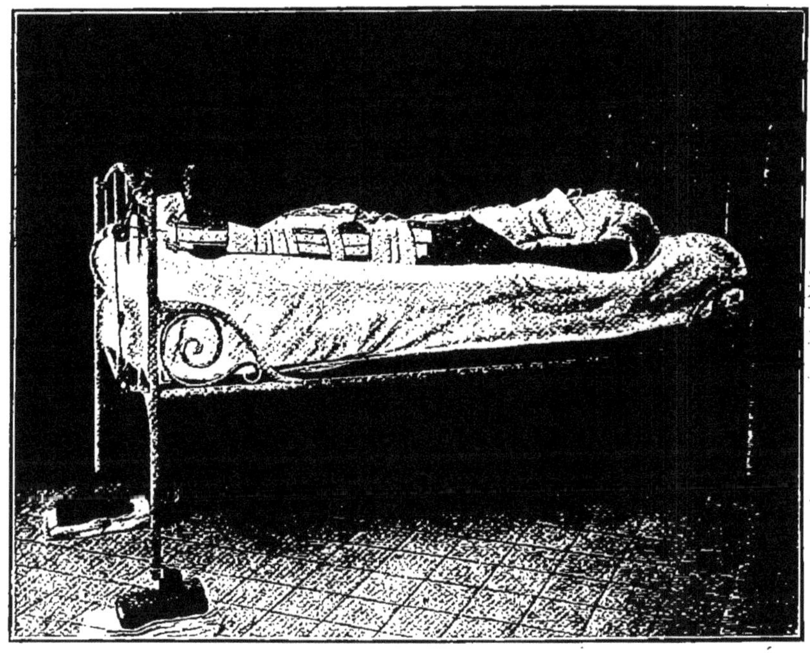

Fig. 687. — Fracture de cuisse. — Appareil de Tillaux.

étroitement solidarisées. Quand toutes ces conditions sont remplies, installez le *poids*, la *corde* et la *poulie*.

N'a-t-on pas sous la main une poulie utilisable, — et il n'est pas, en général, très difficile de s'en procurer une dans les ménages ou à la campagne, — on improvisera l'agent de réflexion avec une tige de bois cylindrique, un bout de manche à balai, etc. Si le blessé est couché sur un lit de fer, on fixera le bout de bois à deux barreaux, un peu au-dessus du plan du matelas, pour que *la traction soit légèrement ascendante*; si vous n'avez qu'un grand lit ordinaire, vous ferez un trou dans le bois de lit, au pied, à la même hauteur, et la cordelette passera par ce trou et se réfléchira sur son bord inférieur, que vous aurez soin d'arrondir.

Cette cordelette — une corde quelconque — est solidement attachée à la partie médiane de l'anse sous-talonnière, et, à son autre extrémité, elle porte un poids de 3 kilos environ.

Préparez la poulie ou la pseudo-poulie, la corde, le poids, et doucement, progressivement, abandonnez ce poids, qui va lui-même faire ou achever la réduction. Pour plus de sûreté, soulevez avec deux briques les pieds inférieurs du lit et ne laissez au blessé qu'un coussin peu épais sous la tête (fig. 687).

Rien de plus simple, on le voit. J'ajouterai que cette simplicité même peut devenir un danger, si l'on n'apporte pas une attention minutieuse à la confection et à la surveillance de l'appareil.

La réduction se fait toute seule, sous la traction longitudinale continue[1] : c'est vrai, dans la majorité des cas et dans les fractures les plus communes. Elle mérite pourtant d'être toujours surveillée, surtout dans les fractures très obliques, *à grand chevauchement, à forte déviation angulaire externe* : il sera parfois utile de l'aider, de la compléter, — comme nous l'avons indiqué en commençant, — de faire la traction obliquement,

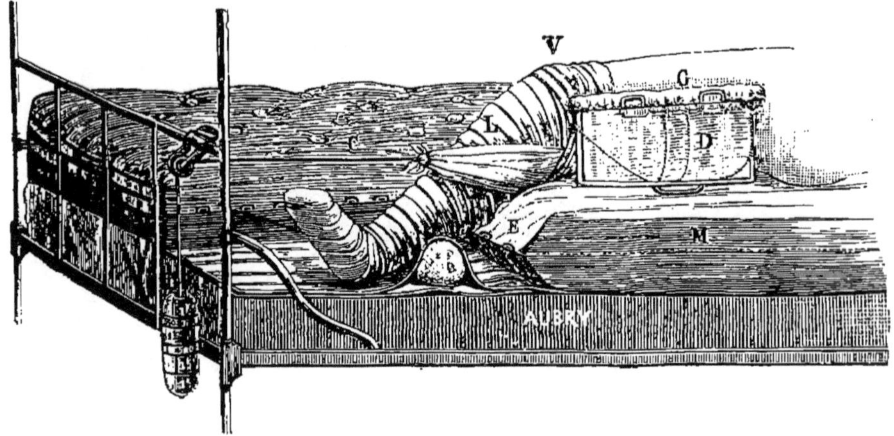

Fig. 688. — Appareil d'Hennequin pour les fractures de cuisse.

en légère abduction, d'augmenter le poids chez certains sujets fort musclés.

De plus, on n'oubliera pas de *vérifier souvent l'appareil* et la bonne tenue des fragments — si l'on tient à éviter les surprises désagréables que les meilleurs appareils sont impuissants à prévenir, s'ils ne sont pas soumis à de fréquentes inspections.

L'appareil d'Hennequin présente cet avantage considérable pour le blessé, qu'il permet la station assise. La traction s'exerce sur l'extrémité inférieure de la cuisse, le genou fléchi à 40° environ.

Je ne saurais mieux faire que de reproduire la minutieuse description de Hennequin, qu'il faut s'attacher à suivre point par point.

Évidement du matelas. — « Le patient est installé dans une position convenable. Le drap de lit de dessous étant dégagé et rejeté par-dessus les deux membres, on découd le bord du matelas depuis son angle inférieur *jusqu'à un travers de main au-dessous d'une ligne transversale, correspondant au pli du creux poplité du membre malade*. La bourre est enlevée

[1] Chez les tout jeunes enfants, l'extension verticale, « au plafond », sur la cuisse fortement fléchie, donne de bons résultats.

dans cette étendue sur une largeur de 25 à 30 centimètres, et celle qui dépasse la ligne transversale, refoulée en haut, de façon à donner plus de résistance au plan qui devra supporter la cuisse malade. Ce plan serait élevé au moyen de la bourre retirée, si l'on ne pouvait donner à la jambe le degré de flexion voulu.

Les deux toiles du matelas sont réunies aux limites de la bourre avec de fortes épingles de nourrice. Il en résulte *un espace vide quadrilatère destiné à recevoir la jambe fléchie* (fig. 688).

Un aide, placé au pied du lit, saisit d'une main le calcanéum, de l'autre les métatarsiens du pied du membre blessé, qu'il soulève doucement, en exerçant une traction modérée, et les amène au-dessus de l'espace vide.

Application du bandage ouaté compressif. — L'opérateur dispose régulièrement sur le pied, la jambe et le quart inférieur de la cuisse, de l'ouate, qui formera une couche d'environ quatre travers de doigt, enroule deux bandes de toile, longues de 10 à 12 mètres, l'une de bas en haut jusqu'au-dessus de la rotule, l'autre de haut en bas. Une bande de tarlatane mouillée est appliquée sur le pied et le bas de la jambe, dans le but de bien cacher l'ouate. Le bandage ouaté compressif (fig. 688) régulièrement fait a une épaisseur de deux travers de doigt et conserve au membre sa forme.

Installation du lacs extenseur. — L'appareil compressif terminé, le milieu du lacs extenseur représenté par une seule serviette pliée en cravate (fig. 689) est placé sur la face antérieure de la rotule. Ses chefs, dirigés, l'un en dedans et en arrière, l'autre en sens contraire, se croisent obliquement sur la face postéro-supérieure du mollet; puis, changeant de côté après leur entre-croisement, ils circonscrivent obliquement la partie supérieure de la jambe et sont noués ensemble sur la ligne médiane, à l'union du tiers supérieur et du tiers moyen du tibia (fig. 688). Cette disposition représente un 8 de chiffre, dont l'anneau supérieur embrasse l'extrémité inférieure du fémur sans lui transmettre aucune traction; l'anneau inférieur, la partie supérieure de la jambe.

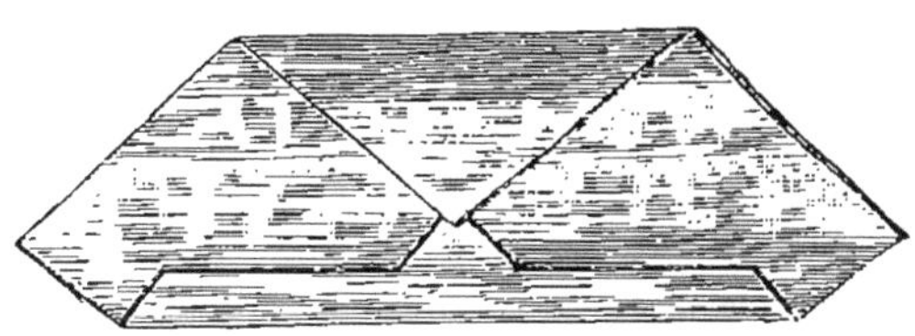

Fig. 689. — Appareil d'Hennequin. Manière de plier la serviette en cravate.

Immobilisation de la cuisse dans la gouttière. Achèvement de l'appareil. — Une gouttière, préalablement garnie, soit métallique (fig. 690), soit improvisée avec du plâtre, des brins d'osier, etc., de longueur variable suivant l'âge des sujets, est glissée doucement sous la cuisse légère-

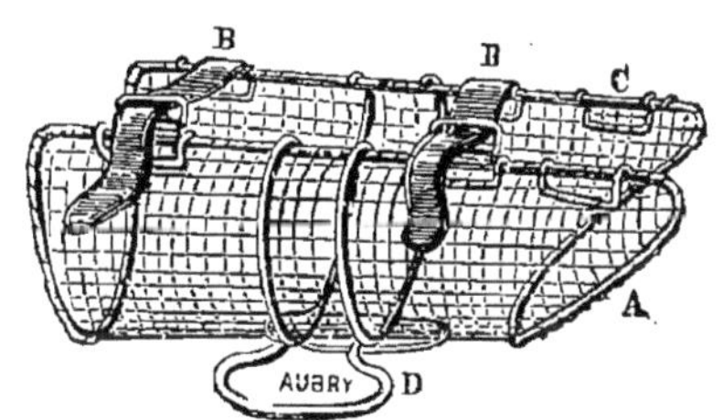

Fig. 690. — Appareil d'Hennequin. La gouttière fémorale.

ment soulevée; la jambe est fléchie lentement à 40°, jusqu'à ce que son talon repose sur le sommier ou le second matelas.

Alors on fixe par un simple nœud coulant une des extrémités de la cordelette à l'anneau inférieur du lacs extenseur : *en dedans du nœud* de ce dernier, si la rotation du membre est *interne*; *en dehors*, quand elle est

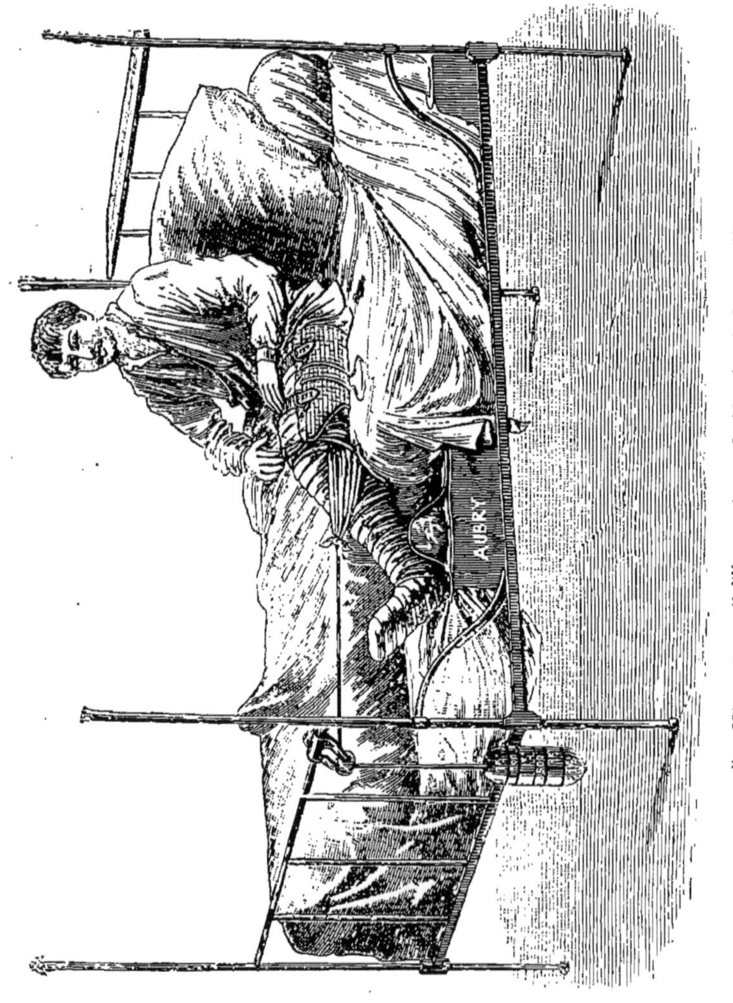

Fig. 691. — Appareil d'Hennequin. — Le blessé assis dans son lit.

externe; *sur le nœud même*, si l'attitude est *régulière*. Un poids de 2 ou 3 kilos est attaché à l'autre extrémité de la cordelette qui passe sur une poulie de réflexion.

Avant de fermer la gouttière par un certain nombre de lacs, on dispose, entre ses bords et les faces interne et externe de la cuisse, des rouleaux d'ouate fortement serrés, d'un volume variant avec l'espace vide à combler et dépassant en haut les limites de la gouttière; les rouleaux seront enfoncés dans la partie qui correspond à la saillie formée par les fragments, évidés dans le point correspondant du côté opposé. La cuisse bien soutenue, bien calée dans la gouttière, on placera sur sa face antérieure une couche épaisse d'ouate. Alors un des bouts pendants de la serviette est ramené par-dessus l'ouate, puis une attelle de 35 centimètres de longueur est placée longitudinalement sur la saillie du fragment; sur le tout est étalé l'autre bord de la serviette, et les lacs sont bouclés.

A partir de ce moment, *le malade peut s'asseoir et rester assis*. Si le talon devient douloureux, on dispose un rouleau de linge ou d'ouate sous le tendon d'Achille. Tous les deux jours, au poids initial on ajoutera 1 kilo, jusqu'à ce que la traction soit égale à 4 kilos chez les adolescents et les

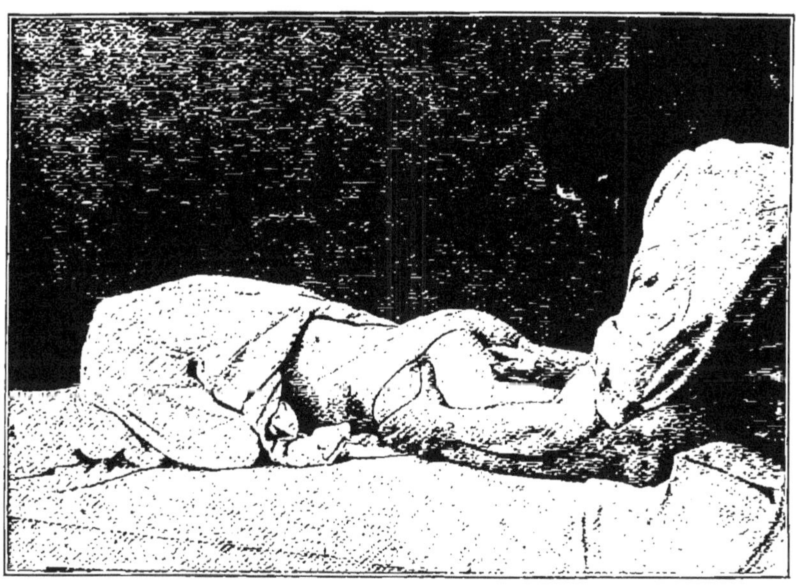

Fig. 692. — Exploration de la hanche. Recherche de la *ligne de Nélaton*.

femmes, à 5 kilos chez les adultes de force moyenne et à 6 kilos chez les hercules (fig. 691).

On vérifiera de temps en temps l'attitude du membre, on se rendra compte du maintien de la réduction, on complétera, s'il le faut, le bourrage méthodique de la gouttière, on resserrera les lacs. **Cette surveillance est de rigueur absolue**, et j'ai vu de vilains cals de la cuisse sortir d'un appareil d'Hennequin, bien posé, mais qu'on avait négligé de vérifier régulièrement.

Nous insisterons peu sur les fractures de l'***extrémité fémorale supérieure, du col*** — ou de l'***extrémité inférieure*** (sus et inter-condyliennes).

Les traumatismes de la hanche prêtent, eux aussi, à de fréquentes erreurs, et il n'est pas inutile de rappeler brièvement les signes principaux des fractures du col : l'impotence, l'*impossibilité de soulever le talon*; la *rotation* du membre *en dehors, fixe lors de fracture extra-capsulaire, réductible lors de fracture intra-capsulaire*; le *raccourcissement*, toujours assez notable dans les fractures extra-capsulaires, l'*ascension du grand tro-*

chanter au-dessus de la ligne de Nélaton (fig. 692) [1], l'*élargissement antéro-postérieur* de ce grand trochanter, toujours dans ce même type de fracture cervicale. Quant à la crépitation, par le fait de l'engrènement, elle devient d'observation rare : on la retrouve, plus souvent, dans la fracture intra-capsulaire.

Quelle qu'en soit la variété — en admettant qu'on ait pu la reconnaître — et hormis les cas de raccourcissement et de déformation très accusés, les **fractures du col**, chez le vieillard, doivent être traitées par le *massage* et la *mobilisation*, qui permettront de réduire au minimum le séjour au lit et ses dangers, et d'obtenir toute la restauration fonctionnelle possible.

Si le raccourcissement et la rotation en dehors sont considérables, on pratiquera d'abord l'*extension continue* — pendant dix ou vingt jours — après avoir ramené le pied dans la rectitude.

Chez un adulte, on devra, en pareil cas, faire la réduction, au moins dans la mesure permise par l'étendue de l'engrènement.

Le blessé sera endormi, et, la contre-extension étant établie sur le bassin, on exercera une traction énergique et prolongée *dans l'axe de la cuisse*, tout en la ramenant *dans la rotation interne*; puis l'extension continue sera pratiquée sur le genou fléchi à 40°, suivant la méthode et avec l'appareil d'Hennequin, mais sans gouttière crurale.

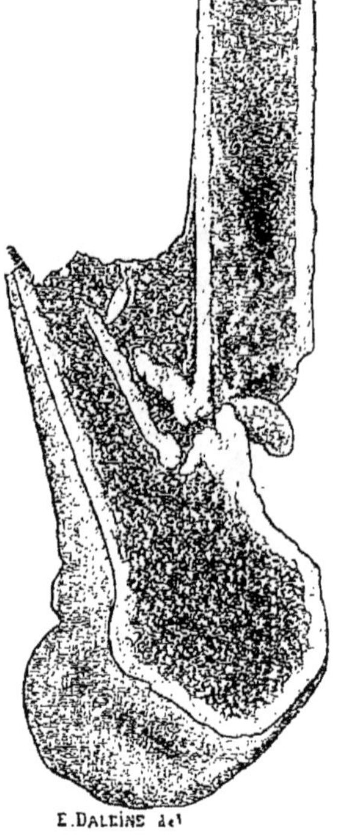

FIG. 693. — Fracture *sus-condylienne* du fémur. — Déplacement habituel du fragment inférieur. (Bascule *en arrière*.)

Fractures de l'extrémité inférieure. — Dans les fractures sus-condyliennes, le déplacement est parfois restreint et la réduction facile : une gouttière plâtrée, allant de mi-cuisse à mi-jambe, dans la première semaine, et le massage, tout de suite après, représentent le meilleur traitement à suivre.

Ailleurs, la déformation est considérable : le fragment inférieur bascule en arrière, dans le creux poplité (fig. 693), et son extrémité diaphysaire y dessine un relief très saillant, parfois nocif pour les vaisseaux; ou bien encore, c'est le fragment supérieur qui chevauche en bas et en avant, jusqu'à la rotule, embroche le triceps et même le cul-de-sac articulaire (voy. fig. 694).

La réduction devient alors une besogne de première nécessité et d'exécution souvent malaisée : pliez le genou à angle droit, empaumez solidement

[1] C'est la ligne qui *joint l'épine iliaque antéro-supérieure à la tubérosité ischiatique*; à l'état normal, et la cuisse à demi fléchie, le sommet du grand trochanter affleure cette ligne ilio-ischiatique. Il la déborde, d'une hauteur variable, dans certaines fractures du col et surtout dans les luxations en arrière de la hanche.

les deux côtés de l'articulation et les condyles, et tirez dans l'axe de la cuisse, en vous aidant de quelques mouvements de latéralité, pour dégager les fragments; au besoin, faites exercer la traction par un aide, et refoulez directement, avec les deux pouces, le sommet du fragment inférieur en bas et en avant, le sommet du fragment supérieur en haut et en arrière.

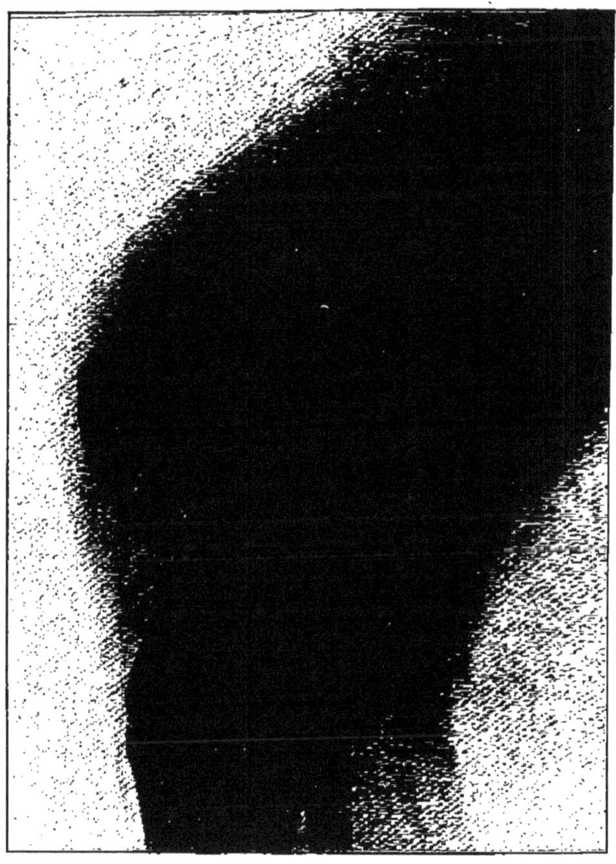

FIG. 691.— Fracture sus-condylienne du fémur ; chevauchement *en avant* du fragment supérieur.

Immobilisez dans la demi-flexion, et l'appareil d'Hennequin est encore le meilleur.

La réduction est-elle très difficile et reste-t-elle incomplète, il sera utile d'appliquer d'abord la *traction continue* avec les bandelettes de diachylon (voy. plus haut : Appareil de Tillaux), pendant quelques jours ; peu à peu le chevauchement finira par céder, et l'on pourra compléter la coaptation et installer l'appareil définitif.

Ajoutons que la réduction « à ciel ouvert » s'imposerait, si le fragment supérieur, implanté dans le triceps, résistait à toute manœuvre de « désengainement ».

Quant aux fractures **sus et inter-condyliennes**, à ces fracas de l'extrémité fémorale inférieure, qui s'accompagnent d'une volumineuse hémarthrose, et qui compromettent si gravement la mobilité ultérieure du genou, la pratique la plus sage nous paraît être la suivante : donner l'éther ou le chloroforme, ponctionner l'hémarthrose, réduire, et appliquer une gouttière plâtrée postérieure, le genou en extension, ou, dans les cas où le fragment inférieur a une tendance incoercible à basculer dans le creux poplité, en flexion légère; ne laisser que dix à quinze jours cet appareil immobilisateur, et confier au massage le reste du traitement.

La pratique sera la même, dans les fractures unicondyliennes : le coin osseux sera remis en place et fixé dans une large gouttière plâtrée. Ici encore, l'intervention sanglante et l'enchevillement pourront devenir nécessaires. (Voy. *Réduction à ciel ouvert et réunion des os fracturés.*)

FRACTURES DE LA ROTULE

Ne mettez plus d'appareil et laissez définitivement à l'histoire ces bandages si ingénieux, dont l'énumération est désormais inutile; *renoncez à toute méthode qui suppose l'immobilisation prolongée du genou.* Sur ce point, la lumière est faite et nulle illusion ne saurait être conservée.

Massage ou suture, tels sont, à l'heure présente, les deux seuls modes de traitement des fractures de la rotule.

Le **massage** donne des résultats excellents, surtout dans les fractures de médiocre écartement, et lorsque l'appareil fibreux latéro-rotulien, les ailerons, sont intacts.

Si, pour des raisons diverses (âge du malade, — refus d'autorisation, — manque d'outillage ou *absence des conditions qui permettent, en conscience, d'entreprendre l'opération*), la suture est impraticable, le massage — bien fait et suffisamment poursuivi [1] — fournira encore, même dans les larges diastasis, de bonnes guérisons fonctionnelles; d'ordinaire, on devra commencer *tout de suite* à « masser », en ayant soin de tenir le membre, dans l'intervalle des séances, au repos, et légèrement comprimé par une bande de flanelle; lors d'hémarthrose volumineuse, on fera bien d'installer d'abord une compression ouatée méthodique, et de laisser le membre sur un plan incliné, pendant quelques jours [2]. Au bout de quatre ou cinq jours, au maximum, le massage est régulièrement institué : on exerce d'abord des

[1] Voy. le beau livre de M. Lucas-Championnière, *Traitement des fractures par le massage et la mobilisation*, 1895. — « J'estime, écrit M. Championnière, que, si l'on veut obtenir du massage, pour la fracture de la rotule, un bon résultat définitif, il y a lieu d'en continuer l'action pendant une période considérable. Je ferai remarquer, à cette occasion, que, quelque longue que soit cette période, elle sera toujours plus courte que celle réclamée par les appareils, pour obtenir un médiocre résultat. Je suis donc, pour cette raison, décidé à donner le bénéfice du massage à tous les sujets qui ne pourront recevoir le bénéfice de la suture. » (*Loc. cit.*, p. 501.)

[2] La ponction de l'épanchement, — lorsqu'elle peut être bien faite, — constitue aussi une bonne pratique.

pressions en bracelet, sur toute la périphérie du membre [1], puis des pressions plus énergiques et plus localisées, sur les côtés de la rotule et les faces latérales de la jointure avec les pouces; quant à la mobilisation, elle se borne à quelques manœuvres de légère flexion, qu'on augmente progressivement, très lentement, sans jamais « forcer » ; du 15e au 20e jour, en général, on fait lever et marcher le blessé, tout en continuant, pendant plusieurs semaines encore, massage et mobilisation.

La réunion directe des fragments, suivie de la mobilisation précoce, reste la méthode de choix à laquelle il faut recourir toutes les fois qu'on le peut [2]. On ne saurait dire que ce soit là une intervention de technique particulièrement difficile.

Dessinez un lambeau cutané à convexité inférieure qui, relevé, découvre le devant de la rotule et le foyer de fracture. Enlevez les caillots et détergez le sang qui remplit la bourse séreuse pré-rotulienne; écartez les deux fragments et détergez, à son tour, avec des tampons ou des compresses aseptiques, la cavité articulaire.

Ce premier temps est capital, et c'est pour cela que tous les procédés de suture sous-cutanée doivent être résolument bannis; l'opération doit consister : 1° **à nettoyer et à évacuer le genou**; 2° **à réunir la rotule.**

Donc, pratiquez la **suture**. Sur l'un et l'autre fragment, dûment fixé, et avec le perforateur dont vous disposez (voy. plus loin : *Réunion opératoire des os fracturés*), percez deux trous à 1 centimètre environ du trait de fracture.

Conduisez votre instrument un peu obliquement, pour qu'il vienne sortir sur le plan de fracture, *en dehors du cartilage articulaire.* Il est toujours mieux, pour le fonctionnement ultérieur de la jointure, que les fils ne passent pas *dans sa cavité même* et qu'ils n'exercent aucun frottement dur. Avec un bon poinçon, on troue parfaitement les deux moitiés de rotule, en les adossant aux condyles et les fixant entre les doigts.

Un fil d'argent ou de bronze d'aluminium, de 1 millimètre au moins, est nécessaire. Avant de serrer et de tordre les fils, les deux surfaces osseuses à mettre en contact sont soigneusement détergées avec une compresse aseptique et bien coaptées par les deux mains d'un aide : les fils tordus sont coupés court, rabattus et enfouis sous le périoste.

On obtiendra une réunion tout aussi solide en encadrant la rotule fracturée d'un gros fil d'argent ou de bronze, suivant la méthode du **cerclage**. La technique, fort simple et qui n'exige aucun outillage spécial, est la suivante :

Comme nous l'avons indiqué plus haut, la rotule est largement mise à nu, l'articulation ouverte, évacuée, détergée. Le cerclage est une réunion « à ciel ouvert », tout comme la suture, et l'arthrotomie en est le temps préliminaire indispensable.

Je suppose deux fragments inégaux, le type le plus commun : dans l'épais-

(1) Lucas-Championnière, *Loc. cit.*
(2) Nous répéterons ici ce que nous disions à propos de l'olécrâne : en présence d'une fracture ouverte, toute hésitation tombe.

seur du tendon rotulien, tout contre son insertion, faites passer de dehors en dedans une grosse aiguille de Reverdin, un passe-fil, la mèche d'un perforateur, une tige métallique quelconque recourbée en crochet à son extrémité, et ramenez de dedans en dehors l'un des chefs du gros fil d'argent. Répétez la même manœuvre au niveau de la pointe de la rotule et faites passer le second chef dans l'épaisseur du ligament rotulien (fig. 695 et Planche XV).

Rapprochez les deux fragments et assurez leur coaptation régulière : *encadrez* alors *avec grand soin leur bord interne avec l'anse du fil*, tirez et tendez les deux chefs et tordez-les en dehors (fig. 696).

Si la rotule est bien encerclée, si le fil traverse « en plein » le tendon et

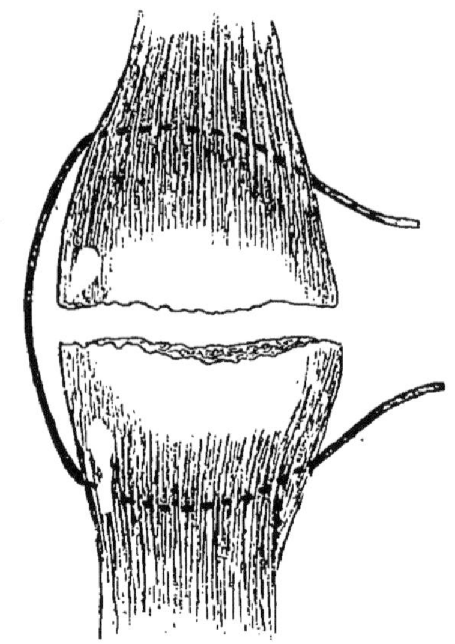

Fig. 695. — *Cerclage de la rotule.* — L'anse de fil traversant le tendon et le ligament. (Schéma.)

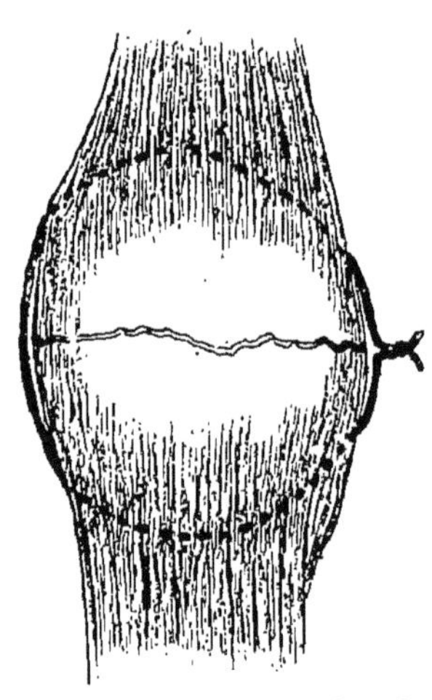

Fig. 696. — *Cerclage de la rotule.* — Les deux fragments réunis; l'anse de fil serrée et tordue. (Schéma.)

le ligament, s'il s'adapte exactement aux bords rotuliens interne et externe, la réunion sera d'une solidité parfaite, et l'os, ainsi « lié » sur son pourtour, formera un bloc compact [1].

Pour finir, rapprochez au-devant de la rotule les deux lèvres fibro-périostiques par un surjet de catgut, et terminez l'opération suivant la pratique ordinaire.

Le **cerclage** est particulièrement indiqué :

1° Lorsque la rotule est brisée *tout près de sa pointe*, et le fragment inférieur trop petit, pour ne pas se rompre sous le perforateur.

Ainsi en était-il chez un de nos opérés, vigoureux bicycliste d'une soixantaine d'années, qui s'était, dans une chute de machine, rompu la rotule si

(1) M. Quénu a proposé de passer le fil en travers, dans l'épaisseur des deux fragments osseux, à un peu plus d'un demi-centimètre du plan de fracture, et de fermer l'anse en dehors, en tordant les deux bouts. (Fracture de la rotule; de la suture transversale de la rotule et de l'hémi-cerclage. *Bull. Soc. Chir.*, 24 février 1903, p. 242.)

près du tendon rotulien, qu'on pouvait penser à un arrachement tendineux ; le fragment inférieur mesurait à peine 1 centimètre de haut.

La rotule fut encerclée, la mobilisation commença au 12e jour, et au 25e le blessé marchait aisément ; la guérison a été aussi complète que possible, le blessé a repris l'usage de sa bicyclette.

On peut aussi, en pareil cas, recourir à l'*hémi-cerclage*, indiqué par M. Quénu [1], et faire passer le fil, transversalement, dans l'épaisseur du grand fragment rotulien, d'une part, et, de l'autre, dans le tendon ou le ligament. Chez un homme de quarante-huit ans, la rotule était fracturée tout près de sa base et le fragment supérieur n'avait pas plus de 1 centimètre de haut : je forai un trou, de dehors en dedans, dans l'épaisseur du fragment inférieur, à 1 centimètre environ du plan de fracture, et j'y conduisis un fil de bronze d'aluminium, qui fut ensuite ramené, de dedans en dehors, à travers le tendon rotulien : coaptation, torsion des deux bouts. Au 18e jour, le blessé se levait, au 28e jour, il marchait déjà fort bien [2].

2° Lorsque la rotule est brisée en *plusieurs fragments irréguliers*, lors de fracture comminutive, de cause directe. La suture est bien malaisée en pareil cas ; par le cerclage, on rassemble et l'on adosse les diverses pièces de la rotule en un bloc régulier, continu et solide ; on aura soin, en affaissant ou en relevant telle ou telle pièce, de rendre parfaitement uniforme et régulière la surface rotulienne antérieure.

Enfin, dans toutes les variétés de fractures, le cerclage bien fait, par sa simplicité, par la solidité de la réunion, nous paraît très recommandable : c'est, avant tout, un procédé d'urgence, à la portée de ceux-là même qui sont peu familiers avec la technique de la réunion opératoire des os.

Du reste, quel que soit le procédé utilisé, après le cerclage comme après la suture, le traitement consécutif obéira aux mêmes principes.

Après un pansement aseptique, bien fermé à ses deux extrémités, vous appliquerez une gouttière plâtrée postérieure, allant de mi-jambe à mi-cuisse. Vous la laisserez **dix jours seulement** ; et, de fait, l'avenir fonctionnel de la suture ou du cerclage de la rotule se tire de deux éléments : **des qualités mécaniques de la réunion opératoire, — de la précocité de la mobilisation.**

Donc, n'hésitez pas, au 10e, au 12e jour au plus tard, à supprimer l'appareil plâtré, et, après avoir enlevé le pansement et défait les fils, à instituer le massage et la mobilisation méthodiques.

(1) *Loc. cit.*
(2) Et fut présenté à la *Société de chirurgie*, 1er avril 1903.

Planche XV. — **Cerclage de la rotule.** — Sur la figure supérieure, le fil métallique en anse est passé dans le tendon et ramené de dedans en dehors à travers le ligament. — Sur la figure inférieure, les deux bouts du fil sont tordus en dehors, les fragments étant bien coaptés.

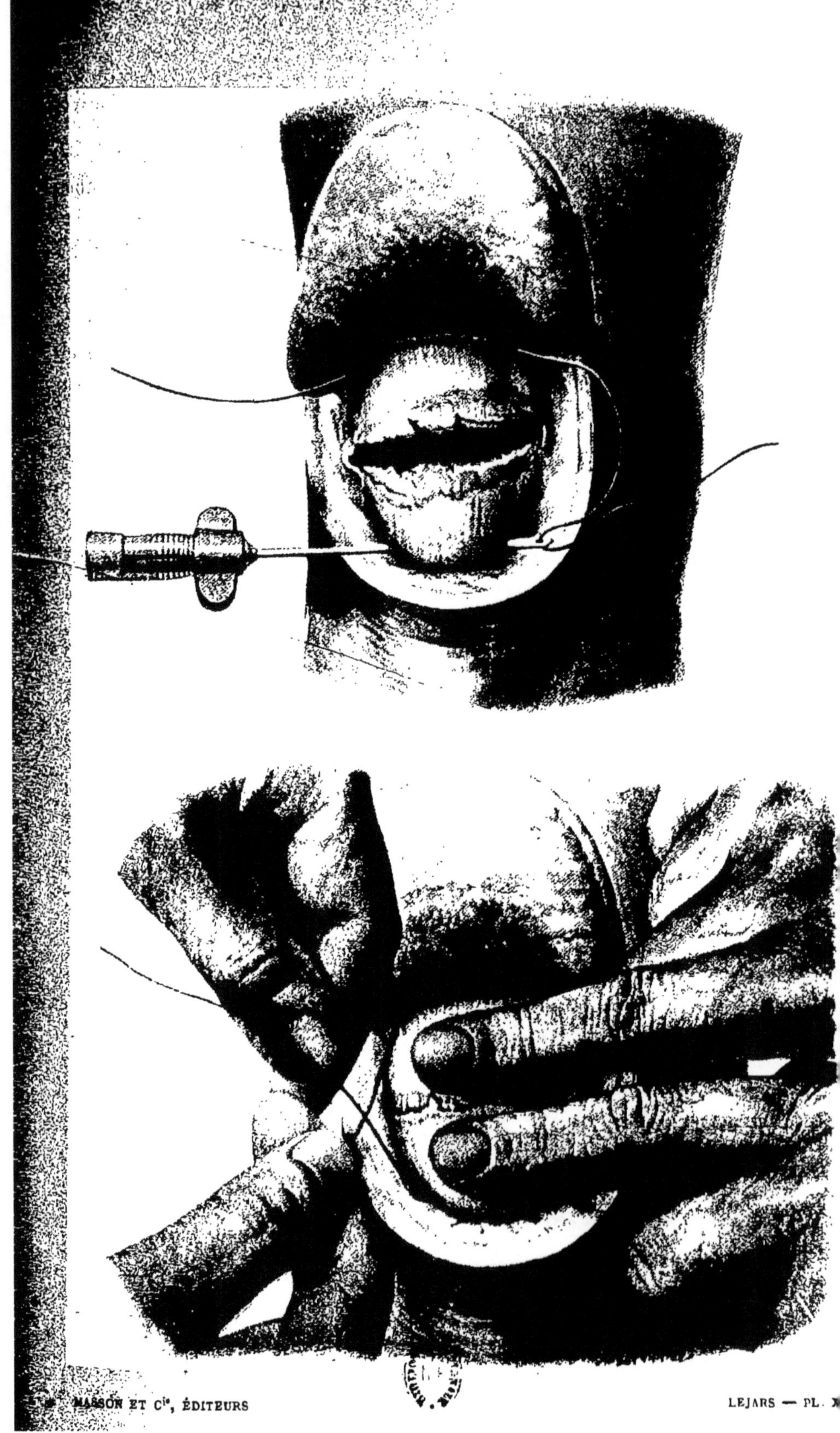

FRACTURES DE JAMBE

On ne saurait nier que ces fractures, si communes, ne comptent parmi les plus mal traitées et aussi parmi celles qui présentent souvent le plus de difficultés à un traitement régulier et à une guérison *morphologique* et *fonctionnelle* complète.

Or, ces deux termes sont ici absolument solidaires : *tout cal difforme est un cal de solidité moindre* et crée pour la jambe de mauvaises conditions

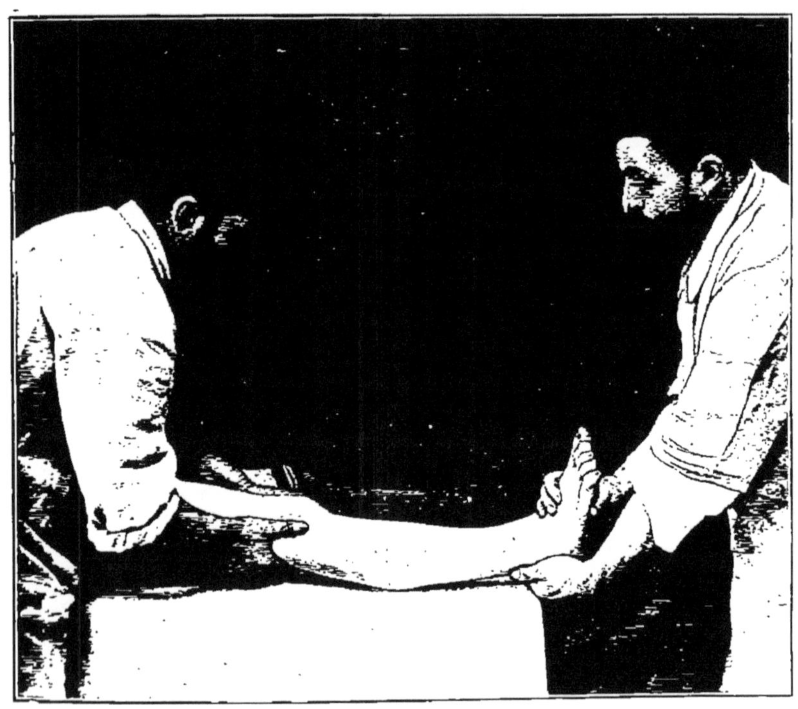

Fig. 697. — Réduction d'une fracture de jambe.

de fonctionnement ultérieur. **Coaptation parfaite des fragments, rectitude du membre, bonne attitude du pied** : tels sont les éléments essentiels du résultat définitif; ils ne souffrent pas d'à-peu près, et toute irrégularité dans la réduction se traduira par une gêne et des accidents de gravité variable.

Ce principe ne doit pas être oublié, même dans les **fractures** de l'apparence la plus simple, **sans chevauchement ou très peu chevauchées**, et dont le « rhabillage » semble des plus faciles. On n'aura fait bonne besogne, et l'immobilisation ne sera tenue pour régulière, que si, après vérification faite, on s'est assuré :

1° Que ***la crête du tibia forme une ligne absolument continue***, sans accident ni dépression, — et que ***cette ligne prolongée en bas vient tomber sur le premier espace inter-métatarsien***; — que, de plus, la face interne du tibia est aussi continue, lisse et uniforme sur toute sa hauteur, et qu'elle ne présente ni heurt, ni inflexion au niveau de la fracture;

2° Que ***le pied est à angle droit sur la jambe*** et que ***l'épine iliaque antéro-supérieure***, le bord interne de la rotule, la face interne du gros orteil, sont sur la même ligne (fig. 697).

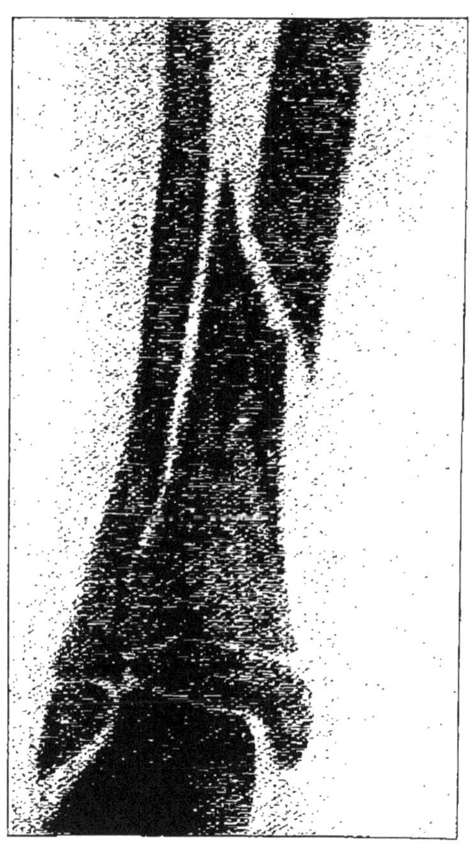

Fig. 698. — Fracture oblique de la jambe.

Fractures diaphysaires, fractures de jambe proprement dites. — *Réduction immédiate, immobilisation immédiate* : telle est la règle. L'application en est plus ou moins facile, suivant le type de fracture.

1° Voilà une ***fracture transversale ou à peu près, sans chevauchement***, de cause directe, en général : tibia et péroné sont rompus presque au même niveau; la mobilité est très nette, très étendue, et la jambe se laisse plier latéralement ou d'arrière en avant, mais les fragments ne glissent l'un sur l'autre que dans le sens horizontal, suivant leur épaisseur, et les surfaces fracturées ne perdent pas le contact. Une simple traction sur le pied, une simple pression locale, rétablissent la coaptation, qui, sans peine, se maintient.

La besogne est aisée, et, avec quelque soin, un excellent résultat final est assuré.

Rappelez-vous toutefois que *le fragment tibial supérieur tend toujours à faire heurt, à se projeter en relief sur la face interne*; méfiez-vous de ces réductions qu'on croit parfaites, et qui n'en laissent pas moins, plus tard, à la levée de l'appareil, un cal proéminent à son côté interne, une saillie osseuse, irrégulière, vilaine et douloureuse.

Réduisez donc toujours exactement, en prenant soin de *déprimer le frag-*

ment tibial supérieur, et de le maintenir « dans le rang » jusqu'à dessiccation complète de la gaine plâtrée.

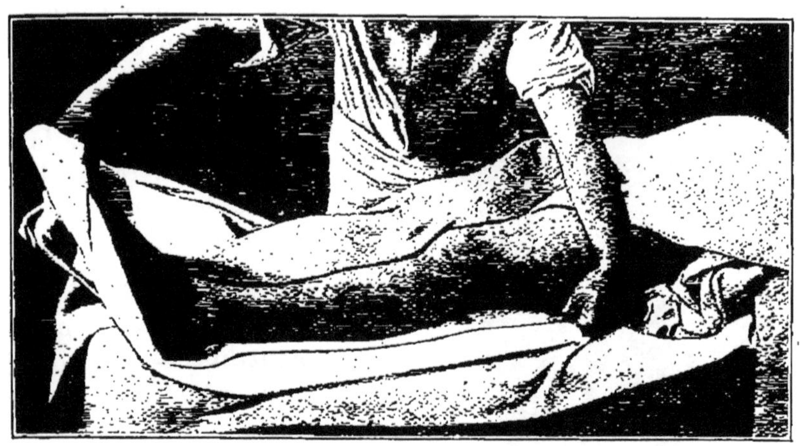

Fig. 699. — *Gouttière plâtrée de jambe*. — Mensuration préliminaire.

En effet, c'est l'appareil plâtré, appliqué comme nous allons le dire, et

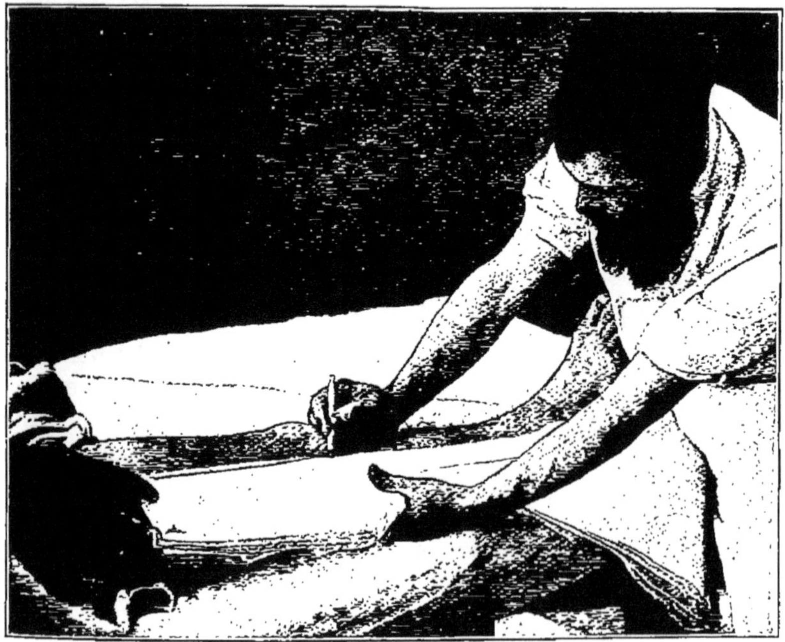

Fig. 700. — *Gouttière plâtrée de jambe*. — Dessin des contours de la gouttière.

appliqué tout de suite, qui convient à cette première catégorie de fractures et aussi (voy. plus loin) à quelques fractures obliques (comme pis aller, presque toujours), aux fractures sus-malléolaires, à la fracture de Dupuytren.

Comment ferons-nous donc un « bon plâtre de jambe »?

Nous emploierons la gouttière, taillée d'avance (la gouttière d'Hergott), ou les attelles (de Maisonneuve); le résultat sera le même : une gaine *enveloppant les deux tiers du membre et allant de la racine des orteils au quart inférieur de la cuisse.*

La gouttière. — Elle est d'application plus facile, à mon sens, quand on est seul.

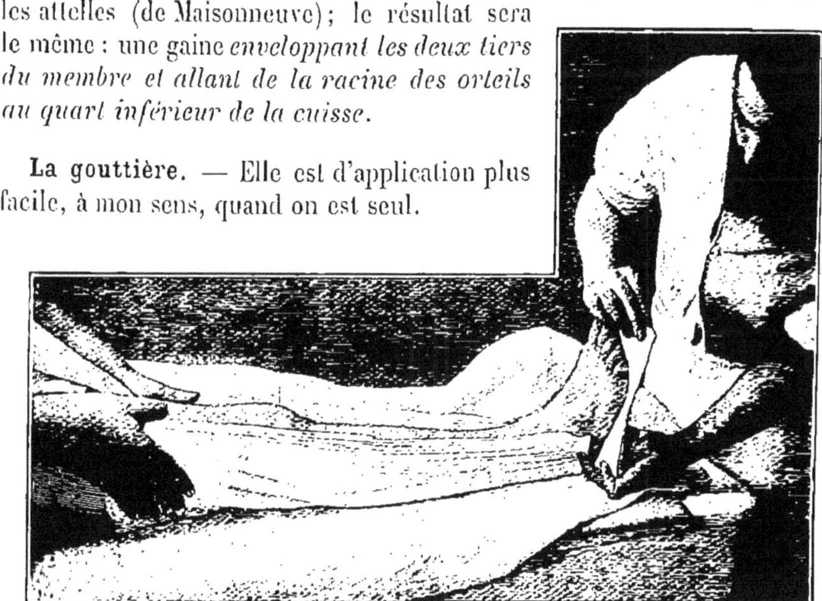

Fig. 701. — *Gouttière plâtrée de jambe.* — La gouttière est taillée : *incisions obliques latéro-talonnières* pour engainer les malléoles.

Faites le « patron »; mesurez le membre, des orteils à mi-cuisse, en

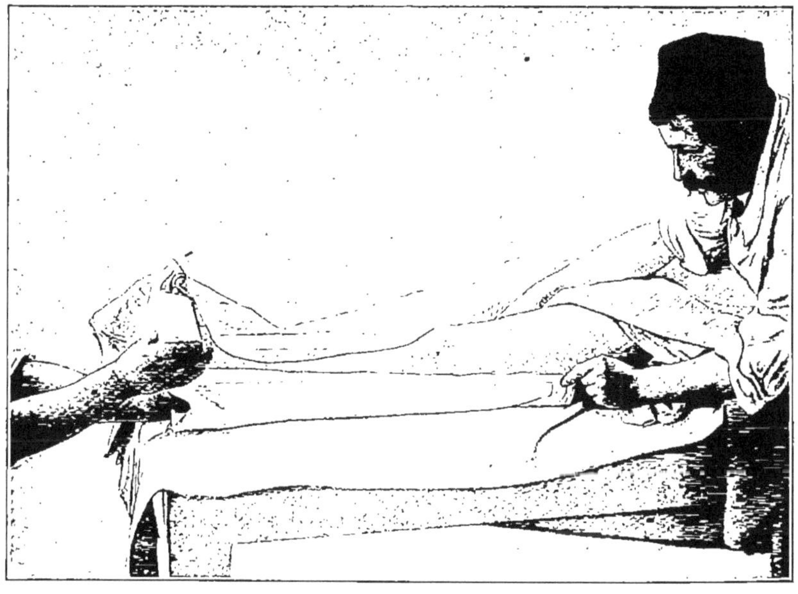

Fig. 702. — Attelle postérieure et attelle en étrier. — Mensuration préliminaire.

passant sous la plante et le talon : ce sera la longueur de votre pièce de tarlatane à seize feuilles superposées (voy. p. 938). Prenez la circonférence du membre au cou-de-pied, à mi-jambe, au genou, à la cuisse; reportez ces mesures en travers, sur votre tarlatane, et, de chaque côté, réunissez, par un trait de crayon longitudinal, leurs extrémités. Vous aurez, de la sorte, tracé les contours de votre appareil, et vous pourrez le tailler.

Quelques-uns préfèrent opérer de la façon que voici. On étale sous le membre sain — qui sert de modèle — la pièce à seize feuilles : on la fait glisser jusqu'au tiers inférieur de la cuisse, et, la ramenant sous le pied, on marque, à la hauteur des orteils, le point terminus et le segment « de trop » à exciser (fig. 699). Ceci fait, on relève successivement les deux bords

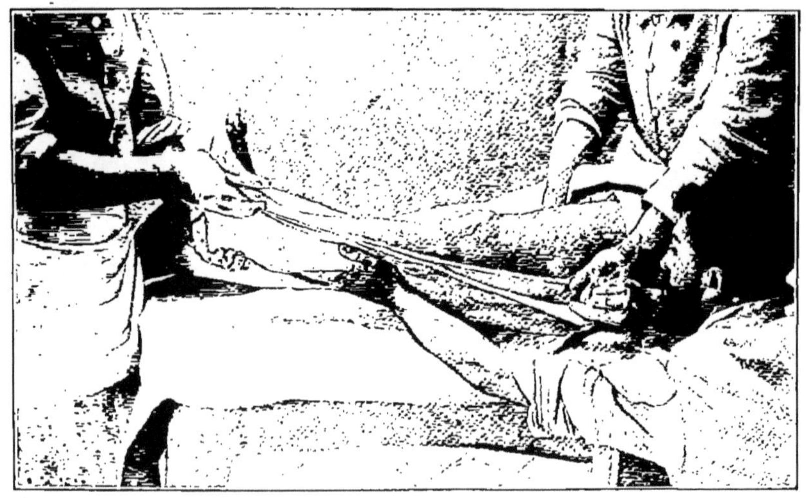

FIG. 705. — *Les attelles de Maisonneuve.* — Application de l'étrier.

au contact du membre, et l'on en dessine rapidement les contours (fig. 700).

Au pied pour que l'emboîtement des malléoles soit régulier, deux incisions latérales sont pratiquées, obliques vers le talon, entre la portion jambière et la portion plantaire de l'appareil; les deux volets se rabattront l'un sur l'autre, comme l'indique la figure 701.

Les attelles. — Il en faut deux : une *attelle postérieure* allant des orteils au tiers inférieur de la cuisse, une *attelle en étrier*, remontant à même hauteur, de chaque côté de la cuisse, et assez longue pour faire tout le tour du membre, en passant en sous-pied dans la plante (fig. 702).

Ces attelles seront, elles aussi, à seize feuilles de tarlatane; elles seront en ruban, à bords parallèles, et, pour largeur, elles auront le tiers de la circonférence du membre.

On installe d'abord l'attelle postérieure, que l'on accommode soigneusement à la plante du pied, autour du talon, au mollet, et dont les deux angles supérieurs sont tenus et tendus par un aide; l'attelle longue est alors appliquée sous la plante, par sa partie médiane, et les deux chefs, ramenés latéralement, complètent la gouttière (fig. 703). En somme, c'est une gouttière à trois valves.

Quant à la **gouttière** proprement dite, on commence par l'étaler sous le membre, légèrement soulevé et bien maintenu au genou et au pied, en prenant soin qu'elle remonte assez haut et que les deux incisures correspondent bien aux deux côtés du talon.

Ceci fait, on dépose la jambe, on relève les deux bords de l'appareil, on

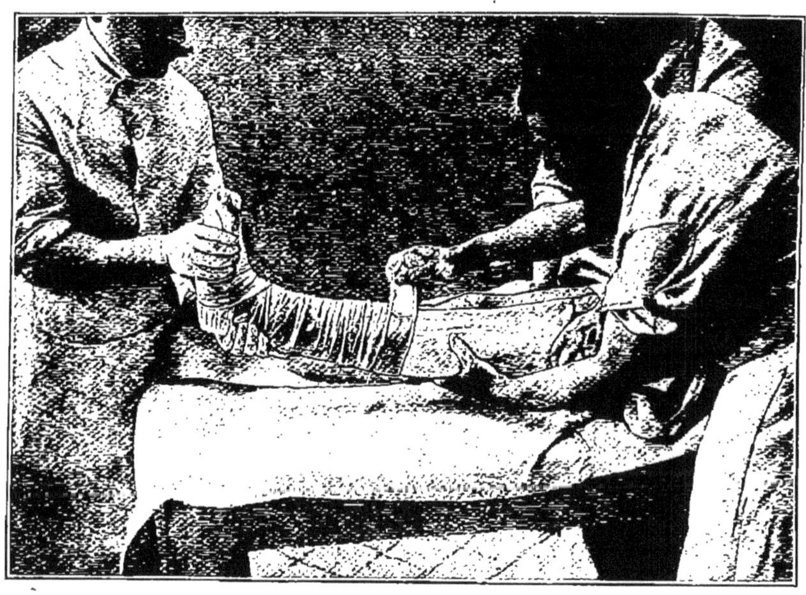

Fig. 704. — *Gouttière plâtrée de jambe.* — La gouttière est appliquée; enroulement de la bande.

emboîte la plante, en laissant libres les orteils, on imbrique les deux côtés des fentes latéro-talonnières, et, le membre étant de nouveau soulevé en masse, la gouttière étant bien tendue à ses angles supérieurs, on roule, de bas en haut, les bandes de toile fixatrices (fig. 704).

Il est capital que le membre soit bien tenu, et que la réduction reste correcte, et *pendant l'application*, et *jusqu'à la dessiccation complète* de l'appareil; rien ne sert de coapter avec grand soin les fragments, pour les laisser se dévier ou chevaucher de nouveau, au cours des manœuvres du « plâtre » : le membre n'est fixé dans la rectitude, dans l'attitude de réduction, qu'au moment où la gaine plâtrée devient dure et solide; c'est une notion banale, en vérité, mais trop souvent méconnue, pour qu'il ne soit pas nécessaire de la rappeler.

Or, le membre ne sera bien tenu que si le pied est à angle droit, empaumé largement des deux mains, l'une sous le talon, l'autre sur la région métatarsienne (fig. 705), et si la contre-extension est exercée au genou, avec deux autres mains encadrant les tubérosités tibiales.

Une fois l'appareil sec, le lendemain, vous retirez les bandes, vous vous assurez encore une fois de la bonne attitude du membre, et deux ou trois bandelettes en cravate, au-dessus et au-dessous du genou, au cou-de-pied, empêchent l'éversion des bords.

Mais tout n'est pas fini, avec l'application du « plâtre », et *le traitement des fractures ne se borne pas à une sorte de besogne mécanique, dont on s'acquitte tant bien que mal, pour n'y plus penser.*

Il faut « suivre » les fractures, *revoir et surveiller les appareils*, et ne pas craindre de les renouveler, au besoin, si, une fois tombé le gonflement initial, quelque défaut paraît, quelque irrégularité se montre au niveau du cal naissant.

N'oubliez pas que le résultat dépend beaucoup moins de la durée de

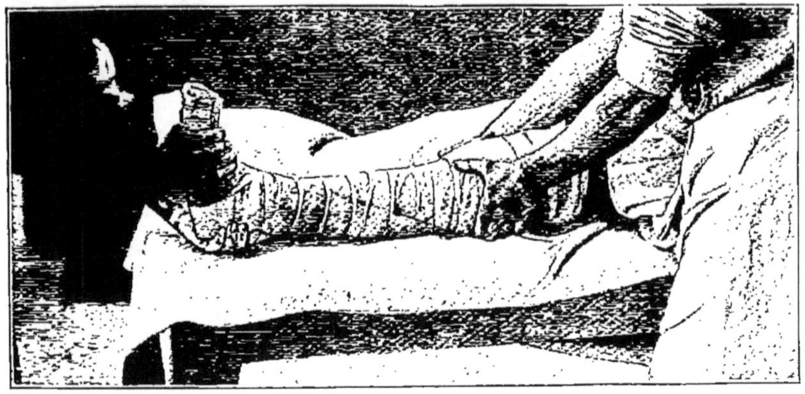

FIG. 705. — Appareil plâtré de jambe. — *Maintien de la réduction jusqu'à dessiccation complète.*

l'immobilisation que de la bonne réduction primitive et du maintien exact de cette réduction.

Toute réduction imparfaite suppose l'absence d'un large contact entre les surfaces fracturées, par suite, une réunion osseuse plus lente et plus tardivement solide. Une coaptation parfaite active singulièrement la soudure interfragmentaire; elle permet de restreindre au minimum le temps d'immobilisation, sans craindre les déviations et les incurvations secondaires.

Réduction précise, immobilisation immédiate, massage précoce : tels sont donc les trois termes fondamentaux et connexes du traitement, dans ces fractures, à grand déplacement, auxquelles le massage ne saurait être appliqué d'emblée.

Les révélations de la radiographie ne sont pas de nature à infirmer ces conclusions de sage pratique : elle nous a montré (et nous avions quelques raisons de nous en douter un peu) que, sous les meilleurs appareils, la réduction complète, intégrale, était rare, et, aussi, que la régularité du cal n'était pas une condition nécessaire de la guérison fonctionnelle : on découvre souvent un cal difforme dans un membre solide et parfaitement « réparé ».

Il est donc entendu que la coaptation totale est difficile et rarement obtenue, et qu'elle n'est pas indispensable, mais le résultat morphologique n'en reste pas moins le meilleur gage du résultat fonctionnel.

2° **Fractures obliques.** — C'est ici que la réduction et surtout le maintien de la réduction créent souvent l'une des besognes les plus ardues de la chirurgie.

Voilà la jambe brisée, raccourcie, tordue vers son milieu; le pied est renversé en dehors et repose par son bord externe : en dedans, le fragment supérieur du tibia dessine un relief très saillant, qui pointe, en soulevant la peau. Le trait de fracture est dirigé en bas, en avant et en dedans (fig. 698), parfois en sens inverse, mais toujours il est très oblique, le chevauchement très étendu, la réduction malaisée et instable.

Si vous vous contentez d'un à peu près, si vous immobilisez hâtivement, dans un plâtre, cette jambe encore *un peu* déformée, vous allez au-devant de lamentables résultats : la réduction apparente ne va pas tarder à se disjoindre, et, au bout de 40, 50, 60 jours, vous retirerez de l'appareil un membre encore mobile, coudé en dedans, incurvé en avant, dont la consolidation exigera des mois, pour se compléter, et laissera une claudication et une impotence définitives.

Il y a là, pour le praticien, une lourde responsabilité, et l'on ne saurait nier que *le « rhabillage » d'une fracture oblique de la jambe ne le cède en rien, comme importance, à un grand nombre d'opérations d'urgence.*

A mon sens, la question pratique se pose aujourd'hui de la façon suivante : le meilleur mode de réduction, c'est l'**extension continue**, la **jambe fléchie**; le meilleur appareil, pour réaliser cette extension, c'est l'*appareil d'Hennequin.*

Nous allons décrire — et montrer — les divers temps de l'application de cet appareil — et nous verrons ensuite comment il est possible d'y suppléer — en utilisant son principe et certaines de ses dispositions.

La figure 706 permettra d'étudier les diverses parties de l'appareil : il se compose, écrit Hennequin, de *deux hamacs* supportés par des bandelettes d'acier représentant les arêtes d'une sorte de boîte quadrangulaire sans parois.

Le *hamac crural* est formé d'un cadre en U, sur lequel est lacée une toile de coutil tendue supportant la cuisse fléchie; il est relié à l'appareil : 1° par une fourche à crémaillère coudée à angle droit, dont les extrémités s'engagent dans des fenêtres pratiquées dans les branches de l'U; 2° par une longue bandelette perforée articulée à la convexité de l'U, qui glisse dans un coulisseau soudé à la base de l'appareil. Un crochet l'arrête au point voulu. Cette disposition permet de faire varier l'angle d'inclinaison du hamac, de l'éloigner et de le rapprocher, en un mot, de l'adapter à toutes les cuisses d'adultes.

Le *hamac jambier* est constitué par trois sangles indépendantes, boutonnées sur deux attelles suspendues par des chaînettes en échelle, qui s'accrochent à des ardillons soudés aux chapes de quatre poulies, mobiles sur deux tringles polies inclinées. Ce hamac représente un chariot roulant sur des rails en pente assez accusée pour se mettre en mouvement spontanément par la seule action de la pesanteur. Il peut être raccourci en dégageant un ou deux œillets de la sangle supérieure; de plus, l'une ou l'autre des sangles pourront être déboutonnées pour panser les plaies, sans déranger le membre, sans supprimer la traction.

Les bases latérales de l'appareil sont composées de deux bandelettes superposées, dont l'inférieure, mobile dans le sens vertical, sert à rectifier le plan du lit et assure l'horizontalité transversale du plan incliné représenté par les tringles [1].

L'*application de l'appareil* consiste : 1° à fixer, autour des malléoles, *par une bottine plâtrée*, la bande en étrier, qui servira d'*anse de traction ;*

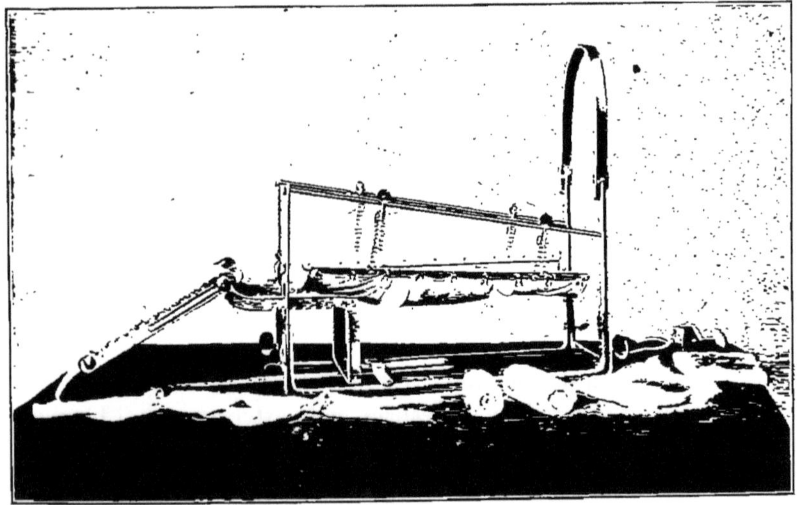

Fig. 706. — Appareil d'Hennequin pour les fractures obliques de la jambe. — Sur la table, la bande en étrier, les bandes plâtrées (roulées), les deux coussinets.

2° à engainer la jambe dans une *gouttière plâtrée*, destinée à prévenir le déplacement latéral des fragments et à maintenir le pied dans une bonne direction (gouttière indépendante de la bottine plâtrée); 3° à installer le membre sur les deux hamacs et l'*extension continue*.

1° Préparez avec vingt-cinq ou trente feuilles de tarlatane-chiffon, ou encore avec plusieurs feuilles de molleton, de flanelle, de linge fin, deux coussinets de 10 à 12 centimètres de long et de 8 centimètres de large.

Appliquez en travers ces coussinets, l'un *sur le devant du cou-de-pied*, l'autre *en arrière du tendon d'Achille* et de la face postéro-supérieure du

(1) Hennequin, *Soc. de chir.*, 24 juin 1896.

calcanéum. Par-dessus, vous allez rouler la bande plâtrée : ils rendront la pression tolérable en avant et en arrière, sur les deux régions qui « peinent » le plus, et sur lesquelles porte surtout la traction.

Roulez donc maintenant une première *bande plâtrée*, de 12 centimètres de large et de 4 mètres de long, de la racine des orteils à la base des malléoles, que vous ne dépasserez pas et qui marquera le bord supérieur de la bottine : installez l'étrier, et fixez-le, en roulant par-dessus une seconde bande plâtrée de 3 mètres de long.

L'*étrier* est une double bande de toile de 40 centimètres de long sur 5 de large. L'anse médiane étant maintenue dans l'axe des malléoles, nouez, de chaque côté, les deux chefs au niveau de la pointe de la malléole, puis

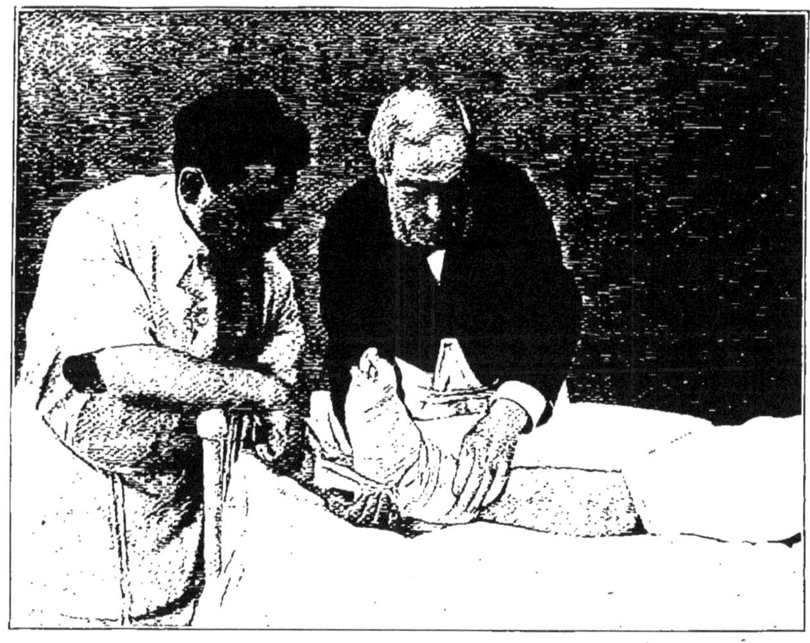

Fig. 707. — Appareil d'Hennequin. — Application de la bottine plâtrée.

croisez les deux chefs antérieurs sur le cou-de-pied, sur le coussinet antérieur, et les deux chefs postérieurs sur le tendon d'Achille, ou, pour mieux dire, sur le coussinet postérieur qui le protège. Achevez alors de rouler la bande plâtrée, qui emprisonne les quatre chefs de l'étrier et complète la bottine « de traction » (fig. 707).

De fait, cette bottine plâtrée n'est et ne doit être qu'un *organe de traction*, et, à ce titre, réalisée avec les minutieuses précautions qui viennent d'être indiquées, elle peut être utilisée pour l'extension continue de la jambe, alors même que l'appareil complet manque et que l'on est forcé de recourir à une « improvisation ». (Voy. plus loin.)

Aussi la bottine devra-t-elle conserver une indépendance absolue, et *rester isolée de la gouttière jambière*.

2° Celle-ci est destinée, avons-nous dit, à prévenir la déviation latérale des fragments et à maintenir le membre dans l'axe.

Mesurez donc (fig. 708) la distance qui sépare le pli poplité de la plante : ce sera la longueur; mesurez la circonférence de la jambe à la partie supérieure du mollet et à la base des malléoles : ce sera la largeur, en haut et en bas; et vous pourrez, sur ces mesures, tracer et tailler la gouttière. Échancrez son bord inférieur à une profondeur de 12 centimètres, et trans-

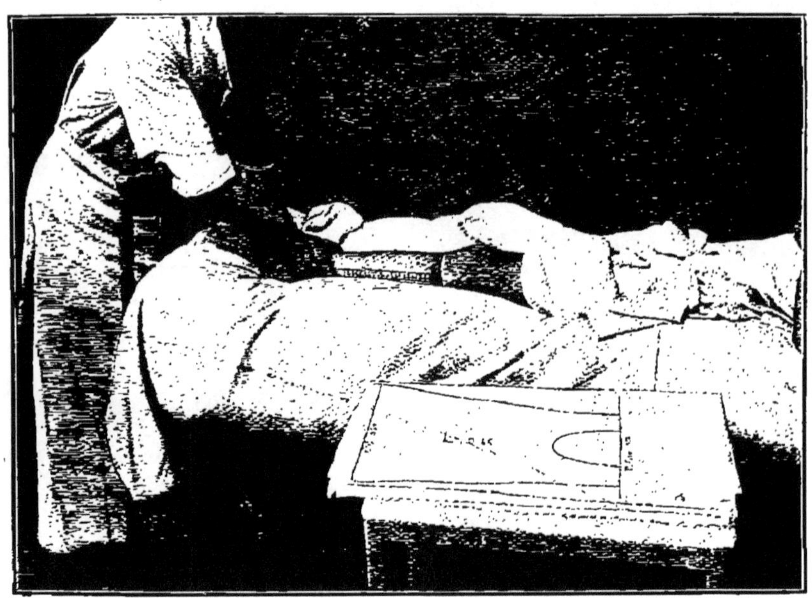

Fig. 708. — Appareil d'Hennequin. — Mensuration de la jambe, pour la taille de la gouttière jambière

formez-le, de la sorte, en deux longues languettes, qui, rabattues des deux côtés du pied, serviront de tuteurs latéraux.

Enveloppez la bottine plâtrée d'une toile imperméable (mackintosh, taffetas gommé, papier huilé, etc.), qui la déborde largement en haut : grâce à cet « isolant », gouttière et bottine sécheront sans adhérer, et, une fois la dessiccation terminée, la toile sera extraite, par le pied, et laissera un vide, un espace libre, entre les deux « plâtres ».

Cette précaution prise, appliquez la gouttière (fig. 709), pendant qu'un aide, tenant le pied à angle droit, exerce sur lui une vigoureuse traction « réductrice »; en bas, ramenez sur les côtés du pied, le long des malléoles, par-dessus la bottine (isolée), les deux languettes qui bordent l'échancrure. Moulez et fixez la gouttière par une bande roulée, et faites tenir le pied jusqu'à dessiccation.

3° Tout est sec. Enlevez les bandes, enlevez la toile isolante, assurez-vous que *gouttière et bottine sont parfaitement libres et n'adhèrent pas*, et installez l'extension continue.

Disposez le membre sur les deux hamacs, et inclinez suffisamment le hamac crural (fig. 710) pour que la jambe repose horizontalement. Fixez la poulie au pied du lit, attachez à l'anse de traction la cordelette qui supportera le poids, attachez-la au milieu de l'anse, si le fragment inférieur a repris une bonne direction, en dedans ou en dehors, s'il a conservé une certaine déviation interne ou externe, et qu'une traction oblique devienne, de ce fait, plus efficace.

Un poids de 2 kilos suffira au début, on l'augmentera « de 1/2 kilogramme tous les deux jours, jusqu'à 5^{kgr},5 dans les fractures récentes, 4 kilogrammes à 4^{kgr},5 dans les fractures anciennes [1] ».

Enfin, si le plan du lit n'est pas exactement horizontal, vous ferez remonter d'autant l'un des côtés de l'appareil, par la manœuvre représentée figure 711.

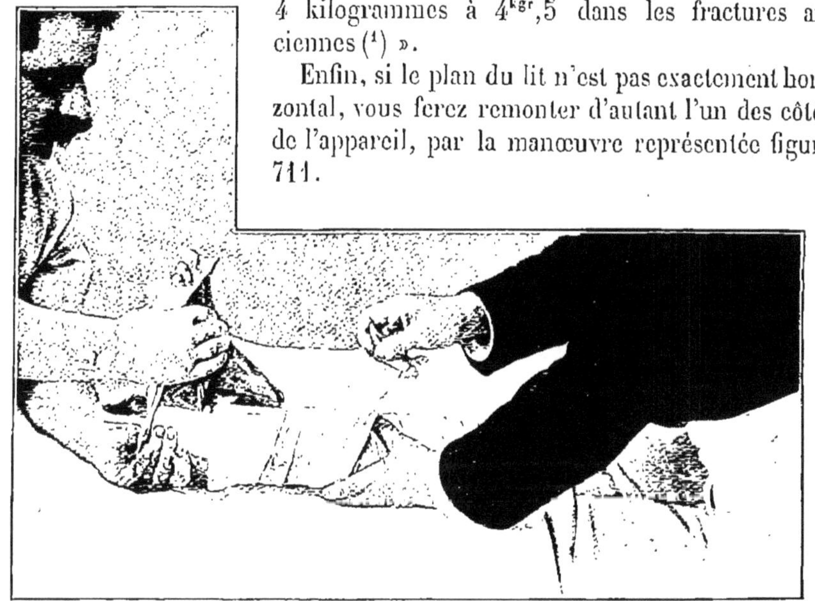

Fig. 709. — Appareil d'Hennequin. — Application de la gouttière jambière (une toile isolante la sépare de la bottine plâtrée).

Tel est l'appareil d'Hennequin (fig. 712) : la réduction se complète peu à peu et se maintient sous l'influence du relâchement des muscles postérieurs de la jambe (fléchie) et de l'extension continue; et le hamac jambier figurant un chariot roulant sur des rails déclives permet de supprimer les frottements, et « de transformer en traction une partie de l'action de la pesanteur sur le segment mobile ».

Si l'on n'a pas, si l'on ne peut avoir l'appareil d'Hennequin, et que l'on se trouve en présence d'une fracture très oblique, irréductible ou, du moins, incoercible, on pourra tout au moins improviser un plan incliné, installer la bottine plâtrée « de traction » et la gouttière jambière, et réaliser, de la sorte, l'extension continue, jambe fléchie (ou, pour mieux dire, jambe horizontale et cuisse fléchie, ce qui aboutit au même résultat, au relâchement des muscles postérieurs).

(1) La tolérance étant plus grande le jour que la nuit, on devra, lorsque la traction dépasse 5^{kgr},5, « supprimer l'excédent à l'approche de l'heure du sommeil, et le replacer au réveil ». (Hennequin, *loc. cit.*)

C'est pour répondre à ces nécessités que M. Hennequin a imaginé l'appareil représenté figures 713 et 714, qui a été construit et appliqué dans notre service. Il peut être improvisé partout.

Prenez une planche de 25 centimètres de large et de 75 centimètres de long, échancrez-la, à son bord supérieur, qui doit correspondre à l'ischion; au-dessous, clouez deux planchettes transversales qui serviront de supports et préviendront l'inclinaison latérale.

Sur cette planche « basale », fixez verticalement, à l'union de ses deux tiers antérieurs et de son tiers postérieur, une planchette de même largeur, haute de 30 centimètres, échancrée de 10 centimètres à son bord supérieur.

Deux supports inclinés seront fixés, cloués ou encastrés à l'une ou à l'autre

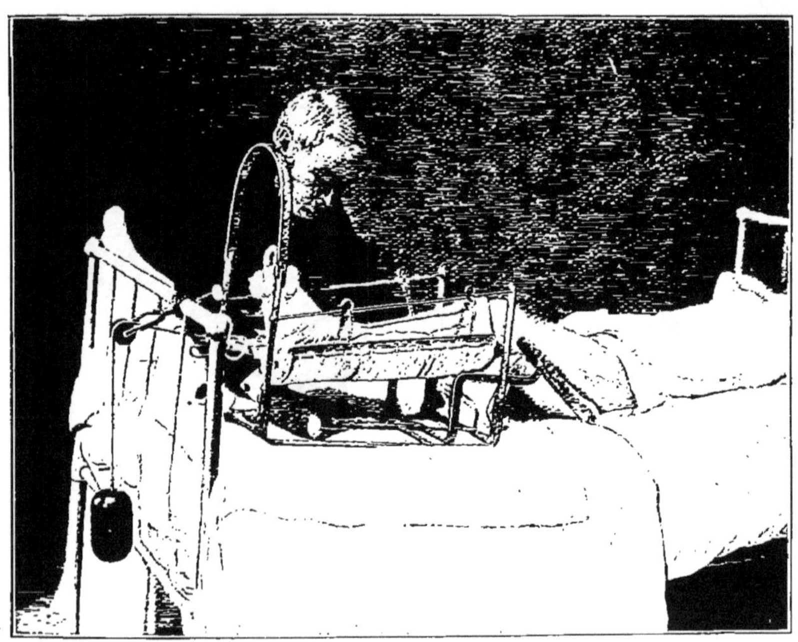

Fig. 710. — Appareil d'Hennequin. — *Mise au point* du hamac crural.

de ces deux planches, comme l'indique la figure 713 : une toile (toile à matelas, etc.) sera clouée sur ces deux supports, et, tendue entre eux, formera le hamac crural.

Le hamac jambier est remplacé par un coussin de balle d'avoine, fortement tassé, et disposé comme figure 714 : les deux tiges obliques servent à le maintenir latéralement (¹).

(¹) On peut aussi substituer au coussin un hamac jambier improvisé de la façon suivante : les deux tiges latérales (H, fig. 713) ne sont plus fixées à leurs deux extrémités, elles sont libres à leur extrémité inférieure et s'articulent, en haut, aux bords de la planche verticale D (autrement dit, elles sont reliées aux côtés de cette planche par deux vis, enfoncées jusqu'à la portion non taraudée). Sur elles, une toile est tendue et clouée : c'est le hamac. Un Y leur sert de support : ses deux branches latérales sont articulées (par une vis, comme tout à l'heure) avec chacune des tiges; sa branche médiane, mobile, vient s'enclaver dans une série de crans, en crémaillère,

Avec cet appareil élémentaire, on pourra réaliser l'extension continue,

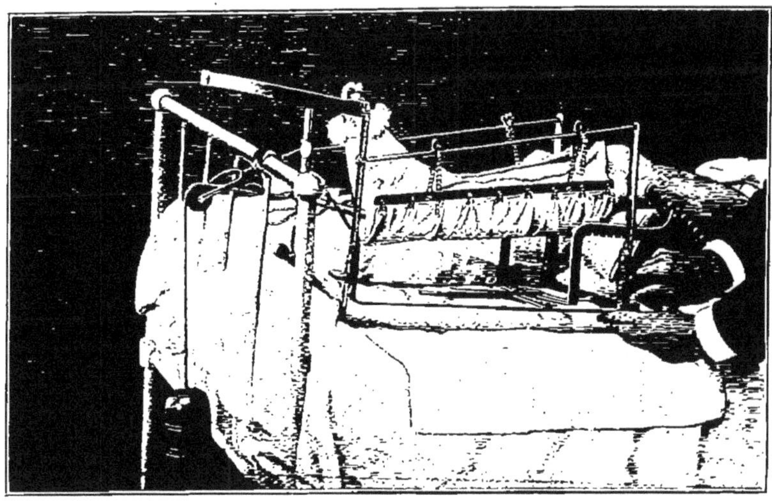

Fig. 711. — Appareil d'Hennequin. — Relèvement d'un des côtés de l'appareil, pour assurer l'horizontalité.

cuisse fléchie; sans doute, nous n'avons pas là ce chariot roulant, que nous

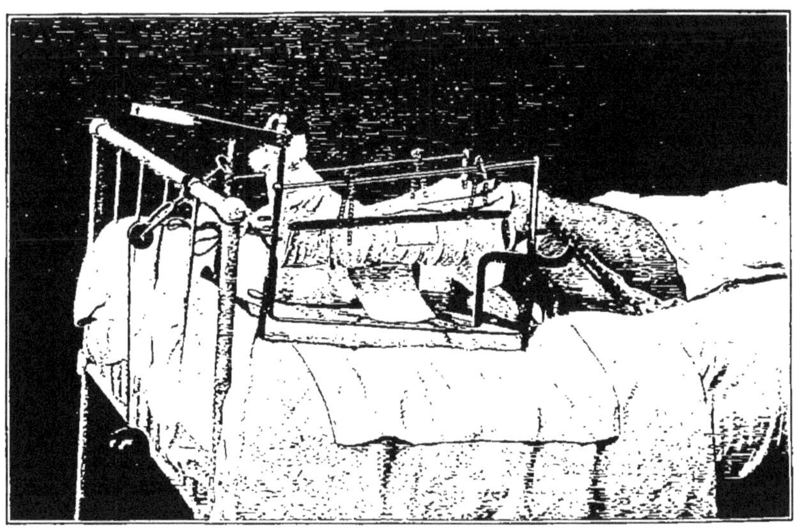

Fig. 712. — Appareil d'Hennequin, appliqué. — L'une des sangles jambières est déboutonnée et la gouttière échancrée, pour le pansement d'une plaie.

décrivions plus haut, et qui transforme le poids du membre en agent de traction, mais les éléments principaux de l'appareil sont conservés.

taillés dans la planche basale (A, fig. 713). Grâce à cet Y mobile, on peut varier l'inclinaison du hamac jambier, et se rapprocher un peu plus de l'appareil complet (fig. 712).

On installe la bottine de traction et la gouttière jambière, en suivant la technique plus haut formulée, et l'extension continue est pratiquée, et, s'il le faut, improvisée, elle aussi.

Enfin il est telles circonstances ou tels milieux où ces appareils improvisés, qui tiennent de la place, qui nécessitent une surveillance effective, rendront de moindres services que l'engainement pur et simple, et immédiat, du membre dans une gouttière plâtrée.

Dans ces conditions, on n'obtiendra de résultats suffisants que sous la réserve expresse : que **la réduction sera pratiquée, d'emblée, et aussi**

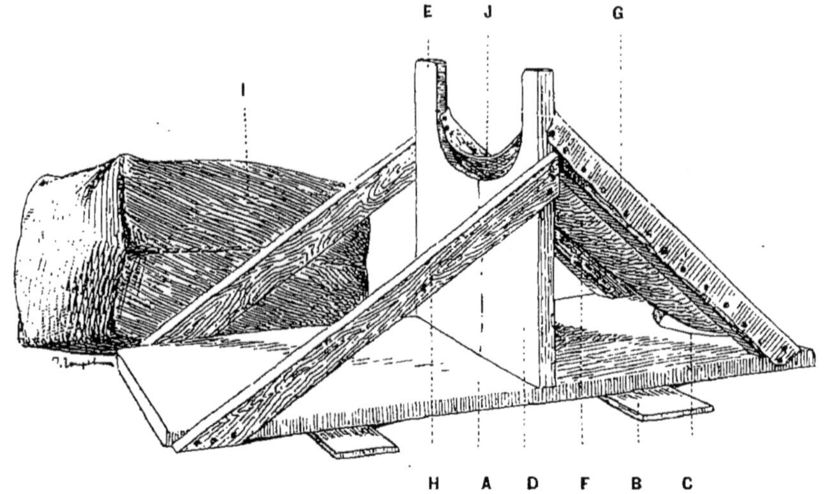

Fig. 715. — Appareil d'Hennequin *improvisé*.

A, planche basale. — B, planchettes transversales de support. — C, échancrure sous-fessière. — D, planche verticale. — E, tiges supérieures, formant les bords de l'échancrure. — F, toile sous-crurale. — G, supports inclinés. — H, planchettes latérales. — I, coussin jambier. — J, bord antérieur sous-poplité de la toile sous-crurale.

exacte que possible, par l'emploi méthodique de tous les moyens dont nous disposons.

Ne craignez pas de recourir à l'anesthésie générale ; la chose en vaut la peine, et, comme je le disais plus haut, c'est une opération véritable, et une opération d'importance, que vous allez pratiquer.

Faites plier la cuisse et soulever le genou par un aide, chargé de la contre-extension ; vous-même saisissez le pied et tirez dans l'axe de la jambe, ou dans une direction un peu oblique en dedans ou en dehors, suivant le type du chevauchement.

Si le fragment inférieur descend, s'il se remet en ligne, si la jambe reprend sa longueur, sa forme, sa continuité, faites abaisser peu à peu le genou, et ramener le membre dans la rectitude, tout en maintenant la traction sur le pied. C'est là l'épreuve difficile, et trop souvent la réduction obtenue, sur la jambe *fléchie*, disparaît, dès qu'on revient à l'*extension*.

Avez-vous l'heureuse chance que rien ne se déplace, appliquez tout de suite une gouttière plâtrée, suffisamment enveloppante, et qui remonte jusqu'au tiers inférieur de la cuisse. Assurez-vous encore une fois que le pied est en bonne position, à angle droit sur la jambe, et que la contre-extension, la traction, dans l'axe, la pression sur le fragment tibial supérieur, soient continuées jusqu'à dessiccation complète de l'appareil [1].

Quand *le déplacement est incoercible*, quand le relief hors rang du fragment supérieur reparaît, dès que vous ramenez le membre en ligne droite, vous pouvez parfois, avec avantage, immobiliser la jambe, *dans la flexion à angle obtus ou à angle droit* [2].

Au bout de deux ou trois semaines, alors que les fragments sont déjà « bien pris » et que le cal est d'une suffisante résistance, vous appliquez

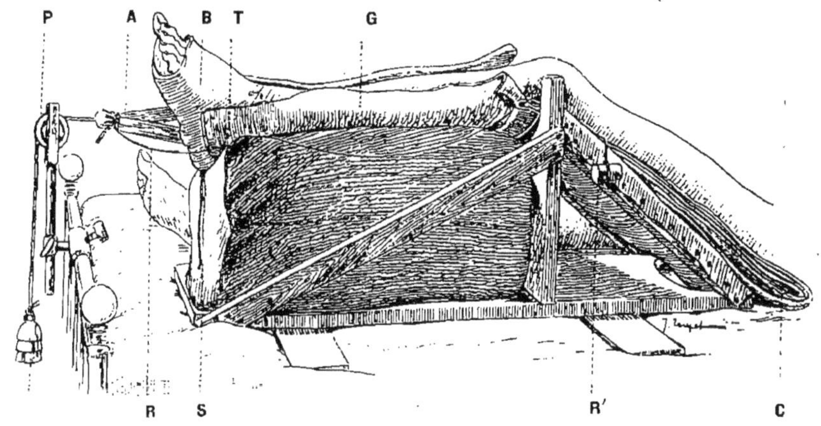

FIG. 714. — Appareil d'Hennequin improvisé. — Application.

A, étrier « de traction ». — B, bottine plâtrée. — C, coussinet sous-crural. — G, gouttière jambière. — P, poulie et cordelette supportant le poids. — R, ficelle attachée à la cordelette, remontant le long du membre et terminée par un bouchon R′, que le blessé conserve à sa portée et dont il se sert, dans certains mouvements du tronc, pour « relâcher » la traction. — S, coussinet sous-talonnier, interposé entre la peau et la bottine plâtrée et muni d'un fil qui permet de le retirer et de « dégager » le talon. — T, languettes malléolaires de la gouttière jambière.

une gouttière ordinaire, en ramenant peu à peu le genou dans la rectitude. Mais, encore une fois, rien ne vaudra, dans les déviations perpétuellement récidivantes, l'extension continue sur un plan incliné.

(1) Un point d'importance capitale, c'est la revision de l'appareil et de la réduction au cours du traitement. Trop souvent, une fois posé le premier appareil, on n'y touche plus, jusqu'à la date présumée de la consolidation; on le retire alors, et il n'est pas très rare, que l'on ait à constater la saillie hors rang de l'un des fragments et une mobilité inattendue. Au bout de dix à quinze jours, en effet, le membre s'est asséché, il a maigri, il n'est plus à plein dans la gouttière, et les fragments, réunis très incomplètement encore, ont du jeu pour se déplacer. Il faut donc surveiller de près les membres « plâtrés »; vérifier souvent, surtout dans les premières semaines, le maintien de la réduction, et ne pas craindre de refaire l'appareil.

(2) M. Quénu relatait un fait de ce genre à la Société de chirurgie, le 8 mars 1899. Il s'agissait d'une fracture de jambe au quart inférieur, avec une saillie considérable des fragments, qu'il était impossible de maintenir. En fléchissant la jambe à angle droit sur la cuisse, la réduction devint facile. L'appareil plâtré fut donc appliqué *sur la jambe fléchie à angle droit* et reposant sur le lit par sa face externe. Une simple bande suffit pour maintenir le fragment supérieur réduit, et cette bande put être supprimée le sixième jour. Guérison avec un raccourcissement de 2 centimètres.

Ce que nous venons de dire s'applique aux fractures *hélicoïdales*, aux fractures comminutives à fragments multiples, aux fractures doubles du tibia *avec fragment intermédiaire* (fig. 715).

Quelques-uns de ces déplacements complexes peuvent être totalement irréductibles, même sous l'anesthésie, ou par l'extension continue. L'un des fragments, interposé de champ, retourné parfois, forme cale, et oppose une résistance mécanique insurmontable à la coaptation des deux bouts principaux; ou bien l'une des extrémités tibiales, oblique et pointue, s'est profondément implantée dans les muscles et y reste incluse; ou encore le fragment

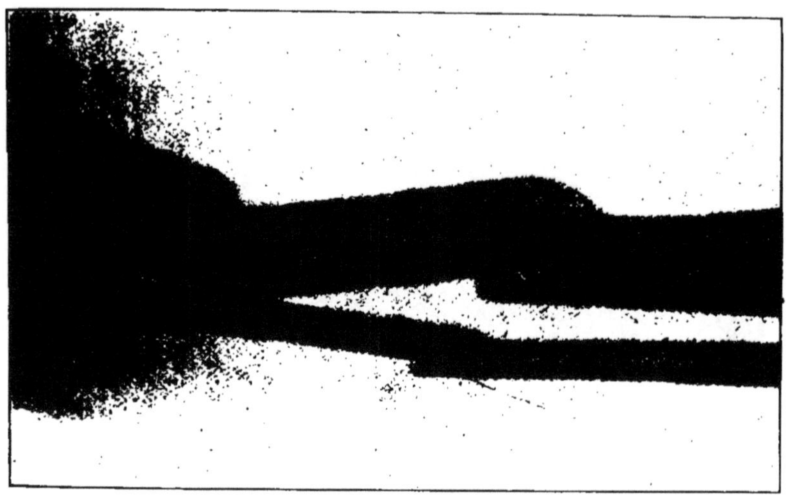

Fig. 715. — Fracture de jambe. — Fracture double du tibia, avec *fragment intermédiaire*.

tibial supérieur a embroché la face profonde de la peau, sans la perforer tout entière et ne se laisse pas dégager.

Dans ces conditions, la *réduction à ciel ouvert* s'impose (voy. plus loin : *Fractures compliquées*). Mais, en dehors de ces indications nécessaires, il ne semble pas qu'en pratique courante, un large champ lui soit réservé.

Fractures de l'extrémité supérieure de la jambe. — Épanchement sanguin considérable, hémarthrose fréquente, consolidation très lente, raideurs articulaires allant souvent jusqu'à l'impotence complète : telles sont les conséquences habituelles — et qu'il faut prévoir — d'une fracture de l'extrémité supérieure du tibia, qu'elle soit ou non accompagnée d'une fracture du péroné. Joignez à cela l'éventualité de complications vasculaires et de gangrènes consécutives, et vous aurez une notion exacte de la gravité de pareils traumatismes.

Nous verrons plus loin ce qu'il convient de faire en présence des *complications vasculaires* et des *fractures ouvertes*.

Prenons d'abord un type de gravité moyenne, si je puis ainsi dire.

Le diagnostic immédiat sera toujours difficile à préciser. Vous trouvez le genou et la partie supérieure de la jambe énormément tuméfiés et l'articulation elle-même, en général, distendue par du sang. Cette abondance de l'épanchement sanguin est déjà « indicatrice » de fracture.

Examinez soigneusement la rotule, les condyles fémoraux, ceux du tibia : c'est la *douleur locale* qui souvent vous permettra seule de faire le diagnostic et de reconnaître approximativement le type des lésions osseuses.

Plus rarement vous constaterez une déformation nette, une sorte de *coudure en avant* de l'extrémité tibiale supérieure, dont les plateaux paraissent refoulés, déjetés en arrière; ou la *saillie anormale de l'un des condyles*, qui figure une sorte de talus proéminent; ou encore des *fragments multiples* qui déforment, par leur éversion irrégulière, l'extrémité tibiale, et donnent, sous la pression des doigts, une grosse crépitation. Tout cela est masqué, d'ordinaire, par le gonflement et l'épanchement sanguin.

Que faire? Chercher à réduire, sur des données locales si précaires et immobiliser dans un appareil plâtré, d'emblée, constituerait une pratique d'efficacité illusoire et qui deviendrait souvent dangereuse : on n'oubliera pas que la gangrène a été observée, à plusieurs reprises, sous la compression d'appareils *immédiats*.

Commencez donc par déterger consciencieusement toute la région, entourez-la de compresses bouillies, imbibées d'eau bouillie, et enveloppez-la dans une épaisse couche d'ouate, peu serrée, puis installez le membre dans une gouttière, ou mieux sur un plan incliné, qu'il est facile d'improviser partout, et sur lequel quelques lacs serviront à le fixer.

Le lendemain ou le surlendemain, vous ponctionnerez l'hémarthrose, si elle est volumineuse, et vous continuerez pendant plusieurs jours l'enveloppement humide et ouaté, et le maintien au repos, dans l'attitude inclinée, ascendante.

Grâce à ce *traitement préliminaire*, la douleur s'atténuera, le gonflement tombera, et vous pourrez alors, à un examen ultérieur, vous rendre un compte plus exact des lésions et de la déformation osseuse.

Si cette déformation n'est pas très accusée, le meilleur parti à prendre sera de recourir tout de suite, sans immobilisation, au massage, et ce sera le meilleur moyen de restreindre le temps de la consolidation, tout en conservant « le plus possible » de mobilité articulaire.

Avez-vous constaté un glissement très marqué du plateau tibial en arrière, une saillie anormale de l'un des condyles ou une véritable coudure de l'extrémité tibiale, **il faudra réduire**, et, pour le faire au mieux, souvent donner le chloroforme.

La traction exercée sur la jambe, et surtout la coaptation directe, par impulsion des fragments, serviront à réaliser cette réduction. Cette fois, vous devrez immobiliser, en appliquant une gouttière plâtrée postérieure, allant de mi-cuisse à mi-jambe, ou encore l'appareil d'Hennequin.

L'immobilisation cessera, d'ailleurs, au bout de quelques semaines, pour faire place au massage et aux exercices d'assouplissement articulaire.

Peut-être, dans les cas de ce genre, la mise à nu du foyer, la réduction à ciel ouvert des fragments, suivie de leur suture ou de leur enchevillement, donnerait-elle, dans certains milieux, de meilleurs résultats; en pratique courante, elle n'est guère applicable.

Je ne dirai qu'un mot des **fractures isolées de l'extrémité supérieure du péroné.**

Lorsque la solution de continuité porte sur le tiers supérieur de l'os, qu'il n'y a pas de déplacement, et que la douleur locale à la pression révèle seule la fracture, le massage d'emblée est tout indiqué, et la marche peut être reprise dès les premiers jours. Il en sera autrement en présence de la *fracture par arrachement de la tête du péroné.*

Presque toujours alors, le *sciatique poplité externe* est intéressé ; la fracture s'accompagne de douleurs extrêmement vives, irradiées dans toute la moitié correspondante de la jambe, et ces douleurs doivent toujours éveiller l'attention. A plusieurs reprises, en effet, l'immobilisation a été installée séance tenante, et ce n'est que plus tard, à la levée de l'appareil, que la paralysie des muscles antéro-externes de la jambe a été reconnue.

Étudiez donc de près ces douleurs anormales, voyez dans quelle zone elles s'irradient, cherchez s'il existe de l'anesthésie dans le territoire du musculo-cutané et du tibial antérieur et déjà des indices de parésie musculaire. Cherchez aussi à faire descendre, à ramener en place la tête péronière, entraînée par le biceps; si les douleurs cessent, une fois la coaptation réalisée, vous pourrez vous contenter d'un bandage ouaté ou encore d'un appareil silicaté, sous lequel un tampon s'opposera à une ascension nouvelle de la tête.

Plus souvent, la coaptation sera impossible ou les troubles nerveux persisteront : c'est là une indication pressante d'intervenir d'emblée.

Par une incision latérale externe, prolongeant l'extrémité supérieure du péroné, vous découvrirez le foyer de fracture, le fragment « bicipital » et la surface diaphysaire; avec beaucoup de prudence, vous écarterez les débris musculaires et vous irez *tout de suite à la recherche du nerf sciatique poplité externe*, facile à trouver, si l'on procède de haut en bas et d'arrière en avant, en prenant pour repère le tendon du biceps qu'il côtoie en arrière. Le nerf sera dégagé et récliné.

Vous chercherez alors à mettre en contact les deux fragments, qui seront réunis par une ou deux sutures, disposées de façon à ne pas blesser ni comprimer le nerf. Pour peu que l'abaissement de la tête péronière soit difficile, le meilleur parti à prendre sera de l'exciser purement et simplement, en l'énucléant, au bistouri, des fibres tendineuses qui la coiffent; le bout diaphysaire sera ensuite régularisé et arrondi, et le sciatique poplité externe remis en place, à l'abri de toute compression nocive.

Fractures de l'extrémité inférieure de la jambe. — Ce sont les fractures **sus-malléolaires** et **bi-malléolaires.** Nous laisserons de côté les *fractures isolées des malléoles* et les *fractures par arrachement de l'ex-*

trémité inférieure du péroné, si communes, auxquelles le massage est seul applicable.

La figure 716 représente un type de fracture sus-malléolaire, avec « chute du talon » ; le trait est oblique en bas et en avant : le fragment supérieur chevauche sur le devant du cou-de-pied, le talon tombe et s'abaisse, l'avant-

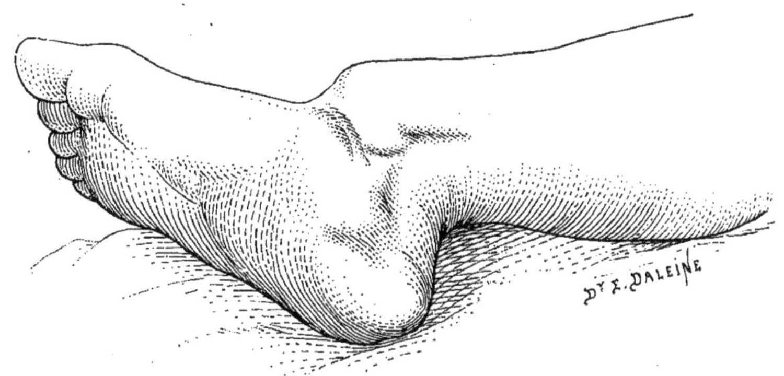

FIG. 716. — Fracture *sus-malléolaire* avec *chute du talon*.

pied paraît raccourci, l'arrière-pied allongé : on dirait, à première vue, une luxation en arrière.

Il faut **réduire** ; naturellement la réduction n'est pas toujours aisée, mais

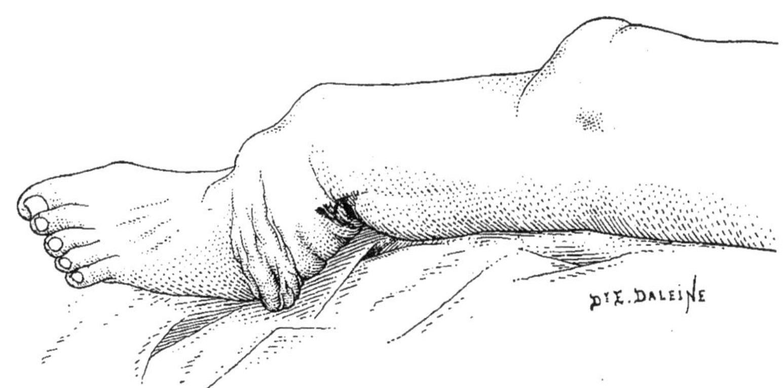

FIG. 717. — Fracture sus-malléolaire comminutive, avec déjettement du pied en arrière et en dehors.

elle doit toujours être — d'emblée — aussi correcte que possible. Toute déformation persistante, fût-elle minime, se traduit par une inclinaison vicieuse du pied et par une entrave fonctionnelle toujours sérieuse.

Faites donc *plier la jambe* et tenir le genou, saisissez le pied, comme tout à l'heure, et *tirez dans l'axe, en relevant le talon*. Au besoin, si la coaptation n'est pas encore régulière, donnez le pied à un aide, qui maintient la traction en avant et en haut, et vous-même appuyez les deux pouces sur le relief du fragment supérieur, et affaissez-le.

Dans un autre type, beaucoup plus rare, le trait de fracture est oblique en sens contraire, *en bas et en arrière*; le fragment supérieur chevauche en arrière, en soulevant le tendon d'Achille, le pied est tout entier reporté, et comme luxé, *en avant*.

La manœuvre inverse s'impose : on réduira, la jambe en flexion, par la traction dans l'axe et le *refoulement du pied en arrière*. Ajoutons que la brisure peut être oblique en dehors (fig. 718) ou en dedans, le chevauchement latéral et le renversement du pied considérable, comme en témoigne la figure 717.

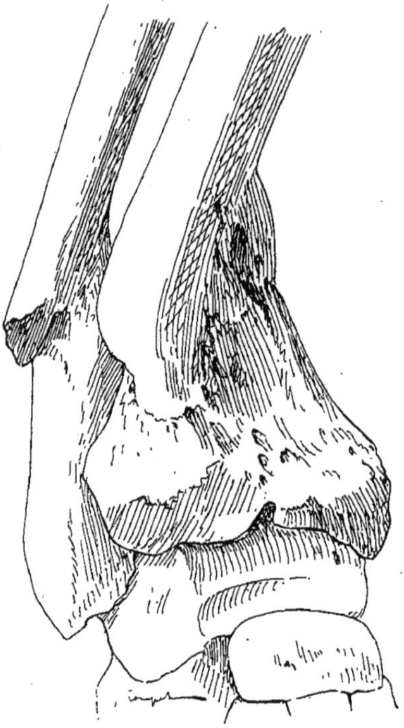

L'immobilisation dans une gouttière plâtrée devra suivre cette réduction, et l'attitude « restaurée » du pied sera rigoureusement maintenue jusqu'à dessiccation complète de l'appareil.

J'arrive aux ***fractures bi-malléolaires***, et spécialement à la fracture de Dupuytren (fig. 720), le type des fractures bi-malléolaires à grand déplacement.

Fig. 718. — Fracture sus-malléolaire, oblique en dehors; déviation considérable du pied. (Pièce de Bouvier, 1871, Musée Dupuytren, 237 A.)

Le pied est *subluxé en dehors, et aussi en arrière*, une dépression profonde, à sinus externe, marque le point d'inflexion et de brisure du péroné; en dedans, le fragment supérieur de la malléole interne dessine

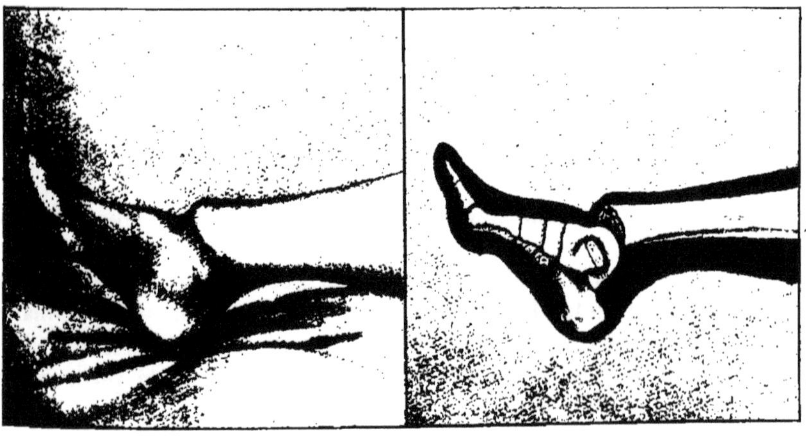

Fig. 719. — Fracture bi-malléolaire avec subluxation du pied en arrière.

une crête saillante qui tend et meurtrit la peau: l'astragale ballotte dans la mortaise élargie.

Ici encore, la réduction précise et immédiate est un devoir strict; on ne se contentera jamais d'une réduction incomplète; on ne laissera pas à l'avenir, aux soins consécutifs, la charge d'achever la besogne, quand on peut, d'emblée, avec le chloroforme, s'il le faut, la mener à bien. On voit trop de cals vicieux malléolaires, on a trop souvent à faire des interventions réparatrices destinées à remédier à ces mauvaises consolidations et aux infirmités qui s'ensuivent, pour mettre en doute le bien fondé de ces préceptes.

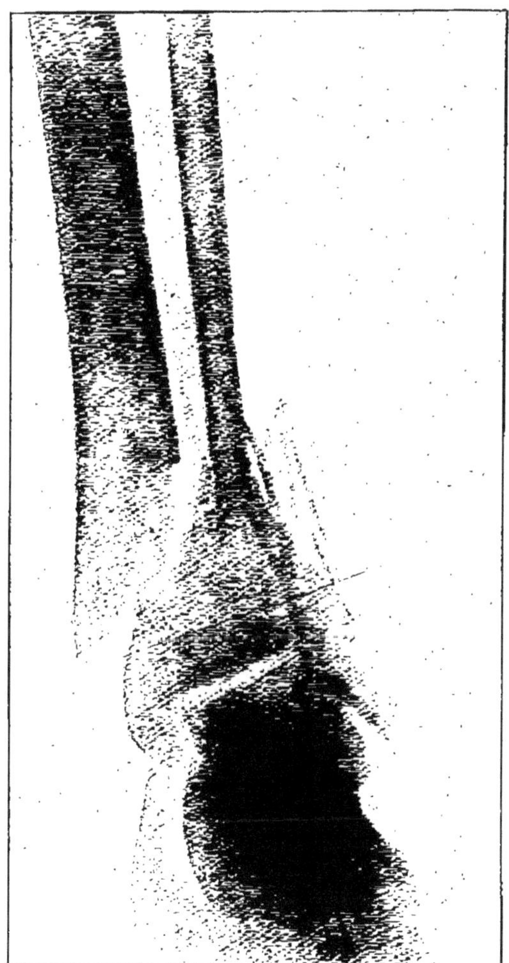

Fig. 720. — Fracture *bi-malléolaire de Dupuytren*.

La flexion de la jambe sera toujours un premier temps fort utile; vous exercez alors une traction dans l'axe, en ramenant le pied fortement en dedans.

Parfois vous obtiendrez un meilleur résultat en appliquant le cou-de-pied, par sa face interne, sur votre genou, et, pendant que vous le maintenez, de la main gauche, sur ce solide point d'appui, en saisissant la plante de la main droite, *le pouce sur la malléole externe*, et, d'un effort lent et progressif, en *redressant le coup de hache*, et en ramenant le pied dans la bonne position.

Il est rare qu'avec du soin — et sous le chloroforme — on n'obtienne pas aisément une complète réduction.

Pourtant, on peut se trouver en face d'une véritable irréductibilité : songez alors à un *fragment cunéiforme*, sorte d'éclat de la face externe du tibia, qui s'interpose entre les surfaces articulaires, forme cale, et devient un obstacle d'autant plus insurmontable que vous n'avez sur lui aucune prise. Si vous échouez finalement, si la déformation reste notable, la réduction « à ciel ouvert » deviendra tout indiquée (voy. plus loin).

L'appareil nécessaire, pourrait-on dire, c'est la *gouttière plâtrée*, surveillée au cours de sa dessiccation, comme nous l'avons dit maintes fois, renouvelée plus tard, si, une fois tombé le gonflement initial, elle cesse d'être suffisamment contentive et enveloppante. Non seulement on aura soin de maintenir le pied à angle droit sur la jambe, mais aussi de *redresser le talon*, qui est presque toujours abaissé dans ces fractures (fig. 719 et 721).

L'attelle de Dupuytren ne saurait être comparée à la gouttière plâtrée; mais elle conserve une réelle utilité, à titre d'appareil d'urgence, d'improvisation.

Partout on peut façonner une longue attelle et un coussin, et faire des bandes avec du vieux linge; l'attelle est appliquée sur la face interne du

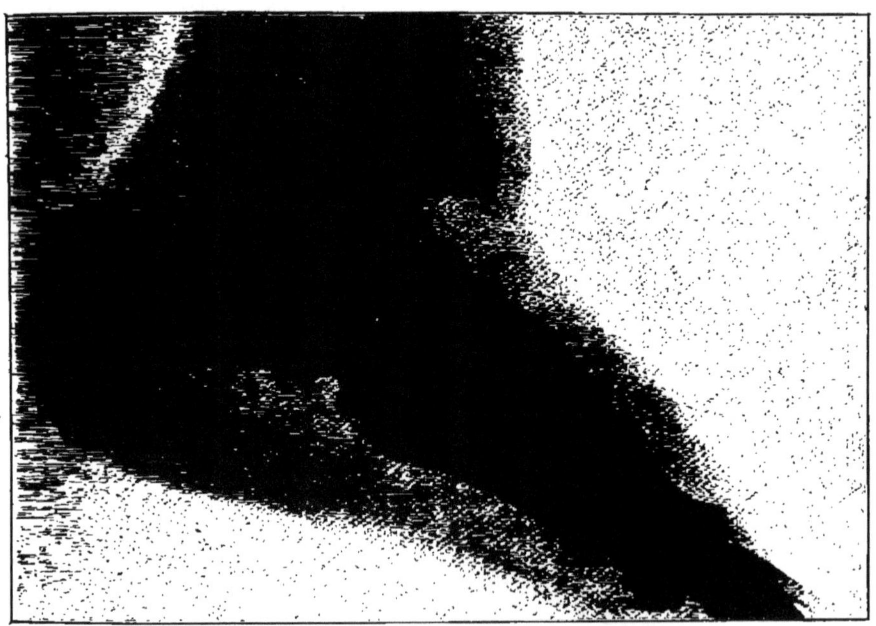

Fig. 721. — Fracture bi-malléolaire, avec subluxation du pied en arrière.

membre et dépasse le pied; au-dessous d'elle on dispose le coussin, replié au niveau du fragment malléolaire interne, où il forme bourrelet; attelle et coussin sont fixés par deux bandes roulées, au genou et au-dessus du cou-de-pied. Il ne reste plus, la réduction faite, qu'à maintenir le pied en adduction avec une troisième bande, roulée en étrier, comme le montre la figure 722, et prenant appui sur l'attelle.

On aura soin, en roulant cette bande réductrice, de relever le talon; mais, quoi qu'on fasse, il finira toujours par retomber. Ce ne sera donc là qu'un appareil temporaire, mais qui rendra des services dans certains milieux, pour le transport du blessé, etc.

Nous ne saurions réserver ici une grande place au *traitement ambulatoire des fractures*, qui ne saurait passer encore pour une méthode de pratique courante. Toutefois, pour les fractures de jambe, en particulier, il est appelé à rendre, dans certaines circonstances, de signalés services, et il serait désirable que tout praticien fût à même de l'exécuter, au moins à titre exceptionnel.

Or, il ne saurait être question, ici, en chirurgie d'urgence, d'appareils orthopédiques, et nous nous contenterons de rapporter la technique de Reclus (1) et Cestan (2).

« Après réduction, une très légère gouttière plâtrée, faite de cinq ou six feuilles, est appliquée à la façon habituelle sur la jambe, allant des orteils à quelques travers de doigt au-dessous du genou, maintenant les fragments en rapport et le pied en équerre (fig. 723). C'est là un pur appareil de conten-

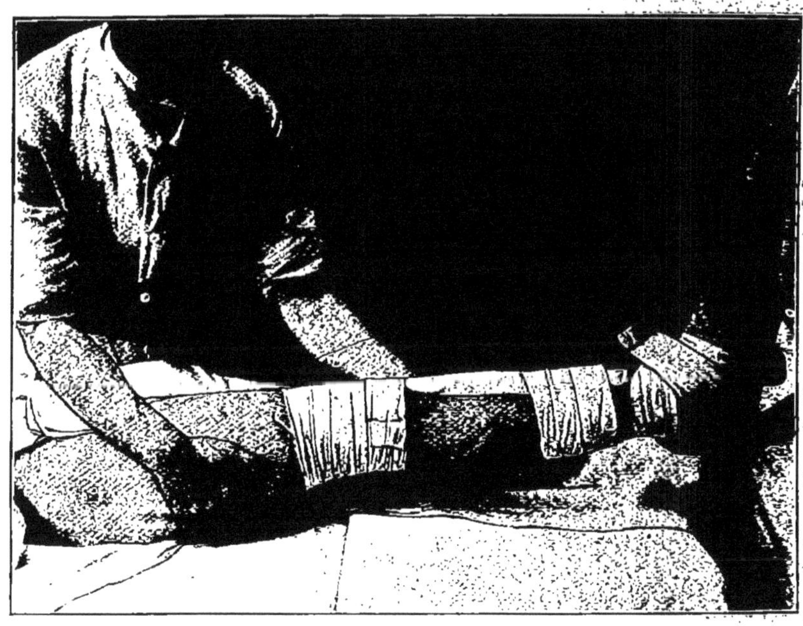

Fig. 722. — Attelle de Dupuytren. Application de l'étrier.

tion. » La gouttière une fois sèche, on enveloppe la jambe d'une couche d'ouate, très épaisse (5 ou 6 centimètres) sous la plante, et d'épaisseur moyenne sur la jambe, et l'on procède à la confection de l'*appareil de marche*.

Il est formé d'une lame de zinc, plus large au niveau du sous-pied, où elle constitue une sorte de semelle, et assez longue, pour remonter sur les deux faces latérales de la jambe jusqu'au-dessous des condyles du tibia. Cette lame sera enveloppée de 12 à 15 épaisseurs de tarlatane plâtrée. On coupe donc les feuillets de tarlatane assez longs pour remonter en haut jusqu'au genou, on les imbibe de bouillie plâtrée, on les exprime et l'on interpose entre eux la lame de zinc (fig. 724).

(1) Reclus, *Académie de médecine*, 15 juin 1897.

(2) Cestan, Le traitement des fractures du membre inférieur par les appareils dits ambulatoires. *Gaz. des hôp.*, 25 avril 1897, n° 47.

« A l'aide d'une bande de tarlatane, large de 10 centimètres, imprégnée

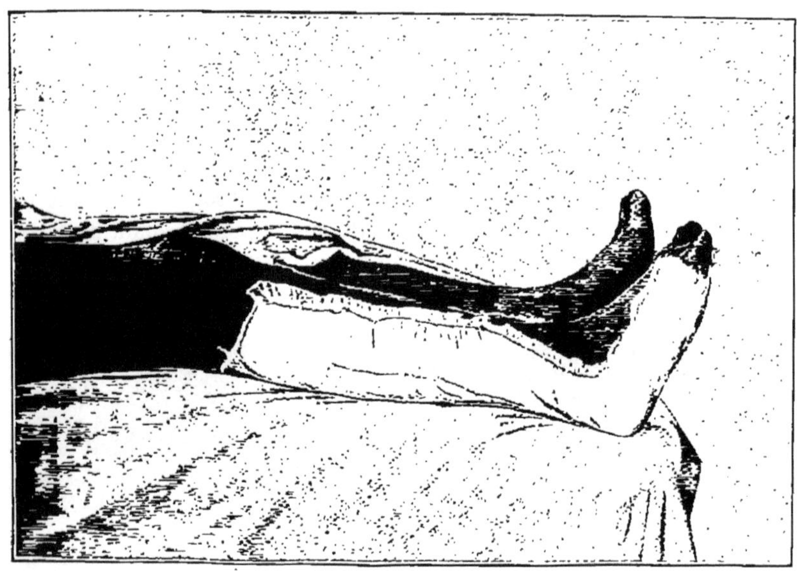

Fig. 723. — Appareil ambulatoire de jambe. — 1er *temps* : gouttière de contention (au-dessous du plâtre, une feuille de lint, qui déborde).

à l'avance de plâtre sec et plongée dans l'eau au moment voulu, on fait sur le

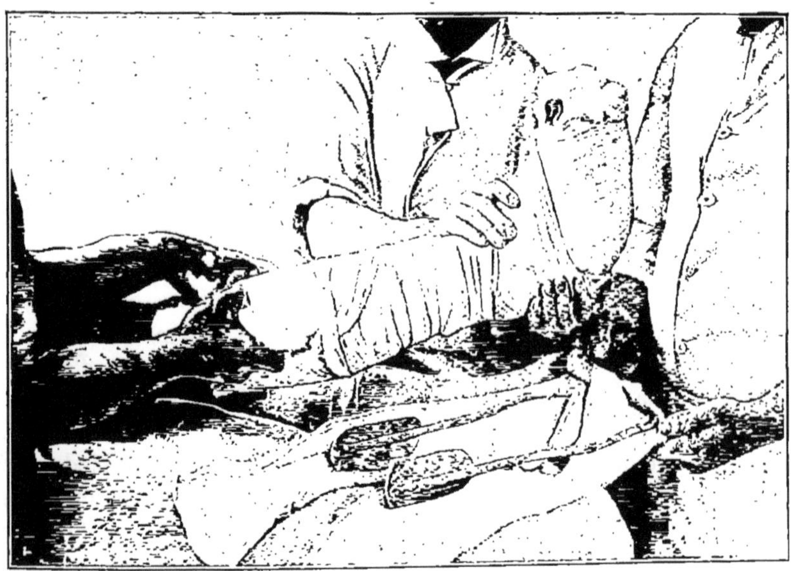

Fig. 724. — Appareil ambulatoire de jambe. — 2e *temps* : le membre est enveloppé d'une couche d'ouate, très épaisse sous la plante. — Une bande plâtrée est enroulée autour des condyles tibiaux, pour faire « le lit » à l'étrier. — L'étrier et la bande plâtrée dans laquelle il sera engainé.

col et le plateau tibial quelques tours soigneusement moulés et polis, qui préparent « le lit » à l'étrier (fig. 724).

« Celui-ci est alors appliqué, *le sous-pied à 5 centimètres de la plante, les branches latérales dans l'axe des malléoles*; l'extrémité des branches, qui

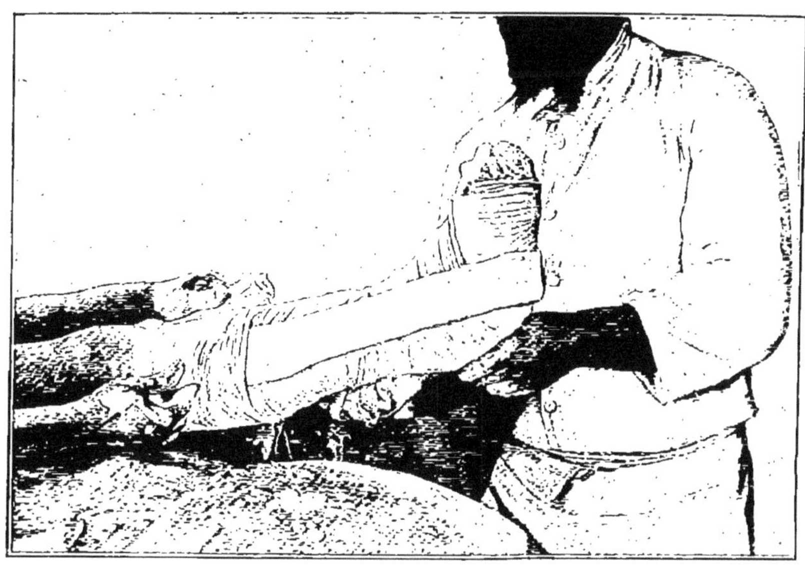

FIG. 725. — Appareil ambulatoire de jambe. — 5ᵉ *temps* : l'étrier et sa gaine plâtrée sont en place. On les fixe en haut avec la bande plâtrée.

déborde l'attelle métallique, est relevée vers la cuisse et fixée par quelques

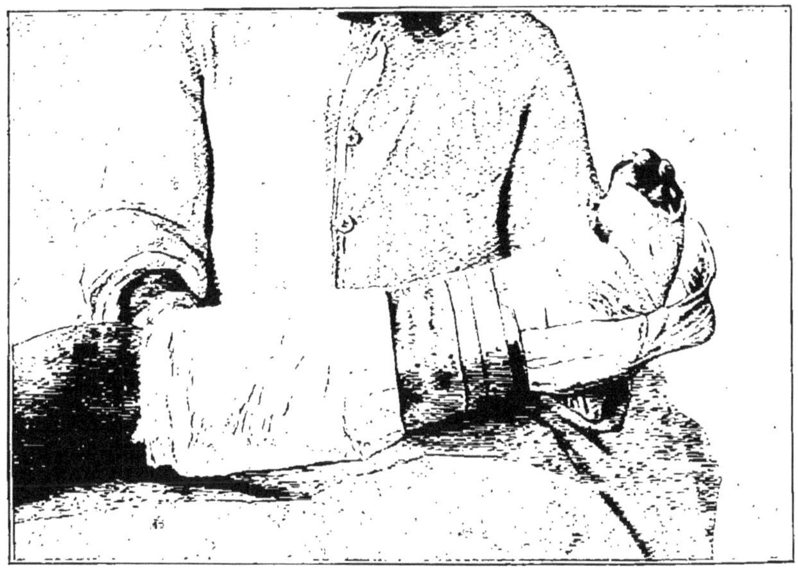

FIG. 726. — Appareil ambulatoire de jambe. — 1ᵉ *temps* : l'appareil terminé. — La plante est dégagée et la marche aura lieu directement sur la portion horizontale de l'étrier.

tours de la bande de tarlatane plâtrée, puis rabattue de nouveau : elle constitue ainsi une manière de contrefort, qui recouvre et prolonge le tuteur métallique latéral et qui se moule exactement au condyle tibial correspondant » (fig. 725). Le tout est alors enveloppé de bandes de toile; le lendemain, il ne reste plus qu'à retirer ces bandes, qu'à enlever la couche épaisse d'ouate interposée entre l'étrier et la plante.

C'est sur cet étrier (fig. 726) que le patient va marcher, et la pression se transmettra dès lors directement à la partie supérieure de la jambe, aux condyles du tibia, laissant *le foyer de fracture et le pied suspendus*, en quelque sorte, au centre de cette armature.

FRACTURES DES OS DU PIED

Fractures du calcanéum. — Deux types doivent être bien connus : *a*, la fracture *par écrasement* (fracture de Malgaigne); *b*, la fracture *par arrachement* (fracture de Boyer), beaucoup plus rare.

L'*écrasement du calcanéum* succède, en général, à une chute verticale sur le talon : il est unilatéral ou double. Le talon est aplati, élargi, la voûte plantaire affaissée, les malléoles, surtout l'interne, abaissées, le pied légèrement dévié en valgus. Lorsque la lésion est unilatérale, la déformation s'accuse, en comparant les deux pieds, et surtout en les examinant par derrière. Au palper, on réveille toujours une vive douleur sous le calcanéum et par la pression transversale — et c'est là un signe de grande valeur lors de gonflement considérable [1].

D'ailleurs, la fracture du calcanéum par écrasement est une fracture spécialement douloureuse, et ces douleurs sont tenaces et persistantes et créent de graves désordres ultérieurs de la marche. Elles sont dues à l'effondrement de la gouttière plantaire interne, et à la compression des organes qui la traversent (nerfs plantaires).

Il n'y a guère de réduction possible. Une courte immobilisation, puis le massage journalier et longtemps poursuivi représenteront la meilleure thérapeutique. L'impotence ultérieure du pied pourra commander certaines indications secondaires.

La *fracture par arrachement* succède à l'action brusque et violente du triceps sural : elle occupe la partie postéro-supérieure du calcanéum, et détache un coin à sommet antérieur, qui se relève d'arrière en avant et de bas en haut (fig. 727), et souvent, par son arête vive, distend et perfore la peau. Au palper, on retrouve ce coin osseux, suspendu au tendon d'Achille, et l'on reconnaît son bord saillant postérieur, et, sur le calcanéum une autre arête vive.

Le meilleur traitement — et la présence d'une plaie contuse en est sou-

[1] M. Destot a décrit différents types de cette fracture par écrasement, suivant qu'elle porte sur le segment antérieur, moyen ou postérieur de l'os. (Fractures du tarse postérieur. *Revue de chir.*, 10 août 1902, n° 8, p. 218.)

vent une indication de plus — consiste à découvrir le foyer par une incision verticale postérieure, à ramener le coin arraché, la jambe étant fléchie et le pied fortement étendu, au contact de la surface de fracture calcanéenne et à l'y maintenir par deux points latéraux de suture osseuse [1].

Enfin, on peut observer des *fractures isolées de la petite apophyse du calcanéum*, qui se déplace plus ou moins bas dans la gouttière calcanéenne interne, en comprimant les nerfs plantaires : le pied est en valgus, on réveille de la douleur en dedans, sous la malléole interne et l'on y reconnaît plus ou moins nettement le fragment osseux apophysaire.

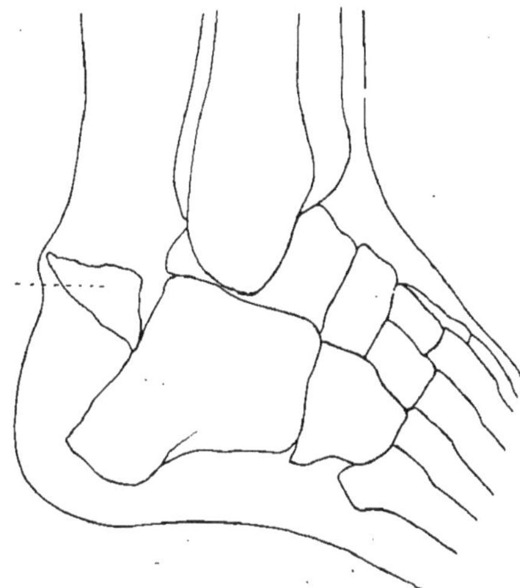

Fig. 727. — Fracture par arrachement du calcanéum (schéma).

Fractures de l'astragale. — Elles compliquent assez souvent les luxations (Voy. plus haut). Isolées, elles peuvent appartenir à divers types, bien étudiés expérimentalement [2], que la radiographie pourra révéler, mais qu'il ne faut pas se flatter de reconnaître à l'exploration pure et simple : fractures *transversales du col*, détachant la tête astragalienne, ou *du corps* — fractures *sagittales*, dont le trait, toujours oblique, est dirigé d'avant en arrière — fractures *des tubérosités postérieures*.

Ce qu'il faut retenir, c'est que, dans la fracture de l'astragale, le pied est reporté en dedans, la malléole externe très saillante, la plante d'ordinaire renversée en varus, le bord interne raccourci. Le varus équin est, d'ailleurs, l'attitude que conserve le pied, dans les déformations persistantes.

L'ablation de l'astragale est, certes, le meilleur parti à prendre, et, s'il y a une plaie, aucune hésitation ne saurait subsister. Encore faut-il, naturellement, que l'intervention puisse être pratiquée dans des conditions suffisantes.

Il n'y a rien de particulier à noter sur les fractures des autres os du tarse : la douleur locale et la déformation, et surtout la radiographie, permettent d'en faire le diagnostic. Elles doivent être traitées par le repos et le massage. — Je ne m'arrêterai pas non plus sur les fractures comminutives multiples du massif tarsien, sur les broiements complexes du tarse, qui, d'ailleurs, sont souvent compliqués, et rentrent dans le cadre des fractures ouvertes.

(1) Voyez les observations de Tuffier et Desfosses, Fractures du calcanéum par arrachement. *Presse médicale*, 13 avril 1898, p. 177. — Potherat, *Soc. de chir.*, 7 nov. 1900, p. 1010; et François Hue, *ibid.*, 14 nov. 1900, p. 1019.

(2) Voyez Ombredanne, Contribution à l'écrasement des fractures de l'astragale. *Revue de chir.*, 10 août 1902, n° 8, p. 178; et n° 9, p. 414.

Fractures des métatarsiens. — Elles sont relativement fréquentes, et il est intéressant de rappeler une de leurs variétés : celles qui se produisent, souvent aux deux pieds, et généralement sur le 3e métatarsien, au cours des marches forcées, chez les soldats; elles se manifestent alors par un gonflement douloureux et tenace du pied.

On reconnaît une fracture métatarsienne par la douleur locale, provoquée à la pression directe, ou à la pression dans l'axe, une main s'appuyant sur le tarse, pendant que, de l'autre, on refoule, d'avant en arrière les têtes métatarsiennes. L'ecchymose précoce, en bandelettes interdigitales, signalée par Thiéry, est aussi à noter. On traite ces fractures par le repos et le massage.

FRACTURES COMPLIQUÉES

Toute fracture ouverte, quelle que soit l'étroitesse de la solution de continuité cutanée, crée un danger grave, régional et vital, et l'avenir de ces fractures relève essentiellement du traitement immédiat, d'urgence, qui intervient.

Or, les indications à remplir diffèrent, bien entendu, suivant le type des lésions osseuses, les délabrements des parties molles, ou les ruptures vasculaires qui les accompagnent. Il est nécessaire d'établir des catégories cliniques.

I. *Fracture compliquée non comminutive ou peu comminutive, sans lésions vasculaires, ni attritions musculaires importantes, avec une petite plaie cutanée.*

Un exemple, le plus commun de tous : *fracture oblique de la jambe à sa partie moyenne, chevauchement des deux fragments; sur la face interne, au niveau de la pointe du fragment supérieur, petite perforation cutanée, d'où suinte un peu de sang noir.*

La porte d'entrée est étroite, c'est vrai; mais, du fait seul de son existence, vous devez, en pratique, tenir pour infecté le foyer de fracture et vous conduire d'après cette donnée constante.

Donc, ne vous contentez jamais de laver superficiellement la petite plaie, ou de la recouvrir purement et simplement d'un pansement occlusif. Je sais bien que ce procédé sommaire sera suivi parfois d'une guérison parfaite : cela ne veut rien dire, qu'une chose : vous avez eu l'heureuse chance que le foyer ne fût pas infecté. Vous n'en saviez rien, vous n'en pouviez rien savoir, malgré toutes les apparences; et vraiment, si l'on a la notion précise du danger à courir, du terrible lendemain de ces traumatismes qui semblaient si bénins, on ne se résignera jamais à la méthode de l'attente passive.

C'est le foyer profond, sous-cutané, qu'il faut désinfecter.

Commencez donc par laver, savonner et brosser soigneusement toute la région, la plaie comprise; lavez à l'éther, à l'alcool et au sublimé : ceci fait, d'un coup de bistouri ou de ciseaux, agrandissez la perforation cutanée, suffisamment pour avoir libre accès sur les fragments, et pratiquez alors, par la brèche, une abondante irrigation d'eau bouillie, très chaude.

Chassez de la sorte les caillots, les petites esquilles, les débris de tout ordre; détergez toute la cavité inter et péri-fragmentaire ; mais, pendant ce lavage et ce rinçage, n'écartez que doucement les extrémités fracturées, ouvrez la voie au liquide *sans décoller le périoste, sans déchirer les muscles,* sans faire saigner, autant que possible.

La détersion doit porter sur tous les recoins du foyer et *faire le tour des fragments* ; mais il est inutile pour cela, et très nocif à la consolidation ultérieure, d'infléchir brutalement le membre rompu, de faire bâiller à l'excès le trait de fracture et de détruire sur une longue étendue les connexions vasculaires des deux bouts.

La détersion ainsi achevée, vous réunirez, s'il y a lieu, le débridement cutané, en laissant un petit orifice, un hiatus, à l'angle inférieur de la plaie. Si l'accident est tout récent, le foyer peu étendu, les lésions locales réduites au minimum, vous pourrez faire la suture complète.

Dans les conditions inverses, il est de pratique prudente de laisser la plaie ouverte, plus ou moins largement, et mollement tamponnée avec une lamelle de gaze stérilisée. Par-dessus, un pansement bien ouaté et bien fermé à ses deux extrémités.

Séance tenante, ***réduisez et immobilisez dans un appareil plâtré.***

La réduction exige le plus grand soin, et l'on ne se contentera pas d'une coaptation à peu près. Si les fragments sont ramenés et maintenus, sans peine, en large contact, un appareil plâtré, bien appliqué, comme nous allons le dire, suffira. Autrement, on ne manquera pas de recourir à la suture ou à l'enchevillement. (Voy. plus loin.)

Quant à l'appareil, ayez soin de le tailler assez ample pour emboîter suffisamment le pansement; ménagez, au besoin, une échancrure latérale au niveau de la plaie, ou encore une attelle mobilisable, qui, plus tard, se rabattra comme un battant de table. Veillez au maintien de la réduction, à la bonne attitude du membre, — du pied, — pendant tout le cours de la dessiccation.

Débridement de la plaie et détersion immédiate du foyer de fracture, coaptation exacte et suture osseuse, s'il y a lieu, immobilisation immédiate dans un appareil plâtré : telles sont, pour nous, les indications fondamentales à remplir dans le traitement d'urgence des fractures compliquées. J'ai traité et fait traiter par cette méthode un nombre considérable de fractures : les résultats dont j'ai été témoin me permettent de la recommander comme la méthode de choix.

L'*immobilisation immédiate* doit être tenue pour un élément capital en pareil cas, même et surtout dans les fractures déjà infectées; or, le plâtre seul réalise une immobilisation réelle et durable. Quant aux dangers de gangrène, aux accidents d'une compression exercée d'emblée sur un membre gonflé et infiltré de sang, ils sont peu à craindre sous un appareil *qui n'est pas circulaire* et dont l'application a été soigneusement faite; pour ma part, j'ai vu une jambe se gangrener sous un appareil de Scultet; je n'ai jamais vu complication de ce genre dans une gouttière plâtrée.

Il n'est pas douteux qu'au bout d'un certain temps le membre perd sa tuméfaction et s'amaigrit, et que l'enveloppe plâtrée devient trop large; mais rien n'est plus simple, à ce moment, que de faire un autre appareil, après avoir levé le premier pansement et examiné la plaie; de plus, si la réduction a été réalisée, il ne peut se produire qu'un peu de déplacement suivant l'épaisseur, de correction relativement facile.

J'ajoute que l'immobilisation est le meilleur moyen de faire cesser la douleur.

L'intervention qui vient d'être exposée n'exige l'anesthésie générale que lors de fractures à grand chevauchement et de réduction difficile : le débridement et l'irrigation peuvent être pratiqués sans anesthésie, ou avec le simple secours de l'anesthésie locale.

II. ***Fracture compliquée, comminutive, à gros fragments, sans lésions vasculaires graves, avec lésions musculaires et cutanées plus ou moins étendues***.

Ici, le foyer est large, souillé, de parois contuses et dilacérées, la réduction et surtout la coaptation des fragments sont difficiles, les interpositions musculaires fréquentes : en somme, il y a, de toute évidence, toute une besogne locale à mener à bien.

Donnez le chloroforme ou l'éther, « préparez » la région et la plaie, comme plus haut; débridez sans parcimonie et irriguez à l'eau bouillie chaude.

Excisez, chemin faisant, les languettes fibreuses « effilochées », les haillons musculaires, qui traînent çà et là; mais ne poussez pas trop loin ce désir de faire « plaie nette ». Rappelez-vous que ces débris informes, pour peu qu'ils conservent quelque attenance vasculaire, reprendront vie, se grefferont et auront leur part dans la formation de la cicatrice osseuse.

Surtout, soyez avare de tissu osseux : n'enlevez que les esquilles isolées ou celles qui tiennent à peine et s'interposent entre les fragments; décollez le petit lambeau périostique auquel elles adhèrent encore, ne le sectionnez pas. Parfois vous trouverez de gros blocs osseux entièrement dénudés, pelurés, et qui vous tombent en quelque sorte dans la main : il faut bien les extraire, puisqu'ils ne sont plus aptes qu'à jouer le rôle de corps étrangers dans le foyer de fracture, entre les fragments; mais après ces pertes de substance, la coaptation devient souvent très malaisée et commande un véritable travail de restauration locale.

En effet, la détersion mécanique et la désinfection du foyer de fracture ne sont que le premier temps de l'intervention d'urgence; le second devra consister dans **la réduction, la mise en contact des fragments**, et ce contact sera *suffisamment large* pour assurer la consolidation.

Or, cette coaptation nécessaire ne sera obtenue que par certaines manœuvres, variables suivant le type des lésions osseuses et que nous retrouverons plus loin. (Voy. *Réduction à ciel ouvert et réunion des os fracturés.*)

Gardez-vous toutefois de faire trop, en cherchant à faire trop bien, d'aggraver les délabrements des parties molles et la dénudation des os, en cherchant à réaliser une coaptation idéale, toujours précaire, en fait, puisque les manœuvres qui vont suivre, le pansement, l'application de l'appareil, seront de nature à la compromettre singulièrement.

On ne rattache pas les fragments d'un os brisé comme les deux bouts d'une tige inerte, et rien ne servirait d'obtenir artificiellement une continuité aussi exacte que possible, si, plus tard, le seul agent de réunion durable, la cicatrisation osseuse, le cal « vivant », devait manquer. L'extension continue, dûment organisée et bien surveillée, à la jambe, à la cuisse, au bras, fournira des résultats bien meilleurs et bien plus sûrs, que les tentatives les plus acharnées d'ajustement mécanique direct.

Donc mettez tous vos soins à parfaire la besogne de désinfection et de détersion locale, poursuivez-la longuement dans tous les recoins du foyer, sous la peau décollée, entre les muscles, en arrière des fragments, entre les fragments surtout, pour exciser et enlever tout ce qui s'interpose; rapprochez de votre mieux ces fragments, et, si la plaie est vaste et suspecte, ne manquez pas de drainer largement.

Laissez un drain à l'angle déclive de votre débridement, faites une contre-ouverture au fond des décollements sous-cutanés, et mettez un autre drain; ne réunissez pas ou seulement aux deux extrémités, et, au centre, au niveau du foyer principal, qui souvent saigne encore, disposez une bandelette de gaze aseptique qui fera tampon. Un large pansement ouaté, et, par-dessus, appliqué tout de suite, l'appareil plâtré, terminent cette intervention d'urgence, l'une des plus fréquentes et des plus graves qui s'imposent au praticien isolé.

S'il n'y a pas de fièvre, vous laisserez ce pansement initial pendant huit à dix jours, en général; l'heure des complications sera dès lors bien passée, et vous pourrez retirer mèche et drain et refaire l'appareil de contention simple ou d'extension continue, en régularisant l'attitude du membre

III. ***Fracture compliquée, souillée et infectée.*** — Jusqu'ici, nous avons supposé un traumatisme « frais », et un foyer de fracture que nous devions tenir pour infecté et traiter comme tel, mais qui ne l'était pas nécessairement, ou dans lequel, tout au moins, l'infection locale ne s'était pas encore manifestée.

Tout autres sont les éventualités que voici :

Un malheureux terrassier est renversé dans la rue et traîné sur le sol. On l'apporte à l'hôpital. La jambe gauche est coudée en deux, à sa partie moyenne; en dedans, par une large déchirure de la peau, 5 centimètres de tibia font hernie (fig. 728) ; l'os est noir de boue, maculé de poussière, de scories de toute sorte : la plaie elle-même, ses bords et toute la face interne de la jambe sont souillés de la même bouillie, mélange de sang et de terre.

Accident terrible, s'il en fût : rappelons-nous que le moindre danger qui menace le blessé, en pareil cas, c'est encore la suppuration du foyer de fracture ; le phlegmon diffus, le tétanos, la gangrène foudroyante gazeuse, ne sont que trop à redouter.

J'ai vu la gangrène foudroyante gazeuse éclater quelques heures après un traumatisme de ce genre chez un homme qui était resté sans soins, au froid, sur de la paille, et, malgré tous les efforts, malgré l'amputation haute de la cuisse, il succombait dès le lendemain.

Autre exemple. Une femme nous est apportée, trois jours après une fracture de la jambe gauche, fracture ouverte, qui n'a pas été réduite et à peine

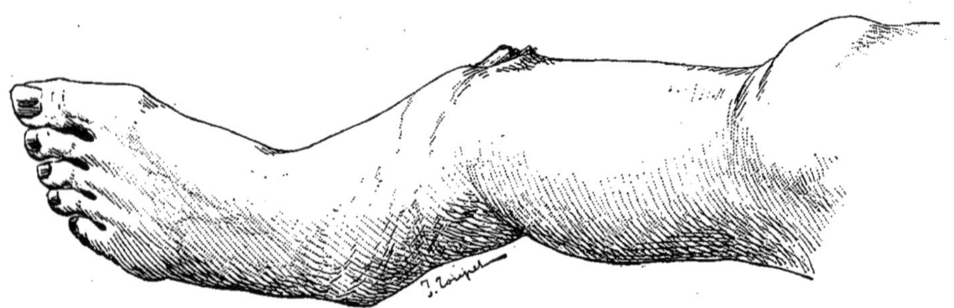

FIG. 728. — Fracture compliquée de jambe.

pansée. Elle a 39°,5 de température ; toute la face interne de la jambe est rouge, œdématiée ; à la plaie se montre le fragment tibial supérieur, grisâtre et sale, et du foyer s'écoule un liquide noirâtre, de mauvais aspect.

C'est pourtant une fracture de type relativement simple : il n'y a que deux fragments et les parties molles n'ont que peu souffert. Nul doute que, bien traitée et à temps, elle n'eût guéri sans incident.

Que faire devant ces fractures si gravement souillées, devant ces fractures déjà infectées et « enflammées » ? La question de l'*amputation* se pose naturellement, et, à l'époque qui nous précède, la réponse était presque toujours — et à bon droit — affirmative.

Aujourd'hui — et surtout dans la première hypothèse, celle d'un accident récent — en règle, *nous ne devons pas amputer* ; nous devons faire « l'opération » suivante, plus longue, à la vérité, plus minutieuse, plus complexe qu'une amputation réglée.

Ouvrons la plaie par une longue incision longitudinale, et débridons, en travers, s'il le faut, — après avoir savonné, brossé, lavé à l'éther et à l'alcool toute la jambe. — Que le foyer bâille largement, et que l'accès devienne libre jusqu'à ses dernières limites.

Ceci fait, enlevons d'abord « le plus gros » avec un courant d'eau bouillie très chaude, et, sous l'eau, sous des compresses stérilisées, faisons avec lenteur, avec méthode, successivement, la toilette des fragments, des parties molles, de la face profonde de la peau; que, l'un après l'autre, chaque bout d'os, chaque muscle, chaque lambeau soient détergés, frottés, décapés. C'est œuvre de patience et de ténacité.

Si le fragment hernié est trop sali, trop « peluré », déjà sec, excisez-le, ou, du moins, faites sauter, à la scie de Larrey, à la pince-gouge ou au ciseau, son extrémité et l'écorce de sa face interne, façonnez-le en coin, et façonnez l'autre bout en sens inverse, pour que l'adossement puisse se faire par une large surface.

Après ce « travail » préliminaire, inondez toute la plaie d'*eau oxygénée*. J'aurai à revenir maintes fois sur cet excellent antiseptique, et je citerai plus loin des exemples qui démontrent toute son efficacité. Avec une compresse, imprégnez donc d'eau oxygénée toute la surface du foyer traumatique.

Enfin, ne songez pas, en pareil milieu, à tenter aucune manœuvre complexe de coaptation précise, aucune suture osseuse : réduisez du mieux possible, et laissez tout béant, en disposant des drains tout autour du foyer et des lanières de gaze chiffonnée. Après cela, immobilisez.

C'est l'infection générale et locale que nous devons combattre d'abord, par cette « chirurgie à ciel ouvert »; plus tard, une fois le danger passé, nous nous occuperons de préparer une bonne consolidation; et, à ce point de vue même, nous aurons déjà fait beaucoup, si nous avons pu prévenir la suppuration du foyer.

Quand l'infection est confirmée et la fracture « enflammée », on suivra la même pratique, avec des chances toujours moindres, il est vrai; mais on ne se résoudra à l'amputation, dans ces traumatismes, où l'os est très réparable et les parties molles peu délabrées, que devant une menace vitale et des accidents locaux envahissants et rebelles.

IV. **Fracture compliquée articulaire.** — Au pied, pareil accident n'est pas d'observation rare; il est toujours grave, mais le pronostic doit varier, — et l'intervention d'urgence se modifier aussi, — suivant le degré des lésions, et aussi suivant la date du traumatisme et l'état d'infection du foyer.

Voilà une fracture de Dupuytren avec une large déchirure de la peau, en dedans, au niveau de la malléole interne, rompue en travers et arrachée : entre les deux fragments malléolaires, on aperçoit le revêtement cartilagineux de l'astragale et de la mortaise.

Il faut traiter cette *plaie articulaire* comme une *plaie du ventre*, et se garder de toute exploration aveugle, précipitée, avec un doigt sale, ou des instruments sales, sans « préparation » de la région.

Ne touchez à l'articulation ouverte qu'une fois prises toutes les dispositions nécessaires à la besogne de réparation. La vue seule, le moindre palper ne vous renseigne que trop sur la nature des lésions : toutes les explorations hâtives, *in situ*, n'apprennent rien de plus et créent de nouveaux dangers.

Si le blessé doit être transporté et que l'on soit, au lieu de l'accident, dénué de toute ressource, au moins que l'on ne s'avise pas de *bourrer* la plaie avec quelque mouchoir ou quelque linge « de fortune »; si cela saigne beaucoup, qu'on enserre le haut de la jambe d'une bande improvisée, et que l'on recouvre la plaie purement et simplement, après avoir immobilisé le membre entre deux attelles, façonnées séance tenante (fig. 729 et 730).

Donc, vous allez procéder au premier pansement, qui, encore une fois, dans ces fractures ouvertes, décide de l'avenir du membre et souvent de la vie du blessé.

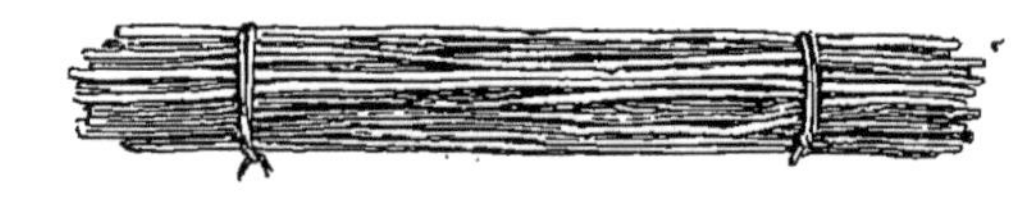

Fig. 729. — Attelle improvisée avec un faisceau de baguettes. (Esmarch.)

Tout le pied et toute la moitié inférieure de la jambe étant soigneusement brossés, savonnés, désinfectés — et vos mains « préparées », — irriguez le foyer de fracture et la cavité articulaire avec de l'eau bouillie très chaude, faites bâiller la rigole inter-fragmentaire, pour laver et déterger tous les culs-de-sac, pour chasser tous les corps étrangers, les petits éclats osseux, les caillots.

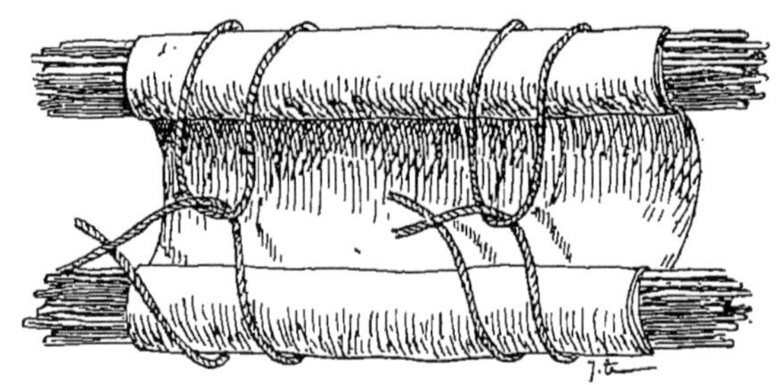

Fig. 730. — Appareil de transport improvisé. (Esmarch.)

Dans l'éventualité que nous prenons pour exemple, les délabrements sont, en somme, très restreints, et, après l'inondation articulaire, vous réduirez, vous laisserez un ou deux drains aux angles de la plaie non réunie, vous ferez un grand pansement, et tout de suite vous immobiliserez.

La situation est moins simple, déjà, lorsqu'on se trouve en présence d'une fracture articulaire comminutive, d'un **écrasement articulaire**, alors même que l'accident est tout récent, et que l'infection — toujours à craindre — n'est pourtant pas démontrée.

Commencez par la grande irrigation chaude, agrandissez la plaie, en long, et ne craignez pas de faire une autre incision, symétrique, et de vous créer un large accès dans le foyer articulaire. Il est de toute importance de se rendre d'abord un compte exact de l'état des surfaces articulaires, et « du parti qu'on en pourra tirer ».

Trouvez-vous, au coude, au cou-de-pied, par exemple, plusieurs gros fragments, inclinés et chevauchés les uns sur les autres, vous chercherez à les dégager, à les mettre « en ligne », à rétablir leurs connexions réciproques, et parfois vous finirez par restituer aux extrémités articulaires leur forme régulière de « fonctionnement ». La **suture** ou mieux **l'enchevillement** — si vous êtes à même d'y recourir — deviendront presque toujours un complément indispensable de ce « rhabillage ».

Ailleurs, les épiphyses sont broyées, l'une d'elles, au moins, en nombreux fragments, de toute forme et de toute grosseur, et le lavage entraîne toute une série d'esquilles et d'éclats : le reste tient à peine par quelques languettes de périoste ou de capsule.

Il est bien inutile de songer à reconstituer une extrémité articulaire avec ces débris; pourtant ne les déracinez pas, avant de vous être assuré que, décidément, ils ne se prêtent à aucune restauration. Il faudra donc les enlever, déblayer la jointure, simplifier, régulariser, modeler, à la pince-gouge, l'épiphyse broyée, pratiquer une **résection atypique**, économique. Au pied, vous ferez tout le nécessaire pour conserver les malléoles, ou, tout au moins, deux saillies latérales, *deux tuteurs*, qui, plus tard, préviendront le renversement, en dedans ou en dehors.

Après ces interventions, le drainage bilatéral est naturellement de rigueur, combiné, si le suintement sanguin est abondant, à un tamponnement peu serré, avec une lanière aseptique.

Mais le pronostic s'assombrit singulièrement, devant une fracture compliquée articulaire, *restée sans soins ou mal pansée*, et que l'on trouve infectée et « enflammée », avec de la rougeur et de l'œdème du membre, de la fièvre, etc.

L'amputation peut devenir, dans certaines conditions de ce genre, une dernière ressource : on ne s'y résoudra jamais que sous la pression de nécessités vitales immédiates.

Ouvrir largement la jointure, sur ses deux côtés, l'irriguer, la déblayer, extraire les débris osseux, pratiquer ensuite un abondant lavage à l'eau oxygénée, ne rien fermer, ne rien tamponner, laisser deux gros drains, de chaque côté, plongeant jusqu'au fond, jusqu'aux extrémités du foyer : voilà ce qu'il faut faire tout de suite, et tout de suite aussi, il faut immobiliser. Ce n'est pas la fracture, ce n'est pas la consolidation ultérieure et le fonctionnement à venir qui doivent vous préoccuper, c'est l'infection, c'est l'ostéo-arthrite septique, déjà menaçante, qu'il faut combattre et enrayer.

Une résection typique, réglée, n'est guère recommandable, en pareil milieu, elle ne trouvera que des indications exceptionnelles. On excisera des extrémités osseuses tout ce qu'il faudra pour assurer le drainage des culs-de-sac articulaires et du foyer traumatique, et l'on remettra à plus tard — quand l'infection aura cédé — la régularisation définitive.

RÉDUCTION A CIEL OUVERT ET RÉUNION DES OS FRACTURÉS

Nous avons dit que, dans certaines fractures fermées, *irréductibles*, l'ouverture du foyer et la réduction directe pouvaient s'imposer; nous avons vu que, dans les fractures compliquées, la coaptation, large et stable, des fragments, représentait le second temps de l'intervention nécessaire, et qu'elle commandait parfois des manœuvres complexes, et, en dernier terme, la suture ou tel autre mode de réunion.

Il est utile d'étudier de près cette technique, toujours ardue, de la *réunion artificielle des os*, en prenant, parmi tant de formes particulières, quelques types généraux.

A. Il n'existe que ***deux fragments principaux***; mais ils sont ***taillés en telle obliquité*** (fig. 731) et leur bec de flûte est si long, ***que leur application exacte est très difficile et leur maintien à peu près impossible***.

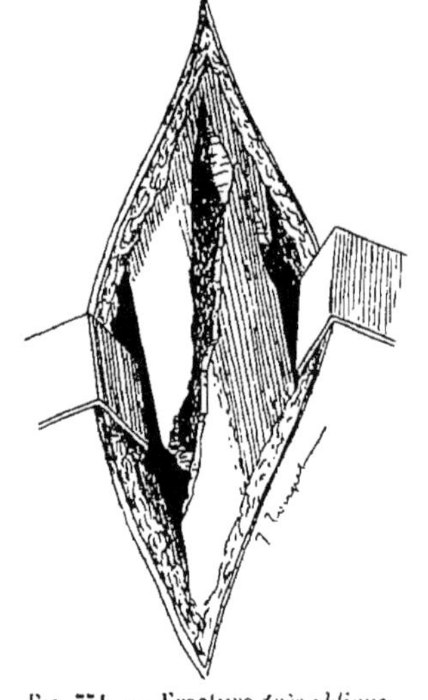

Fig. 731. — Fracture *très oblique*.

C'est la traction longitudinale dans l'axe du membre, combinée à une solide contre-extension, qui permettra, en pareil cas, de dégager les pointes fragmentaires implantées dans les muscles, de ramener « du bon côté » les surfaces fracturées, et de les adapter l'une à l'autre.

Si les deux surfaces, nettement clivées et glissantes, n'offrent aucun point d'arrêt et dérapent dès qu'on les abandonne, il devient nécessaire de *les fixer par un ou deux points de suture*, bien placés, ou par *une ligature* (voy. plus loin).

B. ***Deux fragments principaux, un gros fragment intermédiaire*** — plusieurs parfois — ***inversé, placé de champ*** (fig. 732), en partie luxé hors de la plaie par une de ses extrémités. Au tibia, à la clavicule, le fait n'est pas rare. Que faire alors?

Laisser les choses en l'état, après une réduction « toute d'extérieur », c'est préparer une pseudarthrose certaine ou tout au moins une consolidation extrêmement longue, difforme et précaire. Il faut, de toute nécessité, rétablir la *continuité longitudinale*, en adossant, non des surfaces périostées, mais de l'os nu, cruenté, des surfaces de fracture.

Vous ferez donc tous vos efforts pour dégager, retourner, ajuster méthodiquement le ou les fragments interposés; pour cela, vous aurez besoin d'un large accès et vous ne craindrez pas de prolonger l'incision cutanée. De ce « rhabillage » primordial dépend l'avenir fonctionnel du membre.

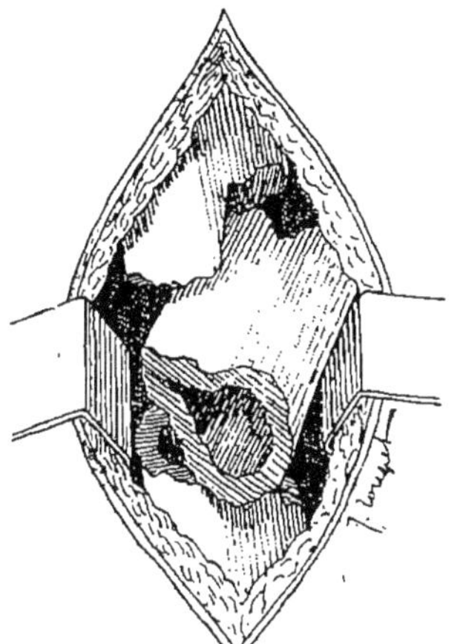

Fig. 732. — Fracture comminutive avec *fragment intermédiaire placé de champ*.

Il arrive que le fragment intermédiaire « ne tienne pas » et que les plans de rupture soient inclinés de telle sorte, qu'il s'affaisse et se dévie par son seul poids : l'*enchevillement* deviendra, dans ces conditions, une précieuse ressource.

C. Autre chose : l'os est brisé ***en fragments multiples***, de forme diverse, de bord sinueux et irrégulier ; on les trouve ***disjoints dans le foyer de fracture*** (fig. 733), mais attenants encore à leur zone périostique et ***susceptibles d'être rapprochés, enclavés l'un dans l'autre***, et de reconstituer, par leur assemblage, le segment osseux ainsi « éclaté ».

Avec des soins, on mène à bien ce travail de mosaïque, et parfois l'engrènement est suffisant pour que l'immobilisation ultérieure dans l'appareil plâtré assure le maintien de la coaptation.

Assez souvent, une *ligature* devient un complément indispensable, et c'est même dans les fracas de ce

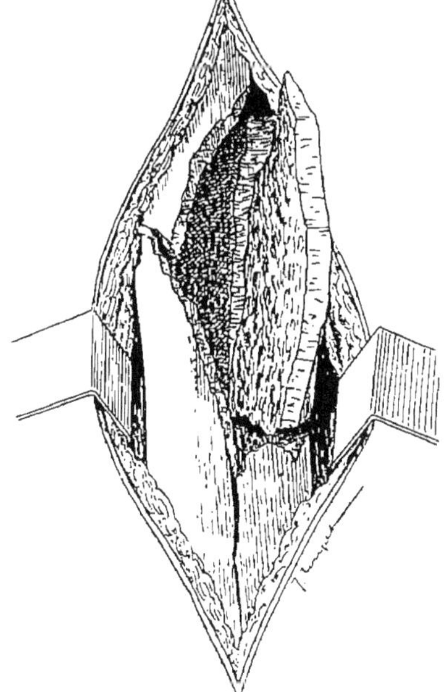

Fig. 733. — Fracture comminutive à *fragments multiples*.

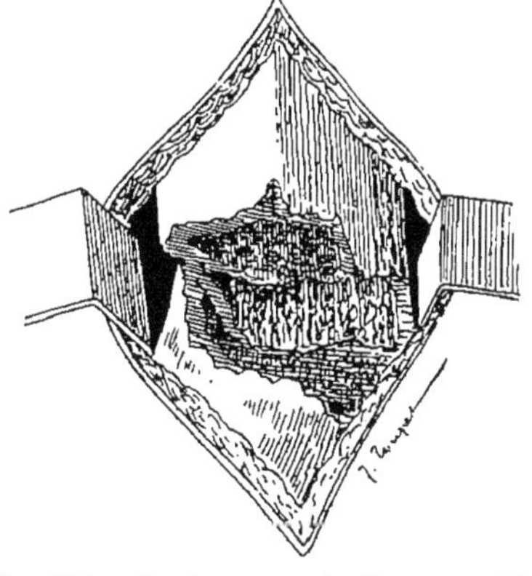

Fig. 734. — Fracture comminutive avec *perte de substance*.

type, pour assurer la solidité de ces *systèmes de pièces multiples*, que la ligature rend les meilleurs services (voy. p. 1001). Il nous est arrivé, à plusieurs reprises, de restaurer de la sorte des clavicules ou des tibias.

D. Voici enfin une éventualité qui est loin d'être rare dans les grandes fractures comminutives : vous avez rencontré dans le foyer une quantité considérable d'esquilles isolées, un ou plusieurs fragments complètement détachés, décollés, et qu'il vous a fallu nécessairement enlever; il en résulte une **perte de substance, plus ou moins large, dans la continuité de l'os** (fig. 734), et vous ne voyez plus en présence que deux extrémités fragmentaires pointues, étroites, et qui ne sauraient entrer en contact que par

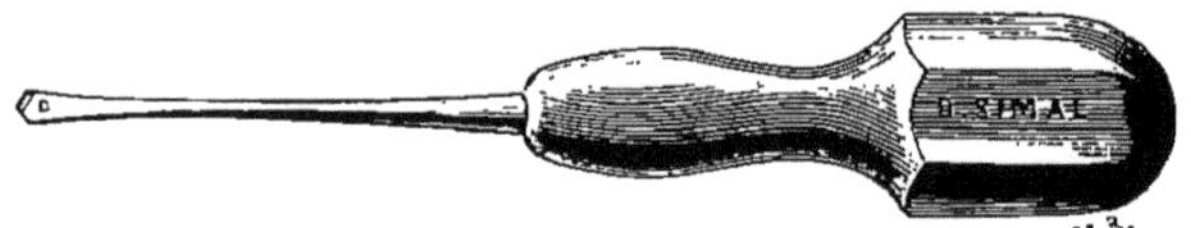

Fig. 735. — Perforateur de L. Championnière.

un bord ou par une surface extrêmement restreinte et tout à fait incapable de fournir « un plan de soudure » résistant.

Ne vous contentez pas de ces coaptations « à peu près » en laissant au processus naturel le soin de combler le vide et de faire un cal solide : *il ne le fera pas*, et plus tard, après de longs mois, il faudra recourir à ces réu-

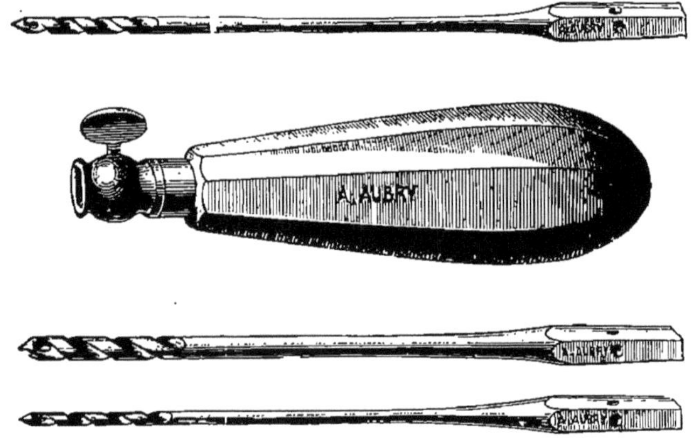

Fig 736. — Perforateur d'Hennequin. — Les mèches de trois grosseurs et le manche.

nions osseuses tardives, toujours beaucoup plus difficiles et plus incertaines que les interventions immédiates, sur un membre encore « frais », sur des os bien vivants et parmi des muscles sains et non encore rétractés et scléreux.

Examinez donc les deux extrémités fragmentaires, et voyez quel parti vous devez prendre pour réaliser entre elles un **contact large et solide.** On ne saurait, en pareille matière, formuler de technique; pourtant, voici quelques procédés assez souvent applicables.

Si les deux pointes ne siègent pas du même côté, mais sont opposées, on peut arriver, après avoir excisé *carrément* leur extrémité, à les accoler l'une à l'autre, en recevant ces deux bouts carrés dans une entablure creusée dans chaque fragment.

Ailleurs, une des extrémités peut être taillée *en fourche* ou évidée *en gouttière* sur l'une de ses faces : dans cette fourche, dans cette gouttière, on intercale l'autre extrémité, modelée, s'il le faut.

Enfin, si les extrémités sont très effilées, on fera souvent mieux de réséquer purement et simplement les pointes et de rapprocher au contact la surface terminale des deux fragments, taillée en rond ou obliquement. Le membre se trouve raccourci du fait; mais une consolidation régulière et durable vaut, certes, quelque raccourcissement. Si la taille est oblique, l'adaptation des fragments pourra suffire; dans d'autres conditions, on devra faire la suture, l'agrafage ou l'enchevillement.

Ce **modelage des fragments** n'est pas toujours œuvre simple, d'autant plus que, si l'on veut faire bonne besogne, on doit se garder de les déshabiller longuement de leur périoste et de « maltraiter » le foyer de fracture ; une bonne pince-gouge est le meilleur instrument pour ces excisions mode-

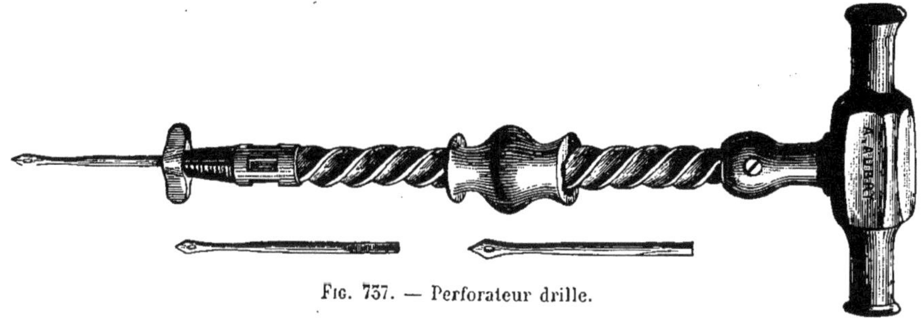

Fig. 737. — Perforateur drille.

lantes; la scie de Larrey, la gouge et le maillet, bien maniés, servent encore.

Comme je l'ai dit plus haut, il faut respecter le périoste, tous les débris de périoste, tous les tissus attenant à l'os; il faut être avare de tissu osseux : mais, si l'on ne « travaille » pas un fémur, un tibia ou un humérus comme une colonne inerte, si la nature a une part considérable dans le processus de réparation, il y a pourtant certaines conditions *mécaniques* à réaliser, et nous venons de les indiquer.

Mettre les fragments en large contact : voilà le premier point; **assurer ce contact** : voilà le second, tout aussi important.

Pour réaliser cette seconde partie du programme, l'immobilisation plâtrée ne suffit pas toujours, à elle seule, et il est nécessaire de recourir préalablement à l'un des modes de réunion des os : ***suture, ligature, agrafage, enchevillement***.

Suture osseuse. — Pour faire une suture osseuse, il faut un bon fil d'argent, de platine, ou de bronze d'aluminium, stérilisé, ou, à la rigueur, une grosse soie[1] ; et un instrument pour trouer l'os.

Les modèles de *perforateurs* sont nombreux (fig. 735, 736 et 737); le

(1) Dans des conditions tout exceptionnelles, si l'on n'a pas de fil métallique sous la main, ou encore lorsque les fragments, en partie « réengainés », tiennent déjà, et n'ont besoin que d'un peu de soutien.

perforateur de Championnière, simple mèche fenêtrée, suffit à toutes les indications; au besoin, une petite vrille rendra de bons services.

L'important est de bien manier l'instrument : d'en appliquer la pointe perpendiculairement à la surface de l'os, bien soutenu, à sa face profonde, par un écarteur, un manche d'instrument glissé au-dessous de lui, et qui sert à la fois de point d'appui et de protecteur. Les daviers de Tuffier représentés figures 738 et 739 rendront les plus grands services pour relever, fixer, adapter les fragments. Sur le point à forer, on aura soin de fendre et de récliner un peu le périoste et de mettre l'os à nu, pour que des languettes de tissu ne s'enroulent pas autour de la pointe, en l'empêchant d'avancer.

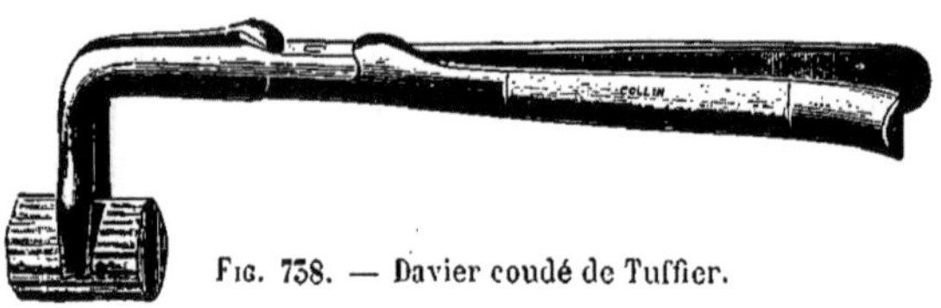

Fig. 738. — Davier coudé de Tuffier.

Le fil, pour être utile, doit être passé **au bon endroit, dans la bonne direction, le plus près possible du trait de fracture** (1).

Si le trait de fracture est transversal, un seul fil ne donnera qu'une contention fort précaire (fig. 740), les deux fragments basculeront autour de lui; une réunion solide exige *deux sutures*, ou encore *un fil en anse*, tel qu'il est représenté figure 741.

Il en sera de même pour une fracture oblique (fig. 742), hormis le cas où, de l'autre côté, un enclavement servirait d'arrêt.

De plus, le fil sera toujours *perpendiculaire au trait de fracture* : autrement, il n'entravera ni le glissement, ni l'inclinaison des deux extrémités.

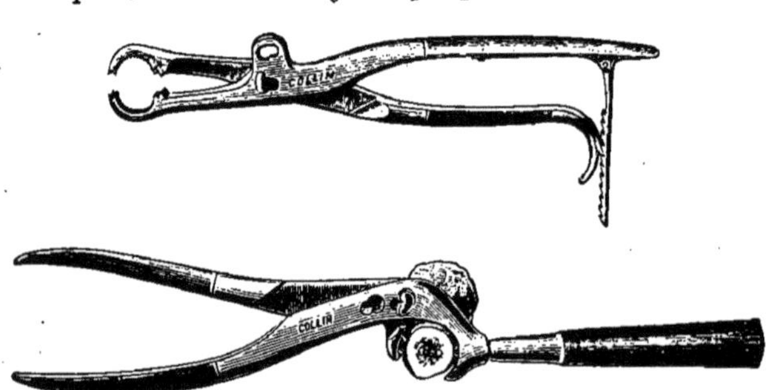

Fig. 739. — Davier préhenseur de Tuffier.

Prenez donc d'avance vos dispositions pour forer les trous en bonne place, passez vos fils, et, avant de les serrer, réduisez et faites maintenir la coaptation aussi exacte que possible. Les deux bouts du fil sont d'abord bien étirés, étroitement appliqués à la surface de l'os, puis on les tord, et l'on complète la torsion, jusqu'à ce que l'encadrement soit très exact et absolument fixe. On sectionne alors et l'on rabat le petit bout terminal au contact de l'os, en prenant soin de l'enfouir dans le périoste et dans le tissu fibreux voisin.

Ligature osseuse. — La ***ligature*** est tout indiquée, lorsqu'on veut

(1) Tuffier insiste, avec beaucoup de raison, sur ce dernier point; du reste, nous croyons, comme lui, qu'il ne faut pas trop attendre de la suture, et qu'elle n'est point « chose simple et facile ». (Réduction des fractures et radiographie. *Presse médicale*, 10 janvier 1900.)

réunir *deux longs fragments obliques* et taillés en pointe, ou assujettir un *assemblage de pièces multiples*. Elle peut être **uniquement périphérique**, en gaine, ou **combinée à la suture**. Le premier mode n'est pas, certes,

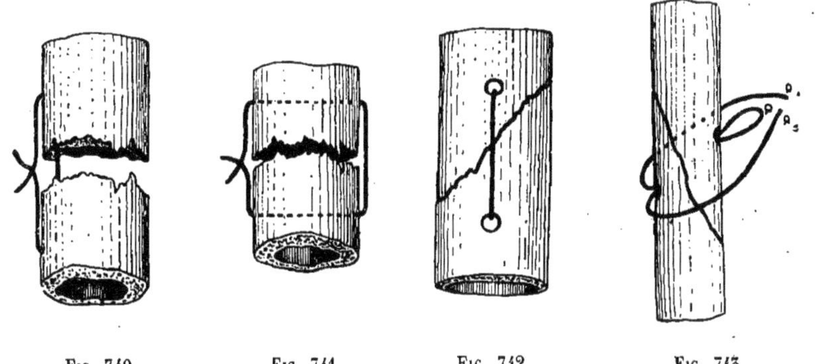

Fig. 740. Fig. 741. Fig. 742. Fig. 743.

Fig. 740. — Fracture transversale. — Un seul fil latéral; *mauvaise suture*.
Fig. 741. — Fracture transversale. — *Suture en anse, avec un fil*, excellente.
Fig. 742. — Fracture oblique. — Fil non perpendiculaire au trait de fracture; *mauvaise suture*.
Fig. 743. — Fracture oblique. — Suture en *anse double*, perpendiculaire au trait de fracture.

d'une solidité à toute épreuve, mais il peut rendre des services à titre complémentaire.

Voilà deux longs fragments de tibia, que vous êtes parvenu à mettre en contact, à adapter et à engrener; pour mieux assurer l'accolement, entourez-les d'une ligature circulaire bien serrée, placée *au bon endroit*, au point où la déhiscence a le plus de tendance à se reproduire, perpendiculaire au plan de fracture (fig. 745) et non à l'axe longitudinal de l'os (fig. 744). Plusieurs tours d'une grosse et solide soie pourront suffire parfois, et il nous est arrivé de réparer de la sorte, comme un bâton brisé, une clavicule et un tibia.

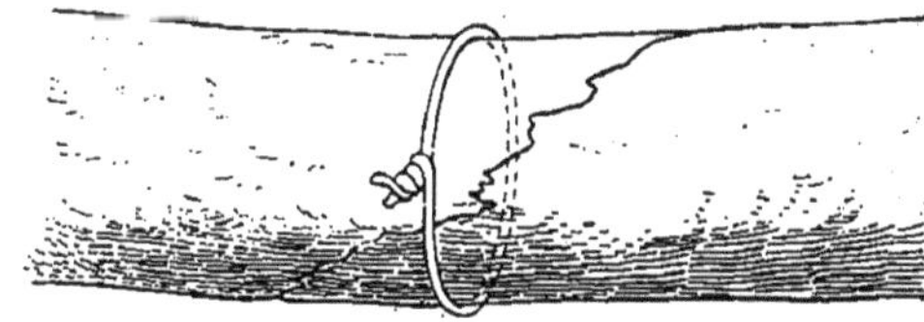

Fig. 744. — Ligature simple, perpendiculaire à l'axe de l'os (mauvaise ligature).

Une aiguille de Cooper ou de Deschamps, un passe-fil courbe, une pince servent à conduire le fil tout autour de l'os, sans faire de délabrements; on pratique d'abord une première ligature, puis on passe le fil deux, trois, plusieurs fois circulairement, en ayant soin de faire les tours *bien parallèles, adossés*, et *serrés aussi fortement que possible*. Encore une fois, ce n'est là qu'un procédé adjuvant, qui, réduit à lui-même, serait insuffisant.

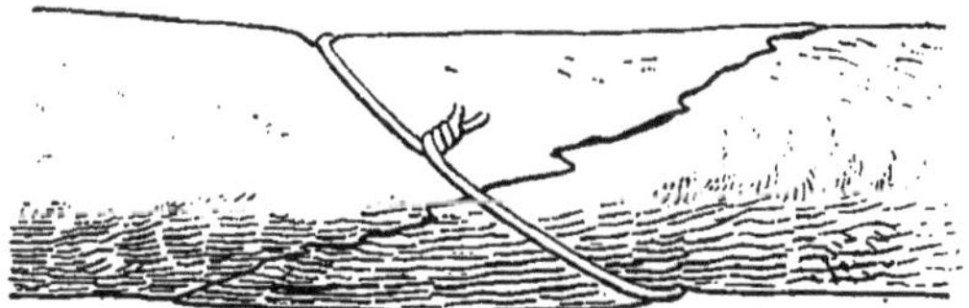

Fig. 745. — Ligature simple, perpendiculaire au plan de fracture et retenue par une encoche d'arrêt.

Une autre ligature périphérique, plus résistante, est celle-ci : autour de l'os, perpendiculairement au plan de fracture, on passe un gros fil d'argent, et l'on a soin de ménager, à la surface des deux fragments, *une encoche* (fig. 745) — que creuse la pince-gouge — dans laquelle il est enclavé; il ne reste plus qu'à le tordre de près, après avoir vérifié l'exact encadrement du cylindre osseux.

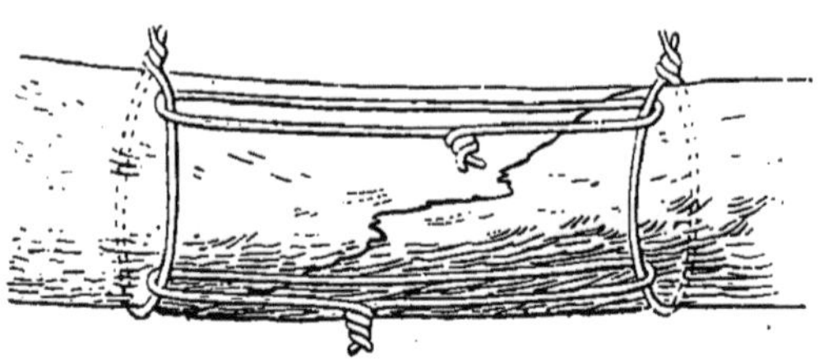

Fig. 746. — Ligature de Dollinger.

Nous ne ferons que signaler le procédé de Dollinger (fig. 746) : deux fils circulaires, réunis par deux anses longitudinales.

La meilleure ligature est la **ligature enchaînée transfragmentaire**, telle que l'a préconisée M. Hennequin : dans chaque fragment, perpendiculairement au plan de rupture, on fore un orifice, par lequel passe un fil double (fig. 743); les deux chefs, croisés dans l'intérieur du canal, sont rabattus de l'un et de l'autre côté, contournent les deux moitiés du cylindre osseux et viennent passer, en sens contraire, dans l'anse médiane : il ne reste plus, après une traction énergique, qu'à les réunir en les tordant.

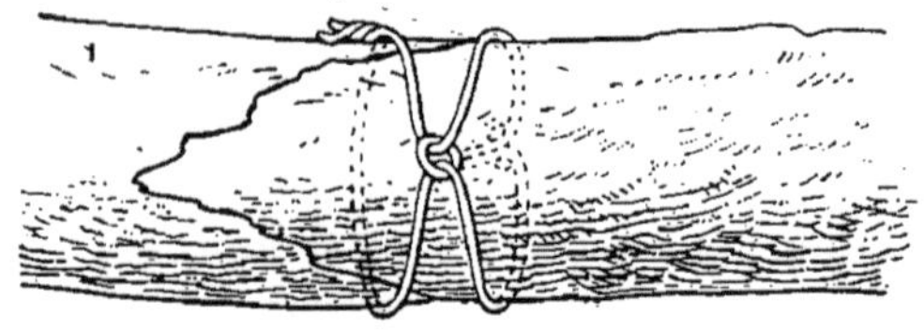

Fig. 747. — Ligature de Senn (Staffordshire knot).

On peut encore sectionner l'anse médiane, et, de chaque côté, rabattre les chefs, qui encadrent les deux segments osseux, et sont noués deux à deux : une ligature simple, complémentaire, sera utile parfois, lors d'obliquité considérable du trait de fracture (fig. 748). La figure 747 représente un mode de réunion du même type. Enfin, l'on peut encore combiner la suture et la ligature, comme le montre la Planche XVI.

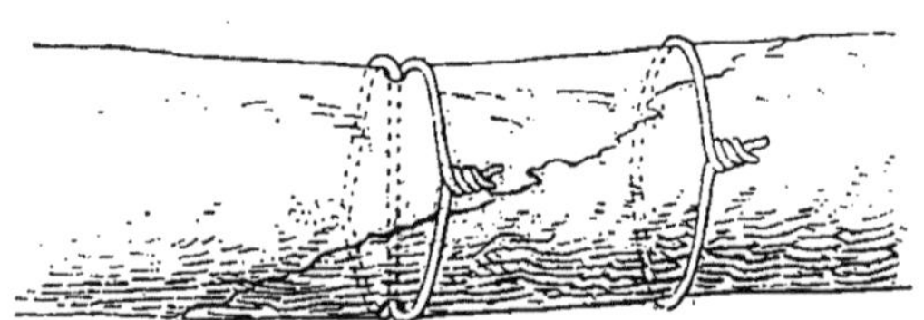

Fig. 748. — Double ligature enchaînée; ligature simple complémentaire.

Lorsqu'on a, ou qu'on peut se faire de la place, on obtiendra une réunion absolument inébranlable par la **ligature en cadre**, que nous avons décrite et plusieurs fois utilisée.

Les figures ci-contre en montreront suffisamment la technique. On fore deux trous perpendiculaires au plan de fracture et très rapprochés de ses extrémités; on prend une anse de fil d'argent et, dans chacun des orifices, on fait passer l'un des bouts. C'est le *premier temps* (fig. 749).

L'anse médiane est alors coudée, recourbée au contact de l'os, et ramenée en arrière et au-dessous de lui, jusqu'aux points d'émergence inférieure des deux bouts libres du fil. Ces deux bouts libres passent en arrière et au-dessous d'elle, la chargent pour ainsi dire, et, à leur tour, sont infléchis sur l'os et ramenés en avant et au-dessus de lui. C'est le *second temps* (fig. 750).

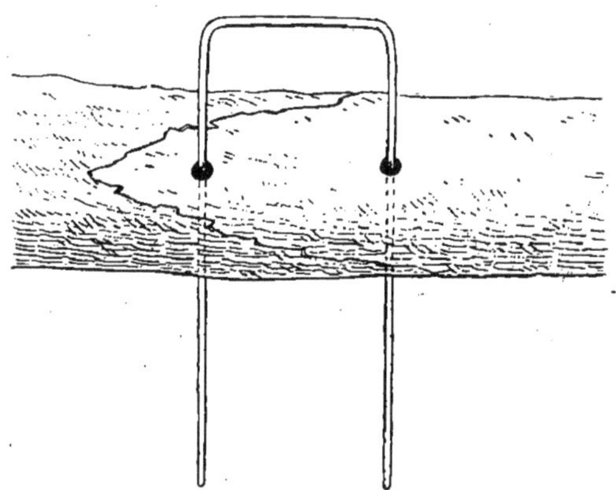

Fig. 749. — Ligature en cadre (1er *temps*).

Enfin (*troisième temps*), chacun d'eux glisse en sens inverse sous les coudures de l'anse, à son émergence supérieure, puis on les rapproche et on les tord (fig. 751).

Le système d'assemblage se trouve composé de la sorte de *deux ligatures circulaires*, de *deux fils longitudinaux* : tous appareillés entre eux et solidaires les uns des autres. L'immobilisation est absolue dans tous les sens. Mais, comme je le disais tout à l'heure, il faut pouvoir tourner assez facilement autour de l'os, et aussi disposer de fils éprouvés, qui ne cèdent pas au niveau des coudures.

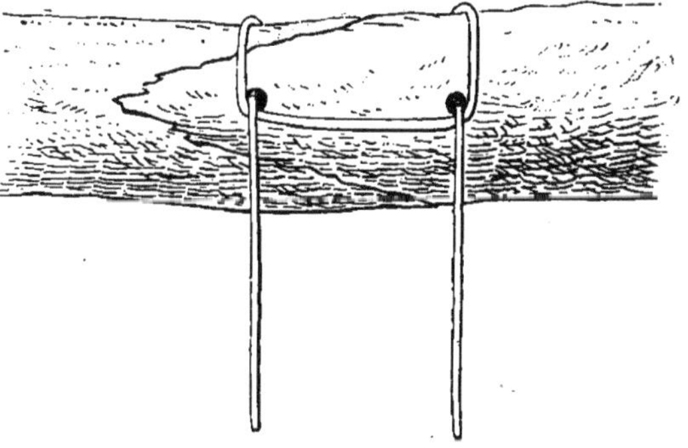

Fig. 750. — Ligature en cadre (2e *temps*). — L'os est vu par derrière; l'anse supérieure, rabattue en arrière et en dessous, est chargée par les deux bouts libres du fil.

Agrafage. — Avec les agrafes de Jacoël (1), cette méthode est devenue des plus recommandables (2), et il serait tout indiqué désormais, que le matériel d'urgence comprît un certain nombre de ces agrafes, de dimensions variées. Leur caractéristique est la série de crans que portent leurs

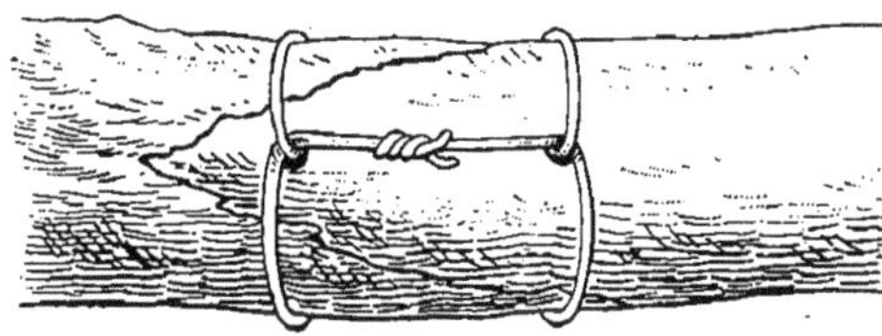

Fig. 751. — Ligature en cadre (3e *temps*).

(1) Jacoël, Agrafes osseuses. *Presse médicale*, 25 déc. 1901 et 25 fév. 1903. — Ch. Dujarier, Traitement des pseudarthroses par l'agrafage métallique. *Presse méd.*, 15 nov. 1902, p. 1099. — Voy. Guibal, *Le traitement sanglant des fractures de jambe* (*fractures obliques*) *fermées et récentes*. Thèse doct. Paris, 1903.

(2) Quénu, Traitement des fractures de jambe avec les agrafes de Jacoël. *Bull. Soc. de chir.*, 28 oct. 1902.

Planche XVI. — **Suture osseuse.** — Suture et ligature combinées. Sur la figure supérieure, le fil en anse traverse les deux fragments. Sur la figure inférieure, l'un des bouts est ramené de dehors en dedans, sous le tibia, et sera tordu avec l'autre bout.

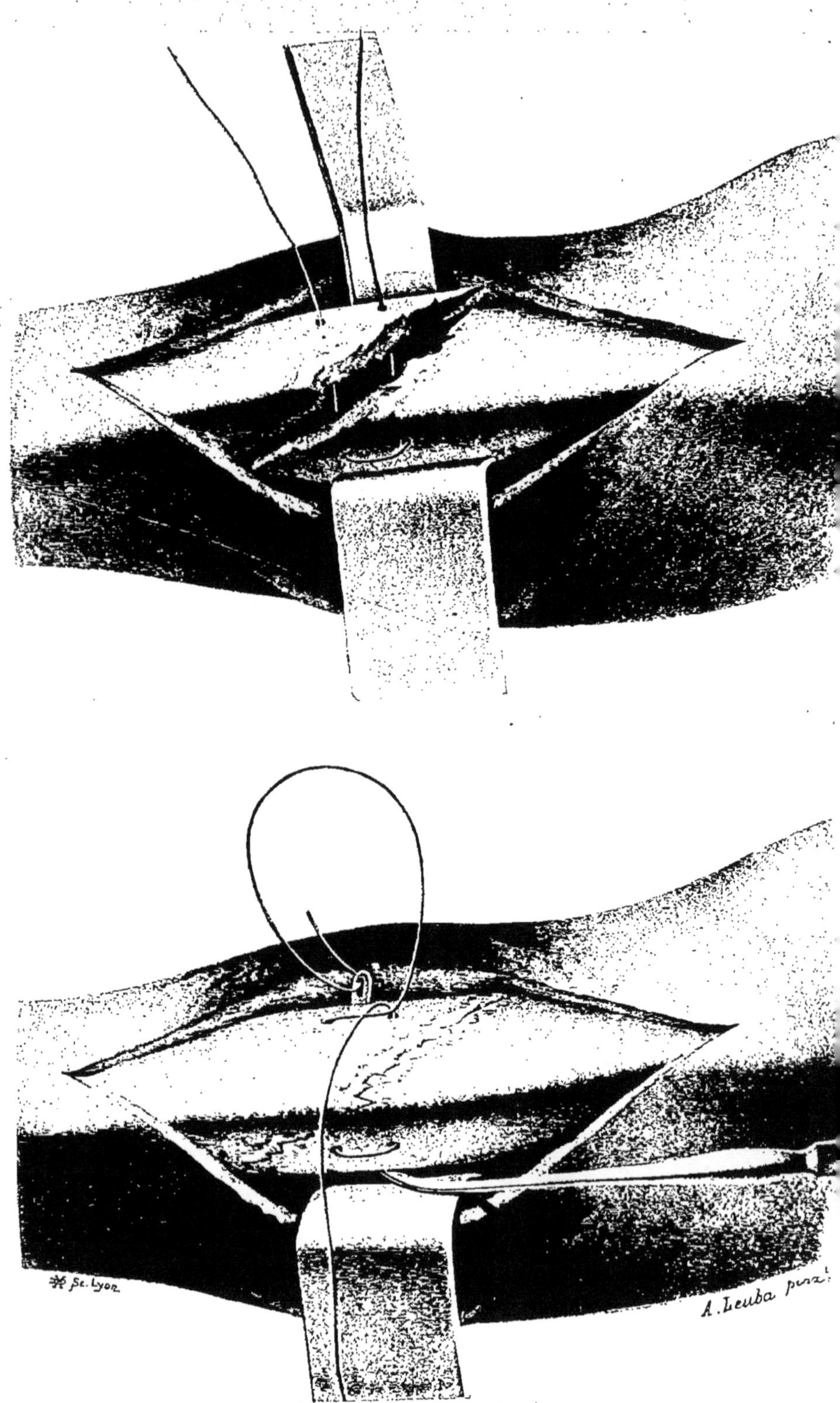
Sc. Lyon
A. Leuba pinx.

deux pointes, comme les crampons des charpentiers, et qui leur permettent de pénétrer dans l'os, sans le faire éclater (fig. 752). Pour *agrafer*, on suivra les règles que voici :

L'agrafe sera toujours disposée perpendiculairement au trait de fracture; ce n'est, d'ailleurs, que l'application de la loi générale plus haut formulée ;

Les fragments étant coaptés, on repère soigneusement à quel niveau, de chaque côté du trait, les deux pointes de l'agrafe, bien placée, viendront correspondre : à ce niveau, avec un drille, on perce un trou — et il est de toute importance que l'écartement de ces deux trous soit exactement celui des deux pointes ;

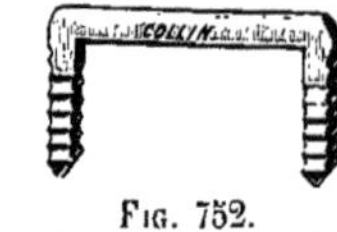

Fig. 752. Agrafe de Jacoël.

L'agrafe est alors appliquée, et les pointes sont introduites dans les deux voies qui viennent d'être préparées : reste à les enfoncer « à bloc ». Pour cela, avec un marteau, on frappe, à petits coups, « alternativement à chacune des extrémités de la tige, juste au-dessus de la pointe », et l'on continue jusqu'à ce que la tige, encastrée dans l'os, ne figure plus à la surface qu'un relief à peine accusé.

A la rigueur, toute la manœuvre peut s'exécuter avec l'outillage ordinaire, mais on fera de meilleure besogne en se servant d'un petit drille spécial, d'un marteau d'acier, et aussi d'un chasse-clou, qui permet de bien localiser les chocs du marteau.

Une seule agrafe suffit parfois; le plus souvent, il en faudra deux, symétriquement placées, ou trois.

Enchevillement. — L'***enchevillement***, de pratique toujours délicate, et qui suppose un matériel préparé d'avance, ne trouve en somme, que des indications restreintes en chirurgie d'urgence.

Pour encheviller, il faut des chevilles : *chevilles d'ivoire, clous d'os de veau*, taillés dans la partie compacte, et stérilisés, *tiges d'os décalcifié* (1).

Lane (2) emploie des vis d'acier argenté, qu'il implante dans les fragments coaptés, et qui assurent une parfaite solidité (3); à leur défaut, on pourrait se servir de vis de charpentier ordinaires, flambées, mais elles auraient l'inconvénient de se rouiller dans les tissus.

L'enchevillement est **transfragmentaire** ou **central**. — Voilà ce que cela veut dire :

Je suppose une fracture oblique (fig. 753) : avec le perforateur ou la vrille, vous pratiquez deux trous transversaux dans les fragments coaptés; dans chacun de ces trous, une cheville est introduite et glissée à frottement, en s'aidant du maillet, qui l'enfonce peu à peu, à petits coups, bien perpendiculaires.

(1) Après dégraissage à l'éther, l'ébullition, pendant trois quarts d'heure dans l'eau phéniquée forte, et la conservation dans l'alcool, constituent le procédé le plus simple de « préparation » des clous.

(2) Cité par Dujarier, *Traitement sanglant des fractures de jambe récentes*. Thèse de doctorat, 1900.

(3) Les observations de Lane montrent que ces vis métalliques sont bien tolérées (voy. les radiographies reproduites dans la thèse de Dujarier).

Les deux fragments ainsi *encloués* sont en contact parfait, et il ne reste plus qu'à réunir le périoste par-dessus, dans la mesure du possible, à fermer plus ou moins complètement la plaie, et à appliquer l'appareil plâtré, le membre étant maintenu avec le plus grand soin à ses deux extrémités.

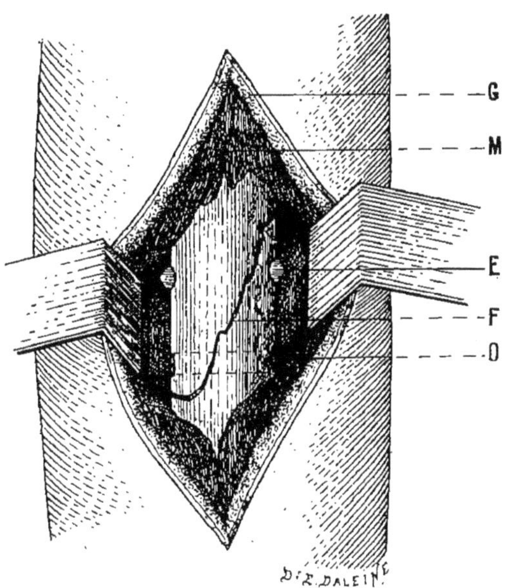

FIG. 753. — Enchevillement *transfragmentaire*.

G, graisse sous-cutanée. — M, muscle. — E, *cheville* (1re) *transfragmentaire*. — F, ligne d'adossement des deux fragments coaptés. — O, canal foré dans les deux fragments et destiné à recevoir une *seconde cheville*.

La même pratique a fourni des résultats très remarquables dans certaines *fractures articulaires à pièces multiples*, telles que les fractures de l'extrémité humérale inférieure, sus- et inter-condyliennes, et c'est à ce type de fractures épiphysaires que convient surtout l'enchevillement. On fore transversalement condyle, trochlée et épitrochlée, et une longue tige (B, fig. 754), poussée de force dans ce canal, en rapproche et en solidarise les segments disjoints; une fiche verticale (A, fig. 754) clouant la trochlée à l'humérus achèverait le travail de complète réparation.

Bien entendu, il est indispensable que les clous pénètrent à frottement dans les orifices fragmentaires et qu'ils traversent l'os de part en part pour produire tout leur effet utile. Les deux extrémités sont réséquées à quelques millimètres de la surface osseuse.

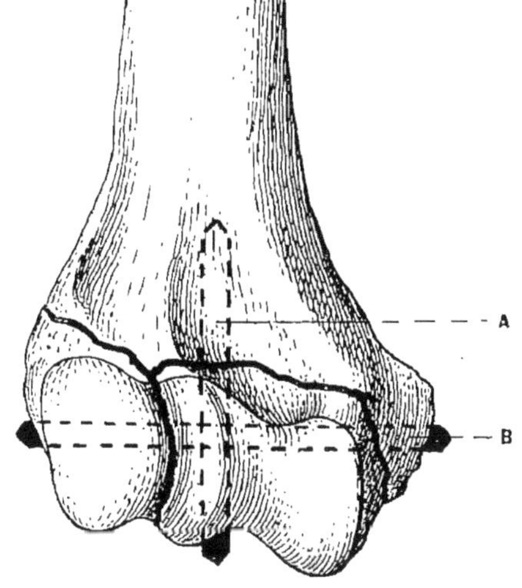

FIG. 754. — Enchevillement, *en croix*, d'une fracture sus et inter-condylienne de l'extrémité inférieure de l'humérus.

A, cheville verticale, clouant la trochlée à l'humérus. — B, cheville transversale.

Dans les fractures en rave ou très peu obliques, après le modelage transversal des fragments dont nous parlions plus haut, on pourrait recourir parfois à l'**enchevillement central**, et la tige réunissante, introduite *dans le canal médullaire des deux bouts*, servirait, en quelque sorte, *de tuteur axile*.

Cette cheville intra-médullaire devrait être assez grosse pour entrer, elle aussi, à frottement; elle serait de plus assez longue, pour prévenir toute inclinaison latérale, toute bascule des fragments adaptés, et dépasserait toujours de 2 à 3 centimètres le plan de fracture.

D'ailleurs, la technique de l'enchevillement central n'irait pas toujours sans quelque difficulté. Faites largement bâiller le foyer de fracture par l'inflexion latérale du membre, et présentez à la plaie la surface de section du fragment inférieur. Introduisez votre cheville dans son canal médullaire, aussi loin que possible, à petits coups de maillet. Ceci fait, « empoignez » ce fragment inférieur et, l'inclinant fortement en bas et latéralement,

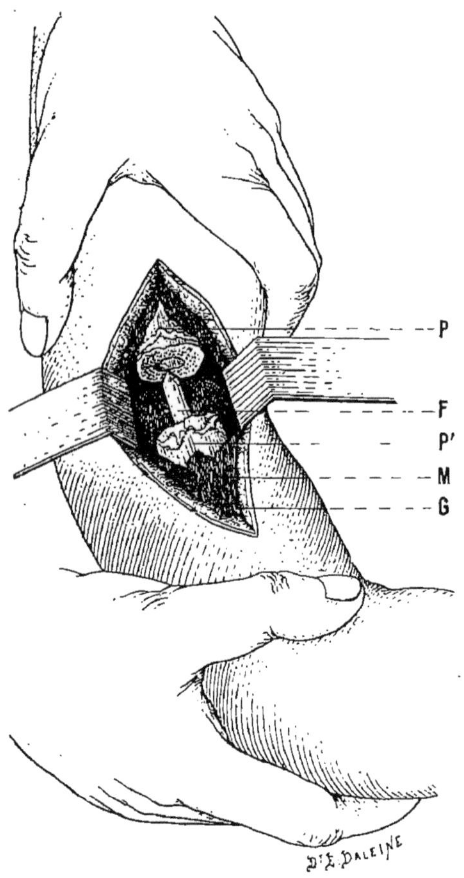

Fig. 755. — Manœuvre de l'*enchevillement central* au bras. — Introduction et enclavement de la cheville dans le fragment supérieur.

P, fragment supérieur. — F, cheville. — P', fragment inférieur. — M, muscle. — G, graisse sous-cutanée.

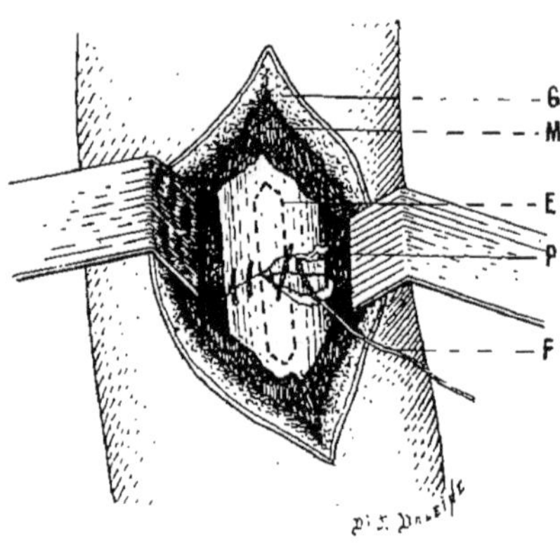

Fig. 756. — Enchevillement *central*. Suture du périoste.

G, graisse sous-cutanée. — M, muscle. — E, cheville occupant le canal médullaire des deux fragments. — P, périoste. — F, surjet réunissant les deux lèvres périostiques.

rapprochez peu à peu l'autre extrémité de la cheville du canal médullaire opposé, faites-la pénétrer et enfoncez-la.

La figure 755 montre bien la position et le travail des deux mains, pendant cette besogne « d'enclavement » : une pression de plus en plus forte de la main droite, dans l'axe du membre, achève la manœuvre, que l'on complète, au besoin, par quelques coups de paume ou de maillet, donnés très prudemment et toujours dans l'axe, sur l'extrémité inférieure du membre (le coude, le genou, le talon).

Une fois l'enchevillement terminé, on suture le périoste (fig. 756), comme tout à l'heure, et l'on prend les mêmes précautions, pendant l'application de l'appareil, pour qu'un mouvement de flexion intempestive ne vienne pas rompre le pont interfragmentaire et, d'un coup, détruire tout l'ouvrage.

Lorsque la diaphyse a subi une très large perte de substance et qu'il est très difficile de rapprocher au contact les deux fragments, on pourrait même faire l'**enchevillement à distance**, et Gaudard en a rapporté [1] deux exemples, suivis de consolidation complète : il s'agissait, il est vrai, de jeunes sujets, et la plasticité du périoste joue, en pareil cas, un rôle capital.

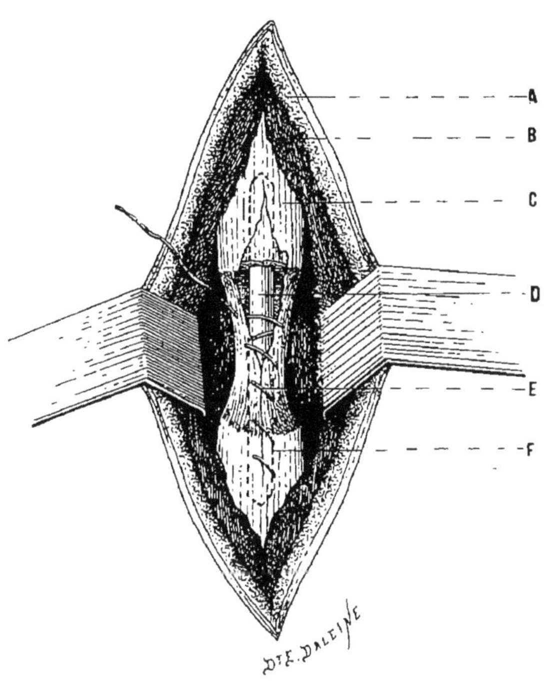

Fig. 757. — Enchevillement *à distance*.

A, graisse sous-cutanée. — B, muscle. — C, fragment supérieur. — D, *cheville inter-fragmentaire*. — E, *périoste ramassé et réuni autour de la cheville*. — F, fragment inférieur.

La cheville, une grosse et longue cheville, est fixée solidement dans l'un et l'autre canal médullaire ; puis, dans l'espace interfragmentaire, où elle figure un pont isolé, on ramène le périoste tout autour d'elle et, par un surjet de catgut, on restaure, de la sorte, une véritable gaine (fig. 757).

C'est ce manchon périostique qui deviendrait l'agent de la cicatrisation osseuse ; et, bien entendu, ce mode de réunion, tout exceptionnel, serait fort précaire, si le périoste était lui-même lacéré et détruit.

LES GRANDS ÉCRASEMENTS

Voilà une des questions les plus graves et les plus pressantes de la chirurgie d'urgence, et sur laquelle tout praticien devrait avoir sa religion faite d'avance, car elle est de celles qui se présenteront à lui, tout à coup, et dans des conditions telles, parfois, qu'il sera seul à la résoudre.

[1] Gaudard, *Sur les chevilles d'ivoire comme moyen d'immobilisation directe des fragments osseux et comme soutien du périoste.* Thèse de Genève, 1892.

Sauver la vie du blessé, avant tout, sauver le membre, aussi souvent qu'on le pourra, ou restreindre au minimum la mutilation nécessaire : telle est la pensée maîtresse qui doit inspirer les résolutions à prendre, et à prendre séance tenante ; telles sont les deux indications capitales qu'il faut s'efforcer de concilier.

Il est utile de distinguer ***les écrasements qui portent sur la continuité des membres,*** qui atteignent un segment plus ou moins élevé du membre, de la cuisse ou du bras, par exemple, sans intéresser la zone sous-jacente, et ***les écrasements périphériques,*** qui portent sur le pied ou la main et remontent plus ou moins haut.

I

ÉCRASEMENTS DANS LA CONTINUITÉ

Un charretier d'une quarantaine d'années est apporté à l'hôpital Beaujon, en novembre 1898 : quelques heures avant, il est tombé sous son camion, et la roue a passé en écharpe sur le tiers supérieur du bras droit. A ce niveau, la peau ne présente qu'une plaie longitudinale de quelques centimètres, par laquelle suinte un peu de sang noir; mais, au-dessous d'elle, et *sur une longueur de* 10 *centimètres* au moins, *le membre paraît transformé en bouillie* : sous ce manchon cutané, on ne sent qu'une espèce de magma pâteux, crépitant, qui s'affaisse et fuit sous le doigt; dans toute cette zone, le bras, en fuseau, est occupé par une profonde rigole circulaire. Le reste du membre est pâle, relativement froid, à peu près insensible, sans mouvement : pourtant, on retrouve, au-dessus du coude, les battements de l'artère humérale; on retrouve, au poignet, quoique très faibles, les pulsations radiales. Les gros vaisseaux paraissent intacts et c'est une raison plus que suffisante pour s'attacher à la conservation.

Le foyer est donc largement ouvert, soigneusement irrigué à l'eau bouillie chaude qui chasse des caillots, des esquilles, des débris musculaires, et mollement tamponné à la gaze iodoformée ; puis le membre est enveloppé d'une épaisse couche d'ouate, et, par-dessus, une gouttière plâtrée assure l'immobilisation.

On ne fait rien de plus : les délabrements osseux sont trop considérables, la vitalité conservée du membre semble trop précaire, et, j'ajoute, l'état général du blessé est encore trop peu rassurant, pour qu'aucune autre intervention réparatrice soit indiquée.

Le lendemain, le pouls était meilleur, la peau de la main et de l'avant-bras avait repris quelque chaleur, les mouvements des doigts et du poignet étaient possibles ; au bout de quelques jours, le segment « sous-traumatique » avait recouvré tous les caractères d'une complète vitalité, le foyer de l'écrasement était indemne de tout accident septique ; il restait à résoudre, dans l'avenir, la seconde partie du problème : à rétablir la continuité osseuse de ce membre conservé.

C'est là un desideratum souvent fort difficile à remplir, et l'expérience montre trop combien sont fréquentes les *pseudarthroses*, à la suite des traumatismes de ce genre, dans lesquels la conservation a réussi. On n'obtient le succès définitif qu'au prix d'une longue patience et d'opérations réparatrices complexes. Les indications d'urgence n'en restent pas moins entières, et voilà un premier type de broiements dans lesquels la conservation s'impose.

I. ***Broiements osseux compliqués d'attritions plus ou moins étendues des parties molles, mais sans lésion des gros vaisseaux.*** — Dans les premières heures, le membre reste en état de *stupeur* et présente souvent toutes les apparences de la mort : il est froid, insensible, inerte, le pouls radial est malaisément perceptible, mais, en explorant de près les artères du membre, on reconnaît que les battements sont conservés, au-dessous du segment écrasé, le long de l'artère principale et de ses premières divisions. C'est là le *signe de certitude*, qui commande, en dépit de la gravité et de l'étendue des lésions, de tenter au moins la conservation.

L'intervention immédiate, dans ces conditions, devra se borner à désinfecter très complètement le foyer, en élargissant, s'il y a lieu, la plaie cutanée, à envelopper le membre d'un pansement ouaté et à l'immobiliser du mieux possible, sans le comprimer.

De fait, l'immobilisation de ces membres « désossés » et flasques prévient les coudures et les étirements des gros vaisseaux et favorise, de la sorte, le rétablissement d'une cicatrisation régulière et le retour d'une vitalité complète dans le segment périphérique.

Quand le broiement osseux est moindre, et que l'os est brisé en gros fragments, un « rhabillage » immédiat, par la suture ou l'enchevillement, peut devenir d'excellente pratique, si l'ensemble des conditions locales et générales le permettent, et j'ai pu sauver ainsi le membre supérieur droit d'un jeune homme de dix-neuf ans, qui avait été pris dans une courroie de transmission.

Le bras était fracassé à sa partie moyenne ; par une large plaie déchiquetée, entourée d'un décollement étendu de la peau, on voyait les muscles dilacérés, broyés, et la saillie des deux bouts de l'humérus, séparés par de nombreuses esquilles. A trois travers de doigt au-dessous du coude, l'avant-bras était le siège d'un broiement du même genre. L'artère radiale battait normalement et les gros vaisseaux du membre n'avaient pas souffert.

Le blessé fut endormi, et, après une désinfection rigoureuse de tout le membre, je me mis en devoir de réparer les deux foyers traumatiques. Au bras, *je suturai les deux fragments principaux de l'humérus*, et je réunis les couches musculo-aponévrotiques ; à l'avant-bras, *j'enchevillai le cubitus et le radius*, et je pratiquai de même la suture, en étages, des divers plans dilacérés. Immobilisation plâtrée. Après quelques incidents, le blessé guérit complètement, et le membre reprit une aptitude fonctionnelle suffisante pour permettre le travail.

Ce sont là des faits intermédiaires entre les fractures compliquées et les écrasements proprement dits.

II. ***Broiements dans la continuité, avec attrition des gros vaisseaux.*** — Ici, aucun doute n'est permis sur l'état du segment périphérique et le sort qui lui est réservé : rien ne bat plus, et, au-dessous de l'écrasement, c'est l'inertie et l'immobilité complète, le refroidissement de la mort. **Le membre est perdu** : qu'allons-nous en faire?

Hormis certaines nécessités pressantes, d'ordre septique, dont nous allons parler dans un instant, on se gardera de toute amputation, de toute désarticulation. On sait trop quelle est la gravité, à la période de shock ou même dans le stade de résistance amoindrie qui lui succède, de ces interventions immédiates, de ces traumatismes surajoutés; de plus, *à sacrifier tout de suite, dans le vif, on sacrifie toujours trop.*

Voilà donc un premier point bien établi : **pas d'amputation ni de désarticulation immédiates**. Faudra-t-il, pour cela, respecter soigneusement ce segment cadavérisé, embaumer ce cadavre, et le laisser appendu à l'extrémité supérieure du membre, jusqu'à ce qu'il se détache par le processus de l'élimination naturelle? Nous ne le croyons pas, nous n'y voyons aucun avantage, mais des dangers certains, et des douleurs, physiques et morales, qu'on ne saurait nier.

La besogne est presque faite, dans certains cas : le bout du membre ne tient plus que par quelques lambeaux de peau ou de muscles, qu'un coup de ciseaux détache. Et l'exérèse n'est, du reste, jamais complexe : les ciseaux suffisent à couper la peau, les débris des parties molles, dans le foyer de l'écrasement, et le membre tombe.

Ce n'est pas là une opération : ne cherchez pas, en règle générale, à faire plus, à régulariser l'os et les muscles, à « préparer » le moignon. Contentez-vous, après l'excision du segment périphérique, de désinfecter « à fond » le foyer béant : utilisez dans ce but l'irrigation à l'eau bouillie très chaude, que nous retrouverons tout à l'heure, puis lavez tout le foyer à l'alcool, enveloppez-le de compresses imbibées d'alcool et d'un pansement ouaté, très épais et bien fermé.

Vous obtiendrez, par cette méthode simple et qui n'a rien de brillant, — au sens tout superficiel que l'on attribue parfois à ce mot, — des résultats éminemment supérieurs à ceux que pourrait fournir l'amputation immédiate, au-dessus du foyer : tel de vos blessés, au lieu d'être désarticulé de l'épaule, conservera un bon moignon intra-deltoïdien; tel autre, au lieu d'être amputé de la cuisse, marchera sur son genou.

J'ai dit que, dans certaines conditions, il devenait nécessaire de transgresser ces principes généraux et de sacrifier la lettre, pour sauver l'esprit : je veux parler de ces faits, dans lesquels vous n'êtes appelé qu'au bout d'un certain temps : le foyer d'écrasement est resté souillé, et l'infection s'accuse déjà par des signes locaux trop évidents. Le shock est passé, et mieux vaudra souvent se résoudre à un sacrifice immédiat, qui permettra de couper court aux complications menaçantes.

I

ÉCRASEMENTS PÉRIPHÉRIQUES

Le pied et une partie de la jambe, la main et une partie de l'avant-bras, quelquefois un segment encore plus étendu du membre, viennent d'être broyés sous une lourde voiture, sous les roues d'un wagon, sous un éboulement, etc. Vous voyez le blessé presque aussitôt : il est pâle, froid, le pouls petit, la respiration entrecoupée, la connaissance en partie supprimée : c'est le shock traumatique dans sa forme la mieux caractérisée; la dépression du pouls, l'hypothermie, en sont les deux éléments capitaux.

Encore une fois, que faire de ce membre réduit en bouillie, irrémédiablement perdu, souillé de terre et de poussière, et qui, dans quelques heures, dès maintenant, constitue un vaste foyer d'infection? Question grave et vitale.

N'amputez pas : amputer, en pleine période de shock, c'est aller au-devant de la mort immédiate. Mais, une fois que les premiers accidents se seront atténués, quand vous aurez, par les injections de sérum et de caféine, l'enveloppement ouaté des membres et du tronc, les inhalations d'oxygène, relevé le pouls et la température, les contre-indications une fois disparues, pourrez-vous, devrez-vous amputer?

Non, répéterons-nous, dans la grande majorité des cas. **L'heure est passée des amputations traumatiques d'emblée,** qui étaient de règle autrefois; elles ne doivent plus figurer dans la pratique courante qu'à titre exceptionnel. Et voici pourquoi :

Même en dehors de la phase initiale de shock, elles restent *dangereuses*, et le moment est évidemment peu favorable, pour faire subir au blessé, à peine sorti d'un traumatisme grave, un second traumatisme, aussi important qu'une amputation de cuisse ou qu'une désarticulation de la hanche.

Ce n'est pas là pourtant, à notre sens, l'objection principale, et nous dirons plus loin que, devant certaines raisons majeures, il sera très légitime de passer outre.

On aurait tort, en effet, de trop assombrir le pronostic de ces amputations précoces, au moins telles que nous pouvons les pratiquer aujourd'hui : en conduisant avec beaucoup de prudence l'anesthésie, en opérant vite et aseptiquement, on réalise des conditions toutes différentes de celles qui présidaient jadis à ces interventions et qui les rendaient si meurtrières. Pour ma part, sur vingt grandes amputations traumatiques pratiquées dans les premières heures, je n'ai compté que trois morts : celle d'un blessé amputé en pleine septicémie gazeuse, et deux autres faits se rapportant à des amputations multiples, compliquées de graves contusions viscérales, et aucun de ces trois opérés ne succomba immédiatement ou quelques heures après l'opération.

Il y a d'autres arguments à faire valoir contre l'exérèse d'emblée. Et d'abord, si l'amputation n'est pas pratiquée très haut, *le danger, très réel, de la gangrène secondaire du moignon*. C'est là une éventualité plus fréquente, en réalité, qu'on ne le dit généralement : elle s'explique bien par les lésions à distance, déchirures vasculaires, hématomes musculaires, etc., qui traduisent toujours, au-dessus de la zone directement atteinte, et quelquefois très loin, l'action du traumatisme.

J'ai vu à deux reprises le moignon se gangrener en masse, après une exérèse immédiate pourtant très large, et, semblait-il, en tissu sain : après l'amputation de la cuisse, pour un écrasement de la jambe, après l'amputation de la jambe au lieu d'élection, pour un broiement du pied.

Vous serez donc forcés d'amputer haut — et c'est là, à mon sens, un des plus graves défauts de l'intervention précoce — et de faire toujours *un sacrifice trop large*. Suivant le niveau où doit porter l'exérèse, le mal est d'importance variable, il est vrai, et l'on peut, en somme, supprimer un segment plus ou moins long de la continuité de la jambe, de la cuisse, de l'avant-bras ou du bras, sans que les conditions de la prothèse et du fonctionnement ultérieurs en soient grandement modifiées. Il n'en est plus de même lorsqu'il s'agit de faire tomber le membre *au-dessus* ou *au-dessous* du genou ou du coude, lorsque l'intervention immédiate est représentée par l'amputation de la cuisse, alors que, par une autre méthode, le genou serait conservé; lorsqu'on désarticule l'épaule d'emblée, alors qu'on pourrait garder au blessé un bon moignon intra-deltoïdien.

Ce sont là des raisons très puissantes, à l'appui de la pratique conservatrice.

En règle générale, et hormis les indications pressantes que nous exposerons bientôt, n'hésitez donc pas à prendre le contre-pied des anciens errements : ***refusez-vous à l'amputation précoce, en faisant tout le nécessaire pour prévenir l'infection***.

Ce précepte de haute sagesse chirurgicale perdrait, en effet, toute sa valeur et souvent équivaudrait à un arrêt de mort, s'il devait se traduire, en pratique, par l'abandon pur et simple ou par une détersion toute sommaire de ce membre broyé, qui demain *va pourrir*. Vous ne serez autorisés à suivre cette méthode de « l'élimination spontanée et économique » que si vous vous êtes livrés, tout de suite, à une minutieuse besogne de désinfection. Et voici comment vous procéderez.

Méthode de M. Reclus (1). — « Le foyer traumatique est largement exposé; le membre est savonné à l'eau chaude et la peau est rasée avec le plus grand soin, puis frottée à la brosse dure, dégraissée à l'éther, et passée à l'alcool et au permanganate de potasse.

(1) P. Reclus, De la conservation systématique dans les traumatismes des membres. *Revue de chir.*, 1896, p. 1.

« Lorsque les téguments sont bien désinfectés, on s'occupe du foyer profond. Les esquilles dépériostées sont enlevées, les lambeaux de muscles, les tendons flottants; puis, avec un injecteur à forte pression et rempli d'eau (bouillie) à la température de 60 degrés, *on fouille, avec un jet énergique, tous les clapiers, toutes les anfractuosités de la plaie*; on pénètre jusque dans les moindres recoins, sous tous les décollements; on en chasse les corps étrangers, les caillots, et l'on ne s'arrête que lorsqu'on a longuement et méthodiquement irrigué tout le foyer traumatique.

« Les injections ne nous suffisent pas; avec un tampon d'ouate imbibé de permanganate de potasse, nous essuyons tout le foyer traumatique, surtout au niveau des bouts qui ont pu être souillés par le contact des lambeaux de vêtements ou avec de la terre. Lorsque cette désinfection méthodique et régulière a été faite dans tous les points suspects, nous procédons à « l'embaumement ».

« Il consiste dans l'application d'une pommade « polyantiseptique ».... Cette pommade est mise sur des bandes de tarlatane que l'on fait pénétrer dans tous les interstices, sous tous les décollements, dans tous les « espaces morts ». On met alors sur tout le membre une couche plus ou moins épaisse d'ouate hydrophile, et, avec une bande de tarlatane mouillée, on ramasse les tissus et on les comprime de façon à tasser les chairs. »

Le pansement n'est levé qu'au 21e jour « à moins que la température ne monte ou qu'il ne se dégage des odeurs trop désagréables ».

Il arrive que l'extrémité broyée ne tienne plus que par quelques lanières de peau et de muscles : on aura tout avantage à s'en débarrasser, de quelques coups de ciseaux. On se trouvera souvent bien de simplifier, de la sorte, le foyer de sphacèle, en excisant « dans le mort » le segment périphérique du membre : le champ de putréfaction en sera moins étendu, et la désinfection en deviendra plus facile et plus complète.

Nous avons suivi cette pratique, avec un résultat inespéré, chez un blessé de quarante-quatre ans, dont la main et l'avant-bras étaient réduits en bouillie jusqu'à 5 centimètres environ au-dessous du coude; la peau était décollée et fendue jusqu'au-dessus de l'articulation, et l'hémorragie très abondante avait nécessité l'application d'un garrot, qui était resté en place plusieurs heures. L'état général était relativement satisfaisant, la température à 37 degrés.

Après avoir fait donner l'éther, nous commençons par laver soigneusement à l'eau savonneuse, au sublimé, à l'alcool et à l'éther, toute la région. *La moitié inférieure de l'avant-bras, qui ne forme plus qu'une bouillie et qui déjà exhale une odeur fétide, est d'abord excisée* par quelques coups de ciseaux et de cisaille; les artères sont liées, le cubitus et le radius sont sectionnés à 4 centimètres environ au-dessous du coude, et la peau et les muscles régularisés, sans que l'on cherche à faire de lambeau, et en se bornant à saisir les débris noirâtres et broyés.

Plusieurs litres d'*eau bouillie très chaude*, aussi chaude que nos mains peuvent en supporter le contact, servent alors à déterger toute la surface des muscles, la face profonde de la peau, les anfractuosités de cette vaste plaie irrégulière, et cette irrigation est prolongée jusqu'à ce que tout caillot, tout débris, aient disparu, et que les tissus paraissent comme lavés et légèrement infiltrés.

Nous lavons encore *à l'alcool*; puis des lamelles de gaze, imbibées d'alcool, sont interposées entre les divers corps charnus, et de grandes compresses, aussi trempées d'alcool, recouvrent le tout; enfin une volumineuse couche d'ouate complète le pansement.

Au bout de vingt-cinq jours, quand on le retire, on trouve la plaie recouverte d'une couche bourgeonnante du meilleur aspect, les divers plans recollés et adhérents, les anfractuosités en grande partie comblées.

La cicatrisation définitive fut longue : elle demanda quatre mois, mais le blessé quitta l'hôpital avec un bon moignon, un peu court, mais très utilisable.

Après la détersion, à l'eau bouillie très chaude, la *détersion longue, minutieuse, totale*, du segment écrasé, l'embaumement dans l'alcool est une pratique excellente, et qui nous a maintes fois réussi. Je n'ai pas besoin d'ajouter que la surveillance doit être attentive, et que la douleur, la fièvre, l'imbibition du pansement, obligent à aller voir immédiatement « ce qui se passe dessous » (¹).

Telle doit être, en règle générale, la conduite à tenir en présence d'un écrasement des membres. Il reste pourtant, à l'amputation précoce, certaines indications :

1° L'écrasement *date de plusieurs heures* : la plaie, imprégnée de terre, de charbon, de scories de toute nature, est restée *souillée* et sans soins. Le broiement porte sur le pied ou la main, et les délabrements sont tels qu'aucun doute ne saurait subsister : *l'extrémité du membre est irrémédiablement perdue*, et la méthode de l'élimination spontanée — en admettant qu'elle fût suivie de succès — n'assurerait pour tout bénéfice que la conservation d'un segment de jambe ou d'avant-bras un peu plus long.

C'est trop peu, si l'on réfléchit aux dangers d'infection que l'on encourt en pareil cas, aux difficultés, à la quasi-impossibilité d'une détersion suffisante de pareils foyers. Mieux vaudra, le plus souvent, en finir tout de suite par une amputation au lieu d'élection.

2° La question se pose dans des termes analogues, mais plus nets encore, lorsqu'on se trouve en présence d'une *infection déjà établie* et qui a revêtu *des allures inquiétantes*.

Il n'est plus temps, en pareille occurrence, de chercher à conserver une portion plus ou moins étendue du membre broyé : *c'est la vie qu'il faut*

(¹) A la suite de ces écrasements, et de toute plaie souillée de terre, de poussière, etc., il sera très prudent de recourir aux injections préventives de *sérum antitétanique* : 10 centimètres cubes sont injectés sous la peau, aussitôt que possible; l'injection est répétée, au bout de 48 heures, et une troisième fois, vers le dixième jour. (Nocard, Reclus, Bazy. — Voy. Landouzy, *les Sérothérapies*, p. 51.)

sauver, et l'exérèse radicale et précoce est souvent le meilleur parti à prendre.

Ce sera même parfois le meilleur moyen d'éviter de plus larges sacrifices, et j'ai rapporté ailleurs l'histoire de ce pauvre ouvrier, qui refusa formellement de se laisser amputer le pied, et auquel il fallut, en fin de compte, désarticuler la cuisse.

Son pied gauche avait été broyé sous la roue d'une grue roulante pesant approximativement 60 000 kilogrammes; l'accident datait de plusieurs jours, quand le blessé entra à la Pitié : son pied était dans un état lamentable, couvert d'escarres, et infiltré de pus; la température était de 39°,5, la face terreuse, de vilain aspect. L'amputation de jambe était urgente : notre homme ne voulut comprendre aucune de nos raisons, et nous dûmes nous borner à de larges incisions.

Malgré tout, l'infection progressa; au bout de deux mois, épuisé, presque mourant, le blessé finit par consentir à la désarticulation du genou, s'opposant toujours, avec une obstination étrange, à l'amputation de la cuisse. La situation ne fit qu'empirer, et finalement, il consentit, presque *in extremis*, à nous laisser faire une tentative suprême. L'amputation de cuisse, même sous-trochantérienne, était devenue impossible, je désarticulai la hanche, et, contre tout espoir, mon blessé guérit. Cela date de neuf ans : il est aujourd'hui gros et gras, très vigoureux, et travaille pour vivre; mais, au lieu de marcher sur son bassin, il pourrait être pourvu d'un bon moignon de jambe.

En pratique, les indications varient donc, suivant que l'on est appelé à intervenir immédiatement après le traumatisme, ou quelques heures, et même quelques jours après; et l'on peut émettre les conclusions que voici :

I. ***Dans les écrasements récents***, — même lorsque le shock est peu accusé ou que sa phase initiale est passée — ***l'amputation réglée, au-dessus, doit être abandonnée comme intervention d'urgence***.

Il faut lui substituer ***la désinfection minutieuse et totale du foyer et l'embaumement***, après avoir, s'il est possible, détaché le bout périphérique du membre broyé, qui ne « tient » plus, et simplifié, par quelques excisions, le champ de l'élimination ultérieure.

Quand le broiement porte sur le pied ou la main, qu'il remonte à plusieurs heures, et que les tissus, réduits en bouillie, figurent une masse informe, imprégnée de toute espèce de souillures, mieux vaut souvent en finir tout de suite, par une amputation au lieu d'élection, qui, en somme, ne sacrifie rien de trop.

II. ***Dans les écrasements infectés, l'amputation*** devient le plus souvent une mesure de salut, qu'il faut savoir prendre à temps.

PLAIES DES PARTIES MOLLES

Nous distinguerons les **plaies nettes** (sections), les **plaies contuses** (et par armes à feu), les **broiements** étendus **des parties molles**.

Plaies nettes. — Toute plaie nette, récente, doit être *désinfectée*, *asséchée* et *réunie*.

Or, à mon sens, l'infection des plaies procède moins souvent de l'agent vulnérant que des manœuvres dont elles sont presque toujours l'objet et des contacts ultérieurs qu'elles doivent subir (voy. le chapitre suivant).

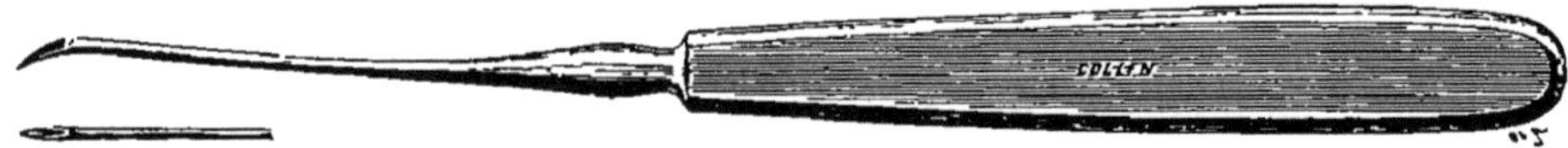

Fig. 758. — Aiguille à encoche (Collin).

Gardez-vous d'inonder les surfaces cruentées de liquides antiseptiques ou prétendus tels; ici encore, la détersion mécanique, à l'eau bouillie chaude, représente la pratique la plus scientifique et la plus sûre.

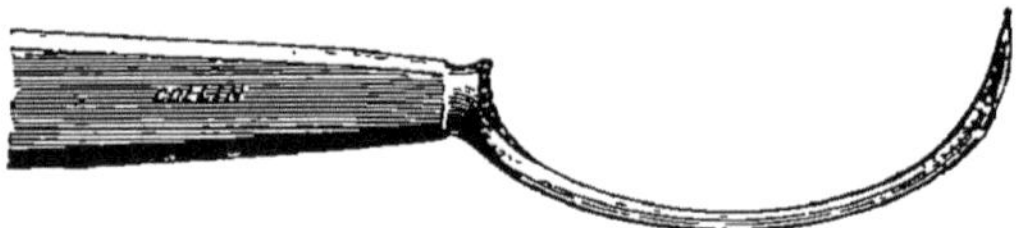

Fig. 759. — Aiguille de Félizet.

Avec des mains *propres*, lavez, brossez et savonnez, non seulement les lèvres de la plaie, mais toute la peau ambiante, au large, lavez à l'alcool et à l'éther; faites bâiller la blessure, et irriguez-la, jusqu'au fond, à l'eau bouillie chaude, avec une compresse stérilisée, qui frotte légèrement les parois, toutes les parois, enlève les caillots et fait « le champ net ». Avec une autre compresse. asséchez de votre mieux les deux versants à réunir, et suturez.

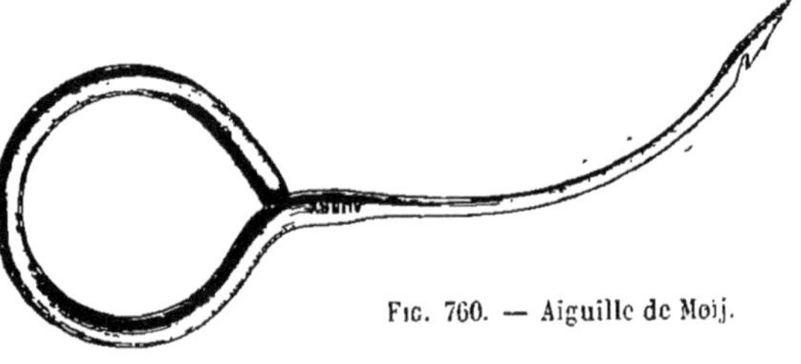

Fig. 760. — Aiguille de Moïj.

Nous avons vu ailleurs comment on **suture** la peau (voy. p. 16). Ajoutons que cette suture peut être faite, et bien faite, avec toutes les aiguilles, sous la réserve qu'elles « piquent bien », et qu'elles soient bien maniées. A côté de l'aiguille de Reverdin, nous citerons l'aiguille à encoche de Collin (fig. 758), celle de Moïj (fig. 760), l'aiguille de Félizet (fig. 759), dont le mécanisme est fort simple et la stérilisation aisée; enfin les aiguilles à suture ordinaires et, s'il le faut, une bonne aiguille de couturière seront parfaitement utilisables.

Dans certaines régions, à la face, par exemple, on se trouvera bien, par-

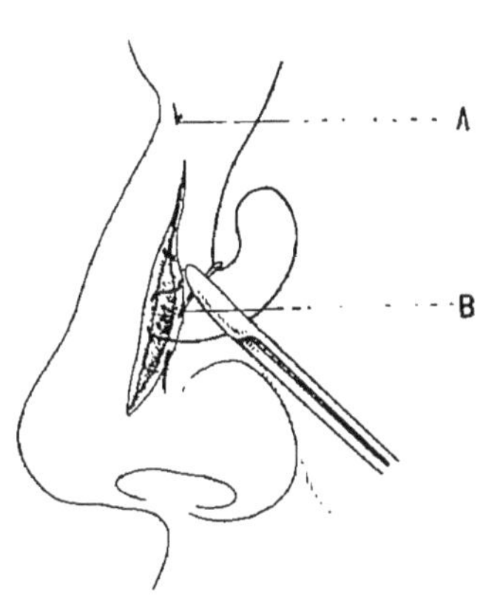

Fig. 761. — Suture *intra-dermique.*
A, nœud initial, arrêtant le fil à son point de départ. — B, anses intra-dermiques.

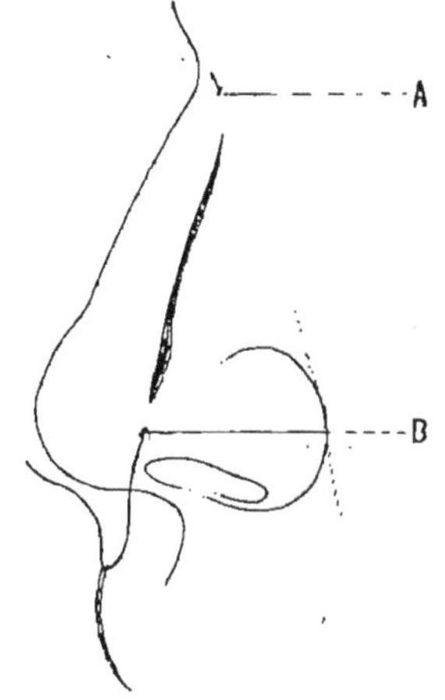

Fig. 762. — Suture *intra-dermique.*
A. nœud initial. — B, le fil traversant la peau, de dedans en dehors, à l'angle inférieur de la plaie.

fois, pour obtenir une cicatrice étroite et peu visible, de recourir à la *suture intra-dermique* : on se sert d'une aiguille intestinale de Reverdin, ou de la petite aiguille représentée figures 761 et 762 et d'un catgut fin (0 ou 00) ;

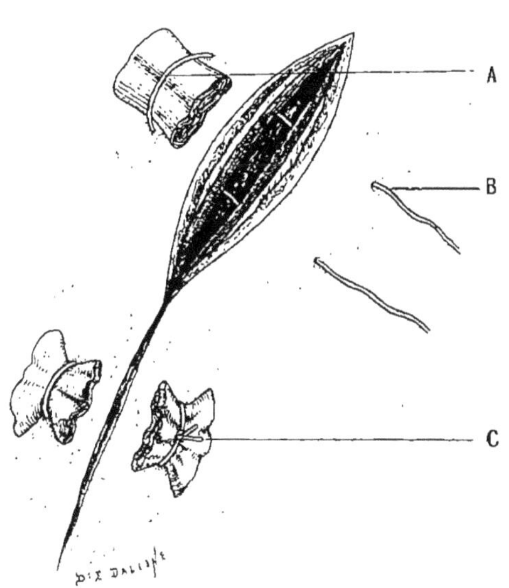

Fig. 763.

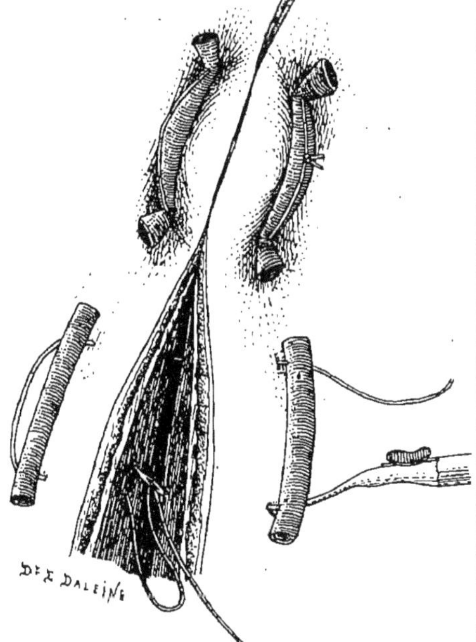

Fig. 764.

Fig. 763. — Réunion profonde d'une plaie des parties molles. *Sutures en anses transversales.*
A, bourdonnet interposé entre la peau et l'anse médiane du fil. — B, le fil en anse transversale. — C, le fil noué, sur bourdonnet.
Fig. 764. — Réunion profonde d'une plaie des parties molles. Suture *enchevillée segmentaire.*

le fil traverse la peau, de dehors en dedans, à quelques millimètres de l'angle supérieur de la plaie, où il est arrêté par un nœud; puis il décrit, sur l'une et l'autre lèvre, dans l'épaisseur du derme, une série d'anses alternatives (fig. 761); à l'angle inférieur, il traverse de nouveau la peau, cette fois de dedans en dehors (fig. 762), et, après avoir exercé sur le « zigzag » une traction suffisante pour réaliser un affrontement exact, on l'arrête définitivement par un second nœud extérieur.

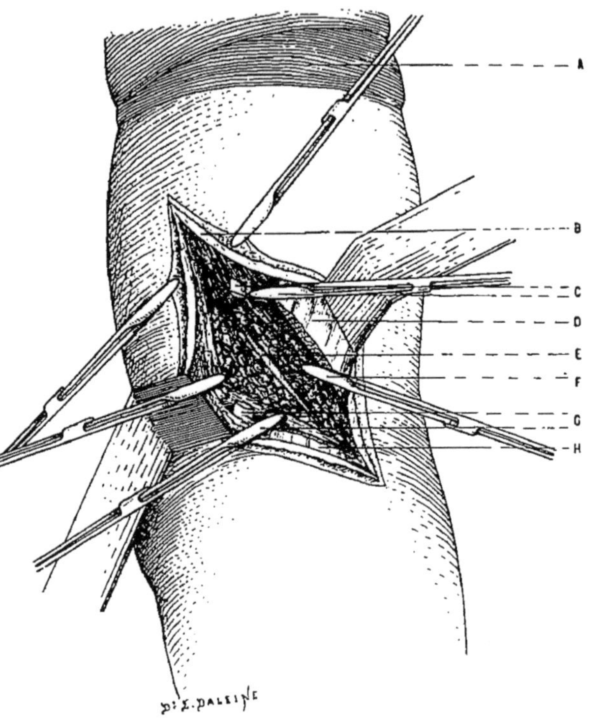

Fig. 763. — Plaie profonde du pli du coude. — 1er *temps* : hémostase.

A, bande élastique. — B, aponévrose. — C, artère humérale (bout supérieur) pincée, et nerf médian. — D, bout supérieur du tendon du biceps. — E, périoste. — F, pince appliquée sur une artère musculaire. — G, bout inférieur du médian et pince appliquée sur le bout inférieur de l'humérale. — H, bout inférieur du tendon bicipital.

Si la plaie est profonde, la suture cutanée ne suffit pas : il faut — et c'est une des conditions essentielles de la réunion *per primam* — que tous les plans successifs, que tous les tissus divisés soient rapprochés, et que, de la surface au fond, les deux lèvres soient intimement accolées.

Vous ferez donc, comme il suit, cette *réunion profonde* :

A. Voilà une profonde entaille en plein muscle, un coup de couteau dans le dos, dans la fesse, dans le gras de la cuisse, du mollet, du bras; la plaie, très longue, est légèrement évasée.

Passez une série de points profonds transversaux qui pénètrent à 2 ou 3 centimètres de la tranche cutanée et qui cheminent en plein muscle, *jusqu'au fond* de la cavité cruentée. Serrez-les lentement, progressivement, pendant que deux mains d'aide, à plat, rapprochent et coaptent les deux lèvres.

S'il y a « beaucoup de tension », la réunion sera malaisée, les fils casseront souvent et couperont. La suture *en anses transversales*, la suture *enchevillée*, deviennent alors excellentes.

Les figures 763 et 764 sont plus explicatives que toute description. Les petits bourdonnets de gaze, interposés entre la peau et le fil, et sur lesquels on « serre » (fig. 763), contribuent à l'adossement, et préviennent toute section de la peau; il en est de même des bouts de sonde, représentés figure 764 et qui permettent de donner plus de largeur à chacune des anses.

C'est là, pourrait-on dire, une suture enchevillée *segmentaire*, en pont, mais elle est d'application plus facile, en général, que la suture enchevillée proprement dite, réalisée avec deux longues tiges, deux longs bouts de sonde, qui côtoient les deux bords de la plaie.

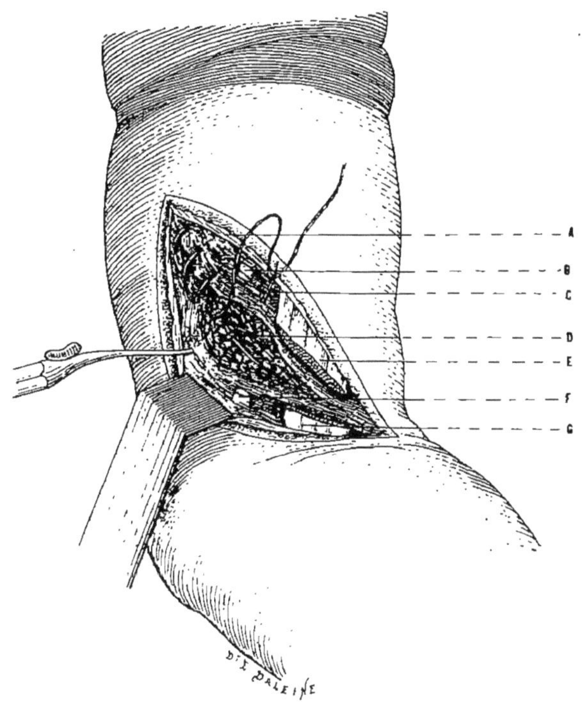

Fig. 766. — Plaie profonde du pli du coude. — 2e *temps* : ligature des vaisseaux, réunion musculaire.

A, aponévrose. — B, bout supérieur du nerf médian. — C, humérale liée. — D, surjet musculaire. — E, bout supérieur du tendon bicipital. — F, bout inférieur du médian. — G, bout inférieur du tendon bicipital.

Une fois assuré l'accolement profond, il ne reste plus qu'à affronter les lèvres cutanées, par un nombre suffisant de points superficiels.

B. La même pratique ne serait plus de mise dans certaines régions de constitution complexe, ou encore lorsque la plaie est trop profonde pour que les fils d'appui en chargent jusqu'aux derniers plans.

Un exemple nous montrera quelle est alors la meilleure technique à suivre.

Coup de couteau au pli du coude, à la saignée, allant jusqu'à l'os et divisant tout : veine basilique, tendon bicipital, artère humérale, nerf médian, brachial antérieur.

Une bande élastique, un garrot improvisé enserre le bras à sa partie supérieure. Les deux bouts de l'artère humérale sont saisis avec une pince à forcipressure, les artères musculaires sont pincées à leur tour, la plaie est détergée, bien exposée, bien « reconnue » (fig. 765).

Commencez la besogne de réfection topographique en réunissant les couches musculaires profondes. Pour cela, vous menez, de haut en bas, sur toute la longueur de la fente, un surjet, de catgut ou de soie, qui charge toute l'épaisseur du muscle (fig. 766).

Les deux bouts de l'artère et les veines satellites ont été liés. Suturez, avec le soin que nous allons dire (voy. *Plaies des nerfs*), le nerf médian, en pliant l'avant-bras, pour que les deux extrémités s'affrontent sans traction.

Suturez le tendon du biceps, gros tendon, par un fil d'appui, faufilé, et des points superficiels.

Le moment est venu de rapprocher, à leur tour, les deux bords de la couverture aponévrotique — par un dernier surjet, troisième plan de réunion, (fig. 767) — et enfin de suturer la peau (fig. 768).

Si la plaie est aseptique ou que la « préparation » ait été suffisante, vous obtiendrez, par ces restaurations, *en étages*, de tous les tissus, les meilleurs et les plus rapides résultats, résultats morphologiques et résultats fonctionnels. Il est certain que le nerf médian ne va pas recouvrer, séance tenante, sa « valeur physiologique », mais la suture, faite d'emblée et bien faite, le mettra dans les conditions les plus favorables à une prompte régénérescence.

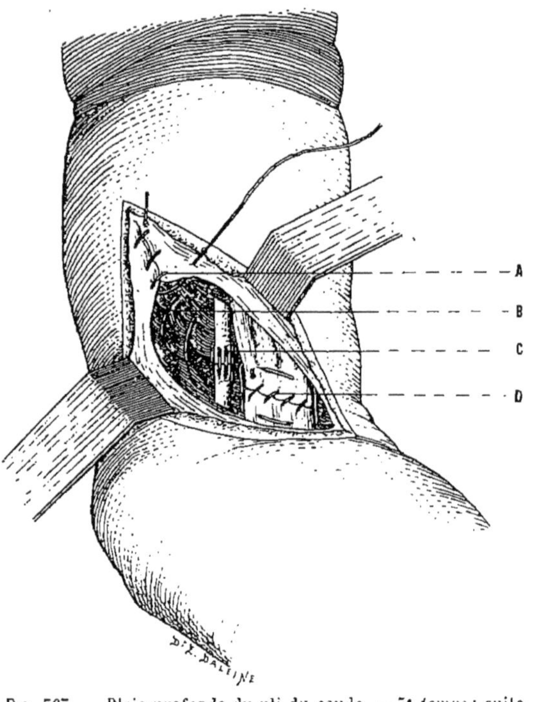

Fig. 767. — Plaie profonde du pli du coude — 3ᵉ *temps* : suite et fin de la réunion profonde.

A, surjet aponévrotique. — B, surjet musculaire. C, nerf médian réuni. — D, tendon bicipital réuni.

Dans les régions où se superposent les plans musculaires, aux lombes, à la paroi abdominale, aux membres, cette réunion en étages assure des cicatrisations solides et vraiment « réparatrices ».

Mais il y a une condition nécessaire : *l'asepsie de la plaie*. Si l'accident date de plusieurs heures, si la plaie a été souillée et que vous conserviez quelques doutes sur l'efficacité de votre désinfection, laissez un drain à l'angle déclive, — un drain que vous enlèverez au bout de quarante-huit heures, si la température est normale.

Je dis un drain, je ne dis pas une mèche, une lamelle de gaze, un tamponnement; le tamponnement, si peu serré qu'on le suppose, répond à d'autres indications : dans une plaie septique, il forme bouchon, il crée « un vase clos », il ne fait qu'aggraver l'état local et la désunion profonde.

Plaies contuses. — Ici la pratique doit être toute différente : les tissus ne se prêtent plus à la réunion primitive, mais, d'autre part, le terrain est tout préparé, et plus favorable encore que dans les plaies nettes aux complications septiques.

Ne cherchez donc pas à réunir, mais donnez tous vos soins à la détersion, à la désinfection du foyer traumatique et des décollements sous-cutanés ou profonds qui le prolongent plus ou moins loin.

La plaie cutanée est-elle relativement étroite, n'hésitez pas à *débrider*, à débrider largement, surtout à la partie inférieure, dans la zone déclive, où vous ne devez pas laisser de cul-de-sac. A mettre en plein air tout ce foyer, à ouvrir une grande fenêtre, vous gagnerez du temps, en réalité, et la cicatrisation franche, à ciel ouvert, n'en sera que plus rapide.

Détergez donc le foyer traumatique des caillots et des débris qui l'encombrent, détergez tous ses diverticules, asséchez-le, ne cherchez pas trop à le régulariser, en excisant telle lanière, tel petit lambeau, qui saignent toujours et attardent, disposez un drain, qui pénètre « tout au fond » et sorte à l'angle inférieur, et, au-dessus, dans le reste de la cavité, chiffonnez des lamelles de gaze aseptique.

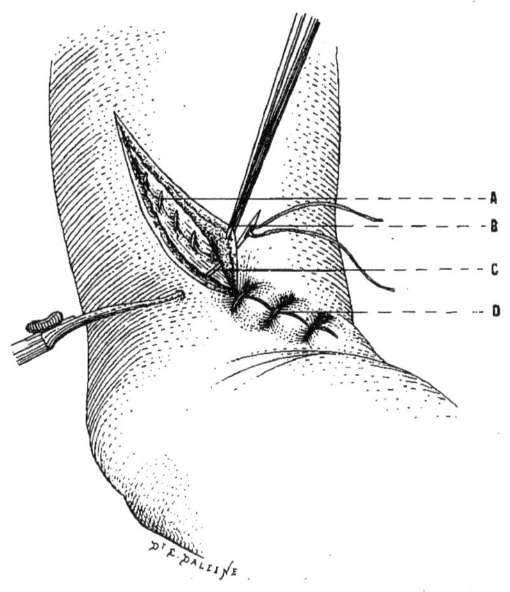

Fig. 768. — Plaie profonde du pli du coude. 4e *temps* : réunion cutanée.

A, surjet aponévrotique. — B, lèvre cutanée soulevée et *présentée* avec la pince. — C, l'aiguille traversant les deux lèvres cutanées. — D, points séparés noués.

Lors de décollements très étendus, il devient nécessaire de faire une ou plusieurs contre-ouvertures au fond des culs-de-sac déclives, et de réaliser, de la sorte, un drainage multiple.

Cette pratique s'impose plus impérieusement encore, quand le foyer de contusion est déjà infecté et la suppuration menaçante [1].

Il faut rappeler ici la gravité fréquente des **morsures**, dont certaines variétés exigent des soins spéciaux.

Ainsi en est-il des **morsures venimeuses**, morsures de vipères ou de scorpions, dans nos pays, des serpents de grande taille, dans les pays chauds. Le sérum de Calmette permet d'enrayer l'envenimation la plus grave et de prévenir les accidents mortels, s'il est injecté dans les quatre heures qui suivent la morsure.

Tout praticien, surtout dans certaines contrées, devrait donc avoir chez

[1] Dans les plaies suppurées, après la détersion minutieuse et le drainage, on fera un pansement *humide*, mais *on ne mettra jamais d'imperméable*. Les compresses bouillies seront recouvertes d'une couche suffisamment épaisse d'ouate hydrophile et d'ouate ordinaire, et le tout enveloppé et maintenu par une bande de toile ou de gaze. De fait, le pansement doit être, avant tout, un organe d'absorption, de drainage lent et continu : *il ne le sera que si le liquide, dont il s'imbibe par sa face profonde, peut s'évaporer librement par sa face superficielle*. L'imperméable s'oppose à cette évaporation nécessaire. (Voy. notre rapport sur le *Traitement des plaies infectées*. Congrès international des Sc. méd., 1900.)

lui quelques flacons de sérum antivenimeux; tout chasseur, tout voyageur devrait en être pourvu. A l'abri de la lumière, en flacons cachetés, le sérum se conserve indéfiniment : il n'est altéré par la chaleur qu'au-dessus de 60° [1].

Voici la pratique à suivre, après la morsure [2] :

Appliquer tout de suite, au-dessus du point mordu, et le plus près possible, un lien circulaire, en garrot improvisé et bien serré;

Faire saigner la plaie, l'ouvrir, l'exprimer, la laver. Ne se servir ni d'ammoniaque, ni d'antiseptiques, dont l'effet est nul, ni du fer rouge, ni de caustiques. Si l'on n'a pas de sérum, ou en attendant le sérum, le mieux sera de laver la plaie avec une solution d'hypochlorite de chaux à 2 pour 100, ou, à son défaut, avec de l'eau de Javelle diluée. On fait ensuite un pansement ordinaire, absorbant, sans imperméable.

Le sérum est injecté — le plus tôt possible — à la dose de 10 centimètres cubes, chez l'adulte et chez l'enfant [3]. L'injection est pratiquée profondément dans le tissu cellulaire sous-cutané du flanc, avec une seringue à piston de caoutchouc ou d'amiante, bouillie, et après « préparation » de la peau. Lors d'extrême urgence, on passe outre à ces préliminaires; on peut, du reste, en pareil cas, injecter directement le sérum dans une veine superficielle, telle qu'une veine dorsale de la main.

Broiements des parties molles. — Ce sont des écrasements, qui ont laissé les os intacts, et ce que nous avons dit plus haut des grands écrasements des membres s'applique, dans une certaine mesure, à ces broiements des parties molles.

En effet, les lésions sont parfois tout aussi graves et compromettent au même degré la vitalité du membre. La peau, fendue, mâchonnée, éclatée en plusieurs points, est aussi décollée jusqu'à une hauteur considérable et circulairement, les muscles sont déchirés et transformés en une sorte de pulpe noirâtre, les artères, les nerfs sont rompus, et c'est ici encore, *dans l'état des vaisseaux et des nerfs du membre broyé*, qu'il faut chercher les éléments principaux du pronostic.

S'ils ont résisté, si le pouls et la sensibilité sont intacts, au-dessous de la zone traumatisée, ou encore *si le manchon cutané n'est pas décollé circulairement sur une trop grande étendue*, on pourra voir, chez les sujets jeunes surtout, on pourra espérer des réparations locales, qui étonnent souvent.

En somme, et la formule est générale, on ne se hâtera pas d'amputer; encore moins que dans les broiements des parties molles et des os, on ne fera d'amputation primitive, hormis ces indications tout exceptionnelles que nous avons signalées. Alors même que le membre semble bien et irrémédia-

(1) On a trouvé le sérum intact et d'activité normale dans des flacons qui avaient séjourné deux ans dans l'Inde (Calmette).

(2) D'après l'*Instruction* publiée par l'Institut Pasteur de Lille et les indications complémentaires que M. le professeur Calmette a bien voulu nous donner.

(3) Après une morsure de grand serpent, on fera bien d'injecter d'emblée une double dose, 20 centimètres cubes.

blement perdu, que les artères ne battent plus, on aura tout bénéfice à attendre que la limite « du mort et du vif » s'accuse nettement, et le sacrifice sera toujours moindre.

Mais cette pratique ne sera légitimée que par la désinfection longue et minutieuse de la région broyée et par « l'embaumement », pratiqué comme nous l'avons indiqué plus haut.

Le fait suivant montrera, d'ailleurs, ce qu'il faut faire et ce que l'on peut obtenir, dans ces grands écrasements des parties molles, alors même qu'ils sont infectés et que l'amputation apparaît de prime abord comme une détermination nécessaire.

Une dame est renversée par un omnibus, dont les roues lui heurtent violemment la jambe droite; un premier pansement est appliqué. Trente-six heures après, nous trouvons le membre dans l'état que voici : une longue plaie oblique, à bords mâchonnés et grisâtres, remonte de la face externe du talon à la partie moyenne de la crête du tibia : autour et au-dessus d'elle, la peau est décollée jusqu'au jarret, en arrière, et ne tient plus, en dedans, que sur une étroite surface; elle est marbrée de plaques violacées et brunâtres : au fond de la plaie, on aperçoit l'aponévrose déchirée, les tendons à nu, les muscles herniés, rompus, en bouillie; une sorte de membrane purulente, sale, du plus vilain aspect, recouvre tout et se prolonge dans la profondeur du mollet, d'où suinte un liquide roussâtre et sanieux. La température est à 39°, le pouls fréquent, le faciès pâle, tiré, la langue sèche : l'infection, en si peu de temps, a déjà revêtu des allures très menaçantes.

Ajoutons que la continuité du squelette est intacte : il n'y a pas de fracture, le péroné est découvert au niveau de son tiers inférieur, arraché à son extrême pointe, et c'est tout.

Nous voulons tenter un dernier effort : la malade est endormie; toute la jambe est savonnée, brossée, irriguée à l'alcool, à l'éther, à l'eau bouillie presque bouillante; puis, au thermo-cautère, je débride la peau décollée jusqu'au creux poplité; je la débride en dehors jusqu'au genou, puis j'ouvre, dans les tissus profonds, une série de longues tranchées, et des ponctions profondes, au pourtour du foyer, complètent cette intervention, d'apparence vraiment barbare. De peau, il n'en reste plus qu'une bande le long de la face interne du tibia.

Enfin toute cette vaste surface est lavée à l'*eau oxygénée*, pansée avec des compresses trempées dans l'eau oxygénée et enveloppée dans une épaisse couche d'ouate.

Ce pansement fut renouvelé chaque jour d'abord, puis à intervalles plus espacés. L'infection tomba, les tissus et la peau sphacélés s'éliminèrent, la plaie se combla, se nivela peu à peu, et, trois mois après, on recouvrait de greffes de Thiersch la surface bourgeonnante, et la cicatrisation était complète.

BRULURES

Toute brûlure doit être tenue pour une plaie infectée, et traitée comme telle. Les règles générales que nous formulions plus haut s'appliquent donc de tout point aux brûlures, à toutes les brûlures, et Mme Nageotte-Wilbouchewitch [1] a eu le grand mérite de bien montrer que la guérison rapide, complète, indolente, n'était point affaire de « topiques ».

Ces topiques, ils sont fort nombreux, et je ne parle même pas du classique liniment oléo-calcaire, mais l'acide picrique, le thyol, l'ichthyol, l'acide pyrogallique, et tant d'autres, ont été successivement vantés pour leurs propriétés *kératogéniques*. Sans nier le moins du monde ces vertus spéciales, j'estime (et l'expérience ne tardera pas à vous en convaincre) que le meilleur moyen de calmer les douleurs de brûlure, c'est de prévenir l'infection des tissus brûlés ; que le meilleur moyen d'obtenir une guérison rapide et une bonne cicatrice, c'est de préserver l'évolution réparatrice naturelle de toute entrave septique ou chimique.

Faites donc le **traitement aseptique des brûlures**, instituez-le d'emblée avec la rigueur que nous allons dire.

Voilà une vaste brûlure de la face latérale droite du tronc, de l'aisselle, de la face interne du bras droit, de l'épaule et de la base du cou, brûlure récente, aux 1er et 2e degrés, dans la majeure partie de son étendue, au 3e degré, par places ; sur le fond commun, d'un rouge foncé, se détachent tout un semis de phlyctènes, de grosseur et de coloration variées, et qui, pour la plupart, sont encore intactes [2], et, çà et là, quelques plaques irrégulières d'un jaune brunâtre, sèches, témoignant d'une combustion plus profonde de la peau.

Pour faire bonne et complète besogne, si la brûlure est large, donnez le chloroforme ; donnez-le toujours chez les enfants. Cela en vaut la peine, et l'anesthésie générale permettra seule la détersion totale, minutieuse, prolongée, et le pansement.

Vous allez « préparer » la région ambiante, d'abord, puis la zone brûlée, comme vous le faites d'un champ opératoire ; et, là encore, vous compterez plus sur la détersion mécanique que sur tous les lavages antiseptiques.

Ayez de l'eau bouillie chaude, plusieurs litres — du savon — une brosse bouillie — de l'éther, ou de l'alcool — des compresses bouillies : c'est tout ce qu'il vous faut.

Savonnez et brossez hardiment tout le territoire ambiant, à longue distance ; pénétrez dans tous les plis cutanés, entre les doigts et les orteils : attardez-vous au pourtour des ongles ; complétez ce nettoyage avec l'éther

(1) Mme Nageotte-Wilbouchewitch, *Traitement antiseptique des brûlures*. Thèse de doct., 1893.
(2) Circonstance heureuse et rare, un « déshabillage » maladroit ayant trop souvent arraché tout l'épiderme.

qui dissout la graisse et décape l'épiderme de cet enduit noirâtre, poisseux, sale, qui tient tant aux mains et aux pieds, chez certains sujets, dans certains métiers.

« Préparez » avec le même soin toute la surface brûlée. Avec la main, abondamment pourvue de mousse savonneuse, frottez doucement, longuement, la peau rougie, noircie, semée de phlyctènes; ces phlyctènes, faites en sorte de ne pas les dépouiller, de laisser intacte leur coque d'épiderme, mais videz-les d'un coup de pointe flambée. — Poursuivez, avec une compresse bouillie, ce savonnage minutieux, successif, canton par canton; ceci fait, lavez à l'eau bouillie toute la brûlure, et non point par une courte et superficielle irrigation, qui n'imprègne pas, mais, je le répète, en vous y reprenant maintes fois, en frottant, l'un après l'autre, avec insistance, chaque segment de la peau.

C'est une besogne mécanique, précise, une besogne de patience, qui exigera, pour être menée à bien, une demi-heure, trois quarts d'heure, quelquefois; l'eau bouillie, ou encore l'eau salée bouillie, est le meilleur topique que vous puissiez utiliser.

Un pansement sec, stérile : rien de plus. Je ne dis pas que l'acide picrique, et tant d'autres agents soient nuisibles, comme le sont, à n'en pas douter, l'acide phénique, le sublimé, l'iodoforme, employés à dose considérable sur une vaste brûlure; je dis simplement, pour l'avoir expérimenté, que le traitement aseptique, sous la réserve qu'il soit minutieux et qu'il commence par une détersion mécanique prolongée, assure une guérison plus rapide et une cicatrice meilleure.

Donc, couvrez la brûlure avec des compresses stérilisées, sèches; si vous n'en avez pas, servez-vous de compresses bouillies, bien essorées; ne mettez rien de plus, si le derme n'est que peu dénudé; autrement, couvrez d'un peu de vaseline stérilisée les points « à vif », pour prévenir l'adhésion des compresses. Par-dessus, une couche d'ouate hydrophile, stérilisée, une gaine épaisse d'ouate ordinaire, et une bande de flanelle ou de crépon, qui ferme bien le pansement, à ses extrémités, et qui exerce une compression modérée et uniforme. Bien entendu, pas d'imperméable, *jamais d'imperméable*.

C'est, en somme, le pansement d'une plaie simple, récente, et, de fait, vous avez transformé la brûlure en une plaie de ce type. Ce pansement, vous le laisserez le plus longtemps possible, huit, dix, douze jours, s'il n'y a pas de température, et, souvent, vous trouverez, au-dessous de lui, la peau asséchée, lisse, déjà régénérée.

Cette pratique n'est pas seulement applicable aux brûlures des trois premiers degrés : elle l'est encore aux **brûlures profondes**, aux larges eschares. Nous avons le souvenir des suppurations interminables qui accompagnaient autrefois l'élimination de ces zones mortifiées, et qui conduisaient souvent les malheureux brûlés à l'hecticité et à la mort. Or, il n'est plus besoin de répéter que suppuration et élimination d'eschares ne sont nullement deux processus connexes; si le traitement aseptique est institué d'emblée et bien institué, les plaques mortifiées se détachent et tombent, et la cicatrisation se poursuit et s'achève, sans suppuration.

Devant une brûlure grave, de ce genre, mettez-vous donc en devoir de réaliser, séance tenante, la « préparation » que nous avons exposée plus haut, mais faites-la plus complète et plus rigoureuse encore; vous n'avez plus à ménager le derme, en grande partie brûlé; savonnez donc et brossez toute la surface, lavez-la à l'alcool et à l'éther, lavez-la, frottez-la à l'eau salée bouillie, et, une fois achevée cette détersion rude, appliquez un pansement aseptique, sec [1].

La situation est un peu différente, lorsqu'on se trouve en présence d'une **brûlure datant de plusieurs jours,** mal traitée, souillée de topiques divers, de topiques huileux surtout, et **déjà suppurante.**

Ne croyez pas que les antiseptiques soient alors plus nécessaires que dans les conditions précédentes. Non; il en est de ces brûlures infectées comme de toutes les plaies infectées (voy. plus haut). Recourez, ici encore, à la pratique générale : ouvrez, excisez toutes les ampoules purulentes, mettez à l'air toute la surface, et prolongez — sous l'anesthésie — la détersion mécanique. Mais, cette fois, terminez par un pansement humide, stérile : compresses bouillies, ouate hydrophile, ouate ordinaire, sans imperméable.

Quand la brûlure occupe une grande étendue, elle n'est pas toujours du même degré, ni de la même souillure, partout : il sera donc de pratique excellente de faire le pansement *par segments*, pour prévenir la contamination, sous une même enveloppe, des zones aisément guérissables par les segments infectés et suppurants.

Enfin, dans ces brûlures énormes qui comprennent une grande partie, la presque totalité, quelquefois, des téguments, la méthode aseptique sera encore la meilleure; c'est alors un enveloppement complet qu'il faut faire. Ajoutons que les bains tièdes prolongés rendront aussi, en pareils cas, de réels services.

Je n'ai qu'à rappeler les accidents généraux de ces grandes brûlures : le shock initial, que les injections de sérum artificiel combattront efficacement, les congestions viscérales, toujours menaçantes, et les accidents régionaux, tels que l'œdème de la glotte (voy. plus haut).

PLAIES ET RUPTURES DES GROS VAISSEAUX HÉMORRAGIES TRAUMATIQUES

Il y a d'abord, dans les grandes hémorragies traumatiques, une première catégorie de secours — les secours immédiats, sur place, — qui ne relèvent pas toujours du médecin. On ne saurait trop répandre les notions de pratique d'urgence, qui sont à la portée de tous, et, j'ajoute, que tous ont le devoir

(1) Quant aux brûlures profondes par fils incandescents, telles qu'on les observe, par exemple, chez les ouvriers tréfileurs, on se trouvera bien de suivre la pratique indiquée par Sczypiorski : on

d'appliquer, le cas échéant. Ne voit-on pas, même dans les grands centres, succomber des blessés, auxquels la moindre initiative du premier venu, du passant, — quand les secours organisés tardent à venir, — eût sauvé la vie. Et j'en pourrais citer de frappants exemples, ne fût-ce que celui d'un malheureux charretier, qui, tombé sous sa voiture, a la cuisse droite broyée et l'artère fémorale déchirée, qui est aussitôt entouré, relevé, transporté, mais, pendant ce temps, continue à perdre du sang en abondance, sans que personne cherche à arrêter l'hémorragie; il arrive à l'hôpital Beaujon, exsangue, pâle, froid, sans pouls, et ce ne fut que par un triomphe inespéré

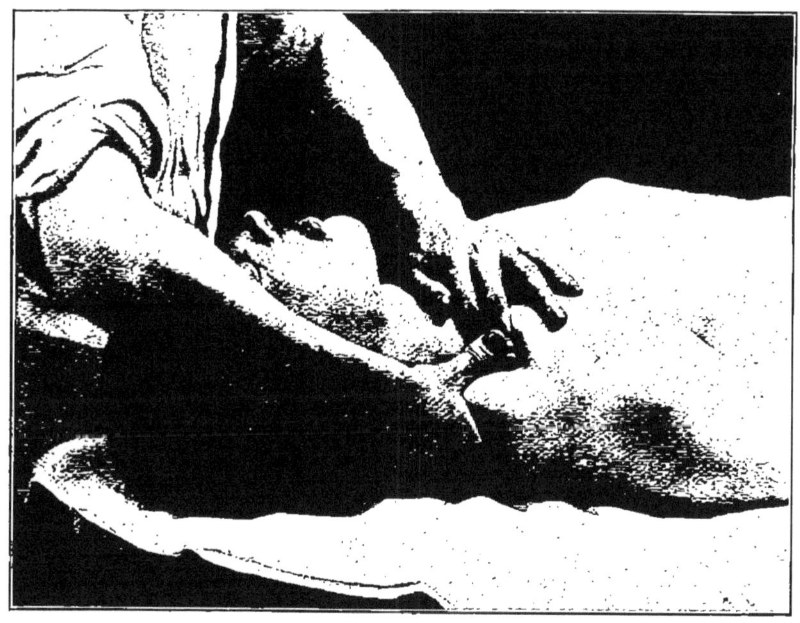

FIG. 769. — Compression de l'artère sous-clavière.

des injections intra-veineuses de sérum, répétées toute la journée, qu'on réussit à l'arracher à la mort.

Hémostase provisoire. — Que faire, donc, devant une plaie qui saigne à flots? ***Comprimer au-dessus***, et non dans la plaie elle-même.

Comprimer au-dessus, tout de suite, instinctivement, avec les deux mains, empoignant le membre sur tout son pourtour; puis, tout de suite aussi, avec une bande de vêtement déchiré, une serviette roulée, un lien quelconque, un peu épais, enserrer le membre circulairement, lier, et, sous le nœud, glisser un bout de bois, un manche, une tige quelconque, et tordre, pour serrer davantage, et faire « garrot ».

Nous avons tenu à représenter ici la *bretelle d'Esmarch*, et l'on ne sau-

débride et l'on excise, aux ciseaux ou au bistouri, toute la zone cautérisée, en allant, s'il y a lieu, jusqu'à l'os, qui est lui-même curetté; on obtient de la sorte une plaie cruentée dont les plans successifs (muscles, tendons, aponévrose, peau) peuvent être réunis, et qui guérit par première intention (*Soc. de chir.*, 8 juillet 1903, p. 760).

rait nier les services « d'urgence » qu'elle pourrait rendre, si l'emploi en devenait commun chez les médecins, les infirmiers, les ouvriers d'usine et de chemins de fer, etc. [1]. Il s'agit, en somme, d'une bande élastique pourvue d'une série de trous, et d'un crochet, à chacune de ses extrémités; la figure 770 montre la façon très simple d'y adapter les deux pattes latérales et la patte postérieure : c'est alors une bretelle, et une excellente bretelle [2]. Elle peut devenir, séance tenante, une bande hémostatique non moins parfaite (fig. 771).

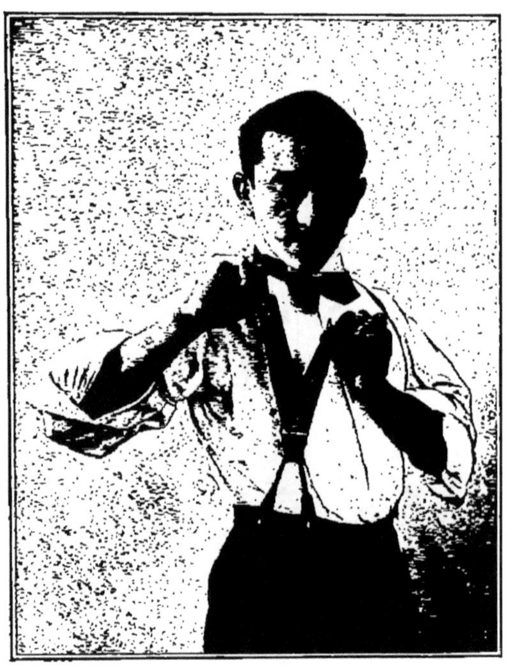

Fig. 770. — Bretelle d'Esmarch.

N'importe qui, partout, pourra faire cette compression circulaire, au-dessus, et, s'il la fait bien, il aura pratiqué la meilleure des interventions, *en réalisant l'hémostase provisoire, sans toucher à la plaie.*

Ne pas toucher à la plaie : tel est, effectivement, le second précepte à formuler en pareil cas, dans ce qu'on pourrait appeler la pratique commune et publique d'urgence. Et que de désastres seraient évités, s'il était de notion universelle que, pour arrêter l'hémorragie, il est illusoire et dangereux d'introduire des mains sales dans la plaie, d'y entasser chiffons, charpie et le reste, d'y verser ces liquides de toute nature qu'il vaut mieux ne pas énumérer.

A la racine des membres pourtant, à l'aine, à l'aisselle, la compression directe, dans la plaie, devient souvent le seul moyen de salut : l'homme de sang-froid, qui se précipite sur le blessé, déchire les vêtements, appuie largement de son poing ou de ses deux poings, sur la plaie béante, cet homme-là se conduit en vrai chirurgien.

Et, en réalité, le chirurgien ne fait pas autre chose devant une plaie artérielle. Il comprime, *au-dessus*, l'artère principale du membre, aux points d'élection : sur la face interne de l'humérus (fig. 773), sur la première côte (voy. fig. 769), à la face interne du fémur, au niveau de l'anneau de Hunter, sur l'éminence iléo-pectinée (fig. 772). Ceci fait, s'il dispose d'un bon aide, il lui confie la compression digitale « d'attente », ou encore il

[1] M. Ch. Périer a beaucoup insisté sur cette utilisation générale de la bretelle d'Esmarch.
[2] Je puis joindre, ici, mon expérience personnelle à celle de M. Ch. Périer.

assure l'hémostase provisoire par la bande d'Esmarch, ou toute autre bande élastique (fig. 775 et 776).

Les figures 769 et 772 montrent la technique à suivre pour comprimer

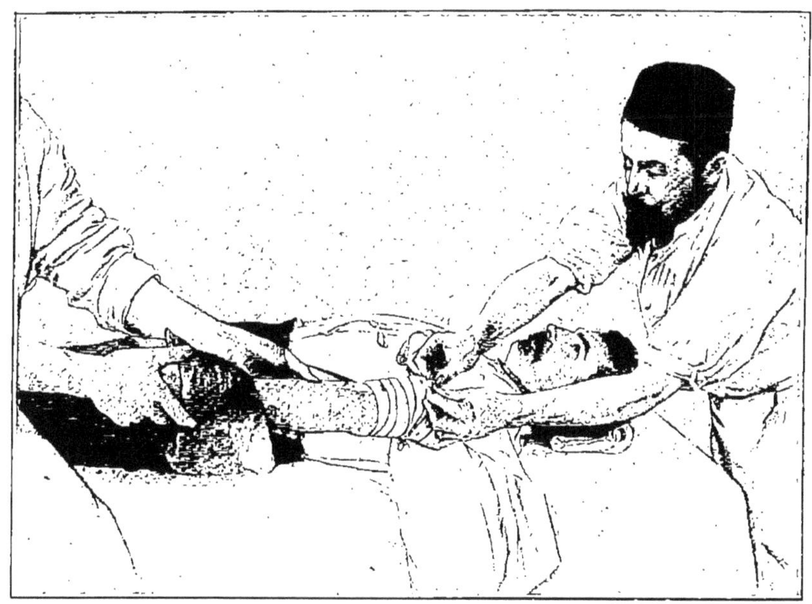

FIG. 771. — La bretelle d'Esmarch servant comme bande hémostatique.

utilement la sous-clavière, ou la fémorale au pli de l'aine; enfin, la com-

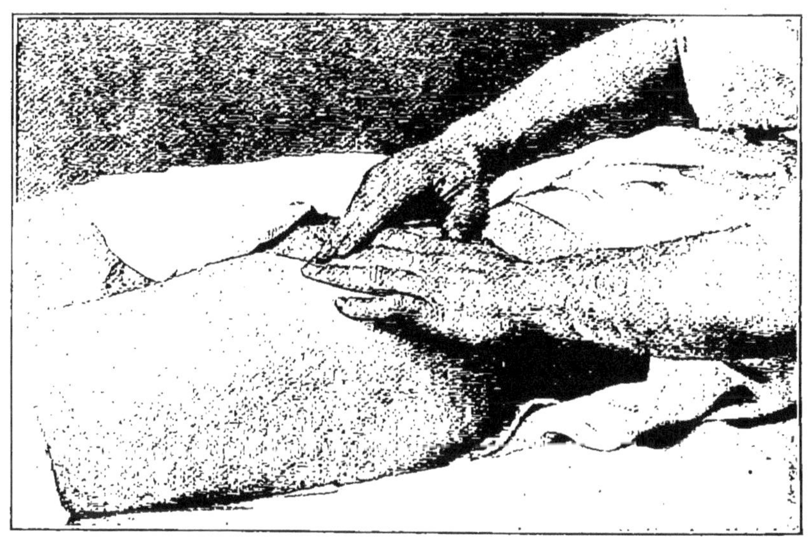

FIG. 772. — Compression de l'artère fémorale au pli de l'aine.

pression de l'aorte (fig. 777) peut devenir une manœuvre de salut dans certaines hémorragies profuses, d'origine pelvienne.

Ajoutons que, devant les accidents de l'anémie suraiguë et l'imminence

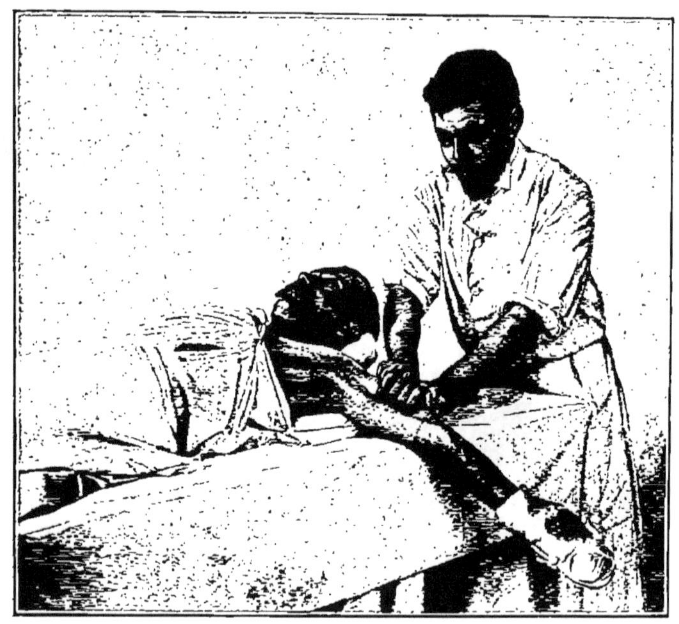

Fig. 773. — Compression de l'artère humérale à la face interne du bras.

de la mort, il faudra recourir tout de suite à l'auto-transfusion (fig. 774), tête

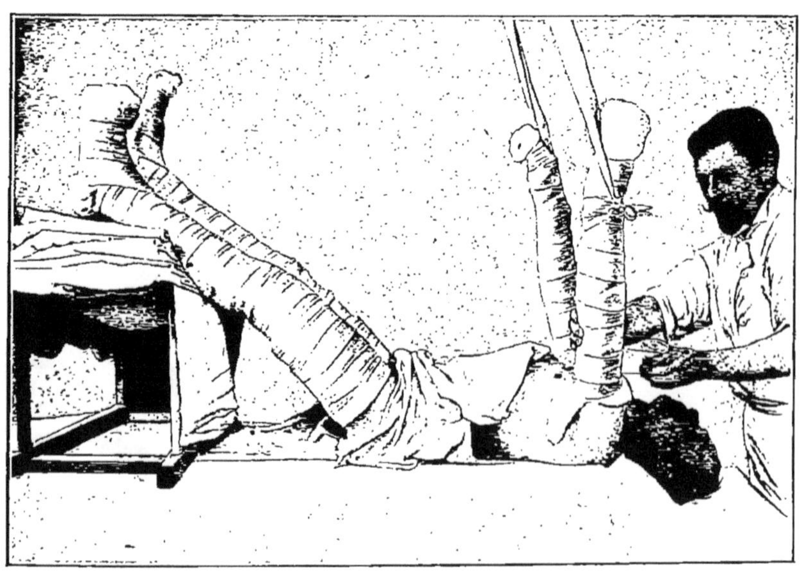

Fig. 774. — Auto-transfusion lors d'anémie suraiguë.

en bas, membres élevés et comprimés de l'extrémité à la racine, à l'injection intra-veineuse de sérum artificiel, aux piqûres d'éther et de caféine, etc.

Voilà le premier temps, la besogne de nécessité instantanée, si l'on

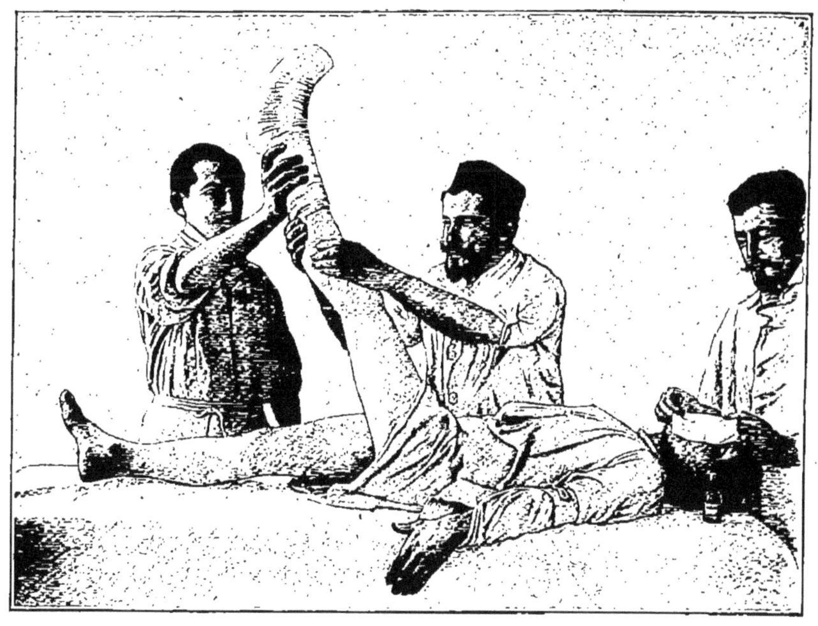

FIG. 775. — Hémostase provisoire. — 1er *temps* : élévation du membre, refoulement du sang à la racine.

peut ainsi dire : il faut maintenant procéder à l'**hémostase définitive**

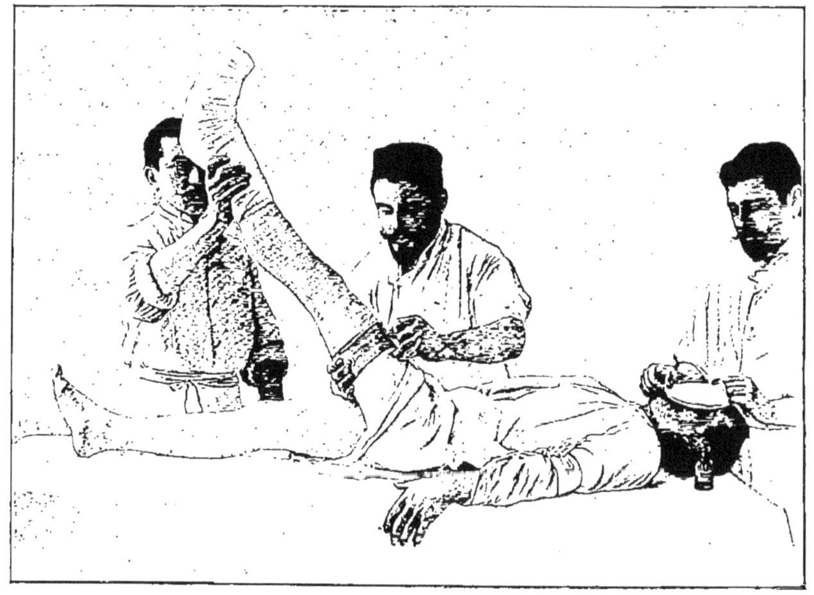

FIG. 776. — Hémostase provisoire. — 2e *temps* : application de la bande de Nicaise.

Hémostase définitive. — La règle est simple et constante : ***lier, dans la plaie, les deux bouts de l'artère blessée***; si les lésions vasculaires sont multiples, pincer, puis lier **tout ce qui saigne.**

A l'heure actuelle, avec la bande d'Esmarch et la pince à forcipressure, la besogne est grandement simplifiée, et, à lire les observations anciennes, on ne peut qu'admirer sans réserve le sang-froid, l'habileté, la haute maîtrise des chirurgiens, qui, mal outillés, n'en triomphaient pas moins des hémorragies les plus terribles.

Mieux assurés du succès immédiat, nous devons faire tous nos efforts pour rendre certain le succès définitif, en supprimant toutes les causes d'hémorragie secondaire et, la plus importante de toutes, l'infection.

L'*hémostase d'attente* étant réalisée par la bande élastique ou la compression digitale, commencez par « préparer » soigneusement la plaie et toute la région, et prenez toutes les précautions de rigueur.

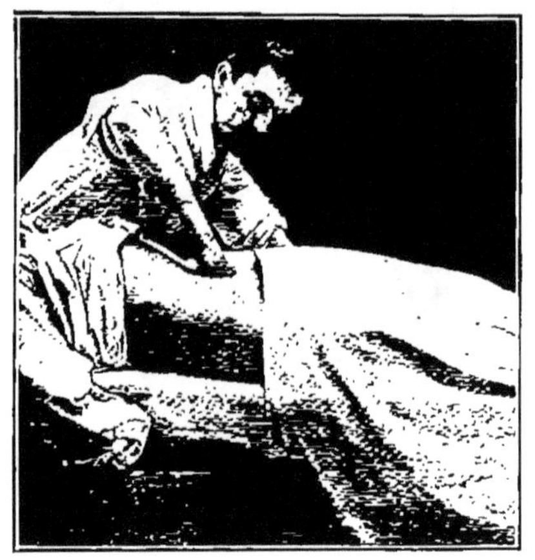

Fig. 777. — Compression de l'aorte.

Cela ne saigne plus, et, sous prétexte qu'un gros vaisseau est ouvert, passer outre à toutes les règles de la propreté chirurgicale, c'est un non-sens absolu et une grave imprudence; bien entendu, quand une artère pisse en jet sous vos yeux, vous n'irez pas vous laver les mains avant de la comprimer, et, si vous avez une pince à votre portée, vous serez trop heureux de vous en servir, ne fût-elle ni flambée ni bouillie. Tout cela ne se discute pas, mais on aurait tort d'aller dans cette voie plus loin que ne l'exigent les nécessités vitales. Donc, ne vous précipitez pas, détergez bien la plaie, débridez-la autant qu'il le faudra, *pour voir clair, très clair*, et cherchez le bout supérieur de la grosse artère, pincez-le, cherchez le bout inférieur, parfois rétracté bas dans la gaine tangentielle, et pincez-le à son tour.

Ne jetez pas la pince au hasard, en étreignant en bloc tout le paquet vasculaire : l'hémostase provisoire, si elle est bien faite, vous permet de faire mieux, de ne saisir que l'artère, si l'artère seule est blessée, sans lacérer ou déchirer la veine satellite ni contondre les troncs nerveux adjacents.

Mais souvent la grosse artère n'est pas seule intéressée, d'autres branches de second ordre le sont aussi et saignent en même temps, et, malgré la compression au-dessus, le suintement est tel parfois, qu'on a peine à distinguer quoi que ce soit au fond de la plaie béante; le meilleur procédé consiste alors à la bourrer d'un gros tampon de compresses aseptiques, que l'on appuie fortement, et que l'on soulève ensuite peu à peu par ses bords, en aveuglant à mesure tous les points qui « donnent ».

Lorsque les vaisseaux les plus importants sont pincés, on lève la bande élastique en surveillant, la pince en main, le foyer traumatique, prêt à saisir tout ce qui saignera encore. Dans les plaies profondes de l'aine et de l'aisselle, où le bout supérieur est parfois fort difficile à « prendre », l'aide qui pratique la compression digitale rendra service, en relevant quelque peu ses doigts : un court jet de sang paraît de nouveau et montre le chemin.

Mais on perd beaucoup de temps — et de sang — à ces manœuvres complexes, et le meilleur parti à prendre, c'est de **débrider d'emblée, aussi largement qu'il le faut**, en fendant la paroi antérieure de l'aisselle ou l'arcade crurale (fig. 778), ou encore de **découvrir plus haut le tronc artériel** et d'en faire la ligature, de lier la sous-clavière ou l'iliaque externe [1].

Nous ne saurions répéter ici la technique de ces ligatures réglées; nous nous permettrons de dire seulement que, dans les conditions où nous nous plaçons, au milieu d'une région souvent infiltrée de sang, il est indispensable de *faire de larges incisions*, pour reconnaître nettement les repères et perdre le moins de temps possible.

De plus, qu'on lie les deux bouts dans la plaie, ou le tronc artériel au-dessus, on apportera le plus grand soin à cette ligature; on passera un *fil double* sous chacun des bouts, on nouera le premier fil, après striction progressive et solide, puis, au-dessus de lui et à son contact, on nouera le second (fig. 779, III). C'est là une précaution excellente que M. Lucas-Championnière a recommandée et que, pour ma part, j'ai toujours utilisée; elle est précieuse, surtout lorsqu'on a affaire à une artère malade, athéromateuse, friable, à une artère de vieillard, ou encore lorsqu'on intervient pour une hémorragie secondaire, sur une paroi artérielle infiltrée et ramollie. On pourra encore « consolider » la ligature, en faisant passer l'un des chefs du fil à travers le moignon vasculaire, pour le nouer sur le côté, avec l'autre chef (fig. 779, I). Enfin, lorsqu'on doit lier simultanément une grosse artère et une grosse veine, on fera bien de solidariser les deux ligatures, comme le montre la figure 779, II.

En suivant les indications qui viennent d'être formulées, le gros œuvre de

[1] Une fois l'hémostase assurée par cette ligature du tronc, à distance, on devra revenir au foyer traumatique, l'ouvrir, le déterger, rechercher les bouts vasculaires divisés et spécialement le bout supérieur, qui sera pincé et lié. C'est là une pratique de rigueur, si l'on veut éviter les hémorragies secondaires.

Les *plaies profondes de la fesse*, qui intéressent la fessière, l'ischiatique ou la honteuse interne, sont d'une gravité toute particulière et nécessitent des interventions complexes. Plusieurs éventualités se présentent : *a.* la plaie est d'une certaine largeur et donne issue à une abondante hémorragie; *b.* la plaie est étroite, l'hémorragie externe peu considérable, mais on constate tous les signes d'une hémorragie interne et d'une anémie qui s'aggrave rapidement : il arrive d'ordinaire, en pareille occurrence, que l'artère ait été blessée, au niveau de l'échancrure sciatique, et que le bout central se soit rétracté dans le bassin; *c.* la plaie est étroite, l'hémorragie primitive est médiocre et facilement arrêtée, mais, au bout de quelques heures, de quelques jours parfois, la région se remplit d'une grosse tumeur pulsatile, qui s'accroît de plus en plus : c'est un anévrysme diffus (voy. le chapitre suivant). Dans les deux premières hypothèses, il faut, séance tenante, intervenir, et le parti le plus sage est de chercher d'abord à lier les deux bouts dans le foyer, par la fesse, en pratiquant d'emblée une « énorme » brèche au grand fessier, pour mettre en pleine lumière l'échancrure sciatique. Si l'on ne réussissait pas à pincer le bout central par cette voie, on ferait, séance tenante, la ligature de l'hypogastrique. Il est évident que, si la plaie de la fesse était « pénétrante » et qu'il y eût des signes d'hémorragie intra-péritonéale ou de lésion d'un organe pelvien, c'est à la voie antérieure, abdominale, qu'on aurait recours de prime abord. (Voy. R. v. Varendorff, *Ueber die Verletzungen und Aneurysmen der Art. glutæa und ischiatica*. In. Diss. Marburg, 1899, et H. Pellizza, *Quelques considérations sur les plaies de l'échancrure sciatique*. Thèse de Paris, 1900, n° 97.)

l'hémostase sera toujours réalisé par la ligature, par la méthode la plus sûre pour le présent et pour l'avenir.

Je crois qu'il faut restreindre **la forcipressure à demeure** : méthode utile, méthode de salut, dans certaines conditions, au fond de certaines

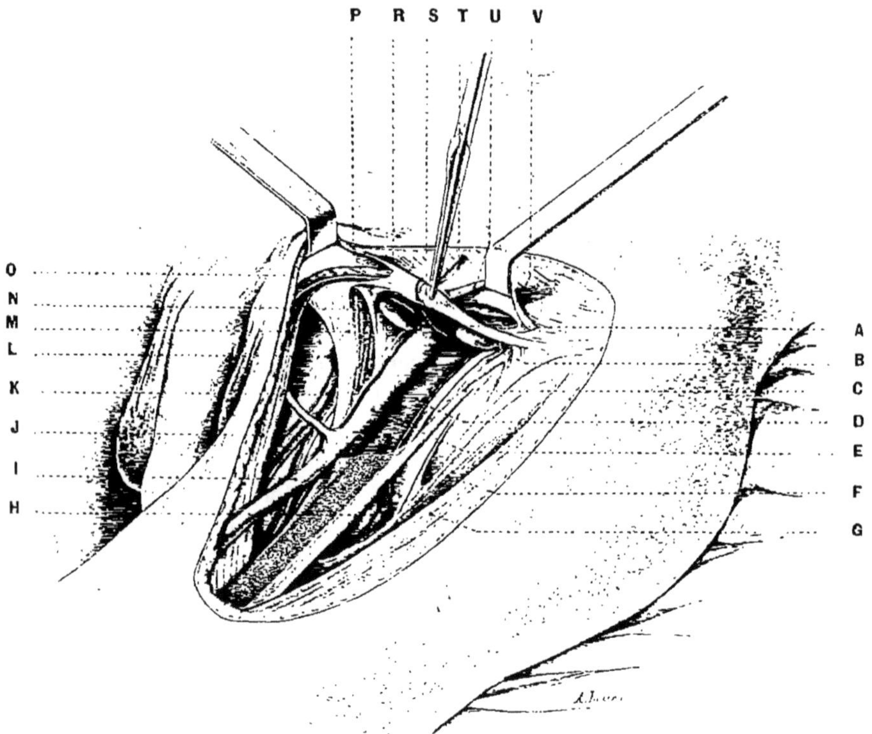

Fig. 778. — Région inguino-crurale.

A, origine de l'artère épigastrique. — B, premier ganglion iliaque externe. — C. nerf crural. — D. artère fémorale. — E, veine fémorale. — F, muscle psoas iliaque. — G, muscle couturier. — H, artère fémorale profonde. — I, veine saphène interne. — J, muscle moyen adducteur. — K, vaisseaux obturateurs. — L, trou obturateur. — M. Muscle pectiné. — N, ganglion de Cloquet. — O, cordon spermatique. — P, ligament de Gimbernat. — R, Anneau inguinal externe. — S, Arcade crurale, relevée par une pince. — T, aponévrose du grand oblique. — U, bord inférieur des muscles petit oblique et transverse. V, Incision et rétraction de l'aponévrose du grand oblique, à la hauteur de l'anneau inguinal profond.

plaies cavitaires, et lorsqu'on se trouve dans l'impossibilité matérielle de faire mieux, mais aussi, il faut bien le dire, méthode souvent incertaine et dangereuse. Une bonne ligature, bien faite et bien aseptique, fait corps avec le vaisseau et ne bouge plus ; une pince, un clamp à demeure, tout encapuchonnés qu'ils soient dans un grand pansement, peuvent se déplacer, s'arracher dans un mouvement du blessé ; et puis, il faut tenir compte des hémorragies renouvelées à la levée des pinces, et qui sont loin d'être un accident rare.

Quant à la **compression**, on fera en sorte de ne l'appliquer, si je puis dire, qu'aux reliquats des hémorragies, autrement dit aux suintements en nappe, et surtout veineux, qui persistent après la ligature des gros vaisseaux. Et nous allons parler dans un instant d'un procédé fort précieux, utilisable dans ces hémorragies en nappe

Une ***grosse veine*** est-elle intéressée, avec l'artère ou isolément, on suivra les mêmes règles, on s'efforcera de ***lier les deux bouts***.

J'ai déjà dit ailleurs que la blessure d'une grosse veine, la jugulaire interne, la sous-clavière, la fémorale, etc., créait souvent plus de difficultés au chirurgien que celle de la grosse artère correspondante : la paroi veineuse s'affaisse et se dissimule, l'hémorragie se fait en nappe diffuse, et la recherche des deux bouts à pincer est toujours pénible. En pareille occurrence, on ne manquera pas de comprimer toujours, au-dessus et au-dessous de la plaie, et circulairement, et l'on se guidera sur l'artère elle-même pour arriver jusqu'aux bouts veineux.

Si la plaie n'occupe qu'une partie de la circonférence du vaisseau, qu'elle soit longitudinale ou oblique, et relativement courte, on pourra être tenté de recourir à la ligature latérale : mauvaise méthode, qui ne donne qu'une sécurité trop aléatoire; jetez une pince sur la déchirure veineuse, mais renoncez à passer un fil autour de ce segment de paroi que vous venez d'amener, et, si la suture (voy. plus loin) est impraticable, **passez un double fil sous le tronc veineux, liez-le au-dessus et au-dessous** ([1]).

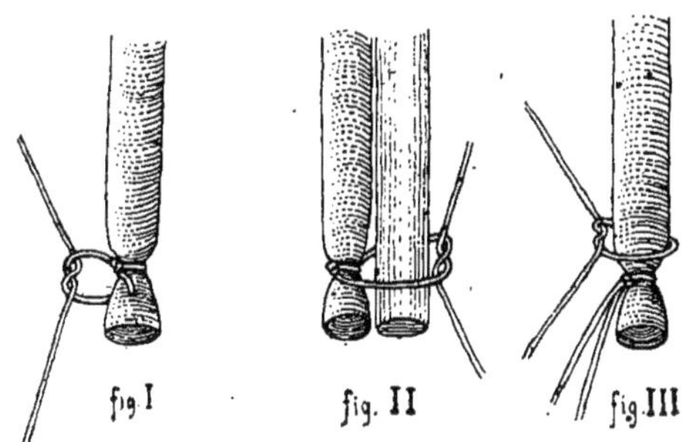

FIG. 779. — Modes de ligature des gros vaisseaux (schématique).

FIG. I. — Ligature simple, un des chefs traverse le moignon vasculaire, pour être noué, sur le côté, avec l'autre chef.

FIG. II. — Ligature simultanée et solidaire d'une grosse artère et d'une grosse veine.

FIG. III. — Ligature double d'une grosse artère.

S'agit-il d'une plaie étroite, d'une perforation, d'une grosse artère ou d'une grosse veine, on pourra être tenté de recourir à la suture.

La *suture artérielle* a donné des succès, sur l'axillaire, l'iliaque externe, la fémorale, j'entends la suture latérale ([2]), portant sur une plaie courte, longitudinale ou peu oblique; il y aurait, en effet, un grand intérêt à conserver la perméabilité d'une grosse artère, telle que la carotide primitive, dont la ligature n'est pas sans danger. Malgré tout, les indications de la suture, en chirurgie d'urgence, demeurent fort restreintes, et l'on fera bien de s'en tenir, en règle, à une bonne et aseptique ligature.

Quant à la technique, elle ne laisse pas que d'être délicate; *barrer* l'artère en amont et en aval; réunir les deux lèvres de la plaie par un surjet de soie fine, à points rapprochés, qui, autant que possible, ne traversent pas

([1]) Cela peut s'appliquer même à la veine cave inférieure, comme l'a montré Houzel (De la ligature des veines et, en particulier, de la veine cave inférieure. *Revue de chir.*, 1903, n° 3, p. 287, et n° 4, p, 455).

([2]) La suture circulaire a été pratiquée cinq fois; M. Delanglade a réuni, de la sorte, bout à bout, les artères radiale et cubitale, sectionnées à deux travers de doigt au-dessous du coude; la suture à la soie 00, fut aisée et demeura étanche, mais les battements ne reparurent pas dans le bout inférieur, et le pouls radial fut définitivement aboli. (*Bull. Soc. de chir.*, 8 avril 1903, p. 401.)

la tunique interne; réunir, par un second surjet, la tunique celluleuse et la gaine tangentielle, et réaliser, de la sorte, une coaptation régulière, solide, étanche, *sans trop réduire le calibre de l'artère* (fig. 780 et 781) : telles sont les conditions à remplir. Ce n'est pas tant, d'ailleurs, l'hémorragie ultérieure qu'il faut craindre, que la thrombose et les embolies consécutives.

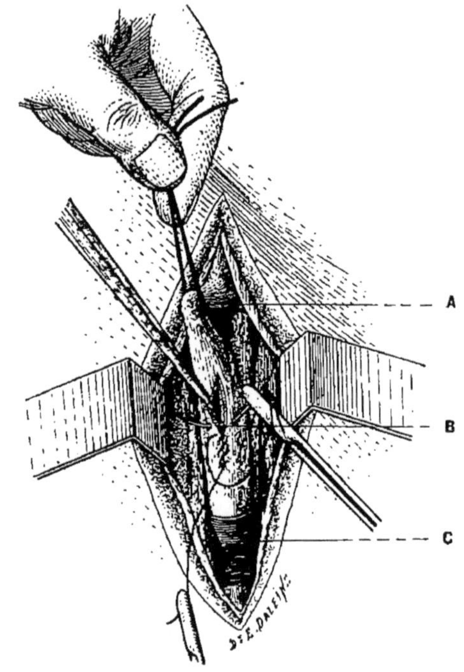

Fig. 780. — Suture artérielle (fémorale). Premier surjet.

A, fil *coudant* le bout supérieur. — B, aiguille traversant les deux lèvres de la plaie artérielle, sans perforer (autant que possible) la tunique interne. — C, ligature temporaire du bout inférieur, sur un demi-drain.

Quant à la *suture veineuse*, c'est une pratique de tout point recommandable, qui compte aujourd'hui de nombreux faits à son actif. Bien entendu, elle n'est applicable qu'aux plaies longitudinales ou peu obliques, qui ne font pas, il s'en faut, le tour des vaisseaux, et personne ne songe à en faire une méthode d'élection, en chirurgie d'urgence surtout.

Mais on ne saurait oublier que, sur certains gros troncs, elle a donné des résultats d'autant plus heureux, que tout autre moyen d'hémostase était impraticable; que Schede (1) l'a appliquée avec succès à la veine cave inférieure, Ricard (2) au tronc brachio-céphalique. Sur les grosses veines des membres, elle a été aussi pratiquée avec succès, et spécialement sur la veine fémorale.

Un fait de Jordan (3) peut être cité comme exemple : un abcès froid sus-inguinal (gauche) est incisé et curetté; pendant le curettage, survient une

(1) M. Schede, Einige Bemerkungen über die Naht von Venenwunden. *Arch. für klin. Chir.*, 1892, Bd. XLIII, p. 338. — Dans le fait de Schede, au cours de l'extirpation d'une tumeur du rein droit, la paroi de la veine cave inférieure avait été intéressée sur une longueur de 2 centimètres : deux pinces, angulairement disposées au-dessus et au-dessous de la perte de substance, réalisèrent l'hémostase provisoire, puis *on réunit par un surjet les deux bords de la plaie veineuse.* Les pinces enlevées, l'hémorragie ne reparut pas. La mort survint dix-huit jours après et l'on put constater, à l'autopsie, que la ligne de réunion était intacte et solide.

(2) Ricard, De la suture appliquée à l'hémostase des plaies accidentelles ou opératoires des gros troncs veineux. *Congrès de chir.*, 1895. — Chez le premier malade de Ricard, la jugulaire interne, fusionnée avec la tumeur, avait été extirpée jusqu'en bas, avec un volumineux fibro-sarcome du corps thyroïde : une hémorragie veineuse considérable eut lieu derrière l'articulation sterno-claviculaire, mais quelques pinces hémostatiques en eurent facilement raison, et l'on s'aperçut que la perte de substance veineuse occupait le tronc brachio-céphalique veineux droit et qu'elle correspondait à « l'orifice d'embouchure de la veine jugulaire interne. Avec des aiguilles fines, en enlevant successivement chaque pince, nous pûmes, *avec des points de suture de Lembert, fermer l'orifice à l'aide de cinq fils de soie* ».

(3) Max Jordan, Die Behandlungsmethoden bei Verletzungen der Schenkelvene am Poupart'schen

hémorragie veineuse considérable, que la compression est impuissante à maîtriser, et qui rapidement jette le malade dans un état des plus critiques. Jordan commence par découvrir la veine, au-dessous de l'arcade, et passe un fil autour d'elle; mais l'hémorragie continue : il agrandit la plaie par en haut, découvre un segment plus élevé de la veine iliaque externe, et, autour d'elle, passe un second fil (d'attente); cette fois, le sang s'arrête, et l'on peut constater, *sur la paroi antérieure de la veine*, au-dessus de l'arcade, *une déchirure longitudinale de 1 centimètre*. On ferme cette déchirure par trois points à la soie, et, par-dessus, on réunit la gaine vasculaire par deux autres points. On lâche les deux fils d'attente : rien ne suinte plus; pourtant, on les laisse en place, par prudence, et l'on tamponne la plaie. La guérison eut lieu sans incident.

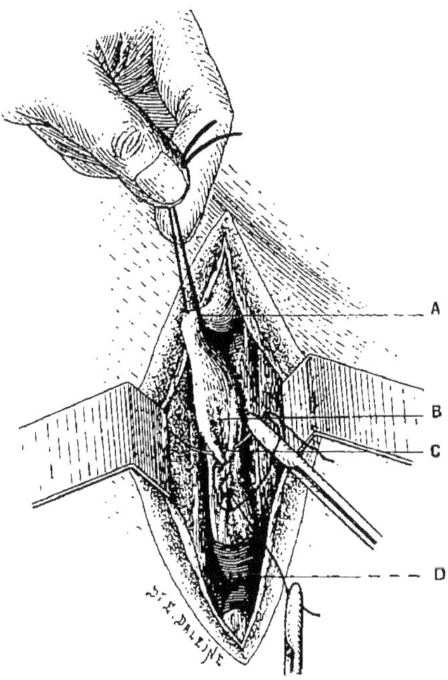

FIG. 781. — Suture artérielle (fémorale). Second surjet.

A, fil *coudant* le bout supérieur. — B, surjet profond. — C, l'aiguille traversant la tunique celluleuse, et conduisant le surjet de renforcement. — D, ligature temporaire du bout inférieur, sur caoutchouc. (On voit ici l'un des écueils de ces sutures artérielles : la réunion est bonne, mais le calibre artériel est beaucoup trop rétréci.)

Pour pratiquer cette suture veineuse, il faut une aiguille fine et un fil fin : catgut ou soie. On fait un surjet ou des points séparés et, d'après Schede, il importe peu d'adosser l'une à l'autre telle ou telle couche de la paroi veineuse : le mieux sera de passer l'aiguille dans chacune des lèvres de la déchirure, à quelques millimètres, et de traverser toute la paroi, puis de serrer doucement, mais assez pour obtenir un bon accolement. Par-dessus, on fera bien de réunir les débris de la gaine celluleuse et tangentielle et les tissus fibreux ambiants.

Enfin, et surtout dans les **hémorragies en nappe**, on pourra tirer le meilleur profit de l'emploi de la ***gélatine***, suivant la méthode de Paul Carnot[1].

La gélatine est en solution dans l'eau (ou mieux dans l'eau salée à 7 pour 1000 ou additionnée de 10 grammes par litre de chlorure de calcium) à raison de 50 grammes par litre (5 pour 100); ce titre n'est pas absolu, et l'on peut

Band. *Beitr. zur klin. Chir.*, 1895, Bd. XIV, 1, p. 279. — Voy. d'autres observations in F. FRÆNKEL, Ueber die Verletzung der Vena femoralis communis am Poupart'schen Band und deren Behandlung. *Beitr. zur. klin. Chir.*, 1901. Bd. XXX. p. 81. — A. SCHÖNWERTH, Ueber die Naht der Schenkelvene am Leistenbande und ihre Indikationen. *Münchener med. Woch.*, 3 mars 1903, n° 9, p. 372 : trois cas de suture à *points perforants*, trois guérisons. Voyez aussi CLERMONT, Suture latérale ou lointaine des veines. *Presse méd.*, 18 mai 1901, p. 229.

(1) PAUL CARNOT, De l'hémostase par la gélatine. *Presse médicale*, 1897, n° 77; et Indications et contre-indications de l'hémostase par la gélatine. *Presse médicale*, 1898, n° 94.

employer sans inconvénient des solutions plus concentrées, jusqu'à 10 pour 100. La solution gélatineuse est stérilisée « deux fois, à 100 degrés, pendant un quart d'heure, à deux jours d'intervalle »; elle se « prend » ensuite, et on la consomme telle quelle : elle garde son aspect normal tant qu'elle reste aseptique.

Pour s'en servir, on la « liquéfie » au bain-marie, en ayant soin de ne pas la chauffer trop, car elle agit moins bien quand elle est trop chaude : la température de 60 degrés environ paraît être la meilleure.

La solution, pour produire tout son effet, doit entrer en contact avec le sang qui s'échappe de la plaie : les procédés d'application seront donc fort simples; on versera directement une certaine quantité de la solution sur les surfaces saignantes, ou bien encore des tampons ou des compresses seront imprégnés de liquide gélatineux, puis étalés et tassés dans la plaie. L'action est d'ordinaire très rapide.

Bien qu'il soit possible d'obtenir ainsi l'hémostase de vaisseaux relativement importants, on se gardera de compromettre cette excellente méthode — d'urgence — en voulant trop étendre ses indications : elle donnera de beaux succès dans les hémorragies en nappe, dans les hémorragies cavitaires et dans certaines grandes plaies pour compléter rapidement l'hémostase, après la ligature du tronc principal.

RUPTURES VASCULAIRES SOUS-CUTANÉES — ANÉVRYSMES DIFFUS

J'arrive à une autre catégorie d'hémorragies traumatiques : aux hémorragies sous-cutanées qui succèdent à la rupture des gros vaisseaux, — qu'ils soient déchirés par les fragments, dans certaines fractures, distendus et arrachés dans les luxations ou dans certaines manœuvres de réduction, ou même broyés sous le choc direct.

J'ai étudié ailleurs ces *ruptures sous-cutanées directes des grosses artères* [1] : l'écrasement et le recroquevillement des tuniques (fig. 783 et 784)

[1] Des ruptures sous-cutanées directes des grosses artères et des gangrènes consécutives. *Revue de chir.*, avril-juin 1898. — Le fait qui m'a servi de point de départ vaut la peine d'être rappelé. Il s'agissait d'un homme de trente-huit ans qui avait été violemment heurté et renversé par un tombereau : les deux roues lui étaient passées sur le bras droit. Je le vis deux heures après l'accident : le pouls radial manquait complètement, l'artère cubitale ne battait pas non plus; la main était froide, blanche, immobile, complètement insensible, les doigts demi-fléchis. La sensibilité reparaissait à la partie moyenne de l'avant-bras, mais la peau restait froide jusqu'au pli du coude. *On ne sentait pas les battements de l'artère humérale au coude*, et sur le bord interne du biceps, on retrouvait *le long des vaisseaux une sorte de voussure allongée, ovoïde, de consistance mollasse et œdémateuse*, qui se prolongeait jusqu'au tiers moyen du bras. Ajoutons qu'il n'y avait ni plaie ni fracture.

Le membre fut enveloppé dans un épais manchon d'ouate; après une longue période de « mort apparente » de toute la main, la gangrène se limita, et s'étendit finalement à l'index et au médius, dans leur totalité; aux deux phalanges du pouce; aux dernières phalanges de l'annulaire et du petit doigt.

On excisa les segments gangrenés, et la cicatrisation demanda encore de longues semaines. *Le pouls radial ne reparut, très faible, qu'au bout de quatre mois.* A la face interne du bras, au-dessus du coude, on retrouvait, au palper, une sorte de cordon vertical, semé de nodosités, qui représentait l'artère écrasée et oblitérée.

se traduisent parfois par une occlusion sur place du vaisseau, et ce n'est pas alors l'hémorragie sous-cutanée, l'anévrysme diffus, qui devient l'accident redoutable, mais la gangrène consécutive (fig. 782) (¹).

L'*absence de pouls* dans la zone sous-jacente au point blessé, la *pâleur* et le *refroidissement* du membre, l'*insensibilité* superficielle et profonde dénoncent l'oblitération du gros vaisseau; un hématome plus ou moins volumineux, parfois une simple tuméfaction allongée, une traînée d'empâtement diffus, signaleront le niveau où le choc a porté.

Si l'on est appelé dès le début et que l'on constate tous ces indices d'un

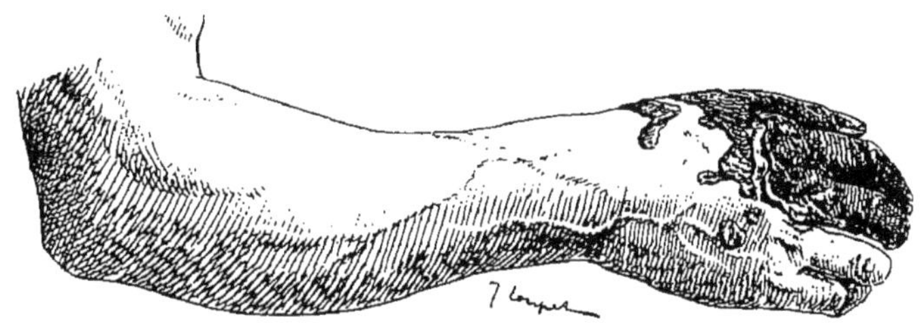

Fig. 782. — Gangrène sèche de tous les doigts à la suite d'une *attrition sous-cutanée directe* de l'artère humérale, au-dessus du pli du coude.

arrêt circulatoire brusque, il est une double précaution qu'on devra toujours prendre : la *désinfection soigneuse de la peau*, l'enveloppement du membre dans une épaisse couche d'ouate. Peut-être, — et cela, surtout, lorsque l'épanchement sanguin péri-artériel est abondant, — serait-il de bonne pratique d'ouvrir d'emblée ce foyer, de l'évacuer et de le déterger complètement, de libérer l'artère et de la lier au-dessous du segment contus (²). On préviendrait, de la sorte, tout danger d'embolie et, sans doute, pourrait-on restreindre aussi la sphère des accidents gangreneux; en effet, si le sphacèle

(¹) Sur les 34 faits que nous avons réunis, 4 seulement se sont terminés sans accidents gangreneux. Il faut y ajouter l'intéressante observation de G. Michel : le blessé, en tombant, avait heurté violemment la face interne de son bras droit sur le bord d'un broc à vin ; l'artère humérale oblitérée était transformée, sur une longueur de 5 centimètres environ, en un cordon dur, gros comme une plume d'oie, très douloureux ; il n'y avait pas d'épanchement péri-artériel. Dix-sept jours après, le pouls radial reparaissait. La guérison eut lieu sans le moindre sphacèle : mais, six mois plus tard, on trouvait toujours un cordon dur le long de l'humérale, le pouls radial était faible, et le bras droit avait beaucoup perdu de sa vigueur. Comme le fait remarquer G. Michel, sur les 5 exemples de rupture sous-cutanée directe sans gangrène, 4 fois l'humérale était en cause, ce qui s'explique tout probablement par le rétablissement facile de la circulation collatérale. (G. Michel, Rupture sous-cutanée directe de l'artère humérale, oblitération consécutive, guérison sans gangrène. *Gaz. des hôp.*, 15 janvier 1901, n° 6, p. 49.)

(²) Chez un blessé de trente-cinq ans, atteint d'une attrition sous-cutanée directe de l'artère fémorale gauche, à la suite d'un coup de tampon dans la région inguino-crurale, et dont le membre inférieur était en imminence de sphacèle, je fis une longue incision du foyer traumatique, j'évacuai un abondant épanchement sanguin et je trouvai, au centre, le paquet vasculaire, disséqué sur une longueur de 10 centimètres, noir et entouré d'une épaisse croûte sanguine; la veine semblait perméable ; quant à l'artère, elle était dure, noire, épaisse, sur une longueur de 5 centimètres, jusqu'à 2 centimètres au-dessous de l'origine de la fémorale profonde (fig. 783). Après une double ligature d'attente, j'incisai l'artère contuse, en long, je la vidai des caillots qui la bouchaient, et je suturai la plaie artérielle par un double surjet à la soie 00. Il n'y eût aucun incident local, mais la gangrène du pied et de la jambe n'en continua pas moins, et je dus finalement amputer au-dessous du genou. (De l'attrition sous-cutanée directe des grosses artères. *Soc. de chir.*, 21 mai 1902, p. 609.)

consécutif relève, pour une part, de la thrombose étendue qui suit ces ruptures artérielles et de la compression exercée par l'épanchement sanguin sur les collatérales, il reconnaît aussi pour facteur important les embolies, détachées du caillot encore mou, projetées à la périphérie et arrêtées à tel ou tel carrefour artériel.

Lorsque la rupture vasculaire se traduit immédiatement par un épanchement sanguin de volume crois-

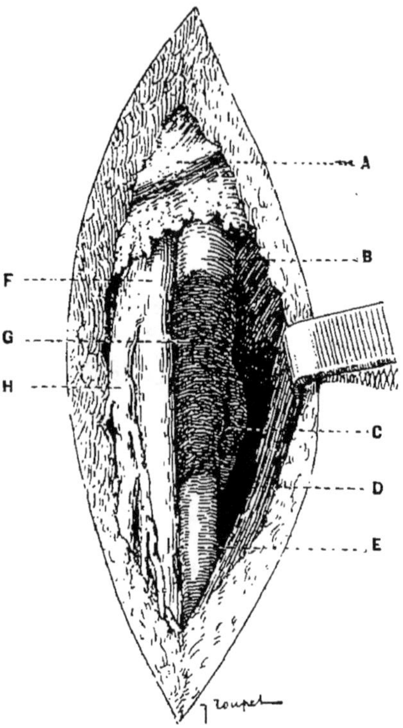

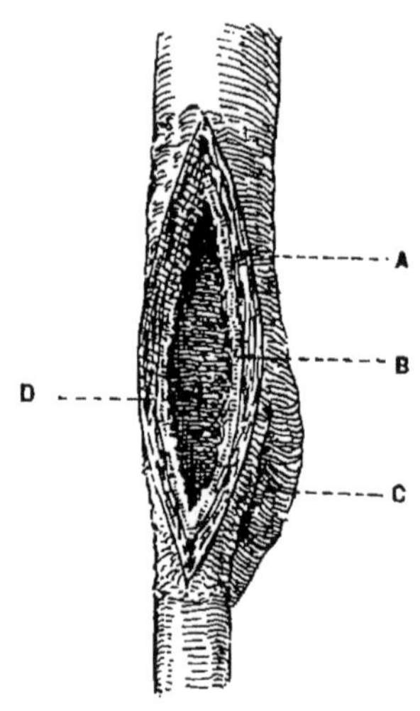

Fig. 783. — Attrition sous-cutanée directe de l'artère fémorale.

A, arcade crurale. — B, artère fémorale, au-dessus de la zone contuse. — C, artère fémorale profonde. — D, muscle couturier. — E, artère fémorale au-dessous de la zone contuse. — F, veine fémorale. — G, *zone contuse* de l'artère fémorale. — H, saphène interne.

Fig. 784. — Attrition sous-cutanée directe de l'artère fémorale. — Incision du segment contus de l'artère.

A, tunique moyenne de l'artère. — B, tunique interne. — C, fémorale profonde. — D, caillot remplissant l'artère au niveau de la zone contuse.

sant, pulsatile, qui détermine une compression de plus en plus grave et menace de se rompre, — par un ***anévrysme diffus***, — la conduite à tenir exige beaucoup d'initiative et de sang-froid.

Si l'on assiste à l'accident, il faut tout de suite pratiquer ***la compression digitale du tronc artériel, au-dessus de la rupture*** : si l'on agit assez tôt, que la compression soit bien faite, qu'elle soit prolongée plusieurs heures, jusqu'à douze et vingt-quatre heures, on pourra, si la déchirure est assez étroite, suspendre et même arrêter définitivement l'invasion du sang extravasé. Il n'y faut guère compter, et, dans les ruptures larges, quand l'épanchement « gagne » de plus en plus, malgré la compression, il devient d'urgence immédiate de découvrir l'artère, *au-dessus*, et de la lier.

Le plus souvent, **l'anévrysme diffus est constitué, au moment où l'on est appelé près du blessé.** Et l'exemple suivant donnera une idée des conditions dans lesquelles on peut alors se trouver.

Un homme tombe d'un échafaudage; quelques heures après, il est apporté à l'hôpital dans l'état suivant : le bras droit est en abduction, l'épaule aplatie et la tête humérale manifestement luxée, mais la variété exacte du déplacement et l'existence, probable, d'une fracture du col sont difficiles à établir, au milieu du gonflement considérable qui occupe la cavité de l'aisselle et sa paroi antérieure, et remonte jusqu'au-devant de la clavicule.

Toute cette région est soulevée par une énorme collection, très tendue, et dont la surface est animée de *battements* très nets; sous la main, ces battements, parfaitement isochrones aux battements artériels, deviennent plus frappants encore, et l'auscultation révèle un *souffle* doux, profond, systolique. La tumeur *s'accroît très vite*; quelques heures plus tard, la paroi axillaire paraît tendue à se rompre, elle est lisse et rougeâtre, la main et l'avant-bras sont déjà œdématiés, presque insensibles, les mouvements sont à peu près abolis.

Que faire devant des accidents aussi menaçants? Deux partis se présentent : ***lier la sous-clavière au-dessus de la clavicule, — comprimer la sous-clavière, ouvrir la poche et procéder directement à la ligature des deux bouts.***

La première méthode est, en somme, de réalisation plus simple — bien que la ligature ne soit pas toujours, loin de là, une besogne facile en pareille occurrence, mais elle est aussi très insuffisante, surtout lorsque la collection sanguine est considérable : les compressions et les menaces de gangrène, les complications inflammatoires et la rupture consécutive de l'anévrysme diffus ne seront pas conjurées par la ligature pure et simple du bout supérieur.

Ouvrir la poche et lier les deux bouts *in situ* : telle est donc la méthode de choix; mais elle ne saurait passer, il faut en convenir, pour une intervention de pratique aisée.

Elle exige beaucoup de sang-froid et l'assistance d'un bon aide : dans la continuité des membres, lorsqu'il s'agit d'une rupture de la poplitée, de la fémorale en bas, de l'humérale au-dessus du coude, la possibilité d'appliquer, au-dessus du foyer, la bande d'Esmarch et de barrer ainsi complètement le chemin au sang qui vient du cœur, devient une ressource inappréciable. A la racine des membres, la technique est toujours plus hasardeuse, car la compression digitale, à laquelle il faut bien recourir, est toujours moins sûre que la striction circulaire de la bande élastique.

Une fois le barrage établi, on ouvre délibérément la poche anévrysmale, et, sans se préoccuper du paquet de sang qui jaillit alors, on évacue très vite la cavité, on enlève les caillots, on fait place nette, et tout de suite on cherche l'artère, le bout supérieur, le bout inférieur. Si le suintement sanguin est abondant, malgré la compression (digitale), on bourre la poche de compresses, que l'on soulève peu à peu, — suivant la manœuvre que nous avons déjà indiquée, — pour pincer successivement tout ce qui saigne, toutes les collatérales qui donnent.

Quand tout est pincé et lié, il est toujours utile, avant de terminer l'intervention, de lever la compression, d'enlever la bande, pour se rendre compte que toutes les voies vasculaires sont bien oblitérées.

Le gros danger consécutif, dans les faits de ce genre, c'est la *gangrène*, et l'on sait que la *lésion concomitante de la grosse veine satellite*, d'une part, et la nécessité de soustraire à la circulation *un long segment de l'artère*, d'autre part, jouent un grand rôle dans la pathogénie de ces gangrènes.

Si la veine est rompue, elle aussi, il faut bien lier ses deux bouts, mais on aura soin de faire porter le fil sur les deux bouts de la veine et surtout de l'artère, *juste assez loin de la rupture*, pour que la ligature soit solide, et de ménager ainsi les collatérales.

De plus, un autre élément capital, c'est l'asepsie de ces vastes plaies, et l'on ne saurait douter que l'infection ne soit une des principales causes des hémorragies secondaires si redoutables, et des gangrènes.

PLAIES ET RUPTURES DES TENDONS

Toute section tendineuse doit être suturée séance tenante : voilà une formule bien simple et si évidemment vraie, qu'elle paraît naïve.

Or, l'observation journalière démontre qu'il n'est pas inutile de répéter le précepte ; non seulement les plaies tendineuses ne sont pas toujours réunies d'emblée, mais elles sont parfois méconnues, et je pourrais citer plusieurs exemples, dans lesquels la gêne fonctionnelle persistante a seule appelé l'attention, au bout de plusieurs jours, voire de plusieurs semaines, sur la solution de continuité du tendon.

C'est au poignet, à la main, aux doigts que se produisent le plus fréquemment les traumatismes de ce genre, et, sur le devant du poignet, un éclat de vitre peut intéresser à la fois l'*artère cubitale*, le *nerf cubital*, le *nerf médian*, l'*artère radiale* et les *tendons fléchisseurs* ; au pied (fig. 785), dans toutes les régions, d'ailleurs, pareil accident peut être observé : d'où la nécessité d'avoir toujours présentes les notions anatomiques générales.

Dans les plaies récentes, au moins dans les coupures, et lorsque le tendon n'a subi aucune perte de substance, la besogne est beaucoup moins ardue : la découverte des deux bouts est facile, en général, et l'affrontement s'exécute sans obstacle et permet une réunion directe.

Commencez donc par désinfecter avec grand soin la plaie et la région ambiante. Si vous apercevez les deux bouts entre les lèvres cutanées, vous n'aurez besoin d'aucune manœuvre préliminaire.

Le plus souvent, le bout supérieur est trop rétracté pour qu'on l'aperçoive tout d'abord. Je suppose qu'il s'agisse d'une plaie de la face antérieure du poignet.

Roulez sur l'avant-bras, de haut en bas, une bande élastique ou une bande ordinaire, jusqu'à quelques centimètres de la plaie : de la sorte, vous déprimez, vous étalez les muscles, et, presque toujours, le bout recherché vient apparaître dans le foyer. Vous pouvez encore réaliser l'*expression musculaire* (Le Fort) en faisant « empoigner » la masse charnue de l'avant-bras par les deux mains d'un aide, qui la comprime et l'affaisse, du coude au poignet (fig. 786).

Si la manœuvre était insuffisante, — et le fait est rare dans les traumatismes récents, — n'allez pas à l'aventure chercher dans la gaine, avec des

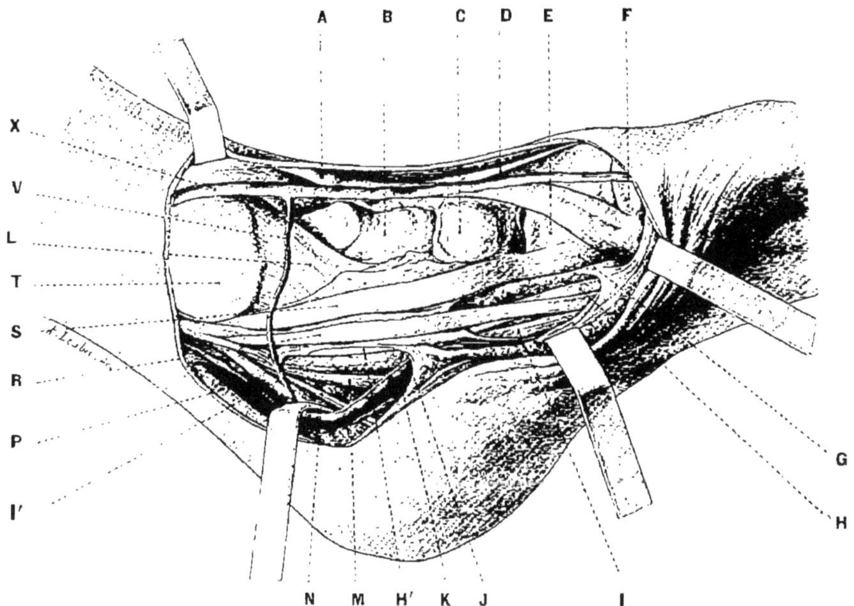

Fig. 785. — Région de la face interne du pied.

A, tendon du jambier antérieur. — B, tête de l'astragale. — C, scaphoïde. — D, tendon de l'extenseur propre du gros orteil. — E, premier cunéiforme. — F, base du premier métatarsien. — G, prolongement du tendon du jambier postérieur s'insérant au premier cunéiforme. — HH', tendon du long fléchisseur propre du gros orteil. — H', Nerf plantaire interne. — J, vaisseaux tibiaux postérieurs au niveau de leur division. — K, aponévrose plantaire. — M, nerf plantaire externe. — N, rameau talonnier. — P, tendon d'Achille. — R, tendons du fléchisseur commun des orteils. — S, tendon du jambier postérieur. — T, malléole interne. — U, ligament latéral interne tibio-tarsien. — V, anastomose reliant la veine dorsale interne (superficielle) aux veines tibiales postérieures. — X, veine dorsale interne du pied, origine de la saphène interne.

pinces, des crochets, des rétracteurs, le bout tendineux qui se dérobe : débridez franchement la plaie dans la direction anatomique, mais, si vous voulez assurer l'avenir, faites votre incision cutanée de recherche, non pas directement sur la gaine, mais un peu « de côté », quitte à rétracter plus fortement la peau ou à tailler un petit volet; de la sorte, la suture de la gaine et la suture de la peau ne seront pas exactement superposées, et vous éviterez la fusion des cicatrices et des adhérences toujours fâcheuses.

Le bout supérieur est trouvé : abaissez-le avec une pince à disséquer, ou encore en passant tout de suite un fil en travers dans son épaisseur, et voyez s'il vient au contact de l'autre bout, qu'on rapproche, de son côté, en étendant ou fléchissant les doigts, etc. S'il s'abaisse bien, l'affrontement est possible.

A. ***Les deux bouts sont trouvés et affrontés.*** Il ne reste plus qu'à suturer. Mais, avant cela, lorsque plusieurs tendons sont coupés, reconnaissez

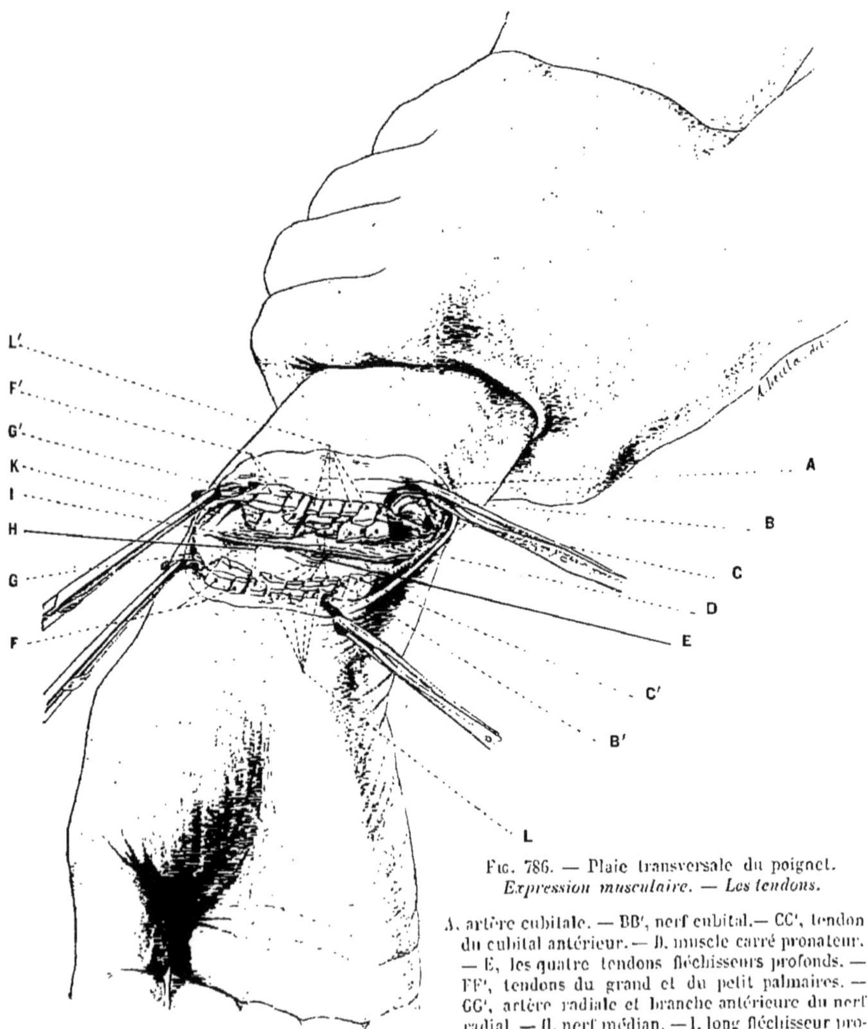

Fig. 786. — Plaie transversale du poignet. *Expression musculaire. — Les tendons.*

A, artère cubitale. — BB', nerf cubital. — CC', tendon du cubital antérieur. — D, muscle carré pronateur. — E, les quatre tendons fléchisseurs profonds. — FF', tendons du grand et du petit palmaires. — GG', artère radiale et branche antérieure du nerf radial. — H, nerf médian. — I, long fléchisseur propre du pouce. — K, insertion du long supinateur. — LL', les quatre tendons fléchisseurs superficiels.

soigneusement les bouts qui se correspondent et comptez si aucun d'eux ne manque à l'appel (fig. 786).

La suture. — Rappelez-vous qu'il s'agit surtout de rétablir mécaniquement — et solidement — la continuité du cordon tendineux; l'affrontement régulier n'en est pas moins un élément nécessaire à une parfaite réunion. Le tendon reprendra d'autant mieux son glissement facile et son fonctionnement normal, que sa forme sera plus régulière. Servez-vous de soie fine, dûment stérilisée, — le catgut suffit pour les petits tendons, — le crin de Florence est aussi parfaitement utilisable. Vous passerez vos fils avec une aiguille fine, bien lisse, qui n'accroche pas : aiguille à suture ordinaire, aiguille de Hagedorn, simple aiguille de couturière, petite aiguille de Reverdin, etc.

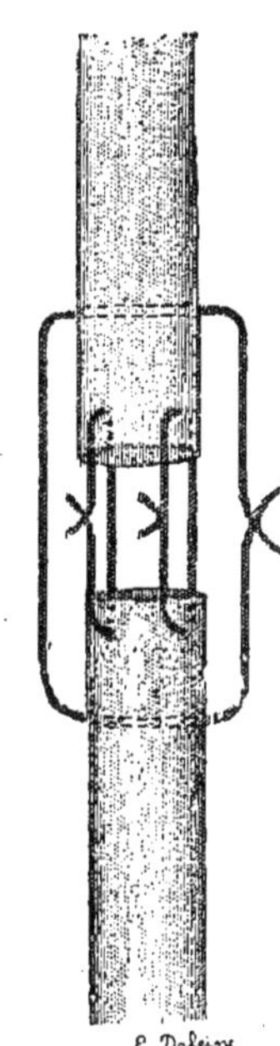

Fig. 787. — Suture tendineuse, *fil d'appui et fils d'affrontement.* (Procédé de M. Le Dentu.)

La section est-elle très nette, tout avivement est inutile : contentez-vous de frotter et de déterger les deux surfaces de coupe, avant de les affronter. Si les deux bouts sont mâchonnés, effilochés, souillés, avivez-les très parcimonieusement au bistouri ou aux ciseaux, en travers, d'un coup net.

Voici d'abord un ***tendon assez gros et cylindroïde.*** La meilleure suture sera celle-ci :

Passez d'abord un *fil d'appui*, en anse, qui se noue sur le côté : il traverse l'un des bouts à 8 ou 10 millimètres du plan de section et en pleine épaisseur, de gauche à droite, par exemple, puis il est conduit, de droite à gauche, dans l'autre bout, à égale distance de la solution de continuité ; vous le serrez tout de suite et assez fort pour que les deux tranches s'appliquent bien l'une à l'autre et même s'éversent un peu. Ceci fait, complétez la réunion par un ou deux *fils d'affrontement.* Ceux-là sont menés en long, traversent le bout supérieur d'avant en arrière, l'inférieur

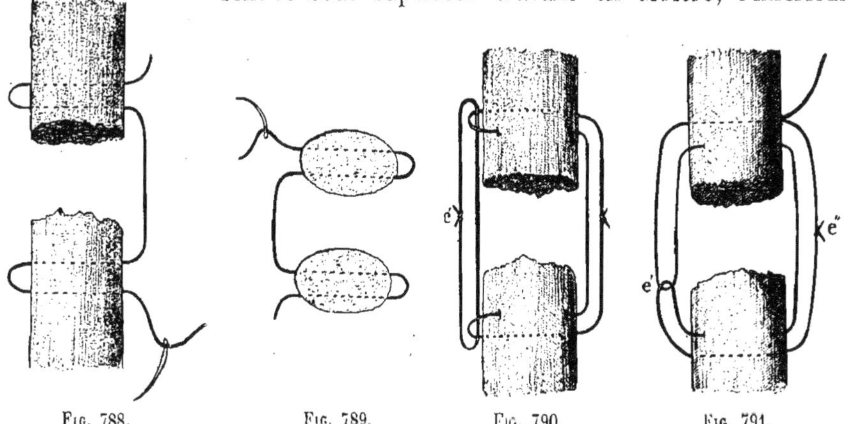

Fig. 788. Fig. 789. Fig. 790. Fig. 791.

Fig. 788. — Suture tendineuse, procédé de Trnka. — 1er *temps* : le fil est passé deux fois dans l'épaisseur de chaque bout tendineux.

Fig. 789. — *Idem.* — Coupe des deux bouts tendineux ; double passage du fil.

Fig. 790. — Suture tendineuse, procédé de Trnka. — 2e *temps* : anse latérale réunissant, sur l'un des bords du tendon, le fil qui a traversé deux fois chacun des bouts.

Fig. 791. — Suture tendineuse, procédé de Trnka, avec un seul fil.

d'arrière en avant, et se nouent sur la face antérieure (fig. 787).

Avec du soin, vous obtiendrez de la sorte une continuité parfaite, et je me contente de représenter ci-contre un autre procédé plus complexe, le procédé de Trnka (fig. 788, 789, 790, 791), qui peut rendre des services pour les très gros tendons (et, par exemple, dans les ruptures, que nous étudierons plus loin).

S'agit-il d'un ***tendon plat, peu épais***, vous pouvez, à la rigueur, vous borner à passer directement en long, d'un bout à l'autre, deux ou trois

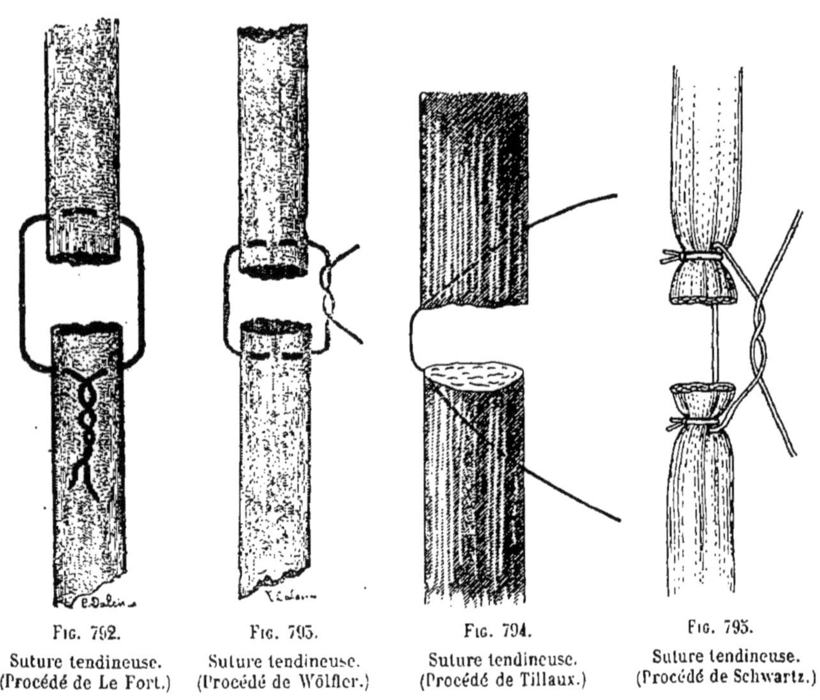

FIG. 792. Suture tendineuse. (Procédé de Le Fort.)

FIG. 793. Suture tendineuse. (Procédé de Wölfler.)

FIG. 794. Suture tendineuse. (Procédé de Tillaux.)

FIG. 795. Suture tendineuse. (Procédé de Schwartz.)

points serrés doucement et progressivement; mais, quelque précaution que l'on prenne, ces fils longitudinaux, *parallèles aux fibres tendineuses*, ont toujours la plus grande tendance à les dissocier et à « couper », pour peu qu'on veuille réaliser un bon affrontement.

Il vaut toujours mieux passer un fil *en travers* : et, malgré le peu d'épaisseur du ruban tendineux, on réussit très bien à placer cette anse d'appui en utilisant le procédé de Le Fort ou celui de Wölfler, que les figures 792 et 793 expliquent suffisamment.

Sur un ***tendon grêle***, on se trouvera bien de la suture de Tillaux : un seul fil est placé obliquement dans l'un et l'autre bout (fig. 794) et, noué latéralement, il réalise une bonne attache et un solide affrontement.

Le tendon est-il trop petit, trop effiloché, pour que la suture soit aisément réalisable et donne un résultat utile, vous vous trouverez bien de recourir à la pratique de Schwartz : chaque bout est enserré, à 1/2 centimètre environ de sa tranche, par un fil circulaire; puis deux anses longitudinales d'affrontement sont conduites de l'un à l'autre et passent, en haut et en bas, au delà des ligatures circonférentielles, qui servent d'arrêts (fig. 795).

Une fois la réunion achevée et le fil coupé ras, on aura grand soin de **reconstituer**, par un surjet de fin catgut, **les parois de la gaine**, ou, si elle est très largement détruite, de refaire, autant que possible, en rapprochant les tissus fibreux voisins, une enveloppe continue au tendon, un tunnel sous lequel il puisse glisser et *qui l'isole de la cicatrice cutanée*. Puis, la peau

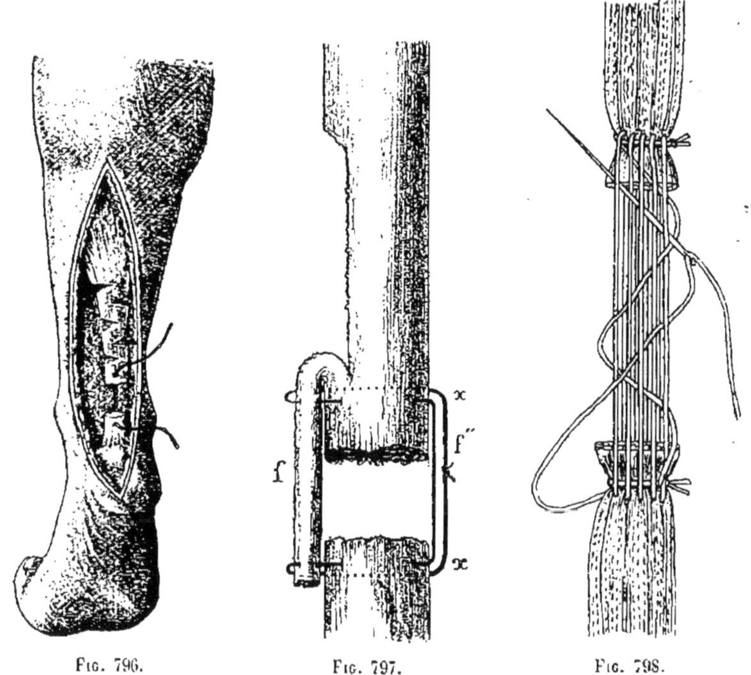

Fig. 796. Fig. 797. Fig. 798.

Fig. 796. — Allongement du tendon d'Achille par les *incisions en accordéon*. (A. Poncet, Thèse de Pécheux, *cit.*)

Fig. 797. — Suture tendineuse *à distance*. (Procédé de Trnka.)

f, languette rabattue. — *xx*, fil en anse, traversant les deux bouts tendineux et fixant la languette interposée. — *f'*, le fil noué sur le côté opposé.

Fig. 798. — Réunion tendineuse *à distance*, par des anses de catgut.

est suturée et le membre immobilisé dans l'attitude qui donne « le plus de jeu » au tendon « rhabillé ».

Mais il est indispensable de prévoir des éventualités plus complexes et d'être conscient des ressources qui restent alors utilisables.

B. ***Les deux bouts sont trouvés, mais l'affrontement est impossible***. Il arrive que, le tendon ayant subi une perte de substance plus ou moins large, l'affrontement soit devenu irréalisable, bien qu'on ait réussi à trouver les deux bouts.

Que faire alors? Malgré la position forcée du membre, malgré les tractions exercées sur le bout supérieur, la coaptation reste impossible, ou le contact ne s'établit qu'au prix d'une attitude tellement anormale, qu'elle serait par elle-même une infirmité.

S'il s'agit d'un volumineux tendon, épais et large, on pourra recourir, pour l'*allonger*, aux **incisions en accordéon**, préconisées par M. Poncet, et dont la figure 796 donne une suffisante idée.

Le plus souvent, on n'aura d'autre parti à prendre que de faire la **suture à distance** ou la **suture par anastomose**. La greffe, l'interposition entre les deux bouts distants d'un segment de tendon de chien ou de lapin, n'est point une pratique d'urgence, et, du reste, à part quelques exceptions, les résultats qu'elle a fournis jusqu'à présent sont assez peu encourageants.

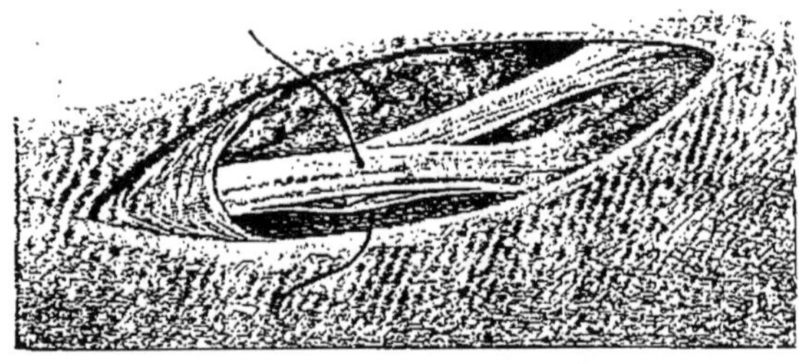

Fig. 799. — Suture par anastomose. (Procédé de Tillaux et Duplay.)

La *suture à distance* peut être pratiquée de deux façons : 1° en disposant d'un bout à l'autre une série d'anses de catgut ou de crin de Florence, qui figurent la « pièce intermédiaire » et servent en même temps à « conduire » la cicatrisation : 2° en dédoublant l'un des bouts.

Le premier procédé est le plus sûr. On place dans l'un et l'autre bout, à 5 ou 6 millimètres de leur tranche, quatre, cinq ou six anses de catgut ou de crin, que l'on a soin de croiser et de natter ensemble ; ou bien encore, on applique sur chaque bout une ligature circulaire, et c'est par-dessus, suivant

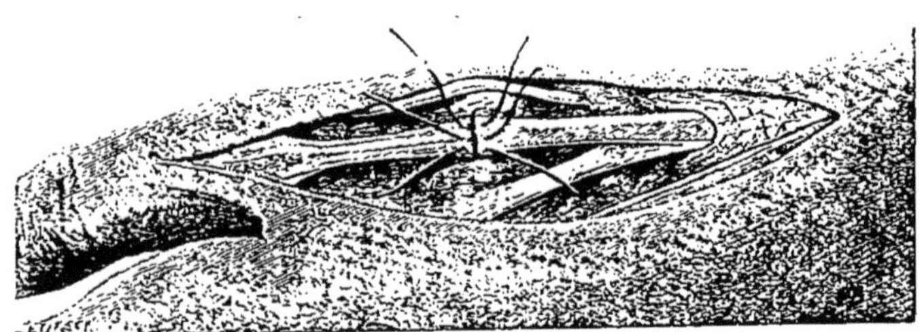

Fig. 800. — Suture par anastomose. (Procédé de Schwartz.)

la pratique indiquée tout à l'heure, que l'on conduit les anses longitudinales, en nombre suffisant pour établir le pont entre les deux segments (fig. 798).

Quant au dédoublement de l'un des bouts, c'est un artifice évidemment fort ingénieux, mais qui, en pratique, ne donne qu'une sécurité toute relative : les deux languettes ont la plus grande tendance à se séparer complètement, et souvent celle qu'on vient de rabattre se détache et tombe ; on en est réduit à la réunir à ses deux extrémités, comme une véritable greffe, mais le résultat final est toujours assez précaire.

Le procédé de Trnka représenté fig. 797, et qui combine le dédoublement et la suture à distance, serait, à mon sens, bien préférable.

Enfin, si l'écart est relativement considérable et si l'on ne se trouve pas dans les conditions nécessaires pour pratiquer une bonne suture à distance, mieux vaut anastomoser d'emblée le bout périphérique à un tendon voisin, de direction et de fonctionnement analogues, — comme nous allons le dire dans un instant. Quant au bout musculaire, s'il est accessible ou s'il est seul accessible, on pourra le réunir, lui aussi, au tendon le plus rapproché, dont il servira, tout au moins, à renforcer l'action.

C. ***On ne trouve que le bout périphérique.***

C'est à cette dernière méthode, la ***suture par anastomose***, qu'il faut recourir, lorsqu'on n'a trouvé qu'un seul bout, le bout périphérique. J'ai déjà dit que l'anastomose devait être pratiquée avec le tendon le plus voisin comme siège et comme fonctions.

La technique est la suivante : A. Vous faites une boutonnière en long dans l'épaisseur du tendon « récepteur » et vous insérez dans cette boutonnière le bout inférieur, avivé, qui est fixé par un ou deux fils (fig. 799); B. Avec un bistouri glissé à plat dans l'épaisseur du tendon « récepteur », vous le dédoublez et vous désinsérez la bandelette superficielle qui, seule, sera mise au contact du bout périphérique et suturée avec lui (fig. 800).

Bien que ces procédés soient applicables surtout aux sections anciennes, il est utile de les bien connaître, et, dans certains cas, ils permettront de tirer le meilleur parti possible de la situation locale créée par le traumatisme.

RUPTURES TENDINEUSES SOUS-CUTANÉES

Dans les ***ruptures tendineuses sous-cutanées***, l'intervention doit être régie par les mêmes principes, et la ***réunion « à ciel ouvert », immédiate***, représente la méthode la plus rationnelle et la plus sûre.

A son défaut, et si des obstacles majeurs interdisaient d'y recourir, c'est le *massage*, pratiqué d'emblée et rigoureusement suivi pendant des mois, qui donnerait les meilleurs résultats fonctionnels : ici, plus encore que pour les fractures de la rotule et de l'olécrane, il ne saurait être mis en parallèle avec l'immobilisation et tous les procédés de rapprochement mécanique : tous ces moyens sont illusoires, et n'assurent aucune coaptation réelle, ils sont nuisibles, par les « enraidissements » de tout ordre qu'ils laissent fatalement derrière eux.

Vous rendrez donc les plus grands services à votre blessé en mettant à découvert, séance tenante, les deux bouts du tendon rompu, pour en faire la suture. Bien entendu, vous devrez prendre toutes les précautions nécessaires pour que la réunion soit aseptique, et la région sera très largement « préparée »; l'incision aura toujours une suffisante longueur pour que vous puissiez, en toute aisance : 1° *évacuer l'épanchement sanguin et déterger à fond le foyer inter-fragmentaire*; 2° *repérer, affronter et réunir solidement les deux bouts*.

La technique de cette réunion sera celle que nous venons d'étudier tout à l'heure : **un fil d'appui, en anse transversale, deux ou trois fils d'affrontement** seront, en général, nécessaires.

S'agit-il d'un très gros tendon, du tendon rotulien, du tendon d'Achille, du tendon du triceps huméral, il deviendra utile de modifier le type de suture, pour lui donner toute la solidité possible. J'ai obtenu un excellent résultat, dans un cas de *rupture du tendon rotulien*, par le procédé suivant.

Il s'agissait d'un homme d'une cinquantaine d'années, très vigoureux et de forte corpulence : l'accident avait eu lieu dans un faux pas, pendant un violent effort de redressement. L'impotence était complète : la région sus-rotulienne était occupée, sur une hauteur de cinq ou six travers de doigt, par un gonflement diffus, sous lequel on sentait nettement une dépression transversale, une rigole profonde, correspondant à la partie toute inférieure du triceps.

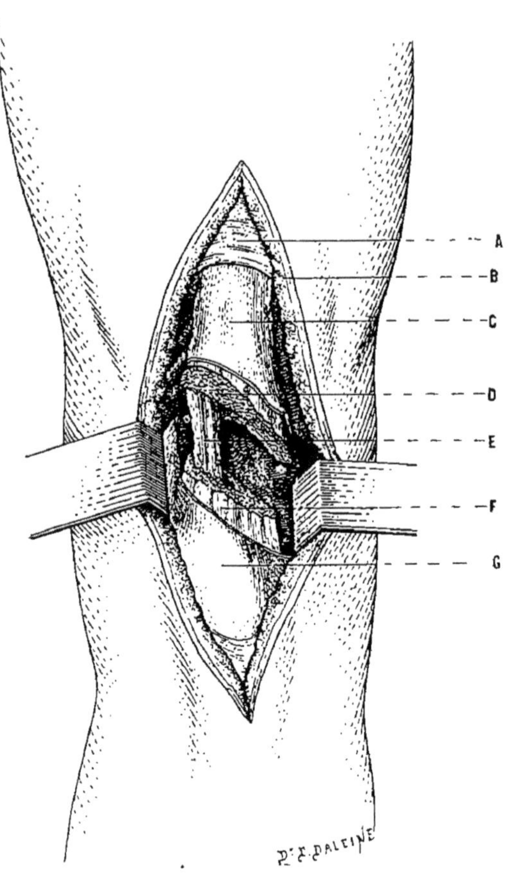

Fig. 801. — Rupture sous-cutanée du tendon rotulien. Le foyer de rupture ouvert : 1er *temps* de l'intervention.

A, manchon aponévrotique. — B, graisse sous-cutanée. — C, bout supérieur du tendon. — D, surface de rupture du bout supérieur. — E, bandelette conservée à la face profonde du tendon. — F, bout inférieur. — G, rotule.

Je fis, sur la face antérieure de la cuisse, une large incision, et, sous l'aponévrose, j'ouvris un foyer, rempli de caillots et de sang liquide, au fond duquel j'aperçus d'abord le bout inférieur du tendon, puis, à trois travers de doigt plus haut, le bout supérieur (fig. 801) : tous deux étaient rompus un peu obliquement, et suivant une surface assez irrégulière. Au-dessous, le cul-de-sac articulaire était déchiré, mais sur une très petite étendue, et sans qu'il eût, pour ainsi dire, pénétré de sang dans la jointure.

Après une détersion minutieuse de tout ce foyer, et l'occlusion, par quelques points de catgut, de la déchirure capsulaire, je procédai à la réunion du tendon.

Je passai d'abord, **dans les deux bouts**, à environ 1 centimètre de leur tranche, **un gros fil de soie**, je le passai **transversalement**, mais **en le faufilant** dans leur épaisseur, comme le représente la figure 802; ceci fait, je m'assurai que tous les deux pourraient être amenés au contact, et, avant de nouer sur le côté mon **gros fil d'appui, faufilé**, je rapprochai, par un surjet de soie plus fine, **les bords postérieurs de la rupture**, — premier plan.

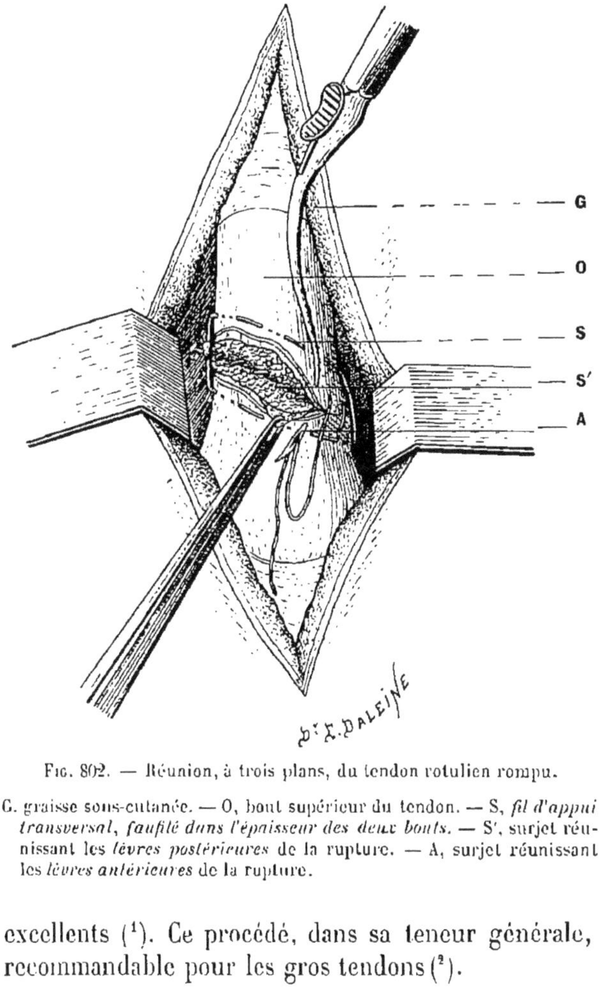

Alors, — deuxième plan, — je serrai mon fil d'appui. Enfin, je complétai l'affrontement par un autre surjet, qui adossait **les bords antérieurs de la rupture**. J'avais, de la sorte, *trois étages de sutures*.

Par-dessus, l'aponévrose d'enveloppe fut réunie à son tour, et la peau suturée. Le tendon est aujourd'hui parfaitement reconstitué et les résultats fonctionnels sont excellents ([1]). Ce procédé, dans sa teneur générale, me semble tout à fait recommandable pour les gros tendons ([2]).

Fig. 802. — Réunion, à trois plans, du tendon rotulien rompu.

G. graisse sous-cutanée. — O, bout supérieur du tendon. — S, *fil d'appui transversal, faufilé dans l'épaisseur des deux bouts*. — S', surjet réunissant les *lèvres postérieures* de la rupture. — A, surjet réunissant les *lèvres antérieures* de la rupture.

([1]) *Soc. de chir.*, 11 avril 1899.

([2]) C'est encore une réunion en étages, que M. Poirier a pratiquée dans un cas, où la rupture des trois plans fibreux du tendon tricipital siégeait à un niveau différent et donnait lieu à une disposition des plus intéressantes. Après avoir ouvert le foyer de rupture, il reconnut très nettement : A. que le *plan superficiel* (tendon du droit antérieur) était rompu *transversalement* au-dessus de la base de la rotule, à 3 ou 5 millimètres; son bout supérieur était remonté à 6 centimètres; — B. le *plan moyen* (fibres entre-croisées unissant les tendons des vastes, au-dessus de la rotule) présentait une *rupture verticale*, provenant de la séparation des vastes, dont les bords tendineux formaient, sur les côtés du foyer, deux bandes verticales, dont l'externe plus forte; — C. le *plan profond* (lame tendineuse du crural) était rompu à 8 centimètres au-dessus de la rotule; son bout

La technique devra se modifier, dans certaines conditions, suivant le siège et les caractères de la rupture.

A. **Le tendon est rompu tout près de son insertion osseuse, c'est un véritable arrachement.**

En pareil cas, le moignon tendineux est trop petit pour fournir un appui suffisant aux sutures : on s'en tirera, d'une manière très heureuse, en fai-

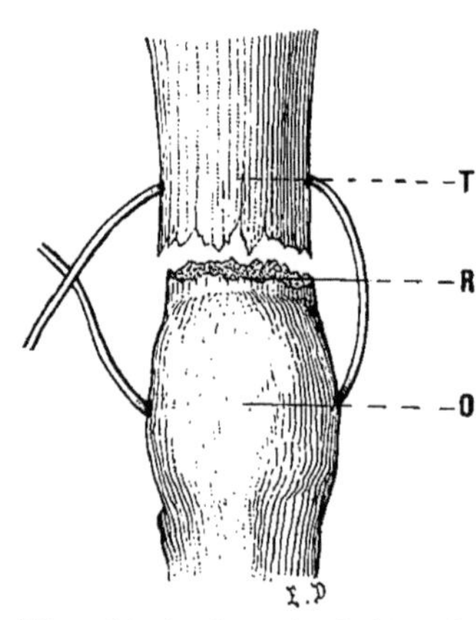

Fig. 803. — Réunion du tendon du biceps brachial rompu tout près de l'olécrane. Cerclage ostéo-tendineux.

T. tendon rompu. — R, moignon tendineux trop court pour être directement suturé. — O, olécrane.

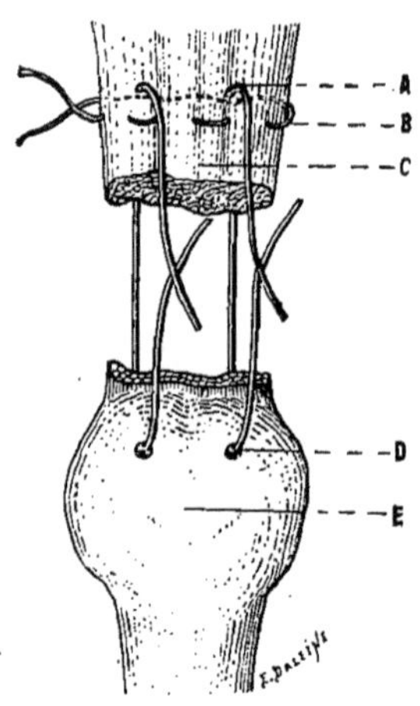

Fig. 804. — Suture « à distance » du tendon tricipital rompu, par le procédé de Lucas-Championnière.

B, fil d'argent *faufilé* transversalement dans le bout tendineux. — A, anses longitudinales passant, d'une part, au-dessus du faufil, d'autre part, dans la rotule. — C, extrémité tendineuse. — D, orifices forés dans la base de la rotule. — E, rotule.

sant passer le fil dans l'épaisseur de l'os, de la rotule, de l'olécrane, du calcanéum.

Une anse de soie ou de fil d'argent sera conduite, d'une part, *en plein tendon*, à 1 centimètre au moins de la rupture, d'autre part, *elle traversera l'os*, comme le montre la figure 803; le contact ainsi réalisé, un surjet d'affrontement achèvera la besogne.

B. **L'écart est trop large, pour que les deux bouts puissent être coaptés.** On utilisera dans ces conditions, l'ingénieuse méthode de suture à distance, que M. Lucas-Championnière [1] a préconisée.

inférieur, attenant à la rotule, était *rabattu au-devant de celle-ci*, au-dessous de la peau, dans la vaste excavation séreuse pré-rotulienne. En regardant la face profonde du tendon du droit antérieur, on voyait nettement la niche laissée par l'arrachement de la lame tendineuse du crural, au-dessus de l'entre-croisement des vastes. M. Poirier réunit successivement les trois plans du tendon, et, dès le 4ᵉ jour, fit commencer le massage. Au 22ᵉ jour, l'opéré marchait bien, sans appui, en fléchissant la jambe à angle droit. (*Soc. de chir.*, 17 mai 1899, p. 542.)

(1) Lucas-Championnière, Réparation d'un muscle par des fils métalliques. *Gaz. des hôp.*, 1898, p. 400.

Un double fil d'argent sera faufilé dans l'épaisseur du bout supérieur, et servira d'arrêt (fig. 804) : deux ou trois anses longitudinales viendront prendre appui sur cet arrêt transversal, et, d'autre part, traverseront la rotule, l'olécrane, etc. La perte de substance se trouvera comblée, de la sorte, par une véritable armature métallique, autour de laquelle, du reste, si le sujet est encore jeune et « plastique », des trousseaux fibreux « de régénération » pourront se développer.

Lors de rupture en plein tendon, et si le bout inférieur avait conservé une longueur suffisante, on pourrait constituer un double faufil d'arrêt, dans l'un et l'autre bout, et faire passer entre eux les anses de réunion distante.

En pratique, dans les ruptures récentes, on n'aura que très rarement besoin de recourir à ces précieux artifices.

PLAIES DES NERFS

La suture immédiate — d'urgence — est, ici, tout aussi nécessaire que pour les tendons, non pas que l'on songe à obtenir cette réunion immédiate fonctionnelle qui reste, malgré quelques faits troublants, à l'état d'hypothèse, mais pour cette raison très scientifique et très positive, que *l'affrontement exact et permanent des deux bouts nerveux est le meilleur moyen d'assurer la régénération et de raccourcir la durée de l'impotence fonctionnelle.*

Rappelez-vous donc qu'en suturant le nerf coupé vous faites surtout œuvre mécanique; le point capital, c'est de réaliser un contact régulier et solide, tout en prévenant, par l'asepsie de la plaie, par l'isolement du nerf, les complications inflammatoires, les adhérences, les compressions fibreuses, qui altèrent le processus naturel de cicatrisation.

Hormis le cas de perte de substance (voy. plus bas), les deux bouts sont, en général, faciles à trouver.

D'après les prémisses qui viennent d'être posées, vous renoncerez complètement à la suture névrilemmatique : ne passer les fils que dans la gaine, c'est se condamner à faire une mauvaise et précaire suture. Il faut piquer hardiment *en plein nerf* : une aiguille et un fil aseptiques n'ont jamais provoqué de névrite.

Si les deux bouts sont mâchés, contus, effilochés, excisez leur extrémité — le moins possible — et **avivez-la.** L'avivement *oblique* (fig. 805) est préférable, et donne plus de largeur à la surface d'approche. L'avivement *en coin* (fig. 806) pourra quelquefois devenir utile, quoique plus rarement que dans les sections anciennes.

Pour cette préparation, et dans tout le reste de la manœuvre, ayez soin de saisir le nerf très délicatement, par sa gaine, avec une fine pince à disséquer, sans le contondre et le tirailler, et ces prescriptions s'appliquent spécialement au bout supérieur, le *bout fertile et régénérateur*, dont il est important de respecter l'intégrité.

Un fil fin de soie ou de catgut, une aiguille fine et ronde, qui dissocie les tubes nerveux sans les couper, ou encore l'aiguille de Hagedorn, aplatie suivant ses bords : tel est le meilleur outillage; bien entendu, il n'y a rien là d'absolument indispensable; avec quelque industrie, on fait une bonne suture nerveuse — en cas d'urgence — avec un fil « de fortune » dûment bouilli et une aiguille de couturière.

Un seul fil pourrait suffire, à la rigueur, sur un petit cordon nerveux (fig. 807). Ici encore, pour peu que le nerf soit d'un certain volume, il sera de pratique excellente de passer ***un fil d'appui et deux fils d'affrontement***. Le fil d'appui traverse les deux bouts, d'arrière en avant, à 1 centimètre ou 1 centimètre 1/2 de la section, et se noue sur leur face antérieure. Les fils d'affrontement sont passés à quelques millimètres de la surface de coaptation et ne chargent que « l'écorce » du nerf (fig. 808). Si le cordon est gros, on peut, à la rigueur, placer deux anses d'appui, et trois points superficiels.

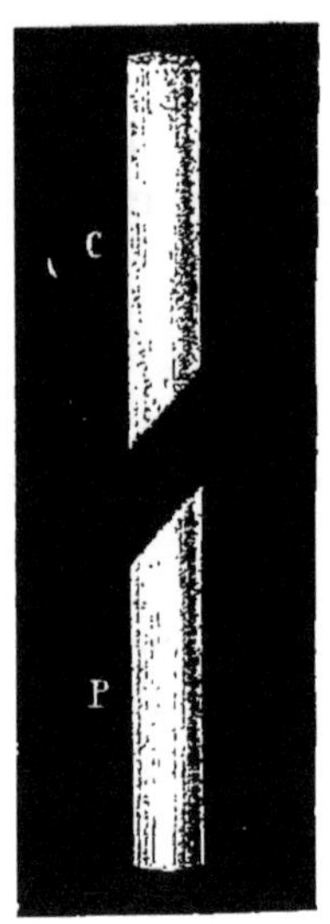

Fig. 805.

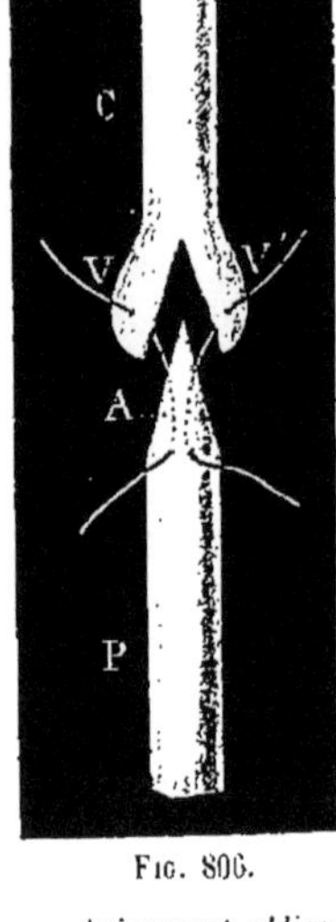

Fig. 806.

Fig. 805. — Suture nerveuse. — Avivement *oblique* des deux bouts.

Fig. 806. — Suture nerveuse. — Avivement *en coin*. (Bruns).

Mais il vaudra souvent mieux, dans ces conditions, disposer **transversalement** le fil d'appui, comme nous l'avons indiqué pour la suture tendineuse.

On se trouvera bien, en particulier, de procéder de la sorte, lorsque, la section ayant porté au point d'intersection d'un tronc nerveux, on a trois bouts à réunir. En suivant cette technique, nous avons réussi à mettre en contact très régulier, d'une part l'extrémité du sciatique, d'autre part les deux sciatiques poplités, interne et externe : la section avait intéressé le tronc au niveau même de sa bifurcation (fig. 809).

Les fils seront tous coupés ras; puis on s'efforcera de *reconstituer*, par un fin surjet de catgut, *une enveloppe cellulo-fibreuse au nerf ainsi réuni*, *une gaine isolante*, qui le mettra, autant que possible, à l'abri des constrictions cicatricielles. Ici encore, il sera toujours fort utile que la ligne de réunion cutanée ne soit pas immédiatement accolée à la ligne de suture nerveuse, si le siège et les caractères de la plaie le permettent.

Enfin le segment de membre sera immobilisé dans l'attitude la plus favorable à l'affrontement, sans traction, des deux bouts nerveux.

C'est là, en somme, une besogne relativement simple. Elle ne deviendrait difficile — dans les sections récentes — que **si une perte de substance assez étendue entravait le rapprochement des deux bouts**, ou encore si leur attrition était telle, qu'après l'avivement nécessaire on se trouvât en présence du même écueil.

Que faire alors? L'*élongation du bout central*, que l'on saisit entre les

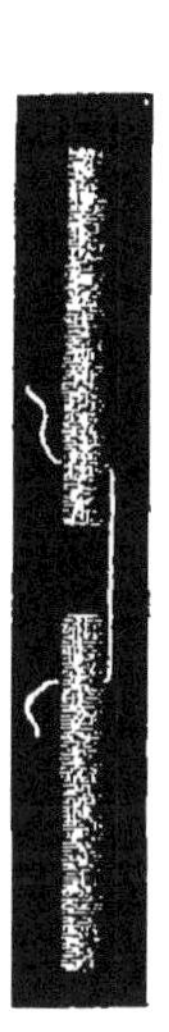

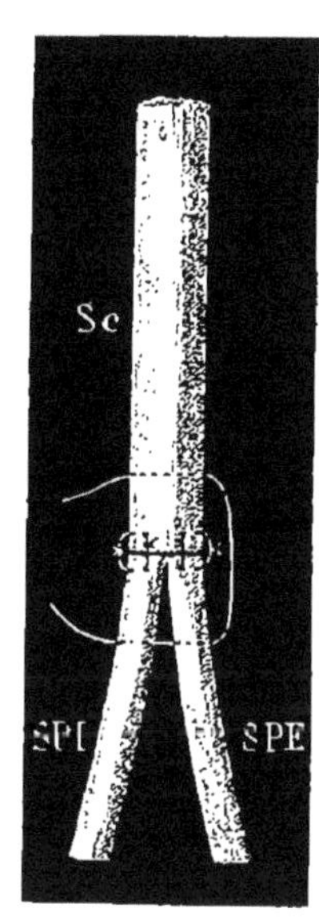

Fig. 807. 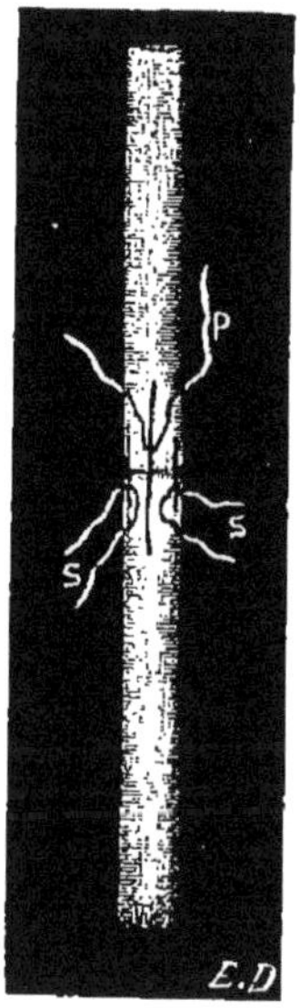 Fig. 808. Fig. 809.

Fig. 807. — Suture directe. (Procédé de Nélaton.)

Fig. 808. — Suture d'appui (P) et suture d'affrontement (SS). (Procédé de Mickulicz.)

Fig. 809. — Suture du sciatique et de ses deux branches, après une section dans le creux poplité. — *Fil d'appui transversal, fil d'affrontement.*

doigts et que l'on étire progressivement et lentement, suivant son axe, pourra rendre quelques services, et suffira parfois, lorsqu'il manque peu d'étoffe. Dans le cas contraire, il ne restera d'autre ressource — en pratique d'urgence — que de faire **la suture à distance** : deux ou trois anses de catgut ou de soie seront tendues de l'un à l'autre bout et pourront servir de jalons, de conducteurs, à la régénération nerveuse.

Si l'on disposait d'un tube d'os décalcifié, on engainerait les deux bouts nerveux et les fils intermédiaires, et ce serait un heureux complément de l'intervention. On cherchera à remplir la même indication en reconstituant, du mieux possible, une gaine, une enveloppe continue, autour du nerf et de ses fils d'anastomose.

Quant aux autres procédés, au dédoublement nerveux, à la transplantation nerveuse, etc., ils ne trouveront guère leur application en chirurgie d'urgence, et, du reste, il faut le reconnaître, leurs résultats ne paraissent nullement supérieurs à ceux de la suture à distance, pure et simple, telle que nous venons de l'indiquer.

PLAIES ARTICULAIRES

Nous avons étudié plus haut les fractures compliquées articulaires, et discuté les indications d'urgence que font naître ces graves traumatismes; nous nous occuperons ici : 1° des **plaies articulaires** (piqûres, sections, plaies contuses), **sans lésion des extrémités osseuses**; 2° des **plaies par armes à feu des articulations**.

I. S'agit-il d'une simple piqûre (coup de poinçon, d'alène, coup de pointe, à l'épée, au fleuret, à la baïonnette, etc.), d'une **piqûre étroite, nette, récente**, le parti le plus sage sera celui-ci : laver et désinfecter soigneusement toute la région, l'envelopper de compresses stérilisées, et, séance tenante, immobiliser l'articulation, — non pas dans la légendaire gouttière en fil de fer, qui maintient toujours mal, mais dans un grand pansement ouaté, muni d'une large attelle postérieure, ou mieux encore, dans un appareil plâtré, — enfin, surveiller la température.

Si vous ne constatez aucune élévation thermique, aucune réaction fébrile, dans les trois ou quatre jours qui vont suivre, la partie est gagnée, et l'épanchement articulaire, qui se produit le plus souvent, est de nature et de signification bénignes : il se résorbera sous la compression; s'il est trop abondant, la ponction deviendra utile.

Il en va tout autrement quand la température monte le soir ou le lendemain de l'accident, que la jointure se tuméfie rapidement, et que la douleur articulaire s'accroît de plus en plus, ou encore — autre éventualité qui se reproduit fréquemment en pratique courante — lorsque vous n'êtes appelé que plusieurs jours après le traumatisme, négligé tout d'abord, et que vous vous trouvez en présence des **signes certains de l'infection commençante** : fièvre, épanchement articulaire, douleur aiguë et croissante, rougeur diffuse de la peau, tout autour de la piqûre, remontant le long du membre en traînée.

Dans ces conditions, nulle hésitation n'est permise : il était légitime, tout à l'heure, au moment même de l'accident, devant une piqûre étroite, d'escompter les chances, en somme très nombreuses, de l'absence d'inoculation, ou, du moins, d'une inoculation toute restreinte, et facile à enrayer; dès que s'accusent les premiers indices d'infection, il faut agir, et tout atermoiement, tout retard, créent des dangers et des responsabilités graves.

Il faut faire l'arthrotomie, déterger et drainer la cavité articulaire. (Voy. p. 1063.)

Pratiquée régulièrement et à temps, cette intervention coupera court à l'infection et à ses terribles conséquences, et, de plus, elle sera le meilleur moyen de sauvegarder le fonctionnement articulaire. Une fois la température abaissée et les menaces d'infection conjurées, vous retirerez le drain, et très vite, au 10e jour, vous supprimerez l'immobilisation plâtrée, qui, dès lors, n'a plus de raison d'être.

Ailleurs, enfin, la situation est plus alarmante : vous n'avez plus devant vous une infection commençante, mais une ***infection confirmée***, établie dans la place, une ***arthrite suppurée ou tout près de l'être.*** La température est élevée et à grandes oscillations, l'article est tuméfié, rouge, œdématié, le pouls est fréquent, petit, la langue sèche, l'état général déjà inquiétant.

Faites une arthrotomie aussi large que possible, ne fermez rien et drainez de tous les côtés. Et cela, faites-le tout de suite, si vous voulez sauver le blessé et le membre, et enrayer l'évolution fatale de l'arthrite suppurée.

Les exemples ne manquent pas, malheureusement, pour démontrer la nécessité, l'urgence de ces interventions. J'ai le souvenir d'un malheureux homme de cinquante ans, chez qui une étroite plaie du genou gauche, mal pansée, avait été le point de départ d'une arthrite suppurée, qui fut d'abord traitée incomplètement, par une courte incision, par un drainage insuffisant : les accidents locaux et généraux firent en quelques jours d'effrayants progrès. On ouvrit largement le genou en dedans et en dehors, on répéta les lavages phéniqués : rien n'y fit ; en désespoir de cause, on amputa la cuisse. Il était trop tard, le blessé succomba le lendemain.

Craignez donc l'arthrite suppurée et la septicémie qu'elle entraîne vite ; et d'emblée, sans ponction, sans boutonnière, ouvrez aussi largement que possible la cavité articulaire.

II. Ce que nous venons de dire s'applique de tout point aux ***plaies proprement dites des articulations.***

Et d'abord, **que faire, en présence d'une plaie articulaire fraîche?**

La doctrine pratique est aujourd'hui bien assise et ne souffre pas d'exceptions; et nous retrouvons ici, dans toute leur rigueur, les indications que nous avons exposées plus haut pour les plaies de l'abdomen.

Toute plaie articulaire doit être, séance tenante, suffisamment débridée et agrandie, pour qu'on ait libre accès dans la cavité articulaire ; ceci fait, la jointure sera lavée au sérum chaud, puis soigneusement détergée et asséchée avec des compresses stérilisées. Si la plaie est toute récente, nette, propre, sans souillures, après ce lavage et cette détersion consciencieuse, on pourra suturer la capsule et la peau, sans drain, et, naturellement, on immobilisera tout de suite.

Même alors, il sera souvent plus sage de laisser un petit drain court à l'angle déclive, qui sera retiré, si nul incident ne survient, au bout de quarante-huit heures. Quand la plaie est souillée de terre, de débris de vêtements, etc., la détersion devra se faire plus minutieuse encore et, s'il le faut, on se donnera du jour par un débridement complémentaire ; enfin, le drainage sera de rigueur.

S'agit-il d'une plaie souillée, mal traitée, d'une jointure infectée et suppurée, il ne suffira plus de débrider simplement la plaie originelle; l'arthrotomie large, des contre-ouvertures multiples deviendront indispensables. Souvent elles ne suffiront pas, et, pour assurer le drainage total articulaire, on devra recourir d'emblée à la résection. M. Poncet (¹) a insisté sur l'importance de ces *résections précoces* dans les arthrites infectieuses traumatiques : sous la réserve d'être pratiquées sans retard, sans atermoiements dangereux, elles permettront seules, dans ces éventualités graves, de conserver le membre.

III. ***Plaies par armes à feu.*** — J'arrive aux plaies par armes à feu, à celles, du moins, que nous avons l'occasion d'observer dans la pratique civile, en temps de paix.

Ce sont, d'ordinaire : des plaies par coups de fusil à plomb, par balles de revolver, ou, plus rarement, des plaies par projectiles de gros calibre, et même des plaies par fusils de guerre.

Les **coups de fusils à plomb** représentent la majeure partie des **accidents de chasse**; leur réelle fréquence vaut la peine qu'on les étudie de près, — et je parle toujours ici des coups de fusil qui ont porté sur une région articulaire.

Les lésions observées seront, du reste, de gravité variable.

Il arrive que *quelques plombs seulement aient atteint la jointure*, dans un coup de feu tiré de loin, ou dont la charge a dévié, a fait ricochet, etc. En pareille occurrence, aucune intervention active n'est tout d'abord indiquée : si vous assistez à l'accident, vous n'oublierez pas que la première précaution à prendre, c'est d'immobiliser l'articulation blessée : vous improviserez donc un appareil de « fortune » (voy. *Fractures*), et vous ferez transporter le blessé, doucement, le plus près possible. Là, vous procéderez au lavage et à la désinfection de toute la région, comme nous l'avons indiqué plus haut, et vous installerez l'immobilisation définitive.

Rien de plus à faire, d'emblée; et si ce traitement de la première heure a été bien appliqué, l'accident sera d'ordinaire bénin, et la guérison se fera sans obstacle. L'élévation thermique, la douleur, un épanchement articulaire rapidement croissant, deviendraient, dans les jours qui suivront, une indication d'arthrotomie.

La situation est toute différente, lorsque *le coup de fusil a été tiré en plein, et de près*, et que *toute la charge*, en faisant balle parfois, *a pénétré dans la jointure*.

Sur le terrain, la même conduite s'impose : ne faire aucune exploration, envelopper simplement la région, réaliser l'immobilisation improvisée du membre, et faire transporter le blessé.

En général, l'articulation se tuméfie très vite; quelquefois, quand les

(¹) Poncet et Lagoutte, *Gaz. hebd.*, 1895, et Th. de Mailhetard, *De la résection du genou comme traitement des arthrites infectieuses par plaies pénétrantes de cette articulation*. Lyon, 1899.

plombs ont fait balle, une ou plusieurs plaies déchiquetées, noirâtres, laissent suinter du sang. Préparez tout ce qu'il faut pour faire une arthrotomie, un lavage et un drainage articulaires, endormez votre blessé et, séance tenante, sans plus ample informé, sans « attendre les accidents », ouvrez l'articulation. — Encore une fois, si vous êtes dans des conditions suffisantes pour bien faire cette intervention, et si vous la faites bien, vous aurez rempli toutes les indications et assuré l'avenir.

Dans la jointure, vous trouverez du sang, des plombs, souvent des éclats d'os et de cartilage : le lavage à l'eau salée bouillie chaude chassera tout ce contenu. Il est exceptionnel de rencontrer des attritions étendues et de grands délabrements des extrémités osseuses.

La **balle de revolver** provoque des accidents assez semblables, mais plus accusés. L'hémarthrose, plus ou moins abondante, traduit non seulement la blessure des parties molles, mais les lésions osseuses (éclats détachés, gouttières, fissures, etc.). Ajoutons pourtant que le projectile peut traverser de part en part l'articulation (au moins certaines articulations et dans certaines attitudes) sans créer grands dommages, ou encore n'intéresser que la partie toute périphérique de l'article, pour se ficher et se perdre dans l'une des épiphyses.

Si donc vous ne relevez que des réactions locales très atténuées, sans fièvre, sans gonflement notable, l'immobilisation pure et simple, telle que nous l'avons indiquée plus haut, pourra suffire.

En règle, dans une *hémarthrose volumineuse*, il vaudra mieux — d'emblée — recourir à l'intervention la plus rationnelle, et faire l'arthrotomie, pour évacuer et déterger la cavité articulaire [1].

Avec la **balle de guerre**, ou avec certaines **grosses balles tirées de près**, ou encore dans les accidents « d'explosion », les dégâts osseux deviennent autrement graves, et la question de la *résection* — typique ou atypique — peut se poser. On se conduira d'après les principes que nous avons plus haut exposés, à propos des fractures articulaires : on cherchera à régulariser, à modeler les extrémités osseuses brisées, réservant à plus tard, s'il le faut, les excisions larges.

Enfin l'amputation primitive ne s'imposera que dans des conditions tout exceptionnelles (voy. *Écrasements*).

[1] On pourra de plus, mais exceptionnellement, avoir l'heureuse chance de rencontrer le projectile et de l'extraire, comme le fait nous est arrivé récemment. Notre blessé avait reçu un coup de revolver à bout portant sur le genou gauche : on trouvait, au niveau du bord supérieur de la rotule et sur la ligne médiane, l'orifice d'entrée, noirâtre, et l'articulation était distendue par un gros épanchement. Je pratiquai l'arthrotomie sur le bord externe de la rotule, j'évacuai une abondante quantité de sang épais et noirâtre, et, en explorant au doigt la cavité articulaire, je rencontrai la balle, libre, sur le côté du condyle interne. Elle fut extraite, la jointure lavée au sérum, et réunie, avec un petit drain. La guérison eut lieu sans incident.

LA PONCTION DU GENOU ET L'ARTHROTOMIE D'URGENCE

En règle, pour vider un épanchement articulaire, qu'elle qu'en soit la nature, l'arthrotomie, une courte incision latérale de la jointure, vaut mieux que toute ponction; en pratique courante, la ponction, celle du genou principalement, conserve des indications, dans les hémarthroses récentes, les gros épanchements séro-hématiques, séreux, etc.

Elle suppose, bien entendu, des précautions tout aussi rigoureuses que pour l'incision : lavage et savonnage, lavage à l'éther et à l'alcool du genou, sur toute sa périphérie; aiguille ou trocart dûment stérilisés.

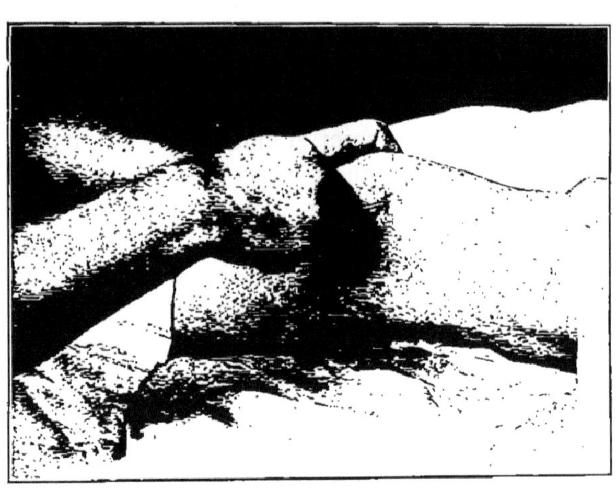

FIG. 810. — Ponction du genou.

Prenez pour point de repère l'angle supéro-externe, de la rotule (fig. 810) : en dehors et un peu au-dessus de cet angle, plongez hardiment la pointe (aiguille ou trocart) de dehors en dedans, en plein cul-de-sac sous-tricipital; rappelez-vous que vous avez à traverser des plans fibreux assez résistants, mais que vous n'avez à ce niveau, rien à craindre, aucun vaisseau à blesser, et que vous devez aller à 3 ou 4 centimètres de profondeur, jusqu'au liquide. Vous presserez doucement sur le genou, et d'une façon continue, surtout à la fin, pour que le liquide s'exprime régulièrement; puis, la peau étant pincée autour de l'instrument, vous le retirerez d'un coup bref. Un peu de collodion fermera la piqûre, ou mieux vous la recouvrirez d'une compresse stérile, et, par-dessus, vous appliquerez un pansement ouaté, compressif.

Toute arthrite suppurée doit être traitée par l'incision, le lavage et le drainage de la jointure. Et cette intervention s'impose, d'urgence, non seulement pour couper court aux accidents septiques généraux, mais pour réduire au minimum les désordres locaux et sauver ce qui peut l'être encore de l'avenir fonctionnel de l'articulation. Ce n'est là, d'ailleurs, qu'une application d'une loi universelle de chirurgie : ouvrir le plus tôt possible l'abcès articulaire, le drainer le mieux possible, voilà les deux indications capitales à remplir.

Elles se présentent, comme nous venons de le voir, dans les arthrites suppurées traumatiques. A côté de cette première variété, il faut signaler toute une série de pyarthroses, auxquelles le traumatisme n'a aucune part : celles de la puerpéralité, celles qui s'observent au cours ou à la suite de la fièvre typhoïde, des fièvres éruptives, et spécialement de la scarlatine, de la pneumonie, de l'érysipèle, etc. Enfin une place doit être réservée aux arthrites suppurées ostéomyélitiques, que nous retrouverons plus loin.

A ces suppurations articulaires ne se bornent pas, d'ailleurs, les indica-

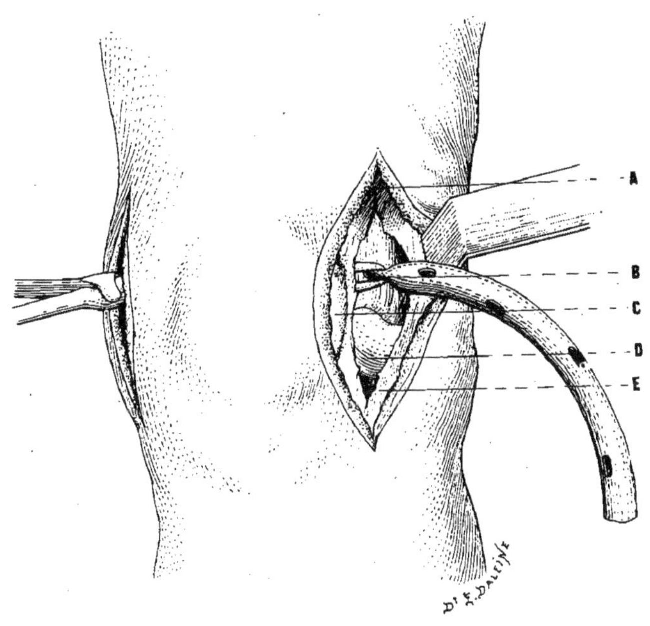

FIG. 811. — Arthrotomie du genou. — Passage du drain trans-articulaire.

A, bord inférieur du vaste interne, entamé par l'incision. — B, drain saisi avec une pince, qui l'entraînera de dedans en dehors. — C, bord de la rotule. — D, surface articulaire du condyle fémoral. — E, aileron sectionné.

tions de l'arthrotomie; et, sans insister davantage, nous rappellerons les résultats qu'elle donne, sous la réserve d'être précoce, dans les arthrites gonococciques, dans certaines arthrites aiguës à grand épanchement, enfin dans les hémarthroses traumatiques, celles qui succèdent, par exemple, à l'entorse du genou.

C'est *au genou*, du reste, que l'arthrotomie est le plus souvent pratiquée. Et voici quelle en est ***la technique***.

Je suppose une arthrite suppurée, d'origine puerpérale, survenue dans les deux premières semaines qui ont suivi l'accouchement. Le genou est gros, globuleux, fluctuant, couvert d'une peau légèrement rougie et œdématiée : il est extrêmement douloureux, la moindre exploration, le moindre heurt réveillent des souffrances aiguës; la température oscille entre 38°,5 et 40°, le pouls est fréquent, la langue sèche, l'état général mauvais.

Hâtez-vous d'ouvrir ce genou, craignez les diffusions locales et surtout les abcès à distance, et cette véritable infection purulente, qui menace de près votre malade. Ouvrez la jointure aujourd'hui même, tout de suite; aussi bien ne faut-il qu'une instrumentation peu compliquée : un bistouri, quelques pinces à forcipressure, des drains, un laveur, et c'est tout.

Anesthésie générale ou cocaïnisation. Lavage et « préparation » de toute

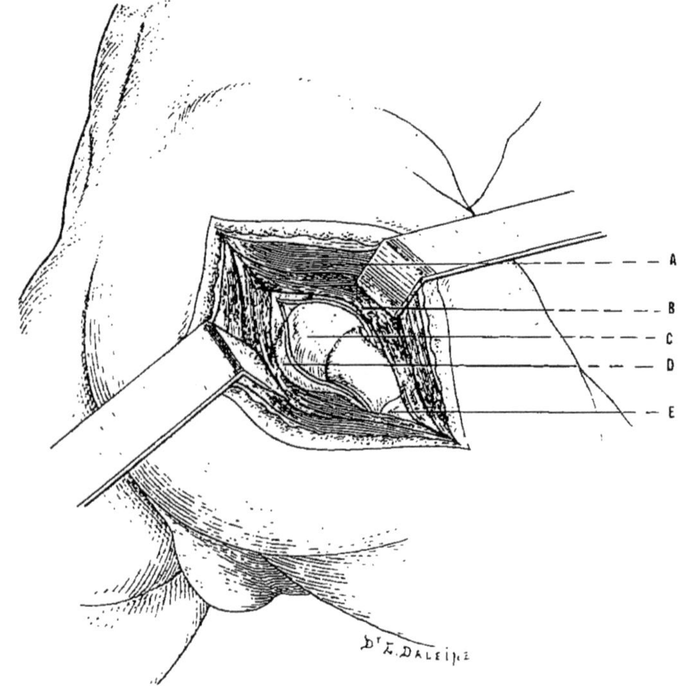

Fig. 812. — Voies d'accès de la hanche : *incision postérieure.*

A, grand fessier, divisé. — B, moyen fessier, divisé. — C, tête fémorale. — D, capsule articulaire. E, grand trochanter.

la surface de la jointure, du tiers inférieur de la cuisse et du tiers supérieur de la jambe.

Vous allez faire deux incisions latérales, longitudinales [1], entre le bord de la rotule et le condyle; elles descendront au-dessous du niveau de la pointe rotulienne, et surtout elles remonteront bien au-dessus de la base de la rotule, pour ouvrir un large accès dans le cul-de-sac sous-tricipital. Ainsi placées, elles n'intéresseront aucun organe important; vous n'avez rien à craindre, et vous pouvez, franchement et d'emblée, inciser jusqu'au pus.

(1) Dans les formes graves, on fera bien de compléter les deux incisions latéro-rotuliennes par deux *incisions de décharge*, postéro-latérales, suivant la pratique lyonnaise : la contre-ouverture externe suivra le bord antérieur du tendon bicipital jusqu'à son attache péronière ; l'interne passera entre les muscles de la patte d'oie, le couturier et le droit interne, en avant, le demi-tendineux et le demi-membraneux, en arrière.

Vous traverserez la peau, la couche sous-cutanée, souvent infiltrée, les ailerons fibreux de la rotule; en haut, votre bistouri devra entamer le bord inférieur des deux vastes, surtout du vaste interne; poursuivez sans hésitation, en plein tissu musculaire, la brèche commencée : les vaisseaux sont loin, à quatre travers de doigt au-dessus du condyle; quelques artères musculaires seront presque toujours intéressées, que vous vous contenterez de pincer et de tordre.

D'ailleurs, et dans les conditions ordinaires, il ne faut pas exagérer outre

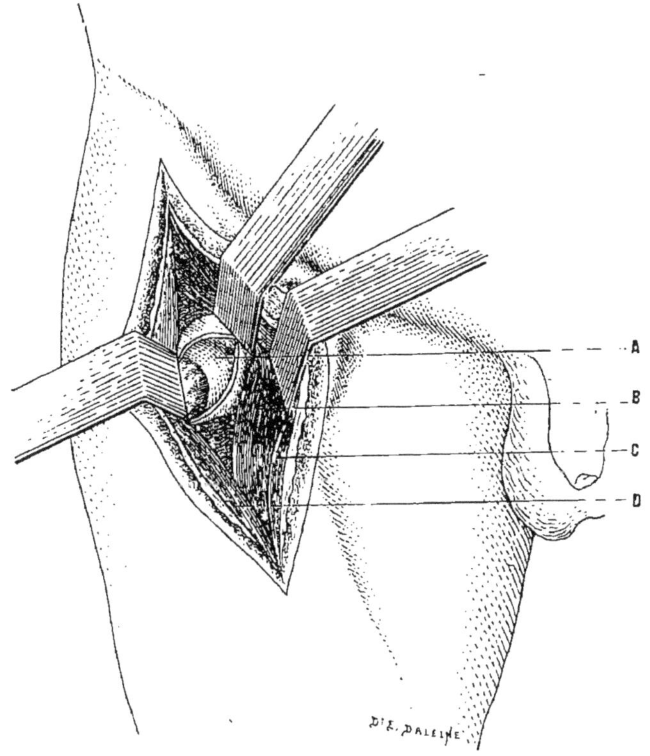

Fig. 813. — Voies d'accès de la hanche : *incision antérieure.*
A, tête fémorale. — B, psoas iliaque. — C, droit antérieur, récliné en dedans. — D, couturier, récliné en dehors.

mesure la longueur des incisions latérales, par en haut : le point capital, c'est de créer un large accès dans le cul-de-sac supérieur, et d'en assurer la détersion parfaite et le drainage continu.

Tout cela doit être vite fait : deux longs traits de bistouri, et le pus s'échappe à flots.

Procédez alors à la détersion minutieuse de la cavité articulaire : lavez-la à l'eau bouillie très chaude, largement, soigneusement, sur toutes ses parois, dans tous ses recoins; évacuez les bouchons fibrino-purulents, les fausses membranes, et, avec les tampons montés ou les compresses, ne craignez pas de compléter ce nettoyage, cette mise « au net » de la synoviale.

Ce lavage à l'eau bouillie, ce décapage aux compresses valent mieux que toutes les injections antiseptiques. Pourtant vous ferez bien de compléter cette première besogne, surtout dans les formes putrides et très septiques, par un lavage, à l'eau oxygénée, ou encore à la solution de chlorure de zinc au 10e.

Drainez avec un gros drain, passé en travers dans le cul-de-sac supérieur, comme le montre la figure 811, ou encore, et mieux peut-être, avec deux drains de chaque côté, que vous portez tout au fond du cul-de-sac et qui descendent obliquement et sortent par le milieu des incisions latérales.

Laissez tout béant; enveloppez le genou d'un grand pansement humide et ouaté, et immobilisez-le, tout de suite, dans une gouttière plâtrée, allant de

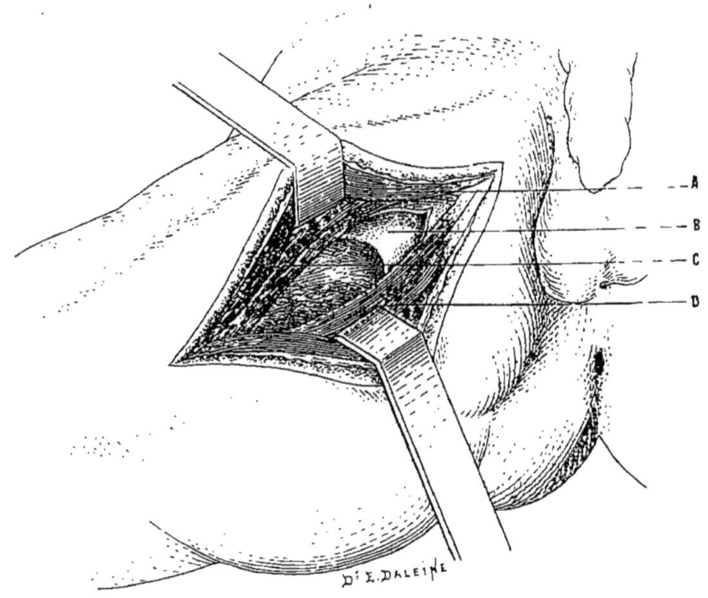

Fig. 814. — Voies d'accès de la hanche : *incision interne*.

A, droit interne, récliné en avant. — B, tête fémorale. — C, moyen adducteur. — D, grand adducteur.

mi-cuisse à mi-jambe, échancrée de chaque côté, pour permettre les pansements ultérieurs.

Si la température tombe, si les douleurs cessent, ne touchez pas trop vite à ce premier pansement, et ne faites pas de lavages. Les drains seront raccourcis, et retirés un à un, sans trop de hâte. Et l'immobilisation sera toujours aussi courte que possible.

Aux autres jointures, il sera plus difficile d'ouvrir un large accès au drainage articulaire; et voici les lieux d'élection de l'arthrotomie, qui, pour être efficace, suppose toujours, au moins, deux incisions.

Au *cou-de-pied*, vous inciserez en avant des deux malléoles, et vous soulèverez le paquet des tendons antérieurs pour glisser vos drains au-dessous de lui.

Au *coude*, c'est à droite et à gauche de l'olécrâne, dans les gouttières latéro-olécrâniennes, que la cavité articulaire est accessible : c'est là que vous inciserez en long, en vous souvenant du nerf cubital, rétro-épitrochléen.

Au *poignet*, incision externe, oblique en bas et en dehors, entre le tendon long extenseur du pouce et les tendons extenseurs de l'index : double relief toujours fort net; l'artère radiale est là, dans la profondeur, au contact du plan osseux. Incision interne, longitudinale, sur le bord interne du poignet, entre les tendons du cubital antérieur et du cubital postérieur.

C'est à l'épaule et à la hanche que l'arthrotomie présente le plus de difficultés et que la jointure est le plus « recouverte ».

A *l'épaule*, une incision verticale antérieure, partant du bec de l'acromion, découvre la coulisse bicipitale, et permet, en ouvrant le cul-de-sac correspondant de la synoviale, de remonter jusque dans l'article. On aurait plus de jour par l'incision postérieure : elle part de l'angle acromial et longe le bord postérieur du deltoïde, sur 5 ou 6 centimètres, et donne accès dans la bourse sous-acromio-deltoïdienne : les deux lèvres de la plaie étant très écartées, il ne reste plus qu'à sectionner directement en long la capsule, doublée des tendons du sous-épineux et du petit rond.

A la *hanche*, on ouvrira l'article en fendant la fesse, sur une ligne menée du sommet du grand trochanter à l'épine iliaque postéro-supérieure, en écartant deux faisceaux du grand fessier, puis en séparant le moyen fessier du pyramidal, pour sectionner en long la zone capsulaire postérieure. C'est l'incision de Langenbeck (fig. 812).

Mais il sera possible d'aborder encore l'articulation coxo-fémorale par voie antérieure, par voie interne.

En avant, l'incision commence un peu au-dessous de l'arcade crurale et suit le bord interne du couturier : on écarte ce muscle en dehors, les vaisseaux en dedans; on découvre le psoas, dont on libère le bord externe, et qu'on rétracte, à son tour, en dedans. Dès lors, il ne reste plus qu'à ouvrir la capsule (fig. 813).

L'incision interne part du pli génito-crural, et descend sur le milieu de la face interne de la cuisse, portée dans l'abduction; elle passe entre le droit interne et le grand adducteur, comme le montre la figure 814.

Rappelons enfin que, dans certaines suppurations articulaires, l'arthrotomie ne suffit pas à réaliser un drainage complet, et que la *résection* devient alors nécessaire. (Voy. p. 1060.)

L'OSTÉOMYÉLITE AIGUË

Un jeune garçon de seize ans, à la suite de fatigues et de courses en bicyclette, est pris brusquement de douleurs aiguës à la cuisse et au genou droits; il a des frissons, de la fièvre (39°, 39°,5), des sueurs abondantes, de l'insomnie. Le genou se tuméfie rapidement, et l'épanchement articulaire concentre d'abord toute l'attention et fait penser à une arthrite rhumatismale. Cependant la fièvre reste élevée et continue, les douleurs deviennent intolérables, le pouls est fréquent, affaibli, la langue sèche, le facies amaigri et défait, la situation générale très alarmante, lorsque nous voyons, quelques jours après, le petit malade.

L'examen du genou et de la cuisse est fort difficile, et le moindre palper provoque des souffrances et des cris : la cuisse est renflée dans son tiers inférieur, sur toute sa circonférence, et cette tuméfaction, qui contraste nettement avec le reste du membre, se continue sur le genou, distendu lui-même et manifestement rempli d'un liquide abondant, qui en soulève tous les culs-de-sac. La peau, sur toute cette zone, est restée blanche, quelques veines bleuâtres se dessinent seulement au-dessous d'elle.

Par une exploration douce et progressive, la main gauche encadrant le

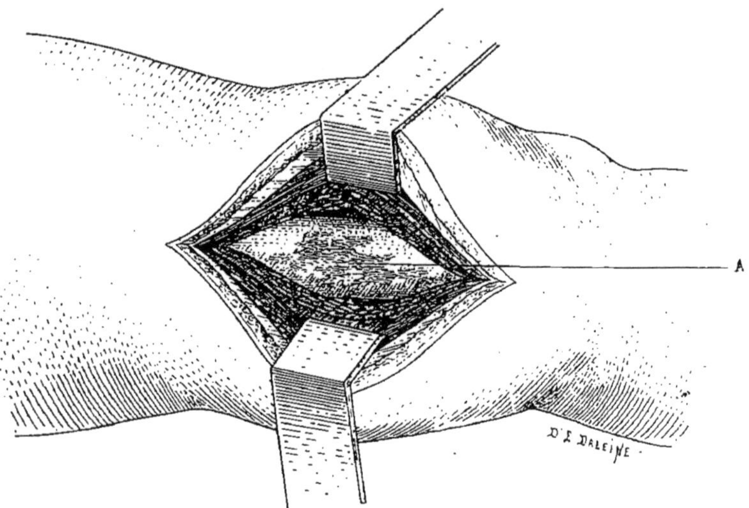

Fig. 815. — Opération de l'ostéomyélite. — 1er temps : *Incision de l'abcès périostique.* A, l'os dénudé et rougeâtre.

devant de la cuisse aux confins supérieurs de la voussure, et la main droite exerçant une pression lente, plus bas, sur le condyle interne, on se rend compte de l'existence d'une fluctuation profonde et d'une collection volumineuse; en pressant sur le genou, on ne retrouve pas la même fluctuation propagée, et l'examen répété ne décèle aucune continuité entre la collection péri-fémorale et la collection articulaire. Du reste, sur le genou, la palpation est beaucoup moins pénible : c'est en remontant sur la face interne de la cuisse, à trois doigts environ au-dessus de la jointure, que l'on réveille la douleur maxima, une douleur atroce, que l'on se garde, d'ailleurs, de renouveler.

Ostéomyélite aiguë suppurée de l'extrémité inférieure du fémur : le diagnostic s'imposait et l'intervention était urgente. Une longue incision fut pratiquée, à la face antéro-interne de la cuisse, sur la voussure fluctuante; je traversai la peau, le tissu cellulaire infiltré, une épaisse lame musculaire, le vaste interne du triceps, et j'ouvris un énorme abcès sous-périostique : le foyer se prolongeait en avant, et en arrière, autour du fémur dénudé sur son tiers inférieur et particulièrement sur toute l'étendue de la surface poplitée.

Avec le ciseau et le maillet, une rigole est creusée à la face interne de l'os, au niveau du bulbe, rougeâtre, rugueux, et dépériosté ; le canal médullaire est ouvert : il s'en écoule une traînée purulente, mêlée de petits fragments d'os et de débris de tissu spongieux; la moelle est infiltrée de pus à une grande hauteur. On élargit la brèche par en haut, et l'on curette tout le segment correspondant du canal médullaire.

L'articulation du genou ne communique nullement avec le foyer ostéomyélitique.

Drainage avec trois gros drains; on laisse tout béant.

Cette opération est suivie d'une chute rapide de la température; les accidents généraux cessent, tout péril a disparu : il reste seulement une vaste perte de substance, dont la réparation s'achèvera plus ou moins vite[1].

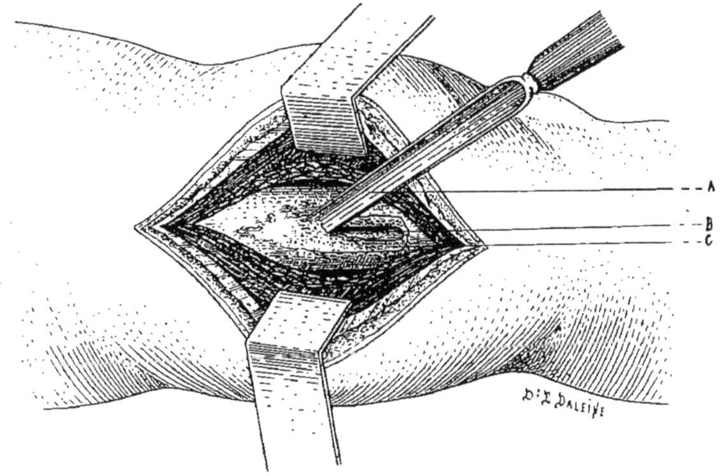

Fig. 816. — Opération de l'ostéomyélite. — 2e temps : *Évidement*, à la gouge et au maillet, *du bulbe de l'os*.

A, gouge creusant une rigole. — B, zone médullaire infiltrée de pus. — C, couche compacte.

Voilà un cas typique : l'âge du malade, le début brusque, à la suite du surmenage, la fièvre élevée et les accidents généraux, d'allures graves et inquiétantes d'emblée — la douleur excessive, siégeant à la région juxta-épiphysaire du fémur, — la tuméfaction circonférentielle, en manchon, la fluctuation profonde, l'épanchement articulaire de voisinage : tous les traits du tableau clinique se retrouvaient, bien dessinés et, par leur ensemble, caractéristiques.

L'urgence de l'intervention n'est pas discutable, surtout dans ces formes graves : c'est une question vitale, d'abord, et c'est aussi pour le membre une question de conservation.

[1] La cicatrisation fut rapide, mais il restait un petit trajet fistuleux, qui conduisait sur de l'os dénudé. Quatre mois après, je pratiquai un large évidement de toute la zone nécrosée ; cette fois, la guérison a été complète, et se maintient.

Il faut ouvrir cet abcès profond, sous-périostique, sans attendre qu'il ait dissocié ou détruit la gaine des parties molles qui l'enveloppe, et qu'il ait fusé sous la peau, et pour cela, il faut savoir, avant tout, chercher et reconnaître la fluctuation profonde.

Enfin l'incision de l'abcès sous-périostique ne suffira pas, et, comme Lannelongue l'a démontré depuis longtemps, la besogne opératoire restera incomplète — et souvent inutile — si elle se borne à ce premier temps. ***Il y a deux foyers suppurés dans ces ostéomyélites : un foyer sous-périostique, péri-épiphysaire; un foyer médullaire, intra-osseux. Vous devez, de toute nécessité, ouvrir l'un et l'autre, et l'opération de l'ostéomyélite est, avant tout, une trépanation.***

Faites une longue incision sur le côté du membre où la voussure est le plus accusée et où vous n'aurez pas à rencontrer d'organes importants : à la face interne du fémur, dans la zone supra-condylienne, au-dessous de l'anneau de Hunter; à la face externe de l'humérus (extrémité supérieure), etc. Sectionnez couche par couche les plans successifs, peau, aponévrose, gaine musculaire : l'abcès est tout au fond, au contact de l'os.

Ouvrez-le donc largement, jusqu'à ses confins supérieur et inférieur, videz-le, détergez-en tous les diverticules. C'est le premier temps (fig. 815).

Gardez-vous de vous en tenir là, et de vous laisser influencer par l'aspect de l'os dénudé, que vous avez devant vous. Sans doute vous ne voyez parfois aucun orifice, aucune traînée purulente sur cette couche compacte, dépouillée et rougeâtre : tenez pour certain que, *sous cette écorce, il y a du pus*, et, sans plus tarder, ouvrez une brèche pour l'évacuer.

C'est *le bulbe de l'os*, dans ces formes typiques que nous étudions, qu'il faut trépaner, autrement dit, cette portion renflée qui termine la diaphyse, et qui avoisine le cartilage conjugal. Pour trépaner, vous pouvez utiliser, si vous l'avez sous la main, une petite couronne de trépan, une fraise, une tréphine, voire un gros perforateur; mais la gouge et le maillet suffiront parfaitement.

Chez les enfants, l'os se laisse parfois aisément entamer avec la gouge à main; n'y comptez pas, et surtout lorsque vous opérez un adolescent, attendez-vous à trouver une couche compacte épaisse et dure. Or, cette muraille, il faut la trouer tout entière, et ne juger la besogne faite que lorsque vous avez pénétré dans le tissu spongieux, rougeâtre, friable, infiltré de pus.

Donc ne vous arrêtez pas à mi-chemin, et c'est ici le cas de répéter que, tant qu'il vous reste un doute, vous n'êtes certainement pas parvenu « au bon endroit », dans le centre du bulbe, dans le canal médullaire.

Forez au moins deux puits, l'un, en plein bulbe, l'autre un peu plus haut, sur l'extrémité diaphysaire : si vous trouvez du pus, ne vous contentez pas de ces deux fenêtres ouvertes, réunissez-les à la gouge et au maillet et creusez une rigole profonde de l'une à l'autre (fig. 816).

Ne craignez pas de faire très étendue cette « tunellisation » primitive, d'évider largement la gaine compacte, de faire sauter beaucoup d'os : avec une grosse curette, grattez soigneusement, rudement, toute la zone médullaire infiltrée de pus, allez jusqu'aux limites extrêmes de cette zone, jusqu'au tissu sain, qui saigne et crie sous l'instrument. Mieux vous aurez assuré ce drainage intra-osseux, et plus vous aurez fait pour activer la guérison et restreindre les accidents ultérieurs.

Bien entendu, aucune réunion ne sera pratiquée; des drains seront laissés dans la brèche osseuse et dans tous les diverticules du foyer, qui sera mollement tamponné et pansé à la gaze aseptique.

A côté de cette forme classique, il y a des variétés plus bénignes, et d'autres, de gravité excessive, qui nécessitent des interventions d'un autre genre.

Qu'il ait suffi parfois, lors d'accidents récents et d'infections atténuées, d'inciser l'abcès périostique, je ne saurais discuter, à nouveau, cette question si longtemps controversée; en pratique, vous agirez sagement, même dans ces formes de gravité moindre, *en trépanant toujours l'os dénudé*; alors même qu'on n'y découvre pas encore de traînées purulentes, cette trouée, ce drainage ne seront jamais inutiles.

Ailleurs, la suppuration n'est pas limitée au foyer ostéomyélitique : il y a, à son contact ou en continuité avec lui, une *arthrite purulente* du genou, de l'épaule, de la hanche, etc.

Dans l'exemple que nous exposions en commençant, nous avions constaté un gros épanchement du genou : c'était un épanchement séreux, traduisant la réaction articulaire de voisinage : en pareille occurrence, il n'y a rien à faire, et l'on devra se garder, au cours de l'intervention, d'ouvrir la synoviale encore indemne d'infection grave; l'épanchement se résorbe seul, quand le processus ostéomyélitique s'éteint.

Tout autre est la situation lorsqu'on trouve la jointure œdématiée, rouge, très douloureuse, et qu'on constate une pyarthrose.

Est-elle indépendante de l'abcès périostique, l'arthrotomie, telle que nous l'avons décrite plus haut, le lavage et le drainage seront nécessaires et suffisants. Mais il arrive que l'abcès articulaire soit en communication large avec l'abcès intra-osseux et péri-osseux, que la suppuration ait détruit le cartilage conjugal, envahi toute l'épiphyse, et, par elle, la jointure adjacente.

Que faire alors? Par deux incisions latérales, communes, ouvrir à la fois le foyer articulaire et le foyer osseux : trépaner, tunnelliser le bulbe et l'épiphyse et, grâce à une brèche énorme, à ce forage multiple, chercher à éviter la résection totale d'emblée, qui supprime sans retour la zone d'accroissement de l'os, et devient, chez les jeunes sujets, l'origine de raccourcissements et d'impotences considérables.

Dans certaines formes de malignité extrême et d'évolution suraiguë, cette *résection* est inévitable[1] : l'épiphyse décollée, dépouillée et infiltrée de pus, baigne dans le pus, et un large sacrifice donnera seul quelques chances de conserver le membre.

[1] A la hanche, en particulier.

C'est encore dans ces formes suraiguës qu'on trouve parfois, dès les premiers jours, les *diaphyses dépouillées et nécrosées tout au long* : la trépanation n'aurait plus d'objet, il faut extraire ces diaphyses mortifiées d'emblée [1], en pratiquant tous les débridements nécessaires.

Enfin l'amputation ne sera jamais qu'une ressource suprême à laquelle on sera forcé de recourir dans certaines ostéomyélites *bipolaires*, où l'os est nécrosé et suppuré sur toute sa longueur, les deux jointures, supérieure et inférieure, suppurées aussi, et le membre parsemé de fusées purulentes. Les désordres locaux sont alors irrémédiables, et la septicémie menaçante commande de sacrifier le membre.

ABCÈS CHAUDS — ADÉNO-PHLEGMONS PANARIS

Besogne vulgaire, besogne de « petite chirurgie », que l'ouverture d'un abcès ou l'incision d'un panaris! Peut-être, mais besogne grave, certes, et qui engage singulièrement la responsabilité du praticien.

Je sais des malades qui ont succombé, j'en sais d'autres qui restent impotents, par la faute de ces opérations *minores*, mal faites ou trop tard. Il n'y a pas deux chirurgies, une petite, une grande : il n'y en a qu'une, celle qui remplit le mieux et le plus simplement possible toutes les indications, et qui guérit le plus souvent.

Tout abcès, superficiel ou profond (et j'ajouterais volontiers, tout abcès des membres, des parois du tronc, des viscères), **doit être, le plus tôt possible, incisé, vidé, drainé**. C'est une des premières lois formulées de l'art médical : elle reste entière.

Pourquoi donc voyons-nous encore ces énormes collections qui décollent au loin la peau et les muscles, ces *phlegmons par diffusion*, au sens de Chassaignac, ces foyers anfractueux, à clapiers, à diverticules sans cesse renaissants, qu'on incise, et qu'on réincise maintes fois, et qui exigent des mois pour guérir et créent des rétractions irrémédiables? Pourquoi ce temps perdu à « laisser mûrir », et ces essais irrationnels de « faire résoudre » un abcès déjà fluctuant?

Lorsqu'il s'agit d'une suppuration profonde, sous-aponévrotique, intramusculaire, la fluctuation demeure plus longtemps obscure : il faut savoir la chercher, dans le sens de l'axe longitudinal du membre, que les deux mains encadrent. N'attendez pas qu'elle soit « trop nette », autrement dit, que le pus ait fusé sous la peau, et que la poche soit en « bouton de chemise »; l'accroissement journalier de la « tumeur », la douleur lancinante, la fièvre, l'œdème sous-cutané sont une démonstration bien suffisante. *Œdème super-*

[1] Cette forme nécrosante d'emblée n'est pas rare sur les os courts, sur le calcanéum, en particulier, dont il faut pratiquer l'ablation immédiate.

ficiel, suppuration profonde : les deux termes sont connexes, et du premier, vous pouvez, sans hésiter, conclure au second.

N'oubliez pas, d'ailleurs, qu'en certaines régions l'épaississement, l'induration en plaque de la peau et du tissu cellulaire sous-cutané, sont tout aussi « révélateurs » que la fluctuation elle-même : à la nuque, à la face postérieure du tronc, au cuir chevelu, la peau, épaisse et feutrée, durcit en s'œdématiant, au-dessus des collections suppurées, et cet œdème dur est, là encore, un signe certain. A la paroi abdominale, les abcès profonds se présentent comme un bloc épais et compact, comme une nappe dure, qui parfois fait croire à un sarcome : quand la peau se déprime, sous le doigt, en godet, quand elle s'œdématie, et que déjà elle rougit un peu, le diagnostic n'est plus douteux.

Donc, ***incisez de bonne heure, et faites une incision large***.

Au cou, à la tête, une ponction déclive — qui reste ouverte — pourra suffire, sous la réserve d'être précoce, pour les petits abcès : en présence d'une collection volumineuse, d'une collection profonde surtout, le meilleur moyen d'avoir une cicatrisation rapide et une cicatrice aussi présentable que possible, c'est d'assurer d'emblée un large et complet drainage.

Remarquez, d'ailleurs, que toute la thérapeutique des abcès se résume en cette double formule : *l'évacuation, le drainage*. Vous ne faites rien, vous ne pouvez rien faire de plus, et cela suffit. C'est un leurre que de chercher à désinfecter, à aseptiser une cavité, une paroi d'abcès : l'abcès est une forme atténuée, circonscrite, de l'infection, videz, détergez ce milieu de culture : les tissus vivants feront le reste — si vous n'entravez pas leur action, si vous n'introduisez pas, dans la place, d'autres microbes, d'autres germes d'infections associées.

La conclusion pratique, la voici : il faut ouvrir un abcès, comme on panse une plaie fraîche, **avec des mains propres, avec un bistouri propre, à travers une peau proprement détergée**.

Laissez donc de côté le vieil adage de la malpropreté légendaire : « Il y a du pus, nous pouvons être sales ». Lavez et « préparez » vos mains, flambez ou faites bouillir votre bistouri et votre sonde cannelée, savonnez très soigneusement la région malade, la « tumeur », lavez-la à l'alcool et à l'eau bouillie. Alors seulement, ***incisez***.

La technique est fort simple, pour les **abcès qui saillent à la peau**. Plantez hardiment, au beau milieu, la pointe du bistouri, et rabaissez la lame, pour sectionner en long; *ne laissez pas de cul-de-sac à la partie déclive*, fendez le pourtour, et au delà.

Si la poche est très vaste et diverticulaire, et la peau tendue, rougeâtre, amincie, n'hésitez pas à inciser de haut en bas, d'un pôle à l'autre, suivant tout le grand axe, et gardez-vous de laisser, en vue d'un « recollement » problématique, un lambeau cutané flottant, qui ne servira qu'à recouvrir des clapiers : vous aurez meilleure et plus rapide cicatrice à faire tout de suite une « plaie plate ».

Faites couler le pus, tout le pus : avec un tampon ou une compresse bouillis, détergez attentivement toute la cavité, ou, encore, faites un lavage à l'eau bouillie chaude, mais un lavage effectif, mécanique, qui balaie réellement toutes les traces du contenu.

Trouvez-vous quelque prolongement, quelque diverticule, élargissez-le, et lavez-le, à son tour, jusqu'au fond : s'il est déclive, s'il descend au-dessous du niveau inférieur de la poche principale, faites pénétrer la sonde cannelée jusqu'au cul-de-sac, et, sur le bout de la sonde qui relève et présente la peau, incisez. Pratiquez, de la sorte, *autant de contre-ouvertures que vous trouverez de prolongements déclives.*

Vous laisserez un drain, un drain court, un drain bouilli naturellement, dans chacune de ces contre-ouvertures, vous en laisserez un autre, dans la cavité principale, et, s'il existe un diverticule supérieur, vous l'y porterez jusqu'au fond.

Si l'incision est suffisante, bien déclive, et qu'elle bâille largement, le drainage sera, par là même, aussi bien assuré que possible, et l'on réduira au minimum le nombre des drains, qui encombrent et irritent la plaie. On ne mettra *jamais de mèche, jamais de lamelle de gaze* : tout cela, c'est du tamponnement, et rien de plus illogique que de tamponner un abcès.

Vous panserez avec des compresses bouillies, une bonne épaisseur d'ouate hydrophile, de l'ouate ordinaire — *pas d'imperméable*; vous ferez un pansement qui « tienne », qui ne glisse pas, qui ne frotte pas, qui ne découvre pas la plaie.

S'agit-il d'un **abcès sous-aponévrotique**, vous serez prudent, en incisant d'abord la peau, au bistouri, et en débridant, à la sonde cannelée, la seconde enveloppe — comme nous l'avons indiqué ailleurs. (Voy. *Phlegmons et abcès du cou.*)

Un foyer profond, sous-musculaire ou sous-périostique, demande à être découvert, *comme une tumeur*, couche par couche : vous sectionnez la peau, suivant le grand axe, vous sectionnez l'aponévrose, vous sectionnez ou vous réclinez les plans musculaires, en repérant, en mettant à l'abri, sous un écarteur, nerfs et vaisseaux, et, de la sorte, méthodiquement, vous parvenez jusqu'à la poche.

Quelques règles, fort simples, présideront aussi à l'incision des **adéno-phlegmons**, et le voisinage des gros vaisseaux ne doit pas être un épouvantail.

A l'*aisselle*, l'abcès occupe la paroi interne : c'est en dedans, sur le thorax, le long du bord inférieur du grand pectoral, qu'il faut l'inciser; et là, vous n'avez devant vous aucun vaisseau important (fig. 817), vous ne courez aucun danger, vous pouvez aller hardiment en besogne.

Écartez donc le bras du tronc, autant que le permettent la douleur et la contracture musculaire, tournez votre bistouri, pointe en dedans, lame en dedans, et incisez, en long, cette épaisse voussure rougeâtre, qui remplit et nivelle la face interne de l'aisselle.

Les vaisseaux, ils sont loin, ils ont suivi le bras dans son abduction, vous leur tournez le dos, vous ne pouvez pas les atteindre — à moins, toutefois, que vous n'alliez plonger votre pointe, profondément et à l'aveugle, au sommet, tout au sommet du creux axillaire. J'ai vu, il y a plusieurs années, une paralysie grave du nerf cubital, qui avait succédé à une de ces incisions — malheureuses, — la plaie était toute petite, elle occupait l'extrémité supérieure de la pyramide axillaire, et le bistouri, conduit d'une main

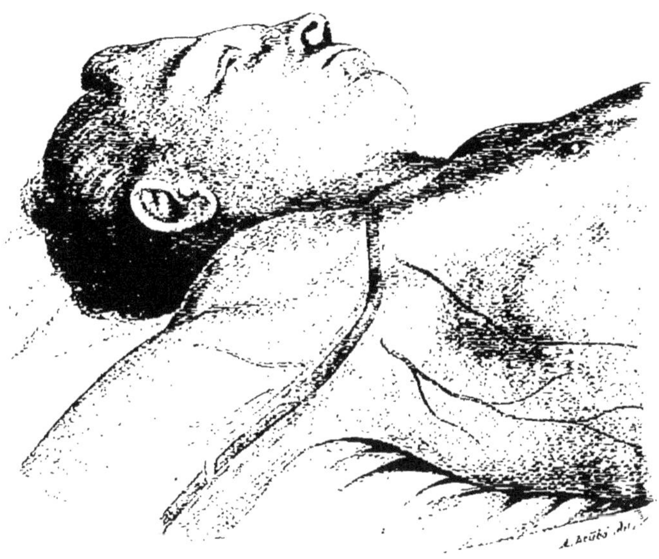

Fig. 817. — Région de l'aisselle : topographie des gros vaisseaux.

effrayée, et, par suite, brutale, avait pénétré verticalement, de bas en haut, et blessé le nerf.

Aucun accident de ce genre n'est *possible*, si vous incisez en *bonne place*, le long de la face interne.

Allez donc, d'emblée, jusqu'au foyer, jusqu'au pus; ou bien, la peau sectionnée, poursuivez au bistouri, couche par couche. Si vous tenez à un excès de prudence, coupez d'abord la peau, et, à la sonde cannelée, par débridement mousse, en vous dirigeant *vers le thorax, vers le bord inférieur du grand pectoral*, ouvrez la poche suppurée (fig. 818).

N'oubliez pas que la paroi en est parfois épaisse, et aussi que l'abcès se prolonge souvent sous le grand pectoral, ou même qu'il est exclusivement *sous-pectoral*.

Dans cette dernière éventualité, la paroi interne de l'aisselle n'est que peu soulevée, peu remplie; mais, par l'exploration bimanuelle, vous vous rendez compte que la paroi antérieure, que le devant de la poitrine, sont sous-tendus par une masse épaisse, un bloc compact, de fluctuation souvent obscure : c'est le *phlegmon large du thorax*.

Il faut alors sectionner la paroi sur le bord inférieur du grand pectoral, découvrir ce bord, rouge et toujours net, et, avec la sonde cannelée, poursuivre votre chemin au-dessous de lui, *en dedans et en haut*, pendant que votre main gauche, appliquée comme figure 818, maintient la « tumeur », la tend et la ramène en dehors.

Ici encore, vous aurez soin de faire une voie large, et de créer un drainage bien déclive.

A l'*aine*, les abcès ganglionnaires sont toujours *au devant des vaisseaux*; à peine rencontrerez-vous parfois la tégumenteuse, lors d'adéno-phlegmons

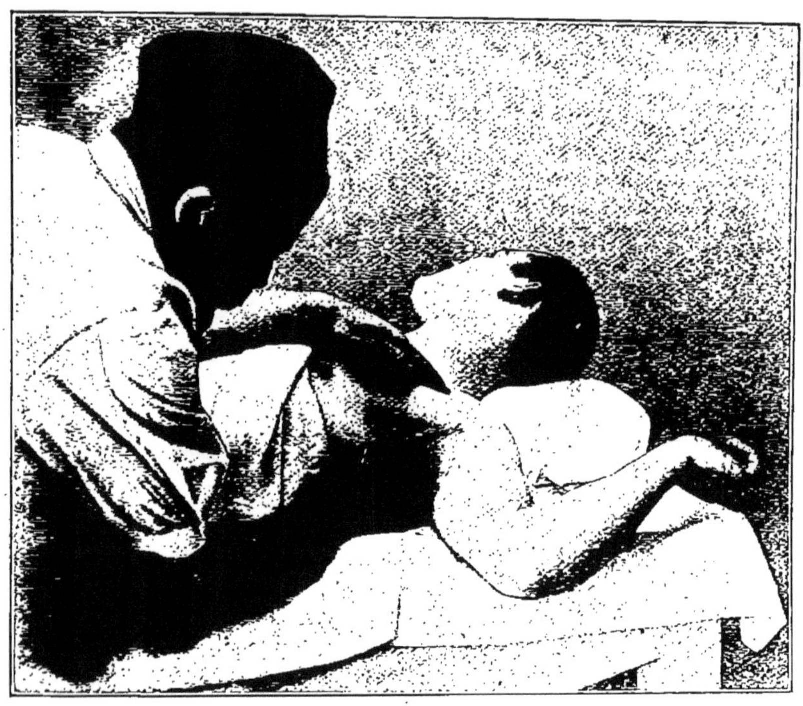

Fig. 818. — Ouverture à la sonde cannelée d'un *abcès profond, sous-pectoral, de l'aisselle.*

haut situés, sus-inguinaux, ou la terminaison de la saphène, dans les adénites basses de la pointe du triangle.

Avec quelque attention, on évite la saphène, et, si l'on coupe une artériole tégumenteuse, deux pinces ont raison de l'incident.

En règle, l'incision se fera verticalement, au centre de la voussure rouge, en pleine fluctuation. Une ponction, ou plutôt une courte incision déclive, pourra suffire, pour certains bubons, sous la réserve qu'elle soit précoce, et qu'on n'ait pas perdu, à des essais « abortifs » parfaitement illusoires, des jours et des jours, pendant lesquels la peau se décolle, s'amincit, s'altère irrémédiablement, et prépare une très vilaine cicatrice.

J'arrive au **panaris** et au **phlegmon de la main**, qui trop souvent lui succède, et je laisse de côté la forme sous-épidermique, la tourniole, qui, elle, « crève les yeux » : un coup de ciseaux ouvre « l'ampoule », dont on excise tout le revêtement; encore devra-t-on examiner toujours la surface dermique sous-jacente, et rechercher l'orifice, le puits, qui conduit parfois à une collection profonde, et qu'il faut débrider.

Voici un panaris sous-cutané, vulgaire, d'un doigt du milieu, ne recherchez pas, n'attendez pas la fluctuation; *de fluctuation, vous n'en aurez jamais, à la période où vous devez inciser.*

Ce sera l'empâtement dur, l'épaississement compact de la face antérieure du doigt, qui, avec la douleur locale, continue et lancinante, l'œdème de la face dorsale, la fièvre, démontreront la suppuration.

Incisez donc, en long, sur le devant du doigt, au milieu de la face palmaire; si le processus phlegmoneux est encore circonscrit à l'une des phalanges, recherchez, avec une pointe mousse, le bout du stylet ou de la sonde cannelée, un crayon, le point ou la ligne de douleur maxima, et incisez à ce niveau. Surtout ne faites jamais de ponctions, d'incisures timides, qui entament à peine le derme : rappelez-vous que la peau et la trame sous-cutanée, sur ce doigt enflammé, sont très épaisses, très dures, qu'il faut un réel effort pour les sectionner, et franchement, d'un seul coup, ouvrez une large brèche. La cocaïnisation « en bague » (Reclus), telle qu'elle a été figurée plus haut (voy. *L'anesthésie en chirurgie d'urgence*), vous rendra, en pareil cas, les meilleurs services.

Le doigt est-il à demi fléchi, rétracté et de « déroulement » impossible, la gaine est prise, et, d'ailleurs, l'acuité des souffrances et les accidents généraux en témoignent : **c'est la gaine qu'il faut alors ouvrir**, c'est jusqu'à l'os qu'il faut inciser.

Encore une fois, vous êtes sur le milieu du doigt, les collatérales sont loin, vous n'avez rien à craindre; ne vous préoccupez que d'une chose : de sentir l'os sous la pointe de votre bistouri; **c'est le contact osseux qui sera votre repère profond.**

Que de suppurations graves, que de rétractions, que d'infirmités seraient prévenues, si cette incision *profonde et précoce* avait force de loi, et de loi toujours exécutée!

Il n'en est pas ainsi, malheureusement, et voici dans quel état, trop souvent, vous trouverez la main.

Le gonflement est considérable, et la face dorsale est surélevée par une épaisse nappe œdémateuse; les doigts sont fléchis, incurvés en crochet; dans la paume, le creux médian est effacé, nivelé, exhaussé par une masse profonde, diffuse, qui paraît tendue, indurée, plutôt que fluctuante; la tuméfaction remonte au-dessus du poignet, et figure là, à l'extrémité inférieure de l'avant-bras, une sorte de voussure transversale, profonde aussi, qui se dessine plus ou moins haut. Si la douleur permet une exploration suffisante, vous pourrez parfois — tout au fond — sentir la fluctuation, et percevoir le va-et-vient du liquide, que vos deux mains chassent de la paume à l'avant-bras, et *vice versa*, sous le ligament annulaire du carpe.

Du reste, là non plus, vous ne devrez pas attendre que la fluctuation soit nette : la douleur, la rétraction des doigts, la réplétion de la paume, la tuméfaction profonde du poignet ne révèlent que trop la suppuration ascendante, et commandent l'intervention hâtive.

Il faut ouvrir la paume, la grande gaine palmaire, d'abord, puis, au-dessus du poignet, inciser le prolongement supérieur, le cul-de-sac antibrachial de l'abcès; enfin, d'une brèche à l'autre, passer un drain (fig. 819). Opération véritable, opération difficile en pareil milieu, opération d'urgence immédiate, si l'on tient à sauver cette main.

Il y a deux dangers à éviter : le *médian*, — l'*arcade palmaire superficielle*; le médian surtout.

Rappelez-vous donc que le nerf occupe exactement le milieu de la face antérieure du poignet, et qu'il côtoie le bord interne du tendon du grand palmaire (voy. fig. 786); que *l'arcade artérielle correspond, dans la paume, à l'intervalle des deux plis moyen et inférieur* (1).

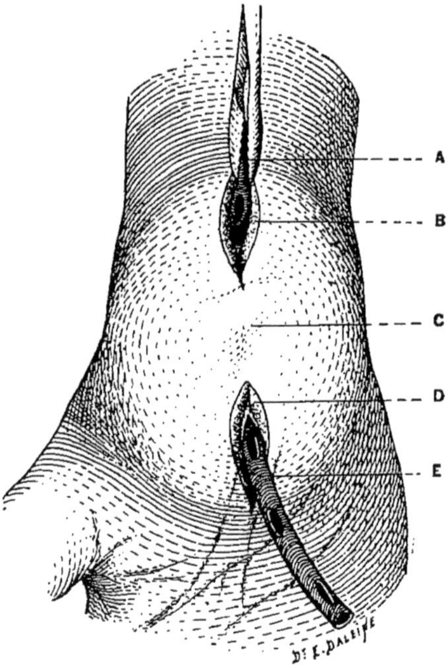

Fig. 819. — Drainage transcarpien d'un phlegmon de la main et de l'avant-bras.

A, pince ramenant le drain de bas en haut, à travers le canal carpien. — B, incision supérieure au poignet. — C, paume de la main, tendue et « remplie ». — D, incision inférieure, au-dessus du pli palmaire moyen. — E, drain passant dans la paume et sous le ligament annulaire.

(1) Il peut arriver, d'ailleurs, qu'une incision malheureuse intéresse l'arcade artérielle; il arrive encore que les vaisseaux de la paume s'érodent dans les foyers de suppuration mal drainés, dans les plaies infectées. Primitives ou secondaires, ces *hémorrhagies de la main* sont graves et nécessitent des interventions souvent complexes — et ce qui suit s'applique, du reste, en grande partie aux hémorrhagies traumatiques, succédant aux *plaies de la paume de la main*.

Chercher, pincer et lier les deux bouts, ou, pour mieux dire, tous les bouts vasculaires qui saignent, *dans la plaie* : tel est, là encore, le principe auquel il faut s'attacher, quelque difficile que puisse en être l'application. Mais on ne devra jamais s'engager au hasard dans une pareille besogne : faites comprimer au-dessus du poignet et tenir la main élevée; élargissez la plaie, en long, et d'emblée; installez deux écarteurs, ou, si vous n'êtes pas aidé, passez un fil dans chacune des lèvres et nouez ces deux fils rétracteurs sur le dos de la main; ne négligez aucune de ces « préparations » nécessaires pour bien voir et faire le champ libre ; alors seulement, cherchez les bouts artériels, tout ce qui saigne en jet, et jetez des pinces (fig. 820).

Dans une plaie fraîche, vous réussirez, de la sorte, à pincer et à lier; dans une plaie infectée, un foyer phlegmoneux, sur des tissus ramollis et friables, les pinces ne tiennent pas, les ligatures coupent : il faut reprendre un peu plus loin, et, au lieu de lier sur la pince, passer le fil, avec une aiguille courbe, au-delà du point saisi, en chargeant un petit pont de tissu, et serrer très doucement, juste ce qu'il faut; ailleurs, il vaudra mieux laisser les pinces à demeure, enveloppées et maintenues par des lamelles aseptiques. Ce n'est que devant l'impossibilité absolue de l'hémostase directe que l'on aurait recours à la ligature simultanée de l'artère radiale et de l'artère cubitale au poignet, ou de l'humérale au pli du coude.

Enfin la désinfection rigoureuse, la mise à l'air et le drainage de tous les clapiers, les bains antiseptiques prolongés seront le meilleur moyen de prévenir les hémorrhagies secondaires ou d'en éviter le retour.

Donc, incisez la paume, au-dessus du pli palmaire moyen, verticalement, sur cette voussure épaisse qui la distend, coupez la peau, la nappe d'œdème dur sous-jacente, le plan fibreux, et, si la « tumeur » profonde ne se montre pas, saillante, poursuivez, à la sonde cannelée, le débridement, toujours en long, pour ne pas blesser les irradiations du médian.

Vous êtes dans le foyer, le pus s'échappe; ne craignez pas d'élargir la voie, par en haut; faites pénétrer une sonde cannelée, une forte sonde

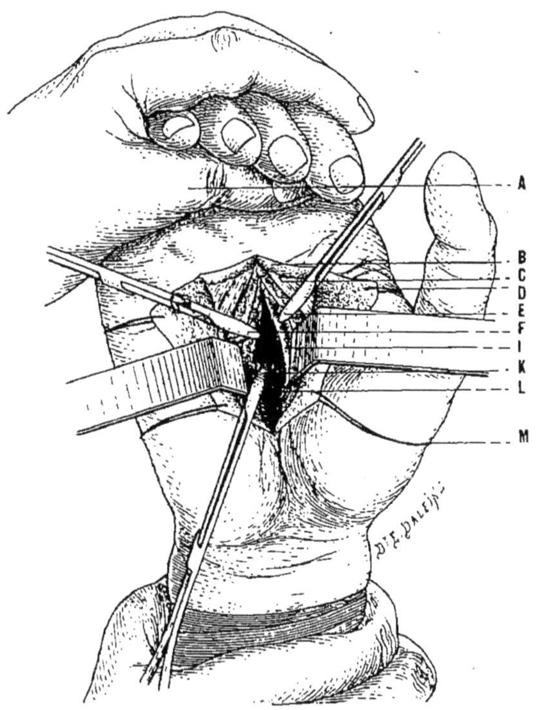

Fig. 820[1]. — Forcipressure des artères de la paume de la main. (Compression du poignet ; main élevée ; doigts infléchis; rétraction des lèvres de la plaie, élargie en double volet.)

A, main gauche de l'aide pliant les doigts pendant que la droite comprime le poignet. — B, débridement transversal à l'angle inférieur de la plaie, permettant de rabattre deux volets. — C, aponévrose palmaire. — D, fil rétracteur, passé dans l'une des lèvres de la plaie et noué avec celui du côté opposé sur le dos de la main. — EF, pinces jetées sur les deux bouts de l'arcade palmaire superficielle. — I, tendons. — K, forcipressure de l'arcade profonde. — L, bord interne de l'éminence thénar. — M, second fil rétracteur noué sur le dos de la main.

cannelée de Nélaton, un peu recourbée, de bas en haut, dans le canal carpien, dont vous suivez exactement la paroi antérieure; conduisez-la le plus haut posssible, au-dessus du poignet, et, de son bec, soulevez la peau. Vous avez ainsi un repère, un conducteur, sur lequel vous ferez l'incision supérieure; mais vous aurez soin de lui donner toujours une direction verticale, exactement médiane, et de *chercher le nerf, pour l'éviter*.

D'une brèche à l'autre, il ne reste plus qu'à faire glisser un drain, chaussé

[1] Voy. la note, page précédente.

sur la sonde cannelée, ou qu'une pince ira chercher, par la paume, et ramener de haut en bas, ou *vice versâ* (fig. 819).

Ceci fait, installez le membre dans un bain continu, laissez-le *des heures* dans le liquide, que de temps en temps on renouvelle, pour en maintenir la température. Ce sera le meilleur complément de l'intervention que vous venez de faire.

PHLEGMON DIFFUS — ANTHRAX DIFFUS

Un jeune homme de vingt-quatre ans, très vigoureux, joueur émérite de foot-ball, est violemment heurté, au cours d'une partie, sur le devant de la jambe gauche : il en résulte une plaie contuse, qui reste longtemps sans pansement, en contact avec des vêtements humides et souillés de terre. Malgré les soins qui lui sont donnés plus tard, toute la région ne tarde pas à rougir et à se tuméfier, la fièvre s'élève, et, quelques jours après, nous le trouvons dans l'état fort alarmant que voici :

La température dépasse 39°,5, la peau est sèche, le pouls fréquent, mal frappé, la langue rôtie, le facies très altéré; il y a du délire, la nuit, de la somnolence dans la journée. Toute la jambe est occupée par un gonflement rougeâtre, diffus, qui remonte jusqu'au tiers inférieur de la cuisse, et qui fait le tour du membre; par places, la peau est marbrée de larges taches violacées, noirâtres, ou d'un jaune sale, et recouverte de grosses phlyctènes remplies de sérosité brunâtre : la consistance de cette nappe épaisse est mollasse, pseudo-fluctuante en certains points, tendue et presque dure, sur d'autres zones, la plaie donne issue à un liquide sanieux, fétide, mêlé de pus. A sa limite supérieure, le phlegmon gangreneux se continue par une rougeur foncée, qui fuse en traînée le long de la cuisse.

Le diagnostic n'était que trop évident, et le danger trop certain.

Séance tenante, le malade est endormi, et, *sur tout le pourtour de la jambe, de longues brèches sont ouvertes au thermo-cautère*; sous la peau, je traverse une nappe épaisse, d'un gris jaunâtre, d'aspect putrilagineux, et, en plusieurs points, j'ouvre aussi l'aponévrose, dont l'apparence terne et sale témoigne de la diffusion profonde des lésions.

Aux confins du phlegmon gangreneux, et dans l'intervalle des grandes incisions, des ponctions sont pratiquées au thermo-cautère, et figurent une série de puits, par où s'écoule le même liquide, roussâtre et fétide.

A la suite de cette intervention, les accidents généraux s'atténuèrent; localement, de vastes segments de tissu cellulaire sphacélé commencèrent à se détacher; pourtant les plaies conservaient le plus mauvais aspect, et la température restait élevée.

On prit alors le parti d'irriguer tout le membre d'*eau oxygénée*, deux fois par jour, et de le maintenir enveloppé de compresses, imbibées aussi d'eau oxygénée. Le résultat fut très frappant : l'élimination des eschares progressa de jour en jour, et les surfaces devinrent franchement bourgeonnantes, pendant que l'état général s'améliorait, et que la fièvre tombait peu à peu.

Je passe sur les péripéties de cette longue histoire. Deux mois après, la détersion était complète, et je recouvrai de greffes de Thiersch une large plaie granuleuse qui occupait la face antéro-externe de la jambe. La guérison s'acheva, sans incident, et le fonctionnement du membre est aujourd'hui tout à fait normal.

Autre exemple, plus démonstratif encore, car la situation était si compromise, que l'amputation de la cuisse apparaissait comme une nécessité prochaine.

Il s'agit d'un pauvre terrassier, d'une quarantaine d'années, qui nous fut apporté à l'hôpital Beaujon, avec un phlegmon diffus, gangreneux, total, de la jambe gauche, remontant jusqu'à mi-cuisse. Les accidents dataient de plusieurs jours, et s'étaient développés à la suite d'un écrasement superficiel. Le pied, la jambe, le genou sont démesurément gonflés et maculés de plaques noirâtres; la température dépasse 40°, le pouls est misérable; le facies terreux, la dépression générale témoignent d'une infection menaçante à bref délai.

L'amputation haute de la cuisse paraît presque la dernière ressource; pourtant, nous cherchons à faire une suprême tentative conservatrice. *Au thermo-cautère, de longues tranchées sont ouvertes,* parallèles et profondes, sur le pied, la jambe et la cuisse, et, dans leurs intervalles, au-dessus et au-dessous, *de nombreux puits sont creusés au couteau rougi.* Après ces débridements multiples, l'aspect du membre est lamentable : on l'enveloppe de compresses imbibées d'alcool, et l'on commence les injections sous-cutanées de sérum artificiel, à doses massives.

Ici, encore, les accidents s'amendèrent, et, après une longue période de réparation locale, le membre fut sauvé et la guérison inespérée fut obtenue.

Il faut connaître ces formes terribles du phlegmon diffus — plus rares aujourd'hui — pour les prévenir, d'abord, pour leur appliquer, ensuite, le seul traitement héroïque, celui que nous allons formuler.

On ne prévient le phlegmon diffus, à la suite des piqûres infectées, des plaies contuses souillées, des fractures compliquées, etc., que *par le débridement large et précoce* — autrement dit, en assurant *le drainage,* aussi complet que possible, du foyer infecté.

On n'arrête le phlegmon diffus, dans sa marche envahissante, que par la même méthode, suivie avec rigueur, presque avec barbarie. Le phlegmon diffus n'est pas une suppuration : *c'est une gangrène,* une gangrène diffuse, progressive, sans limites, du tissu cellulaire sous-cutané ou profond.

Ne cherchez pas de collection suppurée, pas d'abcès, pas de nappe purulente, n'attendez pas, bien inutilement, qu'il s'en produise : le pus ne paraîtra que plus tard, à l'élimination des eschares, autrement dit, quand le processus d'infection diffuse sera enrayé. Donc, vous n'aurez pas à ouvrir de foyers circonscrits, à inciser tel ou tel point; il faut **inciser tout,** et **débrider jusqu'aux extrêmes confins de la zone phlegmoneuse.**

Ne perdez donc pas un temps précieux, un temps vital, à telle ou telle intervention superficielle et illusoire : à l'acupuncture de Dobson — aux injections sous-cutanées diverses — aux enveloppements et aux pulvérisations — aux incisions courtes et timides. Vous ne sauverez votre malade, vous ne sauverez le membre, que si, d'emblée, vous avez résolument recours à la pratique suivante :

Avec le couteau du thermo-cautère, sur tout le territoire du phlegmon diffus, pratiquez des incisions longitudinales, parallèles à l'axe du membre; ne craignez pas de leur donner 12 et 15 centimètres; laissez entre elles une bande de trois travers de doigt environ, pour prévenir le sphacèle des ponts intermédiaires; sectionnez la peau, et, sous la peau, creusez à longs traits successifs l'épaisse nappe jaunâtre et sanieuse; fendez-la tout entière, jusqu'à l'aponévrose, et, si le feuillet fibreux apparaît lui-même verdâtre, terne, et de vilain aspect, fendez-le à son tour et ouvrez les espaces profonds.

Ayez soin de ne pas faire de tranchée au niveau des gouttières vasculaires et sur le trajet connu des gros vaisseaux; dans le plan sous-cutané, vous blesserez parfois des veines, de grosses veines même, les saphènes, mais l'hémorragie sera toujours facile à arrêter : un peu de compression, parfois une pince laissée à demeure quelques heures, suffiront à cette hémostase.

Que la crainte des vaisseaux ne vous empêche donc pas — sous ces réserves — de faire profondes les brèches du couteau rougi, et, entre elles, de réaliser un complément de drainage par des *ponctions multiples*. Enfoncez la pointe du thermo-cautère dans les zones intermédiaires aux longues brèches, enfoncez-la surtout, et forez de nombreux puits, dans cette zone de rougeur et d'œdème diffus, qui limite et prolonge, en haut, le phlegmon gangreneux : la zone d'envahissement.

Ceci fait, plongez le membre dans un bain d'eau bouillie chaude, purement et simplement, car l'imprégnation prolongée du liquide et le lavage continu qui en résulte représentent le principal mode d'action de la balnéation locale. Laissez donc le membre *pendant des heures* dans ce bain d'eau chaude, que vous faites renouveler de temps en temps, ou additionner d'une nouvelle quantité de liquide, pour en maintenir la température.

Vous aurez recours ensuite aux grands enveloppements humides dans de vastes compresses, imbibées d'alcool ou d'eau oxygénée, disposées en couche épaisse, et entourées d'ouate, sans imperméable.

L'*eau oxygénée* est tout spécialement indiquée dans les faits de ce genre; elle servira, d'une part, en lavages, à la surface des plaies de débridement et, d'autre part, en pansement continu [1]. Les résultats qu'elle fournit,

[1] C'est l'eau oxygénée à 10 ou 12 volumes qu'on emploie couramment; elle agit surtout en lavages, comme l'a montré J.-L. Championnière. — Voy. J.-L. Championnière, *Académie de méd.*, 6 déc. 1898. — Thiriar, De l'emploi de l'oxygène en chirurgie (eau oxygénée et gaz oxygène). *Bull. de l'Acad. de méd. de Belgique*, 1899. — P. Labrens, *De l'eau oxygénée en chirurgie et en obstétrique*. Thèse de doct., 1899, — et Disc. à la Soc. de chir., 30 janvier 1900.

dans ces infections gangreneuses, sont de nature à étendre de plus en plus la sphère de son application et à généraliser son emploi.

Grâce à cette thérapeutique réellement active et puissante, vous serez armés contre les phlegmons diffus les plus graves, si toutefois la résistance vitale du malade n'est pas irrémédiablement compromise. Et l'amputation haute restera comme une ressource tout exceptionnelle, fort précaire, d'ailleurs, presque toujours.

Le même esprit doit présider au traitement de l'**anthrax diffus**, dont la gravité ne le cède guère à celle du phlegmon gangreneux.

Je suis appelé auprès d'une femme d'une cinquantaine d'années, très massive, très grosse qui, depuis huit jours, souffre d'un anthrax du dos. Des pansements humides, avec les antiseptiques les plus divers, quelques ponctions, une courte incision en un point qui semblait fluctuant, n'ont nullement retardé l'évolution de la « tumeur »; de jour en jour, l'état général s'est aggravé, la fièvre reste élevée (39°,5 à 40 degrés) et presque continue, le pouls est mauvais, la respiration pénible; j'ajoute — et le fait n'est pas rare et doit toujours être recherché — que l'examen des urines révèle une notable quantité de sucre.

A la partie médiane du dos, je découvre une énorme masse à peu près large comme les deux mains, saillante et convexe à son centre, d'un rouge violacé; de contours arrondis, elle ne finit pas nettement à sa périphérie, elle se prolonge en une zone ambiante, rouge, œdémateuse, diffuse, qui gagne les deux côtés du tronc et remonte jusqu'à la base du cou. Cette zone s'agrandit et se diffuse d'heure en heure, pourrait-on dire, et la tumeur centrale s'accroît du même pas.

Anthrax envahissant, infection générale fort grave, mort certaine à bref délai. Il faut, coûte que coûte, enrayer le processus et, là encore, le débridement immédiat, large, total, est de nécessité urgente.

La malade est endormie. Au thermo-cautère, l'énorme tumeur est fendue de haut en bas, puis de gauche à droite, et dans les deux sens, fendue *dans toute son épaisseur, jusqu'au fond, jusqu'au plan fibreux*. On traverse une couche feutrée de près de 10 centimètres, un amas de vacuoles purulentes, de bourbillons, de débris de tissus grisâtres et sphacélés; on excise de gros blocs de cette gangue sous-cutanée, on simplifie, dans la mesure du possible, le vaste foyer, dont le couteau rougi dépasse largement le pourtour, en empiétant sur la zone périphérique d'envahissement. Lavages abondants, grand pansement humide. Après une longue période de réparation, l'intervention large fut, ici encore, suivie de guérison.

N'hésitez donc pas à traiter avec pareille rigueur ces gros anthrax, du dos, de la nuque, de la face, des membres, qui n'ont pas de limites nettes et qui se diffusent sans cesse : la zone ambiante, rouge, épaissie, œdémateuse, est là pour témoigner de cette marche envahissante, alors même que les accidents généraux sont peu bruyants et trompeurs.

Ouvrez au thermo-cautère, en long et en large, crucialement, la grosse masse; au besoin, si elle est trop volumineuse, faites une série d'incisions radiées, et ouvrez, du centre à la périphérie, autant de brèches qu'il en faut. Que ces brèches soient profondes, qu'elles pénètrent jusqu'au plan aponévrotique, qu'elles dépassent largement le pourtour de l'anthrax proprement dit, et qu'elles drainent aussi la zone diffuse ambiante.

Évacuez les bourbillons, le pus, *excisez tout ce que vous pourrez du « tissu de l'anthrax »*, simplifiez, mettez à l'air tout ce vaste foyer et assurez le drainage « total ».

Ici encore, l'eau oxygénée rendra de grands services, et encore les longues pulvérisations d'eau bouillie, qui transforment rapidement l'aspect de ces grandes plaies, activent la détersion et le bourgeonnement réparateur.

A la face, à la lèvre supérieure surtout, l'anthrax, même petit, est toujours inquiétant, et l'incision précoce, au thermo-cautère, est une mesure de prudence élémentaire : bien entendu, dans les formes diffuses qui se compliquent d'un œdème considérable et de menaces de phlébite, le débridement large devient urgent.

PUSTULE MALIGNE

Je tiens seulement à indiquer ici les grandes lignes du traitement d'urgence, dans la **pustule maligne** et l'**œdème malin charbonneux.**

Traitement d'urgence est le mot propre, et la précocité de l'intervention est, ici encore, la condition primordiale de son efficacité. Or, elle relève surtout de la précocité du diagnostic. Dans certaines contrées, où la maladie charbonneuse reste fréquente, l'expérience s'acquiert vite, et l'on apprend à dépister les premières empreintes de l'inoculation et à reconnaître, dès ses débuts, la « puce maligne » ; c'est là une condition excellente et un précieux élément de succès, qui expliquent sans doute, pour une large part, les résultats de tant de pratiques diverses.

Une fois constituée, la pustule maligne revêt, d'ailleurs, un aspect bien caractéristique : cette *eschare noire centrale*, cette *couronne de petites vésicules*, cette *auréole inflammatoire rouge*, cette *zone œdémateuse* plus ou moins étendue, cette succession régulière et concentrique ne sauraient tromper, dans les formes récentes, nettes et typiques. La profession et l'habitat du malade sont toujours, d'ailleurs, un élément important. J'ai vu autrefois, à l'hôpital Cochin et à la Pitié, un assez grand nombre de pustules malignes, et je dois dire que, même dans les cas d'évolution locale fruste, altérée et atypique, le diagnostic était toujours porté sans trop de peine.

Que faire donc, en présence d'une pustule maligne? **Thermo-cautère** et **teinture d'iode**, thermo-cautère surtout : tels seront les deux agents principaux du traitement.

Avec le couteau rougi, fendez l'eschare centrale jusqu'au delà de la couronne vésiculaire, puis excisez successivement, en masse, l'une et l'autre moitié. Poursuivez l'incision dans l'auréole et complétez-la par des ponctions profondes, qui traversent toute la peau, et qui ouvrent autant de puits.

Séance tenante, faites une première série d'injections iodées dans la zone œdémateuse ambiante; servez-vous de la solution à 1 pour 200, ou même de la teinture d'iode pure. Avec la seringue de Pravaz, pratiquez donc 4, 6, 10, 12 piqûres circonférentielles, sur une ou deux lignes concentriques, tout autour du foyer central que vous venez d'exciser ou de cautériser: chaque piqûre pénètre obliquement dans le tissu cellulaire sous-cutané, et dans chacune d'elles vous injectez lentement une demi-seringue de la solution aux deux centièmes, 2, 3, 4 gouttes de teinture d'iode pure.

Le soir, vous répéterez ces piqûres, un peu plus loin, si l'œdème s'est étendu, et, pendant deux, trois, quatre jours, s'il le faut, vous continuerez ainsi, matin et soir, la besogne de circonvallation.

Cette pratique suffira, dans les pustules récentes et dans les cas de malignité moyenne. Si l'œdème s'accroît très vite et que les bords de la zone excisée s'escharifient et noircissent, ou encore si vous vous trouvez en présence d'une pustule déjà transformée, d'une eschare très large, d'une tuméfaction diffuse, c'est au **thermo-cautère** qu'il faudra vous adresser surtout, et vous le manierez **comme dans le phlegmon diffus**. Débridez, d'un bout à l'autre, eschare et zone œdémateuse; tracez, de la sorte, une série de raies de feu; ouvrez une série de brèches profondes, longitudinales, et, dans leurs intervalles, plongez encore la pointe du thermo-cautère et forez des trous.

Telle est aussi la méthode applicable, d'emblée, à l'**œdème malin charbonneux**, qui, d'ordinaire, s'annonce par une enflure molle, transparente, indolente, de la paupière, et très vite se diffuse et revêt d'énormes proportions. Il n'y a pas de temps à perdre dans ces formes de malignité extrême, et les débridements larges, immédiats, au fer rouge, doivent passer avant toute injection.

Aujourd'hui encore, notre action se borne là; le sérum anticharbonneux est trop peu actif pour être couramment utilisé. Aussi, quand l'infection générale est confirmée, à une période avancée, l'efficacité du traitement est-elle bien précaire.

TABLE DES MATIÈRES

LA TÊTE

LE COU

POITRINE

RACHIS

ABDOMEN

ORGANES GÉNITO-URINAIRES

RECTUM ET ANUS

LES HERNIES ÉTRANGLÉES

MEMBRES

INDEX ALPHABÉTIQUE DES MATIÈRES

J

K

L

M

R

INDEX ALPHABÉTIQUE DES FIGURES[1]

[1] Les planches hors texte sont indiquées en chiffres romains, avec la page qui les précède.

V

49850. — Imprimerie Lahure, 9, rue de Fleurus, à Paris.

MASSON & Cie, ÉDITEURS
Libraires de l'Académie de Médecine, 120, boulevard Saint-Germain, Paris (VIe)
Pr. n° 347

EXTRAIT DU CATALOGUE MÉDICAL [(1)]

RÉCENTES PUBLICATIONS Septembre 1903

Traité de Pathologie générale

OUVRAGE COMPLET

PUBLIÉ PAR

CH. BOUCHARD

MEMBRE DE L'INSTITUT
PROFESSEUR DE PATHOLOGIE GÉNÉRALE A LA FACULTÉ DE MÉDECINE DE PARIS

SECRÉTAIRE DE LA RÉDACTION

G.-H. ROGER

Professeur agrégé à la Faculté de médecine de Paris, Médecin des hôpitaux.

COLLABORATEURS :

MM. ARNOZAN — D'ARSONVAL — BENNI — F. BEZANÇON — R. BLANCHARD — BOINET — BOULAY — BOURCY — BRUN — CADIOT — CHABRIÉ — CHANTEMESSE — CHARRIN — CHAUFFARD — J. COURMONT — DEJERINE — PIERRE DELBET — DEVIC — DUCAMP — MATHIAS DUVAL — FÉRÉ — GAUCHER — GILBERT — GLEY — GOUGET — GUIGNARD — LOUIS GUINON — J.-F. GUYON — HALLÉ — HÉNOCQUE — HUGOUNENQ — M. LABBÉ — LAMBLING — LANDOUZY — LAVERAN — LEBRETON — LE GENDRE — LEJARS — LE NOIR — LERMOYEZ — LESNÉ — LETULLE — LUBET-BARBON — MARFAN — MAYOR — MENETRIER — MORAX — NETTER — PIERRET — RAVAUT — G.-H. ROGER — GABRIEL ROUX — RUFFER — SICARD — RAYMOND TRIPIER — VUILLEMIN — FERNAND WIDAL.

Tome V. Fig. 298.— Blépharospasme hystérique avec hémianesthésie correspondante.

6 vol. grand in-8°, avec figures dans le texte : **126** *fr.*

Chaque volume est vendu séparément.

Sous la puissante impulsion du professeur Bouchard, la pathologie générale a pris une place prépondérante dans les études du monde médical. C'est qu'elle fournit des enseignements indispensables à toutes les branches de la médecine : elle fixe les idées sur les grands problèmes

1. *La librairie Masson et Cie envoie gratuitement et franco de port les catalogues suivants à toutes les personnes qui lui en font la demande.* — **Catalogue général** *contenant, classés par subdivisions, tous les ouvrages ou périodiques publiés à la librairie.* — **Catalogues de l'Encyclopédie scientifique des Aide-Mémoire :** *I. Section de l'ingénieur. — II. Section du biologiste.* — **Catalogue des ouvrages d'enseignement.**

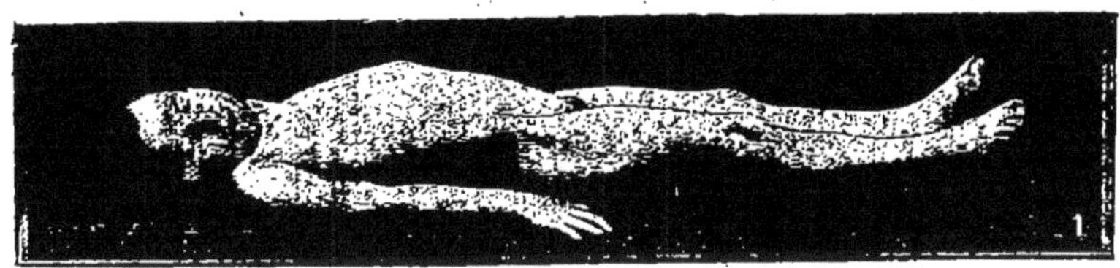

Tome V. Fig. 73.

que soulève l'étude de l'homme; elle éloigne le médecin des changeantes données de l'empirisme et lui apprend à réfléchir sur les phénomènes qu'il observe, à discuter et à comprendre les interventions qu'il doit faire.

Pour être véritablement utile, la pathologie expérimentale doit constamment s'efforcer de réunir et de synthétiser les données de la clinique et de l'expérimentation. C'est dans cet esprit qu'est conçu l'enseignement du professeur Bouchard; c'est dans cet esprit qu'a été écrit le livre dont il dirige la publication. Si tous les collaborateurs ont conservé leur indépendance, tous cependant ont suivi la même idée directrice qui assure à l'œuvre son unité.

Le plan adopté est d'ailleurs fort simple. Il consiste à rechercher par quel mécanisme agissent les causes pathogènes, par quels procédés l'organisme répond à l'attaque, par quels moyens le médecin peut apprécier à leur juste valeur les troubles morbides, les rattacher à leur cause et modifier leur évolution.

C'est la première fois, croyons-nous, qu'une pléiade de savants s'est groupée autour d'un maître illustre pour élever un pareil monument à l'étude de la pathologie générale. L'intérêt qu'a soulevé cet ouvrage dans le monde scientifique étranger montre que nulle part n'existait l'équivalent d'une telle œuvre, et dès à présent deux traductions, l'une en italien, l'autre en espagnol, ont été publiées.

DIVISION DE L'OUVRAGE

TOME I

1 vol. grand in-8° de 1018 pages avec figures dans le texte : **18** fr.

Introduction à l'étude de la pathologie générale, par G.-H. Roger. — Pathologie de l'homme et des animaux, par G.-H. Roger et P.-J. Cadiot. — Considérations générales sur les maladies des végétaux, par P. Vuillemin. — Pathogénie générale de l'embryon. Tératogénie, par Mathias Duval. — L'hérédité et la pathologie générale, par Le Gendre. — Prédisposition et immunité, par Bourcy. — La fatigue et le surmenage, par Marfan. — Les Agents mécaniques, par Lejars. — Les Agents physiques. Chaleur. Froid. Lumière. Pression atmosphérique. Son, par Le Noir. — Les Agents physiques. L'énergie électrique et la matière vivante, par d'Arsonval. — Les Agents chimiques. Les caustiques, par Le Noir. — Les intoxications, par G.-H. Roger.

TOME II

1 vol. grand in-8° de 940 pages avec figures dans le texte : **18** fr.

L'Infection, par Charrin. — Notions générales de morphologie bactériologique, par

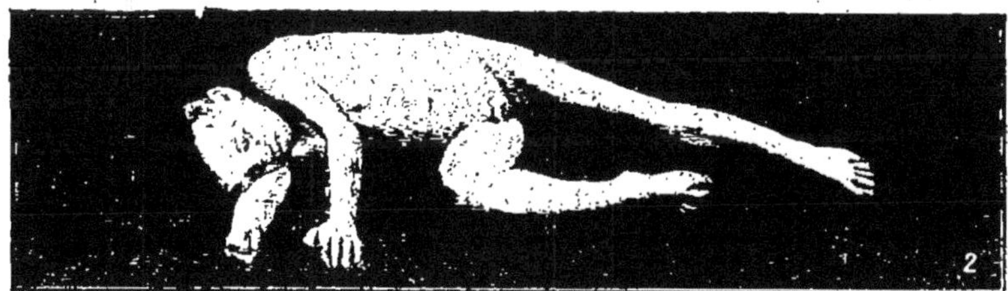

Tome V. Fig. 74.

GUIGNARD. — Notions de chimie bactériologique, par HUGOUNENQ. — Les microbes pathogènes, par ROUX. — Le sol, l'eau et l'air, agents des maladies infectieuses, par CHANTEMESSE. — Des maladies épidémiques, par LAVERAN. — Sur les parasites des tumeurs épithéliales malignes, par RUFFER. — Les parasites, par R. BLANCHARD.

TOME III

1 vol. in-8° de 1400 pages avec figures dans le texte, publié en deux fascicules : **28** francs.

Fasc. I. — Notions générales sur la nutrition à l'état normal, par E. LAMBLING. — Les troubles préalables de la nutrition, par CH. BOUCHARD. — Les réactions nerveuses, par CH. BOUCHARD et G.-H. ROGER. — Les processus pathogéniques de deuxième ordre, par G.-H. ROGER.

Fasc. II. — Considérations préliminaires sur la physiologie et l'anatomie pathologiques, par G.-H. ROGER. — De la fièvre, par LOUIS GUINON. — L'hypothermie, par J.-F. GUYON. — Mécanisme physiologique des troubles vasculaires, par E. GLEY. — Les désordres de la circulation dans les maladies, par A. CHARRIN. — Thrombose et embolie, par A. MAYOR. — De l'inflammation, par J. COURMONT. — Anatomie pathologique générale des lésions inflammatoires, par M. LETULLE. — Les altérations anatomiques non inflammatoires, par P. LE NOIR. — Les tumeurs, par P. MENETRIER.

TOME IV

1 vol. in-8° de 719 pages avec figures dans le texte : **16** fr.

Évolution des maladies, par DUCAMP. — Sémiologie du sang, par A. GILBERT. — Spectroscopie du sang. Sémiologie, par A. HÉNOCQUE. — Sémiologie du cœur et des vaisseaux, par R. TRIPIER et DEVIC. — Sémiologie du nez et du pharynx nasal, par M. LERMOYEZ et M. BOULAY. — Sémiologie du larynx, par M. LERMOYEZ et M. BOULAY. — Sémiologie des voies respiratoires, par M. LEBRETON. — Sémiologie générale du tube digestif, par P. LE GENDRE.

TOME V

1 vol. in-8° de 1180 pages avec nombreuses figures dans le texte : **28** fr.

Pathologie générale et Sémiologie du foie, par A. CHAUFFARD. — Pancréas, par X. ARNOZAN. — Analyse chimique des urines, par C. CHABRIÉ. — Analyse microscopique des urines (histo-bactériologique), par NOEL HALLÉ. — Le rein, l'urine et l'organisme, par A. CHARRIN. — Sémiologie des organes génitaux, par PIERRE DELBET. — Sémiologie du système nerveux, par J. DEJERINE. (Cet article comprend plus de 800 pages et est illustré de très nombreuses photographies, schémas et dessins.)

TOME VI

1 vol. in-8° de 935 pages : **18** fr.

Les troubles de l'intelligence, par CH. FÉRÉ. — Sémiologie de la peau, par E. GAUCHER. — Sémiologie de l'appareil visuel, par F. BRUN et V. MORAX. — Sémiologie de l'appareil auditif, par C. BENNI. — Considérations générales sur le diagnostic et le pronostic, par G.-H. ROGER. — Diagnostic des maladies infectieuses par les méthodes de laboratoire, par F. WIDAL et BEZANÇON. — La diazoréaction d'Ehrlich, par F. WIDAL et BEZANÇON. — Valeur de la formule hémoleucocytaire dans les maladies infectieuses, par F. BEZANÇON et M. LABBÉ. — Cyto-diagnostic des épanchements séro-fibrineux et du liquide céphalo-rachidien, par F. WIDAL et P. RAVAUT. — Ponction lombaire, par F. WIDAL et J.-A. SICARD. — Applications cliniques de la cryoscopie, par F. WIDAL et LESNÉ. — L'épreuve du vésicatoire, par G.-H. ROGER. — De l'élimination provoquée comme méthode de diagnostic, par GOUGET. — Les rayons de Rœntgen et leurs applications médicales, par LE NOIR. — Thérapeutique générale, par GILBERT et BOINET. — Hygiène, par NETTER.

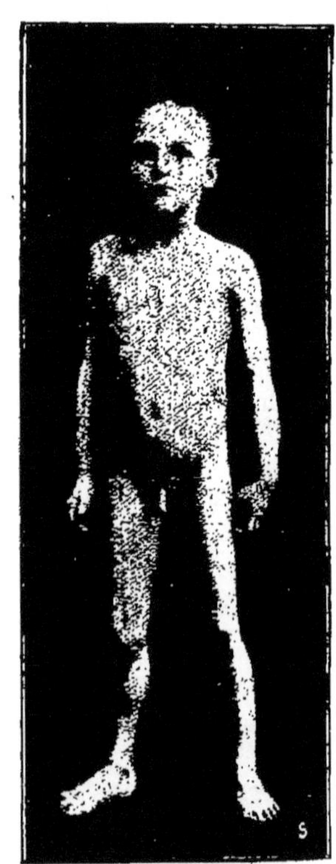

Tome V. Fig. 81.

Cette figure et celles de la page 2 sont la première, la troisième et la dernière d'une série de 9 photographies représentant les différentes positions que prend pour se relever un myopathique atteint d'atrophie des muscles abdominaux et iliaques et des muscles des gouttières vertébrales.

CHARCOT — BOUCHARD — BRISSAUD

BABINSKI — BALLET — P. BLOCQ — BOIX — BRAULT — CHANTEMESSE — CHARRIN
CHAUFFARD — COURTOIS-SUFFIT — DUTIL — GILBERT — GUIGNARD — L. GUINON
GEORGES GUINON — HALLION — LAMY — LE GENDRE — MARFAN
MARIE — MATHIEU — NETTER — ŒTTINGER — ANDRÉ PETIT
RICHARDIÈRE — ROGER — RUAULT — SOUQUES — THOINOT
THIBIERGE — TOLLEMER — FERNAND WIDAL

TRAITÉ DE MÉDECINE

DEUXIÈME ÉDITION

(Entièrement refondue)

PUBLIÉE SOUS LA DIRECTION DE MM.

BOUCHARD	**BRISSAUD**
Professeur à la Faculté de médecine de Paris Membre de l'Institut.	Professeur à la Faculté de médecine de Paris Médecin de l'hôpital St-Antoine.

10 volumes grand in-8°, avec figures dans le texte
En Souscription. . . . . **150** francs.

La deuxième édition du TRAITÉ DE MÉDECINE a été entièrement revisée et augmentée dans de notables proportions. En outre, et pour la commodité des lecteurs, les matières sont réparties en dix volumes qui paraissent successivement.

Chaque volume est vendu séparément. SEPTEMBRE 1903.

Le succès de la première édition du **Traité de Médecine** de MM. Charcot, Bouchard et Brissaud a rendu nécessaire une seconde édition, et loin de se borner à une réimpression, les auteurs ont voulu présenter au public un ouvrage nouveau, gardant le plan et les idées qui avaient assuré le succès sans précédent du traité, mais complétant et remaniant la plupart de ses parties. Comprenant désormais 10 volumes, dont 8 déjà ont été publiés, le **Traité de Médecine** reste le plus complet, le plus documenté des livres de ce genre, et l'autorité croissante qui s'attache aux noms de ceux qui y collaborent en confirme et en assure le succès persistant.

TOME Ier

1 vol. grand in-8° de 845 pages, avec figures dans le texte : **16** fr.

Les bactéries, par L. GUIGNARD, membre de l'Institut et de l'Académie de médecine, professeur à l'Ecole de Pharmacie de Paris. — *Pathologie générale infectieuse*, par A. CHARRIN, professeur remplaçant au Collège de France, directeur du Laboratoire de médecine expérimentale (Hautes Etudes), médecin des hôpitaux. — *Troubles et maladies de la nutrition*, par PAUL LE GENDRE, médecin de l'hôpital Tenon. — *Maladies infectieuses communes à l'homme et aux animaux*, par G.-H. ROGER, professeur agrégé, médecin des l'hôpitaux.

TOME II

1 vol. grand in-8° de 896 pages, avec figures dans le texte : **16** fr.

Fièvre typhoïde, par A. CHANTEMESSE, professeur à la Faculté de médecine, médecin des hôpitaux de Paris. — *Maladies infectieuses*, par F. WIDAL, professeur agrégé, médecin des hôpitaux de Paris. — *Typhus exanthématique*, par L.-H. THOINOT, professeur agrégé, médecin des hôpitaux de Paris. — *Fièvres éruptives*, par L. GUINON, médecin des hôpitaux de Paris. — *Erysipèle*, par E. BOIX, chef de laboratoire à la Faculté. — *Diphtérie*, par A. RUAULT. — *Rhumatisme articulaire aigu*, par ŒTTINGER, médecin des hôpitaux de Paris. — *Scorbut*, par TOLLEMER, chef de laboratoire à la Faculté.

TOME III

1 vol. grand in-8° de 702 pages, avec figures dans le texte : 16 fr.

Maladies cutanées, par G. THIBIERGE, médecin de l'hôpital de la Pitié. — *Maladies vénériennes*, par G. THIBIERGE. — *Maladies du sang*, par A. GILBERT, professeur agrégé, médecin des hôpitaux de Paris. — *Intoxications*, par H. RICHARDIÈRE, médecin des hôpitaux de Paris.

TOME IV

1 vol. grand in-8° de 680 pages, avec figures dans le texte : 16 fr.

Maladies de l'estomac, par A. MATHIEU, médecin de l'hôpital Andral. — *Maladies du pancréas*, par A. MATHIEU. — *Maladies de l'intestin*, par COURTOIS-SUFFIT, médecin des hôpitaux de Paris. — *Maladies du péritoine*, par COURTOIS-SUFFIT. — *Maladies de la bouche et du pharynx*, par A. RUAULT, médecin honoraire de la Clinique laryngologique de l'Institution nationale des Sourds-Muets.

TOME V

1 vol. grand in-8°, avec figures en noir et en couleurs dans le texte : 18 fr.

Maladies du foie et des voies biliaires, par A. CHAUFFARD, professeur agrégé, médecin des hôpitaux. — *Maladies du rein et des capsules surrénales*, par A. BRAULT, médecin de l'hôpital Lariboisière. — *Pathologie des organes hématopoïétiques et des glandes vasculaires sanguines, moelle osseuse, rate, ganglions, thyroïde, thymus*, par G.-H. ROGER, professeur agrégé, médecin des hôpitaux.

TOME VI

1 vol. grand in-8° de 612 pages, avec figures dans le texte : 14 fr.

Maladies du nez et du larynx, par A. RUAULT. — *Asthme*, par E. BRISSAUD, professeur à la Faculté de médecine de Paris, médecin de l'hôpital Saint-Antoine. — *Coqueluche*, par P. LE GENDRE, médecin des hôpitaux. — *Maladies des bronches*, par A.-B. MARFAN, professeur agrégé à la Faculté de médecine de Paris, médecin des hôpitaux. — *Troubles de la circulation pulmonaire*, par A.-B. MARFAN. — *Maladies aiguës du poumon*, par NETTER, professeur agrégé à la Faculté de médecine de Paris, médecin des hôpitaux.

TOME VII

1 vol. grand in-8° de 550 pages, avec figures dans le texte : 14 fr.

Maladies chroniques du poumon, par A.-B. MARFAN, professeur agrégé à la Faculté de médecine de Paris, médecin des hôpitaux. — *Phtisie pulmonaire*, par A.-B. MARFAN. — *Maladies de la plèvre*, par NETTER, professeur agrégé à la Faculté de médecine de Paris, médecin des hôpitaux. — *Maladies du médiastin*, par A.-B. MARFAN.

TOME VIII

1 vol. grand in-8° de 580 pages, avec figures dans le texte : 14 fr.

Maladies du cœur, par M. ANDRÉ PETIT, médecin des hôpitaux. — *Maladies des vaisseaux sanguins*, par W. ŒTTINGER, médecin des hôpitaux.

Pour paraître prochainement

TOMES IX et X

MALADIES DU SYSTÈME NERVEUX

Traité de Chirurgie

Publié sous la direction

DE MM.

Simon DUPLAY
Professeur de clinique chirurgicale à la Faculté de médecine de Paris
Chirurgien de l'Hôtel-Dieu
Membre de l'Académie de médecine

Paul RECLUS
Professeur agrégé à la Faculté de médecine de Paris
Secrétaire général de la Société de Chirurgie
Chirurgien des hôpitaux
Membre de l'Académie de médecine

PAR MM.

BERGER. — BROCA. — Pierre DELBET. — DELENS. — DEMOULIN
J.-L. FAURE. — FORGUE. — GÉRARD-MARCHANT
HARTMANN — HEYDENREICH. — JALAGUIER. — KIRMISSON. — LAGRANGE
LEJARS. — MICHAUX. — NÉLATON
PEYROT. — PONCET. — QUÉNU. — RICARD. — RIEFFEL. — SEGOND
TUFFIER. — WALTHER

DEUXIÈME ÉDITION, ENTIÈREMENT REFONDUE

8 forts volumes, grand in-8°, avec nombreuses figures dans le texte. . **150** fr.

Plus de onze ans se sont écoulés depuis le jour où fut arrêté le programme du *Traité de Chirurgie*, et, des vingt-quatre collaborateurs du début, aucun, par un rare bonheur, ne manque encore à l'entreprise. Les portes de l'Hôpital et de l'Agrégation se sont ouvertes devant les plus jeunes, le Professorat et l'Académie de médecine en ont élu de plus âgés; tous ont vu s'étendre leur sphère d'activité professionnelle. Aussi pouvons-nous affirmer que ce nouvel ouvrage porte la marque d'une expérience plus mûre et d'une plus grande autorité . . . .

Tous les soins ont été apportés à cette seconde édition. Certaines parties que les auteurs, trop pressés par le temps, avaient dû négliger ont été complètement reprises, et il ne reste plus une ligne du travail primitif. Tous les articles, même les meilleurs, ont été remis au courant de la Science....

TOME PREMIER. 1 fort vol. de 912 pages avec 218 figures. . **18** fr.

Reclus. Inflammations. — Traumatismes. — Maladies virulentes.
Quénu. Des Tumeurs.
Broca. Peau et tissu cellulaire sous-cutané.
Lejars. Lymphatiques, muscles, synoviales tendineuses et bourses séreuses.

TOME II. 1 fort vol. de 996 pages, avec 361 figures. . . . . . **18** fr.

Lejars. Nerfs.
Michaux. Artères.
Quénu. Maladies des veines.
Ricard et Demoulin. Lésions traumatiques des os.
Poncet. Affections non traumatiques des os.

TOME III. 1 fort vol. de 940 pages, avec 285 figures. . . . . . **18** fr.

Nélaton. Traumatismes, entorses, luxations, plaies articulaires.
Lagrange. Arthrites infectieuses et inflammatoires.
Quénu. Arthropathies. Arthrites sèches. Corps étrangers articulaires.
Gérard-Marchant. Maladies du crâne.
Kirmisson. Maladies du rachis.
Simon Duplay. Oreilles et Annexes.

TOME IV. 1 fort vol. de 896 pages, avec 354 figures . . . . . . **18** fr.

Delens. Œil et annexes.
Gérard-Marchant. Nez, fosses nasales, pharynx nasal et sinus.
Heydenreich. Mâchoires.

TOME V. 1 fort vol. de 948 pages, avec 187 figures . . . . . . **20** fr.

Broca. Vices de développement de la face et du cou. Face, lèvres, cavité buccale, gencives, langue, palais et pharynx.
Hartmann. Plancher buccal, glandes salivaires, œsophage et larynx.
Broca. Corps thyroïde.
Walther. Maladies du cou.
Peyrot. Poitrine.
Delbet. Mamelle.

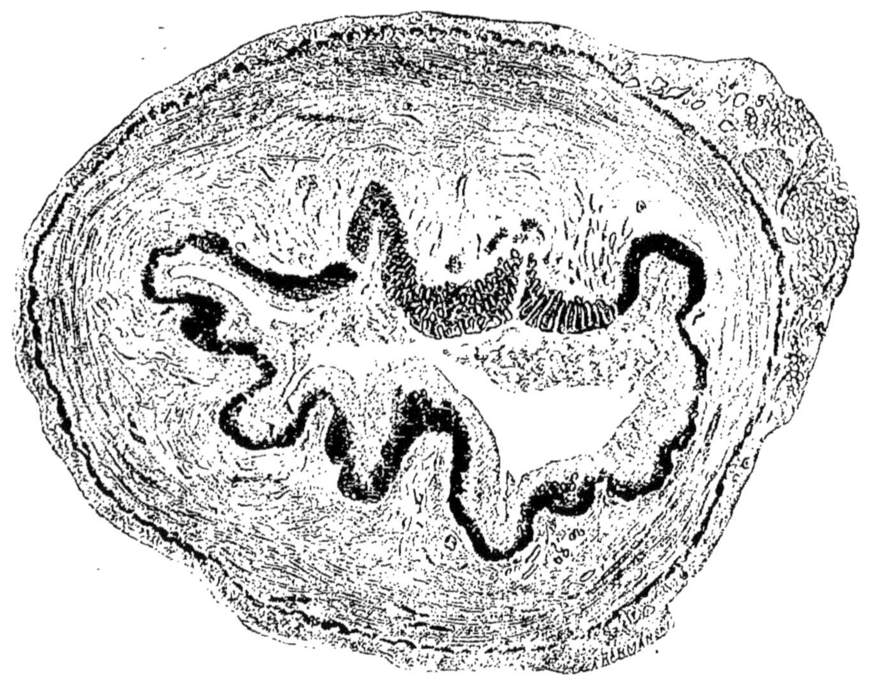

Tome VI. Fig. 120. — Appendicite aiguë nécrosante.

TOME VI. 1 fort vol. de 1127 pages, avec 218 figures. . . . . . **20** fr.

Michaux. Parois de l'abdomen.
Berger. Hernies.
Jalaguier. Contusions et plaies de l'abdomen. Lésions traumatiques et corps étrangers de l'estomac et de l'intestin.
Hartmann. Estomac.
Jalaguier. Occlusion intestinale. Péritonites. Appendicite.
Faure et Rieffel. Rectum et Anus.
Quénu. Mésentère. Rate. Pancréas.
Segond. Foie.

TOME VII. 1 fort vol. de 1272 pages, avec 297 figures dans le texte. **25** fr.

Walther. Bassin.
Rieffel. Affections congénitales de la région sacro-coccygienne.
Tuffier. Rein. Vessie. Uretères. Capsules surrénales.
Forgue. Urètre et prostate.
Reclus. Organes génitaux de l'homme.

TOME VIII. 1 fort vol. de 971 pages, avec 163 figures dans le texte. **20** fr.

Michaux. Vulve et Vagin.
Pierre Delbet. Maladies de l'utérus.
Segond. Annexes de l'utérus, ovaires, trompes, ligaments larges, péritoine pelvien.
Kirmisson. Maladies des membres.

TABLE ALPHABÉTIQUE des 8 volumes du *Traité de Chirurgie.*

La Pratique Dermatologique

Traité de Dermatologie appliquée

PUBLIÉ SOUS LA DIRECTION DE MM.

ERNEST BESNIER, L. BROCQ, L. JACQUET

PAR MM.

AUDRY, BALZER, BARBE, BAROZZI, BARTHÉLEMY, BÉNARD, ERNEST BESNIER BODIN, BRAULT. BROCQ, DE BRUN, COURTOIS-SUFFIT, DU CASTEL, J. DARIER DÉHU, DOMINICI, W. DUBREUILH, HUDELO, L. JACQUET, JEANSELME J.-B. LAFFITTE, LENGLET, LEREDDE, MERKLEN, PERRIN, RAYNAUD, RIST SABOURAUD, MARCEL SÉE, GEORGES THIBIERGE, VEYRIÈRES.

4 volumes richement cartonnés toile formant ensemble environ 3600 pages, très largement illustrés de figures en noir et de planches en couleurs. En souscription jusqu'à la publication du Tome IV. . . . . **150** *fr.*
Chaque volume sera vendu séparément.

..... Notre but le plus essentiel est, avant tout, de faire œuvre de clinique et de thérapeutique. . . . . . .

La thérapeutique des maladies de la peau sera exposée avec une ampleur au moins égale : nous nous sommes attachés à donner place, dans la *Pratique dermatologique*, à tout ce qui peut être utile au médecin praticien pour le traitement de chaque maladie en particulier....

L'histologie, la bactériologie, l'histochimie et l'hématologie seront traitées dans la mesure indiquée par l'état actuel de ces connaissances et par leur importance relative aux dermatoses en particulier. Les plus grands développements seront réservés à la description clinique basée sur l'observation précise et minutieuse des faits, assurés que nous serons, en cela, de faire œuvre durable.

Tome III. Fig. [illegible]. — Pelade en clairière d'aspect syphiloïde.

Afin de mieux fixer les types dermatologiques. et pour permettre aux praticiens de médecine générale de les connaître à coup sûr, nous annexerons au texte, en grand nombre, des planches coloriées et des dessins en noir, aussi exacts que l'on peut actuellement les réaliser.

(*Extrait de la Préface.*)

TOME I.

1 fort vol. in-8°, avec 230 figures en noir et 24 planches en couleurs. Richement cartonné toile. **36** fr.

Anatomie et Physiologie de la Peau. — Pathologie générale de la Peau. — Symptomatologie générale des Dermatoses. — Acanthosis nigricans. — Acnés. — Actinomycose. — Adénomes. — Alopécies. — Anesthésie locale. — Balanites. — Bouton d'Orient. — Brûlures. — Charbon. — Classifications dermatologiques. — Dermatites polymorphes douloureuses. — Dermatophytes. — Dermatozoaires. — Dermites infantiles simples. — Ecthyma.

TOME II.

1 vol. gr. in-8°, de 1058 pages, avec 168 figures en noir et 21 planches en couleurs. Richement cartonné toile. **40** fr.

Eczéma. — Electricité. — Eléphantiasis. — Epithéliomes. — Eruptions artificielles. — Erythèmes. — Erythrasma. — Erythrodermies — Esthiomène. — Favus. — Folliculites. — Furonculose. — Gale. — Gangrène cutanée. — Gerçures. — Greffes. — Hématodermites. — Herpès. — Hydroa vacciniforme. — Ichtyose. — Impétigo. — Kératodermie symétrique. — Kératose pilaire. — Langue.

TOME III.

1 vol. gr. in-8°, avec 201 figures en noir et 19 planches en couleurs hors texte. Richement relié toile. **40** fr.

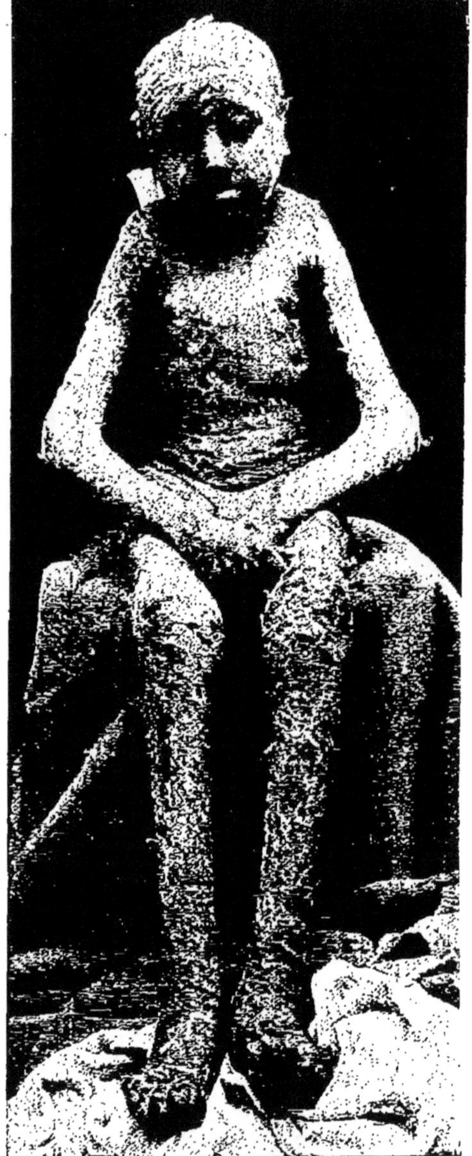

Tome III. Fig. 193. — Malade atteint de pemphigus foliacé.

Lèpre. — Lichen. — Lupus. — Lymphadénie cutanée. — Lymphangiome. — Madura (Pied de). — Mélanodermies. — Milium et Pseudo-Milium. — Molluscum contagiosum. — Morve et Farcin. — Mycosis fongoïde. — Nævi. — Nodosités cutanées. — Œdème. — Ongles. — Maladie de Paget. — Papillomes. — Pelade. — Pellagre. — Pemphigus. — Perlèche. — Phtiriase. — Pian. — Pityriasis. etc.

POUR PARAITRE EN OCTOBRE 1904

TOME IV.

1 vol. gr. in-8°, avec nombreuses figures en noir et planches en couleurs.

Poils. — Prurigo. — Prurit. — Psoriasis. — Psorospermose. — Purpura. — Rhinosclérome. — Sarcomes. — Sclérodermie. — Séborrhée. — Séborrhéides. — Sensibilité. — Sudorales. — Tatouages. — Trichophytie. — Trophonévroses. — Tuberculides. — Tuberculoses. — Tumeurs. — Ulcères. — Urticaire. — Vergetures. — Verrues. — Vitiligo. — Xanthomes. — Xeroderma. — Zona.

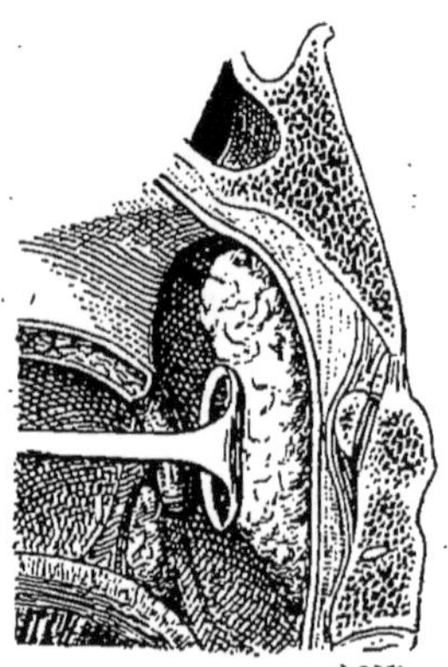

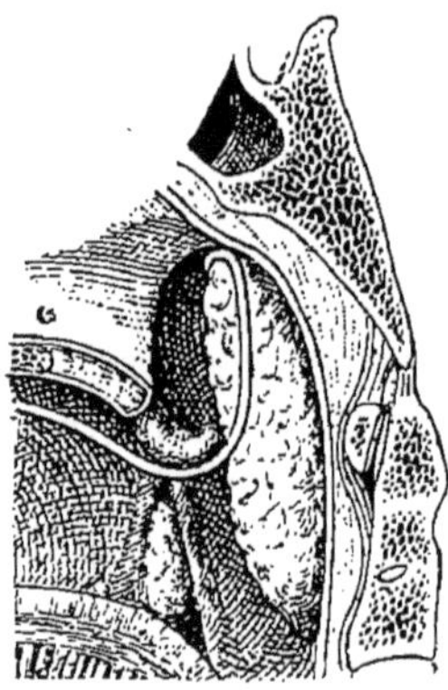

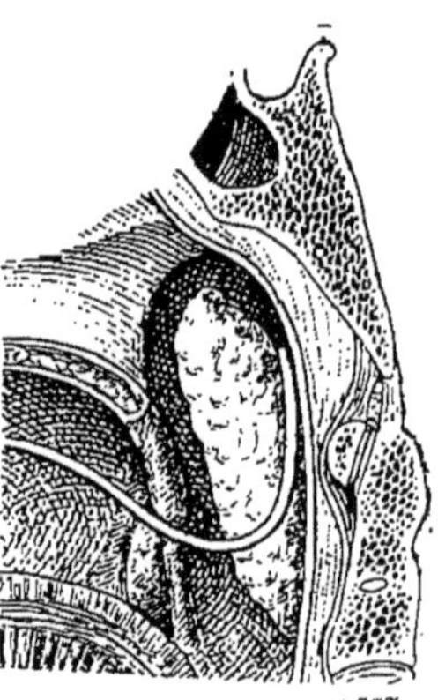

TOME PREMIER

1 volume in-8° de 1150 pages avec 591 figures dans le texte : **25** fr.

Ce volume contient : Des erreurs dans les mesures. Principes généraux de mécanique, par M. G. WEISS. — Propriétés des solides. Résistance des matériaux. Architecture des os, par M. GARIEL. — Architecture des muscles. Principes généraux de méthode graphique. La contraction musculaire, par M. G. WEISS. Locomotion humaine, par M. PAUL RICHER. — La locomotion animale, par M. MAREY. — Principes généraux d'hydrostatique et d'hydrodynamique, par M. WEISS. — Cœur. Cardiographie, par M. WERTHEIMER. — Circulation du sang dans les vaisseaux. Pression et vitesse, pouls et sphygmographie, par M. E. MEYER. — Pléthysmographie, par M. HALLION. — Capillarité et tension superficielle. Solubilité des solides. Imbibition, par M. A. IMBERT. — Filtration, par M. GARIEL. — Osmose, par M. A. DASTRE. — Propriétés des gaz. Analyse des gaz. Gaz du sang. Phénomènes physiques de la respiration, par M. J. TISSOT. — Principes généraux de la chaleur, par M. WEISS. — Thermométrie, par M. GARIEL. — Température, par M. J.-P. LANGLOIS. — Calorimétrie. Etuves et régulateurs de température, par M. G. SIGALAS. — Chaleur animale, par M. LAULANIÉ. — Travail fourni par les animaux. Rendement des moteurs animés. Propagation de la chaleur. Protection des animaux, par M. GARIEL. — Influence de la pression sur la vie, par MM. P. REGNARD et P. PORTIER. — Influence des agents atmosphériques sur les éléments cellulaires, par M. A. CHARRIN. — Actions hygrométriques sur les végétaux. Influence de la chaleur sur les végétaux. Actions mécaniques sur les végétaux, par M. MANGIN.

Tome I. Fig. 493. — Appareil de Chauveau et Tissot pour la mesure des coefficients et quotients respiratoires.

TOME DEUXIÈME

1 volume in-8° de 1160 pages avec figures dans le texte : **25** fr.

Principes généraux d'optique géométrique, par M. G. WEISS. — Constitution des radiations, par M. G. WEISS. — Spectroscopie et analyse spectrale, par M. HÉNOCQUE. — Mesure et utilisation de la lumière, par M. ANDRÉ BROCA. — Photographie, par M. A. LONDE. — Chaleur rayonnante, par M. GARIEL. — Polarisation rotatoire et polarimétrie, par M. MALOSSE. — Phosphorescence et fluorescence, par M. GARIEL. — Action de la lumière sur les animaux, par M. RAPHAEL DUBOIS. — Biophotogenèse ou production de la lumière par les êtres vivants, par M. RAPHAEL DUBOIS. — Action des radiations sur les végétaux, par M. MANGIN. — Diffusion, par M. GARIEL. — Endoscopie, par M. GUILLOZ. — Étude optique de l'œil. Œil réduit. Aberrations chromatiques, par M. SIGALAS. — Puissance des Systèmes centrés. Numérotage des verres, par M. SIGALAS. — Accommodation, par TSCHERNING. — Emmétropie, Myopie, Hypermétropie, Presbytie, par M. BERTIN-SANS. — Astigmatisme, par M. IMBERT. — Détermination et correction des amétropies, par M. IMBERT. — Instruments d'optique physiologique : Ophtalmomètres, Optomètres, Ophtalmoscopes, par A. IMBERT. — Acuité visuelle. Champ visuel, par SULZER. — Impressions lumineuses sur la rétine, par M. CHARPENTIER. — Phénomènes entoptiques, par M. WEISS. — Mouvements des yeux, par M. GARIEL. — Vision binoculaire, par M. TSCHERNING. — Loupe et microscope, par M. GUILLOZ. — L'œil dans la série animale, par M. PETTIT.

TOME TROISIÈME : Électricité — Acoustique (*Sous presse*).

TRAITÉ D'HYGIÈNE

PAR

A. PROUST

Professeur d'hygiène de la Faculté de médecine de l'Université de Paris
Médecin honoraire de l'Hôtel-Dieu
Membre de l'Académie de médecine, du Comité consultatif d'hygiène publique de France
Inspecteur général des Services sanitaires.

TROISIÈME ÉDITION

REVUE ET CONSIDÉRABLEMENT AUGMENTEE

AVEC LA COLLABORATION DE :

A. NETTER
Professeur agrégé à la Faculté
Médecin de l'hôpital Trousseau
Membre du Comité consultatif d'hygiène publique

ET

H. BOURGES
Chef du laboratoire d'hygiène à la Faculté
Chef du laboratoire à l'hôpital Trousseau
Auditeur au Comité consultatif d'hygiène publique

OUVRAGE COURONNÉ PAR L'INSTITUT ET LA FACULTÉ DE MÉDECINE

1 *vol. in-8°, avec figures et cartes, publié en 2 fascicules, en souscription (Septembre 1904)* . . . . **18** *fr.*

LES MALADIES DU CUIR CHEVELU

I. MALADIES SÉBORRHÉIQUES

Séborrhée, Acnés, Calvitie

Par le Dr R. SABOURAUD

Chef du laboratoire de la Ville de Paris à l'hôpital Saint-Louis

1 *vol. in-8°, avec 91 figures dans le texte dont 40 aquarelles en couleurs.* **10** *fr.*

Les Maladies microbiennes des Animaux

PAR

Ed. NOCARD
Professeur à l'École d'Alfort
Membre de l'Académie de Médecine.

ET

E. LECLAINCHE
Professeur à l'École vétérinaire de Toulouse.

Ouvrage couronné par l'Académie des Sciences

(PRIX MONTHYON 1898).

TROISIÈME ÉDITION

Entièrement refondue et considérablement augmentée

2 *volumes grand in-8°, formant ensemble* 1312 *pages*. . . . . 22 fr.

ENTRE AVEUGLES

Conseils à l'usage des personnes qui viennent de perdre la vue

PAR

Le Dr Émile JAVAL

Directeur honoraire du laboratoire d'ophtalmologie de l'École des Hautes Etudes
Membre de l'Académie de médecine.

1 *volume in-16, avec frontispice*. . . . . **2 fr 50**

BRISSAUD. — **Leçons sur les maladies nerveuses** (Salpêtrière, 1893-1894), recueillies et publiées par HENRY MEIGE. 1 vol. gr. in-8° avec 240 fig. (schémas et photog.). . . . . 18 fr.

— **Leçons sur les maladies nerveuses** (*Deuxième série*; hôpital Saint-Antoine), recueillies et publiées par HENRY MEIGE. 1 vol. grand in-8° avec 165 figures dans le texte . . . . 15 fr.

BROCA. — **Leçons cliniques de Chirurgie infantile**, par A. BROCA, chirurgien de l'Hôpital Tenon (Enfants-Malades), professeur agrégé. 1 vol. in-8° broché, avec 75 figures et 6 planches hors texte en photocollographie. . . . . 10 fr.

CHARRIN. — **Leçons de pathogénie appliquée.** *Clinique médicale, Hôtel-Dieu* (1895-1896), par A. CHARRIN, professeur agrégé, médecin des hôpitaux, directeur adjoint au laboratoire de Pathologie générale, assistant au Collège de France, Vice-président de la Société de Biologie. 1 vol. in-8°. . . . . 6 fr.

— **Les Défenses naturelles de l'organisme :** *Leçons professées au Collège de France*, par A. CHARRIN. 1 vol. in-8°. . . . . 6 fr.

DEGUY ET WEILL. — **Manuel pratique du traitement de la diphtérie** (*Sérothérapie, Tubage, Trachéotomie*), par DEGUY, ancien interne des hôpitaux, chef du laboratoire de la Faculté à l'hôpital des Enfants (Service de la diphtérie), et BENJAMIN WEILL, interne des hôpitaux, moniteur de tubage et de trachéotomie de la Faculté à l'hôpital des Enfants-Malades. Introduction par A.-B. MARFAN, professeur agrégé à la Faculté, médecin de l'hôpital des Enfants-Malades. 1 volume in-8° broché, avec figures et photographies dans le texte. . . . 6 fr.

DIEULAFOY. — **Clinique médicale de l'Hôtel-Dieu de Paris**, par G. DIEULAFOY, professeur de clinique médicale à la Faculté de médecine de Paris, médecin de l'Hôtel-Dieu, membre de l'Académie de médecine. 4 vol. gr. in-8°, avec figures dans le texte.

I. 1896-1897. 1 vol. in-8° . . . . 10 fr.
II. 1897-1898. 1 vol. in-8° . . . . 10 fr.
III. 1898-1899. 1 vol. in-8° . . . . 10 fr.
IV. 1900-1901. 1 vol. in-8° . . . . 10 fr.

DUCLAUX. — **Pasteur. Histoire d'un esprit**, par E. DUCLAUX, membre de l'Institut, directeur de l'Institut Pasteur, professeur à la Sorbonne et à l'Institut Agronomique. 1 vol. gr. in-8°, avec 22 figures dans le texte . . . . 5 fr.

— **Traité de microbiologie**, par E. DUCLAUX.

Tome I. *Microbiologie générale.* — Tome II. *Diastases, toxines et venins.* — Tome III. *Fermentation alcoolique.* — Tome IV. *Fermentations variées des diverses substances ternaires.* Chaque volume gr. in-8° avec figures. 15 fr.

L'ouvrage formera 7 volumes qui paraîtront successivement.

DUPLAY. — **Cliniques chirurgicales de l'Hôtel-Dieu**, par SIMON DUPLAY, professeur de clinique chirurgicale à la Faculté de médecine de Paris, membre de l'Académie de médecine, chirurgien de l'Hôtel-Dieu, recueillies et publiées par les Drs M. CAZIN, chef de clinique chirurgicale à l'Hôtel-Dieu, et L. CLADO, chef des travaux gynécologiques à l'Hôtel-Dieu.

1re SÉRIE. 1 vol. in-8°, avec figures dans le texte . . . . 7 fr.
2e SÉRIE. 1 vol. in-8°, avec figures dans le texte. . . . . 8 fr.
3e SÉRIE. 1 vol. in-8°, avec figures dans le texte. . . . . 8 fr.

DUVAL. — **Précis d'histologie**, par M. MATHIAS DUVAL, professeur à la Faculté de médecine de Paris, membre de l'Académie de médecine. *Deuxième édition revue et augmentée.* 1 vol. gr. in-8°, avec 427 figures dans le texte. . . 18 fr.

FARABEUF. — **Précis de Manuel opératoire**, par L.-H. FARABEUF, professeur à la Faculté de médecine de Paris, membre de l'Académie de médecine. *Nouvelle édition.* 1 volume in-8°, avec 799 figures dans le texte. . . . . 16 fr.

GAUTIER (A.). — ***Cours de Chimie minérale et organique***, par M. Arm. Gautier, membre de l'Institut, professeur de chimie à la Faculté de médecine de Paris. *Deuxième édition*, revue et mise au courant des travaux les plus récents. 2 vol. grand in-8°, avec figures dans le texte.

I. *Chimie minérale*. 1 vol. grand in-8°, avec 244 figures dans le texte. **16** fr.
II. *Chimie organique*. 1 vol. grand in-8°, avec 72 figures. . . . . **16** fr.

— ***Leçons de Chimie biologique normale et pathologique***. *Deuxième édition*, publiée avec la collaboration de M. Arthus, professeur de physiologie à l'Université de Fribourg. 1 vol. in-8°, avec 110 figures. . . . . **18** fr.

GRASSET. — ***Consultations médicales sur quelques maladies fréquentes***, par le Dr Grasset, professeur de clinique médicale à l'Université de Montpellier, correspondant de l'Académie de médecine. *Cinquième édition, revue et considérablement augmentée*. 1 vol. in-16, reliure souple, peau pleine . . **5** fr.

— ***Leçons de Clinique médicale***, faites à l'hôpital Saint-Éloi de Montpellier, par le Dr J. Grasset, professeur de clinique médicale à l'Université de Montpellier.

1re série (1886-1890). 1 vol. in-8°, avec 10 planches. . . . . **12** fr.
2e série (novembre 1890-juillet 1895). 1 fort vol. in-8°, avec une figure dans le texte et 10 planches lithographiées. . . . . **12** fr.
3e série (novembre 1895-mars 1898). 1 vol. in-8° de VII-826 pages, avec 20 planches hors texte, dont 10 en couleurs et 6 en phototypie . . . **15** fr.

— ***Traité pratique des maladies du système nerveux***, par le professeur Grasset, en collaboration avec le Dr Rauzier. *Quatrième édition*. 2 vol. grand in-8°, avec 33 planches hors texte et 122 figures dans le texte (*Ouvrage couronné par l'Institut : Prix Lallemand*). . . . . **45** fr.

HAYEM. — ***Leçons sur les maladies du sang*** (*Clinique de l'hôpital Saint-Antoine*), par Georges Hayem, professeur, médecin des hôpitaux, membre de l'Académie de médecine, recueillies par MM. E. Parmentier, médecin des hôpitaux, et R. Bensaude, chef du laboratoire d'anatomie pathologique à l'hôpital Saint-Antoine. 1 vol. in-8°, avec 4 planches en couleurs. . . . . **15** fr.

KIRMISSON. — ***Leçons cliniques sur les maladies de l'appareil locomoteur*** (*os, articulations, muscles*), par le Dr Kirmisson, professeur à la Faculté de médecine, chirurgien des hôpitaux, membre de la Société de chirurgie. 1 vol. in-8°, avec figures dans le texte . . . . **10** fr.

— ***Traité des maladies chirurgicales d'origine congénitale***, par le professeur Kirmisson. 1 vol. in-8°, avec 311 fig. et 2 pl. en couleurs . . **15** fr.

— ***Les Difformités acquises de l'Appareil locomoteur pendant l'enfance et l'adolescence***, par le professeur Kirmisson. 1 vol. in-8°, avec 430 figures dans le texte. . . . . **15** fr.

LAVERAN. — ***Du Paludisme*** et de son hématozoaire, par A. Laveran, membre de l'Académie de médecine, membre de l'Institut de France. 1 vol. grand in-8°, avec 4 planches en couleur et 2 planches photographiques. . . . . . . **10** fr.

— ***Traité du Paludisme***, par A. Laveran. 1 vol. grand in-8°, avec 27 figures dans le texte et une planche en couleurs . . . . **10** fr.

— ***Traité d'hygiène militaire***, par le Dr Laveran. 1 vol. in-8°, avec 270 fig. **16** fr.

Manuel de pathologie externe, par MM. Reclus, Kirmisson, Peyrot, Bouilly, professeurs agrégés à la Faculté de médecine de Paris, chirurgiens des hôpitaux. Septième édition entièrement refondue, illustrée de nombreuses figures. 4 vol. in-8°, avec figures dans le texte. . . . . **40** fr.

I. *Maladies des tissus et des organes*, par le Dr P. Reclus.
II. *Maladies des régions : Tête et Rachis*, par le Dr Kirmisson.
III. *Maladies des régions : Poitrine et abdomen*, par le Dr Peyrot.
IV. *Maladies des régions : Organes génito-urinaires, membres*, par le Dr Bouilly.

Chaque volume est vendu séparément . . . . **10** fr.

MEIGE (HENRY) ET FEINDEL (E.). — ***Les Tics et leur Traitement.*** Préface de M. le Professeur BRISSAUD. 1 vol. in-8° de 640 pages . . . . **6** fr.

METCHNIKOFF. — ***L'immunité dans les maladies infectieuses,*** par Elie METCHNIKOFF, professeur à l'Institut Pasteur, membre étranger de la Société royale de Londres. Un vol. gr. in-8° avec 45 figures en couleurs dans le texte. **12** fr.

— ***Études sur la Nature humaine,*** *essai de philosophie optimiste*, par Élie METCHNIKOFF, professeur à l'Institut Pasteur. 1 vol. in-8° avec fig. dans le texte. **6** fr.

OLLIER. — ***Traité expérimental et clinique de la régénération des os*** et de la production artificielle du tissu osseux, par le Pr OLLIER, professeur de clinique chirurgicale à la Faculté de médecine de Lyon. 2 vol. in-8°, avec figures dans le texte et planches en taille-douce. (Grand prix de chirurgie.). . . . . . **30** fr.

— ***Traité des Résections*** et des opérations conservatrices que l'on peut pratiquer sur le système osseux, par le Pr L. OLLIER. 3 vol. . . . . . **50** fr.

I. *Introduction. — Résections en général.* 1 vol. in-8°, avec 127 fig. . . . **16** fr.
II. *Résections en particulier. Membre supérieur.* 1 vol. in-8°, avec 156 fig. **16** fr.
III. *Résections en particulier. Résections du membre inférieur, tête et tronc.* 1 vol. in-8°, avec 224 fig. . . . . **22** fr.

PANAS. — ***Traité des maladies des yeux,*** par PH. PANAS, professeur de clinique ophtalmologique à la Faculté de médecine, chirurgien de l'Hôtel-Dieu, membre de l'Académie de médecine, membre honoraire et ancien président de la Société de chirurgie. 2 vol. gr. in-8°, avec 453 fig. et 7 pl. en coul. Reliés toile. **40** fr.

— ***Leçons de clinique ophtalmologique,*** *professées à l'Hôtel-Dieu*, par PH. PANAS, recueillies et publiées par le Dr A. CASTAN (de Béziers). 1 vol. in-8°, avec figures dans le texte. . . . . **5** fr.

PANAS ET ROCHON-DUVIGNEAUD. — ***Recherches anatomiques et cliniques sur le glaucome et les néoplasmes intra-oculaires,*** par le professeur PANAS et le Dr ROCHON-DUVIGNEAUD, ancien chef de clinique de la Faculté. 1 vol. in-8°, avec 41 figures dans le texte. . . . . **7** fr.

PETIT. — ***Guide thérapeutique des Infirmeries régimentaires,*** par le Dr HENRY PETIT, médecin-major de 1re classe. 1 vol. in-12 de 350 p., cart. toile anglaise. **3 fr. 50**

PONCET. — ***Traité clinique de l'actinomycose humaine.*** *Pseudo-actinomycoses et botryomycose*, par ANTONIN PONCET, professeur de clinique chirurgicale à l'Université de Lyon, membre correspondant de l'Académie de médecine, et LÉON BÉRARD, chef de clinique chirurgicale à l'Université de Lyon. *Ouvrage couronné par l'Académie de médecine et par l'Institut.* 1 vol. in-8°, avec 45 fig. dans le texte et 4 planches hors texte en couleurs. . . . . . . **12** fr.

— ***Traité de la cystostomie sus-pubienne chez les prostatiques.*** *Création d'un urèthre hypogastrique. Application de cette nouvelle méthode aux diverses affections des voies urinaires*, par ANTONIN PONCET et XAVIER DELORE, ex-prosecteur, ancien chef de clinique chirurgicale à l'Université de Lyon. *Ouvrage couronné par l'Académie de médecine.* 1 vol. in-8°, avec 42 fig. . . . . **8** fr.

— ***Traité de l'uréthrostomie périnéale*** *dans les rétrécissements incurables de l'urèthre ; création au périnée d'un méat contre nature*, par ANTONIN PONCET et XAVIER DELORE. 1 vol. in-8°, avec 11 figures dans le texte . . . **4** fr.

PROUST. — ***Douze conférences d'hygiène*** *rédigées conformément aux programmes du 12 août 1890*, par A. PROUST. Nouv. éd. 1 vol. in-18, cartonné toile. . . . . **2 fr. 50**

— ***La Défense de l'Europe contre la Peste et la Conférence de Venise*** *de 1897*, par A. PROUST. 1 vol. in-8°, avec fig. et 1 carte en couleurs. . **9** fr.

PRUNIER. — ***Les Médicaments chimiques,*** par Léon Prunier, membre de l'Académie de médecine, pharmacien en chef des hôpitaux de Paris, professeur à l'École supérieure de pharmacie.

I. *Composés minéraux.* 1 vol. grand in-8°, avec 137 fig. dans le texte. . 15 fr.
II. *Composés organiques.* 1 vol. grand in-8°, avec 47 fig. dans le texte. 15 fr.

RANVIER. — ***École pratique des Hautes Études. Laboratoire d'histologie du Collège de France.*** Travaux publiés sous la direction de L. Ranvier, professeur d'anatomie générale, Membre de l'Institut, avec la collaboration de M. L. Malassez, directeur adjoint, et des répétiteurs et préparateurs du cours.

Tomes I à XVIII (1884-1900). Chaque vol. in-8° avec pl. hors texte . . 20 fr.
Les tomes V et VIII ne se vendent plus séparément.

— ***Traité technique d'histologie,*** 2e éd., entièrement refondue et corrigée, par M. L. Ranvier. 1 vol. gr. in-8° de 880 p., avec 414 grav. dans le texte et 1 pl. en chromo . . . . 12 fr.

RECLUS. — ***L'anesthésie localisée par la cocaïne***, par le Dr Paul Reclus, professeur agrégé à la Faculté de médecine de Paris, chirurgien de l'hôpital Laënnec, membre de l'Académie de médecine. 1 vol. petit in-8° avec 59 figures dans le texte. . . . . 4 fr.

REDARD. — ***Traité pratique des déviations de la colonne vertébrale***, par P. Redard, ancien chef de clinique chirurgicale de la Faculté de médecine de Paris, chirurgien en chef du dispensaire Furtado-Heine, membre correspondant de l'«American Orthopedic Association». 1 volume grand in-8°, avec 231 figures dans le texte. . . . . 12 fr.

REGNARD. — ***La Cure d'altitude***, par le Dr Paul Regnard, membre de l'Académie de médecine, professeur de physiologie générale à l'Institut national agronomique, directeur adjoint du laboratoire de physiologie de la Sorbonne. *Deuxième édition.* 1 fort vol. grand in-8°, avec 29 planches hors texte et 110 figures dans le texte, relié toile pleine. 15 fr.

RÉNON. — ***Étude sur l'Aspergillose chez les animaux et chez l'homme,*** par M. Rénon, ancien interne des hôpitaux de Paris. 1 vol. in-8°, avec figures dans le texte. . . . . 5 fr.

ROGER. — ***Les maladies infectieuses***, par G.-H. Roger, professeur agrégé à la Faculté de médecine de Paris, médecin de l'hôpital de la porte d'Aubervilliers, membre de la Société de Biologie. 1 vol. in-8° de 1520 pages publié en 2 fascicules avec figures dans le texte. . . . . 28 fr.

SOULIER (H.). ***Traité de Thérapeutique et de Pharmacologie***, par M. H. Soulier, professeur à la Faculté de médecine de Lyon, membre correspondant de l'Académie de médecine. ***Additionné d'un mémento formulaire des médicaments nouveaux*** (1901). *Ouvrage couronné par l'Académie des sciences et par l'Académie de médecine.* 2 vol. grand in-8°. . . . . 25 fr.

THIBIERGE. — ***Syphilis et Déontologie.*** *Secret médical; responsabilité civile; énoncé du diagnostic; jeunes gens syphilitiques; la syphilis avant et pendant le mariage; divorce; nourrissons syphilitiques; nourrices syphilitiques; domestiques et ouvriers syphilitiques; syphilitiques dans les hôpitaux; transmission de la syphilis par les instruments; médecins syphilitiques; sages-femmes et syphilis* par Georges Thibierge, médecin de l'hôpital Broca. 1 vol. in-8° broché. 5 fr.

TRABUT. — ***Précis de Botanique médicale***, par L. Trabut, professeur d'histoire naturelle médicale à l'École de médecine d'Alger. *Deuxième édition*, entièrement refondue. 1 vol. in-8°, avec 954 figures. . . . . 8 fr.

Bibliothèque Diamant

DES

Sciences médicales et biologiques

A l'usage des Étudiants et des Praticiens

Cette Collection est publiée dans le format in-16 raisin, avec nombreuses figures dans le texte, cartonnage à l'anglaise, tranches rouges.

DERNIERS VOLUMES PUBLIÉS

ARTHUS. — ***Éléments de Chimie physiologique***, par MAURICE ARTHUS, professeur de physiologie et de chimie physiologique à l'Université de Fribourg (Suisse). *Quatrième édition revue et augmentée.* 1 vol., avec figures. . . 5 fr.

— ***Éléments de Physiologie***, par MAURICE ARTHUS. 1 vol., avec figures. . 8 fr.

BARD. — ***Précis d'anatomie pathologique***, par M. L. BARD, professeur à la Faculté de médecine de Lyon, médecin de l'Hôtel-Dieu. *Deuxième édition, revue et augmentée.* 1 volume, avec 125 figures . . . . 7 fr. 50

BERLIOZ. — ***Manuel de Thérapeutique***, par le Dr F. BERLIOZ, professeur à l'Université de Grenoble, avec une préface du professeur BOUCHARD. *Quatrième édition revue et augmentée.* 1 vol. 6 fr.

— ***Précis de Bactériologie médicale***, par F. BERLIOZ, avec une préface du professeur LANDOUZY. 1 vol. avec figures. . . . . 6 fr.

BROCA (A.). — ***Précis de Chirurgie cérébrale***, par Aug. BROCA, chirurgien de l'hôpital Tenon, professeur agrégé à la Faculté de médecine. 1 vol. avec fig. 6 fr.

DIEULAFOY. — ***Manuel de Pathologie interne***, par G. DIEULAFOY, professeur de clinique médicale à la Faculté de médecine de Paris, médecin de l'Hôtel-Dieu, membre de l'Académie de médecine. *Treizième édition entièrement refondue et augmentée.* 4 vol., avec figures en noir et en couleurs. . . . . 28 fr.

GILIS. — ***Précis d'Embryologie***, *adapté aux sciences médicales*, par PAUL GILIS, professeur agrégé à la Faculté de médecine de Montpellier, avec une préface de M. le professeur MATHIAS DUVAL. 1 vol., avec 175 figures. . . . . . . 6 fr.

GUILLEMIN. — ***Les bandages et les appareils à fractures.*** *Manuel de déligations chirurgicales, contenant la description d'un certain nombre de bandages nouveaux*, par le Dr GUILLEMIN, médecin-major des hôpitaux militaires. *Deuxième édition.* 1 vol., avec 155 figures. . . . . 6 fr.

LAUNOIS. — ***Manuel d'Anatomie microscopique et d'Histologie***, par M. P.-E. LAUNOIS, professeur agrégé à la Faculté de médecine, médecin des hôpitaux. Préface de M. le professeur MATHIAS DUVAL. *Deuxième édition entièrement refondue.* 1 vol., avec 261 figures . . . . 8 fr.

RUDAUX. — ***Précis élémentaire d'Anatomie, de Physiologie et de Pathologie***, par P. RUDAUX, ancien chef de clinique à la Faculté de médecine de Paris, avec préface, par M. RIBEMONT-DESSAIGNES, professeur agrégé à la Faculté de Paris. 1 vol., avec 462 figures. . . . . 8 fr.

SOLLIER. — ***Guide pratique des maladies mentales*** (*séméiologie, pronostic, indications*), par le Dr PAUL SOLLIER, chef de clinique adjoint des maladies mentales à la Faculté de médecine de Paris. 1 vol. . . . . 5 fr.

SPILLMANN ET HAUSHALTER. — ***Manuel de diagnostic médical et d'exploration clinique***, par P. SPILLMANN, prof. de clinique médicale à la Faculté de médecine de Nancy et P. HAUSHALTER, prof. agrégé. *Quatrième édition entièrement refondue.* 1 vol., avec 89 figures . . . . 6 fr.

THOINOT ET MASSELIN. — ***Précis de Microbie.*** *Technique et microbes pathogènes*, par M. le Dr L.-H. THOINOT, professeur agrégé à la Faculté de médecine de Paris, médecin des hôpitaux, et E.-J. MASSELIN, médecin vétérinaire. Ouvrage couronné par la Faculté de médecine (Prix Jeunesse). *Quatrième édition entièrement refondue.* 1 vol., avec figures en noir et en couleurs. . . . . . . 8 fr.

WURTZ. — ***Précis de Bactériologie clinique***, par le Dr R. WURTZ, professeur agrégé à la Faculté de médecine de Paris, médecin des hôpitaux. 2e *édition revue et augmentée*, 1 vol., avec tableaux et figures. . . . . 6 fr.

Annales de Dermatologie et de Syphiligraphie

PUBLIÉES PAR MM.

ERNEST BESNIER
Médecin de l'hôpital Saint-Louis
Membre de l'Académie de médecine

A. DOYON
Médecin inspecteur des eaux d'Uriage
Correspondant de l'Académie de médecine

L. BROCQ
Médecin de l'hôpital Broca-Pascal

R. DU CASTEL
Médecin de l'hôpital Saint-Louis
Membre de l'Académie de médecine

A. FOURNIER
Professeur honoraire à la Faculté de médecine
Médecin de l'hôpital Saint-Louis

H. HALLOPEAU
Médecin de l'hôpital Saint-Louis
Membre de l'Académie de médecine

G. THIBIERGE
Médecin de l'hôpital Broca-Pascal

W. DUBREUILH
Professeur agrégé à la Faculté
de médecine de Bordeaux

Directeur de la publication : Dr G. THIBIERGE

PRIX DE L'ABONNEMENT ANNUEL : Paris, **30** fr. — Départements et Union postale, **32** fr.

BULLETIN DE LA SOCIÉTÉ FRANÇAISE
DE

Dermatologie et de Syphiligraphie

PUBLIÉ PAR LES SOINS DE MM. LES SECRÉTAIRES DE LA SOCIÉTÉ

Le *Bulletin* paraît tous les mois (excepté pendant les vacances de la Société), sous forme de cahier grand in-8°, et donne le procès-verbal complet de la séance précédente.

ABONNEMENT ANNUEL : Paris et Départements, **12** fr. — Union postale, **14** fr.

Nota : Les abonnés aux *Annales de Dermatologie* ont droit à recevoir cette publication aux conditions suivantes : Paris et Départements, **6** fr. — Union postale, **7** fr.

Revue d'Hygiène et de Police Sanitaire

Organe de la Société de Médecine publique et de Génie sanitaire

FONDÉE PAR **E. VALLIN**

PARAISSANT TOUS LES MOIS

SOUS LA DIRECTION DE

A.-J. MARTIN
Inspecteur général de l'Assainissement de la Ville de Paris,
Membre du Comité consultatif d'Hygiène de France.

ABONNEMENT ANNUEL : Paris, **20** fr. — Départements, **22** fr. — Union postale, **23** fr.

Archives d'Anatomie microscopique

FONDÉES PAR

E.-G. BALBIANI ET **L. RANVIER**

PUBLIÉES PAR

L. RANVIER
Professeur d'Anatomie générale
au Collège de France

ET

L.-F. HENNEGUY
Professeur d'Embryogénie comparée
au Collège de France

Les **Archives d'Anatomie microscopique** *paraissent par fascicules in-8° d'environ 150 pages; elles publient de* nombreuses planches hors texte *en noir et en couleurs et des figures intercalées dans le texte. Quatre fascicules, paraissant à des époques indéterminées, correspondent à un volume. — L'abonnement est fait par volume au prix unique de* **50** *francs.*

51125. — Imprimerie LAHURE, 9, rue de Fleurus, Paris.

www.ingramcontent.com/pod-product-compliance
Ingram Content Group UK Ltd.
Pitfield, Milton Keynes, MK11 3LW, UK
UKHW020145250726
13967UKWH00002B/883